谨以此书

献给天津中医药大学第一附属医院七十华诞

献给开创中医药医疗教育事业的先贤们

献给为中医药事业辛勤耕耘、默默奉献的同仁们

——编　者

陆观虎

——医德高尚，医术高超

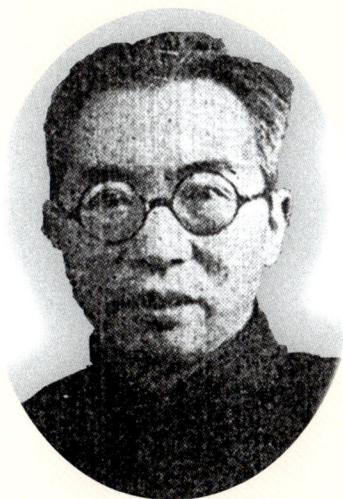

陆观虎（1889~1963），字汝颐，江苏人，为全国名医和当代杰出中医临床家，曾任天津中医进修学校副校长、天津中医门诊部主任、天津市立中医医院院长、天津中医学院附属医院院长、天津市第一届人大代表、天津市人民委员会委员等职。

陆观虎广采博取，深究医理，长于妇科、内科，尤擅治温病。他遵叶桂、吴瑭、王士雄之法，以辨证精细、立法严谨、药味简练而著称，善于辨舌用药，用药轻、清、宣、灵，多用花、叶、梗、皮、须、络，具江浙之长，传吴医之术。虽寥寥几味，看之平淡无奇，但效果非凡，常出人意料，在津门自成一家。

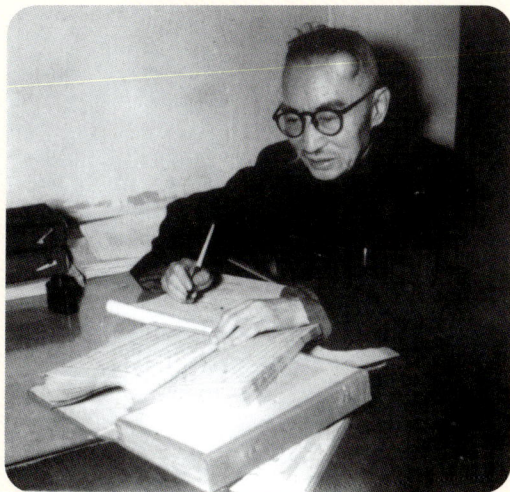

陆观虎在工作

赵寄凡

——津门经方大家"赵小包"

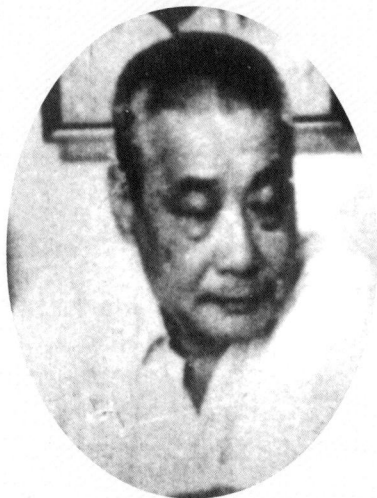

赵寄凡（1896~1962），号复初。1954年协同陆观虎共同筹建了天津中医门诊部，任门诊部副主任。1955年组建天津市立中医医院，任副院长等职务。曾任天津市政协常委、天津市人大代表、天津市科协委员、天津市中医学会副主任委员、中华医学会理事、天津市科学技术协会理事等职。

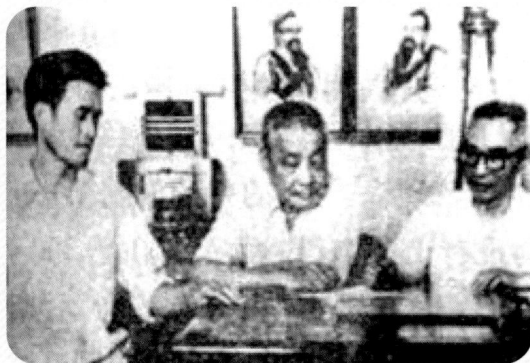

建院初期院领导：陆观虎（右）、赵寄凡（中）、张洪波（左）

赵寄凡非常重视"审证求因，从因论治"的治疗原则；重视中医经典学说的研究，他认为学习中医必须从经典入手，真正吸取《伤寒论》的精华，灵活运用《伤寒论》指导临床于无穷病变。他认为，伤寒与温病各有所长，伤寒是温病之源，温病补伤寒之不足，二者不能偏废，亦不应混淆。

董晓初

——精于伤寒温病的一代名医

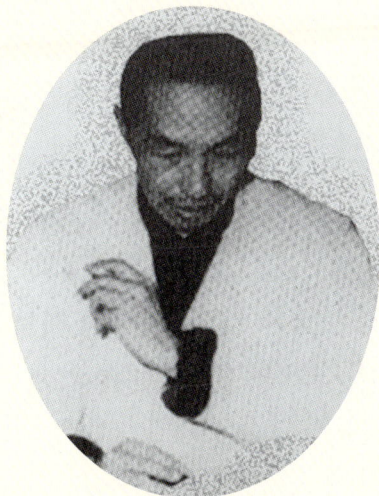

董晓初（1901~1968），江苏武进人，幼承家训，修则被天下之德，怀普济众生之志。天津市中医医院心内科创始人，发明"651""652""653"丸。1956年任天津市中医医院内科主任，兼任天津市卫生局中医考试审查委员、天津中医学会副主任委员、西学中学习班顾问、农工民主党天津市委员会常委、天津市政协委员等职。

董晓初毕生秉持仁心仁术，立志于济世利人，胸怀慈悯之心。面对疾苦无助者，每赠诊施药，对于后学者，倾心相授不遗余力，其医风轶事，至今为后世所称颂。他支持中西医结合，阐古而启新，精于医理，对内、妇、儿科造诣颇深，尤对温病时证、心脏病等更有独到之处。

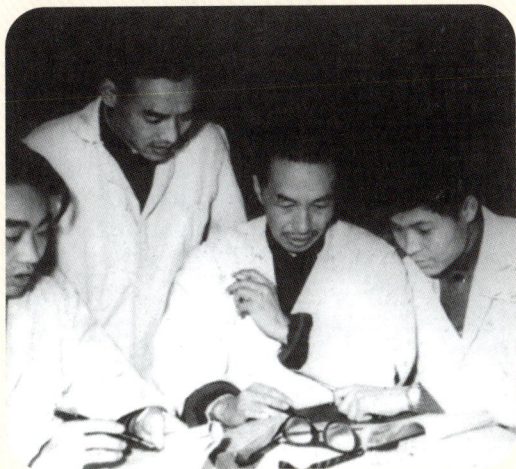

董晓初（右二）在会诊

哈荔田

——振兴中医，妇科泰斗

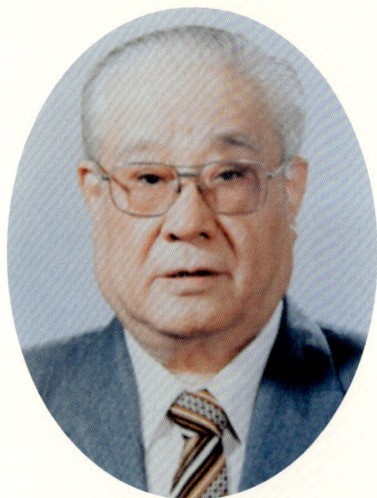

哈荔田（1912~1989），回族，河北省保定市清苑县人。著名中医学家、中医妇科学家、教育家。曾任天津中医学院院长，天津市卫生局副局长，全国政协第六、七届委员会委员，天津市政协第六届委员会副主席，卫生部医学科学委员会委员，天津回民文化协进会主任等职。

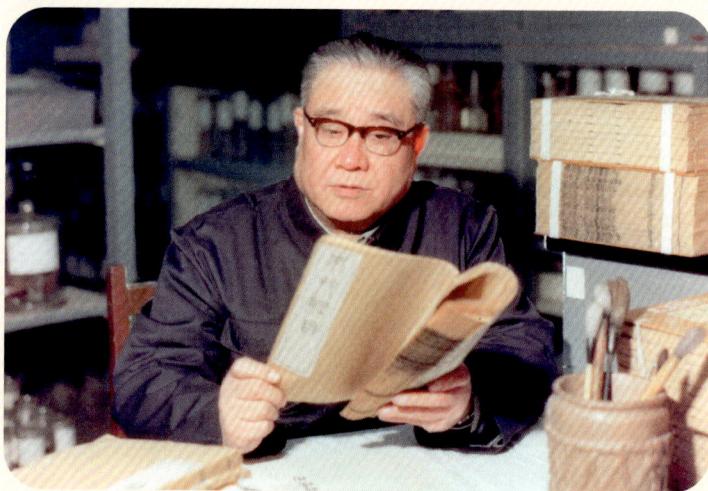

哈荔田在读经典著作

从医数十载，哈荔田诊治妇科疾患独辟蹊径，多有创新。他主张治疗妇科疾病应肝、脾、肾并重，调肝宜芳香辛散，健脾以温燥升补，补肾倡阴阳并调。在临床实践中哈荔田总结出以清、补、温、泻四法治疗崩漏；以活血化瘀法治疗子痫；以"以通为顺"原则治疗痛经，提出温而通之、清而通之、行而通之和补而通之的治疗方法。

阮士怡

——中西医结合领域开拓者

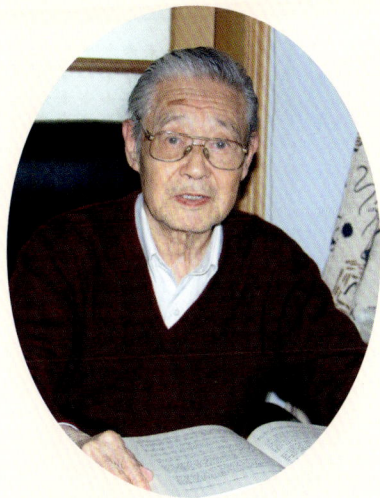

阮士怡（1917~2020），河北省丰南县人。天津中医药大学第一附属医院教授、主任医师、硕士研究生导师。曾任天津市中医医院副院长、天津市中医研究所副所长、中国中西医结合学会资深理事等职，是第五批全国老中医药专家学术经验继承工作指导老师、国家中医药管理局第一批传承博士后合作导师、天津市名中医，享受国务院政府特殊津贴。2014年被授予第二届"国医大师"称号。

阮士怡从事中医、中西医结合内科工作70余载，是著名的心血管病、老年病专家，我国中西医结合领域的开拓者之一，提出"心—脾—肾"三脏一体观防治增龄性疾病，首创"益肾健脾，涤痰散结"法治疗冠心病，研制上市药"通脉养心丸"，开辟了天津市中医药实验研究先河。

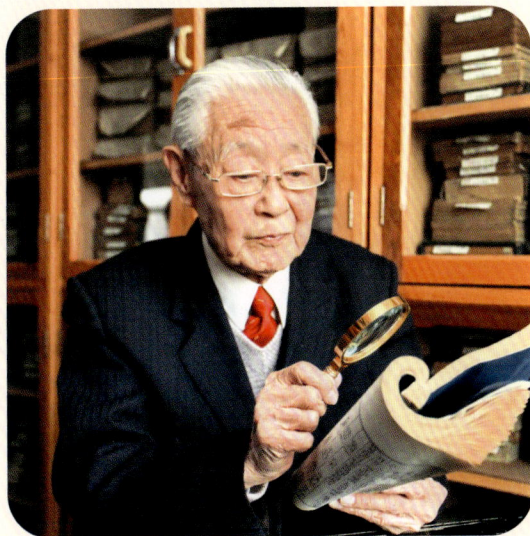

阮士怡在查阅资料

顾小痴

——一心为党为民，一代津门名医

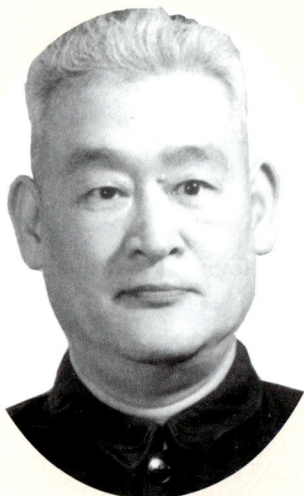

顾小痴（1910~1987），汉族，天津市人。教授、主任医师、研究生导师，长于内科、妇科，以妇科名于世，为当代著名中医妇科学专家。历任天津中医门诊部妇科副主任、天津市中医医院妇科主任、天津中医学院教务处长兼第一附属医院院长、天津市中医研究所副所长、天津市中医学会副会长、中华中医药学会理事等职。

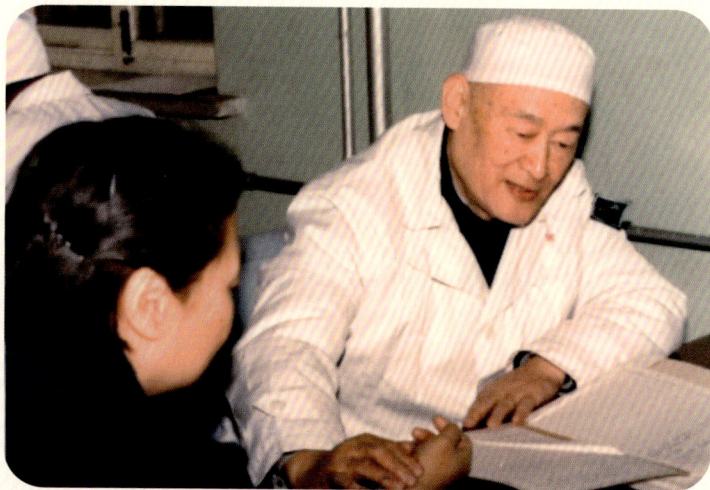

顾小痴在为患者诊治

顾小痴主张在病因上重视气、血、痰、湿、郁；认为冲任二脉极其重要，病理上奇经之疾又以冲脉居多，故治妇科病善调冲任，首重冲脉；强调妇人以血为主，以气为用，治疗妇科病尤其是月经病当调和气血。

于伯泉

——精于补泻，继往开来

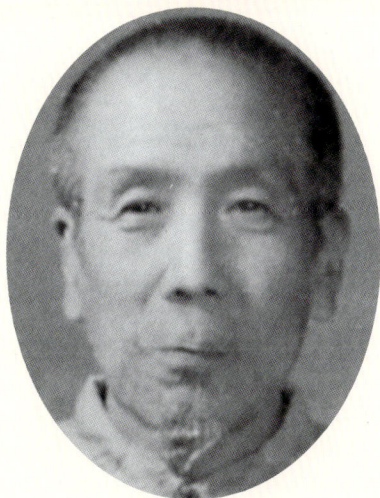

    于伯泉（1891~1978），曾用名于潮海，河北省固安县褚家营人，曾任天津市政协委员。1917~1934 年间在固安县行医，悬壶于乡里，诊病无数，名噪一时。1934~1954 年间，在天津、北京挂牌行医。1954 年开始在天津中医门诊部工作。

    于伯泉认为，一切疾病都是由阴阳失去平衡而引起，因此治疗疾病的一个重要方法，就是通过针刺补泻使其不平衡者复归于平衡。但在针刺之前必须了解这种不平衡的成因，即发于何经，以及病症的表里、寒热、虚实，经过一系列诊断之后循经取穴进行针刺。

沈金山

——芒针鼻祖，针界传奇

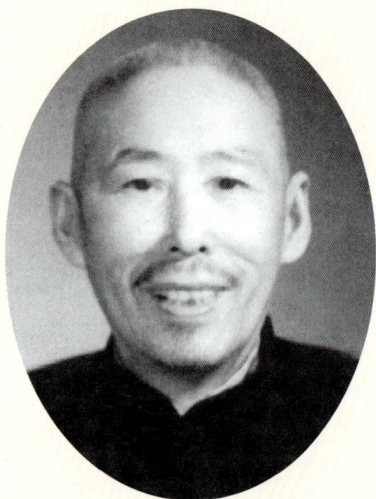

沈金山（1895~1968），汉族，江苏人，著名针灸学家，芒针疗法创始人，一代芒针大师。他发明了芒针，在古代九针长针的基础上把针具加长到5寸到3尺。

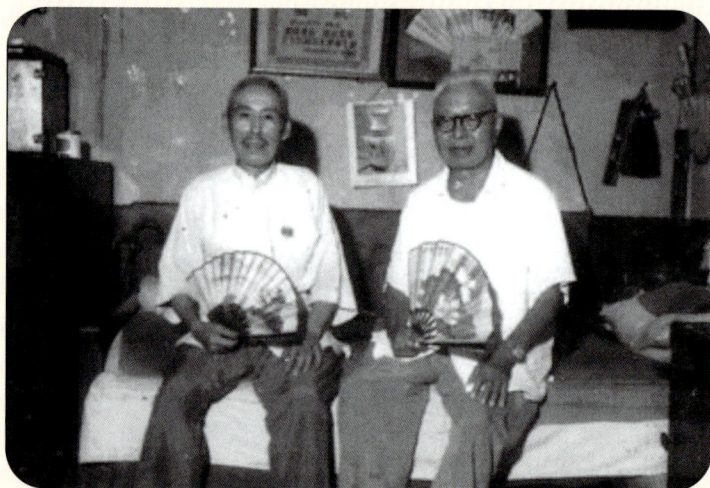

沈金山（左）与李浊尘（右）

沈金山在临床实践中擅用阿是穴，并在其基础上发明了芒针独有的创用穴达24个，同时对传统经穴也有重用穴，在取穴及治疗体位方面也与传统针刺有别，同时还打开了许多禁针穴的禁区，发明了透穴疗法。沈金山尤其重视以"疏"为主的指导思想，认为打通枢纽，通利三焦，方可使经络通，则阴阳虚实得以调节，人体周身气血得以疏导。

雒仲阳

——针药并用，医之大者

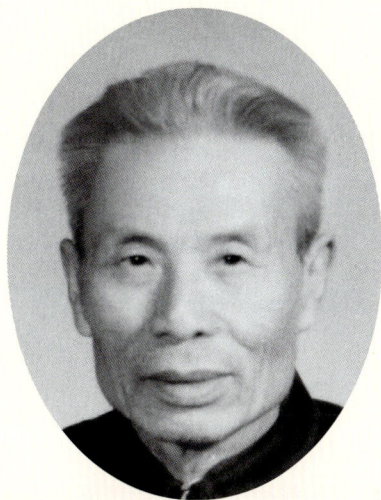

雒仲阳（1902~1982），山东省宁津县人。雒仲阳幼而敏达，颖而好学，醉心岐黄，自学成才，1943年开始在天津市执业。中华人民共和国成立后，他从天津市中医进修学校毕业，1955年任职于天津市立中医医院。他从事医疗教学40年，临床经验丰富，擅长内科，兼通妇科、儿科及针灸等各科。

雒仲阳主要学术思想为"扶正达邪，祛邪安正""重视调补脾肾"，善于将经典运用至临床中，并从临床中总结出治病规律，其临床经验及学术思想，为我国中医药事业留下了宝贵的财富。

王绍中

——诗书乐武皆精通，气海一针暖全身

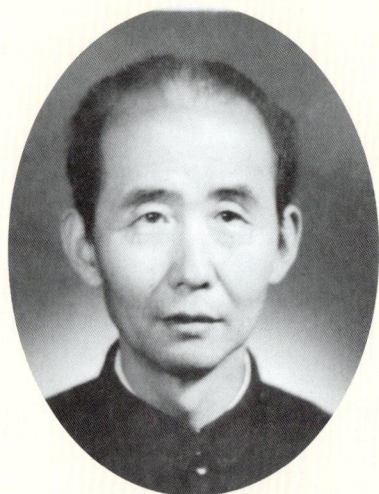

王绍中（1904~1979），谱名宗禹，号绍中，河北省霸县人。先于家乡行医，1947年至津门悬壶。参与组建天津市立中医医院并留院工作，是我院的建院元老之一。

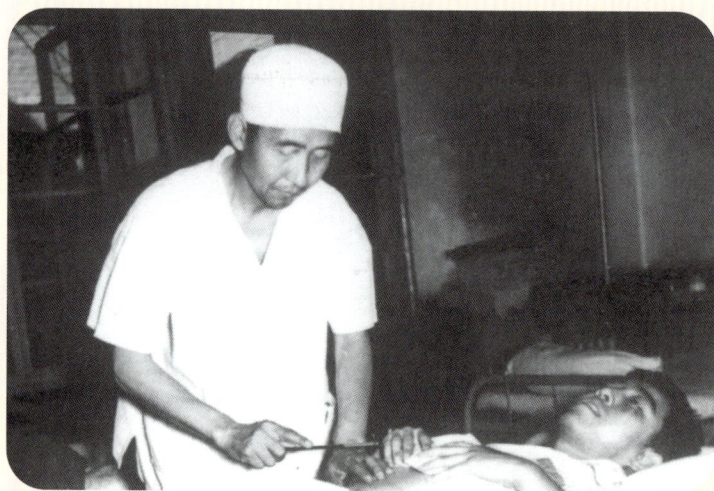

王绍中使用梅花针治疗

王绍中在承袭父辈运用针灸治疗疾病的基础上，历经数十年的临床实践并将临床经验总结、升华，提出"气海一针暖全身"的针刺法并用于临床，对于先天禀赋虚弱、后天劳损太过、大病新瘥、产后体虚等证，或因体虚所导致的外邪侵袭等病，均可取其作为治疗要穴，从而获得明显疗效。

叶希贤

——骨伤奇才，推拿圣手

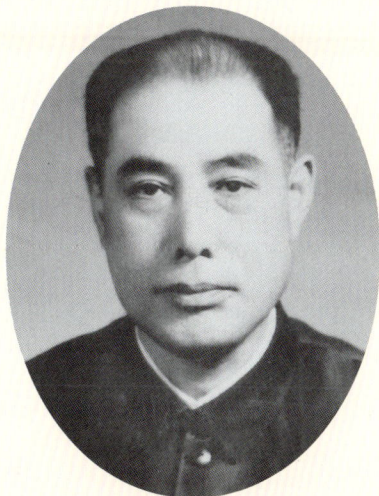

叶希贤（1904~1978），字楚樵，北京市人，天津市早年著名的中医骨伤学家，擅长伤科疾患。先后被评为天津市中医药先进工作者、天津市劳动模范。

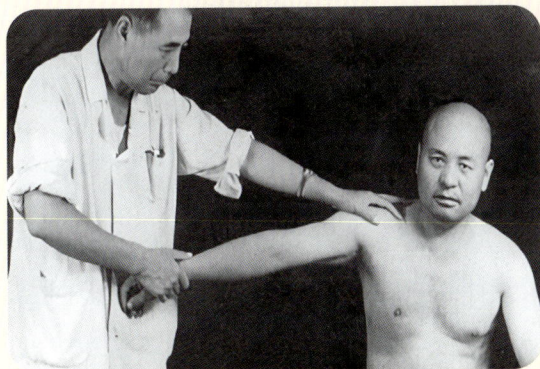

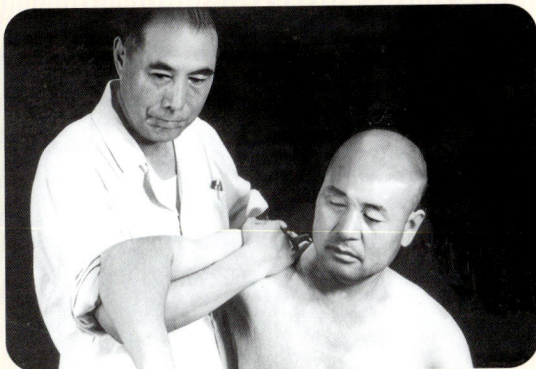

叶希贤治疗肩凝症

叶希贤在多年临床工作中，创立了小夹板固定、肩周炎活血舒筋手法、腰椎间盘突出十步正骨手法和陈旧性肘关节脱位的复位手法等临床技能，至今大多仍为骨伤科临床工作中的常用技法。叶希贤还创立了中医伤科十问歌，研制了诸如活血片、接骨灵丹和荣筋片等伤科三期用药。

宋向元

——振兴中医，医史学家

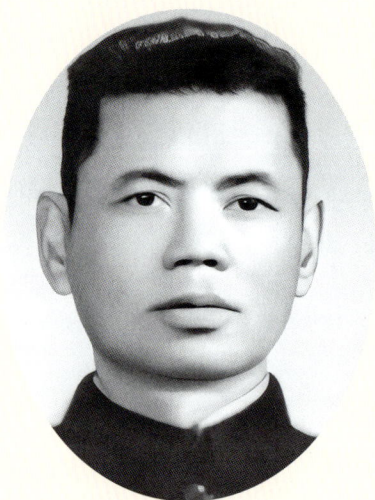

宋向元（1905~1966），字觉之，号寿轩，天津市人，著名医史学家、中医临床专家。曾任天津市政协委员、中国民主同盟天津市第二支部副主任委员、中国农工民主党天津市筹备委员兼宣传处处长、天津市中医学会副主任委员、天津中医教学委员会副主任委员、《天津医药》总编辑等职。

宋向元认为，研究医学史要认真考证历史文献，要以"尊古求是"的态度对待中医学史，并将"尊古求是"这四个字刻章，印在书籍和处方笺上，作为行动的准则。宋向元对待医史研究工作实事求是、一丝不苟。

陈芳洲

——深耕温热病治疗，强调养阴为根本

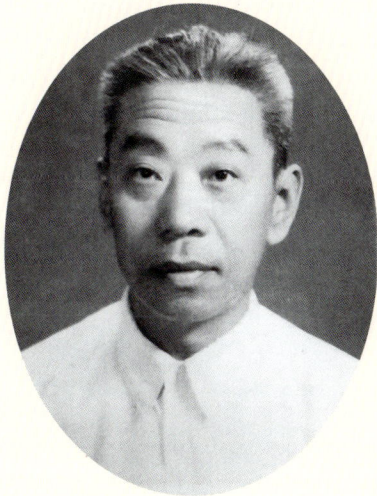

陈芳洲（1911~1978），名锡九，河北省文安县人。一生习诗文、研医理，为群众解除疾患。1936年离乡到津，悬壶应诊。1959年应聘到天津市传染病医院工作，研究温热病卓有成效。

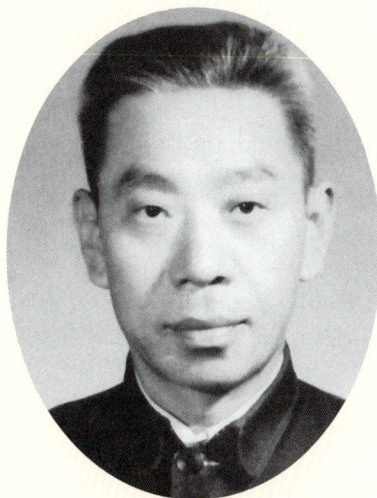

陈芳洲急病人所急，常常亲自到药材培植厂征集鲜生地、鲜茅根，以求提高疗效。20世纪60年代初与天津市西医离职学习中医研究班密切合作，研制、观察"抗白喉合剂"取得成功，并推广至全国。1965年调入天津中医学院附属医院从事内科工作。

张翰卿

——崇古融今，肝病大家

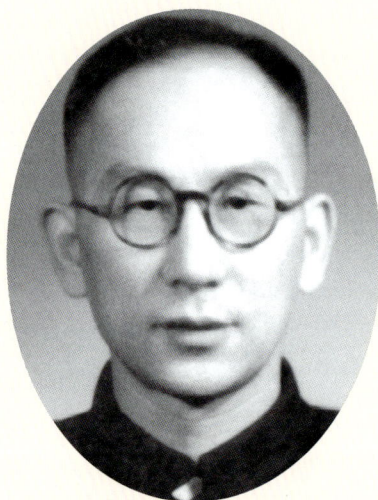

张翰卿（1912~1983），天津市人。早年从岳父韩金荣学医7年，熟读经典，对张仲景、李东垣等人的学术思想均有体会。又拜孔伯华为师，跟随孔师学习6年余，后因家境窘困，回津悬壶，以精湛的医术赢得了广大患者的赞誉。1955年起，他工作于天津市立中医医院，历任中医师、副主任医师。

张翰卿认为肝病为五脏之贼，辨证论治注重疏肝、柔肝、调畅肝之气机。在专注于肝胆疾病治疗的同时，也注重调理脾胃，为后世肝胆病的治疗提供了示范。

穆云汉

——善辨病势，皮肤名家

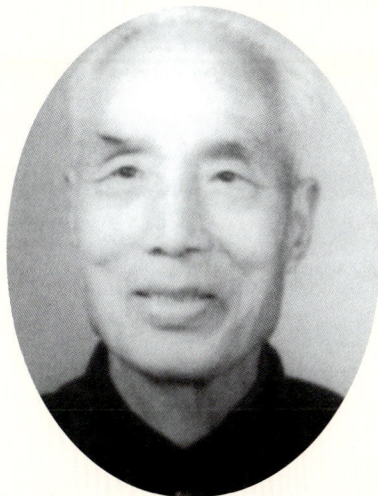

穆云汉（1913~2012），号仲元，回族，天津市人，中医外科、皮肤科专家。曾任天津市塘沽区中医门诊部、大沽医院中医科主任，塘沽区政协委员及人大代表，天津市中医学会外科理事。

穆云汉治疗皮肤病，善于从整体观念出发，又善于使用外用药物，把内外科的优势运用到皮肤病的治疗中，内外合治，在治疗外疡的同时，又治愈了患者内科旧疾。

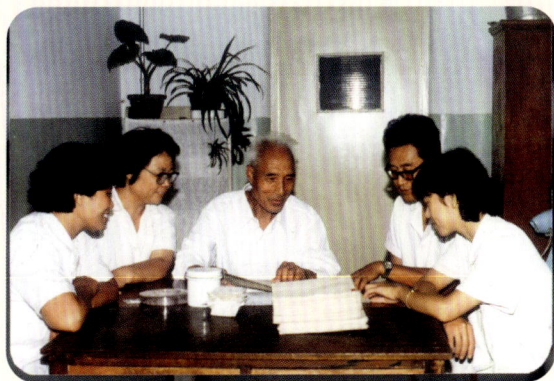

穆云汉（中）与青年医生讨论病例

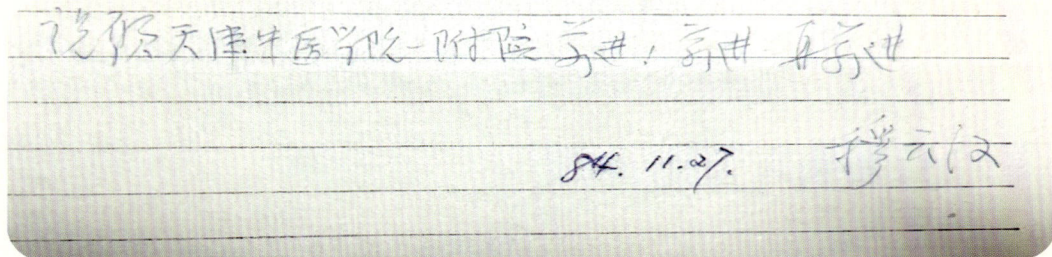

穆云汉手稿

胡秀章

——医之为道，非精不能明其理，非博不能致其得

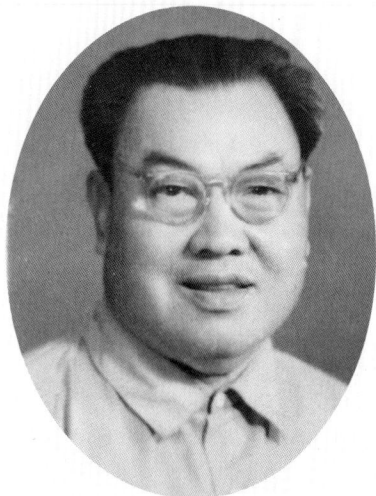

胡秀章（1914~1984），天津市人，著名推拿专家，推拿大师安纯如门下高徒。曾担任天津市中医学会理事，天津市政协委员，天津中医学院副教授、按摩教研室主任，天津中医学院第一附属医院推拿科主任等职。

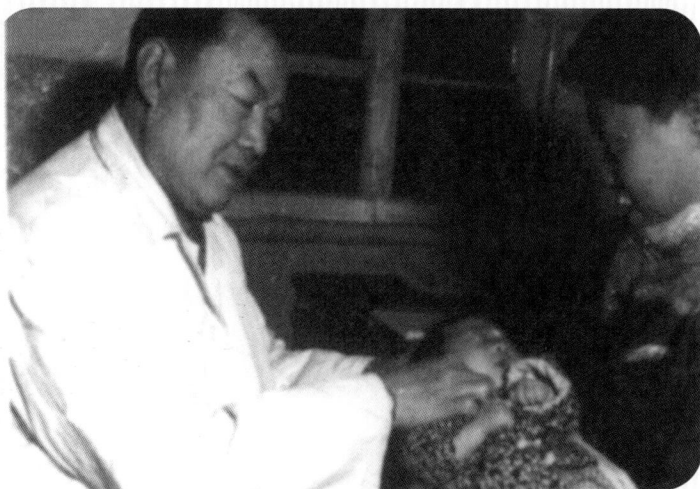

胡秀章治疗小儿斜颈

胡秀章系统梳理了脏腑推拿的发展源流和推拿名家的诊疗经验，逐步总结形成了具有津沽特色的脏腑推拿理论，清晰地梳理出以按腹、运腹、揉腹、推腹等独特手法为主，结合"五层气体、四种导疗"补泻理论的古法腹部按摩理论体系框架。

丁蔚然

——医教共进，妇科大家

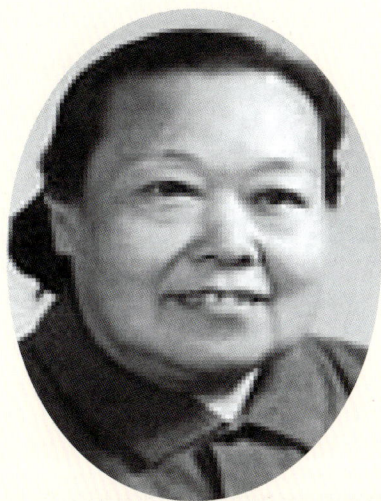

丁蔚然（1914~1992），女，天津市人，中国农工民主党党员，主任医师，著名中医学家、中医妇科学家、津沽名医。连任天津市第一届至第十一届人大代表，天津市立中医医院创始人之一。

丁蔚然长于妇科杂病的治疗，在医疗实践中重视妇女多虚、多郁、多瘀的生理病理特点，重视内因，倡妇女以血为主之说。研制出治疗崩漏的"清热固经丸"、治疗妇科炎症的"银红丸"、治疗高血压的"降压丸"等。她将疏肝理气、平肝降逆、活血化瘀、温经散寒、养血益肾立为调经之常法，临床上守古法而不泥古方，辨证精确，立法遣方原则灵活。

陶健修

——津沽中医血液病专科开创者

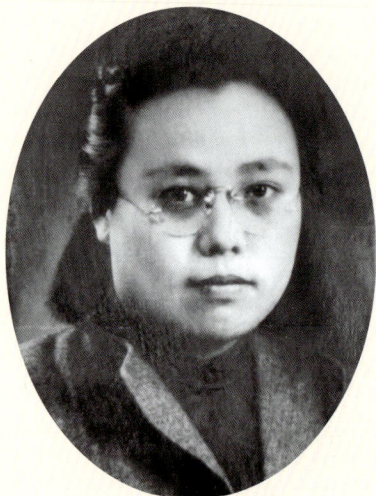

陶健修（1914~1994），女，汉族，天津市人，著名中医内科、中医妇科、中医血液病专家，主任医师。曾任天津市立中医医院、天津中医学院附属医院内科主任。治学严谨，经验丰富，擅于内、妇科临床。

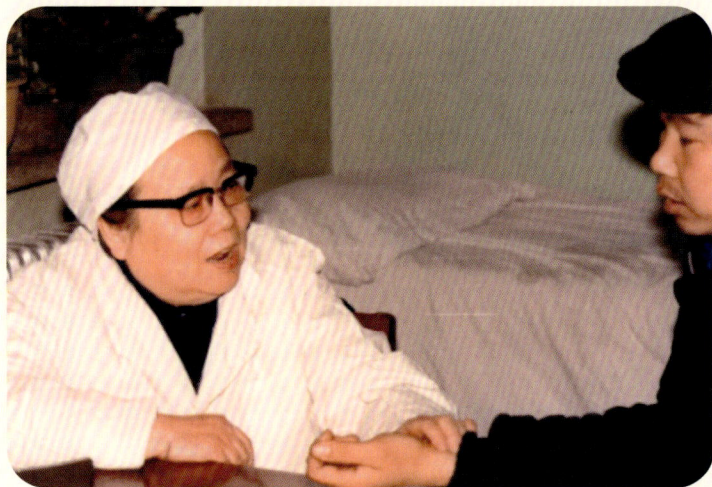

陶健修（左一）在为患者看诊

陶健修十分推崇张景岳"善补阳者，必于阴中求阳，则阳得阴助而生化无穷；善补阴者，必于阳中求阴，则阴得阳升而泉源不竭"的理论。对阳虚者补阳时加入滋阴药，而对阴虚者滋阴时加入补阳药，通过有机配伍，补其不足，益其所损，达到扶助正气的目的。

陈芝圃

——行医济世，誉满津门

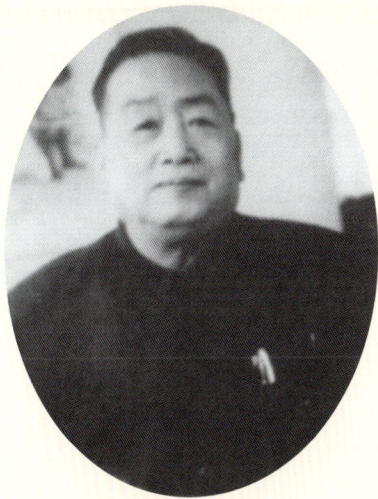

陈芝圃（1915~1980），字润生，中共党员，河北省交河县人，教授，主任医师，中医儿科学专家。曾任天津市中医医院儿科主任、儿科教研室主任等职。业医儿科辛勤耕耘近五十载，饮誉津门，深受患者的敬重与爱戴。

陈芝圃治疗小儿外感热病，擅用清凉，以祛邪为主；治疗小儿内伤诸疾，注重顾护后天脾胃。临证中敢于非前人之固步，在实践中不断创新，善用经方化裁，又约方简药，创制新方。

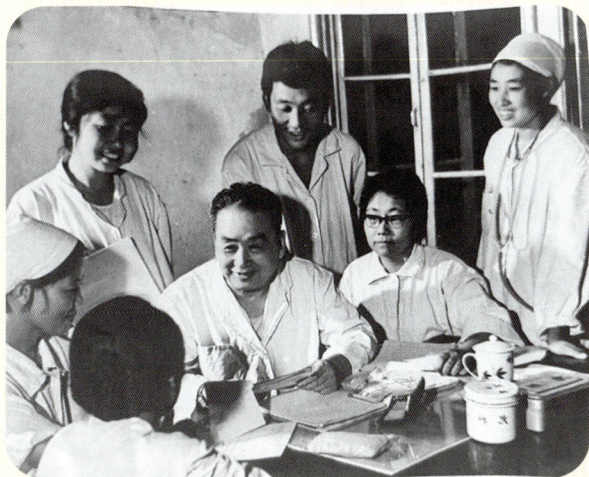

陈芝圃在会诊

王文瀚

——中医肿瘤创始人之一，中西结合特色新

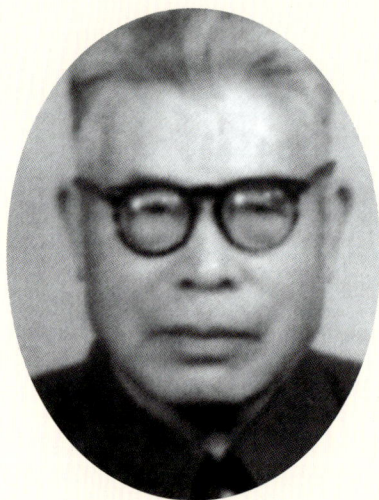

　　王文翰（1916~1990），天津市人，主任医师，出生于中医世家，从医后又师从名师，熟读《黄帝内经》《伤寒论》《金匮要略》等中医医籍，是中华人民共和国成立后的第一代中医治疗肿瘤的专家。1950 年加入中国共产党，1957 年于天津市立中医医院创建肿瘤科，对肿瘤病的治疗颇具匠心。

　　王文翰较早提出在肿瘤的治疗上重视扶正祛邪、化瘀清热、软坚散结的理论，先后研制出肺一丸、七一三、五海等中成药，为中医治疗肿瘤事业做出了突出的贡献。

侯德隆

——制剂大家，中药圣手

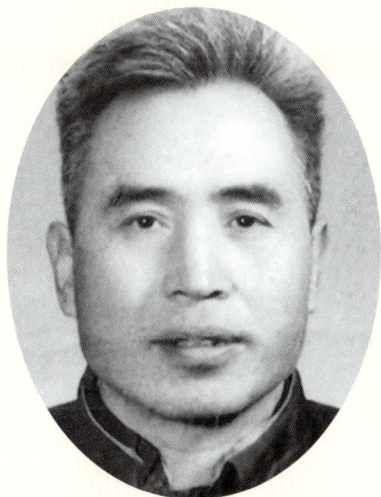

侯德隆（1916~2012），河北省香河县人。曾任天津中医学院第一附属医院主任中药师，天津市药学会理事，天津中医学院及天津中医学院第一附属医院学术委员会委员。侯德隆对中药传统制剂有特别精深的研究，对天津中医学院第一附属医院药厂的建立和院内制剂的研制有突出贡献。

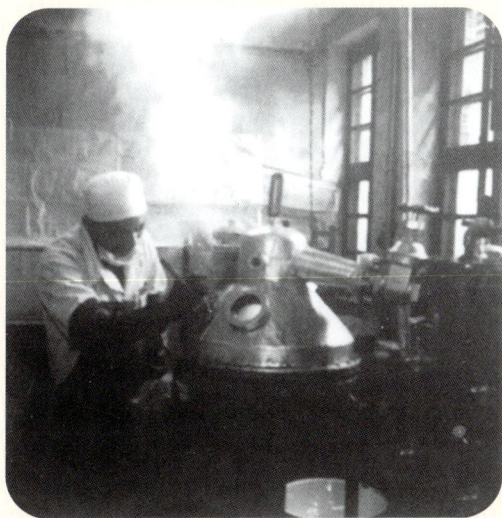

20 世纪七八十年代药厂工作场景

侯德隆从事中药鉴定、炮制、制剂、调剂和教育等多项工作。他恪守药道，熟读历代本草书籍，精通中药炮制、制剂，师古不泥古，传承创新，吸收现代制剂的技术和理论充实中药制剂工艺，建立了中等生产规模的中药传统制剂流程规范。

刘少臣

——崇尚经典，善治杂病

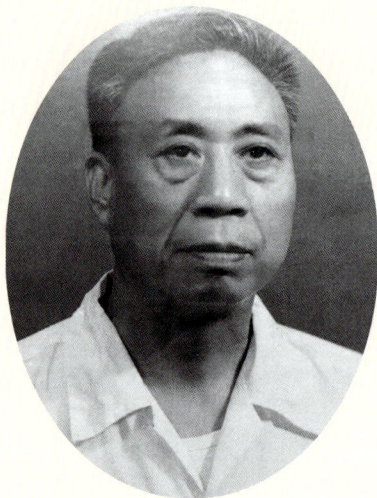

刘少臣（1917~1984），曾用名刘云庆，河北省定县人，出身于中医世家。曾于1959年任天津市干部疗养院医务室主任、天津市立中医医院内科副主任等职。1958年8月31日，在原天津中医学校的基础上，天津中医学院正式成立。刘少臣受聘执掌教学工作，在位期间，以继承弘扬中医为己任，20世纪70年代起先后任天津市中医学校副校长、卫生干部进修学院中医部副主任等职。

刘少臣非常重视"审证求因，从因论治"的治疗原则，认为在辨证时，要审清楚因虚而致病，还是因病而致虚。因虚而病者，治虚病自愈；因病而虚者，治病虚自复。同时"祛邪不忘扶正，扶正不忘祛邪"。

王云翮

——燮理阴阳，和法巧治疑难病

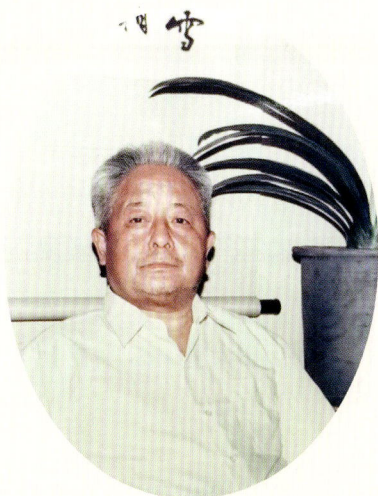

王云翮（1919~1991），汉族，河北省丰南县人，中医世家、翰林之后，天津中医学院教授、内科教研室副主任、硕士研究生导师，天津中医学院第一附属医院主任医师、中医内科专家。

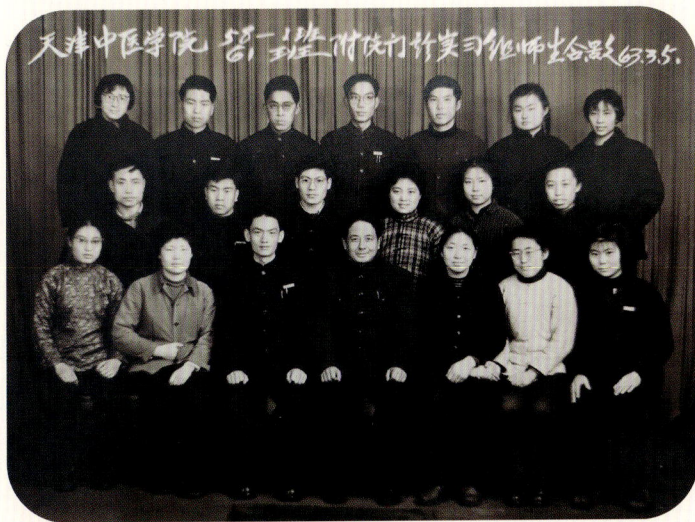

王云翮（一排右四）与门诊实习组师生合影

王云翮在临床尤精于内科杂病，疗效显著，其主要学术思想体现在"和法"上。王云翮在临床上娴熟、灵活、巧妙地运用此法治疗各种病证，主要是以小柴胡汤化裁，又用其他衍方、变方疏利少阳，调和脾胃等，通过调和，使表里寒热虚实的复杂证候、脏腑阴阳气血的偏盛偏衰归于平复，以达祛除病邪、恢复健康的目的。

胡慧明

——继创并举治疡病，仁心行善弘医德

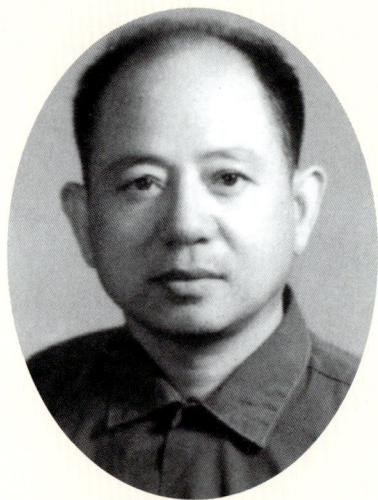

胡慧明（1919~2014），汉族，中共党员，山东人。曾任全国中医学会理事、外科分会理事及血管乳腺专业组理事，天津市中医学会常务理事及综合组主任委员，天津市中医高级职称评委会委员等职。

胡慧明对中医外科有着较深的造诣，尤精于疮疡、乳腺病、慢性窦道、周围血管病的治疗，创新发明了"乳头内陷矫正器""医用火针治疗仪""多功能吸奶器"（均获国家专利）及手枪式内痔套扎器（已通过天津市市级鉴定）等。

胡慧明在治疗中对脾胃的功能十分重视，他认为"脾胃一衰，百药难回"，主要表现在以下几点：

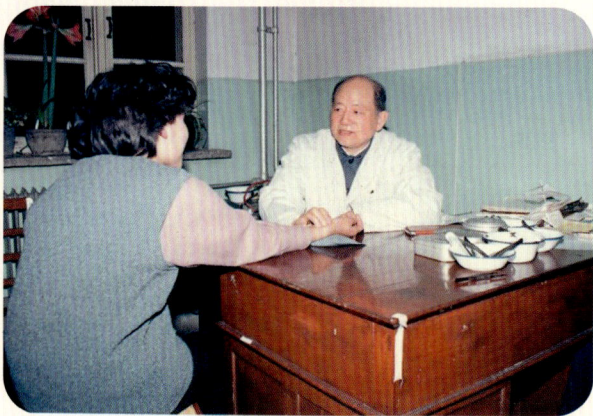

胡慧明（右一）在看诊

一是辨证上重视脾胃功能，如脾胃虚弱，须加用健脾胃之品治之；二是选方用药时多选用一些花草类药为佳，如金银花、野菊花等；三是后期注意调理脾胃，以加快脾胃功能恢复，又促进伤口生肌长肉，早日愈合。

蔡玉友

——投抗战革命建奇功，创眼科金针拨内障

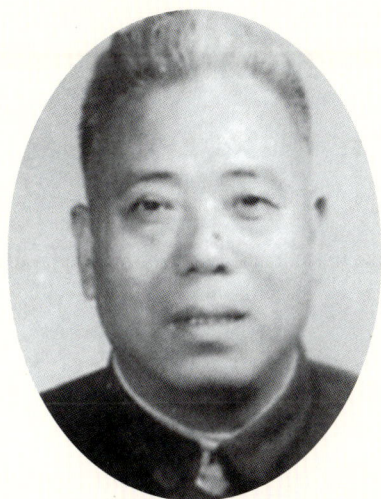

蔡玉友（1921~2000），河北省霸县人，中共党员，教授。曾任天津中医学院第一附属医院眼科主任，在他的带领下，眼科从无到有，从小到大。

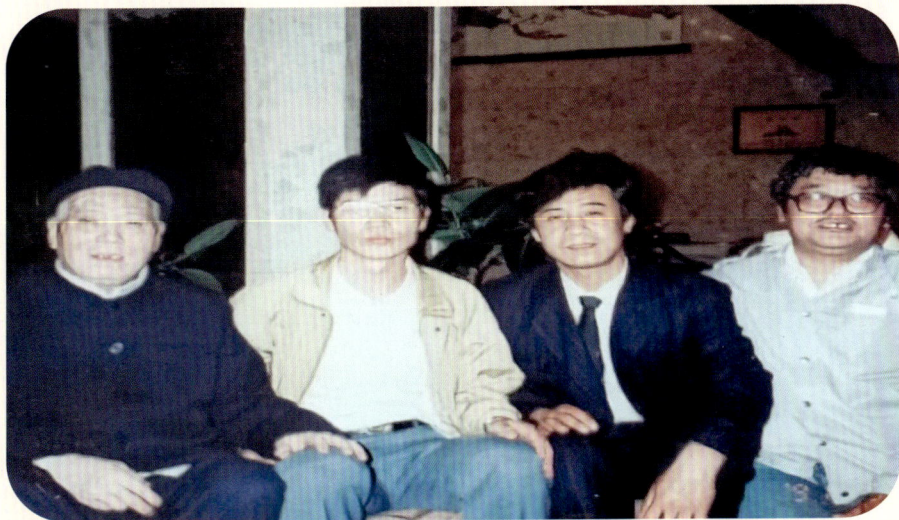

蔡玉友（左一）与日本进修医生合影

蔡玉友经过多年临床实践，明确提出：西医学精准诊断的微观特质，结合传统中医整体辨证的宏观特点，能够较为全面地为眼科疾病的多维诊断提供思路。

刘洪涛

——筋骨并重，术药并举

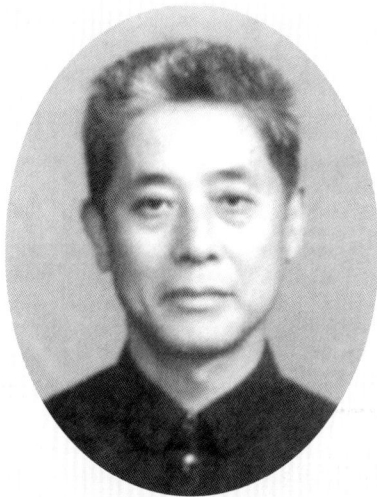

刘洪涛（1921~2010），天津市人，其先祖刘锡光受业于清末津门正骨名家李成龙，擅治跌打损伤及配制丸、散、膏、丹，颇有声誉。曾任天津中医学院伤科学教研室主任、天津中医学院第一附属医院骨伤科主任医师，兼任中华中医药学会骨伤科分会委员、天津市中医学会理事及其骨伤科分会主任委员。

刘洪涛推崇中医对骨折的治疗，遵中医学的整体观念，按其分期施治规律，在注重手法整复、夹板固定、功能锻炼的同时，强调内外用药。如骨折后期，虚象著，骨续不能坚，唯有益精填髓始能强筋壮骨，使筋骨得以完全康复。

柴彭年

——津门名医，岐黄翘楚

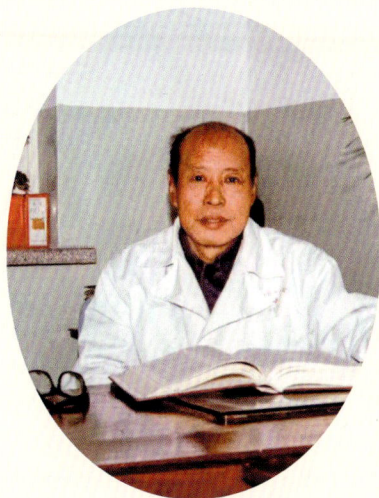

柴彭年（1922~2004），天津市人，中共党员，天津中医学院第一附属医院主任医师、全国首批老中医药专家学术经验继承工作指导老师、硕士研究生导师，享受国务院政府特殊津贴。

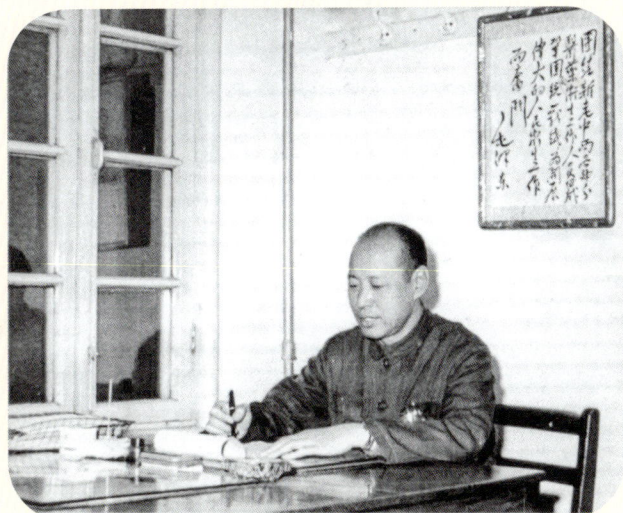

柴彭年在工作

柴彭年通过长期的临床实践和科学研究，在继承前人经验的基础上，不断创新与发展，将传统的中医学与西医学融会贯通，在临床上形成了以肾作为维持人体正常生理和抵御疾病的功能枢纽，通过治肾以调节五脏的学术观点。

刘宝奇

——活用经方，辨治疑难

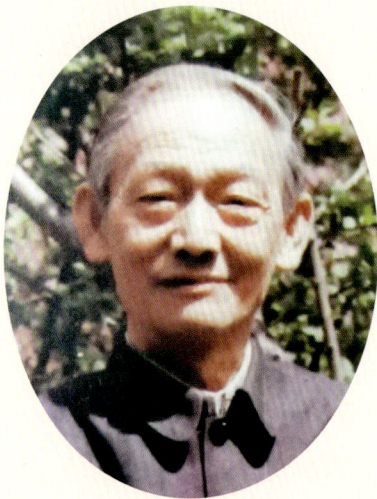

　　刘宝奇（1923~1996），字振英，天津市武清县人，教授，著名中医疑难病临床家，曾任天津中医学院金匮教研室主任。刘宝奇束发之际精修岐黄，23岁开始挂牌行医。1953年参加卫生部组织的全国中医师资格考试，获得证书后与业内同仁成立"天津市八区新马路联合诊所"，并任所长。1955年11月调入天津市立中医医院。1958年9月调入天津中医学院任教，曾讲授《黄帝内经》《金匮要略》《中医内科学》等课程。

　　刘宝奇治学重在四个方面：一者学以致用，二者注重继承，三者博采众方，四者活用"拿来主义"。

李少川

——德高术精，护佑婴童

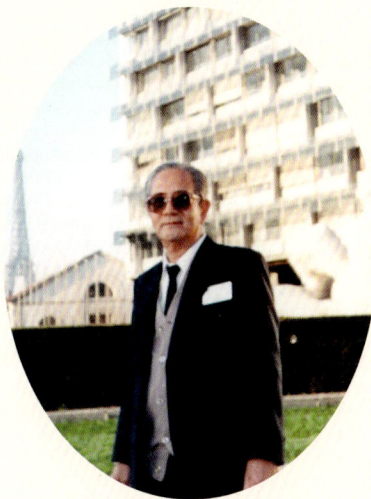

李少川（1923~2006），河北省束鹿县人。我国当代著名中医学家、中医儿科学专家。全国首批老中医药专家学术经验继承工作指导老师，享受国务院政府特殊津贴。为天津中医学院第一附属医院儿科创始人之一，历任天津中医学院第一附属医院儿科主任、新医科（针灸科）主任、副院长，天津中医学院教务处副处长、副院长、院学位评定委员会副主席，国家中药品种保护审评委员会委员，卫生部新药审评委员会委员，天津中医药学会副会长、名誉会长，天津市科协常委等职。

李少川学术思想主要源于钱乙、李杲，治疗儿科疾病时刻注重顾护脾胃、注意枢机升降、强调疏解清化，提出"扶正祛痰治童痫""健脾利湿治肾病""脾虚宜健不宜补，肺虚宜疏不宜固"等学术思想，总结了小儿哮喘"勿惑于炎症，滥施寒凉；审寒热虚实，辨证治之"等学术经验。

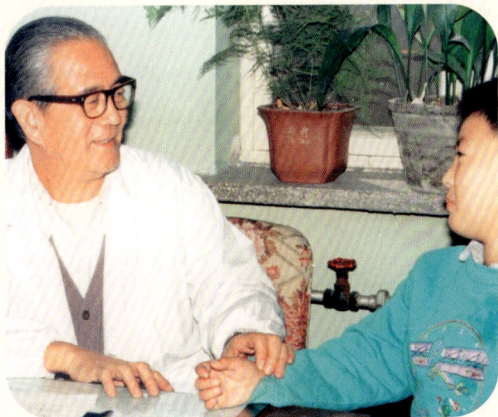

李少川（左一）在看诊

刁跃池

——鉴药高手，薪火相传

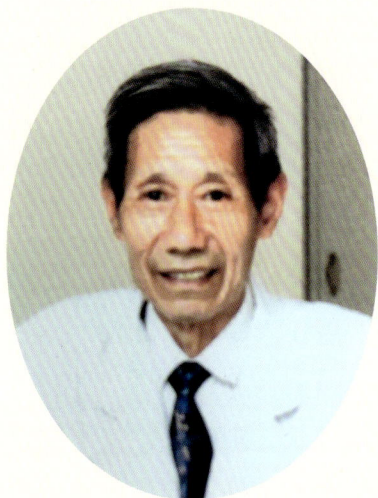

刁跃池（1931~2010），河北省容城县人，著名中药学专家。曾任天津中医学院第一附属医院药剂科主任、中国药学会医院药学专业委员会委员、《中国医院药学杂志》编委、天津市药学会理事、中华中医药学会常务理事、《中华中医药杂志》编委、天津市中医药学会副会长。

刁跃池认为中药调剂、鉴定和炮制是一个有机整体，中药鉴定工作要在对炮制过程、炮制方法有一定了解的基础上，才能判断炮制品的优劣；中药调剂中也包括临方炮制。作为药师需秉承着"修合无人见，存心有天知"这条职业道德古训。

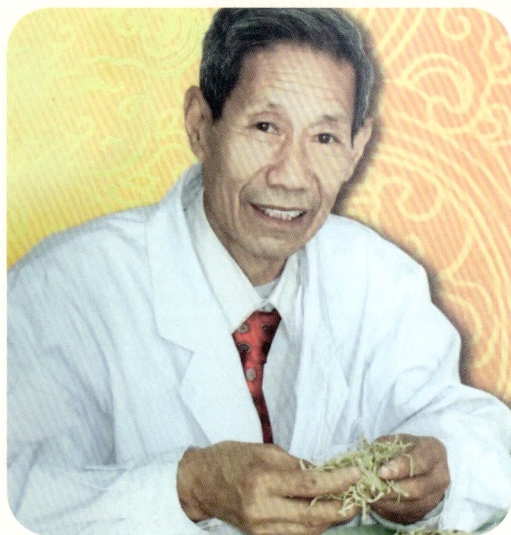

刁跃池在鉴药

津沽名医临证拾萃 上册

——天津中医药大学第一附属医院建院七十周年纪念文集（1954~2024）

名誉主编　石学敏　张伯礼

主　编　张艳军　王金贵

执行主编　王保和

中国健康传媒集团

中国医药科技出版社

内 容 提 要

　　天津中医药大学第一附属医院是全国建院较早、中医药发展水平较高的大型中医医院之一，建院70年来，涌现出数位著名的中医药专家、学者，对于推动中医药早期教育、中医药医疗机构的创建和医疗事业发展、中医药学科专科建设上做出了突出贡献。

　　本书即是整理了自1954年天津中医药大学第一附属医院建院以来，在医院创建时期、医院发展时期、医院腾飞时期为医院初期建设、医院学科专科创立，以及医院在全国重点中医院建设、中医临床研究基地建设、国家中医针灸临床研究中心建设、国家医学中心建设中为医院事业发展做出突出贡献的中医先贤、现代名老中医、当代中医才俊共计78名，把他们的学医之路、学术理论精粹、临证经验、学术传承等内容总结成书，以供中医同仁们继承发扬并激励后学。

图书在版编目（CIP）数据

津沽名医临证拾萃：上下册 / 张艳军，王金贵主编．
北京：中国医药科技出版社，2024. 10. —ISBN 978-7
-5214-4869-6

Ⅰ. R249.7

中国国家版本馆 CIP 数据核字第 2024XZ1050 号

美术编辑 　陈君杞
版式设计 　也　在

出版　**中国健康传媒集团** ｜ 中国医药科技出版社
地址　北京市海淀区文慧园北路甲 22 号
邮编　100082
电话　发行：010-62227427　　邮购：010-62236938
网址　www.cmstp.com
规格　787×1092mm ¹⁄₁₆
印张　83³⁄₄
字数　1882 千字
版次　2024 年 10 月第 1 版
印次　2024 年 10 月第 1 次印刷
印刷　北京盛通印刷股份有限公司
经销　全国各地新华书店
书号　ISBN 978-7-5214-4869-6
定价　498.00 元

获取新书信息、投稿、为图书纠错，请扫码联系我们。

编 委 会

顾 问 组　（按姓氏笔画排序）

于铁成　马　融　王　喆　毛静远　尹新中

刘革生　汤　毅　吴仕骥　吴宝新　吴炳岳

张大宁　张广庆　张希鹏　张柏林　武连仲

哈孝廉　晋南征　贾英杰　高秀梅　黄文政

韩景献　颜　红　薛守经　戴锡孟

名誉主编　石学敏　张伯礼

主　　编　张艳军　王金贵

执行主编　王保和

副 主 编　张志国　曹树军　赵　强　车京辉　樊官伟

李桂伟　张学军

编　　委　（按姓氏笔画排序）

马　泰　王　平　王　刚　王　斌　王贤良

孔凡铭　石江伟　戎　萍　朱振刚　刘　旻

刘学政　刘爱峰　闫　颖　杜宇征　李华南

李淳悦　李新民　杨　波　杨向东　吴沅皞

沈　莉　张　莹　张　赢　张秉新　周正华

赵菁丽　耿　强　柴士伟　商红叶　焦　毅

石 序

岐黄道术，隽永千年，其长盛不衰的秘诀莫过于承前启后、薪火相传。每一个历史时期，总有一些杰出的医家"勤求古训，博采众方"，在传承前人成就的基础上创新发扬，在临床实践和升华理论中开拓进取，引领了一个又一个中医学发展的高峰。

《素问·异法方宜论篇》提出了"因地制宜"的治疗原则，概述了治法与地理人文的密切相关性，足见地域差异可使中医药学术发展各具特色。六百年设卫风云际会，古黄河曾三次改道，最终夺淮入海。天津地处京畿要塞，水陆便利，群贤名仕云集，孕育了深厚的文化底蕴，为中医药学的蓬勃发展奠定了基础。许多卓有成就的医家曾在天津悬壶济民，如唐代贾耽、宋代刘翰、元代擅长针灸并著有《标幽赋》的窦默等。作为近现代北方开放最早的城市，促进了中西文化汇通，出现了张锡纯、丁子良、王静斋等著名医家。纵观近代百年，中医学也曾经历跌宕起伏，在艰难中抗争图存。幸而，中华人民共和国成立后在党和国家的殷切关怀下，中医药学获得了新生。

1954 年，我院也趁此春风正式建院。而后，70 年的光阴里，几代一附院（"天津中医药大学第一附属医院"简称）的同仁紧紧围绕国家战略和社会需求，发挥中医药专科、专病、专家、专药、专技"五专"特色优势，以临床疗效为核心，进一步拓展中医诊疗范围，提升服务能力。我们以"科技兴院，院兴科技"为旗帜，广泛开展中医药科学研究，以科技支撑创新水平不断提升，在重大疑难疾病防治等方面取得了一批具有影响力的成果，建设了针灸科、心内科、儿科等重点专科，迎来了软实力的擢升。特别是，我们秉持国际化发展战略，以针灸为代表的特色技术走出国门，施惠世界各国人民。

通过一附院发展，侧面展示了当代中医药人呕心沥血、奋发图强、勇于探索的历史画卷。这些前辈中不乏杏林圣手，如陆观虎、董晓初、于伯泉、王绍中、哈荔田等，其中一些是我的师长，其教诲音容仍历历在目。诸位医家不仅是我院发展的奠基人，更是津沽中医学术繁荣的基石。为传承岐黄道术，我院以院庆契机，立意编纂《津沽名医临证拾萃》，以梳理临床各科名老中医学术思想和临证经验，溯清学术源流，传承理论精髓，汇聚创新成果。本书以临床各科室学术发展为主线，通过名医经历、学术思想、临证医案等内容，全景展现名老中医解决当代健康问题的创新思维，使后来人沉醉神往于中医知识的海洋，找到中医药原始创新的"门径"与"舟楫"。

"将升岱岳，非径奚为？欲诣扶桑，无舟莫适。"历代医家无不是既宗古训，又弘新意。相信中医药学将继续在健康中国建设中发挥重要作用，也将在国际文明互鉴中，更为世界瞩目。一附院同仁，当赓续使命，传承创新，立足于全生命周期的健康服务，向中医药现代化广度和深度进军，汇聚磅礴力量，推动一附院迈入高质量发展的崭新阶段。岐黄仁术，必将行稳致远，山高水长！

中国工程院院士　国医大师

天津中医药大学第一附属医院名誉院长

国家中医针灸临床研究中心主任

2024 年 5 月

张 序

　　中医药学包含着中华民族几千年的健康养生理念及其实践经验，是中华文明的一个瑰宝，凝聚着中国人民和中华民族的博大智慧。中医药虽然历史悠久，但是其理念却并不落后。中医理论在整体观念、辨证论治、养生保健、复方药物、非药物疗法等方面还代表着未来的医学发展方向。中华人民共和国成立以来，我国中医药事业取得显著成就，为增进人民健康做出了重要贡献，因而其发展也备受党中央和国务院重视。尤其在新冠疫情期间，在党中央的领导和关怀下，中医药全过程参与疫情防控，贯穿"防治康"全链条，中医药的独特价值和重要作用在抗疫考验中得以彰显，得到了社会各界认可以及国际社会的肯定，也给其未来发展路径带来不少启示。历史发展规律和实践教训告诫我们，中医药高质量发展需要"传承精华，守正创新"，不仅需要不断挖掘和继承整理历代名医以及近现代名老中医的学术思想和医药经验，还需要与现代科学技术成果相结合。

　　津沽为河海要冲，京畿门户。清末民初以来，由于社会历史和地缘优势的原因，天津成为我国近现代对外开放最早的城市之一，也是最早跨入近代化的城市。华洋杂处，中西汇通，人文荟萃，造就了别具一格的社会人文环境，为津沽中医药学积淀了深厚的历史与文化底蕴。20世纪三四十年代，北京、上海名医不定期莅临津门应诊，同时天津又是中药材与饮片的集散地和对外出口的商埠，地缘因素形成了津沽医家中西医沟通与津内外、国内外交流的渠道。那时南北医家云集于津沽，带来了五方地域的医学精华，他们学贯古今，衷中参西，继承发扬，开拓创新，或在理论上独树一帜，或在临床上自成一家，或在教学上严谨求实，或在科研上成绩卓著，形成了风格多样、建树颇丰之格局，众多仁贤蜚声医林。

在此背景下，天津中医界不仅对中医传统理论精华与实践经验进行有效传承，还充分吸纳了西医学的理论和技术，在中医药现代化和中西医结合领域取得了丰硕成果，形成了津沽中医的一大特色，为天津乃至全国的中医药事业的发展做出了不朽的贡献。

基于强烈的使命感和责任感，亦逢建院 70 周年之契机，天津中医药大学第一附属医院系统整理了建院以来院内中医名家的学术思想和经验，尤其是对老一辈津沽中医名家的学术思想和经验进行了抢救性整理。这是天津中医药大学第一附属医院开展中医药学术继承工作的重要内容，也是繁荣天津中医药大学第一附属医院中医药学术的重要举措。通过系统整理这些中医名家的学术思想，全面总结他们的临证经验，真实展示他们的才华成就，不仅有助于梳理和总结津沽学派的历史源流、创新成果及其学术特点，还可进一步全面提升津沽中医的学术水平，是一项意义深远且极具价值的工作。

为了这项工作的顺利开展，天津中医药大学第一附属医院成立了编撰小组，广泛征求意见，寻访津沽中医名家及其门人家属，责成其弟子或专人撰写。全书按照名医简介、名医之路、学术理论精粹、临证经验及学术传承等目次体例撰述，以翔实的素材，准确精炼地介绍每位名家的学术成长轨迹、学术思想精华、宝贵临证经验、典型诊疗案例。对一些已经故去的先贤的学术思想与经验进行了抢救性发掘与整理，对一些健在的名家则尊重个人学术观点，体现了尊重历史、尊重事实的科学精神。望广大中医药学者能悉心研究诸位名家的治学之道、成功之路、医论著述以及精湛医技，深悟其奥，勤而行之，再创辉煌。

最后，我衷心祝愿《津沽名医临证拾萃》一书能够成为广大中医药工作者的良师益友，为津门乃至全国中医药事业的发展注入新的活力。同时，在新的历史时期，我们也要继续发扬光大中医药事业，让更多的人了解和认可中医药的独特魅力。我们要以本书为基础，结合现代科技手段，不断探索中医药的发展之路，继续为人民健康事业做出更大贡献，书写更加辉煌的篇章！

张伯礼

中国工程院院士　国医大师

中国中医科学院名誉院长

天津中医药大学名誉校长

2024 年 5 月

前　言

春秋更迭，岁月缠绻。今年是天津中医药大学第一附属医院建院七十周年。70年来，我院一代又一代中医药人沐浴杏林、薪火相传，涌现出中国工程院院士、国医大师等数十位中医名家。他们以推动中医药发展为己任，用深厚的学术功底、高尚的医德大爱和精湛的诊疗技术，护佑人民生命健康，为中医学事业做出了杰出贡献。

值此建院七十周年之际，精心编撰、结集出版《津沽名医临证拾萃》，系统总结我院中医名家的学术思想，对于培养中医药人才，持续提升医教研水平，实现新时代医院的高质量发展，具有重大意义。

中医药历经千年，历久弥新，其深厚的理论体系和卓越的临床实践，为人类健康事业做出了巨大贡献。中医药传承创新发展，既要有"问君哪得清如许"的探索，又要有"为有源头活水来"的活力，让中医药从历史深处走来，向更广阔处生长。

七十载守正创新，七十载弘扬国粹。在这部书中，我院中医名家学贯古今、衷中参西、继承发扬、开拓创新，他们在理论上独树一帜，临床上自成体系，教学上严谨求实，科研上成绩卓著。他们深研经典、创新理论、精于临证、兼通诸科，形成各具特色、影响深远的学术流派，为中医传承发展提供有力支持。

七十载悬壶济世，七十载岐黄传承。在这部书中，系统呈现我院老一辈中医名家的学术思想与成才之路，既是连接古今中医智慧的桥梁，更是启迪后学、繁荣学术的重要举措。这些中医名家不仅是守中医之正、专学术经略的杰出代表，更是"宁可架上药生尘，但愿世间人无病"的苍生大医。

七十载大医辈出，七十载杏林芬芳。在这部书中，我院中医名家们对中医基础理论深度诠释，见解独到。他们从阴阳五行、脏腑经络出发，阐述生命活动的基本规律；以病因病机为切入点，剖析疾病发生发展的内在逻辑；在辨证论治的框架下，揭示证候变化的微妙奥秘。深入浅出、鞭辟入里，体现出中医理论的哲理性与系统性。

习近平总书记在致中国中医科学院成立60周年贺信中强调："切实把中医药这一祖先留给我们的宝贵财富继承好、发展好、利用好。"促进中医药传承创新发展，是新时代中国特色社会主义事业的重要内容。《津沽名医临证拾萃》一书，是天津中医药大学第一附属医院70年发展历程中无比珍贵的精神财富，也是中医药传承创新发展的推动力量，更是新时代弘扬中医药文化的生动教材。在老一辈中医名家学术思想的引领下，继续书写我院高质量发展崭新篇章，为中医药事业繁荣发展，为人类健康福祉做出新的更大贡献！

党委书记

院　　长

2024 年 6 月

编写说明

    2024年正值天津中医药大学第一附属医院（简称"天津中医药大学一附院"）建院七十周年，天津中医药大学和天津中医药大学一附院医院领导高度重视，张伯礼院士、张艳军书记、王金贵院长亲自把关，做了方向性指导。建院70年来，医院涌现出大批杰出的临床经验丰富的中医药专家，他们都在多年的临床实践中积累了很多宝贵的经验，总结这一批优秀中医药专家的经验，对于医院学术积淀的总结和发扬具有重要的里程碑意义，编纂《津沽名医临证拾萃》（以下简称《拾萃》）被确定为院庆工作的重要内容之一，为此，专门成立了编写工作委员会，从2023年7月28日开始投入工作，制定了具体编纂计划。

    为了更进一步了解医院历史及老中医药专家的历史传承关系、工作及学术特点、专科专病优势特长、师承、学徒、亲属、工作年代等，我们召集了医院老专家座谈会，王喆、尹新中、颜红、贾英杰、汤毅等老专家出席了座谈会，根据我们设定的撰写体例的要求，专家们回忆了老一代中医专家们的工作情况，提供了师带徒、同事关系、亲属、朋友、同学、专业特点等很多宝贵的历史信息，为我们下一步工作提供了有力保证。

    经过集思广益，征求多位院内外专家的意见和建议，确定纳入1954年医院建院以来的国医大师、全国名中医、岐黄学者、国务院颁发政府特殊津贴人员、国家卫生健康突出贡献中青年专家、天津市名中医第三批以前人员。《拾萃》内容分成三部分。第一部分：历史的记忆——先贤部分，主要记述晚清时期到1931年出生的老中医药专家，他们都是在中华人民共和国成立前通过传统的师承方式学习成才的名医大家；第二部分：中华人民共和国成立初期到1976年通过规范的院校教育或者国家举办的师承教育成才的中医药专家，这些专家在中医药领域取得了显著的成就并享有很高的声誉；第三部分：1977年恢复高考以来以院校教育为主，大部分都有研究生学历和名家带教的中医药专家。反映了三个时代中医药人才培养的特点。

每位医家按照名医简介（基本情况介绍）、名医之路（名医的成长环境、学习成才过程、励志精神、学术特点的形成过程等）、学术理论精粹（系统总结的学术理论及学术经验特色）、临证经验（反映临床学术特色的较为完整的医案及临证方药）、学术传承（学术传承体系，只采纳了先贤部分）五部分的体例进行撰写。

第一阶段：确定写作基本框架和征询意见

首先征询了石学敏院士和张伯礼院士两位大家的意见，石学敏院士大力支持《拾萃》编写工作，并指出要大力挖掘老中医经验，形成反映一附院70年发展学术史的著作；张伯礼院士在写作体例、写作内容上都做了详细指导，并且强调要深入调研、做足前期工作，形成传承学术体系的著作。

第二阶段：任务分配以调查研究搜集素材

2023年10月1日，召开了《拾萃》编写工作任务布置会议，王金贵院长强调了《拾萃》工作的重要性，编委会对编写体例进行了详细的解读说明，对各科室布置了详细的编写工作任务分解，尤其是前期调研阶段要充分彻底有效，对名老中医资料要从既往的书籍、论文、人事档案、工作室资料，社会关系（包括同学、同事、亲属、弟子、朋友）等进行详细地走访、记录，搜集有关的历史资料，有价值的生活、工作用品，并从医院、大学图书馆、研究生院、各位专家私人藏书等汇集参考资料以供各科室编写人员作为参考资料使用。

先后拜访了医院名誉院长、国医大师石学敏院士，天津中医药大学名誉校长、国医大师、"人民英雄"国家荣誉称号获得者张伯礼院士，国医大师张大宁教授，全国名中医黄文政教授，原天津中医学院院长戴锡孟教授，哈氏妇科流派第四代传人哈孝廉教授，天津市第一医院著名老中医张柏林教授，天津中医药大学原教务处长吴仕骥教授，原天津中医学院副院长、著名老中医顾小痴弟子吴炳岳教授，天津中医药大学第一附属医院原党委书记于铁成教授，以及名老中医董晓初弟子张希鹏主任，药剂科老主任侯德隆弟子薛守经等，对名老中医的从医经历、学术特色、临证经验、学术传承等进行了认真调研，对图片、实物、录像录音等资料进行了认真地整理。各科室编写小组也根据要求通过对名老中医的亲属、同学、同事、弟子、朋友等业务、社会关系进行深入调研，查阅有关资料等多种形式做了大量的工作，搜集了较为完整的素材进入到了资料编写阶段。

第三阶段：资料编写及审核

从 2023 年 11 月 1 日开始进行书稿编写工作，同时搜集名中医生活、工作图片以及既往工作中使用过的实物等，经过编写人员、科室人员、主要编者等人员的不懈努力，对稿件反复认真修订，对体例不一致之处进行了重新修订和补充，尤其对名中医基本情况、生卒年月、工作节点、学术特点、临证医案进行了规范化修订，形成了本文稿雏形。

2024 年 2 月，天津中医药大学中医学院内经、伤寒论、中医基础理论、中医医史文献等教研室的老师们对文稿进行了认真把关，最后由编者进行了最后的统稿。为保留医案原貌，实验室检查中的旧单位未予换算，对犀角、虎骨、穿山甲等现已禁止使用的药物未予改动，读者在临证使用时注意应用代用品。

为丰富本书内容，特把已故 30 名名老中医相关图片进行了整理，以"大师的足迹"的形式，附在文前，对名老中医的工作生活做了历史性回顾，以作缅怀。特别需要说明的是，相关图片资料虽经多方多渠道求索，但限于年代久远，能找到的有些相片清晰度非常低，为保持体例统一，仍然做了保留。每位大师所处的年代不同，所担任的社会职务、所在机构名称有所变迁，在介绍中，仅保留了当时的机构名称，未作处理。比如，天津中医药大学第一附属医院在发展过程中，曾用名包括：天津中医门诊部、天津市立中医医院、天津中医学院附属医院、天津市中医医院、天津中医学院第一附属医院等，在书中都保留了原名。

本书遵循习近平总书记"传承精华，守正创新"的精神，系统整理众多一附院史上名中医的宝贵经验，包括号称全国八大名医之一的陆观虎，津门四大名医之赵寄凡、董晓初等名家的学术思想及临床验案，形成系统完整的理论及临床学习和研究的宝贵资料，对中医药行业学术传承、人才培养、学科建设均具有非常重要的意义。

时光荏苒，岁月如梭，转眼天津中医药大学第一附属医院已历七十年风风雨雨，众多的中医大师们和所有致力于一附院发展的中医药工作者们铸就了医院的辉煌，为医院的发展留下了光辉灿烂的篇章，他们崇高的医德、精湛的医术一代又一代激励着我们中医人为中医药事业的发展而奋进，为中华民族的兴旺发达而努力。今天，新时代的中国在习近平总书记的带领下，我们中医药人秉承"传承精华，守正创新"的宗旨，继承先贤们的宝贵财富，不断开创中医药发展的新局面，使古老的中医药学再次焕发现代的青春。

本书编写期间得到了石学敏、张伯礼两位院士，天津中医药大学主要领导、一附院全体领导和同仁们的大力支持，还受到了校外多位中医名家，如张大宁国医大师、张柏林教授等的支持，在此，对所有在本书编写过程中给予编写小组关心支持的老师们一并致以衷心的感谢。

编者
2024 年 8 月

目 录

历史的记忆——先贤篇

历史的记忆

先贤篇

陆观虎
——医德高尚，医术高超

一、名医简介

陆观虎（1889~1963），字汝颐，江苏省吴县人（今江苏省苏州市），为全国名医和当代杰出的中医临床家，曾任天津中医进修学校副校长、天津中医门诊部主任、天津市立中医医院（今天津中医药大学第一附属医院）院长、天津中医学院（今天津中医药大学）附属医院院长、天津市第一届人大代表、天津市人民委员会委员、河北省第二届人大代表、天津市中医师公会主任委员、中华医学会第十届理事会理事、中华医学会天津分会理事、天津市中医学会（今天津市中医药学会）副主任委员、全国卫生科学研究会中医专门委员会中医委员、天津市科学技术协会常务委员、中国红十字会天津市分会理事、天津市对外文化协会理事等职。

陆观虎早年师从苏州名医李彤伯，熟读经典、精研医理，其后又拜师其族叔陆晋笙。陆晋笙时为京都名医，因深爱其才，赠其自著《鲟溪医论》等 10 余种医著。陆观虎遂潜心研讨，融汇古今，尽得其传。1920 年经当时卫生主管部门考试合格，悬壶津门。中华人民共和国成立后，陆观虎任天津市中医师公会会长，并于 1950 年以天津市中医代表身份参加首届全国卫生工作会议。1954 年后，陆观虎先后担任天津中医门诊部主任、天津市立中医医院院长等职。此外，陆观虎还积极献身于中医学教育事业，培养后学，积极支持天津市卫生局举办"天津市传染病防治学习班"，成立"天津中医进修学校"和"天津市中医学校"。陆观虎逝世后，家属遵其遗愿，将其所藏珍贵善本书籍数百种全部献给国家。

陆观虎广采博取，深究医理，长于妇科、内科，尤擅治温病。他遵叶桂、吴瑭、王士雄之法，以辨证精细、立法严谨、药味简练而著称，善于辨舌用药，用药轻、清、宣、灵，多用花、叶、梗、皮、须、络，具江浙之长，传吴医之术。虽寥寥几味，看之平淡无奇，但效果非凡，常出人意料，在津门自成一家。陆观虎一生仁心济世，为发展中医事业不遗余力，堪为后学之榜样。

二、名医之路

（一）出身名门，融汇古今

陆观虎出身名门，家学渊源，系清代名医陆九芝后裔，自幼便受家庭氛围熏陶，医学基础深厚，为他后来的从医之路奠定了坚实的基础。为了进一步深造，陆观虎于 1905

年拜苏州名医李彤伯为师，从之习医多年。学习期间，陆观虎熟读《内经》《难经》《伤寒论》《金匮要略》《诸病源候论》等中医经典医籍，各家论释靡不精究，至此学业大进。此外，陆观虎受其先祖九芝公影响，对伤寒、温病典籍精意覃思，尤其对《温病条辨》涵泳玩索，深得旨趣。然时值国民政府歧视、排斥中医之风正盛，未能悬壶问世。1920年北上进京，陆观虎为生计曾寄身于北京商业银行任会计主任，同时求教于其族叔陆晋笙（锦燧）。陆晋笙为京都名医，因深爱其才，赠自著《鲟溪医论》等10余种医著，陆观虎奉若珍宝，手不释卷，研精思覃，至臻化境，医技大进，业余常施诊于邻里亲朋，屡效屡验，久而闻名。1930年，陆观虎至津门，经当时的卫生主管部门考试合格后，于1931年正式在津开业行医，在西门里永寿堂悬壶应诊。在诊疗工作中，陆观虎对遣方处药十分慎重，每诊处方必反复权衡，对配伍之当否、药味之轻重、炮制之方法、服药之禁忌等皆推敲斟酌，反复审核，直至确信无懈而后已。因陆观虎回春妙手，每起沉疴，疗效显著，不几时便名噪津门，求诊者众。

陆观虎擅长治疗各种疑难杂症，对温热类疾病的诊疗更有独特的见解和方法。在治疗过程中，陆观虎注重整体观念和辨证论治，强调天人相应，不仅注重疾病的诊断和治疗，擅于遣方用药，还十分关注患者饮食、起居、心态等方面的调护，尤其注重患者的心理关怀和生活指导，以全面的视角看待患者的问题。此外，陆观虎还致力于中医理论的研究和传承工作，撰写了多部医学著作，其中不少已经成为中医经典的参考书目，为后人提供了宝贵的经验和启示。

在当时的社会环境下，虽然医生的社会地位并不高，但是陆观虎始终坚守着自己的信念，全心全意为患者服务。他的医术和医德都得到了社会的高度认可，被誉为"陆一帖"，深受广大患者的尊敬和爱戴。

（二）振兴中医，不遗余力

陆观虎热心于中医事业，中华人民共和国成立后，他虽然诊务繁忙，仍兼做许多社会工作。为振兴和发展中医学，陆观虎于1954年组建天津中医门诊部，并任门诊部主任；1955年计划在原门诊部的基础上，扩建成立天津市立中医医院，其与赵寄凡分任筹备组正、副组长，经过6个月的四处奔走、努力工作，终于在1955年12月18日正式成立（坐落于和平区多伦道93号），是当时国内规模比较大的中医医院，陆观虎任院长，其为创建和扩展中医医院，呕心沥血，鞠躬尽瘁。

陆观虎说："忆中医事业于新中国成立前屡遭摧残，民族虚无主义猖獗，几置中医事业于死地。新中国成立后，共产党和人民政府制定了中医政策，使中医事业受到保护和发展。"（《陆观虎医案·自序》）此肺腑之言，感人至深。亦是其为中医事业努力工作之动力。陆观虎为发展津沽中医事业，创立中医进修学校和中医门诊部、建设中医医院的功绩永载史册。

陆观虎于1947年被选为天津市中医师公会常务理事；1950年作为特邀代表赴北京参加首届全国卫生会议，积极支持天津市卫生局举办传染病防治学习班；1951年被选为天津市中医师公会主任委员，创建中医进修学校并兼任副校长，同年又被全国卫生科学研究会聘请为中医专门委员会中医委员；1954年9月天津中医门诊部成立，陆观虎担任主任一职；1955年任天津市立中医医院首任院长，次年5月任天津市中医学会副主任委员；其后相继出任中华医学会天津分会理事、中华医学会第十届理事会理事等职。

（三）丹心爱国，仁心济民

陆观虎不仅医术精湛，其德行更是高风亮节。他不仅在抗美援朝时期为战士们献金，更在晚年时期，即使自己身患重病时，也依然关心着那些需要帮助的人们。他自料将不久于人世，不仅捐献了自己的珍贵善本书籍和文物，更将自己的紫檀木镶贝嵌玉家具也一并捐献给国家。这些家具不仅是他的个人珍藏，也是他对艺术的热爱和对传统文化尊重的体现。但是，在他看来，这些物质财富相比于人民的福祉来说，微不足道。他希望通过自己的捐赠，能够帮助更多需要帮助的人，让自己的生命在人民的事业中得到延续。

陆观虎说："医者济世之术也，何以能济世？其一为医者当存济世之心，并终生不渝，此即今'全心全意为人民'之谓也。其二，为医者必以务求其精。"（《陆观虎医案·自序》）他不仰权贵，不鄙贫贱，胸怀"大慈恻隐""普救含灵"之心，以济世为己任，以救人为天职，诊病审慎细致，医术精湛，常为贫苦者施诊、施药。他曾集资经营药店2处，以行施诊、施药之便，为百姓排忧解难，深受群众爱戴。

陆观虎深知医者仁心，治病救人，责任重大，因此对待每一位患者都非常认真负责。他会仔细询问患者病情，认真观察患者症状，然后再慎重地遣方用药。他不仅注重用药，还注重患者的体质和心理状态，因此常常能够达到事半功倍的效果。此外，陆观虎还十分注重预防疾病。他认为，预防疾病比治疗疾病更重要，因此他常常会教人们如何保持健康，如何预防疾病。他不仅在诊所里宣传这些知识，还经常在公共场合发表演讲，让更多的人了解健康的重要性。他不追求名利和金钱，只希望通过自己的努力让每一个患者都能够恢复健康，重新回到生活和工作之中。

陆观虎的药店也是为百姓排忧解难的重要场所。陆观虎不仅提供药品销售服务，还经常为一些贫困患者提供免费的药品和治疗。他的药店成了当地百姓心中的一片温暖和希望。陆观虎的故事在当地广为流传，他的事迹深深感动着人们的心灵。他的精神不仅鼓舞着医疗工作者，也激励着更多的人去关注他人的需要，用自己的力量为社会做出贡献。

三、学术理论精粹

陆观虎为医林名宿，家学渊源，转益多师，临证数十载，学验俱丰，留存医案近万份。《陆观虎医案》原分48门，现失去一部分，尚存40门，精选704案。陆观虎一生心血，尽在于是。他寓学术思想于临床经验之中，见真诠妙谛于常法之外，堪为后学津梁。兹介绍其学术思想之迥异流俗者数则。

（一）理论精通，知常达变

陆观虎尝谓："须知人身本于阴阳，禀五气以生，生后乃借阴阳、五气以养，亦因五气有所乖戾而病。天地间形形色色无一不本于阴阳，即所谓'阴阳者，天地之道也'。五气指木、火、土、金、水而言，就其病为'五运六气'，即四时六气之变化，风、寒、暑、湿、燥、火也。然何气为病，何者能疗，必当深明其理，洞患其原。医者须明其理，理明是为其用，用后其理更明。"其学以明医理为先务，但医理之说，凡浅显者人人可以道出，深奥者又往往高而不切于实际。陆观虎之学于医理要求明，明则理无所昧；要求真，真则不流于诡奇；要求精，精则不枝不蔓；要求通，通则贯串而成体系，于瞬息万变之临床表现中取得明确认识。其说虽不多，但似浅而实深，似简而实丰，临床实践经验又是"寓理论于临床"，故其遗案处处是法，亦处处是理，深得仲景、天士之理在法中、方中、药中之遗意。

陆观虎理论通达，临诊之际应变自如，其辨证之准，用药之精亦在于见理之真与法度之明。尝谓："夫医究非'仙'，何以良医独照如神，无他，能四诊互勘，抉其独到处，而得其真相耳。""证同而因异者多也，因同而证异者亦每见之。"认为治病若总泥于何病何方，误所施用，则对症之方亦未必全合现症，理应全在医者就证加减。"治病断无呆抄旧方之理，每见有执方书而谬试，徒无益而有损""诊者知其一，不知其二，以病就方，非以方治病，执一孔之见，应万变之病，岂有不误哉？"于此可见辨证之明有赖于理法之精通，而知常达变又在于辨证之准确，有经有权，深邃洞达。如再结合陆观虎临床经验及案例思考，则更能使人推求无尽，获益匪浅。

（二）用药贵在轻、清、宣、灵

陆观虎虽为清末大家陆九芝后裔，但不囿于家学，善学叶桂、王士雄等大师名家之法，于江浙一派之长，洞晓无遗，从而总结出临诊用药之法，从思想方法到选方遣药之轻、清、宣、灵四法，成效卓著。

传统十剂中虽有"轻可祛实""宣可祛壅"之论，但内容仍较局限，其法未邑。"清法"在八法中，亦只限于清火热之内涌。吴瑭于《温病条辨》中正式提出辛凉平剂、轻剂适用于温病初起之证，至王士雄乃以善调枢机气化、用药轻宣灵动著称于时。陆观虎总结前人经验并结合个人所得明确提出轻、清、宣、灵四法，使其上升到具有原则性、指导性的高度。

轻法、轻药在临床上的使用应当是最多的，因多种疾病始于上焦，轻法可以治上，实邪非必使用攻利可除，轻药亦可以祛实。外感、内伤的多数证候非"折伏"之法可以取效，但峻烈之品又极易戕伤正气，于此则每可以轻剂而奏功。且医家若能用轻剂愈重病，始能于用重峻之剂时胆大而心细。如不能用轻剂，只能用重剂，则易陷于孟浪之习。正所谓知有病不知有人之失。故轻法实老医之深算，不可以"轻"字而轻视之。清法不但指清热，更重要的是要求医者理法方药，清晰明了，不芜不杂，能于此等处学养兼到，则是大家法脉。诸病之治，以宣法行之则具见活泼，如宣解、宣散、宣布、宣泄、宣导、宣通等。补亦有宣，则补而能行，无呆补、蛮补之失，重药加之宣法则亦见灵动，且防太过伤正，阻碍气机等弊端。灵法，灵者，活也、动也，于病机关系至切。举凡脏腑经络、卫气营血应当是无处不活，无处不行，就是不应有所阻碍，反此者病，此即《素问·经脉别论篇》所谓"勇者气行则已，怯者则着而为病也"之理。其病亦非必皆成死物于此处，多为气机滞碍脏腑不宣，正邪扭结，痰水不化之类，亦非必定用推墙倒壁之物、冲锋陷阵之师方能治之。灵之法如用得其妙，可得"以四两拨千斤"之效。其中至理存焉。

具体到实践即在病之"机"，非善窥病机、用病机者不足以语于此。陆观虎轻、清、宣、灵四法，或视为平平无奇，不知实为发江浙一派之精华，酝酿而出，合自魏之琇、叶桂、薛雪、吴瑭、王士雄以至青浦、孟河等诸家之长一炉而共冶之。四法为陆观虎临床用药特色，而于温病之治疗意义尤大。

（三）温病治则，以"早"得其病机

陆观虎深谙温热之学，根据温病之性质、温病派的治法及个人经验，提出温病的治疗应突出一个"早"字。各种疾病无不以早治早愈为理想，而具体到温病则意义更大。温病以卫气营血辨证及三焦辨证为法，发病趋势为自外至里，自上达下。叶天士云："温邪则热变最速。""伤寒久在一经不移，温病则多有变证。"温病始在上焦卫分，轻平之剂即可获愈。若至传经变证，由轻而重，自表而里，治疗倍难于初起之时，故早治可得病机，迟则生变，甚至不救，此强调"早"之第一义。温邪热变极易伤津，所以治疗中需时时注意生津养液，化燥之品亦皆慎戒。骤变之重证危候，无不自伤津液而来，所以提早顾护津液，确有深义，此强调"早"之第二义。另外，伤寒治法中有"汗不厌早，下不厌迟"之说，有"待其津液自还"之法。伤寒有一剂不解，再予之法，直至病去。而温病则多一剂不效，变证蜂起。语云"诸病之急莫急伤寒"，但温病则又过之，故治温病无迟缓等待之法，所以陆观虎总结出治疗温病应突出一个"早"字，贯彻"早"字则治在机先，弥巨患于无形，提醒世人可以更为自觉、积极地使用治疗温热诸法，提高认识，发挥诸法疗效，理法兼到，旗帜鲜明，以"早"取得主动。再结合轻、清、宣、灵四法，使温病的治疗发展到一个新高度。

（四）治杂证，以"调"字贯穿诸法

陆观虎认为治疗内伤杂证当以"调"字贯穿诸法。因为内伤杂证固然有虚有实，有寒有热，然多此处实，彼处则往往虚，此处寒，他处亦可能有热，且均有脏腑不和，气血不宣，营卫不和，经络不畅，上下内外不顺不调等问题。又病多日久，久则病情异常复杂，实际上多是"不平"之性质，而调法正是《素问·至真要大论篇》所谓"调其气，使其平也"之意。当然，这里所谓的气是泛指的，亦可以理解为阴阳、气化等。治疗诸法以"调"法贯穿，则诸法皆可得所，气平以顺。陆观虎善治妇科，即以妇科而论，其认为"妇人以阴血为主，理气为先，调理冲任，滋补肝肾，照顾脾胃为治疗总则""治妇科病当先理气，气血相配，使其如形影不离"，反映出在治疗上以"调"贯串诸法之

意。冲任非调不和，气血非调不顺。滋补肝肾又复照顾脾胃，无调法何以得谐。调有治法上的调整、调理，有用药上的调和、调配。妇科病以经水之病为首，世称"经水不调"，亦可明其义。陆观虎常引萧慎斋说："妇人有先病而后经不调者，有因经不调而后生病者。如先因病而后经不调，当先治病，病去则经自调，若因经不调而后生病，当先调经，经调则病自除。"陆观虎并认为："久病者多病情复杂，不能旦夕图功，须面面顾到，汤丸并进，标本兼治，配合得法，择要中的，方能取效。"非善于"调"法是不可能做到和谐统一的。妇科如此，其他内伤杂证陆观虎亦无不使用此方法。

（五）善治妇科诸病

陆观虎精于临床，擅长妇科论治，他积几十年之经验，总结出一套治疗用药原则，即养血理血、调理冲任、滋补肝肾、兼顾脾胃、标本兼治、汤丸并进。

陆观虎认为妇女以血为本，若阴血充盛，则经血胎孕易成，故治疗应以阴血为主。然治血病当先理气，气血相配，形影不离，女子之血易耗，而气易滞，故治以养血疏肝为主。养血，四物加减不可无；疏肝，香附不可少。养血疏肝法在他自拟处方中有很重要的地位。

冲为血海，任主胞胎，冲任受损，则血海不能满溢，胞胎也无所系，以致产生经、带、胎、产诸病，故治疗经、带、胎、产诸病当以调补冲任为首要治则。

脏腑功能的失调亦是导致妇科病发生的重要原因，尤以肝、肾、脾、胃最为重要。因肾为先天之本，肾主藏精，肾中精气主宰着人体的生长发育及生殖功能变化；肝藏血，主疏泄，肝气畅达则血脉流通；脾与胃互为表里，同为气血生化之源，气血化生充足，则肝肾有所藏，经孕产乳正常，故治疗必须重视滋补肝肾，同时兼顾脾胃，这是治疗妇科病的重要一环。在用药上，陆观虎主张慎用苦寒、少用辛散之品，或通过适当的配伍或炮制手段监制其性，一方面改善药性之偏，另一方面使其焦香，增进健脾胃之功。运用滋补药时，陆观虎也常通过巧妙的配伍，达到滋补而不滞腻之妙。

陆观虎还认为妇科病的治疗必须从整体出发，不能限于局部症状，辨证用药须标本兼顾、全面考虑，虽应遵循"治病必求于本"的原则，然治标之品亦不可缺。他认为妇科疾患多见久病，病情复杂，不能旦夕圆功，须面面兼顾。汤丸并进，标本兼治，配合得法，择要中的，而获其功，这一基本观念对妇科疾病的施治具有一定的指导意义。

陆观虎精于临床，其长处不在一方一证，兹列数端，以例其全。

1. 痛经

陆观虎认为痛经分为寒凝、气滞、瘀阻三类。

（1）寒凝类

证候：经行少腹刺痛、绞痛，痛有定处，少腹冷痛，月经色紫黑或淡，面白唇青，畏寒便溏，伴有月经后期。脉沉紧或迟，舌质暗淡，苔薄白。

治法：温经逐寒。

方药：酒炒全当归 9g，川芎 1.5g，白芍 9g，香附 9g，苏梗 9g，木香 1.5g，炒小茴香 9g，淡姜炭 1.5g，吴茱萸 0.9g。

（2）气滞类

证候：经期不准，量少不畅，经前或经期少腹胀痛，甚则脘胁亦痛，得矢气则舒，腰腹酸胀，经前乳胀。脉弦涩，舌苔薄白。

治法：行气止痛。

方药：当归 6g，白芍 9g，川芎 1.5g，香附 6g，苏梗 10g，木香 1.5g，延胡索 9g，绿萼梅 4.5g。

（3）瘀阻类

证候：经前及临行时少腹绞痛、拒按，经行不畅，色紫有块，块下则痛减。舌质紫暗。

治法：逐瘀止痛。

方药：当归 9g，赤芍 9g，川芎 2.4g，香附 9g，桃仁 6g，红花 6g，延胡索 10g，泽兰 9g，益母草 9g，没药 3g，苏梗 9g，木香 1.5g。

对痛经的兼证，要针对病证配伍随证加减。

气郁者加佛手花、代代花，兼腹胀者加大腹皮，兼乳房胀者加橘叶、橘络，兼血热者加生地黄、黄芩，热瘀者加丹皮，痛而呕吐者加半夏、生姜。

以上三类所用方药是陆观虎的常用之剂，均以四物汤为主而随证加减得之，如运用得当，均具良效，并需忌生冷酸物。同时，还应特别注意到服药方法：应按月连服数次，同时必须于经前 3 天开始服药，即"迎而夺之"之法。如此连用 3 个月经周期，可望痛减或消除。

2. 崩漏

（1）崩指血量多、病急剧，漏指血量少而淋漓不断，故暴崩宜止，漏血宜补摄。在临床中，以血虚肝郁化热，虚中夹实较多见，因崩之初起，量多势急，首重止血以塞其流，救一时之标急。陆观虎自拟一方，以黑胜红之法，即炭类固涩止血法以暂缓其崩势。

方药：当归炭 9g，炒白芍 10g，生地黄炭 9g，血余炭 9g，棕榈炭 9g，莲房炭 9g，藕节炭 9g，侧柏炭 9g。

本方对一般崩漏均可通治，采用急则治其标以缓病势为治其因，继再治本以澄其源。

（2）塞流急救固属重要，但只可暂缓其势也不可一味固涩，须分清寒、热、虚、瘀，审慎用药。大凡初起多实热，久病多血虚，此其大概也。如经期抑郁，血不畅行，偶因暴怒则大下如崩。特别是腹痛，块下则痛减，脉沉弦者，肝郁化火，郁热随气下迫冲任，血不循经所致，治以疏肝解郁、清热凉血，使其肝气柔和，肝脾藏血、统血如常，达到不专治崩漏，而崩漏自止之目的。

方药：醋柴胡 4.5g，丹皮炭 10g，醋黄芩 4.5g，醋香附 4.5g，当归 4.5g，芍药 9g，藕节炭（包煎）9g，莲房炭 9g，生地黄炭 10g。

（3）如崩漏失血虽多而瘀滞未尽，恶血滞留不去，新血不能归经，崩漏何以而止？潮时酸痛，色紫有块，舌紫暗，或有瘀点，使用止血固摄药无效时，又当以祛瘀生新，直捣病所。

方药：当归 9g，川芎 1.5g，香附炭 9g，蒲黄炭 6g，苏梗 10g，泽兰 6g，益母草 9g，三七（冲）1.5g。

陆观虎认为在临证中应注意，绝不可一见血块，即认为瘀，必须全面参合脉证，细审之，方可选用。

对有虚而经血淋漓不止或服补涩之剂暂缓而又复发，缠绵日久者，须查找出瘀血的特征，兼瘀之证，开始采用兼顾之法，加入活血之品，使瘀退新生，血得归经，继进益气养营之剂，巩固疗效，以免前功尽弃。

如经久崩漏，营血亏虚，元气大损，应该大补气血为先，症见面色苍白、气短神疲、腰酸痛楚、乏力肢软，脉沉细，舌淡。如偏脾虚，宜补气养血，以归脾汤治之；偏肾虚者宜用补肾滋阴法，以六味地黄汤合二至丸图治。陆观虎在长期临床实践中体会到，补益脾肾是治疗崩漏的重要手段，特别是崩漏后期以益肾着手，尤显重要，且能防止崩漏复发。

3. 带下

带下虽分五色，但以黄带、白带、赤带最为常见，言其病因，主要有脾虚、肾虚、肝郁、寒湿、湿热、房劳等因素，皆可使带下增多。陆观虎抓住带下便是"湿证"这一症结，贯穿治带下病的始末，用于临床可谓提纲挈领。

（1）证候：带下量多，色白清稀，伴见乏力纳呆，便溏。舌苔白，脉沉弦。

治法：温化寒湿。

方药：云茯苓 15g，焦薏苡仁 15g，生於术 4.5g，炒山药 12g，扁豆衣 9g，炮姜炭 1.5g，红枣 5 枚。

（2）证候：白带清稀、黏亮，久而不止，伴见眩晕腰酸，神疲乏力。舌淡苔白，脉沉弦。

治法：补肾固涩。

方药：茯苓 9g，薏苡仁 12g，杜仲 9g，川续断 9g，生牡蛎（先煎）9g，海螵蛸（先煎）9g，银杏 7 枚。

（3）证候：带下色黄而厚稠、腥臭味大，甚则痒而痛，伴溲赤而热。舌苔黄腻，脉滑数。

治法：清热利湿。

方药：云茯苓 9g，泽泻 9g，黄芩 6g，栀子 6g，丹皮 10g，生薏苡仁 30g，黄柏 10g，炒车前子（包煎）10g。

（4）证候：赤带绵绵，伴见胸闷易怒，头晕。舌红，脉弦细。

治法：滋阴清热。

方药：藕节炭 9g，莲房炭 9g，侧柏炭 10g，墨旱莲 10g，阿胶珠（烊化）10g，生地黄 10g，赤芍 9g，白芍 9g，炒黄芩 6g，炒丹皮 10g，赤苓 10g。

4. 子宫颈癌

子宫颈癌是妇女最常见的癌瘤之一，在女性生殖器官癌瘤中占首位，中医妇科的"带下""癥瘕""崩漏"从临床表现上与宫颈癌相似。陆观虎应用益气活血、软坚化痰，佐以收敛固涩、攻补兼施之法，使正气渐复，邪气得出，病以获效。然惜病例残缺不整，难以言效，而且例数不多，更难定论，不过这一治疗思路却值得遵用与研究。下附陆观虎经验方 1 首，以供后学参考。

陆观虎子宫颈癌方：生黄芪 15g，白螺蛳壳 10g，制金银花 15g，僵蚕 10g，当归尾 6g，煅乳香 10g，煅没药 10g，牛膝 10g，五倍子 10g，粉甘草 3g。

适应证：少腹疼痛或有癥瘕，腰酸坠胀，白带频多，带色或赤或黑，或为灰水，或带黏冻，气味腥秽，或阴部有结核肿痛，或绝经多年，忽下注如血。舌苔白或黄腻，脉弦数或沉弦。

方解：白螺蛳壳能化痰解毒，黄芪益气补血，与五倍子同用收涩止带，金银花、僵蚕清热毒、消结聚，更有牛膝、归尾、乳香、没药活血化瘀、通经止痛。本方通达与收敛相辅而行，既可化瘀散结，又能解毒固带而不伤正。

（注：该方为陆观虎学生王文仲摘自乃师亲笔手抄有效方，献出供研究使用。）

（六）治疗脾胃病颇具特色

1. 风寒胃痛——理气机化寒凝，气畅寒祛则痛止

胃主纳，脾主运。但纳入之后，又必须吸取精微，输出糟粕。胃主纳，喜通利而恶壅滞，一旦得病，机枢不适，只入不出或少出，就无法再纳。"六腑以通为用"，因而临床治疗，着重疏通气机，使上下畅通无阻，当升则升，当降则降，应入则入，该出则出，则寒热自除，阴阳调和。调整脾胃升降也有温清补泻之分，但总以开其郁滞，调其升降为目的，都要着眼一个"通"字。所谓通，就是调畅气血，疏其壅塞，消其郁滞，并承胃腑下降之性推陈出新，导引食浊瘀滞下降，给邪以出路。胃腑实者，宜消积导滞，专祛其邪，不可误补；胃气虚者，气机不适，虚中有滞，宜补虚行滞，又不可壅补。在陆观虎治疗胃痛医案中兼用理气药者十有八九，可见其治病首重病机、治本之例。

常用方药：苏梗 6g，焦神曲 9g，大腹皮 9g，木香 3g，山楂炭 9g，青皮 6g，陈皮 6g，焦稻芽 15g，鸡内金 9g，瓜蒌皮 9g，瓜蒌仁（捣）9g，代代花 5g，甘菊 9g，佛手花 6g，保和丸（包煎）6g。

该方具有理气祛寒、调和肠胃之功。用于肠胃不和，感受风寒所致之胃脘痛。症见胃脘疼痛，纳少，伴发热头痛，腰痛，舌质红，苔黄，脉细濡。

本证虽因感寒而发，实早有脾胃素虚之内因，致使风寒之邪易于乘虚而入于胃肠。

张介宾在《景岳全书》论胃痛云："因食、因寒，亦无不皆关于气。盖食停则气滞，寒留则气凝。"陆观虎用药首在理气，与张氏见解相同。理气药多性温而燥，味辛能散，故能祛除寒邪，虽方中未专用温散祛寒之品，亦收祛寒之效。此为陆观虎发前人所未发，亦见其用药之妙谛，足以启迪后学。

2. 湿盛郁热胃痛——脾胃和脘痛止，热除湿运则脾胃健运

常用方药：焦稻芽 15g，大腹皮 9g，泽泻 6g，冬瓜皮 9g，建曲炭 9g，猪苓 6g，赤茯苓 6g，茯苓 9g，茯苓皮 9g，山楂炭 9g，陈皮 6g，焦薏苡仁 12g，保和丸（包煎）6g。水煎服。如热象甚，可酌加蒲公英、扁豆衣等。

该方具健脾和胃、清热除湿之功。用于脾胃失运，湿盛郁热之胃脘痛。症见胃脘胀痛，口围湿瘰起疱，尿黄。舌质红，苔微黄，脉象弦细。

本证由湿热郁结，脾胃失运而致胃脘胀痛，故治以和解脾胃以使健运，清热化湿以祛湿热之郁滞。方中以焦稻芽、神曲炭、山楂炭、陈皮、保和丸消食积，和脾胃，以止其胃脘胀痛；以冬瓜皮、茯苓皮、猪苓、赤茯苓、泽泻、焦薏苡仁渗湿利水，以祛其湿盛郁热。陆观虎临证强调两点，一方面重视和脾胃，一方面重视利湿热。脾胃和湿热除，胃痛自止。

3. 肾虚心脾失和泄泻——振后天充先天，阳复脾醒泄自除

肾主二便，肾为封藏之本，真阳寓之。少火生气，肾阳生助脾阳而保运化守常，又辅心火以助水谷之腐熟。由肾虚而殃及心脾，按常理应从肾治，首补心阳兼扶心脾，而陆观虎却巧取之，先补心脾，振后天以补先天。

常用方药：朱茯神 9g，炒酸枣仁 9g，生石决明（先煎）14g，远志肉 6g，炒黄连 6g，朱通草 3g，甘菊 9g，白芍药 9g，扁豆衣 9g，黑豆衣 9g，荷梗 9g。

该方具补肾宁心、扶脾止泻之功，用于肾虚心脾失和之泄泻。症见五更泄泻，泻时微坠，头晕，心悸气短。舌质红，苔浮腻，脉细濡。

泄泻日久，肾阳虚衰，不能温养脾胃，运化失常。黎明前阳气未振，故见五更泄泻；泻时微坠乃脾阳不足，中气下陷之候。其本在肾，虚及心脾，医者常从肾治，陆观虎临证却先扶心脾，采用振后天以补先天。尝谓："后天易复宜速取，先天难回需缓图。"故于方中选用戊己丸（黄连合白芍）止便泻；扁豆衣、黑豆衣补肾镇心；朱茯神、远志、酸枣仁宁心神，止惊悸；荷梗、通草下气止泻；菊花、石决明止头晕。全方先后天兼顾而重在补脾阳以健运化，使精微得以输布，先天之亏虚得以充养，其病渐复矣。

（七）其他病症的治疗心得

1. 郁证

陆观虎从长期临床实践中得出百病多生于郁的认识，因郁致病者十之六七。他认为肝主一身之气机，七情之病必由肝起，故对内伤杂证，善于理肝、调肝，常以开郁为先，使升降出入之气机复其常而病自愈。陆观虎认为郁证与肝郁既有联系，又有区别，

"郁"的范围比较广泛，肝郁是郁证的一个方面，肝郁不等于郁证。其立法选方以和缓为准绳，从不孟浪行事，巧用平淡之法，轻灵之品，拨动气机，可愈缠绵之痾。重视肝气郁结与肝肾亏损，血脉瘀滞之间的联系，三者往往夹杂互见。单纯肝气郁结多表现于病证的初期，纯属肝气郁结之症而又经久不变者，临床少见。应考虑到发生血脉瘀滞或肝肾亏损，因此在治疗上不适当地使用疏肝行气法，可导致肝病的复杂化，是早有教训的。

陆观虎在治疗上，喜用花类解郁的药物，既可疏肝理气，又能升发脾气，而无伤阴之弊，无论新恙久病均可使用，对老年体弱者更为适宜。使用花类解郁之品，如配伍得当，具有疏木培木和泄木和胃的作用，使肝气畅，脾气疏，三焦通利而正气平和。如佛手花偏治胸胁气滞，长于降肺气，多用于肺气上逆，胸痹喘咳之证。代代花香气浓郁，偏治两胁胀疼，善于疏肝解郁，对于治疗肝失条达之证较好。厚朴花偏治胸胁中满，具有升发脾胃之气，多用于脾湿不运之证。玫瑰花疗腹部气机不畅，能调经止泻，以理气散郁为主，偏于血分。陆观虎体会花类解郁药的应用，尤以水亏木旺而又有肝气郁滞者最为合适。若肝气郁滞较重，体实者往往用苏梗、木香、青皮等疏肝理气药，但剂量殊轻，故邪去郁解而正气不伤。涉及血分用香附、延胡索。香附宣畅气分，兼入血分；延胡索入血，活血行气，两药配伍得当，以达气通瘀去。陆观虎对内伤杂病从肝论治的观点，贯穿整个临床之中。他最忌投辛燥破气之品及克削之剂，认为如急切图功，虽当时获效，但重伤气血，致阴血暗损，祸患潜伏。

2. 痰食虫积

陆观虎认为对于一般的疾病辨证应首先抓住主证，结合兼证，对照舌脉。陆观虎对于罕见之疾，以痰食虫积去寻找，着手论治，往往能出奇制胜，取得疗效。前人曰："怪病多痰。""怪病必多痰，久病必多积。"在此基础上又补充了顽疾多痰食虫瘀的观点。实际怪病并不怪，痰食虫积既是致病因素，又是病理表现。临证所见往往是相兼为病，或相互转化，如痰浊滞经致使血运不畅，形成瘀血困阻。瘀血阻络，可使津液难行，饮食过饱，食积郁久化热而生痰，痰证夹有食积，复加饮食不洁，化生虫疾。可见四者关系密切，尤其在其证不典型又不显露的情况下，必须摸索痰食虫积的发生发展规律，才能揭示疾病的本质，作出确切辨证，选择适当方药，取得理想效果。

3. 痹证

陆观虎认为，痹证病因不一，风、寒、湿三邪俱全，故治疗上亦勿需面面俱到。他认为，民间单味草药寻骨风，不具备既能利湿，又能祛风兼能散寒的多种功效，但用于痹证可收到满意效果。在治痹证时，除针对病因疏风、祛寒、燥湿之外，还应注意调和营卫，使已经入袭之邪无容身之地，在外的风寒湿也不易再侵。初起多用祛邪通络之品，使营卫宣畅。病久配合补气血益卫和营之品，多获良效。基本方如下：

桂枝 2g，杭芍 10g，大蓟 10g，小蓟 10g，当归 4.5g，秦艽 9g，防己 4.5g，防风 4.5g，寻骨风 30g，海风藤 10g，桑枝 30g，瓜络 10g，茜草 9g。

加减法：上肢痛加羌活，血虚加鸡血藤，下肢痛加牛膝，腰部痛加杜仲，气虚加白术，痛重加威灵仙、海桐皮，湿重加茯苓、薏苡仁、萆薢，寒重加生姜、干姜。

陆观虎在治疗痹证时广泛运用藤类药物。他认为藤能入络，络能通脉，藤络能够通经脉活络脉。选用藤类药物治疗痹证是和缓之法，叶天士言"宿邪宜缓攻"之旨，并有引经作用，可达于四肢及病所，还应明了某藤类药物适合某证。青风藤、海风藤可祛络中之风，对游走性肢体疼痛效果较佳，适用于行痹；天仙藤行湿利水、消湿止痛，适用于湿盛的着痹；络石藤通利关节，对于慢性的痹证，关节不利者效果颇佳；忍冬藤清热解毒，适用于红肿热痛的热痹；石楠藤利筋骨除痹痛，引药上行，适用于面部及背部的疼痛；宽筋藤疗风湿痹痛，对关节拘挛，腰肌劳损，关节屈伸不利有明显效果；鸡血藤养血通络，祛风湿力强，既能利湿，又能祛风，兼能散寒，用于痹证可收到满意效果。此外，在治疗痹证中，陆观虎发现寻骨风对于风湿骨痛有卓效。

（八）善用"对药"

陆观虎自制对药百余种，既中法度，又有巧思，具体应用据辨证以适时机。今因篇幅所限，仅选 8 个对药，供参考使用。

1. 大贝、赤芍

大贝苦寒泄热，开气机之郁结；赤芍苦寒降泻，泻血中瘀热。二药相配，一气一血，一化一散，通气血中结热，二者相使为用，增强清热散结活血之功。陆观虎认为凡属痰瘀互结之证均可选用，尤其对外感风热用银翘散加用大贝、赤芍可增强协同作用，对退热有奇特效果。

常用量：各 6~9g。

2. 橘络、丝瓜络

橘络、丝瓜络名为二络饮。二药性平和缓，其体经络贯连，其性通气活血通络。橘络偏于走气，丝瓜络偏于血，一气一血，凡气血壅滞之证均可使用。陆观虎认为二药均入肺经，轻清灵通，邪去而不伤正，开宣肺气，为清肺络之佳品，对咳嗽、胸痹、胁痛为常用之药。二药善走经络之外，还有利水之功，对水肿证效果颇佳。

常用量：各 6~9g。

3. 冬瓜皮、茯苓皮

冬瓜皮、茯苓皮甘淡平缓，淡渗利水；二药配合，利尿作用更加显著。同时，茯苓皮有健脾之功，可制冬瓜皮滑肠的弊端，二药相辅相成，治疗各种水肿证。凡浮肿、小便不利均可选用，亦可用于风湿在皮之证，尤对年老体弱水肿者更为适宜，既稳妥又无伤阴之弊。陆观虎在多年临证中，从古方五皮饮中化裁精选了茯苓皮、冬瓜皮，为独创对药，屡用屡效。

常用量：各 15~30g。

4. 菊花、白蒺藜

菊花苦寒清热，甘寒又不伤阴，疏散风热；白蒺藜辛散苦泄，既能疏肝解郁，又能祛风行血。二药均入肝经，合用增强疏散风热、平肝息风的功效。对于头、目等诸证常相使为用，疗效更佳，尤其对于肝阳上亢或肝气郁结，兼有外感风热者更为适宜。

常用量：各9g。

5. 苏子、海浮石

苏子性润下降，降气化痰；海浮石咸寒轻浮，清肺化痰，软坚散结，侧重一个化字。二药配合，一降一化，痰可去，喘可平。陆观虎认为苏子、海浮石伍用最宜用于痰喘热证。只要配伍得当，治疗各类痰喘，均有效验。

常用量：苏子6~9g，海浮石9~15g。

6. 泽兰、益母草

泽兰、益母草二药行而不峻，平和稳妥，专入血分，为妇科良药。无论胎前产后，皆可随证选用。二药伍用，相互促进，有和血理气，活血通络，祛瘀生新，调理月经之功。且二药皆有利水之功。泽兰偏治血瘀，肝大腹水效果较好；益母草偏治肾虚，对气化不利引起的慢性水肿、小便不利更为适宜。两药相互为用，瘀散肿消作用益彰。

常用量：泽兰9~15g，益母草9~30g

7. 桑叶、枇杷叶

桑叶质轻气寒，轻清疏散，宣达肺气而平肝；枇杷叶苦泄清热，肃降肺气而和胃。二药伍用，一宣一降，一清一润，相互促进，肺气得以宣降，肝平胃降，咳嗽自止。

常用量：各6~9g。枇杷叶布包煎服。

8. 苏梗、藿梗、佩兰梗、荷梗

苏梗、藿梗、佩兰梗、荷梗均以梗入药，陆观虎自创四梗汤为对药。苏梗理气作用强，辛温芳香，有宣畅气机之功，偏于宽中理气，突出一个"行"字。藿梗气味芳香而不燥烈，快健脾胃，止呕吐，偏于和。佩兰梗芳香化浊，和中化湿，偏于化。荷梗升阳化湿，以通气机，偏于升。综上所述，苏梗行气，藿梗和中，佩兰梗化湿，荷梗升阳，四者相合，芳香化浊，升降枢机，对于脾胃不和，气机不畅，湿阻中焦，胸腹满闷，纳少，呕吐，泄泻尤为适宜。

常用量：各6~9g。

四、临证经验

（一）温病初起，多芳香化浊，消暑利湿

验案举隅1：邪热互结春温

马某，女性，32岁。

主诉：发热。

现病史：患者由于体质素弱，郁热不宣，时邪侵袭，邪热互结，出现发热头痛，伴咳嗽胸闷，未予系统诊治。伴纳呆，夜眠不安，全身窜痛。舌质红，浮黄微白。脉浮数。

诊断：春温。

治法：清热宣肺。

处方：淡豆豉 9g，大贝母 9g，丝瓜络 6g，炒栀子 9g，炒赤芍 6g，杏仁泥 9g，忍冬藤 9g，朱连翘 6g，白蔻仁 9g，焦苡仁 12g，佩兰 6g。

按语：此症乃由冬令受寒当时未发，素体虚弱，其气内伏，必待来春感风触动伏气而发，伏热内郁，故只宜用辛凉清热解表、宣肺止咳之剂，则热清邪解，其病始愈矣。方中以豆豉、忍冬藤、丝瓜络、炒赤芍清热解表。朱连翘、炒栀子清热除烦。大贝润肺。杏仁宣肺降逆止咳。佩兰化浊气。白蔻仁、焦苡仁宽中健胃。

验案举隅 2：风热互结春温

李某，男性，30 岁。

主诉：发热无汗。

现病史：患者素体阴虚，因风邪外束，风热互结肺胃，出现恶寒发热，头痛，左胁作痛，咳嗽作吐有痰。舌质红，苔浮黄。脉细数。

诊断：春温。

治法：清热宣肺，平肝止吐。

处方：丹皮（后下）0.5g，薄荷（后下）6g，前胡 6g，青皮 6g，陈皮 6g，枇杷叶 9g，白前 6g，竹茹 9g，丝瓜络 6g，冬瓜子 9g，青蒿 9g，草决明 12g，半夏 6g，枯芩 6g。

按语：此症乃劳苦之人，冬令受寒，其气伏藏于肌腠，至春伤风触动伏气而发。病经一月，用清热凉解轻剂以清宣肺部之蕴热，不数剂即愈。方中以青蒿、薄荷、枯芩清热。草决明、青陈皮平肝。青竹茹降逆止吐。前胡、白前、冬瓜子、枇杷叶宣肺止咳化痰。丹皮、丝瓜络清血热而通络止痛。盖肺胃之热蕴结已久，阴已为之所伤。如用辛温之剂必致阴分更亏，故求汗出微微，蕴热自然达解，肺胃得凉而安矣。

验案举隅 3：风火互结春温

杨某，女性，58 岁。

主诉：发热。

现病史：患者体质素虚，心肺郁热，因受风，风火互滞，出现发热有汗不解，纳少，胸闷，肩痛，咳嗽，口苦，心慌。舌红，薄黄。脉细数。

治法：清热散风，辛凉解表。

处方：朱连翘 9g，大贝母 6g，炒栀子 6g，金银花（后下）6g，粉丹皮 6g，生稻芽 15g，飞滑石（包煎）9g。

按语： 春温为病乃由冬令受寒，当时未发，体质素虚之人，其气伏藏于少阴，至春感风触动伏气而发。此症乃素体虚弱心肺郁热，感受风邪，有汗不解之候，故用清热散风、辛凉解表之法，表解风散，热自可清。方中以金银花、连翘清热散风。丹皮、炒栀子泄热消心，清心肺之郁热，和解气分之邪而不伤津液。稻芽宽中开胃。贝母、滑石清肺热而利水止咳。

验案举隅 4：感受风温时邪

王某，男性，42 岁。

主诉：身热自汗。

现病史：患者因感受风温时邪，兼有食积，出现身热自汗，伴喉梗，肢痛，脘闷，背痛，头痛，微咳。舌质红，苔黄腻。脉浮数。

诊断：风温。

治法：辛凉解表。

处方：佛手 6g，建曲炭 9g，黛连翘 9g，大贝母 6g，广郁金 6g，白蒺藜 9g，炒赤芍 6g，薄荷（后下）6g，冬桑叶 6g，焦稻芽 9g，忍冬藤 9g，丝瓜络 9g，橄榄核 9g。

按语： 此症为春初感风温之邪而发，为期短暂。脉浮数，舌苔黄腻，质红，有由表向里传之势，故用辛凉轻解之品，辅以活血宣气之药，以防里传。本方以冬桑叶、忍冬藤、黛连翘、薄荷、赤芍疏散风邪。建曲炭、焦稻芽、佛手、广郁金开郁消积。贝母润肺止咳。白蒺藜散头风。丝瓜络舒络。橄榄核理喉之梗。

验案举隅 5：肝胃蕴热，兼感风温

柴某，女性，25 岁。

主诉：牙关发紧，口不能张。

现病史：患者由于肝胃蕴热，感受时邪，肝风内动，胎火上炎，出现牙关发紧，口不能张，得食不下泛恶，月水三月余未至。大便燥结，四天未下。舌质红，苔浮黄微白。脉细弦而滑。

诊断：风温。

治法：辛凉解表，清热解毒。

处方：连翘 15g，大贝母 9g，蒲公英 9g，金银花 6g，焦稻芽 9g，薄荷（后下）3g，紫花地丁 15g，川黄连 3g，桑寄生 9g，山栀 9g，子芩 9g。

按语： 此乃温热燥踞阳明，厥阴又感时邪，引动肝热生风，而又怀孕三月余，此时立方颇费思虑。吾师方用清热解毒之品，以保津液，服药一剂，邪热见退，牙关已松，大便亦自下，三剂而安。盖胃为阳土得凉则安，其妙在不用生石膏、天花粉、钩藤之类，又不用生地黄、麦冬、玄参之品，仅佐以苦寒之剂。乃其人内有湿热郁结，细审脉舌即可明察，诚辨证施治之要点。本方以金银花、连翘、薄荷疏散外邪，清火解毒。蒲公英、紫花地丁清热解毒。大贝母、子芩清肺胃之火。川黄连清心肺之热。山栀清三焦之热。稻芽开胃益血安胎。

验案举隅 6：风热结毒

刘某，女性，45 岁。

主诉：风痧。

现病史：患者素有郁热，兼感风邪，风热结毒，出现发冷发热，喉干、闷气、食管作痛、便秘、烦躁，风痧满布。舌质红，苔微黄。脉细数。

诊断：风毒。

治法：清热解毒透表。

处方：大贝母 9g，生甘草 4g，炒赤芍 6g，焦稻芽 15g，连翘 9g，粉丹皮 6g，陈皮丝 6g，金银花 9g，紫草茸 6g。

二诊：服药 3 剂后冷热已退，风痧退净，便秘已顺，余恙未减。脉细弦。舌质红，苔薄黄。风毒未清。原方加朱茯神 12g，夜交藤 12g 以安神。

按语：此症为风热结毒之候，以致风痧满布，内有郁热，外感风邪而成。故宜清热解毒透表为主，以免温毒升喉。服药 3 剂风痧已退，冷热亦解，大便已下，仍按原方佐以安神之品再服 3 剂而愈。该方以金银花、连翘散邪清热，除烦。粉丹皮、炒赤芍清血分之热。紫草茸、大贝母清热解毒透表，通便。焦稻芽、陈皮丝、甘草和中开胃。

（二）吞酸嘈杂，辨治虚实

吞酸指泛吐酸水而言，多责之于肝旺；嘈杂指脘中饥嘈或作或止，如《景岳全书·嘈杂》云：“其为病也，则腹中空空，若无一物，似饥非饥，似辣非辣，似痛非痛，而胸膈懊恼，莫可名状，或得食而暂止或食已而复嘈，或兼恶气，或渐见胃脘作痛。”故症多责之于脾胃。两者或单发或兼见，各有虚实之分。

因肝旺者为实证，脾胃虚冷者为虚证，实证宜以清化为主，兼健脾，取仲景“知肝之病当先实脾之意”；虚证则宜以温中健脾或肝脾同病则兼而顾之。

验案举隅 1：肝热郁遏

景某，男性，55 岁。

主诉：脘痛。

现病史：患者肝热郁遏，横逆伐胃，出现脘痛嘈杂，泛酸，得食即止。舌质红，苔微黄。脉弦。

诊断：吞酸嘈杂。

治法：扶脾养阴。

处方：焦稻芽 9g，佩兰 6g，生鸡内金 6g，苏梗 6g，石斛 6g，保和丸（包煎）6g，广木香 3g，北沙参 6g，荷梗 6g，白芍 6g，陈皮 6g。

二诊：药后泛恶，脘中仍痛，嘈杂已减，酸水仍多。即于前方去石斛、北沙参、鸡内金、荷梗、白芍、佩兰，加建曲炭 6g，山楂炭 6g 助其消导，加代代花 3g，佛手 3g 疏肝气，淡姜炭 3g 止脘痛，焦苡仁 9g 渗湿兼健脾胃。又服 3 剂。

三诊：前后二诊嘈杂已消，酸水亦减，唯脘部仍痛，前方去建曲炭、焦苡仁、苏梗、广木香、保和丸，加入淡吴萸 3g、姜半夏 6g、砂仁 6g、越鞠丸 9g 治其脘痛，通草 3g 通气利水。又服 3 剂始愈。

按语： 此症由于肝气横逆，脾胃受克，饮食入胃，传化失常致泛酸嘈杂。故宜扶脾以缓肝之伐，养阴以济热之炽，急则治标。方中苏梗、广木香、佩兰芳香理气止脘痛。石斛、北沙参养胃阴。白芍柔肝补脾阴。焦稻芽、陈皮、保和丸、生鸡内金健运和胃。荷梗通气。二诊加用疏肝之品以治本。前后三诊共服 9 剂而愈。

验案举隅 2：肝火郁结

周某，女性，27 岁。

主诉：泛酸。

现病史：患者因肝火郁结出现泛酸、齿龈肿痛，已怀孕 4 个月余。舌质红，苔浮黄。脉细数。

诊断：吞酸嘈杂。

治法：清火化郁。

处方：连翘 6g，大贝母（去心）6g，桑寄生（炒）9g，金银花 9g，杭白芍（炒）9g，苎麻结 7 个，杭甘菊 6g，淡子芩 6g，陈皮丝 6g，焦稻芽 9g，蒲公英 9g。

按语： 此症为怀孕 4 个月，精血积聚，胎气壅遏，冲任之气上冲，肝火郁结于胃以致泛酸，齿龈肿痛，故以清火化郁为主，兼因怀孕四月必用保胎之品为佐，乃兼顾之法也。该方以连翘、金银花、蒲公英、大贝母轻宣散结，化痰解毒。甘菊清风热，利头目。白芍柔肝补脾阴。苎麻结、子芩、桑寄生以保胎。陈皮、稻芽和其肠胃而止泛酸。连服 3 剂而愈。

验案举隅 3：痰火不化

王某，男性，35 岁。

主诉：恶心吐酸。

现病史：患者因痰火不化出现泛恶、吐酸数月，脘堵，大便不顺。舌质红，苔浮黄。脉细数。

诊断：吞酸嘈杂。

治法：化痰止吐。

处方：鲜佩兰（后下）6g，姜竹茹 6g，佛手 3g，瓜蒌皮 9g，瓜蒌仁 9g，陈皮丝 6g，代代花 3g，焦建曲 9g，半夏曲 6g，枳壳 6g，山楂炭 6g，伏龙肝（先煎，去渣化水）30g。

按语： 此症乃寒湿滞于肠胃，郁遏而酿成痰火，以致泛恶、吐酸、脘堵，羌经数月不愈。但此症切不能因痰火而用凉化为治，盖其病之源是在寒湿滞于肠胃。其脉为细数，舌质红、苔浮黄，显明有痰火之象。但病久失治，故仍宜用温化法为妥，否则失治数月不愈之症，何以三剂能平乎！特辑之以献后人。该方以伏龙肝、姜竹茹、佛手止泛恶、吐酸，加入鲜佩兰、陈皮、半夏、代代花化痰和胃，消脘堵而治泛恶吐酸。焦建曲、山楂炭助消化。加瓜蒌皮、仁润便化痰。枳壳下气宽中。

验案举隅 4：脾胃虚寒

案 1： 金某，女性，44 岁。

主诉： 月经停闭 3 个月。

现病史： 患者素体脾胃虚寒，月经 3 个月未至。口吐白黏沫而酸，时冷、脘腹痛胀，便溏次多。舌质红，苔微黄。脉细弦。

诊断： 月经延期。

治法： 温中健脾，佐以利湿行气。

处方： 广陈皮 6g，淡姜炭 3g，云茯苓 9g，焦苡仁 12g，大腹皮 9g，制半夏 6g，扁豆衣 6g，制厚朴 3g，苏梗 6g，春砂壳 3g，广木香 3g，炒黄连 6g。

按语： 此症因脾虚湿滞，胃气虚冷，失于运化以致吞酸、便溏、闭经三月，为失治之候。故宜温中健脾利湿，以使运化正常，三剂而愈。该方以苏梗、木香、砂壳、厚朴行气和胃，止脘腹痛胀。陈皮、半夏、扁豆衣和胃健脾。姜炭、大腹皮温化止脘腹痛胀。炒黄连治腹痛便溏。苡仁、云苓渗湿健脾。

案 2： 陈某，男性，28 岁。

主诉： 泛酸脘堵。

现病史： 患者素体脾虚胃冷，症见泛酸脘堵，偶便稀，打嗝。舌质红，苔浮黄。脉细弦。

诊断： 吞酸嘈杂。

治法： 健脾利湿。

处方： 广藿香（后下）6g，大腹皮 6g，荷梗 6g，焦稻芽 9g，山楂炭 6g，陈佩兰 6g，制半夏 6g，春砂衣（后下）3g，炒黄连 6g，陈皮丝 6g，七香饼（包煎）15g。

按语： 本方以陈皮、半夏、佩兰、广藿香、砂仁和胃止其泛酸，打嗝兼消脘堵。炒黄连治便稀，兼止泛酸。焦稻芽、山楂炭健脾化食。加大腹皮、七香饼治寒湿内阻以止便稀。荷梗通气。

（三）湿痰、燥痰、风痰、痰饮停水，用药各异

痰饮为广义病名，分而言之，稠浊者为"痰"，清稀者为"饮"。痰乃津液所化，主要因脾虚运化失司，水液运化失其常态而生。案中可分湿痰、燥痰、风痰、痰饮停水四类。生痰之本在于脾阳不振，其兼热者则为燥痰，兼肝风者为风痰，脾胃停水者为痰饮停水，上焦气机阻隔者为湿痰。见证不同，用药亦异，堪为后学之鉴。

验案举隅 1：脾虚失运

案 1： 聂某，男性，34 岁。

主诉： 胸脘发闷。

现病史： 脾虚失运，饮停于中而成痰涎，出现胸脘发闷，流涎作吐。舌质红，苔黄

白厚。脉细弦。

诊断：湿痰。

治法：健脾胃，化痰饮。

处方：焦稻芽15g，山楂炭9g，猪苓6g，赤苓6g，云茯苓6g，泽泻6g，扁豆衣9g，焦苡仁9g，黑豆衣9g，青皮6g，陈皮6g，保和丸（包煎）6g。

按语：该方以焦稻芽、扁豆衣健脾养胃。猪苓、赤苓、云茯苓、泽泻利湿化痰。焦苡仁、黑豆衣健脾祛湿。青皮、陈皮、山楂炭理气宽中。保和丸健脾和胃宽胸理气。

案2：郭某，女性，61岁。

主诉：痰多，胸闷。

现病史：患者因年高脾虚，脾阳不振，湿阻痰滞，出现痰多，胸闷，气堵，纳食不化，喉干。舌质红，苔微白。脉细。

诊断：湿痰。

治法：利湿化痰。

处方：炒竹茹6g，焦山楂6g，白蔻仁6g，冬瓜子6g，陈皮丝6g，制半夏6g，云茯苓9g，焦建曲6g，猪苓6g，焦苡仁6g，焦稻芽9g。

按语：猪苓、云茯苓利水渗湿。焦苡仁利湿。稻芽、山楂健胃理气化积。白蔻仁、冬瓜子宽胸舒气。竹茹、半夏涤饮化痰。建曲健脾胃。

案3：杨某，男性，24岁。

主诉：咽喉有痰。

现病史：患者脾虚水饮上泛为痰。症见咽喉有痰，音哑，头晕，疲倦。舌质红，苔微黄。脉细数。

诊断：湿痰。

治法：利湿化痰。

处方：冬瓜子6g，草决明12g，竹沥半夏6g，胖大海3个，丝瓜络6g，焦苡仁9g，炒竹茹6g，鲜佩兰（后下）6g，益元散（包煎）9g，大贝母9g，炒赤芍6g。

按语：此症为湿痰上泛之候，由于脾土虚弱，湿邪蕴结，失其运化之常，以致水饮上泛，升于喉间，故致咽喉有痰。本方以胖大海、冬瓜子清利咽膈。草决明、竹沥半夏、炒竹茹平肝涤痰。丝瓜络、焦苡仁利湿化痰。益元散、佩兰清暑利湿。贝母、赤芍平肝清热化痰。

案4：张某，男性，45岁。

主诉：胸闷打呃。

现病史：患者胸闷打呃，头痛，肢冷，口黏痰多。舌质红，苔浮黄而腻。脉细。

诊断：湿痰。

治法：利湿化痰。

处方：云茯苓 9g，陈皮丝 6g，焦苡仁 6g，制半夏 9g，江枳壳 6g，陈佩兰 6g，杭甘菊 6g，鸡内金 6g，焦苍术 6g，山楂炭 9g，全瓜蒌 6g，保和丸（包煎）9g。

按语：云苓、焦苡仁、苍术利湿健脾。陈皮丝、枳壳、半夏理气化痰。鸡内金、保和丸、佩兰健脾养胃。山楂炭、全瓜蒌消积宽胸润肠。甘菊疏风清热而治头痛肢冷。

案 5：茅某，男性，39 岁。

主诉：喉间痰黏不易咯。

现病史：患者脾虚不运，水饮停于胸膈，上泛成痰。症见喉间痰黏不易咯。舌质红，苔薄黄。脉细弦。

诊断：湿痰。

治法：利湿化痰清热。

处方：上川连（水炙）3g，大贝母（去心）6g，炒竹茹 6g，炒赤芍 6g，猪苓 6g，赤苓 6g，苦桔梗 3g，陈皮丝 6g，土炒泽泻 6g，制半夏 6g，天花粉 6g，黛蛤散（包煎）9g。

按语：此症由于水停于胸膈，上泛溢于咽而成痰化热，致痰黏不易咯，故宜以利湿化痰清热为法治之。该方以川连、大贝母、黛蛤散清心肺热化痰。竹茹、半夏和胃化痰。猪苓、赤苓、泽泻渗湿利水。桔梗、陈皮、天花粉宽胸化痰利膈。赤芍敛阴平肝。

案 6：包某，男性，70 岁。

主诉：吐涎。

现病史：患者脾虚不能制水，水液停滞。症见吐涎，纳少化迟，背酸。舌质红，苔浮黄。脉细。

诊断：痰饮水停。

治法：健脾化痰利湿。

处方：焦稻芽 9g，陈皮丝 6g，山楂炭 6g，云茯苓 9g，制半夏 6g，猪苓 6g，赤苓 6g，焦薏苡仁 9g，朱通草 3g，忍冬藤 9g，土泽泻 6g，保和丸（包煎）6g。

按语：此患者由于高年脾胃虚弱，不能约束水液而致病。脾胃两虚，气滞不化，故治以健脾化痰利湿。方中以焦稻芽、保和丸、山楂炭健脾胃以助消化。陈皮、半夏理气化痰，降逆止吐。猪苓、赤苓、土泽泻、焦薏苡仁、朱通草利溲化湿消水。忍冬藤清热通络以止背酸。云苓渗湿益脾。

案 7：郭某，男性，79 岁。

主诉：晨起吐痰涎量多。

现病史：患者脾胃两虚气滞不化，水停中膈积而成痰。症见晨起吐痰涎量多，纳呆。便溏，日三五行。舌质红，苔微白起紫疱已久。脉细数。

诊断：痰饮停水。

治法：调和脾胃。

处方：陈皮丝 6g，陈香橼 6g，佩兰梗 6g，竹沥半夏 6g，云茯苓 9g，鸡内金 6g，扁豆衣 9g，焦稻芽 6g，炒竹茹 9g，焦建曲 6g，保和丸（包煎）9g。

按语： 痰饮皆因脾运失常使然，脾为生痰之源，脾虚不运，清者难升，浊者难降，水留中膈而成痰，故治痰先健脾胃，脾健痰自化。方中陈皮、香橼、佩兰梗理气化痰。鸡内金、稻芽、建曲健脾胃助消化。竹沥半夏、竹茹和胃涤痰。扁豆衣、云茯苓健脾利湿化痰涎。保和丸健脾养胃止泻，宽胸理气。

验案举隅 2：湿痰素盛，脾失健运

庄某，男性，63 岁。

主诉：痰多发黄。

现病史：患者湿痰素盛，脾失健运。症见痰多发黄，纳呆，脘堵，微咳。舌质红，苔白腻。脉细弦。

诊断：湿痰。

治法：健脾渗湿，化痰止咳。

处方：焦稻芽 15g，云茯苓 6g，制半夏 6g，生枇杷叶 6g，大贝母（去心）6g，建曲炭 9g，猪苓 6g，赤苓 6g，焦苡仁 12g，黄毛橘红 6g，甜杏仁（去皮尖）9g，佩兰叶（后下）9g。

按语： 此症湿痰互滞，脾失健运，上归于肺之候，故宜健脾渗湿，化痰止咳。方中焦稻芽、建曲炭健脾和胃助消化。贝母清热化痰。猪苓、赤苓、云苓利尿渗湿。半夏、杷叶、甜杏仁、黄毛橘红降逆利肺，止咳化痰。焦苡仁利湿。佩兰叶芳香化浊开胃。

验案举隅 3：湿痰郁蒸，肝热上冲

张某，男性，39 岁。

主诉：头晕。

现病史：患者湿痰郁蒸，肝热上冲。症见头晕、微痛，梦多，痰不易咯。舌质红，苔白腻。脉细弦。

诊断：湿痰。

治法：清肝热化湿痰。

处方：云磁石（包，先煎）9g，黛蛤散（包煎）9g，炒白蒺藜 9g，益元散（包煎）9g，石决明（包，先煎）12g，上川连（水炒）3g，杭白芍 9g，菊花 9g，煅牡蛎（先煎）12g，陈皮（水炒）6g，制半夏 6g。

按语： 方中白蒺藜、菊花清头风。陈皮、半夏理气化痰。磁石、石决明平肝。杭芍敛阴。牡蛎育阴潜阳镇肝。黛蛤利湿化痰。川连清心火燥湿。益元散清热宁心。

验案举隅 4：肝热风痰

李某，男性，38 岁。

主诉：气窜身肢跳抖。

现病史：患者痰热在肝，热极生风而成风痰。症见气窜身肢跳抖，小便发痒，头晕、目眩。舌质红，苔薄黄。脉细弦。

诊断：痰饮（风痰）。

治法：理气息风，利湿化痰。

处方：苏梗 6g，代代花 3g，通草 3g，木香 3g，萹蓄 9g，茯苓 9g，钩藤（后下）9g，瞿麦 9g，佛手花 3g，焦苡仁 9g，竹沥水（冲）30ml。

按语：此症身肢颤抖为木旺生风之候，痰蕴于内为胃败脾虚之证，肝木犯胃而成风痰之症，故治以平肝和胃之法。方中苏梗、代代花、佛手花、木香宽胸舒气。瞿麦、萹蓄、通草清泻肝热利湿以治小便发痒。竹沥水、茯苓化痰涎渗湿。钩藤平肝祛风以治头晕目眩。焦苡仁利湿。

验案举隅 5：燥痰滞肺

张某，男性，40 岁。

主诉：痰多声哑。

现病史：患者燥痰滞肺。症见痰多声哑，右胁作痛，上腭起泡，便秘。舌质红，苔薄黄。脉细涩。

诊断：燥痰。

治法：清热化痰。

处方：冬桑叶 6g，大贝母 6g，全瓜蒌（捣）15g，冬瓜子 6g，炒赤芍 6g，川通草 3g，炒竹茹 6g，炒栀子 9g，鲜枇杷叶（去毛）6g，粉丹皮（水炒）6g，黛蛤散（包煎）9g。

按语：此症为素有痰湿，又感秋燥，燥湿化热，上蒸于肺，故现痰多音哑，右胁作痛，肺气不降而便秘，故治首在清燥热而化痰，使肺热清，则痰多、声哑、便秘等均可迎刃而解。方中桑叶祛风热。全瓜蒌、冬瓜子、大贝母宽胸化痰止咳、利大便。赤芍、丹皮泻肝火、除热凉血。通草清热利湿。竹茹、枇杷叶降逆化痰。栀子清三焦之热。黛蛤散平肝化痰。

（四）失眠，重在安神，交通心肾

失眠乃阴阳失调，阳不得入于阴之病，责之心肾不交。造成失眠之原因约有五类：一为气虚，二为阴虚，三为痰滞，四为水停，五为胃不和。大端虽五，寒热虚实互有参差。

心主神明，心气不足或心火上炎乃是致夜寐不安，或失眠之根本原因，心为君火，肝为相火，肝阳上亢或龙雷之火均可扰及心火造成失眠。又《内经》云"胃不和则卧不安"，是脾胃失常，胃络通于心，其慓悍之气冲动神明（君火），亦可造成失眠；脾胃之停食、虫积、脾虚停湿，或湿痰壅遏等均可造成失眠。故治疗失眠，首在安神定志，两交心肾。次在平肝息风，或开郁泻火（肝胆之火）。脾胃重在消食、杀虫、健脾、利湿或祛痰湿等。

验案举隅 1：心气虚，兼肝旺

李某，女性，50岁。

主诉：失眠。

现病史：患者心气虚，兼有肝旺。症见夜眠不安，头晕发木，臂痛，腹痛即便稀。舌质红，苔浮黄腻。脉细。

诊断：失眠。

治法：疏肝，宁心安神。

处方：白蒺藜（去刺炒）9g，山楂炭9g，扁豆衣（炒）9g，杭甘菊6g，金银花炭6g，荷梗6g，炒黄连6g，夜交藤1.5g，秦艽6g，防己6g，防风6g，炒枣仁6g，朱茯神15g，朱砂安神丸（包煎）9g。

按语： 以朱茯神、炒枣仁、夜交藤、朱砂安神丸两补心肾以安眠。白蒺藜、杭甘菊疏肝风，清风热而平其肝阳，以止头晕发木。秦艽、防风、防己祛风湿止臂痛。炒黄连、山楂炭、金银花炭、扁豆衣止腹痛治便稀。荷梗通气升清，以治其便稀。

验案举隅 2：心肝两虚，兼受风邪

程某，女性，36岁。

主诉：夜寐不安。

现病史：患者心肝两虚，兼受风邪，素有虫积。症见夜眠不安，头晕，鼻塞，微热。舌红，苔黄。脉细弦。

诊断：失眠。

治法：辛凉解表，平肝安神。

处方：朱连翘6g，夜交藤9g，桑叶6g，通草3g，竹茹6g，杭甘菊6g，丝瓜络6g，石决明9g，白蒺藜6g，陈皮6g，薄荷（后下）3g。

二诊：仍夜眠不安、头晕，余恙均退。舌质红，苔薄黄。脉细。风邪已解，心肝虚未复，虫积未下。上方去桑叶、薄荷，加使君子12g，炒榧子肉9g。

三诊：服药3剂下虫3条，夜眠见安，头晕已止。二诊方去白蒺藜、杭甘菊，再服3剂而愈。

按语： 此症为虫积、阴虚不眠、外感风邪之候，故宜先辛凉解表，佐以平肝安神之品。方中以朱连翘、夜交藤清心安神。桑叶、白蒺藜、杭甘菊清解风邪、平肝。丝瓜络疏通经络。竹茹、陈皮和胃化痰。石决明镇肝以止头晕。通草清热利水。2剂后复诊，去解表之药，加以杀虫药3剂。又来复诊，夜眠见安，头晕已止，并下虫3条。去白蒺藜、杭甘菊，再服3剂痊愈，可见此症之失眠原因在于虫积。初症因有外感未用杀虫之品，二诊外感已解而始用之，得下虫之功，三诊未去杀虫之品，乃防虫积去之不净耳。

验案举隅 3：思虑劳倦，伤及心脾

张某，女性，22岁。

主诉：夜眠不安。

现病史：患者思虑劳倦过度，伤及心脾。症见夜眠不安，喉痛、头痛，眼花，脊痛，腹痛，自汗，大便不畅。舌质淡，苔白，舌体有抖颤。脉细。

诊断：失眠。

治法：平肝清热。

处方：白蒺藜9g，大贝母6g，朱通草3g，杭甘菊6g，橄榄核9g，石决明12g，丝瓜络6g，瓜蒌皮9g，大腹皮9g，忍冬藤9g，焦稻芽12g。

按语：此症为思虑劳倦过度，伤及心脾。因思虑伤脾，劳倦伤心，则肝胜热郁，故宜平肝清热以治其胜，胜去偏复，则眠自安矣。方中白蒺藜、杭甘菊、石决明平肝息风清热以治头晕眼花。丝瓜络通经络行血脉。大贝母、忍冬藤散结化痰。橄榄核清咽除烦。朱通草安心神、利小便。瓜蒌皮、大腹皮、焦稻芽宽胸润肠、消胀利水、养胃导滞。

验案举隅4：心血不足，津液枯涸

张某，男性，58岁。

主诉：夜眠不安。

现病史：患者心血不足，津液枯涸。症见夜眠不安，头痛晕，纳少，胃脘堵闷，口干，便燥。舌质绛，苔黄腻。脉细数。

诊断：失眠。

治法：养阴安神。

处方：焦稻芽15g，生石决明12g，炒黄芩6g，白蒺藜9g，熟女贞子9g，朱通草3g，杭甘菊9g，夜交藤9g，牡蛎（先煎）9g，朱茯神9g，合欢皮9g，金石斛15g，朱麦冬9g。

按语：此症为心血不足，津液枯涸之失眠，法当养阴安神。方中以焦稻芽调肠胃，祛湿热。白蒺藜、杭甘菊、生石决明散风明目，平肝息风清热，炒黄芩泻火除热。朱通草引热下行而利小便。夜交藤、朱茯神宁心益志安神。麦冬、石斛、合欢皮、熟女贞养阴益肝肾，安五脏。1剂而头晕痛止，口润便利。2剂而脘堵闷舒纳增，3剂而眠安。

验案举隅5：心火上炎，肝气乘脾

王某，女性，35岁。

主诉：失眠。

现病史：患者心火上炎，肝气乘脾。症见心烦气短，夜不能眠，腿酸，大便时清，纳少。舌质绛，苔薄黄。脉细数。

诊断：失眠。

治法：清火开郁。

处方：茯神9g，黑豆衣9g，陈皮6g，远志3g，扁豆衣9g，黄连3g，杭甘菊6g，焦稻芽9g，朱通草3g，佛手花3g，代代花3g。

按语：以茯神、远志安神定志除烦。朱通草利溲消心火。黑豆衣补肾镇心，利水下气。扁豆衣调脾暖胃。焦稻芽开胃进食。陈皮补中快膈，导滞消痰。佛手花、代代花理气开郁。黄连行气解郁，泻心清火。杭甘菊清头目平肝。共服 3 剂而愈。

验案举隅 6：烦劳伤神，气郁损肝

于某，男性，29 岁。

主诉：失眠。

现病史：患者烦劳伤神，气郁损肝。症见夜不得眠，胸胁作痛，手足发麻，咳嗽气短。舌质绛，苔薄黄。脉细数。

治法：疏肝理气，养心安神。

处方：旋覆花 6g，陈皮丝 6g，宣木瓜 6g，生赭石（先煎）6g，合欢花 6g，佛手花 3g，朱茯神 9g，夜交藤 12g，代代花 3g，远志肉 6g，桑枝 9g。

二诊：夜眠渐安，咳减气顺，胸胁痛轻，手足时麻。脉细。舌质红，苔微黄。前方去旋覆花、生赭石，加石决明 12g，杭白芍 6g。

按语：此症为烦劳伤肺，气郁损肝之失眠。法当疏肝理气，养血安神。方中以旋覆花、生赭石降逆软坚，化痰止嗽。木瓜、桑枝通经活络。佛手花、代代花、陈皮疏肝散郁，和中化痰。朱茯神、远志、合欢花、夜交藤养心安神定志。初诊服药 3 剂，诸恙见轻，夜眠见安。二诊仍按原方加减服药 5 剂后，以丸药调补 3 个月而愈。

验案举隅 7：湿痰壅遏

迟某，男性，73 岁。

主诉：夜眠不安。

现病史：患者湿痰壅遏清道。症见夜眠不安，气短，咳嗽，足肿。舌质红，苔浮腻。脉细滑。

诊断：失眠。

治法：利湿化痰。

处方：朱茯神 9g，文竹 6g，汉防己 6g，大贝母 6g，远志 6g，冬瓜子 6g，茯苓皮 9g，夜交藤 9g，陈皮 6g，生枇杷叶 6g，朱砂安神丸（冲服）9g。

按语：朱茯神、远志、夜交藤养心安神定志。文竹、防己、茯苓皮利湿消肿。大贝母、冬瓜子、陈皮、枇杷叶清肝散结、化痰止嗽。朱砂安神丸宁心安神。

验案举隅 8：胃气不和

孙某，女性，33 岁。

主诉：夜寐不安。

现病史：患者胃气不和。症见夜眠不安，腹痛作鸣发胀，脘痛，腰酸腿痛，怔忡。舌质红，苔薄黄。脉细弦。

诊断：失眠。

治法：安神定志，消积和胃。

处方：苏梗 6g，远志 3g，陈皮 6g，木香 3g，酸枣仁 6g，山楂炭 6g，茯神 6g，荷梗 6g，黑豆衣 6g，朱通草 3g，桑枝 15g。

按语： 苏梗、木香理气止痛，合山楂消食磨积以和胃。荷梗升清通气。陈皮顺气化湿。茯神、远志、枣仁宁心定志，安神养心气，下交于肾。黑豆衣补肾水上交于心。朱通草安心神、利小便。桑枝利关节、养津液、行水祛风。诸症 3 剂而息。

五、学术传承

陆观虎不仅在医学领域享有崇高的声誉，在教育理念上更展现出卓越的智慧。他深刻理解医学传承的重要性，强调医学教育应注重培养学生的医德和人文素养，以全面提高学生的综合素质。他为中医事业的发展培养了众多优秀人才，为中医事业的繁荣做出了卓越的贡献。

在医疗资源匮乏，传染病流行的年代，陆观虎深知中医在防治传染病方面具有独特的优势，坚信中医能够为人民的健康事业做出贡献，因此不断加强中医传染病防治的研究和教学工作，积极支持天津市卫生局举办"天津市传染病防治学习班"。

为了更好地推动中医学事业的发展，解决中医后继乏人问题，陆观虎还出资创建了天津中医进修学校，亲任副校长并组织教学工作。而后天津市于 1957 年成立天津市中医学校，除校长以外的工作人员大多数由中医进修学校人员组成，陆观虎时任副校长，他的工作得到了政府和社会的广泛认可。1958 年 8 月 31 日，在原天津市中医学校的基础上，正式成立了天津中医学院。在陆观虎的努力下，天津中医学院及其附属医院逐渐发展壮大，吸引了越来越多的学生和患者前来求学和就医。

作为一名老师，陆观虎治学严谨，诲人不倦，对于弟子们的求教总是每问必答，对每一个病例都进行深入地探讨和精细地诊断，对每一种药物都进行逐一的斟酌和筛选，常谆谆教诲于诊余。晚年，他虽卧病简出，仍指教弟子于床前。他经常教导弟子，诊病至上，全在辨证，要四诊合参、慎思、明辨、寻因、逐本才能方药中病，要严谨认真，不断提高自己的医疗水平和服务质量。

陆观虎非常重视实践和理论的结合，他常教导学生说，诊断疾病的关键在于全面的辨证，要结合望、闻、问、切四诊，进行深入的思考和分析，寻找病因，抓住病本，才能开出精确有效的方剂。陆观虎不仅关注学生的学术水平，更注重培养他们的人品和医德。他常常告诫学生："医者仁心，治病救人是最重要的。"应当时刻以患者为中心，关注患者的需求和感受，尽心尽力为患者服务。在他的带领下，许多青年医生的业务能力得到了很大提高，大多都成为了中医事业的骨干力量。

陆观虎不仅致力于培养后学，还积极参与各种医学交流活动。他多次受邀参加全国性的中医研讨会，与众多同行分享自己的经验和见解。在这些活动中，他结识了许多志同道合的朋友，共同探讨中医的传承与发展。

1963 年陆观虎因病住院，病情时有反复，他虽深知自己的时间可能已经不多，但并没有因此而沮丧，仍然以顽强的精神，积极地投入到工作中。当他把出了自己的"绝脉"

时，并没有先考虑自己的家庭和亲人，而是泰然自若地将所带的学生召来，让他们轮流为其诊脉，并讲述"绝脉"的特征，以及出现"绝脉"后的自我感觉，将该病兆现身说法，传授给他的学生们，让他们再去诊治千万患者，这充分体现了他为了中医传承鞠躬尽瘁、死而后已的精神。1963 年 11 月 2 日，陆观虎溘然长逝。逝世后，家属遵陆观虎遗愿，将其所藏珍贵善本书籍数百种全部献给国家，对于中医事业贡献很大。

陆观虎用自己的行动诠释了什么是真正的医学家和教育家，他对中医事业的热爱与执着追求不仅体现在他的医术成就上，更彰显于他崇高的道德标准和无私的奉献精神上。他这一生充满了对中医事业的热爱与追求，他的人格魅力和精神风貌令人敬仰，他的品质和奉献精神将激励我们不断前行，他的事迹将永恒镌刻在津沽中医事业的历史长河中，发挥着榜样作用，激励着后来的人们为中医事业的发展而努力奋斗。

参考文献

[1]中国人民政治协商会议天津市委员会文史资料委员会. 近代天津十大中医名家[M]. 天津：天津人民出版社，2013.

[2]张伯礼. 津沽中医名家学术要略（第一辑）[M]. 北京：中国中医药出版社，2012.

[3]李庆和，张伯礼. 教苑英华：天津中医药大学人物志 [M]. 天津：天津科学技术出版社，2018.

[4]天津市卫生局. 津门医粹 [M]. 天津：天津科学技术出版社，1989.

执笔者：闫颖　张晗　杨嘉琪
整理者：高利东

赵寄凡

——津门经方大家"赵小包"

一、名医简介

赵寄凡（1896~1962），号复初，自幼习医，继其父赵雅荪之业，并曾得到名医萧龙友的指导，对伤寒三阴证颇有研究，在津门有"经方派"之称。他晚年潜心于中医教育事业，临床带徒授业，一丝不苟，救死扶伤，医德高尚。他热爱党的中医药事业，于1954年协同陆观虎共同筹建了天津中医门诊部（天津中医药大学第一附属医院前身），任门诊部副主任。1955年组建天津市立中医医院（今天津中医药大学第一附属医院），任副院长，天津中医学院成立后任中医学院顾问等职务。曾连任天津市政协常委、天津市人大代表，曾担任天津市科协委员、天津市中医学会副主任委员、中华医学会理事、天津市科学技术协会理事等社会职务。

其学术思想主要体现在：第一，重视"审证求因，从因论治"的治疗原则。第二，重视中医经典学说的研究。他认为学习中医必须从经典入手，他一生研读《伤寒论》，不仅能背诵《伤寒论》条文，而且能吸取《伤寒论》中的精华。第三，灵活运用《伤寒论》指导临床于无穷病变。他认为《伤寒论》发展了《内经》的理论，自始至终贯穿辨证论治的基本法则，可作为临床治疗的规矩、准绳，所以掌握了仲景的《伤寒论》后，可应用于无穷的病变。第四，对三阴证见解独到。他认为太阴为开，是三阴之首，和阴阳病变部位相同，性质相反，为阴中至阴，与人类始生之世曰太古同义。少阴为三阴之枢，名曰枢儒，阴之中也，与太阳表里。厥阴为阖居三阴之交尽，为阴尽阳生之脏，与少阳为表里。第五，对伤寒与温病辨证严谨。他认为，伤寒与温病各有所长，伤寒是温病之源，温病补伤寒之不足，二者不能偏废，亦不应混淆。

二、名医之路

（一）主要成长经历

赵寄凡，曾用名赵作霖，祖籍浙江绍兴府诸暨市，出生于中医世家，祖上行医兼经商，家境优越，其祖父是津沽一代名医，曾是李鸿章的私人医生；其父赵雅荪亦为津门名医。赵寄凡自幼便耳濡目染，跟随祖父和父亲行医，从小就研读《伤寒论》《金匮要略》等中医经典书籍，且极有天赋，入门迅速，并曾得到京城四大名医之一萧龙友的指导。

赵寄凡青少年时期正处于清末民初，社会动荡，民生凋敝，战乱不断。1915年，赵寄凡高中尚未毕业，便拜师天津名医陈雨人，从师三年后，投军救国。在从军过程中，他常利用自己所学为军人们诊脉开方，疗效颇佳，在军队广受欢迎。三年后，赵寄凡返津，继续跟随父亲赵雅荪学习中医，并临床实习五年，后再次返回军队。1933年，赵寄凡在军队驻守保定期间考取了中医执照，从此便有了正式的行医资格，并改名为赵寄凡。1937年，在宋哲元指挥下参加了抵抗日军侵略的卢沟桥战役，史称"七七事变"。作为抗日战争全面爆发的起点，中国军队在卢沟桥奋起抗击日军的进攻，日军多次不履行撤兵协议，数次夜袭我军，战争失败后，部队被遣散，赵寄凡复返津。

赵寄凡见投军无法报国，遂脱下戎装，济世救人，1937年起在天津开业行医。1954年，天津市政府拨专款筹建中医联合门诊部，由陆观虎、赵寄凡、哈荔田、刘庆山、宋向元、王玉等组成筹备组。中医联合门诊部坐落于天津市和平区建设路41号（即后来的小白楼卫生院），赵寄凡任门诊部副主任。门诊部汇集了天津众多名中医，不久便誉满津沽。因门诊量与日俱增，门诊部已经不能满足大家的就医需求，天津市政府在1955年采纳了市中医代表会议的建议，在保留原建设路41号门诊部的基础上，扩建成立了天津市立中医医院（天津中医药大学第一附属医院前身），赵寄凡担任副院长、中医学院顾问等职务。天津市立中医医院在当时是国内较大的中医医疗机构，坐落于和平区多伦道92号（原为天津市第四医院）。

赵寄凡在天津市立中医医院内科临证四十余年，重视经典学说的继承与研究，擅长应用经方、推崇经方，在津门有"经方派"之称，他曾说，"时方的法度不如经方严格，经方不但照顾疾病整体全面，更按轻重缓急，阶段分明……以某一个时方与某一个经方对比，有的时方与经方可以分庭抗礼，但终究大多数不如经方水平高。"赵寄凡在津门有经方派"赵小包"之称，与陆观虎、杨达夫、邢锡波并称津门四大名医。他为人师表，是中医教育家、临床大家，培养了众多弟子，传道授业，学生遍布海内外。此外，他担任许多社会职务，为天津市中医药事业发展献计献策。

（二）成功经验

1. 不要做名医，要做明医

赵寄凡严于律己，要求学生也十分严格。他常教导学生，"不要做名医，要做明医"，几十年来，他的这句格言一直是学生们的座右铭。在他几十年的临床工作中，没有追求所谓的社会名望，而是更希望自身学术渊博，做一个学验俱富，不仅学理渊深、明晰，更重要的是诊治疾患，在溯因、辨证、论病、施治等多方面，能够心知肚明，治效显著的明医。他对待患者一丝不苟、言语亲和、态度温和，从不让患者多花一文钱。邻里看病，均是义务诊治。对于贫困患者，不仅不收取诊费，还要施以药资。

2. 善于合作，中西共赢

赵寄凡善于合作，他最亲密的挚友便是天津一代名医陆观虎。陆观虎是全国八大名医之一，也是天津四大名医之首，不仅医术高超，而且医德高尚。1953年，陆观虎、赵寄凡作为天津中医界的代表参加了首届全国卫生工作会议，深受鼓舞。回津后，二人便向天津市政府有关领导提出了先成立中医门诊部，然后在此基础上成立中医医院的建议，得到了天津市政府的重视和采纳。1954年组建了中医门诊部，陆观虎任门诊部主任，赵寄凡任副主任。1955年门诊部扩建成立了天津市立中医医院，陆观虎担任院长，赵寄凡担任副院长、中医学院顾问等职务。为了拓展医院的医疗事业，医院又相继聘请了董晓初、张方舆等名老中医。为了提高医疗诊断水平和病房管理水平，1956年又调入阮士怡、王荣英、刘天成三名西医以加强医疗技术力量，此举亦表明了中西医结合事业在天津的开端。赵寄凡虽擅长中医，但并不固执，始终对西医学抱着尊重态度，并坚持取彼之长，补己之短，胸襟之宽大令人折服。在陆观虎、赵寄凡两位德高望重的老中医领导下，天津市立中医医院建院伊始便确定了向现代化、综合化迈进的目标，为天津市中医事业的发展打下了良好的基础。

3. 勤奋好学，孜孜不倦

赵寄凡虽为名医之后，但仍然广求名师，先后拜多位名中医为师。在求学路上，他始终怀有敬畏之心，保持谦恭之态，将老师的中医精粹尽可能多地学到手。医者，意也。意，就是清醒的意识和缜密的思考，包括感知意会性知识。赵寄凡在跟师期间，常常把一些医案记录下来，认真领会老师的诊断治疗诀窍。他敏而好学，善于询问，深受老师们的喜爱。清代医学家王燕昌曾说："名医立案，各有心得，流传既久，嘉惠无穷。盖临证多则阅理精，练事深则处方稳，此前贤医案所以可贵也。"赵寄凡常常在跟师后学习老师的医案，通过比较、分析、综合、演绎、归纳，反复揣摩，举一反三，捕捉名医综合运用理、法、方、药的奇思妙想，使自己豁然开朗，心领神会。

赵寄凡热爱背诵和研究医书，他说："中医经典是中医理论之本，从医者要想学透理论知识，必须在研读中医经典方面下大功夫，学懂经典进而学透经典。"他的学生多次提到，赵寄凡在学习中医典籍时总是孜孜不倦、津津有味，总能不断地提出问题，以问题引导学习中的思考，从而发现和挖掘蕴藏在经典之中和围绕着经典的意会性知识。"宝剑锋从磨砺出，梅花香自苦寒来"，赵寄凡毕生以中医经典为师，学而问之，读而思之，精勤不倦，上下求索，终成一代名医。

（三）阶段性成就

（1）1950年，天津中医界建立了自己的群众组织——中医师公会，并公推陆观虎为主任委员，赵寄凡为副主任委员。

（2）1953年，陆观虎、赵寄凡作为天津中医界代表参加了首届全国卫生工作会议。

（3）1955年筹建并担任天津市立中医医院副院长、天津中医学院顾问。

（4）1954~1963年赵寄凡被选为第一、二、三、四届天津市人大代表。

（5）1955~1963年赵寄凡被选为第一、二届天津市政协委员、常委。

（6）1956年12月18日和19日先后被批准为九三学社社员和农工民主党党员。

（7）曾担任天津市科协委员、天津市中医学会副主委、中华医学会理事、天津市科学技术协会理事等职。

（8）发表论文4篇:《天津市立中医医院治疗尿毒症两例报告》《小儿上呼吸道感染（咳喘）中医治疗初步总结》《矽肺病人的脉象初步探讨》《对经方与时方的看法》。

三、学术理论精粹

（一）学术理论渊源及形成

赵寄凡主要师从其父赵雅荪，赵雅荪与王静斋、古今人、高思敬曾被称为天津四大名医。赵雅荪医术精湛，对《伤寒论》研究颇多，曾多次被邀请到各地治病。赵寄凡幼年跟随父亲行医，也多次和其他天津四大名医接触学习，日积月累，医术不断提高。另有其恩师天津名医陈雨人，赵寄凡跟随学习3年，深受其影响，后因为社会动荡，走上了投军报国之路。

赵寄凡在从医路上曾跟随萧龙友学习。萧氏是京城四大名医之一，自幼诵习诗书，打下了牢固的文、史、哲基础，后入成都书院学习，得以涉猎中医书籍。1892年，萧龙友同陈蕴生用中草药救治川中霍乱，疗效很好，声誉鹊起。27岁时考中丁酉科拔贡，从此入仕途，从官之余行医治病，颇受患者欢迎。1928年萧龙友毅然弃官行医，正式开业，自署为"医隐"，号为"息翁"。萧氏曾为袁世凯、孙中山、梁启超、蒋介石、段祺瑞、吴佩孚等名流诊治。由于萧氏医道精妙，在古都北京，他的大名妇孺皆知，受到各阶层人士的推崇和信赖，被誉为北京四大名医之冠。萧氏用药处方平正轻灵，常在小方之中见大神奇。赵寄凡在行医路上，跟随萧氏学习，丰富了治疗思路与理念，对于疑难杂病的治疗得以再上新的台阶。

赵寄凡与陆观虎一起组建天津中医门诊部和天津市立中医医院，两人分别作为正、副院长，常常一起探讨病例，相互交流和影响。陆观虎出身于中医世家，其先祖陆九芝乃清代名医。他自幼饱读医书，步入青年，即拜师苏州名医李彤伯，熟读经典，精研医理。由于陆观虎家学渊源，加之二十年来厚积薄发，故疗效显著，深得患者信赖，不久便蜚声津门，求诊者门庭若市，每日里应接不暇。陆观虎遵清代名医叶天士、王孟英之法，以辨证精细、立法严谨、处方轻灵、药味简练而著称。对治疗温病、杂症及妇病尤其见长。赵寄凡和陆观虎相互欣赏，惺惺相惜，经常共同探讨患者的处方用药和脉象变化，并一起撰写和发表多篇论文，两人同为津门四大名医，他们的医术和医德备受世人敬仰。

（二）学术精华

1. 审证求因，因证立法

赵寄凡非常重视"审证求因，从因论治"的治疗原则。他常说:"在辨证时，要审清楚因虚而致病，还是因病而致虚。因虚而病者，治虚病自愈;因病后虚者，治病虚自复。""祛邪不忘扶正，扶正不忘祛邪。""审证求因"是中医学探求病因的主要方法，同时也是中医病因学说的主要内容之一。《内经》病因学说认为，一切疾病的发生都是某种致病因素作用于患病机体的结果;而任何证候都是致病因素作用于机体后，患病机体产生的病态反应。又由于病因的性质和致病特点及人体体质的不同，再加致病后机体的反应各异，故所表现的症状亦各不相同。在古代不可能借助其他方法来直接测知病因的情况下，就只能通过分析疾病的临床表现来推求病因，并依此作为临床针对病因进行治疗的依据。这种从症状推求病因的方法就称为"辨证求因"或"审症求因"。正确的诊断取决于对疾病的病因、病机、辨证的正确分析，所以审证求因、分析病机是正确诊断与治疗的先决条件。

赵寄凡曾接诊一位30岁的经闭患者，该患者自述月经来潮时曾患感冒，一名医生曾给她银翘散2剂，服药后经水即断，时隔2个月未来潮，并且伴有低热，后又服通经活血药，月事仍不下。赵寄凡审证求因，认为该患者经闭乃是误服银翘散之辛凉所致，银翘散主辛凉，以疏散与清解相配，疏清兼顾，但寒性凝敛，滞于胞宫则引起闭经，故当以温通而解之，赵寄凡据此处方：真武汤二剂。患者自述服一剂后，少腹热感，二剂后月事已下。

2. 勤求古训，尤重经典

赵寄凡认为学习中医必从经典入手，《伤寒论》《金匮要略》《温病学》等古典医著，不仅仅是几千年来中华民族与疾病作斗争的经验结晶和生活智慧，更是中医的基本规范，是经过长期实践验证而公认的医学标准，所以要成为明医、大医，成为优秀的中医临床人才，就应具备扎实的理论基础，纯熟掌握经典知识，储备丰富的中医学发展潜能。只有熟练掌握经典，灵活运用经典，才能真正学好中医，不断提高中医的临床诊疗水平。

（1）重视《伤寒论》的研读与学习：赵寄凡一生研读《伤寒论》，不仅能背诵《伤寒论》条文，而且能真正汲取《伤寒论》的精华。对《伤寒论》的理、法、方、药运用灵活，辨证准确，每用即取卓效。他指出，张仲景《伤寒论》一书是"法中有法，方中有方，药简法纯"。在学习中若重方不重证或重证不重方，都不能在实践中灵活运用。他强调："方剂绝不是随便凑集药物，一个好的方剂，要符合主次佐辅的配伍原则，是要经过多少次的临床验证，方能得以继承和保留。"《伤寒论》的方剂都是从实践中总结出来的，方证结合非常严谨，几乎达到"非此方不能治此病，非此病不能用此方"的境地。他常常教导学生要重视经典著作学习，尤其对《伤寒论》要精通，要汲取精华。他认为《伤寒论》发展了《内经》的理论，自始至终贯穿着辨证论治的基本法则，可作为临床治疗的规矩、准绳，所以掌握其精髓后，可应用于无穷的病变。这也是历代医家对《伤寒论》推崇备至，将其奉为经典著作的根本原因。他提出了运用《伤寒论》的三个特点：第一，不局限于"伤寒病"，对所有疾病都可适用；第二，致力于患者生理机转的促进和调整，并不强求病源；第三，根据全部症状照顾到患者整体的病理、生理功能，从而采取相适应的综合疗法。这是科学方法的创立，临床上虽见症多端，亦可运用伤寒法、伤寒方以应无穷的病变。

（2）温病辨证务求严谨：赵寄凡认为，伤寒是温病之源，温病补伤寒之不足，二者不应混淆，所以指出其鉴别要点：伤寒是由表入里，其病是伤阳，温病是内有伏邪，热邪由内外发，其病理是伤阴；伤寒必恶寒头项强痛，温病必发热，有时恶风，绝无项强；伤寒漱水不欲咽，温病必口渴；伤寒身痛且多头痛，温病身酸，多头晕；伤寒手背热于手心，背热于腹，温病手心热于手背，腹热于背；伤寒脉浮紧或浮缓，温病脉浮数或洪数（有时也出现脉缓）；伤寒用辛温解表，温病则用辛凉解表。除此之外，温病学中所形成的卫气营血理论体系和三焦辨证理论体系，在中医理论体系中占有重要地位。温病的临床表现多种多样，根据病情的不同，赵寄凡强调要针对疾病的病因、病机和病理变化进行综合分析，从而找到最合适的治疗方法。

（3）学习深入《金匮要略》，指导临床：《金匮要略》是我国现存最早的一部诊治杂病的专著，该书总结了前人丰富的实践经验，系统阐述了多种杂病的辨证论治，理法方药俱全。赵寄凡对《金匮要略》推崇备至，一生研读，并应用于临床，疗效显著。赵寄凡曾治疗1例胎动不安患者：张某，33岁，近半月以来情绪不佳，已停经60余天，阴道出血1周，出血量少且色暗红，淋漓不绝，无血块，伴有腰胀、少腹胀痛，纳可，无呕吐、泛酸，口略苦，二便调。经用黄体酮等止血之剂，血量稍少，但仍有阴道出血。脉弦，舌质淡红、苔薄白。妊娠试验阳性。赵寄凡据此想到《金匮要略》曾云："妇人怀妊，腹中疗痛，当归芍药散主之。"辨此证又属肝脾不和，湿热内停，迫血妄行，故当拟方以养血调肝、补血止血为法。处方以当归芍药散加阿胶、苎麻根、杜仲、桑寄生。见出血，故加阿胶补血止血，病属胎动不安，故加苎麻根安胎，腰痛加杜仲、桑寄生补肾安胎。连服7剂后，患者血止而面色红润，气血调和，诸症悉除。

3. 三阴证见解

赵寄凡临床四十载，习用经方，对三阴证的诊断和治疗尤有心得，如他常用的吴茱萸汤、四逆汤、理中汤、甘草桔梗汤、甘草附子汤、真武汤等，不仅药味少、剂量小，而且价格便宜，效如桴鼓，备受患者欢迎。三阴三阳是中医理论体系中极为重要的概念，也是中医理论体系构建的模式之一。《伤寒论》所创立的三阴三阳辨证，后世也广泛称之为六经辨证，一直是历代医家争论的焦点，至今对其本质的研究仍是仁者见仁、智者见智。《伤寒论》中指出三阴三阳病病势不同，"太阳为开，阳明为阖，少阳为枢；太阴为开，厥阴为阖，少阴为枢"。赵寄凡对此有独到见解，他认为太阴为开，是三阴之首，和阳明病变部位相同、性质相反，为阴中至阴，与人类始生之世日太古同义。少阴为三阴之枢，名曰枢儒，阴之中也，与太阳表里。厥阴为阖居三阴之交尽，为阴尽阳生之脏，与少阳为表里。太阴文简方证少，厥阴杂凑，若阴证落实，只少阴一种而已，少阴作左右旋枢当枢纽脚柱。把握三阴经唯在少阴一经，少阴与太阳为表里，"实则太阳，虚则少阴"。其次，也可以从太阴转来或及于厥阴，握少阴之枢机，则可详三阴之开阖，辨证候之浅深，统心肾、兼水火，故所主有或寒或热之不同，有表或里之无定，从水化寒而亡阳，从火化热而伤阴，这是少阴病的两大关键。相比之下，少阴在三阴证中较为活泼，不像太阴、厥阴，故先掌握好少阴证，则眉目清楚。

赵寄凡曾治疗 1 例少阴吐利患者。女，42 岁，发热头痛，呕吐泄泻，手足逆冷，曾服藿香正气汤，其病不减，反增烦躁，精神疲惫，口吐涎沫。脉弦细，舌苔白腻。据《伤寒论》309 条："少阴病，吐利，手足逆冷，欲死者，吴茱萸汤主之。"予吴茱萸、党参各 5g，生姜 10g，大枣 3 枚。急煎即服，服后 1 小时许，患者呕吐止，纳食后入睡。翌日又服 1 剂，吐泻愈、脉静身凉，仍感体弱神疲，停药静养 2 日恢复正常。

赵寄凡指出，夏日吐利，发热头痛。似属寒湿外袭，中阳受困之证。应以藿香正气散取效，然服后转剧，更添烦躁。是散寒有误，化湿无功。此证上吐下利，吐则胃气大伤，胃伤则失于和降而愈逆。泄则脾阳虚馁、脾虚则运化失司而愈泄。阴液耗伤导致脾阳虚衰，阴衰不达四末而手足逆冷。以芳香利气而虚其虚，虚阳逆扰而生烦躁，故当先救其里，以轻小方剂，温寒降逆而愈。

4. 对仲景方临床运用的发挥

赵寄凡临床运用仲景经方时，掌握辨证论治的原则，认为不同的病而出现相同的症状，或为相同的病理机制，即可用同一方来治疗；对同一种病，而症状不同者，又可用多方治疗。即一方可治多病，一病又可用多方，灵活变通地应用仲景方。赵寄凡运用经方治疗多种病证，常出奇制胜，临床上不可胜举。

5. 使用经方药量的经验

赵寄凡对组方用药的剂量极有规范，如他在使用吴茱萸汤时，认为方中必须生姜倍吴茱萸，若不倍生姜，那么服药后呕吐止，必胸满。临床使用时方时也要注意剂量，凡是泻下药和发汗药，病见好应减量，凡虚证病见好宜增加药量，赵寄凡在应用时方时，原方之一两，则用一钱，亦即 10：1。

6. 小药拨千斤

赵寄凡临床习用仲景方，临床四十载，尤善治三阴证，如常用的吴茱萸汤、四逆汤、真武汤、理中汤等方剂，药味多则五六味，少则二三味，剂量小，花钱少，而效如桴鼓。在此重点介绍赵寄凡关于吴茱萸汤、四逆汤、真武汤、理中丸临床运用的点滴经验。

（1）吴茱萸汤的临床运用：赵寄凡最善于应用吴茱萸汤，有起死回生之效。赵寄凡根据仲景有关吴茱萸汤证的 5 条记载，即《伤寒论》3 条，《金匮要略》2 条，指出吴茱萸汤虽然见于《伤寒论》阳明、少阴、厥阴三篇及《金匮要略》的《呕吐哕下利病脉证治篇》中，其临床表现虽然不同，但是其病理转机是一致的（均是虚寒证）。赵寄凡根据父辈应用吴茱萸汤的经验加之自己数十年的临床体会，明确指出了凡上、中、下焦之虚寒证所引起的食谷欲呕、吐利、手足厥冷、烦躁欲死、干呕、吐涎沫、头痛、呕而胸满等症状（以呕吐为主），投之以吴茱萸汤，无一不收验。并指出，临床运用此汤，可不受现代医学病名所限，根据这个原则，上述症状只要辨出虚寒，即可应用此方。在运用吴茱萸汤中，因与四逆汤的厥逆吐利证相混淆，故赵寄凡又指出了二者的鉴别关键。

四逆汤证是阴盛阳虚，病在下焦，以厥冷下利为主证；吴茱萸汤证是阴盛阳郁，浊气上逆，病在中焦，以呕吐为主证。四逆汤证躁重于烦，是肾中真阳先虚，导致浮阳外越证；吴茱萸汤证是烦重于躁，是正邪交争产生的现象，病在中焦脾胃，未病及肾阳。

（2）四逆汤的临床运用：四逆汤为《伤寒论》中回阳救逆之主方，一般医生均知道用四逆汤回阳救逆，以治阳虚阴盛、元阳虚脱之证。而赵寄凡却认为，《伤寒论》除厥阴篇外，其余各篇也均有四逆汤可见，可知四逆汤不仅治少阴的元阳虚脱证。阳气在生理情况下是生命的动力，在病理情况下又是抗病的主力。阳气不足，抗病能力低下，故易感受外邪，阳气亢盛，抗病力增强，又可将外邪驱散，所以赵寄凡对凡感受风寒之邪，正气不足以达邪外出者，皆用本方助人的元阳正气以驱邪外出，使邪不至入于三阴之里。另外，四逆汤还有预防和救误的作用。对表证误服辛凉，寒邪入里之证等，四逆汤还有预防、治疗和拮抗辛凉药的救治作用等。

（3）真武汤的临床运用：真武汤见于《伤寒论》太阳篇82条："太阳病发汗，汗出不解，其人仍发热，心下悸，头眩，身𰀀动，振振欲擗地者，真武汤主之。"少阴篇第316条："少阴病，二三日不已，至四五日，腹痛，小便不利，四肢沉重疼痛，自下利者，此为有水气，其人或咳，或小便利，或下利，或呕者，真武汤主之。"方中附子温壮肾阳，白术、茯苓健脾利湿，生姜宣散水气，芍药敛阴兼以止痛，合之以温肾化气行水。妙在芍药与附子同用，刚柔相济，芍药胜附子之雄烈以达温经护荣，保阴回阳之功。赵寄凡可以应用真武汤治疗30多种病证，如治疗寒极化热的发热证，服药后体温下降、寒气生浊的小便混浊证，经闭、月经淋漓不断的妇科病。根据阳不胜阴，五脏气争，九窍不通的理论，用真武汤治疗耳聋证等。其认为，"真武非专温阳之方"，因此运用真武汤时重在审证求因，从因论治，一方治疗多病是赵寄凡临床用方之关键。

（4）理中汤的临床运用：《伤寒论》第386条："霍乱，头痛，发热，身疼痛，热多欲饮水者，五苓散主之；寒多不用水者，理中丸主之。"第396条："大病差后，喜唾，久不了了者，胸上有寒，当以丸药温之，宜理中丸。"其煎服法中记载："汤法，以四物，依两数切，用水八升，煮取三升，去滓，温服一升，日三服。"理中汤在《伤寒论》中可治疗太阴经脾胃虚寒证，赵寄凡认为，寒邪入于太阴，脾阳伤则肾阳亦不能毫无所损，所以运用理中汤必加用附子，使脾肾阳气速回，以驱散中焦寒湿之邪。

7. 四诊合参，重视脉诊、舌诊

中医学讲"四诊""八纲"。"四诊"即望、闻、问、切。赵寄凡在四诊合参的前提下，重视脉诊。《素问·阴阳应象大论篇》又说："善诊者察色按脉……观权衡规矩而知病所主，按尺寸观浮沉滑涩而知病所生以治。"这就是说，从脉象的权衡规矩，可以识别疾病所主的脏腑；从患者的脉象去辨别浮沉滑涩，可以知道疾病产生的原因。赵寄凡曾专注研究20例矽肺患者的脉象，并分析出临床察脉能够了解脏腑功能与病变过程相互的关系，从而亦能够决定治疗方法。

四、临证经验

验案举隅1：风寒外感

张某，男，48岁。1961年9月初诊。

主诉：发热恶寒伴头痛1天。

现病史：患者自述1天前外出，途中淋雨后，出现头痛，发冷，发热，汗出，周身不适，口不渴等症。纳寐可，二便利。舌淡红，苔薄白。脉浮缓。

诊断：感冒（外感风寒证）。

治法：调和营卫，解肌发汗

处方：桂枝10g，芍药10g，甘草6g，生姜10g，大枣7枚。

1剂，水煎服，并嘱药后啜热稀粥一碗。

二诊：服药后汗出，脉静身凉，诸症消失。嘱咐饮食调养，患者恢复正常。

按语：赵寄凡认为感冒一病，皆因感受风寒引起，发热是病症，寒是病变的本质，热是病变的现象，用桂枝汤调和营卫，解肌发表，正是抓住病变的本质，针对病因提高机体的抗病能力逐邪外出，消除病因，故药到病除（桂枝汤中桂枝、芍药必须等量）。再介绍一例应用桂枝汤造成的坏病。赵寄凡有一门人，治一患者，感冒数日，咽痛，口渴，舌淡红、尖赤，脉细弦，给桂枝汤1剂，服后当晚咽痛加剧，憋气烦躁不能入睡，急诊于某西医院，诊断为急性喉炎，给以紧急处理，才避免了严重后果。说明要应用好桂枝汤，既要掌握好桂枝汤的适应证，更重要的是掌握好它的禁忌证。仲景《伤寒论》每一方剂后都指出它的禁忌证，古人有桂枝下咽，阳盛则毙，此犯虚虚实实之误。

验案举隅2：小儿上呼吸道感染后咳喘

吴某，男，3岁。1956年2月初诊。

主诉：发热伴咳喘3天。

现病史：患儿母亲诉3天前受凉后，初见发热，咳嗽，气促，流鼻涕，后热未退，咳嗽喘息，面白，唇青。舌偏红，苔薄黄。脉数，指纹青紫。

诊断：咳喘（风热郁肺证）。

治法：解表退热，止咳定喘。

处方：炙麻黄6g，杏仁10g，生石膏（先煎）10g，炙前胡6g，白前6g，枳壳6g，桔梗3g，半夏3g，浙贝母3g，鲜茅根6g，炙枇杷叶6g，甘草3g。

3剂，水煎服，日1剂。

二诊：患儿服药3剂后，诸症减轻，精神可。

按语：赵寄凡认为小儿上呼吸道感染一病，初起多因外感，后造化至热，肺有风邪则气不降，呼吸不利而为喘。本病小儿冬春发病最多，也是中医擅长治疗的一种疾病。首要治法以驱逐肺中风邪为主。本方为麻杏石甘汤加味而成，解表退热，止咳定喘，化痰理胃兼而有之。用麻黄解表以逐肺中之风邪，用石膏以清热；肺热则小便短赤，以茅根利小便，用杏仁、半夏以定喘降逆；肺热生痰则咳嗽，用前胡、白前、桔梗、浙贝、枇杷叶排痰以止咳；气逆则易郁结，用枳壳以行气。本病末期多有未服泻药，大便自动溏泻数次而病情显著减轻者，中医学认为肺与大肠相表里，肺中痰热往往借大肠为出路，此即中医所谓病毒自寻出路的证明。

验案举隅3：痢疾

张某，女，35岁。1963年11月初诊。

主诉：腹痛伴痢下赤白10天。

现病史：患者自诉10天前痢下赤白，每日30余次，腹痛，里急后重，身热恶寒。曾治无效，迁延至今。患者怀孕7个月，面如蒙垢，纳差，寐差。舌苔白腻，脉浮弦。

诊断：痢疾（风寒外袭证）。

治法：补气养血治痢。

处方：当归5g，杭芍5g，桂枝5g，细辛5g，通草3g，甘草3g，大枣3枚。

1剂，水煎服。

二诊：服1剂后，寒热稍退，痢减大半，腹痛轻微，脉弦不浮，舌苔已化，原方继服2剂。

三诊：寒热已罢，里急后重亦除。大便每日3~4次，稍带脓血。脉舌已正常。此乃表和里畅之象。原方减量，当归、杭芍、桂枝、细辛各3g，通草、炙甘草各2g，大枣2枚。脉静身凉，痢止。

按语： 当归四逆汤乃仲景为血虚寒厥而设，有温经散寒、养血通脉之功。治手足厥寒，脉细欲绝之证。今以其治妇人孕期，寒热下痢，迁延不愈、病势危重者。从厥阴伤寒，外闭于经，内滞于脏，表里同病，气血失和立论，取内和气血，外调营卫之意。痢疾一证，多为寒热互结，气血凝聚为病。本例病势迁延，伤血耗气，外兼寒热，体虚邪实，既不任攻，也不宜补，应表里兼顾，攻补兼收。本方寒热并用，气血同治，治痢于不治之中。

验案举隅4：尿毒症

周某，男，24岁。

主诉：全身浮肿，伴恶心呕吐数月余。

现病史：全身浮肿，恶心呕吐频频，数月不能进食，面色苍白不华，尿少，腰痛，纳差，寐差。舌质淡，苔白厚。脉弦细。

诊断：水肿（脾肾阳虚，寒湿停滞中焦）。

治法：温补脾肾，利水化湿。

处方：吴茱萸汤合真武汤。

患者服药后恶心减轻，呕吐止，可以进少量食物，尿量略有增加，继续服药数周，病情得以缓解。

按语： 慢性肾炎病情迁延，可导致不同程度的肾功能减退，最终发展为慢性肾衰竭。尿毒症状有头晕作吐，水液不下，小便癃闭，神志昏迷，大吐亡阳，死人最速。救治之法首在止吐，欲止其吐法，当强肾利水，水去吐止，吐止生气自复。我国古代中医学理论对水肿病的治疗早有认识，《内经》记载"开鬼门、洁净府"。汉代张仲景所著《金匮要略》云："病有风水、有皮水、有正水、有石水、有黄汗。"肾脏性的水肿相当于中医的"风水"，其发病快，很快影响全身。赵寄凡擅长运用吴茱萸汤进行治疗，有起死回生之效。仲景有关吴茱萸汤证的5条记载，即《伤寒论》阳明、少阴、厥阴3篇，《金匮要略》呕吐哕下利病脉证治篇2条。赵寄凡根据父辈应用吴茱萸汤的经验，加之自己数十年的临床体会，明确指出了凡上、中、下焦之虚寒证所引起的食谷欲呕、吐利、手足厥冷、烦躁欲死、干呕、吐涎沫、头痛、呕而胸满等症状（以呕吐为主），投之以吴茱萸汤，无一不验。并指出，临床运用此方，可不受西医学病名所限，根据这个原则，上述症状只要辨出虚寒，即可应用。该患者全身浮肿，恶心呕吐频频，脉弦细，舌质淡苔白厚，气化无权，津液代谢失调而少尿，考虑病性为虚寒。赵寄凡辨证为脾肾阳虚，寒湿停滞中焦，予吴茱萸汤合真武汤，患者服后恶心减轻，呕吐止可以进少量食物，尿量增加，临床症状减轻，续服药数周，此方虽不能使病愈，但服后可以温中散寒，安定胃气，使病情缓解。应用此方注意生姜倍吴茱萸。

验案举隅5：心律失常

曹某，男，62岁。

主诉：胸闷憋气10余年。

现病史：患者胸闷憋气，脉搏间歇，呈发作性，心电图示室性早搏呈二三联律。舌质胖淡，苔正常。脉结代。

诊断：胸痹（气阴两虚）。

治法：益气养阴。

处方：党参15g，桂枝10g，麦冬15g，生地黄15g，阿胶（烊化）10g，生姜10g，大枣10枚，胡麻仁10g，炙甘草10g。

服药3剂后，早搏明显减少，7剂后早搏消失，脉来规则，胸闷憋气症状发作明显减少。该患者10余年来多次出现结代脉，每服炙甘草汤3~7剂，结代脉即可消失。

按语： 赵寄凡认为炙甘草汤治疗心动悸、脉结代，只要辨证属气阴两虚，皆可应用，而且均可取效，体现了中医异病同治的治疗原则，历代医家及目前各地应用此方治疗心律失常的报道甚多，结果基本一致。

验案举隅6：迟脉症

王某，男，56岁，干部。

主诉：胸闷。

现病史：患者胸闷，头晕，无力。舌胖淡紫。脉缓而迟。

诊断：胸痹（心阳虚，心脉瘀血）。

治法：助阳活血化瘀。

处方：桂枝 10g，赤芍 15g，白芍 15g，麻黄 10g，附子（先煎）10g，细辛 3g，生姜 10g，大枣 10g，甘草 6g。

患者服药半小时后，心率增快，达 52 次 / 分，胸闷、头晕、无力症状亦好转，继续服药 2 周，患者诸症消失，心电图恢复正常，心率 60~70 次 / 分。

按语： 桂枝汤将桂枝的量加重，并与麻黄、附子、细辛配伍，则桂枝与麻黄的作用已不在表，而转入治里，以助心肾之阳，温通血脉，起活血化瘀、畅通循环的作用，故心率增快，血液供应充足，胸闷、头晕、无力等症状消失。

五、学术传承

赵寄凡为人师表，非常重视中医教育，提出建立中医学院并得到认可。赵寄凡传道授业，培养了众多徒弟。他的学生遍布海内外，比较出名的有阮士怡、翟殿华、郭庆虹以及他的儿子赵家驹。他担任许多社会职务，为天津中医药事业发展献计献策，做出了巨大贡献。

（一）勤恳敬业，谦逊好学

赵寄凡在未行医时就向多位名医虚心请教学习，跟随陈雨人、萧龙友诸先生医治患者，甚至会因为一个患者的问题去很远的地方寻求老师的帮助。后在医院临床工作几十年，勤恳务实，善于学习，主动与同事探讨病例，提出想法，对工作兢兢业业，谦虚学习，注重理论和实践相结合，他的工作作风和学习态度时刻影响着自己的学生。对临床上出现的大量相似病例，他会记录和总结，并整理出共同特点来进一步给予治疗。他还承担着许多社会职务，并在其中汲取知识，不断提高和改变自己。

（二）推崇和重视经典

赵寄凡对中医经典著作极为推崇，于《内经》《难经》《伤寒论》《金匮要略》等经典颇有研究，深得奥旨，述病因、论病机、立治法，选方药，每引经据典，析理阐微。在临床上擅长使用经方，他常批评时医不懂经方，不懂组方原则，乱开大处方，随便凑药，有如饭馆中之大拼盘，包罗万象，还美其名曰发明创造。此语针砭时弊，至今仍有现实意义。他对待自己的学生很是严格，强烈要求学生熟读和研究经典条文，他认为学生只有学习并掌握中医四大经典，才能领略先贤诠释宇宙万物本原的独特方法论及其思维模式。他常提到"历代医家无不重视经典，勤于临床，精研方药"，中医经典医著都是古代医家在长期临床实践中整理出来的，其中的深奥道理需要我们不断地去理解和深入挖掘，只有认真学习中医经典著作才可以不断提高自己的医术。

（三）医德为先

"凡大医治病，必当安神定志，无欲无求，先发大慈恻隐之心，誓愿普救含灵之苦……"孙思邈的《大医精诚》影响深远、广为流传，成为医生要遵守的职业操守。医德高尚是医者最重要的品质，也是良好医患关系的关键，更是决定医术好坏的重要因素。张仲景的《伤寒论·自序》中提出医生在治学上的要求：崇尚医术，心无旁骛，勤求古训，博采众方，精益求精，不因循守旧，要发展创新。这充分反映了张仲景的伟大抱负，反映了他对自己的严格要求，也提出了医生的医德要求。赵寄凡常教导学生"不要做名医，要做明医"。他认为医生要掌握的是如何有效地为患者辨证施治，是为了疗效显著，而不是为了名望。赵寄凡在行医时，常常提前到医院开诊，由于患者多，往往都是最晚下班。《伤寒论·自序》中谓："上以疗君亲之疾，下以救贫贱之厄，中以保身长全，以养其身。"赵寄凡常和学生说这段话来感受仲景爱人悯人，为急救人民的疾苦而奔走的美好医德。

传承图谱：

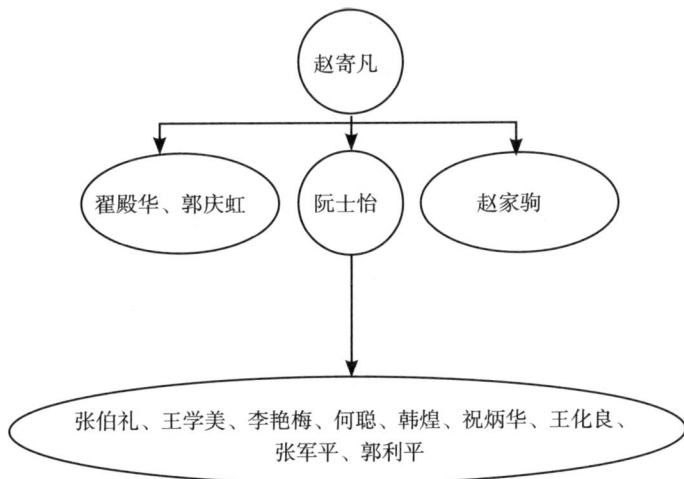

阮士怡：1944 年毕业于北京大学医学部，1964~1967 年参加天津市西医离职学习中医研究班，系统学习中医药。先后拜名中医赵寄凡、陆观虎为师，随师侍诊，深得老师真传。曾任天津中医学院第一附属医院副院长。全国第五批名老中医药专家学术经验继承工作指导老师，国医大师，享受国务院政府特殊津贴专家，天津市名中医。学术兼职：中国中西医结合学会理事、天津市中医学会（今天津市中医药学会）理事、老年医学会副理事长。擅长治疗老年病、心血管内科疾患。其科研成果有：① 1981 年，"益气养阴法 651 丸防治冠心病心绞痛临床与实验研究"获得天津市人民政府科学技术进步二等奖。② 1987 年，"益肾健脾、涤痰散结法治疗冠心病的临床和实验研究"获得天津市人民政府科学技术进步三等奖。③ 1989 年，"益肾健脾、涤痰复脉法治疗心律失常的临床及实验研究"获得天津市人民政府科学技术进步三等奖。④ 1991 年，"软坚涤痰强心法新生脉片治疗慢性心衰临床与实验研究"获天津市人民政府科学技术进步三等奖。⑤ 1991 年，"益肾健脾、涤痰散结法——补肾抗衰片延缓衰老的临床及实验研究"获天津市人民政府科学技术进步二等奖。⑥ 1996 年，"疏肝活血方药对动脉粥样硬化细胞学影响的实验研究"获天津市卫生局医学科技进步一等奖。⑦ 1996 年，"益气养脉法方药防治动脉粥样硬化的实验研究"获天津市人民政府科学技术进步三等奖及天津市卫生局医学科技进步一等奖。⑧ 1997 年，"补肾软坚法方药防治动脉粥样硬化的实验研究"获天津市卫生局医学科技进步一等奖。⑨ 2005 年，"益气活血软脉方药对老年动脉硬化影响的临床与实验研究"获天津市人民政府科技进步二等奖。⑩ 2005 年，"中药对肾虚型动脉硬化的临床与实验研究"获中华中医药学会科技进步三等奖。此外，还研制了补肾抗衰片、降脂软脉灵Ⅰ～Ⅳ号、新生脉散片、活血保心丸、粘脂饮等中药制剂 8 种。

翟殿华：师从于赵寄凡，跟随学习 2 年，后与老一辈肝病专家张翰卿创建天津中医学院第一附属医院肝胆科。因跟师学习赵寄凡使用真武汤的经验，颇有感悟，其后多次总结和探讨，发表相关论文 2 篇（《赵寄凡老中医运用真武汤的经验》《真武汤的临床应用》）。

赵家驹：赵寄凡之子，幼年跟随赵寄凡学习、熟读医书，在天津市南开医院工作，长期致力于临床诊疗，擅长中医内治法与外治法的联用。对于热证、关格、中医外治法提出了自己的思路与想法，对于现代疾病，如前列腺增生、急腹症、多囊肝、多囊肾，使用中西医结合的治疗手段并取得很好的疗效，共发表论文 8 篇。

参考文献

［1］天津市卫生局．津门医粹［M］．天津：天津科学技术出版社，1989．

［2］中国人民政治协商会议天津市委员会文史资料委员会．近代天津十大中医名家［M］．天津：天津人民出版社，2013．

［3］陆观虎，赵寄凡．天津市立中医医院治疗尿毒症两例报告［J］．中医杂志，1956（12）：634-635．

［4］陆观虎，赵寄凡．小儿上呼吸道感染（咳喘）中医治疗初步总结［J］．中医杂志，1957（1）：16．

［5］赵寄凡，耿寿卿，宋礼章．矽肺病人的脉象初步探讨［J］．天津医药杂志，1961（1）：50-51．

［6］赵寄凡．对经方与时方的看法［J］．天津医药杂志，1961（4）：213-215．

［7］牛元起，赵家驹．赵寄凡医案四则［J］．天津医药，1980（1）：44．

［8］赵家驹．赵思俭老中医治疗二例多囊肝多囊肾继发感染［J］．天津中医学院学报，1987（2）：37-38+32．

［9］翟殿华．赵寄凡老中医运用真武汤的经验［J］．天津中医，1987（2）：4-5．

［10］赵家驹．名老中医赵寄凡先生研究《伤寒论》经验漫谈——中风、伤寒二症脉治之浅说［J］．天津中医学院学报，1993（3）：17-18．

执笔者：朱振刚　刘超武　熊桅

整理者：吴妍

董晓初
——精于伤寒温病的一代名医

一、名医简介

董晓初（1901~1968），江苏武进人，幼承家训，修则被天下之德，怀普济众生之志。14岁在无锡雪堰桥镇拜师学医，19岁离开故里去沈阳，翌年考取了中医师执照，开始行医生涯。行医期间，白日忙于诊疗，晚上仍攻读不辍，如此10余年，医技日渐精良。"九一八"事变后，来津悬壶，医誉日隆，求诊者踵至，40岁时已名噪津门。中华人民共和国成立后，他积极响应政府号召，走集体化道路，于1952年底组成兆丰中医联合诊所，并担任所长。1956年至天津市立中医医院（今天津中医药大学第一附属医院）工作，任内科主任，兼任天津市卫生局中医考试审查委员、天津中医学会副主任委员、西学中学习班顾问、农工民主党天津市委员会常委、天津市政协委员等职，并先后兼任天津医学院附属医院、天津市传染病医院、天津市南开医院等医院中医顾问等职。

董晓初毕生秉持仁心仁术，立志于济世利人，胸怀慈悯之心。面对疾苦无助者，每赠诊施药，对于后学者，倾心相授不遗余力，其医风轶事，至今为后世所称颂。他支持中西医结合，阐古而启新，精于医理，对内、妇、儿科造诣颇深，尤对温病时证、心脏病等更有独到见解。然而，因其终日忙于诊务而无暇著述，董晓初一生著述不多，故其经验之所得传者，尤是珍贵。

二、名医之路

（一）幼承庭训，精修岐黄

董晓初出身于书香门第，自幼秉受其父董坤福的严格教诲，其天资高颖，又勤学好问，很快便继承了家族深厚的文化底蕴。他虽生于富足之家，却常怀济世利人之志，因而14岁时拜师于家乡无锡雪堰桥镇奚慕唐门下学医。奚师谆谆以教，董晓初孜孜以求，如是整整五年，董晓初不仅将其师的医道、医法、医理谙熟于心，更承袭了其师济世救人的医德医风。19岁时他辞别父母，拜别了师傅，踏上了悬壶济世之路。他首先到了东北沈阳，投奔一远房亲戚。20岁时考取了中医师执照，正式开始了从医生涯。

董晓初居沈十年，日间坐堂行医，夜晚伏案攻读，岐黄之术及经史子集靡不涉猎，《黄帝内经》《伤寒论》《金匮要略》《神农本草经》更是苦心钻研，如此学业渐丰，学术渐进，声誉渐享。孰料医业渐入佳境之际，日本帝国主义侵占东北，东三省惨遭涂炭。董晓初忠心爱国不愿做亡国奴，受迫于战乱局势于1931年来津悬壶。

（二）悬壶津门，医名鹊起

董晓初来津之后，天津亦非太平盛世，不仅有日本帝国主义对华北地区的觊觎，还有国民政府对传统医学的排斥和压制政策。在这种背景下，董晓初来到天津行医，其处境也十分艰难。然而，他却凭着深厚的传统中医理论和精湛的医术在天津取得一席之地，四十岁时已名噪津门。

董晓初平日诊务繁忙，每天三处坐堂，还要出诊，几乎无片刻休息。当时西开教堂前福煦将军路（今滨江道）上有一家聚兴和药房，此处为总号，另有一分号在东马路。董晓初每天上午去东马路的聚兴和坐堂，下午到福煦将军路的聚兴和坐堂，晚上再去惠中饭店楼下的永安堂坐堂，有时还要出诊，每天要看百十号患者。

1949年天津解放，新政府大力扶植中医事业，认为中医师单独的个人行医终究力量有限，不利于中医事业的发展和壮大，于是倡导中医走合作化的道路。董晓初积极响应政府号召，于1952年成立了天津市第一个中医联合诊所——兆丰诊所，并亲任所长。诊所刚成立之时共有9人，大夫为董晓初、田乃庚、郭寿同、董贤隆、秦心斋、王凤德6人，药房为谢万藻和殷悦荣2人（殷悦荣兼管药库），挂号为王洁泉1人。1953年，长子董建仁加入，至此共10人。此后兆丰诊所在津门渐具声望，慕名求诊者甚众。为满足广大患者就诊之需，1955年8月董晓初扩建诊所。原兆丰诊所全部迁入新址，人员未变，但增加了一名西医化验员，虽无西医大夫和西药，但也可以从中看出董晓初先进超前的医学思想。1年后他聘请了曾获官费赴法留学的西医孙璧儒来所应诊，成为中西医联合诊所，这在当时也是颇为罕见的。

1956年，市政府决定成立天津市立中医医院。是年6月，天津市卫生局聘请董晓初参加该院筹建工作，并任内科主任。董晓初辞去了所长职务，由田乃庚接替。从1956年6月至1966年8月，这十年董晓初一直在天津市立中医医院工作，他以极大的热情投入了中医医院的工作，日无闲暇。每天除应诊外，还有科务工作、院务工作，比起联合诊所要繁忙得多。家人怕他身体吃不消，他说："拯危祛疾，造福人民乃最快乐之事，舍此无所求。"时值中医后继乏人，董晓初精心培育后学，将自己丰富的经验和精湛的医术毫无保留地传给年轻人，造就了大批中医人才，门墙桃李，遍及天津、华北。

（三）蜚声医林，福泽后世

董晓初勤勤恳恳、兢兢业业地工作了近50个春秋，为百姓的身体健康，为医院的临床、科研及人才培养做出了重要贡献。

1. 医术高明，德惠众生

董晓初学识渊博，博识洽闻，精于医理，师古而不泥，继承中有创新，对内科、妇科、儿科造诣颇深，尤其对温病时证、心脏病、脾胃病的诊治更具专长。20世纪60年代初，董晓初就有辨证论治心力衰竭、心绞痛、肠伤寒、慢性肾炎、肾衰竭、肝炎等的学术论文发表，有中西医结合治疗麻疹合并肺炎、小青龙加石膏汤治疗喘证的经验总结。

董晓初临床思维敏捷，辨证详明，独有见地，因证设方，灵活权变，处方用药严谨精练，别具一格。董晓初医术超凡，主张"胆欲大，心欲细"，责任心强，其疗效卓著，每于险恶危逆而化险为夷。例如，他在任县巡回医疗时，曾有一胎死腹中的患者，病势危急，不速下死胎，则母亲生命难保，若施手术，又需将孕妇抬至十余里外的县医院，当此之时，急求治于董晓初。他亲临保健所，亲自配药，处方仅五六味药，两煎顿服。4小时后，死胎下，母体得安，其精湛医术在当地传为佳话。又有一老妇，患顽固性呕吐1个月，经中西医各种检查，未发现阳性结果，故诊为神经性呕吐，予和中降逆、宽中理气、疏肝解郁、重镇止吐诸方及西医多种镇吐药治疗，竟无小效。患者恶心呕吐痰涎少许，甚则吐出胆汁或夹血丝，呃逆频频，汤水难进，日夜不宁，渐渐瘦削形枯，只能以输液维持。董晓初诊视之，见其舌淡红，苔薄白，脉细弦少力，遂即处以二陈汤，送服玉枢丹，三日后竟呕吐全止，粥食自养，日渐恢复。弟子询问此方用意，董晓初回答只三个字——"通地道"。此系上病下取、釜底抽薪之法。其处方奇特，疗效奇速，非悟彻医理者，不能若此。董晓初之所以蜚声医林，是在于其治学严谨，精勤不倦。他诊余攻读，从未间断，孜孜矻矻，令人敬仰。

董晓初一生以仁术济世，为人慷慨，遇危急穷困，每施诊赠方，解囊相助。1943年孟冬，河南一位男性老者来津探亲，但亲戚迁居，查无下落，暂居客栈，然盘资无几，欲回河南亦不能，心急如焚，焦虑忧愁，遂心痛如锥而求治于董晓初。董晓初对其甚为同情，诊病而却其酬，并赠老者40元作为回家之费用。1948年夏，一病者家属邀董晓初出诊。董晓初至病家，视其家徒四壁，破烂不堪，病者乃男性，卧于病榻，四子一女瘦骨嶙峋，询而知其为失业工人。董晓初怜其贫，免费诊病并解囊助其购药。1957年春，一男性老者由通辽来津求董晓初诊病。诊毕一时许，董晓初见老者持药方徘徊于走廊，上前询其因，老者吞吐而言，若付药资则无路费回故里。董晓初悯其年老体弱，遂即相赠30元以助其归通辽。类似惜老怜贫之事，难以计数。其医风轶事，为人们所称颂。

2. 开设专科，创制新药

董晓初一生不断探索，勇于创新，于1961年在天津市中医医院成立了天津市第一个中医心脏专科，当时在全国来说亦为极少数。董晓初带领中医和西医学习中医的同道，从事心脏病（如心力衰竭、心绞痛）的辨证论治研究，取得了良好效果。这些工作推动了中医专科专病的发展。

董晓初立足临床，且注重科研。他在《伤寒论》炙甘草汤和《温病条辨》三甲复脉汤的基础上，结合个人临床经验，加减化裁，研制成治疗心脏病具有良效的"651丸"（桂枝、党参、麦冬、五味子、生地黄、阿胶、龟甲、鸡血藤、炙甘草、红枣、冰糖），获天津市科研成果二等奖。后因其疗效显著，天津市第三中药厂将"651"剂型改进，名曰"通脉养心丸"，行销全国，经久不衰，至今仍深受患者称许。董晓初作为该药的原创者，功不可没。天津市中医医院心脏专科同时还有"652丸"（党参、糖参、麦冬、五味子、龙骨）、"653 丸"（红参、党参、附子），均为董晓初处方。

3.传道授业，奖掖后学

20 世纪五六十年代，中医后继乏人，董晓初在临床与科研中，为中医事业之发展尽心竭力。他亲自带徒，精心培育后学，将自己丰富的医疗经验毫无保留地传授给后学，在临床实践中以深入浅出的方式诠释中医理论，造就了大批中医人才，遍及华北。董晓初还热心培养西医学习中医的同志，中西医结合治疗皮肤病的开拓者和奠基人之一的边天羽即是其高足，曾有西医离职学习中医研究班的医生赞誉其"善伺病机，临床名家"。

三、学术理论精粹

（一）学术渊源

董晓初对中医经典著作至为推崇，尝谓："医者不熟知经典，则不足以称其医。经典乃医林绳墨，规矩方圆，岂有不学之理。"董晓初对《内经》《难经》《伤寒论》《金匮要略》等经典颇有研究，并深得奥旨。董晓初谓："经典乃医学之钥匙，非读书明理，终是昏庸之辈；不知医理而行其道，必漫无边际。"于晚年诊余之际仍手不释卷，择要随记。其述病因，论病机，立治法，选方药，每引经据典，析理阐微，条分缕析。

董晓初不仅注重经典，对诸家之学亦无不精心研读，博采众长，汇通诸家，参以己见，而每有创新。平素尝言："但习经典而不及各家，尚不足为良医也。只有博览群籍，才能汇通诸家之学而为己用。对各家之说当择善而从，选良以用，由博返约，求深求精。"对金元四大家，他尤推崇东垣。他认为："五脏六腑本于脾胃，治病求本，亦本于此，脾胃之说最为贴切。"他一生治学，谙熟经典，长于伤寒之学又擅于治温病，医术高超，造诣精深，博读精思，学识丰厚，兼得力于诸家之精粹。

此外，董晓初认为医者对学术之形成及发展要做充分了解，知识广博，学有根基，眼界宽广，思路豁达，临证才能胸有定见，应变自如。曾有一血痢患者，多方延医诊治半载无效。董晓初据其舌胖淡，苔黄腻，断为肾虚湿热之证，投《外台秘要》蛊注痢方（引《肘后》疗苦时岁蛊注毒下者方：矾石、干姜、附子、黄连），三剂而安。古书朴实无华，方效可靠，于此足见一斑。温病之说，源于《内经》，至清代承前启后，名贤辈出，形成温病学。董晓初宗叶、薛、吴、王之学，旁参各家，而尤崇尚吴鞠通之《温病条辨》。他认为该书是温病学中最完善之作，旁采博返，取仲景、天士之精华，熔诸家之说而有创新，乃温病学之集大成者，曾谓："神昏谵语，仲景通腑泄热治在阳明；天士清心开窍治在心包，瑭设牛黄承气通腑开窍，可谓发仲景之微，启天士之奥也。"董晓初长于伤寒之学又擅于治温病，这与其博读精思，学识丰厚，是分不开的。

（二）学术观点

1.注重胃气，百病可安

董晓初认为，"治病必求其本"，而以"脾胃为本"更为重要。尝谓："脾胃为脏腑之本。胃主受纳，脾主运化，化生气血津液以养生五脏六腑，脾胃健则五脏安，故医者审病不可不察脾胃之虚实。"又谓："伤寒、温病有伤阴、伤阳之别，其治有救阴、救阳之异，然而在'和胃气'这一点上，则是相同的。内伤杂证也应以胃气为本。"脾胃受损，后天失养，则百病生。若中气不足，化生无源，是久病难愈的重要原因。若过投攻伐之品，更伤脾胃。"有胃气则生，无胃气则死"，故临证之时，董晓初首重胃气，每于疑难杂症而收佳效。

20世纪50年代末时，曾治一女性重症肌无力患者，该患者罹病2年，服滋肝补肾之品百余剂，未见起色，经友人介绍由沈阳来津求治于董晓初。当时，患者语声低微，眼睑下垂，咀嚼吞咽苦难，舌淡，苔白厚腻，周身软弱无力，生活难以自理。董晓初认定系由中气虚衰所致，遂予以参苓白术散佐通经活络之品，方药仅十几味，且用药很轻，一剂不过两许。友人或疑药力轻薄难以胜病，故询之。董谓："虚损久疾，益肝肾不如调脾胃。夫药饵入于胃，俟脾运化而布四肢。设脾胃虚惫而蛮投滋补滞腻，则无力以运药，观其厚腻之苔即可知。病既久，其来渐，去亦缓，用药量宜轻。若施重剂必有碍脾胃之运化，欲速则不达也。"友人顿悟。患者服原方多剂后又酌加黄芪、冬虫夏草等补肺气之品，以后方子随症状变化而加减，经近1年慢慢调理，患者获愈，四肢有力，行动如常，而归故里。

又有患者李某，男，年过六旬，于1964年孟春患血淋（即胃出血），延医数人，凉血、固涩、健脾、补肾之剂遍尝，势不减，于同年季秋登门求诊。董晓初切脉见其细软无力，舌质淡、舌中落黄腻苔，断其为脾胃虚弱而兼中焦湿热之证。先予五苓散10余剂，黄苔消退。继之以补中益气汤治疗，又10余剂而收功。董晓初谓："脾胃气虚而夹湿热者，切莫苦寒清泄，否则伤损脾胃，凝涩血脉，血愈难止。用五苓散妙在桂枝一味，通阳化气，温而行之，乃反佐之意。补中益气汤是益气而摄血。"

2. 胃病遣药，清灵升降

董晓初治脾胃多取法于金元四大家之李东垣，但李东垣详于治脾而略于治胃，详于温补而略于清润。他认为明清温病学家叶天士倡养胃阴之法，可补李东垣之未备，有相得益彰之妙。用药方面，董晓初认为胃病用药之法则可约言为四个字：清灵、升降。

清灵者，其义有三：①用药宜轻。脾胃既虚，运化为弱，重用补剂必有碍脾胃之运化，适得其反。不唯补剂如此，纵为实热之证，亦不可峻攻滥伐，须中病即止。苦寒清热之品，如黄连、木通、胆草等，有败胃气之嫌，其用量不宜超过6g。行气药多辛温芳香而性燥，多用有耗气伤阴之弊，如木香、沉香、厚朴、枳壳之类，用量在4.5g之内为宜，且不可久用。消食化滞之品，如山楂、六曲、麦芽，用量以10g为度，过用之则克损胃气。②动静结合。如益气之参、术、芪，宜配防风、陈皮、枳壳之疏散，使其益气健脾，补而不滞。养阴之百合、沙参、玉竹，宜配伍扁豆、葛根、升麻之流动，使之养胃阴鼓胃气，滋而不腻。凡滞腻碍胃之属，如熟地黄、阿胶、血竭、乳香、没药之类，均所不宜。③配伍灵巧。胃之病，寒、热、虚、实不难分辨。实者"承气"，一药可愈；虚者"理中"，数剂可安。然寒热互存，虚实并见，选用方药，孰轻孰重，最为关键。

效不效常在一二味药之取舍，验与否多因一二钱之增减。1963年孟春，一李姓男患者，43岁，素日胃气虚弱，旬日来因忧思嗔恚，胃脘时作隐痛，且伴呃逆不止。某医以四君子汤加生赭石15g治之，药进5剂，胃痛减，然呃逆仍作。遂邀董晓初诊之。董晓初仍予原方，仅将赭石之量减为4.5g，1剂而痛止呃平。诸医莫不叹服而索其微义。董晓初曰："胃病用药最宜轻灵。胃气素虚，重用赭石必直抵下焦而呃逆不止。吴鞠通所谓'治中焦如衡'，并非仅为温病而言，凡中焦之疾，医者咸宜宗之。"众人听后，无不折服。

升降者，因胃居中焦，与脾以膜相连，若脾虚不能为胃行其津液则胃病。肝为刚脏，主疏泄，善条达（即舒展、顺畅），若肝失疏泄，气机郁滞则木旺乘土。胃病与肝、脾之关系最为密切，故董晓初云："所谓'升降'者，即降胃气，升脾气，调肝气，以维系阴阳气机之平衡。胃者，阳土，濡润以降，百合、石斛、麦冬、花粉之属；脾者，阴土，刚燥以升，党参、白术、干姜、炙草之类；肝者，主疏泄，枳壳、香附、乌药、沉香等品。裨气机升降有常，而胃气方得安和。"

董晓初根据"脾宜升则健，胃宜降则和。盖太阴脾土，得阳始运；阳明燥土，得阴自安""脾善刚燥，胃善柔润""胃以清为补"等理论，将胃病分为四型，即胃热型、胃寒型、胃实型（气滞、血瘀、食滞）、胃虚型（胃阴虚、胃气虚），并分别采用补益脾气、理气化郁、清泻胃热、滋阴生津、消积导滞等法。

（1）胃寒型

证候：胃脘疼痛，绵绵不休，得温痛减。胃寒喜暖、喜按，得食痛减，或泛恶清水。舌淡苔白滑，脉沉缓无力。偏气虚者，舌体胖嫩有齿痕。偏寒湿者，舌淡苔多厚腻。

治法：温中散寒，佐以益气健脾。

处方：吴茱萸汤合理中汤加减。吴茱萸3g，党参9g，大枣5枚，干姜3g，白术9g，桂枝4.5g，香附4.5g，荜澄茄9g。偏寒湿者，加附子6g，苍术9g，生苡仁15g。

（2）胃热型

证候：胃脘疼痛，有灼热感，泛酸，口臭，牙龈肿痛，大便秘结。舌红苔黄或黄厚，脉洪大或实而有力。

治法：清胃泻火。

处方：清胃散加减。黄连3g，升麻1.5g，丹皮9g，生石膏15~30g，赤芍9g，佩兰9g，胆草3g，生甘草6g。大便秘结者，加大黄6g。胃出血者，加鲜茅根30g，藕节10g，广角6g或水牛角30g。若无胃出血，也宜使用赤芍、丹皮等凉血之品，阳明乃多气多血之经，胃热则血分也热，血热一清则胃热随之亦去。

寒热夹杂证候：胃脘隐痛，有灼热感，泛恶呕吐，胸脘痞满。舌红苔白滑，脉濡散。

治法：寒热并进，辛开苦降。

处方：半夏泻心汤加减。半夏、干姜、党参各6g，炙甘草3g，黄连、枳壳各4.5g，黄芩、枇杷叶各9g。

（3）胃虚型

①胃阴虚

证候：胃脘隐痛，干呕呃逆，口燥咽干，大便干燥。舌红少津，脉弦细。

治法：养胃生津。

处方：芍药甘草汤合百合地黄汤加味。白芍 15g，炙甘草 6g，百合、麦冬、石斛、沙参各 15g，葛根、玉竹、黄精各 10g，山药 15g，天花粉 10g。

董晓初治疗胃阴虚之法，是以"清润为补"。

②胃气虚

证候：倦怠乏力，面色淡白，懒言嗜卧，四末（四肢）不温，大便溏薄，小便清长，胃脘绵绵作痛，纳食后则减。舌质淡白胖嫩、有齿痕，脉虚弱或沉细。

治法：健脾厚胃。

处方：黄芪建中汤加味。炙黄芪 9~30g，党参 15g，白术 10g，炙甘草 9g，干姜 6g，红枣 5 枚，桂枝 6g，炒白芍、山药各 15g，莲子、扁豆、木瓜各 9g，水煎服。便血者去桂枝、干姜，加炮姜炭 6g，赤石脂 24g，海螵蛸 30g，阿胶珠 9g。

此类型多因患者平素脾虚胃弱，运化迟缓所致。

（4）胃实型

①血瘀型

证候：胃脘刺痛而闷胀，疼痛拒按，痛处固定，大便黏腻不爽。舌紫暗或有瘀斑，苔黄腻，脉沉弦或沉涩。

治法：活血化瘀，消痰散结。

处方：失笑散合导痰汤加减。蒲黄 9g，五灵脂、藕节各 10g，赤芍 15g，当归 12g，乳香、没药各 6g，丹参 15g，延胡索 9g，枳实、半夏各 6g。若胃络损伤，吐血便血，加用三七粉 1.5~3g 或云南白药 1.5g 或百宝丹 1.5g 冲服。疼痛不止，可用枯矾 9g，朱砂 0.9g，共为细粉，分作 6 包，每天早晚饭后冲服 1 包，温开水送下。胃之病，医籍多将瘀血列为其中之一型。董晓初认为，瘀血之胃疾多由痰热久瘀，胃络痹阻，血行瘀滞，日久而成。本型患者，舌紫暗或有瘀斑，而舌苔多见黄腻，故每选消瘀散结之品。枯矾：味酸、性寒，祛痰止血，收敛止痛。朱砂：味甘，性微寒，清热而止痛。每遇胃痛剧烈或出血者，董晓初于方中配用，疗效甚佳。但朱砂不可久服，以防汞中毒。

②气滞型

证候：胃脘胀痛或攻窜胁背，痛无定处，胸闷嗳气，纳呆，吞酸嘈杂。苔白而厚腻，脉沉弦。

治法：疏肝理气，和胃止痛。

处方：柴胡疏肝散合左金丸加减。柴胡 9g，香附、川芎各 6g，枳壳 4.5g，吴茱萸、黄连各 3g，川厚朴、木香、乌药、大腹皮、沉香各 6g，陈皮、路路通、佛手片、焦楂曲各 9g。食欲不振、苔略厚或有黄苔者加炒莱菔子、鸡内金各 9g；呃逆加丁香、柿蒂；呕吐加橘皮、竹茹、藿香、佩兰、杷叶。此型多因肝郁气滞，横逆脾胃所致。病虽属实，然无有形之邪可攻，故宜开之、散之，以化无形之郁结。董晓初治疗气滞型胃病时，用理气化滞之药，掌握行而不燥之法则，如川朴、木香、香附之类，常用4.5~6g，大辛大燥之品极少投施，并悟出药物配伍之妙，如川朴、枳壳、陈皮合用可开胸顺气，木香、乌药、大腹皮合用可消胀理气利水。

③食滞型

证候：胃脘疼痛胀满，口苦且臭，饮食不进，嗳腐吞酸，大便干或呈不消化状，小溲黄。舌苔黄、糙、厚，脉沉实或沉滑。

治法：导滞清胃。

处方：保和丸合四磨饮子加减。焦楂曲、炒莱菔子各9g，茯苓12g，陈皮6g，连翘10g，藿香、佩兰、鸡内金、槟榔各9g，沉香4.5g。此型患者多因宿食停滞于胃肠所致。若大便秘结，腑实不通，胃气不降，可予调胃承气汤：玄明粉10g，大黄9g，甘草6g。

《素问·玉机真脏论篇》云："五脏者皆禀气于胃，胃者五脏之本也。"李东垣云："诸病从脾胃而生。"董晓初承前人之思想，秉先贤之法度，结合临床而总结出的治疗脾胃病的经验和理论，丰富和发展了中医内科学说，成为20世纪天津中医界治脾胃病的大家。

3. 四诊合参，首重舌诊

董晓初在四诊合参的前提下，首重舌诊。他认为，舌乃心之苗窍，又为脾之外候，人体有诸多经络与舌有联系，故为诊候之要地。凡人体内部的变化，如脏腑的虚实、病情的深浅、津液的盈亏、气血的盛衰，均可客观正确地反映在舌象变化上，因此舌诊比脉诊更为可靠。尝谓："四诊之中，以望诊为先，望而知之谓之神也。望诊之中，又以舌诊为要。夫危急险恶之倾，迷离疑难之时，往往脉诊不一，或隐而不显，是时唯舌可鉴验。舌色之深浅，苔之润燥，昭若冰鉴，最可为凭。"他善观舌以察病之隐微，洞识病机，每于疑难重症，当机而断，出奇制胜。

1953年仲夏，一男性患者由家属抬到兆丰诊所救治。患者于三日前值烈日赶路，遂烦渴引饮，当晚高热不退。翌日午后，头痛剧烈，躁扰不安。是夜昏愦不语，呼之不应。家属骇然，急于晨起前来求诊。患者汗出肢冷，脉伏难循，舌红苔黄燥。诸医观之，或曰暑热入心，予安宫牛黄丸、神犀丹；或曰暑伤阴气，投生脉散；或曰阴竭阳亡，急宜四逆辈回阳救逆，众说纷纭，相持不下。适值董晓初外出而归，诊后，遂疏方如下：大黄10g，芒硝10g，枳实10g，厚朴6g，西洋参（先煎）15g。谓："阳明燥结，阴液大伤，脉不可循，舌乃其明证。气分不解而入于腑，热扰神明则志乱矣。经曰，热深者厥亦深。肢冷、脉伏乃燥热内结，不得外达也。非急下存阴则有涸竭少阴真水之虞，是以承气汤荡热攻瘀，虑其汗出液伤，阳随液脱，借洋参以固之。"1剂后，解下黑色粪水多许，热退而神清，黄苔消退。唯口渴、心烦、呃逆欲吐，继服竹叶石膏汤2剂而安。诸医莫不膺服。

董晓初还极其重视舌诊在中医温病临床诊断中的意义。如对麻疹、白喉、乙型脑炎、斑疹伤寒、肠伤寒等烈性传染病的诊治，无不以舌诊为辨证依据，临床常收显效。

4. 心病施治，知常达变

董晓初带领青年医生和学生在天津市中医医院创办了心脏科，利用中医学方法对心血管疾病如冠心病、风湿性心脏病、心力衰竭、肺源性心脏病、心肌病、心律失常等病症进行研究，结合临床观察，运用中医理论，对心脏病以寒、热、虚、实分型，进行辨证施治。在心病分型上，因虚而立论者为多，而以"热"分型乃董晓初之单见。他强调："五脏六腑皆有寒、热、虚、实，心病岂能例外？切不可一见心脏病即以为是'心虚'，而蛮投滋补。""若真正心气虚，当以温运中气为要，不可蛮补。"又，寒证每发于寒冷季节，起病急骤，应以温阳活血、宣痹止痛治之。

董晓初汇《伤寒论》"温病"之精华，撷各家之蕴奥，善用古方而灵活变通，匠心别具而法活效显。《伤寒论》中有："伤寒脉结代，心动悸，炙甘草汤主之。"《温病条辨》有"下焦温病，热深厥深，脉细促，心中憺憺大动，甚则心中痛者，三甲复脉汤主之。"董晓初对此有独特见解，认为："心悸动""心中憺憺大动""心中痛"，虽分别出自《伤寒论》《温病条辨》，但其有内在联系。前者为邪入少阴，气阴两虚之证；后者系下焦温病，阴阳两虚，虚风内动之证。心动悸者，心之气阴两虚无以奉养也，气血虚衰，鼓动无力，脉道不续，则"脉结代"矣。"心中憺憺大动""心中痛"乃心之气阴衰竭，心络失养。脉细促乃结代而细数也，阴液干涸，阴气亦欲脱也。他认为，炙甘草汤重在温阳复脉，其治在心；三甲复脉汤重在益阴复脉，其治在肾。若用于气阴俱虚之心脏病，二方均嫌不足。故他将二方精思化裁，制成"651丸"，以为定法。用之于临床，疗效异常显著。董晓初以后，天津中医学院第一附属医院（原天津市中医医院）冠心病治疗研究小组继承董晓初经验，与天津药品检验所和天津药品研究所共同对"651丸"的临床疗效进行了整体观察，证实"651丸"对治疗气阴两虚型冠状动脉粥样硬化性心脏病供血不足及心律失常等重症非常有效。

此外，董晓初又特别指出，对于心脏病的治疗，决不可限于一方一药，而应"谨守病机，各司其属"，辨证而施治。1963年曾治一肺源性心脏病男性患者，该患者素有喘疾，时值深秋，偶感风寒而复发。咳喘气逆，痰涎壅盛，胸闷憋气，不能平卧，下肢水肿，按之没指。舌暗淡，苔白腻，脉弦滑。董晓初辨证后认定，此病系由脾肾阳虚，复感风寒之邪，引动饮邪所致。遂疏真武汤合葶苈大枣泻肺汤加减，数剂而安。又如1964年初春，男性患者李某，因胸闷、心悸、自汗、项背拘急不适而就诊于某医院。西医诊为"高血压""冠心病"，服西药效不显，经友人介绍登门求诊。董谓："此心气不足，太阳经输不利也。"遂予桂枝加葛根汤3剂，服后诸症减，原方又进5剂而转愈。另外，董晓初治心病兼脾胃虚寒者，每以理中汤取效；心肾阳虚，心悸自汗者，用桂枝加附子汤；心悸，乏力，肢冷，咽痛而无红肿者，用麻黄附子细辛汤等，每获佳效。

正如董晓初自己所言："治心病之方，比比皆是，然无一方可包治百病，皆因心病病机、证候不同。故而'651丸'为治法之常，诸法为治法之变。临床上用常多而用变少，根据医理与辨证是确然无疑的，两者既不可执一，又不可缺一。"董晓初对于心病的治疗，总以寒、热、虚、实分型并施治，兹述如下。

（1）寒证

证候：卒然心痛剧烈，痛彻背，心悸气短，形寒肢冷，舌淡苔薄白，脉弦紧。每发生于寒冷季节，起病急骤。

治法：温阳活血，宣痹止痛。

方用当归四逆汤加减：红参6~10g，附子、炙甘草、茯苓、薤白、苏梗各10g，当归、於术、杭白芍各12g，桂枝、干姜各6g。并含服苏合香丸，以温通行痹止痛。董晓初云，寒证心卒痛，每易阳气暴脱。红参性温，善振奋阳气，其效迅捷。正因其性温燥，故有伤阴之虞，待疼痛缓解后，宜易西洋参或白人参。寒凝胸中，胸阳不运，心脉痹阻，故用辛热之姜、附温经散寒，破瘀止痛。当归、白芍、薤白、苏梗、苏合香丸以行气血、舒络脉。

（2）热证

①痰热

证候：心悸胸闷，心胸时作灼痛，口干烦躁，痰稠。舌红苔黄腻，脉滑数。

治法：清热化痰，通阳宣痹。

处方：瓜蒌薤白半夏汤合葶苈大枣泻肺汤加减。瓜蒌30g，薤白、半夏、葶苈子、竹茹、菖蒲、郁金、橘络各10g，黄连6g。若心胸卒然剧痛，则为痰闭心脉，用猴枣粉0.6g，竹沥水20ml冲服。董晓初嘱：本证在发作时以清热涤痰，通阳宣痹为主，缓解后应以健脾祛痰为要，乃从本图治也。

②火邪

证候：心中灼痛，疼痛剧烈，心烦，气促，或大便秘结，小溲黄赤，夜寐不安。舌红，苔黄，脉数。

治法：清热泻心，活血通痹。

处方：泻心汤加味。黄连6g，灯心草、血珀末（冲）各1.5g，朱茯神、远志、丹皮、丹参、枳壳、竹茹、白薇、栀子各10g，豆豉、合欢皮各12g。本证多因感受温热之邪，或气郁化火，耗伤心气所致。若卒然心胸疼痛剧烈，四肢不温，烦乱躁扰，乃热闭心脉，可用安宫牛黄丸清热开闭止痛。

（3）虚证

①心气虚

证候：心悸气短，胸痛隐隐，时轻时重，自汗乏力，面色㿠白。舌淡苔白。脉沉细或虚大无力。

治法：补心气。

处方：归脾汤加减。党参15g，白术10g，黄芪15g，当归、炙甘草、朱茯神、远志、合欢皮、柏子仁、益智仁各10g，酸枣仁、丹参、夜交藤各15g。董晓初曰："心气虚当以温运中气为要。心居胸中，脾司中州。脾气健运，上输心肺，此生理之常。若中气不足，则心气不用，犹如釜底无薪也。"

②心阳虚

证候：心悸气短，胸闷而痛，神倦乏力，肢冷畏寒，或下肢水肿。舌淡苔白而润，脉沉微或沉缓或结代。

治法：振奋心阳。

处方：麻黄附子细辛汤合桂枝甘草汤加味。麻黄 6g，附子 10g，细辛 3g，桂枝 6g，炙甘草 10g，白术 15g。若下肢水肿，心肾阳虚者，可用真武汤加减，结代者酌加冬虫夏草 10g，玳瑁（现用代用品）10g。《伤寒论》有"少阴病，始得之，反发热，脉沉者，麻黄附子细辛汤主之"之句。该方乃仲景为"太少两感"（"太少"系指太阴、少阴）而设。董晓初用是方于本证，乃另寓新意。认为："麻黄其性轻扬，最善通达阳气，疏通气血津液。附子、细辛借麻黄之舟楫，则温阳之力尤速，乃温补心阳之良方。"

③心血虚

证候：心悸怔忡，心烦不寐，神疲乏力，面色不华。舌淡苔少，脉细弱。

治法：补血养心。

处方：黄连阿胶汤合酸枣仁汤加减。阿胶珠、黄连、白芍各 10g，炒枣仁 15g，丹参 10g，炙甘草 9g，朱茯神、生地、女贞子、珍珠母各 15g，当归、藕节、丹皮、柏子仁、桑椹、远志、於术、法半夏各 10g。

④心阴虚

证候：心胸时有灼痛，心悸怔忡，心烦不寐，盗汗，咽干咽痒或疼痛。舌红苔少或光剥，脉细数或结代。

治法：滋阴养心。

处方：百合地黄汤合甘麦大枣汤加减。百合、生地各 10g，炙甘草 12g，浮小麦 30g，大枣 5 枚，女贞子 15g，阿胶珠、藕节、麦冬各 10g，五味子 3g。

⑤气阴两虚

证候：心胸灼痛，心悸气短，动则喘息，倦怠乏力，头晕，心烦不寐。舌淡红少苔，脉虚数或结代。

治法：益气养阴，通脉宁心。

处方：651 丸。桂枝 6g，党参 18g，麦冬 18g，五味子 10g，生地黄 30g，阿胶 18g，龟甲 30g，炙甘草 18g，鸡血藤 30g，红枣 12g，冰糖少许，水煎服。临床常见病例以此型为最多见。

（4）实证

①气滞

证候：心悸胸闷，疼痛时作，痛无定处，遇情志不舒则加重。舌淡红苔薄，脉弦细。

治法：理气和血宁心。

处方：四逆散合丹参饮加减。柴胡 9g，枳壳 6g，白芍、丹参各 15g，沉香 6g，远志、合欢皮、炙甘草、香附各 10g。

②血瘀

证候：心胸疼痛较重，痛如针刺，痛有定处，或疼痛突然发作，痛如刀绞，心悸怔忡。舌暗红或有瘀斑，脉细涩或有结代。

治法：化瘀通脉止痛。

处方：通脉止痛汤。五灵脂 12g，丹参 15g，乌药、红花、香附各 10g，柴胡 6g，生地黄 15g，血竭末（冲）3g，延胡索、橘络、高良姜、荜茇各 10g。通脉止痛汤系董晓初自拟方，用于血瘀心痛，其止痛化瘀之效甚佳。此方活血化瘀、芳香温通，其性偏温，以血得热则行。但董晓初嘱，待疼痛缓解后，尚应根据临床见症之不同，或益气活血，或养血活血，或温阳活血。不得久用此方，以免耗伤正气。

③痰瘀互结

证候：心胸闷痛，日久不愈，或卒然心中绞痛，心悸气短，烦躁易怒，失眠健忘，或肢体麻木疼痛。舌暗红或有瘀斑，苔腻，脉弦涩或结代。

治法：祛痰化瘀，通脉养心。

处方：化瘀消痰饮。丹参 15g，桃仁、红花、郁金各 10g，三七末（冲）1.5g，苍术、白芥子各 15g，旋覆花、胆南星、枳壳各 10g，黄芪 12g，生姜汁（兑入）5 滴。此方也是董晓初自拟方。津液血液同属阴类，赖阳气之推动以布周身。在生理上，津液血液相互滋生，而病理上又相互影响。若血运凝涩则为瘀，津液煎熬则成痰。瘀血痹阻，有碍津液之输化，使痰浊愈难消散。痰之为物，随气机升降，无处不到，与瘀血相搏结，则更加痼结难消。心病因于痰瘀者，于临床上并非少见。单用活血化瘀或宣痹祛痰，其效不显。鉴于此，董晓初立此方以痰瘀兼顾。方中苍术燥湿祛痰，《本草正义》谓其："气味雄厚……能彻上彻下，燥湿而宣化痰饮。"《本草纲目》曰其："治湿痰留饮，或夹瘀血或窠囊。"故苍术为治痰瘀互结之要药。白芥子辛散利气，善祛胸膈经络之痰。旋覆花软坚消痰，《本草经疏》谓其"消胸中痰结……心胁痰水。"胆南星消痰利胸。生姜汁豁痰，破血调中。枳壳除胸胁痰癖，与诸活血之药同用，则痰消瘀散，再伍以益气之黄芪运血而布津液，乃是从本图治。

董晓初在用小青龙汤治疗风湿性心脏病、心力衰竭等方面也积累了丰富的经验，并取得了很好的临床治疗效果。1964 年和 1965 年，他先后发表了《中医中药对冠心病的治疗和观察》《小青龙汤对风湿性心脏病、心力衰竭的临床治疗和观察》2 篇论文，对推动中医中药治疗心血管疾病的临床工作起到了积极的作用。

5. 外感辨治，不囿门墙

（1）寒温虽异，法有可通：董晓初既精于仲景之学，又博采温病各家之精华，长于治寒，亦善于治温。长期以来，伤寒与温病学派各持己见，争论不休。伤寒之法本六经，重阳气，治在温阳；温病医家宗卫、气、营、血、三焦，顾阴液，治在救阴。诸家各执己见，每斥彼短。董晓初力辟门户之见，告诫弟子："六经、卫气营血、三焦辨证，乃至脏腑、经络、气血津液等辨证方法，均从不同角度言生理之常，而达病理之变也。法无完法，互为补充，并行而不悖。学者须悉心研习，方能运用自如。若持一偏之见，而弃各家之说，乃自断己臂也。"

董晓初治疗外感热病，除采用卫气营血及三焦辨证外，还结合专病而采用伤寒六经辨证之法，熔伤寒、温病于一炉，每获良效。如流行性腮腺炎（俗称痄腮），系时毒侵于少阳经所致。温毒之邪随少阳经脉上行，壅于耳际，故在临床以腮腺为中心而漫肿，所谓"发颐"也。温毒为阳邪，阳邪化火，火性炎上，故患儿多发热面赤，腮肿，且有灼热感；火性变化迅速，易转为三阳经病变，火盛灼津，胃肠燥实而呈高热、口渴汗出、不思饮食、大便秘结等热结肠胃之候；有形积滞引动胃火，则见恶心呕吐；热侵小肠，则小溲短少色深，温毒火热循三阳经上行头面，则头晕头痛、面赤；热扰清阳则神昏谵语；胃中浊热上蒸则苔黄厚；若火盛燥实，可转变为黄焦苔或黑燥苔，并起芒刺。故腮腺炎合并脑膜炎多为少阳、阳明时毒合并。而腮腺炎合并睾丸炎多由温毒之邪侵入少阳经，邪乘下元虚损，乃循少阳经传于厥阴，下注阴器，而现睾丸红肿疼痛，且多为单侧，并有灼热感；亦可引动肝风，上扰清宫而致抽搐、嗜睡，甚至神昏谵语。可见，本证属少阳、厥阴时毒合病，应泻肝清热、消肿通下，药用夏枯草（重用）、柴胡、牛蒡子（注：别名大力子，因牛的力量大，故古代医家又称为大力子）、板蓝根、大黄、甘草、生石膏、枳壳、竹茹等。如有神昏抽搐者，再加局方至宝丹半丸或1丸化服。

董晓初在《肠伤寒23例辨证论治报告》（载于《天津医药杂志》1963年第3期）中指出：根据肠伤寒之临床表现，初起时多为发热恶寒，身热不扬，下午热重，头如裹，身痛，四肢沉重，胸闷，食不香，便溏，脉缓或濡，舌苔腻。且病程比较迁延，不易速治，发病季节又多在夏末秋初，故其基本上属于中医学之湿温病。

董晓初认为，南方之湿温多在大暑至白露之时，因该时南方天气炎热，雨水较多，而北方则在白露至立冬之时多有湿温，此时北方天气燥热，且多雨水。湿温病在南方偏于脾胃之湿重，在北方偏于脾胃之热，故用药上南方多芳香化浊，北方多清凉解肌。此"因地制宜"之意也。

在辨证论治方面，董晓初认为，肠伤寒患者之症状，既有伤寒六经之证，也有温病卫气营血之证，故在治疗上应熔伤寒、温病于一炉。同时，该病之病理在于脾胃，病在脾则湿重，病在胃则热重，治疗肠伤寒（湿温）之关键在于宣化湿热，治以芳香化浊、淡渗利湿，苦寒清热，甘寒生津。待湿热已化燥，则以清阳明之热、维护津液、保存胃之精气为主。于湿热未化之时，切忌用滋腻或过于寒凉之药物。肠伤寒虽属中医"湿温"范畴，但是董晓初在治疗时又常用伤寒经方，力戒伤寒、温病门户之见，打破"经方"与"时方"的界限，故取得较好疗效。于此可见，董晓初对肠伤寒的辨证论治，乃寒温虽异、法有可通学术思想的又一例证。

董晓初认为，治疗外感热病不宜拘泥病名，而应审证求因，随证治之。伤寒伤阳，温病伤阴，扶阳护阴乃其常法。然阴阳互根，病机相移，伤寒护阴、温病扶阳乃其变法，医者当通常而达变。《伤寒论》之黄连阿胶汤，清心热而滋肾水，治同温病也；湿温病之"湿胜阳微"，以真武汤温阳利水，法宗《伤寒论》也。他强调："《伤寒论》方可治温病，温病方亦可治伤寒，有是证用是方也。寒温虽异，其理则一，辨证论治乃医之本也。"

（2）制方遣药，胆识过人：董晓初治疗外感热病，立法有据，方药相宜，以用药精炼而著称。其用药不过八九味，少则五六味，每于危笃险逆应手而起，获桴鼓之效。

1965年，董晓初参加天津专家医疗队，赴河北省任县巡回医疗。一神识昏迷男性患者，40余岁，由人抬来就诊。患者高热汗出，神昏谵语，呼之不应，紫红色斑疹遍布胸背。当地医院诊为"脓毒败血症"。经西药治疗无效，其家属闻专家医疗队来当地，特从十余里外赶来求诊。时值药源匮乏，开窍之三宝、犀角、羚羊粉，甚至广角、水牛角等，均无处觅寻。诸医深感棘手。董晓初诊察病人后疏方：龙胆草10g，大黄10g，生石膏50g，紫草10g，金银花30g，丹皮12g，鬼箭羽12g。1剂后，身热即退，神识渐清。继服1剂，斑疹由紫色转为红色，神志已清，唯口渴不止。嘱其继服上方，并以生石膏200g煎汤代水频服。数日后，亲属告知，诸恙皆愈已参加工作。

1953年冬，有女性患者李某，42岁，旬日前高热不退，咳吐脓痰，胸痛身倦。脉滑数，舌质红，苔黄厚。西医诊为"肺脓疡"，服西药无效。董晓初诊察患者后疏方：犀黄丸（冲服）6g，金银花30g，连翘15g，黄连6g，黄芩10g，生仁15g，冬瓜子10g，苦桔梗6g，大贝母10g，瓜蒌30g，蒲公英10g，地丁草10g，乳香6g，没药6g，甘草6g，蔷薇花10g，芦根50g。患者服3剂后，热退咳减，痰性转稀。继服5剂，诸症悉减。后去犀黄丸，用清肺化痰法以善其后。

总之，董晓初长于临床治疗，理论清，辨证明，善窥病机，方药精当，其临大证有定见，胆识确有过人之处。

4. 诸病亦精，善取西长

董晓初对于内、妇、儿等诸科疾病也极为擅长，并撰写了多篇论文。1963年，与他人合作，在《天津医药杂志》第11期发表的论文《应用辨证论治治疗慢性肾炎、肾功能衰竭的临床观察》中对中医中药治疗肾炎、尿毒症、肾衰竭进行了有价值的探索，受到了同行好评，同时对后学产生了启迪作用。

此外，董晓初不仅精于岐黄之术，而且对西医学亦注意研究。50年代初，他应聘于西学中班任顾问，主张中医"不可故步自封，当善取西医之长，为中医所用"。他堂上讲习，课下辅导，遇疑难之处，每循循善诱，言传身教。董晓初团结中、西医，与吴咸中、边天羽、师绣璋等西医专家合作，共同研究中医学。他身体力行，善于取长，为中西医结合工作撰写了不少颇有学术价值的文章，曾发表在《天津医药》等刊物上，为发展中医学做出了贡献。

四、临证经验

验案举隅 1：心绞痛

王某，男，65 岁，1960 年 2 月初诊。

现病史：素有高血压已 20 余年，血压达 180/100mmHg。近 2 年来反复出现心前区疼痛，含用硝酸甘油可缓解，每日 1~2 次不等，近日发作频繁，且痛重而出冷汗、心悸，气短，失眠，头晕。舌质暗红，有嫩腻薄白苔。脉浮滑少力，有结代。

辨证：肾气不足，阴阳俱虚，偏于气虚。

治法：补气养阴，阴阳同补。

处方：炙甘草汤加减。炙甘草 9g，西洋参 9g，桂枝 6g，生地黄 15g，麦冬 9g，阿胶（烊化）6g，茯苓 9g，生姜 3 片，红枣 5 枚，白术 9g，丹参 9g。

连服 2 周，患者自觉心前区疼痛明显减轻，发作次数减少、每 1~2 日一次。稍痛即愈，基本已不含用硝酸甘油。心悸、气短、自汗、失眠等诸症也明显减轻。

按语：董晓初对心绞痛之治疗，有良好疗效，认为心绞痛发生于中老年者，大都属于肾气不足，气不足无以养胃生精，精气不足无以生心血，心血不足不能养脉，从而发生心绞痛，但其也分偏气虚型（本例即属于此型）、偏阴虚型、气血两亏型、血瘀或痰湿型。

验案举隅 2：风湿性心脏病并发哮喘性支气管炎

吕某，女，32 岁，1960 年 11 月初诊。

现病史：风湿性心脏病、二尖瓣狭窄、心衰 2 年，动甚则喘。自诉突然有咳嗽、哮喘，吐白色泡沫痰液，口干，喜饮，怕冷而不发热已半月余。舌质红，黄白腻苔。脉滑浮。

辨证：胸中有饮，痰积于胃，有生热之症。

处方：小青龙汤加生石膏。麻黄 6g，桂枝 9g，杏仁 9g，半夏 9g，杭芍 9g，干姜 6g，五味子 3g，生石膏 30g，甘草 6g。

1 剂即有效，3 剂而喘咳基本痊愈。

按语：风湿性心脏病有心力衰竭时，本身就有咳喘气短、胸闷、端坐呼吸之症，董晓初常用苓桂术甘汤加用参、芪等治疗。遇有风寒咳喘之哮喘性支气管炎时，更增添喘咳病情，治疗上有一定困难，且此类哮喘性支气管炎往往反复发作，不易根治，采用此方不但有近期效果，且有一定防止复发之功。

验案举隅 3：斑疹伤寒

陈某，男，29 岁，1961 年 12 月 11 日住院。

现病史：高热已 5 天，有全身出血性紫红斑已 1 天，有虫咬史，住院时体温 38.5℃，半昏迷，唇颤、循衣摸床，第 1 天用红霉素、土霉素、氢化可的松等治疗。第 2 天病情不减，反而呈完全昏迷，体温 38.5℃，角弓反张，唇颤，瞳孔反射迟钝，血压

94/80mmHg，有尿潴留。舌质绛红，苔白腻。脉模糊不清。

辨证：温毒热中厥阴、少阴，兼有心气虚。

治法：清热凉血，解毒透疹，活血化瘀，补益心气。

处方：羚羊角、广角、丹皮、生地黄、赤当归、金银花、连翘、栀子、黄芩、桃仁、红花、归尾、大黄、鬼箭羽、大刀子（注：山大刀根）、防风、鲜芦茅根、人参、麦冬、五味子。

西药加用金霉素、青霉素。

服药 2 剂后，患者神志开始清醒，唤之眼可动，但仍角弓反张，口唇、四肢颤动，大便不下。后加用大承气汤加减，于第 5 天热退神清，角弓反张消失而渐愈。

按语：此病例系斑疹伤寒，乃典型温热病，患者脉象模糊不清，董晓初巧用舌诊并参合其他症状而辨证，辨证准确，治法得当，投药中病，故数剂而瘥。

验案举隅 4：肠伤寒

郭某，男，10 岁，1961 年 12 月 5 日住院。

现病史：患儿持续高热 39~40℃已 10 天，伴发冷、头晕、头痛、腹胀、腹痛、嗜睡、食欲不振。舌淡，薄白苔。脉无力。肥达反应 H：1：160，O：1：320，血培养伤寒杆菌阳性，已用氯霉素每日 4 次 17 天，疗效不明显。于 12 月 21 日采用中药治疗，虑其腹胀食少，是湿热阻于中焦、有积滞。

处方：黄芪 9g，川厚朴 45g，川黄连 3g，黄芩 3g，鸡内金 4.5g，广木香 3g，乌药 3g，泽泻 6g，茯苓 9g。

服中药 2 付，体温降至正常，以后原方加减治疗，驱下蛔虫 3 条。

七日后又发热至体温 39℃，用芳香化浊、清利湿热之疏解法而愈。处方：大黄 4.5g，黄连 3g，茵陈 6g，柴胡 4.5g，淡豆豉 9g，焦山栀 9g，佩兰 9g。

按语：董晓初擅长于诊治湿温病，开始以芳香化浊，清利湿热。待湿热化开，就按卫气营血之辨证或三阳经辨证治疗。后期出血、复发等均有一套辨证方法。

五、学术传承

1. 学科传承

阮士怡：董晓初运用中医理论对心脏病的研究和施治代有薪传。国医大师阮士怡，对冠心病、心绞痛的研究，从"651 丸"的益气养阴通脉法发展为"益肾健脾涤痰散结"，并提出"益气健脾涤痰复脉法以治心律失常""软坚涤痰强心法以治慢性心衰"等观点，均取得了可喜成果，使中医治疗冠心病逐渐形成了系统的经验和理论。这也是董晓初所播之种而结之其果。而阮士怡学术思想亦薪火相传，目前我院心血管科有多位学术继承人继承其学术思想并将之发扬光大。

2. 家传医学

董建仁：董建仁 1933 年出生，自幼在其父熏陶下喜爱岐黄之术，并立志悬壶。1952 年，时 19 岁，开始在兆丰联合诊所学医，转年考取了卫生部颁发的中医师资格证书。之后，一边应诊，一边在天津中医进修学校（当时天津中医学院还未成立）进修。1955 年毕业后，先后在天津市传染病医院和天津市中医医院从事临床和科研。他是天津首位中华医学会心血管病组领导成员，曾担任中国中医药研究促进会常务理事、天津中医药管理局顾问等职。

董建仁全面继承了"董晓初医学"的学术思想和临床特点，并在此基础上提出了"治胃八法"。他认为，胃病同其他病症一样，均有外感内伤、寒热虚实之别。而又以虚、实、滞为主要病机，三者互为因果，相互影响，使脾胃病虚实夹杂、寒热互现，病情反复发作。"治胃八法"，即甘寒养阴法、温胃散寒法、健脾养胃法、清食和胃法、芳香醒胃法、疏肝安胃法、通络化瘀法、清热凉血法。"八法"不是孤立的，而是法中有法，知常达变。除脾胃病外，内科其他杂症及妇科病也是董建仁之所擅长，许多疑难病症在他手中常有回春之妙。

董建仁 1980 年加入中国农工民主党，曾任该党天津市委员会委员、常委，并曾被选为天津市第八届政协委员和第九届政协常委。他还是天津市首批享受国务院政府特殊津贴的专家。董晓初所创立的"董晓初医学"在他这里获得了发扬光大并继续传承。

参考文献

[1] 赵恩俭. 津门医粹（第一辑）[M]. 天津：天津科学技术出版社，1989.

[2] 张伯礼. 津沽中医名家学术要略（第二辑）[M]. 北京：中国中医药出版社，2012.

执笔者：郝丽梅　毕颖斐　王贤良

整理者：高利东

哈荔田

——振兴中医，妇科泰斗

一、名医简介

哈荔田（1912~1989），回族，河北省保定市清苑县人。著名中医学家、中医妇科学家、教育家。曾任天津市卫生局副局长，卫生部医学科学委员会委员，天津市医学学术鉴定委员会副主任，天津回民文化协进会主任，天津中医学院院长，中华中医药学会副会长，中华中医药学会妇科分会会长，天津市中医学会会长。曾被选为全国政协第六、七届委员会委员，天津市政协第六届委员会副主席。

哈荔田天资颖悟，勤勉好学，1931 年考入华北国医学院，师承施今墨、萧龙友、汪逢春、孔伯华等中医大家，求学期间，习医如痴，苦读不息，深得各位老师的赞誉和喜爱。毕业后悬壶津门，将新式医学同哈氏医学学术思想紧密结合，以仁心、仁德、仁术、仁行对待每一位患者，享誉津门，时有"南罗（罗元恺）北哈（哈荔田）"之称。作为中医学家，他学从易水，长于内外诸科，尤以妇科为专。作为教育学家，他是天津中医学院的创始人之一，是第一任院长；创建了全国西学中学习班，培养了阮士怡、王鸿烈、边天羽、吴咸中、王今达、尚天裕、李竞等一大批优秀中西医结合临床大家；创办了中华中医药学会妇科分会，并担任首届主任委员；促成了国家中医药管理局的成立，为天津乃至全国中医事业的发展做出了卓越的贡献。哈氏医学由此享誉全国。哈荔田从医数十载，诊治妇科疾患独辟蹊径，多有创新。他主张治疗妇科疾病应肝、脾、肾并重，调肝宜芳香辛散，健脾以温燥升补，补肾倡阴阳并调；在临床实践中，哈荔田总结出以清、补、温、泻四法治疗崩漏；以活血化瘀法治疗子痫；以"以通为顺"的原则治疗痛经，提出温而通之、清而通之、行而通之和补而通之的治疗方法。哈荔田学术造诣精深，治学严谨，博采众长，旨在创新，古稀之年仍手不释卷，不遗余力地从事临床、科研工作及研究生培养，晚年主持参与多项科研及新药研发工作，获得多项科研成果。

二、名医之路

（一）家学渊源，立志学医

哈荔田出生于中医世家，天资聪颖，幼承庭训。祖父文林公，父振冈公皆以医术精湛而蜚声津冀医林。祖父文林公居河北省保定府清苑县，勤劳精细，日积月累，家道殷实，后弃农从医，因天资聪颖，医术在十里八乡颇有佳名，后携家于保定府莲花池外挂牌行医，因医术高超，声名鹊起，病者门庭若市；保定府莲花池始建于唐高宗上元二年，是在临漪亭基础上建立的，原名"雪香园"，由于园内池塘中荷花茂盛，所以称为古莲花池，是中国十大历史名园之一，乃明清期间文人墨客汇聚之地。雍正年间直隶总督李卫在院内创办书院，1904 年改为校士馆，1936 年宋哲元恢复莲池书院之名。文林公常与之畅谈经史子集，医史名文，渐成保定府名医，所开医馆紧邻直隶总督署，常有达官显贵前来就医，文林公谨遵"大医精诚"之旨，无论贫贱贵厄，一视同仁，均细心严谨，显示出了高尚的医德和高超的医术。哈荔田父振冈公毕业于直隶保定医学堂，中西医兼修，学从易水，为中西汇通派。哈荔田自幼随父读书，常于僻静无人之处，朗朗诵读，直至背诵，必使声音出之于口，开之于耳，会之于心。

哈荔田的中学时代是在保定同仁中学度过的。20 世纪 20 年代，时局动荡，国民政府余云岫等欲通过《废止中医案》，取消中医。为捍卫中医事业，反对取消中医，哈荔田决定"以医救国"，高中未毕业便辍学回家，随父学医，时年 16 岁。此后，哈荔田除随父侍诊外，几乎将所有时间都用来读书。

立志从医的哈荔田，悉遵父命，读书倍加努力。一般人读医书多从注本开始，以便于理解，是读书捷径。哈荔田则认为应先读原文白本，然后再读注本，以检查自己的理解与注本的异同。他看注本时也不拘泥于一家，而是各家对照、互勘，择善而从。在领悟注本全貌后，哈荔田还仿杨上善、张景岳诸家的治学方法，将全篇有关内容分类辑录，一以及学，一以备忘。在遍读诸家之注本后，哈荔田才开始研读医案。读医案时，他必先将案中辨证立法及用药部分掩住，就其所述脉证自己先行分析、辨证、立法、处方，而后再与原医案对照，用以考察彼此辨证用药有何异同。

某年，有一位年迈的妇人患足踝肿瘤，日夜呻吟，不能履地，致使饮食难下，精神萎靡，痛苦不堪，前来求诊于哈振冈。哈振冈见状，先命哈荔田诊治，以试其能。哈荔田把脉问病，抚其肿块，望其神情，多方揣摩辨证之后，又与前人的治则方剂比照互参，断为湿热下注，积瘀成患。他先予针刺，疼痛立刻有所减缓，患者大喜，再以三妙丸加味并重用土茯苓一药，不数日病竟痊愈。病家欣然致谢，邻里啧啧称奇，其父也倍感欣喜。时年十六七岁的哈荔田便得到了"小哈先生"的美誉，从此医名鹊起。

（二）北京求医，广采博收

哈荔田的父亲哈振冈思想开明。他认为成功的医生必须广学博采，融通古今百家精华。1931 年，施今墨同魏建宏、刘肇甄、陈公素等人在北京创立华北国医学院。哈荔田素来仰慕京城"四大名医"萧龙友、孔伯华、施今墨和汪逢春，故抱着仰慕之情考入华北国医学院，直接受教于施今墨门下。

华北国医学院作为我国早期的私立本科中医学校，以"以科学方法，整理中医，培养人才"为办学宗旨，学制 4 年。学校所设课程以中医为主，中西医兼授。其中中医课程包含中国医学史、医学大意、内经、难经、伤寒、金匮、温病、诸病源候论、本草、处方、脉学、辨证论治、医案学，以及内、外、妇、儿、针灸、骨伤、眼耳鼻喉、皮肤花柳等科；西医学则开设了生理卫生、解剖学、病理学、细菌学、药理学、传染病学、法医学，以及内、外、妇、儿等课程。此外，学校还设有国文、日语、德语等语言文化课。哈荔田一次不落地听完了所有课程，并且怀着极大的兴趣在北京大学医学院参加了生理、病理课的幻灯教学和尸体解剖等见习活动。

哈荔田不满足于单纯的学校课程学习。读书期间，他寻访萧龙友、汪逢春、孔伯华3位名医，凭借其谦恭好学、坚韧不拔的精神得到了名医的教诲。除此之外，哈荔田在求学期间还遍访陆仲安、张简斋、夏应堂、丁济方、陆渊雷、何廉臣等名家，并寻得他们的题字条幅及处方笔记。这些珍贵的名人手迹和在学院听课的笔记本一直被哈荔田视为珍品带在身边。

哈荔田在学期间，勤恳刻苦，每每学冠全班，因此深得施今墨、周介人、范更生诸先生的赏识器重。他在求学期间，因家境不丰，生活方面自奉甚俭，常为周介人缮写书稿或讲义，既可得到笔润以为小补，更在学业上获益良多。生活的清苦，更砥砺了他奋发向学的志气。他读过的书，凡重要篇章均能朗朗背诵。哈荔田还利用课余时间，帮助老师整理医案病历。并在誊写教材、讲义时，不失时机地把学习和侍诊中发现的问题提出来，向老师寻求答案。他这种质疑求真的精神深得老师们的赞扬。

哈荔田在校4年，学习态度、人品道德、各科考试成绩均为优秀，年年都被评为三甲学生（学习成绩在全年级名列前三名，学习态度学风优秀，理论学习与临床实践成绩突出），并获得学费全免的待遇。院长施今墨在当时及以后的十几年里一直深爱着这位回族学生。他曾多次表示："哈荔田是我最喜欢的学生之一，他有着顽强的毅力和严肃的敬业精神，在今后中医学术、中医发展上前途无量，定可做出一番事业，中国需要这样的医生。"

1933年，哈荔田以在校生的身份考取了中医行医执照。2年后修业期满，捧着文凭和行医执照的哈荔田踌躇满志地回到天津，开始了他不平凡的行医生涯。

（三）初试锋芒，享誉津门

哈荔田的父亲哈振冈在天津市河北区平安街福原堂药店的后面开有自家诊所，名为"哈大夫诊所"。哈荔田回津后，哈振冈并没有让他立即接诊，而是从实习生做起。哈振冈多次强调：哈氏医道所追求的不仅是医术的精准，还有对患者的同情和关爱。哈荔田听从父言，临证中始终恪守"一不因钱财强治不治之症；二不可乘人之危，收取不义之财；三妇人疾患多隐蔽，切忌妄言妇人病症；四行医需谨慎认真"的哈氏医训。1年之后，哈荔田方获得独立诊病权和处方权。

哈荔田行医之路与父辈大不相同。他应诊伊始便把听诊器、血压计和喉头镜等简单的西医常用器械摆上了诊案。哈荔田年轻英俊，儒雅大方，语言诚恳，态度和蔼。对待患者不分男女长幼，官商百姓，他都一视同仁。若遇穷苦孤寡之人，他则承父亲之风，不是免收诊金，就是送药救急，加倍体恤。有的患者需要听诊、量血压时，他就说明检查的原因和方法，使患者解除顾虑。对需要照X线片的患者，他就介绍其去专科门诊透视或照相。他的手提诊箱中，也总装着听诊器等一套西医的检查器械。有一次哈荔田应约到市郊为农家出诊。患者是一位老翁，当哈荔田拿出听诊器检查时，竟把老翁吓了一跳。哈荔田赶忙解释，又请他老伴试听了心脏跳动的声音，老翁才将紧张的神色变成了笑容。为了解他人诊所的医术特长，哈荔田还曾多次装成患者上门求诊，或直接上门切磋医理。他甚至通过货栈、港口的工作人员了解南京、上海等外埠医家的诊所设置和诊病特点。哈荔田积极探访名家，采集经验，使自己迅速成长起来。中西医结合的治病方法也得到了患者的认可，收效斐然。哈大夫诊所名声大噪，求诊的患者日益增多。

某年，一位孕妇李某，妊娠6个月，腹痛难耐，大便脓血杂下，日夜无度，所下或如败酱，或如鱼脑，臭秽扑鼻，且高热烦渴，小便赤涩，舌苔黄燥，按脉数滑，曾服中西药物而痢下未减，病情日见危重，遂邀哈荔田诊治。哈荔田见状，虽心生惊惧，但仍平静把脉而思之，前人有"下痢身热脉数者死"之说，而此妇重身，邪热积滞，壅遏过甚，三焦不得宣通，非推荡不得泻其邪，撤其热，而邪热不去，阴液过耗，恐胎元不保。于是哈荔田劝之，"病虽重，但不可悲恐，好好服药调养是会好的"，遂以调胃承气汤与白头翁汤化裁治之。药用大黄、风化硝、白头翁、黄连、黄芩、蒲公英炭、木香、白芍、甘草等。服药2剂后，痢减热降，腹痛亦轻，妇人甚喜；继用柔润养阴、清肠化滞之品，病去大半；后又用理脾和胃、养血安胎，稍佐消化之品，不数日痊愈，并于数月后顺产一名男婴。哈荔田指出，孕痢一症之险，在于易损伤胎元而致流产，故治痢当固其胎元，护其胎气。邪不去，则胎不安，邪去则胎自安。哈荔田行医之始便克此顽疾，遂为哈氏妇科之术又树一帜。哈荔田在父亲之后，也很快誉满津门。

（四）妇科泰斗，业绩辉煌

1. 捍卫发展中医药事业

哈荔田是反对废除和歧视中医事业的首倡人之一。早在20世纪20年代即强烈反对国民政府余云岫等对中医药学的摧残与废除。中华人民共和国成立后，为反对王斌、贺诚废除中医，他与陆观虎等人共同向中央上书。1955年，哈荔田被周恩来总理任命为天津市卫生局副局长，主管中医工作。他积极投身中医事业，并为此倾注了全部心血。之后，他又与邓铁涛等人向中央提出建议，并给原中央顾问委员会副主任黄火青写信，促成了国家中医药管理局的成立，使中医事业的发展进入了一个新阶段。

1951年，哈荔田放弃高薪，在天津市率先创立中医联合诊所（坐落在现天津市河北区小树林）。1954年，他与陆观虎等人建立天津中医门诊部。1955年担任天津市卫生局副局长后，又向天津市、局领导建议成立天津市立中医医院，开设门诊与病房；还建议在西医医院成立中医科，从而结束了中医只能坐堂行医不能进医院的历史。哈荔田的一系列举措提高了中医地位，促进了中医临床工作的开展。

哈荔田心系中医事业，他在全国及天津市政协会议上多次对中医的投资、中医学院的扩建、高级专家的待遇、科技书籍的出版、中药基地的建设等提出建议和议案，均得到国家和天津市政府的支持。

2. 奠基天津中医高等教育

天津中医学院成立于 1958 年，哈荔田为首位院长。1969 年学院迁往河北省石家庄市，与河北医学院合并为河北新医大学。1978 年经国务院批准恢复重建天津中医学院，哈荔田再次担任院长。办学之路，困难重重。他积极与中央和天津市、河北省等有关部门协商，协同其他院领导带领教职工艰苦奋斗，为学院的建设与发展殚精竭虑，几十年来为中医学界培养了大批优秀人才。

他认真落实中央关于开展中医师带徒的部署，在天津市举办市、区两级中医徒弟班，改变个体师带徒的方式，采取校、师合办之法，让学员集中学习中医理论和西医知识，同时拜名中医为师分散传授。这样既能让学员系统学习知识，又能传承老中医的学术思想，培养了一大批名中医的继承人。

3. 贯彻中西医结合方针

1954 年，毛泽东主席发出"西医学习中医"的号召。自 1956 年起，天津市连续举办"西学中"班（初始名为"中医研究班"，后改为"西医离职学习中医班"），哈荔田是第一期"西学中"班的中医教学研究委员会成员。他还曾任班主任，安排教学、组织编写教材并亲自授课。天津市的"西学中"班培养了吴咸中、尚天裕、尚德俊、边天羽等一大批高级中西医结合人才。

在中西医结合工作中，他向中央及省、市相关部门建议成立了以吴咸中为首的天津市中西医结合急腹症研究所、以尚天裕为首的天津市中西医结合骨科研究所，分别设在南开医院和天津医院，其研究成果全国领先，为世界瞩目。

4. 繁荣中医妇科学术

哈荔田在担任行政工作的同时，从不脱离临床第一线。他师古法，秉新说，博学多闻，融会贯通，恒有发挥；临床辨证论治和选药组方，见解独到，敢于创新，并将掌握的中西医知识结合运用，每获卓效，成为一代名医，在中医妇科界有"南罗（元恺）北哈（荔田）"之称。为了促进中医妇科的建设与发展，哈荔田积极与全国中医妇科界同仁研究，经上级批准成立了中华中医药学会妇科分会，并任会长。他学术造诣精深，治学严谨，在古稀之年仍不遗余力地从事研究生培养和临床科研工作。哈荔田多次组织学术交流，编写《中医妇科验方选》，举办中医妇科师资培训班、中医妇科急症学习班，倡导开展中医产科、妇科急症及外治法研究，亲自编写讲义并授课。此外，他发明的多种临床验方因疗效显著，而被制成协定方广泛应用，其中"功血 1、2 号冲剂治疗功血临床研究"获 1989 年天津市科技进步三等奖，他指导的"中医中药肌病丸治疗子宫肌瘤临床研究"获 1994 年天津市科技进步三等奖。

5. 推动中成药的收集及规范

中成药作为中医药的重要组成部分，对临床具有重要意义。为进一步规范中成药，哈荔田于 1956 年组织编纂《天津市中药成方选辑》。本部指南在《天津市固有成方统一配本》基础上，删繁就简并统一了中成药的工艺流程。哈荔田注重中成药工作的规范性，20世纪60年代组织出版了《天津市中成药规范》。1970年，他再次组织梳理天津市中成药成方，编纂成《协定处方》。多次的中成药梳理、收集与规范工作，为天津市中成药的发展奠定了坚实基础。

6. 开展中医对外交流

1959年，哈荔田以学者身份赴越南访问。为弘扬国粹，哈荔田在天津中医学院举办日本医生学习中医班，并任班主任，开学院对外教育之先河。

7. 仁心仁术，医粹德高

作为一名出身于中医世家并具有大学学历、献身于中医药事业的高级专家，哈荔田常以自己是布衣中医为荣。他从医60年，时刻遵循古人教诲，继承家风，重视医德修养，规范自身言行，施术施仁。他认为医德源自心，心德好则医德好。因此他在中华人民共和国成立前行医时，就为劳苦大众、乡亲邻里、回族同胞免费诊治，对于生活十分困难者或孤寡老人还馈赠药品。哈荔田晚年虽已蜚声海内外，却更谦恭谨慎，从不居功自傲，对外地患者总是有求必应、有问必答。哈荔田一生俭朴，廉洁奉公，从不为金钱所动，临终前几日仍坚持义务行医。学院盖了上万平方米的宿舍，他分毫不取，始终生活在中华人民共和国成立前自己购置的居室里。

哈荔田逝世后，天津市人大常委会副主任石坚同志在纪念文章中说："平生德义人间颂，身后何劳更立碑。哈荔田的高尚品德和精湛医术，已经作为宝贵遗产永留人间。"

二、学术理论精粹

哈荔田为哈氏妇科流派第三代传承人，传承祖父哈文林、父亲哈振冈医术，广学博采。在华北国医学院就读期间，他系统学习中西医学知识，刻苦钻研中医，多次于北京协和医院进修学习，始终坚持中医为本，西为中用，学习西医是为了更好地发展中医。他和西医专家交流甚广，执业行医期间得到留法医学博士陈绍贤在西医方面的指导，与之成为终生挚友；与朱宪彝、余瀣峰、林崧、赵以成、柯应夔、杨珂等临床专家交往甚密。此外，哈荔田还搜集萧龙友、孔伯华、恽铁樵、丁甘仁等名医方案手迹，潜心学习。他传承哈氏医术，在"扶正固本"、妇科整体观、妇科气分药的使用、崩漏舌脉及穴位辨证，以及子痫、痛经、冠心病的治疗方面形成了自己的独到见解。

（一）强调"扶正固本"，指导临床防病治病

哈荔田崇尚易水学派，在长期医疗实践中特别重视"扶正培本"，尤其强调脾胃为后天之本的学术思想，认为先天不足可以后天补之，为探讨中医药学养生防病和抗衰老的理论研究与临床运用做出了重要贡献。哈荔田根据几十年临床经验，总结提出应用扶正固本法应注意以下事项。

1. 辨别虚实真伪

《医宗必读》曾告诫后人："至实有羸状，误补益疾；至虚有盛候，反泻含冤。"即对"大实若羸状"的假虚证候，误用补药，则必致助邪伤正；若对"至虚有盛候"的假实证候，当补反攻，则造成虚者更虚，甚至死亡立至。以上两种情况在临床用药时，务必辨清。

2. 切记保护胃气

脾胃为后天之本，机体营养之源，药物也要经过脾胃的运化输布全身以发挥治疗作用，因此补虚时一定要照顾到脾胃功能，益气应忌壅滞，养血需防滋腻，滋阴尚忌苦寒，助阳更防泄气等。

3. 准确掌握剂量

扶正固本药有轻重缓急之不同，具体应用当以正虚程度区分峻补与平补。气血大伤，正气欲脱者峻补，用药精，用量大，才能力专效宏。慢性病或急性病的缓解阶段应用平补，药力不宜过猛，缓图细治，积至一定时日则见功效，不可急于求成。

4. 兼顾气血阴阳

血虚当补血，同时辅以补气之品，以助生化，亦可防止补血药的凝滞。气虚当补气，同时辅以补血之品，使气有所附，并可防止气独旺而生热化火之虞，以使气血调和。阳虚宜补阳，同时辅以补阴之品，阳得阴助，则生化无穷。阴虚宜补阴，同时辅以补阳之品，使阴有所化，并可借阳药之温运以制阴药之凝滞。

5. 掌握治疗时机

扶正固本法多用于慢性病或某些急性病的缓解阶段，因此临床应根据病情发作的特点，确定相应的治疗时机。例如慢性支气管炎、肺气肿、肺源性心脏病多在秋冬时发作或加重，春夏时缓解，根据"冬病夏治"的预防医疗原则，应着重在缓解期进行扶正固本治疗，以防止发作。

6. 注意饮食起居

俗话说"三分药七分养""药补不如食补"，因此患者在服药时，还要注意饮食起居等方面的积极配合。

7. 防止乱用补药

补药是为治病而设，绝非一般食饵，有其一定效能、适用范围、副作用和禁忌证，用之得当，疗效显著，用之不当，适得其反，可导致阴阳失调，干扰正常脏腑功能，甚至发生疾病。此外，在外邪未尽的情况下，哈荔田不主张骤补，以免留邪为患。

（二）整体观是妇科辨证的基础

整体观是中医学的基本观念，它揭示了人体的统一性，以及人与自然界辩证统一关系的基本规律。

哈荔田认为，中医学关于人体统一性的认识体现在妇科方面，首先是要全面、整体地认识妇女的生理特点和病理变化。例如，妇女在解剖上有胞宫，此为行经和孕育的器官，因而妇女在生理上有月经、胎孕、产育和哺乳等不同于男子的特点。胞宫除与脏腑十二经脉互相联系外，与冲、任、督、带各脉，特别是与冲、任二脉的关系更为密切。又由于经、孕、产、乳的物质基础是血，而血的生成、统摄和运行，又有赖于气的生化和调节。气为肺所主，肺朝百脉输布精微，下荫于肾。因此凡经、孕、产、乳各方面的疾病都不只是胞宫局部器官的病变，而是机体在致病动因作用下的整体反应。因此，对于妇科疾病的探讨，必须从整体出发，重视脏腑、气血及冲任二脉之间的相互影响，找出病机所在，切忌只着眼于某一因素，而忽略了其他相关因素。

整体观的另一个方面，是人体与自然的对立统一。在诊治妇科疾病时，要根据季节和气候的变化进行调整。哈荔田临证体会：阴虚阳亢的月经过多，冬季的疗效较夏季为佳；而对于寒凝血瘀的月经过少、痛经、闭经等，夏季的疗效较冬季更好。不仅四季和每月的盈亏变化对人体生理病理活动有一定的影响，即使一日之内昼夜晨昏的变化，幅度上虽不像四季那样明显，对人体也有一定影响。具体在妇科方面的体现：如崩漏患者在日晡时出血量多，痛经患者多在夜间腹痛加重，孕妇临产的阵痛深夜较重等。此外还应重视地域气候的差异，以及地理环境、居住条件、生活习惯等不同对人体的影响。临床有不少妇科疾病的发生与上述因素有关。如痛经、闭经的发病以寒带地区的女性为多；而月经量多、月经先期、倒经等则与素嗜辛辣之物，以及常在高温下作业有关。

（三）扩大气分药在妇科的应用

哈荔田认为，所谓气分药，广义来说，乃泛指一切治疗气分病的药物，如益气、行气、降气、升气等。此处专指以理气解郁为目的理气类药物。理气药多用于脏腑怫郁，气不周流，郁积不通，气血失调的病证。若肝失疏泄，脏气怫郁，气血不调，则不仅贻害脏腑，更为诸病之发端，且使妇女经、带、胎、产失于恒常，而诸病蜂起，故有"万病不离乎郁，诸郁皆属于肝"，以及"肝为女子先天"的说法。由此可见，肝实为诸脏之枢纽，肝气郁则诸脏之气亦郁，而妇科诸病之发生，也多以肝失疏泄为肇始。因此，气分药的应用，重点在疏肝、调肝、理气解郁，从而斡旋脏腑气机，调畅气血运行，以达到愈病之目的。其他如补益气血、破血化瘀等治法，亦每多应用，以起到补而不滞、行而不涩的作用。

哈荔田认为，气分药的应用当区别病之在气、在血，孰为轻重，以及病情演变之不同、兼夹因素各异等情况，分别选用适当药物，庶能恰合分际，以尽其用。

临床上凡属脏腑气郁，升降失司，且病情较轻者，哈荔田常选用苏梗、橘叶、天仙藤、蔻仁、砂仁、香橼、陈皮、佛手、代代花、厚朴花、合欢花、玫瑰花等，疏理气机；体壮邪实，胁肋支撑，胸腹胀满，病情较重者，则多选用甘松、青皮、木香、沉香、香附、柴胡、乌药之类，重于理气，以杀病势；气滞初入血分，或气滞兼夹血瘀者，则选用川芎、柴胡、郁金、川楝子、延胡索之类，以理气为主，通络为辅；血瘀兼夹气滞者，选择乳香、没药、三棱、莪术、郁金之类，重在通络化瘀，兼能行气；如夹寒可小茴香、丁香、荜茇等；兼热可选川楝子、竹茹等；夹痰选旋覆花、苏子等；兼湿选厚朴、藿香、佩兰、石菖蒲等。诸药在临床应用时，要注意掌握性能，斟酌药量的轻重，药味的多寡，悉随病机以赴，方丝丝入扣，守而无失。

（四）崩漏辨证重视舌、脉及特点穴位的异常

哈荔田认为，崩漏的诊断，除注意月经的血量、色、质及其他兼症外，尤应重视舌与脉的变化，并将舌象作为辨证用药的重要依据。崩漏若舌色鲜红，乃病程未久，热迫血行，治宜凉血止血；若舌色淡红胖嫩，舌尖见红刺或瘀点，则为久崩久漏，气血两虚，血瘀脉络，治宜益气养荣、化瘀止血；若舌见淡白无华，胖嫩而润，亦属崩漏日久，命门火衰，冲任不固，治宜温阳益气止血；若见舌色淡青，则是久漏血瘀，需行血止血。

哈荔田在临床实践中总结出，崩漏病证多以虚证为主，故脉象以虚脉为多见，即使实证脉象也多为虚中夹实。临床上，崩漏常见脉象为沉细、沉缓，尺脉尤弱。气血大伤时则见芤脉，而阴虚内热时则脉见细数。瘀血内停，阻塞经脉时则脉多见滞涩，或弦细而滞。血热肝郁则多见弦而有力之脉。因本病多为本虚标实，虚中夹实，故纯实证之弦数有力脉象并不多见。

哈荔田还特别指出，崩漏患者的腰骶部多有压痛感觉，压痛点在督脉腰俞与腰阳关穴之间的下 1/3 处。崩漏血多时此穴压痛明显，淋漓不断时呈酸痛感。血止后无压痛者，预后多佳；反之，血止后仍有压痛感，则预后多不佳，病情容易反复，此时应嘱患者做进一步妇科检查。痛经患者此穴亦有明显压痛，结合西医检查，凡此穴有压痛者，多有子宫倾斜，可见此穴在妇科触诊中有重要的诊断价值。这一敏感的压痛点，暂定名为关俞穴，哈荔田认为尚须进一步研究。

哈荔田还研究了穴位皮温与崩漏之间的关系，发现穴位皮温的变化对崩漏的诊断、辨证治疗与预后都有一定参考价值。测定穴位皮温，主要选取肝、脾、肾三经穴位，患者在出血期测定太冲、公孙、太溪穴温度。如太冲穴温度高于其他两穴时，即可诊断为肝郁化火证；如公孙、太溪穴温度偏低时，即可诊断为脾肾亏虚证。血止后，如穴位皮温升高，则预示病情好转；血止后，穴位皮温不升高，甚至降低，则显示病情如故，甚或加重。这一研究结果说明止血后，穴位皮温变化对判断崩漏预后转归有一定意义。

（五）妙用活血化瘀法治疗子痫

哈荔田积几十年临床经验，在治疗女性四大疾病之一——子痫时，妙用活血化瘀之法，取得显著疗效，是近代中医妇产科学宝库中不可多得的珍贵遗产。

子痫一病多属于肝风内动之候。治疗大法应着重养血息风、滋阴潜阳，临床多采用《妇人大全良方》的钩藤散为基础方，同时依据兼夹因素之不同，分别参以清热解痉、豁痰开窍、辛散风邪、渗湿利尿等不同治法，并酌加活血化瘀通络之品，以调畅血行，

舒缓筋脉。

关于活血化瘀法治疗子痫，中医典籍中缺乏记载。哈荔田认为，《医林改错》有"抽风不是风"乃属"气虚血瘀"之说，并举"足卫和荣汤"治"痘后抽风两眼天吊，项背反张，口噤不开，口流涎沫，昏沉不省人事"等症，药用党参、黄芪益气，桃仁、红花等活血化瘀，其意可资借鉴。盖痘后抽风多由神亏血少，均与子痫相类似。哈荔田认为，子痫发病机制为阴血不足，肝阳上亢，化火生风。《素问·生气通天论篇》说："阳气者，精则养神，柔则养筋。"今肝阳化风奔逆于上，则阳气不能柔养筋脉而致拘挛绌急，气血运行也必因而涩滞不畅，又因阴血既亏，血液运行无力，也会导致血脉滞涩，络中血瘀，故在子痫发病过程中，瘀血的因素是客观存在的。同时由于肝风上旋，气血上奔于头，以致气血逆乱，冲任失调，胞宫供血不足，胎儿得不到充分滋养。此时，若单纯息风潜阳，而不予以疏利血脉，导血下流，则上逆之气不能速反。《素问·调经论篇》说："气复反则生，不反则死。"故对子痫的治疗在辨证论治的基础上，针对病情选用适当的活血化瘀药物，有利于舒缓筋脉，调畅血运，导血下流，滋养冲任，不唯能达到"治风先治血，血行风自灭"，缓解症状之目的，且能佐助镇肝息风之品，而有补阴益血、滋养胎儿之功。故《内经》有"有故无殒，亦无殒也"之说。

哈荔田认为，子痫患者应用活血化瘀药物，目的只在于通经活络，畅通血行，不可峻利攻破以损胎元。在辨证施治时需有以下指征方可用此法施治：患者素性多郁，既往月经不畅，经期腹痛，下血夹块等；发病后出现唇青舌紫，舌有瘀斑瘀点，浮肿部位见赤缕红丝，以及腹痛，肢体疼痛，心悸烦热，口渴不欲饮，产后恶露不下或不畅等。常用药物有丹参、琥珀、赤芍、刘寄奴、乳香、没药、苏木、茜草等，一般多选用其中一二味配伍应用（产后亦可酌加牛膝、蒲黄、五灵脂之类），并配以麻仁、郁李仁、黑芝麻、桑椹等滋阴润便类药物，效果尤佳。如上述瘀血指征不明显，可酌用当归、泽兰等养血和血，一般不会出现不良反应。

（六）提出痛经四治以通为顺

中医学认为，诱发痛经的原因是多方面的。凡劳伤风冷，寒客胞中，气滞血瘀，瘀血内阻，肝肾虚损，气血不足等，均可导致本病。

哈荔田临床体会，痛经的主症是下腹疼痛，其发病的主要机制为冲任二经气血运行不畅，经血滞于胞中。因此，在治疗上依据"通则不痛，不通则痛"的理论，应强调着眼于"不通"二字，并结合证候的虚实寒热，或温而通之，或清而通之，或补而通之，或行而通之，正如高士宗所说："通之之法各有不同，调气以和血，调血以和气，通也……虚者助之使通，寒者温之使通，无非通之之法。"

1. 温而通之

痛经之因于寒者，多由经期或产后误食生冷瓜果，或践冰涉水，或淋雨受寒，致使血因寒凝，不得畅行，瘀血阻滞冲任，不通则痛。如《素问·举痛论篇》说："经脉流行不止，环周不休，寒气入经而稽迟，泣而不行，客于脉外则血少，客于脉中则气不通，故卒然而痛。"此种类型的痛经临床较为常见，疼痛一般多较剧烈，表现为经前或经期绞痛、冷痛、拧痛等特点，且痛处不移，不喜按揉，得热则舒，遇寒加剧，经期多延长，经色苍暗，淋漓不爽，经量多少不一，且伴有肢冷面白，口不渴饮，或兼小腹冷痛，或伴吐泻清稀，舌苔薄白，脉象沉弦或沉细。寒性痛经也有因脾胃阳虚，寒从内生，以致经脉急，牵引小络，影响气血流通而形成者，疼痛特点为拘急挛缩，抽引作痛，喜温喜按，经量少、色淡，或伴有腰膝冷痛，酸软无力，食欲不振，呕恶便溏等症状，舌淡苔薄润，脉象沉迟。治疗大法，总以温通为原则，但前者属实，常以少腹逐瘀汤或温经汤为主，温化瘀血；后者属虚，恒以理中汤、小温经汤为主，温经通阳。

2. 清而通之

痛经之属于热证者，主要因肝气郁久化热，血热气实，肝络不通所致。如朱丹溪说："经将来腹中阵痛，乍作乍止者，血热气实也。"腹痛一般较为剧烈，表现为经前或经期腰腹胀痛，或坠痛，或牵及胁肋胀痛，月经周期缩短、量多色紫有块，小腹紧张、手不可按，或有发热心烦、口渴思冷、精神烦躁等症，舌红苔黄，脉象弦数。若兼有湿热下注，则可并见小便赤涩、带下黄浊等症。治宜用清热凉血通经之法，多用丹栀逍遥散或陆九芝清热调经汤加减。兼夹湿热者，则伍用苦寒燥湿之品。临床尚有因湿热内阻，气血运行不畅而致痛经者，治疗需以清热燥湿为主，配以滋阴凉血化瘀之味，多用龙胆泻肝汤或八正散加减。

热性痛经也有因肝肾阴虚，水不涵木，相火不藏，肝络不能条达而形成者，临床表现为腹痛不剧、腰酸膝软、头晕耳鸣、神疲无力、多梦易怒等肝肾亏损的症状。治疗原则虽然也以清通为法，但不宜用苦寒辛燥的药物，以防枯涸其阴，宜用滋阴涵阳、壮水制火，佐以活血通经之品，多用六味地黄丸或麦味地黄丸加减。

3. 行而通之

痛经之因于气滞血瘀者，其证属实，治当行而通之，"行"包括行气导滞、活血消瘀两方面。气与血如影随形，气滞血亦滞，血瘀气亦郁，气滞血瘀是痛经发生的主要机制，临床多表现为经前或经期剧烈腹痛，或胀痛累及胁肋，小腹拒按，经后或血块排出后即趋缓解，经色紫黑夹块，涩滞不畅，伴情绪激动或抑郁不舒。舌质正常或暗，脉沉弦细涩。一般胀甚于痛，抚之则嗳噫矢气则舒，兼见乳胁作胀者多偏于气滞；痛甚于胀，小腹拒按，血块量多者，偏于血瘀。如《医宗金鉴》说："凡经来腹痛，若因气滞血者，则多胀满，因血滞气者，则多疼痛。"偏于气滞者宜调气定痛，多用柴胡疏肝散合金铃子散加减；偏于血瘀者需行瘀止痛，多用膈下逐瘀汤或琥珀散加减。

4. 补而通之

痛经之因于虚者，多由禀赋素弱，肝肾亏损，或大病久病之后气血不复，或由房室不节，生育过多等因素，导致气血亏虚，运行迟滞所引起。虚性痛经之发病，必因虚而夹瘀、夹滞，而产生疼痛。清代江之兰所著《医津一筏》云："痛虽有虚实寒热之分，然皆主于气郁滞，气不滞则痛无由生。"气虚则气行迟，迟则郁滞而痛；血虚则气行疾，疾则前气未行而后气又至，亦会郁滞而痛，正是对虚痛机制的诠释。哈荔田还认为，古人主张经前腹痛多实，经后腹痛多虚，固然可以作为辨证的一个方面，但也不可印定眼目，虚证未必都在经后，实证亦未必尽在经前，临床尚应综合各方面症状进行辨证。

一般虚性痛经，多表现为经期或经行将尽或经后少腹绵绵作痛，或隐痛，或痛如牵引、抽掣，经量稍多则腹痛加剧，按揉则减，经期或先或后，色淡量少，稍夹血块，腰酸背楚，头晕心悸，便溏或燥，舌淡苔薄，脉沉细弱等症状。治疗原则宜补而通之，特别是在经期往往侧重于通。虚性痛经尚有气虚及血、血虚及气的不同情况：前者多有气短无力、心悸少寐、纳呆便溏之类症状，治从心脾，兼用行气化瘀，方用归脾汤加续断、桑寄生、杜仲补气养血，兼以刘寄奴、延胡索、乌药等行气活血；后者治从肝肾着手，兼活血行滞，以六味地黄丸、二至丸滋补肝肾，兼以刘寄奴、五灵脂、香附等通瘀活血。

哈荔田指出，治疗痛经的服药方法，临床亦宜讲究。一般经前或经期腹痛者，多在经前1周连续服药，以通而夺之，见经后即停药；经后腹痛者，宜在见经第1天起服药，经尽停服，继予养血之方，连服三五剂。平时可予丸剂缓调以接续药力。如此连续治疗3个周期，庶能巩固疗效。

（七）独创心胃同治法治疗冠心病

哈荔田不仅在妇科上有丰富经验，于内科亦有很深造诣，并有独特经验，尤以治疗冠心病、心绞痛有独到之处。他指出，目前治疗冠心病，虽由单一的活血化瘀法发展到多种治法，如益气养阴法、疏肝解郁法、温阳滋肾法等，但多忽略脾胃在其中的地位和作用。冠心病与脾胃的关系早在《内经》中就有论述，《灵枢·厥病》指出："厥心痛，腹胀胸满，心痛尤甚，胃心痛也。"《备急千金要方·胸痹第七》有"胸痹之病，令人心中坚，满痞急痛，肌中苦痹，绞急如刺，不得俯仰，其胸前皮皆痛，手不得犯，胸中愊愊而满，短气，咳唾引痛，咽塞不利，习习如痒，喉中干燥，时欲呕吐，烦闷，白汗出，或彻引背痛，不治之，数日杀人……枳实四枚，厚朴三两，薤白一斤，瓜蒌实一枚，桂枝一两"的证治记载。从经络上看，《灵枢·经脉》曰："脾足太阴之脉……其支者，复从胃，别上膈，注心中。"可见脾胃有病则影响心脏，心脏有病也可累及脾胃，所以冠心病的发生、发展中出现脾胃症状，或由脾胃损伤导致冠心病，从脏腑、经络上看，是有其内在联系的。

人以胃气为本，治疗冠心病要时时顾及脾胃的盛衰。因五脏六腑之气皆禀气于胃，故调理脾胃实为治本之法。故哈荔田对治疗冠心病提出标本同治之心胃同治法，以调理脾胃为主，佐以活血化瘀之"心胃同治方"，临床每获卓效。他指出，冠心病既成，在病情发展过程中，强调益气养心法所选方药也多有调理脾胃之品，而宣痹通阳法之瓜蒌薤白汤本治脾虚湿浊瘀阻闭塞胸阳所致之病，病源仍在脾胃，所以仍可归为心胃同治法之一。哈荔田在临床中运用调理脾胃的方法治疗高脂血症，认为比单纯用活血化瘀药或以西药药理证实之有降脂作用药物效果要好且持久。所以心胃同治法是既治标又治本的一种有效方法，它不仅能消除症状，且能预防冠心病发作，防止动脉硬化形成，达到祛病强身之目的。其子哈孝廉在此基础上进行调研发现，70%以上的冠心病患者有消化系统疾病或有消化系统症状，其运用心胃同治方治疗150例，总有效率达85%以上，获军队科技成果奖，并参加国际会议交流。

另外，哈荔田创立的治疗消化性溃疡之"胃畅"一、二号方临床疗效显著，作为天津中医药大学第一附属医院院内制剂，深受患者欢迎。其配制的"口腔溃疡散"、治疗便秘的"利幽灵"等，临床均有较好的疗效。

四、临证经验

（一）注重肝脾肾三脏的调治，尤为重视脾胃

验案举隅1：健脾化痰法治疗不孕症

付某，女性，37岁，已婚。1986年8月10日初诊。节气：立秋。

主诉：未避孕未怀孕2年。

现病史：患者平素月经后期，5~7天/45~60天，量少色暗，无血块，无痛经。末次月经：1986年7月15日。曾于外院行输卵管通液术，提示双侧卵巢通畅。男方精液常规未见明显异常。患者形体肥胖，平素带下量多，食欲不振，脘闷纳呆，头晕头痛，体重身困，偶伴心悸，大便不爽，小便赤黄。舌质偏红，苔白腻，脉滑缓。

刻下症：带下量多，伴阴痒，外阴弥漫性溃疡，伴右少腹胀痛。

既往史：否认高血压、冠心病、脑血管病及其他慢性病史，否认肝炎、结核等传染病史及接触史，否认手术外伤、输血史，预防接种史不详。

个人史：生于天津，长期居住天津，否认地方病及传染病接触史，否认烟酒嗜好。

过敏史：否认药物过敏史、食物过敏史及其他接触物过敏史。

月经史：14岁初潮，5~7天/45~60天，量少色暗，无血块，无痛经。末次月经：1986年8月3日。

婚育史：26岁结婚，爱人年长3岁，现体健。孕0产0，未避孕。

家族史：父母体健，否认家族遗传病史。

辅助检查：输卵管通液术示双侧卵巢通畅。男方精液常规未见明显异常。妇科检查：外阴已婚型，双侧小阴唇内侧可见数个溃疡，阴道畅，黏膜红肿，伴大量黄稠分泌物，宫颈光滑，子宫前位，常大常硬，活动度良，双侧附件压痛（+）。

西医诊断：不孕；外阴溃疡；附件炎。

中医诊断：不孕（痰湿证）；阴疮（湿热下注证）。

治法：清热解毒，理湿利水。

处方：香佩兰7g，苦参8g，茯苓10g，炒杜仲10g，桑寄生10g，红藤15g，忍冬花18g，败酱草15g，女贞子9g，滑石（先煎）12g，车前子（包煎）9g，墨旱莲9g，甘草6g。水煎服，14剂。

外洗方：桑螵蛸9g，黄柏6g，苦参4g，蛇床子9g，石榴皮4g。布包，水煎熏洗，14剂。

二诊（1986年8月25日）：服前方14剂，外阴溃疡渐愈，白带量少，末次月经：1986年8月20日，月经量较前增加、色红，小腹疼痛较前减轻，进食较前增多。脉仍滑缓，苔腻已退。此为湿热渐消，因现为月经期，故原方去忍冬花、败酱草，加虎杖10g，益母草12g。7剂。经净后仍用前洗方。

三诊（1986年9月7日）：服药后，自觉外阴痛痒明显减轻，腹胀痛已愈，大便畅利，小便略黄，精神已振，食欲渐增，脉缓略滑，苔润。妇科检查：外阴已婚型，阴道畅，宫颈光滑，子宫前位，常大常硬，活动度良，双附件未及明显异常。治宜化痰调经，加补益肝肾之品。处方：菟丝子20g，石楠叶9g，云苓10g，炒杜仲9g，虎杖12g，桑寄生9g，净红藤12g，干地黄15g，女贞子9g，墨旱莲9g，香佩兰7g，制香附9g，炒白术9g。水煎服，7剂。

外用洗方：蛇床子9g，黄柏6g，地肤子7g，苦参4g。布包，水煎熏洗，10剂。

四诊（1986年11月5日）：服三诊方后停药观察，诸症未见复发。月经延期未行，感周身乏力，心悸，晨起泛恶，纳差。脉沉滑而匀，舌苔薄白。似受孕之象，嘱其做妊娠试验。拟以和胃止呕之剂。处方：白扁豆10g，姜竹茹9g，麦冬10g，香佩兰6g，云苓12g，炒麦芽10g，焦神曲10g，淡黄芩7g。水煎服，4剂。

曾来述服药后诸症消失，1986年12月27日做妊娠试验示已受孕。1987年8月10日顺产一男婴。

按语：患者属痰湿不孕范畴。哈荔田认为治疗不孕症，应重视肝、脾、肾三脏的调治，临床可根据三脏病变的重点不同，分为肝肾亏损、脾肾两虚、肾虚肝热、气滞血瘀、寒湿凝滞、湿热瘀阻六种类型辨证施治。一般说来，肝肾亏损者，以滋补肝肾，养血和肝为主；脾肾两虚者，以补肾健脾，利湿通阳为主；肾虚肝热者，以滋养肾阴，清热柔肝为主；气滞血瘀者，以疏肝理气，活血化瘀为主；寒湿凝滞者，以温经散寒，理气活血为主；湿热瘀阻者，以利湿解毒，破瘀通经为主。临床在辨证正确，治病求本的同时，用药也应照顾标症，以解决现有症状或原发疾病，这对调理月经有很大意义。因此，在治疗过程中，既要注意辨证，也要注意病理检查，使辨证与辨病相结合，即注意一般治疗规律的同时，也要注意个别患者的病理特点，才能提高治疗效果。但在辨证时，应参合必要的现代医学检查诊断，使我们对本病有较完整和深刻的认识。现代医学对不孕症的分析更为细致，多从卵巢、输卵管、子宫、子宫颈、阴道、外阴等因素去分析。此外，免疫、氧化应激等因素对不孕症也有重要作用，我们亦应从中借鉴以开拓思路。

痰湿不孕，前贤虽有提及，唯朱丹溪十分重视，并开创痰湿不孕之行湿燥痰之治法。《丹溪心法》云："若是肥盛妇人，禀受甚厚，恣于酒食之人，经水不调，不能成胎，谓之躯脂满溢，闭塞子宫，宣行湿燥痰。"《女科经纶》中引何松田曰："有肥白妇人不能成胎者，或痰滞血海，子宫虚冷，不能摄精，尺脉沉滑而迟者，当温其子宫，补中气消痰为主。"《济阴纲目》曰："身体肥胖，子宫脂膜长满，经水虽调亦令无子，须服开子宫之药，以消其脂膜。"这些论述详尽描述了痰湿不孕的病因、病机和治疗方法。痰湿是病理代谢的产物，痰湿成因，关乎脾肾两脏。脾肾阳虚，运化失调，水精不能四布，反化为饮，聚而成痰，痰饮黏滞，阻塞气机，损伤阳气，痰湿阻滞，气机不畅，冲任不通，生化功能不足，月经不调，故成不孕。又有素体肥胖或恣食膏粱厚味，痰湿内生，气机不畅，胞脉受阻，亦难于摄精成孕者。所以患者素体肥胖，喜食辛辣厚味，多卧少动，或无适当运动，影响气血流通，进而影响脾肾功能，水湿停留体内，聚湿成痰，冲任受损，而发不孕。

哈荔田认为，近些年来，临床不孕病例因湿滞痰阻，躯脂满溢，闭塞子宫者日渐增多，除典型之痰湿不孕者外，在脾肾虚衰、肝肾亏损、血虚血瘀者中亦多夹有痰湿阻滞之征。这可能与近年来工作条件的改善、饮食结构和生活习惯的改变有关。在临床治疗不孕症时，哈荔田常加入燥湿祛痰行气之品，以健脾消痰，通畅气机，多收到较好效果。

本例患者形体肥胖，中医学认为，肥胖多与脾肾两虚，水湿不运，化生痰浊，浸渍肌肤有关，故有"肥人多湿、多痰、多虚"之说。痰湿为病理代谢产物，或由内生，或由脏腑功能失调所致。患者年龄较大，且形体肥胖，痰湿内生，气血失调，胞脉受阻，冲任失养而致不孕。本例患者面白气短，食欲不振，乃属脾运不健，精微不得上奉之征；痰湿内阻，气机不畅，升降失宜，清阳不升，故胸脘痞闷，二便不爽，头晕头痛；痰湿浸渍肌肤关节，故体重身困，下肢浮肿；痰湿上凌于心，故心悸；湿浊下注，损伤冲任，故月经后期伴带下量多。痰浊日久化热，湿热下注，壅塞胞宫，酿成阴疮。患者有明显痰湿之象，故治疗宗丹溪之法以利湿燥痰为主。治宜清热解毒，理湿利水，和谐脾胃，兼顾肝肾。然本例患者因痰湿日久化热，偏于湿热下注，壅塞胞宫，酿成阴疮，而现外阴溃疡，阴道炎症，阴部痛痒难耐，以致不能性交受孕，故重用清热解毒、理湿利水之剂，使湿热去、阴疮消。方中佩兰、茯苓、车前子利水渗湿，红藤、败酱草、滑石、苦参、忍冬花清热解毒，杜仲、桑寄生、二至丸补益肝肾。兼用外洗方祛除外阴湿热。后期佐以补益肝肾之品，俾经期自调，故能受孕。

验案举隅2：温胆汤治疗产后失眠

贾某，女性，28岁。1972年5月16日初诊。节气：立夏。

主诉：产后失眠1个月余，加重10天。

现病史：患者产后失眠1个月余，入睡困难，夜寐不安，心烦不宁，未予系统治疗。3周前自行口服药物(具体不详)助眠，服药后尚能入睡。10天前服安眠药物后无法入睡，自觉症状加重，几乎彻夜不眠。

刻下症：面色萎黄，眼下黑青，神疲倦怠，入睡困难，夜寐不安，甚至彻夜不眠，伴见午后潮热，头晕口苦，心中烦悸，惕然易惊，泛恶欲呕，口黏痰多，神疲乏力，下肢微肿。舌质淡，边尖红，苔白腻。

既往史：抑郁症病史 4 年，现已停药近 3 年。否认高血压、冠心病、脑血管病及其他慢性病史，否认肝炎、结核等传染病史及接触史，否认外伤、输血史，预防接种史不详。

个人史：生于天津，长期居住天津，否认地方病及传染病接触史，否认烟酒嗜好。

过敏史：否认药物过敏史、食物过敏史及其他接触物过敏史。

婚育史：适龄结婚，爱人同岁，体健。孕 1 产 1，1972 年 4 月 13 日顺产 1 子。

月经史：14 岁初潮，4~5 天 /30 天，量中，色红，无血块，痛经（－）。末次月经：1971 年 7 月 8 日。

家族史：父母体健，否认家族遗传病史。

西医诊断：失眠。

中医诊断：产后失眠（痰热扰心证）。

治法：清热化痰，和胃安神。

处方：清半夏 9g，茯苓 15g，陈皮 6g，淡竹茹 12g，莲子心 3g，黄芩 12g，柏子仁 12g，炒枣仁 12g，远志 9g，夜交藤 12g，朱寸冬 12g。3 剂，每日 1 剂，水煎服，早晚饭后温服。

按语：目前临床上治疗失眠的西药主要为苯二氮䓬类和非苯二氮䓬类两大类。苯二氮䓬类药物因其价格低廉、药效明显而为临床常用药，但此类药物长期应用会产生耐受性和依赖性。非苯二氮䓬类药物虽然较前者安全，但亦有中枢抑制作用且价格较高，故暂不作为临床首选用药。

患者产后阴血骤亏，百脉空虚，脏腑功能失调，营阴失充，卫阳失藏，阳盛阴衰，阳不入于阴，阴阳循行失司而发为产后失眠。患者素性抑郁，肝失疏泄，肝气郁结，郁而化火，肝木克伐脾土，脾土失其运化之功，导致痰湿内聚，痰湿郁久化火则入睡困难，夜寐不安，心烦不宁；或痰热循经上达头面，则头晕口苦；痰热郁遏少阳，三焦枢机失常，气机不利，津液失布，阴阳失和，则泛恶欲呕，口黏痰多，神疲乏力，下肢微肿，午后潮热；舌质淡，边尖红，苔白腻均可见于痰热扰心之证。

哈荔田认为，产后失眠实者多因痰涎沃心，正如徐春甫所著《古今医统大全》言："痰火扰乱，心神不宁，思虑过伤，火炽痰郁而致不眠者，多矣。"治疗以清热化痰，宁神益智为主，方用温胆汤加减。陈无择在《三因极一病证方论》载："温胆汤，治大病后虚烦不得眠，此胆寒故也……又治惊悸。""治心胆虚怯，触事易惊，或梦寐不祥，或异象惑，遂致心惊胆慑，气郁生涎，涎与气搏，变生诸证，或短气悸乏，或复自汗，四肢浮肿，饮食无味，心虚烦闷，坐卧不安。"方中半夏辛温，燥湿化痰，和胃降逆，为君药，《本草从新》言"半夏能和胃气，而通阴阳……饮以半夏汤，阴阳既通其卧立至"；臣以竹茹，取其甘而微寒，清热化痰，除烦止呕；半夏与竹茹相伍，一温一凉，增强化痰、和胃除烦之效；陈皮辛苦温，理气行滞，燥湿化痰，《本草汇言》载各种气之病"橘皮统能治之"；配以茯苓，健脾渗湿，以杜生痰之源；黄芩苦寒，偏于清泻上、中二焦之火热，清热燥湿，增强清热化痰之效；《万氏女科》言"心主血，血失太多，心神恍惚，睡卧不安，言语失度"，酸枣仁甘酸而平，善补肝血，敛肝阴，柏子仁甘平质润，善治思虑过度、心脾两亏，二药相须配对，增强养心益肝、安神定志之效；《内经》言"阳气尽，阴气盛，则目瞑；阴气尽，而阳气盛，则寤矣"，夜交藤甘平之品，归心、肝经，养血宁心，能引阳入阴而收安神之效，助半夏交通阴阳；麦冬经朱砂拌后增强清心安神的作用。

二诊（1972年5月19日）：患者已能入睡，可睡5个小时。但仍多梦易惊，倦软乏力，腹胀胫肿，纳少便溏，烦劳则有低热，脉见沉滑无力。此诊痰热虽清，而脾虚未复。元气已伤，烦劳则低热者，乃"劳则气耗"。治以健脾益气，宁心安神。前方去清半夏、淡竹茹、莲子心、黄芩等清热化痰类药物，朱寸冬减为9g，加党参15g、炙黄芪9g、炒白术9g以健脾益气、甘温除热，冬瓜皮12g以清热利湿，炒神曲12g以健脾和胃、消食化积。

三诊（1972年5月25日）：患者诸症悉退，嘱服归脾丸，日服2丸，以为善后。随访6个月未见复发。

按语： 失眠是指患者对睡眠时间和（或）质量不满足，且影响白天社会功能的一种主观体验。妇女产后由于内分泌激素的剧烈变化及抚育婴幼儿而导致作息规律改变等均将影响睡眠质量，甚至导致失眠。临床上失眠多采用安眠药类药物治疗，但由于产妇身体处于一种特殊的状态，安眠药的应用会对产妇产后哺乳、产后恢复等多方面带来负面影响。哈氏妇科流派观点认为，产后失眠虚者多为气血不足，神失所养；实者多为食滞胃脘或痰涎沃心。产后失眠应遵循以下原则：

①明确病因，辨证论治。《内经》言："卫气昼日行于阳，夜半则行于阴，阴者主夜，夜者卧。"又言："阳气尽，阴气盛，则目瞑；阴气尽，而阳气盛，则寤矣。"人体卫气常昼行于阳，夜行于阴，阳入阴则卧，阳出阴则寤，这是人体生理之常。若阳不能入阴，则可产生失眠，正如《诸病源候论》言："阴气虚，卫气独行于阳，不入于阴，故不得眠。"

产后失眠，最早见于《金匮要略》："产后腹痛，烦满不得卧，枳实芍药散主之。"《景岳全书》言："不寐证虽病有不一，然惟知邪正二字，则尽之矣。盖寐本乎阴，神其主也，神安则寐，神不安则不寐，其所以不安者，一由邪气之扰，一由营气之不足耳。有邪者多实证，无邪者皆虚证。"哈荔田亦认为，产后失眠可分为虚、实两端，虚者多为气血不足，神失其养，治在肝、肾、脾，以使精血充沛，阴能恋阳，神能守舍，正如《景岳全书》言"无邪而不寐者，必营气之不足也，营主血，血虚则无以养心，心虚则神不守舍"；实者多为食滞胃脘，或痰涎沃心，治在和胃清胆，消食理痰，以使宁心安神，正如《张氏医通·不得卧》言："脉滑数有力不得卧者，中有宿滞痰火，此为胃不和则卧不安也。"若因产后去血过多，心失所养，神失所藏，症见夜难入寐，或多梦易醒，心悸健忘，面色不华，倦怠乏力，食欲不振，或见恶露稀薄、色淡等，可用归脾汤加减，以补气血；若血虚及肾，肾阴不能上济心火，以致心肾不交，心火独亢者，则见虚烦不眠，或稍寐即醒，面赤心烦，五心烦热，腰膝酸软，或兼恶露量多、色红，间夹血块等症，可选天王补心丹和二至丸加减，以滋肾养心；若脾胃虚弱，饮食失宜，宿食停滞者，即《内经》所言"胃不和则卧不安"也，当见食少嗳腐、胸膈满闷不舒、便秘或腹泻等症，治以和胃消导，选用保和丸、越鞠丸等随症加减；若宿食化痰生热，痰热上扰心神，心胆俱怯，症见夜寐不实、胸膈痞闷、心烦懊恼、触事易惊、口苦泛恶等，可予清热化痰、和胃安神法，方用温胆汤加减。其他如恶露不畅或不下，余血扰心，导致虚烦不眠；或热扰胸膈，懊恼心烦，辗转不寐者，均宜随证施治，调和阴阳。

②巧用温胆汤：温胆汤首见于北周姚僧垣的《集验方》，包含生姜、半夏、橘皮、竹茹、枳实、甘草6味药，主治大病后虚烦不得眠。孙思邈的《备急千金要方》以及王焘的《外台秘要》均曾引用。而后陈无择在《三因极一病证方论》中在此基础上减生姜用量，加茯苓、大枣，主治由"胆虚寒"扩展为"气郁生涎，涎与气搏"。《古今名医方论》言："方中以竹茹清胃脘之阳，而臣以甘草、生姜，调胃以安其正，佐以二陈，下以枳实，除三焦之痰壅，以茯苓平渗，致中焦之清气，且以驱邪，且以养正，三焦平而少阳平。"步玉如谓："诸药配合，化痰燥湿而不助热，清凉泄热而不恋湿，行散中兼顾正气，沉降中佐有升浮，为清化痰热之良方。"

有研究发现，半夏可以对患者中枢神经系统和末梢神经产生抑制作用，促进患者睡眠，且其含的有机酸具有镇咳祛痰作用。茯苓素激活细胞酶，可促进机体水盐代谢。酸枣仁挥发油中的反-9-十八碳烯酸甲酯、棕榈酸甲酯、顺-11-二十碳烯酸甲酯、硬脂酸甲酯、花生酸甲酯及二十二烷酸甲酯可在体内转化成内源性睡眠诱导物油酰胺，进而改善慢波睡眠，诱导生理性睡眠。

武丽等人通过研究证实，加减温胆汤可使皮质区5-羟色胺明显升高，维持慢波睡眠。有实验研究证实，温胆汤加减可以避免由于失眠引起的脑肠肽含量下降，同时观察到下丘脑脑肠肽受体mRNA表达增加，说明温胆汤可能通过调节脑肠肽受体在下丘脑的表达，减少焦虑，表明温胆汤有促进胃-脑轴协调的作用。

哈荔田认为，妇人病多表现为肝气不疏，情志过极，引起脾肾亏虚，生痰生湿，气滞痰结，从而导致头晕、恶心呕吐、心悸、失眠、月经不调等症，因此用温胆汤化裁治疗颇为有效。如哈荔田治疗痰火扰心型经行癫狂，方用温胆汤豁痰，菖蒲、郁金辛温开窍，合甘麦大枣汤等养心益脾，"痰为有形之火，火为无形之痰"，祛痰即所以泻火，火降则肝条达而病自除。哈荔田治疗肝火犯胃型妊娠恶阻，方用温胆汤加枇杷叶、黄芩、苏梗，方中半夏虽为妊娠禁忌之品，但因痰浊阻塞中脘，降逆开痰，非此不可，即"有故无殒，亦无殒也"。所加枇杷叶、黄芩增强清肝和胃、降逆止呕之效。哈荔田治疗阴虚火旺型围绝经期综合征，以温胆汤为基础方理气祛痰，加原寸冬、钩藤、白蒺藜、粉丹皮、龙胆草滋阴泻火。痰热壅塞，故见眩晕烦躁、惊悸不寐、呕吐胸闷等症状，加半夏、竹茹、茯苓、枳壳等理气宽中、和胃降逆、清热化痰。又以二至丸滋补肝肾之阴，缓调其后，从而标本兼治，巩固疗效。

温胆汤证的病机是"痰壅气郁，肝胆失于疏泄，久而化热生火，以致痰、气、火三者交郁"。温胆汤及其化裁方的主治病证十分广泛，临床应用需认真辨证。

（二）注重气分药的应用

验案举隅：疏肝调气法治疗经行吐衄

刘某，女性，32 岁。1971 年 3 月 12 日初诊。节气：惊蛰。

主诉：经期吐血 1 年余。

现病史：既往月经规律，4~5 天 /28~30 天，量中，色红，无血块，痛经（-）。末次月经：1971 年 2 月 18 日。患者 1 年前因家庭琐事，情绪抑郁，月经提前 3~4 天，经期减少至 2 天，月经量减少至原经量的 1/2，色褐，无血块，痛经(-)，经前乳房胀痛(+)。经期吐血，经停即止，量多，每因情绪影响吐血量增多，色鲜红。

刻下症：面色苍白，神疲倦怠，两胁及少腹胀痛，头晕烦躁，手足心热，带下量多，腰酸，口苦。舌红苔黄，脉小弦数。

既往史：既往体健。否认高血压、冠心病、脑血管病及其他慢性病史，否认肝炎、结核等传染病史及接触史，否认外伤、输血史，预防接种史不详。

个人史：生于天津，长期居住天津，否认地方病及传染病接触史，否认烟酒嗜好。

过敏史：否认药物过敏史、食物过敏史以及其他接触物过敏史。

婚育史：适龄结婚，爱人年长 1 岁，体健。孕 1 产 1，1964 年 5 月 6 日顺产 1 女。

月经史：13 岁初潮，4~5 天 /28~30 天，量中，色红，无血块，痛经（-）。末次月经：1971 年 2 月 18 日。

家族史：父母体健，否认家族遗传病史。

辅助检查：于 1971 年 3 月 1 日在我院做血常规示白细胞计数 8.47×10^9/L，红细胞计数 3.12×10^{12}/L，血红蛋白 87g/L，血小板计数 265×10^9/L，中性粒细胞百分比 82.2%。

西医诊断：代偿性月经。

中医诊断：经行吐衄（肝经郁火证）。

治法：疏肝理气。

处方：柴胡 6g，白芍 12g，当归 12g，茯苓 9g，炒白术 9g，丹皮 9g，炒栀子 9g，香附 9g，牛膝 12g，川楝子 9g，延胡索 4.5g，麦冬 12g，白茅根 30g，生赭石（捣碎）12g。5 剂，每日 1 剂，水煎服，早晚饭后温服。

按语：目前临床上对于经行吐衄尚缺乏有效的根治疗法。一般治疗原则是对局部病变对症处理，如电灼出血点及子宫内膜异位灶，对无明显局部病变的异位周期性出血，采用单纯孕激素假孕疗法或雄激素治疗，也有人主张长期应用雌激素－孕激素周期治疗，但效果均不理想。

《素问》言："诸逆冲上，皆属于火。"《灵枢》亦言："阳络伤则血外溢，血外溢则衄血。"说明经行吐衄多与血热气逆相关。多数医家认为经行吐衄多由肝火上炎所致，正如《医学衷中参西录》所言："大抵皆因热而气逆，其因凉气逆者极少，即兼冲气、肝气冲逆，亦皆夹热。"杨鉴冰等统计分析亦指出，本病以肝经郁火证多见。哈荔田亦认为，本病多由血热气逆，经血不从冲脉下行反而上溢所致，临床以肝经郁火证多见，治疗以"热者清之""逆者平之"为原则，以疏肝理气、通因通用为大法。本案治疗方以丹栀逍遥散加减。方中以柴胡、香附、川楝子、延胡索疏肝理气；以丹皮、栀子凉血清热；以牛膝降逆平冲，引血下行；以当归、白芍养血柔肝；以茯苓、白术实土御木，使营血化生有源；经行吐衄多与肺、胃相关，故加麦冬、白茅根清肺润肺，加代赭石以清胃和降。

二诊（1971年3月17日）：患者末次月经为1971年3月15日，未见吐血，头晕烦躁，胁腹胀痛及手足心热等症亦均轻减，脉略弦，苔微黄。此郁热渐清，血已归经，再予原方去丹皮、栀子、延胡索，加刘寄奴、泽兰叶各9g，3剂，水煎服。

三诊（1971年3月21日）：患者月经4天即止，吐血至今未发作，头晕烦躁，胁腹胀痛及手足心热等症均消失，仍感腰酸体疲，带下量多。此郁热虽清，而脾湿下注未已，治以调肝益肾、健脾祛湿，方用逍遥散加减。处方：柴胡4.5g，当归12g，白芍9g，川芎4.5g，杜仲9g，续断12g，刘寄奴9g，香附9g，茯苓9g，炒白术9g，炙甘草6g，车前子（包煎）9g。5剂，每日1剂，水煎服，早晚饭后温服。

外洗方：蛇床子9g，川黄柏6g，淡吴萸3g。布包，泡水，坐浴熏洗，每日2次。

四诊（1971年3月28日）：患者带下已止，腰酸略轻，尚感乏力，少寐纳呆，脘闷腹胀，苔脉同前。此肝气条达之性未遂，气血之虚未复。治以健脾养心，疏肝益肾。方用归脾汤加减：党参15g，炒白术9g，茯苓9g，远志9g，炒枣仁9g，首乌藤15g，当归12g，桑寄生12g，炒杜仲12g，柴胡4.5g，香附米6g，厚朴6g，焦山楂9g，焦神曲9g，焦麦芽9g。

6剂，连服2剂停1天，汤剂服后嘱每日上午服加味逍遥丸1次，临睡服人参归脾丸1次，均白水送下，连服10天。随访6个月未见复发。

按语：经行吐衄指每逢经行前后，或正值经期，出现周期性的吐血或衄血者，多见于青壮年。本病相当于西医学的代偿性月经。西医学认为，代偿性月经是由于咽喉、鼻腔黏膜组织受卵巢分泌雌激素的影响，致使毛细血管扩张，脆性增加，组织充血，引起周期性出血。随着研究的深入，亦有学者认为子宫内膜异位症也可导致本病的发生。目前临床上常采用激素替代治疗，但疗效不甚满意，易于复发。中医学认为本病多由血热而冲气上逆迫血妄行所致，临床以肝经郁火证多见，治疗多以清热凉血为主。哈氏流派传承150余年，对该病具有较深刻认识。

①辨证论治，灵活用药：经行吐衄，又称为"倒经""逆经""错经妄行"。"经行吐衄"一词最早见于《医宗金鉴·妇科心法要诀》，《傅青主女科·经前腹疼吐血》称为"经逆"，《胎产证治》称为"倒经"，《叶氏女科证治》则云："经不往下行，而从口鼻中出，名曰逆经。"《医宗金鉴·妇科心法要诀》言："妇女经血逆行，上为吐血、衄血及错行下为崩血者，皆因热盛也。"本病多因脾胃蕴热，血热妄行；或肝郁气滞，肝火上炎；或阴虚内热，灼伤血分；或瘀血内阻，血不循经。哈荔田治疗经行吐衄经验丰富，认为其多由血热气逆，经血不从冲脉下行反而上溢所致，如《叶氏女科证治》言："经不往下行，而从口鼻中出，名曰逆经。"临床以肝经郁火证多见，常采用丹栀逍遥散加减治疗。本案中

以丹栀逍遥散疏肝解郁、清热凉血，加茅根、麦冬养阴除烦、清金制木；赭石、牛膝降逆平冲、引血下行。意在以疏肝解郁为主，郁解火自降，虽不止血而血自止，正如《竹泉生女科集要》言："冲任二脉气郁生热，是成逆经倒行之病。"二诊则侧重于疏肝调经，使气顺血调则不妄行上溢。刘寄奴是哈荔田的特色用药之一，也是哈氏妇科流派的常用药和经验药。《新修本草》谓其"主破血，下胀"。《日华子本草》则明确指出刘寄奴能"通妇人经脉癥结"。哈荔田认为刘寄奴味苦归心，专入血分；味辛性温，辛温通行，血得热则行；又具善走之性，故为妇科破血通经、散瘀止痛之良药。三诊郁热已清而带下未已，予疏肝理脾、益肾除湿（兼用熏洗药），俾脾健湿去，带下自清。哈荔田认为带下病总以湿为主因，如本案中因肝经郁火，下克脾土，脾不健运而致湿热带下，治疗常以车前子类药物清利湿热以健脾运。在健脾益气化湿的同时，佐以柴胡、川芎、当归、香附等药，以治脾调肝、培土疏木。哈荔田认为，吐衄止后，当转予和肝理脾、益肾养心，以调冲任，恢复气血，使气能摄血而得循常道。故四诊益心脾，调肝肾，使气能摄血而循常道，则无外溢之虞。

②调经养血莫先于调气：女子以血为本，血与气相互资生，息息相关，但二者之中气为血之帅，气行则血行，气滞则血瘀，即气为主导，经为血，调经亦若调血，故哈荔田提出"调经养血莫先于调气"的理论，正如《傅青主女科》言："调经之法，不在先治其水，而在先治其血；抑不在先治其血，而在先补其气。盖气旺而血自能生，且气旺而经自能调矣。"哈荔田在月经病的临证治疗中以调气为主，即使病在血分，有血滞、血虚、血热、血寒等不同类型，临床仍须配合调气之法。如血寒配伍乌药、小茴香、吴茱萸、细辛等以温气行气；血热配伍柴胡、郁金疏利气分，并用黄芩、栀子以清气；血瘀配伍莪术、延胡索、乳香等行气化瘀；血实配伍枳实、三棱、莪术等破血行气；血虚配伍黄芪、党参、太子参、白术以益气；血脱重用黄芪，或加用人参以益气固脱。

经行吐衄亦是如此，其属于月经异常之病，非属杂病之血证，气机升降失调才是根本病机，正如《万病回春·调经》言："错经妄行于口鼻者，是火载血上，气之乱也。"哈荔田善用香附。香附味辛微苦，气平，为理气解郁要药。《本草纲目》谓其"行十二经八脉气分""利三焦，解六郁"，李杲谓其"能治一切气"。本品理气兼能和血，为血中之气药，对于妇女月经不调、经行不畅、闭经、痛经等属于肝郁气滞者，用之颇佳。因此，《本草纲目》称它为"女科之主帅"。本案在清热凉血时选用柴胡、香附等药以疏肝解郁；补益气血时配伍香附畅运气血，使其补而不腻，且同时引气药入血，而生血气。

③调经肝为先，疏肝经自调：女子以肝为先天，肝藏血，主疏泄，性喜条达疏和。肝气平和，气机调畅，则血脉流通，血海宁静，周身之血亦随之而安。若肝血亏虚，血海不能按时盈溢，则经血不调。女子常因忧思愤怒而情志不舒，易肝气郁结或肝火旺盛，肝郁则气机失调，肝旺则冲气上逆，导致冲任不畅。故哈荔田提出"调经肝为先，疏肝经自调"的理论。调肝在于通调气机，以开郁行气为主，佐以养肝柔肝，使肝气得疏，肝血得养，血海蓄溢有常，则经病可愈。临床辨证在气、在血、在火、在风，分别

予以疏肝、养肝、清肝、平肝四法。

哈荔田总结发现经行吐衄的患者多有情志不舒史，正如《傅青主女科》言："经行前一二日，忽然腹疼而吐血，人以为火热之极也，谁知是肝气之逆乎！夫肝之性最急，宜顺而不宜逆，顺则气安，逆则气动。血随气为行止，气安则血安，气动则血动。"哈荔田治疗经行吐衄常以疏肝理气、通因通用为大法，收效颇佳。本案中多使用柴胡、白芍这一对药。白芍滋养肝血而补肝，柴胡疏肝泄气而和肝，二药相伍，使肝血得补，肝气得疏，发挥肝藏血、主疏泄的功能。王成龙发现芍药苷主要作用于血液系统、神经系统、内分泌系统，有抑制凝血酶原的生成、抗血小板聚集、扩张静脉及外周小血管、改善血液微循环、抗氧化、抗惊厥等多种生物学效应，提示其有补血、抗抑郁、镇痛解痉等作用。

五、学术传承

作为著名教育家，哈荔田为发展中医事业，培养中医人才做出了卓越贡献。1955年，哈荔田担任天津市卫生局副局长，主管中医中药工作。他积极贯彻执行党的中医政策，为发展中医药事业殚思竭虑，不遗余力。

哈荔田就任天津市卫生局副局长之后，对中医后继人才的培养注入了极大的热情。他向天津市政府建言，力主兴办中医学校。他的建议得到天津市领导的大力支持。由娄凝先副市长牵头，考察选址。经过短期筹备，于1957年9月在睦南道20号成立了天津市中医学校。当年即招收120名初中毕业生入学，学制3年。作为中医教育家，天津中医学院的创始人之一、第一任院长，他主张为中医者必须熟读经典，不但要了解中医现代方药的演进历史，更要有辨识和撷取精华的本领。他带领教师一同编教材，撰写讲义，并以身作则，亲自讲学，传道授业。哈荔田主张中医、西医并行，认为中西医结合是中国医药事业的特色，是对世界医学的一大贡献。在他的积极倡导下，天津中医学院开设了西医课程。他还带头担任西医离职学习中医班的班主任，又主持开办了中医训练班，对无执照行医而又确有一技之长的个体中医，进行系统培训，以提高其学术理论水平。训练班的大多数学员在学习3年毕业后，均成为中医临床、教学、科研的骨干力量。

1958年，天津市中医学校升格为大学本科，改名为天津中医学院，学制5年。哈荔田兼任院长，直至离休。为了办好中医学院，哈荔田呕心沥血，聘请和培养大批中医师资，一方面送天津医师到北京中医学院（今北京中医药大学）接受培训，另一方面从南京等地的中医学校聘请教师，还亲自主讲中医妇科学等课程。天津中医学院成立之初，天津医科大学校长朱宪彝对哈荔田说："办医校必须有附属医院，没有直属医院的学院，不如不办。没有实习基地，就无法讲临床课。"哈荔田接受并采纳了朱教授的意见，经过与天津市卫生局领导的协商，将天津市中医医院划归为天津中医学院的第一附属医院。后又将王串场工人医院划归为天津中医学院的第二附属医院。天津中医学院有了高水平的教师和自己的实习基地，不但教学工作得到飞速发展，而且在近10年的时间里培养出了1000多名中医药优秀人才。当年的学生如戴锡孟、石学敏、黄文政、赵藕善、李恩复、韩冰、梁冰、高金亮、牛元起、田芬兰、邵祖燕、于洪玲等，现今多已成为名医、教授，有的甚至成为中国工程院院士。

在积极兴办中医院校的同时，哈荔田还力主恢复中医界师傅带徒弟的育人方式。他认为，中医的理、法、方、药之艺不是机械的拼图，也不是教学的加减，在千百年的传承中已形成了许多个性化、智能化的经验和悟性理念。这些个性化的东西坐在教室里是很难学到的。1956年，哈荔田率先在天津市中医医院开办了徒弟班，并建议将师带徒的方式纳入国家的教育计划。1959年，他们制定了首个《天津市中医师带徒工作试行办法》，由天津市教育局统一招生。在"集体上课，分散传授"的教学模式下，各医院的名老中医开始了全新的临床带徒弟工作。中医师带徒班从1957年至1962年先后招收数批学员，学制5年。这些学员后来在天津市各级医疗单位均成为骨干力量，有的还走上了领导岗位。为了保证带徒弟的质量，又成立了"天津中医带徒出师鉴定委员会"。哈荔田任主任委员，天津中医学院副院长韩锡赞和名医杨达夫任副主任委员。千百年来的中医师徒传承育人方式在天津市得以制度化，哈荔田厥功至伟。

天津市师带徒方式的建立和成功，使全国中医界大为振奋。天津的经验迅速在全国推广开来。师带徒模式得以制度化，是20世纪五六十年代我国中医领域的一件大事。国家中医药管理局还成立了继承工作办公室，并将这一育人模式以《全国老中医药专家学术经验继承工作管理办法》昭告全国。它已经成为我国中医药传承的一种制度。

1969年，天津中医学院因多种原因搬迁至石家庄，并与河北医学院合并，更名为河北新医大学。后经国务院批准恢复重建天津中医学院，哈荔田开始着手学院的重建工作。历经几番周折，筚路蓝缕，终于在1978年规模大备，并开始招生。从1978年起，天津中医学院正式成立了中医系、中药系、针灸系、中西医结合系，还建立了中医研究所，开办了中日、中朝、中欧的中医研究班，加强了中医的对外交流工作。后来又在研究班的基础上成立了国际传统医学院。在哈荔田的努力下，天津中医学院终于办成了我国颇具影响的中医名校。该校现已升为天津中医药大学。其第一附属医院目前已有几千名医务工作人员，1700多张病床，科室齐全，是一家享誉国内外的三甲中医医院。与此同时，哈荔田还组建了天津市中医研究所。至此，天津的中医教学、医疗、科研初步形成了体系，天津的中医事业也得以长足发展。

哈荔田作为哈氏妇科流派第三代传承人，在其培养下，哈氏第四代传人有哈荔田之子哈孝廉，儿媳张吉金，侄子哈孝贤，学生韩冰、吴高媛、金季玲，弟子胡国华、杜惠兰，第五代传人孙女哈虹，再传弟子闫颖等，大部分已成为地方学术带头人或学科骨干，继续传承和发扬哈氏妇科，并将哈氏妇科与现代科研相结合，取得了一定成果。哈氏第五代主要传承人有哈虹、闫颖、吴林玲，已成功申请了国家中医药管理局天津哈氏妇科流派传承工作室。工作室成立以来，在负责人哈虹、闫颖的主持下，对哈氏妇科传承人的临证经验及学术思想进行了系统整理和挖掘工作，同时开展了对哈氏名方、验方的科学研究工作。

传承图谱：

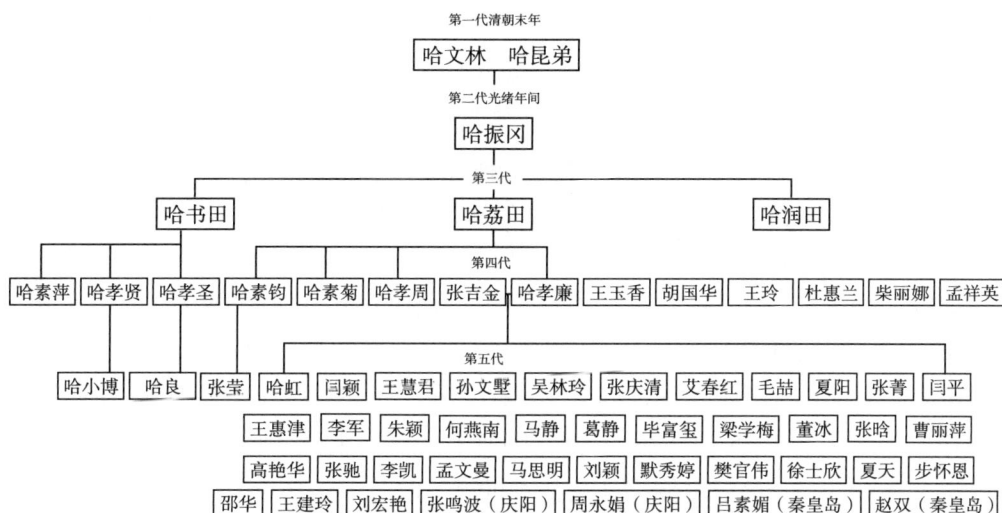

第一代清朝末年
哈文林　哈昆弟

第二代光绪年间
哈振冈

第三代
哈书田　　哈荔田　　哈润田

第四代
哈素萍　哈孝贤　哈孝圣　哈素钧　哈素菊　哈孝周　张吉金　哈孝廉　王玉香　胡国华　王玲　杜惠兰　柴丽娜　孟祥英

第五代
哈小博　哈良　张莹　哈虹　闫颖　王慧君　孙文墅　吴林玲　张庆清　艾春红　毛喆　夏阳　张菁　闫平
王惠津　李军　朱颖　何燕南　马静　葛静　毕富玺　梁学梅　董冰　张晗　曹丽萍
高艳华　张驰　李凯　孟文曼　马思明　刘颖　默秀婷　樊官伟　徐士欣　夏天　步怀恩
邵华　王建玲　刘宏艳　张鸣波（庆阳）　周永娟（庆阳）　吕素媚（秦皇岛）　赵双（秦皇岛）

王玉香：1983年考取哈荔田中医妇科硕士研究生。读研期间主要探索妇科疾病对穴位温度变化的影响，完成毕业课题——"穴位温度在月经周期的生理变化及崩漏的病理机制"。毕业后至1989年哈荔田逝世前，每周半天随哈荔田门诊侍诊。此段经历，获益终身。1986年研究生毕业后，在天津中医学院第一附属医院妇科工作。工作10年后，于1996年移居北美，后定居加拿大多伦多，行医及教学近40年，深刻领会了哈荔田强调的整体观念在中医理论与实践中的重要性，在教学与临床中，以整体观念为指导思想，不断探索，乐此不疲。

王玲：主任医师。1983年毕业于天津中医学院（今天津中医药大学）。1984年考入硕士研究生班学习，师从著名妇科专家哈荔田。1987年毕业并获医学硕士学位，进入天津中医学院中医研究所（今天津中医药大学中医药研究院）妇科研究室工作。擅长以哈氏妇科理论和学术思想为指导治疗妇科常见病、多发病及疑难病，如月经失调、异常子宫出血、痛经、闭经、不孕症、盆腔炎性疾病、宫颈炎、子宫肌瘤、卵巢囊肿、多囊卵巢综合征、子宫内膜异位症、绝经综合征等。其中对异常子宫出血、子宫肌瘤、卵巢囊肿、绝经综合征、宫颈炎等疾病均立专项课题进行深入研究。主持国家自然科学基金、天津市自然科学基金、天津市卫生局科研基金等项目，承担国家科技"十五""十一五"攻关课题天津分中心项目。其中"肌瘤丸治疗子宫肌瘤的临床研究""卵巢囊冲剂治疗卵巢囊肿的临床研究""中药阴道泡腾片治疗宫颈糜烂的临床与实验研究"分别获天津市科技进步三等奖，"中药功血宁Ⅰ、Ⅱ号冲剂的实验研究"获天津市卫生局科技成果三等奖。在国家级、省级期刊上发表学术论文30余篇，副主编及参编论著3部。

胡国华：主任医师，教授，博士生导师，上海市名中医。第五、六、七批全国老中医药专家学术经验继承工作指导老师。现任中国中医药研究促进会妇科流派分会会长、上海药膳协会会长、上海中医药学会学术流派分会主任委员、上海中医药学会妇科分会名誉主任委员、上海非物质文化遗产（中医）评审专家等职。1984年考取天津中医学院妇科硕士研究生，师从哈荔田。擅长治疗妇科痛证（如原发性痛经、子宫内膜异位症、子宫腺肌病、盆腔炎性疾病、产后身痛等）、不孕症、月经失调、卵巢早衰、绝经前后诸证、习惯性流产、崩漏等疾病。发表论文100余篇，出版著作30余部，其中主编18部，培养硕士、博士研究生40余名。2014年获"全国妇科名师"称号，主编的《全国中医妇科流派研究》获2016年中华中医药学会著作一等奖。

孟祥英： 主任医师，教授。1984年考取哈荔田的硕士研究生。在读期间专注研究产后精神疾患的临床诊治。从医30余年，曾任天津市第三医院中医科主任、天津市老年医学研究所副所长、日本医科大学神经内科客座研究员，现任北京京顺中医堂医务主任。对中医妇科和脑科颇有心得。

杜惠兰： 医学博士，河北中医药大学原副校长，二级教授、主任医师，博士研究生导师。第二届全国名中医，第六、七批全国老中医药专家学术经验继承工作指导老师，中华中医药学会妇科分会第六届主任委员，世界中医药学会联合会妇科分会副会长，中国民族医药学会妇科专业委员会副会长。国家级一流本科专业中西医临床医学专业负责人，国家级一流课程"中西医结合妇产科学"负责人，教育部高等学校中西医结合类专业教学指导委员会委员，国家高层次人才特殊支持计划教学名师，国家中医药管理局和河北省重点学科带头人。河北省中西医结合生殖疾病协同创新中心负责人，河北省中西医结合肝肾病证研究重点实验室主任。1985年考取天津中医学院的硕士研究生，师从顾小痴。1986年，因顾教授离世转入哈荔田门下。受哈荔田整体观影响，杜惠兰注重季节、气候、地域对女性生理及病理的影响。在读期间以"月经病寒凝血瘀证的发生机制"为题，多次深入水稻种植区，通过流行病学调查，探索经期感受寒凉对月经病寒凝血瘀证发病率的影响。1988年以优异的成绩研究生毕业。擅长治疗妇科血证、子宫内膜异位症、不孕症、多囊卵巢综合征、复发性流产、母胎血型不合、异常子宫出血、卵巢储备功能减退、外阴白色病变等妇科常见病、多发病及疑难病症。主持制订、修订中医、中西医结合妇科诊疗指南或共识20项（包括国际指南5项）、中西医结合教育标准8项；主持国家级及省部级课题23项；发表学术论文272篇，教改论文15篇；主持国家级及省部级课题24项，包括国家自然科学基金项目6项；以第一完成人获省部级科技进步/科学技术奖二等奖3项、三等奖8项，省级教学成果奖一等奖1项，全国中医药教学优秀论文二、三等奖及优秀奖3项；出版著作66部，其中担任主编19部；编写规划教材15部，其中担任主编6部、副主编6部。主编的《中西医结合妇产科学》获首届全国优秀教材二等奖。

柴丽娜： 主任医师。1985年考取天津中医学院研究生，师从顾小痴。1986年，因顾教授离世转入哈荔田门下。读研期间曾到纺织厂等女工多的单位进行流行病学调查，与心理研究所合作进行心理测评，研究肝郁气滞型月经病的发病机制。毕业后在北京市公安医院从事中医临床工作，并师从国医大师柴嵩岩学习多年。2001~2002年在北京协和医院进修学习2年，对西医妇科内分泌进行了系统学习。擅长治疗月经不调、痛经、闭经、不孕症、习惯性流产、更年期综合征、卵巢早衰、子宫内膜异位症、多囊卵巢综合征、高泌乳素血症、慢性盆腔炎等妇科疾病，以及焦虑、抑郁等精神科疾病。

孙文墅：副主任医师。1987年考取天津中医学院研究生，师从哈荔田。1989年哈荔田离世转入张吉金门下。毕业课题为"妊娠期疾患辨证分型与微量元素"。1990年硕士毕业后就职于天津中医学院第二附属医院妇科。1994年赴日本庆应义塾大学留学，于2002年在日本岐阜大学医学部研究生院取得医学博士学位（妇产科学专业），2006年回国进入北京大学博士后流动站，从事妇科肿瘤发病机制的研究，出站后在中央民族大学医院妇科工作。她在临床上遵循哈氏学术思想，擅长妇科内分泌疾病的治疗。参与北京市区级课题1项。在《美国妇产科杂志》等国际医学刊物上发表SCI论文12篇，其中第一作者5篇。出版《孕产百科》、妇产科名家系列《中西医结合妇科肿瘤学》（均为合著）两部著作。另翻译出版《汉方诊疗三十年》《金匮要略研究》《妈咪医生》《一学就会心电图》《手把手心电图入门：心律失常篇》（均为合译）5部著作。

参考文献

[1]张伯礼.津沽杏林三杰——哈荔田、何世英、郭霭春百年诞辰纪念文集[M].北京：中国中医药出版社，2012.

[2]张伯礼.津沽中医名家学术要略（第二辑）[M].北京：中国中医药出版社，2012.

[3]胡国华.全国中医妇科流派研究[M].北京：人民卫生出版社，2012.

[4]肖承悰.中医妇科名家经验心悟[M].北京：人民卫生出版社，2009.

[5]哈荔田.哈荔田妇科医案医话选[M].天津：天津科学技术出版社，1982.

[6]天津市卫生局.津门医粹[M].天津：天津科学技术出版社，1989.

[7]张伯礼.津沽中医名家学术要略[M].北京：中国中医药出版社，2008.

[8]韩延华，罗颂平.妇科名家诊治不孕症临证经验[M].北京：人民卫生出版社，2019.

[9]中国人民政治协商会议天津市委员会文史资料委员会.近代天津十大中医名家[M].天津：天津人民出版社，2013.

[10]李庆和，张伯礼.天津中医药大学人物志[M].天津：天津科学技术出版社，2018.

[11]周凤梧，张奇文，丛林.名老中医之路（第二辑）[M].山东：山东科学技术出版社，1982.

执笔者：闫颖　张晗

资料提供者：哈孝廉　张吉金

阮士怡

——中西医结合领域开拓者

一、名医简介

阮士怡（1917~2020），河北省唐山市丰南区人。天津中医药大学第一附属医院教授、主任医师、硕士生导师。曾任天津市中医医院（今天津中医药大学第一附属医院）副院长、天津市中医研究所副所长、中国中西医结合学会资深理事、天津市中医学会（今天津市中医药学会）理事、天津市中西医结合学会理事、天津市老年医学会副理事长、天津市高教卫生系统职称评审委员会委员等职，是第五批全国老中医药专家学术经验继承工作指导老师、国家中医药管理局第一批传承博士后合作导师、天津市名中医，享受国务院政府特殊津贴。2014年被授予第二届"国医大师"称号。

阮士怡从事中医、中西医结合内科工作七十余载，是著名的心血管病、老年病专家，我国中西医结合领域的开拓者之一，提出"心–脾–肾"三脏一体观防治增龄性疾病，首创"益肾健脾，涤痰散结"法治疗冠心病，研制上市药"通脉养心丸"，开辟了天津市中医药实验研究先河，培养了一批国内外知名的医学专家。阮士怡推动了天津中医、中西医结合学科的分化与发展，创建了天津中西医结合心血管病学科、老年病学科，是我国现代中医医院的奠基者之一。阮士怡编撰学术专著5部，发表高水平学术论文34篇，科普文章65篇，先后获得省部级科学技术进步奖8次、天津市卫生局医学科技进步一等奖3次；研制中药制剂8种、上市品种1种，创造了巨大的社会效益及经济效益。

二、名医之路

（一）成长经历

阮士怡出生于中医世家，叔祖父阮鹤庭是当地有名的郎中，父亲经营一家中药铺。故其自幼深受中医文化熏陶，少时便喜欢站在叔祖父身后，看叔祖父给患者把脉察舌，诊病处方；也喜欢在父亲的中药铺帮忙，总是被整面墙的中药柜所吸引。从小的耳濡目染，逐渐在他脑海中形成了对中医、中药的初步认识。1937年，日军全面发动侵华战争，正在北京大学专心攻读工学专业的他反思："国难之时如无强健体魄，何以御外侮强敌？"于是，为展"国强体健"的抱负，他毅然放弃了工学专业，于1940年以优异成绩考入北京大学医学系，正式走上医学之路。1944年大学本科毕业后，在日籍教授畑邦吉的指导下，阮士怡又留校攻读2年研究生。毕业后的他来到天津铁路医院，正式开始医疗工作，从事内科临床工作。

1955 年，经过组织考察，阮士怡作为筹建天津市中医医院的负责人之一参与其中，与中医的接触逐渐增多。1956 年，阮士怡先后拜天津名中医赵寄凡、陆观虎为师，随师侍诊，学习中医，深得老师教诲。在跟师临证的过程中，阮士怡认真思考，善于总结，对中医学的经方验治颇有心得。1964 年，为了更好地学习和掌握中医药学，阮士怡主动要求参加了天津市第三届"西医离职学习中医研究班"，开始系统地学习中医理论。通过 2 年的学习，他全面精读了中医基础理论，潜心研究中医古籍，虚心求教，深得学习中医的益处。其后一直在天津中医药大学第一附属医院从事教学、临床、科研工作。2014 年，阮士怡被评选为第二届国医大师，直至鲐背之年，仍秉持医学仁心，尽其所能坚持门诊，造福患者。

（二）成才经验

1. 兴趣驱使，树立榜样

人之成才，要有发自内心的力量驱动，要树立榜样作为目标。阮士怡在回忆往事时讲述道，年少时的事情大部分都想不起来了，但有一段记忆一直在心中未曾遗忘，虽逐渐变得模糊，却一直散发着力量，这便是小时候在父亲的影响下识中药、在叔祖父的影响下背诵中医经典，小小年纪的他就可以熟练背诵中药药性歌诀，如"人参味甘，大补元气，生津止渴，调荣养卫"。从小生活在药香环境中使得阮士怡对于中医中药有着莫名的熟悉和亲切感，这也形成了他对于中医中药的初步兴趣。叔祖父治病救人时高大伟岸的背影亦直直地屹立在幼年阮士怡的脑海中，在他心中树立了学习的榜样，为患者解除疾苦的想法就像一颗种子，慢慢地在他心中生根发芽。

2. 心系大众，乐于奉献

医生是奉献型职业，医疗的对象是人，心中有人民，才能做到乐于奉献。在阮士怡的学生时代，硝烟炮火弥漫，民不聊生，国家卫生基础设施极不完善，国人相对体弱多病，被讥讽为"东亚病夫"。阮士怡意识到国人不仅精神上被奴役摧残，且体质较差饱受欺凌。于是在家人的支持下，他毅然弃工从医，于 1940 年考取北京大学医学系，以图强健国人之体魄。后来，阮士怡顺利进入临床工作。回忆刚工作时的经历，阮士怡印象最深的有两条：一是"忙"，二是"缺医少药"。所谓"忙"是患者太多，应接不暇，经常忙到下午两点还顾不得吃午饭，遇到急危重病，抢救后还得留观，白天晚上连轴转是经常的事。所谓"缺医少药"，缺医是缺少医生，关键是缺少有经验的高资历医生，每每遇到疑难病症，阮士怡倍感压力，但仍冲锋在临床一线，挑起了大梁。在后来的医学道路上，阮士怡几十年如一日始终保持着为人民生命健康服务、强健国人体魄的从医初衷，心怀大众，乐于奉献，直至期颐之年仍坚持出门诊，用自身所学回馈社会。

3. 潜心好学，博采众长

中华人民共和国成立初期，中央政府确立了"预防为主，团结中西医"的卫生工作基本原则。国内的西医尚在发展初期，西医西药远远无法满足社会需求，阮士怡作为拥有现代医院工作经历的西医技术骨干，打破门第观念，毅然投入天津市中医医院的建设中。1956年，阮士怡先后拜天津名中医赵寄凡、陆观虎为师，在幼时耳濡目染的基础上更为系统地学习中医理论和临证经验。在两位名医的指导下，阮士怡正式步入杏林，开始学习用中医思维临证行医。阮士怡善于在现代医学研究成果中获求提高中医中药疗效的方法，在缺医少药的年代，阮士怡凭借扎实的西医功底进行诊断，再用中医中药进行治疗，诊断明确且疗效显著；通过学习中药现代药理知识，阮士怡在中医组方原理的基础上将中药药理知识融于处方用药之中，疗效倍增。

4. 仁心仁术，勤于临证

阮士怡对患者和蔼关切，一视同仁，有时患者由于情绪郁结，急于倾诉，他总是会耐心倾听，不忍打断。他常说："有病已经很痛苦了，要做患者的心理疏导，解除患者焦虑情绪，是我们当医生的责任，有助于患者的恢复。"阮士怡倾心于临床，诊病时从来都是事无巨细，详加诊察，每个患者的相关化验检查都一一过目，看不清楚的必由弟子代为叙述。每每有远道而来或没有挂上号的危重患者，需要临时加号，即使无形中又增加了工作量，阮士怡也不忍拒绝。在处方用药方面，他继承了陆观虎、赵寄凡等名医用药轻灵、善用经方的临证用药特点，方简效佳，对于经济条件差的患者，大多不收诊费，还予以方便就诊。"当一名医生，必须要医德医技并重，站在患者的角度体贴患者的痛苦，视病人如亲人，勤于为病人缓解压力，做病人的除病者和疏导病人的宽慰者。"

5. 发皇古义，融汇新知

在系统学习中医期间，阮士怡常挑灯查阅老师所引经典，并在老师的指导下开始阅读学习中医经典。阮士怡认为："中医经典，比如《内经》，内容高深，道理玄妙，尽管内容晦涩难懂，但其理论博大精深，需要反复领会其中的奥秘。"学习中医就应该遵循"辨证求因，审因施治"的原则，研习中医经典可以为临床工作奠定坚实的理论基础。在注重学习经典的同时，阮士怡还追求不断更新——人在更新，中医也要更新。90多岁高龄时他还在不断学习，不断更新自己的知识，完善自己的学术思想。阮士怡接受过系统的现代医学教育，在留校攻读研究生期间，一半以上的时间都在实验室随导师畑邦吉做实验研究，这对阮士怡在后来的从医道路上形成注重临床研究与科学研究相结合的风格影响巨大。如何科学地研究中医，形成客观化的中药有效研究报告，阐明中药的作用机制，并更好地应用于临床，成为阮士怡在系统学习中医之后一直追求的目标。1982年，天津中医学院成立了天津市中医研究所，这也是天津市最早开展中医药科研工作的单位，阮士怡作为创立研究所的骨干成员之一，积极提倡将现代医学方法和科学手段融入传统中医药的研究当中，对一系列中成药进行临床疗效观察及作用机制研究，并取得了一批极具成效的中西医结合防治心血管疾病的科研成果。

（三）主要成果

1.建院设科，功勋彪史册

中华人民共和国成立初期，国家确立了"预防为主，团结中西医"的卫生工作基本原则。此时，筹建天津市中医医院工作的负责人找到阮士怡，说经过组织考察，决定调他参与筹建医院。阮士怡当即答应下来，决定去中医药领域开创自己的医学事业。刚成立的中医院，医生奇缺，当时天津的名中医都有自己的门诊，不愿去新成立的医院工作。但在夫人的大力支持下，阮士怡义无反顾地投入中医院的建设中。多年后，参与此事的人回忆，成立中医院之所以首选阮士怡，一是看中他是西医技术骨干，年富力强，二是事业心、责任心强，三是具有筹办医院的经验，更主要的是他作为西医，不排斥中医。1955 年 1 月，阮士怡作为唯一的西医医生调入中医院，列席首批创建人之一。

1982 年，天津中医学院成立了天津市中医研究所，阮士怡便是创立研究所的骨干成员之一，担任研究所副所长及心血管病研究室主任。研究所刚开始组建时，科研仪器设备有限，经历过一段坎坷和艰难。随着科研工作的开展及人才队伍的壮大，研究所逐步得到了发展。后陆续组建了细胞培养室、血流变检查室、微循环检查室、生化检查室；组织了制剂室、药化室、药理室、病理室、统计教研室等多个部门，为中医药研究工作的开展创造了更为有利的条件。

2.科研中医，引领现代化

阮士怡受过系统的现代医学教育，又因家学渊源、工作经历深刻认识到中医药是一座亟待发掘的宝库。如何科学研究中医，形成客观化的中药有效研究报告，阐明中药的作用机制，使大家更好地认识中医、理解中医，成了阮士怡在系统学习中医之后一直想要完成的工作。

早在 20 世纪 60 年代初，阮士怡倡导并组织了中医临床科学研究工作。阮士怡以中西医结合防治心血管病、老年病为主要研究方向，在 1963 年写下了一份关于"冠状动脉机能不全的中医辨证论治 10 年规划"的科研规划草案，内容包含题目来源依据、人力组织、研究方法、进度安排等具体思路和要求。以这份规划草案为蓝本，阮士怡逐步开展中医药辨治冠心病的理论与临床研究。阮士怡极为重视实验室的研究，积极提倡将现代医学方法和科学手段融入传统中医药的研究当中，对一系列中成药进行临床疗效观察及作用机制研究，取得了一批中西医结合防治心血管疾病的科研成果，中医药研究所也成为当时天津市最早开展中医药科研工作的单位。在国家自然科学基金首次开放填报的 1987 年，阮士怡成功获得自己的第一份、同时也是天津中医药大学第一附属医院建院以来的第一份国家自然科学基金申请书——《中医中药"益肾健脾、软坚散结法"防治冠心病》。随着科研工作的不断发展及人才队伍的壮大，研究所和实验室建立后培养出无数优秀的学生并渐渐形成自己的研究团队和研究领域，获得省部级科技进步奖等诸多奖项，并研发了一批疗效肯定、安全可靠的中药制剂。

3.研方制药，悬壶济世人

（1）倡导"益气养阴"法治疗冠心病，研制通脉养心丸：阮士怡受张仲景《伤寒论·辨太阳病脉证并治》"心动悸，脉结代"的影响，在辨治心律失常时运用"益气滋阴，通阳复脉"法治疗，遵循心之阴阳两虚者以补阴通阳治之，以益气养阴法治疗冠心病。"益气养阴"中"益气"可调整机体的气机，促进血液的运行，将痹阻之脉疏通，改善冠脉循环，进而使心肌氧供平衡；"养阴"可以扶正、生津，津液得复则心脉失养得以改善、心肌缺血得以补偿、缺氧得以纠正。阮士怡以养阴护脉、宁心安神为原则，补心体，畅心用。他认为心肾阴亏不足以濡养心神、制约心阳，致心神失养；而阴虚易生虚火，虚火上炎又可扰乱心神，内伤阴液。两者均可使心神受扰，故应滋阴以清虚火，使心神得安。通脉养心丸便是阮士怡基于此法，在前人的基础上进一步研制而成的中成药，具有益气养阴、通脉止痛的作用，适用于气阴两虚型冠心病，上市30余年，疗效显著。

（2）创立"益肾健脾，涤痰散结"法干预老年病，研制系列院内制剂：阮士怡认为冠心病等诸多内科疾病的发病均与动脉粥样硬化相关，若能延缓动脉粥样硬化的进程，不但可以防治冠心病，而且可以防治很多其他内科疾病。在现代医学对动脉粥样硬化特点的认识上，阮士怡结合传统中医理论，提出了"脉中积"理论，其发生的根本原因是脾肾亏虚。脾肾两脏为先后天之本，是冠心病发病过程中涉及的主要脏腑。阮士怡本着中医整体观念及辨证论治原则，加之自己多年临床实践，提出了以"益肾健脾，涤痰散结"法防治冠心病，在理论和临床两方面都取得了新的突破。

阮士怡以"益肾健脾，软坚散结"为法，拟定组方，研制成的补肾抗衰片具有调和阴阳、扶正祛邪、益气轻身、填精补髓、强身健脑、益寿延年之效，在临床用以治疗冠心病、高血压、脑动脉硬化、老年性痴呆、慢性支气管炎、颈椎关节病、糖尿病及前列腺肥大等多种疾病。此外，针对不同类型的冠心病患者，阮士怡还研制了降脂软脉灵片Ⅰ～Ⅳ号方，这些中成药均作为天津中医药大学第一附属医院的院内制剂，取得了良好的临床疗效，造福了众多患者。

（3）提出"软坚涤痰强心"法治疗慢性心力衰竭，研制新生脉散片：20世纪80年代，经过长期的临床实践体会，阮士怡认为慢性心力衰竭主要以心脏虚损为本，进而影响和造成肺、脾、肾及肝脏的虚损和血脉的瘀阻，因虚致实，痰浊阻络是其重要病机变化特征；在疾病的发展过程中，心功能由代偿到失代偿，心体勉力而行，主血脉功能失序，心体失于濡养，体坚而失用，心气无力鼓动，痰瘀久滞致坚。阮士怡提出以"软坚涤痰强心"法治疗慢性心力衰竭，涤痰瘀、通血脉、强心之用，并依据此法研制出新生脉散片，临床收到了较好的效果。阮士怡通过临床研究，验证了新生脉散片的临床疗效，其在改善慢性充血性心力衰竭患者的心功能中具有与地高辛相似的作用，并且具有改善心脏收缩功能、减慢心率、降低心肌耗氧量、减轻心脏负荷等临床作用。近年，新生脉散片获得了"重大新药创制"专项支持。

（4）提出"益肾健脾，涤痰复脉"法治疗心律失常：心律失常是临床常见病和多发病，可见于多种心血管疾病。阮士怡观察到，当时临床上运用的抗心律失常药物，虽有抗心律失常作用，但常存在使用不当使患者心律失常加重或诱发新的心律失常现象，在临床运用时难以权衡疗效与副作用。阮士怡基于中医理论指出正气虚弱、痰浊阻络是其基本病因，提出用"益肾健脾，涤痰复脉"法治疗心律失常。鉴于此，1987年，阮士怡带领课题组申请了"益肾健脾，涤痰复脉"法治疗心律失常的临床及实验研究的科研课题，组成了具有"益肾健脾，涤痰复脉"作用的方药，用于治疗各型心律失常。有研究表明，"益肾健脾，涤痰复脉"法对各型心律失常均有较好的疗效，尤对脾肾虚损、痰浊内停型室性早搏和缓慢型心律失常的疗效更为显著。

三、学术理论精粹

（一）益气养阴治疗冠心病

中医学论治冠心病首见于《金匮要略》，以阳微阴弦论其病机，将胸痹心痛的病机归为上焦阳气不足，阴寒之邪得以上乘阳位。其治疗多以瓜蒌薤白半夏汤类方为主，以通阳化痰。单纯使用通阳化痰、活血化瘀之法，虽能较好地控制临床症状，但对于一些年老体弱的患者，病情常反复发作，十分棘手。20世纪60年代，冠心病在我国尚不是主要的循环系统疾病，其发病特点也与现在的冠心病稍有不同。患者大多因年老体衰、情志不调、思虑过度致病，而嗜食肥甘厚味者少见；证候以虚为主要特点，尤其以气阴两虚兼有血瘀者为多，痰浊瘀阻者少见。阮士怡认为心气不足、阴血虚弱是冠心病的病机之一，益气养阴之法在临床中往往可获佳效。

心主血脉，气为血之帅，气行则血行。气是人体生命活动的动力，气与血两者互相依存，虽可分而实不可离，且在脉中运行周流不息。若心气不足，心阳虚衰则不能鼓动血脉，致运血无力，血行缓慢；阴血虚弱，则血脉失于濡养，络脉空虚失荣，脉络不通，久之则使痰浊、瘀血胶固于脉壁，形成脉中癥积，导致心脉痹阻。故"益气养阴"中的"益气"可调整机体的气机，促进血液的运行，将痹阻之脉疏通，改善冠状动脉血液循环，进而使心肌氧供平衡；"养阴"可以扶正、生津，津液得复则心脉失养得以改善、心肌缺血得以补偿、心肌缺氧得以纠正。具体而言，该法又分为养阴护脉、滋阴清热、补阴通阳。

1. 养阴护脉

心系疾病主要是心"主血脉"和"主神明"这两大生理功能发生紊乱而导致的。冠心病患者多由思虑过度、五志损伤而导致心血暗耗、心阴不足，阴虚化热，内扰心神，而出现心悸。在心悸的发生发展过程中，神的作用不容忽视。心主神明，心藏神，神舍心，若心失所养，神亦失所养。心之形质受损，必然会引起心神不宁之证。加之现代人生活压力大，日常应酬多，多食肥甘厚味，多思多虑，极易导致心之形质受损，同时心主神明的功能亦会受损。故治疗时，应从"形"和"神"两方面着手，以养阴护脉、宁心安神为原则，补心体，畅心用。此处的"脉"，既指脉道，又指脉象。因心悸患者常可见到脉率和脉律的变化,如《伤寒论》云:"脉按之来缓,而时一止复来者,名曰结。又脉来动而中止,更来小数,中有还者反动,名曰结阴也;脉来动而中止,不能自还,因而复动,名曰代阴也。"《脉经》云:"涩脉细而迟,往来难,短且散,或一止复来。"可知护脉当指调节脉率与脉律,使其恢复正常。同时,心律失常发生时心输出量就会相应减少,血流速度减慢,从而影响心、脑、肾的灌注,血中的血小板更容易附壁。如果此时血管内皮已有损伤,就有形成动脉粥样硬化或附壁血栓的风险。因此培补正气,维护血管内皮功能的正常也至关重要。在此,阮士怡从治未病的层面出发,在治疗冠心病,尤其是伴随心慌、悸动等症的患者时,既要考虑到冠心病本身发生的原因,祛除本病病因,又要考虑到兼证所致的后果,预防发生进一步传变。

2. 滋阴清热

阴阳失调是疾病发生的根本原因,就冠心病而言,病机主要为心肾阴虚,虚火妄动,扰动心神。心肾阴亏不足以濡养心神、制约心阳,致心神失养;而虚火上炎又可扰乱心神,内伤阴液。两者均可使心神受扰,所以滋阴是治疗的关键。《证治准绳·杂病·神志门·悸》言:"求其属以衰之,壮水之主以制阳光也。"阴阳调和,心阴得复,则虚火自灭。养血复脉使心有所养,神有所归,心神安定,悸动自平。临床上,在针对冠心病气阴两虚、阴虚火旺等证型的治疗中,心阴、心阳的病理状态与其相互的平衡关系被破坏在疾病的发生发展中显得尤为重要。一旦心的阴阳平衡被打破(主要原因是心阴亏损、心阳偏亢),心阴亏损造成心阳独走于外,阴阳之气不相顺接,就会导致阴虚阳亢的病理状态。临床表现为心悸、失眠、头晕、烦热盗汗等症状。就脉道而言,脉中癥积日久,郁久化热,导致斑块破溃。现代研究也证实,心肌梗死的发生往往与易损斑块相关,而斑块的易损性与局部的炎症相关,这与中医学所说的热毒十分相似,故清热解毒法在冠心病的治疗中占有重要地位。斑块易损虽与热毒相关,但究其根本与阴虚有着密切的关系,故以滋阴清热为要。总之,大多数患者以心肾阴虚为本,虚火热毒为标,本虚标实为总的病机特点,故采用滋阴药物与清热药物并重,在此基础上进行加减,临床每获佳效。

3. 补阴通阳

张仲景在《伤寒论·辨太阳病脉证并治》中有关于"心动悸,脉结代"的记载,心律失常运用"益气滋阴,通阳复脉"法治疗,遵循心之阴阳两虚的原则,须补阴通阳,以炙甘草汤为主。方中炙甘草、人参、大枣,以补脾气、益心气,资气血化生之源;麦冬、阿胶、麻仁养心血、充血脉、滋心阴,共为君药;佐以生姜、桂枝辛行温通,通血脉、温心阳。诸药共用,温而不燥,使阴阳调和,气血充足,则脉结代、心动悸,皆得其平。现代中药药理学研究显示,炙甘草汤除了抗心律失常作用较为显著之外,还能起到正性肌力作用,使冠状动脉血液供应增加、心肌缺血状况得以改善,心肌缺氧耐受力显著提高。

（二）补肾软坚延缓动脉粥样硬化

中医学治病从整体出发，辨治心系疾病不拘于心，防治心系疾病需要兼顾五脏的调护。阮士怡在长期的医疗实践中，遵从《内经》之"整体观念""治病必求于本"等思想，临证治疗中时刻顾护机体的正气，重视"先后天之本"——以益肾健脾为所长，提出"益肾健脾"的扶正之法。人体生命能量的主要来源是脾胃受纳运化的水谷精微之气，脾胃为全身气血生化之源，周身气血旺盛有赖于脾胃功能的正常。五脏之中，肾为先天之本，"主水，受五脏六腑之精而藏之"，肾精肾气的盛衰不仅关系到人体生长发育的正常与否，更关系到五脏六腑的滋养或虚衰。阮士怡在辨清脾肾生理功能的基础上认为，若脾肾功能失调，脾失运化，肾精不足，则精不化气，气不生精，脏腑失荣，功能紊乱，进而产生瘀血、痰浊等病理产物。

阮士怡对于"治病求本"理念的认识不拘泥于扶正固本的狭隘概念，更注重在疾病治疗过程中，抓住疾病邪正斗争的病理变化过程中的关键环节。阮士怡在实验研究中结合现代医学知识，对心系疾病，尤其是冠心病的发生发展过程中，动脉粥样硬化的病理机制具有深刻的认识。在冠心病发病环节中，动脉粥样斑块在血管中的生成、进展变化，与疾病的发生、发展密切相关。解决斑块的形成与进展问题是该病治疗的关键环节之一。在既往的中医学理论中，对于该病的阐述主要是集中在胸痹心痛，其发病机制中主要着眼于气滞血瘀、痰瘀互结心脉，处方立法长于行气活血或化痰逐瘀。但阮士怡并不拘泥于传统中医学理论，而是将中医学理论与西医学理论相结合，认为冠心病的根本原因为冠状动脉发生粥样硬化，主要病理变化为内膜脂质沉积、灶性纤维性增厚及粥样斑块导致的血管腔狭窄。阮士怡结合现代医学对动脉粥样硬化的研究及中医学理论，认识到动脉粥样硬化为一类血管内增生性疾病，类似于中医"积证"，只是形成的部位不同，此积块在脉壁，虽触之不及，实为有形，故提出了"脉中积"的理念，认为粥样斑块是血脉中之"癥积"，其为痰为瘀，为有形之邪凝滞脉中，具备中医"癥积"之特点，可用"消"法治之。随着年龄增长，脾气渐虚，津液不能输布全身，炼液为痰；气阴两虚，运血无力，脉道失濡，瘀血滞留脉中，痰浊瘀阻脉络，致气血不畅而生百病。体内痰浊已成，盛于脏腑，因此使人身体各器官结缔组织增生，且功能退化，血管亦不例外，痰浊阻于脉络、阻滞血流，不通则痛，而致冠状动脉狭窄致病。以上是他对动脉粥样硬化的认识，并治以益肾健脾、软坚散结之法。

1. 益肾健脾

《景岳全书》曰："心本乎肾，所以上宁者，未有不由乎下，心气虚者，未有不由乎肾。"肾中阳气虚衰，不能鼓动五脏之阳，在心则为心气亏虚，心阳不振，血脉失于温煦，而痹阻不畅。临床治疗中欲养心阴，当滋肾阴；欲温心阳，当补肾阳。阮士怡认为临证时应重视补肾固本，治当强调补肾助阳、强心通脉，常用桑寄生、淫羊藿、何首乌、杜仲、补骨脂等温补滋润之品。现代药理研究显示，何首乌具有抗动脉硬化、消除动脉粥样硬化斑块的作用；淫羊藿、桑寄生、补骨脂能增加冠状动脉血流量，改善心肌缺血，提高机体免疫功能及调节脂质代谢，增强抗氧化能力，延缓衰老。脾属土位，居于中焦，交通上下，为气机升降之枢纽，因此，阮士怡还常从中焦脾胃论治胸痹，常用药为绞股蓝、白术、茯苓、党参、甘草等。多种健脾药可调整神经－内分泌－免疫网络，促进胃肠消化吸收功能，改善微量元素的能量物质代谢，不仅可通过调节脂质代谢而减轻血管压力，还能改善脂质过氧化损伤以减轻内膜损伤、脂质沉积及血管平滑肌细胞的增殖，从而达到阻止动脉粥样硬化形成的目的。

2. 软坚散结

软坚散结法属于"八法"中消法的范畴，常用于治疗瘿瘤、瘰疬、癥瘕等。凡有形实邪结滞之证，均可以酌情运用软坚散结法进行治疗。软坚散结法所治之证虽繁多，但临床辨证应以"坚、结"为要。"坚、结"除强调在症状上能触及结块的坚硬、坚固之外，更强调病程中所发生的结聚、聚集的病理变化。临床观察可发现很多疾病虽没有表现出明显的"坚、结"症状，但同样适用软坚散结法。"坚、结"之证可归属于中医"积证"范畴，《灵枢·百病始生》指出积证的形成与痰湿、瘀血关系密切，曰："汁沫与血相搏，则并合凝聚不得散而积成矣。""凝血蕴里而不散，津液涩渗，着而不去，而积皆成矣。"《景岳全书》中也对积证的病变过程及临床特征有记载，曰："盖积者，积垒之谓，由渐而成者也。……由此言之，是坚硬不移者，本有形也，故不移曰积。""坚、结"之证的形成实则是病变部位痰浊、瘀血的结聚、聚集，痰浊、瘀血病理产物的形成与脏腑功能失调关系密切，尤以脾、肾为重。阮士怡在健脾益肾的基础上施以涤痰软坚散结之法，常用瓜蒌、半夏、夏枯草涤痰散结，并能降脂、扩张冠状动脉、清除血管内斑块；鳖甲、海藻味咸，功能软坚散结，能降低血清胆固醇，减轻动脉粥样硬化；丹参抗凝血、抗血栓、降低血液黏稠度，改善微循环。阮士怡抓住痰瘀互结这一关键病机，将软坚散结法用于动脉粥样硬化的治疗，临床收效显著。

（1）行气化痰以"软、散"：痰瘀互结多见于疾病的中后期，血脉之结发生初起多为"痰气交阻"，此时"软、散"之法的关键在于理气化痰以软坚。津液的运行离不开气的推动作用，气机郁滞，致津聚成痰，阮士怡临证选用海藻、昆布、绞股蓝、瓜蒌等化痰软坚之品的同时，常酌加香附、降香、延胡索等行气之品。

（2）化瘀解毒以"软、散"：随着病情的发展，痰气交阻必定影响血液的运行，此时病机多演变为血瘀或痰瘀互结，治疗中"软、散"之法的关键则在于活血化瘀与化痰软坚并重，阮士怡临证除运用化痰软坚类中药外，常加用丹参、郁金、鸡血藤、莪术等活血之品。现代已有大量研究表明上述药物具有抗凝、抗血栓的功效，对改善血流状况具有显著的效果。若痰阻血瘀日久，生热酿毒，终致痰热瘀毒互结为患，此时"软、散"之法的运用，应在化痰软坚、活血化瘀的基础上，辨证地加用清热解毒之品以散结，阮士怡临床常酌用夏枯草、丹皮、生地黄等清热解毒、凉血活血之品。

（3）扶正补虚以"软、散"：阮士怡认为脾虚是生痰之根本，疾病之初以补为通，故对于体弱脾虚者，常加用炙黄芪、茯苓、白术等补气健脾之品，以达脾健运则痰湿得消的目的。后期常伴随着正气耗伤，"至虚之病反见盛候"。气血阴阳的亏虚不仅不利于"结块""积聚"的消散，亦是导致其发生的重要因素，故阮士怡在辨证运用软坚散结法的同时，常根据脏腑气血阴阳亏虚的具体情况佐以扶正，临证常加用当归、桑寄生、淫羊藿等扶正之品，从而达到补虚以散结的目的。

（三）育心保脉防治心系疾病

随着对心血管疾病的深入研究，心血管疾病的治疗理念不断更新，从强心到养心，从扩血管到通血管。阮士怡在 20 世纪末提出了"育心保脉"的理念，将心血管疾病的治疗转为预防、调护，并对育心保脉理念进行了进一步的阐释。

1. 育心

育心，不局限于养心，而是兼具养心和使心生发、生长之意；既滋养心之气血，又助心之生长生发，以延缓心之衰老。就现代医学角度而言，育心的目标在于增强心脏本身的功能，增加冠状动脉血流，提高心肌对缺血缺氧的耐受力。治法主要包括通心阳、化痰滞和培心气。

（1）通心阳、化痰滞：阳为心本脏之气，"心"作为人身之阳，主阳气以温煦，其阳气不但能维持自身的生理功能，而且能推动血液运行，温养全身，维持人体生命活动。阮士怡擅用桂枝、薤白以温通心阳。用桂枝，一则取其通阳利脉，二则取其通阳利水，因此应用桂枝并不主要针对胸痹一证，而是着眼于整个心脉系统的健康，用其改善心脉系统的整体功能，既能改善胸痹的症状，又能通心阳、助血运。薤白通阳辛散，长于散壅解郁，往往与瓜蒌、桂枝合用，以期起到通心阳以消胸中痰滞的作用。阳气痹阻是胸痹的重要成因，若阳气痹阻，温通失煦则血脉凝涩，心脉失养，则发为胸痹心痛。故治疗上除考虑通阳外，还应适当加以豁痰化浊之法，以祛除胸中痰滞，方能使胸中阳气得以舒展。阮士怡临床多用瓜蒌、草豆蔻、佩兰，取其化胸中痰滞，化湿畅达气机，以展胸阳。

（2）培心气：随着人体的衰老，心气逐渐不足，鼓动无力，导致血液运行缓慢，瘀血、痰浊停滞脉中，附着于脉道，血脉瘀滞，不通则痛。如果可以通过补益心气，使其恢复帅血运行之功能，达到血脉流畅的目的，则痰浊、瘀血等病理产物无处停留，冠心病发生发展的机会会大大减少。阮士怡常用党参、黄芪以培补心气。党参可以补中气而不燥，鼓清阳而不热，其药性平和，尤其适合老年患者长期服用。黄芪是最为常用的补气药，各种疾病气虚之证均有应用，可补一身正气，正气强则邪气无所侵。

2. 保脉

"保"在此有保护、抚育的意思，旨在保护脉道的同时激发血管新生，从而维持血管生理功能。保脉的目标在于保护血管结构和功能的完整性，以维持相对平衡的状态，延缓动脉粥样硬化的发生发展。本法主要适用于冠心病发病前期，或是有家族史、高危因素的潜在心血管病患者。具体治法主要包括调气疏脉、清热和脉、化浊畅脉。

（1）调气疏脉：气血之间关系密切，气滞则影响血液运行。气机不畅，气行郁滞，气郁而血行不畅，瘀血乃成。在冠心病前期，很多患者就存在气机郁滞导致心脉挛急的症状，心脉拘挛日久则会损伤心脉本身的功能和形态，导致痰浊瘀血停留于脉道，出现心脉痹阻的现象，故调气疏脉是冠心病前期的重要治法。阮士怡于理气药中选香附、郁金、枳壳三品以调气疏脉。香附既为理气之品，又兼有活血之功，能够推陈出新，与益气之品合用，虽理气而不耗气；郁金理气兼有化痰活血的功效，可祛除冠心病前期患者气滞、血瘀、痰凝等病理因素；枳壳理气性缓，主胸膈之病，故阮士怡临证喜用枳壳，以图缓攻气滞。

（2）清热和脉：老年冠心病患者因年老体虚，阴气渐衰，阴血亏虚，易受热毒煎熬，血液浓稠黏滞，瘀血渐生，瘀久化热，损伤心脉；亦有脾失运化之能导致痰浊内生，痰浊凝滞易阻碍气机，郁而化热，热损心络而发病。现代研究中的诸多证据表明炎症反应参与了动脉粥样硬化的形成和进展。结合目前冠状动脉粥样硬化炎症反应学说，清热药对延缓冠状动脉病变有积极作用。阮士怡结合现代药理研究，选择白鲜皮和虎杖两味药。白鲜皮本为皮肤科常用药，阮士怡认为以中医"比类取象"的方法来看，内皮损伤可与皮肤损伤相联系，故在皮肤科常用药中选白鲜皮一味以期改善内皮功能。虎杖解毒化湿，陶弘景谓虎杖"主暴瘕"，这里的"瘕"即我们常说的瘕聚，为气聚而成，这与患者因各种原因导致的冠状动脉痉挛而非斑块有着相似之处，故阮士怡在冠心病早期，喜用此药以改善动脉功能，进而缓解痉挛所致的胸痹症状。

（3）化浊畅脉："饮食不节，过食肥甘""环境污染""情志因素"及"肾的排浊能力下降"均会导致血浊的产生，"浊邪"重而黏滞，秉湿邪之性，血浊日久不得清化，津液正常循行必然会受到影响，乃聚而成痰。而痰饮停聚不行又可反污于血，加重血浊病理状态。血中秽浊积聚，久则变"稠"变"黏"，进一步发展则阻塞脉道，形成"痰瘀互结"的状态。可见清化血浊是早期干预冠心病进展的重要方法。血浊的形成，与脾失健运，浊邪不能顺利排出有密切关系，阮士怡善用茯苓健脾利水、泽泻泄肾中浊气，从血浊形成之脾和血浊排泄之肾两个层面分别治之。

（四）养生的理想状态是长寿且健康

1. 养重于治，防患未然

阮士怡对于《内经》尤为推崇，认为其成书不仅为中医学理论体系奠基，也标志着中医养生理论的全面形成。他将"上工治未病"作为自己的养生指导思想，主张"无病早防，有病早治"，指出预防疾病，养重于治。根据自己几十年的临床经验和切身体会，阮士怡发现中老年人患心脑血管疾病和消化系统疾病偏多，70岁以上人群大多患有不同程度的慢性胃炎，患者早期无任何不适，加剧期可发生膨闷胀饱、打嗝、嗳气、进食后微感疼痛等症状。饮食不节，或过食营养滋补品，会导致消化系统功能障碍，易引发高脂血症、脂肪肝、慢性胃炎、消化道溃疡或便秘等。这类疾病已成为很多老年人的健康杀手，轻者缠绵痛苦，重者引起中风或心肌梗死，甚至发生癌变。因此阮士怡一直主张养生防病决不能限于老年，老年人五脏六腑俱已退化，此时养生为时已晚。养生之首一定要自孕胎开始，按时期与年龄进行养生，这样才能保持晚年身体健康。

阮士怡指出，心脑血管疾病的预防主要在于适量运动，饮食要强调合理配膳，以防止动脉硬化，保持良好的微循环功能。胃病除与情绪有关，还与饮食关系密切，由于各种化学物品如农药、化肥的大量应用，使得"防止环境、饮水、食物污染，讲求食品卫生"成为现今生活中不容忽视的一个问题。他认为养生的关键是心情愉快，生活有节，饮食规律，经常保持阴阳平衡，气血畅通，这样可使全身各个器官如心、脑、肾、肠、胃等功能不衰，身体强健，自然能长寿。

2. 养护正气，重在脾肾

阮士怡根据《内经》提出的"治病必求于本""正气存内，邪不可干""邪之所凑，其气必虚"等理论，认为人体患病的原因除了"邪盛"的一面外，"正虚"往往更是疾病发生的本质因素。他提出预防疾病的关键在于养护正气，若人体内正气充足旺盛，邪气难侵，人体就不易发病，注意把正气保持在一个比较好的状态，就相当于增强自身体质，提高身体免疫力。如动脉粥样硬化，其本质是人类随着年龄增长而发生的一种不可避免的动脉管壁退行性病理变化，与脂质沉积关系密切，治疗多从降脂入手，但因内皮细胞的损伤及功能障碍是动脉粥样硬化发生的始动环节，故维护血管内皮结构和功能的完整性在防治动脉粥样硬化性疾病中具有重要意义。如果能保证动脉血管内皮（即"正气"）不受损伤，本身不退化，表面光滑，即使血脂（即"邪气"）高一点，也侵犯不了它，就不会形成粥样硬化。

基于以上认识，阮士怡研制了补肾抗衰片。此药以益肾健脾、涤痰散结为主，由丹参、何首乌、夏枯草、茯苓、海藻、龟甲、石菖蒲、砂仁、淫羊藿、桑寄生等组成，是经天津市卫生局批准，在临床上广泛使用、治疗动脉硬化疗效肯定的院内制剂，能有效延缓动脉粥样硬化，其作用机制已在前期研究中从氧化应激、炎症反应等角度得到初步阐明。阮士怡曾提倡把某些具有抗动脉粥样硬化作用的中药有效成分加入日常食品，如面粉、饮料中，人们从 45 岁开始吃，这样在平时食疗中就可以对抗血管硬化。饮食调节也可用于延缓动脉硬化，首先要多吃绿叶菜，再吃一定量的海产品如海鱼、海虾，或藻类食品如海带、裙带菜等。

3. 顺应自然，天人合一

老子云："人法地，地法天，天法道，道法自然。"阮士怡认为人生活于自然中理应顺应自然，他注重"顺四时而适寒暑"，根据气候变化增减衣服。在自然界面前，人们不仅要做到与天气相应，也要有效地避免不利因素，掌握自然界的变化规律，并适应之。《素问·上古天真论篇》中讲："上古之人，其知道者，法于阴阳，和于术数，食饮有节，起居有常，不妄作劳，故能形与神俱，而尽终其天年，度百岁乃去。"说明要"度百岁"，就要懂得"道"，要取法于阴阳变化的道理应用于生活。

具体而言：在饮食方面，阮士怡不太主张吃补品，认为食物中包含了所有人体所需要的营养。他平时较为注重饮食均衡，不喝饮料，不吃零食，不吃辛、辣等有刺激性的食品，而且不沾烟、酒、茶。阮士怡建议人到中年以后，应控制饮食及体重，多吃蔬菜、水果、杂粮、豆制品，少吃动物脂肪及辛辣食物，戒烟限酒。在起居方面，阮士怡基本上是晚上 10 点睡觉，早晨 7 点起床。他认为熬夜与晚起的生活规律违反了自然界的节奏，即违反了一日里阴阳之气升降浮沉的规律，这是造成正气耗损的重要原因。因此，避免熬夜、规律合理的作息是十分必要的。在运动方面，95 岁高龄的阮士怡并未刻意去做太极拳或健身操，但在每天早上起床后和晚上睡觉前自己都各做 10 分钟左右的小幅肢体活动。他表示经常散步、游泳、打太极拳、唱歌、跳集体舞等既可以锻炼身体，又可以陶冶情操，但是也要注意劳逸结合，运动要适量，时间不要过长，以免内伤脏腑，外劳肢节。同时，运动不应单是体力的，也应包括脑力"运动"。阮士怡在晚年时仍坚持每天读书、看报纸、思考问题、写文章等，使脑部也"运动"起来。他说勤动脑不仅能使人精神焕发，思维敏捷，保持良好的心理状态，还可以起到延缓健忘的作用，对预防老年痴呆有一定好处。

4. 心境平和，随遇而安

阮士怡素性恬淡随和，很少大喜大悲。他指出养生首先要从养神做起，最重要的养神方法是"恬淡虚无"，慎忌五志过激，因五志过激最耗人体正气，恬淡是最重要的修心方法，是防病的第一要旨。我们常说"怒伤肝，喜伤心，思伤脾，忧伤肺，恐伤肾"，其含义就是情志太过与不及，都可导致气血运行失常，使脏腑功能失于平衡。只有心态平和，才不会伤及五脏，这是养生的一种重要方法。在老年阶段，人的内分泌调节功能和免疫力下降，更容易发生严重的疾病，因此老年人平时特别要注意对精神、情志的调摄，保持思想上的安定、清净，使人体的真气和顺。

阮士怡认为自己能够长寿还有一个很重要的因素，就是他拥有"随遇而安"的心态。他理解中的"随遇而安"并不是消极地等同于"得过且过"，而是无论环境发生怎样的变化，都不怨天尤人、自暴自弃，尽力做好目前能做的事，把握住每一个到来的机遇，并随着变化调整步调。阮士怡回首从医之路，也并非一帆风顺，不禁感叹："人在世上会遇到很多意想不到的事情，免不了心里不痛快，但我比较善于开解情绪，很快就会忘记。不计较得与失，无论遇到什么不平的事，我都不去多想，我的性格就是严于律己，宽以待人。"他是这样说的，也是这样做的。

孔子在《论语》中指出"仁者寿""大德者必得其寿"，强调仁德是长寿的基础。唐代孙思邈是有名的长寿医家，亦十分重视养性修德，他在《备急千金要方》中多次强调养德的重要性，如"养生之道，重在养神；养神之要，重在养德""性既自善，百病不生"，认为良好的品德有助于身心健康，胜于一切灵丹妙药。阮士怡认为，宽容待人是一种美德，也是处理和改善人际关系的润滑剂。宽容就是以仁爱之心待人，不仅能使人心宽体泰、气血调和，而且对于群体的结合、社会的和谐也是很有意义的。

（五）四诊合参

望、闻、问、切四诊是中医几千年来医疗实践的精华，是中医认识疾病的主要方法，只有四诊合参才能辨证立法准确，处方用药合理。四诊之中，阮士怡首重问诊，问诊不清就不能做出正确的诊断与鉴别诊断。阮士怡在临床治疗中，对"独诊其脉，不问病情"的做法，总是给予严肃的批评。他认为脉诊固然重要，但仍需四诊合参，才能准确无误地辨证。在临床实践中，存在许多病情错综复杂，寒热虚实夹杂的患者，四诊合参尚难辨析，更何况仅靠脉诊。中医辨证需要四诊合参，切不可有夸大、神化一面之论。舌诊是望诊的重要内容，是诊断疾病、辨证论治的重要依据，应在问诊之后再进行舌诊，保证诊断的客观性。为强调问诊、望诊的重要性，阮士怡带教时面对学生，常常有意把四诊说成问、望、闻、切，可谓用心良苦。

阮士怡在重视四诊合参的同时，还非常重视结合现代医学检查。他认为现代医学检查是五官的扩展，借助现代检查，如 X 光、CT、MRI 可使我们的视野扩展到人体内部，利用现代医学实验室检查结果，力求辨证施治的准确，更有利于对病情的把握和认识。例如，阮士怡在治疗胃脘痛时，首先通过四诊检查进行中医辨证，同时结合现代医学检查（如胃镜），以进一步明确疾病是胃炎、消化道溃疡或是其他消化道疾病。如是胃炎，给予相应的中医辨证药物治疗；如是胃肠道溃疡，再用一些敛疮生肌药，以促进溃疡愈合；如为较为严重的消化道溃疡或胃部肿瘤，则应考虑早期手术治疗，而后采用中医药治疗。

四、临证经验

（一）说案论病

验案举隅 1：活血化瘀，通补养心法治疗冠心病支架术后状态

宋某，女，70 岁，2012 年 11 月 9 日初诊。

主诉：心前区刺痛间作 6 年余，加重 1 周。

现病史：患者 6 年前因胸闷憋气就诊于当地医院，经冠脉造影后于右冠状动脉近段植入支架 1 枚。2008 车 12 月因胸闷憋气频发，就诊于某三甲医院，并复查冠脉造影后，于左冠状动脉前降支植入支架 1 枚。2010 年 4 月症状加重，复查冠脉造影后，再次于左冠状动脉回旋支及右冠状动脉中远段各植入支架 1 枚。1 周前患者无明显诱因心前区刺痛、憋气症状加重，伴心慌。

刻下症：时有心前区刺痛，胸闷憋气，伴心慌，持续 5~6 分钟，舌下含服速效救心丸 1~2 分钟可缓解，偶感肩背部酸痛不适，汗出，头晕头胀，双目干涩，口干喜热饮，周身乏力，腰痛，双下肢酸软无力，畏寒喜暖。纳可，寐欠安，二便调。舌紫暗，苔薄白，脉缓无力。血压 130/85mmHg，心率 64 次 / 分。

既往史：冠心病病史 6 年余。

辅助检查：天津中医药大学第一附属医院（2012 年 11 月 9 日）查冠脉造影示左冠

状动脉前降支支架内狭窄 50%，右冠状动脉近段支架内狭窄 60%。

西医诊断：冠心病；稳定型心绞痛；PCI 术后状态。

中医诊断：胸痹心痛（气滞血瘀，心神失养证）。

治法：活血化瘀，通补养心。

处方：炙黄芪 30g，炙鳖甲（先煎）30g，丹参 20g，川芎 10g，当归 10g，女贞子 10g，海藻 15g，夏枯草 15g，降香 10g，酸枣仁 30g，紫石英 20g，白豆蔻 6g。7 剂，日 1 剂，分温二服。

二诊（2012 年 11 月 16 日）：患者服药后胸闷、心慌的症状有所改善，但仍时有心前区针刺样疼痛，休息可缓解，伴头痛头晕，善太息，双下肢无力明显，腰部酸痛。纳可，寐欠安，二便调。舌暗红，苔薄白，脉弦细。处方：绞股蓝 10g，炙鳖甲（先煎）30g，丹参 20g，川芎 10g，海藻 15g，夏枯草 10g，女贞子 20g，五味子 10g，赤芍 15g，三七（冲服）3g，黄连 10g，炙甘草 6g。继予 7 剂，日 1 剂，分温二服。

三诊（2012 年 11 月 23 日）：患者胸痛及睡眠改善，仍有头晕头痛，颈部僵痛，腰膝酸软，双下肢沉重，乏力明显。纳可，寐安，二便调，舌暗红，苔薄白，脉沉缓。处方：当归 10g，赤芍 20g，熟地黄 10g，川芎 10g，细辛 3g，丹参 20g，红花 6g，夏枯草 15g，槐花 10g，卷柏 10g，炙甘草 6g。继予 7 剂，煎服法同前。银杏叶片，每日 3 次，每次 1 片。

四诊（2012 年 12 月 30 日）：患者症状平稳，自行停药数周，现偶有腰腿乏力，畏寒，多汗，头晕，手足麻木。纳可，寐差，夜尿每晚 3 次，大便黏腻不爽。舌暗红，苔白腻，脉沉细。处方：绞股蓝 10g，炙鳖甲（先煎）30g，丹参 20g，海藻 15g，当归 10g，赤芍 20g，女贞子 20g，枸杞子 15g，五味子 10g，淫羊藿 10g，肉苁蓉 15g，酸枣仁 30g，炙甘草 6g。继予 7 剂，日 1 剂，分温二服。

按语：本案患者为老年女性，确诊冠心病多年，6 年期间反复进行血运重建，共植入支架 4 枚，现以心前区刺痛，胸闷憋气，伴心慌为主症。说明虽然通过前期治疗，改善了 3 支主要冠状动脉分支的狭窄，但微血管通畅状态与心肌血供尚未达成平衡，甚至不能满足心肌代谢的需要。阮士怡认为，贯通狭窄血管后，相应的血瘀痰浊、气滞等病理因素仍存在，且老年心脾肾气虚为本的病机，不能一蹴而就。患者憋气、心前区刺痛，舌色紫暗，属气滞血瘀之象；气滞血瘀致使心不得气血濡养，血不养神则寐欠安；结合患者汗出、周身乏力、脉缓无力等症状可知患者心失所养；同时，患者存在头晕头胀、双目干涩、腰痛、双下肢酸软无力等肝肾不足之象，肝肾不足则精血无以化生。综上，本案患者的特点为气虚和气滞、血瘀同时存在，辨证为气滞血瘀，心神失养证，治疗应以活血化瘀、通补养心为主。方中丹参、川芎、降香、当归针对主要病机，活血通络止痛；加炙鳖甲、海藻、夏枯草，软坚散结，有利于活血药发挥作用；黄芪能够起到助力推动的作用；女贞子、酸枣仁、紫石英共奏补肾、养血、安神功效；白豆蔻化湿和胃。诸药合用，可起到活血化瘀、通补养心之效。二诊时，患者胸闷、心慌症状改善，但仍有心前区刺痛，故加入三七增强活血化瘀之力。患者寐仍欠安，且舌暗红，脉弦细，故减去黄芪、当归、紫石英等温药，恐温燥伤阴，以赤芍、黄连等凉药代之，清热安神。三诊时，患者胸闷、胸痛症状缓减，故减少软坚散结之药；春气升，肝木渐旺，故患者出现头晕胀痛，加槐花清肝止痛；患者颈部僵痛，双腿沉重，为经络不通，加卷柏、细辛通经活络。四诊时，患者有腰腿乏力、夜尿频多、畏寒之症，为肾阳虚之象，故减去槐花、夏枯草等凉药，加入淫羊藿、肉苁蓉补助肾阳。患者睡眠较差，加入酸枣仁安神助眠。

验案举隅2：益肾固本，化瘀利水法治疗慢性心力衰竭

陈某，女，82岁，2012年11月15日初诊。

主诉：胸闷间作10余年，加重伴双下肢水肿1周。

现病史：患者10年前劳累后出现胸闷憋气、心慌气短等症，于天津某三甲医院就诊，予冠脉造影检查，自诉冠状动脉狭窄大于50%（具体不详），诊断为冠状动脉粥样硬化性心脏病，予以抗血小板、降脂、改善心肌缺血治疗好转后出院。近10年胸闷憋气间作，其间未予以重视，近1周胸闷加重伴双下肢水肿。

刻下症：神志清，精神欠佳，面色晦暗无华，形体消瘦，活动后胸闷憋气、心慌气短、周身乏力，未诉胸痛，咳嗽痰多，色白质黏；上半身烘热汗出，不喜着衣，左手腕部瘀斑，双下肢水肿。纳可，寐欠安，二便调。舌暗红，苔水滑，脉沉缓。血压150/70mmHg，心率84次/分。

既往史：糖尿病病史5年余，未规律服药，血糖控制欠佳；高血压病史10余年，最高180/80mmHg，平素口服硝苯地平控释片30mg，每日1次，血压控制欠佳。

辅助检查：天津某三甲医院（2012年11月5日）查NT-ProBNP 1432pg/ml（正常值：75岁以下者＜125pg/ml，75岁或以上者＜450pg/ml）。

西医诊断：慢性心力衰竭；冠状动脉粥样硬化性心脏病；高血压病3级；2型糖尿病。

中医诊断：心衰病（瘀结水留证）。

治法：补肾固本，化瘀利水。

处方：炙黄芪30g，党参6g，麦冬10g，当归10g，川芎10g，丹参20g，葶苈子10g，猪苓10g，茯苓15g，泽泻30g，五味子10g，女贞子20g，墨旱莲15g，何首乌20g，青蒿10g，炙鳖甲30g，地骨皮10g。14剂，日1剂，分温二服。

二诊（2012年12月13日）：患者近日双下肢水肿渐缓，左手腕部瘀斑已渐行吸收，烘热汗出缓解明显，气短乏力改善。仍觉胸闷憋气，痰多有泡沫，难咳。纳尚可，偶有泛酸，寐安，夜尿频，大便可。舌淡苔厚腻，脉沉细。血压130/70mmHg。处方：桑寄生20g，瓜蒌30g，麦冬10g，川贝10g，杏仁10g，丹参20g，葶苈子10g，猪苓15g，香加皮5g，泽泻30g，焦三仙各30g，垂盆草15g，白豆蔻6g。继予14剂，煎服法同前。

按语：患者年老体衰，脾肾亏虚，加之冠心病病史10余年，病程日久，心主血脉功能失调，血液运行失常，血脉瘀滞，发为胸痹；或为胸闷、心慌，心气虚则胸闷、气短

乏力，日久则损伤心体，心之体用俱损，发为心衰病，血脉瘀滞，血不利则为水，加之脾肾亏虚，水液运行失司，水气上逆于肺则咳嗽、咳痰，水性趋下发为下肢水肿。同时结合舌脉，辨为瘀结水留证，治当补肾固本，化瘀利水。方中炙黄芪、党参、五味子、麦冬健脾益气养阴，顾护心体；党参、茯苓、女贞子、墨旱莲、何首乌益肾健脾固本；当归、川芎、丹参活血化瘀；葶苈子、猪苓、泽泻泄肺利水。全方共奏补肾固本，化瘀利水之功。加之患者上半身烘热汗出，不喜着衣，故加青蒿、炙鳖甲、地骨皮取青蒿鳖甲汤之意，养阴透热。二诊时，患者双下肢水肿渐缓，左手腕部瘀斑已渐行吸收，烘热汗出缓解明显，气短乏力改善。见效守方，烘热汗出缓解，故去青蒿、炙鳖甲、地骨皮、墨旱莲、女贞子，减轻补肾养阴透热之力；气短乏力改善，瘀斑渐消，故去黄芪、当归、川芎、党参减益气活血之力。患者仍觉胸闷、憋气、咳嗽咳痰，故加瓜蒌、川贝、杏仁、香加皮以宽胸理气化痰、止咳利水，同时加白豆蔻、焦三仙、垂盆草温中化湿助脾胃运化，健脾以运化水液，顾护正气。患者后期定期随访于我院门诊，诉服药后水肿、胸闷气短症状明显缓解。

验案举隅 3：温补脾肾，化浊升清法治疗神经性耳鸣

赵某，男，72 岁，2013 年 6 月 20 日初诊。

主诉：耳鸣 1 年余，加重 1 周。

现病史：患者 1 年前由于情绪激动，在一过性黑矇之后出现耳鸣，声如蝉鸣，伴有头晕、恶心，就诊于当地三甲医院，诊断为"神经性耳鸣"，经中药治疗后症状缓解。近 1 周耳鸣加重，呈持续性。

刻下症：左耳持续性耳鸣，声如蝉鸣，休息时音调降低，近 1 周听力稍减退，胸闷憋气、心前区隐痛，口干眼干，喜热饮，右侧腰部、双手中指关节及左足第 2 趾关节酸痛，周身乏力，畏寒，易汗出，纳少，食易腹胀，寐欠安，入睡困难，起夜 3~4 次，大便每日 1~2 次、不成形，小便调。舌紫暗，边有齿痕，苔黄腻，脉沉细。血压 120/88mmHg，心率 70 次 / 分。

既往史：冠心病病史 6 年余，高脂血症病史 10 余年，甲状腺结节病史 1 年余。

辅助检查：当地某三甲医院（2012 年 8 月 14 日）查总胆固醇为 6.17mmol/L，肌酐为 142μmmol/L，尿素氮为 9.77mmol/L；尿常规示隐血（+）；颅脑 CT 示右侧脑室斑片状高密度影，考虑钙化；甲状腺超声示右侧结节（0.5cm×0.5cm）。

西医诊断：神经性耳鸣；陈旧性脑梗死；高脂血症；甲状腺结节。

中医诊断：耳鸣（脾肾阳虚证）。

治法：温补脾肾，化浊升清。

处方：炙黄芪 20g，当归 10g，五味子 10g，荠菜花 30g，土茯苓 15g，绞股蓝 10g，川芎 10g，决明子 15g，蝉蜕 6g，赤芍 20g，肉苁蓉 15g，淫羊藿 10g，诃子 10g，砂仁（后下）6g。7 剂，日 1 剂，分温二服。

二诊（2013 年 6 月 27 日）：患者诉服药后耳鸣明显减轻，由持续性转为不定时发生，

音调降低，偶有胸闷，无胸痛，关节疼痛未犯。仍有腰酸，畏寒自汗，口干，纳可，食腹胀，寐欠安，多梦，起夜3~4次。大便溏薄，日3~4行，晨起4~5时急迫欲便。舌暗红，苔白腻，脉沉弦。处方：槲寄生15g，淫羊藿10g，丹参20g，川芎10g，巴戟天10g，肉苁蓉15g，炙黄芪30g，五味子10g，枸杞子15g，藿香（后下）10g，佩兰（后下）10g，砂仁（后下）3g，诃子15g，决明子15g，煅牡蛎（先煎）30g。继予7剂，煎服法同前。

按语： 本案患者72岁，脾肾阳气渐衰，腰及关节酸痛、夜尿次数增多、大便不成形、畏寒易汗出等均为肾阳不足，肾主司二便、肾主骨生髓功能失常所致；喜热饮，纳少，食易腹胀，齿痕舌，考虑肾阳虚累及脾阳虚所致，导致脑海、耳窍失养；胸闷胸痛，舌紫暗，苔黄腻，脉沉细，为阳微阴弦之征，胸中阳气不得舒展，浊阴上逆，瘀热、痰湿俱存（血液检查、尿常规检查是为佐证），令津液不能上呈而见口干眼干。患者脾肾阳虚，胸阳不振，清阳不能上升以荣耳窍，痰湿瘀内盛，浊阴上乘蒙蔽耳窍，发为耳鸣。据此，阮士怡以肉苁蓉、淫羊藿温补肾阳，助阳化气；绞股蓝、炙黄芪补气健脾，先后天阳气充沛，脾得健运，肾化浊阴，耳窍得以清养；砂仁醒脾化湿，恢复运化之功；酌加当归、川芎、赤芍活血通络，可流利胸中气血，舒展胸阳，减轻胸闷心痛，同时引药上达脑窍，改善受损神经功能；五味子、诃子敛阴生津，可减轻口干眼干之症，又能益肾；荠菜花、土茯苓清热解毒、祛风湿，可缓解关节痛；蝉蜕宣透清窍；决明子清利头目。诸药合用可起到温补脾肾，兼清血中瘀热之效。二诊时，患者耳鸣减轻，关节痛及胸痛未犯，但脾肾阳虚之症及失眠并未改善，加槲寄生、巴戟天增强全方温肾助阳之功；患者出现五更泄，苔黄腻转为白腻，去荠菜花、土茯苓清湿热之品，考虑患者多尿、多汗，酌加枸杞子固护肾阴，阴阳同补；加藿香、佩兰增强健脾化湿；加煅牡蛎镇惊安神。整体以益气温阳、化湿、安神为诊疗思路，清阳得升、浊阴得散，耳之清窍得以发挥正常功用。

验案举隅4：益肾健脾，养肝荣心法治疗失眠

刘某，女，50岁，2013年10月24日初诊。

主诉：失眠间作2年，加重伴乏力2个月。

现病史：患者诉2年前无明显诱因出现入睡困难，呈进行性加重，未予系统治疗。近2个月无明显诱因失眠加重，就诊于当地三甲医院，予艾司唑仑（舒乐安定）2mg，每日睡前服1次，睡眠未见明显改善。

刻下症：患者神志清，精神欠佳，自诉寐差，入睡困难，服用艾司唑仑2mg仅能入睡2~3小时，多梦，时寐时醒，头晕昏沉，耳鸣，胸闷气短，自觉喉中有痰，咯吐不出，疲倦乏力，双下肢尤甚，腰酸痛，纳少，大便溏，小便调。舌淡红，苔薄白，脉细弱。血压135/85mmHg，心率77次/分。

既往史：无。

西医诊断：失眠。

中医诊断：不寐（脾肾不足，心肝血虚证）。

治法：益肾健脾，养肝荣心。

处方：酸枣仁 30g，生地黄 20g，当归 10g，麦冬 10g，女贞子 15g，墨旱莲 10g，补骨脂 10g，紫石英（先煎）15g，香附 10g，白术 15g，茯苓 10g，厚朴 10g，前胡 10g，甘草 6g。7 剂，日 1 剂，分 2 次温服。

二诊（2013 年 10 月 31 日）：患者疲倦乏力、胸闷气短较前明显缓解，无咽喉部不适，夜梦减少，然不寐尚未缓解，每晚仍需服用艾司唑仑 2mg。纳可，大便溏结不调，小便调。舌淡红、苔薄白，脉沉细。处方：酸枣仁 30g，黄芪 15g，当归 10g，白芍 20g，茯苓 10g，熟地黄 10g，生龙齿（先煎）30g，合欢花 10g，香附 10g，砂仁（后下）6g，女贞子 15g，墨旱莲 10g，补骨脂 10g。继予 7 剂，日 1 剂，分 2 次温服。

三诊（2013 年 11 月 7 日）：患者自诉服药后睡眠改善，睡前改服艾司唑仑 1mg 助眠，现因天气变化外感风热，时鼻塞，咽痒有痰，胸闷，纳可，二便调。舌边红苔薄黄，质嫩，脉弦浮。处方：酸枣仁 30g，黄芪 15g，茯苓 10g，香附 10g，砂仁（后下）6g，女贞子 15g，墨旱莲 10g，补骨脂 10g，生地黄 20g，黄连 15g，赤芍 15g，牡丹皮 15g，板蓝根 15g，前胡 10g，苍术 15g，半夏 6g。继服 7 剂，煎服法同前。嘱患者避风寒、节饮食。

四诊（2013 年 11 月 21 日）：患者自诉诸症好转，每晚可安睡 5~6 小时，无须服用西药助眠，现咽部略有不适少痰，纳可，二便调。舌红苔微黄，脉弦数。处方：酸枣仁 30g，远志 10g，黄芪 15g，白术 15g，茯苓 10g，熟地黄 10g，川芎 10g，生龙齿（先煎）30g，秦艽 15g，香附 10g，砂仁（后下）6g，女贞子 15g，墨旱莲 10g，补骨脂 10g，牡丹皮 15g，黄连 15g，厚朴 10g，枳壳 10g，甘草 6g。守方 14 剂巩固疗效。

按语：女子以肝为先天，以气血为本，阮士怡认为本案患者处于更年期前后，肝之气血皆不足，体内激素调节紊乱，加之长期从事脑力工作，劳心伤脾，使心脾气血两虚，出现疲倦乏力、头晕昏沉、胸闷、气短；腰酸痛、耳鸣属于肾气不足之象，故辨为脾肾不足，心肝血虚证。方中重用酸枣仁、紫石英以养心益肝、镇心安神，药理研究表明，酸枣仁含有三萜类、黄酮类化合物等活性成分，具有镇静催眠、抗抑郁等作用；加生地、麦冬以滋养脾胃之阴，兼清胃热；香附用以疏肝行气，补中有行，加前胡、厚朴降气化痰，以消喉中痰涎；当归、白术、茯苓取自参苓白术散，意在健脾益气、渗湿止泻；加女贞子、墨旱莲、补骨脂滋养肾阴，以养肝阴，取滋水涵木之法；炙甘草以调和诸药。二诊时，患者疲倦乏力、胸闷气短较前明显缓解，夜梦减少，但每晚仍需服用艾司唑仑 2mg，大便溏结不调。阮士怡认为肝脾不和易导致大便溏结不调，此时不可一味应用补气、理气药，应重视滋养肝阴、养血柔肝，以求肝之条达。故用首诊方去生地、前胡、麦冬、厚朴、紫石英、白术、甘草，重用生龙齿以疏肝理气、镇静安神，加熟地以滋阴养血，加合欢花以理气解郁、交通心肾，加砂仁以温中止泻、健脾助运。三诊时，患者自诉服药后睡眠改善，睡前改服艾司唑仑 1mg 助眠，夜梦减少、疲倦乏力等症状亦明显缓解，现自觉咽痛，胸中不适，善太息，纳可，大便日一行，不成形。效不更方，继以益肾健脾、养肝荣心立法。患者胸中不适，善太息，考虑肝郁化火，故加黄连、吴茱萸取左金丸之意以泻肝火；大便不成形，加厚朴、枳壳、陈皮以行气助运；患者外感风热，咽痒有痰，加黄连以清热燥湿、泻火解毒；咽痒有痰加前胡、半夏以降气燥湿化痰；易熟地为生地以滋阴凉血；去白芍，加赤芍、牡丹皮以凉血清肝。四诊时，患者诸症皆有好转，失眠减缓，停用助眠药亦能入睡。见效守方，患者胸中不适，善太息缓解，但舌苔微黄，于前方基础上加强滋阴养血、疏肝安神之效，去吴茱萸、陈皮，加川芎、远志、生龙齿加强疏肝行气安神之效。

验案举隅5：疏肝解郁，健脾养血法治疗月经失调

班某，女，31岁，2014年5月8日初诊。

主诉：月经周期不规律1年余。

现病史：患者1年前无明显诱因出现月经量少，月经先后不定期间断发作，未系统诊治。

刻下症：月经周期不规律，经期3~4天，经期内自觉烦躁、血块多，腰痛腹痛，平素畏寒，头晕，偏头痛，情志不舒，偶有耳鸣，口干，呛咳，纳差，寐安，大便溏，小便频数。舌淡红，苔薄白，脉弦细。血压110/50mmHg，心率60次/分。

既往史：妊娠高血压病史。2013年行子宫肌瘤切除术。

月经史：月经初潮年龄14岁，月经经期3~4天，月经间隔周期25天，末次月经2015年4月17日。

辅助检查：于天津中医药大学第一附属医院（2014年5月8日）做子宫及附件彩超示未见明显异常；性激素六项示雌二醇（E_2）24pg/ml，促卵泡生成激素（FSH）7.4mIU/ml，促黄体生成素（LH）5.42mIU/ml，孕酮（黄体酮）（P）0.2ng/ml，睾酮（T）1.8ng/ml，催乳素（PRL）26.41ng/ml；血常规、凝血四项检查结果正常。

西医诊断：月经不调。

中医诊断：月经先后不定期（肝郁脾虚证）。

治法：疏肝解郁，健脾养血。

处方：葛根15g，菊花10g，白芷10g，当归10g，白芍20g，茯苓15g，桑寄生15g，香附10g，枳壳20g，厚朴10g，佛手10g，苍术15g，炙甘草6g。14剂，日1剂，分温二服。

二诊（2014年5月22日）：患者诉服药后仍头晕，善太息，于就诊当日来潮，月经推迟10天、量少、偶血块多，伴随头痛加重，偶腰疼，周身酸胀乏力，纳差，寐差，口干，二便调。舌红苔薄白，脉弦细。处方：葛根15g，菊花10g，白芷10g，当归10g，白芍20g，茯苓15g，桑寄生15g，香附10g，厚朴10g，泽泻30g，炙黄芪10g，益母草10g。继予14剂，日1剂，分温二服。

三诊（2014年6月5日）：患者诉头痛渐缓，偶头晕，偶有腰痛，纳可，寐欠安，易醒，二便调。舌淡红，苔薄白，脉弦数。处方：菊花10g，白芷10g，当归10g，白芍

20g，茯苓15g，桑寄生15g，香附10g，厚朴10g，炙黄芪10g，枳壳10g，降香10g。牛膝15g，炙甘草6g。继予14剂，煎服法同前。

按语： 女子以肝为先天，肝藏血，若肝气郁结，失于条达，疏泄失司，则气机逆乱，故患者见头晕头疼，口苦咽干，情志不畅，且脉象弦细。肝属木，脾胃属土，土得木而达。若肝失疏泄，脾无以运化，久而耗伤脾气，患者可见畏寒、纳差、便溏等脾虚之象。肝脾失和，血失畅达，运化不及，统摄无度，则经血无源，不循常道，故患者月经不时而下。基于以上认识，阮士怡认为本案患者为肝郁脾虚之证，提出了疏肝解郁、健脾养血之法。应用逍遥散加减治疗，方中以疏肝解郁、行气健脾利湿之药为主。其中当归、白芍、香附养血和血；寄生补肾填精；枳壳、厚朴、佛手疏肝行气，使肝气条达；茯苓、苍术健脾祛湿，助土德以升木，同时兼顾患者腰腹疼痛；加葛根、菊花、白芷缓解头痛。二诊时，患者服药后症状未见明显改变，又因月经来潮，头痛、腰痛较甚，因其病程日久，气机不畅，血海亏虚所致月经延后，故于原方基础上去佛手、苍术、枳壳，重用泽泻以健脾渗湿，使气血得以运化有力，加炙黄芪补气行血，益母草活血调经，共助经血下行。三诊时，患者月事已去，头痛缓解，纳食改善，现偶有头晕，夜寐欠安，依其前症，乃肝风上扰，神不安位，仍为肝气郁滞，气机不畅所致。故依从前法，因患者月经结束，去葛根、泽泻、益母草，加枳壳、降香疏理气机，辅以牛膝条达肝肾，强利筋骨，期月事应时而下，缓其腰腹疼痛。

（二）遣方用药

1. 常用方剂

（1）通脉养心丸：阮士怡认为，胸痹的发生与中青年时期饮食不当、劳倦所伤、七情失调等损伤脾胃、耗伤心血，以及老年时期年迈体虚、脾肾亏虚相关，形成血瘀、痰浊、气滞、寒凝等病理因素痹阻心脉，故本虚标实之证居多。心主身之血脉，气为血帅，血为气母，气行则血行，气与血二者相互依存，若心气不足、心阳虚衰，则运血无权，无以濡养五脏及四肢百骸，此阶段病机属于气阴两虚，治以益气养阴。益气药调节机体整体气机，以促血行，疏通痹阻之血脉，改善微循环，使心肌供氧耗氧达到平衡；养阴以生津扶正，津液得复则失养之心脉得濡润，改善心肌缺血缺氧。方中以炙甘草、党参补心气，桂枝、鸡血藤通阳活络，麦冬、五味子、生地黄、阿胶、龟甲以养阴补血。全方通心阳、养阴血。

在心悸的辨治上，阮士怡认为心悸虚者多因气血不足而致心神失养，实者多因痰饮、瘀血阻滞心脉，扰动心神。阮士怡秉承《内经》"正气存内，邪不可干"之旨，认为邪气扰心者多本于正气不足，心中气血亏虚，而心主神明，气虚无力助血运行，血脉瘀滞，心神失养，心悸故而发作。又心悸久病，耗伤气阴，致心失所养，进一步加重疾病，气阴两虚贯穿心律失常的始终。基于此，治以益气养阴大法，主方选用生脉散。以人参、麦冬、五味子等益气生津、养阴复脉；佐以丹参、当归等活血之品；对于心神受损者，多加酸枣仁、远志养血、宁心、安神。

心衰病之始为气虚，即心气不足，后因利尿药的使用或气血生化乏源等因素导致阴伤或阴津不足，而渐气阴两虚，阮士怡常在通脉养心的基础上加减治疗心衰气阴两虚之证，开方大多从保脉、和血、养心、益气、利水五方面着手。保脉：一般选用鳖甲、夏枯草等，散脉道积聚，维持脉道通畅；和血：多用活血之品，如丹参、当归等，以改善血液性状；养心：选择五加皮、苦参等具有强心利水类作用的中药，育心：选择桂枝等温通心阳类中药；益气：多用炙甘草、党参等；利水：若发汗则损耗心气，使心气愈虚，故心衰患者主要通利下窍，从小便利水，常用白术、葶苈子、泽泻之品。

此外，对于女性冠心病患者，考虑围绝经期的生理病理因素，易产生肝气郁结、气虚血瘀等证候，阮士怡在益气养阴的同时，顾及女子以阴血亏虚为本，重视调畅气机与滋阴养血，补血调血治根本，将"治病必求于本"和"心－脾－肾"三脏一体观贯穿整个治疗过程。他认为气血和畅则百病不生，常用四物汤滋养阴血，酌加焦三仙顾护脾胃，以先安未受邪之地。

（2）补肾抗衰片：阮士怡基于"心－脾－肾"三脏一体观及"脉中积"理论，提出以补肾软坚法辨治慢性虚损性疾病。治疗时讲究以预防为主，顾护人体正气为要，重视补益脾肾二脏以治本，结合涤痰软坚散瘀之法以治标，并在补肾软坚方药的基础上研制了中成药补肾抗衰片，其应用要点如下。

①益肾以温肾阳、滋肾阴为要：肾作为先天之本，与人体的正气、衰老都有着非常密切的关系。阮士怡临床时注重固护先天肾阴肾阳，尤重视温补肾阳，而阴阳互根互用，故常配合使用滋补肾阴药物，使得阴精得续，阳气化生有源。阮士怡常用的温肾阳药物有桑寄生、杜仲、巴戟天、川续断、淫羊藿、山萸肉、补骨脂、肉苁蓉等，滋补肾阴药物常用女贞子、墨旱莲相配伍，阴虚明显加用生地黄、知母、北沙参、麦冬、五味子等，以滋补肝肾之阴。

②健脾尤重补脾气，升脾阳：脾胃为后天之本，是脏腑精气生成运化的枢纽，对人体正气的盛衰有非常重要的作用。阮士怡认为健脾主要有两方面作用：一是固护正气，二是通过健脾运化水湿痰浊，以防治疾病，临证时常益气健脾、利水健脾、升举脾阳同用。阮士怡常以白术为基础健脾药，白术味甘、苦，性温，归脾、胃经，《本草通玄》记载其为"补脾胃之药，更无出其右者"，是补气健脾的第一要药，同时具有燥湿利水、固表的功效。增加益气功效常配伍党参、炙黄芪等，增加健脾燥湿功效常配伍杭芍、苍术等，增加利水渗湿功效常配伍茯苓、猪苓、泽泻等，增加升举脾阳功效常配伍升麻、葛根、柴胡等，增加涤痰理气功效常配伍瓜蒌、薤白、浙贝母、陈皮等。

③软坚散结活用：软坚散结是在"脉中积"理论指导下的基本治疗大法。在用药方面，阮士怡认为冠心病老年患者病机虚实夹杂，会出现脾失健运，不能运化水谷精微，升清降浊失调，水谷精微壅滞，聚而为痰，患者多有痰浊瘀阻的表现。此时散结之法在于化痰通痹，临证多选用化痰通痹之品，如海藻、瓜蒌、浙贝母、绞股蓝等，以消痰软坚、化痰散结。因"脾为生痰之源"，常佐党参、茯苓等健脾化痰之品，以健脾化湿，则痰浊得消。冠心病常呈慢性发作，痰浊痹阻日久入络成瘀，往往更易形成痰瘀互结之

癥积，此时散结之法在于活血散结、祛痰逐瘀。阮士怡对活血药物的运用比较灵活，以丹参、桃仁为主药祛痰化瘀，辅以川芎、当归、赤芍等物，此取四物汤之意，以养血活血。若病程日久，再加灯盏花、银杏叶、荷叶等兼活血通络之效。阮士怡关注到现代人的生活方式、饮食结构、所处气候环境较以往有很大不同，糖、脂等代谢紊乱，蓄积体内，易致火热之邪内生，变生热毒，败坏形体，损伤心脏，不仅会加快冠心病的发生，还会增加动脉粥样硬化斑块的不稳定性，进而导致急性缺血事件的发生，此时散结之法在于清热凉血、解毒散结，常用连翘、夏枯草以散结解毒，丹皮、赤芍以凉血活血，可谓凉血不动血，散结不伤正。

（3）降脂软脉灵Ⅰ～Ⅳ号：降脂软脉灵Ⅰ号方以益肾健脾、软坚散结为主。Ⅱ号方在Ⅰ号方的基础上加入天麻平肝息风，灵芝补气安神、平肝养肾，川芎为血中之气药活血化瘀，兼能行气止痛。研究表明，灵芝、川芎可促进大脑皮层血液循环，改善脑功能。诸药合用能起到疏通经络、祛除瘀血、平肝潜阳、消除痰湿的作用。Ⅲ号方中加入人参，归心经，补益心气，安神益智；丹参养血活血，清心除烦；龙骨、牡蛎，除软坚散结外，亦能重镇安神；苦参，《神农本草经》记载其"主心腹气结，癥瘕积聚"，现代药理研究发现本品可使心率减慢，具抗心律失常作用；五加皮、豆蔻、车前草三药合用，祛痰胜湿，强心利水，使全方共奏益肾健脾、涤痰散结、稳心复脉之功。Ⅳ号方中加入丹参、川芎、三七活血化瘀，通络止痛，佐使白芷、冰片，以增强通脉止痛之力，降香、沉香、醋延胡索行气散结、宽胸解郁。诸药合用，具有行气活血、散结止痛、补益脾肾之功效。阮士怡强调在使用应注重以下三点：

①扶正为主，脾肾为本，益肾健脾：阮士怡认为，肾是先天之根，生命之源；脾为后天之本，化生气血。人体健康不外先天之气充实，后天脾胃健运。人体脾、肾二脏气血充盛，则能输水谷之精微以养五脏。所以他提出益肾健脾法可预防多种疾病之源，是防治冠心病之本。阮士怡常用的益肾药有桑寄生、枸杞子、淫羊藿、巴戟天、墨旱莲等。桑寄生味苦、甘，性平，归肝、肾经，《神农本草经》记载其"充肌肤，坚发齿，长须眉"。阮士怡发挥其补肝肾、强筋骨的功效，常不同剂量分别配伍杜仲、巴戟天、川断、淫羊藿、山萸肉、补骨脂、肉苁蓉等温补肾阳药物，用于高血压、冠心病、心律失常、先心病等属肾阳虚衰证的患者。桑寄生配合女贞子、墨旱莲等滋补肾阴药物，使得阴精得续，阳气化生有源。阴虚明显则加用生地黄、知母、北沙参、麦冬、五味子等，以滋补肝肾之阴。

②兼顾祛邪，痰浊为标，软坚散结：在高血压、冠心病、心律失常、慢性心力衰竭等心血管疾病的发生发展过程中，痰瘀互结是影响其预后的重要病理环节。补肾软坚法可能通过调节脂质代谢、保护动脉内膜完整性、增强细胞免疫功能、抗血小板聚集等方面起到防治动脉粥样硬化的作用。阮士怡常用的软坚散结药物有炙鳖甲、海藻、昆布、夏枯草、浙贝母、丹参、绞股蓝等。其中，海藻软坚散结，还可消痰利水；夏枯草归肝、胆经，偏于清热泻火、散结消肿；绞股蓝尚具有益气健脾的功效。因此可根据病情轻重，酌情加减。

③病症结合，衷中参西，用药不拘：阮士怡衷中参西，倡导辨病与辨证相结合，在降脂软脉灵的基础上灵活加减，不拘于用法陈规。例如，若合并快速性心律失常，如室早、房早、室上性心动过速等，加甘松、苦参和黄连；而见缓慢性心律失常，则加炙麻黄、炙附子、细辛；若伴传导阻滞，则用人参、仙鹤草。如果为冠心病合并高血压者，可加天麻、决明子、川牛膝、钩藤、白芍等；冠心病合并心衰者，则加人参、附子、猪苓、泽泻、益母草，可强心利尿，改善心衰。现代药理研究表明，丹参、三七、川芎等既能扩张冠状动脉，改善心肌缺血，又能扩张外周血管，改善微循环，还有抗凝、抑制血小板聚集、抗血栓形成等作用；白芍镇静、镇痛、降压、扩血管、增强心肌营养性血流量；当归抗血小板、血栓、抗心肌缺血和扩张血管等。

（4）新生脉散片：新生脉散片是治疗心力衰竭气虚血瘀水饮证的院内制剂，由阮士怡在古方"生脉散"的基础上灵活加减，不断创新而成，临床上对多种慢性心力衰竭具有显著疗效。新生脉散片中易人参为党参，乃取其性质平和、不燥不腻之性，同时能健脾益气，适用于病程较长、病势较缓的慢性病患者，而人参则常用于治疗急危重症患者，若气阴不足，兼有内热者可用西洋参代替。患者久病，除气阴两虚外，势必波及心阳，心阳虚则水饮内生，临证时患者常表现为水肿之象，阮士怡用泽泻和五加皮以发挥全方强心利尿的作用，同时能够补肝肾、强筋骨，对于已经出现心衰的患者极为奏效。水饮之邪易凝聚成痰，此时单纯应用利水药恐难以消除痰邪，因此阮士怡用炙鳖甲软坚散结以化痰核，临证时若痰饮、瘀血郁结较重者，还可加海藻、昆布等以加强软坚散结之功。除此之外，阮士怡在组方时融入了《温病条辨》中三甲复脉汤的思路，进一步发挥了炙鳖甲滋阴潜阳的功效，配合生脉饮之益气养阴功效以求改善心律，调节血压，增加血容量，为全方最妙之处。由于现代人的心脏疾患受生活习惯和社会环境的多方面影响，其病因病机具有复杂性，阴虚、阳虚、痰饮、血瘀等情况往往同时出现，因此阮士怡创制新生脉散片旨在解决临床上遇到的多重问题，具有与时俱进的特点。

自新生脉散创制以来，阮士怡及其弟子通过不断的临床研究，发现新生脉散片在治疗射血分数保留型心衰方面具有显著疗效。射血分数保留型心衰是由于心室舒张功能减低导致心室充盈不良引起的，在心室收缩功能正常或轻度减低情况下，心肌舒缓性和顺应性降低会引起心室充盈减少、充盈压升高，从而出现心悸、气短、呼吸困难等症状。现代医学治疗射血分数保留型心衰尚无特效方法，阮士怡认为该病为本虚标实之证，本虚以气虚为主，常兼有阴虚、阳虚，标实以血瘀为主，常兼痰、饮等，治法上当以益气活血为主，常兼以化痰利水。阮士怡团队曾对 136 例射血分数保留型心力衰竭患者开展了临床研究，使用新生脉散片进行 4 周干预，结果发现新生脉散片可明显改善射血分数保留型心力衰竭患者中医证候积分、生活质量积分、6 分钟步行试验，明显提高患者生活质量和运动耐量。他们进一步研究发现，新生脉散片可降低患者血管内皮素、血管紧张素 Ⅱ 等血管活性物质含量，可能是新生脉散片调节血压的内在机制，同时显示出逆转心室重塑的一定作用。总之，阮士怡善用此方治疗多种慢性心力衰竭，其起效机制可能与降低慢性心力衰竭患者血浆 BNP、Ang Ⅱ、ALD 水平，进而改善心室舒张功能，降低左心室质量指数，逆转左心室重构有关。

2. 活用药物

（1）角药——枸杞子-女贞子-五味子："角药"最早记载于《素问·至真要大论篇》，书中有"一君二臣，奇之制也"。仲景将这一理论运用于临床治疗，在其麻黄附子细辛汤、小陷胸汤中可见一斑。阮士怡倡导"治病必求其本""正气存内，邪不可干"的中医理念，重视"虚"在疾病发展中的重要作用，强调"固本"是治疗的核心要素，针对冠心病、高血压病、风心病、脑梗后遗症等心脑血管疾病及防老抗衰方面，提出"益肾健脾，软坚散结"的治疗原则，并将角药理念融入"益肾"的这一具体治疗法则中，以"枸杞子-女贞子-五味子"三味连横为阵，协同扶正固本以御敌。枸杞子、女贞子、五味子同以种子部位入药，历经春发陈、夏蕃秀、秋容平、冬闭藏之四时之化，饱含生生之机，质柔润、性平和，具有滋肾藏精之功，三者一平、一凉、一温，互制互携，平补肝肾，补火而不助火，且寓收涩之意，滋水而不忘固涩，以连横之势奏补肾固本之功。

临证之时，阮士怡取"枸杞子-女贞子-五味子"角药平补之性，灵活应用于方剂配伍之中。首先，其可用于肾虚诸证的治疗，肾主骨生髓，肾虚则精亏不固，腰府、头目失养，耳窍失荣，症见腰膝酸软、筋骨不强、眩晕耳鸣、健忘神疲、齿发不坚等，于方中配以角药"枸杞子-女贞子-五味子"，可收补肾填精之效。其次，肾与生长发育和生殖功能密切相关，如《素问·上古天真论篇》言"肾气盛，天癸至，精气溢泻，阴阳和，故能有子"，故对于辨证为肾虚的不孕症、不育症，以及小儿发育迟缓而症见五迟、五软者，可在方中配伍枸杞子、女贞子、五味子，取种子得子之意，以其生生之气使精充气盛，同时可以其收敛固涩之性用于肾虚精关不固之遗精、遗尿、泄泻等滑脱症状的治疗。再者，"枸杞子-女贞子-五味子"关于肾而不局限于肾，其总携脏腑之阴阳，为一身精气之根，针对肾虚摄纳无权之喘咳气逆的患者，方中配伍此组角药亦可收效。值得注意的是，中医疗法取效要建立在长时间、多周期的基础上，此三味为药食同源之品，毒副作用小，因此，在密切监测肝功能的情况下，凡符合辨证者，皆可长期配伍使用。

（2）对药——鳖甲、海藻：鳖甲与海藻二者皆为咸寒之品，相伍为用具有软坚散结之效。因此阮士怡在辨证论治的基础上使用鳖甲、海藻两药相配治疗冠状动脉粥样硬化、心肌纤维化、房颤射频消融术后复发，临床应用广泛，均取得了很好的疗效。

①治疗冠心病：中医学认为冠心病的发生与痰饮、瘀血等病理产物在体内蓄积有着密切的联系。视其发病过程多因禀赋异常，加之后天饮食（肥甘厚味、吸烟、饮酒等）、情志（易怒、忧思）失调，致使痰湿内生、气机停滞，气滞则血行不利，痰湿内生，脉道不畅，气滞、血瘀、痰湿是动脉粥样硬化的主要病理产物，贯穿疾病的始终。阮士怡将此病理变化归纳为"坚、结"二字，处以软坚散结之法。《神农本草经》中记载，鳖甲"主心腹癥瘕坚积"，具有滋阴潜阳、软坚散结之功；海藻软坚行水，《本草便读》谓

其"一切瘰疬瘿瘤，顽痰胶着之证，皆可用之"。《本草经疏》云"正咸能软坚之功也"，咸味之药，性浸润，能使瘀血顽痰消散，因此临床上凡是邪实结聚之证均可选用鳖甲、海藻配伍使用，以达到使之逐渐软化进而消散的目的。现代药理研究显示，鳖甲、海藻具有改善血流、降血压、降血脂的作用，可从根本上控制冠心病的发生发展。但值得注意的是，心脑血管疾病患者应该限制咸味药物及食物的摄入，食咸不利于血压的控制，并且加重肾脏的负担，早在《内经》中就提到"血病无多食咸""多食咸则血脉凝涩""味过于咸，大骨气劳，短肌，心气抑，脉凝泣而变色"。因此在临床应用鳖甲、海藻这一对药时应注意其剂量，以达到"有故无殒，但取无过"的目的。

②治疗心肌纤维化：心肌纤维化以心肌成纤维细胞增生和胶原纤维过量沉积、胶原浓度及胶原容积分数显著增加、各型胶原比例失调和排列紊乱为主要特征。中医古籍中无心肌纤维化的直接描述，但心肌纤维化导致的心肌肥厚、僵硬形态学表现，可归属于"微型癥积"。阮士怡指出鳖甲、海藻药对具有消痰、化瘀的内涵，治疗时针对心肌纤维化之痰瘀互结之本质，其意在延缓心肌纤维化心室的重构进程，改善患者预后。有研究发现，鳖甲单味药、活性组分及其复方制剂可通过抑制氧化应激、脂质过氧化、RAAS异常激活、炎症因子等发挥抗心肌纤维化的作用；海藻提取物能保护血管内皮，从而限制心肌纤维化的进程。

③治疗房颤射频消融术后复发：在房颤射频术后早期，虽然引发房颤的主要异位起搏点已被消除，但此时窦房结的起搏优势并未重新建立，原有的次级异位起搏点仍占据着调控心脏搏动的重要地位。阮士怡将这些次级异位起搏点视为"坚结"，是术后房颤复发的重要危险因素。此外，射频消融术属于外来金刃之伤，消除作祟"坚结"外，也扰乱气血运行，诱发炎症反应，形成新的瘀血、痰浊等实邪从而诱导房颤复发。海藻软坚而消痞，破散结气之力强，着重于术后气血运行紊乱导致的气滞坚结，其提取物具有抑制心肌纤维化、抗凝、抗心律失常的作用；鳖甲"主心腹癥瘕坚积"，醋制可以增强其软化坚结之功，着重于术后瘀血、痰结及残存异位起搏点的软化，除具有抗纤维化之外，还可调节免疫功能、促进血红蛋白生成。

（3）绞股蓝：阮士怡取《备急千金要方》"心劳病者，补脾以益之，脾王则感于心矣"之意，结合自身临证经验，提出了冠心病的"脉中积"理论，确立了"益肾健脾、软坚散结"的治疗大法，并常在遣药组方时使用绞股蓝，主要用于以下几方面。

①益脾气，逐瘀散结：绞股蓝益气健脾，益后天滋先天，与白术、茯苓、人参等药合用可治疗脾气虚弱证。冠心病常呈慢性发作，久病入络成瘀，正如《灵枢·百病始生》所云："凝血蕴里而不散，津液涩渗，着而不去而积成矣。"此时更易形成痰瘀互结，结聚而成"脉中积"，散结之法在于活血散结、祛痰逐瘀。阮士怡认为早期血管内膜的病理变化有逆转的可能，应重视保护血管内皮细胞的完整性，提高血管内膜抵抗力，使其免受或少受痰浊脂毒的侵袭，以延缓动脉粥样硬化的进程，故临床常在健脾化痰药、软坚散结药中加入绞股蓝以祛痰浊脂毒之积聚，保护血管内皮。药理研究表明，绞股蓝可通过抑制 TLR4 及其下游信号分子减轻血管炎症反应、上调 Bcl-2 表达，下调 Caspase-3

表达来抑制细胞凋亡等途径延缓动脉粥样硬化的形成。同时，绞股蓝还可在肿瘤细胞DNA的合成过程中发挥重要的作用，可有效抑制胃、子宫、皮肤等多种癌症的癌细胞增殖。

②调气机，化痰散结：绞股蓝调气化湿，消痰软坚。阮士怡认为临床代谢性疾病多为血中痰浊痹阻，由饮食所伤而起，酒湿伤脾，运化功能失常，机体水液代谢失调，痰浊膏脂伏于脉道，积久不去妨碍气机，血行不畅，滞而为瘀，痰浊瘀血混结为患，导致肠通透性异常、血中内毒素增加，易变生诸疾，在脉可表现为脂质斑块的沉积，发为肥胖、糖尿病、高脂血症、冠心病等。故在慢病的诊疗中，阮士怡常以绞股蓝升降之性调节机体代谢，配伍海藻、昆布、瓜蒌、浙贝母等消痰软坚、化痰散结之品，助无形之气化有形实邪，调节机体代谢平衡。研究表明，绞股蓝具有调节脂质代谢、抗肝纤维化、保肝降酶等作用，可有效延缓肝纤维化进展，减少预后风险。

③益肺气，清肺散结：绞股蓝调补肺气，另因其性味甘寒，兼有生津止渴、化痰止咳之效。针对病久郁而化热之肺气阴两伤证，见咳嗽痰黏、五心烦热等症，阮士怡常与川贝母、百合、瓜蒌、桔梗等药同用以养阴润肺、化痰止咳，还可防止补气药助火生热；若肺气虚而兼见痰湿内盛，咳嗽痰多者，多与半夏、陈皮等燥湿化痰药同用；若肺气虚兼有风寒外束，咳白稀痰，伴有鼻塞、肢体酸痛、恶寒无汗者，多与荆芥、白芷、紫苏叶等发散风寒药同用；若肺气虚兼有风热侵袭，见咳痰不爽、咽痛、恶风等症者，可与桑叶、菊花、升麻等疏散风热药同用。脾为生痰之源，肺为贮痰之器，因绞股蓝健脾之功甚而化痰之力稍弱，故在化痰止咳时常与健脾药配伍应用，以增效力。

阮士怡擅用绞股蓝，认为绞股蓝有着极强的药用价值，饥荒时又可作为野菜食用，是药食同源的代表药物之一，值得深入开发其功效并推广应用于临床慢性病的治疗中。现代药理学研究表明，绞股蓝含有皂苷类、黄酮类、萜类、多糖、氨基酸以及微量元素等多种成分，其抗衰老的作用效力远高于维生素E和番茄红素，故又有"长生不老仙草""南方人参"的别称。

五、学术传承

（一）人才培养方法

阮士怡作为中医药事业的发扬者与托举者，培养出了大批优秀中医药人才。阮士怡是第五批全国老中医药专家学术经验继承工作指导老师、国家中医药管理局第一批传承博士后合作导师，先后获得天津市卫生系统和天津中医药大学第一附属医院"育人伯乐奖"，在人才培养方面付出的心血获得了医疗界同仁的广泛认同。

1. 德才兼备，宽厚仁和

"以德御才，德才兼备"是阮士怡培养学生的基本准则。他常教育学生："当一名医生，必须要医德和医技并重，要善于站在患者的角度体贴患者的痛苦，要视患者如亲人，不使用大方大剂，更不能对患者疾言厉色，要勤于做患者的除病者和疏导患者的宽慰者。"阮士怡身体力行，临诊无论尊卑，一样细致认真；即使工作再忙、患者再多，也从不生气着急。学生们常用"宽厚仁和、与人为善、治学严谨"来形容老师。

2. 学术"放任"，循循善诱

"学术放任，鼓励实践"是阮士怡所奉行的教育原则。授业解惑，传承有道，因材施教，倡导学术自由及鼓励技术创新让他的弟子们在各自的专业领域有更多的机会实现突破和创新。阮士怡在担任天津市中医研究所副所长及心血管病研究室主任期间，成立了动物实验室，建立了细胞培养室，并鼓励学生进入实验室，学习实验技能，使学生们既具备传统中医看待疾病的思维，又具有从事现代科学研究的能力，为学生进行中医药临床、基础研究打下了坚实的基础。

3. 重视传承，桃李天下

20世纪60年代，阮士怡承担了天津中医学院本科教学和师带徒工作。1979年，天津中医学院开设了研究生教育，阮士怡作为首批研究生导师，积极地投身于培养研究生的工作中。他言传身教，把自己的科研思路、方法及临床经验毫不保留地传授给自己的学生。他经常对学生说："要有创新思维，要勇于实践。"经阮士怡培养毕业的13名研究生及数十名"师带徒"医生后来均在国内外生命科学的各个研究领域和教学、临床中发挥着骨干作用，可谓桃李满天下。

（二）人才培养成果

阮士怡是天津中医药大学第一附属医院的奠基者，是首批创建人之一，他开办徒弟班，培养了既精通中医，具有中医特色，又懂西医，能胜任病房医疗工作的人才。他亲自制定出编写原则并拟定书名《中医内科》，是天津市贯彻中医政策后首部中医著作，为中医教学、治疗规范化做出了表率。此外，阮士怡带领团队最早在天津市把现代科技手段应用于中医药研究，开辟了中医药科研之先河。随着科研工作的不断发展及人才队伍的壮大，研究所和实验室建立后培养出无数优秀的学生，并渐渐形成自己的研究团队和研究领域，获得多项省部级科技进步奖，并研发了一批以通脉养心丸、补肾抗衰片为代表的疗效肯定、安全可靠的中药制剂。

在阮士怡培养的学生之中，不乏中国工程院院士、国医大师、岐黄学者、"万人计划"领军人才等中医药事业的佼佼者。中国工程院院士、天津中医药大学名誉校长、国医大师张伯礼在跟随阮士怡学习期间，锻炼了科研能力，后长期从事中医心脑血管疾病临床和中医药基础研究，是中医领域、中西医结合领域的领军人物。天津中医药大学第一附属医院原心血管科主任王化良对阮士怡的学术进行深入研究，应用中西医结合理论治疗冠心病、心力衰竭、心肌病、心肌炎、风湿性心脏病、高血压、糖尿病，在心血管疾病预防与治疗上均取得了较好成绩。北京大学第一医院原中西结合科主任王学美在中药抗衰老、促智及抗胃肠道肿瘤上进行深入研究。何聪从事老年疾病的临床、宣传教育等相关工作，对中医药治疗痴呆进行深入探索。张军平承袭阮士怡"益肾健脾、软坚散结"治疗心血管疾病及衰老相关疾病的学术思想，指导临床疾病治疗和科研工作，以总结阮士怡治疗心病经验为起点，总结了津沽心病名老中医学术思想，搭建了中医药传承平台，对阮士怡提出的育心保脉理论思想进行了临床实践，以育心保脉法干预冠心病患者，疗效肯定。韩煜以抗衰老产业为研究方向，将医学理论用于预防和抗衰老领域中，将阮士怡抗衰老的学术思想融入所设计的抗衰老保养的各类服务项目，更好地将中医对于衰老的认知以及中医药抗衰老的观点、知识传播出去。李艳梅、祝炳华、段晨霞等在国外从事老年疾病的研究，为中医药防治老年疾病迈向国际做出了贡献。徐宗佩从事中医药理论及古籍的研究。郭利平从事中西医结合防治心血管疾病等工作。高秀梅利用现代科学技术手段探究中医方剂配伍的规律和科学内涵，为中药临床合理配伍使用提供科学依据，开拓了现代药物发现和研发思路，丰富了临床治疗学和制药学的内容，提高了临床疗效。

师带徒学员中包括天津市中医药研究院原心内科主任马连珍，天津中医药大学第一附属医院原心内科主任郭玉兰、马昭明、马广信、王竹瑛、马增华等，均是中华人民共和国成立后，天津中西医结合事业发展之初的中坚力量。

进入 21 世纪后，阮士怡仍在继续为中医药教育事业发光发热，作为第五批全国老中医药专家学术经验继承工作指导老师、天津中医药大学首批传承博士后导师，指导、培养了李明、程坤、耿晓娟等中医药新生力量。

传承图谱：

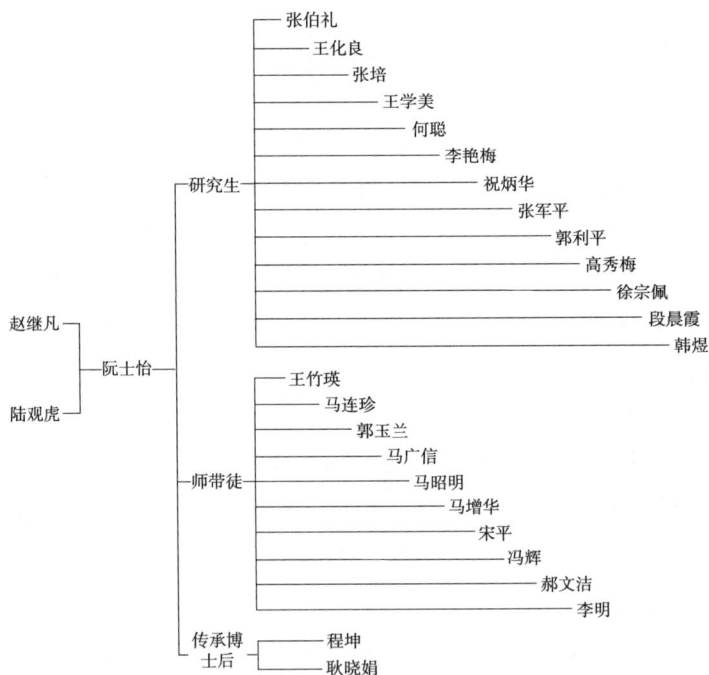

执笔者：严志鹏　范雅洁　李婷婷　李明
整理者：张军平　刘晓芳

顾小痴

——一心为党为民，一代津门名医

一、名医简介

顾小痴（1910~1987），汉族，天津市人。教授，主任医师，研究生导师，长于内科、妇科，以妇科名于世，为当代著名中医妇科学专家。历任天津中医门诊部妇科副主任，天津市立中医医院（今天津中医药大学第一附属医院）妇科主任，天津中医学院（今天津中医药大学）教务处长兼第一附属医院院长，天津市中医研究所副所长，天津市中医学会副会长，中华中医药学会理事，中华中医药学会妇科分会常务理事等职。被选为中国人民政治协商会议第五、六届全国委员会委员，天津市政协第四届委员会委员和第五、六届委员会常委。

顾小痴从医数十载，诊治妇科疾患独辟蹊径，多有创新。他主张在病因上重视气、血、痰、湿、郁；四诊合参，工于问诊；辨证之要，要在枢机；中西医结合，病证双辨；认为冲任二脉极其重要，病理上奇经之疾又以冲脉居多，故治疗妇科病善调冲任，首重冲脉；强调妇人以血为主，以气为用，治疗妇科病尤其是月经病当调和气血；对经前诸证发前人之未发，提出"脏腑先虚，冲脉气盛，虚邪而发"的病理机制，倡导采用调冲与扶正统筹兼顾之法。

顾小痴医疗作风朴实，治学严谨，爱党爱民，以一颗赤诚之心，为中医事业奋斗了一生，培养出众多的中医、中西医结合的优秀人才。1987年8月25日，顾小痴因患病医治无效，与世长辞，终年77岁。

二、名医之路

（一）天资聪颖，立志学医

顾小痴原名顾世华，1910出生于天津一个平民家庭。他自幼体弱多病，常习练武术气功强身。1934年高中毕业后顾小痴立志学医，遂离津赴京，就读于华北国医学院，亲觅施今墨之门，谦恭好学，由浅入深，由卑及高，由迩达远，时有昏怠，辄以水沃面，终获益良多。同时又师于医界名宿杨叔澄，杨公乃京兆大兴杨铸园翁家嗣，著有《著园医药学合刊》4册，既精于文，又精于医。顾小痴临证侍诊，风雨无阻，精勤不倦。他尤善于思考，详察形候，纤毫勿失，每每颇有想法，诊暇必质疑问难，但求其详，杨师格外垂青，倾囊相授，尽传其术。求学期间，顾小痴刻苦勤奋，习医如痴，苦读不息，勤求古训，殚精竭虑，博采众家之长，常手捧《内经》《难经》《伤寒杂病论》等中医古典医籍，反复研读，深入思考书中医理，深得各位老师的赞誉和喜爱，这也为他后续诊病奠定了坚实的理论基础。1937年他报考中医师考试，因尚未毕业，以"顾小痴"之名参加考试，荣膺榜首。毕业回津后遂以"顾小痴"之名在其寓所北马路的津道西箭道挂牌行医，悬壶津门。他视医术为仁术，怀大悲恻隐，普救含灵之旨，凡前来求医者，无论贫富贵贱、长幼尊卑，均普视一等。审证用药，必谨慎周全，务求其当而后可，绝无轻率妄举之时。诊余，结合所诊病例，继续深研医典，以求贯通。如此，医术渐精，声誉日隆，每日求医者不绝。不久便以其深厚的造诣，超凡的医术而享誉津门。

（二）献身事业，贡献突出

顾小痴有感于新旧社会中医地位的差别，对党的中医政策由衷拥护。中华人民共和国成立后，顾小痴率先参加了天津中医门诊部、天津市立中医医院工作。1954年，天津中医门诊部成立，顾小痴怀着喜悦的心情率先加入，与哈荔田、于芝圃、丁蔚然、王文翰、阎毓芝、张翰卿7名医生在女内科应诊。1955年，在原天津中医门诊部的基础上，天津市立中医医院成立，这是天津历史上第一所中医专科医院，也是第一所国办的中医医院。顾小痴担任女内科主任。1958年，在原天津中医学校的基础上，天津中医学院正式成立，天津市立中医医院更名为天津中医学院附属医院。1959年，该院女内科改称为妇科，开设了病房，设床位18张，在顾小痴领导下，妇科开展了对妇女常见病、多发病的综合治疗，成效卓著。1969年，天津中医学院附属医院更名为天津市中医医院。1978年，天津市中医医院更名为天津中医学院第一附属医院，顾小痴任院长兼中医学院教务处处长至1979年退休。顾小痴为妇科的创建与发展做出了重要贡献。

为了贯彻中共中央、卫生部关于大力开展"西学中"工作的指示，天津市卫生局成立了由知名度较高的老中医组成的"中医教学研究委员会"，顾小痴与其他42名老中医积极参加委员会的教学工作，培养了一大批外埠和本市的"西学中"优秀医务人员。之后，天津中医学院迁往河北石家庄，与河北医学院合并。1974年由天津市中医医院组建天津市中医学校（今天津市卫生职工医学院），刘少臣任校长，王玉任书记，顾小痴任教务组长，主持教学工作。顾小痴从课程安排到组织教学、教材选定等事必躬亲，培养了一大批优秀的中医药人才，为天津的中医教育做出了突出贡献。天津市中医学校的教师队伍主要由医院骨干组成，同时还承办了两期"西医脱产学习中医班"，培养学员234人。1978年，国务院批准重建天津中医学院。顾小痴担任教务处处长兼第一附属医院院长。

（三）治学严谨，传道授业

顾小痴医疗作风朴实，治学严谨，不尚空谈，主张书写医案，介绍经验，必须实事求是。他强调凡自己介绍的经验，务必使同道一看就懂，一学就会，验之临床亦有效；反对弄虚作假、粗制滥造，体现了其学术上的笃实态度。

顾小痴中医功底深厚，其学术渊源根于《内经》《难经》等经典，师仲景辨证施治体系，旁及金、元、明、清及近代诸家，其中尤受益于李东垣、朱丹溪、叶天士、徐灵胎、傅山、施今墨及杨叔澄。在妇科方面对傅山和徐灵胎尤为推崇。他对中医学的研究主张从源到流，教导后学者首先"熟读《内经》《难经》《神农本草经》《伤寒论》《金匮要略》等经典著作，继而博览诸家，广集众长，通过实践冶于一炉，而后提要钩玄，由博反约，为善是从，定向发展，在实践中有所创新"。他一生治学务求实效，无门户之见。一贯主张百家争鸣，百花齐放，古为今用，洋为中用，诸家兼采，推陈出新。顾小痴认为中西医药皆为救人而设，各有短长，特别是在妇科方面，中西医更有许多相近之处，主张有条件的中医要学习西医，在保持中医特色的基础上取长补短。在应用中医理论辨证施治时，注意参考现代医学知识，辨证与辨病相结合。在学术上，既善于继承古人经验又敢于创新，注重理论与实践的结合。对经前诸证发前人之未发，提出"脏腑先虚，冲脉气盛，虚邪易发"的病理机制，采用调冲和扶正统筹兼顾之法治之；治妇科病善调冲任，首重冲脉；对不孕症、闭经、男性不育症等不拘古法，自拟补冲丸，直沿用至今。

顾小痴晚年仍为中医工作和政协工作操劳忙碌，诊病之余主编了《中医学讲义》《金匮要略讲义》等书，撰写的主要文章有《功能性子宫出血临床观察》《妊娠呕吐辨证论治的经验介绍》《崩漏的中医治疗》《祖国医学对经断前后诸证的认识》《中医药治疗痛经》《经前诸症辨治要点》《月经病治疗简介》《二陈汤的临床应用》等。反映了他一部分学术思想和临证经验，是弥足珍贵的资料，值得学者研习，惜未能付梓，实为憾事。顾小痴在病重期间，仍为中青年医生批改论文，撰写评审意见，为中医事业后继人才的培养倾心竭力，呕心沥血，感人至深。

（四）为人师表，名满津沽

顾小痴一生注重医德修养，常垂训后学："医乃仁术，不可有利禄之图""要先做人再学医""治病也是从病人身上学习，对病人要全心全意"，视患者如亲人。其学生吴炳岳回忆，某次顾小痴突发输尿管结石，为了不耽误患者，在还没有完全恢复的情况下坚持继续出门诊，严格保证出诊时间。他不仅谦虚谨慎，严于律己，而且严格要求弟子和门人，从病历书写格式、中医术语，到对病因、病机分析和立法、处方必须规范、明晰；复诊患者首先要询问主证的变化情况，然后随证用药加减。在口传心授中医理论和诊病经验的同时，顾小痴更加看重个人品质和医德的培养，提出诊务虽忙，仍应审慎为之，不论患者地位高低贵贱，亲疏远近，应一视同仁，热诚相待。临证辨证精细，条分缕析，遣方用药，丝丝入扣。常见他因一二味药物取舍、用量增减而斟酌再三。每遇疑难病证，用药疗效不彰者，诊余必反复思考，甚至深夜查阅文献。顾小痴对武术、气功也颇有研究，每日坚持习武练功，对于静与动、定神与思辨、精与气的关系等颇有研究。他曾讲气功疗法的历史早于药物治疗，其某些疗效也优于药物治疗。倡导业医者亦当学习气功，作为医者诊病前的自我调气，可使头脑清楚感觉灵敏，诊病前做到"排除杂念，安神定志，无欲无求"也很必要。顾小痴视患者如亲人，无论老少皆耐心细致，详询病情，细查病因。正是这种一丝不苟，认真负责的态度，赢得了广大患者的信任，深受患者爱戴。其精湛的医术，为人民服务的本心和高尚的道德品质也深刻影响了他的学生和弟子。

顾小痴为人正直，襟怀坦荡，忠于党，忠于人民，积极响应党的号召，热爱党的中医事业，投身中医复兴建设。顾小痴于74岁高龄加入中国共产党，入党后更加努力工作，曾被评为优秀共产党员。顾小痴一生勤俭，但在临终前却将其全部积蓄3万元捐献给天津中医学院，设立"顾小痴奖学金"，以鼓励后学，发展中医，深刻表现出一名共产党员和老专家对党和人民鞠躬尽瘁的崇高精神，对中医事业无私奉献的高尚品德。

顾小痴的学术成就和学术思想不仅在医学界有着广泛的影响力，同时也得到了社会各界的认可和赞誉。不仅为后学者提供了宝贵的借鉴和启示，也为中医事业的发展做出了重要的贡献。

三、学术理论精粹

顾小痴临床经验丰富，常将伤寒、温病融会贯通，经方、时方互为妙用，对妇科、内科疾病颇有心得，尤长于妇科。其妇科方面的学术思想主要概括如下：喜用成方化裁，用药少而精当；药主平和，不避峻烈；注重调和气血，善于调和脾胃；在病因上重视气、血、痰、湿、郁；四诊合参，工于问诊；辨证之要，要在枢机；中西医结合，病证双辨；认为冲任二脉极其重要，病理上奇经之疾又以冲脉居多，故治妇科病，善调冲任，首重冲脉；强调妇人以血为主，以气为用，治疗妇科病尤其是月经病当调和气血；对经前诸证发前人之未发，提出"脏腑先虚，冲脉气盛，虚邪易发"的病理机制，倡导采用调冲与扶正统筹兼顾之法；对冲任虚损所致的不孕症、闭经、男性不育等不拘古法，创补冲丸，效果显著；对子宫出血采用行瘀固冲止血法，另立途径；巧用外治法创消炎丸治疗宫颈糜烂；此外，对先兆流产、围经期综合征、妊娠呕吐等病症，在治疗选方用药方面皆有独到之处。现将顾小痴的学术思想简述之。

（一）善调冲任，首重冲脉

前人恒以冲任二脉论治妇科疾病，顾小痴根据自己多年的临床实践体会到：生理上，冲脉与肾经相并，上通于脑，受先天肾气的资助，下连胞宫，为生殖系统开阖之枢纽，又与阳明胃经相交会，受后天水谷精微的供养，其在人体通上连下，贯穿全身，为气血之要冲，有"十二经脉之海""血海"之称，对全身气血有蓄溢调节之功能，与任、督二脉一源三歧，皆络带脉，在人体处于极其重要的位置。病理上，奇经之疾又以冲脉为多，因此在治疗妇科疾患时应该首重冲脉。

顾小痴对经前诸证发前人之未发，另辟蹊径，提出了"脏腑先虚，冲脉气盛，虚邪易发"的病理机制，临床采用调冲与扶正统筹兼顾之法，疗效显著。顾小痴认为，经前诸证的发作之所以有周期性，是与经前机体脏腑、经脉偏盛偏衰的特点有关。根据临床观察，其病机可分为脏腑先虚、经脉壅盛、虚邪易发等。妇人之体，其阴阳平衡是随天癸、冲任、脏腑盛衰的不同阶段，而保持低、高、低水平的动态平衡。经前期、经行期、经净后妇女经历阴血聚下、血泻、生血的过程，体内处于动态的阴阳平衡中，由于月经每月应潮，故"妇人之生，有余于气，不足于血，以其数脱血也"，经前期阴血聚下、脏腑先虚，经脉壅盛，依人之体质，轻则仅见一般症状，重则发为诸证。轻症如一般经前常见的小腹胀满、腰酸体倦、胃纳欠佳、乳房微感发胀以及性情急躁等，此因经来之前阴血聚而下达血海，蓄于胞脉，因人之血有其常数，盛于下则机体血分常感不足，因气血流注于下，冲任起于胞中，血流薄疾，经脉壅盛所致。若冲脉气盛上犯阳明，胃失和降，可见呕恶；如肝失疏泄而致经脉壅阻，可见乳房、乳头、胸胁及小腹胀痛，烦躁易怒；脏腑先虚，经脉壅盛，五气先夺，情志失调，或怒，或悲，或恐，情伤见矣；阴虚之体虚热上冲，灼伤脉络，则为吐衄，蚀于口腔，则为发痔；阴虚内热，阴常不足，虚热内发；正虚邪侵，表热可见；热盛毒蕴，透发于外，则生疖肿；经脉不利，阳气不足，则关节疼痛。辨证时要抓住特点，谨守病机，以诸证表现为重点，又需结合经、带、痛而论治经前诸证。在经则有期、量、色、质之辨；在带则有量、色、质、味之异；在痛则有部位、痛性、时间之别，常为诸证病机分析之佐证。同时以八纲辨证为准绳，经前诸证多为虚实错杂，尤以本虚标实居多。至于表里同病，则多见里证兼表邪。证分标本，治宜兼顾。如阴虚灼络之吐衄，滋阴清热以治本，止血以治标；泄泻、浮肿，素体脾肾虚弱，调理机体阴阳以治本，止泻、利水以治标；经期之或先或后，量之或多或少，色之或浅或深，质之或稀或稠或有血块，应查其病机，调经即调脏腑、气血以治本，如兼见乳痛、腹痛、胁痛、头痛等，则随其疼痛性质、部位以治标；正虚感邪，则扶正以治本，祛邪以治标。但不应失其急则治标，缓则治本之常法。

对冲任虚损所致的女性不孕、滑胎、月经不调及男性不育等疾患，顾小痴创补冲丸应用于临床30余年，疗效显著。补冲丸集中反映了顾小痴补益冲脉的特点，其主要组成为紫河车、菟丝子、肉苁蓉、当归、熟地黄、川芎、丹参、巴戟天、蛇床子等，具有补冲益肾、调经养血、填精益髓之功。方中紫河车、菟丝子温肾益精为君药，紫河车甘咸温为血肉有情之品，能补精血，益冲任，《本草从新·人部》谓其："大补气血，治一切虚劳损极。"菟丝子入肝、肾、脾经，能补肝肾，益精髓，"治妇人肾虚胎动，常习流产"。《本草汇言·草部》云其"补而不峻，温而不燥"，该药禀气中和，既可补阳，又可益阴，为平补肝、脾、肾之良药。肉苁蓉、熟地黄、巴戟天、蛇床子滋肾阴，助肾阳，助君药补肾虚为臣药，其中肉苁蓉甘、咸、温，补肾壮阳。一般补阳药多燥，滋阴药多腻，唯肉苁蓉甘而微温，咸而质润，具有补阳而不燥，滋阴而不腻的特点，补而不峻，其力缓和，故有苁蓉（从容）之称，《本草从新·草部》谓其"补命门相火，滋润五脏，益髓强筋。治五劳七伤，绝阳不兴，绝阴不产，腰膝冷痛，峻补精血"。熟地黄滋阴养血补髓，为补益肝肾要药，在众多补阳药中加入熟地黄有阴中求阳之意。巴戟天辛甘性温，甘温能补，辛温能散，专入肾家鼓舞阳气，强筋壮骨而治腰痛腿软。佐以当归、川芎、丹参补冲脉之血，使以大青盐引诸药入肾经。顾小痴所立补冲丸，名为补冲，实则补肾。他认为肾为冲任之本，温养肾经即能调补冲任，临证强调首辨冲任，尤推崇徐大椿"经带之疾，全属冲任"之说。药理研究表明，补冲丸能促进垂体前叶分泌促性腺激素，并有微弱的雌激素样作用，且有促进睾丸组织发育及促进其合成、分泌雄激素的功效。

（二）妇科疾患，治在调经

顾小痴认为治疗妇科病首重调经，尤突出"调"字，除以经血的寒、热、虚、实及脏腑盛衰之治外，还要注意用药灵巧，不宜过于寒热、攻补，主张理气而不燥，祛瘀而不峻，补益而不滞。指出"妇人之气血阴阳偏盛偏衰，七情六气之太过与不足皆可导致经血失调，故调经之要，要在调正、引导，随证施方，加减变通得当，即可收事半功倍之效"。

顾小痴认为，对月经病的辨证，必须望、闻、问、切四诊合参才能对证候做出正确诊断。其通过月经病发病规律的研究，得出如下概念：月经先期多属热，月经后期多属寒，先后不定期多为肝、脾、肾虚损，阴阳失调；经来过多多属实属热，经来过少多属虚属寒，经前腹痛属血滞，经后腹痛属血虚；月经闭止属情志抑郁或血枯；崩中多为气不摄血，漏下多为血不归经；月经量多而浓属实，月经量少色淡属虚；经色紫红属热，色黑有块属气滞血瘀，色黄如米泔属湿，稠黏臭秽属湿热。

1. 调经五法

对于月经病的治疗，顾小痴主张以"一个主证"作为月经病的治疗依据，如月经每月提前即以先期为主证，即便月经量多也不一定每月都多，可以周期为主。如周期正常，经量过多，或经量一般但持续不净，即以经量为主证，其他可以类推。他根据疾病的标本缓急，创立了"治本""治标""调气血""和脾胃""补肾气"治疗月经病之五法。妇女先病而后经血失调，当先治其病，病去经自调；如经不调而致病，当先调其经，经调则病自愈。治病求本是原则，但治标有时也很重要，应灵活对待。如月经来潮量多如注不可止，病势急迫，生命危殆，即便是由于血液病引起的，也当先予止血以挽救，候病势解，再治其本。此即急则治标，缓则治本之法。病在气分的以治气为主，治血为辅；病在血以治血为主，佐以治气，气血和调，经脉畅通，月经诸病自可痊愈。

2. 善用四物

顾小痴认为妇科病重在调气血，调血重在调气，调气重在调肝，治疗月经病善以四物为基础，出入化裁，疗效颇佳。他对诸家运用四物汤的心得多有采撷。《太平惠民和剂局方·治妇人诸疾》认为四物汤能治"冲任虚损，月水不调，脐腹疠痛，崩中漏下，血瘕块硬，发歇疼痛，妊娠宿冷，将理失宜，胎动不安，血下不止，及产后乘虚，风寒内搏，恶露不下，结生瘕聚，少腹坚痛，时作寒热。"《成方便读·补养之剂》云："四物汤治一切营血虚滞及妇人经水不调，偏于阴分不足者。"药虽4味，但既能补血又能和血，能主治一切血虚不足及妇女月经不调等证，既是养血的基本方，又是调经的主治方。许多调经方剂，多以本方加减而成，能广泛应用于月经、胎前、产后诸多妇科疾病。顾小痴认为四物汤有增益天癸的作用，天癸是男女生殖功能的原动力，天癸至和天癸竭与肾气盛衰有着重要关系，四物汤中的熟地黄具有调血和补肾的功能，精血同源，补益精血，可使肾气充盛，天癸方至。

顾小痴认为作为一名妇科医生，临床能够熟练地运用好四物汤是基本功，使用若得心应手，可执简驭繁，事半功倍。顾小痴善以四物汤出入化裁治疗月经病，疗效颇佳。如偏热者，熟地黄改用干地黄；经量者，多去川芎；血瘀者，白芍改为赤芍，加重归、芎用量；血虚重者，用当归；气郁者，重用川芎；腹痛者，重用白芍；腰酸无力者，重用熟地黄；阴虚者，改用生地黄；月经将至者，则生地量宜小或不用。实热者，四物汤去川芎，加黄芩、黄柏；虚热者，加牡丹皮、地骨皮；偏寒者，加肉桂、干姜；血虚者，加人参、黄芪；血瘀兼热者，加牡丹皮、赤芍、蒲黄、五灵脂；瘀兼寒者，加艾叶、干姜、红花、桃仁；肝郁气滞者，加川楝子、青皮、枳壳、香附、柴胡等。

3. 善于理气开郁

顾小痴认为妇女诸病大多兼郁。凡郁皆当开，理气开郁之目的在于通畅气机，疏浚经络，使气行则血行，气顺则血顺，体内津液亦随之而顺，郁开气畅，诸病自愈。郁证可分虚实两端，又有因郁致病和因病致郁之不同。凡郁证初起多实，总属情志所伤，气分郁结，治疗每以理气开郁为主，选方用药多为丹栀逍遥散、越鞠丸、温胆汤、理气四物汤（香附、乌药合四物汤）。久病多虚则以益气健脾、育阴养血为主，少佐一二味理气开郁之品，临床常以一贯煎、归脾汤、甘麦大枣汤、滋水清肝饮、百合地黄汤等化裁。对于因病致郁者则以治原发病为主，兼以理气开郁。同时配合对患者进行精神、心理治疗，每可收事半功倍之效。

（三）气血调和，疼痛可除

腹痛是妇女在经期前后或经期发生的一种病证。顾小痴诊疗此病，强调辨证要点是辨痛。其认为妇科痛证之因，或寒，或热，或湿，或瘀，不外气血失于畅和所致。气血禀脏腑生化，脏腑赖气血长养，正如《圣济总录·妇人门》所说："血为荣，气为卫，行阴行阳……内之五脏六腑，外之百骸九窍，莫不假此而致养。妇人纯阴，以血为本，以气为用，在上为乳饮，在下为月事，养之得道，则荣卫流行而不乖，调之失宜，则气血愆期而不应。"说明气与血在妇女生理中具有营脏腑、充经络、携天癸、化月经、养胞胎、生乳汁、资津液等特殊作用。如果气血失和，则会产生瘀滞作痛，或不荣则痛的病理变化。

顾小痴认为，治疗痛经一病，分为血瘀兼寒、湿热郁结、阴虚血竭、血虚兼寒、气滞血瘀5类。其辨证以痛为主，治疗当以止痛为用。对血瘀者，每以桂枝、丹皮二药合用，行血化瘀。桂枝辛甘温，温通经脉，丹皮辛苦微寒，清热凉血、活血化瘀，二者一温一寒，相互为伍，而性平和，行血不燥不寒。对血滞作痛之痛经，顾小痴常以失笑散主之，纯属血滞者，用生蒲黄、五灵脂；崩漏出血不止，兼有血瘀腹痛者，可改用蒲黄炭以止血兼祛瘀。对每痛欲死之膜样痛经，常伍以张锡纯之活络效灵丹。每痛必呕者可加用乌梅丸。对痛经合并盆腔炎者，顾小痴常加用虫类药取效。对痛经的兼证，每针对病症配伍，随证加减。气郁者加香附、乌药、木香；腹胀者加大腹皮、郁金、陈皮；乳房胀者加青橘叶、延胡索、炒蒲黄、五灵脂；如绞痛因寒者加桂枝、肉桂、干姜、茴香；血瘀加桃仁、三棱、莪术、泽兰、没药、川芎、赤芍；血热者加生地、丹皮、黄芩；痛而呕者加木香、砂仁、半夏、吴茱萸、生姜、麦冬。

（四）道法伤寒，崇尚温病

《伤寒杂病论》示人以辨证论治的准绳，由于社会的迫切需要，中医学不断得到发展，至《伤寒直格》和《医经溯洄集》问世，人们开始认识到伤寒方不能广泛适应多种热性病症，王履指出"温病不得混称伤寒"。其后，吴有性、叶桂、薛雪、吴瑭、王士雄等著书立说，使得温病学发展成为中医学的一门独立学科。但是，崇奉《伤寒论》者却又众议纷纭，认为温病本在伤寒之内，理论上不应另立门户，治疗上更不能越出伤寒范围，以陆九芝之"凡伤寒有五，而传入阳明遂成温病""温病之病，本隶于《伤寒论》中，治温病之方，并不在《伤寒论》外"为著名。形成伤寒、温病之争论，一直延续至今，仍未终了，故有"伤寒派""温病派""经方派""时方派"之称。

顾小痴对于上述纷争，提出公允的评价，常诲后学："伤寒是温病的基础，温病是伤寒的发展。"一语道破伤寒、温病的关系。顾小痴认为"伤寒论"一名，取意于《素问·热论篇》："今夫热病者，皆伤寒之类也。"《难经·五十八难》云："伤寒有五，有中风、有伤寒、有湿温、有热病、有温病。"这是指的广义伤寒，即多种热性病的总称，因此在概念上，广义伤寒可以包括后世所称的"温病"。在《伤寒论》中也提出了温病的简要症状和治则，"太阳病，发热而渴，不恶寒者为温病。若发汗已，身灼热者，名风温。风温为病，脉阴阳俱浮，自汗出，身重，多眠睡，鼻息必鼾，语言难出。若被下者，小便不利，直视失溲；若被火者，微发黄色，剧则如惊痫，时瘛疭，若火熏之。一逆尚引日，再逆促命期。"

从全部《伤寒论》观之，是详于伤寒而略于温病的。在辨证规律上，《伤寒论》是以"六经"为基准，而温病则是以"卫气营血""三焦"为依据。但在实质上是一致的，都是以证候作基础的。在治疗上，《伤寒论》中的方药可以治疗部分温病，而治温病也不应反对用《伤寒论》的方药。考《温病条辨》上焦篇的白虎汤、白虎加人参汤、栀子豉汤、瓜蒂散，中焦篇的大承气汤、小承气汤、调胃承气汤、栀子柏皮汤、栀子豉加甘草汤、茵陈蒿汤、小陷胸汤、五苓散、理中汤、四逆散、小柴胡汤，下焦篇的黄连阿胶汤、桃仁承气汤、抵当汤、桃花汤、猪肤汤、苦酒汤、小建中汤、小青龙汤、麻杏石甘汤、乌梅汤等，均为《伤寒论》方。随着温病学说的形成，又发展了察舌、验齿、辨斑疹、诊耳目等诊断技术，并充实了论治法则和治疗方药，如清营凉血的犀角地黄汤，芳香开窍的清宫汤、安宫牛黄丸、紫雪散、至宝丹，在临床上均收到显著效果。这是令囿于《伤寒论》方而不变者所束手兴叹的。同时顾小痴认为在温病证类中，又可分为两大体系：一是可以应用《伤寒论》方治疗的温病症候群，称为伤寒系温病；二是伤寒方所不能治疗的温病症候群，称为纯温病系温病。纯温病系温病，不可概投以伤寒方，投之则易偾事。顾小痴认为伤寒是温病的基础，运用其辨证理论和某些方药可以治疗温病，而温病是伤寒的补充和发展。因此他主张统一伤寒、温病学说的矛盾，全面掌握，融会贯通，临证时经方、时方灵活应用，方不致误。

（五）辨证强调提挈大纲，辨别主次

顾小痴常曰："治病之要，要在枢机，苟能洞察邪正之进退，虚实之盛衰，遣方用药才不致南辕北辙，谬误千里。"其在临证时强调辨证要提挈大纲，把握要点，认清主证，辨别并病，现举例说明。

1. 辨痛经

痛经一病，以痛为主。痛者，是言病之性状，身有所苦楚而不能忍也；经者，是言痛之特定时间。因此对痛经辨证的要点，要以辨痛为主。

（1）痛之因：痛之因，古人概称为"不通则痛"，人之气血周流，经脉环行，以畅流通顺为用，不可阻滞不通，然不通所致痛经，可因寒、滞、虚、热之邪。血喜温而恶寒，《素问·调经论篇》云："血气者，喜温而恶寒，寒则泣不能流，温则消而去之。"人之伤于寒，或饮食贪凉，或外感寒邪，伤及阴血，损及冲任之脉，不通则痛。气与血相依互用，气行血行，气止血止，气滞血结。若气滞而血瘀不行，此由气血；若血因寒、燥、热等邪气侵袭，运行不畅而成瘀，为血瘀阻气，气不流通，此由血及气，滞而不通则痛。气血相互资生，不可不足，气虚则血无以生，血虚则气易衰。气虚鼓动无力，则血滞涩；血虚不充，则气行不畅。气血不能周流，不通则痛。热邪或湿热之邪与血搏结，或血虚生燥，或热伤气耗，或湿热阻塞，使热郁血结，壅塞不通则痛。然寒、热、滞、虚四者又错杂交贯，如寒凝血滞、气滞血瘀、血瘀气涩、热郁血结、气血虚少、血虚有寒等，每每互见，临床应当仔细察辨。

（2）痛之性：痛之性是依据患者自述痛的性状，作为辨认痛证因热、因寒，在气、在血，属虚、属实的依据。历代妇科医书，形容痛之性，有疼痛、掣痛、胀痛、坠痛、绞痛、刺痛、空痛、隐痛等，比较复杂。临床一般气滞者以胀痛为主，血结兼寒者以绞痛为主，血瘀有热者可见刺痛，虚寒者可见隐痛绵绵不绝，气虚者以空痛为主。

（3）痛之虚实：对痛者辨虚实，除结合疼痛原因、疼痛性质外，常从喜按、拒按及痛的时间上进行分析，如《景岳全书·妇人规·经期腹痛》有"经行腹痛，证有虚实。实者或因寒滞，或因滞，或因气滞，或因热滞，虚者有因血虚，有因气虚。然实痛者，多痛于未行之前，经而痛自减。虚痛者，于既行之后，血去而痛未止，或血去而痛益甚。大都可按可揉者虚，拒按拒揉者为实，有滞无滞，于此可察"的精辟论述。

对"经后痛属虚"的观点，历代医家论述颇为一致。如朱震亨曰："经过后作痛，是气血俱虚。"《医宗金鉴·妇科心法要诀·经行腹痛》云："腹痛经后气血弱，痛在经前气血凝。"然而，经后痛偏实者，亦不少见。多为患有盆腔炎、附件炎、肿瘤的妇女。平素带下量多、色黄、腥臭，经前、经后均腹痛如刺，症见湿热之象，或为实证，或为本虚标实，当以清热祛湿法治之。中医诊疗特点是辨证，应以临床表现为依据，不可泥于

旧说而单从经后痛属虚而论。

（4）痛与月经的期、量、色、质关系：因痛经伴随月经的周期而发生，故须将月经的期、量、色、质作为辨证的参考。如月经后期量少，多因寒、虚、瘀；月经先期量多，多因热；经期先后不定，因郁与肝肾不足。经色紫赤鲜红，浓而成块、成条者，多由于热；若紫而兼黑或稀或薄，沉黑色败多属虚寒；若紫黑有块，块下腹痛减，多为血瘀。

以上是从四个方面论述痛经的辨证要点，虽分而为四，但彼此并不孤立，在临证中应以其内在联系为契机，合而参之，全面详查辨证。

2. 辨妊娠呕吐

本病主症为晨起空腹之时，即现泛恶呕吐，偏啖酸咸，恶闻食臭，心中烦闷，头眩懒惰，脉见滑象，因人之体质不同，临床表现亦各有差别，但呕吐为共有之症，辨证要点当以呕吐状况及呕吐物为主，参诸其他脉证，多无贻误。

（1）辨证

①脾胃虚弱证：呕吐物为食物或稀水，无味，呈不消化状或兼多涎。症见素体虚弱，神疲纳呆，口淡无味，胸满，腹胀喜按，大便不调。舌淡红、苔薄白，脉滑而弱或迟而少力。

②胃热证：呕吐物为食物及苦酸水，闻之腐臭气味。症见面赤口臭，嗜冷烦热，嘈杂而饥，溲赤便燥。舌红，苔黄，脉滑数。

③痰饮证：呕吐物见痰涎量多。症见脘痞纳呆，口中淡腻。舌淡红或红、苔腻而滑，脉滑。

④肝胃不和证：呕吐物多为酸清水。症见脘闷胁胀，面色苍暗，精神抑郁，或作眩晕。舌苔薄白或微黄，脉弦滑。

（2）辨轻、重、危三候

①轻候：清晨，食后多次发作泛恶呕吐，胃纳锐减，并不伴有肢体疲乏、体重略减的一般衰弱症状。

②重候：症状加剧，呕吐无度，饮食、药物难以入口，呕吐黄绿苦水，间带血液，以致身体尪羸，眼窝凹陷，精神疲惫。脉象细数甚则无根，舌少苔或苔白而腻。

③危候：胎浊上逆，壅遏心阳，症见神识昏蒙或抽搐痉厥者。损及肝胆，症见黄疸者。阳络大伤，呕血不止者。

3. 辨哮喘

哮喘辨证，当提挈大纲。大纲者何？"虚实"二字是也。倘能把握虚实，则不致茫然无主。虚者正虚，实者邪实，又有虚中有实，实中有虚，详审病机，而调兵遣将，方有获胜之望。大凡发病之机，呼吸之势，痰涎之状三者，为辨别虚实之着眼处，同时参诸其他脉证，则可左右逢源。

（1）辨发病之机：虚者每于劳作即发，得安缓解，缓解后唯觉气馁，时作时止。实者发作之后，持续难解，须得药饵，方可减轻，减后仍觉喘憋气粗。"新病多实，久病多虚"，为一般辨证套语，哮喘之证，亦有久病之后，邪伏不出，而成虚中夹实，或成实证者，不可不知。

（2）辨呼吸之势：气息微弱不得续，肩动身摇，俯首蜷卧，动则喘甚者为虚证。气膨膨然，呼出始快，声粗气壅，抬肩撷肚者为实证。两者迥然不同，不可不辨。

（3）辨痰涎之状：痰涎壅盛，喉中有声，涕唾稠黏，咳吐不爽者为实证。若痰唾清稀，咳吐而出者为虚证。

（六）善用成方，通常达变，用药求精

顾小痴尝曰："治病之法，不外治'病'和治'人'两则。治病者，祛邪是也；治人者，扶正是也。但要治病不妨其人，治人不留其病，又需细察病情之虚实，对症处方，药中肯綮。"顾小痴对方证的研究较深，分析透彻，对每一首常用之经方、成方都要进行较深的剖析。他认为古方虽有效，但临床必须有的放矢，只有认清方之主证，才能做到箭不虚发。如小柴胡汤乃少阳第一方，所列少阳症状虽多，但"呕"是其主证，故小柴胡汤所涉及诸条中，多有呕症。又如归脾汤主治心脾两虚证，但以食少、不眠为其主证。生脉散的功能是益气敛汗生津，药虽三味，但作用迅捷，其主证当是少气、汗出、脉微。诸如此类，凡临床常用有效之方，都应有其主证。他认为遣方用药，关键在于把握病机，随证施方，不可胶柱鼓瑟，应通常达变，稳巧结合，临床运用，变化无穷。有用补法以臻泻法之功，有用泻法以收补法之效，用寒以热，用热以寒，病在上而治下，病在下而治上，同病异治，异病同治。归纳起来，其运用方药有以下特点：

1. 方宗长沙，师古不泥

顾小痴平素服膺长沙方，师之可法，验之有效，君臣佐使，法度严谨。常嘱后学，在学习仲景方的基础上，掌握其法，灵活运用。其活用仲景之方，有时单方应用者，有时数方合一者，有时仲景方与后世之方合之而用者。

2. 化裁古方，拓展应用

顾小痴临证善用成方，处方多以某汤为基础化裁应用。其认为成方乃前人已取得之经验，君臣佐使齐备，如能运用得当，可收事半功倍之效。亦有师古人之意，而不泥古方之时，每遇疑难病症，古方无效，则采取徐大椿氏之法："凡一病，必有数症……盖合之则曰病，分之则曰症，古方以一药治一症，合数症而成病，即合数药而成方，其中亦有以一药治几症者，有合几药治一症者，又有同此一症，因不同而用药亦异，变化无穷。"因此随证处方，亦获良效。

除上述运用四物汤的论述外，其治内科善于治痰，喜用二陈，曾撰写《二陈汤的临床应用》一文，从二陈汤的来源、组成、功能、主治、方义及方剂变化进行分析。临床施用常在本方基础上加减变化，广泛治疗各种痰证。风痰加胆南星、竹茹；寒痰加干姜、细辛；气痰加香附、枳壳；湿痰加苍术、白术；燥痰加瓜蒌、杏仁；痰在皮里膜外

加白芥子；四肢麻木不仁加竹沥。顾小痴认为温胆汤、导痰汤、涤痰汤、金水六君煎、半夏白术天麻汤均是在二陈汤基础上变化而来。其中温胆汤在临床可用于内耳眩晕症、神经症、癫痫、心动过速、神经性呕吐等属痰证者。

3. 用药求精，制方顾全

精，一指组方药味精少而言，一指药力切病而言。详审病机，视其关键，重点击破，因此组方精小，而箭不虚发，每一味药皆能力专切病。全，指治疗时不仅针对其主症，而且照顾到兼症，胸中要有邪正进退的全局。顾小痴遣方用药多以七八味成方，既治主证又治兼证，药味精少，且能顾及全局。

4. 通常达变，稳巧结合

病证发展既有一般的规律，又有特殊之衍变。因此，临床用药应观其脉证，知犯何逆，分别予以常规之法或投以权变之剂。顾小痴经验在于审证求因，用药既守平其常，又能达乎其变。

5. 药主平和，不避峻烈

顾小痴积数十年临证经验，治病胆识兼备，有攻有守，临证遣方用药多以稳准平和、见效而不伤正为原则，其治慢性病如相，坐阵从容，按部就班，一丝不乱，以期由量的积累达到质的变化。临床常见其一法一方坚持到底，服药达几十剂、上百剂而奏效的验案。治急性病或疑难重症则如大将用兵，有胆有识，用药不避峻烈，亦常善用大剂量的有毒及作用剧烈药物，以期速战速决，立起沉疴。如蜈蚣曾用至 7 条，不但无副作用，且疗效卓著。

（七）中西合参，扬长避短

顾小痴认为中西医各有特色，特别是在妇科方面，两者更有相近之处，应在保持中医特色的基础上吸取西医之长。他提倡借鉴西医学的知识和技术，为我所用，提高中医的诊治水平，减少误诊。在他任妇科主任期间，为培养青年医生的西医诊断水平，请西医的妇科专家来医院给予指导，并积极支持青年医生到妇产科医院进修，切实提高了青年医生的西医学诊疗水平，显示了顾小痴不故步自封、开明的学术思想。

他临证师古而不泥，在应用传统的辨证施治方法时，注意参考西医学知识，辨病辨证相结合，有的放矢地引用一些西医学的论点，拓宽了思路，形成了独特风格。如他对四物汤的理解和运用多有新意，晚年仍重视研究当归、白芍、川芎三味药的用量、比例关系和现代药理及对子宫的作用等，以求更好地指导临床。

四、临证经验

验案举隅 1：补肾调经活血法治疗闭经

田某，女，未婚，22 岁，工人。1978 年 1 月 26 日初诊。

主诉：3 年前闭经 8 个月后，月经不能自行来潮。

现病史：患者 14 岁月经初潮，行经 4 年周期正常。自 1975 年拉练跋涉劳累后，闭经 8 个月，后做人工周期，月经方行。不注射黄体酮，月经不能应期而至。末次月经 1977 年 12 月 20 日（注射黄体酮后）经量少，色红有块，持续 4~5 天。

刻下症：自觉乏力，白带量少。脉沉细，舌红苔薄白。余无不适。

妇科检查：无明显异常。

西医诊断：闭经。

中医诊断：闭经（肾虚证）。

治法：补肾调经活血。

处方：四物汤加减。当归 9g，川芎 9g，赤芍 12g，茜草 3g，鸡血藤 24g，桂枝 9g，紫河车（冲服）24g，泽兰 9g，刘寄奴 9g，粉甘草 5g。7 剂，水煎服，早晚温服。

嘱患者停用黄体酮。服药至 2 月 16 日，其间原方紫河车增至 30g，加怀牛膝 9g，月经于 2 月 19 日自行来潮，后继服原方加牡丹皮去牛膝、甘草。月经于 3 月 16 日又自行来潮，后经临床观察及追访，月经应期而至。

按语：此患者闭经时间较长，后只能靠药物做人工周期，病久入深。审证论治，病者无腹胀痛，舌红苔薄白，病证属虚，故以四物汤为底方调经活血，佐以补肾之紫河车，温通血脉的桂枝，引血下行之牛膝而获效。对虚性闭经，从肾论治为治病之本，肾气充盛，则源充流畅，而经自调矣。

验案举隅 2：祛瘀调经法治疗月经过多

魏某，已婚，40 岁，干部。1980 年 7 月 15 日初诊。

主诉：月经量多 1 年。

现病史：患者月经不调 1 年，经期提前，每次持续半月余方净，经潮量多，色紫暗，质一般，夹有大小血块，每值经期则伴有剧烈腹痛、腰痛，血块下后腹痛减轻，末次月经 1980 年 6 月中旬，持续半月，于 7 月 1 日止，间隔 9 天，于 7 月 10 日又来潮，量多，色紫，夹有大小血块，腹痛难忍。脉象沉弦，舌红少苔。

妇科检查：外阴发育正常，已婚经产型，阴道通畅，子宫颈光滑，子宫正常大小，前倾前屈位，附件（－）。

西医诊断：异常子宫出血。

中医诊断：月经过多（血瘀证）。

治法：祛瘀调经。

处方：四物汤合失笑散加减。全当归 9g，杭白芍 15g，生地炭 12g，五灵脂（包煎）9g，蒲黄炭（包煎）15g，香附 9g，生地榆 12g，荷叶 5g，粉甘草 5g。

服药 7 剂则经止，后仍以原方调治，经 2 个月的治疗，患者经期恢复正常，周期规律，每次持续 5 天即净，经量亦减，腹痛消失。

按语：此瘀血阻滞，经络不通，瘀血不去，新血难生，由于血不循经，故经量过多，经期不调。方用四物补血调经，失笑散活血祛瘀、散结止痛，酌加地榆、香附、荷叶清散血中郁热。其治将养血止血寓于活血祛瘀之中，相得益彰。

验案举隅3：急则治标、缓则治本法治疗崩漏案

案1： 张某，女，15岁。1983年6月4日初诊。

主诉：经水淋漓不止3个月余。

现病史：患者15岁来潮，适值经水初潮之期，因体育课过劳，而致经行不止，继则周期紊乱，每20~40天一潮，持续月余方净，末次月经3月1日来潮，持续3个月未净。初量多如注，色淡红，质稀薄，夹有血块，无腰腹疼痛之感。久经外院治疗，经血略减，但仍淋漓不止，且伴有头晕目眩，烦躁气短，周身倦怠乏力，面色萎黄，口唇、爪甲苍白。

刻下症：经水淋漓不止，头晕目眩，烦躁气短，周身倦怠乏力，面色萎黄，口唇、爪甲苍白。舌质淡红，苔薄少，脉虚数。

辅助检查：血常规检查示血红蛋白36g/L，红细胞 1.51×10^{12}/L，白细胞 6×10^9/L；血浆蛋白：总蛋白52.5g/L，白蛋白27.3g/L，球蛋白25.2g/L；出凝血时间及血小板均正常。妇科检查：子宫无器质性病变。

西医诊断：异常子宫出血。

中医诊断：崩漏（气血两虚证）。

治法：养心健脾，调固冲任。

处方：胶艾四物汤加减。陈阿胶（烊化）12g，艾叶炭5g，全当归9g，熟地黄12g，杭白芍9g，生黄芪30g，太子参15g，粉甘草5g。

方以胶艾四物温经止血，重用黄芪与当归相配，为当归补血汤，取其有形之血不能速生，无形之气所当急固之意。服药4剂，经血即止，后再以圣愈汤加减治其虚弱之本，遂经复正常，贫血之状已去。血红蛋白上升至109g/L，红细胞达 3.85×10^{12}/L，总蛋白63g/L，白蛋白37.8g/L，球蛋白25.2g/L。

按语： 临床中暴崩或崩漏经久，患者其势危急，由于大量出血，见有血脱于气之象。单以固涩止血之剂，难能取效，而投以大剂参芪补气之品，每获捷效。固有形之血不能速生，但无形之气所当急固，气足则能摄血，故血自止，古人提示的血脱益气之法，验之临床，实为正确。

案2： 左某，女，已婚，34岁。1977年3月31日初诊。

主诉：人工流产术后，阴道下血2个月。

现病史：患者于1977年1月31日上午，因妊娠40余天，在本市某卫生院行人工流产术，术后恐未吸净，于当天下午又行刮宫术一次，术后大量出血，下血如注。2个月来虽经多方治疗，服用中西药物，均未收效，于3月31日来门诊治疗。

西医诊断：异常子宫出血。

中医诊断：崩漏（气滞血瘀证）。

治法：活血化瘀。

处方：生化汤加味。全当归 9g，川芎 9g，桃仁泥 3g，泽兰 9g，炮姜炭 1.5g，桑寄生 12g，粉甘草 5g。

二诊（1977 年 4 月 2 日）：服药 2 剂，阴道出血已净，腹坠痛已减，脉舌同前，又以前方加荷叶 9g，继服 2 剂。

三诊（1977 年 4 月 4 日）：阴道出血已净 2 天，患者因过度劳累，阴道又见黑色分泌物，但腹坠胀之症消失，再予二诊方续服。

四诊（1977 年 4 月 14 日）：服药 10 剂，阴道出血已净，无不适之感。

按语： 人流术后，冲任受损，胞络瘀阻，致使血不归经，方宗生化汤法，伍以桑寄生益肝肾、固经血，药虽数味，标本同治。

案 3： 韩某，女，未婚，24 岁，钳工。1977 年 3 月 21 日初诊。

主诉：阴道下血或如注，或淋漓不断 8 个月余。

现病史：患者平素月经紊乱。16 岁初潮，初潮后 2 个月正常，此后多为后期，持续期长达 10 天左右。近 5~6 年，周期更加紊乱，有时 2~3 个月一潮。患者于 1976 年 7 月 28 日地震时正值经期，此后月经不断，持续 8 个月余，无净止之时。量多时下血如注，量少时则淋漓不断，色红或淡，或夹血块，经中西医多方治疗无效，于 1977 年 3 月 21 日来我院门诊。

刻下症：阴道仍有出血，量不甚多，腹痛不显，腰痛乏力，面色晦暗。脉沉细，舌红苔薄白。

西医诊断：异常子宫出血。

中医诊断：崩漏（气虚证）。

治法：补气固冲。

处方：患者素体脾肾不足，适逢震灾，劳逸失常，气虚亦甚，致冲任不固，遂崩漏不止，故以补中益气汤加味。黄芪 15g，白术 9g，陈皮 9g，太子参 9g，当归 9g，升麻 4.5g，柴胡 4.5g，炮姜炭 2.4g，伏龙肝（煎汤代水）30g，甘草 4.5g。

二诊（1977 年 3 月 24 日）：服药 3 剂，阴道出血如前，伴有血块，改以生化汤加味。

处方：当归 9g，炒川芎 4.5g，桃仁 2.4g，炮姜炭 1.5g，伏龙肝（煎汤代水）30g，甘草 4.5g。

三诊（1977 年 3 月 31 日）：前方连服 6 剂，阴道出血已净 1 天。顾小痴尝云："瘀血久著，除瘀务净。"仍以原方加乌梅炭 30g。

四诊（1977 年 4 月 11 日）：前方连服 10 剂，阴道出血反而增多，下血如注，色红，夹有血块，腹痛。脉滑数，舌淡红，苔少。顾小痴认为此是血欲止之征兆，祛瘀才能生新，但出血长达 8 个月，祛瘀之法不可过用，中病即止，故改用胶芩四物汤加味，调经兼控制血量。处方：阿胶（烊化）9g，黄芩炭 9g，炒川芎 4.5g，当归 9g，杭芍 9g，生地炭 15g，藕节炭 12g，芥穗炭 4.5g，甘草 4.5g。方中四物养血，阿胶配黄芩益阴清热，佐以诸炭类药调节血量，与川芎同用，无留瘀之弊。

五诊（1977 年 4 月 25 日）：前方连服 10 剂，患者自诉阴道出血已净 2 日，尚有少量黄色分泌物，腹不痛，唯觉气短乏力，纳呆。脉沉，舌淡苔薄白。以前方去止血药加理气药以调之，处方：太子参 9g，当归 9g，生地黄 9g，熟地黄 9g，杭芍 10g，炒川芎 6g，香附 9g，台乌药 9，陈皮 6g，甘草 4.5g。此乃复旧之法，以四物汤为基础方，养血调经，加用太子参益气扶正，佐以行气之品，以求气血畅通，循经畅流。

六诊（1977 年 4 月 28 日）：阴道出血已止，体力渐增，纳佳，脉沉缓，较有力，仍以前方调之。

按语： 生化汤载于《傅青主女科·产后编上卷·产后诸症治法》，用于产后诸证，有祛瘀生新之功。上两例崩漏患者，主失血日久，正气虚惫，但下血时夹血块，腹痛时作，颜面色晦暗，亦为瘀血不去之明证。若一味妄投固涩补益之剂，反助其瘀，瘀越甚，新生之血更不得归经，反而出血不止，病必难除。顾小痴借用生化汤于此，不泥古人生化用于产后之病，另辟化瘀止崩之用，使瘀血去，新生之血得以归经，虽不用止血，但血自止，实为治病求本，治法灵活之体现。本方以归、芎、桃仁活血行气祛瘀，而无破血之品，再配以炮姜温经止痛，甘草调和诸药。所以本方化瘀而不峻烈，意在和血，确有祛瘀生新之功。

验案举隅 4：养血柔肝，育阴潜阳法治疗经行头痛

张某，已婚，38 岁，会计。1984 年 11 月 23 日初诊。

主诉： 经期剧烈头痛 10 年。

现病史： 于 1975 年行剖宫产术后，每逢经期则头痛，甚至剧烈跳痛，伴有呕恶，服用止痛药无效，曾在外院多方治疗，效不显著而来我院。

刻下症： 经期第 3 天，经量少，色深无块，左偏头痛甚不能忍受，心烦。舌红，苔白，脉弦。

西医诊断： 经前期综合征。

中医诊断： 经行头痛（阴虚阳亢证）。

治法： 养血柔肝，育阴潜阳。

处方： 四物汤加味。当归 10g，川芎 15g，白芍 15g，生地黄 10g，蔓荆子 15g，生龙齿（先煎）20g，全蝎 3g，夏枯草 15g，生石决明（先煎）30g，桔梗 6g。

二诊（1984 年 11 月 26 日）：服药 3 剂，经行 3 天血净，头痛未停，现觉夜寐多梦，口苦，前方加珍珠母（先煎）30g、琥珀（送服）1.5g。

三诊（1984 年 12 月 11 日）：服上药 10 余剂时，时觉乳房胀痛，原方加柴胡 6g。

四诊（1984 年 12 月 18 日）：服药平和，月经于 12 月 16 日届期来潮，现值经期第 3 天，经量少、色紫红、少块，未见头痛，余无不适。舌质暗淡，苔薄白，脉弦细。上方去珍珠母、琥珀，继服 3 剂以巩固。

按语： 患者因难产失血，阴血骤虚，肝失血养，经期血聚冲任，冲脉充盛，肝阳上亢，故头痛周期性发作，方意在养血柔肝调冲，故在四物基础上酌加潜阳之品，方中以四物汤养血和血，蔓荆子、夏枯草疏风清肝散结，龙齿、生石决明重镇潜阳，10年头痛痼疾，得以根除。

验案举隅 5：养血柔肝，育阴潜阳法治疗经前昏厥

杨某，女，22岁，未婚，干部。1982年9月17日初诊。

主诉：经前昏不识人，须臾自醒已6年。

现病史：患者既往月经规律。初潮14岁，周期28~30天，每行4~5天，量中等。自1976年以来，每于经前1~2天，周身乏力，肢冷，汗出，继则昏厥不识人，面色如灰，不得言语，须臾自醒。经前喜悲易哭，月经周期尚准，持续经行3天净，经量中等，用纸一包，初色浅淡无块。末次月经9月15日，提前7天来潮，于经前第1天又见昏厥，手足冷，须臾自醒。

刻下症：现值经行第3天，量已不多。舌偏红，苔少，脉沉细。

辅助检查：曾做脑电图、脑血流检查无异常。

西医诊断：经前期综合征。

中医诊断：经前昏厥（气血两虚证）。

治法：补气养血，降逆调经。

处方：白薇汤加减。太子参15g，当归15g，白薇20g，杭白芍10g，丹参15g，泽兰10g，香附10g，生龙齿（先煎）20g，甘草6g。

二诊（1982年9月24日）：服上药后，月经于9月18日净，现时乏力、倦怠，午后明显，嗜卧而梦多，纳可，二便调。舌偏红，少苔，脉沉细。上方去太子参，改用白人参15g、琥珀末（冲服）1.5g补心安神。

三诊（1982年10月24日）：月经于10月14日来潮，此次经前昏厥未作，经量中等，持续4天干净。自觉身体较前有力，舌苔见薄白苔，脉平和。继服上方。

后就医数诊，守方服用。分别于11月20日、12月10日月经两次来潮，未见病发，喜悲易哭，汗出肢冷亦除，经色转红、量中等。临床治愈。

按语：此患者经前昏厥，每月而发，时已6年，病久入深。辨证为血亏气弱，阴阳气不相顺接，然因经前脏腑气虚，经脉壅盛，则正不胜邪，引发为病。白薇汤出自《普济本事方》。《兰台轨范》录此方治"人平居无苦疾，忽如死人……"方后又嘱言"此病最多，而妇科皆不知，无不误治"。本病例用白薇汤补气养血使气复血还，阴阳得通；加杭白芍养肝柔肝，风木之脏得安；丹参、泽兰、香附调经理气；龙齿、琥珀、潜阳降逆。病去，经调，脏腑气血得充。

验案举隅 6：调补冲任法治疗不孕症

孟某，女，29岁，已婚。1985年9月6日初诊。

主诉：婚后3年未孕。

现病史：患者平素月经规律，初潮16岁，周期30天，经期5天，量中等，质稀、色淡。1982年结婚至今已3年余未孕，曾做诊断性刮宫以及输卵管检查均正常。近4个

月以来，月经每潮提前 7~8 天，用纸一包，经色浅红，无血块，质稀，经前伴有乳胀。末次月经 1985 年 8 月 11 日。

刻下症：纳可，寐安，抑郁寡欢。舌淡红，苔薄黄，脉沉细。

西医诊断：不孕症。

中医诊断：不孕症（冲任虚损，兼肝郁气滞证）。

治法：先拟疏肝理气开郁，继以补冲任、益肝肾。

处方：丹栀逍遥散加减。牡丹皮 10g，栀子 9g，当归 10g，杭白芍 10g，柴胡 9g，云茯苓 10g，炒白术 15g，薄荷 3g，香附 10g，合欢花 15g，菟丝子 15g，甘草 6g。

二诊（1985 年 10 月 4 日）：患者服上方 20 余剂，症有转机，改服补冲丸，每日 3 次，每次 1 丸。

三诊（1985 年 12 月 27 日）：患者连服补冲丸 2 个月余，现月经愆期未至，经妊娠试验证实已怀孕。

按语：患者禀赋虚弱，以致婚后 3 年未育，因情绪抑郁不欢，兼见肝郁气滞，故初诊以疏肝理气开郁为主，方拟丹栀逍遥散化裁。经诊疗，肝郁得舒，情绪稳定，症有转机，唯冲任虚损，故改用补冲丸以补冲任、益肝肾，于 2 个月后诸症消失，旋即怀孕。

验案举隅 7：调补冲任法治疗郁证

高某，女，41 岁，1984 年 6 月 5 日初诊。

主诉：心中烦乱不安 1 年余。

现病史：患者因 1 年前考试过度紧张，之后出现心中烦乱不安，夜难入寐，时觉热气上冲头部，喜悲欲哭。舌暗淡，苔白，脉沉略弦。曾多方医治无效，特请顾小痴会诊。

西医诊断：抑郁状态。

中医诊断：郁证（肝郁证）。

治法：疏肝解郁，镇静潜阳。

处方：柴胡加龙骨牡蛎汤化裁。柴胡 9g，半夏 9g，太子参 10g，黄芩 10g，生龙齿（先煎）30g，生牡蛎（先煎）30g，萱草 10g，紫石英（先煎）20g，合欢花 15g，甘草 6g。

患者服上药 5 剂后显效，后连续就医数诊，均守方化裁，共服上药 40 余剂，诸症除，而告治愈。

按语：患者由于精神紧张，情志不遂，肝郁抑脾，耗伤心气，以致心神失常，治当疏肝解郁，镇静潜阳，方拟小柴胡加龙骨牡蛎汤化裁，并佐以开导。方中以柴胡疏调肝胆气机，黄芩清上焦郁热，并配合半夏辛开苦降，以解少阳郁滞，龙骨、牡蛎益阴潜阳、重镇安神，紫石英镇心安神、降逆气，萱草宽胸除烦，合欢花疏郁理气安神。全方共奏疏肝解郁、镇静潜阳之功。由于药证相符，其效颇著。

验案举隅 8：活血祛瘀散结法治疗痛经

郭某，女，21岁，未婚，工人。1979年7月24日初诊。

主诉：经行腹痛2年余。

现病史：经行有大块膜状物流出，腹部疼痛难忍。近2年，每于行经时有大块膜状物从阴道脱出，疼痛如绞难忍，只能卧床，不能工作。曾在某医院诊断为膜样痛经。每次经行量较多。痛甚则恶心呕吐、乏力。末次月经6月20日。舌质淡，脉沉略涩。

西医诊断：膜样痛经。

中医诊断：痛经（血瘀内结证）。

治法：活血祛瘀散结。

处方：夏枯草15g，海藻15g，制乳香6g，制没药6g，丹参15g，桃仁6g，赤芍15g，白芍15g，生牡蛎（先煎）25g，莪术5g，昆布15g。

二诊（1979年8月6日）：服上药12剂，月经于7月29日来潮，此次经行时有少量血块，疼痛减轻，未曾呕吐，经量较前多，用纸2包余，色红。舌见小瘀斑，苔薄白，脉沉略滑。上方加延胡索1.5g，三七（冲服）1.5g。

三诊（1979年9月3日）：月经于8月30日如期来潮，此次经行下有小块脱膜物，仅见腹胀，有下坠感，疼痛明显减轻，不用卧床，可正常工作。现值经行第2天，量中等，色红。舌质淡红，苔薄白。继服上方6剂。

四诊（1979年10月22日）：月经后期11天来潮，行经仅见轻微腹胀痛，工作生活不受影响。舌质淡红，脉弦。守方继服2剂，以固疗效。

按语：此痛经属血瘀内结，西医诊断为膜样痛经，临床根据疼痛如绞，所下物成大块，宗结者散之，瘀者行之治法，用制乳没、丹参、桃仁、赤芍、莪术活血以化瘀，用夏枯草、海藻、昆布、生牡蛎软坚以散结，使瘀化结消，胞宫无阻，痛自消矣。

验案举隅 9：清热解毒，利湿化瘀法治疗痛经

苏某，女，30岁，已婚，工人。1979年8月22日初诊。

主诉：经前及经后腹痛难忍3个月。

现病史：月经初潮15岁，量、色、质正常。经前及经后腹痛难忍，平素带下量多。末次月经7月5日。曾在某医院检查为左侧输卵管增厚，右侧输卵管积水。舌质红，边有紫斑，苔微腻而黄，脉滑。

西医诊断：痛经。

中医诊断：痛经（湿热郁结证）。

治法：清热解毒，利湿化瘀。

处方：当归10g，赤芍15g，制乳香6g，制没药6g，川芎6g，桃仁10g，丹参15g，鳖甲（先煎）20g，忍冬藤25g，鱼腥草15g，败酱草15g，红藤30g，琥珀（冲服）1.5g，草河车15g，金钱草20g。

二诊（1979年9月3日）：服上药10余剂，白带量减少，月经于8月27日来潮，量中等，色红有小血块。经前腹痛减轻，现月经已净 1 天，间有小腹发胀感。舌淡红，苔微黄腻。上方去忍冬藤、鳖甲继服 6 剂。

三诊（1979 年 10 月 8 日）：末次月经 9 月 29 日，经行 6 天已净，经前腹痛减轻，现小腹胀，腰部见阵发性刺痛，白带量多、色黄白相兼、有腥臭味。舌淡、苔黄微腻，脉弦细。上方加土茯苓 30g，薏苡仁 20g，服 10 剂。

四诊（1979 年 10 月 18 日）：服药后，腰部阵发性刺痛消失，白带量减少，小腹胀，左侧明显，曾于 10 月 15 日在某中心医院做妇科检查：右侧输卵管积水消失。舌红苔薄，脉弦细。上方加炙鳖甲（先煎）30g，水蛭末（冲服）1.5g。

五诊（1979 年 11 月 15 日）：服药近 20 剂，月经于 10 月 27 日至，经行 5 天而净，经色初起暗而有块。无腹痛，量中等，时有气胀感，现经后未觉腹痛，白带色转白，自觉症状明显减轻。舌红苔少，脉弦细。上方去川芎、金钱草，加枳壳 6g，服 6 剂巩固疗效。

按语：此证系输卵管炎症所致痛经，中医辨证为湿热郁结，热邪内聚与湿相搏，既不可只清热不祛湿，也不可只祛湿不清热。平素带下色黄腥臭，为湿热之蕴，治以清热祛湿，方中以忍冬藤、败酱草、红藤清热，鱼腥草、金钱草利湿。湿热伤于血则血结，必兼以活血，胞宫得以通利，故以赤芍、制乳没、桃仁、丹参、鳖甲活血化瘀，使湿、热、瘀三者俱除，痛自消失。此类患者应注意带下色、量、味的改变，如黄转白、量多减为少、由有味变无味，皆是向愈的征兆，痛也必然逐日减轻。

五、学术传承

顾小痴一生注重医德医理修养，首先要求学生要有扎实的理论功底，认为"根深才能叶茂，心静才能治学。切不可不知天道，不辨医理，弃本求末，追逐浮华之虚称"。其次要求学生要"博"与"专"相结合，不流于空泛，不拘泥固守，既中规中矩，又通常达变。他更教导学生要有高尚的医道品德和严谨的治学精神，常垂训后学："医乃仁术，不可有利禄之图。""要先做人再学医。"

顾小痴行医 50 余载，医德高尚，医术高超，视患者如亲人，不论患者地位高低、亲疏远近，均一视同仁，热诚相待，审慎诊治，屡起沉疴。虽诊事繁忙，仍不忘培养后学，以身作则，循循善诱，培养了一大批优秀的中医、中西医结合人才，顾氏桃李满天下。其学生有韩冰、赵藕善、戴锡孟、吴炳岳、王矗等，指导的研究生有常滨、郭岳峰、杜惠兰、柴丽娜。他们中有的享誉全国，有的享誉国际，有的走上了教育卫生工作的领导岗位，有的成为医学大家。其中韩冰、戴锡孟、赵藕善等就是这众多弟子中的佼佼者。

韩冰：1957 年考入天津中医学院，1962 年以优异成绩修业期满留校，被分配到天津中医学院附属医院妇科，师从顾小痴。他对中医理论造诣颇深，一直从事中医妇科临床、教学和研究工作，继承了顾小痴"善调冲任，首重冲脉"的学术思想，以奇经八脉学说为切入点，构建中医妇科理论框架。韩冰曾任天津中医学院第一附属医院副院长，主管医疗、教学、科研工作,是天津中医学院第一附属医院学科的创始人之一和学术带头人。主持和参加了多项国家级、省部级科研课题,取得了多项重大科研成果。其作为主要研究者之一参与的《〈黄帝内经·素问〉的整理研究》获 1995 年国家科委科学技术二等奖和国家中医药管理局科技进步一等奖。他主持研究的"活血化瘀、软坚散结法治疗子宫内膜异位症的临床与实验研究"研究项目获 1995 年国家中医药管理局科技进步二等奖,"活血化瘀软坚散结法对子宫内膜异位症神经–内分泌–免疫网络的整体调节作用"研究项目获 2004 年天津市科技进步二等奖和 2005 年中华中医药学会科学技术三等奖。他研制的中药复方制剂妇痛宁颗粒等几种新药经原国家食品药品监督管理局批准为三类新药进行开发。他作为副主编参与编写的《中医妇产科学》获 2003 年中华中医药学会学术著作一等奖。韩冰先后应邀赴欧洲、美国、日本、澳大利亚等地讲学,并受聘为天津中医药大学日本校友会名誉会长、日本福岛综合病院学术顾问等名誉职务。他积极筹建了世界中医药学会联合会妇科专业委员会并被推选为会长。他先后多次荣膺天津市劳动模范和全国卫生系统模范工作者光荣称号。2006 年获全国中医药传承特别贡献奖,2007 年被中华中医药学会授予"全国中医妇科名专家"称号。他是第二批全国老中医药专家学术经验继承工作指导老师,享受国务院政府特殊津贴。

赵藕善:为顾氏女弟子。自 1962 年跟随顾小痴直到 1979 年老师退休,未离左右。顾小痴的学术思想、临床经验、精神修养、医德医风对其影响颇深。在担任妇科副主任以后,更成为顾小痴的得力助手。在顾小痴的培养下,她不仅医术精进,政治上进步也很快,1979 年加入了中国共产党,1983 年调任天津市卫生局副局长,时年 43 岁。她分管中医中药和对外交流,兼任卫生局台办主任。还曾兼任中华中医药学会副会长、天津市中医学会会长、天津市对外医药卫生协会副会长、天津市政协医卫文体委员会常务副主任等职。

戴锡孟:天津中医药大学教授,博士生导师。享受国务院政府特殊津贴。1962 年毕业于天津中医学院。同年即在天津中医学院第一附属医院妇科任住院医师,师从顾小痴,随师查房侍诊 7 年,学验渐丰。曾任天津中医学院院长,中共天津市教育卫生工作委员会副书记,第七、八、九届全国人大代表,天津市人大常委会委员,天津市政协医卫文体委员会主任,天津中医药学会会长。退休后仍担任国务院学位委员会中医药组专家,中国中西医结合血液病专业委员会副主任委员,原国家食品药品监督管理局新药评审专家,国家自然科学基金评审专家,天津中西医结合血液病专业委员会主任委员,天津市科学技术协会常委等职。由于在医疗卫生工作方面的突出贡献,1985 年和 1994 年两次被授予天津市"三八红旗手"称号,1999 年被授予全国"三八红旗手"称号,1995 年荣获天津市"八五"计划立功奖章并获中国科技英才称号,1996 年和 2000 年两次被评为天津市劳动模范。被天津市授予"中医血液病学专家"称号,擅长中医血液病学临床及科研。

吴炳岳:1969 年 5 月参加工作,1981 年 6 月入党。曾任天津中医学院副院长、副书记等,为发挥中医药优势,推动学院快速发展,在天津市高教局的支持下,他和学院领导一起，为学院积极争取到加挂中国传统医药国际学院校牌（全国唯一）。曾任天津市红十字会党组成员、副会长，天津广播电视大学党委副书记、校长，天津职业技术师范大学党委书记，中共天津市委群众路线教育活动第 25 督导组组长等职。兼任全国高等院校设置委员会委员、中国高等教育学会常务理事、天津市高等教育学会常务副会长、天津市政协科教文卫体促进会副秘书长、天津市关心下一代工作委员会副秘书长等职。被选为中国共产党天津市第九次代表大会代表，政协天津市第十二届委员会委员。曾主持国家社科基金课题 1 项，获天津市教学成果一等奖 1 项，出版《职业院校"双师型"教师专业标准及培养模式研究》专著 1 部。

王嘉：天津中医药大学第一附属医院主任医师，硕士研究生导师，男科主任，天津市中医药学会委员，中国性学会中医专业委员会常务委员，天津中西医结合学会妇科专业委员会副主任委员，天津中西医结合学会男科专业委员会副主任委员。从事中医妇科、男科临床、科研工作 40 余年，多年兼职中医古典医籍、方剂基础、中医妇科学课程的教学工作。潜心于中医妇产科发掘和继承工作，为顾小痴继承人。1987~1995 年协助创建天津中医药大学第一附属医院男科，主持"男性不育"课题研究，曾获天津市科技进步三等奖、天津市卫生局科技进步三等奖各 1 项。参与妇科功血等疾病的科研工作，获天津中医药大学"先进科技工作者"称号。擅长医治男性不育、女性不孕、性功能障碍、闭经、更年期综合征等病。主编及参与编写《性知识 300 问》《津门医粹》《中医食治食疗》等著作，发表论文数篇。

郭岳峰：主任医师，教授，硕士研究生导师，世界中医药学会联合会癌症姑息治疗专业委员会常务理事，中华中医药学会肿瘤专业委员会委员，河南省中医肿瘤专业委员会委员，香港注册中医师学会肿瘤专业委员会主任委员，《香港中医杂志》编委。郭岳峰 1984 年考取天津中医学院研究生，师从顾小痴。在读研期间，基于动物实验探讨妇科疾病的发病机制。1987 年毕业后，先后于河南省中医研究院附属医院、河南中医学院第二附属医院工作；2003 年作为访问学者在香港大学专业进修学院中医药学部工作；2014 年就职于香港仲景堂中医综合诊疗中心。发表学术论文 30 余篇，出版专著 10 部（包括《肿瘤病诊疗全书》《中西医结合肿瘤诊疗大全》《战胜肿瘤——中医调理与食疗》《战胜哮喘与呼吸道疾病》《战胜结肠炎》《妇科病——中医治疗与调理》《妇科病——中西医诊治实战速查》《风湿病——治疗与中医调养》等。

杜惠兰：1985 年考取天津中医学院研究生，师从顾小痴。1986 年因顾教授离世转入哈荔田门下。

柴丽娜：1985 年考取天津中医学院研究生，师从顾小痴。1986 年，因顾小痴教授离世转入哈荔田门下。

参考文献

［1］张伯礼. 津沽中医名家学术要略（第一辑）［M］. 北京：中国中医药出版社，2008.

［2］肖承悰. 中医妇科名家经验心悟［M］. 北京：人民卫生出版社，2009.

［3］胡国华. 全国中医妇科流派研究［M］. 北京：人民卫生出版社，2012.

［4］李庆和，张伯礼. 教苑英华：天津中医药大学人物志［M］. 天津：天津科学技术出版社，2018.

执笔者：闫颖　张晗　许凯凯

整理者：曾丽蓉

资料提供者：吴炳岳

于伯泉

——精于补泻，继往开来

一、名医简介

于伯泉（1891~1978），曾用名于潮海，河北省固安县褚家营人，曾任天津市政协委员。初学私塾十年，先读医书五载，后随父学习针灸八年。学成之后在固安县行医，悬壶于乡里，诊病无数，名噪一时。1934~1954年间，在天津、北京挂牌行医。1954年10月开始在天津中医门诊部（天津中医药大学第一附属医院前身）工作。

于伯泉一生从事中医事业60余年，热爱中医事业，好学不倦，基本功扎实，对中医学造诣颇深，尤其对针灸疗法有独特见解，针灸手法运用亦颇有心得。其对患者有求必应，不论亲疏贫富，一视同仁，精心给予治疗。于伯泉对针灸术精益求精，诊病施针一丝不苟，为发扬祖国传统医学做出了巨大贡献，其宝贵经验值得后辈学习。

二、名医之路

于伯泉青年时代面对民不聊生的旧中国，立志从医，解决群众疾苦。初学私塾十年，又读医书五载，1909~1916年间随父学习针灸八年，于人身之经络孔穴，流注开阖，脏腑虚实，表里寒热多有领悟。1917~1934年间在固安县行医，诊病无数，四方就诊者接踵而至。1934~1954年在天津、北京挂牌行医。1954年开始在天津中医门诊部（天津中医药大学第一附属医院前身）工作。

于伯泉熟读经典，视书如命，一生博览群书，诊物之余，常一卷在手，细心玩味，孜孜以求，尤其偏爱《黄帝内经》和《针灸大成》，其中条文和歌赋可脱口而出。然其可贵之处不止在于读书，而是将各家所长反复细心实践于临床，并提出自己见解。

三、学术理论精粹

（一）四时六气

于伯泉认为，研究养生和治疗疾病应以轻浮浊降、寒暑往来、动静相召、上下相临及万物从而化生的理论为基础。中医学理论从探索大自然规律而来，而人生存于天地之间，无时无刻不与自然界的一切变化息息相关。例如，春季温暖多风，大地解冻，草木萌芽；夏季气候炎热，阳光明媚，万物生长繁盛；长夏气候暑湿多雨，万物生长达到极点接近成熟；秋季气候清凉萧瑟，万物开始凋零收敛，冬季则冰天雪地，气候严寒，万物收藏，百虫蛰息，都蕴含中医医理。医者体会了这些道理，不但能医人已病之病，更能医人未病之病。所谓医人未病之病者，即以四时生长收藏之规律，教人以顺应天时自然变化，春夏养阳、秋冬养阴的方法。

四时的风、寒、暑、湿、燥、火，在阴阳气候调和的情况下，对万物的生、长、化、收藏是有益的。但是一旦阴阳失去协调（也就是太过或不及），这种风、寒、暑、湿、燥、火之气，就一变而为"六淫"。中医学认为，六淫是外感疾病的主要原因。如"风淫"善行而数变，其中人轻则寒热，重则偏枯；"寒淫"中人，使人阳气削弱而生寒证；"暑淫"中人，皮肤缓则腠理开，贼风邪气乘虚而入；湿为地气，重浊下沉，"湿淫"中人，其病多在下肢足部；燥盛则干，"燥淫"中人，其患者多皮肤绉折色瘁爪枯，口唇干裂；火源于热，在天为热，在地为火，"火淫"中人，灼伤津液，故出现焦燥枯槁之象等。掌握了六气德化政令灾变的规律，对于疾病的认识与治疗均有莫大的帮助。

（二）四诊八纲

于伯泉认为，治疗疾病必须遵循四诊八纲。诊法，即中医诊察收集病情资料的基本方法，主要包括望、闻、问、切"四诊"。"望诊"即医师运用视觉察看患者的神、色、形、态、舌象、头面、五官、四肢、二阴、皮肤、排出物等，以发现异常表现，了解病情的诊察方法。"闻诊"为医师运用听觉诊察患者的语言、呼吸、咳嗽、呕吐、嗳气、肠鸣等声音，以及运用嗅觉嗅患者发出的异常气味、排出物的气味，以了解病情的诊察方法。"问诊"是询问患者有关疾病的情况，患者的自觉症状，既往病史、生活习惯等，从而了解患者的各种病态感觉以及疾病的发生发展、诊疗等情况的诊察方法。"切诊"是医师用手触按患者的动脉脉搏和触按患者的肌肤、手足、胸腹、腧穴等部位，测知脉象变化及有关异常征象，从而了解病变情况的诊察方法。通过四诊可收集到的病情资料，主要包括症状、体征及病史。"症状"指患者主观感到的痛苦或不适，如头痛、耳鸣、胸闷、腹胀等；"体征"指客观能检测出来的异常征象，如面色白、喉中哮鸣、大便腥臭、舌苔黄、脉浮数等。而症状和体征又可统称为症状或简称"症"，古代称为病状、病形、病候。症状虽然只是疾病所反映的现象，但它是判断病种、辨别证候的主要依据，因而在中医诊断中具有重要意义。

八纲，指表、里、寒、热、虚、实、阴、阳八个纲领。根据病情资料，运用八纲进行分析综合，从而辨别疾病现阶段病变部位的浅深、病情性质的寒热、邪正斗争的盛衰及病证类别的阴阳，以作为辨证纲领的方法，称为八纲辨证。八纲是从各种具体证候的个性中抽象出来的，具有普遍的规律性，它能把错综复杂的临床表现分别概括为表证、里证、寒热、虚证、实证，再进一步归纳为阴证、阳证两大类。就是说，对于任何一种证候，从大体病位来说，总离不开表或里；从基本性质来说，一般可区分为寒与热；从邪正斗争的关系来说，主要反映为实与虚；从病证类别来说，都可归属于阴或阳。因此，八纲辨证是中医辨证的纲领，是用于分析各种疾病共性的辨证方法，在诊断过程中能起到执简驭繁、提纲挈领的作用。八纲辨证突出反映了中医学思想中辨证论治的思维特点。虽然八纲辨证主要将各种证候概括为四对纲领性证候，每对证候的双方都有与另一方区分的临床表现，但是这并不意味着把临床上各种证候只是划分为八个孤立而毫不相关的、界限分明的区域，而是既相互区别，又相互转化、相互联系、相互错杂。因此，对于八纲辨证，既要掌握八纲的基本证候，又要熟悉八纲之间相互组合形成的各种复合证候类型。

《内经》中虽无"八纲"的文字表述，但在各部分却有着"八纲"具体内容，特别是相互间辨证关系的相关论述。医家经典中也有很多类似论述。例如，汉代张仲景在《伤寒杂病论》中，运用八纲对疾病进行辨证论治；方隅在《医林绳墨》中指出："仲景治伤寒，著三百九十七法，一百一十三方……然究其大要，无出乎表、里、虚、实、阴、阳、寒、热，八者而已。"至明代，八纲辨证的概念与内容，已为诸多医家所重视和接受，并基本形成今天所遵循的八纲论治的纲领。例如，陶节庵所著《伤寒六书》中云："审得阴阳表里寒热虚实真切，复审汗下吐温和解之法，治之庶无差误。"王执中所著《伤寒正脉》亦曰："治病八字，虚实阴阳表里寒热，八字不分，杀人反掌。"张三锡的《医学六要》亦云："古人治病大法有八，曰阴、曰阳、曰表、曰里、曰寒、曰热、曰虚、曰实。"张景岳在《景岳全书·传忠录》中，将"八纲"称为"二纲统六变"，专设"阴阳篇""六变辨"，对"八纲"思想作了进一步论述。张氏认为，"阴阳既明，则表与里对，虚与实对，寒与热对，明此六变，明此阴阳，则天下之病，固不能出此八者"。因此，可以说将表、里、寒、热、虚、实、阴、阳八者作为辨证的纲领，实际上形成于明代。近人祝味菊在《伤寒质难》中云："所谓'八纲'者，阴、阳、表、里、寒、热、虚、实是也，古昔医工观察各种疾病之证候，就其性能之不同，归纳于八种纲要，执简驭繁，以应无穷之变。"

于伯泉认为应综合四种诊法的情况，再进一步按照八纲之阴阳、表里、寒热、虚实分析阴证、阳证，在表在里，寒性热性，属虚属实，经过全面的分析判断，确认疾病之后结合时令辨证施治。

（三）经络腧穴

经络是运行气血、联系脏腑和体表及全身各部的通道，是人体功能的调控系统。经络学说既是阐述人体经络的循行分布、生理功能、病理变化及其与脏腑相互关系的学说，也是中医基础理论的重要组成部分。早在《内经》《难经》中就有经络理论的系统记载。在此之前，则有近年出土的古帛书和古简书《脉书》所载的"十一脉"等；之后，则有《针灸甲乙经》等书结合腧穴作了全面的论述。经络学说来源于医疗实践，其形成和发展与我国针灸、按摩等独特医疗保健方法的应用密切相关。经络主运行血气。"血气"一词，除《内经》外，在春秋战国时期的不少非医学著作中也有提到，说明那时人们对血气的概念已有较普遍的认识。有关血气的论述多次涉及"脉"的概念。从"脉"字的字形构造可看出，古人是用水流现象比拟血流，"辰"就是"派"的意思。"经""络"名词的出现较"脉"为晚，是对"脉"的概念的进一步认识。"经"原意是"纵丝"，有路径的含义，就是直行主线的意思，是经络系统中的主干，深而在里，贯通上下，沟通内外；"络"有网络的含义，是经脉别出的分支，浅而在表，纵横交错，遍布全身。《灵枢·脉度》说："经脉为里，支而横者为络，络之别者为孙。"这是将"脉"按大小、深浅的差异分别称作"经脉""络脉"和"孙脉"（孙络）。

经络腧穴在针灸疗法中占有重要地位。就经络而言，在人体结构上，它是卫气营血运行之通路，分属于五脏六腑，沟通内外表里，统领着各脏经气流行，交互承袭，形成一个川流不息、循环无已的有机整体。以功能言，只有通过经络才能把脏腑化生之气血津液输布到四肢百骸、五官九窍，使皮肤肌肉充实濡润，筋骨柔韧，关节滑利，达到各部阴阳协调，在生理功能上正常工作。经络一旦发生病变，医师施术亦必取道经络，才能收到补虚泻实，调整脏腑功能之效果。

前面所说的经络，是泛指经脉、络脉、孙脉而言。这种经络隐显起伏遍布周身，无处不到，看似纷纭错杂，其实正经脉只有十二条，即手三阴经脉（肺经、心经、心包经）、手三阳经脉（大肠经、小肠经、三焦经）、足三阳经脉（胃经、膀胱经、胆经）和足三阴经脉（脾经、肾经、肝经）。经脉循行的方向和它主治的疾病大抵如下：手三阴经从胸走手，主治胸部疾患；手三阳经从手走头，主治头部疾患；足三阳经从头走足，主头面五官、躯体、脏腑疾患；足三阴经从足走腹，主腹部疾患。另外还有任督二脉，它是人身正中的子午线，分统阴阳两大系统（任总诸阴之会，督统众阳之纲），掌管阴阳升降，子午循环。善养生者，若能运用任督固守神气，规水中火发，雪里花开，能使人精神畅旺，百年不衰。至于二脉所主疾患，则为任脉主七疝带下，督脉主头重高摇、脊强反折等。

就腧穴而言，其是散布在经络线上的点站，是经气输注聚结的体表部位，也是支络从经脉别出的地方，这种点站在人身的共有 365 个，起着行营卫会大气、卫外抗邪的作用。腧穴不但是神气游行出入，而且也是邪客不断逗留的场所，不论是外邪内传由络而经，或病从内生由经而络，都以腧穴传经为枢纽。因此针灸学者一致认为腧穴是通经脉、均气血、蠲邪扶正、调虚实、处百病之枢纽，治疗疾病之关键，医家必须精熟之钥锁。更应该指出的是，十二经脉的五输穴，对一切疾患疗效极强，功能显著，针灸学者应该倡导而利用之。

（四）经验专长

1. 取穴方法

于伯泉认为，医师应在熟悉经络腧穴的基础上进行精确取穴，经过适当的针刺操作，方能达到满意的疗效。关于取穴方法，《标幽赋》中有云："取五穴用一穴而必端，取三经用一经而必正。"此为古人谆谆告诫用针者必须谨慎行事、不可粗枝大叶造成医疗事故。现有骨度折量法、同身寸取穴法，可供初学者按图索骥，但此不过仅供参考，绝不是一取必正、毫厘不差精确之准绳也。医师须勤奋认真、刻苦钻研，久之自能熟中生巧。不观弋者射鸟乎，彼何曾借规矩测距离，一弹射出飞鸟应声而坠，此无他，熟巧使之然也。

2. 针刺法则

于伯泉认为，一切疾病都是阴阳失去平衡而引起。《内经》云："阴平阳秘，精神乃治。"阴阳保持着相对的平衡，人身之生理功能才能正常发挥，精神焕发，正常劳作。因此治疗疾病的一个重要方法，就是通过针刺补泻使其不平衡者仍复归于平衡。但在针刺之前必须了解这种不平衡的成因，即发于何经，表里、寒热、虚实情况，经过一系列诊断之后再循经取穴进行针刺。在针刺之时更应该顾及患者年龄、体质肥瘦强弱、新疾旧患及病情发展趋势，并结合时令和部位，作为针刺深浅、留针久暂之法度。针刺过程中或补或泻，适度而止（以针气达到病所为适度），过与不及都不能收到良好效果。针刺必须既重部位又顾全体，周密审慎的行事，才能不顾此失彼。《标幽赋》云："察岁时于天道，定形气于予心。不穷经络阴阳多逢刺禁，既论脏腑虚实须向经寻。"

3. 持针态度

医师不仅要在施术前精确掌握病情全部情况，更应该于用针之时精神集中、持针坚定、细心密切地观察患者在针刺过程中的一切反应，以便随应而动的运用手法，使针气随病情变化而变化。《素问·针解篇》云："手如握虎者，欲其壮也；神无营于众物者，静志观病人，无左右视也。"在千变万变的病症中，体会针端的精微妙用，使己心与造化相通，使自己的技术造诣达到更高的水平，才不致落为徒守门户之粗工。

4. 补泻手法

针刺手法主要有补虚法、泻实法和补泻兼施法。以此仅有之数种手法，而应付变化无穷之疾患，苟不有精湛之术巧，万难收到桴鼓相应之效果。《内经》中对针刺手法进行了论证：有随呼吸而出入的"呼吸补泻法"（吸气纳针，呼气出针为泻，呼气纳针，吸气出针为补）；有出入疾徐的"疾徐补泻法"（徐纳疾出为补，疾纳徐出为泻）；有顺刺逆刺的"迎随补泻法"（逆经而刺谓之泻，顺经而刺谓之补）；有出针后开阖针孔的"开阖补泻法"（出针后急闭其孔勿使气泄为补，出针后不掩其孔或摇大其孔任令气泄为泻）。根据前人行医经验，后世医家将针刺手法总结为"揣、爪、搓、弹、摇、扪、循、撮"八种方法。但以上内容均为形式上的皮毛方法，而不是针刺补泻的"真法"。于伯泉认为，真的手法"必须是医师施刺时神气宁静，心神针手合一，直指经穴，针未到而气先达，待针头接触到患者经络时，针又与经络气血合一"。如此，医师的"心神针手"与患者的经络之气合而为一，补之泻之指挥如意，斟酌剂量适度而止。必如此方能取得神奇之疗效，必如此方能成为良工巨匠。但是达到这样的境地不是朝学而夕能的，非有相当之技术修养，才可做到。常见彼粗工之运用手法，循经按穴搓弹捻转，九动称之为阳，六动呼之为阴，究之患者经气有应、无应，置之不问。于伯泉认为这样的补泻手法只是医师自己在形式上行了补泻，除了徒苦患者肌肤之外，无益于患者病情。若以此而谈调理阴阳祛除疾病，岂不是缘木求鱼，刻舟而求剑哉？

至于补泻兼施法，多用于寒热交作之病，如先寒后热者施以先补后泻法（又名阳中隐阴法），先热后寒者施以先泻后补法（又名阴中隐阳法），故应于不同情况，施以不同的补泻手法。

总而言之，针刺疗法是通过四诊八纲认识疾病，通过针刺经络腧穴治疗疾病，用四诊八纲分辨阴阳、表里、寒热、虚实，用补不足泻有余，调整阴阳气血平衡，最后达到蠲邪扶正，维护健康的目的。同时，在治疗中须根据具体病情，分清缓急轻重，标急于本者当先治标，本急于标者当先图本。《内经》曰："知标本者，万举万当；不知标本者，是谓妄行。"正此之谓也。

于伯泉认为，作为一名现代中医师，不但须精通经络腧穴，精确掌握四诊八纲，具备精湛的技术修养，更应该体天地好生之德，视病如仇，以患者之心为心，以天地之意为意，一刺可已之疾决不再刺，再刺可已之疾决不三刺，缩短疗程，早除疾苦。尝谓："予业医50余年对先贤仁士爱物之心拳拳服膺，从不敢疏忽大意。在漫长的岁月中，尝为疑难之症，旁求博采，废寝忘食，在'思之思之'顿然了悟之后，常不避风雨寒暑亲造患者之门，区区微诚一向不敢轻衒于人耶。"

（五）"烧山火""透天凉"运用娴熟

烧山火：视穴位的可刺深度分为浅、中、深三层（天、地、人三部），先浅后深，每层依次各做紧按慢提（或用捻转补法）九数，然后退至浅层，称为一度。如此反复操作数度，即将针按至深层留针。在操作过程中，可配合呼吸补泻法中的补法。此种针法多用于治疗冷痹顽麻、虚寒性疾病等。

透天凉：是针刺入后直插深层，按照深、中、浅的顺序，在每一层中紧提慢按（或捻转泻法）六数，然后插针至深层，称为一度。如此反复操作数度，将针紧提至天部留针。在操作过程中，可配合呼吸补泻法中的泻法。此种针法多用于治疗热痹、急性痈肿等实热性疾病。

明代徐凤在所编著的《针灸大全·金针赋》中正式提出了"烧山火"和"透天凉"的手法概念："考夫治病之法有八。一曰烧山火，治顽麻冷痹，先浅后深，用九阳而三进三退，慢提紧按，热至，紧闭插针，除寒之有准。二曰透天凉，治肌热骨蒸，先深后浅，用六阴而三出三入，紧提慢按，寒至，徐徐举针，退热之可凭，皆细细搓之，祛病准绳。"《奇效良方》卷五十五《针灸门》记载："烧山火属性：夫用针时，先行九阳之数，入于五分中，得气便进之，渐进一寸之内，三慢出，三紧入。如觉热，紧闭其穴，实时热气复生，其冷病自除。如不效，根据前再施。透天凉属性：夫用针时，先进入分寸之内，行六阴之数。若得气便进伸，渐退至五分之中，三慢入，三紧出，其针自紧，徐徐举之，得冷气渐至，其热自愈，不效再施。"《针灸聚英》提出《烧山火歌》和《透天凉歌》，《烧山火歌》云："四肢逆冷最难禁，憎寒不住病非轻，拨忙运起烧山火，患人时下得安宁。"《透天凉歌》："浑身却似火来烧，不住时时热上焦，若还根据法行针刺，搜除热毒病能消。"《针灸问对》中也有对烧山火和透天凉的论述。烧山火："针入先浅后深，约入五分，用九阳三进三退，慢提紧按，热至，紧闭针穴，方可插针。令天气入，地气出，寒可除矣。又云：一退三飞。飞，进也。如此三次为三退九进，则成九矣。其法，一次疾提至天，三次慢按至地，故曰疾提慢按。随按令病人天气入、地气出，谨按生成息数，病愈而止。一说，三进三退者，三度出入，三次则成九矣。九阳者，补也。先浅后深者，浅则五分，深则一寸。"透天凉："先深后浅，约入一寸，用六阴三出三入，紧提慢按，寒至，徐徐退出五分，令地气入，天气出，热可退也。又云：一飞二退，如此三次，为三进六退，即六阴数也。其法：一次疾插入地，二次慢提至天，故曰疾按慢提，随提，令地气入，天气出，谨按生成息数，病自退矣。一说：一度三进三退，则成六矣，六阴者，泻也。"《针灸大成》中关于烧山火与透天凉的记载有很高的参考价值："烧山火，能除寒，三进一退热涌涌，鼻吸气一口，呵五口。烧山火能除寒，一退三飞病自安，始是五分终一寸，三番出入慢提看。凡用针之时，须入五分之中，行九阳之数，其一寸者，即先浅后深也。若得气，便行运针之道。运者，男左女右，渐渐运入一寸之内，三出三入，慢提紧按，若觉针头沉紧，其插针之时，热气复生，冷气自除。未效，依前再施也。四肢似水最难禁，憎寒不住便来临，医师运起烧山火，患人时下得安宁。""透天凉能除热，三退一进冷冰冰，口吸气一口，鼻出五口。凡用针时，进一寸内，行六阴之数，其五分者，即先深后浅也。若得气，便退而伸之，退至五分之中，三入三出，紧提慢按，觉针头沉紧，徐徐举之，则凉气自生，热病自除，如不效，依前法再施。一身浑似火来烧，不住之时热上潮，若能加入清凉法，须臾热毒自然消。"至于针刺产生热感或凉感的机制，在《素问·针解篇》中已有论述："刺虚则实之者，针下热也，气实乃热也；满而泄之者，针下寒也，气虚乃寒也。"杨继洲曾具体指出："夫实者，气入也；虚者，气出也。以阳生于外，故入；阴出于内，故出，此乃阴阳水火出入之气所不同也。"

于伯泉认为，夫针之立法也，本乎天地阴阳消长之理。按其清浮浊降，暑往寒来，大气运行之规律。得时者为和，失时者为疾。而人之疗疾也亦然，察其表里阴阳、寒热虚实，结合四时内外感应之理，探营卫、诊表里、查虚实，寒则温之、热则清之、菀陈则除之，此乃针法医疗之体系也。所以收效之速如响斯应，诚如针灸大师杨继洲所说："劫疾之功，莫捷于针灸，一针中穴，病者应乎而起。"诚至言也。

以"烧山火"而言，一针下去，热如泉涌，患者立感热流充盈，寒证立愈，此针为补。原口诀谓："烧山之火能除寒，一退三飞病自安，始是五分终一寸，三番出入慢提焉。"注解云："用针之时，先入五分，行九阳数先浅后深，得气渐入一寸之内，三出三入慢提急按，针头沉紧，热气复生，冷气自消。"其以为该口诀和注解是法而非术。若依照口诀和注解来按图索骥，恐难生热，或是局部生热而不能遍及全身，或是热随出针而消失，此皆不谙"术巧"之故也。

行针刚柔缓急之手动和针端得气是取得效果的关键。按烧山火之补，法应随而济之，即名曰"随"。因此，必须体会"随"字的含意。随者，顺其流而下针，随着经络气血流注的方向徐徐而进，绝不该用推的手劲。因为推动可使脉络之气刹那之间拥挤（即感应过大，局部胀得很明显），甚至壅塞。济者，益也。益则不该超过助益的限度，要在呼气下针行九阳数（在浅部）之后，觉气至，则引气退针（也就是稍一缓劲，注意勿使针头和气断了联系）。总之，此手法的关键在针头小幅度提插，使其与气紧紧相接，气随针头而动，针随气动而行，如此则气行加速，瞬间阳气畅达，热流周遍，随吸气缓缓出针，此其一也。

再者，变寒为热之术，可一方塞其寒源，一方开其热之流，方能将针下之小热扩为大热，使热流随气而行，刹那之间遍及全身。此一塞一开之术，全在于针头秋毫之末行之，法也如斯，巧拙在人，此之谓也。

"透天凉"之法，能以除热，一针中穴凉气习习，胸中清爽，口唾津津，热疾全消，此针为泻。原口诀云："一身浑似火来烧，不住之时热上潮，若能加入清凉法，须臾热毒自然消。"注解云："进针一寸，行六阴数先深后浅，得气退至五分，三出三入，紧提慢按，觉针沉紧，徐徐举之，则凉气自生。"以上口诀和注解乃是法而不是术。若照法行之，不是针而不凉或只是凉局部，或是凉随针出而逝。

然而欲其凉彻脏腑，口生清津，其术如何？除吸气进针，随呼出针之外，需在针端掌握刚柔缓急之手劲，体察进针得气接触之时，乘机施术。此针为泻，法应逆流下针，迎而夺之。"迎"字含义，是对面而来迎接的意思。而迎接的目的，又在于除热生凉，因此必须赖以针气合一，才能发挥作用。下针时轻轻刺至深部，得气后行六阴数，使阴气萌动、迎针而至，针气衔接，气针合一，真阴一动，凉源大开。一瞬之间，寒气顿开，凉气习习，心胸豁朗，清凉感觉透达九窍而遍及全身。如此，则收夺阳长阴之功，亦即除热生凉之效，出针之时不必在形式上猛力拔针，如果猛夺则会造成针气脱节，使已被针头牵动之阴气，未待发挥效能而又回缩，这样就达不到除热生凉的功效。生凉的问题，亦要塞热流，以开凉源，此乃是阴阳消长的道理，所谓"三寸六分包含妙理"之义。

小小银针，欲凉则凉，欲热则热，对于调整人体之功能，作用极大。但此种术巧，除了正确辨别病症的虚实，明确经穴，分清顺逆之外，尚需仔细窥其隐微之秘，掌握阴阳消长之机，此机一动近通咫尺，远大两极，放之弥于六合，卷之退藏于密，其妙无穷，要在善学而有得焉。此手法之妙在针气相接，即针下永有"得气"，操作手法为小幅度提插。"烧山火"的关键在"随"，随气的运动而鼓动之；"透天凉"的关键在"迎"，迎气之来而夺之。

于伯泉运用"烧山火""透天凉"疗效显著，其关键在于：

（1）辨证准确。《灵枢·九针十二原》云："空中之机，清静而微。其来不可逢，其往不可追。知其往来，要与之斯……迎而夺之，恶得无虚？随而济之，恶得无实？迎之随之，以意和之，针道毕矣。"意思是说，孔穴中有气血虚实盛衰的不同，在邪气盛时不可用补法，在正气虚时不可用泻法。应根据经穴中虚实盛衰的不同，泻其实、补其虚。辨证准确，这样可避免犯虚虚实实的错误。

（2）选择适当的腧穴，正确地运用手法。于伯泉选穴少而精，且多用五输穴。其在手法运用上有独到之处、入微之点，特别强调施术时针与气的联系。或随之一补，或迎之一泻，都要使针与气紧紧相接，不可过度重插引起过大感应，造成经气壅塞，也不可猛然提出使针与气断。

（3）于伯泉所施的呼吸补泻法，并非单式的呼吸补泻手法，而是迎随补泻加呼吸补泻的复式手法。以随而济之为辅，呼进吸出为补，相当于九阳数。以迎而夺之为辅，吸进呼出为泻，相当于六阴数。呼吸补泻手法具体如下：①补法（呼进吸出）：随——呼气进针；济——吸气退针。此为九阳。②泻法（吸进呼出）：迎——吸气进针；夺——呼气退针。此为六阴。

烧山火、透天凉手法亦是以呼吸迎随手法为基础，示意表如下。

表1　烧山火、透天凉手法概述

手法名称	操作方法	目的	作用	患者反应
烧山火	先浅后深，随而济之，呼进吸出	塞寒源、开热流	补	热
透天凉	先深后浅，迎而夺之，吸进呼出	塞热源、开寒流	泻	凉

四、临证经验

（一）说案用针

验案举隅1：着痹

张某，男，40岁，轧钢厂工人。

主诉：两膝关节疼痛5年余。

现病史：患者5年前夜间睡于潮湿地面、感受风寒，遂觉两腿无力，膝盖酸软疼痛，虽经中西医治疗病情仍继续发展，盛暑天气需穿棉裤方能稍减痛苦，秋冬之际则须加穿皮裤始能御寒。

刻下症：头部眩晕、食欲减退、全身无力、两腿发凉、活动困难。舌苔薄白，脉沉。

辨证：时当盛夏，而患者穿着棉裤，且见其两腿潮热，出黏汗，稍一见风，下肢酸楚，患者曾用过辛温发散药剂，造成阳气虚弱，真阴涸竭之坏病。缘其病在下肢，属于地部，而头部眩晕属于天部，是阳虚于上，阴亏于下，阴阳升降不能顺安，潮黏汗出，两腿无力，见风苦不可耐是阳虚卫阳不能外固，加之发散过量，津液不充，不能濡润筋骨所致。

西医诊断：风湿性关节炎。

中医诊断：着痹。

治疗原则：补泻兼施，调和阴阳。

针刺取穴：列缺、合谷、曲池、环跳、风市、阴市、委中、承山、昆仑、阳陵泉、三阴交、丘墟、太溪、公孙、中封，以上穴位每日选用一部分。

针刺手法：以阴中隐阳之法，先泻后补，深泻浅补。

治疗结果：针刺20余次后，头晕消失，食量渐增，可脱去棉裤，不似昔日之苦，两腿感觉有力，每日来诊缓步行来，不觉费力。针刺102次痊愈，并恢复日常工作。

验案举隅2：鼻渊

蒋某，女，25岁。

主诉：鼻塞流涕1年余。

现病史：患者鼻塞流清涕，左侧眶下有压痛，曾在五官科检查诊为鼻窦炎，服抗生素效果不佳。

刻下症：鼻塞流清涕，左侧眶下有压痛。舌红，苔薄微黄，脉弦滑。

辨证：肺开窍于鼻，肺有蕴热，复感外邪，风热郁滞，肺气失宣，风热上扰清窍而致鼻塞流涕。

中医诊断：鼻渊。

治疗原则：疏风清热，宣肺通窍。

针刺取穴：风池、攒竹、迎香、上星、列缺、瞳子髎、四白。

针刺手法：重刺风池、列缺，用泻法（呼吸补泻）。

治疗结果：针刺3次后，鼻塞流涕症状明显减轻，针刺21次后诸症消失。

验案举隅3：胁肋痛

患者，女，50岁。

主诉：左侧胁肋疼痛半月余。

现病史：患者半个月前因车祸致左侧9根肋骨骨折，引起左侧胁肋疼，深呼吸则痛甚，连及左偏头颈部及左侧上下肢均痛，不能翻身，活动困难，不能说话，服用止痛药不效，主动要求针灸治疗。

刻下症：左侧胁肋痛，动则痛甚，精神弱，饮食不佳。舌红，苔微黄，脉弦。

辨证：因外伤而致经络气血瘀滞，经络气血阻滞，不通则痛。

中医诊断：胁肋痛。

治疗原则：行气活血，通经络止痛。

针刺取穴：风池、肩髃、曲池、阳陵泉、足三里、阴陵泉、支沟。

针刺手法：着重于支沟穴施泻法（呼吸补泻）。

治疗结果：针刺2次后，左侧胁肋疼痛明显减轻，生活可以自理，精神好转，饮食增加。针刺10次后，只觉胁肋部轻微疼痛，活动自如，精神好。治疗20次后诸症痊愈。

验案举隅4：腰痛

患者，女，47岁。

主诉：腰痛、活动受限、动则痛甚2天。

现病史：患者睡眠后觉腰痛，不能弯腰，活动则痛甚。

刻下症：腰痛，腰部不能前屈、后伸，动则痛甚，第4、第5腰椎间及两侧有明显压痛。舌红，苔白，脉沉。

辨证：患者感受风寒，外邪客于经络，经络之气阻滞，不通则痛。

中医诊断：腰痛。

治疗原则：疏风散寒，疏通经络。

针刺取穴：气海俞、大肠俞、关元俞、委中。

针刺手法：施补法（呼吸补法），使腰部发热。

治疗结果：针刺2次后，患者腰痛明显减轻，可以自由俯仰；针刺4次后痊愈。

验案举隅5：腿痛

米某，女性，44岁。

主诉：双下肢沉重疼痛1年半。

现病史：患者于1年半前因车祸撞伤双下肢，当时两下肢大面积红肿瘀血但无骨折，之后一直自觉双下肢沉重且后侧疼痛，不觉麻木。

刻下症：双下肢沉重且后侧疼痛，活动功能正常，局部无红肿，无明显压痛。

辨证：患者因外伤而致经络气血阻滞，经气不通而痛。

中医诊断：腿痛。

治疗原则：行气活血，疏通经络止痛。

针刺取穴：殷门、委中、承山、昆仑、阳陵泉。

针刺手法：施补法，于昆仑穴施重补法（呼吸补泻）。

治疗结果：针刺3次后，双下肢即不觉疼痛，只觉两下肢微沉。针刺9次后，症状完全消失。

（二）针刺经验用穴

1.外感病证

（1）头项痛，腰脊强，发热恶寒，脉浮紧之太阳伤寒证，针刺合谷、列缺、昆仑穴，用补法。可发汗，功同麻黄汤。

（2）自汗出，恶风，脉浮缓之太阳中风证，针刺足太阳经昆仑穴。其可温补能止汗，功同桂枝汤。

（3）太阳病发汗后，引发筋惕肉𥆧者，针刺合谷、昆仑、太溪、阴陵泉穴，用补法。其回阳之功等同真武汤。

（4）足少阳经病，寒热往来者，针刺风池、外关、阳辅穴，用泻法。

（5）足阳明经头痛发热证，针刺头维、解溪、合谷穴，用泻法。可止痛。

（6）伤寒汗出不解者，针刺合谷穴，用补法，用阳以合阴，使胃气固而汗自止。

（7）伤寒过经无汗者，针刺期门穴，用泻法。

（8）温病脉洪数，壮热，口渴，无汗者，针刺复溜穴，用泻法。用阴以济阳，使汗出而解。

（9）发热而渴、不恶寒之温病，见神昏谵语，寻衣摸床，大便燥结，小便短赤不进食物，只能饮水，六脉沉数者，针刺通里、列缺、腕骨、合谷、阴陵泉、足三里、中封、阳辅、太溪、昆仑穴，用纯阴术以泄十二经脉之热。

（10）疟疾，热多寒少，日久不愈者，针刺两侧间使穴，用泻法。

（11）疟疾，寒多热少者，针刺复溜穴，用补法。

（12）伤风感冒，鼻流清涕，鼻塞不通，或鼻窦炎者，针刺两侧合谷穴，用泻法。

（13）风寒咳嗽者，针刺风门、肺俞。有微温补之功，以散风寒。

2. 胸肺病证

（1）咳嗽有痰者，针刺足三里、列缺穴，用泻法；微补两侧昆仑穴。有祛痰止嗽定喘之功。

（2）肺热咳嗽者，针刺两侧列缺穴，用泻法。以清肺热，咳嗽即消失。

（3）气虚哮喘，睡卧不宁者，针刺微补风门、肺俞穴，微泻列缺穴，补昆仑、足三里穴。

（4）胸中苦闷者，针刺建里、内关穴，用泻法。

（5）胸胁支满者，针刺章门穴，用泻法。

3. 心脑病证

（1）头昏目眩，眼冒金花者，针刺阳辅、中封穴，用泻法。可使眩晕消失，眼目清爽。

（2）暴怒，昏厥不省人事者，针刺两侧内关穴，用泻法。可使患者苏醒，并觉胸膈舒畅。

（3）痫证，突然晕倒不省人事，手足抽搐，口吐黏沫者，针刺后溪、鸠尾、中封、阳辅、通里穴，用泻法。

（4）偏头风，头痛难忍，手足厥逆，出凉汗者，针刺风池、上关、金门、申脉、丘墟穴，用补法。可使手足温，头痛止。

（5）肝胆火盛，头目眩晕，脉弦硬者，针刺阳辅、中风、风池穴，用泻法。

（6）头晕目眩，上实下虚，走路不稳，脉象虚大，重按无根者，针刺丘墟、昆仑、申脉、太溪、太冲穴，用子午捣臼法。

（7）舌根发硬，言语不利，半身不遂者，针刺通里、商丘，用泻法，患者即觉舌柔和、言语清利。

（8）舌半边麻痹、短缩，言语不清，咀嚼障碍者，针刺通里、商丘、太溪穴，用泻法。

（9）小儿惊风，针刺人中、迎香、合谷、中封、神门穴，用泻法。

（10）手足震颤者，针刺通里、后溪、支沟、中封穴，用泻法。

（11）心虚不眠者，针刺神门、太溪穴，用补法。

（12）九种心痛病，针刺内关、公孙两穴，补泻兼施，亦称阴阳互用法，可止疼痛。

4. 脾胃病证

（1）胃热口内发酸，胆火口内发苦，或兼吐酸苦物者，口内发酸泻足三里，口内发苦泻阳辅，即时酸苦消失。

（2）十二指肠溃疡，针刺上脘、中脘、天枢、足三里、公孙、少泽穴，补泻兼施。

（3）久病下元虚冷，脾失运化，不思饮食者，针刺承山穴，用补法。

（4）脾虚腹胀者，针刺两侧章门穴，用补法，再用隔姜灸50壮，胀可消。

（5）呕利腹痛，脉沉迟，手足厥冷者，针刺阴陵泉、太溪、足三里、公孙穴，温补，久留针。其功同附子理中汤。

（6）暴注下迫，腹痛不止者，针刺曲池、阴陵泉、列缺、支沟、天枢、足三里穴，用泻法。

（7）真霍乱，腹中绞痛，上吐下泻，腿肚转筋，四肢厥逆，六脉沉迟，口干渴，饮水不止者，针刺内关、列缺、曲池、合谷、委中、公孙、足三里、承山、中封穴，用泻法。

（8）慢性肠炎，腹胀痛，便脓血，脓多血少，时好时犯，时轻时重，经久不愈者，针刺巨阙、中脘、下脘、天枢、三阴交、足三里、公孙、内关、腕骨穴，先泻后补。

（9）赤白痢疾，里急后重，针刺两侧曲池穴，用泻法，则后重除，泻痢止，屡试屡验。

（10）痔疮肛门痛或肠风下血者，针刺长强、承山穴，用泻法，有奇效。

（11）脾虚泄泻症，腹痛久不愈者，针刺阴陵泉、公孙穴，用补法，患者觉腹中温热，可止泻消痛。

（12）大便虚秘，针刺照海、支沟穴，用泻法，可润便。

（13）腹中寒痛，针刺阴陵泉穴，施热法，热感可沿脾经上至胸腹部。

（14）赤白痢疾，针刺曲池穴，施凉法，凉感沿大肠经下达腹部。

5. 头面五官病证

（1）眼病，红肿赤痛者，大眼角红肿泻睛明、合谷穴，小眼角红肿泻瞳子、光明穴，眼球赤肿泻中封穴，用纯阴术至患者自觉眼中清凉为止。

（2）眼上、下边红烂肿痛者，上眼边赤肿泻小骨空，下眼边赤肿泻大骨空。可立觉清凉，止痛消瘀。

（3）两眼痒痛，针刺光明、合谷、足临泣穴，用泻法。

（4）口舌生疮，针刺两侧通里穴，用泻法，觉舌尖发凉即愈。

（5）心热口臭，针刺大陵穴，用泻法。

（6）腮腺炎，两腮发热肿硬症，针刺曲池、合谷穴，用泻法，随泻随消，以平为度。

（7）外科脑后发症，即颈后边起小疱疖，顶白头，随消随起，久不愈者，针刺大椎、大杼穴，用泻法。

（8）咽喉肿痛，咽物困难者，针刺两侧列缺穴，用泻法。患者自觉喉内清凉感，疼痛可止。

（9）噤口风，自觉天突处疼痛阻塞，食物难下，或有痰阻隔不畅者，针刺两侧照海穴，用重泻法。

（10）衄血不止者，针刺列缺、合谷、内庭左右六穴，用泻法，出血可止（胃经起于鼻翼旁，阳明胃经热盛则鼻衄血，针内庭穴，用纯阴术是釜底抽薪之法。）

（11）口内上腭肿痛，针刺两侧列缺穴，用泻法。

（12）上牙痛针刺大肠经原穴合谷，下牙痛针刺胃经荥穴内庭、下关，用泻法。满口牙痛，针刺肾经输穴太溪，用补法。

（13）耳聋耳鸣症，针刺听会、迎香穴，用泻法。

（14）急性结膜炎，目赤肿痛者，针刺中封，施"透天凉"法。凉感可由足踝沿肝经上行，直到眼球内及颠顶。

（15）喉间痰热者，针刺照海穴，施凉法，凉感可沿阴跷脉上行到达咽喉部。

6. 经络肢体病证

（1）眉棱骨痛，针刺两侧申脉穴，用泻法。立愈。

（2）前胸天突穴以下，膻中穴以上，任脉中线疼痛或发热堵不通者，针刺两侧列缺穴，用泻法。

（3）督脉脊间心后中线痛，针刺两侧中渎穴，用泻法。

（4）肩胛颈项痛，不能回顾者，针刺腕骨穴，补泻兼施。

（5）两胁疼痛者，针刺两侧支沟穴，用泻法。

（6）气滞腰痛者，针刺中脘、肾俞、足三里穴。

（7）腰脊强痛，不能俯仰者，针刺人中穴，用补法。

（8）腰连胯痛者，针刺肾俞、环跳、委中穴，用补法。

（9）背连腰痛，针刺白环、中髎、委中穴，用补法。

（10）风湿性肩肘关节痛者，针刺肩髎、肩髃、曲池穴，用补法。

（11）股膝腿脚乏力者，针刺风市、委中、承山、膝眼、阴市、犊鼻穴，用补法。

（12）风湿性腰腿胯痛者，针刺巨髎、环跳、委中穴，用补法。

（13）坐骨神经痛者，针刺八髎、承扶、委中穴，先泻后补。

（14）两肘拘挛者，针刺曲池、尺泽穴，补泻兼施。

（15）颜面神经麻痹者，针刺瞳子髎、巨髎、地仓、下关、颊车穴，歪右泻左，歪左泻右。

（16）脊背恶寒者，针刺昆仑穴，施热法，热感可沿膀胱经上行达背部。

（17）落枕，针刺腕骨穴，施热法，热感可沿小肠经直达肩胛及颈项。

7. 妇科病证

（1）妇女白浊症，脉象沉细，小便浑浊，大便燥结，四肢倦怠，腰酸背沉，头目眩晕，口苦咽干，胸胁少腹尽痛，服补药后症状加剧者，针刺关元、气海、足三里、三阴交、中封、阳辅、阴陵泉、通里、列缺、曲池、内关等穴，用泻法。针后可使病势缓解，脉象和缓，数次可愈。

（2）妇女病，漏泄不止，腰酸腹痛者，针刺关元、阴交、阴陵泉、三阴交穴，用补法。患者自觉腹中温和舒适，可愈。

（3）妇女病，因暴怒伤血不止，服补血药病势加剧者，先泻内关、曲泉穴，再微补阴交、阴陵泉、三阴交穴。

（4）妇女妊娠恶阻呕吐不止者，针刺足三里、内关两穴，用泻法。

（5）妇女病行经腹痛，前后错杂无定期者，针刺阴交、气海、关元、三阴交穴，阴阳互用。泻到感觉凉如冰，补到感觉热如火，经血自调。

（6）妇女赤白带下者，针刺中极穴，赤者补，白者泻。

（7）妇女腹中瘕，针积块坚硬处，针七分用纯阳术得气深入一寸，微伸提之（即伸九提六），可消瘕痞块。

（8）妇人热入血室，发高热者，针刺期门穴，用泻法。

8. 其他病证

（1）阴虚盗汗，阳虚自汗久不愈者，针刺大椎穴，用补法，灸三壮，立能止汗。

（2）久病身弱，六脉沉匿不见者，针刺复溜穴，用补法，久留针。

（3）水气病，四肢头面、少腹肿，小便少者，针刺水分、水道、阴交、足三里穴，用泻法。

（4）寒疝，睾丸偏坠肿大，凉痛或出潮汗者，针刺行间穴，用补法，左病左，右病针右，当时可觉睾丸发热，痛止肿消。

（5）寒疝者，针刺行间穴，施热法，热感可沿肝经直达少腹睾丸。

五、学术传承

于伯泉从事医疗工作60余年，具有丰富的临床经验，学验丰富，诊思精妙，在针刺补泻方面尤其具有独到见解。在其从业生涯中，为天津中医学院培养了大批优秀中医人才。他认真落实中央关于开展中医师带徒的要求，亲自讲学，传道授业，培养了一批名中医继承人。

执笔者：陈雅琼
整理者：蔡佳丽
资料提供者：刘白雪　于鹤轩

沈金山

——芒针鼻祖，针界传奇

一、名医简介

沈金山（1895~1968），汉族，江苏人，著名针灸学家，芒针疗法创始人，一代芒针大师。

沈金山自幼身体强壮、天赋过人，从15岁起就随父行医，耳濡目染，很快就掌握了针灸技巧，为提高技能遍访名医及有特殊技能的医者，针灸技艺日臻成熟，超越了其父辈，为了突破短针治疗疾病的局限性，他逐渐加长针具并不断改革针具材料，发明了芒针，并独创性的发明了双手持针，轻捻慢进，徐徐而入的进针手法，同时在直刺、斜刺、沿皮刺、点刺等基础刺法的基础上演变出单指弹刺、雀啄运刺、定向深刺、变向弯刺、多穴透刺、围点探刺、间歇重刺等独特的进针运针手法，在操作手法上严格遵守"疏、弹、趋、动、技、巧、术、行"八字要领，并且总结了芒针疗法的4个特点：多能性、深入性、多穴性和枢纽性。依据芒针特点发明了创用穴及经穴重用穴，配穴方面也独树一帜，其三脘配穴、上下配穴等方法大大提高了临床疗效，在诊断疾病方面其"号指观甲"术更是堪称一绝。沈氏治病尤其重视以"疏"为主，治疗上以打通枢纽为指导思想。

沈金山用芒针治愈了无数疑难杂症，沈氏三绝享誉津门，创造了中国针灸史上的一个芒针传奇。中华人民共和国成立后，芒针疗法受到党和政府的重视和支持。1958年卫生部授予沈金山"破除迷信，解放思想，卫生医药技术革命先锋"称号和1枚技术革命先锋金质奖章。他潜心研究，言传身教，通过收徒及讲学传播芒针技艺。他不断丰富理论，从一个民间医生走上大学讲台，其创立的"沈氏芒针"在天津自成一派，不仅是我院的财富，更是天津中医的财富，是我院为天津针灸发展做出的重要贡献，是天津中医学为我国中医学事业发展做出的重要贡献之一。

二、名医之路

（一）钻研好学，发明芒针

沈金山于1895年12月24日出生在江苏武进洪地村（今江苏省常州市武进区），自幼习武强身，仅上过1年私塾，文化程度不高，但其天资聪慧，其家虽世代务农，但祖辈掌握了当地称为"戳痧"的技术，在农闲时为村民解决一些病痛。沈金山从15岁起参与其中，在耳濡目染下，很快掌握了针灸的施术技巧。

17岁时，沈金山去常州打工，业余时间用针灸为工友治疗疾病，积累了丰富的临床经验。为提高诊病水平，他利用闲暇时间遍访江浙一带的名医，并向掌握特殊诊疗技术的郎中拜师学艺，也曾拜四川省峨眉山一刘姓道人为师，钻研医道。期间又恰好结交了一位龙姓西医大夫，向其学习西医的生理解剖知识，两人经常切磋交流医术，相得益彰。

当时沈氏使用的针具只有2~4寸长，与一般针灸医生所用无异，且针具大多是铁制，针身较短且粗。沈金山在行医过程中使用的针具多为自制，在为患者治病时常常根据病情需要及患者形体肥瘦不断地加长针身，均取得了良好的效果。1924年前后，沈金山已将针具发展到5寸至1尺长，而且治疗范围也逐渐扩大，同时发现了若干经验特效穴位，形成了一套独特的治疗方法。

1928年前后，他采用德国进口钢丝自制了5寸到3尺的长针，因针具细长且柔韧有力，不仅形如麦芒，便于操作，而且疗效出众，故定名为芒针。为操作方便，他在制作过程中将针柄加长，涵盖针柄在内计为整个针具的长度，这与当今对针具长度的定义有所不同。芒针的创立对中国针灸发展来说具有划时代的历史意义。

（二）"沈氏芒针"，盛誉津门

1933年，沈金山38岁时，因工作地址变换到唐山，遂举家迁往唐山。沈金山仍在工作之余为患者治病，患者多为劳动人民，其卓越的疗效使沈金山很快在社会底层享有了很高的声誉，然而在当时的当权者眼里，沈金山不过是来自乡下有点技艺的郎中而已，并无官方的行医执照，直至治好了一位权贵之妻后，他才有了行医执照。至此沈金山由一位乡村郎中转变成了一位民间医生，行医成为其主要营生。

由于经常接触到来往天津的患者，沈金山对天津这座有着500多年历史的城市逐渐了解，当时的天津商贾林立，三教九流，市井繁华，通衢四海，是施展才华的好地方。1939年，沈金山举家迁至天津，当时的天津在日伪统治下，沈金山的芒针疗法很快受到日本人的窥视，面对威胁和利诱，沈金山巧妙拒绝了请他去日本授徒的企图，体现了沈金山高尚的民族气节，"沈氏芒针"在津城声名鹊起。而沈金山的三绝更是让当时的人们津津乐道。所谓的"沈氏三绝"：第一绝，"沈氏芒针"，其以长见长，最长的达3尺，可以根据人体不同的穴位选用不同的针体，最短的也不少于5寸。沈金山使用三尺芒针治疗腹水，见效之快让人拍手叫绝。第二绝：号指观甲，传闻沈金山当时通过患者指甲就可判断其病变部位，且准确性令人叹为观止。第三绝：拐杖藏针，传闻沈金山为方便保存芒针，将3尺芒针藏于拐杖中，待到用时将其取出。但据其子沈燕伯回忆，沈金山是将3尺芒针置于细长玻璃管中悬挂于诊所醒目处，就诊者常常感叹长针之长因而演绎出了一段段传奇故事。

沈金山使用芒针治疗疾病，尤擅长疑难杂病，成为当时天津百姓口口相传的名医，跻身于津沽中医名家之列，以至于每每有疑难病症的患者生命垂危，许多人都会说，去找沈金山吧。当时沈金山的医术虽受到广大劳苦人民的欢迎，但也因此常常遭受同行的百般诽谤与排挤，虽然有了一定的收入，生活状况有所改善，但是也经常会遭到地痞流氓的骚扰甚至殴打。沈金山为了躲避迫害便四处漂泊，几经波折流动行医，居无定所。

1945年，当时法国领事馆律师周耀廷之妻病重，西医治疗久不见效，周氏听闻沈金山擅治疑难杂症，遂邀请其前往家中为妻治病。沈金山欣然前往，用芒针施术后效如桴鼓，使周夫人病情好转。同时，沈金山赢得了周氏千金周佩娟的芳心，虽然两人的年龄、文化程度上相差许多，且社会地位悬殊，但是两人始终恩恩爱爱、相濡以沫，共同走过了风雨人生。

（三）得力于党，弘扬芒针

1952年，在党和政府的关怀下，沈氏芒针疗法受到重视，帮助其成立了包括"金山诊所"和"新华联合诊所"在内的芒针专科门诊。沈金山感念国家的重视，凡持有单位、区政府开具困难证明的患者，均可获得全程免费治疗。1958年春天，沈金山在"全国中医经验交流会"上向全国的中医同行介绍芒针的疗法及其特点，受到与会者赞誉。沈金山还在会上获得了卫生部技术革命先锋金质奖章和"破除迷信，解放思想，卫生医药技术革命先锋"称号两项殊荣。

当时，"沈氏芒针"虽盛誉津门，但北京市的芒针事业却一片空白，在中国中医研究院（今中国中医科学院）原副院长、针灸研究所原所长朱琏多次邀请之下，于1958年，沈金山派徒弟赵宏岐前往北京，在北京市针灸门诊部开展芒针疗法的传授和门诊诊治，芒针开始在北京生根。1959年，经赵宏岐口述、北京市针灸门诊部编写、沈金山审校的我国针灸史上的第一部介绍芒针的专科书籍《芒针疗法》由人民卫生出版社出版发行，此书为今后在全国开展芒针疗法的研究、传授和推广奠定了基础。多年后，朱琏的后人，将当时沈金山赠予的四根自制芒针捐赠给中国中医科学院针灸研究所博物馆保存。

1960年，沈金山就职于天津中医学院（今天津中医药大学）第一附属医院针灸科，周佩娟、丁耐玲、周慧娟三人一同前往，之后天津中医学院第一附属医院芒针门诊部成立，年届64岁的沈金山被任命为芒针门诊部主任，天津中医学院第一附属医院成为我国历史上第一个设立芒针专科门诊的国有医院。同时，沈金山兼任天津中医学院针灸教研组顾问，归纳整理芒针疗法理论和病案，至此芒针疗法正式走上中医药高等学府的课堂。在此期间，芒针门诊部为全国各地各大中医院及部队医院培养了大批学习进修人员。在医院的安排下，沈金山带领天津中医学院学生阎莉、方广才、孙兰荣、杨兆钢等人学习芒针，培养了数位芒针疗法接班人，为芒针的发展奠定了基础。至此，沈金山从一位民间医师转变成为国有医院的医生，兼任大学教师。

1968年10月，73岁的一代芒针大师沈金山突发心肌梗死离开了人世，他的许多独门绝技还未来得及传授，只留下了一段段芒针的神奇故事在人们的口碑中流传，为中国针灸事业虽留下了宝贵财富却也留下了遗憾。

沈金山改良针具、发明芒针、改良操作手法，独特的技艺留下了一段段口耳相传的杏林佳话。"云山苍苍，江水泱泱，先生之风，山高水长"。沈金山用其一生创造并发展了芒针，书写了杏林传奇，其独创精神、家国情怀值得后人铭记。虽然斯人已去，但与芒针相关的故事还在续写。

三、学术理论精粹

沈金山在长期的医疗实践中，改革针具、针刺手法创新、创用新穴、重用传统穴位，并在配穴上形成了一系列独有的理论体系，扩大了针灸治疗范围，大大提高了疗效，形成了自己独有的学术思想。

（一）传承创新，改良针具

沈金山在诊病过程中发现传统的铁制针具较粗且长度有限，一般很难达到病灶所在部位，在疗效上有一定的局限性。于是他在临床实践中不断改进，用柔韧细长的德国进口细钢丝研制出细而长的新型针具，其长度包括针柄在内短者可有 5 寸长、长者可达 3 尺。沈金山自制的针具突破了因针短粗而不能深刺的局限性，医者可以根据不同的穴位或疾病选用不同的针具，使芒针疗法具有独特的深入性，扩大了治疗范围。细而长的芒针能穿过某些组织和脏器之间，直接刺激人体深侧的交感神经、神经丛和神经干，直达病所调节神经，激化人体内部的抗病能力，使失去神经支配和调节所引起的某些病变得以恢复，可以解决疑难病症以及药物难以收效的重症，疗效高，见效快。沈金山治病注重诊断，使用传统的望、闻、问、切及号指观甲，全面了解病情之后方才施针。

（二）疏弹趋动，技巧术行

由于芒针身细体长，传统的针刺手法根本无法适合芒针，沈金山独创性地发明了双手持针、轻捻慢进、徐徐而入的行针手法，这也成为芒针区别于其他针灸手法的显著特点。沈金山强调芒针业医者必须经过刻苦训练，在熟练掌握短针针刺手法操作之上，练臂运掌、练气运指，锻炼肩、肘、腕、指力量及灵巧度，当指力充沛、方向准确、手法熟练、运用自如时，方能使用芒针。并在施术时做到心无旁骛，手法轻巧，凝神定气，随着患者的呼吸起伏，轻捻缓进，直到病所。操作上，要求医者双手协作，灵巧配合，利用刺手、押手的作用控制针的角度和方向做到准确无误，运用弹动的手法，使针感随着针体上下移动而趋动下行，平衡机体阴阳，达到阴平阳秘的最佳状态。一名合格的芒针医生必须熟练掌握芒针的捻转进出针手法，熟知施术穴位的解剖特点，才能高效地完成单指弹刺、雀啄运刺、定向深刺、变向弯刺、多穴透刺、围点探刺、间歇重刺等独特的行针手法。

芒针手法要领可以概括为"疏弹趋动，技巧术行"。"疏"即利用芒针深刺疏导经络、脏腑之气血。"弹"是指在右手四指捻转针柄时，右手无名指要微微弹动针体，其中包含颤法，如针刺入腹腔针尖触到肠胃壁时，随手法微微弹动而加强对胃肠刺激，通过胃肠壁的抵抗，将针身通向胃肠间，随胃肠蠕动抵抗稍加弹压微微趋动，轻捻慢进，使针在尽量不刺伤胃肠壁的情况下，达到针刺的深度，起到疏导气血、散结开郁的目的。

"趋"是指轻捻缓进，针体徐徐下行，直至气达病所。"动"是指针下的感应，不同的穴位针感也不同。如上中脘、水分等穴，要有感应下行向小腹内放散；关元、中极向会阴和肛门尿道放散。"技巧术行"是指芒针手法的基本功熟练程度。由于芒针治疗疾病的特殊性，某些疾病需要深刺，如面神经麻痹、三叉神经痛在头面部进行透刺，用太阳透下关；中风痰涎壅塞，刺天突穴7寸至1尺；肝硬化腹水用2.5尺芒针环刺带脉穴等。这些操作均需医者有熟练的手技，随人体差异巧妙施术，才能相当精确地将针体缓缓刺入特定部位，以达到预期的针感和疗效。此外，芒针的手法特别强调针感，尤其关键性枢纽穴位对针刺感应都有要求，这也为针刺手法的规范化及量化奠定了基础。

芒针针刺较深，操作上应注意进针时轻捻缓进，主要针刺手法有七种：单指弹颤刺、雀啄运刺、定向深刺、变向弯刺、多穴透刺、围点探刺、间歇重刺。同时芒针的补泻以平补平泻为主，一般不用补泻。目前，关于芒针使用补泻的记录只有气海一穴，即大指向前一个方向捻转为泻；大指向后一个方向捻转为补，这与一般针灸补泻恰恰相反。其他如四肢、背部、头面部等部位，凡是病情属实的，一般是捻转角度稍加大，使感觉较强；凡是病情属虚的，捻转时要缓慢，感觉要缓和，不宜过强。

（三）潜心专研，创用新穴

沈金山根据芒针的特点，在长期临床实践中摸索出一批创用穴和重用穴，也打破了部分穴位禁针的规则。重用穴是传统经脉穴，芒针针刺以该穴为主，如中脘、秩边、环跳等，虽然借用了传统经穴的名称，表面位置相同但其进针的深度和刺激目的则有异，进针位置也略有偏颇。如针刺中脘穴时，为避开腹主动脉常于其偏右2分处进针，针刺深度可达4~8寸，同时强调患者的感应，提高了穴位的疗效。由于芒针细而长，沈氏在治疗疾病取穴时常有别于常规穴位，而是根据解剖及体位以阿是穴为主，更是在长期实践中发明了一些适于芒针治疗的24个创用穴。这些创用穴具有一定的枢纽性，是治疗某些顽症的关键穴位，其疗效卓著，系为帅穴，具有统领全军、冲锋陷阵、攻克顽敌之本领。如颈臂穴可治疗一切上肢疾患、神经疼痛、肌肉萎缩等症，只要以此为主穴，即可打通枢纽，使错综复杂之沉疴痛疾迎刃而解，还可辅以常规经穴施治，共克顽敌。打破的禁针区和禁深刺穴位如风府、哑门。风府、哑门原为禁针穴，但芒针可针刺1.5~2.5寸。腹部穴位本禁深刺，如鸠尾、天枢、中脘、带脉等，但芒针可刺5~7寸，肥胖病人可刺到1尺。带脉穴可环刺2.5尺以上。以下介绍部分创用穴、重用穴及阿是穴。

1. 创用穴

（1）全知穴：全知穴位于颈侧部，乳突直下2寸，胸锁乳突肌后缘，天牖前下方1寸。患者取仰卧位，头放平而略垫高。自左侧进针，针尖向前，相当于从第2、第3颈椎之侧间隙刺入，手法要柔和，轻捻缓进，进针深度为1.5~2.5寸。感觉较敏感的患者，感应方向可从局部放散到左上、下肢，然后至对侧半身，以全身有酸麻胀感为佳。临床常用于治疗颈神经痛、全身神经痛、多发性神经炎、侧索硬化、风湿性及类风湿关节炎、颈椎增生性关节炎、颈部肌肉痉挛、半身不遂及一些神经系统退行性病变如多发性硬化及脊髓空洞症等。

（2）颈臂穴：颈臂穴位于胸锁乳突肌后缘下 1/3 处，约在锁骨上 2 寸。患者取仰卧位，针尖呈水平方向刺入稍向后偏，进针时轻捻缓进，深度为 0.3~0.8 寸。以酸麻及触电样感由手臂放散至手指为准。临床常用于治疗肩臂麻木，臂丛神经痛，尺、桡、正中神经麻痹，手臂肌肉萎缩，肩关节周围炎，肋间神经痛及风湿症等。

（3）肩背穴：肩背穴位于斜方肌上缘中部，肩井穴前 1 寸。患者取侧卧位，针尖向后下方，相当于从第 2、第 3 胸椎侧面刺入，轻捻慢进，进针深度为 3~4 寸。以局部酸麻胀、有时有麻样感向背后放散为准。临床常用于治疗肩背神经痛、肩痹风湿症、颈椎增生性关节炎、颈背肌肉痉挛、肩关节周围炎、半身不遂、落枕等。

（4）下颊车穴：下颊车穴位于下颌角的内侧凹陷中，以手指按之局部酸胀处。患者取仰卧位，针尖沿下颌骨内侧进针，以颌孔下齿槽处呈酸麻胀感为度。临床常用于治疗颈项肿痛、耳鸣、耳聋、咽炎、三叉神经痛、牙痛、扁桃体炎等。

（5）三健穴：三健穴分健步穴、健中穴、健下穴。健步穴位于承扶旁 2 寸；健中穴位于殷门旁 2 寸；健下穴位于殷门下 2 寸处旁 2 寸。患者取侧卧屈膝位，直刺向坐骨神经干，进针深度为 3~4 寸。以麻电样感应向上下放散，上至臀，下至足为佳。临床常用于治疗腰肌劳损、腰椎间盘脱出症、腰痛、坐骨神经痛、腰腿痛、下肢瘫痪、尿闭、便秘等。

（6）三陵穴：三陵穴位于腓骨小头后 1 寸处及其直下 2 寸、4 寸各 1 穴，共计 3 穴。向骨内侧斜刺，进针深度达 2~3 寸。以酸麻胀感向下肢放散为佳。临床常用于治疗坐骨神经痛、膝关节炎、风湿性关节炎、下肢瘫痪、下肢神经痛、神经炎、神经麻痹、腰腿扭伤等。

（7）外金津玉液：外金津玉液位于口底外，向舌骨上方，中线两侧，即当廉泉上 1 寸，旁开 5 分，左谓金津，右谓玉液。患者取仰卧位，头略向后仰。针尖斜向上方，相当于舌根部刺入，进针深度为 1.5~2.5 寸。根部胀重即可出针。临床常用于治疗中风失语、舌肌麻痹、舌炎、舌痉挛、吞咽困难等。

2. 重用穴

（1）中脘穴：中脘位于脐上 4 寸，腹中线向右旁开 2 分。患者取仰卧位，腹部放松，呼吸自如，垂直进针，进针深度达 3~5 寸。以局部酸胀感并向上放散至胸部、两胁、后腰部及下腹部为佳。临床常用于治疗急性胃肠炎、慢性胃肠炎、胃下垂、胃及十二指肠溃疡、胃痉挛、消化不良、急性肠梗阻、便秘、心绞痛、反酸、急惊风、慢惊风、精神分裂症、癫痫及精神、神经系统的疾病。

（2）环跳穴：环跳穴位于大转子后上方凹陷中，即大转子隆起点与臀裂上端之连线内 2/3 与外 1/3 处。患者取侧卧屈膝位，与臀垂直进针，进针深度为 3~4 寸。以患者有麻窜样感、并向下肢足趾放散为佳。临床常用于治疗坐骨神经痛、神经根炎、腰痛、下肢关节炎、半身不遂、下肢麻痹、髋关节及周围软组织疾病、脉管炎、下肢肌萎缩、神经衰弱、风疹、脚气、湿疹等。

（3）带脉穴：带脉穴位于第 11 肋前端下 1 寸 8 分，取右侧，不取左侧。用 30 号针，深针 2 尺 5 寸，腹内觉胀即出针。临床常用于治疗各种鼓证、脾肿大、脂肪过多。

（4）长强穴：长强穴位于脊骶骨端 5 分处。用 30 号针平脊椎进针 4~6 寸达到阳关穴处，待患者有较大感觉时，即出针。虚补实泻。临床常用于治疗痢疾、脱肛、便血、各种肠炎等。

（5）八髎穴：八髎穴位于 18 椎之下旁开 1 横指，正当 8 个骶骨孔内。患者取侧卧位，轻捻缓进，垂直进针 2~3 寸，针感可达小腹及下肢。临床常用于治疗男女生殖泌尿系统疾病、便秘、坐骨神经痛、膝盖部厥冷和下肢麻痹等疾病。

（6）中极穴：中极穴位于脐下 4 寸。患者取仰卧位，直刺进针，缓慢捻进 3 寸左右，有针感向会阴及阴部传导。临床常用于治疗遗尿、遗精、月经不调、痛经等疾病。

（7）关元穴：关元穴位于脐下 3 寸。患者取仰卧位，缓慢进针 4 寸，使针感向会阴及阴部传导。临床常用于治疗遗精、慢性肠炎、尿闭等胃肠系统及生殖泌尿系统疾病。

（8）鸠尾穴：鸠尾穴位于剑突下 5 分，取穴时稍微向右斜 1~2 分，嘱患者高举双臂于头顶。进针时垂直进针，轻捻缓进 4~8 寸。针刺的深浅不同，出现的针感会不同，患者可出现放射到胸部、两胁、下腹及后腰 4 种针感。临床常用于治疗精神病、癫痫、胃痛、吐酸、头晕、头痛等疾病。

（9）天突穴：天突穴位于胸骨柄上窝中央，前正中线上。患者取仰卧位，进针时针尖向后下方循胸骨后缘进针，操作时轻捻缓进，可深进 1 尺至 1 尺 2 寸，一般进针 7~8 寸。临床常用于治疗中风不语、支气管炎、贲门狭窄等疾病。

（10）阿是穴：阿是穴在芒针疗法中应用较多，且效果良好。在治疗时根据具体情况适当取用，全身各处均可取穴。但表皮有瘢痕处，不宜针刺；有重要器官，如心、肺等投影的体表部位，不宜针刺；有大血管的部位不宜针刺。针法甚多，不及备载。总之，随症选取阿是穴，灵活运用，以达到治疗之目。

（四）选穴少精，功专效佳

芒针疗法治疗疾病的特点是选穴少而精、透穴多，并创用新穴或独具一格的配穴。精简用穴可以避免多穴进针，减少患者痛苦，同时提高医师治疗效率。如针刺中脘调节中焦升降功能、治疗多种消化系统病症，针刺环跳治疗坐骨神经痛。与单穴独刺相比，透穴有多方面的优点，如可扩大感应面，使针感易于扩散传导；一针贯通 2 条或 2 条以上经脉，可以起到疏通经络、调整气血运行的作用；精简用穴，避免多穴进针。芒针透穴根据穴位解剖特点和治疗上的需要，常采用"点刺深透""斜刺平透""横刺沿皮透"等透刺方法。在选穴上有一穴透刺另一穴，如太阳透下关、秩边透水道、天窗透人迎等；还有一穴多透，如地仓三透（地仓透颊车、地仓透人中、地仓透颧髎）等。现将部分透穴操作的详情介绍如下。

1. 太阳透下关

患者取仰卧位，头放平。针尖平斜向下稍后方，进针要缓慢，从太阳穴通过颧骨弓直达下关，深度 2~3 寸，以患者有齿龈酸胀感为佳。临床常用于治疗头痛、偏头痛、三叉神经痛、牙痛、面神经麻痹和痉挛、下颌关节炎、牙关闭紧、咀嚼无力等。

2. 秩边透水道

以芒针从秩边穴定向透达少腹部水道穴，进针深度为 4~6 寸，在操作过程中施以轻捻缓进之法，押手密切配合。临床常用于治疗坐骨神经痛、腰痛、前列腺炎、前列腺肥大、阳痿、遗尿、早泄、水肿、子宫肌瘤、月经不调、肾炎、肠炎、便秘等。若用于治疗坐骨神经痛、腰痛、半身不遂、下肢瘫痪等疾病，则以针感向下肢足跟部放散为佳；若用于治疗前列腺炎和增生、尿失禁、遗尿等疾病，则以针感向前阴部、尿道放散为佳。

3. 天窗透人迎

患者取仰卧位，针尖由天窗穴处捻转刺入，避开颈动脉，缓慢进针，向下平刺，止于人迎穴，深达 1~1.5 寸，令患者局部有胀感为佳。该针法对血压有双向调节作用，并兼治甲状腺肿大、支气管炎、哮喘、咽喉肿痛、心动过速、瘰疬、耳鸣耳聋、扁桃腺炎等。

4. 地仓三透

患者取仰卧位，由地仓穴进针，分为三种。①地仓透颊车：针尖平向下方，由地仓穴刺入透向颊车穴，可沿皮刺入，进针深度为 2~3 寸。②地仓透人中：针尖由地仓穴处斜平向前上方，直达鼻中隔前方人中穴，进针深度为 2 寸。③地仓透颧髎：针尖由地仓穴处向上直达咬肌中，进针深度为 2 寸。该组针法的针感以患者局部呈酸麻胀感为佳。临床常用于治疗面神经麻痹及痉挛，中风口渴、流涎，三叉神经痛，偏侧萎缩症，自主神经功能紊乱，牙痛等。

（六）注重感觉，调气治神

沈氏要求医者在进行芒针的操作时，要随时注意指下的感觉，时刻关注患者的针感。医者进行操作时，必须两手相辅操作，用力协调均匀，才能顺利进针。在进针时，医者左手的中指、无名指、小指三指屈曲于皮肤上，用力固定，再以左手的拇、食二指夹住针体徐徐捻送，要稳准直下，不得摇摆；同时右手的拇、食、中三指捻动针柄，缓缓捻进，不得操之过急，并随时注意患者的面部表情，询问其感觉，如有过分疼痛或针体受阻不能顺利进针时，可将针后退，转变方向后继续捻进。

针刺入皮肤后，随着针体的深入，患者会有酸麻重胀或触电样等感觉，向四周扩散，或向远处传导。如针上腹的中脘穴，其感觉首先向两胁扩散，然后徐徐传至少腹，甚至达到会阴部，但除针感外，患者并无不适感；针下腹部的穴位时，针感一般向会阴部及大腿传导；针后腰及臀部的穴位时，针感呈酸胀或触电样感，一般传导至臀大肌及脚趾处。如进针后并无既定针感出现，可将针退出，在穴位附近稍移位置，再行进针，以得气为目的。如针刺极泉时，常于极泉下 1 寸进针；针刺右侧带脉穴时，常常偏右 2 分；针刺中脘穴时，常偏右或左 2 分。从西医学角度考虑，是避开腹主动脉等重要器官更安全。沈金山认为选定穴位后，进针达到一定深度和部位、有酸麻胀感、向远距离放散后，即可出针，概不留针。

芒针非常注重患者的感觉，进针时必须随时询问患者有什么感觉，感觉放散到什么部位。如针腹部正中线诸穴时，进针后达到一定深度时，患者即产生一种抽胀感觉，向两胁及下腹两侧或后腰传导，如果这种感觉剧烈，并向上至胸部以上，同时产生一种不舒适的感觉时，即不宜再向深刺，这时可将针向上提，转移方向再进。芒针细而长，用芒针贵在调气，调气必先治神，要有"如待贵宾，不知日暮"的精神，要求手法娴熟，切忌操之过急。

（七）整体观念，号指观甲

沈金山认为人体产生疾病的根本原因在于结而不通，枢纽凝结，因而在治疗过程中重视以"疏"为主的指导思想，强调疏通身体各部枢纽，使人体周身气血得以疏导，气机应升则升，该降则降；使瘀者行，闭者开。疏通经络，平衡阴阳，调和表里无偏盛偏衰现象。芒针疗法强调疏通枢纽是芒针疗法以疏为主的具体表现，即疏通局部，促进全局。如全身性疼痛除在局部穴位上进行针刺外，最主要的是取全知穴（芒针创用穴），使针感传遍四肢。如治疗肩、臂、肘、手的各种疾患除局部取穴外，必须针刺颈臂穴（芒针创用穴）和极泉穴。风池、风府为头面部的枢纽穴，统治头面的一切疾患。环跳、秩边、阳陵泉、委中为一切腿胫足疾患的枢纽穴。志室透命门、次髎穴为治疗腰部各种急慢性疾患的必用穴。上、中、下三脘穴是治疗一切消化系统疾患的必用穴。天枢、关元有疏通三焦作用，对某些疾病可收到意外的疗效。气海、关元、秩边透归来为治疗生殖、泌尿系统的枢纽穴位。

沈金山在临床上诊断疾病除了运用望闻问切，四诊合参之外，还会观察患者的指甲。他独有的诊病方法是用手指轻压患者各指指端两侧皮肤，同时观察患者指甲的颜色、纹路及形状等特点，据此判断病位以及疾病的轻重缓急，其准确性令人叹为观止，但沈金山未能将该经验及时传承给后人。

四、临证经验

验案举隅 1：芒针弯针刺法结合三脘配穴治疗食管癌

阎某，男，54 岁，1964 年 5 月 6 日初诊。

主诉：进行性吞咽困难半年，加重 1 个月。

现病史：患者于半年前开始出现渐进性吞咽障碍，食欲下降，进食时容易呛咳，上腹部烧灼感，近 1 个月进食不下，体重下降明显，曾服中药治疗效不彰。

刻下症：神清，精神弱，面色萎黄不华，形体消瘦，吞咽困难，食少，不能进食固体食物，食少纳呆，胃脘部烧灼感，偶有嘈杂。舌暗少苔，脉细。

既往史：无慢性病史，无家族史。

辅助检查：食管造影示食管下段出现严重的肩状狭窄，导致狭窄前扩张和造影剂淤滞。

西医诊断：食管癌。

中医诊断：噎膈（瘀血内结证）。

治法：和胃降逆，祛瘀开膈。

处方：天突、上脘、中脘、下脘。

操作：患者取仰卧位，暴露胸腹部，施术部位常规消毒，天突穴用1尺2寸的芒针，双手持针，左手固定穴位并扶针尖部以控制针刺方向，右手持针柄，先直刺5~7分，左手扶针，双手协作改变针刺方向，向下缓慢捻转进针，针体在食管与气管之间。初起进针较易，后段病变部位进针不畅，需轻捻缓进，进针6~8寸，令麻胀感沿食管徐徐传感，行平补平泻手法。约1分钟后缓慢捻转出针，再依次取上、中、下三脘穴，均用5寸芒针，右手持针，左手小指及掌侧固定穴位，双手缓慢捻转进针3~4寸，令针感向腹部、两胁传导。因患者消瘦进针不深，局部出现酸麻重胀即取针。针刺后嘱患者稍作休息，几分钟后患者可食用数颗花生米（其含油脂，性滑），并未吐出。

3天后复诊，询问患者进食情况。诉近2日可食用米汤、粥等，不可以进食馒头之类的食物，胃脘烧灼感减轻，遂续前治疗方案。经过几次治疗后，患者吞咽功能改善，可进面汤及粥等，食量增加，营养状态改善，生存期维持时间较长。

按语：食管癌，依照患者症状当属中医学"噎嗝"范畴，主要症状为进食哽噎、吞咽困难，经针刺治疗后，晚期患者能迅速缓解症状，解除痛苦，延长生命。天突穴是任脉与阴维脉在咽喉的交会穴，任脉循行于膈，故针刺天突穴使用芒针特殊刺法，进入穴位后改变针刺方向循任脉逆行，可理气利咽降逆。上、中、下脘三穴位于中焦，芒针针刺可起到理气宽胸、理中降逆、同理三焦的作用。芒针针刺能疏通经络，调和气血，活血化瘀，西医学认为针刺能促进血液循环，增强机体免疫功能，激活抗体，有助于清除癌细胞。

验案举隅2：芒针长针深刺治疗肝硬化腹水

孙某，男，65岁，1959年7月10日初诊。

主诉：食欲不振，腹胀如鼓1个月余。

现病史：患者自1年前出现乏力、两胁胀痛。近1个月出现食欲差，腹胀明显。

刻下症：神清，精神差，形体瘦弱，面色不华，平卧可视其腹部膨隆，下肢浮肿，纳差，寐欠安，小便黄少，大便溏。舌质淡，苔白厚腻，脉缓。

既往史：慢性肝炎病史，否认其他慢性病史及家族遗传病史。

查体：心肺正常，腹部膨隆，腹壁紧张，腹围80cm。

西医诊断：肝硬化，腹水。

中医诊断：鼓胀（脾虚血滞水停证）。

治法：健脾利水，活血化瘀。

处方：

主穴：带脉（右）。配穴：上脘、中脘、水分、关元。

操作：患者取仰卧位，暴露施术部位，常规消毒后，先刺带脉穴（取右侧单穴，实际取穴在原穴稍右后侧平脐处），用 2.5 尺的芒针，双手持针，徐徐捻进，进针后随着肠蠕动方向（升结肠→横结肠→降结肠），不断变换针刺方向，押手协助进针，最终刺向左侧期门穴处，押手捻转，刺手轻轻做弹法，针刺时间较长，做完手法之后出针时用押手扶针，刺手轻轻捻转出针，出针后针形状大致呈拱形（横向较长，两侧短）。上脘穴取脐上 5 寸偏右，距正中线 2~3 分下针，缓慢进针，有感觉即可出针，可深达 5~7 寸。中脘穴取脐上 4 寸正中线稍右侧，直刺 5~8 寸，轻捻缓进，其感觉首先向两胁扩散，然后徐徐传导至少腹，或达到会阴部。水分穴取脐上 1 寸腹白线稍右侧，缓捻慢进，可直刺 5~8 寸。关元穴在脐下 3 寸缓慢进针，深达 4 寸，使感觉传导至会阴及阴部。上述穴位均不留针，针刺后 2 小时内患者数次排便，量腹围稍减小。连续做几天治疗后，腹水明显减少，纳食等情况好转。

按语：芒针针刺时要轻捻缓进，使针感徐徐而来，缓和的扩散和传导，患者有感觉后，即行出针，或深刺浅留。任脉上的上脘、中脘、水分处于白线上（白线即两侧腹直肌之间，为两侧三层腹壁阔肌腱的纤维在正中线交织而成），为了减少进针阻力，临床针刺取原穴侧边旁开几分进针，从而减少针刺痛苦，使患者易于接受。芒针治疗肝硬化腹水属急则治标之法，利水效果显著，但需配合中、西药物标本兼治。

五、学术传承

芒针是一门非常难以掌握的技术，一针下去关乎患者生命，针刺的长度、手感都要求扎针的人具有非常扎实的基本功。沈金山对自己弟子的芒针训练要求非常严格，甚至达到苛刻的程度。作为芒针疗法的掌门人，沈金山怕弟子学艺不精，不但败坏了"沈氏芒针"的名声，最重要的是还有可能耽误了患者性命，所以尽管当时前来慕名求学的人络绎不绝，沈金山也没有轻易收徒。沈金山的弟子主要有家承、师承以及学院传授。

当时的传承主要依靠师徒制，徒弟随师父出诊，在跟诊过程中师傅将自身掌握的芒针技艺传授给弟子，弟子在师傅的指导下学习、实践，并逐渐掌握芒针技艺。这种师徒制的教育方式，使芒针技艺得以传承，并在传承中不断发展。相比理论来说，更注重实践，实际操作是培养针灸人才的关键环节。强调"读万卷书，行万里路"，提倡将理论知识与实际操作相结合。在实践中，学生可以亲身体验芒针操作的技巧，逐步提高自身技艺，最终达到炉火纯青的境界。

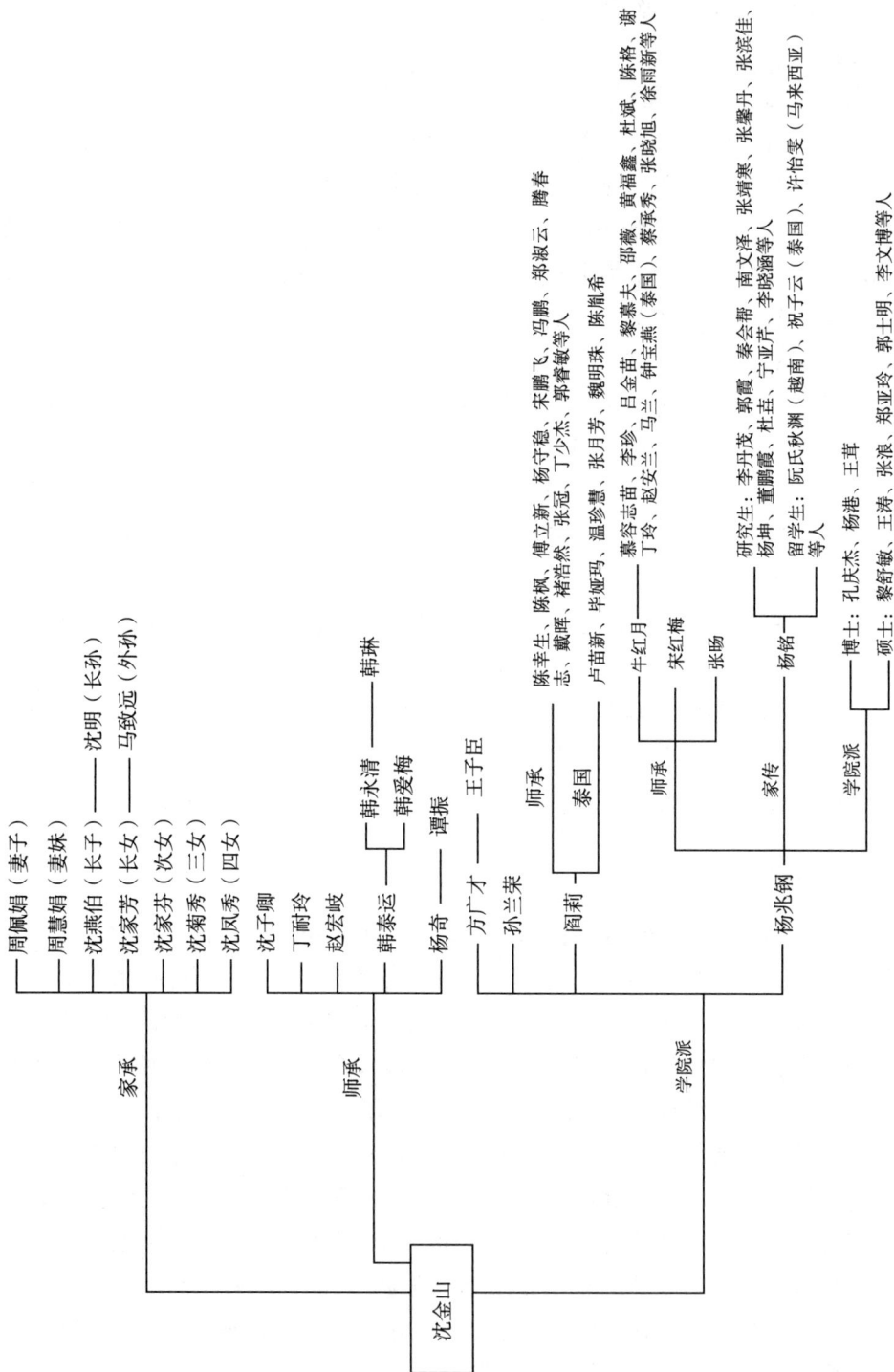

传承图谱：

沈金山

【家承】
- 周佩娟（妻子）
- 周慧娟（姜妹）
- 沈燕伯（长子）—— 沈明（长孙）
- 沈家芳（长女）—— 马致远（外孙）
- 沈家芬（次女）
- 沈菊秀（三女）
- 沈凤秀（四女）

【师承】
- 沈子卿
- 丁耐玲
- 赵宏岐
- 韩泰运 ——〔韩永清 ／ 韩爱梅〕
- 杨奇 —— 谭振
- 方广才 —— 王子臣
- 孙兰荣
- 阎莉 —— 泰国：慕容志苗、李珍、吕金苗、邵薇、黄甫鑫、杜斌、陈格、谢……

师承：陈辛生、陈枫、傅立新、杨守稳、宋鹏飞、冯鹏、郑淑云、腾春志、戴晖、褚浩然、张冠、丁少杰、郭睿敏等人

卢苗新、毕娅玛、温珍慧、张月芳、魏明珠、陈胤希

【学院派】
杨兆钢
- 师承：
  - 牛红月 —— 丁玲、赵安兰、马兰、钟宝燕、宁亚芹、李晓涵等人
  - 宋红梅
  - 张旸
  - 研究生：李丹茂、郭霞、秦会帮、南文泽、张靖寒、张馨丹、张滨佳、蔡承秀、张晓旭、徐雨新等人
  - 留学生：阮氏秋渊（越南）、祝子云（泰国）、许怡雯（马来西亚）等人
- 家传：杨铭
- 学院派：
  - 博士：孔庆杰、杨港、王茸
  - 硕士：黎舒敏、王涛、张浪、郑亚玲、郭士明、李文博等人

（一）家承

沈金山家传弟子包括自己的妻子周佩娟、妻妹周慧娟、长子沈燕伯及其四个女儿等。

周佩娟：1952年金山诊所成立，上门应诊人数不断增多，沈金山便开始教授周佩娟学习芒针技艺。因周佩娟学习时间较晚，相比沈金山要稍差一些，但周佩娟为人谦和，尽心尽职做好自己本职工作，用沈金山传授的技艺为患者治病，后周佩娟又回到天津中医学院第一附属医院新医科（现针灸部）从事芒针事业直到退休，在芒针技艺上有一些创新与思考，并将自己对芒针的思考心得写成《芒针治疗学》一书。

沈燕伯：沈燕伯是沈金山的长子，常年跟随沈金山学习，同时也在天津中医学院的针灸班跟随石学敏老师学习，并获得了结业证书。由于沈金山文化水平不高，留下的文字著作较少，沈燕伯为发扬芒针技艺，现已年逾古稀的他将现有仅存的文字记录加以整理，并在其子沈明的帮助下，将芒针技艺鲜为人知的神奇疗法继续发扬光大。目前，沈燕伯仍在私立医院坐诊，使用芒针技艺为患者诊病，主治半身不遂、颈腰椎病、骨关节、消化系统疾患，其良好的疗效受到了广大患者的好评。

沈家芳：沈家芳是沈金山的长女，从事个体行医，擅治偏瘫、半身不遂、腰椎间盘突出、消化系统疾病。

沈家芬：次女沈家芬从事个体行医，擅治偏瘫、半身不遂、腰椎间盘突出、面部痉挛、不孕不育。

沈菊秀：三女沈菊秀曾在中国人民解放军第四野战军南下工作团工作，后复员。1958年，考取社会行医执照，2005年停止行医。擅长以芒针治疗中风后遗症、神经系统疾病等。

沈凤秀：四女沈凤秀退休前在天津（注：实则华北地区）文化采购供应站医务室任主治医师，退休后考取社会行医执照，擅长以芒针治疗中风后遗症、运动系统疾病等。

马致远：沈家芳长子马致远，是炮台庄卫生院中医师，曾发表针灸、芒针类论文10余篇，擅长治疗半身不遂、腰椎间盘突出、消化系统疾病和神经系统疾病。

（二）师承

金山诊所成立后，沈金山先后又收了丁耐玲、赵宏岐、韩泰运作为自己的弟子，这些弟子经常跟师出诊，目睹沈金山诊病的疗效，得其真传，之后都分别在各自岗位上取得一定成就。

赵宏岐：1958年听从沈金山安排到北京市针灸门诊部从事芒针事业。他没有辜负沈金山的重托，将多年的学习心得整理成《芒针疗法》一书，于1959年由人民卫生出版社出版发行，这是我国针灸史上第一部介绍芒针的专著，为今后在全国开展芒针疗法的研究传授和推广奠定了基础。

韩泰运：韩泰运本是沈金山的一位患者，说来神奇，某次沈金山从唐山来到天津，在天津东站下火车时遇到一个食管肿瘤的患者，不能下咽食物，各大医院也都没有办法，认为是不治之症。沈金山见他情况很惨，便主动施针深刺天突穴，针毕患者口吐瘀血，当时就可以进食。治疗1周后，疾病痊愈，这位患者遂励志向沈金山学习芒针，他就是韩泰运。韩泰运在医疗实践中不断发展传承，自成一派，称为韩派芒针。

杨奇： 沈金山还有一位关门弟子——杨奇，又名杨梦竹。杨奇出身于医学世家，早年曾跟随沈金山学习芒针技艺，并将技艺传于其子谭震。谭震聪颖好学，自小便熟读中医四部经典，几十年坚持学习，继承了其母亲的芒针技艺，并不断创新发展，在津门已然独立发展成为天津谭氏芒针。

（三）学院派

沈金山在医院（即今天津中医药大学第一附属医院）的安排下，带领天津中医学院（今天津中医药大学）学生阎莉、方广才、孙兰荣、杨兆钢等人学习芒针，培养了芒针疗法接班人，为我国芒针事业的发展奠定了基础。

阎莉： 阎莉作为沈金山的嫡传弟子，于天津中医药大学第一附属医院从事中医工作50余年，针灸造诣颇深，尤以芒针医术精湛。临证中提出"经络、腧穴、手法"三者缺一不可，尤其重视中脘穴，以其打通全身枢纽，通利三焦，从而达到身体的阴阳平衡。阎莉1990年应邀赴前南斯拉夫工作1年，2006~2017年受天津中医药大学邀请赴泰国工作11年，为泰国培养了西学中学员千余人，本科生数百人，硕士研究生7人，博士研究生1人，出版泰中双语著作《临证配穴》，为中医学在海外的传播起到了积极的推进作用。在国内发表论文20余篇，合编著作3部，获科研成果奖5项。现阎莉仍在坚守芒针事业，退休后成立了沈氏芒针传承工作室，广收弟子，治病救人，为芒针事业奉献着自己的力量。

陈枫： 主任医师，教授，博士研究生导师。曾师从于阎莉，得沈金山临证精要，特别在透穴方面，颇有造诣。现任中国中医科学院望京医院针灸科主任、神经内科主任，北京中医药大学针灸临床学系副主任，中国针灸学会常务理事。主持或参加各级别课题20余项，发表论文30余篇。曾获中华中医药学会科学技术一等奖、中国中医科学院科学技术二等奖。

陈幸生： 为阎莉弟子，现任安徽中医学院附属针灸医院（今安徽中医药大学第二附属医院）脑病四科（神经内科）主任医师。尤其擅长使用芒针、刺血等特种针法治疗中风后吞咽障碍及肩手综合征。2017年4月由安徽科学技术出版社出版著作《中国芒针疗法》。

杨兆钢： 是沈金山芒针第一代传人，他勤求古训，博采众长，对芒针疗法不断发掘、整理和提高，积累了丰富的理论和实践经验。他对芒针常用穴的深部解剖生理进行了细致研究，对针刺目的及其毗邻器官的解剖关系和有机联系也做了深入的探讨。出版《芒针治疗学》《中国实用芒针治疗》《中国芒针秘验》《中医芒针治疗学》等多本专著。研究成果曾荣获国家科技进步奖和天津市科技进步奖等奖项。杨兆钢严谨治学，甘为人梯，他的学生桃李满天下，共培养了10余位医学硕士、博士，还有不少热爱中医的外国人，包括英国、德国、法国、意大利、美国、加拿大、巴西、日本等数十个国家的医学学者 300 多人。杨兆钢作为沈氏芒针流派第一代传承人，在其培养下，沈氏第三代传人有杨铭、宋红梅、牛红月、许军峰等人，其中大部分已成为地方学术带头人或学科骨干，继续传承和发扬沈氏芒针，并将沈氏芒针与现代科研相结合，取得了一定的学术成果。

牛红月：是杨兆钢的弟子，从事医、教、研工作 30 余年，临床中善于运用中医辨证论治理论，强调整体观念在疾病发生发展及诊治过程中的重要性，同时也重视调理督任、疏利三焦对治疗疾病的作用。善于运用芒针进行深刺、透刺、一针多经、一针多穴、一穴多针等针刺手法治疗沉疴顽疾，并在继承传统的基础上不断创新，师古而不泥古。运用芒针深刺时打破了前人"芒针不留针"的禁锢，认为深刺激发经气而浅留则使经气源源不断，可增加疗效。其中运用"疏理三焦行气消痞"法治疗中风后消化不良、情绪障碍，提高了中风患者的综合疗效，改善了患者生活质量。用芒针"疏理三焦通调水道"法治疗前列腺疾患及中风后小便障碍疗效颇佳，并作为科研成果转化至临床，其规范化操作及临床可重复性强，临床疗效稳定。同时，她还善于运用华佗夹脊穴盘龙针刺法治疗一些功能性疾患，并取得了良好的效果。已培养了硕士研究生 40 余人。

杨铭：杨铭既是杨兆钢的儿子，又是杨兆钢的学生，常年跟随父亲出诊学习，与杨兆钢一起编书，著成《中医芒针治疗学》等著作，为芒针事业发展做出了贡献。杨铭自己也亲授研究生、留学生 30 余人，继续着芒针的传承。

许军峰：中国中医科学院传承博士后，博士研究生导师，主任医师，天津市针灸学会第二届针刺手法专业委员会副主任委员，天津市中医药学会第五届脑病专业委员会委员。许军峰作为杨兆钢的硕士研究生，跟随杨兆钢多年，深得杨兆钢亲传，精通芒针疗法，擅长治疗脑卒中后吞咽困难、脑卒中后排尿障碍、前列腺增生症、前列腺炎、便秘、周围性面瘫、颈椎病、腰椎病、坐骨神经痛及疑难杂症，临床经验丰富。发表学术论文 100 余篇，主编 2 部、副主编 4 部、参编 6 部医学著作。主持国家级课题 1 项、省部级课题 2 项，参与 3 项国家级课题。

王子臣：主任医师。师从方广才，曾跟随阎莉、杨兆钢出诊。曾为石家庄市人民医院朱琏"新针灸学"研究室主任，2023 年 4 月退休。历任针灸科主任、康复中心主任。擅长用芒针治疗女性尿失禁、女性尿道综合征、前列腺增生症、慢性前列腺炎、男科病、腰椎间盘突出症、不安腿综合征、慢性胃肠病等。1998 年 3 月至 1999 年 3 月在天津中医药大学第一附属医院进修，师从方广才、阎莉、杨兆刚三位老师。期间与山东肥城县中医院（今肥城市中医医院）欧阳兆强同学专门拜访了方广才老师，方老师为他们详细讲解了芒针的特色针法，使王子臣对芒针产生了浓厚的兴趣，并暗下决心好好学习芒针。从天津进修归来的 20 多年中，他一直沿着老师指引的方向，使用芒针、研究芒针，发表 10 余篇芒针论文，其中包括英文论文 2 篇。作为第一主研人开展芒针课题研究 3 项，其中 2 项获省部级科技进步奖三等奖。曾荣获北京铁路局党员技术尖子称号。

参考文献

［1］全国医药卫生技术革命展览会资料汇编·针灸［M］.北京：人民卫生出版社，1958.

［2］赵洪岐.芒针疗法［M］.北京：人民卫生出版社，1959.

［3］天津市卫生局.津门医粹［M］.天津：天津科学技术出版社，1989.

［4］50周年流金岁月——1954~2004天津中医学院第一附属医院院史，2003年（内部资料）.

执笔者：牛红月　蔡承秀　张晓旭　徐雨新

整理者：赵天易

资料提供者：沈燕伯（沈金山长子）　沈明（沈金山长孙）　阎莉　杨兆刚　杨铭

雒仲阳

——针药并用，医之大者

一、名医简介

雒仲阳（1902~1982），山东宁津人。雒仲阳幼而敏达，颖而好学，醉心岐黄，自学成才，1943 年开始执业天津。中华人民共和国成立后，在天津中医进修学校毕业，1955 年任职于天津市立中医医院（今天津中医药大学第一附属医院）。他从事医疗教学 40 年，临床经验丰富，擅长内科，兼通妇科、儿科及针灸等各科。

二、名医之路

雒仲阳年少时目睹针灸治疗中风的神奇疗效，于是在完成私塾的学业后转而学习针灸。雒仲阳对《素问》《灵枢》《针灸甲乙经》《针灸大成》等针灸经典医籍靡不毕览，初入门庭之后又对《神农本草经》《伤寒论》《金匮要略》等中医经典深耕不辍，打下了坚实的理论基础。雒仲阳厚积薄发，不落空谈，求真实干，不久便学验俱丰，医技精湛，使"儒生成医"的佳话再现津门之地。1943 年，雒仲阳始执业天津，中华人民共和国成立后又于天津中医进修学校学习并顺利毕业，1955 年任职于天津市立中医医院。

雒仲阳非常重视经典在临床中的指导意义。他诊治用药以《素问》《灵枢》《神农本草经》《伤寒论》《金匮要略》为基础，形成了一套极具实用价值的辨治体系。他常说，世上只有"不知"之症，没有"不治"之症，中国的中医药文化书籍汗牛充栋，对中医药的学习更应当不知疲倦、永无止境。雒仲阳临床诊治患者，望、闻、问、切认真仔细，紧扣《内经》理论，常以因时、因人、因地"三因制宜"以及"阴平阳秘，气血乃治"为大原则，认为当今气候、体质与古代虽有差异，但大部分疾病仍不脱离古代中医学所描述的特点。他重视阴阳的调和以及脏腑、经络及气血津液的整体联系，认为人体作为一个有机整体，各脏腑经络绝非孤立地运作，而是相互关联、互根互用的状态。理、法、方、药一丝不苟，以气血阴阳辨证、六经辨证为基础，辨证分析精确，处方用药严谨，有其证才用其药，不滥用一味不相干之药，如治疗呕吐，食入即吐者，根据《金匮要略》"朝食暮吐多属寒，食已即吐多属热"理论，仅以大黄甘草汤中的两味药即取效。对病属中气不足，斡旋失司，夹肝郁犯，胃湿滞内，停之胃反（溃疡病合并幽门不全梗阻）者，则分别选用旋覆代赭汤、左金丸、小半夏加茯苓汤复方图治而获效。可见雒仲阳立法之精，取用之专，用药之简。

雒仲阳治学博采诸家，兼容并包。他认为经典为中医药的根基，从经典出发，可使诸多疑难杂症问题迎刃而解，主张对于经典的研究应当"以神驭形"，宜以把握经典的核心思想为主，不宜咬文嚼字，同时主张对于不同医家的注解兼容并蓄，不应将个人主观偏见代入，如此方能博采众长。除此之外，雒仲阳亦重视扶阳派、补土派、滋阴派等名家学说的观点，认为后世各名家均以"四大经典"为基础，各有侧重、各有特色地发扬了更适宜当时时代及环境的学说，对于补充中医理论及临床思路具有重大意义。雒仲阳对于经方和时方具有独具一格的理解，临床治疗中亦具有鲜明的个人特色，用药常效如桴鼓。

雒仲阳教学不尚空谈，抱诚守真。民国时期，知识分子对中医的抵制与诋毁使得许多受过教育的人常常对中医的科学性和有效性提出质疑。鲁迅因不满中医对父亲结核病的治疗、目睹了庸医对百姓的戕害而批判中医，但鲁迅晚年亦改变了态度，据许广平的回忆录可知鲁迅晚年时常购买和阅读中医书籍，《鲁迅日记》中亦有关于购买中医书籍的记录。雒仲阳坚持事实胜于雄辩，以自己的针药向世人证明了中医理论的严谨科学，以实际的临床疗效证实中医学对于各种疾病的正确认识，跟诊抄方的学生无一不被雒仲阳的精湛医技折服，从而坚定了学习中医的信心，走上了中医学的道路。对于经典方剂的应用，雒仲阳不是刻意以纯中医治疗邀功，而是从实践中摸索出真经验。雒仲阳的讲学内容都是被人们认为秘而不传的"真货"，故不管是应邀官方讲学，还是单位讲座，很多人都愿意自费参加。雒仲阳从临床干起，明白诊病关乎生死，况且患者也是医家的衣食父母，切忌空谈和造势。多年来，雒仲阳无论是临床、科研、讲学都求真实干，绝不做表面功夫。

雒仲阳诊疗不囿门墙，西为中用，各取所长。他指出中医学的各个方向如同脏腑，并不是割裂开来的，而是相互为用，相互贯通的。如针灸和方药，并不是说针灸从业者就可以疏于对方药的学习，内科从业者就可以放弃对针灸的应用，否则只能禁锢中医从业者的思想，使中医学走向机械化、形而上学的方向。他主张打破各专业之间的壁垒，在治疗时应当针药并用。他认为不应排斥对先进西医学检查手段的使用，要将之融入中医"望诊"范畴，唯有海纳百川，博采众长，兼容并蓄，才能真正地实现中医药文化创新，切实提高临床疗效。

雒仲阳奖掖后学不遗余力，倾囊倒箧毫无保留。雒仲阳对中医临床人才的培养以及中医学经典的传承工作十分关注。他曾说："目前对中医临床人才的培养、对中医学经典的继承工作是事关中医药文化生死存亡的大事。中医药应作为一个学科、一个长久的事业去发展，科研、教学、临床、管理等缺一不可，但中医学的生命力，毫无疑问，都是以疗效为中心的，一切的一切都应当为临床、为疗效服务。所以，抓住了临床医技人才的培养，就是抓住了根本，抓住了要害。唯此，才能保证中医医疗质量地不断提高。学中医用中医，应当追求完美。"为了做好中医的传承工作，年过花甲的雒仲阳每日都出现在天津中医学院（今天津中医药大学）第一附属医院的门诊和天津中医学院的讲台上。为了中医学能够薪火相传，他常常在闲暇时候亲自书写教案。雒仲阳气度儒雅，有纵贯古今之学识、浩荡之胸怀、仁善之心肠，总让人生出无限敬意，他的课堂也常常座无虚席，门诊之际常有数十名敬仰他的同学跟诊学习。

雒仲阳作为天津中医药大学第一附属医院的元老，不仅以疗效为医院打下坚实的临床基础，更以对经典的信心、对学术的执着为我院的学风树立了良好的榜样，雒仲阳博采众长的精神成为了指导我院临床工作者一面屹立不倒的旗帜。

三、学术理论精粹

雒仲阳的主要学术思想为"扶正达邪，祛邪安正""重视调补脾肾"。从其学术思想可以看出，雒仲阳善于将经典运用至临床中，并从临床中总结出治病规律，总结出其学术思想，其临床经验及学术思想为我国中医药事业留下了宝贵的财富。

（一）扶正达邪，祛邪安正

《素问·刺法论篇》言："正气存内，邪不可干。"若人体正气充足，能抗御外邪，则体安不病；或正气存内，正能胜邪，可祛邪外出，则邪去正安而不病。反之，毒邪稽留则伏于体内，毒强正弱则病发，毒弱则未必骤发，可因外感六淫、饮食劳倦、情志所伤等导致正气不足，毒邪失制而发病。故《素问·评热病论篇》言"邪之所凑，其气必虚"，可知正气不足是发病的内在原因，故"治病求本""扶正固本"的思想始终贯穿在雒仲阳临证中。扶正是培补正气以愈病，即使用扶助正气的药物或其他疗法，以增强患者体质，提高机体抗病能力，以达到战胜疾病，恢复健康的目的。祛邪就是消除病邪以愈病，即利用祛除邪气的药物，或其他疗法，以祛除病邪，达到邪去正复的目的。

雒仲阳治疗呕吐（神经性呕吐），食入即吐者，根据《金匮要略》"朝食暮吐多属寒，食入即吐多属热"之理，仅用大黄甘草汤中的两味药即取效；在治疗阳毒斑疹（败血症）中，应用犀角地黄汤，加之凉血解毒、退热滋阴之药，取得了显著疗效；在治疗中焦湿滞兼风的腹泻、便脓血中，灵活应用仅由三味药物组成的神术汤即取得了显著疗效。以上病例充分体现雒仲阳将"扶正达邪，祛邪安正"思想灵活地贯穿在临床之中。在祛邪过程中及祛邪之后，雒仲阳还时刻注意保护并恢复受损的先天与后天之精。

（二）重视调补脾肾

1. 肾为先天之根

肾为先天之根，内寄元阴元阳。肾阳是人体生命活动的原动力，对五脏六腑均有温煦作用，即所谓"龙潜海底，雷寄泽中"。肾藏精，包括先天之精、后天之精、五脏六腑之精、生殖之精等。中医学认为精是人体生命的本原，是构成人体和维持人体生命活动的基本物质。肾精宜藏不宜泻，命火宜潜不宜露，故肾病虚多实少。若肾气封藏失职，则会出现遗精滑精、喘促、遗尿、尿失禁、女子带下、崩漏及滑胎等病症。

肾与其他脏腑关系密切，其他脏腑功能均受肾脏影响，且其他脏腑久病会累及肾脏。《灵枢·本神》指出："肾藏精，精舍志，肾气虚则厥，实则胀，五脏不安。"肾与脑、肝、脾关系尤其密切。肾、脑通过经络相连，病理、生理上密切相关，肾藏精主骨生髓，脑为髓海，脑髓主神智、思维、运动等活动，脑髓的充盈与否依赖于肾精的盛衰，肾精充则脑髓足，肾精空虚则脑髓空，脑失所养、所用，会出现行动、语言、思维等异常。随着年龄增长，肾中精气由盛至虚，《素问·上古天真论篇》曰："女子七岁，肾气盛，齿更发长……七七，任脉虚，太冲脉衰少，天癸竭……丈夫八岁，肾气实，发长齿更……八八……则齿发去。"

肾阴和肾阳，是机体各脏腑阴阳的根本，二者相互制约、相互依存、相互为用，维持着机体脏腑阴阳的相对平衡。如果破坏这种相对平衡而又不能及时恢复，则可形成肾阴虚或者肾阳虚的病理变化。由于肾阴和肾阳均以肾中精气为物质基础，故肾阴虚发展到一定程度上可累及肾阳，发展为肾阴虚为主的阴阳两虚，称作为"阴损及阳"；肾阳虚发展到一定程度可累及肾阴，发展为肾阳虚为主的阴阳两虚，称作为"阳损及阴"。

2. 脾为后天之本

人之有脾胃，犹兵家之有饷道，饷道一绝，万众立散，脾胃一败，百药难施。上古圣人见土为后天之本，故其著述言脉者，曰四时皆以胃气为本，有胃气则生，无胃气则死。"后天之本"是对脾胃的高度概括。清代张寿颐《脏腑药式列正·脾部》有言："后天生生之本，全恃脾胃输化，以潜滋暗长于隐微之中。"脾胃乃人出生以后的"生生之本"，对人的生理功能及生长发育具有重要作用。因此，养生防病应注重"后天之本"，故《医学衷中参西录·医方》有云："脾为后天之本，能资生一身。脾胃健壮，多能消化饮食，则全身自然健壮。"五脏的功能活动以及所藏精、气、血、津液、髓等，皆以脾胃运化的水谷精微作为物质基础，脾胃是气、血、津液等精微物质的来源和根本，既可补充五脏精气，又能充养、滋养、荣养脏腑。

脾运化功能失常时可引发其余四脏病变，故治疗五脏疾病时多从理脾入手。早在《素问·玉机真脏论篇》中就提出了"五脏者皆禀气于胃，胃者，五脏之本也"的观点。唐代孙思邈所著《备急千金要方·胃腑脉论》谓"五脏不足，调于胃"。宋代《仁斋直指方论·附病机赋》提出"脾为五脏之原"的观点。金元时期的《脾胃论·天地阴阳生杀之理在升降浮沉之间论》谓"脾主五脏之气"。明代杜文燮所著《药鉴·病机赋》提出"脾为五脏之本"。明代李中梓延展南宋《仁斋直指方》思想，在《医宗必读·肾为先天本脾为后天本论》中云："一有此身，必资谷气，洒陈于六腑而气至，和调于五脏而血生，而人资之以为生者也，故曰后天之本在于脾。"明代吴崑所著《医方考·脾胃证治》云："盖中气者，脾胃之气也。五脏六腑，百骸九窍，皆受气于脾胃而后治。"清代陈修园的《时方妙用·附录慎柔五书》云："五脏皆受气于脾，故脾为五脏之本。"沈金鳌的《杂病源流犀烛·脾病源流》提出"脾统四脏"，云："脾气充，四脏皆赖煦育；脾气绝，四脏安能不病……凡治四脏者，安可不养脾哉。"薛雪的《薛生白医案·喘咳》亦有言"脾为元气之本，赖谷气以生；肺为气化之源，而寄养于脾者也"，突出论述脾脏的重要作用。李宗源有言："升降之枢纽，全在脾土之运用，土旺则阳升阴降，营卫周流，百骸康泰矣。"黄元御在《四圣心源·天人解》中提出："中气者，阴阳升降之枢轴。"可见，运化功能可影响人体气血之盛衰，通过脾胃运化的调节可使人体各脏腑组织器官正常运作。

3. 脾与肾的关系

雒仲阳重视脾肾，擅调先天后天，认为肾主先天的真阴真阳，脾主后天的水谷精气，均为人身之本，故治法上多着重调补脾肾。《景岳全书》云："以精气言，则肾精之化，因于脾胃；以火土而言，则土中阳气，根于命门。""精能生气，气能生精""精之与气，本自互生"。肾所藏精气，全赖后天水谷精微所化生气血的充养，才不致匮乏，方能生生不息。同时，脾之化生气血，又必须依赖肾阳之蒸化温煦，故有"脾阳根于肾阳"之说；脾胃之健，靠命火之温养，盈亏互伏，互为因果。精血互源，精气互生，精、气、血相互资生、相互影响。

一是先后天相互资生：脾主运化水谷精微，化生气血，为后天之本；肾藏精，主命门真火，为先天之本。《医述》谓："先天为后天之根。"脾的运化，必须得肾阳的温煦蒸化，始能健运。所以《张聿青医案》中说："脾胃之腐化，尤赖肾中这一点真阳蒸变，炉薪不熄，釜爨方成。"《傅青主女科·妊娠》云："脾为后天，肾为先天，脾非先天之气不能化，肾非后天之气不能生。"同时，肾精又赖脾运化水谷精微的不断补充，才能充盛。故曰："脾胃之能生化者，实由肾中元阳之鼓舞。而元阳以固密为贵，其所以能固密者，又赖脾胃生化阴精以涵育耳。"（《医门棒喝》）这充分说明了先天温养后天，后天补养先天的辩证关系。总之，脾胃为水谷之海，肾为精血之海。《景岳全书·杂证谟·脾胃》云："人之始生，本乎精血之原；人之既生，由乎水谷之养。非精血，无以立形体之基；非水谷，无以成形体之壮。水谷之海本赖先天为之主，而精血之海又赖后天为之资。故人之自生至老，凡先天之不足者，但得后天培养之力，则补天之功，亦可居其强半。"

二是在水液代谢方面：脾主运化水湿，须有肾阳的温煦蒸化；肾主水，司开阖，使水液的吸收和排泄正常，但这种开阖作用又赖脾气的制约，即所谓"土能制水"。脾肾两脏相互协作，共同完成水液的新陈代谢。

4. 脾肾同调

脾与肾在病理上相互影响，互为因果。如肾阳不足，不能温煦脾阳，致脾阳不振或脾阳久虚，进而损及肾阳，引起肾阳亦虚，两者最终均可导致脾肾阳虚。临床上主要表现在消化功能失调和水液代谢紊乱方面。

脾肾之为病，可脾肾同治，先后天互补，或可有所偏重。病程较短而阳气不足者，脾弱为主，应予补脾；病程较长而阳气衰微者，肾虚为主，急宜补肾；病浅在脾，当予补脾；病深入肾，当予补肾；脾肾两虚者宜双补之。总之，临床用药应"谨守病机，各司其属"，方能取得良效。

雒仲阳在补脾胃之阳中，多用参、芪、术、草，同时也很注意脾胃阳气的升发，应用羌活、独活、防风、柴胡等鼓舞脾胃阳气，消除困脾之湿，做到动静结合，补而不滞。脾胃为后天之本，气血生化之源，主运化、升清、统血，为人体输送水谷精微。肾是先天之本，主水、纳气、藏精气。功能上，脾阳根于肾阳，脾运化水谷精微赖于肾阳温煦；脾化生气血濡养肾，后天脾胃强盛，助肾藏精纳气，肾精才会充实不虚。雒仲阳不但注重脾胃，而且更重视补肾，做到了治脾不忘补肾、补肾注意健脾。先天之精与后天之精是互相依存、互相促进的。肾为先天之本，为真阴真阳之宅，气化动力之源。中气下根于肾，治脾胃亦必先治肾。

（三）针刺治疗坐骨神经痛

坐骨神经痛是指在坐骨神经通路及其分布区内发生疼痛的常见的周围神经疾病。临床有原发性与继发性两种。本病多一侧腰腿部阵发性或持续性疼痛，其主要症状为臀部、大腿后侧、小腿后外侧及足面外侧发生放射样、烧灼样或针刺样疼痛行动时加重。雒仲阳认为在临床上针灸治疗坐骨神经痛的取穴方法是循足太阳膀胱经和足少阳胆经取次髎、环跳、阳陵泉、足三里、阳交及局部压痛点，以环跳穴为主。雒仲阳认为坐骨神经痛的放射部位与足少阳经循行一致。多数患者在环跳穴处有压痛，因此治疗坐骨神经痛以环跳穴为主。

此外，因放射痛的部位与足少阳胆经循行一致，因而耳针治疗坐骨神经痛疗效佳。《灵枢·根结》云："少阳根于窍阴，结于窗笼。窗笼者，耳也。"足少阳在耳下曲颊之后，杨上善曰："足少阳支，从耳后出走耳前，至目锐眦后，故在耳下曲颊后是。"张介宾曰："耳下曲颊后，仍如上文言手太阳之天容也，此非足少阳之穴，而本篇重言在此，意者古以此穴属足少阳经也。"手少阳出耳后上夹完骨之上，手少阳天牖穴在耳后，其上有足少阳胆经的完骨穴。由上可知，足少阳经与耳有密切关系，耳与五脏六腑的关系十分密切，是人体脏腑经络、组织器官、四肢百骸相互沟通的部位，也是脉气所发和聚集的地方，能反映机体生理功能和病理变化。足少阳经之循行，通过耳后、耳中、耳内、耳外、耳前，下达髀厌中（即环跳穴），所以雒仲阳认为针刺耳廓软骨后部，经传导作用能治疗坐骨神经痛。

（四）针灸治疗中风

中风也称卒中，是以猝然昏仆、口舌㖞斜、半身不遂、语言不利为主症的一组脑血管疾病。如果临床出现以突发眩晕，或复视，或步履不稳，或肢体不适等为主的表现，可称为"类中风"，仍属于中风范畴。《素问·调经论篇》云："气之所病为血虚，血之所病为气虚。有者为实，无者为虚。今血与气相失，故有虚焉，血与气并则有实焉，血气并走于上，则为大厥。"此即所谓中风的病理变化与虚实有关。清末张伯龙说此病为上实下虚，上实是指肝阳上逆，下虚是指肾水虚衰。如果肾水不足，肝阳就会上越，肝阳上逆是指因精神紧张而刺激高级神经中枢使周身毛细血管收缩而发生血压升高；肾水虚衰是指内分泌功能紊乱，所以中风与神经系统及内分泌系统功能不调有关。《医方类聚》中明确将中风发病的基本病机归纳为阴阳失调，并记载："夫中风者，皆因阴阳不调。"中风者阴阳气血失和，邪气犯卫，轻中经络，不能自主；重入脏腑，正气尽去，病之不救。正所谓"孤阳不生，独阴不长"，阴阳相互促生助长，互为根据和条件。因此雒仲阳认为本病的针灸疗法主要是调和虚实，《灵枢·禁服》云："凡刺之理，经脉为始，营其所行，知其度量，内刺五脏，外刺六腑，审察卫气，为百病母，调其虚实，虚实乃止。"《灵枢·九针十二原》云："凡用针者，虚则实之，满则泄之，宛陈则除之，邪胜则虚之。"补健侧、泻患侧的针刺手法多用于治疗中风。雒仲阳认为此为补虚泻实的法则，用以调节气与血之不足或有余，以达到疏通经络，平衡阴阳的治疗效果。

综上所述，雒仲阳的主要学术思想为"扶正达邪，祛邪安正""重视调补脾肾"，善于将经典运用到临床，治病过程中重视对正气的培补，同时重视调补脾肾，善调先天与后天，擅于运用针灸补泻手法来疏通经络、平衡阴阳以治疗中风。其临床经验及学术思想，为我国中医事业留下了宝贵财富。

四、临证经验

验案举隅1：大黄甘草汤治疗呕吐

苏某，女，23岁，未婚，工人，1975年11月15日初诊。

主诉：呕吐2年余。

现病史：患者2年以来饭后即吐，伴有前胸堵闷，气短，心悸，纳呆。平素体质较弱，头晕经久不愈。

刻下症：前胸堵闷，气短，心悸，纳呆，头晕。纳寐可，二便调。舌尖红赤，苔黄腻，脉左弦、右沉弦。

西医诊断：慢性胃炎。

中医诊断：呕吐（胃热上逆证）。

治法：清热泻火，和胃降逆。

处方：大黄甘草汤。酒大黄12g，生甘草3g。

水煎服，分2次服，早晚各半。3剂而愈。

按语：本病患者呕吐2年余，饭后即吐，舌红苔黄腻，脉弦，证属胃热上逆证，采用《金匮要略》缓中泻火之大黄甘草汤治之。实壅胃肠，腑气不通，胃气不降，火热秽浊之气上冲，故食已即吐。方中大黄荡涤肠胃实热，甘草缓急和胃，使攻下而不伤正气，二药合用能导积热从大便而出，降胃浊而气自和。

验案举隅2：犀角地黄汤治阳毒斑疹

吴某，男，11岁，学生，1971年11月11日初诊。

主诉：发热3天。

现病史：患儿半个月前项后生一小疮，外院诊为"毛囊炎"，经用消炎药疗效不满意，继而高热，体温高达42℃，一直不退。白细胞31.5×10^9/L（31500mm³），外院诊为"败血症"，治疗后症状未见明显缓解，继而头昏嗜睡，精神恍惚不清，口苦不思食，口渴不饮，大便干燥、数日不通，小便黄赤，除鼻和上唇周围外，红色疹遍及全身，面及躯干皮肤呈暗紫色。

刻下症：双眼发红，无神无泪。咽喉红肿疼痛，口腔内皮肤红赤溃烂。纳差，嗜睡，大便干燥、数日不通，小便黄赤。舌红光亮无苔，如杨梅状。脉弦数有力。

西医诊断：败血症；毛囊炎。

中医诊断：阳毒斑疹（热入营血证）。

治法：清热凉血，解毒镇惊。

处方：犀角地黄汤加减。犀角粉（冲服）0.5g，生地黄24g，赤芍9g，丹皮9g，金银花9g，连翘9g，紫花地丁9g，紫草9g，大青叶9g，蒲公英9g，板蓝根9g，牛蒡子9g，山栀9g，山慈菇9g，桔梗9g，蚤休9g，薄荷（后下）3g，羚羊粉（冲服）0.5g，生甘草3g。4剂，水煎服，分温二服，每次150ml。

服2剂后，体温稍降，舌红减轻，精神好转，能进流质食物。再服2剂，体温恢复正常。

复诊：患儿体温恢复，斑疹好转。在原方的基础上随证加减，服用丸剂，周身斑点逐步消退，皮肤脱屑，恢复健康。

按语：阳明主肌肉，遍身赤斑如锦纹，为阳明热毒可知。咽喉为肺之通路，咽喉红肿疼痛，属肺热毒感之象。舌乃心之外候，舌质红赤溃烂、少津液为心火炎盛之微。便燥尿赤，为热毒之微。脉弦数有力，为热盛津竭。采取吴鞠通《温病条辨》治阳明发斑及太阴发斑清热解毒之法，以犀角地黄汤为主方，增加凉血解毒、退热滋阴之药。方用苦咸寒之犀角为君，直入血分，凉血清心而解热毒。臣以甘苦寒之生地黄，清热凉血养阴。芍药、丹皮为佐，清热凉血，活血散瘀，可收化斑之功；再加牛蒡子、连翘、薄荷辛凉疏散头面；板蓝根、大青叶凉血透疹消斑；蒲公英、紫花地丁、紫草凉血解毒；桔梗清利咽喉；陈皮理气散邪。诸药合用，共奏清热解毒、凉血和营之功。发病后期，换汤为丸，取药效和缓而药力绵长。

验案举隅3：八珍益母汤治疗月经不调

王某，女，20岁，1977年9月14日初诊。

主诉：闭经3个月余。

现病史：患者自诉闭经3个月余，腹胀，纳呆，头晕，四肢酸懒无力。末次月经：1977年6月1日，4~5天/30天，量少，色鲜红，有血块，痛经（－）。

刻下症：腹胀，纳呆，头晕，乏力，纳寐可，二便调。舌尖红苔白，脉沉细。

西医诊断：月经不规则。

中医诊断：闭经（气血亏虚证）。

治法：益气养血，气血双补。

处方：八珍益母汤加减。熟地黄9g，当归9g，赤芍9g，川芎3g，党参9g，云苓9g，白术9g，甘草3g，益母草9g。2剂，水煎服，分温二服，每次150ml。

二诊：服2剂后，月经即至。色红，量中等。腹稍胀，微痛。舌尖红苔薄白，脉沉。

处方：当归建中汤加减。当归15g，杭芍9g，桂枝3g，炙甘草3g，生姜3片，大枣3个。3剂，水煎服，分温二服，每次150ml。

随访：服完 3 剂后痊愈。

按语：其病属气血虚弱，血海空虚，经脉气血空虚。方中以四君补气，四物养血。补气可以生血，养血可以益气。加益母草活血通经。诸药合用，共奏益气养血，气血双补之功。二诊，月经服药后至，色红、量中等，伴腹稍胀、微痛。提示仍有中气不足，气血虚弱，方用当归建中汤以补血调经，温中补虚。重用当归为君，补血和血，调经止痛。臣以辛温之桂枝温阳气，祛寒邪；酸甘之白芍养营阴，缓肝急，止腹痛。佐以生姜温胃散寒，大枣补脾益气。炙甘草益气和中，调和诸药，是为佐使之用。诸药合用，共奏补血调经、温中补虚之功。服药后气血得补，经脉调和，故经断复来而愈。

验案举隅 4：牛膝四物汤治疗尿血

王某，男，60 岁，1976 年 11 月 4 日初诊。

主诉：尿血 10 余年，加重 2 周。

现病史：患者 10 余年前开始出现血尿，虽经中西医治疗，但每年仍复发。2 周前患者尿血加重，血与尿同出，尿频、不痛，少腹两侧不适，失眠，腿软无力，口渴欲饮。

刻下症：下肢乏力，渴欲饮水，纳差，夜寐欠安，难以入睡，尿血，尿频，大便正常。舌红伴齿痕，苔少，脉弦数。

辅助检查：尿常规示有极微量蛋白，白细胞（＋），红细胞（＋＋＋＋）。

西医诊断：尿路感染。

中医诊断：尿血（下焦湿热证）。

治法：清热利湿，凉血止血。

处方：小蓟饮子加减。大蓟 30g，小蓟 30g，焦山栀 9g，淡竹叶 9g，当归 9g，藕节炭 12g，蒲黄炭 12g，木通 9g，生地黄 15g，滑石（包，先煎）9g，生甘草 6g。3 剂，水煎服，分温二服，每次 150ml。

二诊：服药后，症状未见明显减轻，尿化验无明显变化。舌红少苔，脉弦数。

中医诊断：尿血（肾气不固证）。

治法：补益肾气，固摄止血。

处方：都气汤加减。生地黄 24g，云苓 12g，泽泻 9g，山药 12g，山萸肉 9g，丹皮 9g，当归 9g，白芍 9g，车前子 9g，肉桂 3g，五味子 3g。3 剂，水煎服，分温二服，每次 150ml。

三诊：服药后尿血减轻，腰酸腿软等症状亦好转，舌红少苔，脉弦数。

辅助检查：尿常规示极微量蛋白，白细胞（＋＋），红细胞（＋）。

患者病情有明显好转，上方加菟丝子 9g 以巩固疗效。

四诊：患者症状继续好转，尿常规白细胞同前，舌红少苔，脉弦数。

治法：和血养血，益阴止血。

处方：牛膝四物汤。生地黄 15g，白芍 15g，当归 9g，川芎 3g，牛膝 9g。3 剂，水煎服，分温二服，每次 150ml。

患者尿血消失，其他不适症状亦基本消失。尿常规：极微量蛋白，白细胞（＋）。随访 2 年，无复发。

按语：初诊时，患者尿血明显，伴有尿频、渴欲饮水等症，证属热蓄下焦，损伤脉络。治以清热凉血，方用小蓟饮子加减。二诊服药后症状无明显改善，此乃由于肾虚不能摄血，血溢于尿道，因此血与尿同出，非血淋也，故用小蓟饮子疗效不著。改用都气汤补肾和血，扶正固本以止血。四诊时，患者明显好转，考虑肾有虚热，采用《医宗金鉴》治疗溺血的方剂——四物汤加牛膝，即牛膝四物汤治之。牛膝补肝肾，并能引诸药下行，佐四物汤以和血养血凉血，收益阴止血之效。雏仲阳认为，尿血虽多由于火热，但有虚实之分，实者多起病急、尿色鲜红、尿时无热涩，虚者病多缠绵、尿色淡红、尿无涩痛之感。该患者尿血 1 年多，虽经中西医治疗，未能痊愈，证乃虚火所致，故用都气汤、牛膝四物汤收到了益阴止血之效。

验案举隅 5：黄芪益气汤治疗气虚皮痹证

叶某，男，65 岁，1977 年 10 月 20 日初诊。

主诉：手脚麻木 2 个月余。

现病史：患者 2 个月余前出现双手麻木、疼痛，指尖麻木尤甚，双足亦麻木，伴有头皮发紧，听力减退。

刻下症：双手双足麻木，指尖疼痛，头皮发麻，听力减退，纳寐可，二便调。舌淡红，苔薄黄。脉沉弦。

西医诊断：多发性肌炎。

中医诊断：痹证（气虚皮痹证）。

治法：补中益气，祛湿止痛。

处方：黄芪益气汤。黄芪 9g，白术 9g，陈皮 3g，升麻 2g，柴胡 3g，党参 9g，当归 9g，甘草 3g，黄柏 3g，红花 9g。3 剂，水煎服，分温二服，每次 150ml。

二诊：患者手脚麻木减轻，下肢较前有力，但手脚怕凉，下肢稍浮肿。舌红苔黄，脉沉弦。原方加牛膝 9g，木瓜 9g。

三诊：患者双下肢有力，手脚麻木减轻，手凉。舌红，苔白微黄，脉弦。原方加羌活 9g，独活 3g。

服上述药后，患者手脚麻木已好，双下肢有力。

按语：凡人体肌表经络遭受风寒湿邪侵袭后，使气血运行不畅，引起筋骨、肌肉、关节多处的疼痛、酸楚、重着、麻木和关节肿大、屈伸不利等症，统称为痹证，此病例属气虚皮痹，以黄芪益气汤加味治之。黄芪味甘微温，入脾、肺经，补中益气，升阳固表，故为君药。配伍党参、炙甘草、白术，补气健脾为臣药。当归养血和营，协党参、黄芪补气养血；陈皮理气和胃，使诸药补而不滞；黄柏清热泻火燥湿，红花活血通经、散痹止痛，共为佐药。少量升麻、柴胡升阳举陷，协助君药以升提下陷之中气，共为佐使。炙甘草调和诸药为使药。诸药合用，共奏益气健脾、补气升阳之功。二诊时，患者麻木减轻，仍有下肢浮肿，故加木瓜舒筋活络、和胃化湿，牛膝补肝肾、强筋骨。三诊时，浮肿消失，同用羌活、独活。羌活善行气分之邪，可发表邪，偏治上部风寒湿邪；独活偏治下半部风湿，疏导腰膝，下行腿足，二药合用，共奏祛风胜湿、止痹痛之功。故服上述药后病愈。

验案举隅 6：泻白散、银翘散合普济消毒饮治疗外感发热

王某，女，11 岁，学生，1975 年 12 月 26 日初诊。

主诉：发热 23 天。

现病史：患儿发热 23 天，伴头晕、呕吐，有时抽搐，先后经西医治疗，病情时轻时重，高热不退。现患儿体温 38.8C，纳呆，饭后呕吐，咽痛，周身痛，咳嗽，憋气，流稀涕，纳差，夜寐欠安，二便调。舌质红、苔黄腻，脉滑数、寸脉大。

西医诊断：支气管肺炎。

中医诊断：外感发热（邪犯肺卫证）。

治法：清热解毒，宣肺泄热。

处方：泻白散、银翘散合普济消毒饮加减。金银花 9g，忍冬藤 15g，连翘 9g，大青叶 9g，板蓝根 9g，蒲公英 9g，紫花地丁 9g，前胡 9g，桑白皮 9g，地骨皮 9g，枳壳 9g，桔梗 9g，葛根 9g，苏叶 9g，薄荷（后下）3g，鲜芦根 30g，羚羊角粉（冲服）0.6g。3 剂，水煎服，分温二服，每次 150ml。

连服 3 剂，患儿热退身凉。又在原方基础上随证加减，服 6 剂而愈。

按语：雒仲阳认为患儿为稚阳之体，抵抗力弱，外感燥热。风邪交互侵袭，心、肺、肝三脏俱热。肺热内郁，心火上炎，肝风内动同时并见。采取钱乙"泻白"、东垣"消毒"、鞠通"辛凉"三家立法之义，方用泻白散、银翘散合普济消毒饮加减。桑白皮甘寒性降，专入肺经，清泻肺热，止咳平喘。地骨皮甘寒，清降肺中伏火。金银花、连翘既有辛凉透邪清热之效，又具芳香辟秽解毒之功。桔梗宣肺利咽。芦根清热生津。大青叶、板蓝根凉血透疹消斑。另加羚羊角粉，以收清热解毒之功。儿童为稚阳之体，易虚易实，此患儿发热 30 余日，因辨证精确，治疗适当，起效迅速而满意。

验案举隅 7：神术汤治疗中焦湿滞兼风

温某，女，38 岁，1977 年 7 月 30 日初诊。

主诉：腹泻 2 个月余。

现病史：患者自 1977 年 5 月份开始腹泻，大便带脓血，每日数次。经中、西医多方治疗，腹泻基本止住。现仍胃肠吸收不良，大便呈不消化状，总有便意，大便前后伴腹痛。

刻下症：纳呆，气短，心悸，乏力，消瘦，纳差，夜寐安，大便不成行，常有便意，小便调。舌淡红，苔薄白，脉细略数。

西医诊断：肠易激综合征伴腹泻。

中医诊断：泄泻（湿热中阻证）。

治法：清热化滞，和胃润燥。

处方：黄芩 6g，白术 9g，木香 3g，川黄连 6g，陈皮 9g，杭芍 9g，砂仁 3g，当归 9g，炙甘草 3g，吴茱萸 1.5g。3 剂，水煎服，分温二服，每次 150ml。

二诊：服药后，症状有所缓解。但仍有纳呆、腹痛、消化不良等症状。舌淡红，苔薄白，脉细数。

西医诊断：肠易激综合征伴有腹泻。

中医诊断：泄泻（脾胃虚弱证）。

处方：神术汤。白术 9g，防风 6g，炙甘草 3g。3 剂，水煎服，分温二服，每次 150ml。

三诊：服药后腹痛减轻，身感有力，大便呈条状，头晕，舌淡红，苔薄白，脉沉。原方 3 剂。

四诊：大便呈条状、黄色，腹痛减轻，纳食增多，小腹胀，肛门不坠。舌淡红，苔薄白，脉弦。原方加厚朴 9g，陈皮 6g。

五诊：腹痛明显减轻，腹不胀，纳增多，大便正常，故用原方 6 剂。

服药后痊愈。

按语：神术汤由白术、防风、甘草三味组成，无汗用苍术加葱白、生姜，有汗用白术、生姜。《医宗金鉴》云其："主治三时外感寒邪，内伤生冷而发热及脾泻肠风。"柯琴曰："此王好古得意之方，仿仲景麻、桂二方之义，而制为轻剂也。然此是太阴之剂，可以理脾胃之风湿，而不可治太阳之风寒，亦不可以治阳明之表证，与少阳之半表半里也。"此患者 5 月份患病，当时为春末夏初之际，风暑气候错杂，由于饮食不节，起居不慎而得病。正如《内经》所谓："春伤于风，邪气留连，乃为洞泄。"雏仲阳以神术汤治疗此病例，方虽小，药虽轻，但收到事半功倍的疗效。由此可见，治病必求其本。

验案举隅 8：东垣升阳益胃汤治疗舌强难言

张某，男，20 岁，工人，1977 年 9 月 21 日初诊。

主诉：腹泻 4 天余，舌强难言 2 天。

现病史：患者约 4 天前出现腹泻，自行服药后泻止。2 天前开始舌强难言，两下颌关节发紧。

刻下症：舌强难言，纳寐可，二便调。舌尖红，苔微黄，脉滑数。

西医诊断：肠易激综合征伴腹泻。

中医诊断：泄泻（脾胃虚弱证）。

治法：补气升阳，益胃生津。

处方：东垣升阳益胃汤。党参 3g，云苓 6g，白术 6g，陈皮 6g，半夏 6g，杭芍 9g，黄连 3g，泽泻 6g，羌活 3g，独活 3g，黄芪 6g，防风 6g，柴胡 3g，甘草 3g。6 剂，水煎服，分温二服，每次 150ml。

服药 6 剂后，语言流利。

按语：患者年方 20 岁，无慢性病容，血压不高，身无偏瘫，为何舌根强直、语言不利、牙关紧闭？《灵枢·经脉》云："脾足太阴经之脉……挟咽，连舌本，散舌下……是动则病舌本强。"《素问·金匮真言论篇》："中央黄色，入通于脾，开窍于口，藏精于脾，故病在舌本。"可以看出患者是由于腹泻损伤了脾胃所致。脾病不能为胃行其津液，四肢不得禀水谷之气，气衰，脉道不利，筋骨肌肉失养，故选用东垣升阳益胃汤。

本方为李东垣治疗劳倦伤脾、湿热中阻、营卫不和的名方。方中黄芪为君药，益气升阳固表。党参、炙甘草、半夏为臣。党参补中益气、甘草和中益气，二者与黄芪为伍，有大补元气之功；半夏和胃降逆，与党参、黄芪配伍，升脾阳，和胃气，使清升浊降，脾胃安和，气机调畅。佐以防风、羌活、独活祛风除湿，可助参、芪升发脾胃清阳；羌活、独活、防风，取风药升发少阳之气，使全身气机调畅；柴胡疏肝解郁，健脾和胃；白芍既可补肝柔肝，又能收敛降逆，防止风药升散太过；白术、茯苓、泽泻健脾利水渗湿；陈皮理气，使气化则湿行，少佐黄连清热燥湿。全方共奏补脾益肺、和胃化湿、疏肝解郁、祛风除湿之功。

验案举隅 9：小青龙汤治疗寒饮喘息

张某，女，64 岁，1975 年 12 月 20 日初诊。

主诉：咳喘 3 天余。

现病史：患者 3 天余前出现咳喘，咳吐白黏沫痰，并伴有手肿、脚肿，四肢关节痛。

刻下症：咳嗽喘息，咳吐白痰，心悸。纳呆，睡眠差，大便调，时尿少。舌红有裂纹，苔白，舌面中间有剥苔，脉滑数，关尺脉大。

查体：血压 140/80mmHg，杵状指。

辅助检查：1974 年做胸透提示肺气肿。

西医诊断：支气管肺炎；肺气肿。

中医诊断：饮证（寒饮喘息证）。

处方：小青龙汤加减。炙麻黄 3g，桂枝 6g，细辛 3g，干姜 1.5g，五味子 4.5g，白芍 9g，半夏 9g，炙甘草 4.5g。6 剂，水煎服，分温二服，每次 150ml。

二诊：患者服 3 剂药后症状减轻，喘息好转，尿量增多。尚感气短、恶心，下午阵阵从心里发冷，下肢关节沉痛。上方加麦冬 10g，陈皮 10g。

三诊：咳喘消失，下肢不痛。因久病体虚，改用六君子汤培土生金，以资巩固。服药后愈。

按语：《难经·四十九难》曰："形寒饮冷则伤肺。"水与寒相搏，水寒射肺，故咳嗽喘息。雒仲阳认为手肿胀、下肢关节沉痛、手关节痛皆属于痰饮水气留于四肢之表现。喘息、咳吐白黏沫为寒饮内蓄肺胃所致。心悸亦为水停心下引起。脉滑数为痰饮之脉。长期失眠、舌苔剥脱，关、尺脉大，由气血虚弱而致。

此病例属寒饮喘证，故用发散风寒、温肺化饮之小青龙汤。方中麻黄、桂枝相须为君，发汗散寒以解表邪，且麻黄又能宣发肺气而平喘咳，桂枝化气行水以利里饮之化。

干姜、细辛为臣，温肺化饮，兼助麻、桂解表祛邪。佐以五味子敛肺止咳、芍药和养营血；半夏燥湿化痰、和胃降逆，亦为佐药。炙甘草兼为佐使之药，既可益气和中，又能调和辛散酸收之品。该方辛散与酸收相配，散中有收；温化与敛肺相伍，开中有合。故服药后疗效满意。

五、学术传承

雒仲阳一生于中医学教育领域耕耘，虽无明确师承弟子，却为我院培养了一大批临床人才。他将自己的学术思想和临床诊疗思路编撰成讲义，常常在院内举办讲座，尤其是对《内经》《神农本草经》《伤寒论》《金匮要略》《针灸甲乙经》等经典的批注诠释。他善于将经典运用至临床中，并从临床中总结出治病规律。他重视阴阳调和，以及脏腑、经络及气血津液的整体联系，认为人体作为一个有机整体，各脏腑经络绝非是孤立地运作，而是相互关联、互根互用的状态。他对于理、法、方、药一丝不苟，以气血阴阳辨证、六经辨证为基础，辨证分析精确，处方用药严谨，有其证才用其药，不滥用一味不相干之药。其临床经验及学术思想对我院年轻一代的临床工作者影响极深，使得他们逐步重视经典著作对临床的重要指导意义，并指导他们将理论与实践结合，大大提高了临床疗效，故年轻一代临床工作者常尊称雒仲阳为"雒师"。

我院在治疗中风、坐骨神经痛等疾病时仍沿用雒仲阳的诊疗思路，在内科领域亦沿袭其重视脾肾的思想，结合当下患者的疾病特征，形成了一批重视补法的临床人才。雒仲阳的学术思想贯穿我院临床工作的始终，成为津沽医派不可分割的重要组成部分。

参考文献

[1] 50周年流金岁月——1954~2004天津中医学院第一附属医院院史，2003年（内部资料）。

[2] 雒仲阳．针灸和耳针治疗坐骨神经痛101例临床观察 [J]．江西中医药，1959（10）：26-27．

[3] 王文锦，曹一鸣，高季培，等．针灸治疗中风症192例临床初步观察 [J]．中医杂志，1957（6）：299-303．

执笔者：周正华　屈凡凡

整理者：高利东

王绍中

——诗书乐武皆精通，气海一针暖全身

一、名医简介

王绍中（1904~1979），谱名宗禹，号绍中，河北省霸县（今霸州市）胜芳镇策诚村人，1904 年农历二月初八出生，1979 年十一月初四病逝，享年 76 岁。

王绍中天资聪颖，勤勉好学，在家庭的影响下步入杏林，虽无名医师承，却凭借家中藏书及临床实践自学成才。他先于家乡行医，1947 年至津门悬壶，后参与组建天津市立中医医院（今天津中医药大学第一附属医院）并留院工作，是我院的建院元老之一。

王绍中一生致力于临床，积累了丰富的临床经验。他提出"气海一针暖全身"的针刺法并用于临床，该针刺法当时在医院针灸门诊部同于伯泉的"呼吸补泻针刺法"、侯诚志的"捻转补泻针刺法"并驾齐驱，呈三足鼎立之势，在当时中医界享有较高声誉，为我院针灸事业的发展奠定了稳固的基础。

王绍中一生为人耿直，以解除患者疾苦为己任，其高尚的医德、精湛的医术，深受病者的推崇、侪辈的称许，多次被评为市级先进医务工作者。

二、名医之路

王绍中出生于霸县一个书香门第家族，他的父亲是清末秀才，在家乡开设私塾以教书为业，兼以行医乡里，在当地颇具声望。王绍中的学医之路受家庭影响颇深，父亲及二哥皆为当地小有名气的医生，家中医书收藏很多。他自学《针灸大成》《医宗金鉴》等中医经典著作，学习中医药和针灸技术，勤求古训，努力钻研，以期医术济世。1925年，他秉承父业，为当地乡里义诊，治病不论亲疏贫富，一视同仁，精心治疗，深受病家好评。1931 年被霸县教育局聘为健康组治疗主任。1941 年通过了天津市第四届中医师资格考试，取得中医开业资格证书，1947 年开始悬壶于津门。先于西马路（今属南开区）开设诊所，后参与组建天津市立中医医院并留院工作。

中华人民共和国成立后，王绍中也未曾懈怠过对医术的追求。1951~1953 年，王绍中参加了"天津市第一届中医师传染病预防学习班"和"天津市中医进修班"学习，并赴北京学习皮肤反射刺激疗法对疾病的诊疗作用。1954 年，他参加了天津中医针灸门诊部工作（今天津中医药大学第一附属医院针灸科），享受高级知识分子待遇。王绍中除从事针灸、内科、妇科的临床工作外，还注意探索西医学知识。

王绍中一生忙于诊务，在数十年的医学生涯中，始终以振兴中医学为己任，精研医

理，勤奋实践，兢兢业业，矢志不移，其严谨的治学精神和突出的医学成就，深为医药界同行所敬仰。王绍中除医术精湛外，对祖国传统文化亦颇为精通，诗、书、乐、武等均有涉猎。特别是他的书法，是当时我院一绝，建院初期的各种公告、匾额等经常是由王绍中亲手挥毫而就。

王绍中一生读书临证，心无旁骛，每有灵感，辄行诸纸笔，生前积稿盈箧，可惜尚未著书立说就因多种原因散佚，实为憾事。

三、学术理论精粹

（一）研习经典，守正创新

王绍中在承袭父辈运用针灸治疗疾病的基础上，历经数十年的临床实践并将临床经验总结、升华，提出"气海一针暖全身"的针刺法并用于临床，该针刺法对于先天禀赋虚弱、后天劳损太过、大病新瘥、产后体虚等证，或因体虚所导致的外邪侵袭等病，均有明显疗效。

王绍中认为，经脉之相贯，如环无端，而任、督、冲三脉，一源而三歧。人体的十二经脉分别属于十二脏腑，其中六条阴经与六脏相联系，六条阳经与六腑联系，而阴经与阳经又有表里络属关系，脏腑阴阳的表里相合，从而构成了一个"阴阳相贯、如环无端"的循环路径。十二经脉分布于人体内外，其经脉中的气血运行循环贯通，即手之三阴，从胸走手，交手三阳；手之三阳，从手走头，交足三阳；足之三阳，从头走足，交足三阴；足之三阴，从足走腹（胸），交手三阴。在循环的径路上，凡具有表里关系的经脉，均循行分布于四肢内外两个侧面的相对位置（足厥阴肝经与足太阴脾经在下肢内踝上8寸交叉变换前后位置），并在手或足相互交接。基于十二经脉存在着这种表里络属关系，所以在生理上是彼此相通的，在病变时也是相互影响的，十二经脉分布于人体内外，其经脉中的气血运行是循环贯通的。即从手太阴肺经开始依次传导至足厥阴肝经，再传至手太阴肺经，首尾相贯，周而复始，如环无端。

督脉为阳脉之海，具有统摄全身阳气及维系人身元阳的功能，所以有调整和振奋全身阳气的重要作用。督脉由下向上，贯脊属肾，故与人身之元阳之气紧密相关。任脉为阴脉之海，三阴经脉、阴维脉与冲脉均交汇于任脉，故任脉有总调人身阴经经气的功能。冲脉为总领诸经气血的要冲，具有调节五脏六腑和十二经脉气血的作用，故有"五脏六腑之海""十二经脉之海"和"血海"之称。奇经八脉的冲、任、督三脉同起于胞中，《灵枢·五味五音》云："冲脉、任脉皆起于胞中，上循脊里……"《素问·骨空论篇》王冰注曰："督脉，奇经也。然，任脉、冲脉、督脉者，一源而三歧也，故经或谓冲脉为督脉也。何以明之？今《甲乙经》及古《经脉流注图经》以任脉循背着谓之督脉，自少腹直上谓之任脉，则是以背腹阴阳别名目尔。"

前人有"气海一针暖全身"之说，是指气海穴有濡养、强壮全身的作用，导引养生之术里面常常说到的下丹田就是指以气海穴为中心的一定区域。中医学认为，此处是人体之中央，是生气之源，人身真气由此而生，所以对于阳气不足，生气乏源所导致的虚寒性疾患，气海穴往往具有温养益气、扶正固本、培元补虚之功效。在临床中，对于先天不足、后天失养、体质虚弱的患者，临床中常常采用艾灸气海的方法加以治疗。《内经》云："正气存内，邪不可干。""邪之所凑，其气必虚。"气海穴作为人体阳气蒸发阴液的关键之处，具有化湿理气的功效，对于湿邪为患、气机不畅所导致的各种疾病，以气海穴为主治疗，常常具有较好的疗效。

基于以上认识，王绍中在临证实践中对于气海穴的应用非常重视，他采用捻转提插相结合的复式手法对气海穴施针，根据患者体质与病情调整刺激强度和刺激时间，对于病情较重的患者甚至可持续行针 30 分钟，令患者感到温热感从气海穴向上沿任脉逐渐扩散至腹部、胸部和面部，向下扩散至小腹、会阴，达到"气海一针暖全身"的神奇效果。

（二）勤求古训，古为今用

王绍中既是富有实践经验的临床家，又是懂辩证唯物论的中医理论家。他称赞中国医药学是东方文化精粹的一部分，有其独特的理论体系。《内经》《伤寒论》等经典医籍，是中医理论体系以辩证法为内核的结晶，必须认真继承和发展。他反对那些认为中医学只有经验，没有理论，不珍视祖国文化遗产的错误态度。王绍中始终认为《内经》的基本理论是科学的理论;《伤寒论》遵循《内经》的理论指导临床实践，总结和提高了中医学的理论体系。可见他对这两部典籍有深入研究和正确认识，并对其中一些理论问题做了精湛的阐发。他珍视中医学经典，崇信其理论价值，又从不抱残守缺，故步自封。比如《素问·五脏别论篇》云："魄门亦为五脏使，水谷不得久藏。"王绍中认为"魄门亦为五脏使"，是指魄门的启闭功能受五脏之气的调节，而其启闭正常与否又影响着脏腑气机的升降。魄门，指肛门，为大肠的下端，属七冲门之一。如《难经·四十四难》曰："七冲门何在?……下极为魄门。"肛门之所以名为魄门，其理有二:其一，魄与粕通，肛门为糟粕下泻之门故名之。如清代叶霖在《难经正义》中说："下极为魄门者，魄门即肛门也。'魄'古与'粕'通。言食饮至此，精华已去，止存形质糟粕，故曰魄门也。"日本丹波元简在《素问识》中亦云:"魄，粕通。……盖肛门传送糟粕，故名粕门。"其二，"肺藏魄，肛门上通于大肠，大肠与肺为表里，故亦可称之为魄门"（《素问注证发微》）。魄门具有定时开启、排出糟粕的功能，魄门的排便功能直接源于大肠的气化传导功能，如《素问·灵兰秘典论篇》所说:"大肠者，传导之官，变化出焉。"而大肠的传导功能正常与否，与魄门的开启密切相关。大肠的功能失常，其病变表现为二:传导过快，魄门开而不合，致泄泻便溏;传导过缓，魄门合而不开，致便秘便干。"魄门亦为五脏使"是强调魄门的开启功能正常与否与五脏密切联系。

王绍中对"治病必求其本"的理论作了深入发挥，提出辨证求本的几个关系。

1. 辨证求本，正确处理局部与整体的关系

人体是统一的有机体，认识疾病的本质，往往从整体较之从局部认识更为准确。任何疾病的局部症状都与整体密切相关，不能只片面地注意局部而忽视整体。如《素问·五

脏别论篇》指出："凡治病必察其下，适其脉，观其志意，与其病也。"强调在治疗疾病时，必须注意观察患者二便的变化，通过二便的变化，判断疾病的虚实，推测病情的吉凶。如昏厥之人，若见二便失禁，则为脏气衰竭的"脱证"，多为气血衰竭，病情较重，预后不良；若见二便闭阻不通，则为实邪内壅之"闭证"，其病机为实邪结聚，病情较重，及时治疗尚有生机。

2. 辨证求本，正确掌握正气与邪气的关系

《内经》曰："正气存内，邪不可干。""邪之所凑，其气必虚。"即人类疾病发生、发展和转归的过程，是正邪斗争胜负消长的过程。王绍中提倡未病先防、保持正气，有病祛邪、切勿伤正的观点，强调业医者必须注意正气这一根本，掌握扶正以祛邪、祛邪以养正的辩证关系。若只见病不见人，单纯以祛除病邪为务而不顾正气，殊失治病求本的原意。

3. 辨证求本，正确区别内伤与外感不同重点的关系

王绍中则强调外感疾病，重点辨表里寒热。因为一切急性热病，无论温热，还是伤寒，初起时邪气均在表在卫，所以解表为第一要义。表寒者散以辛温，表热者透以辛凉。若治疗及时，迎刃而解。若已传里，或传阳明，或入气分，则以清气泄热为治法。慢性内伤疾病，重点辨虚实寒热。一般认为七情内伤杂证多虚实夹杂，虚中夹实，虚实真假均应仔细辨别，不可一概作虚证论。同时内伤为病亦有寒热，如阳虚则寒，阴虚则热，与外感为病之寒热判然不同，亦应认真分清，不可一概论治。王绍中对八纲辨证的运用，从理论上突出区分外感内伤的不同，完全符合治病必求其本的宗旨。王绍中对于经典学习，每每加入自己的思考并结合临床经验，故总能在研习经典中获得自己的体悟。他在多年临床中对"八法"的应用也有深刻体会，认为具体运用汗、吐、下、和、温、清、消、补时，需注意分寸，要有一分为二的观点，若当用不用则为失治，不当用而用则为误治，这尚较易觉察；唯当用而用之不得其法，病情往往不见改善，医家、病家均认为用法无误，但终不解其何故。观《伤寒论》桂枝汤条文载：温覆令一时许，遍身漐漐，微似有汗者益佳，不可令如水流离，病必不除。寥寥数语，已道出汗法效与不效的机制。因为微似有汗为用法得当，故益佳；如水流离为用法不当，故病不除。王绍中由此悟出一个很重要的问题，即矛盾对立统一的法则。在王绍中看来，善用八法者必须是汗而勿伤，下而勿损，温而勿燥，寒而勿凝，消而勿伐，补而勿滞，和而勿泛，吐而勿缓。这是医学方面的两点论和辩证法。比如汗法用于外感疾病，能收到很好的发汗解表作用，但汗之太过，则会发生大汗亡阳的危险；补法用于虚弱患者，有增强体质，恢复健康的作用，但补之不当，则引起胸腹胀满，甚至衄血、便燥等不良反应。王绍中对补的意义还有进一步的见解：气以通为补，血以和为补，不用补药而达到补之目的。八法之蕴，至此大备。

（三）气海一针暖全身

"气海一针暖全身"是王绍中在临床常用的一种针刺法，此法历经长期反复临床实践，对正气虚衰所致的气短乏力、形寒肢冷、自汗心慌、惊悸怔忡、头晕耳鸣、食少倦怠、腰膝酸软、腹胀腹泻、脏器下垂、月经不调、脉象虚弱或虚大等诸症均有较好的疗效。临床上凡属气虚所致疾病，均可采用此法。

气海穴亦名上丹田，为人体元气汇聚之处，是纳气之根。肺主气司呼吸，属金；肾主纳气，属水，金水相生。养生家调息，绵绵若存，动而欲出者，全在于此。所以历代医家以此穴为大气所归，犹如百川汇海者，故名"气海"。又以本穴能助全身百脉之畅通，气之所至，血即濡之，"气为血之帅，血为气之母"。气海一针暖全身即寓意于此。

持针要领：《内经》云："补泻弗失，与天地一，深浅在志，远近如一，如临深渊，手如握虎，心无营于众物。""手如握虎者，欲其壮也；神无营于众物者，静志观病人，无左右视也。"说明医者不仅要在施针前掌握患者病情的寒热虚实及体质强弱等全身情况，还要在施针时精神集中、专心致志，以体会针下感觉和观察患者在治疗过程中的一切反应，以便随机而动地运用针刺手法，以驾驭患者经脉之气机，直达病所，使我心与造化相通，使针刺的手法达到精致妙用，得心应手的境界。

选穴及操作：王绍中认为，作为一名良医不但要精通脏腑经络、气血阴阳，掌握四诊八纲的运用，具有精湛的医学功底，还要有好生之德，视病如仇，以患者之心为心，以天地之意为意。一穴一刺可已之疾则绝不再刺，再刺可已之疾则绝不三刺。诚如《标幽赋》所云"取五穴用一穴必端，三经用一经而必正"，不可徒增患者之苦。针刺操作时，医者取 1.5~2 寸的圆利针刺于气海穴，随患者呼气徐徐进针，"随而济之"。"随"者，为顺着气血流动的方向徐徐而入，不可用力向下插推，否则会使经脉之气瞬间相聚（即感应过大，局部重胀的感觉过强，以致出现痛感）；"济"者，益也，益亦不应超过助益的限度。进针的深浅应以医者手下感觉和患者的得气度进行调整，得气后，医者应全神贯注、气运指上，以拇、食指轻轻小幅度捻转针柄（不可大幅度或重捻），勿使针尖和气断了维系，气随针动；如未至，则针随气动而行，如此往返导引气行加速。一般经过 1~3 分钟，温热感即从腹部油然而生，热流从气海循冲、任、督三脉畅达，直至全身温暖，患者快然，然后随患者吸气缓缓出针，结束操作。

（四）对中风治疗的思考与临床实践

除了常规内科疾病，王绍中在针刺治疗中风病方面也有所建树，为发扬我院针灸特色，弘扬中医针灸文化做出了卓越贡献，也为后来我院建设建成国家中医针灸临床医学研究中心积蓄了力量。

《素问·调经论篇》云："血之与气并走于上，则为大厥，厥则暴死，气复反则生，不反则死。"这说明气血上冲则成暴死。《素问·生气通天论篇》云："阳气者，大怒则形气绝，而血菀于上，使人薄厥。"在王绍中看来，此句说明恼怒可致血液郁结于脑血管，遂至不省人事。《素问·脉解篇》云"肝气当治而未得，故善怒。善怒者，名曰煎厥。"

这说明怒气而肝阳上逆，一时性肝阳上升而昏厥。通过以上说明，王绍中认为中风病即是《内经》中的厥证。汉代张仲景所著《金匮要略》云："邪在于络，肌肤不仁，邪在于经，即重不胜，邪在于腑，即不识人，邪入于脏，舌即难言。"王绍中解读以上所谓中络、中经、中腑、中脏，说明病变所在不同，发生症状不同。"偏枯者，半身不遂，肌肉偏不用而痛，言不变，智不乱，病在分腠之间"，说明中风后遗期有半身不遂、运动障碍及感觉障碍的症状。"风痱者，身无痛，四肢不收，智乱不甚，言微可知"，说明了中风进行期的半昏迷及半身不遂症状。"风懿者，奄忽不知人，咽中塞，窒窒然，舌强不能言，病在脏腑"，说明中风之急性发作，有昏迷、失语、吞咽困难等症状。以上说明中风发作有轻有重，其症状有昏迷、失语、吞咽障碍、运动障碍和感觉障碍等不同的表现。

当时的王绍中经临床初步观察认为，中风病的病程，可分为五期。①先兆期：中风发作前多有头胀、头晕、手足麻木等先兆征象，此期有数小时、数日、数月和数年之时间，长短不等。②进行期：病情进展，中风发作，突然昏迷，神志不清，重则数小时或数日内死亡，轻则遗留半身不遂等各种症状。或始终无昏迷症状，开始即发生半身不遂等症状，此期病程长短不一，一般不超过3周。③稳定期：病情稳定不再继续进展，为针灸治疗最理想时期，病程自发病3周后至3个月以内。④后遗期：遗留各种后遗症状，治疗效果不大，病程自发病3个月后至1年内。⑤固定期：症状较为固定，治疗亦较困难，病程在发病后1年。

20世纪50年代，王绍中根据古代书籍中关于针灸治疗中风的记载，结合自身临床经验，开展相关研究，验证针灸治疗中风的临床疗效。如《灵枢·热病》云："偏枯，身偏不用而痛，言不变，志不乱，病在分腠之间，巨针取之，益其不足，损其有余。"《针灸甲乙经》记载："偏枯，臂腕发痛，肘屈不得伸，手五指掣不可屈伸，腕骨主之。"唐代孙思邈所著《备急千金要方》云："中风失喑，不能言语，缓纵不随，先灸天窗五十壮，息火，仍移灸百会五十壮，毕，还灸天窗五十壮者。"宋代王维德所著《铜人腧穴针灸图经》有"偏风，半身不遂……胸中烦满，曲池主之"之说。元代朱丹溪在《丹溪心法》中"卒暴中风灸风池、百会、曲池、合谷、风市、绝骨、环跳、肩隅、三里等穴"的理论。明代张景岳所著《类经附翼》谓："中风口僻，手足不随，手痹不仁，手三里主之。"用针灸疗法治疗中风在古代医学文献中的记载不胜枚举。王绍中在中医学理论指导下，收集我院针灸科自1954年11月至1956年10月2年内192例中风患者病例，用针灸疗法进行干预，并观察治疗后的效果。在治疗过程中，以针灸为主，药物为辅，并将不同的症状分门别类，采用不同的穴位、不同的手法、不同的方剂：①神志不清者，主穴取人中、百会、承浆、十宣（放血），配穴取合谷、太冲、风池、风府、三阴交、足三里。操作方法：用重而短的刺激，不留针。每日1次。药物处方：虚证用参附汤加减，实证用局方至宝丹、牛黄清心丸。②半身不遂者，主穴取风池、肩髃、曲池、阳陵泉、环跳穴、绝骨、足三里，配穴取肩贞、肩髎、手三里、肩井、风市、申脉、昆仑、腕骨、解溪。操作方法：第1次开始先针刺健侧，第2、第3、第4、第5次针刺患侧，每天1

次，以后隔日 1 次，每针刺 4、5 次患侧后，再针刺健侧 1 次，每次留针 10~20 分钟，用重而短的刺激。针后加灸，上肢取肩贞穴、肩髃、肩髎、阳池穴。下肢取环跳、阳陵泉、绝骨、足三里穴。艾条灸，隔日 1 次，每次 10~15 分钟，此法多用于后期。药物处方：补阳还五汤加减。③言语謇涩，主穴取哑门、廉泉、风府、通里，配穴取大陵、间使、风池、天柱、天突。操作方法：用轻而短的刺激，留针 5~10 分钟。每隔 1~2 日 1 次。药物处方：地黄饮子加减、资寿解语汤加减。④口眼歪斜，主穴取人中、下关、颊车、地仓、风池、合谷，配穴取大迎、巨髎、迎香、阳白、四白、攒竹、丝竹空、听会、翳风。操作方法：针刺患侧，用重而短的刺激，留针 10~20 分钟，隔日针刺 1 次。药物处方：牵正散加减。⑤高血压，主穴取人迎、足三里、行间、三阴交，配穴取合谷、内关、血海、曲池、涌泉、太冲。操作方法：颈部用轻而短的刺激，四肢用重而长的刺激，留针 20~30 分钟，隔日 1 次。药物处方：镇肝熄风汤加减。

王绍中格外重视中风的预防。王绍中观察到中风患者病例中，绝大多数在发病前均有精神刺激因素，与《内经》中所云的"大怒则形气绝""善怒者名曰煎厥"等说法是相符的。中风易发生于肥胖体质及饮食肥甘太过之人，与《内经》中的"仆击，偏枯……甘肥贵人，则高粱之疾也"等说法是相符合的。中风患者在发病前多有先兆征象，如元代罗天益云"凡大指、次指麻木或不用者，三年中有中风之患"，明代张三锡云"中风症必有先兆，中年人但觉大拇指时作麻木，或不仁，或手足少力，或肌肉微掣，三年内必有暴病"，这些都是经验之谈。所以王绍中对先兆期患者更多注意预防宣传工作，如精神不宜过度紧张，饮食以清淡为主，不宜过度劳累，要有充足睡眠、适当休息等，以防其发病或病愈后再发。

（五）灵活应用"魄门亦为五脏使"

"魄门亦为五脏使"，意为魄门的开闭、大便的排泄依赖于心神的主宰、肺气的宣降、脾气的升提、胃气的通降、肝气的条达，以及肾气的固摄。其与五脏在生理上、病理上密切相关。具体表现在以下几点。

1. 心与魄门

由于心主血脉，心主神志，为五脏六腑之大主，具有控制、协调脏腑功能的作用，魄门的启闭亦依赖于心神的主宰，心神安定则魄门启闭正常，糟粕按时而下。心神失常，则魄门失去心神调控，或见神昏口开、二便失禁之脱证，或见神昏齿闭、二便秘结之闭证。正如《伤寒论》106 条："太阳病不解，热结膀胱，其人如狂，血自下，下者愈……但少腹急结者，乃可攻之，宜桃核承气汤方。"瘀热互结，下焦蓄血，常见少腹急结、小便自利、其人如狂，临床常伴有便秘症状。血脉属心，热与血结，浊热上扰于心，心神被扰，出现狂妄、烦躁、狂乱等精神症状。

2. 肺与魄门

肺主气，具有宣发肃降之职，并通过经脉络于大肠构成表里关系。大肠的传导气化与魄门的启闭功能，依赖于肺气的推动及宣降作用。肺气充足，宣降协调，津液得布，则大肠气化有力，魄门启闭正常；若肺气亏虚，肃降无力，则大肠传导缓慢，魄门开启无力，而致便秘；若肺气壅滞，易使大肠气滞，魄门启闭失常，亦见便秘。故《类经·十二经病》曰："大肠与肺为表里，肺主气，而津液由于气化，故凡大肠之或泻或秘，皆津液所生之病，而主在大肠也。"

3. 脾胃与魄门

脾主运化，胃主受纳，脾胃能将饮食水谷化为水谷精微，并将精微布散全身，而大肠的传导功能有赖于气血的充养及津液的滋润，因此魄门的启闭功能依赖脾气的升提与胃气的通降。脾胃功能正常，则大肠传导及魄门启闭正常；若脾胃功能失常，则大肠传导失常，导致魄门启闭障碍。如劳倦伤脾，脾不升清，则生飧泄便溏；若饮食伤胃，胃失和降，则见䐜胀便秘。正如《伤寒论》247 条："趺阳脉浮而涩，浮则胃气强，涩则小便数。浮涩相搏，大便则硬，其脾为约，麻子仁丸主之。"方中麻子仁与杏仁宣肺润肠，是治疗便秘的常用药对，取其"肺与大肠相表里""开天气以通地道""提壶揭盖"之意。《金匮要略》谓："心下坚，大如盘，边如旋盘，水饮所作，枳术汤主之。"脾弱气滞，失于输转，致水气痞结于胃部，故心下坚，如盘如杯。

4. 肝与魄门

肝主疏泄，能调畅气机，促进气机的升降出入，调节大肠的传导与魄门的启闭功能。肝气条达，则气机调畅，大肠传导、魄门的启闭正常。若肝失疏泄，横逆乘脾，影响大肠的传导，导致大便溏泄；若肝气郁结，气滞不畅，大肠传导无力，则致大便秘结。故此李梴在《医学入门》中指出："肝与大肠相通，肝病宜疏通大肠，大肠病宜平肝。"正如《伤寒论》230 条云："阳明病，胁下硬满，不大便而呕，舌上白苔者，可与小柴胡汤。上焦得通，津液得下，胃气因和，身濈然汗出而解。"

5. 肾与魄门

肾开窍于二阴，主司二便。大肠的传导功能依赖于肾阳的温煦、气化及肾阴的滋润、濡养，魄门的启闭还有赖于肾气的固摄作用。若肾阳亏虚，或肾气不足，固摄无力，则见泄泻便溏；若肾阴亏虚、肠道失润，或肾阳不足、推动无力，则见大便秘结。正如《景岳全书·泄泻》所说："盖肾为胃关，开窍于二阴，所以二便之开闭，皆肾脏之所主。今肾中阳气不足，命门火衰……阴气盛极之时，即令洞泄不止。"《杂病源流犀烛·大便秘结源流》亦云："大便秘结，肾病也。经曰：北方黑水，入通于肾，开窍于二阴。盖肾主五液，津液盛，则大便调和。""肾司二便""肾司开合"，肾阳虚衰，肾关不固，则小便频多，津液不渗大肠。下元不温，则阳气不运，津液不化，肠道失润。肾阳亏虚，推动不利，大肠传导无力，均致便秘。故此便秘，根在肾阳虚衰。因而温肾化气、摄溺润肠，则便秘可除。此即反"利小便即所以实大便"之法而为"固小便即所以通大便"之用，为灵活变通之法也。正如我们常用大黄附子汤温里散寒、通便止痛，济川煎温肾益精、润肠通便。

王绍中强调，在治疗中，对于魄门启闭异常所致的便秘或泄泻等症，应当详察病机，求其所属，针对五脏的虚实进行调治。除了以上各例，临床还有诸多方法，如证属肺虚气秘者，治当补肺益气通便，方选黄芪汤；证属阳虚冷秘者，当用温阳补肾通便之法，方用济川煎加味；证属肝郁气秘者，治以理气疏肝通便，可用六磨汤加减。如见大便溏泄，证属肠胃食滞者，治当和胃消食，方选保和丸；证属肝气乘脾者，治以疏肝健脾，方用痛泻要方；证属脾胃虚弱者，治以健脾和胃，方用参苓白术散；若证属肾阳虚衰者，治以温肾止泻，可选四神丸加减。正如程钟龄在《医学心悟》中所说："湿多成五泻，泻之属湿明矣。然有湿热，有湿寒，有食积，有脾虚，有肾虚，皆能致泻，宜分而治之。"

四、临证经验

验案举隅 1：梅花针治疗不完全性肠梗阻

冯某，女，27 岁，1959 年 1 月 12 日初诊。

主诉：腹痛、呕吐 1 个月余。

现病史：患者于 1959 年 11 月底出现下腹坠胀感，伴呃逆、周身乏力、食欲不振，大便时干时稀，时有恶心呕吐，无发热。就诊于天津市某医院，予青霉素、链霉素等抗感染治疗，未见明显缓解。腹痛、恶心呕吐症状逐渐加重，甚至呕吐胆汁与粪便样肠内容物，腹部膨隆，可见肿物隆起，不能平卧，大便稀水样。1959 年 1 月行消化道钡餐造影示不完全性肠梗阻伴结核性腹膜炎。经治无效后来我院就诊。

刻下症：神清，精神弱，身形消瘦，腹部极度膨隆，可见胃肠型。舌暗苔白，脉弦细。

查体：全腹压痛及反跳痛，无移动性浊音，全腹肌紧张，肠鸣音亢进，背部第 5~12 胸椎棘突旁可触及条索状物并伴压痛。

既往史：体健，否认慢性病史、过敏史、手术史、输血史及家族遗传病史。

辅助检查：血常规示白细胞 $9.2 \times 10^9/L$，中性粒细胞比值 90%，淋巴细胞比值 10%。血沉 4mm/h。消化道造影（钡餐）示上消化道无明显病变，小肠可见明显分段及液平，粗细不等，肠黏膜紊乱。

西医诊断：不完全性肠梗阻；结核性腹膜炎。

中医诊断：肠痹（胃肠气滞型）。

针灸取穴：取背部夹脊穴及背俞穴（第 5~12 胸椎）、腹部胃肠型周围压痛点。

操作方法：采用梅花针扣刺背部胸椎至尾椎两侧夹脊穴，重点扣刺第 5~12 胸椎夹脊穴，对腹部胃肠型周围及压痛点进行扣刺，纵横 3~5 行。依扣刺力度不同分为轻、中、重三度，腹痛、呕吐严重时采用重度刺激，症状缓解时视患者情况采用轻中度刺激，以患者能耐受为度。每日治疗 1 次，20 次为 1 个疗程。第 3 个疗程时隔日治疗 1 次。治疗 9 次后，患者恶心呕吐症状好转，腹痛时间缩短，间隔时间延长。治疗 1 个疗程后，腹部肿块逐渐消失。治疗 2 个疗程后，呕吐、肠鸣及腹痛完全消失，食欲增加，体重及营养状态恢复正常。继续巩固 1 个疗程后痊愈。

按语：夹脊穴及背俞穴属督脉及足太阳膀胱经，可调节一身阳气及脏腑功能，患者主要表现为肠道传导运化功能失常，不通则痛，背部反应点集中在脾俞、胃俞穴附近，通过梅花针扣刺对相关背俞穴及夹脊穴进行刺激，使脏腑功能恢复正常。腹中线有任脉走行，中线两侧有足少阴肾经、足阳明胃经、足太阴脾经，沿着以上各经络穴位，对腹部压痛点在疼痛时予重度刺激，可抑制疼痛，缓解症状。症状缓解时予轻中度刺激，有利于加速胃肠蠕动，疏通梗阻。另外，根据刺激神经理论来分析，针刺刺激皮肤神经末梢，通过神经反射，可以纠正体内的异常变化，使其平衡协调，而达到治病的目的。

验案举隅 2：麻杏甘石汤治疗咳嗽

林某，男，49 岁，1958 年 12 月 11 日初诊。

主诉：咽痒、咳嗽 1 个月余。

现病史：患者 1 个月余前因感受风寒而出现鼻塞、喷嚏、咳嗽、咳痰量多色白，继而发热，自服"退热药"（具体不详）后发热好转，但仍遗留咳嗽、咳痰，因病程迁延未见缓解来诊。

刻下症：神清，精神可，自言咽连肺际，若觉痒则咳嗽频发，剧时连咳数十声，周身汗出，必吐出若干稠痰其嗽始止。心中常觉发热，大便燥甚，四五日一行。舌淡，苔薄腻，脉浮数。

查体：心脏不大，心音钝，心律齐，未闻及杂音。肺部呼吸音粗，未闻及干湿啰音。腹部柔软，肝脾均未触及。

既往史：体健，否认其他慢性病史、过敏史、手术史、输血史及家族遗传病史。

西医诊断：咳嗽。

中医诊断：咳嗽（表寒肺热证）。

处方：麻杏甘石汤方。麻黄钱半，生石膏两半，杏仁 3 钱，甘草 2 钱。水煎服，日 2 剂。

半个月后复诊，心中热已退，咽痒、咳嗽皆愈，且饮食增加，大便亦不甚干燥。肺病从此痊愈。

按语：患者 1 个月前感寒，虽经医治愈，而肺中余热未清，致肺阴烁耗，酿成肺病。因其肺际作痒，即顿发咳嗽者，必因其从前病时由皮毛而入的肺中风邪，至今犹未尽除。遂开麻杏甘石汤方，使表寒得散，肺热得清，咳嗽可愈。"肺与大肠相表里""肺为水之上源"。患者肺中余热未清，导致肺之宣发肃降失常，故咽痒咳嗽或鼻塞频发；水液不能肃降下达肠道，故见大便干结，四五日一行。麻黄、石膏清宣肺中之郁热（宣发），杏仁宣降肺气（肃降），甘草和中缓急，肺之宣发肃降功能正常，津液得以下达肠道，故咳嗽、鼻塞痊愈，大便亦不再干燥而通。

验案举隅 3：针刺治疗中风

案 1：尚某，男，65 岁，1956 年 1 月 10 日初诊。

主诉：左侧肢体不遂、语言艰涩 20 天。

现病史：患者 20 天前与家人生气后出现左侧肢体不遂并摔倒，当时神志不清，无呕吐及二便失禁。遂由家人送至当地医院治疗，1 周后患者意识转清，遗留左侧肢体不遂伴语言艰涩，前来我院就诊。

刻下症：神清，精神萎靡不振，慢性病容，混合型失语，左侧肢体无自主活动，左下肢肌张力增高屈曲，左侧中枢性面瘫，纳少，饮食、水咳呛，二便自控差。舌苔黄腻而厚，脉象弦硬搏指。

查体：神志清醒，营养较差，体温 37.1℃，脉搏 120 次 / 分，呼吸 20 次 / 分，血压 150/100mmHg，左侧肢体肌力 0 级，左侧膝腱反射亢进，病理征阳性。臀部可见 2 处 3cm×5cm 压疮。心脏不大，心音钝，心律齐，未闻及杂音。肺呼吸音正常，未闻及干湿啰音。腹部柔软，肝、脾均未触及。

既往史：高血压病史，否认其他慢性病史、过敏史、手术史、输血史及家族遗传病史。

辅助检查：外院头部 CT 示右侧基底节出血。

西医诊断：脑出血，痉挛性瘫痪，混合型失语；高血压 3 级；压疮。

中医诊断：中风病（中脏腑转中经络）（痰浊阻络证）。

针灸取穴：主穴取风池（三分）、肩髃（五分）、曲池（八分）、环跳（二寸）、风市（五分）、绝骨（三分）、阳陵泉（八分）。配穴取阳池（三分）、合谷（五分）、肩髎（五分）、肩井（三分）、手三里（五分）、足三里（八分）。

操作方法：第 1 次先针刺健侧，第 2~5 次针患侧，每日 1 次，治疗 5 次后隔日治疗 1 次。每针刺 4~5 次患侧后，针刺健侧 1 次，用重而短的刺激，每次留针 20~30 分钟。

其他治疗：初期以牛黄清心丸、局方至宝丹加减，后期以补阳还五汤加减。压疮局部外用龙胆紫。辅以灌肠、静脉滴注维生素 C、青丸素等。

治疗经过：治疗 10 日后，患者左上肢已可自主活动；治疗 20 日后左手已能持物，左下肢可屈曲但不能伸展；治疗 30 日后，自己可以起坐，但尚不能站立；治疗 50 日后，左腿屈伸活动度变大，但仍不能伸直；治疗 60 日后可下地扶床走路；治疗 70 日后可无搀扶行走，但患肢仍感无力；治疗 88 日后患者出院，此时患者已可行走自如，左侧肢体活动如常。

1956 年 11 月 14 日随访：患者诉精神饱满，左侧肢体活动与常人无异，活动已完全恢复正常，两肩能挑担百余斤而不觉劳累。

案 2：陆某，男性，62 岁，中医师，江苏人。

主诉：右侧半身不遂，言语不清 3 天。

现病史：患者 3 天前在工作中突然晕倒，不省人事，遂由家属送至当地医院就诊（具体治疗经过不详）。醒后右侧半身不遂，神志稍清，言语障碍，口角㖞斜，吞咽困难。

刻下症：体温37℃，脉搏80次/分，血压205/110mmHg。神智欠清，言语不利。脉象弦大有力，舌苔黄腻而干。

查体：口角㖞斜。心肺未见异常。腹部一般软，肝脾不大。右侧上下肢体不遂，右侧肢体肌力1级，右侧膝腱反射增强，巴宾斯基征阳性。

既往史：高血压病史，否认其他慢性病史、过敏史、手术外伤史、输血史及家族遗传病史。否认梅毒及其他传染病史。

辅助检查：外院头部CT示脑出血。

西医诊断：脑出血（左侧内囊）混合型失语；高血压3级。

中医诊断：中风病（中脏腑）（肝阳上亢证）。

针灸取穴：主穴取肩髃、曲池、环跳、阳陵泉、绝骨、翳风、颊车、地仓。配穴取肩髎、太冲、风池、内关、迎香、三阴交、三里、解溪、哑门。

药物治疗：初期用牛黄清心丸、局方至宝丹二方加减；后期用补阳还五汤加减。

治疗经过：治疗3日后，言语稍有进步，手足可轻度活动；治疗6日后，言语已能成句说出，手足活动有力，伸屈自如，血压降至180/90mmHg；治疗9日后，说话字句较为清晰，已能每日扶持走路1~2次，每次5~10分钟；治疗12日后，左侧大腿行走已有力，右手已能持物；治疗30日后，说话已渐趋于正常，手已能持筷吃饭，血压降至145/90mmHg；治疗60日后，言语自如，走路平稳，两手持物稍感力不足；治疗84日后，言语、走路恢复正常，已能单独外出行走，右侧上下肢均感有力，与常人无异。

随访：3个月后复查，体力与常人无异，将要恢复工作。

案3：张某，男性，60岁，合作社干部，河北人。

主诉：右半身不遂17天。

现病史：患者17日前突然昏仆倒地，当时神智昏迷，大小便失禁，随即右侧上下肢不遂，右上肢完全瘫痪，右下肢稍能活动。遂由家人送至当地医院治疗，后患者意识转清，遗留右侧肢体不遂，今前来我院就诊。现患者神志欠清，口角流涎、呃逆，大小便失禁，右侧半身不遂，右上肢完全瘫痪，右下肢稍能活动，纳少，饮食水咳呛，二便不能自控。

刻下症：体温36℃，脉搏100次/分，血压170/90mmHg，脉象弦数而有力，舌苔黄厚。

查体：神志不清，呈昏迷状态，口角流涎、呃逆，大小便失禁，右侧半身不遂，右侧上肢肌力0级，右侧下肢肌力1级，心肺未见异常，腹软，肝脾不大，两侧膝腱反射减弱，右侧巴宾斯基征阳性。

既往史：高血压史，否认其他慢性病史、过敏史、手术史、输血史及家族遗传病史。否认乙肝、结核等传染病史。

辅助检查：外院头部CT示脑出血。

西医诊断：脑出血急性期（左侧内囊）；高血压3级。

中医诊断：中风病（中脏腑）（痰浊蒙窍证）。

针灸取穴：主穴取人中、风池、足三里、环跳、曲池、阳陵泉、绝骨、风市。配穴取肩髃、三阴交、解溪、昆仑、合谷、阳池、行间。

治疗经过：治疗 10 日后，神智仍稍有不清，但已无昏迷现象，血压 185/90mmHg。右下肢已能轻度转动。治疗 1 个月后，下肢已略见活动，但右手尚不能持物，已能坐起。治疗 2 个月后，已能下床走路，但右下肢尚觉无力，右上肢已能活动，但有疼痛感。治疗 3 个月后，右下肢已能行走，右上肢持物已有力气，能上下楼梯。治疗 4 个月后，行走已恢复正常，右上肢活动自如，但仍不能高举。治疗 5 个半月后，右侧上下肢已完全恢复正常，血压 150|90mmHg。

随访：停止治疗后约休息 2 个月，已恢复合作社工作，迄今已有 1 年之久，未曾复发，精神爽快。

案 4：李某，男性，54 岁，西医师，沈阳人。1956 年 1 月 30 日入院。

主诉：右侧肢体麻木 1 年余，加重伴右侧半身不遂半月。

现病史：患者近 1 年右侧肢体反复麻木，半月前无明显诱因突然出现头晕，右手麻木，当时神志不清，四肢不能活动，无头晕头痛及二便失禁等症，遂住院治疗（具体治疗不详）。5 日后神志清醒，右侧肢体不遂，右半身感觉减退。纳少，寐欠安，小便可，大便 2~3 日一行。

刻下症：体温 36.7℃，脉搏 88 次 / 分，呼吸 20 次 / 分，血压 210/120mmHg。脉象弦数而大，以尺脉为甚。舌苔厚而腻。

查体：神志清楚，查体合作，胸廓对称，心肺无异常。腹软，肝脾未触及。右侧上下肢体不能活动，肌力与肌张力均减弱，痛觉及触觉均消失。右侧膝腱反射稍减弱，病理反射未引出。

既往史：高血压病史，2 年前发现眼底出血，视物模糊；右侧肢体麻木不灵活，曾就诊于某医院，予氨基茶碱、苯巴比妥（鲁米那）、维生素 C 等药治疗，无明显改善。

西医诊断：脑梗死恢复期（左侧内囊）；高血压 3 级。

中医诊断：中风病（中经络）（阴虚风动证）。

针灸取穴：主穴取风府、风池、曲池、阳陵泉。配穴取手足三里、合谷、昆仑、三阴交、绝骨、行间。

治疗经过：开始每日针刺治疗 1 次，7 日后隔日治疗 1 次，经针刺 27 次后，右侧肢体运动完全恢复正常，麻木消失，痛觉及触觉亦与常人无异，亦无头晕现象，血压恢复至 138/90mmHg。共住院 48 天，于 1956 年 3 月 17 日出院。

按语：《素问·调经论篇》云："气之所并为血虚，血之所并为气虚……有者为实，无者为虚……今血与气相失，故有虚焉……血与气并则有实焉，血与气并走于上，则为大厥。"说明中风的病理变化与气血虚实有关。清末医家张伯龙认为此病为上实下虚，上实指肝阳上亢，下虚指肾水衰竭，肾水不足以制阳，则肝阳上亢。王绍中认为肝阳上亢可会意为因精神紧张而刺激高级神经中枢导致血压的上升，而肾水衰竭则可理解为内分泌功能紊乱，因而中风病主要与神经系统及内分泌系统的功能失调有关。针灸的作用主要是调和虚实，正如《灵枢·禁服》所云："凡刺之理，经脉为始，营其所行，知其度量……审察卫气，为百病母，调其虚实，虚实乃止。"即依照补虚泻实的法则，以针刺调节气血的不足与有余，达到气血阴阳的平衡状态。

王绍中每见患者针到病除无不满心欣慰之意，每每激励自己未来还要更进一步去钻研，使痊愈率再提高，疗程再缩短，并为之积极努力。其潜心研究、孜孜不倦的精神深深激励着周围同事，为大家树立了榜样。

五、学术传承

传承图谱：

```
        清末民国时期
         王廷栋
           |
    中华人民共和国成立后
         王绍中
           |
   ┌───────┼───────┐
 王士渊   王士耕   王士津
```

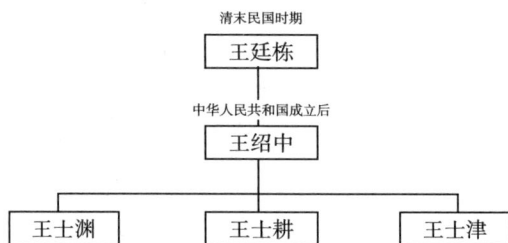

王士耕： 王绍中之子，副主任医师。其受父亲影响投身医林，长期侍诊王绍中，受其言传身教，对王绍中的学术思想和临床经验，特别是对其"气海一针暖全身"的绝技进行了继承和发扬。王士耕自 1959 年进入我院针灸科工作后，为了更好地提高自身医术，于 1961~1965 年参加了天津中医学院第二徒弟班的学习。从事临床工作长达 40 余年，医术精湛，深受患者好评。

参考文献

[1] 王绍中. 梅花针治疗一例不全性肠梗阻介绍 [J]. 江西中医药，1960（1）：30-31.

[2] 王文锦，曹一鸣，高季培，等. 针灸治疗中风症 192 例临床初步观察 [J]. 中医杂志，1957（6）：299-303.

执笔者：丁淑强　王文熠

整理者：赵宏杰

资料提供者：王建成　王士耕

叶希贤

——骨伤奇才，推拿圣手

一、名医简介

叶希贤（1904~1978），字楚樵，汉族，北京市人。由师承学得医术后在津门应诊，1953年于天津市中医进修学院第一期学习班毕业，是天津早年著名的中医骨伤学家，擅长伤科疾患。中华人民共和国成立后，历任天津中医学院附属医院正骨科副主任、天津中医学院伤科教研室主任、天津中医学院第一附属医院骨科主任、天津市中医学会理事、天津市第四届政协委员等职。1956年加入中国共产党，曾荣获全国卫生技术革新先锋称号，先后被评为天津市中医药先进工作者、天津市劳动模范。叶希贤在多年临床工作中，创立了小夹板固定、肩周炎活血舒筋手法、腰椎间盘突出十步正骨手法和陈旧性肘关节脱位的复位手法等临床技能，至今大多仍是骨伤科临床工作中的常用技法。叶希贤还研制了诸如活血片、接骨灵丹和荣筋片等伤科三期用药。著有《中医正骨讲义》《中医按摩治疗腰椎间盘脱出症十种手法论述》《中医按摩治疗肩凝症九种手法论述》等著作，并参演了彩色新闻纪录片《骨折新疗法》。

二、名医之路

（一）应骨圣共谈腰部疾，天外天十步定乾坤

方先之是天津乃至中国骨科都具有一定代表性的历史人物，有"骨圣"之称。建立了现代骨科建制，在全国首创"切开复位及内固定"手术疗法等。1944年8月1日，在本地士绅赞助下成立天津骨科医院，方先之任院长。这位驰名全国的骨科教授还和叶希贤有过一次"学术之争"。20世纪50年代，出身西医的方先之对中医骨科的了解尚有不足，便相约叶希贤一起开展对腰椎间盘突出症中西医治疗疗效对比的临床研究。双方各自治疗固定数量的患者，为了以示公平，双方约定在治疗结束后互相给对方的患者进行临床检查、书写病历等。在治疗过程中，叶希贤每天亲自到病房，在推拿之余还与患者积极沟通，为其解答疑惑、树立信心，在治疗结束后会亲自为患者示范一些传统功法，以便于其回家可以继续自我锻炼。最终，叶希贤通过"叶希贤十步正骨手法"完美地解除了患者的疾患，得到了患者及其家属们的一致好评。方先之对此也评价："中医骨科叶希贤手法对腰椎间盘突出症，确有疗效！"

（二）逢灾殃随队下乡村，箪食瓢饮助人为乐

1966 年，叶希贤参加了农村医疗工作队，到河北省邯郸地区为农村患者送医送药，培养农村赤脚医生。当时正值邢台大地震发生后不久，骨折患者非常多，农村的生活非常艰苦，退休医生曹秀珍回忆说：天津市中医医院的叶希贤老专家是一名和蔼可亲、谦恭的老人，他与队里的年轻人同吃同住，每天到农民家里吃派饭，吃的是萝卜高粱米糊糊加咸菜，叶希贤从不叫苦，每天笑容可掬，幽默谈吐，在那艰苦的岁月里，给年轻人带来了长者的关爱。在农村医疗队工作期间，叶希贤不仅每天与农民一样参加繁重的劳动，而且在劳动间隙时，为赤脚医生们传授手法技艺，培训赤脚医生，并为农民兄弟诊病治病。一次，一个农民髋关节脱臼，不能站立行走，被家属抬着找到叶希贤，叶希贤用床单套在农民颈部和大腿上，用手推摇他的后背，一下、两下、三下，很快脱臼的髋关节就复位了，十几位农民兄弟看到这种情景，赞叹不已。

（三）经典为宗兼收并蓄，继晷焚膏终创小夹板

2009 年 11 月 23 日《中国中医药报》头版头条刊登了一篇文章，讲述了中医小夹板的起落兴衰。小夹板外固定治疗骨折与叶希贤有着深刻的渊源，因为中医小夹板外固定治疗骨折是叶希贤发明的，同时也是叶希贤伤科的重要组成部分。那么小夹板是如何研制的呢？20 世纪 50 年代后期，叶希贤在党的"团结中西医"方针鼓舞下，积极参加天津市开展的中西医结合研究工作。为了研究小夹板，他茶不思，饭不想，就像入了魔一样，带领他的学生反复实验，进行研究。一天，他忽然发现他的老伴在补袜子时，把袜子放进鞋楦里，他的灵感忽然受到触动，于是，他带着自己的儿子到小白楼附近的一家修鞋店，找到各种各样的鞋楦，请来木工师傅在家里制作各种形状的木板，再用布和纸垫包起来，使它能够承受一定力度。经过反复实验，设计出了夹板，并掌握了其中的固定方法，叶希贤兴奋不已。后来他拿着小夹板来到天津医院，与尚天裕、陶甫等人深入研究。当时他们在医院做了一个实验：一名女工右小腿骨折后，打了石膏，他们把石膏锯下来，改用小夹板固定，结果患者的血液循环得到恢复，骨折很快愈合了，实验取得了成效。在此基础上，他和天津人民医院骨科同仁密切协作，总结出一套中西医结合治疗骨折的新经验、新方法。1974 年，中央新闻纪录电影制片厂来到天津市，拍摄了纪录片《骨折新疗法》，详细记录了叶希贤等参加的开展小夹板外固定术治疗骨折的过程，在国内外引起巨大反响。

三、学术理论精粹

叶希贤师承有序，以经典为宗，但学古不泥，在吸收西医学知识的基础上，丰富和发展了中医骨伤科临床的内容，充分体现了其独特的学术风格与技术特长。

（一）重视经典学习，强调理论与实践结合

叶希贤重视中医经典著作，尤其《内经》对涉及人体筋骨、皮肉、气血、精津、脏

腑、经络的诸篇，叶希贤认为必须勤于攻读，加以研究，以指导伤科的临床实践。后世医家如危亦林的《世医得效方》、薛己的《正体类要》、蔺道人的《仙授理伤续断秘方》、吴谦的《医宗金鉴·正骨心法要诀》、钱彦昌的《伤科补要》等伤科专著，叶希贤均将其奉为后世临证取法之本。叶希贤认为这些专著是伤科医学深造、登峰之师，只有多学习才能学验俱进。他在研习古代文献的同时，结合临床实践，总结归纳了腰椎间盘突出症的十步正骨手法、肩凝症的活血舒筋手法、颈椎病的六步手法、陈旧性肘关节脱位的复位手法等正骨科临床治疗方法，对后世临证具有极大指导意义；同时在伤科理论方面，叶希贤从简史、四诊、鉴别诊断、禁忌以及辅助用具方面都加以总结概述，并将其献给医院及学生们供临床应用及学习。

（二）吸取西医之长，提倡中西医结合

叶希贤认为伤科医生不仅要刻苦钻研中医经典著作和专著，还要掌握西医学知识和诊疗手段，并将其结合应用于临床实践。如西医学认为血液循环差、供血少的部位，骨折不易生长、连接或愈合迟缓的观点，可根据中医学筋骨依赖肝、肾和气血濡养的指导思想，在临床上除使用活血祛瘀、和营止痛药物外，还应大量应用补肝肾、养气血之药，方能奏效。叶希贤强调骨伤诊治要从整体观念出发，辨证论治，学习各家之长，同时在实践中善于积累和总结临床经验，中西医互为补充，讲究实效。

叶希贤在党的"团结中西医"方针鼓舞下，于20世纪50年代后期积极参加天津市开展的中西医结合研究工作，将中医手法整复骨折、小夹板固定、练功和药物治疗等疗法，与西医学检查结合，对中医伤科学诊疗方法有所创新，并和天津人民医院骨科同仁密切协作，总结出一套中西医结合治疗骨折的新经验。叶希贤曾在天津医院参加会诊、查房、带教工作，并将中医治疗四肢骨折方法带去共同研究应用，在叶希贤与方先之的共同帮助下，研发了小夹板治疗四肢骨折新疗法，并将其成果化。叶希贤一生均在学习中，对各家所长尤其是西医学均采用"拿来主义"，于临床实践中加以应用，大大提高了临床疗效，这种"开放"的思想也对其弟子和学生、后代产生了积极的影响。据其弟子回忆，叶希贤常常鼓励他们学习西医、学习解剖，从中可见其对吸取西医之长、提倡中西医结合的学术观点。

（三）叶希贤伤科手法特点

叶希贤在长期的伤科临床实践中，在手法应用上逐渐形成了自身的技术特点。在突出整体观念、辨证论治的同时强调各种手法力度的相互运用，以轻而不浮、重而不滞、正骨理筋、动静结合为其手法特色。

1.练功是提高手法技能的关键

叶希贤强调伤科医生必须加强基本功的训练，只有长期坚持苦练软功、轻功、硬功，才能产生臂、腕、指的弹力、拉力、推力，使三力达到轻而不浮、重而不滞、刚柔相济的程度，不致在治疗时强拉硬扯，使用暴力。他认为，只有长期训练才能锻炼个人

耐力，做到在临床施术中全神贯注、一气呵成。他强调骨折的整复和关节的复位要依赖于手法，非灵丹妙药所能奏效。叶希贤自幼练武，习自杨氏太极，积极倡导将武术精华融于正骨按摩手法之中，二者相互渗透，融会贯通。

太极，乃阴阳之道也。拳，即拳击之术也。是以，太极拳者，固一合阴阳、动静、刚柔之拳术矣。其理阐述在《易经》中，寓含天地人和之道，至于身体运用，更是内外合一，劲力至柔而不失刚，至静而不失动，正所谓"动静结合，刚柔并济"。其势初如滔滔江水，源远流长，舒缓温和，实则蕴藏着惊人的力量。

叶希贤认为太极拳者，若盖举若厉，若挫若赴，一气呵成，力道连贯。腰动肩动手不动，非周身一动无不动也。手、腰、胯、肩是为整体，腰胯如主力，手臂如工兵，意念如指挥，齐整方可制胜。其直人人自异，各显其能，然皆学以从心，行以化身，需达到"心意灵熟，四肢体能"的境地。

中医学讲究阴阳平衡，叶希贤在练功中也领悟出了相同的道理。他认为，练功力道也分阴阳。太极拳之阴阳，赋予生命动态的平衡。如其招式中的"掤、捋、挤、按"，象征着四季的周转；"采、挒、肘、靠"，则表现出日月星辰的运行状态。同时，掤、捋、挤、按为太极之实，实中有虚，发力不是发泄，也要含得住力；黏、粘、连、随是松劲，是化劲。无论是大如宇宙，小如生命，皆可在太极拳中找到其印记，即其大无外，其小无内，谓之太极。大到没有比它再大，小到没有比它再小。

叶希贤在练功后体会到，人与自然存在于千变万化且规律明确的宇宙之中。细言之，太极拳起源于道家的哲理，融合了阴阳五行的思想，以拳术形式呈现出来，其中蕴含的阴阳哲学和天人合一的思想，深深影响着中华民族的价值观。太极拳的弘扬和传播，早已超越了武术本身，成为推动人类全面发展的精神动力，更指导着骨伤科医者日常的治疗实践。究其本，太极拳之候、架、步、法，乃至技、攻、防、应，无不注重内与外、身与心、形与意的结合，强调内在神韵和外在形式的一致，自然与人的和谐共生，实现了养生与练功的互补。太极拳将人的存在置于一个整体之中，强调个体与整体的关系，让我们理解生命中阴阳变化的普适性和必然性。在这个意义上，太极拳不仅是一种武术，也是一种哲学，一种生活方式。同时，叶希贤也鼓励患者以自身的活动锻炼来调整、恢复、促进伤科疾病的康复，即西医学所说的功能锻炼之法。

2. 手法的特色与辨证应用

叶希贤在继承传统八法的基础上有所创新，尤善于治疗伤科软组织疾患。他对多种按摩手法分别归类，在临床上按部位需要和功能疗法相结合进行辨证施法。其法以轻巧见长，力求不采用暴力，特别是治疗伤筋证运用各种不同手法达到开通气血、疏通经脉、顺理经筋的目的。根据伤情的不同，手法灵活变通，强调受伤早期以疏导气血为主，多用揉、捏、拿、按、摩等手法以舒松筋络；中期若存在功能障碍或畸形，多先用顺筋归位，再用挤、按、端、提、搬等校正手法；后期症状基本消失，为加速其损伤恢复多治以调理气血、畅通经络，用推、揉、抖、搓、拍打等法。还强调手法虚实轻重应根据患者体质、年龄、性别、受伤部位和病症随机应变，不可拘泥。叶希贤治筋手法推崇以痛为输，配合循经取穴，点按穴位，结合关节被动活动，强调动静结合，配合辅助疗法，以取得相应疗效。

（1）手法治疗陈旧性肘关节脱位：关节脱位超过3周者属陈旧性脱位，一般均以手术治疗为主。其中肘关节脱位极为常见，也最难处理（因肘关节是由3个上肢骨组成），叶希贤在处理陈旧性肘关节脱位方面具有极其丰富的经验。他吸取各家之长，结合西医学解剖知识，运用中医整骨手法，可以做到一次整复成功。

整复方法：患者平卧，臂丛阻滞麻醉，待患臂肌肉松弛，关节无痛，然后进行整复。整复分舒筋及复位两个步骤。

第一步，舒筋法：舒筋活血，松解粘连（伸长因长期挛缩的肌肉、肌腱组织）。一助手把持患者上臂，术者握患者腕部用力牵拉。然后术者改为一手握患肢肘部，一手握腕部，在牵引下慢慢活动肘关节。先屈伸，后内收外展，左右摇摆并做内外回旋，活动范围由小及大，逐渐用力，切忌使用暴力。在活动过程中可听到瘢痕组织粘连剥脱的撕裂声，而后再用力牵引。如此反复数次后，肘关节的活动范围逐渐增大，肘关节周围的纤维性粘连也随之解脱，关节在脱位的情况下已相当松弛。最后在伸直位牵引下透视检查，如重叠移位已基本矫正，桡骨头和肱骨小头已无重叠，尺骨喙突已达到肱骨滑车面的后缘，方可进行下一步骤。

第二步，复位法：有侧移者首先矫正侧移位。两助手上下牵引，术者两手分握患者肘部上下进行推拉，使尺骨鹰嘴的半月状切迹和肱骨的滑车关节面相对应，待侧移位矫正后，术者用两手握住肘部，保持复位。助手改变牵引方向，再复整后移位。一助手把持固定患者上臂，另一助手立于木凳上，牵引患者前臂。术者用一条宽布带绕过患者肱骨干下端前侧，系于术者腰后，两手把住患者肘关节，两拇指顶住患者鹰嘴突，两手其他四指在布带之外，把住其肱骨干下前侧。准备妥当后，在术者统一指挥下，先稍过伸肘关节，使尺骨喙突移至滑车面的后缘，而后慢慢屈曲肘关节，此时术者微微弯腰，扯紧布带，顶住鹰嘴突的两拇指用力前推，其他四指后拉。在这样上下对抗牵引、前后对向推拉的作用下，继续屈曲肘关节至90°，在屈曲过程中，鹰嘴不向后突出，肘后部平稳、外观正常，肱骨内外两髁与鹰嘴突的关系恢复正常，表示脱位整复成功。经X光透视或拍片检查，复位良好后，将肘关节固定于90°角位置。

前脱位的整复步骤与以上相同（即第一步舒筋，第二步复位），唯在整复时，助手牵引与布带牵拉用力方向不同。一助手固定患者上臂，向上牵向后推，将宽布带绕过前臂上端掌面系于术者腰后，术者两手握前臂，先伸直牵引，而后在牵引下慢慢屈曲肘关节，同时躬腰拉扯布带。另一助手用两拇指顶住脱位于肱骨前面的尺骨上端，用力向下推。在皮带拉、助手推、术者牵的协同动作下，即可将脱位整复。当鹰嘴突滑过肱骨下端时，可听到"咯噔"的响声，即表示复位成功，然后将肘关节固定在大于90°的位置。

复位后处理：患肘抬高，保持肘关节在90°固定位置，鼓励患者早期活动肩、腕关节，并随时做握拳活动，可防止手指发生肿胀。7~10日可解除外固定（合并鹰嘴骨折的应固定 4~6 周），在三角巾悬吊下，让患者在 90° 范围内自由做肘关节的屈伸运动。2 周后可解除三角巾，让患者自由活动肘关节，从事力所能及的轻工作来进行功能锻炼。

（2）活血舒筋手法（九步手法）辨证使用治疗肩凝症：肩凝症（肩周炎）是肩关节周围软组织发生的一种范围较广的慢性无菌性炎症反应，引起软组织广泛性粘连，限制肩关节活动的综合征。活血舒筋手法于 1954 年由叶希贤创立，并在临床上取得了非常明确的疗效。后经第二代继承人整理完善研究，并将其初步成果化，已成为原卫生部推广项目课题。

第一步：摇臂。患者取坐位，术者站于患者患侧，以与患肢同侧手扶患者肩部，以与患肢对侧手扶患者手腕摇环形圆，使患者肩关节左右旋转，其旋转范围由小渐大，反复各 3~5 次。

第二步：扣揉。患者取坐位，术者站在患者的前外侧，约呈 45° 角，术者以与患肢对侧的脚蹬在患者所坐之凳的外侧边缘上，将患者前臂放置在术者大腿之上，然后以双手掌上、下、左、右扣揉患者上肢肌肉，自患者肩部沿上臂顺揉至肘部，各反复 2~3 次。然后术者站在患者的后外侧，与患者呈 45° 角斜对位，换与患肢同侧足蹬在患者所坐之凳的外侧边缘上，将患者前臂仍放于术者大腿上，宗前扣揉法，自患者的后肩胛窝沿上臂顺揉至肘部，反复 2~3 次。

第三步：捏拿。术者与患者治疗姿势同"扣揉"的第一式。

①术者将双肩关节放松，拇指在前，其余四指在后，双手自患者肩部沿上臂顺序交替捏拿至肘部 2~3 次。

②术者站在患者后外侧，术者将与患者患肢同侧脚放在木凳上，将患肢放在术者支起来的腿上，以两手拇指沿着患者肩胛骨内侧缘捏拿 2~3 次，然后以两手拇指在冈下窝处做环形按压 2~3 次，再以右掌按揉冈下肌 3~5 次，最后自患者肩头沿上臂捏拿到肘部反复 2~5 次。

③术者放下蹬在凳子上的脚，用双手对患者肘部至腕部的筋脉进行分理，然后用双手挤压腕部反复做旋转动作 3~5 次。

第四步：大旋。患者取坐位，术者站在患者前外侧。

①术者用与患者患侧对侧手掌的尺侧（掌外侧）推动患者前臂向后做环形转动，在患肢上举即将呈垂直位时，术者用与患者患肢同侧手按压患者肩头，并颤压一下，此手法动作重复做 2~5 次。

②术者用与患者患侧对侧手托扶住患者患肢腕部，术者在原位上，以与患肢对侧之足向患侧进身一步，以与患侧同侧手握住患者之拇指，或术者用双手握住患者腕关节，双手同时用力，呈垂直式，将患肢上提过顶，进行牵引。

第五步：运肩。患者取坐位，术者站在前外侧用与患者患侧同侧手放在患者肩上部，将患肢肘部放在术者肘上部，术者用与患者患肢对侧手和放在肩上部之手，两手交叉相合扣揉病损肩胛部，前后旋转 3~5 次，以运活肩关节。然后将患者上肢向上搬起尽量呈垂直状使肩关节向后展，并用术者与患肢对侧拇指按压肩贞穴和冈下窝各 3~5 次，并加指揉或掌揉法治疗。

第六步：活肘。患者取坐位，术者站在患者后侧，以与患者患肢对侧之手握住患肢手腕，以与患者患肢同侧之手把握患者肘关节，术者持与患肢对侧手腕向患者后面进行伸拉，使肘关节伸直，再使肘关节屈曲、伸直各3~5次。

第七步：舒筋。患者取坐位，术者站在患者前外侧，术者以与患者患肢同侧之手握住患者患肢拇指大鱼际或腕部，术者另一手握住患肢肘外侧，使其肩肘关节约呈90°前屈位，术者双手同时相对用力，使患者上臂外旋2~3次。然后术者将与患者患肢同侧脚放在木凳的外侧缘，并用膝关节顶住患者腋窝下部，双手握住患者患肢的腕关节，使其腕关节呈背伸位，同时将患侧上肢向外侧平举用力牵拉2~3次，然后伸直患肩做轻微颤抖3~5次。

第八步：双牵。患者取坐位，术者站在患者背侧，用双手分别握住患者两手尺侧三指，同时向上推其前臂，使其肘关节屈位，自上而下伸拉2~3次，反复2~3次。

术者将患者两臂交叉在胸前，右臂在上，左臂在下，术者左手握住患者右手腕，右手握住患者左手腕，左右手对抗用力牵拉2~3次。然后将患者两臂倒置，左臂在上，右臂在下，同上再做牵拉2~3次。

第九步：活络。患者取坐位，两手放松，双臂自然下垂，术者站在患者正前方，用双手分别握住患者两手尺侧三指，使患者两臂向上、外展牵拉2~3次。然后术者继续向外展，继而术者向前进身将患者双臂折回，术者以两肘尖点压患者两侧肩上部，并同时向外撑展上提双上肢2~3次，术者双手分别握住患者两手尺侧三指，将患者双上肢伸直后做轻微颤抖3~5次。

活血舒筋手法的主要作用是舒筋活络、祛风散寒、止痛、行气活血、滑利关节。摇臂、扣揉、捏拿、活肘、舒筋等手法配伍使用可舒筋活络，祛风散寒，缓解肩部疼痛；摇臂、捏拿、大旋、运肩、活肘、双牵、活络等手法配伍使用可行气活血，滑利关节，使患肩恢复到正常活动度。

（3）十步正骨手法治疗腰椎间盘突出症：腰椎间盘突出症是临床上的常见病、疑难病，常因久治不愈而影响工作和日常生活。叶希贤自20世纪50年代初就开始了腰椎间盘突出症的临床治疗工作，在用传统中医治疗方面有着丰富的经验，并总结出治疗腰椎间盘突出症的"十步正骨法"。该项课题的研究于2002获天津市科技进步三等奖。

第一步：揉背。患者取俯卧位，全身舒直，头向左或向右侧旋转，放松全身肌肉。术者立于患者左侧，以右手或左手手掌根部（大鱼际）自脊柱右侧骶棘肌上端开始顺序缓揉而下，直至腰骶部。同样揉法施术于左侧，均反复2~3次，最后自上而下按压脊柱2~3次。有理筋、缓解紧张的作用。

第二步：封腰。患者取俯卧位，术者在两侧腰三角处用两手拇指和中指端徐徐用力按压。多数患者会感觉酸痛舒适，术者往往可于脊柱侧弯凸侧腰三角处摸到梭形结节（如橄榄核状），压之锐痛，须用拇指或中指顺结节边缘渐向核中部轻缓按揉之。此法可放松肌肉，减少脊柱侧凸与后凸畸形等。

第三步：放通。患者取俯卧位，术者自腰骶部开始按第一步的揉背法衔接而下，先至臀沟，相当于坐骨结处，反复3次。后自臀沟沿坐骨神经走行方向至足跟后部顺揉而下亦反复3次。先在臀沟中线以两大拇指交替按压少顷，移至腘窝中部仍以两大拇指交替按压少顷，再移至小腿后部相当腓肠肌腹与肌腱合部按压少顷。然后下顺按压至跟腱外侧，在外踝后部按压少顷。此法有松弛神经紧张，减少疼痛的作用。

第四步：搬按。

①患者取俯卧位。术者右手托住患者右股骨下端前，左手按住腰骶关节斜形搬按。有时可听到下腰椎部关节作响。同法施行于左侧。

②患者取俯卧位，术者左手搬住患者右肩前部，右手按住患者腰骶关节做斜形搬按。同法施行于左肩部。此法主要是牵拉前纵韧带使其弛缓放松，加宽前部的椎间隙是整复突出腰椎间盘的准备条件。

第五步：牵抖。患者取俯卧位，以双手攀扣床沿，术者以两手握住患者足踝部，拉直患者躯干向下牵引，然后放松。此时松松地握住两足踝部横摇摆动，使两膝左右旋转，待患者周身松弛，持紧足踝突然抖颤，然后术者用两手向下牵引，以右手锁按两足踝后部，用左手挥按其下腰部。本法主要是采用对抗牵引与抖颤力量以拉紧后纵韧带，可能迫使突出的椎间盘被拉紧之韧带还纳归位。抖顿时要使躯干呈波浪式活动，但不可用力过猛以免发生意外损伤。

第六步：斜扳。患者取左侧卧位，右下肢伸直，左下肢屈曲放于右下肢之上。术者立于患者背侧，右手掌推住患者右髋部之外缘，左手拉住患者右肩前部。两手相反用力，稳脆旋转，可听到下腰椎关节部位作响。同法施用于对侧。本法主要是拉紧后纵韧带，促使突出物复位，以缓解神经根的压迫。

第七步：搋迭。患者取仰卧位，自大腿根部向下顺揉至小腿踝部，反复3次。然后自上而下搋揉，沿胫骨内缘后侧寸许，自上而下以两大指迭压至内踝后窝压迫少顷。同法施于对侧。本法可使患者肌肉轻松舒适。

第八步：宣泄。患者取仰卧位，屈曲双侧膝髋，术者以双手握患者双膝做左右摇摆动作，左右各反复做7~8次。然后术者以右手推按患者双膝，使其从左侧向右侧极度斜倒，左手按住左肩前部做对抗，两手同时按压。同法施于对侧。此法可使突出的椎间盘向回退缩。

第九步：压牵。患者取仰卧位，将两膝强度屈曲接近腹壁，并以两手紧握两侧床沿，术者两手用力按患者双膝，然后以双手各握住患者两踝用力向下稳健抻拉。

第十步：起伏。患者坐起以两手指交叉锁住患者屈曲双膝，术者右手扶持患者两小腿胫骨中部，左手扶持患者颈后部，使患者仰面向后倒下，术者两手前后扶接起伏如不倒翁状，最后趁其倒下时，嘱患者松开自己双手，术者握住患者足踝部再次向下稳脆抻拉。此法能宣泄腰肌紧张，松弛膝关节，术后患者感觉舒适。

（四）叶希贤伤科诊病经验

叶希贤认为伤科疾患，治病易、认病难，治病重在诊断，才能对症施术。在临床上以望、问、摸、比四诊合参，提倡声色、形态和摸问结合之诊查方法。

1. 望诊

四诊之中望诊为先，除了望神色、形态和舌象之外，局部望诊中应注意形态变化，掌握畸形特点，注意患肢有无残缺、短缩、肿胀、皮色、创面、创口等，以推测分析其病情。此外更应注意肢体的功能，通过患者肢体功能障碍的表现，印证其为伤筋还是骨折及损伤的严重程度。叶希贤根据几十年的临床经验，总结归纳：屈而不伸病在筋，伸而不屈病在骨。

2. 问诊

问诊即通过询问患者主诉了解致伤原因。通过对患者现病史、既往史、家族史及自觉症状等的了解，确切掌握病情，为治疗提供依据。叶希贤总结伤科十问歌诀：一问损因、二问便、三问饮食、四问伤（受伤部位）、五问周身、六问时（受伤时间）、七问医治（治疗过程和后果）、八问病（肿胀疼痛功能情况）、九问寒热孰轻重（受伤后周身有无发热恶寒）、十问家族全知情。

此外，叶希贤还十分重视摸诊和比对，通过触摸骨伤局部可以了解损伤后骨及关节形状、性质、移位情况，是诊断及治疗的依据。摸法的要领乃沿着骨骼、筋肉由上至下，同时要与健侧对比，双侧相同为正常，有差异的为病态，相差越大病情越重。

（五）内外兼治，重视辨证用药

叶希贤治疗伤科，不但重视手法，而且对药物应用也非常重视。治伤主要方药，无论内服外敷均取其消肿止痛、养筋活血、破瘀通络的功效。在长期临床实践中，叶希贤对自制药物要求严格，精选药材，一丝不苟。自制制剂常用的有延桂散、腰痛合剂、中白散、荣筋片、活血片、接骨灵丹等，临床效果良好。如中白散原为接骨醋膏，专治新旧骨折，能止痛、祛瘀、消肿，接骨效果奇佳，贴药后药力渗透，不仅加速祛瘀、消肿，保护皮肤，且不妨碍 X 光检查。再如，一直沿用至今的荣筋片、活血片、接骨灵丹充分体现了中医伤科的三期辨证用药，即一期活血化瘀用活血片；二期接骨续筋用接骨灵丹；三期补益肝肾用荣筋片。但叶希贤不偏狭自秘，中华人民共和国成立后即把秘方献给国家和医院，济世救人，可见一斑。

现将叶希贤常用方药列举如下。

1. 延桂酊（搽药）

组成：延胡索 31g，桑桂枝各 31g，羌活 31g，独活 31g，荆芥 62g，防风 62g，汉防己 31g，五加皮 31g，海桐皮 31g，制乳香 31g，制没药 31g。

功效与适应证：祛风散寒，舒筋活血，通络止痛。用于跌打损伤、风寒湿痹。

制用法：用白酒 2.5kg 泡上药至 21 天，过滤，压净，装瓶备用。用时先将药酒温热或用火点燃后待温涂搽患处。

2. 腰痛合制

组成：当归 6g，红花 6g，牛膝 10g，威灵仙 6g，桃仁 10g，杜仲 10g，川续断 10g。

功效与适应证：补肾活血止痛。用于一切新旧损伤腰痛，肾亏腰痛。

制用法：水煎服，每日 1 剂，服两煎。

3. 中白散

组成：人中白 15g，五倍子 31g，飞罗面适量。

功效与适应证：能续筋骨。用于新旧骨折。

制用法：上药研末，先将醋熬开，放入药面，最后用飞罗面搅匀成糊状，敷患处包扎固定。

特点：能透 X 线光，固定力强。

禁忌：忌用铜铁工具。

4. 荣筋片

组成：熟地黄、甘草、牛膝、蒺藜、陈皮、杜仲、茯苓等。

功效与适应证：滋补肝肾，舒筋活血，疏风散寒。用于腰腿疼痛、步履艰难、骨质增生等症。

制用法：口服。一次 4~6 片，一日 2 次。

批准文号：津药制字（2001）Z 第 0195 号。

5. 活血片

组成：当归、二茶、三七、红花等。

功效与适应证：舒筋壮骨，活血止痛。用于跌打损伤、骨折、气血瘀滞、肿胀疼痛等。

制用法：口服。一次 5 片，一日 1~2 次。

批准文号：津药制字（2001）Z 第 0196 号。

6. 接骨灵丹

组成：红娘虫、血竭、威灵仙等。

功效与适应证：接骨续筋，消瘀止痛。用于跌打损伤、筋伤骨折、红肿疼痛等。

制用法：口服。一次 4 片，一日 2 次。

批准文号：津药制字（2001）Z 第 0208 号。

四、临证经验

验案举隅 1：右肘关节后脱位

患者女，22 岁。

主诉：右肘关节疼痛、不能伸屈活动 70 余天。

现病史：患者摔倒时，右掌心在肘关节伸直位触地，关节剧烈疼痛，随即右肘关节肿胀疼痛，致右肘畸形、压痛、活动受限，经当地医院就诊，诊断为右肘关节后脱位，先后经 4 次手法复位均未成功。

查体：肘部外观畸形，压痛明显，肿胀，弹性固定于半屈半伸位，上肢肌肉挛缩，可触及鹰嘴明显向后突出，在其上方可见一处明显凹陷，肘窝饱满，肘后三角关系紊乱，可摸到肱骨下端，肘部前后径增宽。

西医诊断：右肘关节后脱位（陈旧性）。

治疗过程：第一步用舒筋法粘连松解后，在 X 光透视下进行第二步拔伸屈肘整复法，一次复位成功。整复后，检查双侧上肢对称，肘窝正常，肘后三骨点整齐。做复位后处理：经 X 光检查证实已复位后，用石膏固定保持肘关节在 90° 固定位置，1 周后解除外固定，2 周后解除三角巾，令患者进行功能锻炼，活动肘关节至正常出院。随访 1.5 年未复发。

按语：肘关节脱位伴随骨折是上肢常见的伤害之一，且在所有大关节脱位病例中居首位。该病变可分为前脱位、后脱位、外侧脱位及内侧脱位四种主要类型，并可能出现肱骨远端压入桡骨和尺骨间导致的爆裂性脱位。此类伤害多发于青壮年人群，且男性患者显著多于女性。传统治疗方法主要依赖于手术开放复位和内部固定，但手术过程中可能导致炎症、关节僵硬等并发症，同时手术可能对周围骨折区域的血液供应造成较大破坏，影响恢复效果。中医正骨手法提供了另一种治疗途径，它以中医的理论为基础，通过牵引、弯曲、旋转等操作手法，有效地恢复了肘关节的解剖结构。随后应用外固定如石膏进行塑型固定，以达到良好的复位和固定效果，这种方法减少了手术带来的并发症风险，同时对患者的恢复也有积极影响。在手法的运用上，叶希贤反对施用一成不变之手法，注重按患者症状，有所侧重地灵活运用手法，常曰："体质千差万别，禀赋因人而异，在手法上应各有所施，其瘥可速也。"肘关节是一个复合性关节，由肱尺关节、上尺桡关节组合而成。如手法整复运用不妥，会造成骨折及血管、神经损伤。陈旧性肘关节脱位，因损伤后失治、误治及多次粗暴手法复位等因素导致，使患部瘀血凝滞，关节周围粘连，筋膜、肌腱、韧带拘挛僵硬。若手法处理不当，常造成严重的并发症，并且由于血肿机化、筋腱粘连、关节腔内肉芽瘢痕填塞及肱二头肌等肌肉挛缩导致整复非常困难。叶希贤在治疗过程中以舒筋法起手，治疗前期注重理筋，以松解为首要目的，以期达到舒筋活血、松解粘连之功。在肘关节的活动范围逐渐增大后，再行整复手法，最终达到"筋骨平衡"的结果，使患者达到最佳的康复效果。

验案举隅 2：右肩凝症

患者男，41 岁，干部。

主诉：右肩痛伴活动受限 3 个月余，经内服药及外用膏药治疗均无效。

现病史：患者摔伤后右肩关节痛 3 个月余。患者自诉雪天出行摔倒，出现右肩关节疼痛，呈刺痛、胀痛感，肩关节各方向活动均因疼痛受限，昼夜程度大致相同，影响夜间睡眠。

查体：右肩外展 60°，右上肢前屈上举 80°，后伸 20°，外旋、内旋均极度受限且伴剧烈疼痛，肱二头肌腱长头有显著压痛。

中医诊断：右肩凝症。

治疗过程：采用摇臂、扣揉、捏拿、活肘、舒筋等手法直接作用到病变部位，促进血液循环，松解肩关节周围肌肉等软组织的紧张、拘挛，达到行气活血、缓急止痛的作用。大旋、运肩、双牵、活络等手法，可舒筋通络、滑利关节。在 8 周内经 22 次手法治疗，症状完全消失，患侧肩部活动与对侧相同，恢复正常工作。

按语：肩凝症是肩关节周围软组织发生的一种范围较广的慢性无菌性炎症反应，可引起软组织广泛性粘连，限制肩关节活动。肩凝症又称肩周炎，俗称"五十肩"，多发于 50 岁左右的人群，属于中医"痹证"范畴。《类证治裁》中指出，中年之后由于气血不足，引发肝肾亏损，导致筋脉得不到充分滋养，加之风寒湿邪外侵，阻碍经络，营养和防御的气血流通受阻，故在肩部形成肩凝症。疼痛在夜间加剧，长此以往可能导致肩部肌肉紧缩和活动范围受限。这是因为随着年龄增长，身体逐渐衰弱，肝肾功能不足，气血供应不足，血液循环变慢，无法有效滋养肩部经络和骨骼，加之外界邪气侵扰和过度劳损，导致风寒湿邪在肩部聚集，造成气血瘀滞，从而引发疼痛。西医对肩周炎的理解则侧重于软组织的无菌性炎症，认为是肩部软组织发炎，肩关节周围的肌腱、韧带等结构的损伤或退变，刺激到神经末梢，从而产生疼痛感。这种炎症反应可能与肩部的过度使用、损伤或年龄相关的退化有关，最终导致肩部疼痛、僵硬和活动范围受限。综上所述，中医和西医对肩周炎的诊断和理解各有侧重，中医更注重从整体调和、气血流通角度分析疾病的成因，而西医则侧重于具体解剖结构和局部炎症反应。两种视角各有其独到之处，这为肩周炎的治疗提供了多样化的思路和方法。《济生方·尪痹》曰："风寒湿三气杂至，合而为痹，皆因体虚。腠理空疏，受风寒湿气而痹也。"叶希贤在肩凝症的治疗上非常重视手法的运用，诚如《医宗金鉴·正骨心法要诀》所云："手法者，诚正骨之首务。"叶希贤临证持"七分手法，三分药"之说，先用揉臂、捏拿等手法，松解了肩关节周围到肌肉等软组织的紧张、拘挛，使肩部肌群得以行气活血，起到缓急止痛的作用。而摇臂、运肩、舒筋手法，是逐步以手法升抬、外展患肢，由浅到深，幅度由小到大，刚柔相济，所谓"法之所施使患者不知其苦"，起到了舒筋通经活络的作用。捏拿手法的使用，不仅起到舒筋活络及贯通气血的作用，对于肩部的病变位置还起到了消除痉挛、剥离粘连的作用，实为进一步增加患肢活动功能范围的基础。其活动时，大旋、双牵等手法对剥离纤维性粘连，恢复肩关节功能可起到重要作用。和络手法不仅有巩固肩关节活动功能的效用，同时因其力量直达肩部，可使经脉贯通，气血和畅，剥离粘连，改善患肢功能。纵观叶希贤九步手法，轻重相宜、深浅宜彰，手法之间步步衔接，连贯始终。

验案举隅 3：腰椎间盘突出症

患者男，30 岁，工人。

主诉：腰部酸胀疼痛伴左下肢麻木、放射痛 2 年余，加重 1 个月。

现病史：患者腰部疼痛、活动不便伴左下肢麻木 2 年余，近日受凉后加重。久坐后加重，卧床休息可见缓解。当时未予重视，未行规律治疗，后时有反复，自行外敷止痛药膏及休息后症状减轻。患者 1 个月前因劳累久坐后，出现腰痛如折、屈伸受限，右下肢无力伴麻木触电感，休息后无缓解，未见大小便失禁。

查体：脊柱明显向右侧凸，生理前凸消失，后伸受限，病侧弯曲时感觉同侧下肢疼痛麻木。直腿抬高试验：右侧 40°，左侧 75°。右侧膝腱反射减弱，第 4、第 5 腰椎棘突旁右侧有明显压痛，并向右下肢放射。右侧踇背伸肌力减弱（Ⅳ级）。X 光片显示脊柱生理前凸减小，侧凸向右。第 4、第 5 腰椎间隙左右宽窄不等。

西医诊断：腰椎间盘突出症（右侧第 4、第 5 腰椎）。

中医诊断：腰痹。

治疗过程：先用揉背、封腰的松解类手法，通过掌、指的点按、揉摩松解腰背部肌肉紧张，起到舒筋活络的作用。在下肢操作的手法为放通、搓迭等，其能疏通下肢经络，起到缓解下肢疼痛和麻木的作用。最后使用斜搬、搬按、宣泄、牵抖、压牵等手法，使椎体间相互旋转或者拉伸椎体间隙，改善突出腰椎间盘组织和神经根的位置关系，减轻由于压迫引起的疼痛、麻木症状。前后共行手法治疗 4 次，症状完全消失，2 周后恢复工作。

按语：腰椎间盘突出症是临床上较为常见的疾病，成因多样，包括腰椎间盘退变变性，纤维环破裂，髓核突出刺激腰脊神经根、马尾神经，引发腰痛，下肢疼痛、麻木、活动受限等临床表现。近些年，随着我国居民生活方式和环境的变化，腰椎间盘突出症的发病率有所上升，同时，患病人群呈现出年轻化的趋势。从中医学角度看，腰椎间盘突出症可纳入"腰痛""痹证"等范畴。中医学认为，该病的发生主要与肾精不足、脏腑功能失调、气血运行不畅及筋骨失养密切相关。肾藏精，主骨生髓，肾精充足则骨强筋韧，肾精不足则筋骨失养，易导致腰部疾患。同时，气血是人体正常生理活动的基本物质，气血不足或运行不畅也会影响筋骨功能，导致腰痛。此外，中医学还强调外邪侵袭（如风、寒、湿）为腰椎间盘突出的重要诱因之一。外邪侵犯人体，阻碍气血运行，使得腰部筋骨失去滋养，从而诱发或加重疾病。面对腰椎间盘突出患者，叶希贤认为应辨证施治，其在笔记中写道："手法如针如药，辨证所施以为治。"根据患者的不同时期、不同证候，选择不同的手法。如急性期多采用轻柔舒缓的揉摩、重镇的点按等手法缓解痉挛、镇静止痛；亚急性期可采用快而重的封腰手法活血化瘀、轻快的散法消散水肿；

慢性期多采用理筋整复，松解粘连类的搬、牵类手法；恢复期可使用封腰法补肾纳气、强腰壮体。手法针对证候所施得当与否是治疗的关键。在手法的运用上，纵观叶希贤治疗腰椎间盘突出症的十步手法，其不是单作用于病变腰椎局部，而是从整个脊柱的稳定性入手，力图调整病变微观结构，使之达到新的平衡。其中牵抖、起伏和搬按手法的综合运用，体现了局部治疗与整体治疗的统一。

验案举隅 4：神经根型颈椎病

吴某，男，44 岁，职员。

主诉：颈项、背部疼痛伴左上肢疼痛、麻木 4 天。

现病史：患者颈项、背部疼痛伴左上肢疼痛、麻木 4 天，就诊于当地医院，查颈椎 X 片示：颈椎生理曲度改变，椎体骨质增生。患者精神差，痛苦面容，情绪烦躁，颈项疼痛剧烈，上肢疼痛、麻木，纳差，寐差，舌淡苔白，脉细数。

查体：颈部旋转活动受限，颈项及左肩部肌肉紧张僵硬，触及条索状结节，颈 5、颈 6 棘突压痛（＋＋），左侧肩胛部压痛（＋），臂丛神经牵拉试验：左侧（＋）、右侧（－），椎间孔挤压试验：左侧（＋）、右侧（－），双侧霍夫曼征（－）。

西医诊断：神经根型颈椎病。

中医诊断：项痹。

治疗过程：患者取端坐位，颈部自然放松，医者采用按法、揉法、滚法等手法放松颈部软组织 5~10 分钟。医者两手交叉握住患者颈部，将患者额头轻置于医者前胸，两手虎口托住患者下颚，然后两手逐步发力，向上悬提，以达到牵引力。治疗 1 个疗程后，患者疼痛症状完全消失。

按语：神经根型颈椎病是颈椎病中最常见的一种类型，占颈椎病患者的 60%~70%。患者通常会出现颈肩疼痛、颈部肌肉僵硬、手臂放射性疼痛和手臂感觉异常等症状。在中医体系中，颈椎病被归为"痹证"，亦称作"项痹"。根据《内经》的论述，痹证根据疾病影响的身体部位可以分为 5 种类型：皮痹、肌痹、脉痹、筋痹和骨痹。其中，病变影响到骨头时会造成身体沉重，不易移动；影响到血脉时，会导致血液凝滞，血流不畅；累及筋腱则会出现屈伸不利的状况；若疾病侵犯肌肉，会感到肌肉麻木；而皮肤受累则表现为寒冷感。还有观点认为这种病症是由于身体正气不足，卫外功能失调，加之风、寒、湿三种邪气混杂侵入人体，导致气血运行不畅、经络受阻。随着时间的推移，这些问题会进一步演化为痰浊和瘀血，堵塞经络，影响关节和经脉中气血的流动，从而引发以疼痛为主要特征的疾病。

叶希贤言："手法如针如药，辨证所施以为治。"深刻体现了他在中医按摩治疗上的独特见解与深邃智慧。他在继承了中医传统八法的基础上，结合临床实践，对各种按摩手法进行了系统分类与创新应用。这种方法论的精髓，在于它能够根据患者的具体病症，结合患者部位的具体需要和功能状态，进行个性化的辨证施法，体现了中医"因人、因时、因地制宜"的治疗原则。在实际操作中，叶希贤倡导的手法轻巧而不采用暴力，充分体现了中医推拿"以柔克刚、以静制动"的治疗哲学。在治疗伤筋证时，叶希贤能够根据伤筋的具体情况，灵活运用拉拽、摇摆、点压等多种不同手法，旨在促进局部气血运行，消除血瘀，解除经络阻塞，从而达到缓解肌肉紧张、舒缓疼痛、恢复肢体功能的目的。不仅能够有效促进受损组织的修复，还能够避免因使用力量过度而对患者造成二次伤害。

五、学术传承

叶希贤不仅是天津早年间著名的中医骨伤学家，更是一位致力于中医骨伤学传承与发展的伟大先驱。叶希贤用毕生的精力，推动了中医骨伤学的临床应用、学术研究和教育传承，让这一古老而珍贵的医学瑰宝在现代焕发出新的光彩。

（一）继承传统，技艺为先

中医作为中国传统医学的一部分，拥有几千年的历史和丰富的理论体系，对人类的医疗健康产生了深远的影响。叶希贤认为只有继承最本源、纯正的中医技能，才能谈继承和发展中医。叶希贤同时指出继承和实践是密不可分的，他倡导要让学生们认识到，中医是一门强调经验和实践的学科，因此需要学生们亲自参与中医的临床实践。通过亲身实践，可以积累宝贵的经验和技能，提高他们的中医水平。叶希贤常提倡还要引导学生对中医的兴趣，这可以通过讲述中医的历史故事、介绍中医的奥秘、展示中医的疗效等方式来实现。老师可以用生动的案例来激发学生的好奇心，使他们对中医产生浓厚的兴趣。

（二）追根溯源，洞察历史

中医学是中华文化宝库中的一颗明珠，它通过经典文献和古籍传承了千百年的医学智慧。《黄帝内经》《伤寒杂病论》《金匮要略》等中医经典承载了中医的发展脉络，反映了中医理论和实践的发展历程。叶希贤认为，想继承和发展中医技能，就先必须了解、学习中医历史，要学会以史为鉴，即学会从历史中找到未来的方向，更要学会从历史中找到前人失败的原因。只有不断地了解历史、追根溯源，我们才可以更好地理解中医的精髓，知道未来的方向，促进传统中医和现代医学相结合，为人类医学文化的繁荣和进步做出贡献。

（三）仁术仁心，不忘医德

叶希贤认为，医疗行业不仅需要精湛的临床技艺，还应注重医德的培养，做到"仁术仁心"。他引用《大医精诚》中"凡大医治病，必当安神定志，无欲无求，先发大慈恻隐之心，誓愿普救含灵之苦"的理念，强调治病救人是医生的天职。叶希贤常教导学生，中医深根于中华传统文化，医德对医生和患者都有重要意义，因为医生的道德行为能够与患者建立信任关系。孙思邈曾说："人命至重，有贵千金，一方济之，德逾于此。"叶希贤也基于此观点教导后辈们，应以患者的最佳利益为优先，提供专业、诚实和关怀的医疗服务。叶希贤强调中医师应坚守医德，抵制金钱诱惑，以"大慈恻隐之心"去减轻患者的痛苦。他所提倡的"仁术仁心"，要求医生在掌握专业技能的同时，注重内心修养和道德培养，建立基于信任和尊重的医患关系。医生应倾听患者，理解其需求，以同理心去服务患者，确保医疗效果良好。

（四）人才培养成果

1. 传承方式

叶希贤伤科自叶希贤肇始，迄今已历数十载。叶希贤以医济世，专研伤科，广纳博闻，融会贯通。治疗之法，既承传统之精华，又开现代之新篇，治愈无数患者，功益一方。其后，叶希贤之术，传子授孙，世代相承，不仅深植于家族之内，亦扩散于医院之中。今之传承特点，主分为院内传承与家族传承两途。

院内传承，即医院内部师生相传，其特点在于系统教学与实践并举。广纳学生，不拘一格，以医院为基地，结合理论与临床实践，强调科学研究与技能训练，致力于医术之传承与创新，在医院内部，除了一对一的师生传授外，还采用了讲座、研讨会、临床轮岗等多种教学方法。不仅可以系统地传授叶希贤中医伤科的理论知识，还能在实践中加强学习者的临床思维和操作技能，并更好地融合西医学的新知新技。医院内部传承模式让叶希贤中医伤科能够更加灵活地适应医学教育的现代化要求，促进了学科的创新和发展。通过院内授课培养出了如邱德久、刘洪涛等出色的二代弟子。三代弟子中以王平、古恩鹏、孔令勤为代表。王平历任骨伤科主任、骨伤教研室主任、中华中医药学会骨伤科分会常委、天津中医药学会骨伤专业委员会主任委员，并荣获天津市劳动模范、抗震救灾"五一劳动奖章"等称号。古恩鹏曾任天津中医药大学第一附属医院骨伤科党支部书记、天津市滨海新区中医医院院长，现任天津中医药大学第二附属医院院长。第四代传人中则以刘爱峰、张君涛为代表，其中刘爱峰为博士后，现任我院骨伤科主任，为天津市青年名中医、天津市津门医学英才、天津市"131"第二层次人才、天津市高校"中青年骨干创新人才"、天津市青年创新能手、天津中医药大学教学名师。张君涛主任是硕士研究生导师，任天津市中医药学会骨伤专业委员会秘书长、天津市中医药学会针刀专业委员会委员、中国中医药研究促进会骨质疏松分会理事、中华中医药学会骨伤科分会青年委员会委员等职。

家族传承即沿着家族血脉相传，代代相继，至今已传承四世。这种传承方式不仅限于理论知识的学习，更重要的是实践技能的培养和医德医风的熏陶。家族成员从小就在临床实践中观摩和学习，通过师徒式的教学方式，逐步掌握诊疗技巧，了解患者的心理状态，学会如何与患者建立信任关系，这种方式保证了医学技能和理念的纯正延续。传承人包括其子叶振芳，并通过父子传承一直延续至其孙叶勇、太孙叶云天。

传承图谱：

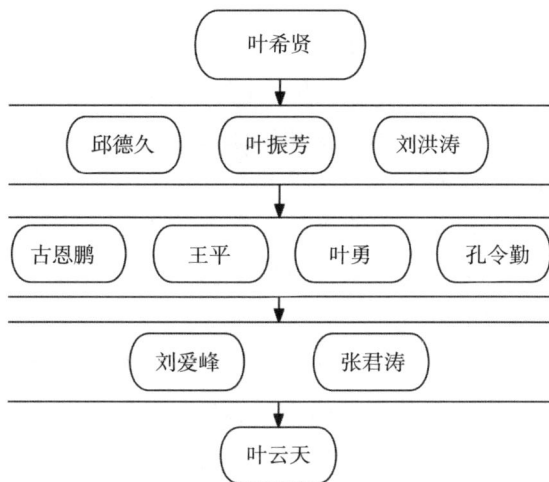

2. 主要传承人

王平：中共党员，教授，博士研究生导师，主任医师，天津中医药大学第一附属医院骨伤科主任。全国卫生系统先进个人、天津市中青年名中医、全国中医系统急救工作先进个人、天津市教委劳模创新工作室负责人，兼任美国明尼苏达州西北健康大学客座教授、中华中医药学会骨伤科分会副主任委员、天津中医药学会骨伤专业委员会主任委员。荣获天津市劳动模范、"九五"立功先进个人、天津市抗震救灾"五一劳动奖章"先进个人、天津市卫生行业第九届十佳医务工作者等称号。

主持及参与国家、省部级课题 5 项，获国家科技进步二等奖 1 项，省部级科技进步奖 5 项，教育部成果 2 项，国家专利 2 项，主编专著 7 部，副主编教材 4 部，以第一作者或通讯作者发表论文 40 余篇。研究成果作为"十年百项"向全国推广。主编的《实用整脊手法技术》和《脊柱关节肌骨病红外热成像彩色图谱》受到业内广泛关注。

王平通过总结多年的临床经验，提出手法"辨位施术"理念，融合津门叶希贤伤科传统手法正骨技术和美式整脊技术，在治疗颈椎病、冻结肩等颈肩疾病中获得重大突破。不强调药物与手术，通过施加切实合理的外力干预或改变骨连接的相对位置关系，影响特定的包括局部及整体的不平衡状态。在颈椎手法中，王平的枕骨顿压推法、枕骨旋转过伸法、枕骨牵引下顿挫拔法、枕寰枢联合调整手法、颈椎序贯牵旋推还手法、颈椎侧屈旋扳手法等对治疗神经根型颈椎病、颈性眩晕、颈椎小关节紊乱症、寰枢关节不对称、颈椎失稳等疾病疗效显著而确切。

刘爱峰：1979 年 2 月生，中共党员，医学博士、博士后，主任医师，教授，硕士、博士研究生导师。全国中医临床特色技术传承骨干人才、天津市青年名中医、天津市津门医学英才、天津市"131"第二层次人才、天津市高校"中青年骨干创新人才"、天津市青年创新能手、天津中医药大学教学名师。意大利安科纳联合大学医院访问学者。现任天津中医药大学第一附属医院骨伤科副主任、教研室副主任，兼任中华中医药学会骨伤分会青年委员会副主任委员、中国中医药研究促进会骨伤分会保膝专业委员会主任委员、中国中西医结合学会骨伤科分会保膝专业委员会副主任委员、教育部高等学校教学指导委员会中医骨伤科学课程联盟理事、国家自然科学基金评审专家、天津医疗健康学会运动与康复专业委员会主任委员、天津市中西医结合学会骨伤专业委员会副主任委员、天津医师学会骨科专业委员会微创学组副主任委员、天津市医学会运动医学专业委员会委员、天津市生物医学工程学会专业委员会常委、天津市中医药学会骨伤专业委员会委员、天津市生物医学工程学会专业委员会常委、《国际生物医学工程杂志》编委、《中国中医骨伤科杂志》编委、中国组织工程研究审稿专家等职。

主持国家自然科学基金课题 3 项、参与 2 项，天津市科学技术委员会课题 2 项，主持天津市卫生计生委项目 2 项，主持天津市体育运动委员会重点课题 1 项，主持中国医学科学院中央级公益性科研院所基本科研专项课题 1 项，主持中华中医药学会骨病防治交叉研究项目 1 项，参与国家中医药管理局横向课题 3 项。以第一作者发表代表性论文 38 篇，其中 SCI 收录 11 篇；已授权专利 6 项（第一）；参编著作 4 部（包含担任主编 1 部、副主编 1 部）、教材 5 部（担任副主编 3 部），参与制定专业指南 3 项。获天津市科技进步二等奖 1 项（主持）、中华中医药学会科技进步三等奖 1 项（主持）、中华中医药学会学术著作奖三等奖 2 项。发明专利 1 项（第一）、实用新型专利 5 项（第一）。2022 年获得第三届中国健康长寿创新大赛三等奖 1 项（第一），2023 年获产业融合发展＠新科创新赛全国总决赛三等奖（第一）、第九届中国国际"互联网＋"大学生创新创业大赛天津赛区一等奖（第一指导教师）。此外，他还是第二批天津市中医经典临床高级人才班学员。现已培养硕士、博士研究生 32 人。并将手术直播教学、虚拟现实技术辅助教学引入临床规培带教。

在日常临床诊治中，刘爱峰认为"骨正"稳定而不弯曲，"筋柔"坚韧而不强硬，"肉实"灵敏而不痿弱，即为"骨正、筋柔、肉实"。慢性筋骨病属于中医"痿""痹"范畴，病在五体。而其发病则与筋、骨、肉三者动静力失衡密切相关，三者在致病上相互影响，终至"骨失其正，筋失其柔，肉失其实"。以"筋、骨、肉"为核心，通过"实肉"达到治疗和防病。肌肉起主动作用，肌肉的运动牵拉筋，带动骨的各种活动。在骨病或骨折的恢复过程中，肌肉生理平衡的恢复直接影响筋和骨的修复能力。他通过对"筋、骨、肉"对应解剖结构、功能及其生理病理相互影响进行论述，明确"骨正、筋柔、肉实"理论内涵，对"筋、骨、肉"辨证在骨伤科疾病防治中的应用进行探讨，以期为临床诊治提供新的思路。

张君涛：中共党员，主任医师，硕士研究生导师，天津中医药大学第一附属医院综合康复科主任。兼任国家自然科学基金评审专家、教育部学位中心评审专家、天津市科技局评审专家、天津市医疗保障工作专家、天津市医疗事故鉴定委员会专家、国家中医药管理局循证课题组成员、中华中医药学会骨伤科分会委员、中华中医药学会微创分会委员、中国中医药研究促进会骨伤科分会常委、中国中医药信息学会科技创新与成果转化分会第一届理事会常务理事。

主研国家自然科学基金2项,参加国家自然科学基金2项、国家"十一五"课题2项、国家"十二五"课题1项、行业重大专项课题1项、省市级课题7项。获天津市科技进步二等奖1项、三等奖1项,中华中医药学会科技进步三等奖2项、专著奖5项,省部级成果10余项。共发表论文50余篇(包括SCI 6篇),参编著作8部。发明专利5项(已授权1项),实用新型专利授权4项。

张君涛在临床中提出了"筋骨并重、内外兼治"和"阶梯治疗,最小创伤"的治疗理念。张君涛通常根据病情严重程度和患者体质制定个性化治疗方案,对于轻微疾病或早期疾病倡导从最基础的生活调理开始,逐步加强治疗力度,务必避免病情加重。

参考文献

[1]张君涛,古恩鹏,孔令勤,等.津门中医伤科名家叶希贤之手法特色及经验总结[J].中华中医药杂志,2012,27(7):1841-1844.

[2]张君涛,王平,古恩鹏,等.津门中医伤科名家叶希贤之学术思想总结[J].光明中医,2011,26(11):2204-2206.

[3]王平,古恩鹏,李远栋,等.叶希贤伤科(叶希贤)正骨经验介绍[J].中国中医骨伤科杂志,2011,19(7):64-65.

[4]尚天裕,周映清,顾云五,等.手法整复治疗陈旧性肘关节脱位(附11例病例报告)[J].天津医药杂志,1962(5):283-285.

[5]叶希贤,陶甫,王宝泉.中医按摩治疗"肩凝症"25例的初步总结[J].天津医药杂志,1960(4):302-309.

[6]叶振芳,王平.叶希贤手法治疗肩周炎特色[J].天津中医学院学报,1993(3):11-12.

[7]张君涛,戚天臣,张云亮.名老中医叶希贤活血舒筋手法治疗肩凝症经验特色[J].吉林中医药,2010,30(9):756-757.

[8]叶希贤,陶甫,王宝泉.中医按摩治疗腰椎间盘突出症的初步报告(附53例临床分析)[J].天津医药杂志,1959(1):1-10.

[9]叶希贤,陶甫,王宝泉,等.腰椎间盘纤维环破裂症治疗方法的商榷[J].天津医药杂志,1962(2):90-95.

[10]王平,晋存.老中医叶希贤十步手法治疗腰间盘突出症经验特色研究[J].中国中医骨伤科杂志,2007(2):65-67.

[11]叶振芳,李桂林.叶希贤正骨创始人叶希贤[J].天津中医学院学报,1997(3):32-34.

执笔者:刘爱峰　叶云天

整理者:郝征

资料提供者:叶建国　叶勇　叶云天

宋向元

——振兴中医，医史学家

一、名医简介

宋向元（1905~1966），字觉之，号寿轩，天津市人，主任医师。宋向元为著名医史学家和中医临床专家，曾任天津市政协委员、中国民主同盟天津市第二支部副主任委员、中国农工民主党天津市筹备委员兼宣传处处长、天津中医学会副主任委员、天津中医教学委员会副主任委员、天津医学图书馆管理委员会常委、《天津医药》总编、天津中医门诊部儿科主任、天津中医进修学校副校长兼教务主任、北京医史学会委员和北京中医学院（今北京中医药大学）医史教研室主任、儿科教研室主任等职。

1929年毕业于天津私立中医传习所，后拜王跻庭、艾文斋为师。1932年参加天津市中医考试合格，嗣后即开业行医。1950年创建《天津医药》杂志，1952年2月起从业于天津市第八区中医联合诊所，1954年加入天津中医门诊部，1955年4月调至天津中医进修学校，1957年4月调至北京中医学院，1966年9月1日去世。

二、名医之路

（一）天津求学，广采博收

宋向元出身于工商业主家庭，儿时聪颖好学，1916年在天津代用国民小学毕业后，就读于私塾4年，其中有2年专修英文。1927年考入天津著名中医教育家陈泽东创办的"天津私立中医传习所"，经过系统学习，打下了坚实的中医理论基础。他受清代名医叶天士广拜名医的影响，毕业后又拜当时天津名医王跻庭、艾文斋为师。在五六年的学习中，宋向元通读四部经典，博览群书，专研名著，尤其酷爱医学史。1932年，他通过了天津市政府举办的中医师资格考试，当即在天津南门西小马路60号开业行医。由于宋向元具有扎实的理论基础，又有名师的指点，所以挂牌开业伊始，就因疗效显著而患者络绎不绝，加上宋向元对穷苦百姓极富同情之心，经常免收诊费，义务诊治，因此在百姓中具有很高的威望。

（二）发展中医，多方交流

中华人民共和国成立后，卫生部贯彻党的中医药政策，天津中医界人士热情高涨，宋向元也为之欢欣鼓舞，认为中国共产党对中医药的重视是历代所没有的，自己是中医的一分子，应该为发展中医药事业、繁荣中医学术做点事情。他建议并特约其同学宋宇鸣、吴雨苏共同筹建《天津医药》月刊，并任总编。1950年5月1日，杂志正式创刊。为办好期刊，宋向元全力以赴，一心为天津中医界贡献自己的力量，无暇顾及自己的诊所。但事与愿违，《天津医药》办到第六期，自筹资金出现困境。1950年10月，经编委会研究，决定停办，宋向元忍痛放弃。

宋向元极其敬仰近代国医泰斗谢利恒博大精深的学识。谢利恒的著作有《中国医学大词典》《中国医学源流论》，另有近百万字的未刊手稿《谢氏医学丛书》。他与丁甘仁一起首创上海中医学校，桃李满门，对于中医教育，贡献甚伟。1950年7月22日谢利恒因病突然逝世，宋向元闻讯后，为之哀悼，并赋如下挽联：

"医术冠群伦，看及门克守雅规，缅想菁莪造多士，
文章式后进，幸书卷长留天地，遥从桃李拜先生。"

——《天津医药》月社敬挽

"医林摇欲动砥，柱赖支持；更著经源论，精微觉后知。
百一方传世阎，通亦我师。只今绝学绝，岂独哭其私！"

——私淑弟子宋向元拜挽

政府号召个体中医联合办医，宋向元立即响应党的号召。1952年，他与私交甚密的名医顾小痴一起，合办了天津第八区中医联合诊所。1954年，天津市成立了国办中医门诊部，宋向元与顾小痴同时被调入天津中医门诊部工作，分别负责筹建儿、妇科并担任科主任。1955年4月，宋向元在完成儿科筹建任务后，被调到天津公立中医进修学校任副校长，兼教务主任。北京中医学院成立后，从全国选调一批有才华的名中医到该校任教，天津只有宋向元一人入选。1957年4月，宋向元前往北京中医学院报到，负责筹建医史教研组的工作，并兼任组长。1963年9月，宋向元又接受北京中医学院委派的新任务，负责筹建儿科教研室，担任教研室主任，并于当年晋升为主任医师。

宋向元在世时，常与中医医史文献学家郭霭春切磋医史学术问题。1989年，郭老闻及宋向元的学术经验被收编在《津门医粹》一书中时，立即说："太应该了，宋向元虽然在北京工作，但在天津工作的时间要长得多，而且在天津很有影响。他是我国医史学界不可多得的学者，他的离世是我国医史学界的重大损失，太可惜了。"宋向元在1964年填写的干部履历表社会关系一栏中写道："同学朋友：郭霭春、王松年、宋宇鸣、顾小痴等"，郭霭春的名字位于首位。郭霭春生前曾对他喜爱的学生吴仕骥说："我当初已经被确定调入天津师范大学，是宋先生的推荐才使我转到了天津中医学院工作。"从中可以看出宋向元与郭霭春之间的关系。他们不仅是医学史方面的知音，也是非常亲密的朋友。同时，宋向元与全国著名中医临床家章次公、著名医史学家范行准等，也经常通信，讨论医学史方面的有关问题。

（三）学识渊博，业绩辉煌

宋向元为人耿直，学识渊博，治学严谨，热爱党和中医药事业，以为人民服务为宗旨，兢兢业业地工作，在中医药事业的发展、繁荣和促进中医药学术进步及中国医学史

教育、管理等方面做出了重要的贡献。其中对中医药事业的发展，提出了许多具有远见卓识的建议，至今仍具有现实指导意义。

1. 中国医学史教材奠基人

宋向元酷爱中医学史，大量购买古典书籍，订阅各地多种期刊，对中医学史进行深入研究。他在诊务、教学之余，在全国各期刊发表医学史方面的学术论文近50篇，先后刊登在北京、上海、天津、广州、江西、武汉等中医药期刊和医史杂志上。

1956年，为适应社会主义经济建设和中医事业发展的需要，北京、上海、广州、成都四所中医学院建立。从此，崭新的高等中医药教育事业正式启动，一切从零做起，特别是各教研室的讲义和教材，需要具有一定水平的中医人员编写。其中，宋向元承担了北京中医学院医史教研室的筹建和教材编写工作。为了保证医学史的教学水平，宋向元借助多年积累的医学史研究资料和大量藏书及文献，认真考证历史资料，不厌其烦，经常伏案到深夜，不断修改、补充、完善医学史讲义。1955~1958年，他先后3次编写医学史讲义。在此基础上，1960年，宋向元受北京中医学院委托，主编了中医学院《中国医学史讲义》试用教材（一版教材），由人民卫生出版社出版。这为全国高等中医院校医学史教育奠定了坚实的基础。宋向元因此成为我国高等中医院校医学史教材编写的奠基人，他的贡献将永载史册。

2. 无私奉献的管理学专家

宋向元从知天命之年到1966年离世，在短短10多年的工作中，先后4次接受政府和领导委派的新任务。1954年他被调入天津中医门诊部，负责筹建儿科临床诊室。儿科诊室刚刚有序开展工作时，他又被调到天津中医进修学校，担任副校长兼教务主任，主管教学工作。2年后，宋向元奉调赴京，负责筹建北京中医学院医史教研室和儿科教研室。面临一个又一个新的筹建任务，他不遗余力，不仅完成了筹建工作，同时保证了这些部门医疗、教学等各方面工作的顺利开展。从医疗到教学、从临床到管理、从天津到北京，他从无怨言，从不计较个人得失，每一次都是满怀对中医事业的无比热忱，认真负责地完成工作任务，默默地奉献自己的力量。从中也可以看出宋向元所具有的超强组织管理才干和政府对宋向元的重视与信任。

宋向元担任天津中医进修学校副校长兼教务主任期间，主管教学工作，当时学校为响应"中医科学化"的号召，对中医人员进行西医学培训，其课程全部是西医学的内容，教师也全部为西医大夫。他认为，中医必须具有扎实的理论基础，再接受西医学的培训，才能融会贯通，而当时学校的培训对象大多是自学开业的个体中医，缺乏系统的中医基础理论和临床经验，对解剖、生理、病理、检验等西医学的课程，难以接受和吸收。宋向元认为，这些学员应该同时补充中医的课程。当学校接受这个建议后，他邀请哈荔田、陆观虎、杨达夫等名中医加入学校教师队伍，讲授传统的中医基础理论和丰富的临床成绩。

3. 天津首个中医杂志的创办者

中华人民共和国成立后，党的中医药政策使中医界备受鼓舞。宋向元立刻意识到，"中医的春天来了，发展中医药必须有一个学术交流的阵地"。他以无比的热情，与宋宇鸣、吴雨荪二位先生共同创办了《天津医药》杂志，成为天津市首个中医杂志的创办者之一。

宋向元在《天津医药》创刊词中呼吁："中西医团结互助、互相学习、交流经验，中医学术要具有民族形式、大众方向、科学内容，创建新中国人民医学！"该创刊词代表天津中医界，表达了对发展中医药事业的共同呼声和一致愿望。杨达夫、杨叔澄、赵寄凡、毕志云、顾小痴、王效伯、宋宇鸣、吴雨荪、宋向元等一批名医，当选为《天津医药》编写委员会委员。

这一民办期刊，得到天津中医界的热烈拥护和支持，许多知名中医药学专家纷纷投稿，如章次公、丘晨波、哈荔田、钱今阳、宋宇鸣、杨达夫、赵寄凡、邢锡波、董晓初、张方舆、于东川、陈微尘、郝希允以及西医专家尚伯华等，都曾多次发表文章，特别是赵寄凡、邢锡波、于东川、郝希允，就如何发展中医药及中医药改革问题发表了自己的独到见解和建议。

该杂志版面生动活泼，内容丰富多彩，尤其是每期都有讨论中医药改革和如何发展中医药的重点文章，深受广大中医从业者的喜爱。天津名中医陈微尘在其《大家起来，研究植物药学》一文中说："宋宇鸣、宋向元、吴雨荪三大医师，为服务人民，嘉惠病家，在他们几位诊务百忙之下，组织医药月刊，介绍中国两千年有经验之治疗学、药物学，参求最新发明之医理，配合最有益人生之需要，供医学界之参考，可以算是极有价值的刊物，极有力量贯彻人群之福星。"（陈先生是建国初期的天津名中医，为原红十字会医院中医科主任。擅治血证，著有《陈微尘五种》《舌苔新诀》《脉诀提纲》等）。

《天津医药》杂志为中医界提供了一个学术交流与传递信息的平台，有力地促进了中华人民共和国成立初期天津中医学术的繁荣与发展，并在全国产生很大的影响，提高了天津中医在国内的学术地位。

上海著名中医钱今阳、章次公主编的《新华医药》杂志，广州名医药专家吴粤昌、丘晨波主编的《星群月刊》杂志，都是与《天津医药》同时期创刊的杂志，这三个期刊之间也常互相进行学术交流。如《星群月刊》主编丘晨波撰写的《民族形式科学内容大众方向的新中药》、《新华医药》主编钱今阳撰写的《批判前人诊断霍乱之得失》、章次公的《论伤寒营养疗法之重要》等论文，都曾在《天津医药》杂志刊登发表。

南北方的中医名家利用期刊，相互切磋学术，对全国产生了一定的影响，有力地促进了全国中医学术的发展，同时也使天津中医在全国占有举足轻重的位置。从上海著名中医章次公给宋向元的回信可以看到，他对《天津医药》杂志给予了很高的评价。

宋向元所珍爱并亲笔点校的《天津医药》创刊号一、二及三四期合订本杂志校样，是唯一保留下来的宋向元遗物，已成为珍贵的历史资料。

4. 发展中医药事业的积极献策者

宋向元关心中医药事业的发展，他利用各种场合，积极提出一系列的建设性意见，这些宝贵的建议涵盖了中医教育、中医临床、中医学术发展以及中药剂型改革等各个方面，其中很多具有超前意识，即使在当今医学日新月异的时代，其观点和建议仍不失为"新"，对于中医药事业的发展仍然具有重要的现实指导意义。

（1）中医教育方面的建议：宋向元对中医教育及教学提出过非常中肯的建议和改革的办法。如 1956 年，天津开始贯彻老中医个体带徒工作，宋向元建议借鉴叶天士的成才经验。他非常赞赏叶天士广拜名医求学的精神和方法，并认为："中医的宝藏在于拾活的经验，而这活经验又人各不同，建议天津中医带徒采取一名徒弟拜几位名医的方法，几方面的经验能集中于中青年身上，就可以经验全面，带徒的质量也就高起来，就能出现更多的'叶天士'，成为高明的医生。"

1959 年，天津市卫生局制定了《天津市中医带徒试行草案》，从当年应届初中毕业生中招收 70 名学生，分配到本市 16 所医院中医科，半日上课，半日跟师临床学习。每所医院 4~6 名学员，集体拜师，由各医院中医科的几位老中医轮流带学生，每位学员轮流跟各位老师学习，采取"集中上课、分散带徒"的教学方式，通过 5~7 年的培养，最后鉴定出师。此后，天津市卫生局又从 1962 年应届高中毕业生中招收 120 多名学员，并鼓励市、区二级开展这种方式的带徒工作，从而为天津培养了一大批中医人才。这些学员毕业后分别留在医院中医科工作，后来绝大部分成为中医界的骨干力量。这一"中医带徒试行草案"，即是在宋向元的合理化建议基础上出台的中医带徒新办法。

1956 年，卫生部部长助理来天津，了解卫生部在天津举办的全国首期西医离职学习中医班（当时名"中医研究班"）的教学情况并征求意见。宋向元向其反映了自己对课程安排的看法，他提出："对中医研究班的课程安排，除学习中医课程外，还应该先学《伤寒论》，后学《内经》，这样的安排，有利于学员掌握知识。"中医研究班采纳这个建议后，很快吸收了多名中医专家，到学校讲授中医经典著作及中医临床课程。

1965 年 10 月，宋向元在多年教学实践的基础上，结合自己的教学经验，针对广大农村医疗服务人才的需求，对于改革中医教学课程问题提出建议，并将这个建议的细化方案发表在《黑龙江中医药》杂志第 12 期。他希望通过抛砖引玉，大家共同讨论，补充完善这个方案。他在方案中提出："中医课程如何做到少而精，而不致损害中医学的完整性，我们可以根据现有的十几门中医课程，依其课程内容实质来分析，实际上只有：①理论；②辨证施治的方法原则；③临床各科的治疗经验；④中国医学史……把十几门中医课程综合为 5 门课程，不是没有可能的。根据现有的十几门课程改编为五门含有基础理论、基本知识、基本技术操作的课程，既突出中医理论的整体性，又符合少而精的原则。这样既可以提高教学质量，又可以快速培养广大农村所需要的中医人才。……经验说明，在农村办学，教材必须新编，内容更要少而精，成本大套地讲是行不通的。因此，前述的设想很有机会在农村办学过程中首先成为现实。"

宋向元认为："这样设置课程少而精，便于突出中医学的整体观和辨证施治的特点，对进一步继承发扬中医学遗产有一定的意义。另外，可以初步总结历代不同学派的优缺点，使学生对各种辨证方法有全面的了解，有助于进一步理解各个学派的共性和个性，这对提高临床疗效也有一定的现实意义。"

（2）中医临床方面的建议：1954年以前，中医还没有走进大医院，全部为个体开业行医，诊断治疗没有统一的规范要求。医生忙于应诊，极少有记载病历的习惯。大多数医生诊病时，只是复写患者脉象、症状及中药处方，一张给患者取药用，另一张则留底，以备患者复诊使用。宋向元说："万一养成这种简略、笼统、疏漏的习惯，岂不误事？"宋向元为了患者的利益，首先站出来呼吁："作为一名医生，要对病人负责任，要养成临床记载病历的习惯，以便作为临床依据，总结经验，提高疗效，乃至开展科学研究之用。"他强调，患者就诊时，医生"应该每次记录病人的情况，这样做的目的是，我们对患者才算是尽了一些责任，才能对他们的痛苦有了正确的认识，才能得到综合的总结，给患者一个比较正确的诊断，也能预测其转归或变化。"

他特别提出："为了加强给群众服务的力量，为了改进和加强我们的业务，为了保留一些比较切实的记录，使中医学术技术逐渐走上科学的大道，我们应该备有一种表格，以备临证的应用。"1950年5月，他在《天津医药》杂志发表了《临证记录表》一文。在这篇文章中，他将自己多年写病例的经验及使用的病历表格刊登在杂志上，供中医同道学习。其中的项目齐全、详尽，有患者的基本情况、发病主诉、发病经过、既往史、舌苔、脉象、诊断、治疗、备注以及消化、呼吸、循环、神经等各系统的主要症状，使医生填写便利，与目前医院使用的住院病历首页很近似。宋向元还特别将方便填写的方法写在文章的备注中，供大家参考。他认为，"中医要学习写病历，应该不厌其烦地写出真实而正确的记录，掌握患者症状，作为诊病的主要依据，对研究病症，提高疗效，是大有益处的。"

宋向元在文章中还大声呼吁："我恳切地盼望：我们中医同道一致起来，手挽手地向前冲。冲破了过去守旧不变的，'死寂'的空气！我们应该抛弃'形而上谓之道''形而下谓之器'的错误见解；应该立即实行'工欲善其事，必先利其器'的古训！我这个'临证记录表'是否算得上一种'利器'，并如何使之变为一种'利器'，当然另是一个问题了。"

宋向元创建的"临证记录表"，在中华人民共和国成立初期的中医界实在是一种创举，曾被当时的中医同辈称之为"中国医学界的一个新贡献"。

（3）中医学术方面的建议：宋向元再三呼吁："中医的进步与否，会直接影响全民的健康，这个问题极大，我们中医同道所负的责任也极重，从各方面来说，无论如何都是迫切需要改革的。""中医学术本身就是一个不发达的东西，如果评定学术以正统思想为标准，越古越好，《伤寒论》好，《内经》更好，正统的东西谁也不可非议，那中医学术还有什么发展？"

所以，在《天津医药》创刊时，作为该月刊的总编，宋向元热情洋溢地写下了《我们的任务——代发刊词》："借着本刊之发行，我们希望站在中医的立场，准备完成下列两项任务：一、与医药界交流经验，互相学习，提高业务技术，使得中医药学术不但是具有'民族形式、大众方向'，而且要具有充分的'科学内容'，以资建立新民主主义文化之一环——创造新中国人民医学。二、倡导中西医团结互助，统一意志，共同为人民保健事业而努力。这任务是极其艰巨的，仅只本社同人的微薄力量，当然是不够的。这需要请全国医疗界以及社会人士共同爱护支持，多给我们提些意见，使得早日完成。新中国人民健康幸甚，本社同人幸甚。我们相信：'团结互助'是新社会应有的精神，但空谈是无用的，必须经过了合理的批评和自我检讨，然后才会统一意志，才会有真正的团结互助。但由于旧社会的遗留，中西医界似仍存在着不协调的意识形态，这是应该共同设法纠正的。"

当时的西医界，由于受中华人民共和国成立前国民党取缔和消灭中医政策的影响，对中医还存在着歧视和误解，少数人上书卫生部，要求改造中医。宋向元立刻感到问题的严重性，代表《天津医药》月刊社给卫生部写信，要求保留中医的建议权。该函得到卫生部的重视，《天津医药》月刊社很快接到由天津市卫生局转来的卫生部批示。宋向元与《天津医药》月刊社工作人员接到卫生部的批示函后，备受鼓舞，热情高涨，立即与社长宋宇鸣、出版人吴雨荪、毕志云共同讨论研究，由宋向元执笔，提出了发展中医药的具体方案。在全国第一届卫生工作会议召开前夕，他们向大会寄去提案。

全国第一届卫生工作会议于 1950 年 8 月 7 日在北京召开，大会设有中医组，原卫生部钱信忠部长为组长，来自全国共 30 余名中医代表参加会议，陆观虎老中医代表天津参加了会议。大会在 13 日又专门召开了中医座谈会，听取中医代表的意见。宋向元得到中央拟成立中医研究所的消息后，立即在《天津医药》进行了报道，及时将这一好消息传递给天津的中医界。

（4）中药剂型改革方面的建议：过去，中国老百姓的就医治病，完全依靠中医中药。而中药的剂型，也主要是以汤剂为主。宋向元开业行医多年，深知老百姓诊病、服药的困难。他认为，在中药剂型改革方面，急需开展中药汤剂的研究、改良和生产。

①建议加强中药制剂改革工作：在中华人民共和国成立初期，宋向元就曾写出《中药剂型的回顾与前瞻》一文，发表在 1950 年 4 月《天津医药》上。在这篇论文中，宋向元不仅对中药剂型的历史发展状况做了研究，而且站在广大农民和劳动人民对中药迫切需求的立场，对中药剂型提出改革的期望和建议。他提出："全国绝大多数的广大农民兄弟，他们非常需要中药，但因农村中供应不普遍，尤以服用汤剂更感到困难。这一切都迫切地要求中药剂型的改良。也就是说，中药的原料形态已经不能够符合广大劳动人民的需要了。而中药剂型改良之后，不单是缩小体积，运输便利，可以普遍供应农村，并且可以节省患者的时间，提高疗效……"

甚至在药品价格方面，宋向元也从如何减轻人民群众的负担而提出宝贵的建议。他说："如牡丹皮的药价，天津市大致每斤八万元（注：旧币，下同）左右；据南昌培康药厂出品的定价，则每斤二万元。其相差如此。我早就想建议：将来各地药厂出品，如有类似情况，似可互相交换，以减轻人民的经济负担。"他说："由于旧社会向不重视人民的保健问题，全国范围内至今还有不少的医药空白点，广大农村迫切需要医药的供应。这样重要的问题与艰巨的任务，我们相信将要在人民政府领导下逐步来解决的……所以中药剂型改良，在今天虽还是正在产生、正在发展的东西，但我们坚信，它是'新生的力量，它具有不可战胜的'前途！""应当把我们医药固有的优点和独到处发扬光大起来。从财政经济上着想，应该继续利用、研究和发扬我国固有的医药学术，使它发挥为民族保健的力量，以保证生产及国防建设。"

②建议天津市因地制宜发展中药工业：宋向元在天津生活了50年，熟知天津的地理环境和工业发展情况，所以他在文章中呼吁，天津应该首先承担中药剂型的改革工作，为广大群众和农民兄弟以及国家经济建设做出贡献。他深情地说："天津市为我国重要的工业都市之一，又为华北药材的集散市场。药改工作的开展在天津是具有足够条件的。这件工作开展之后，不但给天津、北京两市的工人同志们解决了服用中药的困难，即对于华北广大农村的保健工作将起到不小的作用。"

"药改工作至少具有以下几个方面的意义：①由手工业的阶段逐步实现中药工业化，在国家过渡时期总路线的进程中，起到经济建设的配合作用。②在中药产地附近大量制造，降低成本，减轻患者的负担。同时可以促进农民种植草药，增加农民的副业收入。增产节约，协助国家经济建设。③结合'中医科学化'，促进'团结中西医'，提供物质的有利条件，并使得中药在卫生建设中起到更大的作用。总之，中药剂型改良只是中药科学化工作中的一个开始，含有许多有关中药科学化的工作，等待着热心的人们来搞。"

宋向元作为一位民主人士，能在中华人民共和国成立初期，站在广大农民兄弟和国家经济建设的立场提出对中药剂型改革工作的建议，是非常难能可贵的，这也是他热爱党、热爱中医药事业的具体体现。以上这些宝贵的建议，即使在目前，也还具有重要的指导意义和参考价值。

5. 医学文献考证的著名专家

认真阅读宋向元发表的每一篇论文，不仅能学习到很多的知识，同时会感受到一种震撼。你会看到，宋向元不仅认真阅读有关医史研究方面的文献，而且能够从中发现问题，然后进行认真考证，最后以史为据写出文章。其所引证的诸多历史文献，都注有年代、作者姓名、文献中的原文内容，以及他所作出的通俗译文及说明。其文章结构严谨，语言流畅，论证有理有据，令人心悦诚服。宋向元对医学史文献的考证，奠定了其在全国的权威性。

《新中医药》杂志社也常常来函向宋向元约稿，并明确表明，邀请宋向元多写一些医学史中类似《张仲景生平问题的讨论》之类的文章。近代中国医史文献专家李茂如在一篇文章中曾高度评价："先生是我国著名的医史文献专家，其所考证的《伤寒杂病论》为我国医学史研究留下了宝贵的资料。"

三、学术理论精粹

（一）"尊古求是"，治学一丝不苟

宋向元认为，研究医学史要认真考证历史文献，要以"尊古求是"的态度对待中医学史，并将"尊古求是"这四个字刻章，印在书籍和处方笺上，作为行动的准则。他认为，"要忠实于医史研究的目的""对于任何相沿已久的定案，只要它有可疑之处，就必须破除迷信，重新考虑一番"。基于这种实事求是的精神，宋向元考证了大量古代文献，论证发表了《张仲景生平问题的讨论》《岐伯是什么》《东汉以来方士与医药》《宋元学派产生的原因》《我国上古人们的疾病观念初探》《仓公传与素问所引古代医籍初探》等文章。这些论文对大量古代文献的考证，充分反映了宋向元医史研究工作实事求是、一丝不苟的治学态度。

对《伤寒论》的著作时间，他认为，"张仲景遗著的本来面貌，在今天不容易见到了。现在通行于世的，只是经过北宋林亿、孙奇等所编校的《伤寒论》和《金匮要略》，宋人校勘医书，并不可靠。……在现存文献中，尚能考见张仲景遗著的面貌，最早的书籍有三：一、《脉经》所引，二、《千金翼方》第九、十二卷……但是这些资料与张仲景原著，也并不是完全没有距离的。……张仲景的遗著，对于中医学做出了卓越的贡献，是肯定的。要了解它，首先要对张仲景生存时代的医学背景和遗著流传、演变的情况下一番真功夫，比较分析各种材料，以图从仲景遗著中折离后世所纂入的他人的东西，才能追索出它的本来面目。"关于《伤寒论》，后世人多认为由王叔和编纂。而宋向元经考证，则对此作出如下论述："《甲乙经》序上说仲景论广伊汤液为数十卷，用之多验。近代太医令王叔和纂次，仲景遗论甚精。张仲景是民间医生。王叔和是太医令。在封建贵族士大夫间，对张仲景的认识，是需要上层的医界人物如王叔和之流，来为之审核推荐的。王叔和所纂次的是《脉经》，不是《伤寒论》，已经章次公、洪实之两同志辨明。《脉经》中选论了仲景遗论，并非是讲张仲景的专著，而是皇甫谧在论仲景时，竟特别把王叔和提了出来，可见皇甫谧推重张仲景，是由王叔和《脉经》所介绍的。从此王叔和与张仲景结下了不解之缘，后人甚至说不有叔和，安有仲景了。"

宋向元再三强调，对于历史的研究要"尊古求是"。研究中的"引书"，要引原文，要尊重历史，不能随意篡改原文。如果看到有随便改动历史文献原文的文章，他会毫不客气地给予严厉的批评。

宋向元强调，"我们写文章，最好避免主观，丢掉幻想。关于历史研究，只凭幻想来任意安排，是唯心主义的态度。"宋向元对医史研究的严谨工作态度和实事求是、一丝不苟的治学精神，还表现在对一些论文中病名或词汇，如果有认识不清或有混淆的地方，他也会在同一期刊上发表文章，非常诚恳地予以纠正。

（二）倡导争鸣，促进学术进步

宋向元积极倡导中医学术争鸣，认为"通过'百花齐放'，人人参与讨论，才能促

进学术的不断发展、进步"。他特别主张，"要活跃学术空气，学术见解要民主，反对正统复古倾向，要允许发表不同的学术见解，大家必须解放思想，破除迷信古人思想，敢于争鸣，敢于向权威人士争鸣……"

宋向元经常在全国各中医学术期刊发表论文，讨论中医药学术问题。对某些内容尚不全面的中医学术著作或论文，则希望通过写文章，大家来共同参与讨论；或与作者直接对话，相互进行切磋和补充；他自己的论文，别人给以补充时，也会非常高兴并虚心接受。他极力倡导，使用这种方式来促进中医学术界的繁荣和进步。他身体力行，在发表的近50篇论文中，有近40篇都是参与学术争鸣的。对于有些论文存在不足、欠妥、错误，甚至歪曲历史的地方，他都会坚持实事求是的原则，旗帜鲜明地表明态度，并以史为据，一一加以补充、更正，甚至批评。无论何人，哪怕是历史名人、权威学者，他也会一针见血、毫不隐瞒观点。对他人论文中的问题，无论是关键问题，还是细节小事，他都会一丝不苟，引经据典，一个一个地加以阐明，并与论文作者进行学术讨论。

同时，宋向元也要求他人对自己发表的论文进行讨论补充和纠正。他说："借着讨论而取得一致的认识，这也是我们应该努力的一种目标。"宋向元通过论文与信函中的学术讨论和争鸣，不仅促进了中医学术的发展，而且与争鸣的对象结为好友，这样的事例也很多。

如在《张仲景生平问题的讨论》中，他是这样写的："关于仲景的年行佚事……可惜《后汉书》《三国志》都没有替他立传，甚至连他的姓名也不曾记载。这的确是一桩憾事！清代陆懋修（1815~1887）为了弥补这一憾事，曾做了一篇《张仲景传》。以文章论，这篇传固然很好；但从史的方面来看，有些部分还不够精审。四年前，为了探索仲景的生平，我曾以《何颙别传》为线索，综述有关的文献，写了一些不成熟的东西。但稿凡三易，终未惬然。……现在我把它稍加整理，作为三个问题，提供大家讨论。希望爱好医史的同志不吝指教，好来共同解决。"

宋向元在《论张仲景史略及其遗著问题》中写道："向元去年曾有《张仲景生平问题的讨论》一文，发表于《新中医药》（1953年8、9、10月号）。最近友人洪实之同志有《张仲景的著述年代和现代〈伤寒论〉的编次问题》一文，《中华医史杂志》（今年第三号）也有邓曼同志的《试论汉末建安时张仲景至长沙太守的问题》一文发表。两文都曾对拙见有所补充，这是令人兴奋鼓舞、竭诚欢迎的。"

宋向元在探讨张仲景"太守"问题时说："关于这一问题，只凭讨论、只凭史传这样间接的资料，是不可能得到解决的。我们最好根据直接的资料。前些年我翻开成无己《伤寒论注》（江东书局石印本），看到各卷卷首只有'汉张仲景述'五字，并无'长沙太守'等字样，我便开始怀疑。……又《伤寒例》开首亦有眉注：宋本有'汉张仲景述'五字……这就是说宋本《伤寒论》，不论自序之后或《伤寒例》之前，都没有'长沙太守'等字样。因此我很疑心仲景'官至长沙太守'之说是由后人'发展'而来。"

为了解决这个疑问，在1951年11月间，宋向元曾给范行准写信讨论这一问题。范行准在复信中说："'仲景官至长沙太守'之说，据弟所知，似仿于《医林别传》。其书，明赵开美署宋刊本《伤寒论》卷前有之，则《别传》或亦北宋以前人书。自后陈振孙《书录解题》诸书纷纷用之。而各刊本《伤寒论》自序多署结'长沙太守南阳张机'，盖为后人妄题，因赵开美刊本尚不署是衔也。"这官衔，范先生也认为是"后人妄题"的。

上海中医界耆宿章次公与西医何云鹤合著《现代医学和中医改进》一书，广征海内意见。宋向元读后，写了五千余字的《读〈现代医学和中医改进〉书后》，提出自己的不同看法和建议，并将这篇文章直接寄给章次公。时隔不久，宋向元就接到章次公的回信。

从以上的例子我们可以看到，宋向元为推动中国医学史的研究和中医学术的繁荣与进步直抒己见。

（三）不断研究，发掘医药宝藏

宋向元高瞻远瞩，独具慧眼，努力发掘中医药学遗产中的宝藏。他说："我们祖先在医学遗产方面，不仅给我们积累下十分丰富的医疗经验，同时也给我们遗留下许多重要的医学理论。这些经验和理论都有待于我们认真地继承和发扬，进而为全人类幸福做出更多的贡献。"

宋向元认为："中医学是积累了数千年来劳动人民与疾病作斗争的经验，实质上是一种以经验为基础的临床医学。它是以临床实践为核心，无论药物疗法或针灸疗法，都是围绕这一核心而发展起来的。它的学说理论当然也是为这一核心服务的，但因我国社会制度的限制，自然科学不能发达，它只能利用阴阳五行等术语来解释临床实践的各种现象，还不能提高到科学水平……中医药治病有效果，这是铁的事实……我们应该认真学习和研究中医的学理和实践经验，用科学方法加以整理和总结，逐步提高它的学术水平和医疗水平，使它更有效地为人民服务，是医学界共同的任务。学习和研究中医学遗产，共同为创造中国人民的新医学而奋斗，共同为开展人民卫生事业而前进。"

本着这一信念，宋向元把研究的重点放在努力发掘历代医家、医著的伟大贡献以及有价值的临床经验、治疗方法上，并整理为文字资料保留下来，希望能对后学有所帮助。他对中医药学不同历史中的遗产和宝藏，做了如下几方面重要的发掘和研究。

1. 关于中国医学历史年限的研究

宋向元经考证文献，认为中国医学历史的年限不止四千年，而是还要更长。他说："常听有人说，'我们的医学具有四千余年悠久的历史。'仔细考量起来，是有问题的。我国医学之建立，究有若干年的历史，这是很难确定的。我们若以《黄帝内经》来证明中国医学的历史，那是错误的。因为，黄帝与医学之建立根本没有关系，《史记·五帝本纪》虽有黄帝发明这、发明那的记载，却未曾说'黄帝创立医药'，可证司马迁并不相信此说了。战国时代，诸子百家大多数托始黄帝，医家也是其中之一，所以司马迁说：'百家言黄帝，其文不雅训'了。现存的《素问》是伪托黄帝的著作，这已成定论。其内容充满了阴阳五行式的医学理论，这至多可以反映秦汉人的思想。当然，医学不是从秦汉建立的，其来源一定很久远。不过到了秦汉之际，我国医学才进入'理论化'阶段。现存的文献，除了《山海经》略有关于医学的记载之外，还找不出更早的史料。"

"我们要知道，明确了《素问》的著作年代，并不就是缩短了医学的历史。相反的，却可以把我国医学的历史向上推长了若干万年。依我说，我国原始医学的起源至少要在五万年以前的。何以呢？且容我道来：……1918年以来，周口店发现'北京人'，据专家的研究：'北京人'是五六十万年前的人类遗骸，是东亚民族的祖先。并且指出当时的人类已能利用火了。""我们据此报告可以推想：五六十万年前我们的祖先既能利用火，则生活较之类人猿已大有进步，而本能的医疗意识已可能发展而为原始的医术。即推而言之，假定当时还不行，还需要一个极其漫长的积累经验的阶段，那么至少在五万年前原始的医术，如砭石和药草等，总该被发明和利用着了。这比我们坚持的四五千年历史要加十倍的悠久了。——原始人在劳动中和自然进行了几十万年的斗争，应当承认他们有比较丰富的对自然斗争的初步知识。……总之，无论四千年也好，五万年也好，这只能说明中医学的历史悠久。……主要的还是因为祖国的医药学术具有合乎科学的实际内容。它是祖国的文化遗产，它是在我国历代的劳动人民和疾病斗争的实践中发生并发展起来的，它对人民卫生保健有一定的作用和贡献。"

2. 关于中医学病历起源的研究

宋向元在考证大量医史文献后，肯定地说："我国早在公元前5至11世纪期间就发明了病历。这也是祖国传统医学对世界的贡献。"

他说："《史记·扁鹊仓公列传》里面记述了淳于意的二十五个病历，当时人把病历叫作'诊籍'。这样的记述，不仅在我国医学史上证明，在公元前2世纪已有比较完整的病历，即使在世界医学史上，这也是最早的珍贵资料。但淳于意绝不是首先记载病历的人，也不是'创制诊籍'的人。根据淳于意的对诏问，他只是这样说：'臣意所诊者，皆有诊籍。所以别之者，臣意所受师方适成，师死，以故表籍所诊，期决死生，观所失所得者合脉法，以故至今知之。'因为他刚学成了老师的方术，老师便去世了，所以他把所诊患者的诊断和治疗的经过都写成病历，以便检验自己诊疗的得失。——我们从'臣意所诊者，皆有诊籍'这句话就可以看出：'诊籍'乃是当时医家所常有的，也就是说写病历乃是当时医家已有的成法。可能当时医家未必对于每个患者'皆有诊籍'罢了。淳于意所以'皆有诊籍'，也正好说明他忠诚服务的精神。同时，'诊籍'二字作为病历的名词，在当时必然不是很冷僻的。不然的话，淳于意绝不敢杜撰'诊籍'这冷僻名词来对答汉文帝的诏问。根据《周礼·天官》的记载：'医师掌医之政令，聚毒药以供医事；凡邦之疾病者，有疕疡者造焉，则使医分内而治之。岁终，则稽其医事，以制其食：'十全为上，十失一次之，十失二次之，十失三次之，十失四为下。'唐代贾公彦所著《周礼义疏》也有对这段的注释，'……云各书其所以然者，谓书录其不愈之状。云而入于医师者，医师得之，以制其禄。'"

"我们从上面的引文，可以略知西周及春秋时王室医学组织的一些制度，并且知道当时的医生是已有病历的。因为当时的制度是，王室根据医生的诊疗成绩来规定待遇，每到年终，由医务长考察医生们的诊疗成绩，评定出不同的待遇：诊疗'十全'的待遇最高，有所失误的就要根据情况而减低。十人中失误四人的待遇最低。——这样医务长的考察工作就必须有根据。根据什么呢？根据医生的病历。如果没有病历，而只凭记忆来写汇报，那就无从'书录其不愈之状'，并且在每年终了，也无从评定诊疗'十全'的根据了。

《周礼》的内容既采集了西周及春秋战国时（前11世纪至前5世纪）的制度，那么我国记载病历的开始，就绝不是在公元前2世纪，而应该说更早几个世纪。同时，更应该说'创制诊籍'的绝不是淳于意，而是奴隶制社会（西周及春秋战国时代）中的许多无名医生！以上的主题，在于具体阐明我国记载病历的开始，不是在公元前2世纪，而是至少还要再早几个世纪。"

3. 关于心理疾病理论的研究

目前多发的抑郁症等心理疾病，已经引起社会的关注和医学家重视。而宋向元早在1953年前，就对中医学神经论思想、精神心理疾病方面的理论，从发病原因到治疗方法作出了深刻全面的论述，充分说明了中医学领先于世界医学的先进性，也体现了宋向元的超前认识和努力发掘。

他说："由于古人精密的观察，对疾病发展过程、诊断和治疗等方面的认识，有许多是从整体出发，从全面出发的。对疾病发生原因和治疗方法的论点，更有许多是暗合于神经论观点。这些虽然只是由古人的直觉观察的结果而提出来的，还不够精密完整，但它们很早就被记载于古代医学经典里面，并且它们在两千多年来，一直就对医疗实践起着指导作用。这些理论虽然只是表达着一些朴素的古代的神经论思想，但我国历代医家却根据这些理论原则，在临床实践上取得不少的成就。因此，这些理论应该是中医学的优良传统的一部分，也是应该好好继承和发扬的一部分。"

"我们祖先由于长期经验的证明，历来重视精神作用可以致病的论点，这样的论点在战国之际已发展为古代朴素的神经论思想。现存的《黄帝内经》就记载着不少有关这一方面的理论。这说明，中医学的成就不是仅仅限于临床医疗经验方面，即在理论方面亦有其伟大的贡献。由于我们祖先很早发现精神因子致病这一事实，又不断强调这样的论点，对临床实践确曾起了很大的指导作用，取得很多的治疗效果，于是在我国医疗界出现了下列情况：

（1）我国历代医家除了使用药物来进行治疗外，非常重视理学疗法。在《黄帝内经》中就有强调砭石、针刺、灸、浴、熨、导引、按摩等法，特别是我国独有的针灸疗法非常发达。这些理学疗法所以受重视，显然是与神经论思想有关。《素问·宝命全形论篇》说：'针有悬布天下者五……一曰治神……凡刺之真，必先治神'，也证明了这一点。

（2）我国历代医家往往本着神形合一的原则……重视患者的精神状况和他的愿望，而设法扭转患者不正常的精神状况，使其乐观，从而产生一种有利于治疗的内在条件。

（3）我国历代医家往往本着整体观念，根据患者的具体病情与平时的健康状况，设法恢复或调整其原有的生理功能。医疗对象是整体的'患者'，而不是孤立地去治'病'。"

"十二世纪，南宋医领陈言提出'三因论'，他把一切精神因子的影响（喜、怒、忧、思、悲、恐、惊等'七情'）明确为'内所因'的全部内容。这对巩固和发展中医要有关神经论思想起到很大作用。《黄帝内经》还记载着忧郁情绪对健康的影响，精神作用对发病的影响认为它可以影响到'心、肝、脾、肺'四脏。同时其中也有类似说明：'忧患'为阶级社会的产物，没有阶级的社会才是恬淡之世呢。"

"在这样的理论指导下，不但一切物理疗法，如针灸、按摩、导引等，在我国特别发达，而历代医家的治疗诊断，亦多重视患者的精神情况。例如宋代著名医家张子和施用精神疗法的四个病历。第一个病历是根据'惊而平之'的原则，治疗严重的声音恐惧症。他使患者预先知道声音的来源，用木棒猛击茶几，并用言语缓和患者的精神紧张，然后反复运用不同声音刺激的方式，使患者逐渐恢复他的适应性。第二个病历是根据'怒胜思'的原则来治顽固的失眠症，就是设法激起患者的愤怒，来扭转患者过度忧虑的精神状况。第三个病历是他模仿巫人的言语行动，用戏谑的方式引导患者嬉笑，来扭转其悲伤的心情，因而收到治疗的效果。第四个病历是设法改变患者周围的环境，利用文娱的形式和诱导的条件，来治拒绝进食的类似癔症的患者。说明古人善于运用有关理论原则来进行精神疗法，取得不少出奇制胜的效果。"

4. 关于《颅囟经》的研究

宋向元对《颅囟经》的研究，不仅强调了该书对我国医学的贡献，同时揭示了早在11世纪，中医学就对大脑功能有了深刻的认识。

宋向元说："《颅囟经》是我国现存最早的小儿科专著，作为学习和研究中医儿科学的参考书，至今仍有一定的价值。从我国医学发展的角度来看，它的贡献至少有以下几点：①提出'疳'作为小儿特殊病症之一。②烙法治疗初生儿的破伤风，首先见于此书。③全书方药以外治和丸散较多，由于小儿病多急症，所以治法以丸散和外治为主，反映了当时小儿科医生用药的特点。如果仅用汤剂来治疗急症，无论处方、取药、灌药，都是不方便的。甚至延误病情，导致小儿死亡。《颅囟经》汤方多半用于病情较缓的证候。"

关于《颅囟经》对小儿大脑功能的认识及保育护理重要作用方面的理论，宋向元发表了《略论〈颅囟经〉的贡献及其他》一文。他说："在《颅囟经》原序中有一段文字：十月气足，万物成也……是知慎于调护，即以守恬和，可以保长生耳。故小儿瘦病，盖他人之过也。"这段原文的译文是，胎儿发育到十个月已经成熟（出生之后，就具备独自生命力了）。生命力的中枢在头颅之内，名叫"泥丸"（即脑髓），它主宰着一切的精神活动，它具有抗病的能力。……以此可见，搞好保育和护理工作，就是保证（新生命的）心身得到正常发展，使其健康地成长起来。有的小儿发育不够好，或是常闹病，究其原因，往往是成年人的错。

这段文字蕴藏的可贵内容，可归纳为如下三点：①强调了小儿保育护理的重要性。②小儿保育护理工作，应当注意小儿心身的健康发展。③认识到人的抗病能力是由全身各部的精气（即精微的物质力量）所组成，而这种精气的中枢是脑髓。

过去，我国医史学界多认为，最早阐明脑髓生理作用的当首推明代李时珍（1518~1593），因为他曾有"脑为元神之府"一语。而《颅囟经》这本小册子的著作年代为 11 世纪，它对脑髓功能的认识，要比李时珍全面而深入得多，从时间上看，比李时珍也要早得多。

5. 关于陈复正及其《幼幼集成》的研究

宋向元说："陈复正，广东罗浮人，约生于 17 世纪末 18 世纪初。他的著作《幼幼集成》编成于公元 1750 年，共计 6 卷，后 2 卷为专论痘疹的部分，前 4 卷为选辑诸家方论、民间验方，以及陈氏自己的创造而成。事实上，民间验方和外治法为此书的特点。"

"关于外治法，这部书中可称丰富，首先在卷三'发热证治'之后，列举'神奇外治法九种，为综合按摩、热敷、贴药等法，以达到解热、镇痛、强心、醒脑等效果，方法简便而有效，在今天仍有研究的价值。——从外治法这一点说来，陈复正的《幼幼集成》还要比吴尚先的《理瀹骈文》早 130 多年。此外，陈氏的更大贡献是对于小儿痉挛症状的研究。"

"在 17 世纪，一些幼科医生遇到小儿有发热症状，无论什么原因（外感或内伤），都称为'惊风'。这种情况发展到 18 世纪，更为严重……就在此时，陈复正编写了《幼幼集成》。书中大声疾呼、无情地揭露这些现象并严厉驳斥了当时这些谬论……综上而言，陈复正和他的《幼幼集成》对小儿科学的贡献，约有三点：①由于他具有实事求是的治学态度和坚持真理的斗争精神，对 18 世纪幼科医生妄称'惊风'的现象，给以无情的揭露和驳斥，这对扭转当时恶劣的医疗作风和抢救儿童生命的健康，曾起到一定的作用。②他为改变当时幼科和痘科医生的脱节现象，曾经精校并修订万密斋的著作，并入《幼幼集成》刊行，这就提高并推广了痘科治疗方法。③由于他曾做过长期旅行，深入民间，得以总结劳动人民的医疗经验和外治法。通过《幼幼集成》的刊行，使各地的许多宝贵民间验方和外治法得以推广应用。"

6. 关于《痧胀玉衡》贡献的研究

宋向元在《漫谈〈痧胀玉衡〉的贡献》一文中说："公元 17 世纪，我国医界有一部奇书问世，这部奇书是《痧胀玉衡》。我们所以称它为'奇书'，主要因为它具有一些革命性的内容，这样的医书在封建社会是很难找到的。它的问世，不但解决了当时流行的'痧胀'的治法问题，抢救了不计其数的患者，而就其'别具一格'的治法而言，也是敢于突破当时医界的框框，敢于推翻前人的定论的。至于此书对后世的影响，其例可举者有一，它不但给温热学派作了先导，又给王清任的活血化瘀法以很大的启发。从医史的角度，它的贡献是不可埋没的。"

"清代初年（公元 1675 年以前），我国长江、淮河流域流行着一种急性病，当时名叫'痧胀'。它的主要症状是：①先吐泻而心腹绞痛，或心腹绞痛而吐泻。②心昏闷，痰涎胶结。③遍身肿胀，疼痛难忍，四肢不举，舌强不能言。而当时医家对此'多有坐视其死者'。在其日益蔓延的情况下，浙江嘉兴人郭志邃（字右陶），本着治疗'痧胀'的丰富经验，在公元1675年写成《痧胀玉衡》三卷，1678年又补充了一卷……书中提出了治痧三法：①刮痧。②放痧。③内服驱毒治痧药。这三种治法，在当时说来是具革命意义的。"

"郭氏不但在治疗痧胀方面，敢于突破当时医界的框框，他在制服其他疑难重症方面，也敢于推翻前人的定论。这表现在他扩大了'痧症'的范围……他所以要扩大'痧症'的原因，也还是有其根据的。①首先还应该联系作者的社会环境。②有其理论的根据。③有其实践的根据。④由于'怪病之谓痧'这一创造性认识得到充分的实践证明，加强了作者的信心，于是他在不断实践中敢于推翻前人的定论。例如他把《伤寒论》中许多'死症'也看成是可以救治的。"

"我们从以上四点不难看出，郭氏在医学领域中敢于革命、敢于胜利的精神，首先表现在敢于根据自己实践的认识，来反对书本的记载，特别是敢于对《伤寒论》的死症提出异议，这一点是前无古人的。为什么郭氏能这样解放思想呢？主要是他具有为'愁者解因，危者苏命'的宏愿，而在治学态度上又能够正确对待临床实践和书本知识的关系。他把临床实践摆在第一位，他不迷信书本知识，不甘心做古书的俘虏。只有这样才能发现'痧筋''脉症不合'的辨证方法；只有这样才能够提出'怪病之谓痧'的论点；也只有这样，才能够最后推翻前人一直称为'死症'的定论。他这样的宏愿和治学态度，是值得我们认真学习。"

从以上宋向元对《痧胀玉衡》的长篇论述中可见，他十分强调我们要认真学习《痧胀玉衡》的作者，为"愁者解困，危者苏命"的宏愿和正确对待临床实践和书本知识的关系，把临床实践摆在第一位，不迷信书本知识，不甘心做古书的俘虏的治学态度。

7. 关于补土学说由来的论述

宋向元说："近来有些人认为，宋元医学派中，有李杲创始的'补土派'，至于他的老师张元素（洁古），只不过曾著《珍珠囊》等，对药性和处方学有些发挥而已。这样的看法不太妥当。……笔者对这样的提法，有不同的意见，特提出来加以讨论。"

"根据可靠的文献记载，都认为李杲曾师承张元素，他们的学术见解是一脉相传的。例如和李杲同时的元好问就说过：'明之（李杲）幼岁好医药。时易州人张元素以医名于燕赵间，明之捐千金从之学。不数年，尽传其业。'又如明代李时珍也认为，李杲曾'受业于洁古老人，尽得其传，益加阐发，人称神医。'（《本草纲目》序例），这更指出李杲曾发挥、发展了他老师的学术见解。谁都知道，张元素治病不用古方，'自为家法'。那么……张氏的'家法'是什么呢？就是'养胃气'。李杲在'养胃气'的基础上，更发挥而写成《脾胃论》等名著。因此，在当时人们看来，李氏的学术见解仍是继承着张氏'家法'的，所以称为'易州张氏学'。罗谦甫的朋友刘骃的话，就是有力的证明，他说：'……而东垣李明之则得张氏之学者……罗谦甫尝从之（李杲）学。……予闻李死三十年，罗祠而事之如平生，薄俗中而能若是！'（《静修集·内经类编序》）这篇序是在1281年写的，当时李杲已逝世 30 多年了，他的弟子罗谦甫对待老师的传业仍然很敬重，所以用'祠而事之'的做法来表示。这样，罗氏的朋友刘骊为什么不称'李氏学'，却要称'易州张氏学'呢？从此可见，李杲在世时并未把《脾胃论》等著作看作自己'独到'的学术见解，而是看作对'易州张氏学'的发挥而已。"

"我们再从医学科学发展的继承性来看，'易州张氏学'也不是凭空而论的，它是有其历史根源的。《黄帝内经》早有'四时以胃气为本''有胃则生，无胃则死'等论脉的说法；《伤寒论》中更有理中丸、小建中汤等养正驱邪、补益脾胃的具体方法。这些论点和方法都会给张元素'养胃气'的学术见解打下基础。而自从张氏创造性地总结出一'家法'来之后，李杲、王好古、罗谦甫等人更继续发挥其学说，于是宋元医学学派中便出现了'易州张氏学'（照近人的说法，就是'补土派'）……我认为，'养胃气'学说的提出，不但在我国医学发展史上具有划时代的意义，并且它的影响也是极为深远的。从重视内因发病的作用这一点来看，明代薛己、张介宾、赵养葵等人主张补肾之说，都应该是张氏'家法'的继续发展。这样，近人'补土派'的称号显然不能够包括钱乙等人在内了。'易州张氏学'的称号固然可以包括薛己等人的补肾之说，但又似乎古老些。因此我建议采用'易州张氏学'的称号，但相应的把'寒凉派'改称为'河间学派'。"

"张氏'家法'虽然直到今天还在临床上发挥着增强体质、恢复健康的医疗作用，而近人却很少提到这一点。因此略述拙见。"

8. 关于医学教育创始者秦承祖的研究

宋向元说："秦承祖对中医学的贡献是我们不应该忘记的。关于他的生平事迹，我们所知甚少。据张杲《医说》引《宋书》说：'秦承祖不知何郡人也。性耿介，有决断，当时名人咸所归伏。而专好艺术，精于方药，不问贵贱，皆治疗之，当时称之为上手。'《太平御览》所引文字与此稍有不同：'系承祖性耿介，专好艺术，精于方药，不问贵贱，皆治疗之，多所全获，当时称之为上手。纂方三十卷，大行于世。'"

"关于他的著作，不只'方三十卷'，详见后文，这且不谈。我们认为，他的著作'大行于世'，即是他的医疗经验和研究业绩得以传播和推广。这对当时人民的保健是可以起些间接的积极作用的。……据丹波元胤的《中国医籍考》，秦承祖的著作……从上列书名来看，他的著作已包括了当时医药技术的重要部分。据我推想，秦承祖既创议建立医学教育，他这些著作可能用作当时教学的书本。同时，因为他身居太医令的地位，所以很容易'大行于世'。可惜秦承祖的遗著现已大都遗失了，我们想要看到其全貌已不可能，姑且节录《针经节要》的一段文字于下：足阳明胃经……三里二穴……治胃中寒……秦承祖云：'诸病皆治，食气，水气……四肢肿满，目不明。'只从这一段中，我们至少可以看出，秦承祖曾总结当时针灸术的经验，给中国医学以一定的影响。"

"秦承祖一生最伟大的贡献，还在于他创办医学教育。丹波元简的《医賸》卷上医学条说：晋以上无医学之设。及刘宋元嘉二十年，太医令秦承祖奏置医学，以广教授。后魏及隋有太医博士助教；唐贞观三年九月，诸州置医学；开元元年，诸州置助教；

十一年，诸州置医学博士。……我们知道，在过去封建社会里，劳动人民需要医药的情况，是非常迫切的。彼时的统治者们不但不考虑培养大批的优秀医生，替人民解决医药保健的需要，却反向民间夺取高手医生来给他们当作'伺御'。——这在当时好像是一种'当然'的办法。自西晋'八王之乱'到南北朝，经过一百多年频繁的战祸，以致人口大大减少，生产遭到严重破坏。刘宋统治着江南，社会上依然由士族享受种种特权，而人民方面，除了担负着繁苛的租税，男丁自十五至六十岁的均须普遍服兵役。——这样，民间的医生自然就渐渐减少了，因而'伺御'的来源便会渐形枯竭起来。甚至照这样趋向发展下去，民间医生就要'绝种'了。秦承祖发觉到这样严重的趋向，恰好他担任太医令，又遇上当时刘宋政权提倡文化，粉饰太平，他便建议于当时政权，创办了雏形的医学教育。秦承祖的建议当然是为了给统治阶级培养'伺御'出发，但因当时有了医学教育的设置，就可以减少再向民间夺取高手医生的现象了。另一方面限于封建社会的条件，其设置计划缺少彻底性是必然的，所以后来虽发展到'诸州置医学博士'的情况，而民间所需要的大批医生，仍不得不依靠师徒传授制而产生。"

"总之，秦承祖能在这样社会里面发挥其远见，有所创造——奏置医学——给封建社会奠定医学教育的基础，并开辟了日后发展的道路，这是肯定的，事实也给予了说明。他这一创举，虽不是为人民需要出发，却对中医学的提高和发展起了一定的作用。这也应该是肯定的。因此，我们认为，秦承祖不失为中国医史上的杰出人物。"

（四）强调科学，继承医药遗产

宋向元说："我认为中医的理论也值得批判地加以扬弃，我们如果弃去落后的理论及种种迷信的意识，那么，理论指导实践，其治疗技术方面是一定要大大增强的。"

宋向元尤为推崇清代王清任的革命精神，他认为"王清任是中国医学革命的先锋，他敢于凭借实验来纠正古人记载的错误，这是史无前例的。在一百六十多年前，我国医学家居然有这种实验精神、革命行为，确实是值得我们学习的。"他倡导，"盼望今天的中医同道们，一致起来继续发扬王清任的革命精神，要从实验中锻炼我们的医疗技术。"

宋向元与在天津工作的中医同道，也常常一起讨论中医学术应该如何发展等问题。如："友人赵寄凡先生曾和我说过：'中国医学因为年纪太大，穿的衣服也太多，不论汉服、明服、清服、道袍和西装，统统套在身上，压在头上，既不像人，也不像鬼。最好把它的衣服都给剥下去，看看它的真面目。'我说：'仅只看看它的真面目还不够，应该再让它晒晒阳光。'中国医学的'真面目'即指合于科学内容的部分而言，所谓'衣服'，乃指受着历代客观条件的玄说和曲解而言。"因此，宋向元在考证文献中，本着科学的精神，在研究一个问题或一个词语时常常参考很多历史文献，同时，将古代医学著作或文献中受历代客观条件的玄说和曲解一一剥去，而将精髓、贡献及发明部分挖掘出来。如宋向元所说："研究历史的目的，在于还历史的本来面目，不能加以任何个人的曲解。""主要是为了发掘中医学史的发明权和忠诚于医史研究工作而已。"

（五）发掘证据，展示中医发明

宋向元在考证文献中，还不断地发掘古代医药学的发明，常为祖国拥有世界上最古老的文化、最早的医药学成就与发明而感到自豪。宋向元认为考证文献的目的主要是："为了发掘中医学的发明权和忠实于医史研究工作而已。"同时他还强调："中国医药学上的发明，并不止这几种。但我们要把这看作起点，而不应看作终点。"

（六）勇于创见，精研体质学说

宋向元对脏腑学说、阴阳学说、体质学说等多有创见。20世纪50年代，他特别就体质学说写出专著，并于60年代初期带来天津，请中医同道传阅，争取意见，准备出版，遗憾的是，这本书稿由于种种原因已佚。

宋向元论体质学说的思想，始于《内经》《难经》，源于仲景及历代名家。他推崇《内经》藏象学说、脏腑辨证、养生抗病，并发挥《素问·平人气象论篇》等篇以脉决生死，以脉象断体质的论述。他赞扬张洁古、李东垣以养胃气为本的学说，指出"脾主中央，灌溉四旁，脾为人之元气，为元气之本"，从而将脾胃论引申为体质论，并通过临证实践加以验证。

宋向元临证中以阴阳为纲概括体质，提出阴阳是体质总括，把平人之体分述为阴脏、阳脏之体。一般说来，阳脏之体多体壮形实，色红润，性情急躁，内多火热，唯喜冷饮、大便多燥结等；阴脏之体多形体虚弱，面白少泽，性情沉闷，素畏寒冷，唯喜热饮、大便多稀溏等。故宋向元在观察疾病时认为：不同的体质，往往发病表现不同，常是阳盛之体多热证、实证、阳证，阴盛之体多寒证、虚证、阴证。因此，身体素质决定发病力量的形式，影响着疾病的发生、发展及转归。以此指导审因辨证，立法用药，有利于提高疗效。

四、临证经验

宋向元学识渊博，不仅精通医、史、文，尤其重视医疗实践，有极丰富的临床经验。他擅治内科杂症，尤以治疗小儿科诸疾为专长，1963年晋升为主任医师。在晋升主任医师的鉴定表中，组织审查意见是这样的："该同志工作认真，思想进步，作风正派……业医30多年，临床治疗经验丰富，对治疗痹证、胃病、神经衰弱有显著疗效，对《伤寒论》、温病、血证、杂病都有一定的研究，临床上运用经方灵活。在天津执行医务期间，在群众中颇有威望。"这一评价基本概括了宋向元在临床方面的成就。

宋向元主张，"读医书尤应注重其临床实效，不可唯重文采，刻意辞藻华丽。盖医不能活人，虽熟读金匮石室之书，无益也。唯析微阐奥，探幽索隐，求金玉之是，济世活人，方可功于后世。"宋向元潜心钻研岐黄之术，深研《颅囟经》对小儿惊痫、疳痢、杂症切实可行的治疗方法，《幼幼集成》中的许多民间宝贵验方，王清任的科学实验精神及其活血逐瘀之类方药，《痧胀玉衡》敢于推翻前人定论、敢于突破当时医界框框而别具一格的治疗方法等历代医书精华和医学名家的宝贵经验，并在临床中发挥运用，取得很好的疗效。

可惜其病历资料大部分散失。现根据其几位学生的论文资料综合整理如下，虽不足以概括宋向元临床成就的全部，冀窥一斑而见全豹。

（一）重视气、血、痰在疾病发生发展中的作用

宋向元擅治内科杂症，尤其重视气、血、痰在疾病发生发展中的作用。他说："平人之体，气卫血荣，阴阳相贯，常相流通，一旦窒碍，则百病由生。""疾病的产生，无不与气血有关。平和之体，津液流通，痰无可生。若外感内伤，以致荣卫不和，气血败浊，痰浊聚成。痰之为物，随气升降，无处不到，故百病之中，多有兼痰证者。"

临床治疗中，宋向元多从气、血、痰入手，分为气病、血病、痰病，或二者相兼为病，并以此论治，每获良效，确有独到之处。如以治疗胃脘痛为例，宋向元将此证分为气、血、痰等类型。若因烦恼气冲，胃脘胀痛，牵引两胁，用四逆散加青皮、陈皮、吴茱萸；若郁者，当以止血为主；以血虚为主者，则以补血论治。

胃爽饮是宋向元治疗妇女肝胃气滞的验方，由清半夏、瓜蒌皮、茯苓、丹参、炒川楝子、佛手花、玫瑰花组成，该验方经其学生张炳厚（1964年毕业于北京中医学院，较长时间跟随宋向元、秦伯未、王文鼎等名师学习）继承并发挥，临床用于治疗胃窦炎，取得满意的疗效。

宋向元临证善以血论，尤赞王清任逐瘀诸方，并善用血府逐瘀汤治疗头痛、胸痛、心悸、失眠、夜睡多梦、急躁或郁闷等，又善以身痛逐瘀汤治疗痛痹，膈下逐瘀汤治疗肝病，其效皆显。此外，少腹逐瘀汤、桃仁承气汤、下瘀血汤等，也是宋向元常用来治疗血证的方剂。

（二）用药如用兵，创立治病十法

宋向元还善于灵活运用经方，方简而药效。他根据多年临床心得，总结出新的治疗十法。

（1）守法：认证准确，守方不移。适宜于久病大病。

（2）攻法：精诊辨证，击其要害。对体无宿疾、病邪初犯者宜用，体虚邪伏者则寓攻于补。

（3）进法：阵容严整，所操必胜，谓用药不偏，组方严密也。适用于重病。

（4）退法：进战不利，则退而诱之，谓久病而疗效不著者，宜用甘淡以诱之，待机复而歼之。

（5）防法：杜渐防微，无始贻患。老人、小儿、重病宜之。

（6）戍法：聚兵而戍，无使复犯。体虚之人宜之。此乃平日无病，以壮、补之药服之也。然体虚，汤药非良法，当以食疗及健身为上。

（7）留法：一曰留病以去病，例如"大积大聚，衰其大半而止"；二曰留药以察机，对大病、久病体弱者宜之。

（8）追法：探其巢穴，出兵制胜。对病情变换，邪伏不明者宜之。

（9）转法：随机应变，据证选法。对于复诊患者，尤其是病证多变者宜之。应当注意四点：必察病机，以晓顺逆，既明夹杂，仍固本元。

（10）纵法：对证候则擒王而纵其从，对体质则舍旧从新。证候复杂者宜之。

（三）血府逐瘀汤临床运用心得

宋向元极其推崇王清任的科学实验态度，认为其著作《医林改错》文辞朴实，非洋洋万言之著，亦非循经蹈矩之章，但确系活人之书，实为临床实践之总结，传世之佳作。宋向元运用王氏血府逐瘀汤，临床多有发挥，颇具心得。述之如下：

血府逐瘀汤有行气活血祛瘀之功。方中以四逆散疏调气机；桃红四物汤养血活血行瘀；甘桔汤提补肺气，加牛膝以引血下行。在理血药中有苦桔梗之升，牛膝之降。气血皆有升降，是谓组方之妙，可令气行血行，气血条达，安有血府瘀滞之虞！

本方原书主治有头痛、胸痛、胸不任物、天亮汗出、不眠、肝气病等十九证。可归纳为三类：①发病部位多在膈上，如胸痛、头痛等。②发病时间多在夜晚，如失眠、多寐、夜啼等。③发病原因多与肝郁血瘀有关，如胸闷、无故爱生气等。临证治病应抓主证。何为主证？首先是始终存在之症，次为最痛苦之症，再次为个别的不容忽视的症状。依以上三条，本方应用范围不止原书所说的十九证。临床即使患者找不出病因，只要病位在血府（指胸、隔膜以上部位），夜间发病或阵发性发作，或具备以上三条之一者，他药不效，皆可运用血府逐瘀汤。亦可谓"但见一证便是，不必悉具"。

典型病例：曾治吴某，1959年起患左侧头痛，至1962年鼻左侧拘急，伴耳鸣，方用血府逐瘀汤加味，6剂而愈。

一名解放军军官，头晕，失眠，西医诊断为神经衰弱，治疗无效，求医于宋向元。伴见口渴不欲饮，下腹胀，脉弦涩。证属血瘀，用血府逐瘀汤加白薇汤（白薇、当归、人参、甘草）治之而愈。

不论是高血压还是神经衰弱，凡因气滞血瘀导致的头晕、失眠，宋向元皆用此方加减治疗，均获得显著疗效。

（四）以常法变法妙治痹证

宋向元临床对痹证的治疗颇有独到之处，其学生温光远（三二一医院）总结了宋向元治疗痹证的临床经验并用于临床，深感得心应手。

宋向元说："《素问·痹论篇》曾提到：'风、寒、湿三气杂至而为痹也。其风气胜者为行痹，寒气胜者为痛痹，湿气胜者为着痹也。'言简意赅地对痹证的概念、分类作出精辟地论述，至今对中医临床仍具有一定的指导作用。所谓痹者，闭也，一切气血阻塞不通皆属痹证。对风寒湿痹来说，是指经络闭塞，气血阻滞，营卫不和，外邪久留，闭而不通，不通则痛，所以痹证患者都有疼痛症状。"

宋向元认为，痹证是肢体大症之一（包括半身不遂、痿躄等），必须予以重视，给予积极治疗，在治法上应知常、知变，不可拘于一方一药。

1. 治疗痹证的常法

多以祛风散寒、燥湿活络为主，常用方药：防风9g，防己9g，秦艽6g，桂枝6g，川芎9g，苍术9g，黄柏6g，木香少量，甘草少量。在此方基础上可随症加减：如关节痛甚，加松节、乳香；肌肉痛甚，加桑枝、桑寄生；周身痛，加当归、威灵仙；下肢痛，加杜仲、牛膝；皮肿气滞者，重用木香，加五加皮；顽痹血滞者，加桃仁、红花。偏寒加川乌、草乌；偏热加芍药、知母。宋向元说，如果按风、寒、湿辨证用药疗效不佳，应考虑有气血凝滞的因素，此时可加延胡索（气分药）、当归（血分药）、官桂（祛寒药），多获良效；也可根据王清任"痹证有瘀证之说"，用其身痛逐瘀汤治之，效果也好。

身痛逐瘀汤的方药：秦艽6g，川芎9g，桃仁12g，红花12g，生甘草9g，羌活9g，没药9g，当归9g，五加皮6g，香附6g，牛膝9g，地龙6g。发热加苍术、炒黄柏（即二妙丸），体虚加黄芪。

2. 治疗痹证的变法

宋向元说："治疗痹证除掌握风、寒、湿痹通用的方药外，还要掌握常法中之变法，以痹证分类进行辨证施治，或用代表性的成方治之，均可收到满意效果。"

痛痹为寒胜，民间俗称的"寒腿"，多属痛痹，但往往用祛寒药或针灸等治疗效果不佳。曾治一名矿工，自诉两腿如冰样感，盖厚被也不觉暖，经多方治疗效果不佳。根据《伤寒论》第361条："手足厥寒，脉细欲绝者，当归四逆汤主之。"宋向元认为，患者两腿冰冷不温，乃阳气虚衰、气血凝滞所致，宜用当归四逆汤（当归、桂枝、细辛、炙甘草、通草、大枣）助阳通滞。连服3剂，两腿如冰样感觉好转，续服，上述症状基本消除，收效很好。宋向元不仅对痛痹有一套有效的治疗方法，而且发展了《伤寒论》当归四逆汤证。宋向元说他用此方治疗闭塞性脉管炎，也很有效。

行痹为风胜，其疼痛性质多为游走不定，但也有痛有定处者。如用一般散风药收效不大，可用药精力专的经验方"三两三"治之。方药如下：当归尾30g，金银花30g，生甘草9g。对痛有定处者，其"三两三"方药如下：当归身30g，赤芍药30g，金银藤30g，生穿山甲9g，滇三七末0.9g为引。

着痹为湿胜，宋向元认为，它的表现是局部肿重而痛轻，多属于气血阻滞或痰积，可用导痰汤加利湿药。如有瘀血，可加活血药治之；若效果不显，可使用控涎丹（用丸剂，不用汤剂）；如有轻微发热，可用三仁汤加减，发热重者效果差。

3. 指出治疗痹证要注意的两个问题

一是治疗痹证不必拘于风寒湿的致病因素，应参考后世医学发展的成就，如瘀血证、湿痰说、体质说等进行辨证施治。二是要掌握证与方的主要精神，只要认证准确，用针对性较强的成方治疗，同样会收到满意效果。特别是要掌握具有代表性的成方，抓住主要病机，灵活运用。不论异病同治或是同病异治，都要善于总结临床经验，以便提高治疗水平。

（五）治疗小儿疾病的经验

宋向元对于小儿痰喘、腹泻、疟疾、急慢惊风、麻疹等急重病症均有独特的治疗方法。如小儿高热惊风，以退热为主要治则，往往热退则惊止。在散热之时，尤其注重钩藤、白薇等清热之品的应用；对热不退、惊不止、神昏者，则认为不宜再散，而多用蜈蚣、全蝎、僵蚕等镇惊息风；热退惊不止者，注意用柔润药，如生地黄、沙参、玉竹等。对于小儿大便绿色、小儿痰喘、小儿夜啼等的治疗，他药不效者，则善用血府逐瘀汤而获奇效。

在长期的儿科临证中，宋向元还强调治疗技术要广泛，凡针、灸、煨、敷、角法等有效的技术都可引用，并曾专门搜集治疗小儿常见病的外用敷方。如生栀仁30粒，桃仁7粒，皮硝9g，葱头7个，飞罗面1匙，鸡蛋1个去黄，蜂蜜1匙，将以上药味研为细末，用蜂蜜、蛋清调匀，荷叶为托，黏贴在肚皮上，用布扎紧，1周时，拔出青色，其病自退。忌食生冷、鱼腥、面粉点心半年。用于治疗小儿慢性肠炎、消化不良等症，疗效甚佳。

五、学术传承

由于多种原因，宋向元家中多年珍存的历代医书、杂志、论文及未刊的"体质学说"手稿荡然无存。1966年5月，北京中医学院停止招生办学，宋向元随之到北京中医学院附属东直门医院儿科，每日应诊，于当年9月1日去世。

传承人：

张炳厚（1937~ ）： 男，北京市房山人。主任医师，教授、北京中医药大学博士生导师，全国首批中医药传承博士后导师。毕业于北京中医学院（今北京中医药大学），较长时间跟随秦伯未、王文鼎、宋向元、刘渡舟、王绵之、祝谌予等10余位著名中医专家学艺。曾任北京市中医管理局（今北京市中医药管理局）副局长、北京同仁堂中医医院院长、北京中医医院大内科主任兼肾病科主任。是全国第二、第三、第四批名老中医药专家学术经验继承工作指导老师。

聂惠民（1935年2月~2023年3月4日）： 1962年毕业于北京中医学院。全国名老中医，著名中医药学家，北京中医药大学教授，享受国务院政府特殊津贴，中国中医药学会理事。行医40余年，临床经验丰富。擅用经方治疗内科、儿科、妇科等疑难杂病，尤擅治消化系统和心血管系统疾病，如急、慢性胃炎，萎缩性胃炎，溃疡病，外感热病，抑郁症及更年期综合征，月经病，盆腔炎，小儿厌食，疳积等。

张崇孝： 教授，主任医师，硕士研究生导师。曾任中华中医药学会诊断专业委员会委员，陕西中医药学会基础专业委员会副主任委员，陕西中医药大学诊断教研室主任。出身于中医世家，1963年毕业于北京中医学院医疗系，曾跟随宋向元、秦伯未等中医名家系统学习儿科和内科，这为他后来从事大内科诊断奠定了坚实的基础。他从事中医临床、教学、科研工作 50 余年，在医疗上精于辨证施治，祛邪善从气、血、痰着手，扶正多补脾肾。对内、妇、儿科疑难重病的治疗均有独到之处，尤其对糖尿病、肾病、男性病、脾胃肝胆疾病、多种老年病、男性不育、妇女不孕症及生殖系统炎症、小儿营养不良和反复感冒等症的治疗，均有独特的疗效。发表论文 20 余篇；出版专著 10 余本；负责研制的"红山健儿口服液"药品，1992 年获陕西省药字准字号，同年个人被载入《陕西高级医药卫生专家人名志》等著作中。

参考文献

［1］张伯礼．津沽中医名家学术要略［M］．北京：中国中医药出版社，2008．

［2］聂惠民．宋向元先生临床经验浅谈［J］．北京中医，1986（1），11-13．

［3］张家驹．爽胃饮治疗胃窦炎［J］．山东中医杂志，1985（3），45．

［4］马明良，贾斌．学习前贤深研医道弘扬祖国医学——名老中医宋向元论医撷萃［J］．西部中医药，1989（2）：41-42．

［5］温光远．宋向元老中医治疗痹证的经验［J］．辽宁中医杂志，1984（7），9-10．

［6］王蕾，杨木锐，马佐英，等．宋向元先生辨体质、调气血临证治验［J］．辽宁中医杂志，2018，45（8）：1625-1627．

执笔者：廖敏

整理者：阚湘苓

陈芳洲

——深耕温病重治疗，强调养阴为根本

一、名医简介

陈锡九（1911~1978），字芳洲，河北文安人。一生习诗文，研医理，为群众解除疾患。1936 年离乡到津，悬壶应诊。1959 年应聘到天津市传染病医院，研究温热病卓有成效。陈芳洲急患者所急，常常亲自到药材培植厂征集鲜生地、鲜茅根，以求提高疗效。60 年代初与天津市西医离职学习中医研究班密切合作，研制、观察"抗白喉合剂"取得成功，遂推广至全国。1965 年调入天津中医学院附属医院（今天津中医药大学第一附属医院）从事内科工作。陈芳洲秉性耿直，待人和蔼，对求治之患者均细心诊疗，深受广大患者及家属的敬佩和赞誉。

二、名医之路

陈芳洲 25 岁携家人来津，初期行医走街串巷，同时通过药店坐堂广泛接触各种传染性疾病及内科杂病，为将来成为一代名医打下了坚实的基础。20 世纪 50 年代，在上级领导组织安排下，陈芳洲受聘于天津市传染病医院，在此期间，他对防治白喉、麻疹、天花等传染病研究出了一整套临床行之有效的方法，在中医药治疗白喉方面提出了"养阴清肺法则可，养阴清肺汤则不可"的著名论断，为中医药治疗白喉的工作做出了贡献。60 年代中期，由于工作的需要，陈芳洲从传染病医院调到天津市立中医医院从事内科医、教、研工作，在治疗心脑血管和呼吸系统疾病方面总结出了一整套独特的办法并积累了丰富的经验。经过多年临床实践及理论研究，陈芳洲提出了自己的中医认识与见解，为中医学事业的振兴和发展做出了贡献。

三、学术理论精粹

（一）重视个体诊疗，治病必求其本

陈芳洲认为人类疾病的发生、发展和转归有其一般的规律，为疾病的共性。但由于人的体质强弱、年龄大小、病情轻重、气候寒暖、地区燥湿等差异，故同一疾病有不同病因，此为疾病的个性。因此在临床辨证时，以四诊为依据，结合疾病的个性，脉证合参，综合分析，区别不同的证候，据疾病的轻重缓急，予以"急则治其标，缓则治其本"的不同治疗。陈芳洲主张治病必求其本，如在"断经期前后诸证"，即所谓"更年期综合征"一病的治疗上就体现了这一点。该病患者尽管临床表现不同，但陈芳洲认为此病

多系气滞血瘀所致，故予以调气活血化瘀法治之，经过临床证明，凡此病遵此法疗效确切。

（二）求理立法严谨，用药恰如其分

陈芳洲在临床实践中求理立法严谨，用药恰如其分，适可而止，深得"中病即止"要义。如对湿阻中焦诸病的治疗，其指导思想就是针对湿邪重浊缠绵难解而又多从热化或寒化的特点，提出"一日数变，百日不变"的治疗原则。即湿邪数变则此法随之数变，湿邪不变则此法不变，不允许出现过之或不及的弊端。

（三）勇于突破常规，以小方治大病

陈芳洲在处方用药上力求达到"药味少、剂量小、价格廉、效果好"的目标。如在治疗神经性呕吐方面，陈芳洲采用了自制的丁香郁金荷叶汤疏肝和胃、降逆止呕，临床投之效果显著。该方虽仅三味药，剂量三至五钱，但足以解决病家疾苦，体现了节约用药原则，同时组方用药打破了"十八反""十九畏"的常规。

（四）理论联系实际，重视实践教学

陈芳洲倡导理论联系实际，以坚持临床实践为第一原则，在教学方面尤为突出。他始终强调临床工作要加强基本功训练，针对学生中医理论水平的差异，提出不同的要求。如：加强临床中四诊、八纲等基本功的训练，要求强化治疗过程中某些特殊疗法的应用，要求反复熟读《内经》《伤寒论》、温病学等中医经典著作，要求对单味药物性味、归经、功能、主治加强研究。通过提出各种具有针对性地要求，引导学生把学到的理论知识与实践相结合。

陈芳洲在长期的临床实践中，通过大量的典型病例示教，讲授中医学的理论和自己的心得体会，使学生深刻理解和掌握老师的医疗技术和学术思想并运用到实践中，通过学生抄方、学生初诊、老师复诊重点讲解、学生独立思考并处理疑难问题的临床教学过程，辅以一看、二问、三实践、四记录、五整理的具体教学措施，使学生逐步做到理论联系实际，提高学生的临床工作能力。

在临床实践中以身示教，教育学生除了要掌握临床医疗技能为患者解决痛苦，还要学会做一个热爱人民的好医生，切勿由于粗心大意，在辨证求因、审因论治的环节中，因治疗不当而进一步损伤患者。

（五）温病源出伤寒，寒温各成体系

陈芳洲认为温病学是从《伤寒论》中发展而来，随着理论的不断发展而自成体系。《内经·热论》曰："今夫热病者，皆伤寒之类也。"说明中医学早期，温病属于广义伤寒范畴。但随着中医学的发展，理论体系逐渐完善，学科也在分化。温病学自汉以后历代均有发展创新，直至清代形成卫气营血和三焦辨证体系，理论逐渐完善。尽管伤寒、温病理论上各成一派，但都属于外感病的治疗体系。

陈芳洲研究唐宋各家著作，发现这一时期医学著作中收集了大量的治疗外感热病

之经验方剂，《肘后方》《备急千金要方》《外台秘要》等书所收集的外感热病治疗方剂，其治法与《伤寒论》已有差异。《伤寒论》治疗太阳中风用桂枝汤，太阳伤寒用麻黄汤，均为辛温解表剂。而《肘后方》治疗"伤寒及时行温病及头痛，壮热，脉大如得一日"的方剂中，既用了辛平的葱豉汤，亦用了辛凉之药葛根。《外台秘要》的栀子豉汤中辛凉解表和甘寒清热药更多，如栀子、黄芩、葱白、石膏等，不仅如此，犀角地黄汤即已确立了凉血透营的治法，为温病学的辨证用药奠定了基础。

同时，在许多著作中"伤寒"与"温病"又是相互联系交叉的。唐代孙思邈著《备急千金要方》卷九《伤寒上》谓："治心腑脏温病阴阳毒，战掉不定惊动方，大青、黄芩、栀子、知母、芒硝、麻黄、玄参、石膏、生葛根、生地黄。"其中有辛温以解阴毒之药麻黄，也有较多甘寒、苦寒以解阳毒之药。

因此，陈芳洲常谓："对疾病的辨证治疗不能拘泥不化，单用《伤寒论》六经辨证，或单用温病卫气营血、三焦辨证，均为不妥，应将二者统一于治疗中。"举例说明，患者初起表证恶风是为太阳中风，随即病情逆转，斑疹显现，高热神昏，不应死守伤寒不放，故当决断，治以凉血化瘀、透营解毒，方为合拍。

（六）注重温热病治疗，强调养阴为根本

急性传染病多属中医温热病范畴，《增补评注温病条辨·征序》："温热为法，法在救阴。"陈芳洲认为治疗温热病养阴为根本，意在温为阳邪，阳胜则阴病，养阴为护其本。治疗温热病着手在清热解毒，但着眼则为护阴生津，于解表、清热、攻下、凉血的同时养阴生津，这是清代温病学派之长处，不但使清热药更好地发挥作用，而且还预防了温热之邪进一步耗气的种种变证。伤寒治疗之法即有人提出"存津液"，在温热病治疗中尤为重要。陈芳洲治疗温热病，强调养阴为根本。例如，流行性乙型脑炎，热在气分，白虎汤主之，其中生石膏即有甘寒养阴之意，而知母为滋肾阴、润心肺之专药。中医学认为肠伤寒属湿温，虽不能用滋腻之药，但也须润燥以防伤阴，《温病条辨·上焦篇》指出治疗湿温"汗之则神昏耳聋，甚则目瞑不欲言"，因而在佩兰、薏苡仁、滑石之中，陈芳洲强调要用大剂量甜杏仁润肠燥以护阴，忌用半夏苦温伤阴。对于麻疹的治疗，予辛凉解毒之剂，同时嘱用鲜芦根、荸荠煎水频服，取其甘寒多液具养阴之功。陈芳洲论治温热注重养阴之法的确立，一则取各家所论之长，二则源于多年经验所得，其常曰：温病始于卫分，病轻而历时短；终于营血心包，病笃而日期长；时刻不忘养阴，兼有防、治、救三益。邪在气分，养阴以防邪热入里，逆传心包。或气血两燔，在极少数的患者出现亡阳证时，既使用四逆汤也要加西洋参，使回阳和救阴相辅相成。

（七）中医辨证为主体，西医辨病资参考

陈芳洲一再告诫，辨病与辨证，必须以辨证为主，切勿随辨病而左右辨证。他说：西医诊断相对恒定，中医辨证则变化多端。临床治疗方案是一般规律的总结，如果不知常中有变，中医何为？如肠伤寒忌下是恐导致肠穿孔，不可忽视，然过去无此诊断，亦无肠伤寒忌下之论，若下证具备，当下不下，竭阴耗血，亦会导致血热妄行或热入心包

而神昏谵语。又如，当时治疗流行性乙型脑炎用白虎汤已成定法，陈芳洲指出白虎汤所治仅在初起气分，而入院患者多为气分已过，邪热入营血心包或出现肝风内动之证，必须当机立断，予以清营凉血、平息肝风之剂。陈芳洲强调中医辨证尤重于西医辨病，深有远见，中医学历时 2000 余年自成体系，不要因西医病名而局限中医的辨证。

四、临证经验

（一）说案论病

验案举隅 1：发热

鲍某，女，70 岁，1976 年 3 月 22 日初诊。

主诉：口苦咽干而痛，伴有发热已半月之久。

现病史：患者于半月前来北方探亲，突然病倒，口苦咽干而痛，伴有发热，头痛，夜寐梦多，心烦，乏力，脘闷，纳呆，嗳气，便秘数日不行而来门诊治疗。

检查：体温 38.7℃，血压 120/80mmHg，心率 78 次 / 分，神清，倦怠乏力，舌红绛如血，干而少津，镜面无苔，心肺正常，肝脾未触及。血常规：白细胞 11800/mm³，红细胞 350 万，血红蛋白 12g/L。

辨证：患者年已古稀，气阴早衰，一则沿途奔疲劳累，不得休息，二则初来北方，气候不适，致使郁热不解，充斥表里三焦，导致五脏阴液大伤，更因误治迁延日久，邪热深入营血，劫烁真阴而致脉虚、气弱势之欲脱之候。

诊断：热伤真阴。

治法：急予大剂咸寒之品，重在养阴以泄热。

处方：鲜生地 60g，玄参 60g，寸冬 30g，沙参 30g，石斛 30g，天花粉 15g，丹皮 15g，赤芍 30g，生石膏 15g，甘草 6g。5 剂，每日 1 剂。

二诊：服上药后，病情未见起色，经诊察脉症同前，考虑病情发展已濒于津涸，阴损及阳之际。经云："阴生于阳，阳生于阴。"今热邪深入少阴，心火炎炽于上，劫烁肾水于下，单纯投以大剂养阴救液之味，恐无济于事。必在此基础上佐以"扶阳救阴"及"交通心肾"之品方可奏效。于上方中加入附子 6g，肉桂 3g，莲子心 6g。附子、肉桂以引火归原、扶阳救阴，莲子心以交通心肾，水火既济则病可转危为安。3 剂，每日 1 剂。

三诊：咽干而痛大减，仍有低热（体温 37.8℃），心烦，胃脘不适，嗳气乏力，夜寐梦多，舌质鲜红如血，苔白而少，脉弦细有力，说明气尚未充，故将上方中附子量增加 3g，以求"阴阳双补"。3 剂，每日 1 剂。

四诊：服上药 3 剂后，咽干而痛痊愈，体温正常（36.2℃），纳可，但夜卧欠稳，身乏力，舌质深红，苔薄白而少，脉弦细稍有力。阳气已蒸腾而起，故去扶阳之药。处方：鲜生地 60g，玄参 60g，寸冬 30g，丹皮 15g，赤芍 30g，沙参 30g，石斛 30g，天花粉 15g，生石膏 15g，莲子心 6g，甘草 6g。3 剂，每日 1 剂。

五诊：服上药后，患者无不适，唾液已下，舌质淡红而暗，苔薄白而润，脉弦细稍有力，据此于上方中去生石膏、莲子心，继服 3 剂以固其效。

验案举隅 2：狂证

许某，女，24 岁，工人，未婚，1976 年 6 月 2 日初诊。

主诉：心烦易怒，四处奔走，已 10 余日（代述）。

现病史：患者于 10 日前，因看电影时受惊吓，当时昏厥，针刺后苏醒。自此之后，精神失常，心烦易怒，经常四处奔走，坐卧不宁，不思饮食。经某医院医治不效，在家人陪同下来我院门诊。

检查：血压 120/70mmHg，怒目而视。舌质暗红，舌苔薄白，脉弦而有力。心肺（−），肝脾未触及。

辨证：素日肝郁气滞，复受惊吓，惊则气乱，乱则心神不宁。

诊断：狂证。

治法：疏肝调气，解郁开窍，佐以安神。

处方：软柴胡 15g，杭白芍 30g，香附 12g，枳壳 9g，川楝子 15g，九节菖蒲 9g，郁金 9g，莲子心 9g，炙甘草 12g，龙齿 9g，夜交藤 30g，甘草 6g。6 剂，每日 1 剂。

二诊：进服上药之后，诸症消失，精神已恢复正常。

按语：疏肝调气之方药常用杭白芍、香附、枳壳、川楝子四味，不凉不热，不温不燥。杭白芍酸寒为滋养肝阴主药，多用则疏，少用则敛；香附为血中气药；川楝子疏肝泄热；枳壳理气，四味合用疏肝调气。对肝郁气滞之癫狂，木不疏土或湿困脾土之肝胃不和证，均疗效甚佳。

验案举隅 3：癫证

彭某，男，27 岁，教师，未婚，1976 年 4 月 18 日初诊。

主诉：直视，动作呆若木鸡达 2 个月之久。

现病史：患者于 2 个月前，因被父亲斥责之后，突然出现直视，动作呆若木鸡，心情抑郁，默默不语，甚则饮食生活不能自理，纳少，便秘，痰涎壅盛，夜寐不稳甚则彻夜不眠，长期医治不效，经人代领来诊。

检查：问而不答，口水时时流下，血压 120/70mmHg。舌质暗红，舌苔白滑，脉弦数有力。心肺（−），肝脾未触及。

辨证：思虑过度，劳伤心脾，谋虑过度，劳伤于肝，心肝阴伤，暗耗肾阴，坎水亏于下，水不涵木，厥阳独亢。阳升于上，痰浊随之，蒙蔽清窍，堵塞神机，神呆不语，类乎于癫。此证系深思气结而致痰热蒙蔽心神。

诊断：癫证。

治法：涤痰开窍，疏肝解郁，佐以清热。

处方：青礞石 15g，胆星 9g，黄芩 15g，川大黄 9g，柴胡 30g，杭白芍 30g，菖蒲 15g，郁金 15g，莲子心 9g，沉香（冲服）1.5g。6 剂，每日 1 剂。

二诊：服上药后，眼球可动转。但他症无明显改善，尤多日大便不行，舌质暗红，苔白滑，脉弦数有力，故于上方加入玄明粉 9g 通坚散结，继进 6 剂。

三诊：患者呆痴之象明显好转，可自行进食，但仍沉默不语。脉舌同上，嘱继服上药 10 剂。

四诊：患者含笑步入诊室。自述无不适，向医者致意，追访未犯病。

按语："滚痰丸"用于癫狂痫或郁证属实者，疗效甚佳。礞石涤痰之功可与硼砂媲美，可涤痰开窍。此方不可常服，以免败胃。

验案举隅 4：中风（乙脑后遗症）

孙某，男，19 岁，学生，家属代述病情，1976 年 2 月 27 日初诊。

现病史：患者曾因乙脑在天津某医院住院治疗，出院后近 8 个月经多方医治病情不见好转。由家属背着来我院门诊就医。两足跟不能着地，双手抽搐不安，口唇颤抖，舌强不语，神识不清。舌质红绛，少苔而干，脉细数有力。

辨证：营血余热未清，热伤阴津，肝风未息所致。舌脉系邪热深踞营血，大伤阴分之象。

诊断：肝风内动，邪热伤阴。

治法：镇肝息风，芳香开窍，佐以养阴之法治之。

处方：南星 9g，钩藤（后下）30g，蜈蚣 3 条，全蝎 9g，丹皮 15g，郁金 9g，菖蒲 9g，莲子心 9g，寸冬 30g，甘草 6g。3 剂，每日 1 剂。

方中以南星、钩藤、全蝎、蜈蚣镇肝息风，菖蒲、郁金、莲子心芳香开窍，寸冬、丹皮养阴清余热，甘草和中。

二诊：服药后，病情大有好转，患者两足跟着地，两手抽搐消失，口唇仍有不自主颤抖，神识略清而呆，不主动说话，时有问而不答，语音低微，近日烦躁易怒，小溲时不能自制。舌质暗红兼有瘀斑，苔少而干，脉象弦细数。余邪仍在，余热未清，虽证情大减，仍见烦躁易怒及血瘀之象，故增强镇肝息风之力，加用天麻 9g，生石决 30g 及活血化瘀之红花 30g。服用 3 剂。

三诊：患者自己步行而来。口唇颤抖消失，小便自制，唯语言不利，语声低微，记忆力减退。舌质紫红兼有瘀血，少苔而干，脉弦细。此缘阴分大伤未复，肝胆余热尚存之证，应予以养阴平肝、开窍化瘀之法治之。处方：生地黄 30g，玄参 30g，寸冬 15g，丹皮 15g，赤芍 15g，石菖蒲 9g，郁金 9g，莲子心 9g，桃仁 9g，红花 9g，甘草 6g。6 剂，每日 1 剂。

方中以生地黄、玄参、寸冬养阴增液，丹皮、赤芍清肝平肝，菖蒲、郁金、莲子心芳香开窍，桃仁、红花活血化瘀，甘草用以和中。

四诊：服上药后明显好转，并能骑车前来就诊。语言清晰，回答问题流利准确，自己阅读病历流畅。唯起立或下蹲动作不灵活。舌质暗红，隐有瘀斑，苔薄白少津。脉弦而有力。据脉证，经络仍有部分瘀滞，阴分尚未完全恢复，此应继予活血通络，佐以养阴之法治之。处方：当归 9g，红花 9g，桃仁 9g，红花 9g，地龙 30g，桑枝 30g，丹参 15g，牛膝 15g，瓜络 12g，寸冬 15g。6 剂，每日 1 剂。

以当归、红花、桃仁、丹参活血化瘀，地龙、瓜络、牛膝、桑枝以通经活络，佐以寸冬一味养阴治之。

五诊：患者骑车前来就诊，诸症消失，自述无不适，且能在家料理家务。为巩固疗效，嘱其继服上方 3 剂。

按语："乙脑后遗症"的治疗，以中医学的"温病学说"作为理论指导，进行辨证施治。而在治法上，多以镇肝息风，芳香开窍，养阴清热，活血化瘀，通经活络等法为主。本病在治疗时，重在"养阴"，是治疗过程中的重要措施。因热性病多灼液伤津。吴鞠通曾云："实其阴而补其不足。"说明热性病没有不伤阴津的。若伤津过重则脑力（记忆力）难以恢复。伤血过重则四肢萎缩难以舒张。治疗过程中，不论病在哪一个时期，用药均以不伤阴津为准。无论是镇肝息风、芳香开窍，还是活血化瘀、通经活络等法，均在此范畴之内。上述各法所用之药，皆无耗津伤阴之弊。菖蒲、郁金、莲子心等，用以芳香开窍，以达清心包热之目的。

验案举隅 5：胃痛

白某，男，32 岁，线务员，已婚，1975 年 12 月 8 日初诊。

主诉：胸闷纳呆，已 2 年不愈。

现病史：患者 2 年以来，胸胁满闷，胃脘不畅且痛彻肩背，身乏力，头晕少寐，纳呆乏味，嗳气吞酸，渴不欲饮，日久不愈，痛苦尤甚，故来我门诊。

检查：神清，呈慢性病容，血压 110/60mmHg，舌质暗红，苔白黄厚腻，脉濡缓有力。腹部柔软，肝脾未触及。

辨证：此系气机不畅，湿郁化热，阻遏中焦所致。

诊断：胃脘痛（慢性胃炎）。

治法：芳香化浊，理气开郁。

处方：藿香 9g，佩兰 12g，荷叶 30g，芦根 30g，杭芍 30g，香附 12g，枳壳 9g，川楝子 15g，郁金 9g，砂仁 6g，甘草 6g。

二诊：患者服药后，胸脘满闷大减，饮食增加，胃脘仍有微痛，头不晕，泛酸乏味消失。口不渴，舌暗红，苔白微腻，脉濡缓有力，邪去大半。原方再服 3 剂。

三诊：患者胸胁不满、纳可，唯胃痛仍在，身乏力。舌暗红，苔白微腻，脉弦而有力。原方加延胡索 6g，瓦楞子 15g 以理气止痛，服 3 剂。

四诊：服上药后，诸症消失，嘱其再服上药 3 剂，以善其后。

按语：湿热相搏，如油裹面，温燥祛湿则协热伤津，苦寒折热则湿凝，必用芳化之法。藿香、佩兰、荷叶、芦根为芳化之上品。藿香芳香化湿，醒脾开胃，和中止呕，微温而不燥烈。"湿邪非温不化"，此温而不燥，正为上品。佩兰芳化醒脾，托邪外出，还稍可清热，其气芳香清冽，调中辟浊而不伤阴。荷叶清热解暑，升发脾阳以祛湿利水而不伤津。鲜芦根清肺胃之热，止呕除烦而生津。四药合用则清热化湿不伤津，临床疗效甚佳。

验案举隅 6：乳岩

李某，女，45 岁，工人，已婚，1975 年 1 月 3 日初诊。

主诉：左乳右上方肿块近 1 年余。

现病史：1 年来，左乳右上方有一鸡蛋大肿块。近 1 个月来，肿块增长较快，根部坚硬，无痛感。曾于某医院检查，诊为"乳腺癌"，且建议手术治疗。患者因惧怕手术，来我院门诊。

检查：神清，左乳右上方可触到一鸡子大小的肿块，根部坚硬，压之不痛，表皮无红肿热痛之象。舌暗红，苔薄白，脉弦而有力。心肺（－），肝脾未触及。血压 120/70mmHg。

辨证：患者素日性情暴躁，心烦易怒，而致肝气郁结，脉络不和，血流不畅，瘀血不行。

诊断：乳岩。

治法：活血化瘀，软坚散结，佐以理气。

处方：当归 15g，桃仁 15g，红花 30g，紫丹参 30g，三棱 15g，莪术 15g，夏枯草 30g，昆布 9g，海藻 9g，杭芍 30g，香附 15g，没药 9g。6 剂，每日 1 剂。

二诊：肿块根部摸之已变柔软，大小未变。原方继服 3 剂。

三诊：前方进服 9 剂后，肿块变小，如枣核大小，质地柔软。舌稍暗红，苔薄白，脉弦细有力。大量活血破血理气药进服后，气血得以通畅，积块得以消散。上方继服 8 剂。

四诊：服药后，肿块消失，无不适。

按语：方中当归、红花、桃仁、丹参，反复应用，活血化瘀颇为有效。当归活血性温，"温则通之"；红花为行血要药，少用则养血，多用则活血，重用则破血；桃仁行血祛瘀润燥；丹参活血养血，以通为补。四味合用有活血通络，祛瘀生新之效。

验案举隅 7：喉痹（咽白喉）

王某，男，3 岁，1963 年 6 月 5 日初诊。

主诉：发热、咳嗽、声音嘶哑、咽痛 3 日，呼吸困难 1 日。

现病史：体温 38.6℃，危笃病容，咽部充血水肿，两侧扁桃体肿大，有点状灰白伪膜，舌苔白薄燥，舌红略紫，脉滑细数。

辅助检查：白细胞 12000/mm³，中性粒细胞百分比 64%，淋巴细胞百分比 36%，咽涂片找到白喉杆菌，咽拭子培养白喉杆菌阳性。

辨证：患儿素有蕴热，潜伏上焦，先伤阴液，疫毒熏染。

诊断：喉痹。

处方：清咽汤加减。鲜生地 30g，麦冬 15g，玄参 10g，丹皮 6g，大青叶 10g，桔梗 6g，连翘 6g，生甘草 3g。

二诊：连服 2 剂，体温稍降至 37.8℃，咽部伪膜剥退，声音嘶哑好转，呼吸困难稍除。然患儿仍不欲食，卧床懒言。面色苍白，舌质深红而干，无苔，脉细数无力，查心电图提示 ST 段改变，并发心肌炎。津液大耗，热伤心阴。上方加生脉散，西洋参（先煎）6g，鲜生地（后下）15g，丹皮 10g，玄参 10g，麦冬 10g，五味子 6g，生甘草 3g。连服 6 剂，诸症悉除，心电图正常，恢复 2 周，治愈出院。

验案举隅 8：麻疹内陷而喘（麻疹肺炎）

李某，女，2 岁，1961 年 12 月 7 日初诊。

现病史：患儿因发热 6 天，出疹 5 天，喘 3 天，高热不退，疹未出齐入院。入院体温 39.6℃，面红目赤，呼吸急促，鼻翼翕动，皮疹红紫发暗，胸背融合成片，四肢稀疏不显，舌干无苔，脉细数，两肺满布湿啰音。

辨证：毒热炽盛，气血两燔。

诊断：麻疹。

处方：犀角地黄汤加化瘀汤。生石膏（先煎）30g，玄参 10g，知母 10g，丹皮 10g，紫草 6g，金银花 6g，连翘 6g，犀角粉（冲服）1g。

每日 1 剂，第 3 天体温下降至 38.7℃，皮疹红活，喘促好转，上方加鲜芦根、桔梗，去犀角粉，服 3 天。第 5 天诸症好转，皮疹消退，喘息平稳，体温 37.6℃。调整处方：连翘 15g，金银花 10g，薄荷（后下）10g，前胡 10g，杏仁 10g，玄参 10g，黄芩 6g，知母 6g，青黛 3g。住院 15 天，两肺呼吸音清，体温正常，皮疹退净出院。

验案举隅 9：眩晕（原发性高血压）

高某，男，54 岁，干部，1963 年 5 月初诊。

主诉：高血压 20 年，加重 2 年。

现病史：经治疗一度好转，但近 2 年由于工作繁忙、劳累，血压升高至 180/110~120mmHg。中西药治疗效果不佳。患者晨起头晕目眩，下午略轻，耳鸣，形体消瘦，面色无华、心悸、烦闷、失眠、滑精，两腿酸软，舌淡少苔，脉沉弦无力。

辨证：肾精亏损，水不涵木。

诊断：眩晕。

治法：益肾填精，养肝潜镇。

处方：熟地黄 30g，钩藤 15g，夏枯草 15g，龟甲 10g，生石决 15g，山萸肉 10g，玄参 15g，杜仲 15g，肉苁蓉 15g，天麻 10g，女贞子 10g，墨旱莲 10g。

二诊：上方加减 15 剂，复诊时血压 180/100mmHg，眩晕、耳鸣、睡眠等症状好转。治以降相火，滋肝肾。处方：桑寄生 30g，天麻 10g，杜仲 15g，玄参 15g，金樱子 10g，夏枯草 10g，生龙骨 15g，生牡蛎 15g，熟地黄 15g，龟甲 15g，白芍 10g，黄柏 10g。

三诊：治疗 2 个月后，复测血压 160/90mmHg，诸症明显好转。

随访：参加工作半年后血压 140/90mmHg，停止中药汤剂，继服六味地黄丸等中成药巩固疗效。

验案举隅 10：崩漏（功能性子宫出血）

刘某，女，42 岁，本院护士。1962 年初诊。

现病史：月经异常，每月来潮 2 次，持续 10 日，量多如崩，贫血面容，乏力，舌淡无苔，脉沉细，此次来潮 4 日，前来就诊。

辨证：中气不足，冲任不固。

诊断：崩漏。

治法：补气摄血，调理冲任。

处方：当归 30g，熟地黄 30g，枸杞 10g，黄芪 15g，地榆炭 10g，艾炭 10g，白芍 10g，阿胶（烊化）15g，川续断 10g，红人参（先煎）6g，白术 10g，山药 10g。服 3 剂。

二诊：血止症减，继予补气养血并加调血药。处方：当归 15g，川芎 15g，赤芍 15g，白芍 15g，熟地黄 30g，黄芪 15g，山药 10g，白术 10g，续断 15g，生蒲黄 10g，侧柏叶 10g，阿胶（烊化）15g，红人参 10g（或党参 30g）。

三诊：上方加减 20 剂，经期准，经血量仍多。

继续治疗 3 个月，面色红润、精神好转，月经正常病愈。

（二）遣方用药

1. 温热病的治疗

（1）护阴解表法

适应证：面红发热，头疼，时或恶寒，无汗，口不渴，咽部红肿作疼，两侧扁桃体上有微白伪膜，呈点状或条片状，不易剥离，重剥则出血。脉象：浮紧或浮数。舌苔：舌质淡红、苔薄白不燥。

诊断：脉症合参，郁热蒸腾于内，风邪外束于表，外风不解，内热不清，病势益重。《重楼玉钥》引张景岳之说，创白喉忌表之法，而景岳又似为仲景"咽喉干燥者，不可发汗"之引申。总之，这都说明咽喉有热，不宜再伤阴液。

治疗：以上症状，陈芳洲认为既有表证，仍应解表，但需照顾到不要再伤阴液，故拟本法治之，方用地黄护阴汤。常用药：菊花、桑叶、薄荷、荆芥、防风、金银花、连翘、黄芩、生石膏、麦冬、鲜生地、山慈菇、射干等。

验案举隅：赵某，男，5 岁。

现病史：入院前发热 3 日，咽部疼痛，扁桃体上布有白色伪膜，不易剥离，表面光滑，身痛头疼。舌质淡红，苔薄白，脉浮数。

诊断：风热型咽白喉。

治法：护阴解表。

处方：菊花 5 钱，桑叶 3 钱，薄荷 2 钱，荆芥 3 钱，防风 3 钱，金银花 5 钱，连翘 3 钱，生石膏 1 两，鲜生地 1 两，山慈菇 3 钱，射干 3 钱。当日服 1 剂。

本方适用于冬令表邪较重者，平时应去荆、防，一服得解，不宜再服。

二诊：热退，咽痛减，食欲好转，伪膜消退大半，舌质淡红，苔薄白润，脉稍浮数。以清热解毒法治之。处方：金银花 5 钱，连翘 2 钱，黄芩 5 钱，生栀子 3 钱，山慈菇 3 钱，射干 2 钱，鲜生地 1 两。

三诊：以上症状全部消失，以养阴清肺合剂（以玄参、鲜生地、麦冬、川贝、枇杷叶、瓜蒌仁煎成）善后，每日服 3 次，每次 30ml，服 3 天，痊愈出院。

按语： 此例始以解表，继以清气，后以养阴，立法妥善。

（2）凉血解毒法

适应证：面红目赤，高热，头痛，有汗，口渴，恶心有时呕吐，咽部红肿剧痛，伪膜白厚，甚则弥漫延及上腭，伪膜边缘渗血，有的大量吐血或衄血，属于危症。脉象：洪数或弦数。舌苔：舌质红，苔白或黄，干燥少津。

诊断：感邪较深，邪正相搏，气血两燔。

治疗：拟以凉血解毒法治之，方用地黄银翘汤。常用药：金银花、连翘、丹皮、黄芩、栀子、射干、鲜生地、山慈菇、山豆根、鲜茅根、鲜藕节、茜草、生石膏等。

验案举隅： 田某，女，38 岁。

现病史：自述发热头痛，全身亦痛，咽部肿痛，吞咽困难，扁桃体两侧均有白色伪膜，如蚕豆大，不易剥离，强剥则出血，舌质红，苔薄白，脉大有力。

诊断：毒热型咽白喉之重症，因在严冬季节，虽无外邪所束，究因外界气候寒冷，内热不得发泄，身得温暖，内热即行暴发。

治法：以凉血解毒法治之，以观其变。

处方：金银花 5 钱，连翘 3 钱，生栀子 4 钱，山慈菇 4 钱，麦冬 5 钱，黄芩 5 钱，射干 3 钱，鲜生地 1 两，广角粉 2 钱。

二诊：自觉咽痛稍减，但查其面色发黄，左颈肿大，连及耳下、咽部红肿，伪膜满布双侧扁桃体上，舌质红，苔微黄干燥，脉洪数，再以上法加重药量治之。处方：金银花 5 钱，连翘 5 钱，黄芩 5 钱，蒲公英 5 钱，紫花地丁 5 钱，夏枯草 5 钱，生栀子 4 钱，龙胆草 3 钱，射干 3 钱，山慈菇 4 钱，板蓝根 5 钱，鲜生地 1 两，广角粉 2 钱。配合六神丸 9 分，分 2 次含服。

三诊：咽痛头痛显著好转，咽部红肿亦减，右侧伪膜已退，左侧条状伪膜尚存，颈肿未消，舌红苔燥，脉仍洪大有力，邪热炽盛，仍予上方 2 剂。

四诊：精神很好，面色亦转正常，咽部仅左侧尚有微细伪膜残存，颈肿全消，二便正常，舌尚红，脉仍数。改用清咽汤加减。处方：金银花 1 两，连翘 5 钱，玄参 5 钱，山慈菇 4 钱，栀子 3 钱，鲜生地 1 两，射干 3 钱，黄芩 8 钱。

五诊：咽痛已止，红肿伪膜全消，舌质微红，脉虚大，再以养阴清热法善后。处方：鲜生地 1 两，玄参 5 钱，黄芩 3 钱，栀子 3 钱，枇杷叶 3 钱，远志 3 钱，菖蒲 3 钱，川贝 3 钱，砂仁 2 钱。连服 3 剂，住院 13 天痊愈出院。

按语： 初诊苔薄白，二诊苔即微黄干燥，乃化热化燥之象，陈芳洲采取大剂清气凉血解毒之品，不因其咽痛稍减而惑，当机应断，乃独到之处。故温热病舌诊甚重要。

（3）急下存阴法

适应证：白喉在发展期，多因内热炽盛，津液被耗，头痛不止，咽痛不减，咽部红肿不消，伪膜黄厚不退，大便燥结数日不行。脉象：洪大而实。舌苔：舌质红，苔黄厚干燥。

诊断：郁热炽盛，津液被耗，热结阳明之腑。

治法：拟急下存阴法治之，方用硝黄厚朴汤。常用药：大黄、芒硝、厚朴、枳实、天花粉。

说明：除症状见疼、满、燥、实俱备者，可用大承气汤加天花粉外，对一般大便不通者，可改用大黄配玄明粉即可。前人有主张白喉病不用攻下药者，然临床中常常遇到以上症状，采用攻下的方法，大便通畅后，热撤神清，津液得存，所谓"釜底抽薪"。不过应当说明，不是所有的白喉病，都能采用攻下法治愈的。

（4）补气强心法

适应证：咽部红肿已消、伪膜已退，但出现面色苍白，倦怠无力，声音低微的症状。脉象：微细无力。舌苔：舌淡、苔白、干而少津。

诊断：此为邪盛正衰经过治疗，毒热虽解，而心肾阴气未复。

治疗：拟补气强心法治之，方用参麦远志汤。常用药：人参、麦冬、五味子、菖蒲、远志、丹参、萸肉、玄参。

说明：有时出现热邪未退，正气先衰现象，经过治疗后，症状虽已消退，而呈心肾两虚之象，在这种情况下，既要清热解毒，更要补气强心。

验案举隅：李某，男，7岁。

现病史：患儿症见发热，咽痛，纳呆，咽部有伪膜成片，不易剥离，脉细数有力，舌红苔白。

辨证：热毒型咽白喉。

治法：清热解毒。

处方：金银花5钱，连翘4钱，黄芩5钱，栀子3钱，射干3钱，山慈菇3钱，玄参5钱，鲜生地1两。连服3剂。

二诊：热退，咽痛亦止，伪膜全消，脉细无力，面色萎黄，神倦无力。处方：玄参5钱，生地黄5钱，鲜生地1两，天花粉3钱，菖蒲3钱，远志3钱，山萸肉3钱，五味子2钱，党参3钱。连服5剂，痊愈出院。

（5）解毒消肿法

适应证：颈部水肿，有时一侧有时两侧，甚至胸腹部亦肿，咽部红肿奇痛，饮食不能下咽，声音嘶哑，咳嗽有如犬吠状。脉象：弦滑或细缓。舌苔：舌淡，苔白厚腻。

诊断：肺胃郁火熏蒸，肝胆湿热亦循经上行，有时出现颈部水肿（公牛颈），属于危险重症，不可等闲视之。

治疗：拟解毒消肿法，方用公英地丁枯草汤。常用药：蒲公英、紫花地丁、夏枯草、板蓝根、龙胆草、赤芍、泽泻、木通、车前子、通草、鲜生地。

验案举隅：王某，男，24 岁。

现病史：入院前 5 天，自觉头疼咽疼，声音嘶哑，咳嗽，便燥，曾到某医院治疗无效，咽部益加疼痛、颈部亦肿，经他院转来我院。入院后仍头疼，咽部红肿、有片状伪膜布满咽部及上腭，颈部水肿延至胸部，肿疼拒按，大便 3 日未行。舌红苔白，脉洪大而数。

诊断：热毒型咽白喉并发颈肿（公牛颈）。

治法：解毒消肿。

处方：金银花 5 钱，连翘 5 钱，黄芩 8 钱，栀子 4 钱，鲜生地 2 两，夏枯草 1 两，麦冬 5 钱，山慈菇 3 钱，射干 3 钱，板蓝根 5 钱，龙胆草 5 钱，厚朴 3 钱，山豆根 3 钱，白茅根 1 两，紫雪 1 钱（冲服）。

二诊：头痛止，胸肿稍减，咽部仍肿痛，伪膜有扩散，连及悬雍垂上部，大便未下，舌质深红，苔白而干，脉弦数，仍按上方加味。处方：金银花 1 两，连翘 5 钱，黄芩 5 钱，栀子 4 钱，蒲公英 1 两，白茅根 1 两，紫花地丁 1 两，龙胆草 4 钱，射干 3 钱，鲜生地 3 两，山豆根 3 钱，麦冬 5 钱，鲜藕节 1 两，犀角粉 2 钱。配合六神丸 40 粒含服。

三诊：上方服 2 剂，伪膜全部脱落，颈肿见消，唯咽部红肿溃烂，大便仍不畅，舌红苔黄稍干，脉细数有力，上方加生大黄 3 钱，玄明粉 1 钱。

四诊：大便已行，咽痛亦减，余症如前，上方去大黄、玄明粉，再服 2 剂。

五诊：精神较好，颈肿全消，咽部尚有溃疡面残存，舌淡苔白，脉细数，为防止并发心肌炎，简易处方清咽汤加用远志 3 钱，菖蒲 3 钱，党参 5 钱，又服数剂，症状完全消失，体力恢复，痊愈出院。

按语：本例虽有颈肿，但苔不厚腻，大便不行，故不用木通、车前、泽泻等利尿，而以大剂苦寒清热解毒，三诊加硝、黄通下。

（6）通经活络法

适应证：晚期咽白喉出现的软腭麻痹，饮食发呛，或不能吞咽，说话带鼻音，舌根发硬，舌尖发麻。脉象：细而无力。舌苔：舌苔淡白滑润。

诊断：体质衰弱，热伤经络。

治疗：拟以通经活络法，方用天麻活络汤。常用药：天麻、南星、全蝎、丹参、人参、威灵仙、天竺黄、鲜芦根等。如脉滑、苔厚腻，为湿痰郁闭，再加法半夏、白附子之类。

验案举隅：田某，女，40 岁。

现病史：患者入院前 5 日，发热头疼，颈部两侧肿起，咽喉发堵，咽下困难，白色伪膜布满扁桃体延及悬雍垂，边缘渗血，脉数苔白。

诊断：毒热出血型咽白喉。

治法：以大剂凉血解毒之品治之。

处方："凉血解毒法"中记载处方，此处从略。

经过 4 天治疗，咽部白膜大部分脱落，咽部微疼，仍觉发呛，改用养阴清热之品。

处方：鲜生地 1 两，玄参 3 钱，麦冬 3 钱，黄芩 3 钱，栀子 3 钱，威灵仙 3 钱，党参 3 钱，菖蒲 3 钱，川续断 3 钱。

上方连服数剂，症状均消失，精神亦好，唯颈腭麻痹仍较重，乃以通经活络法治之。处方：天麻 3 钱，南星 3 钱，威灵仙 3 钱，全蝎 2 钱，地龙 3 钱，杜仲 4 钱，川续断 3 钱，桑寄生 3 钱，菖蒲 3 钱，人参 3 钱，鲜茅根 1 两。

上方连服 7 剂，一般情况良好，说话正常，发呛停止，只下咽时稍觉不爽，再以清肺化痰之品连服数剂，痊愈出院。

（7）清通理气法

适应证：呼吸困难，声如锯，发憋，咽部红，喉壁有伪膜连及气管内部，喉梗阻，影响呼吸，如不积极施行手术开刀，很快窒息而死。脉象：沉实有力。舌苔：苔白或无。

说明：上面的现象为咽白喉中最严重的症状，故拟本法治之。

治疗：药物以硼砂为主，内服有清热消痰解毒之品，如喉科中破棺丹、冰硼散等，均以硼砂为主，从实践中来看，不但能除痰，对气管中的伪膜消除亦有一定作用。常用药：硼砂、川贝母、麦冬、枇杷叶、白茅根、瓜蒌仁、青果、海浮石、鲜石斛、葶苈子、羚羊角等。

验案举隅：孙某，男，2 岁。

现病史：患儿入院前，因有咳嗽、厌食、发热、音哑，经某医院发现咽部有伪膜转入本院。入院后即发热恶寒，厌食，犬吠状咳嗽，扁桃体及咽后壁有伪膜，呼吸困难，饮食发呛，声音嘶哑，因患儿太小，给以西药治疗，几天后呼吸越发困难，即邀中医会诊。查患儿面色微红，呼吸困难，声音嘶哑，痰声辘辘，舌质红，苔白厚，指纹红，脉数。

治法：清通理气。

处方：生石膏 5 钱，黄芩 2 钱，栀子 2 钱，海浮石 3 钱，枇杷叶 2 钱，瓜蒌仁 3 钱，硼砂 1 钱，鲜茅根 5 钱，石斛 4 钱，青果 3 钱，羚羊角粉（冲服）2 分。

二诊：服上方 2 剂后，精神稍稳，呼吸稍平，依然咳嗽音哑，仍接上方再服 2 剂。

三诊：呼吸渐稳，稍有气粗，舌红苔无，指纹鲜红，肺热已消，再以养阴清肺法治之。处方：玄参 3 钱，麦冬 3 钱，枇杷叶 3 钱，石斛 3 钱，青果 3 钱，羚羊角粉（冲服）1 分。连服 3 剂，症状全部消失，痊愈出院。

（8）宣肺理痰法

适应证：痰涎壅盛，呼吸困难，痰涎常壅塞于喉间，不易咳出。脉象：涩，或指纹暗紫。舌苔：舌质红，苔白厚或腻。

诊断：此为风热痰多，或风湿热化痰所致，本症之呼吸困难，应与清通理气法之呼吸困难（喉梗阻）严格区分，有时手术后膜痰不退，应勿混为一症。盖喉梗阻如不及时施行切开手术，即可发生危险，而本症如治疗得宜，可免于手术之苦。

常用药：天竺黄、海浮石、半夏、竹沥、川贝母、枇杷叶。湿重加苍术、橘红。

验案举隅：杨某，女，2岁。

现病史：患儿入院前4天即有头痛、咽疼、不食之象，咳嗽音哑，精神不振，检查时呼吸极度困难，口唇青紫，咽部红肿，两侧扁桃体均见白色伪膜，不易剥离，当即施行手术开刀。

二诊：精神稍好，唯呼吸困难，痰涎堵塞喉管，舌红苔黄，指纹红紫，以凉血解毒加宣肺理痰法治之，处方：金银花3钱，连翘3钱，丹皮3钱，黄芩5钱，栀子3钱，鲜生地1两，射干3钱，川贝3钱，橘红3钱，广角粉2钱。

三诊：上方连服2剂，呼吸渐稳，白膜亦消，有时呕吐，再以清肺化痰法治之。处方：川贝母2钱，麦冬3钱，鲜生地5钱，黄芩4钱，栀子3钱，天竺黄3钱，竹茹4钱，清半夏2钱，牛蒡子3钱，砂仁1钱。

四诊：精神好转，呼吸平稳，痰虽减少，但有烦躁不安之象，遂以上方加用生石膏，以祛阳明之燥热，后又出现饮食发呛之症状，又加用通经活络之品。连服10余剂，痊愈出院。

（9）养阴清肺法

适应证：头微痛、身微热，体温多在正常之下，口不渴，咽部微红，伪膜不多。脉象：细数无力。舌苔：舌淡苔白不燥。

诊断：此症多属肾虚不足，肺阴化热，金水不能相生，再感温邪所致，多数患者皆因体质素弱，染病较轻，即所谓阴虚型的咽白候。

治疗：拟养阴清肺法治之。方用参麦地黄汤。常用药：玄参、麦冬、鲜生地、黄芩、栀子、山慈菇、射干、白茅根、青黛、枇杷叶、川贝母等。

验案举隅：宫某，男，33岁。

现病史：患者4天前自觉头疼、咽疼，纳呆，有时发热，入院检查：发热头疼，咽痛红肿，左侧扁桃体上有如蚕豆大之白色伪膜，不易剥离。舌红苔白，脉细数。

诊断：阴虚型较重的咽白喉。

处方：简易处方"清咽汤"治之。

二诊：热退，咽疼亦减，伪膜亦消，唯咽部尚红，大便2日未行，舌淡苔白，脉细数。再以原方加大黄3钱。

三诊：伪膜消尽，咽部稍红，二便正常，舌淡苔白，脉细，以养阴之品治之。处方：玄参4钱，麦冬3钱，鲜生地1两，石斛3钱，黄芩3钱，青黛1钱，丹皮3钱。连服6剂，痊愈出院。

（10）回阳救逆法

适应证：面色苍白，四肢厥逆，体温下降，头出冷汗。脉象：沉细无力。舌苔：舌淡、苔白。

诊断：中毒较深或治疗不及时，以致邪盛正衰，心力衰竭。

治疗：拟回阳救逆法，方用人参附子救逆汤。常用药：人参、麦冬、五味子、干姜、附子。

验案举隅： 梅某，女，12岁。

现病史：面色萎黄、形体消瘦、咽部红肿、扁桃体及悬雍垂布满红紫色伪膜，有血渗出，鼻部常出血，舌质红、苔黄干燥，脉微细无力、两寸尤甚。

诊断：严重出血型毒热型咽白喉，殊属危险。

治法：清热解毒，加以扶正。

处方：金银花5钱，连翘5钱，丹皮4钱，赤芍4钱，黄芩8钱，鲜生地2两，山慈菇4钱，射干3钱，麦冬5钱，山豆根3钱，犀角粉（冲服）3分，白参2钱，鲜菖蒲3钱，鲜茅根1两。服2剂。

二诊：面色稍红，咽部红肿见消，血痂伪膜亦见脱落，脉洪大而数，舌质仍红，苔厚干燥。症状稍减，热毒仍重，原方加京牛黄（冲服）5厘。

三诊：咽部症状见消，面色苍黄，精神不振，饮食物发呛，说话有鼻音，脉细数，左寸稍弱，舌质暗红，苔薄白。此邪盛正衰，仍以凉血解毒法，并加人参扶正。

四诊：咽部伪膜红肿尽消，左侧尚有溃疡面残存，鼻音恢复，舌淡苔白，脉浮大少力。此心肾两虚之象，故拟养阴补气法治之。处方：玄参5钱，麦冬4钱，鲜生地1两，黄芩2钱，丹皮3钱，人参2钱，菖蒲3钱，丝瓜络3钱，白茅根5钱。

五诊：毒热大减而心肾之气大虚，面色无华，精神倦怠，咽部微红，舌淡苔薄，脉微无力，左脉尤甚。此邪热虽退而正气大衰，故拟补气强心法治之。处方：人参1钱，麦冬3钱，五味子1钱，山萸肉3钱，菖蒲3钱，远志3钱，丝瓜络4钱，玄参3钱，天花粉3钱，射干3钱。

六诊：面色浮肿，腹部稍胀，脉细如丝。为防止出血衰竭，仍以原方加大腹皮2钱，泽泻3钱，甘草2钱。

七诊：面仍浮肿，腹部仍胀，舌淡苔白，脉微无力，再以补气消胀法治之。处方：人参3钱，麦冬3钱，五味子3钱，山萸肉5钱，远志3钱，附子1钱，大腹皮3钱，川厚朴1钱，建米曲3钱，甘草1钱。

八诊：精神稍好，饮食二便均正常，自言无不适处，脉柔细，仍以原方2剂。

九诊：精神食欲很好，舌淡苔白，脉细数有力，虚象渐缓，似欲好转，再以养阴补气法治之。处方：玄参3钱，生地4钱，麦冬4钱，天花粉3钱，菖蒲3钱，远志3钱，山萸肉3钱，党参3钱，五味子1钱半。

十诊：上方连服4剂，无任何不适之处，脉尚虚，再以上方加重五味子4钱，山萸肉5钱，每日1剂，3日后突然发现膈肌麻痹，未获抢救死亡。

本例经中西医检查，均认为是一个出血型毒热型的咽白喉，一同出现严重心肌炎，故在治疗上步步加紧，虽然出现种种坏证，但均得缓解，不料病情突然变化，未死于心力衰竭，而死于膈肌麻痹，数年来在白喉的各种疗法上，做了不少探讨，尚可差强人意，唯对上项病型，在治疗上尚难掌握，特提出，希同道门不吝指正，以便加以改进提高。

按语： 凡医案举例，多数医家皆志以验案，今此案举以亡案，陈芳洲以不讳功过之风格、实事求是之态度，冀求学术上之探讨研究，改进提高。本例三诊后即加人参以扶正，七诊加附子以温阳，九诊、十诊皆强心补气，用药丝丝入扣，无可非议。唯死于膈肌麻痹，仍可能是心阳不足，事先恐有憋气征象，如确有脉涩、憋气，于九诊以后方中，加丹参或效。

以上为陈芳洲咽白喉治疗十法的总结，白喉病程较短，变化快，陈芳洲观察细微，处理果断，用药得心应手。

陈芳洲治疗白喉的常用方剂是"清咽汤"，该方由《重楼玉钥》养阴清肺汤化裁而来。处方：金银花15g，连翘15g，枯黄芩15g，栀子12g，鲜生地30g，麦冬15g，嫩射干12g，山慈菇9g。阴虚加玄参、丹皮，热重加大青叶。陈芳洲运用"清咽汤"治疗白喉疗效显著，经验丰富。在此基础上，与中医研究班合作，查文献、临床观察，5年坚持不懈，研制出"抗白喉合剂"，主要成分有鲜生地30g，黄芩20g，连翘20g，寸冬10g，玄参15g。1966年第四期《中医杂志》发表了这一课题的研究论文，引起较大影响。

2. 治疗麻疹肺炎的用药经验

陈芳洲治疗麻疹肺炎，擅治重症，患儿入院多为麻疹内陷，毒热炽盛，热入营血。症见高热气促而喘，嗜睡，面赤红肿，或疹出密而融合成片，唇赤舌干，质红绛，苔厚，脉细数。速予犀角地黄汤加金银花、连翘、桔梗、鲜芦根。虽加透疹药不多，但往往于次日毒热清，喘息平，疹出齐。如果入院二三天，高热仍不退，嗜睡无汗，喘促面青，舌红绛，气血两燔，遂改清瘟败毒饮加安宫牛黄丸、局方至宝丹。

3. 治疗流行性乙型脑炎的用药经验

陈芳洲治疗流行性乙型脑炎，重在清热养阴，初起热在气分，白虎汤加鲜生地60g，北沙参30g，羚羊粉（冲服）1.5g，犀角粉（冲服）0.5g。犀角清血热，鲜生地、北沙参凉血滋阴，羚羊粉防肝风内动。邪热入里之症见痰蒙心窍，陈芳洲以蜈蚣、钩藤、羚羊粉平肝息风，天竺黄、菖蒲、胆星、局方至宝丹涤痰开窍，竹沥水20~25ml口服或鼻饲。

4. 治疗高血压，用药重视益心滋肾

《素问》"病机十九条"中有"诸风掉眩，皆属于肝"之说，高血压主要症状为眩晕，故一般都从肝论治，陈芳洲却认为此说不尽然。高血压亦常无眩晕症状，故辨证亦不尽在肝。陈芳洲治疗高血压辨证灵活，除一般施以平肝潜阳外，尤重视益心滋肾。《景岳全书》卷十七《眩晕》云："头眩虽属于上，然不能无涉于下……滋苗必灌其根。""眩晕一证，人皆称为上盛下虚所致，而不明其所以然之故，盖所谓虚者血与气也，所谓实者痰涎风火也。"张景岳亦强调"无虚不作眩，当以治虚为主"。故对肝阳上亢者用羚角钩藤汤、镇肝熄风汤加减。但不少患者年老身体虚弱、心悸、气短、脉沉无力，血压虽高但不眩晕，对此多用滋补肾阴之药，如熟地黄、肉苁蓉、玄参、桑寄生等药，另外加入益心活血之品，如当归、二冬、五味子、人参、丹参、川芎等。所以对平肝潜阳效果不显著者，当顾及下虚、心气不足等问题。

5. 妇科病调经血，主张用药不忘扶正

陈芳洲认为妇科疾病多在胞宫，由任冲二脉所主，冲脉为血海，任脉主胞宫。治血必扶正，如果单是破血攻积而忽视扶正，虽或效一时，但会旋即复发。《医学心悟·妇人门》引用朱丹溪所论："凡血证须用四君子之类以收功。"有的经闭是由于气滞血瘀。《景岳全书·妇人规》曰："欲其不枯，无如养荣，欲以通之，无如充之。"这样，治疗闭经虽无虚象，于疏肝破积之品中也当加入四物之类，崩漏更是如此。陈芳洲谓："妇科虚证补之理所当然，然对于实证也要寓补于攻之中，正气充，破乃行。"许多病例陈芳洲仅在行气破血原方中加当归、熟地黄、人参、黄芪等药一二味，效果显著。

五、学术传承

刘鸿玺：主任医师，教授，生于 1938 年 6 月 2 日，河北省故城县人，曾听承于陈芳洲，深得其真传。曾任农工党天津市委委员，天津中医药大学第一附属医院农工支部主任委员，天津市第六、第七、第八、第九、第十届政协委员。1963 年毕业于天津中医学院医疗系，1974 年来我院工作。在心脑血管疾病及呼吸系统疾病方面，尤在诸证夹湿方面，探索了一整套治疗方法与治剂，形成一个系统的治疗体系。他根据多年临床经验，研制了男科系列用药，如"育灵一号""痿证一号""固精一号""液化二号""前列腺一号液"等。同时引进"中药保留灌肠电离子渗透法"用于临床，对肾功能障碍、不孕症、前列腺肥大、前列腺炎、内分泌系统、呼吸系统疾病尤有专长，临床疗效显著。发表《补肾壮阳法治疗特发少精症的临床研究——附头发精浆中微量元素的实验观察》等论文 30 余篇，参编《中医纲目》《金元四大家医学丛书》《诸病挟湿论》3 部中医专著，完成科研成果"育灵一号治疗男性不育症临床观察与实验研究"并获奖。

参考文献

[1] 赵恩俭. 津门医粹（第一辑）[M]. 天津：天津科学技术出版社，1989.

[2] 天津市中医医院，天津市中医研究所. 老中医经验选编. 天津市中医医院，1978年（内部资料）.

[3] 陈芳洲《咽白喉治疗十法》（冯祖良评注，手写稿），1978 年.

执笔者：郝丽梅　毕颖斐　王贤良

整理者：赵健

张翰卿

——崇古融今，肝病大家

一、名医简介

张翰卿（1912~1983），男，天津市人。1955 年，张翰卿于天津市立中医医院（今天津中医药大学第一附属医院）工作，历任中医师、副主任医师。他医德高尚，经验丰富，在患者中享有声望。1980 年后任天津中医学院（今天津中医药大学）内科副教授、天津中医学院第一附属医院（今天津中医药大学第一附属医院）内科主任医师，同时担任天津市政协委员、天津市中医学会理事等职。

张翰卿一生治学严谨，指导后学，诲人不倦，对常见病、疑难病都有很深入的研究。20 世纪 60 年代肝病流行，张翰卿便专注于肝病的防治，在治疗慢性活动性肝炎、肝硬化方面做出了贡献，奠定了其主要学术成就。他认为肝病为五脏之贼，辨证论治注重疏肝、柔肝、调畅肝之气机，在专注于肝胆疾病治疗的同时，也注重调理脾胃，为后世治疗肝胆病提供了典范。

二、名医之路

张翰卿早年从岳父韩金荣老先生学医 7 年，期间学习中医诊断基本功及中药、方剂等基础知识，认真研读《黄帝内经》《伤寒论》《金匮要略》《脾胃论》等经典著作，对张仲景、李东垣等人的学术思想均有体会。1941 年参加天津市中医考试，成绩及格，获得了在天津市的行医资格。为精进医术，他拜"京城四大名医"之一的孔伯华先生为师。孔师有"愿为良医，救民于水火"的志向，注重整体，强调元气，认为不可以只知治病，而不顾护人体的元气，他还十分强调辨证论治，提出了将传统八纲辨证分为"阴阳"两纲和"表、里、虚、实、寒、热"六要的观点，同时主张病必求其本，临证注重湿与热，以善治温病著名，著有《脏象发挥》《时斋医话》《中风说》等。张翰卿从孔师学习 6 年余，常受孔师教诲："时代不同，人之体质不同，所受病邪亦有所不同，临证施治切忌主观，必须灵活。仲景之立法垂训，乃法外有方，方外有法；金元四大家虽各成一派，乃羽翼仲景，后世叶天士、王孟英、吴鞠通，亦羽翼仲景也。要知唯在用之当与不当耳。"孔师主张熟悟经旨，不泥于古。志于医者，首先应该熟读《黄帝内经》，而后逐步细心参悟经旨。阅读诸家医论，一定要抱着实事求是的客观态度，掌握"取长舍短，去芜存华"的治学方法，力避"食古不化"或"断章取义"。张翰卿也继承孔师的治学思想，熟读经典，实事求是，在日后的临床实践中步步验证，总结经验。

张翰卿后因家境窘困，回津悬壶，以精湛的医术赢得了广大患者的信赖。1954年10月18日，天津中医门诊部成立，下设男内科、女内科、儿科、正骨科、针灸科五个科室，并配有化验室、药房、护理部等相关技术部门。门诊部由名医陆观虎任主任，赵寄凡任副主任，李子峰任政治协理员，汇集了天津、河北颇有影响力的中医名家，张翰卿作为内科杂病专家名列其中。天津中医门诊部是天津市有史以来第一个由国家兴办的中医医疗研究机构，其成立标志着中华人民共和国成立后天津中医药事业由此正式起步。

1955年，天津市政府在保留原建设路41号门诊部的基础上，扩建成立天津市立中医医院。此时张翰卿已结束跟师孔伯华先生的学习，回到天津后，作为新成员被调入由董晓初担任主任、王为仁为副主任的医院男内科，张翰卿同众人一起，在男内科只有门诊业务的基础上开设病床40张，并建立主任查房制度，开始了中医门诊病房一体化管理，打开了医疗工作的新局面，日门诊量也增加到200人次。

1957年，内科由周肇伍、刘少臣任主任，张翰卿、邱少卿任副主任，成员也由10人增加到20人。1960年，傅金茹被任命为医院营养室主任，营养室3年前随医院住院部的建立而建立，后在张翰卿等的指导下，营养室增加了肾病利水治疗膳、肝病发作期和恢复期治疗膳及外科的忌辛辣膳食等有针对性的营养膳食。为提高医疗水平，更好地为广大患者服务，医院还大抓学术活动，提倡读书温课，打破中医流派界限，注重取长补短，使青年医生巩固基础，提高业务水平，此外还组织有条件的中医师在温习中医理论的基础上系统学习西医学科学知识，组织科内、院内讲座，提高临床医师的医疗技术水平。针对病例书写水平普遍很低的具体问题，医院统一病历书写格式，突出中医四诊、八纲辨证特点，端正医生病历书写态度，规定病历书写标准，使中医病历书写逐步正规化，为今后科研资料的积累打下基础。张翰卿也在此类学术活动中受益颇多，集众家之所长，精进了自己的学术水平。

20世纪50年代，中医内科重要组成之一的肝胆科成立，是天津中医药大学第一附属医院发展史上号称"心、肝、肾"起家的专科之一。张翰卿作为老一辈肝病专家，与同仁翟殿华及弟子刘德清、刘嘉企等共同创建肝胆科。他们在中医肝病诊疗方面均颇有造诣，其精深的学术思想及丰富的临床诊疗经验为医院肝病学科的发展打下了坚实基础。20世纪以来，肝胆科的发展实现了重大转变，以学院及医院深化改革为契机，将早期以临床为主的局面，进一步扩展成"医、教、研三结合"的符合现代中医内科发展的新模式，重新创建出以现代中医为主的中西医结合肝病队伍，在学科领域内崭露头角，并于2006年成为天津市中西医结合肝病重点专科建设单位，2012年成为全国脂肪肝诊疗中心。

三、学术理论精粹

（一）学术理论渊源及形成

张翰卿跟随岳父韩金荣研习中医，熟读《伤寒论》《金匮要略》《黄帝内经》等经典，

1941 年参加并通过了天津组织的中医考试，取得行医资格。后拜于孔伯华先生门下，跟随孔师学习 6 年余，接触到温病理论，融合之前所学，小有所成，后迫于家境贫困不能久持，返于津门，设诊救病，因医术渐精，获得患者广泛赞誉。张翰卿在天津中医药大学第一附属医院工作期间参与了天津副霍乱、肝炎等疫病的防治，对伤寒、温病理论理解进一步加深，逐渐形成了自己的理论体系。

张翰卿晚年专注于肝病防治，对肝炎、肝硬化的治疗颇有心得，为天津地区肝病的防治做出了贡献。在专注于肝胆疾病治疗的同时，张翰卿也注重调理脾胃，体现了肝脾的重要关系，提高了临床疗效，惠及广大患者群体，为后世肝胆病的治疗提供了典范。

张翰卿恩师孔伯华先生为京城四大名医之一，对中医有很深的造诣，张翰卿在侍诊期间，常参加由恩师主导的讨论，在讨论中进一步加深了个人认识，亦被恩师的医德所折服。张翰卿继承孔师重视脾肾之说，在此基础上进一步发展为重视肝、脾、肾三者相互关系，认为如果不能协调好三者的关系，导致误治失治，使病机逐渐复杂化，则发为杂病，包括消化系统疾病、呼吸系统疾病等。虽然病名千变万化，但归根结底，肝、脾、肾的功能发挥正常与否在疾病的发生发展过程中起到了重要作用，所谓万变不离其宗，如是也。

（二）学术精华

《灵枢·本神》云："是故怵惕思虑者则伤神，神伤则恐惧，流淫而不止。因悲哀动中者，竭绝而失生。喜乐者，神惮散而不藏。愁忧者，气闭塞而不行。盛怒者，迷惑而不治。恐惧者，神荡惮而不收……肝藏血，血舍魂，肝气虚则恐，实则怒。脾藏营，营舍意，脾气虚则四肢不用，五脏不安，实则腹胀，经溲不利。心藏脉，脉舍神，心气虚则悲，实则笑不休。肺藏气，气舍魄，肺气虚则鼻塞不利，少气，实则喘喝，胸盈仰息。肾藏精，精舍志，肾气虚则厥，实则胀，五脏不安。必审五脏之病形，以知其气之虚实，谨而调之也。"

这段原文道出五脏功能紊乱时的病理表现，尤其是情志过极会导致功能紊乱状态进一步加重，所谓"五志过极皆能化火"，而肝脏在情志调节过程中起主导地位。在此基础上，张翰卿突出了肝脏在疾病发生、发展变化过程中的重要作用。因肝脏为人体气机疏泄之枢纽，如果邪气影响肝脏正常功能发挥，则气机升降失常，不循常道，邪气凑于虚处，会进一步使疾病恶化，故黄元御《四圣心源》云："故风木者，五脏之贼，百病之长。凡病之起，无不因于木气之郁。以肝木主生，而人之生气不足者，十常八九，木气抑郁而不生，是以病也。木为水火之中气，病则土木郁迫，水火不交，外燥而内湿，下寒而上热。手厥阴，火也，木气畅遂，则厥阴心主从令而化风，木气抑郁，则厥阴心主自现其本气。是以厥阴之病，下之则寒湿俱盛，上之则风热兼作，其气然也。"

张翰卿在此基础上结合个人临床经验并进一步拓展总结，指出肝病为五脏之贼，系指"肝"病变动可引起五脏功能逆乱，出现乘侮、克制的一系列病理变化。肝为风木之脏、将军之官，在志为怒，其体阴用阳，内寄相火，主生主动，全赖肾水以涵之、血液以濡之、肺金清肃之气以降之、中宫敦厚之上气以培之，则刚劲之质，得为柔和之体，遂其条达畅茂之性，何病之有？若肝之疏泄失职，升降乖逆，均可引起肝之变动，进而引起五脏功能逆乱，其变化约有以下5种。

1. 郁于本经

《灵枢·经脉》云："肝足厥阴之脉，起于大趾丛毛之际，上循足跗上廉，去内踝一寸，上踝八寸，交出太阴之后，上腘内廉，循股阴，入毛中，过阴器，抵小腹，挟胃，属肝，络胆，上贯膈，布胁肋，循喉咙之后，上入颃颡，连目系，上出额，与督脉会于颠；其支者，从目系下颊里，环唇内；其支者，复从肝别贯膈，上注肺。"若郁怒不解，暴怒伤肝，肝失疏泄，气失条达，郁于本经，则出现胁肋胀痛或窜痛，若兼寒凝经脉，可有少腹拘急、寒疝疼痛等症。

2. 侮脾

肝木相互协调，木土俱荣，脾之清气随肝木欣欣荣上，进而输布全身，但肝脏受损，或病程日久，脾胃虚弱，导致肝郁克脾，侮其所胜，可出现脾失健运的病症，如泄泻、恶心呕吐、乏力等。

3. 乘胃

肝疏泄失职，横逆犯胃，可引起胃纳和降功能紊乱，出现肝胃不和症状。

4. 冲心

肝气悖逆，郁而化火，木火升发太过，可上扰心君，母病及子而出现心悸，怔忡，或神魄不安，烦躁少寐，噩梦纷纭，甚则神机逆乱而病癫狂。

5. 犯肺

骤然暴怒，肝阳逆行，乘肝则病咳，胁中拘急，嘈杂不食，甚者上气而暴喘，胸胁气逆，嗳气烦躁，可见肝气悖逆，变幻多端。正如《临证指南医案》邵新甫说："肝者将军之官，相火内寄，得真水以涵濡，真气以制伏，木火遂生生之机，本无是症之名也。盖因情志不舒则生郁，言语不投则生嗔，谋虑过度则自竭，斯罢极之本，从中变火，攻冲激烈，升之不熄为风阳，抑而不透为郁气，脘胁胀闷，眩晕猝厥，呕逆淋闭，狂躁见红等病，由是来矣。古人虽分肝风、肝气、肝火之殊，其实是同一源。"可谓得其要者。

以上述理论为基础延伸至相关疾病的治疗，包括慢性胃炎、消化性溃疡、肝炎、再生障碍性贫血等，张翰卿都形成了个人独特的见解。

首论慢性胃炎与消化性溃疡，对于病机，张翰卿认为肝郁对疾病的发生发展尤为重要。肝主升主动，若情志不调，郁怒不解，致肝郁气滞，疏泄失职，每易横逆侮脾乘胃。肝气郁久导致营气痹窒，络脉挤阻，瘀滞胃络，血运障碍，失养而致本病。肝气悖逆，五志化火，胆热上乘，气机壅阻，湿热蕴结于胃而发病，同时火邪灼阴，津液缺乏，形成胃阴虚证候，病延日久可因饮食劳倦等因加重，致病势缠绵。张翰卿认为本病治疗应注重胃气，重点是恢复脾胃的生理功能，切勿克伐胃气。疏肝理气药如香附、柴胡、木香等用于气滞作痛有效，但有耗气灼阴之弊，中病即止，不可过剂。火郁犯胃型选用山栀仁汤，黑栀子、左金丸、竹茹清泄肝胃之热，配二陈汤和降胃气，苦温燥湿，可不致苦寒伤胃。脾胃虚弱型，治以补气健脾药合二陈汤，补而不滞。根据临床初步观察，经过中医辨证论治，可改善患者全身状态，消除自觉症状，调节胃功能，增加食欲，改善营养，有较好效果，其作用机制可能是与调节中枢神经系统功能，畅通血液循环，消除或减轻胃内慢性炎症，改善胃黏膜的营养状态等因素有关。慢性胃炎与消化性溃疡缠绵易反复，张翰卿认为要注意"气复""劳复""食复"，注意情志、饮食、劳逸等的调节，可有助于防止复发。

其次是对肝硬化的治疗，张翰卿认为主要取决于脾肾功能。脾为后天之本，故"得谷则昌，失谷则亡"，肾为先天之本，肾气充足，能分利水湿，可望腹水逐渐消退，否则脾肾阳虚，水道不通，湿浊弥漫三焦，清阳不升，浊阴不降，易形成关格重证。或因气阴两亏，阴不恋阳，虚火扰动，热灼血络，或因肝血不藏，脾不统血，可见呕血、便血，进而导致气随血脱，阴阳离决。若热毒炽盛，耗液伤阴，热入营血，内陷心包，引动肝风，则易致神昏痉厥，甚至内闭外脱。此三种均属危候。慢性肝炎多由因循失治，调养失宜，迁延日久而来。肝胆脾胃湿热常致留连不解，有口苦腻、尿黄赤、舌红、苔黄腻等表现，故宜清利湿热解毒，药用茵陈、板蓝根、败酱草、蒲公英、滑石、甘草、青黛、焦山栀等。

张翰卿认为，病情演进过程中，临床症状常交错出现，故不能拘于分型，泥用死方。如患者既有肝肾阴虚，又有肝郁乘胃、湿热不解的症状时，骤用滋肾柔肝药物，易于腻隔伤胃，留连湿热，应先泄肝和胃、清利湿热，待胃纳、湿热改善后，再治以滋养肝肾。张仲景《金匮要略》中谓："见肝之病，知肝传脾，当先实脾"，对临床治疗有很大指导意义，及时调整患者消化吸收功能，有助于疾病恢复。

张翰卿认为中药对传染性肝炎有积极的治疗作用，如板蓝根、金银花、连翘、青黛、蒲公英、龙胆草等清热解毒药物有降低转氨酶的作用，茵陈、栀子、大黄、金钱草、黄柏等有降低胆红素和消退黄疸的作用，人参、党参、黄芪、白术、山药、黄精等补气健脾药，有降低血清麝浊及促进白蛋白合成的作用。一部分患者蛋白倒置，球蛋白升高，常可见肝郁侮脾夹有瘀血的症状，经用活血化瘀药物，如丹参、赤芍、桃仁、红花、三棱、莪术等配合益气健脾药物，有提高白蛋白、降低球蛋白、调节蛋白倒置的作用。丹参、青皮、醋柴胡、醋鳖甲、牡蛎、三棱、莪术等活血软坚药物有软缩肝脾的作用。

张翰卿对脉象、舌苔亦有较深体会：慢性活动性肝炎患者脉象多见弦滑、弦大，且多左脉大于右脉。脉弦缓少力，多为肝郁侮脾，脉弦细数为肝肾阴虚，脉弦涩为瘀血。舌质红、苔黄腻为内蕴湿热，舌质嫩红少苔或呈花剥苔为肝肾阴虚，舌质有瘀斑为瘀血。脉象缓和，六脉均匀，舌质红而活润，苔薄，为病势渐缓、疾病渐愈的表现。

虽说张翰卿重视肝脏在疾病中的作用，但在治疗疾病时，圆机活法，并不拘泥某一理论，而是根据具体病机用药治疗。如治疗肺病时，认为"肺不伤不咳，脾不伤不久咳，肾不伤咳而不喘"，又说："痰之动主于脾，痰之本源于肾，痰之成贮于肺。"故扶正固本主要是调节肺、脾、肾三脏的功能。肺主气，肺主皮毛，肺气虚则卫气不固，皮毛开闭失司，易感外邪，补益肺气可加强卫气卫外作用。"脾为生痰之源"，健脾补脾可改善患者的消化吸收功能，增强体质，即"培土生金"，并可治疗痰的生源。肾为先天之本、元气之根，肾主纳气，肾气虚则气失摄纳，使肺气虚浮不能归元，甚则引起脾肾阳虚、心肾阳衰等脏腑功能紊乱。调节肺、脾、肾三脏的功能，即是调整身体应激功能，改善病理免疫状态，提高机体的抗病能力。故《内经》云："五脏六腑皆令人咳，非独肺也。"

再论血液系统疾病，如再生障碍性贫血为骨髓造血功能衰竭所致，以进行性贫血、全血减少，伴有发烧、出血为主症。本病与中医"虚劳"相近，张翰卿认为病机以肾气亏损为主，因肾之阴阳亏虚导致气血不足，加上后天水谷之精微不能化生气血，填精补髓，遂至互为因果，诸般虚损症状蜂拥而起，故辨证治疗重在调理肾之阴阳。临床以肾阳虚与肾阴虚为主，前者以斑龙丸为主方，后者以河车大造丸加减。张翰卿常用加减法如下：兼气阴不足者，加太子参、北沙参、石斛；兼脾虚胃弱者，加党参、白术、山药、陈皮；阴虚发热者，加地骨皮、白薇、炙鳖甲；阴虚火旺，灼伤血络而出血者，加凉血止血药，如黄芩炭、牡丹皮炭、鲜白茅根、大蓟、小蓟等，若出血较重者，可暂用犀角地黄汤。张翰卿在治疗该疾病过程中有如下体会。

（1）血液生化之源系原始于肾，资生于胃，肾藏精，五脏六腑之精皆归于肾，肾主骨生髓，精血可以互相滋生。《张氏医通》说："气不耗，归精于肾而为精，精不泄，归精于肝而化清血。"故再生障碍性贫血的病机主要为肾气亏损，骨髓空虚。脾胃为后天之本，化生精微，变生气血而奉养脏腑，其精华皆藏于肾，若肾气亏损，化源不济，则后天气血之生化亦式微，故治疗应以补肾为主。然肾为水火之脏，其亏损多见阴损及阳，阳损及阴，所以治疗又应以调理肾之阴阳为要，选用补阴配阳的河车大造丸、补阳配阴的斑龙丸为主方。《临证指南医案·虚劳门》邹滋九按："张景岳以命门阴分不足，是为阴中之阴虚，以左归饮、左归丸为主；命门阳分不足者，为阴中之阳虚，以右归饮、右归丸为主。"亦是此义。

（2）在临床上常遇到阳虚型患者，经用温肾阳以滋阴血法后效果多明显，从而体会到阳虚受补者较易治，而阴虚型者治疗进程迟缓，虚不受补者较难疗。

（3）血液系统疾病气血俱虚，而以血虚为主，治疗应重用补血药。但气为血帅，故宜佐用补气药，促使气动血生，即经云："形不足者温之以气，精不足者补之以味。"亦如《临证指南医案·虚劳门》邹滋九所说："有形精血难复，急培无形之气为要旨。"

（4）若有时邪外袭而发热，热伤血络而出血的标证，应积极治疗，迅速控制病情，否则不能续投填补之药。本病在阴虚阶段，若经过短期滋阴补血、调理阴阳后，渐能接受温养气血的药物时，病情可望渐入坦途。否则发热稽留不退，吐衄下血不止，甚至"脑衄"昏厥，必致阴竭阳脱，预后不良。

（5）温阳药如鹿茸、鹿角霜、补骨脂、菟丝子、枸杞子、仙茅、淫羊藿、肉苁蓉，养血药如当归、何首乌、阿胶、熟地黄等均有增益血液的作用。

（6）血虚甚者，应及时输血，一能刺激骨髓造血功能，二能暂时稳定病情，以期进一步治疗。

（7）经过调补阴阳，特别是经用温补肾阳、助阳补血法治疗后，病情稳定，血常规明显改善者，即以调补气血、调理脏腑功能为主，可酌选归脾汤、十全大补汤、人参养荣汤等。

（8）辛燥劫阴、苦寒败胃的药物，均应忌用。

在天津市立中医医院工作期间，张翰卿还与阮士怡等一起总结出心血管疾病的诊治方法。根据心肾虚损是心衰之本，运用回阳救逆法则，辨证应用参附汤加味治疗心衰，疗效甚好。在治疗支气管哮喘方面也颇有心得，如冷哮者，当宣通肺气，化痰定喘，宜华盖散；若内有停饮，外感寒邪诱发者，方用《金匮要略》射干麻黄汤；若喘逆不平，可合用三子养亲汤；外寒已鲜，气机不畅者，可用苏子降气汤。热哮者，用千金定喘汤；若火郁作喘者，宜葶苈泻白散。久哮致虚者，常见肺气虚、肺脾肾三脏俱虚及肺心肾三脏俱虚。肺气虚者，宜钟乳补肺汤；肺脾两虚者，宜六君子合苓桂术甘汤；肺肾阴虚者，宜七味都气汤；肺肾阳虚者，宜金匮肾气汤；心肾阳衰者，宜参附汤以益气回阳固脱。在缓解期，常用河东大造丸扶正固本。

（三）临证选方经验

方剂是理论指导下的实践，从方剂加减变化中亦可逆推其学术思想，针对不同的方剂，张翰卿在临床实践过程中形成了独特的个人见解，以下列举二三。

1. 新加香薷饮

方载于《温病条辨》，原文说："手太阴暑温，如上条证，但汗不出者，新加香薷饮主之。"新加香薷饮由香薷、金银花、扁豆花、厚朴、连翘组成。方中香薷芳香，能走太阳之表，又通肺经之络，为手太阴暑温邪犯肌表之主药，有"夏季麻黄"之称，治暑温袭表恶寒无汗；扁豆花芳香而散，且保肺液，解暑而不伤阴，为治暑之圣药；金银花、连翘辛凉达肺经之表，且清热解毒；厚朴苦温，能泄食满，善消胀气。本方适用于夏暑外感证，症见恶寒无汗，头痛身倦，纳呆腹胀，面赤口渴或咽喉疼痛，舌红苔薄黄微腻，脉右寸洪大而数。

张翰卿运用本方，其加减多循吴鞠通法，如下。

（1）若用此方得微汗出，不可再用香薷重伤其表；若表证仍在，鼻塞不通，可易薄荷、桑叶，辛凉透表而宣肺。

（2）若发汗后，暑证悉减，但头微胀痛，目不了了者，为余邪不解，可合用清络饮（鲜荷叶边、鲜金银花、西瓜翠衣、鲜扁豆花、丝瓜络、竹叶）。

（3）若肺气不宣而上逆作咳者，加杏仁、桔梗、枳壳宣降肺气。

（4）痰稠不爽而口渴者，为痰热恋肺，阴分已伤，加麦冬、知母、大贝母，清养肺阴而化痰热。

（5）湿痰量多口不渴，或渴而不欲饮，苔白腻者，加橘红、半夏、杏仁，化痰湿而降肺气。

（6）湿浊内蕴，宜加芳化淡渗之品，如佩兰、六一散、通草。

《素问·热论篇》曰："凡病伤寒而成温者，先夏至日者为病温，后夏至日者为病暑，暑当与汗出，勿止。"《内经》是以夏至前后为病温、病暑之分野；勿止暑之汗，又为治暑之要旨。在暑湿内蕴，风邪外袭而恶寒无汗时，忌用辛温重剂，恐其消烁肺液。因暑中挟湿挟热，与伤于寒邪者不同，必用此方辛温复辛凉法以助腠理之开泄，佐以芳化淡渗以促湿浊之分解，以收脉静身凉之效。临证辨证，不忽于细，必谨于微，方不至有误矣。

2. 清瘟败毒饮

方载于余师愚《疫疹一得》，此十二经泻火之大剂，凡一切温毒热疫，表里俱热，狂躁心烦，口干咽痛，大热干呕，错语不眠，吐血衄血，热甚发斑，头痛如劈，烦乱谵狂，身热肢冷，舌刺唇燥，上呕下泻等症，皆可用之。方由生石膏、鲜生地、犀角、川连、黄芩、生山栀、生甘草、连翘、知母、桔梗、赤芍、牡丹皮、玄参、竹叶组成。方用犀角地黄汤（犀角、鲜生地、赤芍、牡丹皮）凉血解毒；白虎汤（生石膏、知母、生甘草）清阳明气分之热；黄连解毒汤（川连、黄芩、生山栀）苦寒清热解毒；桔甘汤（生甘草、桔梗、玄参、黄芩）清利咽喉；玄参滋阴降火，竹叶辛凉退热，连翘散浮游之火。此方气血两清之力，透营转气之功，用治温病气血两燔，气分壮热，深入营血之诸般证候，如热入心包而神昏，引动肝风而抽搐，或热扰清窍而头痛如劈，伤及血络而吐衄下血……治种种热毒深入气血之证，其力大而效速。

现临床用治流行性脑脊髓膜炎、流行性乙型脑炎、斑疹伤寒、猩红热等病，凡属气血两燔之证，用之屡战屡捷。张翰卿追记，曾治一重度烧伤患者，铜绿假单胞菌感染，高热稽留不退，各种抗生素均未能控制，以致患肢有坏死之势、截肢之虞，当时辨证即用本方，服药后，患者高热平熄，感染得到有效控制，免除了截肢之苦。

3. 镇肝息风汤

方载于张锡纯《医学衷中参西录》。原文说："治内中风证，其脉弦长有力，或上盛下虚，头目时常眩晕，或脑中时常作疼发热，或目胀耳鸣，或心中烦热，或时常噫气，或肢体渐觉不利，或口眼渐形歪斜，或面色如醉，甚或眩晕，至于颠仆，昏不知人，移时始醒，或醒后不能复原，精神短少，或肢体萎废，或成偏枯。"镇肝息风汤由生赭石、怀牛膝、生龙骨、生牡蛎、天冬、川楝子、白芍、甘草、玄参、生龟甲、茵陈、生麦芽组成。方中生赭石、龙骨、牡蛎镇肝潜阳；牛膝引血下行；天冬清肺降火，肃降肺气以平肝木；白芍滋阴柔肝；玄参、龟甲滋阴潜阳；甘草、川楝子、茵陈、生麦芽苦泻甘缓，以调达肝气，防其冲逆。为镇肝息风、滋阴潜阳之良方。临床用治因水不涵木，肝阳上亢，肝风内动引起的眩晕、类中风证有一定疗效。

张翰卿运用本方加减如下。

（1）热盛风动，肝阳上亢甚者，可选加羚羊角粉、生石决明、钩藤、僵蚕等。

（2）肝阳挟痰上扰，可加佛耳草、天竺黄、黛蛤散，息风化痰热。

（3）肝阳上亢致头目眩晕，亦能旁走四肢，出现肢体抽挛或麻木者，可选加地龙、天麻、秦艽、桑枝以疏通经络。

（4）头痛眩晕，可选加菊花、白蒺藜、夏枯草、茺蔚子。

（5）肝风内动，风中经络致口眼歪斜、半身不遂时，可选加全蝎、白附子、蜈蚣、炙穿山甲、丝瓜络、鸡血藤、威灵仙、乌梢蛇等。

（6）肝风内动，血热沸腾，气血奔走于上而昏厥内闭者，可加犀角、生地黄凉血止血，配安宫牛黄丸或局方至宝丹清心开窍，或少佐苏合香丸、十香丹以芳香开窍。

据临床观察，本方治疗高血压对缓解症状、降低血压有一定效果。张翰卿曾治一例嗜铬细胞瘤引起的高血压，头痛剧烈，烦躁异常，脉弦长有力，当时即投用本方，数剂后头痛锐减，血压潜降，使病情获得暂时缓解。

以上为张翰卿的主要学术思想，虽不能尽述诸病，亦可管窥而知其全貌，为后世治疗相关疾病拓展了思路，具有较强的临床参考价值。

四、临证经验

验案举隅1：支气管哮喘（冷哮）

李某，男，49岁。

主诉：哮喘1年余，每次均因外感风寒诱发。

现病史：本次发作2周未缓解，喘鸣，喉中如水鸡声，汗出恶风，发绀，不得平卧，痰涎稀薄量多，两肺满布哮鸣音，诊为支气管哮喘急性发作。曾用青霉素、链霉素及红霉素、庆大霉素、氨茶碱等治疗，喘不能控制，加用激素后稍有缓解，但仍不能控制。

刻下症：脉弦滑右寸尤甚，舌质暗红，苔白滑。

西医诊断：支气管哮喘。

中医诊断：哮喘（冷哮）。

治法：降气平喘，温化寒痰。

处方：苏子降气汤加减。清半夏15g，橘红15g，前胡15g，当归15g，厚朴15g，枳壳15g，杏仁15g，石韦15g，甜葶苈子20g，苏子20g，地龙25g，生桑白皮25g，白芥子10g，甘草10g，沉香（冲服）2.5g。3剂，水煎服，分温两服，每次150ml。

服3剂，喘息渐轻，痰涎减少，渐能平卧，继守方服1周，两肺哮鸣音消失，喘平出院。

按语：《类证治裁》卷二云："遇风寒而发者为冷哮。"哮喘因感受风寒，邪入肺，寒饮内停，痰阻气道而成。本例以哮喘痰涎稀薄量多，右寸脉尤见弦滑，舌苔白滑为主症，为外寒已解，痰涎壅肺，肺失肃降，气机不畅，辨证为湿痰壅肺，搏击气道，故拟苏子降气汤为主方，有补有行，有调有燥，治上顾下，标本同治，并加入葶苈子、生桑白皮以泻肺定喘，地龙、石韦以舒展气管，杏仁、枳壳以降气镇咳，白芥子以温化痰涎，肺得肃降，则哮喘自平。

验案举隅2：支气管哮喘（热哮）

李某，女，42岁。

主诉：自幼哮喘，后均有不同程度发作，近2年频发加重。

现病史：本次因外感诱发，夜间突喘憋而醒，喉中哮鸣，不得平卧，形寒恶风，咳呛阵作，痰黏色白，不易咯出，胸膈满闷，两肺满布哮鸣音。

刻下症：脉右寸浮滑，舌质稍红，苔黄薄。

西医诊断：支气管哮喘。

中医诊断：哮喘（热哮）。

治法：宣肺平喘，清热化痰。

处方：千金定喘汤加减。枯黄芩15g，桑叶15g，橘红15g，生桑白皮15g，款冬花15g，清半夏15g，苏子15g，海浮石15g，炒白果10g，瓜蒌皮15g，地龙15g，麻黄5g，甘草7.5g。3剂，水煎服，分温两服，每次150ml。

服3剂喘大减，痰浊松动，渐能平卧。继服3剂，两肺哮鸣音消失，喘平。

按语：本例为内蕴痰热，外为风寒所束，而发哮喘，故拟千金定喘汤为主方，以宣肺平喘，化痰泄热。加用桑叶辛凉宣通肺气，开泄皮毛；瓜蒌苦寒清化热痰，下气利膈；海浮石清化顽痰；地龙解痉止喘。使痰热得清，肺之开阖、升降功能恢复，哮喘自瘥。张翰卿治疗热哮常用加减法如下。痰多稠黄者，加瓜蒌、天竺黄、胆南星、三蛇胆、陈皮末；痰浊胶结，不易咯出者，加海浮石、黛蛤散、竹沥水；燥痰粘连，咳而不爽者，加北沙参、天冬、麦冬、枇杷叶；哮喘兼胸胁满闷者，加枳壳、桔梗；哮喘兼痉咳者，加地龙、石韦、钩藤、僵蚕；肺络瘀滞，气失输布，唇口发绀者，加赤芍、桃仁、红花、牡丹皮、丹参、橘络等；兼有肺部感染者，加黄芩、栀子、金银花、连翘、鱼腥草、蚤休等。

验案举隅3：支气管哮喘（虚哮）

鞠某，女，50岁。

主诉：支气管哮喘10余年，近2年频发加重。

现病史：曾用西药效不显，改用"哮喘疫苗"亦乏效。1976年1月初，症状又突然加重，呼吸急促，喉中哮鸣，不能平卧，胸膈满闷如窒，咳呛牵引胸痛，痰白色，质黏不易咯出，头汗淋漓，唇口发绀，甚则二便失禁，两肺满布哮鸣音，肺气肿。

刻下症：脉右寸稍浮滑，两尺沉而无力，舌质暗红，苔薄黄。

西医诊断：慢性支气管哮喘急性发作，肺气肿。

中医诊断：哮喘（虚哮）。

治法：宣降肺气，化痰定喘。

处方：鹅梨汤加减。钟乳石15g，川贝母15g，瓜蒌15g，橘红15g，补骨脂15g，胡桃肉15g，射干15g，苏子15g，茯苓20g，地龙20g，丹参25g，麻黄2.5g，杏仁10g。

5 剂，水煎服，分温两服，每次 150ml。

服 2 剂，哮喘明显减轻，痰松动，可平卧。继进 3 剂。

二诊：喘平，两肺呼吸音清，守方固疗效，并拟扶正固本丸剂善后。方剂组成为白人参 25g，蛤蚧尾 1 对，甜杏仁 25g，橘红 25g，川贝母 25g，生桑白皮 25g，地龙 25g，麦冬 50g，补骨脂 50g，胡桃肉 50g，紫河车 50g，钟乳石 50g，丹参 40g，苏子 40g，炙甘草 15g，茯苓 30g。炼蜜为丸，重 15g，日服 2 次。

按语：本例为慢性支气管哮喘，痰热内蕴，外感风邪，入舍肺系，致肺失肃降，痰搏气道，而发哮喘。久哮致虚，肺气不足，肾失摄纳，形成本虚标实之候，故拟鹅梨汤为主方以宣降肺气，化痰定喘。方中麻黄仅用 2.5g，取其辛温以开肺痹，宣肺止喘；钟乳石、补骨脂、胡桃肉以摄纳肾气，标本兼顾，祛邪而不伤正，扶正而不滞邪。支气管哮喘患者缓解期及平时，中医认为，"肺不伤不咳，脾不伤不久咳，肾不伤咳而不喘"，"痰之动主于脾，痰之本源于肾，痰之成贮于肺"，故扶正固本主要是调节肺脾肾三脏的功能。肺主气，主皮毛，肺气虚则卫气不固，皮毛开阖失司，易感外邪，补益肺气可加强卫气卫外作用。补脾可改善患者的消化吸收功能，增强体质，即"培土生金"，并可治疗痰的生源。有关研究发现脾虚型者胆碱能神经偏亢，致支气管腺体增生，分泌增多，提示了脾虚型患者"脾为生痰之源"的病理生理基础。肾为先天之本、元气之根，主纳气，肾气虚则气失摄纳，使肺气虚浮不能归元，甚则引起脾肾阳虚、心肾阳虚等脏腑功能紊乱。《内经》云："五脏六腑皆令人咳，非独肺也。"从支气管哮喘的发生、发展来看，其病变不仅在"肺"（包括气管），而是整个机体多方面的内在平衡失调。

验案举隅 4：胃痛

方某，女，37 岁。

主诉：胃脘灼痛 2 年余。

现病史：近 2 年常感胃灼痛，恶心欲吐，口干口苦，脘腹胀满，纳差，经某医院胃镜检查诊断为"浅表性胃炎"。每日仅进食半流质 1~2 两。

刻下症：脉弦滑，左大于右，舌边红，苔黄稍腻。

西医诊断：浅表性胃炎。

中医诊断：胃痛（火郁犯胃型）。

治法：凉肝清热，制酸和胃。

处方：山栀仁汤加减。山栀（炒黑）15g，半夏 15g，陈皮 15g，茯苓 15g，炒川连 7.5g，竹茹 20g，甘草 10g，吴茱萸 1g，煨木香 7.5g。14 剂，水煎服，分温两服，每次 150ml。

服 3 剂后，恶心呕吐症减，胃灼痛减轻，继服 10 余剂，每日进食 6~8 两，痛胀均消，唯仍口干，喜食酸物，脉转弦细数，乃以益气育阴和胃之法善后。

按语：本例为浅表性胃炎，证系肝郁化热，火郁犯胃，拟山栀仁汤治之。黄连、吴茱萸以制酸和胃；半夏、竹茹以降逆止呕；木香以行气止痛，健脾消食。肝郁对本病的发生发展尤为重要。肝主升主动，若情志不调，郁怒不解，致肝郁气滞，疏泄失职，每易横逆侮脾乘胃。肝气郁久能导致营气痹窒，络脉瘀阻，造成瘀滞胃络，血运障碍，失养而致本病。肝气悖逆，五志化火，胆热上乘，气机壅阻，湿热蕴结于胃而发病。同时火邪灼阴，津液缺乏，形成胃阴虚证。病延日久，可因饮食、劳倦等因素加重，致病势缠绵。本病治疗应注重胃气，重点是恢复脾胃的生理功能，切勿克伐胃气。疏肝理气药如香附、柴胡、木香等，用于气滞作痛有效，但有耗气灼阴之弊，中病即止，不可过剂。

验案举隅 5：胃痛

叶某，女，62 岁。

主诉：胃痛 1 周余。

现病史：风湿性心脏病、房颤已多年，急性心力衰竭入院，经治疗稳定。近 1 周有饱闷感，胃脘刺痛，拒按，腹满食差，恶心呕吐，四肢欠温，经临床及心电图检查证明非因毛地黄中毒所致。

刻下症：脉沉涩无力，三五不调，舌质暗淡，苔白滑。

西医诊断：胃黏膜慢性炎变。

中医诊断：胃痛（气滞血瘀型）。

治法：益气宣阳，化瘀和胃。

处方：吴茱萸汤加减。吴茱萸 7.5g，红参 10g，陈皮 10g，生姜 4 片，大枣 5 枚，丹参 25g。3 剂，水煎服，分温两服，每次 150ml。

二诊：进 3 剂呕止，痛减轻，仍有逆气上冲、堵闷感。桂枝、薤白、枳壳各 10g，厚朴、瓜蒌各 15g，党参 25g，丹参 20g。

服 6 剂，心胸开朗，每日能进食 5~6 两，病情稳定。

按语：患者因慢性充血性心力衰竭，胃长期瘀血，组织缺氧，致胃黏膜慢性炎症病变，属心肾阳衰，少火式微，不能温煦脾胃，气虚血瘀，瘀阻胃络之候，拟益气宣阳，化瘀和胃，方用吴茱萸汤加味。二诊仍有逆气上冲、堵闷感，证系心阳不宣，痰瘀壅阻所致，拟宣心阳化瘀血，降冲逆和胃气。根据临床初步观察，中医辨证治疗本病对改善患者全身状态、消除自觉症状、调节胃功能、增加食欲、改善营养有较好效果，其作用机制可能是与调节中枢神经系统功能，畅通血液循环，消除或减轻胃内慢性炎症，改善胃黏膜的营养状态等因素有关。本病缠绵，易反复，张翰卿认为要注意"气复""劳复""食复"，注意情志，饮食、劳逸等的调节，可有助于防止复发。

验案举隅 6：积聚

曲某，男，41 岁。

主诉：右肋下疼痛 4 余年。

现病史：患慢性肝炎 4 余年，因调养失宜，病情缠绵不愈。现肝区疼痛，周身乏力，恶心纳少，厌食油腻，头晕耳鸣，腰膝酸软，齿缝出血。

刻下症：慢性病容，肝掌，面色苍黄，巩膜无黄染，可查见4个蜘蛛痣，腹部平坦，肝上界在第6肋间，下界在剑突下4cm，肋下3cm，脾在肋下4cm，均中等以上硬度。

辅助检查：白细胞4950/mm³，血小板34000/mm³。肝功能示胆红素微量，麝浊26单位，总蛋白5.50%，白蛋白2.05g%，球蛋白3.45g%，谷丙转氨酶199.2单位。食管检查正常。

西医诊断：早期活动性肝硬化，脾功能亢进。

中医诊断：胁痛（湿热壅滞）。

治法：泄肝和胃，清利湿热。

处方：陈皮9g，半夏9g，茯苓12g，甘草6g，茵陈30g，郁金9g，延胡索9g，板蓝根30g，金银花15g，枳壳9g，厚朴9g，川楝子9g。水煎服，分温两服，每次150ml。

二诊：守治1个月余，现觉两肋疼痛，拒按，腹胀便溏，脉沉弦无力，舌质暗红。证系肝脉瘀阻，脾失健运，拟培土疏木为治。处方为党参15g，白术15g，茯苓9g，甘草6g，吴茱萸1.5g，木香4.5g，白芍12g，三棱9g，郁金9g，牡丹皮9g，泽泻9g，生黄芪15g，生山药15g，板蓝根30g。水煎服，分温两服，每次150ml。

三诊：守方加减治疗3个月，腹胀便溏已愈，两肋痛减，面色已有光泽，精神好转，眠食俱安，脉象较前缓和，舌质亦有红活之象。复查肝功能提示麝浊7单位，白蛋白3g%，谷丙转氨酶正常。现感头晕耳鸣，腰膝酸软，舌质暗红少苔，脉弦细数。遂拟育阴健脾、活血化瘀法善后。处方为枸杞子15g，党参15g，白术12g，茯苓9g，川楝子9g，当归6g，生地黄12g，甘草6g，桑寄生30g，寸冬9g，杜仲9g，厚朴12g，丹参12g，鳖甲12g。水煎服，分温两服，每次150ml。

四诊：查白细胞3700/mm³，血小板34000/mm³。因经常齿衄，另配益气、养血、止血丸剂，长期服用。处方为太子参30g，黄芪15g，当归15g，熟地黄24g，鸡血藤30g，穿山甲15g，白及15g，白芍24g，龟甲胶30g，鳖甲胶30g，阿胶30g。上药炼蜜为丸，每丸9g重，每次1丸，日服两次。

汤剂、丸剂并进，观察3个月，精神好转，食欲增加，周身有力，脉象缓和有力，舌质红活。复查肝功能提示麝浊1单位，总蛋白5.25g%，白蛋白2.75g%，球蛋白2.50g%，谷丙转氨酶正常，白细胞6700/mm³，血小板70000/mm³，肝在剑突下3cm，肋下2cm，脾肋下1.5cm，质地亦较前柔软。遂配制丸剂，长期服用，巩固疗效。

按语： 本例临床见症有肝脾肿大、蜘蛛痣及肝掌，白细胞、血小板均减少，同时肝功能异常，症状表现为消化道功能紊乱，诊断为早期肝硬化、脾功能亢进。本病初起，气滞血瘀，邪气壅实，正气未虚，病理性质多属实；积聚日久，病势较深，正气耗伤，可转为虚实夹杂之证。病至后期，气血衰少，体质羸弱，则以正虚为主。病由湿热久羁，未得宣泄，内损脾胃，伤及肝胆，肝失疏泄，横逆克伤脾土，耗伤肝阴，营气痹窒，肝脉瘀阻，而成积聚。初诊拟泄肝和胃，清利湿热为法。待胃纳已醒，湿热分利，症见腹胀，便溏，乏力，属肝郁脾虚证，拟疏肝健脾、活血化瘀一法，治3个月，临床症状显著好转，肝功能亦有显著改善。最后根据气阴两虚而挟瘀的症状，拟育阴健脾、活血化瘀法善后，并配合益气养血止血之丸剂，直至临床症状基本消失，肝功能恢复，血常规亦有所改善。

验案举隅 7：胃脘痛

韩某，男，40 岁。

主诉：上腹部规律性疼痛 19 天。

现病史：因规律性上腹部疼痛 19 天，伴柏油样大便 15 天而入院。每日饥饿时胃脘部疼痛，尤以受寒或夜间加重，稍进食即可缓解，以后则为持续性隐痛或胀痛，伴有频繁呃逆，嘈杂吞酸，饮食尚可，大便溏薄，每日 2~3 次。

刻下症：潜血（+），舌质暗红，脉弦滑，左大于右，重取均少力。

西医诊断：慢性十二指肠球部溃疡（活动期）。

中医诊断：胃脘痛（肝气犯胃型）。

治法：泄肝和胃。

处方：吴茱萸 0.6g，川连 4.5g，白豆蔻 6g，佩兰 9g，川楝子 9g，延胡索 9g，煨木香 6g，焦神曲 9g，麦芽 9g，陈皮 9g，半夏 9g，茯苓 9g，甘草 6g。水煎服，分温两服，每次 150ml。

二诊：连服药 2 周，呃逆吞酸明显好转，胃脘胀痛已减轻。现觉胃脘隐痛，气短乏力，脉沉缓，舌暗淡，苔薄白。拟黄芪建中汤加味。煅瓦楞子 15g，刀豆子 12g，煨木香 9g，白及 9g，生黄芪 15g，海螵蛸 12g，桂枝 9g，白芍 18g，生麦芽 15g，荜澄茄 9g，延胡索 1.5g，砂仁 1.5g，炙甘草 9g。8 剂，水煎服，分温两服，每次 150ml。

三诊：继服 8 剂，吞酸呃逆已止，胃脘疼痛消失，胃纳增加，眠食俱安。乃配制散剂善后。海螵蛸 30g，炙甘草 15g，沉香 9g，大贝 15g，三七粉 9g，象牙屑 6g，白及 15g，丹参 30g，合欢皮 15g，生黄芪 30g，延胡索 15g，儿茶 6g。上药共研细末，每服 3g，日两次，均饭前服用。

按语：本例表现脾胃虚弱夹肝郁犯胃，脾胃虚弱是本，肝气犯胃是标，虚实错杂，张翰卿谓不骤进补法，补则壅滞，必先泄肝和胃治其标，待标实之证除，出现脉证俱虚时，方可进补法善后。

五、学术传承

张翰卿师从韩金荣、孔伯华，在多年的临证工作中逐渐形成了自己的学术思想，擅治肝病。弟子刘德清、刘嘉企继承张翰卿学术思想，又各有专长。刘德清专攻中医经典《伤寒论》，注重辨病与辨证相结合，遵循理、法、方的紧密配合，治疗心肺疾病、肝胆疾病颇有专长，尤其善治脾胃病，有其独到之处。

刘嘉企通过辨病论治掌握以病之主证而论治的原则大法；辨证论治则是依病之兼变证而论治的化裁法。对于无名之病，可依据八纲、脏腑、经络、气血等，采取一般的泛应通治法以进行辨证论治。刘嘉企认为古代是以证代症，证与症不分，辨证论治中的

"证"乃"病"与"症"的意思，即病可概括主症在内，症指兼变证而言，除文中所提之辨证论治系"证"字外，其余所言之证皆是一"症"字，以使辨病与辨证（症）融为一体，统归于辨证论治范畴，则更能确切体现中医诊治疾病的辨证思路与全过程。

执笔者：周正华　屈凡凡

整理者：吴妍

穆云汉

——善辨病势，皮肤名家

一、名医简介

穆云汉（1913~2012），号仲元，回族，天津市人，中医外科、皮肤科专家。曾任天津市塘沽区中医门诊部（后改为塘沽区中医医院）、大沽医院中医科主任，塘沽区政协委员及人大代表，天津市中医学会外科理事。1986年成立天津中医学院第一附属医院（今天津中医药大学第一附属医院）皮肤科，为天津市首个中医皮肤科，任主任、教授。

穆云汉曾先后师从中医内科名家毛退之先生和外科名家高少云学习，具备内、外、妇、儿多年的从医经历，后从事外科工作。穆云汉治疗皮肤病，善于从整体观念出发，又善于使用外用药物，把内外科的优势运用到皮肤病的治疗中，内外合治，在治疗外疡的同时，又治愈了患者内科旧疾。

二、名医之路

（一）主要成长经历

穆云汉世居津门，自幼好学，尤爱好医术，过目不忘。因患吐血，辍学养病，为早日恢复健康，寻方觅药，博极医源，精勤不倦，矢志学医，后师从毛退之先生学习内科，并于1934年拜外科世家高憩云（清末民国时期外科名医）之子高少云为师。高少云精通外科，家学渊源，穆云汉随侍临诊六载，因刻苦钻研，踏实肯学，深得师长的喜爱，高少云遂将《高氏外科十书》20卷授予穆云汉研读。穆云汉于1941年经天津市卫生局考试获得中医师执业资格并取得开业证书，中华人民共和国成立初期由政府选派，进入天津市中医进修学院深造，系统学习中医学和西医学，是天津市首批中医师学习西医人员。

中华人民共和国成立后，穆云汉曾由政府派任塘沽区中医门诊部、大沽医院任中医科主任，从事内、妇、儿科疾病的诊治，因接触患者较多，患者病情复杂，得以有效提升内科治疗经验和水平。鉴于工作表现突出，后调至卫生局工作并担任塘沽区政协委员及人大代表，同时担任天津市中医学会外科理事。

1962年，穆云汉调至天津中医学院附属医院（即今天津中医药大学第一附属医院），从事中医外科工作，偶有皮肤病患者前来就医，穆云汉尝试治疗，因早年的学习和工作经验积累，治疗皮肤病效果尚佳，故前来诊治皮肤病的患者日益增多，遂成立皮肤病组，后于1986年正式成立皮肤科，这是天津市首个中医皮肤科，穆云汉任主任、教授。

（二）阶段性成就

穆云汉根据多年临证体会，发表论文 10 余篇，如《中医中药治疗乳痈 80 例的临床体会》《消风散加减治疗荨麻疹的疗效观察》《中西医结合疮疡症治》《消核丸在皮肤病临床上的应用》《中医治疗多形性红斑》《中药治疗药物性皮炎的体会》《中药洗涤疗法临床应用与体会》《中医中药治疗慢性荨麻疹 32 例初步总结》《中医中药治疗牛皮癣 73 例的疗效观察》《中医辨证论治急性乳腺炎 100 例》《皮肤瘙痒症治疗经验介绍》等，参编多部医学著作，如《烧伤讲义》《常见皮肤病中医治疗手册》《皮肤病三字经》《中医治疗皮肤病》《北方医话》《中医皮肤科方剂歌诀》等。

穆云汉改进外用药剂型，根据临床经验，制成院内制剂，部分制剂沿用至今，如地榆油、祛脂生发丸、白疕丸等。穆云汉曾任天津市医药管理局技术顾问，1977 年参加卫生部召开的《中华人民共和国药典》工作会议，参加中国药典的编审工作。

三、学术理论精粹

（一）学术理论渊源及形成

1. 整体观念，辨证论治，内外合治

整体观念、辨证论治是中医学的精髓，也是穆云汉自幼从师高氏时奠定的学术理念，在治疗外疡时坚持内外并重，他认为若将脏腑疾患视为内证的话，那么皮肤病就属于外证。古人在长期的临床实践中认识到内、外证属异流而同源。所谓同源是指无论内、外证，总因七情、六淫等诸因所伤而致，人身气血阴阳失调所发。正如清代外科名家高秉钧所说："夫病之来也，变动不一，总不越乎内证、外证两端。而其致病之由，又不越乎内因、外因二者……而外科之证，何独不然，有由脏者，有由腑者，有在皮肤肌骨者，无非血气壅滞，营卫稽留之所致。"故强调循内科之理以治外证，这种观点深为外科医家所推崇。穆云汉在几十年的临床实践中认识到人体是一个有机整体，气血阴阳的变化会影响局部，局部的改变也相应地反映人体脏腑气血阴阳的变化，所以内外相关，密不可分。

对皮肤病病因的认识也离不开整体观念，认为皮肤病的发生与内科疾患并无很大差别，只是部位的区别，如饮食因素既可影响体内，也可影响皮肤。

自然界风、寒、暑、湿、燥、火，过则为害，称为"六淫"，为致病的因素。皮肤为人体之藩篱，有护卫人体之功，外淫侵袭，皮肤首当其冲，故皮肤病的发生多与此有关，如人体腠理不密，卫外不固，风邪则乘隙而入，阻碍肌肤之间，内不得通，外不得泄，以致营卫不和，气血运行失常，肌肤失于濡润，可诱发风团、丘疹、干燥等，所以治疗重视调和营卫以固表，疏风以祛邪，这也是内证、外证同为一理之体现。

再如丹毒是一种常见的皮肤病，发病时皮肤突然发红，色如丹涂脂染，初起即有全身不适、恶寒发热，若热毒炽盛者还可出现高热、烦躁、神昏谵语、恶心呕吐等全身症状，为皮肤病内治法重要实践依据，体现了"治病求本"的思想，查其寒热虚实，补偏

救弊正是穆云汉治疗皮肤病的宗旨之一。

2. 熟读本草，用药精良，发掘中药之潜力

医之与药好比战士之与武器，相互为用，不可分离，两千来年，历代著名医家无不精通药学。

熟悉中药能极大丰富医学技能，以治疗烫伤外用之地榆炭而言，虽然有效，但不理想，经过临床试验，穆云汉发现生地榆较地榆炭效果显著，在外用时又将药膏改为纱条，既简洁，又增效，广泛应用于疮疡病的治疗。

在初建皮肤科时，缺乏外用药，应急选取了黄柏面、大黄面（药房成药），灵活应用于一些皮肤病的湿、热、毒等证，既取得治疗效果，又解决了缺乏外用药问题。

穆云汉治疗皮肤病坚持辨证论治，善用四诊八纲，多用养血润燥法和除湿利水法等十六法。中医对皮肤病的命名以"风"字为多，如鹅掌风、赤白游风、白屑风等，究其原因有二：一是古人认为皮肤病与风邪有着密切的关系，认为"风为百病之长"，风邪外袭是多种皮肤病的发病原因。二是许多皮肤病在发病过程中有血虚风燥的病理变化，随着病情反复发作，可出现皮肤浸润肥厚、呈苔藓样变、色素沉着、脱屑等多种损害，中医认为由于血虚风燥所致。再如血风疮，其人平素多体虚，气血不足或病久气血被耗，以致血虚生风而发病，其他如白疕、白屑风等均有血虚风燥的证型。血虚则皮肤失于濡养，而生风化燥，出现皮肤干燥、脱屑粗糙、肥厚以及瘙痒等症状，可伴有头晕目眩、面色苍白、脉濡等。养血润燥以祛风止痒，是治疗慢性皮肤病的常用法，药用当归、生地黄、熟地黄、玄参、胡麻、麦冬、女贞子等滋润之品，血充则皮肤得以濡润，燥自去之，风自平之。

皮肤病多以湿邪为患，不论内湿、外湿每多出现滋水淋漓、水疱、瘙痒无度，临床用药均离不开白术、苍术、白鲜皮、地肤子、茯苓、泽泻一类药物，内以健脾利湿，芳香化湿，外以燥湿利水，以达止痒之效，临床更分上、中、下三焦，分别不同部位的湿邪，用药有所差异，常用苦参、陈皮、扁豆衣、厚朴、龙胆草、山药、猪苓、薏苡仁。

瘙痒是皮肤病的自觉症状之一，因其发病原因不同分为风胜、湿胜、热胜、血虚、虫淫作痒。由于痒的病因不同，临床表现也各异，如风胜作痒皮损多为干性，湿胜皮损多浸淫四窜，热胜皮损多焮红灼热，血虚皮损多干燥、脱屑，皮肤变厚，虫淫皮损作痒状如虫行，其痒尤甚，临床根据不同病因而选择用药。穆云汉认为"用药如用兵"，指医家根据辨证遣方用药，才能取得药到病除之功。

3. 博采众长，中西医结合

中医外科、皮肤科是中医学中重要的组成部分，中医的辨证论治，以及在内、外治法等方面，都具有宝贵的经验和理论。现代西医的科学检验、诊断以及手术操作等扩展了中医"望闻问切"，将中西医适当结合起来，取长补短，相辅相成。

中西医结合，并不意味着西医化或中医化，而是取长补短，有机地结合，目的是取得更好的疗效。穆云汉常说：中医好，西医好，中西医结合更好。

（二）学术精华

穆云汉曾先后师从中医内科名家毛退之先生和外科名家高少云学习，从事内、外、妇、儿诊治多年，后从事外科工作，在多年临床工作的基础上创立了天津市首个中医皮肤科，穆云汉治疗皮肤病，善于从整体观念出发，又善于使用外用药物，把内、外科的优势运用到皮肤病的治疗中，内外合治，在治疗外疡的同时，又治愈了患者内科旧疾。脓是外科常见的症状，穆云汉在外科工作多年，总结了丰富的辨脓经验。

脓是疮疡的腐败液体，脓的有无及其形质变化是外科疾病诊断、治疗及判断愈后的重要依据。脓是人体感染外邪后，正邪相搏而产生的腐汁，脓的发生是鉴别感染毒邪轻重的标志，穆云汉认为肌肤外伤或湿热蕴积，复因不洁，必致腐化而生脓。脓是气血郁滞于肌腠之内，热胜肉腐蒸酿而成的液体，是由气血所化生。

1. 辨脓之有无

脓在疮疡不能消散的阶段形成，是外科临床重要检查内容，对于疮疡局部检查，辨脓的有无最为重要，它决定着诊断、治疗措施的正确性。中医学大都通过四诊检查，来判断脓的有无和成脓程度。

（1）切诊：以手指重按患处，其痛最甚，肿块已软，应指为脓已成。按之痛势不甚，肿块坚硬，指起不复（不应指）为脓未成。以手按肿处，热者为有脓，微热者无脓。按法以左手拇、食、中指，同按患处，为半月形，再以右手拇、食、中指，放于相隔适当的距离，微微着力，脓头自然悬起，感觉中空，应手或有波动感时，即属有脓。或肿块由硬变软，由肿胀变为大片，软绵绵为肿疡，而四周有一圈硬结者均为有脓之象。脉象滑数者为有脓，脉迟者为无脓。

（2）望诊：患处皮肤由不红逐渐变红，肿胀由平渐见中央高突，或有表皮剥起者，皆为有脓之象。

（3）闻诊：脓有腥味，脓气臭恶熏人，一是病灶较深，二是蓄脓日久。胸腹部之溃脓，有臭气者为穿膜的火证。肛门周围溃脓臭秽而有气疱者多为坏疽。

（4）问诊：疼痛甚而转轻，或由不痛转为痛势加剧者为有脓。患处痛如鸡啄，或时时跳痛者，以及阳性肿疡，初起焮红肿痛，经过七至十天，身热不退，多致化脓。询问发病及溃脓日期，有助于流痰（骨结核）和附骨流注（慢性骨髓炎）的区别。

2. 辨脓之部位深浅

肿块高突坚硬，中有软陷处，或薄皮剥起，灼热焮红，轻按便痛而应指者，多为浅部溃疡。重按始痛者为脓深，脓块散漫坚硬，隐隐软陷，皮厚不起或微热，不红或微红，重按方痛而应指者多为深部脓疡。深部脓疡日久不溃，表皮剥起者，为内脓已由深部转到浅层。

3. 从形质、色泽、气味辨脓

首先辨脓的形质：脓出宜稠不宜清（稀薄），脓质稠厚者其人元气较充，稀薄者其人元气多弱。疮疡溃后，先出黄稠脓液，次出黄稠滋水，为疮口收敛之象。脓稀薄，若转为厚脓，为体虚渐复；反之，如果脓质由稠厚转为稀薄，为体质渐衰，一时难敛。若脓成日久不泄，一日溃破，脓质虽如水直流但其色并不晦暗，其气不臭，未为败象。如脓稀似粉浆污水或夹有败絮状物质，而色晦暗腥者，为气血衰败，病属危重，多为败象。

其次辨脓的色泽：脓色宜明净有光泽，不宜污浊。如黄白稠脓色泽鲜明者，为气血充实，数日之后渐变为淡黄脂水，且脓量日减者为佳象。如黄浊质厚者，为气火有余，如黄白质稀，色泽净洁者，气血虽虚，不是败象。如脓色绿黑稀薄者，为蓄毒日久，有损伤筋骨之虞。如脓中夹有瘀血，色紫成块者，为血络受伤。如脓色如姜汁，则每多兼患黄疸，病势较重。

最后辨脓的气味：脓液略带腥味，其质必稠，多是顺证，脓液腥秽恶臭，其质必薄，多见逆证，而且往往穿膜着骨，变为坏病。脓出如蟹沫者，为内膜已透，多难治疗。

4. 脓的论治

肌肤染毒或肿疡初起，总以消退为上策，应根据发病原因分别表里虚实及病情变化，运用不同的治疗方法，使其消退，免于成脓，这是最理想的方法。中医学强调痈疽初起，以消为贵，免受溃脓、刀针之苦。但若肿疡至化脓时期溃破出脓，为正气托毒外出的佳兆。若肿疡日久而不化脓，则属阳气虚，不能托毒外溃。若疮色紫暗，而不化脓，则为阴阳衰竭之兆。古人云："疮色猪肝紫无脓必定死。"例如大面积烧伤患者，出现败血症时，疮色往往紫暗而无脓水分泌，多属病危。流痰阴疽溃后脓水淋漓，若脓渐稠、渐少，则为向愈之象，倘若脓水日渐稀薄灰暗，体力日渐衰弱，脓水一旦中断，点滴皆无，过一二天后脓水又来，此时精神疲惫益甚，证属脓干气绝，病情危殆，预后不良。

脓为腐汁毒邪，有脓原为病进，无脓则为病退，因此疮疡有脓，如果疮面局限不大，虽有脓液，尚无大害，但若疮面广泛，脓液多出，则气血损伤必多，仍属重症。若小儿患之，则有船小载重，正不敌邪，可有沉舟覆灭之虞。在治疗疮疡脓肿之时，首先必须辨清阴证、阳证。由于阴阳为中医学辨证论治的总纲，外科治疗疮疡，何能外此，大凡阴证初起先见结块，肿痛日加，病浅者三至五日可见正脓，深者七至八日便可酿脓，至十余日即可溃脓，此属阳证、顺证，治以解毒清火为主。若患者素体气虚，虽红肿热痛，但已十余日仍不溃破，或虽溃破，脓不畅流，此为阳证之元气不足者，治应清热透脓兼顾扶正祛邪，促脓液向外透达，同时外用刀针刺破，助其排脓，俾脓毒早日排泄，肿消痛减，脓尽口敛，以免脓毒旁窜、涤溃。

阴证初起后，二十日左右溃脓者，尚为顺证，若起后已经二十余日仍无正脓，疮形平塌，根部散漫或疮口虽溃，反溢鲜血，此属阴证、虚证，症情严重，亟应内服补托三剂、十全大补汤、阳和汤等方，大补气血，温补元阳，参、茸、煨桂、附皆可酌情选用，使肉腐成脓，转阴为阳，即俗所谓"煨脓长肉"者是也，实际补益气血，扶助其生机，托毒外出，以免毒邪内陷。

无论阴证、阳证，倘若溃后日久，毒气已去，脓水清稀，气虚体弱，疮口难敛，应以补养为主。气血虚弱，宜补养气血；脾胃虚弱，宜理脾和胃；肝肾不足，宜补养肝肾，扶助正气，助其新生，使疮口得以痊愈。

总之，阳证初起，以清散为最佳，若已脓酿，应以早日溃破、托脓毒出为佳。脓质稠厚，色黄者，为血热或湿热，治以清利湿热解毒为主。脓质稀薄，脓色白者，为虚证、寒证，治宜温补或温通。脓质稠厚系属有余之证，脓质稀薄系属不足之证，有余者治宜清散，不足者治宜补。

脓虽然只是临床上的一个症状，但反映人体气血的虚实和正邪的盛衰，应细心观察，全面分析，方才有利于治疗疮疡水平之提高。

四、临证经验

（一）说案论病

验案举隅 1：湿疹

案 1：急性湿疹

苏某，女，59 岁。1976 年 6 月 25 日初诊。

主诉：双手臂、面部及头顶起皮疹，瘙痒 1 个月。

现病史：患者近 1 个月来，双手臂、面部及头顶部起小丘疹，皮色嫩红，瘙痒难忍，继之两足背也出现同样皮损，搔抓后皮损渗水糜烂，夜间因瘙痒影响睡眠，纳可，便调，舌红，苔黄腻，脉洪数。

诊断：急性湿疹。

辨证：脾湿化热，湿热搏结于肌肤。

处方：茯苓 9g，冬瓜皮 15g，扁豆衣 12g，连翘 12g，白鲜皮 12g，土茯苓 30g，蒺藜 12g，蝉蜕 9g。3 剂。

本方以五皮饮加减为基础方，茯苓、冬瓜皮、扁豆衣均能健脾利湿，且走皮肤，因皮损色红，舌红脉数，为热象，配连翘以清热，白鲜皮、土茯苓以祛湿，蒺藜、蝉蜕以祛风止痒。

二诊（1976 年 6 月 28 日）：患者复诊时述双手背及足背皮损已不渗水，瘙痒也减轻。遵原法再加牡丹皮 9g，大青叶 9g，车前草 12g，以清热祛湿。

三诊：3 天后再诊时丘疹渐消，皮损水疱已干瘪，手足背皮肤已干燥，时有微痒，故又加桂枝 4g，姜黄 6g，以引药直达病所。

案 2：慢性湿疹

侯某，女，8 岁，学生。1977 年 1 月 7 日初诊。

主诉：周身起红疙瘩、瘙痒 2 年余。

现病史：2 年前先于两足踝处出现湿疹，继而两腿瘙痒、渗水，逐渐发展至颈部、两手、两肘及胸背部，伴有纳呆，恶心，食后胃脘胀闷。

检查：两颊及两眼睑、颌角处均有丘疹样湿疹，皮色潮红，稍有薄鳞屑，两手背红斑浸润，皮肤毛糙，粗裂，两腕红丘疹密集成片，两肘皮损较厚，稍有血痂，两足背及踝处皮肤干裂肥厚，舌淡而胖，脉缓。

诊断：慢性湿疹。

辨证：风湿客于肌肤，风盛血燥。

立法：健脾利湿，祛风止痒。

处方：茯苓 9g，扁豆 9g，陈皮 6g，土茯苓 15g，蝉蜕 6g，苍术 10g，竹茹 6g，连翘 10g，甘草 3g。6 剂。

本方用茯苓、扁豆、苍术以健脾利湿，土茯苓、蝉蜕以祛湿止痒，用竹茹、陈皮开胃以祛胃脘之胀闷。

二诊（1977 年 1 月 13 日）：丘疹明显减少，红斑浸润消失，血痂脱落，干裂皮损已愈，予原方 3 剂。

再诊时皮损基本消失，嘱其再服 3 剂以巩固疗效。

按语：湿疹是皮肤病中最为常见的一种疾病，临床以红斑、丘疹、水疱、渗出、糜烂、瘙痒和反复发作为特点，中医称为"浸淫疮""旋耳疮""四弯风"等，本病的发生主要是由各种因素所造成的脾虚湿盛所致，而湿邪郁久必然化热，所以湿疹的症状也多以湿热互结、渗出滋水为特点。

案 1 患者皮损色红，瘙痒难忍，手背及足背渗出糜烂，表现的是湿热搏结于肌肤，湿热从火热化，因而用茯苓、扁豆衣、冬瓜皮健脾利湿，连翘、牡丹皮、大青叶清热，佐以祛风止痒之蒺藜、蝉蜕，故疗效明显。

案 2 患者为慢性湿疹，皮损症状较重，从其病因考虑，主要为脾虚湿盛，湿邪重浊黏腻，病情缠绵，经久不愈，反复发作 2 年余，伴有明显脾虚症状，故在治疗过程中以健脾固其本，兼用祛风止痒药物而取效。总之，在治疗湿疹过程中着重辨清湿与热的关系，分清标本，有所侧重，用药力专，疗效就较为明显。

验案举隅 2：荨麻疹

案 1：慢性荨麻疹

李某，男，33 岁，天津某设计院采购员。1977 年 7 月 6 日初诊。

主诉：身上起红疙瘩 3 个月。

现病史：自本年 4 月初开始身上起风疹块，虽经治疗，疹块不断发生，瘙痒剧烈。

检查：周身有条状及点状风团，脉缓，舌苔薄腻。

诊断：慢性荨麻疹。

辨证：风邪外袭，卫气不固，营卫失调。

治法：调和营卫，疏风固表。

处方：黄芪 15g，防风 3g，苍术 9g，白鲜皮 5g，茯苓皮 12g，冬瓜皮 30g，赤芍、白芍各 9g，桂枝 6g，蝉蜕 9g，川芎 3g，六一散 9g。3 剂。

本方用玉屏风散益气固表，因舌苔较腻，以苍术易白术，其燥湿力强，用桂枝、白芍调和营卫，更用白鲜皮、茯苓皮、冬瓜皮走皮之药，以化皮肤之湿，达到止痒之目的。

二诊（1977 年 7 月 9 日）：患者复诊时诉荨麻疹未再发生。原方黄芪改为 24g，加蒺藜 9g，3 剂。

三诊（1977 年 7 月 12 日）：再诊时述夜间偶尔发生少量疹块，原方加牡丹皮 9g，僵蚕 9g，3 剂。

此后来诊症状消失。

案 2：急性荨麻疹

杨某，男，39 岁。1977 年 12 月 10 日初诊。

主诉：起荨麻疹 4 天。

现病史：4 天前因受风而周身瘙痒，起疹块，皮肤奇痒，暖时即消退，退后无痕迹，伴有消化不良，大便干，腹胀。

检查：周身有散在红色丘疹，舌红，脉弦。

诊断：急性荨麻疹。

辨证：卫外不固，复感风邪，内有蕴热，风热相搏于肌肤。

治法：祛风解肌，消食导滞。

处方：麻黄 6g，桂枝 9g，赤芍 9g，杏仁 9g，荆芥、防风各 6g，苏叶 9g，焦三仙各 10g，甘草 6g，大枣 5 枚，生姜 3 片。3 剂。

本方用麻桂各半汤为主方以解肌表之邪，加荆芥、防风、苏叶祛风邪以止痒，因伴有消化不良症状，故重用焦三仙以消食和中。

二诊（1977 年 12 月 13 日）：复诊时只有少量风团，瘙痒减轻，唯面部发胀。予原方加茯苓皮 3 钱，以祛湿消胀。

三诊（1977 年 12 月 21 日）：再诊时症状完全消失。嘱其继服原方 3 剂以巩固疗效。

按语：荨麻疹是一种过敏性皮肤病，即俗语所说"风疹块""鬼饭疙瘩"。本病的发生多因机体阴阳失调，营卫失和，卫外之气不固，或复感风邪，或由于过食膏粱厚味、鱼腥动风之物，或因脾胃湿热内蕴所致。案 1 患者发病 3 个月余，时间较长，由于反复发作，气血被耗，卫外之气不固，形成慢性荨麻疹，治以调和营卫，疏风固表，以玉屏风散为主方，加用白鲜皮、茯苓皮、冬瓜皮，燥皮肤之湿而止痒，配蝉蜕祛风，服药之后，荨麻疹只在夜间偶发，守原法又加蒺藜、僵蚕加强祛风止痒之力，重用黄芪补气固表，服 9 剂痊愈。案 2 患者为急性荨麻疹，除皮损之外还伴有消化不良、腹胀、便干的食滞之象，病机为内有滞热，外受风寒，遇冷加重，得暖则消退，皮损色红，奇痒，用麻桂各半汤以解肌表之邪，用小剂量辛温之麻黄以开皮毛，重用消食之药导滞和中，且在治疗过程中一直以麻桂各半汤为主方加用荆芥、防风、苏叶祛风止痒而取效。

验案举隅3：剥脱性皮炎

黄某，男，34岁，北郊区双口公社三大队社员。1977年11月24日初诊。

主诉：周身皮肤发红，脱白屑半个月余。

现病史：患者半个月前在挖河劳动中，两前臂起红疙瘩，刺痒，2天之后蔓延全身，兼背恶寒，即去红医站治疗，给予氯化钠、溴化钙注射，2天后又改注射硫代硫酸钠6~7次，后改注射地塞米松及苯海拉明，均无效。后转到本市某医院治疗，诊断为"剥脱性皮炎"。嘱其住院治疗，患者因家务不能住院，故而来我院门诊。

检查：患者全身皮损色红，头、面、颈、躯干、四肢、手足内外侧均有隆起红斑，上附白色皮屑，舌红，脉数，白细胞数为15900/mm^3，中性粒细胞百分比为72%，淋巴细胞百分比为10%，嗜酸性粒细胞百分比为10%，单核细胞百分比为8%。

辨证：汗后身热，外受风邪，风热相搏，以致肌肉焮红，表皮干燥剥起。

治法：凉血祛风解毒。

处方：连翘15g，牡丹皮9g，土茯苓30g，大青叶15g，紫草12g，蝉蜕9g，蒺藜15g，金银花24g，川芎5g，苍术9g，甘草5g。

外洗药：紫草30g，蛇床子30g，艾叶15g，川军15g，当归12g，赤芍12g，紫荆皮15g，甘草12g。

二诊：患者经用内外兼治之法，头、面皮屑基本消失，躯干皮屑也明显减少，四肢仍有皮屑，一般情况好转，背已不恶寒，舌红脉数，下肢皮色鲜红如朵云，微肿，周身似有瘙痒。原方基础上重用生石膏，以清阳明之热，加用羌活以祛风利湿止痒。处方为连翘15g，牡丹皮9g，土茯苓30g，大青叶15g，紫草15g，蝉蜕9g，蒺藜15g，苍术9g，羌活6g，生石膏15g，甘草5g。

三诊（1977年12月8日）：上方连服9剂，周身皮屑减少，瘙痒也明显减轻，皮损色红，白细胞数降至13900/mm^3，两腿稍肿，脉缓，舌红润。处方重用清热凉血解毒药，原方加生槐花、赤芍、连翘、紫花地丁。

四诊：连服9剂后周身已无皮屑，皮损色红，有轻微瘙痒，周身症状亦好转，白细胞为12100/mm^3，外洗方改为苍耳子15g，马齿苋30g，川军30g，苦参30g。

五诊：服上方9剂之后，头部、躯干皮损基本消失，皮肤较干燥，周身乏力，白细胞数为11450/mm^3，舌淡红。此时患者表现正气不足，故加白芍、何首乌、墨旱莲以扶正，继用大青叶、紫草、牡丹皮以清热解余毒。

六诊（1978年1月14日）：患者周身皮肤均已恢复正常，未见皮屑，已参加农业生产劳动。查白细胞已恢复正常。周身无不适，要求继服中药以巩固疗效。处方为生槐花15g，蒺藜12g，连翘12g，陈皮9g，栀子9g，牡丹皮9g，赤芍9g，大青叶15g，甘草5g。3剂。

按语：剥脱性皮炎属于一种原因不明的炎症性皮肤病，又称红皮病，病情较为严重。临床常认为青霉素过敏以及脂溢性皮炎、毛发红糠疹、银屑病的过度治疗而使皮疹全身泛发，导致本病。本患者因劳汗当风引起，由双臂皮损蔓延至全身，皮损色红，四肢屈侧、伸侧有红斑，舌红脉数。辅助检查见白细胞升高，全身表现有热入血分、气血两燔之症状，因而从汗出当风，热入营血而辨证，投以凉血解毒、祛风止痒之品，以大青叶、紫草、牡丹皮、连翘为主药，配以蒺藜、蝉蜕散风之药。用药后，头、面部皮损明显好转，恶寒也消失，在治疗本病的整个过程中一直遵法清热凉血解毒，病情稳步好转，患者共服中药36剂，治疗1个月余而愈，参加生产劳动。

（二）遣方用药

1971年，穆云汉赴河北省张家口蔚县参加大面积烧伤患者的抢救工作，得到患者盛赞。回医院后，在科内开展烧伤治疗，在临床中改进了以往烫伤外涂油调地榆炭的方法，改为地榆油纱条贴敷，保持了生地榆的有效成分，提高了疗效，方便了患者，从而不断扩大地榆油的治疗范围，真正符合简、便的要求，并逐渐将外科所用药膏都改为纱条，沿用至今。1970年编写了《烧伤讲义》，并在原卫生局举办的烧伤学习班上主讲此课。

另外，穆云汉还研制了皮肤病制剂牛皮癣一号、祛脂生发丸，作为院内制剂，沿用至今。

（三）望闻问切

20世纪70年代初，当时轰动一时的河北张家口重大事故，造成大量人员烧烫伤，各医院选派精英成立急救医疗组。当时天津中医学院第一附属医院由张锡鹏和穆云汉参加，在灼伤门诊，患者因皮肤大面积烧伤，无法接受切诊和触诊时，中医的舌诊在此缓解了诊疗的困难。穆云汉根据舌诊辨证，采取滋阴解毒中药治疗，缓解了大量输液与过多渗出之间的矛盾，取得显著疗效。

穆云汉基于多学科的学习和工作，对中医学外治法之一的洗涤疗法（古称溻洗）积累了大量临床经验。洗涤疗法是以药物煎汤，趁热在患处淋洗、浸渍、罨敷或坐浴的一种治疗方法，不仅可以清洁皮肤，涤除腐秽，更可以通过药物作用，驱除肌肤之风寒，流通血脉中之瘀滞，从而达到消肿、解毒、杀虫、止痒之目的。

洗涤疗法虽属外治法，但更要重视辨证用药，因为皮肤上出现的症状，往往不是孤立存在的，必须综合分析，选用对症药物。洗涤疗法辨证用药见表2。

表2　洗涤疗法辨证用药

症状	辨证	治法	药物
渗水	湿盛	燥湿	黄柏、地肤子、白鲜皮
脓水	热毒	解毒	苦参、野菊花、黄连
刺痒	风盛	祛风	荆芥、防风、苍耳子
虫痒	虫毒	杀虫	蛇床子、土槿皮、百部
红肿	湿热	清热利湿	川军、紫花地丁、栀子
肿硬	气滞血瘀	活血通络	红花、赤芍、刘寄奴
痒痛	寒湿侵袭	散风祛湿	麻黄、细辛、防风

洗涤疗法能疏通血脉，消肿止痛，散风止痒，祛湿解毒，凡痈疽疮疡、皮肤诸疾、风寒湿痹、跌仆扭挫、暴发火眼等，煎水取汁，淋洗或外敷，均可使症状减轻或治愈。

皮肤诸疾，症见风疹瘙痒，大都遍身发作，如用药膏外搽难以遍涂周身，采用洗涤疗法，简便易行，效果良好。还可根据病情做主要治疗，若结合内服药或其他疗法，有助于提高疗效。对毛发丛生之处，或身体某些部位，发生皮肤疮疡，若不适合贴敷药物，选用洗涤疗法较为相适。

根据患处面积选定用药量和用水量。小面积用药时，每种药物一般可用 15g 以内，较大面积可增到 15~90g。药味少的剂量可适当增加，药味多的可适当减少剂量。一般用水量为 1000~3000ml。儿童用药量和用水量可为成人 1/2 左右。

洗涤疗法病例如下。

验案举隅 1：疖肿

季某，女，40 岁。

现病史：夏季头顶部起疖肿，刺痒较甚，搔抓后渗水，干燥时结成白色疮痂，无脱发现象。

本病系皮肤蕴湿，复感风邪，风湿相搏所致，因蓄发不便涂药，给予洗药治疗。方用紫荆皮、白芷、荆芥、苦参、黄柏、川椒、明矾各 9g，用水 2000ml，煮一到二沸后温洗头部，共用 2 剂，淋洗 4 天。

复诊症状减轻大半，仍与前方 2 剂，洗后病愈。

验案举隅 2：牛皮癣

张某，男，43 岁。

现病史：臀部及会阴部牛皮癣（神经性皮炎）已有 10 余年之久，每逢脱衣或见风即刺痒不已，搔之略有皮屑，甚时渗出血水少许，非搔致有疼痛感觉之时，难以解痒。

本病系风邪凝聚皮肤，久则耗伤血液，皮肤失养所致。治宜清热祛风止痒，方用苦参汤加减煎水浴洗，药用苦参 15g，蛇床子 9g，土槿皮 9g，川椒 9g，明矾 6g，黄柏 12g，地肤子 12g，每剂加水约 3000ml，煎沸去渣温洗，每日浴洗 2 次，共用 5 剂而愈。

验案举隅 3：慢性湿疹

胡某，男，9 岁。

现病史：慢性湿疹已 5 年之久，胸背及四肢皮肤粗糙，遍结粟粒状血痂及少量脓痂，皮肤抓痕明显，丘疹较多，因皮损面积较大，难以涂药，故着重给以洗药治疗，并给予清热、散风、解毒的内服药如沆瀣丹、消风丸等。方用蛇床子 30g，大黄 30g，苦参 30g，艾叶 15g，马齿苋 30g，苍耳子 15g，川椒 9g。每剂用水约 3000ml，煎一到二沸后取药汁再放入温水 3000ml，浴洗周身，每日 1 剂，用药 3 剂后，周身血痂、脓痂均已消失，瘙痒大为减轻，共用洗药 12 剂痊愈。

五、学术传承

穆云汉开创了天津市首个中医皮肤科，后科室发展壮大，培养了一代代中医皮肤科医生。穆云汉女儿穆祥琴继承父亲的医学精髓，经天津市卫生学校学习，并在穆云汉的口授心传指导下，成为皮肤科骨干，在工作岗位上兢兢业业，并曾任天津中医药大学教师，工作近 30 年。

外孙女穆志娟，硕士研究生，从小受家学熏陶，耳濡目染，立志学习中医，并继续在皮肤科的工作岗位中传承祖辈的家学。

穆云汉曾担任授课教授、临床带教，承担师带徒的工作，并指导进修生。

从 1986 年至今，已近 40 载，天津中医药大学第一附属医院皮肤科薪火相传，已壮大成长为天津市中医皮肤科佼佼者，并将砥砺前行，继续为中医药事业的发展而努力奋斗。学术传承如下。

第一代：穆云汉

↓

第二代：穆祥琴、姜相德、王素文、马洪俊

↓

第三代：张池金、高志莉、穆怀萍

↓

第四代：穆志娟、张秉新、崔鸿等

主要传承人简介如下。

穆祥琴：女，副主任医师，穆云汉之女。自幼研读医书，曾任天津中医药大学教师，并于天津市中医研究院进修学习。在穆云汉的教诲和指导下，从事皮肤病的中医治疗，擅长中医外科、中医皮肤科的内外治疗，并坚持从整体观念出发，对中医内科杂病也积累了丰富的临床经验，曾在天津市蓟县中医院指导半年余。

王素文：女，主任医师。毕业于天津中医药大学，自工作后跟随穆云汉临床学习，传承了穆云汉的中医临床辨证思维，擅长皮肤病的中医治疗，在中医皮肤病的治疗上有丰富的临床经验。

穆志娟：女，硕士研究生。穆云汉之外孙女。毕业于天津中医药大学，硕士研究生。从小受家学传承，耳濡目染，热爱中医。在多年工作中，深耕于临床，积累了丰富的中医皮肤病治疗经验。曾在空军特色医学中心皮肤激光医学中心进修学习。

执笔者：穆志娟

整理者：孔宪斌

资料提供者：穆祥琴

胡秀章

——医之为道，非精不能明其理，非博不能致其得

一、名医简介

胡秀章（1914~1984），天津市人，著名推拿专家，推拿大师安纯如门下高徒。曾担任天津市中医学会理事，天津市政协委员，天津中医学院（今天津中医药大学）副教授、按摩教研室主任，天津中医学院第一附属医院（今天津中医药大学第一附属医院）推拿科主任等职。胡秀章天资聪颖，又勤奋刻苦，先后拜石汉卿、安纯如老先生为师，深受老师器重，得其真传。除脏腑推拿外，胡秀章还学习了外伤骨科按摩，并潜心钻研历代小儿推拿论著，撷取众家之长，形成自己别具一格的手法和学术思想，治疗内科、伤科、儿科疾病均疗效卓著。1938年，胡秀章回津业医，运用古法腹部按摩治疗脏腑疾病，以"手法微妙，着手成春"在津沽一带享有盛名，深受医家、患者推崇。1958年天津中医学院第一附属医院成立推拿科，担任科主任一职，系统编写了《推拿学讲义》《腹部按摩学简编》等专著，发表了多篇学术论文。胡秀章一生中，不但工作勤奋，而且积极培养推拿学后继人才，亲传弟子百余人，遍及全国各地。

胡秀章行医数十载，救人无数，不分显贵贫穷，有求必应，每起沉疴又不求报谢，医德昭著，自俸甚俭而慷慨济世，外事接物慈祥和让，严于律己，宽以待人，俨然长者之风，为后学之楷模而不矜，堪称一代名医。

二、名医之路

（一）因缘际会，初探医路

胡秀章，学名峻峯，生于1914年5月24日，原籍河北省清苑县，其父胡秉权半耕半读，因患有耳疾无法参加社会工作，收入微薄，家境贫寒。在胡秀章出生后不久，举家迁至天津投奔外祖母。7岁时入天津市河北私立秀山学校读书，13岁考入河北中学（后改名民德中学），16岁时，外祖母因患肾炎病重，药石罔效，在这种困境下，经人介绍得知了河北高阳的七代世传按摩大师安纯如老先生。安老先生医术高超，医德高尚，他细致观察了外祖母的病情，运用独特的按摩手法，成功治愈了外祖母的痼疾。这个奇迹般的经历深深地烙印在胡秀章心中，激发了他对医学的浓厚兴趣，每遇亲友收藏的经验良药，以及报纸、杂志刊载特效验方，必抄录保存。

（二）师从名家，传承创新

胡秀章见按摩疗法无药石痛苦，能将大病治愈，便对这门学科产生了极大兴趣，即笃志医学，渴望拜师于安纯如老先生，但遗憾的是，安老先生当时正在游历，未能成行。后在机缘巧合之下，遇到了另一位推拿大师石汉卿，遂拜入门下，开始了他的医林生涯。石老自幼习武，跟随少林寺师傅学习正骨推拿手法，为当地民众疗疾。石老深谙少林内功，指力深透，常以推拿手法治疗内科、妇科疾患。胡秀章回忆时曾说："恩师的手法如行云流水一般，连绵、沉稳，具有强劲持久的渗透力，但给患者的感觉却自然轻缓。"胡秀章初跟恩师学习时，一日有一外傅之年幼童，因为肚脐部突然疼痛而哭闹不止，其母心急如焚，带着他前来寻求石老医治，石老讲这是肚脐部受风寒吹袭，入侵腹内所致，应扶助体内的脾胃之阳气，随即将两只手放在幼童的肚子上，从外侧向脐中推运腹部，并用功力使病气从腹内向脐中排出体外，片刻幼童即觉疼痛大减，随后石老又将两手按在幼童肚子上，约一炷香时间，疼痛完全消失。石老医治之效使胡秀章更加坚定学习推拿的信心。

后安老先生游历归来，胡秀章终于如愿以偿拜入安老先生门下，在暑假时赴京城深造。安老先生当时在全国久负盛名，博学多闻，医术精湛，被誉为"腹推大师"，不问病者贵贱贫富，皆极力救治，故每日求诊者络绎不绝，极为繁忙。当时胡秀章深感家中生活的困境，决定通过学医来谋取生计，因此在学习上很专心，希望将来能继承老师的衣钵，维持生计。胡秀章在学徒工作时勤俭诚实、吃苦耐劳、百折不挠的态度深受患者喜爱。患者常在安纯如老先生面前夸赞他，同时鼓励胡秀章要努力学习。这些赞誉成为他前行的力量源泉，也激发了他对老师经验深入挖掘的动力，进一步刻苦钻研，以继承老师的宝贵经验，同时在从医路上博采众长，形成了自己关于古法腹部按摩独特的学术观点。

（三）医学之路，不断进取

1936 年，胡秀章参加了天津市中医考试，虽未成功录取，但学到了一些按摩考试的经验，因此更加发奋图强，广泛阅读有关按摩的书籍，以弥补自己学识上的不足。1938年，他再次参加天津市中医考试并顺利通过，后又在医学知新班完成学业，正式执行中医师职务。执医期间，胡秀章积极推广古法腹部按摩，以"手法微妙，着手成春"在京津之地享有盛名，形成"胡氏古法腹部按摩"流派。1950 年，天津市预防传染病学习班成立，胡秀章首先报名参加，结业后又进入天津市中医进修学校学习。1953 年毕业之后，他积极响应党和政府的号召，入职天津市和平区永安中西医联合诊所，担任中医师。1957 年 7 月，他受邀在劝业场门诊部执业。

胡秀章的医学探索之路并未止步于此，1958 年，胡秀章进入天津中医学院附属医院（今天津中医药大学第一附属医院）工作，将"古法腹部按摩"疗法引入医院，并成立古法腹部按摩门诊，担任第一任科主任。作为科主任，胡秀章深知推拿长期以来缺乏理论指导的现象，也是推拿学科发展受到阻碍的主要原因。文字记载的传播要比口述留存时间更长，更容易保持其原汁原味。但是，历代按摩推拿医家却大多重"术"不重"道"，《黄帝岐伯·按摩十卷》以后未再见过一本有关推拿的专著就是明鉴。反观方药著作却多如牛毛，无论是中医名家张仲景、孙思邈、叶天士、朱丹溪等留下的鸿篇巨制，还是无名医者留下的小篇专著，都说明了其深厚的中医理论承袭及方药演变。这也导致了推拿临床逐渐偏离中医辨证理念的精髓，治疗病种不断萎缩，丢失了内科、妇科等临证特色。加之当时医家思想保守，大多抱着"传子传贤，不孝不贤，报卷长眠"的思想，很难将自己多年的技艺传给他人，也使得推拿这个学科传承曲折。

由于清末民初时期连年战乱，河北一带常年饥荒，民不聊生。在缺医少药的情况下，脏腑推拿得以应用，缓解了大部分民众的疾苦，并在河北保定一带产生了许多脏腑推拿大家，而借此机遇，脏腑推拿得以延续与发展。至民国时期，天津作为北方的经济中心，为众多达官显贵的居住之处，同时，也吸引了大批名医聚集，其中包括河北津沽一带的推拿大家，这为后期古法腹部按摩的形成奠定了基础。在此背景下，胡秀章系统梳理了脏腑推拿的发展源流和推拿名家的诊疗经验，逐步总结形成了具有津沽特色的脏腑推拿理论，将诸多原本以口传心授形式存在的经验医学转化为中医理论，逐渐清晰地梳理出以按腹、运腹、揉腹、推腹等独特手法为主，结合"五层气体、四种导疗"补泻理论的古法腹部按摩理论体系框架。同时，胡秀章在 20 世纪 60 年代初围绕古法腹部按摩的临床疗效开展了相关机制研究，利用现代解剖理论阐明了古法腹部按摩按腹法中的补泻标尺，提出以腹主动脉搏动大小作为补泻的依据，为后世标准化研究提供了基础，这可以说是推拿领域最早的量效研究之一。此外，他还运用当时有限的检测设备，如心电图、脑电图、经络良导体等，观察推拿治疗前后人体的特定变化。这些研究在当时的中医领域可以说是超前的创新，为推拿的发展和推广提供了强有力的支持。特别是自 1972 年起，胡秀章开始主持小儿肌性斜颈的临床研究工作，治疗了 700 余例患者，治愈率高达 98%，赢得了广大患者的高度认可。

（四）著书立说，传承后代

胡秀章天资聪慧，勤奋好究，刻苦练功，是安纯如老先生的得意门生之一，深受安老先生器重，颇得其真传，并且在后来的从医路上博采众长，形成了关于古法腹部按摩自己独特的学术观点。他重视脏腑经络及人体气机升降功能，并将古法腹部按摩的操作结合人体解剖进行归纳，使其操作更加标准化。胡秀章将后半生全部奉献给了天津的推拿事业，一生运用古法腹部按摩医人无数，而且积极推广古法腹部按摩，为其在天津的发展做出了巨大贡献。胡秀章不仅是推拿大家，还是教育家，他以渊博的学识、丰富的临床经验和崇高的医德医风培养了一代又一代学生，引领他们走向医学的道路。1958 年，胡秀章受聘于天津中医学院从事推拿教学工作，曾任天津市中医学会理事，天津市政协委员，天津中医学院副教授、按摩教研室主任等职。著有《推拿学讲义》《腹部按摩学简编》等著作，并发表多篇学术论文，其中《腹部按摩学简编》一书，曾作为 60 年代天津市卫生系统中医推拿师培训教材，使这一技术得以广泛传播。胡秀章亲传弟子百余人遍布全国各地，无数学生从胡秀章那里获取了知识，受到了教益，走上了医学岗位，成为各级医疗机构的技术骨干，许多人成为专家、教授、学者，也有不少人走上了医疗卫生系统的领导岗位，胡秀章的学术思想在他们身上得到光大和发扬。

胡秀章一生工作认真负责，以娴熟的手法和丰富的临床经验，为许多患者解除疾苦，深受患者尊敬和爱戴，为中医推拿学的发展做出了重要贡献。他行医数十载，不分显贵贫穷，有求必应，不求报谢，医德高尚，一生以医济世，两袖清风，对事接物慈祥和让，严于律己，宽以待人，具有长者之风，为后学之楷模，堪称一代名医。

二、学术理论精粹

（一）返璞归真，注重调气

在中国 5000 年的历史长河中，孕育并繁衍了许多绚丽多彩的文化谱系。中医推拿由于多元化跨界交叉，成为中华民族医学宝库中的一颗璀璨明珠，其所蕴含的学术思想折射出不同学术流派给它带来的深远影响，也诠释着推拿文化深厚的底蕴。古法腹部按摩的雏形始于安纯如。这位兼通释、道思想的脏腑推拿大师，早年间曾拜师于五台山，修习脏腑按摩术，后行医于直隶地区，所知甚广。安老先生技艺娴熟，手法精湛，经多年临床行医总结，最终创立古法腹部按摩。胡秀章作为安纯如的得意弟子之一，对其思想挖掘整理，发现古法腹部按摩的治疗理念与道家的哲学观点在一定程度上相通，道家追求"长生不老，得道成仙"，而古法腹部按摩以防病保健、治病延年为目的。安老先生的很多理论源于道家思想，特别是对"气"的重视，通过手法来"调气"正是古法腹部按摩的关键，也是未来形成古法腹部按摩理论核心的雏形。

《抱朴子·内篇》谈论医与道的关系时提到："古之初为道者，莫不兼修医术。"胡秀章曾说，试翻开古医经来看，便不难发现中医源从道家来。中医的理论及其治疗方法，多数本于道家对于生命的体悟。胡秀章经常教导科室医生去仔细阅读隋代巢元方所著的《诸病源候论》，该书对大部分疾病的治疗，都遵循了道家《养生方》和《养生导引法》的"调气"理念，这也成为我国古代医学与道家内练术相结合的经典著作。经过岁月的沉积，道家形成了以气功导引为主要方式的养生之道，来达到强身健体、益寿延年的目的。《庄子·刻意》云："吹呴呼吸，吐故纳新，熊经鸟申，为寿而已矣。此道引之士，养形之人，彭祖寿考者所好也。"这里所说的"道引"就是导引。说明早在先秦时期人们就运用这种呼吸和躯体运动相结合的方式，作为日常的修习方法，用来行一身之气，以提高正气，延年驻形。因此，胡秀章也要求其科室医生每天早上七点上班，坚持练习功法。这也使得按摩科成为医院早晨上班时的一道风景。

胡秀章深谙中医气机升降的基本规律，认为"百病皆生于气"，许多疾病的发生都是由于脏腑经脉气机失调所致，气机平调是中庸之道，亦是治疗大法、核心理念，调平各脏腑紊乱的气机正是胡秀章古法腹部按摩手法的优势所在。胡秀章经常推荐科室医生及其弟子熟读《脏腑图点穴法》，此书师训中有这样的记载："天地之气人之气……人不见气，鱼不见水。人见气则病，鱼见水则浮。人有气则生，无气则死，气能养人，气能害人。"胡秀章认为气对于人来说就像水对于鱼一样，气行止有度，气机调畅，则人不会觉得气对人有所扰动，这样状态下的人可以称为平人，即健康无病之人，就像鱼游在溪潭中却感觉不到水一样。如果气机异常，或错乱，或郁遏，则如同水流湍急，或死水一潭，鱼儿不得保命，人亦不能康健。"有形之血不能速生，无形之气所当急固"，胡秀章借用《医学心悟》中经典语句来进一步说明"气"的重要性。首先，有形的不单单是血、津、液、痰、髓等也是有形之品，而气的紊乱也不单单是"所当急固"的气脱之证，也可以是气逆、气乱、气虚、气滞等。其次，无形之气的变化相对有形之品的改变是迅捷的，所以调气需要注意把握时机，正如宋朝崔翰所说："所当乘者势也，不可失者时也，取之易。"这里用乘势追击、兵贵神速来形容古法腹部按摩治疗的道理，颇得"用手法如用兵"的医理精髓。例如热病早期，通过手法调气可以有效疏散热邪，达到既病防变的目的，但如果热病未及时处理，待到入里化热之时，手法的用处就微乎其微了，这时候还是需要中药来治疗，由此可见把握治疗时机的重要性。因此，胡秀章在治疗功能性内科疾病或其他疑难杂症时，首先考虑的是调气，气机调畅后，再根据患者的体质和疾病发生发展阶段的病机特点进行后续有针对性的治疗。

气海穴是胡秀章调气施术的核心穴位之一，小江小河都汇聚大海，大海的水是最旺盛的。气海也一样，气都聚在这，通过它的调配用于其他地方。气海被称为下丹田，上丹田是膻中，这个穴位对气的管理是其他穴位所不能相提并论的，胡秀章在临床上治疗疾病需要调气时都会运用到此穴。

胡秀章常说，我们能想到气有很多作用，气能推动、固摄、温煦、防御、气化。气也分好多种，有元气、营气、卫气、宗气等。营卫之气与中焦脾胃关系密切，营卫之气皆化源于中焦，而后有行于脉中与脉外的区别。宗气和上焦心肺有关，走息道而司呼吸，贯心脉而行气血。而气海这个穴更主要是和元气有关，第一它位置居下焦，临近元气的发源地——先天之本。元气主要由先天之精所化生，是人体最根本、最重要的气，为生命活动的原动力，如果原动力都不强，那我们生命也就无法维持。气海穴汇聚先天元气，当人体元气不足时可见到全身性气虚，这是因为元气是根，根不壮叶不旺，反过来全身气虚日久亦会耗伤元气，元气不足则推动、气化不利，常常表现在老人与小孩的身上。胡秀章重视此穴，目的是补元气，但不强调长时间操作，恐耗元气，力度要轻柔，当元气充足则身体强壮，温阳全身，正气旺盛，有力抗邪，从养生角度讲也可延年益寿，永葆青春。

胡秀章认为，按气海穴还有益气助阳、调经固经的作用，通过对全身气机的调节，鼓舞脏腑经络气血。《按摩经》对气海穴是这样描述的："脐下二指名气海，按之有动气脉横，丹田不通生百病，体衰身懒气力空。"也就是说气海穴储藏气，但不是存而停留的，而是不断循环，否则可就变成"死海"了。这个穴位能治虚劳羸瘦、中风脱证、下腹疼痛、癃淋遗尿、脘腹胀满、脏器虚惫、失眠、神经衰弱等。经常按摩气海穴，能使全身皆温，脏腑皆润，肠胃通利，气血顺畅。我们用此穴助阳固摄，阳气充则津液得固，运行如常，内可化生气血，外可排出毒邪。气海穴顾名思义掌管着气，气不足我们通过它补气，气不通我们通过它来顺气，这样才使气的功能正常，发挥它应有的作用。

气海穴与丹田相通，通过对气海穴施以揉腹法，就好像把元气注入体内，达引气归原之功效，即开通下焦，使中焦畅通，上焦宣通，以理顺全身气机。下腹部是女性子宫、男性精囊所居之处，是极其重要的部位。气海穴居于人体下腹部，保护着生殖系统，起到补肾虚、固精血的作用。手法作用于气海穴以温补气海，使气血旺盛，固摄有常。通过调摄、疏利下焦气机，使气血运行有常，肾阳得以温煦，特别是对妇科疾患疗效显著，如妇女月经不调、崩漏、带下等，同时对男科的阳痿、遗精也具有很好的治疗作用。

（二）脏腑经络，尤重冲脉

胡秀章善用奇经八脉治病。奇经以满为功，以通为用，而古法腹部按摩恰以"冲脉气血充足、脉道通利"为要，通过调节冲脉、任脉、带脉与脏腑之气，进而畅通诸经脉，即所谓"通脉"。冲脉的效用正是其灵魂所在，我们可以通过手法施用于冲脉来调节全身气血。《奇经八脉考》中提到："冲脉起于会阴，夹脐而行，直冲于上，为诸脉之冲要，故曰十二经脉之海。"因为冲脉与任、督同起于胞中，联络带脉，能禀受、输布先天及后天精气。精气注入少阴经，并通向少阳经脉及太阳经脉，其可以说是贯穿全身的重要经脉，正如《灵枢·逆顺肥瘦》云："夫冲脉者，五脏六腑之海也，五脏六腑皆禀焉。其上者，出于颃颡，渗诸阳，灌诸精；其下者，注少阴之大络，出于气街，循阴股内廉，入腘中，伏行骭骨内，下至内踝之后，属而别。其下者，并于少阴之经，渗三阴；其前者，伏行出跗属，下循跗，入大趾间，渗诸络而温肌肉。"冲脉不仅是联系十二经脉的枢纽，统领十二经脉，贯通全身上下、前后、左右的要道，而且脏腑经络的气血都汇聚于此，并推动气血运行至周身各处，从而起到调节五脏六腑、肌骨筋脉的作用。中医认为腹部的募穴是脏腑之气集聚之处，背部的俞穴是脏腑之气输注之处，而腹与背正是冲脉所过之处，所以冲脉在沟通阴阳表里方面起到了重要的作用。张景岳在《类经》中强调："百病始生篇曰传舍于伏冲之脉。所谓伏冲者，以其最深也。故凡十二经之气血，此皆受之，以荣养周身，所以为五脏六腑之海也。"

胡秀章认为因冲脉连同任、督二脉起于少腹胞中，上行则"渗诸阳"，下行则"渗诸阴"，蓄藏十二经脉之气血，又为血海，灌溉五脏六腑，故手法运用于腹部以疏调冲脉的气血，治疗多有效验。胡秀章认为古法腹部按摩手法正是通过冲脉影响任、督、胃、肾四脉的功能，进而影响十二经脉的气血，调整五脏六腑功能，达到治疗脏腑及其与脏腑经脉相连属器官组织疾病的目的。更进一步说明了虽然手法只作用于腹部，帮助经气循行流通，但基于十二经脉流通后即可促使五脏六腑气机恢复，所以古法腹部按摩可以治疗全身性疾患。

胡秀章认为按腹法为古法腹部按摩的核心手法，可作用于冲脉，鼓荡十二经脉之海的精气，犹如海水倒灌入江河湖泊，其力道充沛，作用广泛。通过深层按压冲脉，作用于脊内，以十二经凝聚之气调节周身气血，荣养五脏六腑，从而发挥冲脉平素积蓄气血以备不时之需的效用。《灵枢·岁露论》云："卫气之行风府，日下一节……二十二日入脊内，注于伏冲之脉……至其内搏于五脏，横连募原，其道远，其气深，其行迟。"此论是讲卫气受邪后，每日下移一节椎骨，二十二日后方才进入伏冲之脉。至于疾病深入发展到五脏，还更需时日。那么从经脉位置上来看，冲脉行于脊内的是伏冲之脉，同时在疾病发展的过程中，从风府到伏冲之脉仅仅用了二十二日，而流转到五脏却只言其深远，如此看来两者有相当大的差别。因此经络受邪犹如江河流归于大海，久则汇入伏冲之脉，而距脏腑较远，故伏冲之脉可认为是十二经感受邪气的汇聚所在，其位置虽与脏腑等深，在病理上却与表层经络有相当紧密的联系。按张景岳《类经》所释，"并足少阴之经会于横骨、大赫等十一穴，挟脐上行至胸中而散"是冲脉之前行，"上股内后廉，贯脊属肾，冲脉亦入脊内为伏冲之脉"是冲脉之后行，故冲脉在体表腹部走行依附于肾经，交会于足少阴肾经的横骨、大赫、气穴、四满、中注、肓俞、商曲、石关、阴都、通谷、幽门十一穴。古法腹部按摩利用冲脉与肾经的联系，通过古法腹部按摩手法的操作，同调先后天之本，从而治疗许多常见病及疑难病。

"冲任二脉，皆起胞中，循脊里"，所以按腹可以同时调节任脉和冲脉。《素问·骨空论篇》中记载："任脉者，起于中极之下，以上毛际，循腹里，上关元，至咽喉，上颐循面入目。"其主干行于腹，古法腹部按摩的核心穴位多在任脉之上，如上脘穴、中脘穴、下脘穴、关元穴等，层按法作为核心手法也多施用于任脉穴位。任脉上的上、中、下三脘穴是古法腹部按摩的重中之重，脏腑推拿手法作用于三脘穴可起到开阖交关、畅通腑气、疏通任脉、调达冲脉等作用。《针灸甲乙经》指出关元为"足三阴、任脉之会"，深按于此可激发冲脉之气，使腰腹部及双下肢产生得气感，进而凭借血脉的冲击以疏通瘀滞，并借此判断经脉是否通畅，冲脉的气血是否得以传输。

在胡秀章数十年的临床实践中，尤擅选用石关、气冲等穴位，石关是足少阴肾经之穴，也是冲脉依附于足少阴肾经的穴位，气冲属于足阳明胃经，却是冲脉起始部。胡秀章认为足少阴肾经和足阳明胃经均与人体先天之气密切相关，冲脉附行于此二经，可以通过调整冲脉而影响宗气、元气。古法腹部按摩所按压的穴位，除冲脉以外，还包含任脉位于腹部的穴位，则是由于冲、任、督脉"一源而三歧"的缘故。中医理论认为心与小肠相表里，肺与大肠相表里，而脏腑推拿恰恰以肠腑为作用部位，通过此可以间接影响心、肺二脏。心主血脉，肺朝百脉，二者共同调节人体的脉道，起到"通脉"的效果。此外，冲脉与胃经"会于气街""合于宗筋"，可输布后天之精气，以濡养五脏六腑。经脉通畅，则冲脉的气血得以运行，遍及全身上下，沟通十二经脉，进而濡养五脏六腑，温煦表里肌腠，起到扶正祛邪、调节脏腑的作用，因此对于功能性内科疾病能起到良好的治疗效果。

（三）气机升降，重在中焦

《素问·六微旨大论篇》云："升降出入，无器不有""四者之有，而贵常守，反常则灾害至矣。"指出升降出入是万物的生机，升降出入的存在，极其重要的是要保持正常的运动规律，一旦反常即会遭受祸患。胡秀章认为脾胃中焦联通上焦、下焦，是一身之枢纽，脾升胃降带动全身的气机，心火下温，肾水上济，肝木升发，肺金肃降，都基于脾胃升降实现，脾胃完成人体气机的升降运动，实为整体气机的枢纽，所以脾胃一旦受到损伤，则升降失常，就会导致局部或全身功能障碍，百病丛生。

五脏之中，脾胃居于中，脾气主升，胃气主降。肝在左而肺居右，肝气主升，肺气主降。由于肝升肺降、脾升胃降在调整全身气机中起着极其重要的作用，所以脏腑气滞多见于肺、肝及脾胃。肝气疏泄有度，肝升肺降，形成龙虎回环，畅达胸中气机；脾胃之气有升降调节作用，可斡旋气机，升清降浊，气机得顺。《彭子益医书合集》中指出："中气如轴，四维如轮，轴运轮行，轮运轴灵。"这是从五脏整体角度看待气机转输，我们要充分考虑五脏的整体性，在局部出现问题的情况下，可以灵活施治，实现肝升肺降、脾升胃降以调理气机的作用。

脾升胃降之中，胡秀章认为胃气的下降更为重要。因为饮食的纳入依靠胃气下降，"饮入于胃，游溢精气，上输于脾"，胃主降功能正常发挥，方有精气上输，正如《素问·五脏别论篇》云："水谷入口则胃实而肠虚，食下则肠实而胃虚。"古法腹部按摩可直接影响肠胃功能，而大肠、小肠之脉又络属于胃。《灵枢·本输》云："大肠属上，小肠属下，足阳明胃脉也。"腹部又为脾所主，因此有"脾司大腹"之称谓。古法腹部按摩运用手法调节脾胃升降功能，不仅可以治疗脾胃本体病变，通过培养元气以养脏腑和条达气机，对其他脏腑的功能也起着重要的调节作用。

依胡秀章之言，验之临床，古法腹部按摩是调节脾胃升降极其有效的方法。患者经过古法腹部按摩治疗后，虚恭增多，肠鸣亢进，且有饥饿感，这表明胃肠蠕动增强，胃气下降。随着胃肠功能恢复，患者面色红润，体重增加。

中脘穴是胡秀章按腹、揉腹手法施术的主要穴位之一。中脘为足阳明之募穴，又为"腑会"，位于脐上四寸，其深层即为胃之中部，故该穴位是一切胃病的必治之穴。胃为受纳、腐熟水谷的器官，《灵枢·海论》云："胃者，水谷之海。"中脘穴可以通过直接作用于"水谷之海"来调节胃的腐熟吸收能力，古法腹部按摩手法力纯和而深透，按摩此穴可催动胃肠蠕动，并帮助食物腐熟转运，胡秀章常用之以治疗饮食积滞等证。

胡秀章经常给弟子讲述中脘穴调畅气机的作用。中焦通于水谷之海，按摩中脘对肝胃不和的痞满、气滞胃痛均具有很好的疗效。其所治胃之气机壅滞，如胃扩张、慢性胃炎、消化不良、食欲不振等病证。比如痞证，本来是胃囊空虚状态，仍然会自觉心下满闷，不思饮食。这从病理推测，可能是存在气血运行不畅，或因湿阻气滞，或由于寒热错杂而致气机不畅。

胡秀章认为本穴具有"斡旋"人体中焦气机的特殊功效。这里的"斡旋"也很有意思，这个概念比较抽象，如果用常见事物类比的话，我们不妨认为斡旋的作用类似一台鼓风机或者涡轮增压器的效果，它不提供原料，也不输出动力，仅帮助锅炉或汽车发动机更充分地燃烧，使之发挥更大效率，尤其在输出功率尚未到达到额定目标的时候。我们还是以痞证为例，当脾胃运化功能受损，本来就是气与湿结在中焦，气机受湿气所困，水湿之气无法化解，两者互相牵制，形成恶性循环。斡旋之力虽作用于中焦方寸之间，却似将无穷力劲蕴于其中，从而加快了脾胃气机的运转传输，调畅了五脏气机。脏腑推拿手法将通过斡旋的作用改善气机不利的现状。虽于此一穴施术，却以点带面，作用广泛而持久，上可调气治神，下可通行水道，三焦之往来，气血之流注，皆因此而顺。

在临床应用中，胡秀章还常用中脘穴治疗失眠，此穴能畅调肠腑气机，使腑气通降。如《素问·逆调论篇》云："阳明者，胃脉也……阳明逆，不得从其道，故不得卧也下经曰胃不和则卧不安，此之谓也。"足阳明经属于胃，与肠腑之气相贯通。腑气以降为顺，以通为补，肠腑之气上逆则气上贯膈冲胸，而胸为心肺所居，肺主气，司呼吸，中焦气逆则上焦肺气难以宣发肃降，且卧床之时膈膜之位本就上提，更使得呼气窘迫，故有卧不安之症。中焦之气通于中脘，通过调整中脘穴而调整中焦气机，使脾胃气机正常，清升浊降，以使人心神宁静，安卧如常。

此外，脾胃为后天之本、气血生化之源，胡秀章认为中焦脾胃是营卫气血生化的源泉，中焦气不足则气血生化为之滞塞，精微不运则无血以生。我们常常说的气机运化、气血生成传输等功能，要从物理学的角度来理解它的本质，仍旧离不开胃肠的机械运动，而化学性的消化同样离不开血液供应转化的原料。胡秀章认为机械运动需要空间，就如同练习功法需要开辟一片空地以便辗转腾挪，心肺的运动、脾胃的运动皆是如此。有人说下焦肾脏不需要运动，其实不然，胡秀章常说，在临床上同样发现腰部比较短的患者，他往往伴有肾不足的证候，因为生长发育同样需要空间。所以中焦脾胃虚弱，也需要足够的空间来化生补益。故名称中的"脘""管"两字，不仅告诉我们要有管腔通畅流通气血，还要有空间生成储运气血。胡秀章常用中脘穴调节中焦气血，进而推动三焦气化，而三焦疏利反过来又可以辅助脾气布散精微于五脏六腑，从而起到补益中气的作用，常用于治疗脾胃虚弱之证。同时，中脘穴为手太阳、手少阳、足阳明与任脉之交会穴，手太阴脉"还循胃口"，足阳明脉"下膈，属胃络脾"，手太阳脉"抵胃，属小肠"，足太阴脉"属脾络胃"，皆言中脘穴有联络诸经之功，可布散精微至周身，按摩中脘穴在脏腑经络的虚实盛衰、运行顺畅方面起到了宏观调控作用。总的来说，在胡秀章的临证应用中充分发挥了中脘穴化滞和中、理中焦、补中气的功效。

（四）手法补泻，分层操作

胡秀章根据病邪侵犯机体的深浅程度及调和气机不同，将古法腹部按摩的核心手法按腹法在腹部的施术深度分为五层，由浅入深分别是皮腠、气血、经络、腰肾、骨骸。最上一层为皮腠层，凡病属于风、气、虚或病在腠理者，归于此层；略向下为二层气血层，凡病属于气血亏虚者，归于此层；五层的中间为三层经络层，凡病内窜、传经或经络不通者，归于此层；中间向下为四层腰肾层，凡病属于脏腑实证者，归于此层；最深部为五层骨骸层，凡病在骨内或脊髓中者，归于此层，按至此层常使人腰腹疼痛不适，故很少触及。

按腹法按压层次以手下触及腹主动脉搏动的强弱为参照标准。按压至第一层时刚刚触及腹主动脉搏动，此时力量最小；在第一层基础上，再稍微加力按压至第二层，手下感觉搏动更为明显；手下搏动感最明显是处于接近第三层即下按超过第二层后五分之三的深度，而在第三层用力稍重，搏动开始减弱；第四层为重按，搏动更为减弱，仅有微弱搏动；第五层，按压力量最大，手下搏动感消失。

古法腹部按摩历来凭师口传心授，素无典籍可查，其中五层气体的分层标准也是在随师应诊的过程中慢慢体会所得，既往分层全凭手下感觉，没有明确的标准，不利于广泛传播，胡秀章根据自己的经验加上现代解剖学的认识，以触及腹主动脉搏动为标尺将五层具体化，胡秀章说："虽不能保证精确性，初学者概括地掌握，可依据于此，以治病证。而久于此术，手下感觉精妙，自当有进一步的理解。"

胡秀章根据自身临床经验指出根据患者病情与体质不同，古法腹部按摩补泻应分层次进行，并进一步量化了四种导疗的具体操作。四种导疗实际是六种产生不同补泻效果的层按手法，分别称为攻（法）、散（法）、提（法）、带（法），其中带法包含着3种补泻手法。

攻法即重泻法，随受术者呼气着力按压，力量由轻到重逐渐增加，从触及腹主动脉搏动，到搏动明显，再到搏动减弱，直至消失，即第4~5层，保持此按压层次，待受术者双下肢出现酸、凉、麻、胀等得气感，继续按压1~3分钟后，双手随受术者吸气减轻按压力并缓缓（较其他速度略快）上提，直至离开受术部位，结束手法。

散法即轻泻法，随受术者呼气着力按压，力量由轻到重逐渐增加，从触及腹主动脉搏动，到搏动明显，直至搏动减弱，后仅有微弱搏动，即第3~4层，保持此按压层次，待受术者双下肢出现酸、凉、麻、胀等得气感后结束手法。

提法即补法，随受术者呼气着力按压，力量由轻到重逐渐增加，从触及腹主动脉搏动，到搏动明显，即第2层接近第3层，保持此按压层次，直至受术者双下肢出现酸、热、麻、胀等得气感；停留一定时间后随受术者吸气逐渐减轻按压力并轻缓上提，触及腹主动脉搏动由搏动明显，至搏动减弱，仅有微弱的搏动，即第1~2层，此按压层次保持1~2分钟。待受术者全身出现发热、松快等得气感后结束手法。

带法在实际操作中又可分3种补泻方法。

平补平泻法：随受术者呼气着力按压，力量由轻到重逐渐增加，从触及腹主动脉搏动，到搏动明显，直至搏动最强，即第2层接近第3层，保持此按压层次，停留一定时间，待受术者双下肢出现酸、凉、麻、胀等得气感后结束手法。

补中带泻法：随受术者呼气着力按压，力量由轻到重逐渐增加，从触及腹主动脉搏动，到搏动明显，即第2层接近第3层，保持此按压层次，直至受术者双下肢出现酸、热、麻、胀等得气感；随受术者呼气继续按压至腹主动脉搏动减弱，即第3~4层，保持此按压层次1~3分钟；再随受术者吸气逐渐减轻按压力并轻缓上提，触及腹主动脉搏动由减弱到增强，直至搏动明显，即2层接近第3层，保持此按压力量及层次1~3分钟后结束手法。

泻中带补法：随受术者呼气着力按压，力量由轻到重逐渐增加，从触及腹主动脉搏动，到搏动明显，即第 2 层接近第 3 层，保持此按压层次，直至受术者双下肢出现酸、凉、麻、胀等得气感；随受术者吸气逐渐减轻按压力并轻缓上提，触及腹主动脉搏动减弱，即第 1~2 层，保持此按压层次 1~3 分钟；再随受术者呼气继续按压至腹主动脉搏动增强至减弱，即第 3~4 层，保持此按压层次 1~3 分钟后结束手法。

胡秀章认为对于古法腹部按摩手法补泻要辨证施治，辨别寒、热、虚、实，再结合患者的功能状态，根据病情的不同，选择适当的穴位及手法进行补泻，这样才能确实体现古法腹部按摩的补泻特点，才能在临床上取得满意的疗效。根据疾病的虚实，临床操作时层按法的作用层次具有很大的区别，需要注意辨证论治，随证补泻。

攻法用于实证，内有实邪之证，由于使用中容易攻伐太过，有伤气之嫌，所以临床中应用较少。攻法的作用层次很深，而且下按速度也比其他手法快，0.5 分钟左右，通常要按压至第 4 层腰肾层，胃腑及肠腑所受的压迫刺激非常大，能促进气血运行，疏导积滞，从西医学来看，能够增加胃肠蠕动，促进消化排泄。这样的操作相对较其他几种层按法上提速度要快，近 0.5 分钟，稍快上提能够进一步加大对胃肠的刺激，加强泻的力度。但是要注意，体弱身虚者，由于难以承受较多的压力，会造成腰腹部酸痛的不良反应。

散法属于轻泻手法，按压层次比攻法浅，按至第 3~4 层之间即可，这个层次对有形之腑的刺激程度相对较小，主要针对的是无形之气，操作时重按轻提，下降速度宜快，近 1 分钟，打破气的郁滞，抬手速度宜缓，1 分钟左右，较攻法要慢，慢慢引导气的运行，受术者会有寒凉感，得气后结束手法。

提法按压层次浅，操作速度最慢，下按、升提速度在 1~2 分钟，从开始按压至第 2 层接近第 3 层，使气生，随着手的缓慢上提至第 1~2 层，导气归于脏腑。在整个操作过程中，使气聚而不滞、行而不散，受术者会出现全身发热、松快等得气感。

带法操作有补有泻，分层论治可分 3 种。

平补平泻法：轻按轻提，不急不缓，1~1.5 分钟，层次作用在第 2 层接近第 3 层即可，力量柔和，整个过程气血的运动很平和，受术者双下肢出现酸、凉、麻、热、胀等得气感。

补中带泻法：手法操作为轻——重——轻，按提速度控制在 1~1.5 分钟，先缓慢按至超过第 2 层，接近第 3 层，以使气生，有了气才能推动积滞的化解，化解积滞需要消耗气，最后还要把消耗的气和本来就不足的气补回来，所以随着作用层次的不断变化，最后落在补法上，针对的是虚中夹实之证，主要以气不足的表现为主，但同时还存在气机逆乱之象，受术者双下肢会出现热、麻、胀等得气感，但以热感居多。

泻中带补法：按提速度控制在 1~1.5 分钟，与补中带泻的手法作用特点正好相反，先泻后补，最后落脚在泻法，此操作针对的是以气机逆乱为主要表现的病证，但又有脏腑功能虚弱之象，层次变化为深——浅——更深，操作力度为稍重——轻——再重，最后落在泻法上，受术者双下肢出现凉、麻等得气感，更多是以凉为主。

按腹法在古法腹部按摩中应用最为广泛，按腹法主要作用在腹部前支的冲脉（即伏冲之脉）和任脉位于腹部的穴位。胡秀章本着"五层气体四种导疗"的核心理论方法，根据疾病不同证型，所采取按压的受术部位及层次均不同，"同病异治，异病同治"，在中医传统理论的指导之下，采用攻散提带之法，随证补泻。胡秀章经常说道，我们的手法补泻不会有伤正气之嫌，亦不会温补太过，不存在操作过度之说，这正是我们的优势所在。

胡秀章经常和弟子提及，按腹法中的补泻有两点至关重要，一是层次，就是按压深度，二是速度，即下按与上提的速度。不同层次与不同速度的有机结合就形成了攻、散、提、带四种导疗，也就是按腹法的补泻操作。操作前要跟受术者进行沟通，告诉他可能出现的感觉，这样不至于在操作的时候，由于受术者情绪紧张或者突然的疼痛导致气机突然受阻，而致病情加重，同时也要注意，施术者在操作时不能处于身体不适状态下，更不能在操作时咳嗽，以免因按压力度突然变化导致受术者气机逆乱，造成结气等不必要的后果。

攻法是重泻手法，操作相对猛烈，按压层次深，操作速度是几个补泻手法中相对最快的，以正气伐邪气，攻邪下行，一般用于实证，因为古法腹部按摩主要调理人体内的气，胡秀章认为这里的实证指的就是因气郁滞所致的病证。既然攻法是重泻手法，那么这里说的郁滞之气必然是程度比较深，且时间比较长、不容易疏解的气。根据五脏六腑的功能，气主要郁在肝，"气有余便是火"，郁久会化火，容易出现燥屎内结、头痛目赤等症，而攻法针对的正是气郁化火之证，以重泻手法打破气的郁滞，气不久聚则热不生，症随之而解。胡秀章也经常提醒科室的医生，攻法对施受术双方都有一定要求，施术者需要有丰富的临证经验，初学者不可草率施展，否则会造成不良后果。而受术者则必须是体质尚佳，可耐受攻伐手法的人，此手法禁用于虚劳诸证。

散法，法如其名，就是让郁结之气发散开来，属于轻泻手法，梳理气机之用。散法与攻法虽然都是泻法，但是胡秀章经常将散法用于气机郁滞程度轻、时间短，还未进一步化热之前。比如肝气郁结，如果只是气机疏泄失常所致，横犯脾胃也好，气升太过也好，甚至是气机不畅引起的血瘀之证，都只需要梳理气机即可，用散法使气运行起来，则很多问题就迎刃而解了；如果是气郁时间过久，生热，甚至生火，火热之邪必须要得到镇压，那就必须要用攻法，甚至配合中药使用。不过，散法虽属轻泻之法，但我们在操作中说得很详细，这个泻主要是打破气的郁滞，而散法操作的升提过程速度很慢，对于气机的调节是慢慢引导，有寓补于泻的含义在内。

提法是按腹法中的补法，胡秀章认为施术提法时，手要含气下按，以术者之气引动受术者脏腑之气运行，"虚则补之"，补法所治自然是虚证。提法操作缓慢，其补益作用不温不火，主要表现在温脾肾之阳，健益脾肾之气。脾肾阳气不足引起的虚证，如脾肾阳虚的泄泻、便秘，或脾肾阳虚则寒而致的胃痛，或脾肾气虚无力通降而致的呃逆等，均可应用该手法。胡秀章认为，这里说的补，并非像人参、黄芪等中药材一样能够直接补充脏腑之气，而是通过充分调动脏腑之气运行，激发脏腑功能正常运行，以自身之气调补自身，使气周流不息，循环往复，所以提法虽是补法，但补而不滞，不会出现"虚不受补"的情况。

　　带法，以气带动，故名"带"，胡秀章认为，带法可以调整体内脏腑阴阳之气，使清气上升，浊气下降，使之平衡。带法的应用相对复杂，分为平补平泻、补中带泻、泻中带补，均是针对虚实夹杂之证，所以辨证的准确性是正确应用带法的前提。比如湿邪侵袭，困遏脾阳，影响脾的功能，使不能正常发挥作用，但日久必然又会伤及脾阳，所以首先要解决的是外邪，其次为强化脏腑，这时就要应用带法的泻中带补手法。总的来说，在施用按腹法时，应先选穴位，次定手法，对证施术，不可孟浪。

四、临证经验

验案举隅 1：腹胀

苏某，女，43 岁。1959 年 1 月 27 日初诊。

主诉：上腹部胀满疼痛 3 年，加重 1 个月。

现病史：患者 3 年多来无明显诱因出现上腹部胀满疼痛，吐酸水，食欲不振，恶心反复发作，曾就诊于多家医院，经药物及针灸治疗均无明显疗效。

刻下症：腹胀，腹痛，恶心，嗳气反酸，呕吐清水痰涎，食欲不振，口淡乏味，面色苍白，乏力，手脚发凉，消瘦，便溏，夜寐可，小便调。舌淡，苔薄白，脉细弱。

西医诊断：慢性胃炎待查。

中医诊断：腹胀（脾虚气滞，气虚血弱）。

治法：温阳健脾，理气养血。

推拿治疗处方：①摩神阙。患者取仰卧位，嘱全身放松。掌心对准神阙（肚脐）上，进行旋转摩擦，待神阙部位有热感时，可以神阙为中心，运用手掌接触面先做小幅度的旋转摩擦，再逐步扩大施术范围至整个腹部，然后再将摩腹的范围由大缓慢至小，直至最后围绕神阙进行摩擦。摩腹的频率为 50~70 圈 / 分钟，持续约 2 分钟。②揉腹。继续取仰卧位，单掌虚叩于腹部的中脘穴，以掌心为悬提中心，通过腕关节宛转环旋，使整个手掌边缘依次按压在中脘穴周围，持续做顺时针或逆时针循环揉动的动作。频率为每分钟 40~60 圈，持续约 2 分钟。③按腹（图 1）。双手放在关元穴层按，缓慢下按约 1.5分钟，至手下有明显搏动感，保持此按压力量及层次停留 2 分钟，受术者下肢会感觉酸胀、凉、麻等，然后缓慢上抬约 1.5 分钟。④运腹（图 2）。右手掌面放在腹部神阙穴所在水平面上做弧形推送与带回，持续保持一定向下的压力 1 分钟左右。

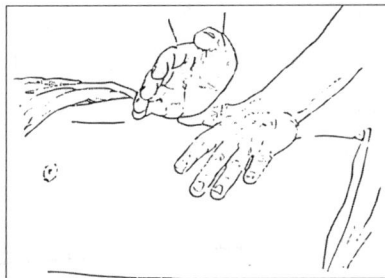
图 1　按腹

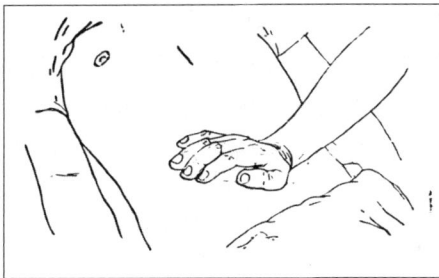
图 2　运腹

中药饮片处方：党参 15g，白术 10g，茯苓 10g，甘草 6g，陈皮 10g，川芎 10g，半夏 5g，木香 15g，桂枝 10g，砂仁（后下）10g，当归 10g，生姜 3 片，大枣 4 枚。水煎服，每日 1 剂，早晚分服。

患者治疗 3 周后腹胀减轻约 60%，疼痛逐渐消失，食欲明显增加，偶有吐酸水，未再呕吐清水痰涎，乏力减轻，余症状均显著好转。继续治疗 2 个月，面色渐红润，手脚不再发凉，体重增加 5kg，诸症消除。

按语：中焦脾胃的主要功能是纳运水谷。此证因中焦阳气不足所致，阳气温煦功能减退，阴寒内生，寒性收引凝滞，中焦气机受阻，所以出现腹胀、腹痛。脾主运化水液，脾阳虚运化水液乏权，则形成痰涎。又胃为阳土，其气以和降为顺，郁滞则易出现恶心、呕吐、嗳气频作等症。脾胃纳运水谷功能受损，气血生化乏源，久之则气虚血弱，出现面色苍白、乏力、手脚发凉、消瘦等症。舌淡苔薄白、脉细弱也是虚寒之象的舌脉特点。寒当温煦，虚当补益，因此治疗内生之虚寒，要温补结合，率先解决阳气不足的问题，所以施用按腹法于关元穴，以神阙、中脘穴为中心摩、揉腹部，可达到温阳祛寒、行气和胃的目的。

无论是外来寒邪还是人体内生之寒，都具有寒的特点，寒性收引凝滞，易导致气机郁滞，胃气本是以和降为顺，但寒邪阻滞了中焦气机，脾胃不能正常运化水谷，所以会出现腹胀、腹痛。因此临证不仅要温阳，还要调畅气机。摩神阙作为起式，首先可以令患者放松身心，同时可以起到调动体内阳气的作用。揉法选在胃之募穴、腑之所会——中脘穴，能够有效调畅中焦气机，和降胃气。脾胃虚寒，纳运水谷功能减退，可见神疲纳呆；脾胃气机升降失常，清气不升反降，在下则出现飧泄之症；脾主四肢肌肉，由于阳气温化、温煦功能不足，四肢肌肉无所禀受，常见四肢倦怠，乏力，因此选用关元穴施用按腹法补养元阳之气以温脾暖胃。掌运神阙一线，涵盖了任脉、肾经、脾经、胃经乃至肝胆经，腹部经脉都经由此，掌运此范围能够调动周身气血，使气血通达四肢，行气血而和气血，无论虚实之证均可治之。尤其是在起手和回带的时候，十分注重两侧的大横穴，并加重刺激，进而激发脾经经气，让经气在脉道中加速运行，加强脾运化的功能。方药以六君子汤合苓桂术甘汤加减以温阳健脾，调补气血。

验案举隅 2：进行性肌营养不良症

张某，女，13 岁。1962 年 10 月 28 日初诊。

主诉：双下肢无力伴行走不利 8 年，加重 1 年。

现病史：患儿家属代述，患儿 8 年前无明显诱因初感双下肢无力，步态不稳，呈鸭步，经常摔倒，常以双手撑起前半身呈跪爬姿势。近 1 年来双下肢无力症状加重，不能行走，下肢及腹部肌肤有冰冷感，伴有下腹部隐痛。

刻下症：下肢无力，行走不利，面色㿠白，纳差眠可，大便 2~3 日一行，便质稀软，舌淡红，苔薄白，脉沉细。

查体：神清，精神可，双下肢无力，双侧小腿腓肠肌假性肥大，四肢无明显肌肉跳动感，双下肢肌力 0 级，病理生理反射未引出，腹壁反射减弱。肩胛骨肌肉呈"鸟翼"样，胸大肌萎缩，无心慌心悸、胸闷胸痛等不适症状。

西医诊断：进行性肌营养不良症。

中医诊断：痿证（脾胃虚弱）。

治法：健脾益胃，益气养血。

推拿治疗处方：①按腹（图3）。左手食指置于患者中脘穴，其余四指贴于患者腹部，右手小鱼际置于左手食指背，随患者呼吸按压至气血层，待患者腹部以下部位有酸、麻及凉感后缓慢提升双手，约按 5 分钟。②揉腹（图4）。以神阙为中心，频率为 15 次 / 分钟，操作 1 分钟，患者神阙穴局部有热感。③拨按带脉。双手拇指重叠深按于腹部带脉处，而后进行单向拨动，以局部酸胀为度。④指按气冲，按揉梁丘、足三里，每穴操作 0.5 分钟，以酸胀为度。⑤按揉两侧脾俞至大肠俞一段，频率为 40 次 / 分钟，操作 2 次，力度适中，以患者局部皮肤透热为度。

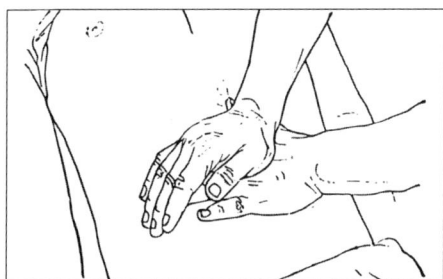 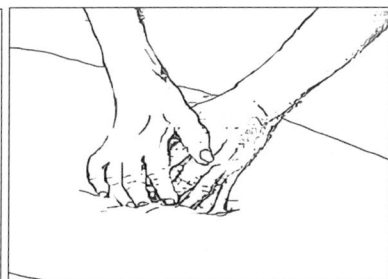

图 3　按腹　　　　　　　　　　图 4　揉腹

复诊：推拿治疗 10 次后，患儿双下肢乏力症状较前好转，可自行坐床边活动，双下肢肌力 2 级，自觉饮食增加，腹部隐痛较前减轻，大便日 1 次。

按语： 进行性肌营养不良症属于中医"痿证"范畴，本例患者为 13 岁女童，双下肢无力，纳呆，大便稀软，证属脾胃虚弱。胡秀章认为该病的主要病因有两方面，一是依据《素问·痿论篇》中"阳明虚则宗筋纵，带脉不引，故足痿不用也"的观点，认为"带脉不引"是痿证的主要原因。阳明经气血不足，无力濡润宗筋，也无力充养诸脉，带脉得不到充养，则下肢不能完成提掣动作，失去运动功能，发生足痿不用。二是根据《素问·痿论篇》中"冲脉者，经脉之海也，主渗灌溪谷，与阳明合于宗筋，阴阳总宗筋之会，会于气街，而阳明为之长"的观点，认为"冲脉不调"是痿证的另一主要原因。足阳明与冲脉合于宗筋，若冲脉不调，也可导致足痿不用。胡秀章依据"带脉不引"和"冲脉不调"病因，提出从调和冲带脉入手。

胡秀章把冲脉和足阳明胃经作为治疗该病的首选，这与历代医家从脾胃论治痿证的观点相一致。《诸病源候论·风病诸候》云："脾气弱，即肌肉虚，受风邪所侵，故不能为胃通行水谷之气，致四肢肌肉无所禀受。而风邪在经络，搏于阳经，气行则迟，关机缓纵，故令身体手足不能随也。"周身筋肉若失去后天水谷之气的温煦和润养，气血亏虚，阴阳失和，则导致下肢痿废不用。足阳明经多气多血，主气血的生成，冲脉为血海，主调节一身气血的输布，两者相辅相成，冲脉与足阳明交会于气冲穴，当全身气血运行不畅时，气冲穴发生壅塞，故指按气冲穴可畅通足阳明和冲脉的连接枢纽，通过调畅二经来畅达气血，为补气血的重要术式。按揉阳明经的梁丘、足三里，可疏通、补益阳明经气血，使四肢重新得到气血濡养。奇经八脉在调节全身气血、阴阳、脏腑中发挥着重要作用。任脉为阴脉之海，有总领全身阴经的作用。任脉之神阙，揉之可培元固本，补益下焦，内可滋阴养血，填补精血，外可温补下元，旺一身之火，不仅可以促进其气血生成，也可推动气血的输布气化。下元得温，则肾精渐充，髓海得养，筋骨强壮。若气血化生充足，则痿废的肌肉得到濡养，生理功能可渐渐恢复。奇经八脉在调节全身气血、阴阳、脏腑方面发挥着重要作用。带脉是身体中唯一横行的经脉，起到约束诸经的作用，用手法拨按带脉，可以发挥带脉收引的作用。按揉脾俞至大肠俞，可调动脾肾的阳气，使之畅达全身，也可调和营卫。

验案举隅 3：直肠脱垂

患者：迟某，男，58 岁。1963 年 3 月 7 日初诊。

主诉：脱肛 1 年余。

现病史：自诉患痔疮近 10 年，1 年前无明显诱因出现便后脱肛症状，可自行回纳。未系统治疗，现自觉脱肛症状进行性加重，脱出物须以手回纳。遂来我科就诊。

刻下症：肛门坠胀，无便血，便后有物脱出 5~7cm，不能自行回纳。神疲乏力，食欲不振，头晕耳鸣，腰膝酸软，小便短赤，大便燥结。

查体：肛内肿物脱出，色淡红，肛门呈散开状，肛门括约肌松弛，收缩力减弱，肛周反射存在。舌淡，苔薄白，脉细弱。

西医诊断：直肠脱垂。

中医诊断：脱肛（脾虚气陷）。

治法：补气养脏。

推拿治疗处方：①按腹（图 5）。双手放在关元穴层按，缓慢下按约 1.5 分钟，至手下有明显搏动感，保持此按压力量及层次停留 2 分钟，受术者下肢会有酸、胀、凉、麻等感觉，然后缓慢上抬约 1.5 分钟。②揉腹（图 6）。选择气海、关元穴。频率为 15 次 / 分钟，操作 2 分钟。③按压百会穴，操作 1 分钟。④拨按带脉。双拇指重叠深按于腹部带脉处，而后进行单向拨动 20 次，以局部酸胀为度。⑤点按长强穴。用单手拇指点按长强穴，使局部产生酸胀感，并向肛门部扩散。

复诊：治疗 1 周后，自述脱出物较之前缩小，此次治疗时延长层按法时间，配合补中益气汤加减（黄芪 20g，人参 10g，白术 15g，当归 6g，陈皮 10g，升麻 6g，柴胡 6g，生姜 6 片，大枣 4 枚，炙甘草 10g），7 剂，日 1 剂。同时嘱其适当锻炼，增强体质。

经治 2 周，已无严重脱出。为巩固疗效，间断手法治疗 4 周后结束，反馈良好。

按语：气虚型脱肛的治法，用补中益气汤加减。《杂病源流犀烛·脱肛源流》云："脱肛，大肠气虚病也。大肠之气，虚衰下陷，又或兼有湿热，故成此证。虽治不同，要以升提为主。"补中益气汤能升阳举陷，对于脾虚气陷证有良效，但是它的主治为"清阳陷于下焦，郁遏不达"，本病例并非清阳陷于下焦，实则清阳不足导致的气虚下陷，所以当务之急并非升举下陷的脾气，而是温补不足的脾之清阳，所以先用补中益气不效，因为脾之清阳极为微弱，不能被药物所调动，用手法操作后，脾之清阳得到恢复，再用补中益气汤方能显效迅速。

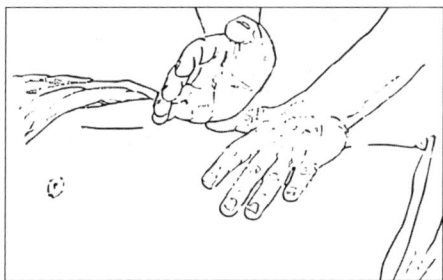 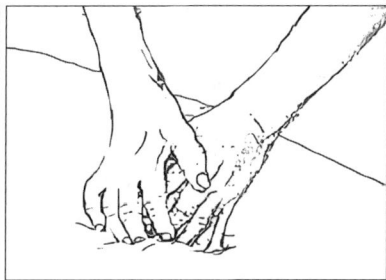

图 5　按腹　　　　　　　　　图 6　揉腹

值得注意的是，美国版指南里也提到："在年轻患者中，显著特征是伴发孤独症、发育迟缓和精神异常。"也就是说，脱肛患者容易有其他的表现，且与这些疾病是具有关联性的。西医按照症状表现分类，中医则按照证候分类。按照症状分类，则疾病的种类繁多，往往一个或几个症状，就是一个疾病，如此的优点是精确，但缺点显而易见，即不利于掌握，且越精细反而越容易出现张冠李戴的情况。不得不说中医按照脏腑和八纲来分类是很实用的，比如一个脾虚气陷证型，可以有多种多样的外在证候表现，但是核心的原因是脾虚导致气陷，只要针对脾虚气陷去治疗，多能取得较好疗效。这份指南恰恰说明了中医辨证分型以简驭繁的优点。

百会穴位居人体的颠顶，手三阳从手走头，足三阳从头走足，最终手足三阳经与督脉交会于此处，所以按压百会穴可以调节一身的阳气，有升提固摄的作用，用百会穴治脱肛，效果显著，即取《灵枢·终始》中"病在下者高取之"之意。《肘后歌》云："阴核发来如升大，百会妙穴真可骇。"《百症赋》云："脱肛趋百会、屋翳之所。"长强穴位于尾骨端与肛门之间，又名尾闾穴，为督脉络穴，也是治肛门疾病必取的穴位。在解剖学上，长强穴下有提肛肌神经分布，负责支配提肛肌，点按长强穴可刺激提肛神经，增加肛周肌肉运动，"动则生阳"，肌肉的运动会带动局部瘀阻的血液循环，使瘀滞得到解除。但是因为这个穴位位于肛门附近，位置比较敏感，取穴前应该向患者做充分解释说明，如果患者为年轻异性，或存在其他不适宜选取此穴的情况，可以用搓擦尾骨代替，手法以皮肤透热为度，不宜过重，以防搓破皮肤。

《外科枢要·论脱肛》云："脱肛属大肠气血虚，而兼湿热。有久痢气血俱虚而脱者，有因肺虚而脱者，有中气虚而脱者，有因肾虚而脱者。"按腹法作用于关元穴，可畅通中焦，补脾升清。本病为脾阳无力升清，中气动力不足，上升受阻，刺激关元穴可以使脾阳得以充养，升清功能得以恢复。揉气海、关元穴可以补益肾之元气，同时也可活运大肠，因为这两个穴位所处的位置正在大肠解剖位置上，取"腧穴所在，主治所及"之意，揉之促进排便，减轻直肠压力。对于脾虚气陷类的脱肛，可达到既能治脾虚之本，又调大肠脱出之标的效果。应注意气海和关元穴在此病中不宜使用层按法，因为按腹增加腹内压，不利于肛门回缩。拨按带脉是为了恢复带脉约束诸经的作用，若其约束不利，亦可导致直肠不收。

古法腹部按摩治疗脱肛，手法起到关键作用。其一可针对脱肛之证直取病所，补脾虚以治肛脱之本；其二可激发药效。药虽对证，但药效的发挥有赖手法的激发，手法在此过程中起到了"催化剂"的作用。值得注意的是，本病例中所治脱肛，乃西医学的二度直肠脱垂。对于一二度直肠脱垂，相较于手术，本法具有简、便、廉的优势。若一二度直肠脱垂不经治疗，迁延日久，发展为三度直肠脱垂，则上述诸法难以奏效，须手术矫治。故医者应根据病情，在恰当的时机选择最佳治疗方式，以避免患者承受不必要的痛苦。

验案举隅 4：白细胞减少症

于某，男，47 岁。1962 年 3 月 10 日初诊。

主诉：乏力、心悸 11 年。

现病史：患者 11 年来无明显诱因出现乏力、纳呆、心悸气短、失眠，伴有间断性恶心呕吐、高热。经医院系统诊治，诊断为白细胞减少症，长期服药不愈。

刻下症：乏力，纳呆，心悸气短，失眠，面色不华，肝、脾肋缘下可触及，腹型板滞，脘腹胀满，内有振水声，舌红少苔，边尖有齿痕，脉弦细。

辅助检查：白细胞 2400/mm³，淋巴细胞百分比为 60%，血红蛋白为 9g%，胆红素（＋）。

西医诊断：白细胞减少症。

中医诊断：虚劳（脾肾阳虚，气血亏虚）。

治法：补益气血，温补脾阳。

推拿治疗处方：①按腹。双手放在关元穴层按，缓慢下按约 1.5 分钟，至手下有明显搏动感，保持此按压力量及层次停留 2 分钟，受术者下肢会产生酸、胀、凉、麻等感觉，然后缓慢上抬约 1.5 分钟。②揉腹。掌揉中脘穴，用拱手状双手的掌面重叠叩放在中脘穴上，使右手掌大鱼际重叠在左手拇指的背侧面，左手拇指悬空，不接触腹部，通过腕关节婉转回环绕动。频率为 30 次 / 分钟，操作 2 分钟。③按揉背部两侧脾俞至大肠俞一段，频率为 40 次 / 分钟，操作 2 次，力度适中，以患者局部皮肤透热为度。

治疗 1 个月后，患者顿感腹部舒适，食欲增加。随着治疗次数的增加，症状逐渐减轻，血常规逐渐恢复。同时嘱其适当锻炼，增强体质。治疗 4 个月后，血常规完全正常。一年后随访，未复发。

按语：按腹法施术选择的穴位为关元穴。关元穴属任脉，为小肠之募穴，是任脉与足三阴之会，道家称其为"下丹田"，具有调脉补虚的作用。古法腹部按摩的核心手法按腹法施于关元穴，达到温阳补气养血等功效。《素问·举痛论篇》云："冲脉起于关元"，意指关元穴为冲脉气血旺盛之处，又因任、督、冲三脉一源三歧，故施治于此穴可通过调理任、冲脉来调节全身气血，从而治疗疾病，所以此穴在人体十分重要，练功者亦将此处作为重要修炼的穴位。选择腹部为脾胃所居，进行揉腹干预，是因为足阳明胃经为十二经脉之长、全身气血之源，多气多血。阳明经为阳经却循行于属阴的腹部，与十二经脉之海冲脉相邻而居，而且腧穴相连，关系密切。胃经属阳，为气血之源，冲脉属阴，为气血之海，两经一阴一阳在维持十二经脉气血阴阳的平衡过程中发挥重要作用，冲脉与胃经都与"血"关系密切，五脏六腑均受其濡养。足阳明经多气多血，主气血的生成，冲脉为血海，主调节一身气血的输布，两者相辅相成。按揉背部两侧脾俞至大肠俞，与腹结合，可以起到很好的沟通前后作用，达到整体治疗效果。

验案举隅 5：小儿肌性斜颈

王某，女，3 个半月。1961 年 6 月 17 日初诊。

主诉：家长代述头部右侧偏歪，局部伴有肿块。

现病史：患儿足月产钳助娩，出生 1 周即发现右侧颈部有肿块。满月后在儿童医院就诊，诊断为肌性斜颈。遂来我院予以推拿治疗。

刻下症：患儿双面颊不对称，头明显右侧偏歪。右侧胸锁乳突肌可触及 3cm×2cm 大的肿块，质硬。右旋明显受限。

西医诊断：肌性斜颈。

中医诊断：筋痹（气滞血瘀）。

治法：疏经通络，活血化瘀。

推拿治疗处方：①揉捏。拇指和食指捏住颈部肿块，不断对称揉捏，手指一张一合、一紧一松用力。刺激量要视患儿的接受程度而定。②牵拉。一手扶住患儿肩部，一手扶住头部，使患儿头部逐渐向检测肩部倾斜，让挛缩的胸锁乳突肌逐渐拉长。牵拉时用力要轻，徐徐推动，而且切忌在患儿哭闹时强行推动。③揉腹。单手掌指关节及指间关节屈曲，虚掌握拳叩于患儿腹部并有一定按压，以腕关节婉转回旋带动发力，单手沿掌根部、小鱼际、小指、无名指、中指、食指远端指间关节背侧、拇指桡侧、大鱼际的顺序做环转施力按压的循环揉动，手在腹部可做顺时针或逆时针移动。每一个动作果断连续，中间间隔不停滞，整体动作要缓慢，保持一定速度恒定，频率为 15~30 次 / 分钟。

治疗 52 次后，患儿头部正直，旋转如常，胸锁乳突肌之肿块基本消失，仅局部有轻度条索。3 个月后来院复查，症状全部消失，双侧胸锁乳突肌对称，肌张力相等。1 年后追访，无复发。

按语：小儿肌性斜颈在中医学中属"筋痹"范畴。"筋痹"是指肌肉症状为主的痹证，又称肌痹。"痹"者，闭也，即有闭阻不通之意，在这里泛指邪气闭阻躯体或内藏经络而引起的病证。小儿肌性斜颈为胸锁乳突肌受伤，造成肌肉血离经脉，气血瘀阻而形成筋痹。临床上通过揉捏、牵拉手法具有疏通经络、活血化瘀、软坚散结之功效，还可促进局部血液循环，改善局部营养状态。在牵拉胸锁乳突肌的操作过程中还可滑利关节。之所以在手法施术中增加揉腹，是因为胡秀章认为揉腹部位在腹部，此法作用在有形脏腑，手法的直接刺激可直接影响脾胃功能，促进脾胃运化，从而为胸锁乳突肌的损伤恢复提供物质基础。

验案举隅6：十二指肠球部及幽门部溃疡

股某，男，27岁。1960年3月初诊。

主诉：上腹痛2年，加重1个月。

现病史：患者上腹部疼痛已有2年之久，近1年来加重，曾在某院钡餐检查诊断为十二指肠球部及幽门部溃疡，在气功疗养院住院75天，疼痛减轻，但仍有发作，只能进半流质饮食。

刻下症：上腹隐痛，黑便，面色㿠白，神疲乏力，空腹时胃痛隐隐，纳食痛减，手足不温，舌淡白，脉细缓。

西医诊断：十二指肠球部及幽门部溃疡。

中医诊断：胃脘痛（脾胃虚寒，气不摄血）。

治法：温中散寒，益气摄血。

推拿治疗处方：①按腹。双手放在关元穴层按，缓慢下按约1.5分钟，至手下有明显搏动感，保持此按压力量及层次停留2分钟，受术者下肢会感觉酸胀、凉、麻等，然后缓慢上抬约1.5分钟。②揉腹。选择足阳明胃经腹部循行部位。频率为15次/分钟，操作2分钟。③用一指禅轻快推法，推中脘、天枢、气海5分钟。④用大拇指轻按揉法按揉足三里5分钟。⑤用擦法擦肝俞、脾俞、胃俞各5分钟，用擦法直擦督脉，横擦肾俞、命门各2分钟。

1个月后患者胃部疼痛症状逐渐消失，食欲增加，能进普通饮食，虽在治疗过程中胃痛有两次发作（因饮食不慎），但多在1周左右缓解。

按语：本例患者证属脾胃虚寒，气不摄血，治疗上采用按揉腹部可以起到健运后天之本的作用，达到气血调和。同时，采用轻快一指禅手法，推中脘、天枢、气海，使热量渗透胃腑，意在补脾胃、扶正气。轻按揉足三里法可调理中焦气机，强壮脾胃功能。擦肝俞、脾俞、胃俞，直擦督脉，横擦肾俞、命门，要求透热，其意为沟通周身经络，调其气机，振奋阳气，进而达到温中散寒的目的。发气治疗时，要求医者、患者的呼吸进入同步，意在调动患者体内的潜能。诸法相合，脾能运化，清阳上升，胃能受纳，浊阴下降。清阳升，浊阴降，阴平阳秘，气血得调。

验案举隅7：功能性胃肠病

苏某，女，43岁。1959年1月27日初诊。

主诉：上腹部胀满疼痛3年，加重1周。

现病史：3年多来感上腹部胀满疼痛，吐酸水，食欲不振，恶心，口腻乏味，胸胁胀闷，便秘，面色苍白，经药物及针灸治疗无明显效果。

刻下症：上腹部胀满疼痛，吐酸水，食欲不振，恶心，口腻乏味，胸胁胀闷，便秘，面色苍白。

西医诊断：功能性胃肠病。

中医诊断：胃脘痛（气虚血弱，肝胃不和）。

治法：调和肝脾，补益气血。

推拿治疗处方：①按腹。掌按中脘、气海、关元穴。左手食指掌指关节按于腹部相应穴位，右手掌小鱼际部重叠在左手食指掌指关节的背面，随患者呼气徐徐着力，向耻骨联合、脊柱方向按压，当按压到一定深度即可感觉到腹主动脉搏动，应按而留之，并维持此时的压力及其所达到的深度，待患者腹部、腰部、会阴部及双下肢出现酸、麻、凉、胀的得气感之后，医者右手随患者吸气徐徐上提。治疗时间约5分钟。②揉腹。腹部双掌揉中脘穴。用拱手状双手的掌面重叠叩放在中脘穴上，使右手掌大鱼际重叠在左手拇指的背侧面，左手拇指悬空，不接触腹部，通过腕关节婉转回环绕动，使右手掌小鱼际尺侧和小指尺侧、小指至食指指面顺沿至左手食指至小指的指面、尺侧、小鱼际的尺侧，直至左手掌腕部、右手掌腕部依次接触腹部，此为双掌揉法一次揉动的完整动作。而后，再顺沿至右手掌小鱼际的尺侧，周而复始地操作，并以中脘穴为圆心在中下腹部逆时针方向旋转揉动。揉动频率宜缓，每分钟20~30次，治疗时间5分钟。③运腹。腹部掌运神阙穴。用拱手状右手掌食、中、无名、小指的指面和掌根的大小鱼际部，沿垂直机体纵轴方向，对置地叩放在神阙穴两侧，通过腕关节的伸屈活动，先使掌根的大小鱼际部着力，将腹部向右侧作弧形推动，继以手指的指面着力，将腹部向左侧作弧形回带，如此反复操作8次。治疗时间约2分钟。④推腹。腹部指推任脉。用双手拇指指腹的桡侧面偏峰对置按在巨阙穴处，双手4指分别附于两侧固定，患者呼气时先用一手拇指着力沿任脉循行推至神阙穴，患者吸气时医者将手收回原位，待患者再次呼气时，另一手拇指着力进行第二次推动。如此交替操作36次，治疗约5分钟。⑤捏脊。患者取俯卧位，医者立其旁，沿华佗夹脊穴捏脊3~4遍。⑥以指揉法施术于脾俞、胃俞，每穴按揉1分钟。最后以揉背结束全部治疗，时间约5分钟。

自述治疗3周后症状逐渐缓解，体力增加，全身舒适，3个月后上述症状消失。

按语： 脘腹胀痛是致病因素作用下，脏腑经络之气气机失调的表现。腹部推拿法施术于腹部的伏冲之脉诸穴上，通过伏冲之脉直接影响冲、任、督、胃四脉的功能，调节"阳脉之海""阴脉之海"和"十二经之海"，进而对五脏六腑十二经脉的气血产生影响，以疏通经脉，调节脏腑。同时，治疗选取气海、中脘、关元、神阙为主穴。中脘能健脾安中，调节脾胃气机；关元、气海可以达到固本培元、扶正祛邪的功效。患者经过腹部推拿治疗后，基本上都不同程度地表现为双下肢发热，甚至矢气增多，且有饥饿感，胃蠕动增强，肠蠕动亦增强，肠鸣音活跃。俞募穴是脏腑之气所输注、结聚的部位，如《灵枢·九针十二原》所说："神气之所游行出入也，非皮肉筋骨也。"主穴穴位宜少而精，治疗时疗效直达病位，事半功倍。脾以升为健，胃以降为和，胃以通为补，六腑以通为用，以降为顺，故取脾胃俞募穴脾俞、胃俞、中脘。西医学研究发现以上穴位下面皮肤肌肉的节段性神经分布属8~12胸髓，和胃支配神经的节段是重叠的，因此点揉上述穴位可能通过自主神经系统的交感和副交感神经，调节胃的功能活动，从而起到治疗作用。

五、学术传承

胡秀章通过带教研究生和师徒传承等方式，培养了一大批古法腹部按摩继承人，分布在京津地区，后逐步形成了津沽推拿的学术流派。

他的众多弟子包括自己的女儿胡佩英、科室第二任主任陈志华、烈士子弟隋卓琴，以及后期在国外发展的孙维良、白俊海、李士俊、李福茹等，他们都为传播胡秀章思想做出了重大贡献。其中，陈志华颇得胡秀章真传，毕业后留在天津中医学院第一附属医院按摩科工作。其在继承胡秀章学术思想的基础上，对"伏冲之脉"形成了独到的见解，并将"颤法"融入古法腹部按摩，著有《中医学解难》《中华古法腹部按摩术》《中华推拿奇术》等著作。自 1987 年开始，陈主任先后赴加蓬、法国、南斯拉夫、德国，从事古法腹部按摩的讲学和医疗工作，将古法腹部按摩推广至国外，受到国外同道及患者的推崇，在海内外享有"神手"之誉。

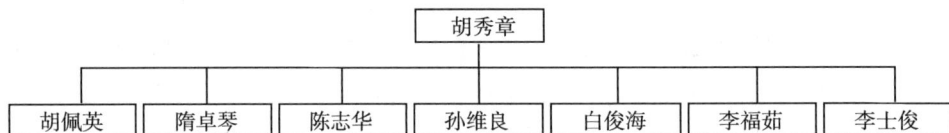

```
                        ┌──────────┐
                        │  胡秀章  │
                        └────┬─────┘
   ┌──────┬──────┬──────┼──────┬──────┬──────┐
┌──┴──┐┌──┴──┐┌──┴──┐┌──┴──┐┌──┴──┐┌──┴──┐┌──┴──┐
│胡佩英││隋卓琴││陈志华││孙维良││白俊海││李福茹││李士俊│
└─────┘└─────┘└─────┘└─────┘└─────┘└─────┘└─────┘
```

其他主要传承人简介如下。

隋卓琴：主任医师，津沽脏腑推拿第三代传承人，师从于推拿大师胡秀章先生。隋卓琴尤善小儿推拿，操作手法动作规范，每一术式都谨遵胡秀章要领。特别是在小儿腹部推拿操作时，认为"不宜急，不宜缓，不宜轻，不宜重，以中和之意施之"，这是她对古人教诲的深深理解。隋卓琴还注意与现代解剖结合，如在治疗小儿感冒时，她往往会在按揉小儿天突、膻中等穴基础上，加用推法施术于胸骨后的胸腺，以提高小儿免疫功能。同时，在治疗脑瘫患儿时，她也会在后背脊柱上施用叩法以促进脑发育不良患儿的神经支配。因此，隋卓琴在继承胡秀章小儿推拿技法精髓的同时又进一步丰富了其理论基础，为津沽小儿推拿流派的形成奠定了坚实的基础。

陈志华：主任医师，津沽脏腑推拿第三代传承人，当代著名推拿专家，师从于推拿大师胡秀章。曾任天津中医药大学第一附属医院骨伤推拿科科主任、教研室主任，天津中医药大学第一附属医院最高学术委员会委员，天津市高级职称晋评委员，天津市中医药学会推拿专业委员会副主任委员，天津市医疗事故鉴定委员会委员，天津市中医杂志编委等职务。陈志华凭借腹部按摩享誉海内外，尤其擅长运用腹部按摩治疗消化系统、泌尿系统、神经系统的功能性疾病，先后治疗脊髓疾病、脑血管疾病、前列腺肥大、尿潴留等疑难杂症，均收到良好疗效，发表论文 10 余篇，编撰著作 6 部。曾获得中华中医药学会优秀论文奖，多次获得天津市卫生系统科研先进工作者、先进个人、院级科研奖励等荣誉。

参考文献

［1］张伯礼，于铁成. 天津中医药史略与学术思想［M］. 天津：天津科学技术出版社，2008.

［2］胡秀章. 腹部按摩学简编［M］. 天津：河北省天津市公共卫生局，1960.

执笔者：李华南　张玮　陈英英　包安　刘书芹

整理者：蔡佳丽

丁蔚然
——医教共进，妇科大家

一、名医简介

丁蔚然（1914~1992），女，天津市人，中国农工民主党党员，主任医师，著名中医学家、中医妇科学家、津沽名医。连任天津市第一届至第十一届人大代表，天津市自来水公司电信局特约医师，天津市立中医医院（今天津中医药大学第一附属医院）创始人之一。

丁蔚然天资聪颖，受其身为中医的父亲影响，1930 年师范学校结业后，转而学医。她长于妇科杂病的治疗，对《黄帝内经》《金匮要略》《医宗金鉴》等古籍研究深入，在医疗实践中重视妇女多虚、多郁、多瘀的生理病理特点，重视内因，倡妇女以血为主之说。在科研方面，研制出治疗崩漏的"清热固经丸"、治疗妇科炎症的"银红丸"、治疗高血压病的"降压丸"等。她将疏肝理气、平肝降逆、活血化瘀、温经散寒、养血益肾立为调经之常法，临床上守古法而不泥古方，辨证精确，立法遣方原则灵活，疗效卓著。

二、名医之路

丁蔚然聪慧过人，勤勉好学，其父丁敬斋久居津门，以中医为业，精于妇科。1930年于师范学校结业后，决定跟随父亲的脚步，学习中医。在随父亲看诊的过程中，丁蔚然先是认真观察父亲的诊疗过程，接着积极参与其中，帮忙做一些基础的医疗工作。一旦有空闲时间，丁蔚然便会拿出中医经典医学著作认真研读，不断扩展自己的知识。最终，于 1935 年经天津市地方政府考试及格，同年领取开业执照。1936 年代父应诊，正式开始中医事业。既得家传，丁蔚然更加虚心学习，熟读古籍经典，不断在实践中积累经验。日积月累下，丁蔚然成为一名年轻有为的中医妇科医生，临床疗效显著，越来越多的患者慕名前来就诊，声誉渐起，成为天津市自来水公司电信局特约医师。1954 年在天津市立中医医院（今天津中医药大学第一附属医院）工作，为医院创始人之一，连任天津市第一至第十一届人大代表。1960 年作为天津市医疗队队员之一，赴河北省河间县医院工作 3 个月，敬业爱岗，圆满完成医疗任务。1970 年作为医疗队队员赴天津市棉纺一厂工作 1 年，勤勤恳恳，多次受到厂领导好评。

除完成医疗工作外，丁蔚然还历任门诊医、教、研领导工作，曾讲授 1958 班中医妇科学、温病学等课程，兼任天津中医学院大学本科及西学中班临床实习指导老师。丁蔚然拥有深厚的医学知识和丰富的临床经验，讲课时善于用临床实例来解释复杂的医学概念，让学生们能够轻松地理解和掌握医学知识。她尤为注重学生的个性化发展，善于发现每个学生的特点和潜力，并针对性地给予指导和帮助。她的课堂不仅有严谨的学术氛围，更有活跃的思考和讨论，教学方式灵活多样，为我国中医事业培养了多批优秀的中青年医师。丁蔚然言传身教，不仅让学生们在学业上取得了优异成绩，还帮助他们在人生道路上取得了长足进步。

三、学术理论精粹

（一）重视整体

整体观念和辨证论治是中医学的指导思想。整体观念是中国古代唯物论和辩证思想在中医学中的体现，贯穿于中医学的生理、病理、诊法、辨证和治疗等各个方面。中医学理论认为，人体是一个有机整体，不仅包括身体各个器官的协调运作，还包括心理、精神、社会等方面的综合影响。构成人体的各个组成部分之间在结构上不可分割，在功能上相互协调、互为补充，在病理上则相互影响。在认识和分析疾病时，中医学也是从整体出发，将重点放在局部病变引起的整体病理变化上，并把局部病理变化与整体病理反应统一起来看待。一般来说，人体某一局部的病理变化，往往与全身的脏腑、气血、阴阳的盛衰有关。

丁蔚然非常重视整体观念，她在临证时，无论是辨证还是治疗，尤为注重整体。她认为人体五脏密切相关，但凡一个脏腑出现病变，势必会导致其他脏腑功能异常，因此，医者在"治病求本"的同时更应牢记"标本兼治"。丁蔚然提倡妇科医生不应只着眼于女子胞宫，而应将女子看作一个有机整体，全面认识女性的生理特点和病理变化。女子经、带、胎、产、乳等各方面疾病都不是胞宫局部器官的病变，而是机体在致病因素作用下做出的整体反应。以女子月经病为例，月经是女性生殖系统的一个重要生理过程，但是痛经、月经过多或过少等月经病病机与气虚、血虚、血瘀、痰湿、湿热等密切相关。女子经、带、胎、产、乳等各方面疾病都是女性脏腑功能失调的体现，需要妇科医生全面综合诊断和治疗，而不是仅仅关注局部器官病变。

（二）强调内因

中医将病因分为内因、外因和不内外因三种。凡病从外来者为外因，病从内起者为内因，不属以上范围内的如意外创伤、虫兽伤害等为不内外因。内因主要指七情，即喜、怒、忧、思、悲、恐、惊等情绪过度，使气机紊乱、脏腑损伤而成为致病因素，此外还有痰、瘀等其他因素。外因方面以六淫为主，即风、寒、暑、湿、燥、火。风、寒、暑、湿、燥、火为自然界六种不同的气候，正常情况下称为"六气"，如果太过或不及，或非其时而有其气，越出常轨，即成"六淫"。

中医不会将内因与外因孤立起来看待，但却有轻重之分。在辨证过程中，丁蔚然更重视内因。她强调对疾病的发生发展来说，外因是条件，而内因是根据，外因要通过内因起作用。人是一个整体，"有诸内而形诸外"，人体内部得到改善，必然在外部出现其好转的表现。因此丁蔚然将治病的重点放在调节脏腑功能上，熟练掌握虚则补之、实则泻之、热则清之的治疗大法，通过调节机体的内部矛盾来促进阴阳气血的和谐统一。

（三）以血为本，重视调肝

女子以血为本，以肝为先天，是中医妇科的基础理论。李时珍曾云："妇人，阴类也，以血为主。"女子与男子的体质有所不同，具有特殊的生理功能，经、孕、产、乳等诸多生理功能均与血关系密切，故女子以血为本，医者治疗妇科病须时时顾护阴血。中医认为肝为将军之官，主疏泄，性喜条达而恶抑郁。清代著名医家叶天士在《临证指南医案》中提出："女子以肝为先天。"肝为藏血之脏，司血海，主疏泄，有调节任脉、调节情志、调节血量和储藏血液的功能，可见肝与女性的生理、病理息息相关，尤其与月经病关系紧密。

丁蔚然提倡妇人以血为主之说，强调在妇科疾病的治疗过程中顾护阴血。她认为妇女因月经、妊娠、分娩、哺乳等特殊生理活动，数脱于血，使妇女出现多虚、多郁、多瘀的特点。根据肝藏血、主疏泄、性喜条达而恶抑郁的特点推断，肝气平和，气机条畅，则血脉流通，血海宁静，妇女的经、孕、胎、产、乳得以正常，情绪也可保持平和；若肝失条达，则可致郁，从而影响气血的正常运行，化生一系列妇科病变。

丁蔚然认为妇科多种疾病与肝主疏泄功能有关，因此将调肝作为治疗妇科疾病的第一大法，善用逍遥散、四物汤、甘麦大枣汤等疏肝养血名方，效果甚佳。气血亏虚的患者，治以补养气血为主，丁蔚然选择四物汤，并重用生地黄或熟地黄；在无血虚无瘀的情况下，生地黄、熟地黄可以同用20~30g，考虑其性滋腻，选择配用砂仁或制香附。丁蔚然在使用四物汤时，会根据患者的病情灵活加减，弟子记载下来的四物汤加减方剂就有近30首。以下列举最常用、疗效最佳的10首四物汤加减方剂。

1. 加减胶艾四物汤

药物组成：当归10g，白芍10g，川芎6g，生地黄、熟地黄各10g，阿胶10g，艾炭6g，仙鹤草20g。

临床应用：本方温经养血止血，用于治疗月经不调，月经淋漓不止，日久血虚，舌淡红，脉沉细。若产后出血日久不止，则加益母草、香附炭，去熟地黄、白芍，即使无瘀滞、无腹痛者也可使用。

2. 加味桃红四物汤

药物组成：当归10g，白芍10g，川芎6g，生地黄10g，桃仁6g，红花10g，香附10g，牛膝10g。

临床应用：用于气血瘀滞型月经不调，如经行腹痛、月经量少、经期错后、闭经或痛经，舌红苔薄，脉沉细有力，以活血化瘀为用；经行不畅、腹部胀痛者可加延胡索、乌药、益母草。

3. 加减芩连四物汤

药物组成：当归 10g，白芍 10g，川芎 6g，生地黄 10g，黄芩 10g，黄连 6g。

临床应用：凡属血热证，症见月经量多，色红，无腹痛，经前鼻衄，目赤，口舌糜烂，经前烦热，舌红，苔薄黄，脉沉数者，均可用之。本方治以清热凉血，清肺胃蕴热。如经量过多可减川芎，加仙鹤草；如经前烦热加牡丹皮，经前鼻衄加白茅根，经前目赤加茺蔚子，经前口舌糜烂加连翘。

4. 加减芩柏四物汤

药物组成：当归 10g，白芍 10g，生地黄 15g，黄芩 10g，黄柏 10g。

临床应用：用于血热所致月经提前、经量过多或崩漏不止。若兼不孕症可加女贞子、墨旱莲、菟丝子之类。若每次行经前面部痤疮，可加金银花、连翘、荆芥穗。

5. 加味丹地四物汤

药物组成：当归 10g，白芍 10g，生地黄 20g，川芎 8g，牡丹皮 10g，地骨皮、青蒿、益母草各 6g。

临床应用：凡阴血不足所致月经不调，症见经期发热，心烦体倦，经量少，色紫红褐，质稠，舌红，苔薄或少苔，脉沉细数者，均可用之。以本方治经期低热、产后发热，可酌情减白芍、生地黄，加泽兰、益母草以养血活血，清虚热；闭经发热加泽兰、红花、牛膝。

6. 加味艾附四物汤

药物组成：当归 10g，白芍 10g，生地黄、熟地黄各 10g，川芎 8g，艾炭 6g，阿胶、香附各 3g。

临床应用：适用于血虚型月经不调，症见经期不准，行经腹痛或不孕，舌红苔薄，脉沉细或沉涩。本方中阿胶、艾炭温经养血，加香附疏肝理气，不孕加菟丝子，崩漏日久不止加侧柏炭、蒲黄炭、仙鹤草，经行腹痛加延胡索、川楝子。

7. 加味苍附四物汤

药物组成：当归 10g，白芍 10g，生地黄 10g，川芎 8g，茯苓 15g，半夏 8g，陈皮 10g，苍术 6g，香附 10g，甘草 3g。

临床应用：适用于体胖多痰湿者，症见月经后期，血量少，带下量多，闭经或不孕，舌红苔腻，脉沉滑者。用苍术、香附，合二陈汤、四物汤以调经化痰湿，月经错后或量少加红花、牛膝、焦山楂。

8. 加味艾续四物汤

药物组成：当归 10g，白芍 10g，生地黄或熟地黄 10g，艾炭 8g，川续断 10g，杜仲 20g，桑寄生 15g，菟丝子 15g，炙甘草 3g。

临床应用：凡属血虚、肾虚之月经过多，崩漏，带下，妊娠胎漏，妊娠腹痛，经期腹痛，不孕，症见舌质淡红、脉沉细弱者均可用之。本方用四物汤去川芎，温经养血益肾，强腰膝，固冲任。如食欲欠佳加陈皮、砂仁，恶心加竹茹，若经行腹痛兼腰痛加香附、延胡索。

9. 加味失笑四物汤

药物组成：当归 10g，白芍 10g，川芎 8g，香附 10g，桃仁 6g，红花 10g，牛膝 10g，益母草 15g，蒲黄 8g，五灵脂 10g，炙甘草 3g，生姜 3 片。

临床应用：适用于气滞血瘀所致痛经，闭经，月经错后，经行不畅，舌红苔薄，脉沉而有力。本方活血化瘀，兼调气止痛，经期腹痛如血量不止可不用桃仁、红花。

10. 加味金铃四物汤

药物组成：当归 10g，白芍 10g，川芎 6g，香附 10g，青皮 10g，乌药 10g，枳壳 10g，川楝子 15g，延胡索 10g。木香 3g。甘草 3g，生姜 3 片。

临床应用：适用于气滞血瘀所致痛经，经行不畅，胀胜于痛，或经前腹胀，或月经过期，闭经不行，舌红苔薄，脉沉弦。治以调气活血，消胀止痛。如经行畏寒肢冷，可酌加桂枝、吴茱萸，月经量少可加桃仁、红花。

（四）活用《金匮要略》妇人篇理论

《金匮要略》是我国东汉著名医学家张仲景所著《伤寒杂病论》的杂病部分，也是我国现存最早的一部论述杂病诊治的专书。其中有三篇专门讲妇人病，分别为第二十篇"妇人妊娠"，二十一篇"妇人产后"，二十二篇"妇人杂病"，对于妇科疾病的治疗论述颇为详尽，包含妊娠的诊断、胎动不安的诊治、产后亡血伤津的恢复等，主治内寒血虚产后腹痛的当归生姜羊肉汤也是出自此书。《金匮要略》妇人三篇对后世医家有着很深的启迪，其方、其法至今仍是我们中医妇科学的重点学习内容。

丁蔚然认为中医学习必须撷采众长，才能增进学识、提高医术。她经常翻阅《金匮要略》妇人篇，认为对于临床实践具有重要的指导意义。同时，她在前贤的基础上有所发展，师古而不泥古，根据实际情况调整剂量，灵活化裁，治疗效果显著。

此外，丁蔚然在实践中活学活用，研制出多种有效中成药，如治疗崩漏的清热固经丸、治疗妇科炎症的银红丸、治疗高血压病的降压丸等，得到了广泛应用。在临床上，丁蔚然守古法而不泥古方，辨证精确，立法遣方灵活，疗效卓著，在科研方面同样出彩。丁蔚然总结经验撰写文章达 20 篇，1985 年汇成《丁蔚然医案医话选》。她的部分临床经验已摘选在《名医奇方秘术》《中国当代名医验方大全》《津门医粹》《当代妇科临证精华》中，上述著作均已出版刊行。

四、临证经验

验案举隅 1： 疏肝理气和血法治疗不孕

耿某，女，29 岁，吊链厂工人。初诊时间：1969 年 4 月 15 日。

主诉：未避孕未怀孕 4 年，月经错后 4 年，停经 40 天。

现病史：患者婚后 4 年未孕。月经后期，经前胸闷、烦躁、腹胀，经行腹痛，血行不畅，血色紫暗，现 40 天未潮，乳胀痛，腹胀腹痛，烦躁易怒，舌红苔薄，脉沉弦。

西医诊断：原发型不孕。

中医诊断：肝气郁滞型不孕。

治法：疏肝调气和血。

处方：当归 10g，白芍 10g，柴胡 8g，云苓 10g，枳壳 10g，香附 10g，牡丹皮 10g，延胡索 10g，泽兰 10g，郁金 10g，陈皮 10g，炙甘草 3g。14 剂，水煎服。

二诊（1969 年 4 月 28 日）：服前方 12 剂，自觉心情舒畅，昨日月经来潮，色紫红，血行顺利，腹胀痛较前减轻。舌红苔薄，脉弦缓。继前方加减，处方为当归 10g，白芍 10g，柴胡 6g，枳壳 10g，云苓 10g，香附 10g，牡丹皮 10g，延胡索 10g，川楝子 10g，泽兰 10g，益母草 15g，陈皮 10g，郁金 10g，炙甘草 3g。

三诊（1969 年 5 月 2 日）：上方服 3 剂，月经色、量正常，5 天净，诸症消失，善后以丸药调理，投加味逍遥丸、得生丹，常规服用。

3 个月经周期后，经前症状逐月减轻，月经如期来潮，诸症消失而受孕，足月生产。

按语：本案患者婚后 4 年未孕，已忧郁成疾。肝为刚脏，性喜条达舒畅，既恶抑郁，又不能过亢。所谓"刚脏"，主要体现在肝气方面，当精神受到刺激时，可引起急躁发怒，此为肝气太过。《灵枢·本神》云："肝气虚则恐，实则怒。"乳部属于肝胃经，乳胀痛、易怒、脉弦是本案例辨证要点。月经不调及原发型不孕，乃由肝经过郁，木失调达，肝气郁结，气机不畅所致。《血证论》指出："肝属木，木气冲和调达，不致过郁，则血脉得畅。"肝主疏泄，司血海，为冲脉之本，若肝气郁结，冲任功能失常，则可引起经、带、胎、产诸疾，故治当开郁，方用逍遥散随证加减。本案方中加郁金、延胡索、川楝子、牡丹皮等药，意在疏肝调气和血，气血通调，则不孕之症每相应而愈。

验案举隅 2：清热养血治疗胎动不安

丛某，女，25 岁，药材批发部干部。初诊时间：1984 年 10 月 17 日。

主诉：停经 77 天，阴道淋漓出血 1 个月余。

现病史：患者自早孕 40 天时开始阴道出血，量少，褐色，持续至今淋漓未止，腰酸，腹胀，有下坠感，小便频数，大便秘结，饮食尚能进，但厌食油腻之物，舌红，苔薄黄，脉象沉滑尺弱。经西医妇产科检查诊断为"先兆流产"。

月经史：月经 11 岁初潮，5~6/28~30 天，末次月经为 1984 年 8 月 2 日。

西医诊断：先兆流产。

中医诊断：胎动不安（虚中夹热型）。

治法：清热养血，益肾安胎。

处方：太子参 20g，白术 6g，阿胶珠（烊化）10g，桑寄生 20g，川断 10g，条芩 6g，肉苁蓉 30g，荆芥炭 10g，苏梗 10g，陈皮 10g，苎麻根 30g，甘草 3g。3 剂，水煎服。

二诊（1984 年 10 月 23 日）：服前方后出血已净，仍有腰酸下坠感，饮食尚能进，大便略干燥，舌红，苔薄白腻，脉象沉滑。B 超检查提示早孕，有胎心。处方为太子参 20g，黄芪 15g，阿胶珠（烊化）10g，桑寄生 20g，菟丝子 10g，苏梗 10g，肉苁蓉 10g，白芍 10g，甘草 3g。4 剂，水煎服。

三诊（1984 年 11 月 7 日）：服前方后腰酸下坠诸症消失，仍厌食油腻，食后恶心，大便日 1 次，不干燥，舌红苔薄，脉象沉滑。以上方去参芪，加竹茹 10g，砂仁（后下）6g，当归 10g。4 剂，水煎服。

末诊：连服 4 剂后，多普勒超声波检查提示胎心正常，诸症痊愈。

按语：《中医妇科学》中记载："怀孕以后，阴道不时少量下血，或时下时止淋漓不断，但无腰酸腹痛、小腹胀坠等现象者称为胎漏，也称胞漏、漏胎；如先感胎动下坠，继而有轻微腰酸腹胀，或阴道有少量出血者，称为胎动不安，在西医学中统称先兆流产。"符合本案之诊断。本案例患者妊娠 77 天，淋漓出血已 30 余天，现仍出褐色血，腰酸，腹胀下坠，小便频，大便秘，脉象沉滑尺弱。胞脉系于肾，尺弱乃肾虚冲任不固，胎失所养，故腰酸、下坠、阴道出血。方中以太子参益气，荆芥炭、阿胶珠养血止血，桑寄生、川断、肉苁蓉养血益肾，苏梗、陈皮健胃安胎，条芩、白术为安胎圣药，苎麻根性味甘寒，有清热凉血止血之功。二诊时出血已止，仍有腰酸下坠，用参、芪以益气安胎。诸症消失后，尚有厌食作呕，乃证之好转，冲气已胜，故能上逆作呕。临床实践中体会到有冲气上逆、食后呕吐者，而无流产之虞矣。

验案举隅 3：平肝降逆法治疗眩晕（高血压）

王某，女，59 岁，家庭妇女。初诊时间：1963 年 5 月 3 日。

主诉：眩晕心悸 1 日。

现病史：头胀眩晕，心悸失眠，有时作呕，下肢酸软，右手偶有麻感，面黄颧赤，舌红、苔白滑，脉象沉弦，血压 200/90mmHg。

西医诊断：高血压，眩晕。

中医诊断：眩晕（肝阳上亢型）。

治法：平肝降逆，安神定志。

处方：朱茯神 10g，桑寄生 10g，夏枯草 10g，草决明 10g，豨莶草 10g，天麻 6g，钩藤（后下）10g，石决明 15g，茺蔚子 10g，黄芩 6g，白蒺藜 10g，杜仲 10g，龙齿（先煎）10g，甘草 3g。2 剂，水煎服。

二诊（1963 年 5 月 6 日）：失眠减轻，舌苔白滑，脉象沉弦，血压 180/90mmHg。效不更方，原方再服 2 剂。

三诊（1963 年 5 月 9 日）：右手麻木感已消失，夜眠尚佳，舌脉同前，血压 170/90mmHg。仍以原方再服 4 剂。

四诊（1963 年 5 月 13 日）：头晕、心悸、失眠均好转，舌脉及血压同前。处方为夏枯草 10g，桑寄生 10g，钩藤（后下）15g，菊花 10g，石决明 15g，草决明 15g，茺蔚子 10g，黄芩 10g，杜仲 15g，白蒺藜 10g，云苓 10g，甘草 3g。4 剂，水煎服。

五诊（1963 年 5 月 18 日）：眩晕、心悸已消失，夜眠亦安，舌红苔薄，脉象弦缓，血压 160/90mmHg。原方继服 4 剂。

六诊（1963 年 5 月 22 日）：自觉诸症均已消失，舌脉同前，血压 150/90mmHg，前方再服 4 剂。

末诊（1963 年 5 月 26 日）：患者头晕、目眩诸症均已消失，睡眠亦安，舌质红，苔薄白，脉象弦缓，血压 140/90mmHg。原方继服 4 剂，以巩固疗效。

按语：患者因情志所伤，郁而化火，火动则阳失潜藏，阳亢则风自内生，风火相煽，上扰清窍而为眩晕，热扰心神则心悸少寐。《素问·至真要大论篇》云："诸风掉眩，皆属于肝。"头为诸阳之首，风阳升动，上扰清空则发为眩晕，治以平肝降逆之法，方用天麻钩藤饮加减化裁，药物组成为朱茯神、夏枯草、白蒺藜、石决明、天麻、钩藤、茺蔚子、桑寄生、杜仲、黄芩、豨莶草、草决明、龙齿、甘草，可平肝清热，息风镇静。若头晕、目赤、苔黄，偏火胜者酌加龙胆草、菊花、牡丹皮以清肝热；心悸失眠者酌加茯神、龙齿、柏子仁、远志以养心神；四肢麻木者酌加豨莶草、生槐花、牛膝等。相关文献报道本方具有降压作用，故能获得满意效果。

验案举隅 4：理气调中法治疗急性腹痛（小肠不完全梗阻）

魏某，女，41 岁。初诊时间：1960 年 10 月 7 日。

主诉：腹痛 3 个月余，加重 3 天。

现病史：患者素有慢性胃病 10 余年，近 3 个月复发。近 3 天腹痛剧烈，呕吐酸水，饮食不能进，腹胀痛，矢气舒，大便三日秘结不下，腹内自觉有硬物移动。

查体：面色发黄，精神萎靡，嗳气，呻吟，舌淡，苔白腻，脉象沉迟；胃脘有压痛，肝脾未触及，听诊心肺未闻及异常，下腹有气块鼓肠移动，压痛拒按。

既往史：慢性胃病 10 余年。

辅助检查：白细胞 12×10^9/L。下消化道造影显示小肠不完全梗阻。

西医诊断：小肠不完全梗阻。

中医诊断：腹痛（气滞型）。

治法：调中疏气消导。

处方：苏梗 10g，陈皮 10g，木香 3g，乌药 10g，川楝子 10g，厚朴 6g，当归 10g，香附 10g，神曲 10g，杭白芍 10g，甘草 3g。1 剂，水煎服。

二诊（1960 年 10 月 8 日）：服药后腹痛缓解，未吐，大便未下，舌苔白腻，脉沉迟。予以原方再服。

三诊（1960 年 10 月 9 日）：今晨大便一次，先有硬便，后为软便，呕吐已止，腹痛不明显，饮食能进。予以原方继服。

四诊（1960 年 10 月 10 日）：腹痛、呕吐均消失，昨夜有肠鸣，大便未解，饮食增进，舌苔薄白，脉象沉而有力。原方加麻仁 10g 继服。

五诊（1960年10月11日）：大便已下，腹痛减，精神转佳，饮食较增。

六诊（1960年10月13日）：腹痛、胃痛均消失，食欲增进，大便日一次，无痛感。原方去麻仁，加云苓、枳壳、佩兰各10g，2剂。

末诊（1960年10月16日）：白细胞8×10^9/L。下消化道造影显示下消化道未发现梗阻，诸症消失，痊愈出院。

按语：寒气客于胃肠，致脘腹胀满急痛，矢气则痛减，气闭则痛甚，胃失和降则呕吐酸水，腑气不通则肠鸣鼓气、大便秘结，此乃"通则不痛，痛则不通"之理也。本案患者在灾荒之年，饥寒交迫，食糠谷野菜，脾胃失调，寒气客入，阳气不通，邪正相搏，是以作痛。正如李东垣所云："腹中诸痛，皆因劳役过甚，饮食失节，中气不足，寒邪乘虚而入客之，故猝然而作大痛。"脉证相参，诊断为寒气客于胃肠之气滞腹痛，治以正气天香散加减，本方以木香、乌药、陈皮入气分而理气；香附、苏梗入血分而行气；厚朴、神曲助消导；当归滋润大肠；川楝子、白芍、甘草疏肝调气，缓解剧痛；麻仁滋脾润便。灵活加减，温通调气疏导而不伤气，脾胃通调，"通则不痛"矣。

验案举隅5：养血益肾法治疗崩漏

孟某，女，13岁，天津某中学学生。初诊时间：1982年9月8日。

主诉：阴道淋漓出血1个月余。

现病史：月经自8月7日来潮至今淋漓未断，自昨日注射止血针后腹痛剧烈，今日出血量多如注，色红，有小血块，头晕，便溏，舌红，苔少，脉细数。

月经史：11岁月经初潮。

西医诊断：异常子宫出血。

中医诊断：崩漏（虚中夹热夹瘀型）。

治法：养血益肾。

处方：当归10g，白芍10g，生地炭20g，墨旱莲15g，女贞子15g，杜仲10g，川断10g，阿胶珠（烊化）10g，益母草10g，炒荆芥6g，桑寄生10g，延胡索10g，甘草3g。3剂，水煎服。

二诊（1982年9月11日）：服前方3剂，腹痛消失，血量减少，尚有极少量未净血，大便正常，脉象弦细，舌红苔薄。仍以前法去益母草，加蒲黄炭（包煎）10g，仙鹤草10g。3剂，水煎服。

末诊：服上方后出血已净，诸症痊愈。

按语：《医宗金鉴·妇科心法要诀》云："淋沥不断名为漏，忽然大下谓之崩，紫黑块痛多属热，日久行多损任冲。"此患者未及二七而天癸已至，且先期而量多，可知素质为肾气未充，虚中夹热，近日经来已30天未尽，自注射止血针后突发腹部剧痛、血量增多，考虑周期性经血已至，用止血之法致瘀而不畅，是以腹痛，出血过多。痛者瘀也，不可忽略女子月经生理之周期性，当此关键时刻，不宜塞流，以防壅滞。古人治崩漏之法有三：一曰塞流，二曰澄源，三曰复旧。丁蔚然临床多年重在分寒热，辨虚实，审证求因，掌握妇女生理病理特点，在辨证治疗基础上灵活加减用药，标本兼顾，效果满意。本案之治，方用四物汤去川芎，生地用炭，以养血调经；加女贞子、墨旱莲、桑寄生、杜仲、川断以调补肾气；加阿胶珠、益母草养血生新化瘀，对月经周期有益无损；加延胡索止痛，炒荆芥以治血虚头晕，甘草调和诸药。全方可使血虚得养，肾虚得顾，有瘀可消，无瘀痛止，故服后痛止瘀消。二诊去益母草，加蒲黄炭、仙鹤草，有助止血而收效。

验案举隅6：理气调中法治疗妊娠腹痛

李某，女，26岁，某铁路局列车员。初诊时间：1972年8月10日。

主诉：孕8个月，腹痛2日。

现病史：妊娠已8个月，自昨日起自觉胸部发闷，并有腹部胀痛，曾去妇产科急诊，因未至临产期，无出血，未予处理。今日痛甚，饮食不下，呕逆未吐，腹痛下坠，欲便不通，疼痛难忍，坐卧不安，胸腹压痛拒按，舌红，苔薄白，脉象弦滑。

西医诊断：妊娠腹痛。

中医诊断：妊娠腹痛（寒凝气滞型）。

治法：理气调中消导。

处方：当归6g，苏梗9g，陈皮9g，砂仁（后下）6g，藿香6g，云苓9g，焦神曲9g，桑寄生10g，菟丝子9g，炙香附6g，炙甘草3g，生姜3片。4剂，水煎服。

二诊（1972年8月12日）：服前方后呕逆已止，大便已下，腹痛缓解，饮食能进，已能安睡，舌红苔薄，脉象沉滑。效不更方，原方再进2剂。

末诊：服药后气顺寒消，胀痛消失，饮食恢复，二便正常，诸症消失。

按语：本例患者妊娠8个月，素体不虚，发病较急，脉象弦滑，两尺有力。分析其气分实证有三：肺气实而上逆则胸痛不能平卧；胃气实而中满则嘈杂懊憹；肠气实而下结则胀满，绕脐痛，大便不下。寒气客于肠胃，有失和降，寒气相搏，以致胸腹胀痛急剧；中焦运化失司，胃失和降，上逆则呕；中气不宣，欲下不通，故为急迫剧痛，与伤胎腹痛不同，治以疏气散寒宣导之法而获显效，不为"妊娠不用行气药"之所囿，乃宗《内经》"有故无殒，亦无殒也"之旨。本案以香苏散加减化裁得效，香苏散原方有香附、苏叶、陈皮、甘草，为疏风散寒理气和中之剂，本案病因来自风寒，但未有形寒身热表证，故以苏梗易苏叶，予陈皮、香附疏解肝胃之气滞，且有益于安胎；当归、桑寄生、菟丝子养血益肾；藿香、砂仁、神曲芳香化滞助消导；炙甘草、生姜调和诸药，安胃和中。治从理气，助中焦宣导，"通则不痛"而获效。中医学之治疗大法以八纲辨证为依据，一切从客观实际出发，综合分析，方能得到正确之诊断，乃是几千年来之唯物辩证观。

验案举隅7：祛风通络法治疗产后身痛

傅某，女，29岁，皮革化工厂干部。初诊时间：1984年12月19日。

主诉：产后身痛伴发热2个月余，加重1周。

现病史：患者产后已4个月，自产后2个月始，高热身痛，又1周以后转为低烧身痛，腰膝四肢疼痛，头痛头晕，伙食不下，大便秘结，体温 37.8℃，舌红苔薄，脉象细数。

西医诊断：产后关节痛。

中医诊断：产后身痛。

治法：扶正祛邪，养血祛风通络。

处方：当归 10g，川芎 6g，菊花 15g，秦艽 10g，荆芥 10g，青蒿 15g，地骨皮 10g，桑枝 15g，桑寄生 20g，金银藤 20g，鸡血藤 30g，甘草 3g，独活 8g。6 剂，水煎服。

二诊（1984 年 12 月 25 日）：前方服 6 剂，身热已退，仍有头痛身痛，下肢酸痛，大便正常，体温 36.5℃，舌红苔薄，脉象较缓。以前方加减，药用当归 10g，川芎 6g，鸡血藤 30g，荆芥 6g，秦艽 10g，豨莶草 10g，独活 6g，桑寄生 10g，丹参 15g，金银藤 20g，桑枝 15g，砂仁（后下）6g，陈皮 10g。6 剂，水煎服。

三诊（1985 年 1 月 8 日）：上方又服 6 剂，自觉时时有微汗，汗出身爽。现身痛日渐减轻，仍时有下肢酸倦，舌红苔薄，脉来和缓。以前方去秦艽，加牛膝 15g，夜交藤 10g，4 剂，水煎服。

末诊（1985 年 1 月 12 日）：服上方 4 剂，诸症完全消失。

按语：本案例患者自产后 2 个月高热身痛，日久未愈。审病求因，考虑妊娠期间正是夏季，暑湿当令，湿热蕴于内，复因产后风邪乘虚客入，气血经络受湿邪阻滞，故遍身关节疼痛重着；高热 1 周，余邪未尽，久而湿从热化，由高热转为低热，身痛不已。产前湿热之隐患，产后风邪之客入，是明确诊断之关键。脉症合参，证属风湿热型之产后身痛，治疗以扶正祛邪为主，慎用风药，以防过汗伤阴，而用养血祛风通络之剂。重用鸡血藤，配当归、川芎、丹参养血活血，舒筋活络；用独活、荆芥、菊花祛风；金银藤、豨莶草、桑枝清经络中风湿热邪而止痛；秦艽、青蒿、地骨皮退虚热，祛风湿，舒经络；低热退后加夜交藤，辅助通络祛风以治肢体酸痛；牛膝能补肝肾，强筋骨，通血脉，利关节，而下行治腰膝为其专长；陈皮、砂仁健胃增进饮食，诸药配合，效果满意。

验案举隅 8：健脾益肾法治疗产后恶露不绝

高某，女，32 岁，外语学院教师。初诊时间：1984 年 3 月 13 日。

主诉：产后淋漓出血 54 天。

现病史：患者产后 54 天，子宫出血持续未止，时有腹痛腰痛，乳汁不充，近日出血量多，色红、紫、黑，下肢浮肿，大便溏泄，日 2~3 次，舌质暗淡，苔薄，脉象细涩。

既往史：高血压病史。

西医诊断：产后子宫复旧不全。

中医诊断：产后恶露不绝（虚中夹瘀型）。

治法：健脾益肾，生新化瘀。

处方：当归 10g，川芎 6g，益母草 20g，泽兰 10g，桑寄生 15g，杜仲 15g，焦山楂

10g，红藤 10g，云苓 20g，白术 10g，炙甘草 3g，红枣 5 个。3 剂，水煎服。

二诊（1984 年 3 月 16 日）：服前方 3 剂后效果明显，出血渐止，尚有极少量粉色分泌物，腰腹疼痛消失，大便日一次，浮肿渐消。仍按原方继服 3 剂。

末诊：患者恶露净止，诸症完全消失。

按语： 本案例患者产后 54 天恶露未尽，冲任未复，乳汁上行不充，而下行为血水，故近日出血增多，血色暗紫，乃瘀滞而腹痛，正如《胎产心法》中云："恶血不尽则好血难安，相并而下，日久不止。"虚中夹瘀是此案的证型要点。脾肾两虚，故下肢浮肿，在治疗上注意产后多虚多瘀的特点，以健脾益肾化瘀生新为法，用云苓、白术、甘草、红枣健脾；桑寄生、杜仲益肾；配当归、川芎、泽兰、益母草调补冲任，以滋生化；宗古人"瘀血不去，新血不能归经"之说，故加红藤、焦山楂辅助活血化瘀。药后瘀血消，腹痛止，新血已归经，恶露净止，冲任已复。临床实践中认识到，产后出血之多少与乳汁分泌有密切关系，若正常分娩后，恶露即下，两日后气血精微分泌上行为乳汁，此妇女生理特点，自然之理也。本案例产后乳少，恶露淋漓不尽已 54 天，出血量增多，乃下行为血水，亦自然之理也。掌握产后问诊之四要：一要问产后腹部之痛与不痛，二要问产后恶露之尽与不尽，三要问产后乳汁之充与不充，四要问产后大便之通与不通。而后脉症结合，具体分析，对临床辨证具有重要指导意义。

验案举隅 9：清热化湿法治疗阴痒

李某，女，50 岁，工人。初诊时间：1980 年 8 月 13 日。

主诉：阴痒 1 周。

现病史：近 1 周来患者自觉阴痒，有时痒痛交作难忍，水样白带，量多，有味，舌红苔薄黄，脉象左关弦。

辅助检查：取白带化验，滴虫 1~2 个 / 高倍视野。

既往史：否认高血压、糖尿病等慢性病史。

西医诊断：滴虫性阴道炎。

中医诊断：阴痒（肝经湿热下注型）。

治法：清肝化湿。

处方：当归 10g，白芍 10g，云苓 15g，牡丹皮 10g，炒栀子 6g，柴胡 6g，荆芥穗 6g，白术 6g，黄柏 15g，连翘 10g，金银花 20g，益元散 10g。3 剂，水煎服。

附外用煎洗方：百部 10g，蛇床子 30g，黄柏 10g，苦参 10g。3 剂。以上 4 味药装纱布袋内，盆水煎煮 25 分钟后，将纱布药袋取出，用药水洗阴部。原纱布药袋换清水再煎煮 1 次，再洗 1 次。

二诊（1980 年 8 月 16 日）：痒、痛均减，但白带仍多，脉证如前。原方内服药 3 剂，外用药再 3 剂。

三诊（1980 年 8 月 19 日）：痛已止，痒减轻，白带少。内服原方加牛膝 10g，地肤子 10g，4 剂。外用药再 4 剂，1 日 2 次，用法同前。

四诊（1980 年 8 月 23 日）：阴道痒、痛均消失，脉象弦缓，舌红苔薄。原方内服药 3 剂，外用药再 3 剂。

末诊：前症完全消失。复查化验，未见滴虫。

按语：本例阴痒，结合西医学化验诊断为"滴虫性阴道炎"。患者年逾七七，脾虚不运，水湿久蕴，肝郁化热，湿热下注则白带多，侵及下焦则刺痒难忍。以湿从热化、湿热并重是辨证要点。肝之经脉绕阴部入少腹，至于胁下期门穴，以其循行部位通过下腹胞宫、乳部，因此妇女的经、带、胎、产、前阴、乳疾均与肝经有密切关系，故以丹栀逍遥散加减化裁治疗，并配以外用药煎洗局部以求速效。蛇床子善治阴痒湿疹，外用能燥湿杀虫止痒；配苦参能清热燥湿，祛风杀虫；黄柏清热燥湿，消炎解毒；百部能灭虱杀虫。用此四味合包，盆煎煮水洗局部，治阴痒与带下而取得理想疗效。

验案举隅 10：清热利尿法治疗血淋

谢某，女，25 岁，自来水厂工人。初诊时间：1964 年 8 月 18 日。

主诉：尿道灼痛、尿血 1 日。

现病史：自昨日小腹急痛，尿意频数，尿道灼痛，尿量短赤，口干，心烦，大便正常。舌红，苔薄黄，脉象沉细数。

西医诊断：尿道感染。

中医诊断：血淋（热迫膀胱型）。

治法：清热止血，利尿通淋。

处方：生地黄 6g，瞿麦 6g，泽泻 4.5g，车前子（包煎）4.5g，小蓟炭 4.5g，白茅根 6g，萹蓄 4.5g，滑石（包煎）6g，甘草 3g。3 剂，水煎服。

二诊（1964 年 8 月 21 日）：小腹急痛、尿道灼痛均减轻，仍有血尿，舌红苔薄，脉象细数。生地黄 6g，木通 3g，车前子（包煎）6g，白茅根 6g，蒲黄炭（包煎）4.5g，石菖蒲 3g，小蓟炭 4.5g，川楝子 6g，萹蓄 4.5g，瞿麦 6g，六一散 6g。3 剂，水煎服。

三诊（1964 年 8 月 24 日）：尿量增多，疼痛减轻，舌红苔薄，脉象较缓。仍以原方再服 3 剂。

四诊（1964 年 8 月 28 日）：尿量增多，已无血色，疼痛消失，舌红苔薄，脉来和缓。予生地黄 9g，木通 3g，甘草 4.5g，竹叶 4.5g，2 剂，水煎服。

末诊：药后诸症痊愈。

按语：心与小肠相表里，心移热于小肠，小肠移热于膀胱，以致形成血淋。本案例以小便赤涩灼痛、脉数为辨证要点，治以清热止血，利尿通淋，方用八正散与小蓟饮子综合化裁，以达通利、止痛、止血之效。尿中之血宜化而不宜凝，且患者大便不秘结，故减去栀子、大黄二味苦寒之药，以免伤阴，终以清心利尿、引热下行之导赤散善后调理，病得痊愈。

验案举隅 11：理气活血法治疗痛经

孟某，女，26 岁，工人。初诊时间：1985 年 9 月 22 日。

主诉：经行腹痛7年，加重2天。

现病史：患者自14岁月经初潮始，周期错后，经量少，色暗，夹有血块，腹部胀痛难忍，小腹有下坠感，伴腰膝酸痛。就诊时正值月经前期，小腹胀痛已2天，痛胜于胀，经量少，血块较多。舌紫暗，脉象弦细。

西医诊断：经行腹痛。

中医诊断：痛经（气滞血瘀型）。

治法：活血化瘀，理气止痛。

处方：白芍6g，生地黄10g，川芎6g，当归10g，桃仁3g，红花6g，香附10g，蒲黄（包煎）6g，益母草10g，五灵脂（包煎）6g，生姜3片。8剂，水煎服。

二诊（1985年10月1日）：前方服用8剂，经血来潮，经量较前增多，色暗红，腹痛不甚，经后嘱服得生丹合七制香附丸，观察疗效。

末诊：停药后观察数月，月经期、量、色均正常，痛经迄今未再发。

按语：《素问·举痛论篇》云："不通则痛。"患者自月经初潮始便有月经错后、经量少、经行腹痛等症状，辅以舌紫暗、弦细脉，可推测病因为先天不足或后天因素导致患者血滞于气，阻塞胞脉，辨证为气滞血瘀型痛经，治以活血化瘀，理气止痛，方用失笑四物汤加减化裁。方中生地黄养阴为主，白芍敛阴养血，当归、川芎辛香温润，能养血而行血中之气，使之流动，桃仁、红花为强劲破血之品，起到活血化瘀的作用，五灵脂、蒲黄相须为用，通利血脉，祛瘀止痛，香附、益母草理气活血，调经止痛，生姜散寒温中，调和阴阳。若患者经期腹痛兼血量大，血流不止，可不用桃仁、红花。全方补而不滞，疏而不损，共奏活血化瘀、理气止痛之功，取得理想疗效。二诊患者病情好转，嘱经后服得生丹合七制香附丸，进一步疏肝理气，养血化瘀，患者痊愈，痛经迄今未再发。

五、学术传承

丁蔚然除完成医疗工作外，还能出色完成西学中班临床带教工作，为中医事业培养了多批中青年医师。作为一名教师，丁蔚然不仅在学术上有着卓越的成就，教学方法更是别具一格。她常常将理论知识与临床实践相结合，使得学生们能够更好地理解和掌握知识。丁蔚然曾担任1958班中医《温病学》《妇科学》课授课任务。丁蔚然非常注重培养新一代的妇科医生。在课堂上，她更是毫不吝啬地将多年来的妇科见解与科研成果分享给自己的学生。在她的指导下，学生们不仅在学术上取得了优异成绩，还为走向临床积累了许多经验。这些学术思想和临床经验，帮助学生们成长为优秀的妇科医生，为更多的女性患者提供优质的医疗服务。

丁蔚然主要弟子介绍如下。

杨素荣：女，天津中医学院第一附属医院妇产科副主任医师、副教授。1970年毕业于天津医学院，曾随名医顾小痴、丁蔚然主任学习多年，参加天津市第五届西学中班，至今一直从事中西医结合妇产科临床、教学和科研工作，中西医基础理论扎实，致力于中西医结合。杨素荣临床经验丰富，尤其对更年期综合征、老年性阴道炎、功能性子宫出血、不孕症等妇科疾病有较深入的研究，疗效显著，曾发表多篇优秀论文并在学术会议中交流。1992年被中国教育工会天津市委员会评为教育系统"三育人"活动先进个人，1993年被天津中医学院评为优秀教育工作者。

参考文献

［1］天津市卫生局. 津门医粹［M］. 天津：天津科学技术出版社，1989.

［2］李庆和，张伯礼. 天津中医药大学人物志［M］. 天津：天津科学技术出版社，2018.

［3］阎洪臣. 名医奇方秘术：中国农工民主党名老中医经验汇粹（第一集）［M］. 北京：中国医药科技出版社，1991.

执笔者：闫颖　张晗　周千一

整理者：李德杏

陶健修

——津沽中医血液病专科开创者

一、名医简介

陶健修（1914~1994），女，汉族，天津市人，著名中医内科、中医妇科、中医血液病专家，主任医师。曾任天津市立中医医院、天津中医学院附属医院（今天津中医药大学第一附属医院）内科主任。精于《素问》《难经》之学，推崇《景岳全书》《血证论》《医林改错》之理，治学严谨，经验丰富，擅于内科、妇科临床，对血证进行了悉心的研究，又以治血证见长，在患者中享有盛誉，为天津知名的女中医。

执医40余载，致力于中医血液病的研究，对再生障碍性贫血及慢性粒细胞白血病治疗尤见专长，在国内医学界颇有影响。先后发表了《再障40例临床疗效观察》《补肾方药对粒系祖细胞GM—CFU作用的观察》及《六神丸治疗白血病临床观察》等文章。在妇科病方面也有研究，发表了有关治疗习惯性流产、妊娠恶阻、羊水过多、经闭及不孕症等多篇论文。

二、名医之路

陶健修出生于天津，天资聪颖，勤奋好学，家学渊源，自幼熟读古籍。20世纪20年代起，北京四大名医之一的孔伯华先生应天津病家之邀请，常来津出诊，多在春秋两季，每年来津累计半年之久，除了为天津患者解除病痛外，对天津中医药事业的发展也起到了极大的促进作用。陶健修1942年毕业于北京国医学院，在津经侯子令介绍，拜孔伯华先生为师，随其侍诊学习，颇得真传。1944年悬壶于津门，声名渐著。1954年加入天津中医门诊部，随着门诊部扩建为市立中医医院，后又改为天津中医学院附属医院、天津中医学院第一附属医院、天津中医药大学第一附属医院，陶健修未离该院半步。70年代初，陶健修主动请缨建立疑难病和罕见病较多的血液病科，为医院中西医结合血液病学事业的发展奠定了坚实的基础。

陶健修晚年与津门中医妇科名医顾小痴结为连理，二人相差4岁，在中医界，罕有夫妻均为名医者，因此，顾陶结合，成为中医界的一段佳话。

三、学术理论精粹

陶健修主要学术观点体现在她对血证的认识。

（一）热迫血行，气机逆乱

血证系指各种出血、贫血疾病，其病因很多，外邪侵袭、饮食不调、情志不畅、染疾、劳倦等均可致病。对于其病因病机，陶健修认为多为火热熏蒸，热迫血行。血证病因虽多，她根据多年临床经验认为，无论何种病因，其共同的病机为气机逆乱，火热蒸灼，迫血妄行，即气逆于脏，血溢脉道，正如唐容川指出："血证气盛火旺者，十居其八九。"

（二）血证日久，必然留瘀

陶健修认为瘀血的存在，一方面可以加重出血症状，另一方面必然妨碍气机的运行及新血的生成，因此瘀血既是血证的病因，又是出血导致的病理结果。陶健修多年潜心研究血证，尤为重视瘀血这一病理机制。

（三）虚易致瘀，瘀则益虚

陶健修还进一步指出"虚"与"瘀"的关系，认为气血贵流通而恶郁滞，气主煦之，血主濡之，血能调和于五脏、洒陈于六腑皆赖气运，气能温煦脏腑百骸皆赖血载，气血相互依附，才能循环不已。气血任何一方虚损都会造成血流不畅而郁滞，虚易致瘀，瘀则愈虚，正如张锡纯所谓：气血虚者其经络多郁滞。瘀和虚二者互为因果，若不明二者之间关系而治则会加重病情。

（四）急则治标，缓则治本

陶健修主张血证的治疗应结合病机，急则治标，如以出血为主证时，当以降逆泻火化瘀或益气活血化瘀为主。缓则治本，宜补气益血，健脾益肾。在补肾的同时，经常投以护脾气之品，体现了她在治疗血虚患者时"以肾为本，脾肾兼顾"的学术观点。

（五）以肾为本，脾肾兼顾

血证患者若出血日久，多有面色白、心悸气短等，气血两虚证患者往往以此为据，主张治疗时应以肾为本，时时顾脾。通过多年临床实践，陶健修发现血证属阴虚型患者运用滋阴补血药虽有一定疗效，但血常规却不易上升。根据阴阳转化、阴阳互根的规律，对此类患者先治以养血凉血、滋补肝肾法，使阴虚火旺症状改善，俟其转变为脾肾两虚或脾肾阳虚，再酌情加入健脾补阳药。在调节阴阳时，陶健修十分推崇张景岳"善补阳者，必于阴中求阳，则阳得阴助而生化无穷，善补阴者，必于阳中求阴，则阴得阳升而泉源不竭"的理论，对阳虚者补阳时加入滋阴药，对阴虚者滋阴时加入补阳药，通过有机配伍，补其不足，益其所损，达到扶助正气的目的。

四、临证经验

（一）血证的治疗原则

陶健修主张血证的治疗应结合病机，急则治标。如以出血为主要症状时，当以降逆泻火、化瘀或益气、活血、化瘀为主。缓则治本，宜补气益血，健脾益肾。

治疗出血等症状，陶健修常用《金匮要略》三黄泻心汤为主方。三黄泻心汤集降逆、泻火、化瘀三法于一方。泻心即泻火，泻火即止血，得利大黄一味，逆折而下，兼能破瘀除陈，使不为患，故此方被唐容川推崇为止血第一方。对于血虚、虚劳患者的瘀血证治疗，陶健修主张要协调气血关系，化瘀必须益气。如有一例再生障碍性贫血患者，经健脾益肾治疗一年后，疗效不佳，满面痤疮，舌质紫暗，脉象细涩，加入黄芪30g、当归10g、丹参20g治疗2个月而治愈。

陶健修还指出，要重用补气药，方能推血运行，而活血药用量宜轻，因其量小可活血通络，量大破血伤正，故当瘀血严重时衰其大半而止，若过用之，反而有害。陶健修临证多用丹参、鸡血藤、黄芪、红花或大黄䗪虫丸等方药，从而达到祛瘀生新、瘀祛正复的目的。唐容川强调："而一切不治之症，总由不善祛瘀之故。"

出血日久，多数患者既有面色㿠白、心悸气短等气血两虚之证，同时又有腰酸、畏寒、纳呆、便溏脾肾两虚之象，《景岳全书》说："血者，水谷之精气也，源源而来，而实生化于脾。"而肾为先天之本，主骨、生髓、藏精，精与血之间存在着互相滋生、转化的关系，肾精充足，肝有所养，血有所充，脾得以温煦，血化生有源，故有精血同源之说。若脾肾不足常导致精血两亏。由此可见脾肾在气血化生过程中的重要作用。《医宗必读》说脾肾二脏有"相赞之功能"，陶健修指出这一观点是符合实际的。陶健修在治疗血虚患者时，往往以此为据，她认为脾为坤土，肾为本元，古人在治疗血虚时虽有"补肾不如补脾"或"补脾不如补肾"之说，但多数患者常既有腰酸、畏寒、肢冷等肾阳虚衰的表现，又有纳呆、腹胀、便溏、乏力等脾虚的症状，追其原因，乃由火不暖土，土不运化，互相影响所致。故陶健修主张治疗时应"以肾为本，时时顾脾"。临床常用方剂有右归饮、左归饮等。选药有鹿茸、菟丝子、淫羊藿、枸杞子、补骨脂等，以肾论治，每每收良效。其后院内在研究补肾方药对造血祖细胞GM-CFU作用时，也用西医学方法证实了治疗血虚以肾论治是十分正确的。陶健修在补肾的同时，还常投以黄芪、白术等顾护脾气之品，这充分体现了陶健修治疗血虚患者时"以肾为本，脾肾兼顾"的学术观点。

（二）阳虚易治，阴虚难调

陶健修通过多年临床实践，观察到血证阴虚型患者，运用滋阴补血的生地黄、阿胶、龟甲胶等虽有一定疗效，但血常规却不易上升。因为阴虚生内热，热即迫血妄行，常有出血等症状，故较难调治。陶健修根据阴阳转化、阴阳互根的规律，对此类型患者，一般首先采用养血凉血、滋补肝肾法，投以归芍地黄汤、左归丸加减，使其阴虚火旺症状改善，俟其逐步转变为脾肾两虚型或者为脾肾阳虚型，再酌情加入健脾温药，并减少滋阴药物的使用。陶健修在调节阴阳时，十分推崇张景岳之"善补阳者，必于阴中求阳，则阳得阴助而生化无穷，善补阴者，必于阳中求阴，则阴得阳升而泉源不竭"的理论，对阳虚患者在补阳时佐以滋阴药，而对阴虚患者在滋阴时佐以补阳药，通过滋阴药与补阳药有机配伍，补其不足，益其所损，达到扶助正气的目的。对脾肾两虚或脾肾阳虚的患者，陶健修不选用附子、肉桂等温燥之品，以防其动血、耗血之弊，常选用人参、鹿茸、鹿角胶、黄芪等。每周一只鲜胎盘炖服，疗效尤佳。陶健修认为，阳生则阴长，气旺血自生。通过上述治疗，不仅可使其症状缓解，而且骨髓功能和血常规均易得到改善。她指出，这些类型的患者较少合并出血和发热，即所谓阳虚易治，为顺为轻。而临床常见的一些复发性患者，多是由阳虚转为阴虚，如治疗不当，再一味应用补肾方药，则会加重病情，其预后为逆为重而多变。

（三）勇于创新，善用古方

陶健修勇于创新，大胆活用古方。在治疗阵发性睡眠性血红蛋白尿时，采用《内经》中治疗血枯证的乌贼骨丸。《素问·腹中论篇》言："帝曰，有病胸胁支满者，妨于食，病至则先闻腥臊臭，出清液，先唾血，四肢清，目眩，时时前后血，病名为何？何以得之？岐伯曰，病名血枯。此得之年少时，有所大脱血，若醉入房中，气竭肝伤，故月事衰少不来也。帝曰，治之奈何？复以何术？岐伯曰，以四乌鲗骨一蘆茹，二物并合之，丸以雀卵，大如小豆，以五丸为后饭，饮以鲍鱼汁，利肠中及伤肝也。"文中乌鲗骨即乌贼骨，气味咸温下行，蘆茹即茜草，气味甘寒，能止血治崩，又能和血通经，麻雀卵气味甘温，能补益精血，治便溺补利，鲍鱼气味辛温，能通血脉益阴气，故该方具有补养精气、活血通经作用，煮汁服之治女子血闭。陶健修根据中医学经典论述，古为今用，以该方治疗西医学无法根治的阵发性睡眠性血红蛋白尿取得了满意的效果。

（四）说案论病

验案举隅 1：健脾温肾法治疗再生障碍性贫血

李某，男，20 岁，工人。1971 年 7 月 21 日初诊。

主诉：乏力、腰膝酸软 8 个月。

现病史：患者面色㿠白，唇舌色淡，心悸气短，神倦乏力，畏寒肢冷，食少便溏，腰膝酸软 8 个月前来就诊。

刻下症：皮肤苍白，心肺未见异常，肝脾未触及，浅表淋巴结不肿大，颜面及下肢浮肿。舌淡，苔薄白，脉沉细无力。

辅助检查：血常规检查示血红蛋白 60g/L（6g%），红细胞 1.99×10^{12}/L（1.99×10^6/mm³），白细胞 3.5×10^9/L（3500/mm³），血小板 24×10^9/L（2.4×10^4/mm³）。做骨髓细胞学检查符合再生障碍性贫血。

西医诊断：再生障碍性贫血。

中医诊断：虚劳（脾肾阳虚）。

治法：健脾温肾，气血双补。

处方：右归丸、归脾丸、圣愈汤化裁。红参 15g，黄芪 30g，当归 30g，远志 10g，柏子仁 15g，龙眼肉 30g，熟地黄 30g，杭芍 15g，龟甲胶（后下）30g，丹参 30g，川芎 12g，陈皮 10g，川断 15g，紫河车 18g。贫血严重时加鹿茸、阿胶、鹿角胶；白细胞低时加鸡血藤、穿山甲；出血时加仙鹤草、白及、三七末、墨旱莲等。

守方加减治疗 6 个月未再输血，自觉症状逐渐好转，血常规亦明显改善，于 1972 年 1 月 31 日查血常规，血红蛋白 133g/L（13.3g%），红细胞 4.8×10^{12}/L（4.8×10^6/mm³），白细胞 5.6×10^9/L（5600/mm³），血小板 100×10^9/L（10×10^4/mm³）。复查骨髓，提示正常，达到治愈标准。

按语： 陶健修认为再生障碍性贫血属中医学"内伤血虚""虚劳"等范畴，与心、肝、脾、肾四脏有关，尤以脾、肾为重要。本例患者辨证为脾肾阳虚证，用健脾温肾法取得疗效。在治疗中，初步体会到鹿茸、红参、黄芪、阿胶、鹿角胶、熟地黄、紫河车等都有恢复造血功能的作用，其中以鹿茸、红参为最佳。

验案举隅 2： 滋补肝肾法治疗再生障碍性贫血

史某，女，24 岁，工人。1975 年 10 月 24 日初诊。

主诉：头晕目眩、腰膝酸软半年。

现病史：患者半年来头晕目眩，腰膝酸软，两颊潮红，咽喉干痛，低热盗汗，五心烦热，月经过多，鼻衄，齿衄。查体见全身皮肤苍白，满布出血点，心率 108 次/分钟，心前区可闻及 2 级以上吹风样杂音，肝脾未及，淋巴结不大。

刻下症：头晕目眩，腰膝酸软，两颊潮红，咽喉干痛，低热盗汗，五心烦热，月经过多，鼻衄齿衄，舌质红，少苔，脉细数。

辅助检查：血常规检查示血红蛋白 70g/L（7g%），红细胞 2.39×10^{12}/L（2.39×10^6/mm³），白细胞 3×10^9/L（3000/mm³），血小板 100×10^9/L（10×10^4/mm³），曾做骨髓细胞学检查，诊断为再生障碍性贫血。

西医诊断：再生障碍性贫血。

中医诊断：虚劳，血证（肝肾阴虚）。

治法：滋补肝肾，益气养阴。

处方：野党参 15g，生地黄、熟地黄各 15g，当归 15g，阿胶（后下）30g，女贞子 15g，墨旱莲 30g，白及 30g，仙鹤草 30g，鹿角胶（后下）30g。

守上方治疗 2 个月后，皮肤及月经出血明显减轻，舌淡红少苔，脉细数，查血常规提示血红蛋白 95g/L（9.5g%），红细胞 2.63×10^{12}/L（2.63×10^6/mm³），白细胞 2.9×10^9/L（2900/mm³），血小板 26×10^9/L（2.6×10^6/mm³）。原方加入菟丝子 30g，紫河车 30g，黄芪 15g。

1976 年 2 月 3 日复诊：自觉心悸气短、五心烦热、低热盗汗等症消失，面色红润，舌淡红，苔薄白，脉沉细，查血常规示血红蛋白 115g/L（11.5g%），红细胞 2.87×10^{12}/L（2.87×10^6/mm³），白细胞 3.55×10^9/L（3550/mm³），血小板 18×10^9/L（4.8×10^4/mm³）。原方加入白参 10g 继续服用。

1976 年 3 月 17 日复诊：头晕目眩、腰膝酸软明显好转，脉沉细，舌红，苔薄白，查血常规示血红蛋白 120g/L（12g%），红细胞 2.92×10^{12}/L（2.92×10^6/mm³），白细胞

$5.2 \times 10^9/L$（5200/mm³），血小板 $64 \times 10^9/L$（6.4×10^4/mm³）。继服原方以巩固疗效。

患者长期效果良好，后恢复工作。

按语：陶健修认为，本案再生障碍性贫血不同于前一个医案，属于肝肾阴虚，有明显的五心烦热、低热盗汗、鼻衄齿衄，应以滋补肝肾、养阴止血为主，待阴虚症状好转，逐步加入温肾补气药物而取得疗效。

前一医案与本案均属"虚劳"，审因求治，均取得显效，体现了同病异治的灵活运用。

验案举隅3：健脾益气法治疗缺铁性贫血

宋某，女，26岁。1974年3月20日初诊。

主诉：头晕心悸、面色苍白10余日。

现病史：自述食后呕吐痰涎清水，胸闷，不欲进食，头晕心悸，面色苍白10余日。因频繁呕吐不能服用铁剂而请陶健修会诊。

刻下症：面色萎黄，神疲乏力，头晕心悸，自述食后呕吐痰涎清水，胸闷，不欲进食，纳少腹胀，舌质淡，苔薄腻，脉滑。

辅助检查：血常规示血红蛋白81g/L（8.1g%），红细胞 $4.18 \times 10^{12}/L$（4.18×10^6/mm³），白细胞 $4.15 \times 10^9/L$（4150/mm³），血小板 $12 \times 10^9/L$（1.2×10^4/mm³）。血涂片示小细胞低色素缺铁性贫血。

西医诊断：缺铁性贫血。

中医诊断：血虚，萎黄（脾气虚弱，痰饮内阻）。

治法：健脾益气，和胃降逆。

处方：陈皮10g，法半夏10g，云苓10g，川朴10g，炒莱菔子10g，草豆蔻10g，生姜3g，六一散10g，藿香10g，马尾连10g，神曲10g。

1974年3月29日复诊：服药1周后，呕吐症状减轻，舌质淡，苔薄白，脉沉细，处方为陈皮10g，法半夏10g，野党参15g，当归15g，炒枳壳10g，云苓15g，甘草6g，草豆蔻6g，马尾连6g，神曲10g，藿香3g。

1974年4月5日复诊：月经来潮量多，呕吐已止，诊其脉沉细，舌红，苔黄，拟养血固经之法，处方为桑寄生15g，阿胶珠（后下）15g，生地黄15g，熟地黄15g，杭芍12g，仙鹤草30g，樗皮炭10g。

1974年4月12日复诊：服上方7剂后，月经量明显减少，呕吐已止。唯感心悸纳呆，脉象沉细，舌红，苔薄黄，拟健脾益气养心为法，处方为瓜蒌12g，薤白10g，郁金10g，沙参30g，远志10g，陈皮10g，半夏10g，云苓10g，杭芍10g，甘草3g，焦稻芽15g。

1974年4月16日复诊：2周来未见呕吐，血红蛋白上升至110g/L（11g%），面色红润，心悸气短明显减轻，脉沉细，舌红，苔薄黄，继用前法调理善后，处方为陈皮10g，半夏10g，云苓10g，甘草3g，炒枳壳10g，马尾连6g，藿香10g，川朴10g，川楝子10g，焦稻芽 30g，焦神曲 10g，沉香曲 10g。

按语： 缺铁性贫血是体内贮存铁缺乏，影响血红蛋白合成所引起的贫血，是最常见的类型，但很多患者服用铁剂后有明显的胃肠道反应。陶健修对该病的治疗具有丰富的临床经验，认为缺铁性贫血属于"血虚""萎黄"范畴，与脾胃虚弱、饮食不节及虫积有关。本例系由血液生化之源不足，加之月经过多而致，经健脾益气、和胃降逆、养血止血法治疗而奏效。

验案举隅 4： 凉血止血法治疗血小板减少性紫癜

李某，男，5 岁。1983 年 4 月 5 日初诊。

主诉： 全身皮肤紫癜 3 天，鼻衄 1 天。

现病史： 患者于 3 天前周身出现散在紫斑，逐渐增多，伴有头晕心悸，纳少乏力，便溏色黑，查体可见鼻腔有血痂，口腔两颊部有紫红色血疱，面、颈、胸及四肢均有大小不等的紫斑和出血点，肝大，肋下 1cm。

刻下症： 乏力，头晕心悸，周身散在紫斑，纳少，便溏色黑，舌红，有血疱，脉滑数。

辅助检查： 急查血常规示血红蛋白 110g/L（11g%），白细胞 10.4×10^9/L（10400/mm³），血小板 12×10^9/L（1.2×10^4/mm³）。出血时间 10 秒以上，凝血时间 21 秒，做骨髓检查诊断为急性血小板减少性紫癜。

西医诊断： 急性血小板减少性紫癜。

中医诊断： 肌衄（热入营分，迫血妄行）。

治法： 清热凉血，滋阴降火。

处方： 生地黄 30g，羚羊粉（冲服）1.5g，玄参 15g，龟甲（先煎）20g，杭芍 20g，女贞子 10g，墨旱莲 15g，知母 15g，生侧柏叶 15g，连翘 15g，藕节 20g，

服药 4 天后，全身皮肤紫斑明显减少，鼻衄停止，舌红苔少，脉滑数，拟原方加牡丹皮 15g，麦冬 15g。

再服 7 剂后，全身皮肤紫斑明显减少，鼻衄停止，舌红苔少，脉滑数，查血小板 110g/L（11g%），白细胞 9×10^9/L（9000/mm³），血小板 50×10^9/L（5×10^4/mm³），拟方如下：生地黄 15g，牡丹皮 15g，杭芍 10g，连翘 15g，阿胶（后下）10g，女贞子 15g，墨旱莲 30g，槐花 15g，茜草 15g。

再服 20 余剂，周身紫斑消失，查血红蛋白 120g/L（12g%），白细胞 7.8×10^9/L（7800/mm³），血小板 110×10^9/L（11×10^4/mm³）。舌红苔薄白，脉滑数。血常规正常，效果显著。

按语： 陶健修认为急性血小板减少性紫癜属中医学"肌衄""发斑"之范畴。温邪入内或阳明胃热炽盛，皆可化火动血，灼伤络脉，故而发病。陶健修根据临床见证，以养阴凉血为主要治则，使用的方剂有犀角地黄汤、清营汤、化斑汤等。主张养阴与凉血药物的配伍，须根据不同的阶段、不同的病情而有所侧重，一般来说，初期当以凉血清热

为主，后期则须时时护阴，不可固守一法一方。

验案举隅5：健脾利湿兼以培补气血法治疗阵发性睡眠性血红蛋白尿

卢某，女，30岁，干部。1974年1月12日初诊。

主诉：乏力、小便黄赤5年，加重1个月。

现病史：因心悸气短，倦怠乏力，身目色黄晦暗，小便黄赤5年，近月来诸症加重而就医。1970年在血液病研究所曾做骨髓及溶血试验，骨髓报告符合溶血性贫血，酸化血清溶血试验阳性，诊断为阵发性睡眠性血红蛋白尿。经激素治疗后曾好转，近1个月来因劳累而加重。

刻下症：心悸气短，倦怠乏力，身目色黄晦暗，小便黄赤，舌质淡，苔腻，脉沉迟。

辅助检查：血常规示血红蛋白80g/L（8g%），白细胞7.4×10^9/L（7400/mm³），血小板20×10^9/L（2×10^4/mm³），网织红细胞比例0.121（12.1%），血胆红素66.86μmol/L（3.91mg%），血黄疸指数35单位。酸化血清试验仍为阳性，经复查骨髓符合阵发性睡眠性血红蛋白尿诊断。

西医诊断：阵发性睡眠性血红蛋白尿。

中医诊断：黄疸（阴黄湿阻）。

治法：健脾利湿，兼以培补气血。

处方：生黄芪30g，茵陈30g，野党参30g，败酱草30g，忍冬藤15g，白及30g，15g，白术15g，何首乌15g，乌贼骨30g，仙鹤草30g，生地黄、熟地黄各15g，茜草20g，伏龙肝240g。

在此方基础上辨证加减治疗3个月后，黄疸消失，诸症俱减，复查血红蛋白128g/L（12.8g%），白细胞7.8×10^9/L（7800/mm³），血小板184×10^9/L（18.4×10^4/mm³），网织红细胞比例0.018（1.8%），血胆红素微量，而黄疸指数6单位，恢复工作，并继服原方治疗。

1976年2月4日复查，血常规完全正常，网织红细胞比例0.014（1.4%），面色红润，无黄疸，脉沉，舌淡红，苔微腻，继投上方加减：茵陈30g，白术30g，茯苓15g，黄芪15g，党参15g，当归15g，乌贼骨30g，茜草20g，

患者一直坚持8小时工作，后结婚，足月顺产一胎，仍用上方调理善后。

按语：阵发性睡眠性血红蛋白尿是一种由红细胞本身异常所致的慢性血管内溶血性疾患，中医学对此病无专篇论述。根据其巩膜黄染、尿色深褐、心悸气短、腰膝酸软等症，陶健修认为可分属于中医学"黄疸""尿血""虚劳"等范畴。

《金匮要略》说："黄家所得，从湿得之。"《景岳全书》说："阳黄证多以脾湿不流，都热所致，必须清火邪，利小水，火清则尿自清，尿清则黄自退。阴黄证，多由内伤不足，不可以黄为意，专用清利，但宜调补心脾肾之虚，以培血气，血气复则黄必尽退。"阵发性睡眠性血红蛋白尿患者在发病过程中有黄疸出现，急性发作时，黄疸明显，且伴

有湿热之象，如发热尿赤，食少恶心，倦怠乏力，脉滑数，苔厚腻，当属阳黄，治宜清热利湿。阳黄迁延日久，脾胃虚弱，气血不足，而致阴黄，当以健脾利湿为主，佐以培养气血。此例患者陶健修采用《内经》乌贼骨丸，辅以健脾利湿、培补气血而获效。

五、学术传承

陶健修作为天津中医药大学第一附属医院血液科创始人，为天津中医血液界的人才培养工作做出了重要贡献，尤其自 1972 年组建血液科以来，培养了戴锡孟、杨学爽、杨文华等多名中医血液学名家，为天津市中医血液学的学科发展奠定了坚实基础。

戴锡孟：血液科第二代传承专家戴锡孟，1962 年毕业于天津中医学院（今天津中医药大学）。5 年的中医专业学习，使她初步奠定了中医理论及临床基础。同年在天津中医学院第一附属医院妇科任住院医师，师从津门妇科名医顾小痴，随师查房侍诊。顾小痴从医数十载，中医经典理论造诣颇深，尤擅长妇科，对经前诸证，提出"脏腑先虚，冲脉气盛，虚邪易发"的病理机制，对先兆流产、不孕症、产后诸症及更年期综合征遣方用药均有独到之处。在随师临床实践中，戴锡孟学验渐丰。在妇科工作期间，常常碰到贫血、血小板减少等血液病患者，以中医药辨证治疗，疗效显著，遂对血液病比较关注。

1969 年调往内科，任内科副主任，师从陶健修主任潜心学习中医治疗血液病经验，并得到阮士怡、张翰卿、邱绍卿、柴彭年、王云翮等名医的悉心指导，奠定了良好的内科临床基础。1973 年始至 1974 年，利用一年半时间在天津市第一中心医院参加天津市第一届主治医师进修班，进修西医内科，特别是血液病学科，曾先后得到张久山、王金达、曹会觅及天津市血液病研究所杨崇礼、杨天楹、陈文捷、储榆林等著名专家的直接传授与指导，在中西医结合治疗血液病临床及科研方面打下了较为坚实的基础。

20 世纪 70 年代初，天津中医学院第一附属医院建立了天津市第一个中医血液病专科，设专门血液科病床，并组建了血液病实验室，开展对血液病的临床及科研工作，主攻再生障碍性贫血及白血病。在国内较早提出"肾虚是再障发病的关键，补肾是治疗再障的根本"，创立"补肾活血法"治疗慢性再生障碍性贫血，取得了显著疗效，并在免疫学、遗传学、分子生物学等方面进行了实验研究。在白血病研究方面，确立了"清热解毒，活血化瘀"的治疗大法，在全国第一个应用中药六神丸和梅花点舌丹治疗急慢性白血病，取得了可喜疗效。并在此基础上进行实验研究，两项研究均获天津市科技进步二等奖。多年来主持和参与国家自然科学基金项目三项，省部级课题十余项，获天津市科技进步二等奖两项，国家三等奖一项。戴锡孟对血液系统疾病研究近 40 年，1991 年被天津市政府授予"中医血液病专家"称号，2011 年被评为"天津市名医"。

戴锡孟系统学习中西医学知识，刻苦钻研中医，始终坚持以中医为本，西为中用，师从陶健修潜心学习中医治疗血液病经验，在中医治疗血液病方面成绩斐然。

1. 提出"五脏虚损以肾为主，补肾是治疗再障基本大法"

戴锡孟认为虚损是以脏腑元气亏损，精血不足，久虚不复为主要病理过程，以五脏虚证为主要表现的一类慢性虚衰性病证之总称。常因先天不足，后天失养，邪毒外袭，诸病误治失治，而使元气亏损，精血虚少，脏腑功能衰退，气血生化不足所致。其临床表现错综复杂，又有诸如虚、损、劳、极等轻重程度不同，但总以诸虚不足、病势缠绵为其特点。

戴锡孟认为对于再生障碍性贫血（再障）而言，虽有气血两虚的证候，但这仅是疾病的表象，其本质则是与造血有关的心、脾、肝、肾有关，而其中肾又是起主导作用的脏腑。因肾主骨，生髓，主藏精，血为精所化也，即精血同源。《素问·上古天真论篇》云："肾者主水，受五脏六腑之精而藏之。"肾所藏精气包括"先天之精"和"后天之精"，来源虽然有异，但同归于肾，以促进机体的生长、发育，是机体生命活动的根本。肾之精气概括为肾阴和肾阳两个方面。肾阴对机体各个脏腑组织器官起着滋养、濡润作用。肾阳对机体脏腑组织器官起着推动温煦作用。两者之间相互制约、相互依存、相互为用，维护着各脏腑阴阳的相对平衡，当肾阴阳失调时，必然导致各脏腑阴阳失调，出现一系列病证。所以说，人的气血、脏腑、阴阳之虚皆源于肾阴阳之虚。

2. 以"阳虚易治，阴虚难调"理论指导治疗再生障碍性贫血

中医历来认为"阳虚易治，阴虚难调"。此中难和易是相对而言的。阳虚多为功能衰减，阴虚多为精血不足。应用温阳补肾之剂，临床上见效快，功能恢复较好，而用滋阴补益精血之法，见效慢，疗程长，因阴精等有形物质的充盛需要较长时间才能恢复。具体到肾阴与肾阳则是矛盾的对立统一体，即"无阳则阴无以生，无阴则阳无以长"，"阴以阳为主，阳以阴为根"，"阴损可及阳，阳损可及阴"。由此可见肾阴与肾阳在生理上相互依存，在病理上又常相互影响、相互转化。这一理论对指导再障辨证分型、预测疾病转机和治疗用药的把握上有着十分重要的意义。上述观点对于慢性再障而言具有三方面的意义：第一，是临床辨证分型表现出阳虚与阴虚证情轻重的差异。其中脾肾阳虚型病情最轻，贫血较轻，发热及出血倾向不明显，血常规及骨髓象显示造血功能受损较轻；肝肾阴虚型病情最重，贫血严重，发热及出血倾向明显，血常规及骨髓象显示造血功能受损严重；肾阴阳两虚型则介于两者之间。治疗不当其传化顺序为：脾肾阳虚→肾阴阳两虚→肝肾阴虚，病情由轻变重，如治疗得当则病情就会由重转轻，由肝肾阴虚→肾阴阳两虚→脾肾阳虚。第二，是治疗方面。肾阳虚型以补肾阳为主治疗，不但临床症状明显减轻，而且血常规及骨髓象也明显好转；肾阴型以补肾阴为主治疗，虽然临床症状有所减轻，但是血常规和骨髓象改善不明显。近年来不少学者就中医辨证分型和现代医学客观指标的内在联系，深化研究其物质基础，做了大量实验研究工作，证实造血干细胞损伤、免疫机制异常、造血调控因子与再障的辨证分型密切相关。大量实验表明肾阳虚型损伤最轻，肾阴阳两虚型次之，肾阴型损伤最重，由此也验证了中医"阳虚易治，阴虚难调"的理论。第三，是阴阳的转化。在临床治疗中不能因为温补肾阳方药治疗再障在改善症状以及血常规、骨髓造血指标效果好，就不加以辨证而一律应用补阳药。如阴虚阳亢，症见五心烦热、口燥咽干者，若妄投温补肾阳之剂，则会使病情加剧，诱发或使出血倾向更加明显，此时应本着"阳虚易治，阴虚难调"的观点及阴阳转化的规律，注重调节阴阳，使难调转化为易治。先以滋阴补肾、凉血之法，待阴虚阳亢症状显著好转时，逐步加大温补肾阳药，减少滋阴药，使补阴和补阳比例逐渐转化，以阴中求阳，达到阴阳平衡，从而将难调转化为易治，取得良好疗效。而脾肾阳虚型应用温补肾阳药取得疗效时，也应少加滋阴补肾药，以阳中求阴，而使疗效巩固。正如张介宾所说："善补阳者，必于阴中求阳，则阳得阴助而生化无穷；善补阴者，必于阳中求阴，则阴得阳升而泉源不竭。"

3. 重视血瘀证与活血化瘀法在血液病治疗中的意义

瘀血是指血行缓慢，阻滞不畅，或溢于脉外，或积于体内，而失去正常生理功能的血液。在临床上，血瘀可导致诸多证候群，如疼痛拒按，刺痛，按之有块，痛处固定不移；诸多部位出血，其色暗黑，肝、脾、淋巴结肿大，皮下结节，口渴，但欲漱水而不欲咽；发热恶寒，寒热如疟，或骨蒸劳热；肌肤甲错，面色及两目暗黑，口唇、指甲青紫；舌质暗紫，舌上瘀斑；脉象沉细、涩或结代等。

血瘀证与血液病关系非常密切，如再生障碍性贫血患者常皮肤黏膜有瘀斑，结合骨髓中脂肪组织增多、微循环障碍等病理现象，考虑是有瘀血存在；白血病患者常见肝、脾肿大（癥积）、淋巴结肿大、胸骨压痛或骨痛、面色黧黑、舌质紫暗或有瘀斑等血瘀证；真性红细胞增多症患者常见周身皮肤和黏膜显著红紫以及眩晕、目赤、脾肿大等典型的全身性血瘀证，而骨髓多能干细胞异常增殖，则是其血瘀证的实质。慢性粒细胞白血病、骨髓纤维化常以巨脾为主要特征等。西医学血液病实验中的微循环障碍、血液流变学异常、血流动力学改变，以及骨髓微环境免疫损伤等，均属中医血瘀证范畴。

血瘀证治以活血化瘀法。活血化瘀法具有祛除瘀滞、调畅血脉、疏通经络的作用，在血液病中可单独使用，而更多的是结合行气、益气、温阳、滋阴、清热、软坚、化痰等法联合应用，同时要根据主症兼症、标本缓急、病因病机的不同，辨证论治才能提高疗效。

活血化瘀药物又分和血、活血、破血三类。和血指具有养血和血作用者，作用缓和而有补益作用，血瘀证较缓者用之，常用药物如当归、生地黄、赤芍、丹参、鸡血藤等；活血指具有行血祛瘀作用者，其作用居中，血瘀证明显者用之，常用药物如川芎、桃仁、红花、苏木、泽兰、益母草、蒲黄、五灵脂、乳香、没药、延胡索、三七等。破血指具有攻逐血瘀、破血消癥作用者，其作用较峻烈，多用于血瘀证严重而出现癥瘕积聚者，常用药物如三棱、莪术、穿山甲、水蛭、土鳖虫、蟅虫、干漆等。应用活血化瘀法治疗血液病时，还应注意预防或减少其不良反应，如出血倾向、胃肠道反应、皮肤过敏、高血压、水肿等。预防或减少不法反应，其方一是要在辨病与辨证相结合的指导原则下合理用药；二是用药从小剂量开始，逐渐增加，而不能过猛过峻，以免徒伤正气；

三是适时配合和胃、利湿、平肝、祛风等药，以利于消除和减轻其不良反应。

4. 提出"热毒所发，血不得宁"之观点

热毒既是病因，又是发病机制，也是疾病证型之一，热毒之邪和血液病的发病、病理及疾病结果密不可分。热毒之邪含义比较广泛，是指外感六淫与邪毒（如农药、苯、放射性物质等）、内伤七情、饮食不节、起居失调致蕴热生火。根据在气分、血分、脏腑之别，热有实热、虚热之分，因此治法有清气分热、清营凉血、清热解毒、清脏腑热、清虚热等 5 类。

在应用清热剂时应注意：①要辨别里热所在部位。热在气分而治血则必将引邪深入，热在血分而治气则无济于事。②要辨别热证虚实。屡用泻火剂而热仍不退者，当改用甘寒滋阴清热之法，使阴复则热自退。③要辨别热证真假。若真寒假热，不可误投寒凉之品。④使用寒凉之剂要注意顾护脾胃，以防苦寒伤胃，必要时应配伍醒脾和胃药物，大剂苦寒中病即止，不可久服。

杨学爽：血液科第三代传承专家，生于 1940 年，天津市人。1962 年毕业于河北大学，毕业后在中国医学科学院血液病医院血液内科工作，1976 年调入天津中医学院第一附属医院血液内科，致力于中西医结合治疗血液病的医疗、教学、科研、工作。主要学术成就如下。

师承陶健修，在 40 余年中西医结合治疗血液病过程中，认真钻研中医经典著作《内经》《伤寒论》《金匮要略》《景岳全书》《血证论》《医林改错》及近代医家论著。经过多年临床实践，总结出治疗再生障碍性贫血以补益脾、肝、肾为其治疗大法，治疗各种贫血（缺铁性贫血、再生障碍性贫血、溶血性贫血）、高黏滞综合征颇有专长，治疗真性红细胞增多症、骨髓纤维化、白血病及各种出血、血小板减少性紫癜、原发性血小板增多症、骨髓增生异常综合征等疗效显著。

多年来，不断总结研究，发表专业论文 28 篇，如《补血丸治疗缺铁性贫血临床及实验研究》《大黄止血灵治疗鼻出血临床及实验研究》《六神丸治疗白血病临床及实验研究》《梅花点舌丹治疗白血病及实验研究》《清肝化瘀法治疗真性红细胞增多症》《补肾活血解毒法治疗老年性贫血临床及实验研究》《单味中药对小鼠造血干细胞作用观察》《清热解毒化湿法治疗过敏性紫癜》等。论著主要有《津门医粹》，参与陶健修临床经验部分及《中医纲目》部分章节的撰写。通过临床研究观察，自制"贫血丸 1 号""贫血丸 2 号"经实验证实有刺激骨髓造血干细胞作用，优于很多现用治疗再生障碍性贫血药物，该项研究荣获天津市科技进步二等奖。在攻克白血病的道路上，先后参加《六神丸治疗白血病临床及实验研究》《梅花点舌丹治疗白血病及实验研究》《清肝化瘀法治疗白血病》，获得天津市科技进步二等奖。自制"补铁丸"以及"和胃补血法"治疗缺铁性贫血，"清肝化瘀法治疗真性红细胞增多症"，取得满意疗效。

杨文华：血液科第四代传承专家，1974 年毕业于天津市卫生学校，1988 年毕业于天津中医学院（今天津中医药大学），曾任天津中医药大学第一附属医院血液科主任，

主任医师，教授，博士研究生导师，天津市名中医，第七批全国老中医药专家学术经验继承工作指导老师，天津市名中医传承工作室导师，天津市中医药专家学术继承工作指导老师，国家中医药管理局重点专科、学科学术带头人，国家自然科学基金奖评审专家，国家科学技术奖励及多项科技奖评审专家，国家中医临床血液病基地特聘教授、专家组成员，天津市老年科协特聘教授。50余年的从医历程中，杨文华始终得到中西医血液学前辈的关怀与指导，通过严谨认真、持之以恒的临床实践，学术水平不断提高，成为在党培养下始终坚守中医岗位的卓越的临床医师，古稀之年仍在学习血液学的新进展，在学术上永葆青春活力。在她的言传身教下，她独立培养的硕士、博士研究生50余人遍布天南海北，成为我国血液科的医疗骨干力量。

史哲新：血液科第五代传承专家史哲新，医学博士，教授，主任医师，博士研究生导师，天津市名中医，国家中医药管理局第三批全国优秀中医临床人才研修项目培养对象。天津市中西医结合学会血液学分会主任委员，中华中医药学会血液病专业委员会副主任委员，中国中西医结合学会血液病专业委员会白血病工作组组长，世界中医药联合会血液学专业委员会副会长，中国民族医药学会血液学专业委员会常务理事，天津医师协会血液肿瘤专业委员会常务委员，天津市中医药学会内科专业委员会常务委员，中国医药教育协会血液学专业委员会委员，天津抗癌协会血液肿瘤专业委员会委员，主持参与国家及省部级课题10余项，获得中国中西医结合学会科技进步奖二等奖1项，天津市科技进步奖2项。发表核心期刊论文90余篇，其中SCI收录2篇。从事中西医结合治疗血液病临床及科研工作20余年，对各类血液病的治疗积累了丰富的经验，尤其是在六神丸逆转白血病细胞多药耐药及益气养阴中药治疗微小残留白血病的临床及实验研究中取得了一定的成就。

杨向东：血液科第六代传承专家杨向东，主任医师，教授，硕士研究生导师。国家中医药管理局第五批全国优秀中医临床人才研修项目培养对象，第七批全国老中医药专家学术经验继承人，天津市中医药专家学术经验继承人，天津市名中医工作室学术继承人，天津市高校"优秀青年教师资助计划"人选，天津市第十批对口支援甘肃驻派人员。中国民族医药学会血液病分会副会长，中国中西医结合学会血液学专业委员会青年副主任委员，中华中医药学会血液病专业委员会常务委员，京津冀中西医结合血液病联盟常务理事，天津市中西医结合学会血液学专业委员会副主任委员，天津市医疗健康委员会血液病防治专业委员会副主任委员，天津市输血协会临床输血工作委员会委员。从事中西医结合治疗血液病临床及科研工作近20年，对各类血液病的治疗积累了丰富的经验，尤其对于白血病个体化中医诊疗体系构建，"补肾解毒通络法（正髓丸）"修复骨髓损伤、防治复发，"子午时相"辨证慢性再生障碍性贫血，"调气和血"法辨治原发免疫性血小板减少症等方面，提出创新性观点，并取得了明确的临床疗效，得到广大患者一致认可。

天津中医药大学第一附属医院血液科传承图谱：

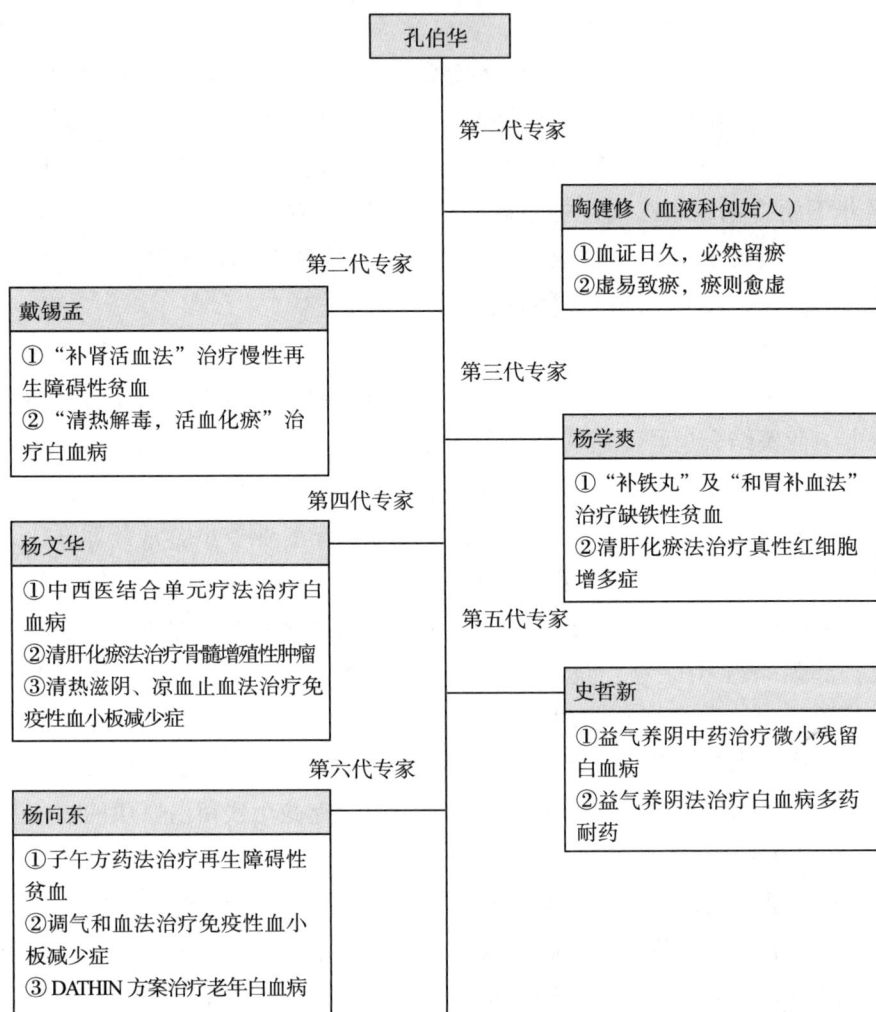

参考文献

[1] 杨学爽，范宝印，陶健修. "止血灵"治疗鼻衄40例临床观察 [J]. 天津中医，1987（6）：16-17.

[2] 戴锡孟，杨学爽，陶健修，等. 补肾方药对小鼠骨髓粒系造血祖细胞作用的观察 [J]. 天津中医学院第一附属医院院刊，1984（Z1）：12-14.

[3] 戴锡孟，杨学爽，陶健修，等. 补血丸与八种治疗再生障碍性贫血药物对粒系祖细胞（GM-CFU）作用的比较 [J]. 中华血液学杂志，1987，8（10）：613.

执笔者：张伟锋

整理者：曾丽蓉

资料提供者：戴锡孟　杨文华　史哲新　杨向东　王兴丽　郝　征

陈芝圃

——行医济世，誉满津门

一、名医简介

陈芝圃（1915~1980），字润生，中共党员，河北省交河县人，教授，主任医师，中医儿科学专家。曾任天津市中医医院（今天津中医药大学第一附属医院）儿科主任、儿科教研室主任等职。

陈芝圃出身于中医世家，生性颖悟，勤奋好学。其父陈海春常年行医乡里，治病活人，颇有口碑。他耳濡目染，加之自己博览群书，采学专长，既久而学渊广识，精于医理。1942年考取中医师资格，1950年参加天津市传染病预防训练班学习并结业，1953年参加天津市中医进修学校的学习并毕业，1954年怀着一颗对党的感恩之心，积极参加天津中医门诊部（今天津中医药大学第一附属医院）的工作。陈芝圃治疗小儿外感热病，擅用清凉，以祛邪为主；治疗小儿内伤诸疾，注重顾护后天脾胃。临证敢于非前人之固步，在实践中不断创新，善用经方化裁，又约方简药，创制新方。陈芝圃勤于诊务，临证审慎细致，精心诊察，辨证精当，条分缕析，制方严谨，遣药得当，对不少儿科疑难重症每多灼见。业医儿科辛勤耕耘近五十载，多次被评为市级、局级、院级先进工作者和优秀共产党员，饮誉津门，深受患者的敬重与爱戴。

二、名医之路

（一）幼承家学，心诚志远

陈芝圃出身中医世家，生性颖悟，勤奋好学。其父陈海春常年行医乡里，他耳濡目染，自幼便对中医产生了浓厚的兴趣，立志杏林。自18岁开始从父学医，昼随父习医侍诊，夜则灯下攻读，遵从古训，博览群书，上溯《灵》《素》，继读各家学说及宋明以来儿科专著。勤学既久，学识渐进，援古征今，深得真诠，施之临床，颇多获效，时起沉疴，对儿科疾病尤为擅长。

（二）潜心医道，德艺双修

陈芝圃于1942年考取中医师资格，并在天津市挂牌行医。日常接诊患儿一丝不苟，在临证诊察中，既重视中医学基本诊查之望、闻、问、切四诊合参之法，又不排斥西医学的相关检查，强调辨证施治是中医学之精华所在，而治病求本则是中医辨证施治的根本原则。每诊一病都要溯本求源，反复推敲，细心诊察，谨慎用药。遇疗效不著时，定深究其理，查阅经典，参阅诸家论述，细研前人治验，必解患儿之病而后已。遇疑难重症患儿，他常要其家人留下住址，曾多次乘着月色登门探访，了解患儿药后的效果及病情的转机，使病家深为感动。

陈芝圃敬重同仁，虚心好学，与当时的名医宋向元、侯云蓬、李少川、任宝成等同道经常在一起交流诊病心得，探讨临证遇到的疑难问题。治学广撷博采，主张学以致用，从不懈怠。精研医术，与同仁一起，就小儿麻痹症、流行性乙型脑炎、传染性肝炎、肾炎及营养不良性贫血进行密切的临床观察，并完成了多篇学术论著。

陈芝圃注重实践，勇于探索。如得知北站外一个南药店新到了一味草药，治疗小儿百日咳有奇效，他不顾年迈、路远，买来此药亲自品尝，了解药味，摸索用药的剂量。这种对患者极端负责任的精神为同道所称颂。

（三）悬壶济世，饮誉津门

陈芝圃秉性耿直，为人忠厚，始终铭记家训"医以济世为本"，治病不问贫富亲疏，一视同仁，救人亦不顾昼夜寒暑，有求必应。他精通医理，疗效显著而医名渐著。

陈芝圃 1950 年参加天津市传染病预防训练班学习并结业，1953 年参加天津市中医进修学校的学习并毕业。1954 年怀着一颗对党的感恩之心，积极参加天津中医门诊部的工作。他兢兢业业，勤奋工作，热心服务于每一位患者。他精研医理，学识渊博，精于医术，勤于诊务，临证审慎细致，精心诊察，辨证精当，条分缕析，制方严谨，遣药得当，对不少儿科疑难重症每多灼见。他数十年如一日，以其高尚的医德和精湛的医术驰名津沽。

三、学术理论精粹

（一）治小儿外感热病，擅用清凉，以祛邪为主

火热为病，其证颇多。小儿属稚阴稚阳之体，脏腑娇嫩，卫外功能不足，外感诸邪，最易化热，极易感染各种热性疾病，正如《幼科要略》所言："小儿热病最多者，以体属纯阳，六气着人，气血皆化热也。"陈芝圃擅长小儿外感热病的诊治，十分推崇陈复正有关"小儿发热，切须审其本元虚实，察其外邪轻重，或阴或阳，或表或里，但当彻其外邪出表，不当固邪入里"的观点，主张祛邪安正为首要治则。

陈芝圃以八纲辨证为原则，联合卫气营血辨证与脏腑辨证的基本要求，参以疾病发生的具体病因、性质、部位、阶段、转归和邪正消长情况，将小儿热病归纳为发热恶寒、寒热往来、壮热、潮热、夜热、低热 6 种常见热型。①发热恶寒型。为表证发热的特点，属邪正交争、病在肺卫的浅表阶段，分为风寒表证与风热表证。前者恶寒较明显，高热，面色不红，反显青黄，畏寒喜抱，或毛囊粟起，或无汗而手足不温。后者虽可短暂恶寒，但面色多赤，手足不温，也可见于高热"热深厥深"者，面色青黄者须结合体质，并应注意有无惊风或心阳虚衰征兆。②寒热往来型。见恶寒与发热一日内多次交替者，多属病邪已深入，表邪未罢，里证已成的过渡阶段，多在发病数日以后出现。

③壮热型。多为持续高热，无恶寒，反恶热，烦躁，口渴，为表邪已尽，病已入里，或在肺胃，或伤营血，以实热证居多。④潮热型。发热起伏，来去有定时。午后至傍晚潮热者，宜区分肺热与阴虚发热。傍晚的日晡潮热，如伴多汗，腹满痛，便秘，常为"胃家实"证。⑤夜热型。昼轻夜重或昼退夜起，多属食滞，或肝经实热及温热病内传，燔灼营血。阴虚血亏也易夜热，但热都不甚高。⑥低热型。体温不高或患儿自感热不甚。如正值濡暑盛夏，低热经久不退者，应注意暑湿郁蒸，失于宣化。重病后低热，常因病邪留恋，损伤气阴，或病邪虽尽而气阴未复。陈芝圃认为，抓住不同热型的变化规律和特点，对明确诊断至关重要，同时指出，分析伴发症状，有助于明确疾病的性质、病位及判断疾病的发展趋势和转归。如伴发咽喉肿痛或鼻塞流涕、咳喘痰鸣等症，常提示病在肺卫；伴发皮疹，多属外感风邪搏结于表，疹小而红多在肺，斑大而赤多在胃；热极生风，风火相煽，多属肝经实热；若昏迷谵语，喷射状呕吐，多为邪毒内陷，深及营血或心肝两经等。其常谓，中医学之特色，辨证论治是其精华。但如何体认其中要点，尚须临证深入探求。辨证切要，遣药得当，药证吻合，才能效如桴鼓。

在小儿热病的立方遣药方面，陈芝圃遵循钱乙注重清凉解毒的组方原则，同时又牢记清热方药"不可痛击大下"的原则，始终以固护正气为要。陈芝圃根据小儿发热的6种类型，并结合临床，总结出小儿外感热病治疗6法，即辛温解表法、辛凉解表法、和中清热法、和解清热法、凉肝清热法、凉血清热法。

1. 辛温解表法

以温热药物为主，疏风解表，祛邪外出，适用于秋冬外感风寒，病在肺卫的表证。症见发热骤起，恶寒无汗，鼻塞清涕，头痛或肢痛，咳嗽痰稀，面青黄或伴呕吐，腹泻，纳差，大便稀薄，苔薄白或白厚，脉浮弦或浮滑。以杏苏散或败毒散为主方。杏苏散组成为杏仁、半夏、云苓、前胡、橘皮各6g，桔梗、枳壳、甘草各3g，生姜1片，大枣2枚，苏梗叶、荆芥穗、薄荷（后下）各4.5g。败毒散组成为羌活、独活、柴胡、桔梗、枳壳各3g，前胡、茯苓各6g，甘草3g，薄荷（后下）4.5g，生姜1片。陈芝圃认为，败毒散疏风祛湿力强，杏苏散宣肺化痰力优。杏苏散加荆芥穗、薄荷用于外感风寒，身热、咳喘，伴腹胀腹泻者，疗效明显，兼里热加黄芩、豆豉，痰多加浙贝母、玉蝴蝶。

2. 辛凉解表法

以辛凉解表清热药为主，用于外感风热的肺卫表证，如发热重，恶寒轻，汗出不畅，咽红痛，咳嗽有痰，鼻塞流涕，面红舌赤，苔薄黄，脉浮数等。多种急性传染病初期及发疹性疾病的肺卫表证须清解透发者，以清热合剂（陈芝圃经验方）为主方。药用金银花12g，连翘、牛蒡子、黄芩、赤芍、栀子、龙胆草、天花粉各6g，青黛、枳壳各3g，荆芥穗、薄荷（后下）各4.5g，甘草3g。此方较银翘散清热解毒药力偏强。若咽痛明显，扁桃体有较多脓性物渗出或咳声如吠，声音嘶哑，或声出不扬，可酌加滋阴清热、凉血解毒药，如生地黄、玄参、天花粉、射干、金果榄、桔梗、蝉蜕等，亦可配合针刺少商、商阳、合谷、曲池、天突等穴；发疹性疾病加蚤休、蝉蜕、地肤子；猩红热加生地黄、玄参、射干、生石膏、大青叶等凉血解毒药；腮腺炎或急性淋巴结炎加柴胡、生石膏，先清散少阳郁火，热退后加山慈菇、浙贝母、生牡蛎以化痰散结；嗜睡、惊悸或抽搐时，可加用泻青丸一至二粒，研服，亦可加石菖蒲、郁金、僵蚕、全蝎等镇痉息风；高热不退，可用广角粉或羚羊粉，并加十井、十宣点刺放血。

3. 和中清热法

清热和胃，消食导滞，用于外感表证，内兼宿食积滞者，症见纳差，口臭，呃逆，或大便干结，舌红，苔厚腻或花剥，方用保和汤与藿连汤（陈芝圃经验方）。保和汤组成为藿香3g，连翘、山楂炭、神曲、半夏、茯苓、陈皮、莱菔子各6g，枳壳、砂仁各3g，荆芥穗、薄荷（后下）各4.5g。藿连汤组成为藿香3g，黄连1.5g，厚朴、半夏、茯苓、陈皮、莱菔子各6g，荆芥穗、薄荷（后下）各4.5g。以吐为主者用藿连汤，宿食为主者用保和汤。腹胀加厚朴、大腹皮；大便干结加大黄。

4. 和解清热法

以疏解清热为主，用于外感表证失于疏解，内传少阳的半表半里证，或表邪未解，里证已成的表里合病，症见高热不退，寒热往来，或汗出热不解，烦躁，口苦，呕吐纳差，胁痛腹胀，大便秘结，舌红，苔黄厚腻，脉弦数或滑数。方用加减大柴胡汤。药用柴胡6g，知母9g，白芍、青蒿各12g，黄芩、半夏各6g，枳壳9g，大黄3g，薄荷、荆芥穗（后下）各4.5g，甘草3g。陈芝圃常用此方治疗患儿高热1周以上，或寒热往来，或夜热为甚，腹胀便秘，苔厚腻，属胃肠积热者，退热效果显著。呕吐明显加生姜；大便燥结加厚朴、玄明粉；高热加广角粉或紫雪散；上呼吸道炎症加金银花、射干、板蓝根、鱼腥草。

5. 凉肝清热法

以清热散风、平肝镇静为主，用于表热内传，涉及心、肝二经，或表证发热兼肝胃实热者。症见发热久不退，汗出不解，夜热为主，烦躁，惊悸或抽风，舌红苔黄，脉弦数，方用泻青丸。药用羌活、防风、川芎、当归、栀子、大黄、青黛各3g，甘草1.5g。陈芝圃认为，此方疏风和血，清热平肝，除用于肝经实热惊痫外，对夜热也有较好的疗效。轻症予丸药，每粒3g，每次1~2丸，日2次；重症改为汤剂，加荆芥穗、薄荷各4.5g；惊厥明显加僵蚕、全蝎。

6. 凉血清热法

以清热解毒、凉血育阴为主，用于壮热不退，烦躁多汗，惊厥昏迷，斑疹，口鼻赤烂，舌绛，苔黄或少苔，脉弦数等，证属毒热燔灼营血或气营两燔者，方用清瘟败毒饮或加味犀角地黄汤（陈芝圃经验方）。清瘟败毒饮组成为广角3g，生地黄、金银花、青蒿各12g，知母、牡丹皮、赤芍、连翘、玄参各9g，生石膏15g，栀子、黄连、黄芩各6g。加味犀角地黄汤组成为广角3g，生地黄12g，知母、牡丹皮、赤芍、黄芩各9g，青蒿12g，柴胡6g，甘草3g，薄荷、荆芥穗各4.5g。高热明显加玳瑁（先煎）6g；惊厥加羚羊粉 0.6g 或紫雪散（冲服）1.5g，并加钩藤、僵蚕、全蝎、蜈蚣；昏迷痰盛加石菖蒲、郁金、天竺黄、竹沥水，并酌加清热解毒散或抗热牛黄散。本方重在凉血清热，用于小儿发热，入夜为甚，日久不退者，盗汗加地骨皮、制鳖甲。

临证执简驭繁，曾救治无数高热惊厥、疹毒内陷、疫痢等危重患儿，每多效验。

（二）疗小儿内伤诸疾，顾护后天，注重脾胃

1. 重视胃气

人以胃气为本，《素问·五脏别论篇》载："胃者，水谷之海，六腑之大源也，五味入口，藏于胃，以养五脏气。"胃气的强弱对于人体生理、病理以及诊断治疗都有极为重要的影响，历代医家在"五脏六腑皆禀气于胃"的理论启发下，经过反复临床实践，不断丰富和发展了这方面的内容。陈芝圃致力脾胃学说研究，十分推崇李杲"百病皆由脾胃衰而生"的学术主张，对钱乙、万全、陈复正等顾护小儿脾胃学说颇为重视，陈芝圃认为，脾与胃，一脏一腑，一表一里，一升一降，一纳一化，形成制约、互用、协调、合和的密切平衡关系。小而言之，只是纳化升降；大而言之，可联络诸脏，通达六腑。小儿脏腑娇嫩，形气未充，脾常不足，是儿科病理的一大特性，正如万全所言："脾常不足者，脾司土气，儿之初生，所饮食者乳耳，水谷未入，脾未用事，其气尚弱，故曰不足。"因此，由脾胃功能失调所致的疾患在儿科临床颇为多见。陈芝圃据此提出，脾胃损伤，不仅可以导致小儿泄泻、呕吐、腹痛、积滞、痞证以及水肿等内伤诸病，而且脾弱则无力充养正气，正气不充则不任六淫所侵，因此又可导致外感诸疾，故而脾常不足是儿科疾病发生的重要因素。在小儿内伤疾病的诊治中，要先查脾胃之强弱，治病亦必先顾脾胃之运化。

2. 杂症首重脾胃

脾胃居中焦，为升降之枢机。脾运胃纳，并行不悖，运者生清，纳者化浊。清升，水谷精微则运化于五脏六腑、四肢百骸；浊降，则糟粕始能及时传入大肠。故运化之机周而复始，既不可偏废，亦不能骤停，其功能正如《内经》所言："出入废，则神机化灭；升降息，则气立孤危。"可见脾胃在人体生命活动中的重要作用。"小儿五脏六腑成而未全……全而未壮"，在化生气血、充实元气、保持阴平阳秘等方面，脾胃的功能尤为重要。陈芝圃宗前贤之说，认为脾胃失调是导致儿科多种疾病的重要原因。对小儿疑难杂症，如解颅、五迟、五软、紫癜、遗尿、夜啼等，必先查看脾胃厚薄，刻意于调治脾胃，兼安五脏；对于一些治疗较为棘手的儿科疾病，若见中宫不足，则先着眼于脾胃的调治，及时固护。陈芝圃常谓临床上许多小儿杂症都与脾胃密切相关，其或因疑难病症迁延不愈，日久累及脾胃，或由脾胃虚弱，日久气血化源不足，正气日衰，故不应忽视脾胃在疑难杂症治疗中的重要作用。治病先顾脾胃，方可达到扶正祛邪的目的。

3. 用药寓补于消

陈芝圃认为调理脾胃有消、补两法。小儿易伤饮食，每兼积滞，多由于"饮食自倍，

肠胃乃伤",因此消法较之补法应用更广泛。小儿脾胃娇嫩,用药不同于成人,既不堪攻,又不耐补。在邪气亢盛时,当以祛邪为先,但力戒妄行攻下。攻下太过易损伤脾胃,耗气伤津,从而加重病势或变生他病。纯属脾虚不运者,当以扶正为本,但力戒一味蛮补。补药用之不得法,必致气机壅塞而运化呆滞。陈芝圃在多年的临床实践中体会到小儿虽"脏腑娇嫩,形气未充",但"生机蓬勃,发育迅速"却是小儿生理上占据主导地位的特点,正如《景岳全书·小儿则》所云:"其脏气清灵,随拨随应。"因此,在治疗小儿脾胃疾病时,多以开启脾胃化源的枢机为宗旨,"寓补于消",以消食导滞、和胃益脾作为调理脾胃的主要方法。除特殊情况外,纯属补虚的方法极少运用。陈芝圃临证推崇《丹溪心法》的保和丸,并将此方加减化裁,改为汤剂,以消之补之、保而和之的化裁思路随症加减,灵活运用,治疗多种小儿疾患,每每得心应手,效如桴鼓。

(三)敢于破前人之固步,在实践中不断创新

陈芝圃对医术精益求精,提倡对各家学说择其善者而从之,不拘泥于一家之见。其注重实践,不墨守成规,善于总结,敢于创新,临证因人、因时、因地制宜,根据生理病理的相互关系,找出其内在联系,因势利导,切中病机。如解颅的论治,历代医家多宗钱乙之说,认为多属肾气虚损,由本不固而髓不充所致,陈芝圃在多年临床实践中曾治疗多例解颅患儿,其认为解颅诊为"肾虚"虽无疑问,但却难以概括全部,因解颅在出生后继发者并非少见,本来囟门之闭合,骨缝之封闭,源于先天肾气所充,后天水谷精气所养。除此之外,凡气机之升降,津液之盛衰,均与颅囟的变化有密切关系,而外感六淫之邪常是导致气机失调、津液亏损的重要原因之一,故临证不可执先天肾虚而忽视辨证。基于此,陈芝圃强调审证求因,对解颅的治疗,除沿用扶正固本、培元益肾的传统治法外,另创清热涤痰、通络逐瘀、宣窍利水诸法,以此指导临床,每每奏效。

(四)拟方选药,独具匠心

陈芝圃临证遣方用药时时留意小儿"肌骨嫩怯""脏腑柔弱""五脏六腑成而未全,全而未壮"与"易虚易实,易寒易热"的生理病理特点,以钱乙"小儿之脏腑柔弱,不可痛击"为基本原则,善用经典名方,加减药味极为审慎,力戒应用大辛大热、苦寒攻伐之品。

1. 善用经方化裁

陈芝圃善用经方,认为经方配伍法度严谨,药专效著,唯用经方,辨证识病贵在准确。临证谨守"有是证,用是方"的原则,如应用麻杏石甘汤清热宣肺平喘,治疗小儿肺炎、哮喘;应用小柴胡汤和解表里,治疗小儿长期低热、顽固性头痛;应用吴茱萸汤温胃散寒,降逆止呕,治疗小儿急性肝炎、过敏性紫癜、幽门痉挛、腹痛、疝痛;应用半夏泻心汤调和阴阳,顺其升降,治疗小儿秋季腹泻。

陈芝圃化裁经方,师古而不泥。如大柴胡汤本为解少阳、泻热结之方,主治邪在少阳、里有实热证。陈芝圃在数十年临证时发现,小儿肠伤寒的某些阶段,与大柴胡汤证

颇为相似，如高热持续多表现为寒热往来，消化道症状较成人更为明显，多数患儿表现为恶心呕吐、腹胀纳呆、便秘或腹泻，因此化裁大柴胡汤，药用柴胡、黄芩、半夏、白芍、枳壳、玳瑁、知母、青蒿、大黄、荆芥穗、薄荷，疗效明显。陈芝圃重视经方的使用，常有确切的治疗效果，表明小儿传染病虽多属温热病范畴，但在治疗上不可偏废经方。

2. 变通名方之用

陈芝圃博采历代名家诊治小儿疾病的思路与方法，对历代儿科专著所载效方尤为重视，强调突破门户之见，于临证应用中须融会贯通。诸家方书，其十分推崇《小儿药证直诀》。如应用导赤散、泻黄散清热泻火利水，治疗小儿口疮、淋证；应用泻白散泻肺清热，治疗低热、喘咳；应用益黄散和脾温中，治疗流涎、久泻；应用地黄丸滋阴补肾，治疗水肿、解颅、喑痱、偏瘫。尝谓，临床症状繁多，病机复杂，没有固定不变之病，亦无一成不变之方，临证应方从病变，灵活运用。如《小儿药证直诀》中泻青丸清肝泻火，原为治疗小儿肝火郁热，不能安卧，易惊多怒，目赤肿痛，陈芝圃应用此方治疗小儿惊泻、夜啼，同时，于原方加入青黛，改为汤剂，治疗小儿肝经实热所致诸疾；加入荆芥穗、薄荷，治疗小儿高热日久、入夜尤甚之夜热证；加入陈皮、半夏、石菖蒲、郁金、钩藤，治疗小儿惊风、癫痫、小儿舞蹈症等。

3. 约简方药之法

陈芝圃认为："用药如用兵，使用得当则药到病除，反之则会延误病情。"临证认真权衡，分清主次，治疗中每增损一药，都要反复斟酌，务求丝丝入扣。其既不喜大方，亦不喜大剂，反对杂药乱投，力倡约方简药。针对小儿多发病及常见病，集毕生经验于数方之中，自创多首适合小儿特点的新方。如取法葶苈汤和三子养亲汤的自创方——止嗽合剂、取法麻杏石甘汤和小陷胸汤的自创方——咳喘合剂、取法银翘散的自创方——清热合剂，以及治疗血尿的茅根汤等。诸方选药精练，多则十味，少则四五味，用之临床，极有效验。

四、临证经验

（一）小儿发热

陈芝圃认为，小儿脏腑娇嫩，卫外功能不固，对环境的适应和抗病能力均弱于成人，故发热以表证、热证、实证多见。小儿气血未充，表邪易于内传、恶化，易表里同病，内生邪气如痰、食、惊也较为多见，因此肺热痰盛、呕吐腹泻，甚至惊厥昏迷等兼证、变证均较常见，此即"温邪上受，首先犯肺，逆传心包"的表现。由于脾胃气虚，运化失司，致宿食停滞，因此在退热康复中，易为"食复"。然小儿生机蓬勃，正气充足，若诊断及时，治疗护理得当，易于痊愈。陈芝圃在临床中总结儿科6种常见热型和儿科治热6法，并在临证中善于应变，因势利导，始易收功。

验案举隅：败血症

余某，女，2岁。1964年1月23日初诊。

现病史：患儿主因七窍赤烂12天，高热6天就诊，系麻疹后复热6日，伴七窍糜烂，嗜睡，惊惕不安，纳少便干，小便短赤。查体示面色潮红，皮肤、躯干部散在疹后色素沉着，耳有少量分泌物，鼻前庭和唇部红肿糜烂，头面散在脓疱疮。外阴及肛门红肿糜烂。舌红苔黄，指纹沉紫。血常规示白细胞22.4×10^9/L，中性粒细胞百分比为89%，淋巴细胞百分比为11%，血培养示金黄色葡萄球菌（+）。

中医诊断：疹后复热，证属热毒伤阴。

西医诊断：败血症。

中医治法：清热解毒凉血。

处方：广角6g，生地黄30g，赤芍、当归、生石膏、黄连各9g，栀子、黄芩、竹叶各6g，薄荷（后下）、大黄（后下）各4.5g。

服药3剂，高热退，精神好转，拟养阴清热、凉血解毒法。转方为生地黄30g，金银花、玄参、连翘、知母、天花粉各12g，浙贝母、生石膏、牡丹皮、当归尾、广角各6g。守方共进20剂，孔窍糜烂已愈，精神及胃纳转佳，二便正常。查血白细胞10×10^9/L，中性粒细胞百分比为65%，淋巴细胞百分比为35%。血培养无致病菌生长。

按语：此例为麻毒时邪内传之逆证。患儿年幼，形气未充，正虚不能托邪外泄，邪盛化火内陷，毒热炽盛，高热不退，入营劫血，七窍溃烂，病势尤为险重。以邪毒内闭、邪正交争为主要病机，急予清热解毒凉血，选用加味犀角地黄汤。广角清心凉血解毒；赤芍、牡丹皮、生地黄凉血散瘀；生石膏、黄连、栀子、黄芩清泻热毒；竹叶、大黄利尿通便，使邪有出路。诸药配合，高热得退。疾病后期，陈芝圃遵循"热必伤阴"的趋势，在清热解毒凉血的同时，注意护阴救液，加入玄参、天花粉、知母等清热生津药味，使热退津生而诸症向愈。

（二）小儿泄泻

小儿泄泻属于儿科常见疾病，两岁以下小儿发病率最高，治疗不当，或迁延日久，影响小儿生长和发育。陈芝圃善于调理脾胃，将小儿泄泻分为7种类型，并确立治泻7法。

1. 伤食泻

治宜消食导滞，和中止泻。保和汤加减，药用白术、藿香、枳壳、陈皮、半夏、厚朴、神曲、焦山楂、砂仁、生姜、六一散。呕吐恶心加黄连；腹痛加白芍、木香。伤食泻者，脾胃已伤，重投消导清利，脾胃已无承受之力，故轻用补益助其力，略加清利舒脾困，食滞消，脾胃和而泻止。方中白术补脾益气；神曲、焦山楂消食导滞；陈皮、半夏行气化滞；厚朴、枳壳理气宽中；藿香、砂仁芳香醒脾；生姜温胃和中；六一散清热利湿。

2. 脾虚泻

治宜健脾和胃，益气止泻。大安丸加减，药用白术、薏苡仁、茯苓、山药、扁豆衣、陈皮、半夏、厚朴、神曲、焦山楂、生姜、六一散。本方补中兼消，以补为主，轻施渗利。白术、茯苓、山药补脾益气；扁豆衣、薏苡仁、六一散渗利除湿；陈皮、半夏、厚朴理气和中；神曲、焦山楂消食除积；生姜和胃畅中。

3. 虚寒泻

治宜温中祛寒，益气健脾。附子理中汤加减，药用党参、白术、干姜、附子、甘草、茯苓。中虚有寒，升降失职，当温补理中，则满痛利诸症悉平。方中党参补气健脾；白术、茯苓健脾燥湿；附子补火助阳；干姜温中散寒；甘草和中补土。

4. 寒湿泻

治宜散寒祛湿，和胃化浊。藿香正气散加减，药用藿香、大腹皮、白术、茯苓、半夏、苏梗叶、神曲、厚朴、泽泻、生姜、车前草、六一散。本方以散利化浊为主，辅以健脾和胃。若寒湿秽浊清利，脾胃调和，则诸症自消。方中藿香芳香化浊；苏梗叶散寒解表；白术、茯苓健脾利湿；大腹皮、泽泻、车前草渗利除湿；神曲、厚朴宽中和胃；生姜、半夏和中止呕。

5. 湿盛于热泻

治宜除湿清里，燥湿化浊。葛根芩连汤加减，药用葛根、黄芩、黄连、白术、薏苡仁、扁豆衣、茯苓、山药、厚朴、陈皮、半夏、神曲、焦山楂、生姜、六一散。本方重在除湿清里，兼以健脾和胃。黄芩善清肠中湿热；黄连泻火燥湿；葛根升发清阳，鼓舞脾胃阳气上行而止泻；白术、茯苓、山药、扁豆衣、薏苡仁健脾利湿；陈皮、半夏、神曲、焦山楂、生姜和中消导；六一散分利清浊。

6. 热重于湿泻

治宜清热利湿止泻。半夏泻心汤加减，药用黄芩、黄连、干姜、半夏、白术、茯苓、薏苡仁、扁豆衣、陈皮、厚朴、神曲、焦山楂、生姜。本方寒热并用，调和阴阳，健运中州，复其升降，和中止泻。黄芩、黄连苦寒泄热；干姜、半夏温中燥湿；陈皮、厚朴和胃理气；白术、茯苓、薏苡仁、扁豆衣健脾利湿；神曲、焦山楂、生姜消导和中。陈芝圃善用此方治疗婴幼儿秋季腹泻，证属热重于湿者，收效甚佳。

7. 惊泻

治宜益脾平肝，镇惊止泻。大安丸加减，药用白术、茯苓、山药、陈皮、半夏、厚朴、青黛、钩藤、扁豆衣、焦山楂、神曲、生姜、六一散。应用汤剂的同时，配以泻青丸，每日1~2丸，分两次服。

陈芝圃认为，小儿脏气清灵，一拨即应，治泻如用药不当，易矫枉过正，治阳而阴盛，治阴而阳盛，故不宜仅选一法，宜用消补兼施、寒热并用、渗利相参等法以制其偏弊。用药虽寒热并举，但应根据证候有所侧重，否则用药杂乱，无的放矢。陈芝圃特别强调，燥热、苦寒药味不宜过用、久用，中病即止，以免过伤脾胃。用后随即施以健脾和胃法，调其升降，理其运纳；邪盛者，或余邪未尽，不宜急于涩敛，以免泻止邪恋，闭门留寇。同时指出，饮食调理对泄泻治疗尤为重要。小儿应禁食生冷瓜果、肥甘油腻，食乳亦应有时有节，乳母不宜大量进食肥厚，以免母乳脂肪含量高，不利于泄泻小儿病情恢复。

（三）小儿半身不遂

小儿半身不遂，又称小儿中风。陈芝圃辨识小儿中风遵《内经》，并汇集历代医家观点，如《灵枢·刺节真邪》载："营卫稍衰则真气去，邪气独留，发为偏枯。"《诸病源候论》载："夫风邪中于肌节，若夹寒气者，即拘急挛痛，若夹热气者，即纵缓不随。"《医学入门》指出："风邪初入反缓，正气反急，以致口眼歪斜。"陈芝圃认为，小儿半身不遂临证并非罕见，较之成人，二者虽同为半身不遂，但病因病机皆有不同。成人半身不遂多为肝肾阴虚，水不涵木而致肝阳上亢，虚风内动；小儿半身不遂多因伤寒、瘟疫所致。诚如《医林改错》所言："小儿亦有半身不遂者……突然患此症者少，多半由伤寒、瘟疫、痘疹、吐泻等症，病后元气渐亏，面色青白，渐渐手足不动，甚则手足筋挛，周身如泥塑，皆是气不达于四肢。"若因外伤所致者，常为小儿活泼喜动，稍有不慎，突受外伤，"惊则气乱，恐则气下"，气机逆乱致气血不能周行运布，则血气凝涩，失于濡养，故肢体废用。临证须审证求因，辨证施治，方能奏效。

陈芝圃认为，小儿罹患半身不遂，不论是伤寒、瘟疫所致，还是跌仆外伤而成，在疾病早期，总以实证居多，其根本病机为气不匀而血脉不固，当以祛邪扶正为主。宜疏风调气，活血通络，主方《苏沈良方》顺风匀气散，其认为此方恰对病机，专为中风后偏枯，气血不调者调治。药用党参6g，白术、天麻、白芷、钩藤各6g，苏叶、乌药各3g，青皮6g，木瓜9g，甘草3g，沉香末（冲服）1.5g。邪之所凑，其气必虚，故用党参、白术补气健脾；乌药、沉香、青皮行气以调血，合而补行并用，使气匀血调，风邪自无留容之所；白芷、苏叶疏风理气；天麻息风通络；木瓜活络舒筋。诸药配合，疏风调气。陈芝圃根据患儿的不同症状予以加减，口眼歪斜加全蝎、蜈蚣、白附子；语言不利加石菖蒲、郁金、麦冬、五味子；肢体不利加桑枝、地龙、牛膝、桂枝。同时强调小儿半身不遂若迁延日久，患儿常出现精神萎靡、面色㿠白、食欲不振、肢体偏瘫或失语、舌淡、脉沉等症状，多属虚证或虚中夹实，治疗宜益气活血，通经活络，以扶正祛邪，主方六味地黄丸。药用熟地黄6g，山药12g，山茱萸、茯苓、泽泻、牡丹皮各6g，黄芪、川芎、威灵仙各6g，当归、桑枝各9g。

验案举隅：小儿中风

石某，男，5岁。1974年10月22日初诊。

现病史：患儿从高处跌下后，出现口眼歪斜、失语、右侧肢体偏瘫已3日，曾做颅骨、颈椎、腹部摄片检查，均无异常发现。现精神及饮食可，大便正常，舌红苔白，脉沉数。

证属气机逆乱，气血凝滞。拟以疏风调气法，方用顺风匀气散加减。药用白术6g，乌药6g，沉香1.5g，白芷、天麻、党参、木瓜、青皮、白附子各6g，苏叶4.5g，全蝎3g，蜈蚣1条，地龙9g，大黄3g，甘草3g。2剂后，口歪好转，右侧肢体稍可活动，仍失语，舌红苔白，脉沉数。原方加钩藤12g，石菖蒲9g，郁金9g。3剂后，患儿可说一二字，但语言欠清，上肢抬举乏力，下肢行走欠稳，舌淡红，苔白，脉沉。前方加远志9g，桂枝1.5g，威灵仙9g，五味子3g。共服药29剂，患儿语言清晰，右侧肢体活动灵活。

按语： 本病为小儿中风，主因外伤所致，惊恐万分，气机逆乱致气血运行失常，血气凝滞，当以祛邪扶正为主。治以疏风调气、活血通络，主方顺风匀气散加减，复诊随症加减而愈。

（四）血小板减少性紫癜

血小板减少性紫癜是小儿常见的一种出血性疾病，以四肢、胸、腹等部位出现瘀点、瘀斑或血肿等不同形态的皮下出血为特征，常伴有鼻衄、齿衄，甚则出现呕血、便血、尿血等内脏出血的重症表现。血小板减少性紫癜属于中医学"血证"范畴。

陈芝圃总结多年的临床经验，将小儿血小板减少性紫癜分为四种证型，并确立相应的治疗原则，用于临床，每多效验。

1. 风邪入络，气血凝滞

小儿形体不足，气血未充，腠理不密，卫外不固，风邪袭于肌肤，窜入血络，致气血凝滞，正如《医宗金鉴》所述："由热体风邪湿气侵入毛孔，与气血凝滞，毛窍闭塞而成。"古人亦有"紫癜风为病"之说。患儿多发病急骤，发热恶寒，皮肤紫癜，伴皮肤瘙痒，肢体疼痛，紫癜色泽鲜红，舌红，苔厚白，脉数。治以散风清热，凉血止血。方用银翘散加减。药用金银花20g，连翘9g，荆芥穗6g，牛蒡子6g，赤芍6g，黄芩6g，当归尾6g，川芎3g，防风6g，生地黄9g，甘草3g。若皮肤瘙痒，加地肤子、白鲜皮、赤小豆；肢体疼痛加乳香、没药、牛膝、鸡血藤。

2. 毒热内炽，迫血妄行

小儿热病后，邪气由表入里，热毒内伏营血，壅遏脉络，迫血离经。患儿皮肤大片紫癜，色泽鲜红，血随火升可见鼻衄、齿衄，热毒下注见便血、尿血，伴烦躁，口干喜饮，溲赤便干，舌红苔黄或干涩，脉滑数。治宜清热解毒，凉血止血。方用清营汤加减。药用犀角（后用水牛角代替）6g，生地黄9g，白芍9g，牡丹皮6g，玄参6g，金银花12g，连翘9g，竹叶6g，三七3g，鹿衔草9g，玳瑁（先煎）9g。

3. 脾胃虚弱，血失统摄

小儿脏腑气血亏虚是造成血小板减少性紫癜的内在因素，尤以脾虚为主。《血证论》载："其气上输心肺，下达肝肾，外灌溉四旁，充溢肌肉，所谓居中央，畅四方者如是，血即随之运行不息，所谓脾统血者，亦即如是。"脾虚既不能生血，又不能统血，以致血不循经，溢于脉络之外，渗于肌肤之间。此类患儿多反复发作，紫癜多活动后加剧，色泽青紫，或见吐血、衄血、便血、尿血，伴见面色萎黄，身体消瘦，倦怠乏力，舌淡苔白，脉濡缓。治宜健脾益胃，养血和营。方用四君子汤合保和汤加减。药用太子参9g，白术、茯苓、陈皮、半夏、厚朴、当归、鸡内金、神曲、山楂炭各6g，白芍、阿胶珠各9g，鲜白茅根30g，生姜3片。

4. 阴虚火旺，血随火动

小儿外感热病后毒热未净，耗血伤阴，虚火内动，血随火行，渗于脉外。患儿紫癜时发时止，色泽紫红，低热盗汗，手足心热，舌红少津，脉细而数。治当滋阴清热，凉血止血。方用知柏地黄丸合保和汤加减。药用知母6g，生地黄9g，赤芍6g，牡丹皮6g，山茱萸6g，黄柏6g，泽泻6g，茯苓9g，陈皮6g，半夏6g，神曲6g，山楂炭6g，阿胶珠9g，焦栀子6g，当归9g。

由此可见，陈芝圃强调小儿血小板减少性紫癜的发病多与"感受外邪"（火盛）和"脾胃虚弱"（气虚）有关，据此应用疏散风热、清热解毒、凉血止血、健脾和胃、滋阴清热等治法，临证化裁银翘散、清营汤、四君子汤、保和丸、知柏地黄丸等，始终以固护小儿脾胃为要。除特殊情况外，保和丸的使用最为常见。临证用药，重视小儿脏气清灵、生机蓬勃的生理特点，善用白术、茯苓、陈皮、半夏、厚朴、山楂炭、鸡内金、山药、神曲等健脾益胃、消食导滞之品，配以养血止血药物，加减中尤为慎用温补滋腻药味。

验案举隅：紫癜

刘某，女，13岁。1957年1月11日初诊。

现病史：患儿半个月前开始双下肢疼痛难忍，不能行走，伴下肢大片紫癜，皮肤刺痒感，时有下肢抽搐、麻木，食欲差，睡眠不安，舌淡红，苔白，脉滑数。查血小板计数36×10^9/L。

辨证为风邪入络，气血凝滞。治以清热解毒，散风祛湿。药用金银花30g，连翘6g，荆芥穗12g，牛蒡子5g，赤芍6g，当归尾6g，川芎4.5g，生地黄9g，地肤子12g，白鲜皮9g，防风6g，酒黄芩6g，牡丹皮4.5g，牛膝3g，乳香6g。

服药3剂，下肢疼痛消失，紫癜仍多，食欲差。复查血小板为109×10^9/L，原方加赤小豆12g，没药9g，鸡血藤15g。3剂后，紫癜渐消，未见新的紫癜出现，饮食及二便正常，复查血小板为171×10^9/L。嘱其继服上方7剂，巩固疗效。

1年后追访，小儿体健，多次复查血小板，均在正常范围内。

按语：患儿皮肤有刺痒感，时有下肢麻木，此为风邪侵络，疼痛难忍，为气血凝滞，不通则痛，参之舌脉，夹有湿邪，故治以散风祛湿，清热解毒。方用银翘散，增入赤芍、牡丹皮、牛膝、乳香凉血活血，散瘀止痛，地肤子、白鲜皮、防风祛风除湿。服药后疼痛消失，紫癜仍多，考虑"血行风自灭"，遂于前方重用赤小豆、没药、鸡血藤活血通络，紫癜渐消而愈。

（五）临证验方

1. 保和汤

陈芝圃推崇《丹溪心法》所载保和丸，认为此方药性平和，药力平缓，不温不燥。山楂为君，消一切积滞，尤善消肉食积滞；神曲消食健脾，更化陈腐之积；莱菔子下气消食，长于消谷面之积。三药同用，消各种饮食积滞。佐以半夏、陈皮行气化滞，茯苓健脾利湿，和中止泻。诸药配伍，使食积得化，胃气得和，虽纯用消导，但为平和之剂。小儿"脾常不足"，易伤饮食，食积痰滞多有脾胃升降失调的病机所在，身虚体弱之儿亦多夹食夹滞，形成虚中夹实的情况，而脾胃腐熟，运化失衡，则"百病丛生"，因此消食导滞是调运中州的常用之法。保和丸正是针对小儿病理特点，调理枢机的一首常用处方。

陈芝圃在临床应用中将保和丸灵活化裁，即去掉连翘，加入藿香、砂仁、厚朴、枳壳、生姜、六一散，将丸剂改为汤剂。加藿香取其芳香醒脾之性；砂仁取其和胃醒脾、快气调中、通行结滞之性；厚朴、枳壳行气消滞；生姜温中和胃；六一散清热利湿，并清除食滞所化之热湿。诸药相合，芳香悦脾，消食导滞，发脾胃升腾之气，调运中州。

陈芝圃以保和丸为基础方，根据小儿的不同病证及兼证，随证加减，灵活运用，治疗小儿多种脾胃疾患，每每得心应手，如桴鼓相应。如遇伤食呕吐，加黄连，倍生姜，辛开苦降，清热和胃；食滞伴外感发热，加荆芥穗、薄荷疏风清热，表里双解；腹胀便秘，加大黄消导和中，通腑泄浊；脾虚夹滞，伴有腹泻者，加白术、山药、薏苡仁、椿根白皮培脾益胃，涩肠止泻；腹痛腹胀者，加白芍、木香理气消胀，和中止痛；脾运不健，感受湿热，郁结于内，熏蒸肝胆，身目发黄者，加茵陈、郁金利湿退黄，和中健脾；食滞痰盛，咳嗽时作，加服化痰散（陈芝圃自创方），和胃化痰止咳。

2. 吴茱萸汤

吴茱萸汤出自汉代张仲景的《伤寒论》，为温胃散寒、降逆止呕的代表方，由吴茱萸、党参、生姜、大枣组成。陈芝圃应用本方治疗中焦虚寒、浊阴上逆所致的呕吐，取效甚著。其辨证要点为面色苍白，手足不温，呕吐日久，吐出物清稀少臭或朝食暮吐，舌淡，苔白滑，脉沉迟而弱。方中药物用量，陈芝圃强调，生姜应倍吴茱萸，即吴茱萸1.5g，党参1.5g，生姜3g，大枣2枚，加水200~250ml，煎取80~100ml，分次频服（病情严重或年龄10岁以上者，可倍加其量）。全方药味简而不杂，淡而不厚，对一些顽固性呕吐，确有明显的止呕功效。吐甚者，可少佐黄连，取其辛开苦降，或加半夏、丁香以加强降逆温散之力。

此外，陈芝圃应用本方治疗头痛、疝痛、过敏性紫癜、血小板减少性紫癜及部分肝炎患者，辨证有中焦虚寒证者，亦有较好的效果。

验案举隅： 幽门痉挛

田某，男，2个月。

现病史：生后即见呕吐，多在进乳或饮水后 4~5 分钟即喷吐而出，吐物清稀无臭，延 50 余天未止，在某医院诊为"幽门痉挛"，予解痉镇吐剂治疗无效。诊见患儿面色晦暗，精神萎顿，形体瘦弱，哭声低微。检查心肺无异常，腹胀而软，可见逆蠕动波形，舌淡苔白，指纹淡红。

证属脾胃虚寒，浊阴上逆，治以温胃降逆止呕。药用吴茱萸、党参各 0.6g，生姜 1.2g，大枣 1 枚，黄连 0.3g。水煎至 50ml，分次频服。服药 2 剂，呕吐减轻，继进 2 剂吐止，食欲转佳，面色渐润，哭声响亮，又予 2 剂以巩固疗效。

按语：患儿为出生数月婴儿，其时水谷未入，以母乳为食，《随息居饮食谱》载："乳汁，气血所化，初生借以长成强壮"，且"乳属阴，其性凉而滋润"，该患儿"多在进乳或饮水后 4~5 分钟即喷吐而出，吐物清稀"，当为胃阳虚极，水乳不纳，合于阳气不充见症"面色晦暗，精神萎顿，形体瘦弱，哭声低微，舌淡苔白"，并腹部见胃气上逆导致的"逆蠕动波形"。陈芝圃诊视患儿，重视指纹变化，如案中"指纹淡红"，诚如《幼幼集成》云："气血两伤，精神久亏之证，其纹必淡，凡虚证皆然。"亦与中焦阳虚证相合。因此，陈芝圃以吴茱萸汤温胃散寒，降逆止呕，方中"生姜倍吴茱萸"，因"吐甚加黄连，辛开苦降"，使吴茱萸汤降逆止呕的功效大增，故"服药 2 剂，呕吐减轻，继进 2 剂吐止"。

3. 自拟方

（1）清热合剂

组成：金银花 12g，连翘 6g，牛蒡子 6g，赤芍 6g，栀子 6g，酒黄芩 6g，薄荷 5g（后下），荆芥穗 3g，天花粉 9g，枳壳 6g，甘草 9g。

功效：清热解毒，散风疏表。

适应证及加减应用：风热感冒、急性咽喉炎、扁桃体炎、发疹性疾病。急性淋巴结炎加柴胡、生石膏、夏枯草、昆布、海藻、蛤粉；腮腺炎加柴胡、生石膏、贝母、山慈菇；水痘加蒲公英、紫花地丁、薏苡仁；麻疹、风疹加蝉蜕、蚤休；头痛加菊花、川芎、谷精草；鼻窦炎加辛夷、苍耳子、白蒺藜。

（2）止嗽合剂

组成：鲜芦根 12g，冬瓜子 12g，桃仁、杏仁各 9g，薏苡仁 12g，瓜蒌仁 6g，苏子 6g，莱菔子 6g，贝母 6g，胆南星 3g，玉蝴蝶 6g。

功效：宣肺清热，化痰止咳。

适应证及加减应用：急慢性支气管炎、外感咳嗽等，症见咳嗽气逆，痰多色黄或白黏，不易咯出，胸闷食少。伴发热加荆芥穗、薄荷；咽痛加金果榄；百日咳加百部、旋覆花、代赭石；痰中带血加鲜白茅根、生侧柏叶；久咳加麦冬、石斛。

（3）咳喘合剂

组成：炙麻黄 3g，杏仁 6g，生石膏 12g，黄连 6g，半夏 6g，瓜蒌仁 6g，贝母 6g，甘草 6g，胆南星 3g，玉蝴蝶 6g。

适应证及加减应用：肺炎、支气管炎、支气管哮喘等，症见咳嗽喘息，气急，咳痰黄稠，发热，有汗或无汗，舌红，苔黄腻，脉滑数，指纹紫。痰黄加鱼腥草；痰涎壅盛加白矾、郁金、竹沥水；口干加麦冬、石斛；便秘加大黄。

（4）茅根汤

组成：鲜白茅根 30g，小蓟 9g，生地黄 12g，仙鹤草 9g，鹿衔草 9g，三七（冲服）1.5g，血余炭 6g，六一散 9g。

功效：清热凉血，利尿止血。

适应证：急性肾小球肾炎，湿热壅盛，以血尿为主要症状者。

（5）保和散

组成：神曲、山楂炭、茯苓、陈皮、清半夏、砂仁、厚朴、枳壳、藿香、莱菔子等，共为细末。

功效：消食导滞，健脾和胃。

适应证：小儿消化不良，食积乳积，症见胸腹胀满、食欲不振、呕吐等。

（6）沆瀣丹（《幼幼集成》）

组成：川芎、大黄、黄芩、黑丑、黄柏、滑石、槟榔、枳壳、薄荷、赤芍、连翘等，共为细末，炼蜜为丸，每丸 3g。

功效：清热解毒，散风利湿。

适应证：小儿胎毒、胎热、口舌生疮、湿疮肿毒、大便秘结等。

（7）泻青丸（《小儿药证直诀》）

组成：龙胆草、焦栀子、川芎、当归、羌活、防风、酒大黄，共为细末，青黛为衣，每丸 3g。

功效：疏风清热，平肝镇惊。

适应证：小儿急惊风，目赤肿痛及肝热所致夜热、睡眠不安、易惊等症。

（8）化痰散

组成：贝母、橘红、硼砂、麦冬、冰片等，共为细末。

功效：清热化痰，润肺止咳。

适应证：小儿肺热咳嗽，痰盛，咯吐不利者。

（9）"温六一"泡药

组成：干姜 2.4g，六一散 9g。

泡法：将药放于盖碗内，加入开水 100ml 泡透，晾凉，用纱布过滤，去药留汁，加白糖 20g。

服法：温后 1 日内频服。

功效：温中散寒利水。

适应证：小儿白痢，症见大便稀如粥状，带有白色黏液，无腹痛，日行十余次，便常规检查有大量白细胞，红细胞少见。

五、学术传承

陈芝圃治学严谨，教学有方，作为儿科主任、儿科教研室主任，非常重视中医后继人才的培养工作。他采用师带徒的传统方式，把培养后学作为中医继承发展的重要工作。常谆谆告诫学生，要加强中医理论学习，并紧密结合临床实际。临证时，他结合患儿的症状、体征，逐一讲解其病因所在，引经据典，分析医理，并将自己的临床经验倾囊相授。对学生们总结出的继承学习心得，他一一过目，审阅修改。青年教师上讲台前，他要检查教案、听试讲，并提出改进意见。他的敬业精神使学生们为之感动。

陈芝圃谨慎谦虚，诲人不倦，常以"学无常师，择善从之，博采众长，不断地丰富自己，增长才干，才能更好地为患者服务"教导后学。日常工作中，陈芝圃注重身教重于言教，对技术精益求精，对患者满腔热忱，堪为后学之楷模。如今，他培养的学生遍及津城和全国各地，许多人成为中医儿科的知名专家和骨干精英。

陈芝圃一生自奉清廉，不慕名利，且无门户之见，毫无保留地将多年临床总结的经验方献给医院，研制出多品种多剂型的儿科中成药，许多品种沿用至今，深受患者的欢迎，为医院和学科的建设和发展做出了贡献。

传承图谱：

```
            陈芝圃
    ┌─────────┼─────────┐
  孙希焕     李向农     董燕庆
```

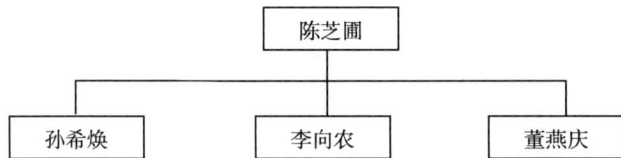

陈芝圃主要弟子孙希焕简介如下。

孙希焕： 女，主任医师，副教授，硕士研究生导师，兼天津市中西医结合学会儿科专业委员会委员，天津中医药学会儿科分会委员，天津医学会儿科分会委员。1977年毕业于天津医科大学，30年来致力于中西医结合儿科临床科研教学工作，擅长采用中西医结合方法治疗小儿泌尿系统、呼吸系统、消化系统疾病，尤其在小儿肾病综合征、小儿IgA肾病、小儿肾炎，以及哮喘、肺炎、易感、癫痫等疾病的诊治方面，具有丰富经验，并取得较好疗效。取得有关小儿肾病、哮喘、癫痫等方面多项成果，其中4项分别获中国中西医结合学会科学技术进步奖三等奖，天津市科学技术进步奖三等奖，引进填补天津市医药卫生新技术一项。发表论文20余篇，参编著作3部。

参考文献

［1］张伯礼．津沽中医名家学术要略（第二辑）［M］．北京：中国中医药出版社，2012．

［2］陈宝义，董燕庆，李向农.小儿发热的辨证治疗（陈芝圃医生儿科临床经验）［J］.天津医药，1978（5）：209-211.

［3］陈芝圃.应用"泻青汤"治疗小儿发热［J］.天津医药，1977（3）：117.

［4］李新民.儿科名医临证精华［M］.北京：中国医药科技出版社，2023.

［5］陈芝圃，曹鹤如，王雨芹.疹后复热（葡萄球菌败血症）两例治疗介绍［J］.江西医药，1965（11）：1127-1128.

［6］董燕庆.血小板减少性紫癜的辨证治疗［J］.新医药学杂志，1978（4）：40-41.

［7］陈桂荣，杨莹.老中医陈芝圃先生运用吴茱萸汤治疗儿科疾病举隅［J］.天津中医学院学报，2000（3）：12.

［8］李慧茜，张宁."温六一"泡药治疗白痢114例临床观察［J］.天津中医学院学报，1999，18（2）：1.

执笔者：李瑞本

整理者：王蕾

资料提供者：乔卫平　陈桂荣　孙希焕

王文瀚

——中医肿瘤创始人之一，中西结合特色新

一、名医简介

王文瀚（1916~1990），男，天津市人，主任医师，出生于中医世家，从医后又师从名师，熟读《黄帝内经》《伤寒论》《金匮要略》等中医医籍，是中华人民共和国成立后第一代中医治疗肿瘤的专家。1950年加入中国共产党，1957年于天津市立中医医院（今天津中医药大学第一附属医院）创建肿瘤科，对肿瘤病的治疗颇具匠心。王文瀚理论造诣精深，较早提出在肿瘤的治疗上重视扶正祛邪、化瘀清热、软坚散结的理论，具有开拓创新的学术特色，并积累了大量宝贵的临床经验。王文瀚从事中医肿瘤临床、科研及教学工作40余年来，先后研制出肺一丸、七一三、五海等中成药，疗效显著，广受好评，为中医治疗肿瘤事业做出了突出的贡献，并为治疗肿瘤培养了大批人才。

二、名医之路

（一）主要成长经历

王文瀚1916年出生于天津市，其祖父、父亲（王军）均在天津挂牌行医，王文瀚小学毕业后，一边于家中随父亲侍诊，一边于私塾攻读国学经典10年，奠定了深厚的中国古代文化基础，为之后的中医学习打下了扎实的根基。王文瀚先后拜师李在前、李月伦两位名老中医，系统学习了中医理论及实践。其中李月伦老先生是第一代津门名医，中华人民共和国成立后同陆观虎、董晓初将悬壶济世的秘方、验方奉献至天津中医药大学第一附属医院制剂科，研制出许多至今仍沿用的疗效显著的医院制剂。王文瀚的长辈经常结合典型病例，联系所学内容讲解中医理论，并提出问题让其回答，时时考核患者前诊的方药，患者的舌、脉等重要诊断依据，这种口传心授、点滴积累的传统教学方法使王文瀚真正掌握了中医临床的精髓所在。1954年，在陆观虎、赵寄凡的建议下，由政府筹资兴办的天津中医门诊部成立，妇科由妇科专家哈荔田任主任，王文瀚与顾小痴、陈芝圃、丁蔚然、阎毓芝、张翰卿7名医生应诊，以治疗月经病、功能性子宫出血、先兆流产、更年期综合征等常见病为主，当时称女内科，日门诊量20~30人次。

1957年王文瀚于天津市中医院创建肿瘤科，此后一直致力于中医药治疗肿瘤的临床、科研及教学工作，为中医治疗肿瘤事业做出了突出贡献。

（二）成功经验

王文瀚创办肿瘤科之后常常向弟子们提起自己过往学习中医经典的经验，他提出："经典著作是中医理论的源泉，有了熟读乃至重点篇章能够背诵的硬功，博览各家各派，才能抓住重点。老一辈所以能引经据典，脱口而出，如数家珍，就是因年轻时下过一番苦功。经典读熟了，以后才有豁然贯通之妙。尤其在青少年时，奠基更为重要。我四岁时，随祖父课徒的学生念些歌赋，虽不理解，念得多了，也就记住了。背，不单纯是记忆的问题，还有加深理解的作用。学习方歌、药物更是如此，不背不成。熟背才能得心应手，口到笔到，熟能生巧……这种背诵的童子功，对学中医的人是必备的。"

针对背诵经典，王文瀚自己也总结出了一套行之有效的方法："先是低吟，即自念自听，吟读数十遍或百遍之数，有若流水行云，出口成诵，形成自然记忆。"他反对高声朗读或强记在心，否则忘却亦快。认为低吟之后，要逐渐放慢速度，边读边体会文中涵义，所谓"涵味吟诵"，务求弄懂原文。孔子曰："学而不思则罔，思而不学则殆。"认识到背诵和理解之间相辅相成的关系，所谓"读书百遍，其义自见"。

同时对于中医经典学习的顺序，王文瀚也提出了自己的见解，并不一味要求弟子从《内经》开始，而是提出初学入门，可以选读诸如陈修园的《伤寒论浅注》《金匮浅注》《医学从众录》《医学实在易》、吴鞠通的《温病条辨》及《频湖脉学》《本草备要》等书，如此在医理上虽未深通，而在临床应用上，苟能灵活运用，亦颇小道可观。然欲达到精通医理，则相去尚远，仍须溯本求源，从根本做起。

例如王文瀚常常结合温病的相关理论向弟子们强调温病学特别注意疾病的传变与防变，而肿瘤的防治中预防转移与进展也是非常重要的组成部分。同时王文瀚也常常结合"四季脾旺不受邪"的理论向弟子们阐释肿瘤的发生、发展与脾胃功能的盛衰有着密切联系这一道理。在治疗上，王文瀚也积极强调应当在肿瘤患者治疗的各个阶段准确把握脾胃功能的盛衰，把脾胃功能的盛衰作为临床诊疗过程中用药的准绳。

中医古籍浩如烟海，除了要选择读书路径之外，还应注意处理好博与约的关系。所谓博，是指读书宜广博，数量宜多，种类宜宽，即博览群书。所谓约，就是精，是指读书宜专精知守，不宜泛而无归。从学习中医的角度，既要博，又须约，而关键在于处理好博与约的关系。王文瀚说："非博则无以专，欲专则必须博，两者似相矛盾，实则相辅相成也。"

博览的好处是见多识广，不存门户之见。王文瀚认为："中医治学之道，以《内经》《伤寒杂病论》为基础，但同时又必须撷采众长，这样才能增进学识，提高医术，在熟读精思经典著作的基础上，广泛地学习前人的著作和经验是十分重要的，特别是金元四大家及温病学派叶、薛、吴、王的著作，更应反复研读。但在学习时必须择善而从，摒斥门户派别之偏见，但太多太宽，郢书燕说，泛泛而过，印象不深，有时反滋其惑。看了丹溪书，则从痰从阴虚治；看了景岳书，则从阳虚治；今天重用苍朴、二陈，明天又重用熟地、山药。这样治无定见，方药容易变乱。当然在学医或初业医时，可以广采博搜，增加知识，诱使自己去探索。"

（三）阶段性成就

王文瀚对肿瘤病的治疗独具匠心，理论造诣精深，较早提出在肿瘤的治疗上应注重扶正祛邪、软坚散结，具有开拓创新的学术特色，并积累了大量宝贵的临床经验，由于疗效显著，受到国内同行的广泛关注，作为医学大家，学术地位享誉国内，许多著名的西医肿瘤名家，如金显宅、张天泽、张熙曾、李维廉等均与王文瀚探讨过中医以及中西医结合治疗恶性肿瘤的思路与方法。王文瀚有着严谨的治学态度，对于学术的追求更是孜孜不倦，不断创新，认为只有师古而多创新，守法而多灵活，不断实践，不断总结，才能继承和发展中医肿瘤学。临床中注重辨证与辨病相结合，在从事肿瘤临床及教学工作的四十余年中，他悉心研究肿瘤病因病机论，擅长治疗肺癌、脑瘤、食管癌、胃癌、肝癌、甲状腺癌、卵巢癌、喉癌等恶性肿瘤，为中医治疗肿瘤事业做出了巨大贡献，同时为后人的继续临床与研究奠定了宝贵基础。

三、学术理论精粹

（一）学术理论渊源及形成

王文瀚学禀《内经》《伤寒》，推崇人与自然和谐统一，即天人合一。王文瀚认为关于天人合一所指的"天"有两方面的含义：天者，颠也，即人们头顶上的天空，具体指天文、气象所观测的日月星辰。《周易·系辞下》曰："仰则观象于天。"哲学上就把这个实体的天用以代表自然界。天者，道也，道就是规律或法则，具体指阴阳。《周易·系辞上》曰："一阴一阳谓之道。"把两方面的意义结合起来，天在哲学上的含义，就是自然规律或自然法则，但有时把天地并提来代表自然界。人，指人这个有机体，有时则泛指以人类为代表的天地之间的中间部分。天人合一就是指天地和人皆同出一源，皆由一气所化生，不仅是相互联系的统一体，而且它们之间还存在着共通的规律，这就是我国古代的一元论思想。

在20世纪八九十年代，肿瘤病因学尚未明确，王文瀚结合自己对于《内经》的认识提出肿瘤的病因首先是人与自然不相协调，体内与体外不相协调，而这种不相协调的原因包括生活习惯紊乱、物化因素影响，同时预防及治疗肿瘤的调摄方式也蕴含在这种思想之中，倘使人能食饮有节，起居有常，那么罹患肿瘤的风险也会大大降低，同时肿瘤患者也可通过规律生活、有序用药起到更好改善生活质量、延长生存期的效果。

王文瀚认为，从人类生命本质上说，机体各部分的总和不等于整体，而人体的任何部分又不可以脱离整体而孤立存在。所以，任何局部病变都是整体的病理反应。同时，人作为有机整体，又与社会、自然界密切联系，这也是探求病因的重要出发点。人类和其他生物居于天地之间，又都位于太虚之中，构成自然界统一的整体，所以人与自然界气候和时间的变化和昼夜时序的变更都有着直接关系。因此"人与天地相参"的观点，可以说贯穿在整个中医学术思想之中。

人与自然界息息相关，同时，每时每刻也不能脱离人类社会而存在，人类本身的存在即一种社会现象，人不仅可以改造社会，同样也受到社会诸因素的影响。中医发病学说对此也给予了高度重视。王文瀚指出，高明的医生诊察病因，要明辨贵贱、贫富、苦乐的人事变化与发病的关系，不懂得这一点就不能成为高明的医生，乃至成为医生的过失。在《素问·异法方宜论篇》等篇章中，将不同地域的地理、气候、生活风俗、发病特征做了详细描述。很显然，人类生活在不同的地理、空间，就会引起不同的生理、病理变化，出现不同的病证。

由于脏腑和形体五官间有相合、所主、开窍及经络络属关系，人体局部与整体也是相互影响的。身体一旦发生疾病，局部病变可以影响全身，全身病变也可以显现在局部。从中可以看出中医学是从综合整体研究人类生命和疾病的发生规律这一显著特点。

在肿瘤患者的诊断方面，王文瀚强调中医对于肿瘤的明确诊断确实同西医的病理诊断存在差异，但中医的四诊也有其优势，如根据《丹溪心法》中提出的"欲知其内者，当以观乎外；诊于外者，斯以知其内。盖有诸内，必形诸外"理论，提出一个合格的中医医生，除观察肿瘤的局部症状外，还应当分辨患者神色的荣枯，体形肤色的异常，舌质瘀斑，舌下静脉怒张、瘀血，耳廓丘疹，结膜血管怒张等。这些体表的改变，可作为癌瘤的辅助诊断，进一步了解肿瘤的性质，推断其预后顺逆。一般来讲，神色鲜明，目光有神，神志清楚者，为良性肿瘤，或癌瘤初起，或生长在体表面尚未损害正气；反之神色晦暗、沉滞，枯槁不明，疼痛失眠，精神萎靡，反应迟钝，形体消瘦者，多是患癌日久，或有肿瘤转移，气血衰败，多是恶病质的表现。如患肿瘤而有皮肤眼目发黄者，当考虑肿瘤已侵犯肝脏。如患斑痣、交界痣而发生肿大，颜色变浅或加深，甚至出现溃烂、出血、感染时，当考虑恶性变。

（二）学术精华

1. 从中医整体观寻求肿瘤病因

王文瀚认为，恶性肿瘤的形成和发展极其复杂，是多种因素长期作用于机体，导致身体内环境紊乱，脏腑功能失调，在体内出现的一种新的病理产物。因此，对于恶性肿瘤的病因病机认识主要有以下几方面。

一是体质与肿瘤。体质的偏颇在恶性肿瘤的发生、发展过程中起到非常重要的作用。通过辨证审因、综合分析，辨别患者体质及脏腑阴阳气血偏颇，为以后的治疗提供依据，纠正其偏颇体质，以杜绝恶性肿瘤继发发展。这样，可预防治疗过程中使用化疗药物或放疗等方法对机体造成的损伤，防止疾病传变。

二是外感毒邪与肿瘤。外感毒邪是肿瘤发病的主要因素之一。现代中医学将各种有毒的、能促进人体正常组织恶性增生的特殊致癌因子统称为瘤毒。瘤毒既可以通过口鼻、皮毛由外而入，又可以由人的脏腑组织代谢异常生成，包括工业废气、电离辐射等。瘤毒进入机体，长期积聚体内，可导致肿瘤发生。这类毒邪是有别于六淫的邪气，若为久居或长期工作于空气质量低劣环境者，可归为"风毒"范畴；若为久受电离辐射的影响或久服某些热性药物，则可归于"热毒"范畴。

三是情志与肿瘤。中医学认为，七情太过或不及，都能直接引起体内气血运行失常及脏腑功能失调，尤其是当今经济社会环境下，人们的生活压力和心理欲望过大，一旦所愿不遂，极易产生不良情绪，久之则气滞血瘀，复感外在毒邪，变生肿瘤。明代医家王肯堂在《医学津梁》中提出"要皆忧郁不开，思虑太过……以致内气并结于上焦，而噎膈之症始成矣"的观点，明确指出肿瘤的发生与情志关系密切。

四是饮食与肿瘤。饮食因素包括饮食不节、饮食不洁、饮食偏嗜等。过量食用油炸、烧烤、腌制及霉变食物，损伤脾胃，易致消化系统产生肿瘤。另外，暴饮暴食、饮食不规律，易致脾胃功能失调；过量食用辛辣、味厚之物，误食不卫生或腐败变质的食物，易致湿毒蓄积于体内，从而形成肿瘤。正如宋代医家严用和在《济生方》中提出："过餐五味、鱼腥、乳酪……结为癥瘕。"

五是劳逸与肿瘤。劳逸因素包括过度劳累和过度安逸两个方面。过度劳累包括劳力过度、劳神过度和房劳过度，劳力则耗气，劳神伤心脾，房劳耗精伤肾。过度安逸致使气血运行不畅，筋骨柔脆，脾胃呆滞，体弱神倦。过度劳累和过度安逸均可致正气虚弱，正不胜邪，导致包括肿瘤在内的疾病发生。

六是放疗、化疗与肿瘤。放疗、化疗是西医学治疗恶性肿瘤的主要手段，对肿瘤局部的疗效是肯定的，但对机体的损伤又是不容忽视的。中医认为，其具有邪毒的特性。放疗所用的射线和部分化疗药物具有热的特性，可归于中医"热毒"范畴，如对鼻咽癌、食管癌，以及纵隔、肺等部位肿瘤的放疗过程中会出现口咽干燥、咽痛等症状。由此可见，放疗、化疗既是治疗手段，又是致病因素，应加强防护。而中医药在防治放疗、化疗不良反应方面有较好的疗效，理应充分发挥优势。

七是对肿瘤病机的认识。中医学认为，体质因素、外感邪毒、情志不调、饮食失节等病因作用于人体，导致脏腑功能紊乱，气血津液运行失常，进而出现气滞、血瘀、水湿、痰聚等病理产物。这些病理产物随着气机升降，流注于人体脏腑、经络而发为肿瘤。在此过程中，体质及外感、内伤邪毒不同，所引发的肿瘤也有所区别。情志失调是肿瘤发生的催化剂，长期精神压抑会使多脏腑功能紊乱，气机升降失调，更易受外邪侵袭而发为肿瘤，如肝癌、乳腺癌、甲状腺癌、卵巢癌等。在肿瘤发生、发展过程中，人体的正气、脏腑功能经历了紊乱、虚弱、衰退的过程，病邪也从痰气凝结发展到痰瘀互结，最终到顽痰死血的阶段。所以临证时，应以中医基本理论为指导，分析肿瘤的病因病机，掌握其病位、病性、病期、病势，重在从引发瘤体的本质辨治，而不能只关注瘤体本身。这是中医认识和治疗肿瘤与其他医学在思维模式上的不同。

2. 以中医整体观探索治疗方案

在肿瘤的治疗上，王文瀚也提出诸多颇有见地的理论。一是注重"活血化瘀"的运用。气滞血瘀，日久不愈，形成肿块，是中医学中致"癥""积"的重要病因，也是形成肿瘤的机制之一。《医林改错》所言之"肚腹结块，必有形之血"，即腹内有形的包块肿物多由瘀血所致。通过活血化瘀能疏通经络，破瘀散结，祛瘀生新，达到消瘀散结、恢复气血运行的目的。同时活血化瘀法对瘀血引起的肿瘤发热、出血、疼痛，可起到多方面的治疗作用。因此活血化瘀法是王文瀚治疗肿瘤的主要方法之一。

王文瀚针对瘀毒致癌的病理特征，将国外有关肿瘤高凝学说与中医血瘀理论相结合，治疗癌症患者善用活血药，祛瘀而生新，增加血流量，改善血液循环，降低血小板的黏附聚集，使纤维蛋白沉降率降低，增强纤维蛋白的溶解，使肿瘤细胞处于抗癌药及机体免疫功能控制下，减少血栓对肿瘤组织的保护，有利于免疫系统对肿瘤细胞的清除，以提高疗效。王文瀚多选用丹参、川芎、三棱、莪术、地龙、全蝎、王不留行等活血而不破血之品，化瘀抗癌。但王文瀚认为没有瘀血证的患者如任意滥用，特别是破血攻瘀之剂，可伤正气，对患者极为不利，强调必须辨证清楚而后投药。

二注是重"软坚散结"的运用。王文瀚认为所谓软坚散结，结者，邪气聚结，坚者，硬而牢固，软坚散结法，即散其集聚、软其坚硬肿块之法。根据中医药理论及经验，一般认为味咸之中药能够软化坚块，至于散结则常通过治疗产生聚结的病因而达到散结的目的，故清热散结药治热结、解毒散结药治毒结、化痰散结药治痰结等。现代研究也证实，具有软坚散结的一些中药能抑制肿瘤细胞极度分裂，使肿瘤组织缩小，癌细胞广泛高度变化、坏死。王文瀚常用的软坚散结类抗癌中药有夏枯草、猫爪草、瓦楞子、半夏、牡蛎、鳖甲、白芥子、海藻、昆布、山慈菇、黄药子等。

三是注重"清热解毒"的运用。王文瀚认为毒邪入侵，日久化热化火，内伤情志亦能化火，火热伤气，灼烧脏腑，日久必发癌瘤，血遇火热则凝，津液遇火则灼为痰，气血痰浊壅阻经络、脏腑，结为癌瘤，故清热解毒法亦为治疗肿瘤的大法之一。王文瀚临床上抗癌常用的清热解毒药有白花蛇舌草、半枝莲、半边莲、龙葵、金银花、连翘、重楼、小豆根、大青叶等。

四是注重"扶正祛邪"的运用。扶正祛邪贯穿于肿瘤治疗的始终。针对肿瘤的发生，王文瀚推崇"内虚"学说，故其治疗非常重视扶正。补法，从整体而言，重视培补气血，调和阴阳；就脏腑而言，立足于补益肺脾肾，尤重视益气、补肾。其常选药物有人参、茯苓、枸杞子、女贞子、淫羊藿、黄芪、白术、薏苡仁、灵芝、当归、冬虫夏草、党参、白术、山药、肉桂、甘草、鹿茸、肉苁蓉、补骨脂、女贞子、麦冬等。由于"热、毒、痰、瘀"蕴结，癥积形成，使已成的邪实进一步伤正，故祛邪之法也必不可少。通过祛邪可使正气不再受损，祛邪常选用山慈菇、山豆根、土茯苓、白花蛇舌草、凌霄花、重楼、三棱、莪术、白英、蜂房、南星等。在临床实践中，正确运用中医扶正祛邪法，可以提高人体抗肿瘤能力，控制肿瘤发展，促进机体恢复。因此，王文瀚认为扶正祛邪法在肿瘤防治中占有极其重要的地位。癌症患者以正虚、血瘀、毒聚三类多见，王文瀚通过改变患者原有的邪盛正虚内环境，增强体质，补偏救弊，临床上确能收到较好的防癌抗瘤效果。

五是重视传统方剂的应用。中医学经过几千年的经验积累和历代医家的大量实践，形成了许多临床上行之有效的方剂。王文瀚善于吸取传统医学的精髓，并且验证于临床，形成了自己使用传统方剂的特点。临床上，不管病情多么复杂，他总是在抓住主要矛盾的基础上，根据患者的不同病情，选用经典的小复方组合，形成以主方为主，以其他副方为辅的复方，疗效较好。并且遵循方剂辨证的原则，以方剂的主治病证及其主治范畴，以及该方组方的立法为基础，通过对患者表现出来的症状分析，使方证相符。如王文瀚治疗胃癌，以四君子汤为主方，加入一些清热解毒、软坚散结药物，根据患者不同情况，临证配合以金铃子散加减，取得良效。

六是主张辨证与辨病相结合。王文瀚根据癌病患者不同虚损，分别以扶正培本辨证治疗外，还根据肿瘤系痰气瘀毒互结的病理变化和西医学的病理分类与分期，酌情选用软坚散结、理气化瘀、清热解毒等祛邪药物进行辨病治疗，将辨证与辨病有机结合，获得良好的疗效。

四、临证经验

（一）论案说病

验案举隅 1：肺癌

案 1

患者，女，67 岁。1975 年 8 月 21 日初诊。

现病史：患者 1975 年 6 月因气短、喘憋进行性加重就诊于天津中医学院附属医院，影像学检查示左肺周围型肺癌，伴双肺多发小结节，考虑转移；右侧胸腔积液；双下叶部分肺不张。肺穿刺取病理示腺癌，行化学治疗 2 个周期后疾病进展。现患者神清，精神弱，喘憋，动则尤甚，咳嗽，咳白色泡沫样痰，双侧胁肋部疼痛，纳可，大便每天 1~3 次，不成形，小便量少，舌淡暗，苔白，脉弦细数。

诊断：肺癌病。

辨证：肺脾气虚，痰瘀互结证。

治法：宽胸化痰，益气健脾。

处方：瓜蒌 30g，重楼 15g，半夏 15g，葫芦 30g，川芎 10g，浙贝母 15g，泽泻 30g，薏苡仁 15g，白术 30g，生黄芪 30g，猫爪草 30g，郁金 10g，姜黄 10g，夏枯草 15g，鸡内金 15g，石斛 15g，刘寄奴 15g，马鞭草 15g。7 剂，水煎服，每日 1 剂，早晚各 1 次，避寒热，调情志，节饮食。

二诊（1975 年 8 月 28 日）：服药半个月后，诸症大减，效不更方。

按语：患者肺癌伴发恶性胸腔积液，究其发病原因，乃秽毒之气滞于体内，损伤正气，脏腑功能失调，致气血津液运行不利，痰浊瘀毒聚结，邪流胸胁，阻滞三焦，水饮积结。王文瀚认为肺癌主要是正气虚损，阴阳失调，六淫之邪乘虚而入，邪滞于肺，导致肺脏功能失调，肺气郁阻，宣降失司，气机不利，血行受阻，津液失于输布，津聚为痰，痰凝气滞，瘀阻络脉，痰气瘀毒胶结于肺，日久形成积块，发于肺而为肺癌，乃正虚而致病，因虚而致实，是一种全身属虚、局部属实的疾病，故总结出本病的中医病机为正气内虚，毒、瘀、浊致病为癌浊。津液失布，水饮积结，又兼正虚脾失健运，水谷精微不能生化输布，致湿留于肺，遂发为胸腔积液。治当宽胸化痰，益气健脾。

方用小陷胸汤合苇茎汤加减化裁。小陷胸汤出自《伤寒论》，具清热化痰、宽胸散结之效，主治痰热互结之结胸证。方中瓜蒌甘寒，清热涤痰，宽胸散结；半夏辛温化痰散结，两者相伍，润燥相得，是为清热化痰、散结开痞的常用组合。苇茎汤出自《外台秘要》，清肺化痰，逐瘀排脓，主治肺痈，热毒壅滞，痰瘀互结证。方中薏苡仁甘淡微寒，上清肺热而排脓，下利肠胃而渗湿；再加生黄芪、白术、鸡内金益气健脾；葫芦、泽泻、刘寄奴、马鞭草利湿泄浊；重楼、猫爪草、夏枯草、郁金、姜黄、川芎解毒祛瘀，理气散结；浙贝母化痰散结；石斛养阴生津。王文瀚在治疗中注重健脾。肺为贮痰之器，脾为生痰之源，脾主运化，脾虚失其健运，水谷精微输布障碍，致湿生痰留于肺，此为治病求本；如未出现脾虚的症状，运用健脾药则可未病先防。临床应用时还须以辨证为基础，望、闻、问、切四诊合参，辨病与辨证相结合，在此方基础上进行化裁加减，灵活运用，方显成效。

案2

患者，女，68岁。1982年10月15日初诊。

现病史：患者于1982年5月出现间断咳嗽未愈，9月就诊于外院，影像学检查提示肺癌，左侧锁骨下、纵隔内多发淋巴结转移。1982年9月行左肺下叶切除术，术后病理示低分化鳞癌，未放化疗。现患者神清，精神弱，声音嘶哑，咳嗽，咳痰质稀，周身乏力，偶气短，口干，食欲缺乏，寐不安，二便可。舌红少苔，脉细数。

诊断：肺癌病。

辨证：气阴两虚，痰热蕴肺。

治法：益气养阴，清肺化痰。

处方：生黄芪30g，太子参15g，麦冬15g，五味子10g，天冬10g，郁金10g，姜黄10g，百部20g，百合15g，石斛15g，茯苓15g，生薏苡仁15g，鸡内金15g，神曲15g，砂仁10g，白芍15g，猫爪草15g，川芎10g，代代花12g。14剂，水煎服，每天1剂，早晚各1次，避寒热，调情志，节饮食。

二诊（1982年11月1日）：仍乏力，食欲缺乏，二便可，舌红苔少，脉弦滑。以前方加焦麦芽30g，玉竹15g，北沙参10g，半夏15g。14剂，水煎服，日1剂。

三诊（1982年11月15日）：食欲缺乏，食少，尿频，腹胀，寐不安，易醒，大便2次/天，量少，舌红少苔，脉沉弦。前方加厚朴15g，远志15g，合欢皮15g。14剂，水煎服，每天1剂，早晚各1次，避寒热，调情志，节饮食。

按语： 本案患者痰热蕴肺，故见偶有咳痰。气阴亏耗，肺癌日久气阴耗伤，故见周身乏力，虚弱。癌病属本虚表实，热毒内蕴故见舌红少苔脉细数。故本案辨证气阴两虚，痰热蕴肺。本案本虚标实并重，故以扶正祛邪兼顾、益气养阴、清肺化痰为原则，故用生脉散加减酌加清热祛瘀、健脾益胃祛湿之品。

生脉散出自《备急千金要方》，《医方集解》谓之治疗热伤元气。本案以生脉散为主方，方中人参甘温，改用太子参以气阴双补，麦冬甘寒，以润肺滋水，泻热；稍加五味子酸温，以敛肺生津，收敛耗散之气；并重用黄芪30g以补肺气，补虚扶正。考虑肿瘤实邪多责之于瘀、毒、浊互结，故本案加用郁金、姜黄、川芎、猫爪草以活血化瘀，解毒散结，以祛标实之邪；鸡内金、神曲、生薏苡仁、茯苓、砂仁健脾益胃祛湿；天冬、百部、百合、石斛生津润肺；白芍养血柔肝；代代花疏肝解郁。二诊患者食欲缺乏，加焦麦芽消食健脾；加玉竹、北沙参养阴润燥，益胃生津；加半夏燥湿化痰。三诊患者食欲缺乏，食少，腹胀，加厚朴燥湿化痰，下气除满；寐不安，易醒，加远志、合欢皮安神。之后患者随症加减，临床症状逐渐缓解。

验案举隅2：前列腺癌

患者，男，70岁。1978年3月25日初诊。

主诉：发现前列腺异位7个月余，伴乏力、汗出加重1个月。

现病史：1977年9月无明显诱因出现渐进性排尿困难，遂就诊于天津市某医院，肛门指检提示前列腺异位，住院期间完善辅助检查后考虑前列腺癌，后为求诊治至我院门诊就诊。就诊时患者神清，精神可，排尿困难，尿频，自汗，时感心慌不适，活动后时有右髂骨疼痛，纳呆，寐欠安，大便不成形，2~3次/天，舌暗红，苔黄厚微腻，脉沉弦。

诊断：积病。

辨证：湿热蕴结，瘀血内阻。

治法：健脾利湿，祛瘀散结。

处方：黄芪30g，王不留行30g，柴胡6g，川芎15g，郁金10g，片姜黄15g，佩兰15g，猫爪草15g，白花蛇舌草30g，石韦30g，关黄柏15g，淡竹叶15g，全蝎6g，车前子15g。14付，水煎服，每天1剂，早晚各1次，避寒热，调情志，节饮食。

二诊（1978年5月17日）：患者诉服药2周后，疼痛减缓，小便量较前增多，大便成形，夜尿频症状得到改善，但依然心慌汗出，面部烘热，舌暗红，苔黄厚微腻，脉沉弦。处方为黄芪60g，王不留行30g，茯苓15g，薏苡仁15g，白术10g，淡竹叶15g，郁金10g，片姜黄15g，猫爪草15g，石韦30g，白花蛇舌草30g，夏枯草15g，川芎15g，关黄柏15g，枳壳10g，大黄10g，萹蓄15g，知母15g，百合15g。14付，水煎服，日1剂，早晚各1次，每次150ml。

三诊（1978年7月15日）：患者神清，精神可，未诉明显疼痛，腰膝酸软，仍有午后潮热、汗出，纳尚可，夜寐尚安，夜尿频减轻，大便成形，1~2次/天，舌暗红，苔白，脉弦。处方为黄芪60g，茯苓15g，王不留行30g，川芎15g，郁金10g，片姜黄15g，鸡血藤15g，红景天10g，薏苡仁30g，夏枯草15g，山慈菇10g，浮小麦30g，麦冬15g，补骨脂15g。14付，水煎服，日1剂，早晚各1次，每次150ml。

四诊（1978年9月17日）：未诉明显不适，病情尚稳定，时感燥热，继续予以前方思路治疗，以健脾利湿化瘀为主。方用黄芪60g，郁金10g，姜黄15g，鸡血藤15g，猫爪草15g，王不留行30g，白花蛇舌草30g，石韦30g，黄柏20g，淡竹叶15g，佩兰

15g，山慈菇 10g，补骨脂 15g，知母 15g，苦参 15g，牡丹皮 15g，半枝莲 15g，蛇六谷 15g。14 付，水煎服，日 1 剂，早晚各 1 次，每次 150ml。

五诊（1978 年 10 月 27 日）：患者病情稳定，近来入睡困难，未诉其他不适。在原方基础上加酸枣仁 20g、远志 15g、合欢皮 20g 以解郁安神。

六诊（1978 年 11 月 11 日）：患者病情稳定，继续予以原方治疗，健脾益肾，软坚散结。截至目前，患者始终坚持中药汤剂治疗，生存质量较为理想，精神状态良好。

按语：患者初诊时，排尿困难，尿频伴活动后右髂骨疼痛，加之舌脉表现，判断为脾虚湿热蕴结，兼有瘀滞。方中黄芪益气健脾，王不留行、淡竹叶、车前子、石韦、关黄柏以利湿清热，川芎、郁金、片姜黄、全蝎以行气化瘀，散结止痛，猫爪草、白花蛇舌草以解毒清浊。全方攻补兼施，配伍得当，体现前列腺癌治疗法则，即健脾、利湿、化瘀。通过阶段治疗，化瘀散结止痛效果较为明显，二诊时疼痛和尿频的症状较前明显缓解，故去掉全蝎，前列腺乃多血之脏，易瘀易滞，治疗不忘活血化瘀，推陈致新，同时继续加大健脾利湿、益气化瘀的力度，黄芪由 30g 改为 60g，配以茯苓 15g，薏苡仁 15g，白术 10g，健脾利湿化瘀的基本思路不变。患者心悸不适、烘热汗出，考虑为内分泌治疗后雄激素下降所导致，以川芎、郁金、片姜黄、淡竹叶行气化瘀，清心利尿。另外，二便为五脏六腑之信使，关注二便情况，通大便，利小便，取"围兵必缺"之意，给癌浊以出路，应用大黄、枳壳、黄柏、石韦、萹蓄，使体内壅滞之湿浊、邪热、瘀毒由前后二阴分消走泻，癌浊得去则积自消。后患者病趋稳定，以对症治疗为主，经过阶段性治疗，患者标实得除，则在健脾益气基础上，酌加软坚散结之品以缓消癥块，以达黜浊培本之效。

验案举隅 3：肝癌

患者，男，60 岁。1977 年 9 月 13 日初诊。

现病史：患者于半年前主因"周身皮肤黏膜黄染 7 天"就诊，经影像学诊断为肝多发占位性病变，考虑肝癌，肝内转移。行化疗 3 次，后患者不能耐受。

刻下症：神清，精神弱，周身皮肤、黏膜黄染，脘腹胀满，消瘦，乏力，食欲缺乏，寐安，大便尚调，小便黄赤，舌暗，苔黄腻，脉沉弦。

诊断：肝癌病。

辨证：气滞血瘀，湿热内蕴。

治法：理气活血，利湿退黄。

处方：柴胡 12g，川芎 10g，连翘 15g，生薏苡仁 15g，莱菔子 30g，厚朴 30g，枳壳 10g，焦三仙各 30g，鸡内金 15g，白芍 30g，虎杖 15g，茵陈 30g，生栀子 12g，金钱草 15g，槟榔 15g，郁金 10g，香附 10g，乌药 10g。14 剂，水煎服，每天 1 剂，早晚各 1 次，避寒热，调情志，节饮食。

二诊（1977 年 9 月 27 日）：黄疸、脘腹胀满较前好转，二便转调，仍觉乏力，纳呆。腻苔已去大半。中药改莱菔子 15g，去槟榔，加黄芪 60g，五味子 10g，麦冬 10g，焦神曲 15g，焦麦芽 15g。14 剂，每天 1 剂，早晚各 1 次，避寒热，调情志，节饮食。

三诊（1977 年 10 月 11 日）：诸症好转，乏力得缓，纳转馨，二便调。中药加当归 15g，红景天 10g，熟地黄 15g。14 剂，每天 1 剂，早晚各 1 次，避寒热，调情志，节饮食。

按语：王文瀚认为患者肝郁气滞，木乘脾土，癌浊蕴中，中阳失化而出现食欲缺乏、乏力、消瘦；脾虚浊蕴，郁而化热，加之化疗热毒而出现周身皮肤、黏膜黄染，小便黄赤；浊滞血脉，瘀血渐生，血瘀于肝络而见脘腹胀满。连翘、生薏苡仁、焦三仙、鸡内金、白芍共奏健脾利湿、解毒清浊之功，郁金入肝经，可清利肝胆湿热，配合茵陈、栀子、虎杖、金钱草利湿退黄，治疗湿热黄疸疗效显著。莱菔子、厚朴、枳壳、槟榔、香附、乌药理气，厚朴又以下气除满为专，为气滞腹胀之首选。王文瀚认为疏利三焦类同大禹治水，禹治洪水不堵反通，河道疏通，洪水得控。三焦本质是通路，疏利三焦之法就是疏通通路，三焦之路得通，癌浊得以祛，正气得以复，此即"邪祛正自安"之理。二诊时患者腹气渐通，乏力纳食未见明显缓解，故加黄芪、麦冬、五味子，意在益气养阴，养血润络；神曲、麦芽以运化中州，使中土得运，气血得化。三诊时患者诸症渐消，故加当归、红景天、熟地黄以增加益气养血之力，培植本元，扶正祛邪。

验案举隅 4：鼻咽癌

患者，男，54 岁。1977 年 9 月 16 日初诊。

现病史：患者 1976 年 12 月偶见痰中带血，就诊于当地医院，未见肺部、气管部明显异常，后于 1977 年 6 月就诊于某院耳鼻喉科，活检确诊为低分化鳞状细胞鼻咽癌，为求诊治至我院门诊就诊。初诊症见鼻咽癌放疗后口淡无味，食不知味，伴口舌干燥，咳嗽，无痰，食欲缺乏，寐欠安，大便 2~3 日一行。舌紫暗，有瘀斑，苔薄黄，脉弦细。

诊断：失荣。

辨证：邪热郁结，气阴两虚。

治法：燥湿运脾，清热生津，益气养阴。

处方：生黄芪 30g，生地黄 30g，当归 15g，五味子 10g，连翘 15g，枳壳 15g，半夏 15g，鸡内金 15g，生麦芽 15g，炒莱菔子 30g，厚朴 30g，石斛 15g，麦冬 15g，生地黄 10g，川芎 10g，苦参 15g，白花蛇舌草 15g，猫爪草 15g。7 剂，水煎服，每天 1 剂，早晚各 1 次，避寒热，调情志，节饮食。

二诊（1977 年 9 月 23 日）：诉可尝甘味，但他味仍不可辨，食欲缺乏，寐安，大便 1~2 日一行，舌淡暗，有瘀斑，苔少，脉沉弦。治以健脾和胃，滋阴补肾。以原方加神曲 10g，山茱萸 15g，熟地黄 15g。14 剂，水煎服，每天 1 剂，早晚各 1 次。

三诊（1977 年 9 月 30 日）：除甘味外可稍辨咸味及酸味，纳可，寐安，二便调。舌淡暗，有瘀斑，苔薄白，脉沉弦。治以活血行气，祛瘀通络。前方去神曲、麦芽、连翘、石斛，加红花 10g，川芎改为 20g。14 剂，水煎服，每天 1 剂，早晚各 1 次。

按语：鼻咽癌放疗后唾液腺功能受抑制，口腔黏膜受损，味觉细胞被破坏，导致患者味觉异常甚则消失。王文瀚辨证施治，采用从脾论治、祛湿为先，清热生津、贯穿其中，益气养阴、正气来复三法，制清热养阴方。方中黄芪味甘，微温，益气补虚，扶正祛邪；生地黄味甘，苦寒，清热凉血，养阴生津；当归补血养虚，合五味子生津敛汗，敛肺滋肾；麦冬清心润肺，又能养胃生津；石斛滋养胃阴，生津止渴，兼能清胃热助生地黄以强滋阴之效；鸡内金、生麦芽、炒莱菔子健运脾胃；苦参清热燥湿以消蕴脾之湿；白花蛇舌草、猫爪草清热养阴同时防止癌细胞生长，祛邪以扶正；川芎、枳壳、半夏、厚朴宽中畅中，宣通郁气。纵观全方，王文瀚先祛脾湿，再清郁热，后养阴血，同时不忘活血通络，阴复络通，则津液得以上行濡润口舌，津归则口得以复味。尚须注意治疗中不可一味清热，应兼顾除脾湿及益气养阴，同时灵活应用活血之法以通络，络通则津布，血行则津生，上充口舌，以助味觉恢复。

验案举隅 5：胃癌

患者，女，53 岁，工人。1975 年 8 月 6 日初诊。

主诉：胃癌术后 1 个月余，乏力加重 1 周。

现病史：患者 1975 年 3 月无明显诱因出现中上腹胀痛不适，在天津医学院附属医院做胃镜检查示胃体交界后壁低回声团块，考虑胃癌，切剪病理会诊考虑低分化腺癌，1975 年 5 月 30 日在该医院行全身麻醉胃部分切除＋大网膜部分切除，术后行化疗 1 个周期，患者自觉乏力，加重 1 周。现患者神清，精神弱，周身乏力，胃脘间断不适，恶心，食欲不振，上腹部隐痛，无反酸烧心，寐差，大便几日不下，小便如常。舌质淡红，苔白腻，脉沉细。

诊断：胃癌病。

辨证：气血两虚，癌毒内结。

治法：益气活血，健脾和胃。

处方：黄芪 60g，北柴胡 10g，当归 10g，川芎 15g，枳壳 15g，郁金 10g，姜黄 10g，香附 10g，白芍 15g，太子参 15g，陈皮 10g，白术 10g，炙甘草 15g，黄连 10g，吴茱萸 3g，茯苓 20g，薏苡仁 15g，焦麦芽 30g。14 剂，水煎服，每天 1 剂，早晚各 1 次，避寒热，调情志，节饮食。

二诊（1975 年 8 月 20 日）：患者神清，精神可，乏力缓解，食欲较前改善，胃脘不适减轻，恶心，上腹部隐痛减轻，寐差，大便次数增加但仍几日一解，小便如常，舌质淡红，苔白，脉沉缓。以初诊方黄连减到 3g，白术增加到 20g，加砂仁 10g，龙骨 10g，牡蛎 10g。7 剂，煎服法同前。

三诊（1975 年 8 月 27 日）：患者神清，精神可，乏力明显改善，纳可，无胃脘不适，大便正常，上腹偶尔隐痛，寐可。继续原方服用 14 天，以巩固治疗，不适随诊。

随访未诉不适。

按语：初诊时根据患者既往病史及就诊情况，可初步明确患者证型，乃气血两虚，癌毒内结。患者癌毒内结，胃癌术后，正气更虚，脾胃运化功能受损，导致痰凝气滞，日久则血瘀，表现为食欲不振，周身乏力，"不通则痛"即表现为上腹隐痛，日久耗气伤血伤阴，扰动心神，出现寐差，大便干燥。重在调理脾胃以益气活血。方用补中益气汤合柴胡疏肝散，二诊诸症较前减轻，白术增至 20g 以补中健脾，加用砂仁，燥湿同时兼温胃、行气。根据患者症状及舌脉，调整侧重点，稍稍加大扶正力度，与此同时，因标已除，治标之药黄连应减量，用之过久恐其败胃伤正，但是暂不停用，是谓"炉烟将息，恐灰中有火复燃"。三诊患者诸症缓解，此时可进一步加大扶正力度，施以补气养血之法善后。

验案举隅 6：胰腺癌

患者，女，78 岁。1972 年 8 月 14 日初诊。

现病史：患者于 1972 年 4 月因间断性右上腹胀痛，时有胃脘及肋弓疼痛不适就诊于我院，查 B 超示：①肝多发囊肿；②双肾多发囊肿；③胰腺体尾交界处实性占位性病变（以胰腺癌首为考虑）。于 1972 年 7 月 14 日行脾切除术，胰体尾切除，胆囊切除，术后未行放化疗。术后病理示腺癌。现症见乏力，汗出，恶心，腹胀，低热，37.5℃左右，纳少，夜寐欠安，大便干，2~3 天 1 次，小便调，舌淡红无苔，脉沉细。

诊断：胰腺癌病。

辨证：阴虚毒热。

治法：滋阴清热，解毒祛瘀。

处方：银柴胡 15g，地骨皮 15g，当归 30g，生地黄 15g，熟地黄 15g，黄芪 15g，黄芩 10g，柴胡 10，沙参 15g，麦冬 15g，青蒿 15g，玫瑰花 10g，旋覆花 10g，苦参 15g，鸡内金 15g，郁金 10g，姜黄 10g，生大黄 6g，砂仁 6g。10 剂，水煎服，每天 1 剂，早晚各 1 次，避寒热，调情志，节饮食。

二诊（1972 年 8 月 24 日）：低热已退，恶心、腹胀减轻，仍便干，大便 1 日一行，须药物助便。虚热已退，遂去银柴胡，恶心腹胀好转，遂去旋覆花、砂仁，仍便干便难，加炒莱菔子 10g，檀香 10g，延胡索 12g，乌药 10g，以增强理气通便力量。

三诊（1972 年 8 月 31 日）：上方服药 7 天后仍便干便难，故将生地黄改为 30g，增水行舟，加强滋阴力量，同时将炒莱菔子改为 30g 以增理气之力。

四诊：服药 7 天后仍便难，大黄增至 10g，加火麻仁 12g、郁李仁 15g 以加强解毒润下之力。

五诊（1972 年 9 月 7 日）：服药 7 天后大便略不成形，舌红少苔，说明里热毒瘀祛，故加入黄精 15g、玉竹 15g 滋肾阴，肉苁蓉 15g 以温肾阳。

后在此方基础上连续服药 1 年余，随症加减。患者一般状况良好，未述明显不适。

按语：本案为癌病，西医诊断为胰腺癌。阴液亏损，难以敛阳，故症见汗出；气血不足，故症见乏力；中焦气机不畅，脾失健运，故症见腹胀，纳差；里热蒸腾，脾胃运化失司，故症见大便干；舌淡红无苔，脉沉细均为阴虚毒热之象。故治以滋阴清热，解毒祛瘀，方用清骨散合当归六黄汤加减。方中银柴胡能清骨髓之热，治虚劳之骨蒸；地骨皮入阴分，而清伏热于里，青蒿具辛散之功，能宣内伏之热而出于表，且青蒿味苦、辛，性寒，归肝、胆经，能清透虚热，凉血除蒸截疟，地骨皮味甘，寒，归肺、肝、肾经，能凉血除蒸，清肺降火，二者配伍，青蒿偏于清透，地骨皮偏于清润，增强了清虚热之力，并以润制约清透之力，不至于太过；当归养血增液；生地黄、熟地黄入肝肾而滋肾阴，三药合用，滋阴养血，使阴血充则水能制火；黄芩泻火以除烦，佐以苦参清泻心火；黄芪一可实卫以固表，一可固未定之阴，且可合当归、熟地黄以益气养血。诸药合用，养血育阴，泻火彻热，益气固表，标本兼顾，可使营阴内守，卫外固密则发热相应而愈。患者里热蒸腾，炼干津液，故症见便干，舌无苔，故以沙参，麦冬滋阴养津。姜黄辛温行散，能活血通经、行气止痛，临床上以治疗寒凝气滞血瘀为好，郁金苦寒降泄，行气力胜，且可凉血，临床上适宜治疗血热壅滞者，两者合用，一寒一热，则活血破瘀、行气止痛作用明显加强。苦参苦寒，归心、肝、胃、大肠、膀胱经，功能清热燥湿，清利中焦之湿热，胰腺癌病位在中焦，病机为湿热搏结于中焦，以大苦大寒之苦参清泻中焦之湿热，使实邪去则脾气得以健运，同时可助生地黄凉血活血。鸡内金、炒莱菔子行气，消食，降气化痰；大黄苦，寒，归脾、胃、大肠、肝、心包经，功能泻下攻积，清热泻火，凉血解毒，逐瘀通经，可荡涤肠胃，推陈致新，导湿热外出。纵观全方，以滋阴清热解毒，符合癌症后期余热未清、内阴已伤的病理特点，同时疏肝、健脾、行气，肝为气机升降之枢纽，脾为后天之本，气机调畅，气血生化得源，则正气得复，可抗邪外达，同时以大黄通腑泄热，急下存阴，给邪以出路。考虑癌症患者后期虽有毒瘀症状，但整体以正虚为主，故初诊不可大力清热，通过二、三诊，患者自述大便仍便干便难，可知里热炽盛，邪实较甚，同时正虚不重，故逐步增加滋阴、行气、泻下之力，至五诊患者大便略不成形，可知此时症逐渐以正虚为主，但舌红说明里热仍存，故在保留清热解毒药的基础上，增加温补脾肾的肉苁蓉等，扶助正气。邪实得消，正气来复，故病情每况愈佳。

（二）遣方用药

1. 清热解毒药

王文瀚在临床治疗肿瘤的过程中，非常重视清热解毒中药的应用，特别重视半边莲与半枝莲这一药对，其中半枝莲性寒，味辛苦，归肝、肾经，能清热解毒，消肿止痛，半边莲性平味甘，归心、肺、小肠经，可清热解毒，利水消肿，两药相配，解毒清浊之力倍增，又能化瘀血，止疼痛，消肿满。现代研究发现，半枝莲与半边莲两药参与人体免疫、血管生成、细胞凋亡等过程，适用于肺癌、胃癌、肝癌、肠癌等证属毒瘀壅结患者，常用剂量为半边莲15g，半枝莲15g。

2. 软坚散结药

山慈菇性凉味辛而苦，入肝、脾经，具有清热解毒、化痰散结之功；莪术既能入血分，又入气分，能行气破血，消积止痛。两者配伍，既化痰散结，又增化瘀黜浊之功，临证时应用于痰瘀互结的肿瘤患者，王文瀚临床常用剂量为山慈菇10g，莪术15g。

3. 活血化瘀药

川芎性辛温而燥，善于行走，归肝、胆、心包经，有活血行气、祛风止痛之功；当归归心、肝、脾经，甘补辛散，苦泄温通，质润而腻，养血中有活血之力。川芎偏于行气散血，当归则擅长养血和血，两药相配，活血、养血、行气三者并举，且润燥相济；另外，当归可制约川芎辛燥之性，川芎辛燥又防当归之腻，使化瘀散浊而不耗伤气血，养血培本而不致血壅气滞。王文瀚临床上应用这一药对治疗气虚血瘀、气滞血瘀的恶性肿瘤患者，常用剂量为川芎 20g，当归 20g。

4. 扶助正气药

川断辛苦而温，入肾经以补骨，入肝经以补筋，为"气血筋骨第一药"，补而能宣，行而不泄，活血通络。桑寄生苦燥甘补，为补肾补血要剂。两者配伍应用，补肝肾，强筋骨，通经络、血脉，王文瀚常用于肿瘤辨证属肝肾亏虚之证，常用剂量为川断 15g，桑寄生 15g。

五、学术传承

王文瀚主张院校教育和师承教育相结合，院校教育提供基础教育，师承教育在院校教育基础上完成中医高端人才的培养，二者互为补充。王文瀚强调重视研读名老中医论著，把握其学术渊源，回顾中医药发展史，同时熟读医案，定期跟诊，总结临证经验，凝练学术思想。可进一步建立病例数据库，挖掘新知识，提出新理论，继承和发扬名老中医学术经验应从多学科、多角度、多层次去挖掘、探索。

在人才培养成果方面，其弟子张金荣主任医师曾任肿瘤科主任及第一届中医药学会肿瘤分会常委。作为第二代肿瘤科专家代表，张金荣主任潜心研究中医肿瘤临床 40 余年，在中医肿瘤的病因、病机及治疗方面积累了丰富的经验。多年来，承名师亲传指点，集各家之所长，以经典为宗，但又学古不拘泥，注重辨病与辨证相结合，中医理论与西医学相结合，对于食管癌、肝癌、胃癌、胰腺癌、肾癌、乳腺癌、鼻咽癌等疾病的治疗有独到见地，在治疗中注重疏肝理气、软坚散结、清热解毒及保肾固脾等理论的应用，并取得了很好的疗效。积累了大量宝贵的临床经验，临床诊治各种肿瘤患者 10 万余人次。

执笔者：王晓群　张豪健

整理者：赵宏杰

资料提供者：王小平

侯德隆

——制剂大家，中药圣手

一、名医简介

侯德隆（1916~2012），河北省香河县人。曾任天津中医学院第一附属医院（今天津中医药大学第一附属医院）主任中药师，天津市药学会理事，天津中医学院（今天津中医药大学）及天津中医学院第一附属医院学术委员会委员。

侯德隆对中药的炮制、调剂、鉴别都有深入研究，特别是对中药传统制剂有精深研究，对天津中医学院第一附属医院药厂的建立和院内制剂的研制有突出贡献。

侯德隆从事中药鉴定、炮制、制剂、调剂和教育等多项工作。他恪守药道，熟读历代本草书籍，精通中药炮制、制剂，师古不泥古，传承创新，吸收现代制剂的技术和理论充实中药制剂工艺。建立了中等生产规模的中药传统制剂流程规范。

二、名医之路

侯德隆 1916 年 4 月 21 日出生于河北省香河县扁城村，年幼时读过几年私塾，打下了一定的国学基础，为日后研究中药技术创造了条件。

1930 年，侯德隆从家乡来到天津投奔叔叔侯锡田学手艺，希望将来作为谋生之计，当时他的叔叔在天津开了一家小药铺，就这样侯德隆开始了他的中药生涯。那时候的大药铺不仅规模大，还会有知名坐堂大夫和一些独家的成药秘方，这样才能吸引客源。侯德隆叔叔的小药铺坐落于海河东岸，虽然生意尚可，但是没有知名坐堂大夫，用药品种也有限。为了长见识、学本事，在叔叔的引荐下，侯德隆辗转到几家大药铺学徒。

当时社会"靴、帽、茶、药"称为四大苦行，这几种生意既有比较重的体力活，又要会招待客人，对智力、体力都有要求。其中药行由于人命关天，所以要求更为严格。当年药行招店伙计的时候，先由铺保（担保人）引见，经过掌柜一番考核，在被正式"录用"后，需要摆上香案，烧香磕头并吃过"上工饭"之后，才算正式上工。学徒期间，管吃住，不给工钱。

学徒要早起床收拾屋子，等掌柜、师傅都起床后，给他们打洗脸水、倒夜壶，打扫屋子和店铺的卫生，然后才开始正式工作。

学徒们在店铺里整理库房，装药斗，有了一定经验之后开始学着用药戥子称药调配处方。店铺里不忙的时候还要去堂后切药、碾药。炮制工艺里面有很多又苦又累的体力活，一天工作下来，浑身上下都是黑的。

晚上等师傅们都休息了，侯德隆便借着厨房灶眼儿光亮看书学习，几年时间内他把能找到的医药书籍读了个遍。侯德隆手脚勤快，记忆力强，又读过几年私塾，很快获得师傅们的信任，也学到了不少老师傅们的绝活。侯德隆不仅了解到中药制药的全过程，如饮片炮制（蒸、炒、炙、煅）、成药制作（丸、散、膏、丹），而且掌握了一些中药制药的特殊技巧和方法，学徒生涯为侯德隆日后从事中药工作奠定了基础。

出师之后侯德隆来到天津当时著名的药铺万全堂工作，万全堂始建于明代，逐渐在全国开了多家分号。天津的万全堂开在市中心，也就是现在多伦道附近，有知名的坐堂大夫，也有很多独家秘方。侯德隆到了万全堂如鱼得水，很快在众多学徒中脱颖而出。因为业务扎实，诚信可靠，成为学徒里的大师兄，也开始负责一些带教师弟们技术的工作。

作为大师兄，侯德隆在万全堂承担进货验药、炮制饮片、柜台调剂、制备成药等技术要求高的工作，除了学习中药，侯德隆还注意搜集各种治病的秘方、验方，掌握了一手问病开药的绝活，为不少患者解决了病痛。由于侯德隆诚恳待人，专业过硬，在师弟眼里大师兄侯德隆成为学习的榜样，也是可以信赖的兄长，其中有一位师弟王玉是当时中药业工会的领导人，当时侯德隆也是工会委员之一。

1954 年 10 月 18 日，天津中医门诊部成立，侯德隆经师弟王玉介绍来到药房工作。天津中医门诊部就是天津中医药大学第一附属医院的前身，当时只有门诊部，没有住院部，药房的主要任务是负责供应约 300 人次日门诊量的调剂任务，由王玉、马秉恕、侯德隆、田兴仁、刁跃池、王春森、郑德起等 20 余人组成。

1962 年，为培养中药技术人员，医院招收了中药学员 13 名，组成中药中专班，有刘宝升、尚建中、薛守经、李仁发、田淑华、夏志华、陈玉凤、田桂英、臧玲、贾丽英、赵丽华、褚丽香、田金明。他们上午工作，下午上课，以半工半读的形式学习中药、炮制、制剂等知识。侯德隆任授课教师，利用当时一些并不完备的教材尽可能地把专业知识传授给学员，侯德隆为学员们讲解每种药材的性状特征，通过眼看、鼻闻、手摸等强化记忆，使徒弟们开阔眼界，扩展了知识面。正如徒弟们所说："听过不如见过，见过不如干过。"这批学员通过系统学习，充实了药剂科的专业实力。

中药行业是一个特殊的行业，其特殊之处就在于中药是治病救人的，"人命至重，有贵千金，一方济之，德逾于此"。所谓"医靠药治，药为医用"，中药人员需要崇尚医德，恪守药德。侯德隆教育徒弟要树医德，守药德，要将此作为从事中药工作的基础。

据田淑华回忆，侯德隆为人和善，与徒弟们相处融洽，善于启发引导，深入浅出，悉心示范，对于徒弟们在工作中解决问题的办法给予充分肯定。侯德隆没有旧时老师傅们的架子，深受学员爱戴，大家都愿意向他请教。侯德隆特别强调理论结合实际工作，鼓励徒弟革新技术，解决了工作中存在的很多技术问题。

侯德隆主管库房期间，十分重视药材质量。中药材历史悠久，品种繁多，来源广泛，产区分散，历来重视"道地药材"。很多原料药材在配制成药和调配汤药之前，均需经过不同方法的炮制才能药用，所以中药炮制是各种药物入药之前必须经过的程序。

中药炮制具有降低药物毒性、缓和不良反应、增强疗效、转变药性、引药归经等作用。还有一些药材要根据临床特殊需求，进行临方炮制。中药炮制包括多种工艺，如净选、切制、炒制、蒸制等。当时很多中药是没有经过炮制的原料药材，需要经过炮制才能使用，侯德隆悉心指导徒弟们正确炮制，如制作蜜枇杷叶时，一定要先把枇杷叶表面的绒毛刷去，用开水稀释蜂蜜，加入枇杷叶拌匀闷透，放入锅内用文火加热，炒至微黄色不黏手时，取出放凉，每道工序都不能省略或者马虎行事。

1965 年，医院成立了制剂室。在侯德隆的带领下，以一把勺、一口锅的简陋条件，生产出医院第一个院内制剂——651 膏，医院的制剂工作从此起步。

据侯德隆徒弟田淑华回忆说，651 丸起初是药膏，称为 651 膏，又改进为药糖，使用琼脂制作出来的药糖便于分割和携带，广受患者好评。

651 膏后经侯德隆反复研究、改进工艺，终于制造出 651 丸（活血保心丸），风靡全国，成为当时防治冠心病、心绞痛和心肌梗死的必备良药。此一技术曾荣获天津市科协优秀成果二等奖。

由于历史原因，药房煎药室设备简陋、条件艰苦，侯德隆积极建言献策，后来经过医院改造，工作环境得以改善。侯德隆支持药房的工作，煎药室经过改造，再也不用冬天挨冻，脚下蹚水了。

80 年代初，由于侯德隆专业基础扎实，在天津乃至全国中药行业都享有很高声誉。于 1982 年、1984 年两次受聘为中国药学会天津分会理事，奠定了其在天津中药界的学术地位。

随着院内制剂取得了显著的社会效益和经济效益，也在天津地区享有盛誉，此后不断有厂家邀请侯德隆指导工作，无论大厂、小厂，他都有求必应，无论生人、熟人，他都乐于帮助。

1984 年 11 月 21 日，侯德隆受聘为天津市医药管理局胜利制药厂技术顾问。

1985 年 1 月 5 日，受聘为天津市医药管理局达仁堂制药二厂以及医疗器材厂技术顾问。

1991 年 3 月 1 日，侯德隆受聘为浑江市中药厂技术顾问。

1986 年，医院药厂在侯德隆主持下，院内制剂的研制开发工作也步入正轨。至 1989 年，医院的院内制剂已经达到 50 多个品种，有蜜丸、水丸、膏滋、油膏、口服散剂、外用散剂、口服合剂、外用洗液等多种剂型，有力地促进了临床医疗与科研工作的发展。

凭着精湛的技术和医者仁心的态度，侯德隆作为老专家得到各级领导的高度认可，多次担任评审和编审工作。

1986 年 6 月 20 日，受聘为天津市卫生系列高级职务评审委员会（药学专业评审组）成员。

1987 年 7 月 10 日，受聘为天津市卫生系列高级职务评审委员会委员。

1988 年 6 月 1 日，受聘为天津中医学院第一附属医院科研评审委员会委员。

侯德隆还曾两次参加《中华人民共和国药典》的编审工作。

1993 年，天津中医学院第一附属医院制剂室搬迁至西青区建新村，侯德隆任制剂室技术顾问，年逾古稀，仍坚持工作在制剂一线。侯德隆认为要做好药，就必须用心，必须吃苦耐劳；要做好药，必须精心用料，严守工序，制药的工具可以改变，但工艺却不能变。中药的制作工艺是古人经过长期实践总结出来的，只有如法制作，才能将药材的药性发挥到最好。

侯德隆曾受聘为中法合营王朝葡萄酿酒有限公司顾问，他主持配制的参鹿三鞭酒、灵芝百岁酒、虎骨酒、冬虫杞子酒、归芪天麻酒、海马补肾酒等，远销东南亚地区，使中医药药酒进一步拓展了国际市场，为国家出口创汇的同时扩大了国际影响。

他总结并创制了清音茶（清音饮）、补肾强身丸、清肺止嗽膏、冠心宁丸、金猴散在内的多种院内制剂，在临床上广泛应用，为医院创造了良好的经济效益。

医药不分家，侯德隆还擅长辨证施治，治病救人。

70 年代末 80 年代初，根据医院工作安排，侯德隆作为中医专家曾在门诊出诊，期间医治了大量患者，都取得很好疗效。同期出诊的专家还有顾小痴、阮士怡、李少川、石学敏等人。

侯德隆经常给身边同事以及他们的家属把脉开方，往往用几味药的小方子就能收到很好的疗效。他还擅长治疗疑难杂症，廊坊地区的一位领导，得了疱疹，多方医治无效，侯德隆用了一张十几味药的小药方，几付药就治好了这个顽疾，可以说是药到病除。

侯德隆退休后回到老家香河经常给乡亲们看病，在当地享有很高声誉。

侯德隆工作表现突出，多次获得院内外表彰。

1985 年 6 月 3 日，被评为一九八四年度先进工作者。

1985 年 12 月 15 日，荣获院庆卅年荣誉证书。

1986 年 7 月 4 日，荣获天津市卫生局"从事中医（药）工作三十年"荣誉证书。

1986 年 7 月 15 日，被评为一九八五年度先进工作者。

1986 年 8 月 21 日，荣获中国药学会天津分会荣誉证书。

1989 年 1 月，被医院授予"贡献突出先进个人"荣誉称号。

1989 年 12 月 31 日，被评为一九八九年度六好标兵。

1991 年 9 月 10 日，被学院评为校级优秀教师。

1992 年 2 月 25 日，被评为一九九一年度院级先进工作者。

1995 年 2 月 21 日，被评为一九九四年院级先进个人。

几十年的药学生涯，侯德隆从一个不谙世事的学徒工，成长为中药行业的知名中药专家，完全凭借其对中医药事业淳朴而真挚的热爱，以及孜孜不倦的执着追求。无论是自我学习，还是传道授业解惑，他始终奉行立德树人。这种对事业的执着追求与奉献精神赢得了同行的敬意和爱戴，也成就了他的中药人生。

三、学术理论精粹

侯德隆在其 80 年的从业经历中，在中药鉴定、中药炮制、中药制剂、遣方用药等方面都有所成就，其主要学术理论如下。

（一）鉴别需抓要点，气味不可缺失

对于中药师，中药材的鉴别是重要的基本功，侯德隆将这些得来不易的技术毫无保留地教给学生。侯德隆认为要掌握鉴别技术一定要抓住要点，这些要点在精不在多，抓住这些要点，再结合其他特征才能整体地鉴定中药材。侯德隆认为中药鉴定过程中"望、闻、摸、尝"不可偏废。要辨别药材的质量，"气""味"特别重要。传统认为中药以"气""味"治病，如果药材只是外观合格，而气味缺失，则无法达到治疗效果。侯德隆指导学生、弟子在鉴别中药时一定要闻一闻、尝一尝。

突出要点是侯德隆中药鉴别技术的特点。古代一些书籍虽有手绘图谱，但也无法在视觉上直观精细辨别药品，于是古人在实践中发明了许多经验鉴别术语。如羚羊角角尖部分多为黑棕色的盖顶，俗称"乌云盖顶"，羚羊角的下部横截面处，取出质重的角柱（习称骨塞）后，下半段空洞，上部在角的中间有细孔一条，直通尖端，对光透视，隐约可见，直通角尖，故称"通天眼"。羚羊角有十几个隆起的环脊，用手握持，四指正好嵌入凹处，称为"合把"。羚羊角底部角塞与角鞘结合处一波浪状的环纹，如机械齿轮，称为"齿轮纹"。羚羊角通体光润如玉，白色和黄白色，表面除轮生环节外，还具有规则的纵向排列的细丝纹，称"细丝纹"。"乌云盖顶""通天眼""合把""齿轮纹""细丝纹"，一个羚羊角就有这么多术语，历代中药老师傅就是靠这些经验术语来鉴别中药的。再有如蕲蛇就有"翘鼻头""方胜纹""连珠斑""佛指甲"等鉴别术语。侯德隆认为羚羊角这类贵重药品除了要掌握各种性状，还要掌握一些涉及"质"的特点，例如羚羊角的"润"和"透"，这种感觉只有看到真品才能感觉到。侯德隆积累保存了不少中药材标本样品。这些标本不一定是多么名贵的药品，但一般都比较稀少，不容易搜集。侯德隆在教学和带徒弟的时候，都会找一些标本样品讲解，这样才能让大家理解这些经验术语的内涵。

中药材外观和断面有千变万化的纹理，老药工们总结出无影纹（羚羊角质嫩者可透见红色血丝或紫黑色斑纹）、云锦花纹（何首乌的横切面云朵状花纹）、车轮纹（防己）、方胜纹（蕲蛇）、蟋蟀纹（朝鲜红参）、菠萝纹（海龙）、铁线纹（野山参）等，侯德隆指导学生辨别的同时，让他们学习手绘图案以便加强记忆，横向比较不同药材纹理。侯德隆认为这些药材断面的特征，更利于中药饮片鉴别，因为药材在切片过程中一些表面特征可能会破坏，而断面特征反而更加清晰。

侯德隆还强调很多中药别名是鉴别中药的辅助手段，浙贝中的大贝呈现半圆形，外凸内凹，状如元宝又称元宝贝。川乌、草乌的根形似乌鸦的头部，名为乌头。辛夷药材呈长卵形，外被长茸毛，形似毛笔头，故有毛笔头的别名。天葵子外形不好描述，它有

一个"千年老鼠屎"的别名，一下子就好记忆了。侯德隆多年坚持学习熟悉中药各种别名，信手拈来，形象生动地帮助学生们理解、学习中药鉴别。

关于中药材的气味，侯德隆认为中药材气味书籍多以"芳香"记之，实际千变万化，不能为了好听就统称为"香气"。药师要通过主观感受区别记忆，不可回避一些不雅的气味形容词，如天麻类似马尿味道，太子参类似农药气味，都是药材的本来味道，如实记录才能有利于鉴别。

对比气味，中药酸苦甘辛咸的味觉记录比较清楚，但一定要亲身体验，用心区分味觉不同阶段的不同感受。有的是先苦后甜，有的是先辣后甜，有的前面微苦后味发酸，用心记录才能有所收获。

传统中药特别提倡道地药材，侯德隆认为药材的产地和种源同样重要，道地的种源和道地的产地才能产出真正的道地药材。侯德隆认为道地药材的产地要具体到县、区，各省的划分历史上经过很多变化，识别道地药材的时候要加以注意。

侯德隆多次带队到安国、亳州等药材集散地考察，到药材产地考察。年近古稀时还上山采药，积累的经验对后辈倾囊而授，言传身教，为医院培育了诸多人才。

侯德隆认为中药鉴定要抓住主线。药材独有的性状特征是鉴定的主线，要严格要求，不可马虎；一些性状特征会因为外部环境影响有所变化，但不影响药材本身的质量，这就要多学多见，充分了解实际生产情况。药材来源于自然界，不是标准化的工业产品，如中医治病讲求辨证论治一样，鉴别中药也要抓住主要矛盾，才能成为一名优秀的中药鉴定专家。

（二）尊古而不泥古，炮制之法需优选辅料、精良技法并重

中药炮制古时又称"炮炙""修事""修治"，是指中药在应用或制成各种剂型前，根据中医药理论，依照药物的自身性质以及临床要求，进行加工处理的过程。它既是一项传统制药技术，也是中医药学的一大特色。天津地区习惯把中药炮制称为"制药"，也就是把药材制成饮片的意思。过去中药的炮制大多在药铺完成，药铺学徒出身的侯德隆通过勤学苦练，掌握了过硬的"制药"（炮制）技术，也对炮制的要领总结了不少经验。

一直到20世纪80年代，中药饮片市场都缺乏大规模、标准化的中药饮片加工厂。为了保证中药质量，侯德隆带领他的学生们开展了大量的中药炮制工作。

侯德隆认为炮制的最终目的是服务于治疗需要，因此炮制对药性的影响应该是炮制过程中关注的重点，而炮制的辅料、流程、成品的外观等都应该围绕药效、药性。侯德隆医药兼通，对炮制对临床药效的影响有更加深刻的理解。

侯德隆特别重视炮制辅料的质量，他认为辅料的质量和药材本身的质量都会对药性产生影响，而辅料一般多执行食品标准，炮制辅料注重的是保证药性，而不是食品要求的口感，因此对于不同的辅料侯德隆提出了一系列标准。

酒有黄酒、白酒。中药炮制辅料多用黄酒，酒精度一般为15°~20°。市场上一些食品类黄酒甜度大、酒精度小，不宜采用。侯德隆要求选用江浙一带有品牌的黄酒，以酒

色淡黄透明，气味醇香为佳。白酒多用于浸制药酒，酒精度一般为 50°~65°，选用酿造白酒而不是酒精调制白酒，选择比较纯净的清香型白酒。

醋一定要选用酿造醋，由米、麦、高粱及酒糟酿制而成。用存放时间较久者称"陈醋"。侯德隆要求不可使用醋酸等配制的调味醋。因为酿造醋除醋酸外还有维生素类、醇类等成分。醋的外观澄明，不浑浊，无悬浮物及沉淀物，无霉，具有醋的独有香气，无不良气味与异味。

蜂蜜生则性凉，熟则性温，故能补中。中药炮制常用的是炼蜜，用炼蜜炮制药物，能和药物起协同作用，增强药物疗效，或具解毒、缓和药性的作用。侯德隆对蜂蜜品种有具体要求，一般选用枣花蜜或荆条蜜。蜂蜜的颜色一般为浅黄色或琥珀色，质地细腻，黏稠度高，且具流动性，具有特有的花香气味。炮制和制剂时采用炼蜜根据要求分为嫩蜜、中蜜、老蜜。侯德隆重视蜂蜜本身的药埋作用，普通蜜丸一般选用枣花蜜炼蜜取其益气养血护胃的作用。而小儿清肺丸制丸时要采用荆条原生蜜，牡荆花味甘、涩、性平，有清热解毒、利小便的作用，因此荆条原生蜜也具有清热解毒的作用，符合小儿清肺丸的功效。荞麦蜜质量差，石楠科植物或杜鹃花的蜜有毒，这些蜂蜜坚决不能用。

生姜要求采用山东地区产的优质生姜，姜皮黄褐色或灰棕色，断面浅黄，要求姜辛香气味浓郁，味道辛辣，没有姜芽或腐烂现象，这样的生姜才能制成优质的姜汁用于炮制。

辅料做到讲求地道，归经如择，用量适度。

侯德隆对炮制中药饮片的器具也有具体要求，当时医院加工炮制运用最多的是炒法、炙法和烫法。这些方法离不开锅，离不开火，侯德隆要求炒药的锅一定要用传统铁锅，而且要厚铁锅。厚铁锅耐高温，导热均匀，炒制药品不易出现焦糊现象，同时老式铁锅化学性质比较稳定，不会影响药效。

侯德隆认为炒制药物的火候十分重要，要因药因法而定，即根据不同的药品、不同的炮制方法掌握火候。书籍中记载有锅的温度要求，在当时的历史条件下，这些要求实际意义不大，操作是可以通过药材或辅料（沙子、麦麸、滑石等）的流动性，以及手掌远距离测温、药品性状变化（如变色、爆裂、冒出香味等）进行判断。这些侯德隆都手把手也交给后辈。对于中药炮制品的要求，侯德隆认为不同要求的炮制品必须符合一定的性状要求。炒黄的药要求黄而不焦，香气回溢，根据不同性质控制火候，不断翻动，至药物呈黄色或比原色加深。炒焦、炒炭要求饮片内部保持一定药品原色，药品"存性"。

20 世纪 80 年代由于市场上缺少质量可靠的珍珠粉成品，侯德隆决定从市场上采购珍珠，用水飞法制作珍珠粉。水飞法制粉费时、费工、费水、费力，当时不少人劝他购买市场上的成品，侯德隆在鉴定了多个成品珍珠粉后，也找不到满意的产品，于是他选择自己加工。侯德隆带领药厂的工作人员逐步实验、探索，掌握了完备水飞工艺，生产出的珍珠粉质地细腻，气味纯正，符合医院制剂的要求。

侯德隆认为中药炮制虽然是一门手工技术，但在实际操作中一定要标准化、规范化，操作不可随意，要充分了解药材性质。后来随着国家规范中药的生产，炮制基本都由中药饮片药厂完成，但是炮制始终是中药质量的重要组成部分，侯德隆这样有炮制生产经验的老专家对中药炮制质量的控制更加得心应手。

（三）中药制剂守正创新，改良技法确保疗效

中药传统制剂多为丸、散、膏、丹，经历代中医和药工的改进，一些传统制剂的制作方法常常作为各个药铺的商业机密，没有公开记载。虽然中华人民共和国成立后得到了一些整理，记录下来的经验也大多适合小作坊式生产。至于中药片剂、口服液、胶囊剂等剂型，更是没有前人的经验可循。侯德隆从学徒时就注意学习整理传统制剂工艺，多年坚持读医书、读经典的习惯让他对古代文献中制剂工艺也颇为用心。

20世纪60年代津门名医董晓初在炙甘草汤、三甲复脉汤基础上，加减化裁而成验方651丸（现名活血保心丸），侯德隆成为重要的研制者。651丸起初的制剂为651膏，因为疗效显著、服用方便受到患者的普遍欢迎，但膏剂本身也有一些缺点，如携带不方便、储存时间短等。侯德隆在当时简陋的条件下，反复实验，把膏剂改良为蜜丸，将药物按照不同的质地分为制粉和制膏两类，制粉类药物以80~100℃进行干燥，既保证干燥、灭菌等要求，又最大限度保持了药性，制膏类药物大多本身具有一定黏性，经过反复三次提取，浓缩为稠膏。同时兑入阿胶烊化，利用阿胶的黏性特点更方便制丸。

侯德隆认为中药制剂方法要在保存药性的基础上，根据实际需要创新。过去的中药制剂都是手工完成，而规模化生产必然需要机械的参与，机械运用得当可发挥更好的效果，如中药干燥，机械化的烘干箱可以更好地控制温度，更好地保存药性。药厂人员在粉碎丝瓜络等药品时，由于药品质地绵软坚韧，无法制成符合要求的粉末，经侯德隆指导，在丝瓜络里面拌入少量蜂蜜水再进行烘干，使药品整体变脆，易于粉碎。菟丝子颗粒小，质地坚实，不易粉碎，经侯德隆指导，用水闷泡、干燥之后易于粉碎。侯德隆在蜜丸制作工艺中特别强调"醒坨"，即蜜丸与炼蜜混合后要静置一段时间，以使炼蜜与药品充分融合，制成的蜜丸质地均匀，色泽一致，细腻滋润，软硬适中，减少了蜜丸储存中容易发生的"返砂"现象。

侯德隆认为中药制剂要守正创新，古人制剂受制于当时的生产条件，一些原有方法不适合现代化生产。我们在继承传统制剂工艺的时候，要充分理解每一个工艺的目的，如果通过现代工艺可以达到相同的或者更好的效果，就要勇于创新。对于一个旧时药铺学徒出身的中药专家，侯德隆从不墨守成规，据田淑华回忆，侯德隆总是鼓励后辈在继承传统的同时，根据实际情况改进工艺，根本目标是提高临床疗效。

侯德隆制药技术的受益者不止天津中医学院第一附属医院药厂，作为卫生局的特聘专家，侯德隆还为天津市多家制药厂做技术指导，侯德隆为人低调，谦虚和善，极少提及个人的贡献，甘做无名英雄。

（四）丹方简便，用药精专，医药融通，济世救人

旧时中药铺除了坐堂大夫，还会有柜台内资深药工为患者提供问病开药的服务。药

铺出身、经验丰富的侯德隆在万全堂药铺时，就是开方看病的一把好手。侯德隆精通医药，经常给周边的人看病，随着声名鹊起，一些患者都希望他能出门诊看病，20 世纪 80 年代初，侯德隆在天津中医学院第一附属医院专家门诊出诊，同时出诊的有顾小痴、哈荔田、阮士怡、石学敏、黄文政等中医名家，可见侯德隆在中医上的成就也得到业内认可。后由于药厂建立，侯德隆将全部精力投入院内制剂的研制中，才不再出门诊。

侯德隆治病的特点是以望诊和问诊为主，结合患者脉象，由于他涉猎广泛，积累颇多，尤其善于治疗各种疑难杂症。侯德隆对中药药理药性理解深刻，遣方用药讲求"精、简、专、奇"，正所谓"兵在精而不在多"，用药精简是侯德隆的特色。侯德隆还会根据药品性质采用不同的服用方法为患者治病疗疾，例如代茶饮，院内制剂清音茶就是侯德隆的经验方。侯德隆还善于使用鲜药，常使用生地黄、白茅根、荷叶、小蓟 4 味鲜药代茶饮治疗血热妄行之衄血、吐血，效如神。方中用荷叶升发清阳的特点，使其他凉血药力偏于上焦，同时发挥鲜药"柔者力倍，刚者亦润"的特点。《医原·用药大要论》曰："凡体质柔软，有汁有油者，皆润；体质干脆，无汁无油者，皆燥。""鲜药柔者，包藏汁液，较干品偏润偏凉，用于热性病其效力倍。"

用药精简是侯德隆用药的特色，但对于病机复杂、病程较长、症状繁杂的病症也会用药味较多的药方，例如他研制的院内制剂"补肾强身丸"，用药超过 20 余味。

对于一些疑难杂症，侯德隆还善用毒性中药治疗，特别是一些外用处方使用毒性药品往往能收到奇效。如生川乌、生草乌、生天南星、洋金花、闹羊花等都是侯德隆治疗疾病的"奇兵"。

关于中成药的使用，侯德隆认为中成药处方组成相对固定，但也要遵循中医辨证论治的原则，不能只考虑症状，不考虑证型。侯德隆特别强调中成药剂型对治疗的影响，这在他研制院内制剂的过程中多有体现。

四、制药经验

侯德隆在院内制剂研发中做出了大量开创性工作，可以说天津中医学院第一附属医院制剂室的创建和发展都离不开侯德隆。

1965 年，根据事业发展的需要，医院建立了制剂室。在侯德隆的带领下，老一辈中药人筚路蓝缕，成立了医院制剂室，基本生产工具就是一口锅，几把勺，生产简单的中药制剂。

中华人民共和国成立后第一代津门名医陆观虎、李曰伦、董晓初等将悬壶济世的秘方、验方奉献出来，研制出许多沿用至今、疗效显著的医院制剂。同时，以天津中医界第一项科研成果为基础，开发出著名的治疗心血管疾患特效药 651 丸（活血保心丸），形成了我院第一批医院制剂，开创了我市医院制剂批量生产的先河，并以可靠的疗效，逐步在广大患者中赢得良好的声誉。

经侯德隆徒弟陈新培讲述，侯德隆制药技术全面，丸、散、膏、丹样样精通，既擅长炮制，又精通制剂，而且技术独到，在当时是不可多得的中药专家。

1975 年，经医院决定，各科室推荐 2 名传承人，陈新培等人作为侯德隆的弟子，跟随他学习了 3 年。据陈新培回忆，制剂室位于多伦道，由几间平房组成，设备简陋，条件艰苦，侯德隆就是在这样的环境下带徒弟、做制剂。由侯德隆指导制作的 651 丸、老蔻丸、肺一丸等药丸色泽光润，便于服用；膏剂和糖浆剂在当时的制剂条件下都呈现出很好的稳定性，未出现保质期内腐败变质的情况。侯德隆带徒弟注重提升学徒的综合能力，他经常说，干我们这行要既能行医又能行药，要做到中医中药融会贯通。他教给徒弟们的不仅仅是方法，还传授了理念。

据陈新培回忆，在她跟师学艺 3 年期间，侯德隆一直亲自制作外用油膏，如黄连消肿膏、金黄膏、紫草膏、地榆油等，侯德隆亲自传授制剂技能。一些有毒中药如红升丹、白降丹、轻粉、洋金花等炮制粉碎时十分危险，侯德隆也亲力亲为，体现了老一辈中药人为了事业发展的奉献精神。

80 年代初，在石学敏院长的领导下，医院率先成立以现代制剂手段改革传统制剂、剂型为主的"剂改研究室"，相继研究出一系列具有现代药学水平的中药创新制剂，开拓了中医药在急症领域的应用。

随着医院规模的扩大，设备简陋、空间窄小的制剂室阻碍了医院的发展。石学敏等院领导果断决策，将原有制剂室扩建成为现代化的、一流的医院制剂室，侯德隆在建设过程中提供了很多建议。

根据侯德隆孙子侯政回忆，天津中医学院第一附属医院曾经组织老专家贡献独家经验方，侯德隆贡献出 50 余种经验方，这些老专家贡献的方剂也就是院内制剂最早的基础。侯德隆贡献的一些经验方由于历史原因经改良后记录于各个临床科室名下，另有一些经验方如金猴散，因为原料短缺不再生产。目前，根据侯德隆经验方研发并有记录的院内制剂主要包括以下几种。

（一）清音茶（清音饮）

清音茶又名清音饮，是侯德隆根据自己经验方研制的代茶饮剂型的院内制剂。药品经过冲泡或短时间煎煮，像喝茶一样饮用，不拘时间、次数。代茶饮有着悠久的历史，《太平圣惠方》就记载了茶疗方剂 8 种，明代的《本草纲目》记载了"代茶饮"30 余种。代茶饮可以直接接触咽喉，特别适合治疗慢性咽炎等咽喉疾病。

清音茶功效为清凉解热，生津止渴，用于口干舌燥，失音声哑，慢性咽炎，咽喉肿痛。清音茶君药为决明子（炒），决明子甘、苦、咸，微寒，归肝、大肠经，具有清热明目、润肠通便的功效，一般用于目赤涩痛，大便秘结。清音茶使用的是炒决明子，决明子经过炒制后，减缓了滑肠作用，改善了口感，适宜代茶饮。决明子一般不常用于咽喉疾病，侯德隆认为肝火与慢性咽炎的关系密切，一方面患者由于肝火造成情志失调是慢性咽炎的重要病因，另一方面内热化火循经上逆，邪热内蕴，肝火炽盛，上犯于肺，肺失清肃，进而造成口干舌燥，咽喉肿痛。方中胖大海甘、寒，归肺、大肠经，清热润肺，利咽开音，润肠通便。青果清热解毒，利咽，生津。这两种药是治疗慢性咽炎的常用药，金银花性甘寒，气芳香，甘寒清热而不伤胃，芳香透达又可祛邪，相对其他寒性药对胃肠刺激较小，且质地轻灵，适合茶饮。麦冬甘、微苦，微寒，养阴生津，润肺清心，善治燥。清音茶除以上诸药还含有茶叶，《本草纲目拾遗》称雨前茶"清六经火"，《本经逢原》记载茶"味苦而寒，最能降火消痰，开郁利气"。茶在方中不是简单的调味，而是起到重要的治疗作用。清音茶从"清""润""消"三个角度共同治疗咽喉疾病，显示了侯德隆在遣方用药上的深厚功力，特别是清肝火治疗咽喉疾病，更有其独到之处。清音茶临床使用40年，成为院内治疗各类咽炎的特色品种。

【侯德隆制剂工艺特色】

清音茶为袋泡茶剂型，药品要经过干燥粉碎的流程，干燥多用高温干燥箱完成。侯德隆特别强调金银花、麦冬在干燥工艺中不可变色、变性，要保持药性，决明子炒制有芳香之气，与金银花共效芳香透达之力。清音茶制剂工艺的特色符合侯德隆在炮制、制剂等领域要求加工炮制要为"药性"服务的思想，中药炮制有"存性"之说，侯德隆将"存性"运用于中药制剂，以达到满意的临床效果。

（二）补肾强身丸

补肾强身丸系侯德隆经验方。本方具有益气养血、补肾助阳、防老抗衰之功效，主治身体衰弱、阳萎早泄、梦遗滑精、腰腿酸软、自汗盗汗、久不孕育等症。本方以大补元气之红参，和补肾阳、益精血之鹿茸为君药，辅以补肾壮阳、补气健脾、养血滋阴、补精益髓之品，佐以补肝肾、行血脉、强筋骨和益肾固精以及利水通淋之品，全方用药20余味，在补肾阳，提振功能的同时又提供了物质基础，避免了单纯补阳造成的"火起锅干"，虚火上浮。

红参为人参采收后，选择优品，蒸制而成，药性偏温，适合久病体虚者；红参具有火大、劲足之特点，是阴胜阳虚者的首选补品。红参大补元气，固脱生津，安神。《药性论》："主五脏气不足，五劳七伤，虚损瘦弱。"鹿茸甘、咸，温，壮肾阳，益精血，强筋骨，调冲任，托疮毒。《本草纲目》载："鹿茸，生精补髓，养血益阳，强健筋骨。治一切虚损，耳聋目暗，眩晕虚痢。"

红参、鹿茸辅以肉苁蓉、巴戟天等补元气、壮肾阳，注重功能性的提高，熟地黄、枸杞子、山药、茯苓则通过补肾阴、益精填髓提供物质层面的保障。肾的特点是水火同居，一阳藏于二阴之间，真阴、真阳内藏于里。肾阴肾阳是互相制约、互相为用的，无阳则阴无以生，是死阴，无阴则阳无以化，阳气也不能够安居在下焦，起到蒸化、温养、气化的作用。"善补阴者，当于阳中求阴；善补阳者，当于阴中求阳"。补肾强身丸是以补肾气为主的制剂，对肾阳、肾阴的补益是比较平衡的。

补肾强身丸气血双补，方中包含了八珍汤中的五味药物，减去香燥而行血、不利于补血的川芎，加入理气健脾的陈皮，得五味异功散之妙，使补气而不壅。补肾强身丸组方严谨，配伍得当，用药虽多，杂而不乱，体现了侯德隆中医方剂的造诣。

【侯德隆制剂工艺特色】

在制剂方面侯德隆特别注明枸杞子干燥过程要保持 80℃，注意不可烤焦，菟丝子加水水闷备用，其他诸药以 80~100℃干燥后拌入菟丝子共同粉碎成细粉，菟丝子颗粒细小，质地坚实，不易粉碎，如果直接加入，一部分会原粒混入药粉，侯德隆根据药材特性，采取闷润之后粉碎，解决了这一难题。药粉加入炼蜜，制成丸坨后，侯德隆专门提示放置一夜，让炼蜜与药粉充分融合，转日再制丸。补肾强身丸制剂工艺体现了侯德隆因药质而施法，充分发挥药性的制剂经验。

（三）清肺止嗽膏

清肺止嗽膏是侯德隆在传统梨膏的基础上改进而成，其中用量最大的原料是雪花梨。雪花梨原产于河北中南部，天津也是重要产区，由于果肉洁白如玉，似雪如霜，又因梨花洁白无瑕，酷似雪花，故称其为雪花梨，其果皮绿黄色，细而光滑。《本草纲目》载："雪花梨性甘寒、微酸"，具有"清心润肺、利便、止痛消疫"等功效。用雪花梨加中草药和蜂蜜等制成的雪梨膏、梨糖浆等对支气管炎等疾病有明显的疗效。清代《医学从众录》记载的雪梨膏由雪梨、生地黄、白茅根、麦冬等组成。旧时每到秋季雪花梨丰收的季节，各地药铺就采购大量雪花梨，熬制秋梨膏供全年使用。侯德隆对雪花梨的产地、品种都有严格要求，一直是侯德隆到河北沧州、天津武清等地亲自考察雪花梨产地。开始使用的是河北省文安县产的雪花梨，后来由于当地的种植品种发生变化，侯德隆又到多个产地考察，最终确立了武清县产区的雪花梨为原料。

侯德隆要求雪花梨的成熟度必须符合要求，否则功效会大打折扣。应用时将雪花梨清洗晾干，再切碎，加水煎煮，煎液滤过，滤液浓缩至 1:10 的梨清膏，供制清肺止嗽膏使用，浓缩的梨清膏功效更强，也减少患者服药量。

清肺止嗽膏是侯德隆依据中医传统理论，并结合多年临床经验组方而成，适用于感冒咳嗽、多痰、久咳不愈等。方中桔梗为君药，芦根味甘性寒，归肺、胃经，清热泻火，生津止渴，善于清透肺热而养阴，治肺热咳嗽，肺痈吐脓。《医学衷中参西录》载："芦根，其性凉，能清肺热，中空能理肺气，而又味甘多液，更善滋阴养肺。"桔梗味苦性辛，归肺经，宣肺，利咽，祛痰，排脓。《本草蒙筌》载桔梗："逐肺热，住咳，下痰，治肺痈排脓。"此二药为清肺止嗽膏的君药，清热生津，止呕除烦，开宣肺气，祛痰排脓。芦根和桔梗都是治疗肺痈的常用药。清肺止嗽膏由《备急千金要方》中千金苇茎汤和《千金翼方》中桔梗汤化裁而成。

清肺止嗽膏善治久咳不愈。久咳必然伤阴，除芦根、桔梗外，方中以润肺养阴、益胃生津的麦冬、百合、北沙参养肺阴收敛固涩，益气生津的五味子加强治疗久咳的作用，桑白皮、紫菀等药止咳平喘，并佐以黄芩、玄参清理内热，兼治咽喉。紫苏叶解表散寒，行气和胃，防止诸药滋腻寒凉可能碍胃的弊端，全方合用清热润肺，止嗽化痰。清肺止嗽膏中没有选择常用的川贝母或者浙贝母，而是采用了解毒散结力量更强的土贝母，也是本方的特色之一。

侯德隆在制定清肺止嗽膏的处方时，通过几组药物加强传统梨膏清热、润肺、化痰的作用，治疗上达到事半功倍的效果。

【侯德隆制剂工艺特色】

清肺止嗽膏源于传统梨膏，而又加入多种药材，如何分配梨、药、蜜的比例，使之既能发挥药效，又能保持膏滋细腻柔润，便于服用，是此制剂的主要难点。侯德隆在制剂过程中通过反复实验论证，确立了清肺止嗽膏中的梨清膏、药物浓缩膏、炼蜜的比例，制成的膏体呈棕红色稠厚的半流体，质地均匀，气味清香，味甘、酸、苦，在确保疗效的同时也兼顾患者服药时的舒适性，成为最受欢迎的院内制剂品种之一。清肺止嗽膏在工艺流程中对煎药的加水量、半成品的相对密度都有精确要求，改变了中药传统制剂过多凭借经验、外观判断的不足，体现出侯德隆师古而不泥古的学术特色。

（四）冠心宁丸

冠心宁丸是侯德隆和天津中医学院第一附属医院心内科共同研制的院内制剂。该方采用滋阴益肾、养心安神、软坚散结之法，以活血祛瘀、凉血止血、滋阴益肾的山楂、墨旱莲为君药，辅以益补肝肾、疏肝明目、利水软坚的桑寄生、蒺藜、海藻、灵芝等药，佐以补益精血、养肝肾、散结消滞之品。

冠心宁丸方中墨旱莲、女贞子为二至丸，出自清代汪昂所著《医方集解》："二至丸，补腰膝，壮筋骨，强阴肾，乌髭发"，为平补肝肾之剂，是治疗肝肾阴虚兼有出血的著名方剂，有"清上补下第一方"之美誉，药性平和，略微偏寒，滋而不腻。冠心病患者多见于老年人，而老年人常见素体阴虚，易出现肾阴虚的证候。冠心宁组方中二至丸、枸杞子、桑寄生等品补肝肾，山楂、何首乌、海藻等活血祛瘀，化浊降脂，针对冠心病造成的血管瘀滞进行治疗，同时配合养心安神的灵芝，灵芝选用赤芝。《本草纲目》中记载："赤芝性平，味苦，无毒，主胸中结，益心气，补中，增智慧，不忘，久服轻身不老，延年神仙。"灵芝益心气而安神，治疗冠心病可能引起失眠等症状。

冠心宁丸的组方在中医理论指导下，结合了西医学对冠心病的认识，体现出侯德隆兼容并蓄、重在实践的学术特色。

【侯德隆制剂工艺特色】

含纤维素多的中药是制剂中粉碎的难点，纤维部分难以通过筛片，存留于粉碎机当中，产生"缓冲粉碎"效应，而淫羊藿等含柔软纤维多的饮片则易成团块，反复粉碎几次也难以得到合格的药粉。侯德隆根据自己多年总结的经验，在处理此类药材时使用1：3比例的蜂蜜水，充分拌匀，先进行烘干，使之质地变得酥脆，再进行粉碎，然后与其他药材混合后，进行二次粉碎，让这类药材制粉可以达到制作蜜丸的要求，更利于人体吸收。由于蜜丸本身就以蜂蜜为赋形剂，粉碎时加入蜂蜜对整体药效不会产生负面影响。

以上我们总结了根据侯德隆的具有代表性的院内制剂，侯德隆在制剂上既有善于遣方用药、精研药性的能力，又有熟悉药材质地的特点，还有长期从事传统制剂加工的经验，各种技术融会贯通，让侯德隆在中药制剂方面游刃有余，得心应手。

侯德隆参与了天津中医学院第一附属医院建院后大多数制剂的研制工作，在多种制剂的加工工艺上都可以根据不同药性、药质制定合理的工艺，下面就侯德隆有代表性的一些制剂工艺上的成就做一些总结。

1. 活血保心丸

天津中医学院第一附属医院首个代表性院内制剂为651丸，侯德隆在该制剂的研制中付出了大量心血，此药最初为651膏，也就是在药方煎煮液的基础上，加入琼脂使之凝固成块，比之喝汤剂具有服用方便、便于携带的优点，但是存在服用量大、保存时间短的缺点。

侯德隆采用中药打粉与煎取中药浓缩膏结合的方法，解决了中药制剂剂量过大，不便于服用的难题。取鸡血藤与党参片、桂枝、炙甘草、醋龟甲五味药干燥后粉碎成细粉，过筛灭菌备用。地黄、麦冬、五味子、红枣、鸡血藤五味药加水煎煮三次，合并后浓缩至稠膏状。其中鸡血藤分为两部分，一部分打粉，一部分煎膏，其他药物分别打粉、煎膏，煎膏兑入阿胶烊化，兑入炼蜜混合均匀，将药粉加入膏里成丸。在当时的简陋条件下，侯德隆因陋就简，改进工艺，成功把汤剂改造成丸剂，为天津中医学院第一附属医院的制剂在天津，乃至于全国赢得了声誉。

2. 外用膏剂工艺创新

黄连膏是传统的油膏剂型，侯德隆根据传统要求，必须选用优质香油提取药物，香油本身就有舒缓皮肤炎症、促进伤口愈合的作用。在工艺上，侯德隆创造性地把香油分2锅，连续提取，药物根据不同质地，分3次入锅。大锅热油，同时小桶热第2锅油，待油热后下姜黄，待姜黄炸至枯黄色后下入黄连、黄柏，待以上3味药炸透后下入生地、当归，炸透后捞出药渣，过滤后倒入大桶内，第2锅再提取。这样才能保证药物成分充分溶出。

侯德隆在保持传统制剂工艺的同时，也将现代工艺融入其中，归草润肤膏就是经吸收现代化妆品的制作工艺制作而成，将当归、甘草片等加水煎煮，浓缩后加乙醇沉淀，静置过夜，吸取上清液，回收乙醇，挥发除净乙醇，浓缩成稠膏状，加入二氧化钛、氧化锌等基质，制成的药膏质地细腻，皮肤吸收好，疗效显著。

充分考虑药材性质、不拘泥于固有工艺、守正创新是侯德隆制剂思想的精髓所在。

五、学术传承

1962年，天津中医学院第一附属医院成立中药中专班，招收了13名学徒，他们分别是刘宝升、尚建中、薛守经、李仁发、田淑华、夏志华、陈玉凤、田桂英、臧玲、贾丽英、赵丽华、褚丽香、田金明。他们上午工作，下午上课，随侯德隆学习中药鉴定和炮制等课程。

1975 年，响应医院号召，侯德隆收陈新培等人为传承人，师带徒学习 3 年，主要学习制作院内制剂和中药炮制。侯德隆带徒弟重点就是传授中药制剂和炮制技术。

从学徒到带徒，侯德隆感慨万千，现在的师带徒与他年轻时当学徒大不相同，为了让徒弟们尽快掌握制剂与炮制技术，他亲自拟定教学计划，亲自给徒弟们上课，带领徒弟们实际操作。他带徒弟认真负责，一丝不苟，从职业道德和专业技术传授两个方面严格要求徒弟们。

侯德隆精心制订教学计划，督促徒弟认真学习，要求他们崇尚医德，恪守药德，将此作为从事中医药工作的基础。侯德隆言传身教，以身作则，倾囊相授，薪火相传。

传承图谱：

```
                          ┌─────────┐
                          │  侯德隆  │
                          └────┬────┘
              ┌────────────────┴───────────────┐
              ↓                                 ↓
           第一批                             第二批
  ┌───────────────────────────────┐      ┌──────────┐
  │ 1962 年中药中专班（13 人）：     │      │  陈新培   │
  │ 刘宝升  尚建中  薛守经  李仁发  田淑华 │      └──────────┘
  │ 夏志华  陈玉凤  田桂英  臧 玲  贾丽英 │
  │ 赵丽华  褚丽香  田金明          │
  └───────────────┬───────────────┘
                  ↓
  ┌───────────────────────────────┐
  │ 1986 年中药中专班（31 人）：     │
  │ 马 泰  翟永胜  李永健  周 崑     │
  │ 高海峰  王中华  张福君  王 军     │
  │ 郭晓民  臧 滨  刘 爽  侯金刚     │
  │ 王以波  于 路  张永来  刘志刚     │
  │ 朱振伟  李 伟  吴国庆  李庆书     │
  │ 王 骞  叶 伟  刘健光  邓宏年     │
  │ 陈哲新  李 欣  黄晓达  刘 杰     │
  │ 刘耀博  赵宇辉  杨 勇            │
  └───────────────────────────────┘
```

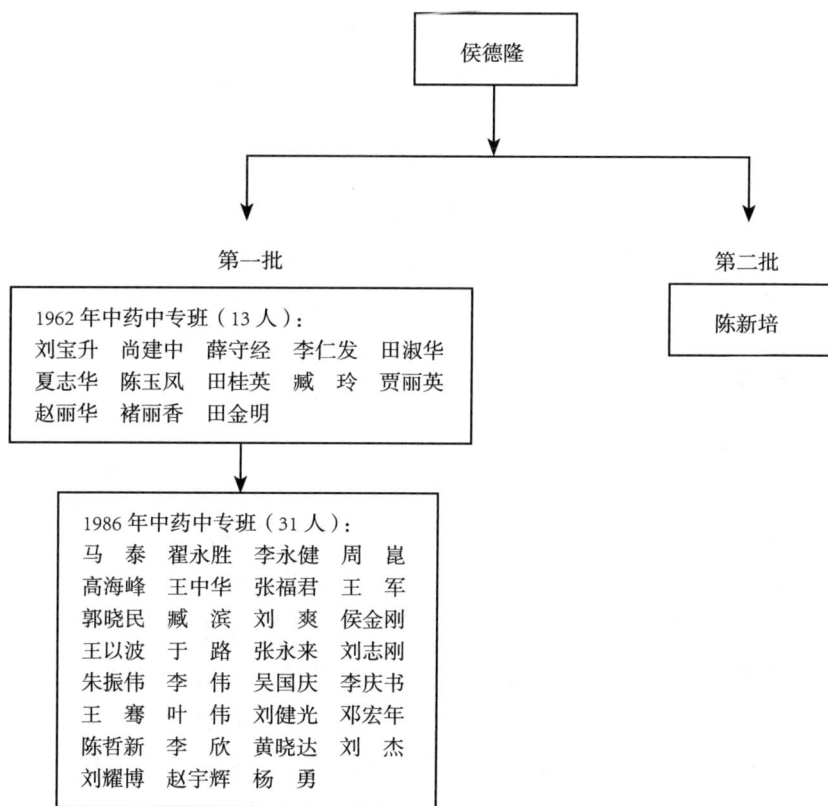

执笔者：柴士伟　臧滨　圣勇

整理者：孔宪斌

资料提供者：侯政　田淑华　薛守经

刘少臣

——崇尚经典，善治杂病

一、名医简介

刘少臣（1917~1984），曾用名刘云庆，河北省定县人，出身于中医世家，12岁开始正式习医，先后从师三人，其中有清代御医张欣山，随其学医5年，博览中医书籍，深得真传。18岁出师后开始行医，声名日远。后考取了中医执照，从此便有了正式行医资格，并更名为刘少臣。刘少臣重视经典，经方与时方并重，审证求因，从因论治，祛邪不忘扶正，扶正不忘祛邪。刘少臣曾于1959年任天津市干部疗养院医务室主任、天津市立中医医院内科副主任等职。1958年8月31日，在原天津中医学校的基础上，天津中医学院正式成立，刘少臣被聘执掌教学工作，在位期间，以继承弘扬中医为己任，20世纪70年代起先后任天津市中医学校副校长、卫生干部进修学院中医部副主任等职。

二、名医之路

（一）医学天赋，立志学医

刘少臣，曾用名刘云庆，祖籍河北省定县。刘家祖上行医，刘少臣受其祖父影响，自幼便耳濡目染，喜爱中医，跟随其祖父学习辨认各种药物及饮片，为他学习中医典籍打下了深厚的基础，且极有天赋，迅速入门。12岁开始正式习医，先后从师三人，其中有清代御医张欣山，随其学医5年，博览中医书籍，深得真传。18岁出师后开始行医，声名日远。考取了中医执照，从此便有了正式行医资格，并更名为刘少臣。刘少臣生长的年代，正值抗日战争和解放战争时期，当时国力衰微，社会动荡，军阀混战，民不聊生，国家处于内忧外患之中。此时的他，不为良将，也为良医，不能报国，仍要济世救人。抗日战争和解放战争时期，他满怀报国之心，历任唐县七区医药社医生、曲阳县二区医药社主任、曲阳县医药部副部长兼主任等职。在职期间，刘少臣作为医者，不辞辛苦，热心为抗日军民治病送药，足迹遍及唐县、曲阳、定县一带，并以其精湛的医术与高尚的医德得到了人民群众的欢迎，为抗战胜利奉献了自己的一份力。战争结束后，刘少臣回到天津，开启了其在天津的行医之路。

（二）博览群书，深得真铨

刘少臣重视经典，经方与时方并重，认为经典乃医学之锁钥，非读书明理，终是昏庸之辈，但习经典而不及各家，尚不足为良医也，只有博览群籍，才能汇通诸家之学而为已用。不知医理而行其道，必漫无边际，实如盲聋。对各家之说当择善而从，选良以用，由博返约，求深求精。刘少臣对《黄帝内经》《难经》《伤寒论》《金匮要略》等经典颇有研究，深得奥旨，述病因，论病机，立治法，选方药，每引经据典，析理阐微。于晚年诊余之际仍手不释卷，择要随记。不仅注重经典，而且对诸家之学亦无不精心研读，博采众长而汇通诸家，参以己见而每有创新。

中医有诸多学派，自明清以后，基本形成了两大学派：伤寒和温病，两个学派各有其特长，也各有其局限性。刘少臣并没有片面排斥伤寒学派或者温病学派，而是兼收并蓄，各取所长，有时将二者融为一体进行临床施治。治疗温病，除采用卫气营血及三焦辨证外，还结合专病而采用伤寒六经辨证，取得良效。

同时，刘少臣非常重视"审证求因，从因论治"的治疗原则，在辨证时，审清因虚而致病，还是因病而致虚。因虚而病者，治虚病自愈；因病而虚者，治病虚自复。"祛邪不忘扶正，扶正不忘祛邪。"常用方剂有二陈汤、平胃散、四君子汤、香砂六君子汤、厚朴三物汤、越鞠保和丸、失笑散、左金丸、乌贝散、金铃子散、良附丸等，在临床上收效显著。

刘少臣行医50余年，对疾病的治疗有许多独到之处，辨证用药极为灵活，有时仅用一味药或几味药就能取得良好的效果。除脾胃病外，内科其他杂症及妇科病、儿科病也是刘少臣所擅长，许多疑难病症在他手中常有回春之妙。如有一男性患儿6岁，患鼻衄，曾到几所医院治疗均未治愈，前来找刘少臣诊治，刘少臣嘱其家长每日用白茅根煮水喂其喝，月余病愈，从未再发。又如用陈皮、赤柽柳、蝉蜕、芦根四味药治疗小儿麻疹，屡用屡效，使许多患儿安全渡过麻疹难关等，此类事例不胜枚举。

（三）精诚合作，共创中医事业的辉煌

刘少臣性情率直，为人诚恳，胸怀坦荡，勤恳敬业，谦逊好学。他热爱中国共产党，拥护共产党。中华人民共和国成立后，他追求进步，积极加入中国共产党，发挥党员先锋模范作用。他关心中医事业和卫生事业，为我国中医事业立下了汗马功劳，先后在天津中医门诊部应诊，同时参加了天津市中医医院的筹建工作，为中医药事业做出了杰出贡献。

中华人民共和国成立后，中共中央十分重视中医事业的发展，1950年，天津中医界建立了自己的群众组织——中医师公会，并公推陆观虎为主任委员，赵寄凡为副主任委员。

1953年，陆观虎、赵寄凡作为天津中医界的代表参加了首届全国卫生工作会议，深受鼓舞。回津后，二人便向市政府有关领导提出了先成立中医门诊部，然后在此基础上成立中医医院的建议，得到了市政府的采纳。

1954年，天津市政府拨专款筹建中医门诊部，由陆观虎、赵寄凡、哈荔田、刘庆山、宋向元、王玉、刘少臣等组成筹备组。在党的中医政策的感召下，许多名医放弃个人开业，纷纷加入到这个门诊部来。门诊部汇集了在天津，乃至河北省颇有影响力的

中医名家，如内科杂病专家陆观虎、赵寄凡、张翰卿，妇科专家哈荔田、顾小痴，儿科专家宋向元、李少川、陈芝圃，正骨专家叶希贤，针灸专家王文锦、于伯泉，以及王玉、马秉恕、侯德隆等。当时内科由陆观虎、赵寄凡、刘少臣、王为仁四位津门名医组成，条件非常简陋，只有两间诊室，没有任何检查设备。门诊部工作人员共有82人，其中中医大夫57人，护士11人，日门诊量约300人次。

天津中医门诊部坐落于天津市和平区建设路41号（即后来的小白楼卫生院）。天津中医门诊部是天津有史以来第一个由国家兴办的中医医疗机构，标志着天津中医药事业正式起步。

由于天津中医门诊部汇集了天津、河北的名中医，不久便誉满津沽，门诊量与日俱增，很快便不能满足人们的需求，于是在1955年，天津市政府采纳了市中医代表会议的建议，决定再拨款12万元，在保留原建设路41号门诊部的基础上，扩建成立了天津市立中医医院。天津市立中医医院在当时是国内比较大的中医医疗机构之一，坐落于和平区多伦道92号（原为天津市第四医院）。为了拓展医院的医疗事业，医院又相继聘调董晓初、张方舆等名老中医到该院。为了提高医疗诊断水平和病房管理水平，1956年又调入阮士怡、王荣英、刘天成三名西医加强医疗技术力量，此举亦表明了中西医结合事业在天津的开端。

天津市立中医医院是天津历史上第一所中医专科医院，也是第一所国办的中医医院，它从一开始便走上了一条布局合理、管理科学的道路，是一所以专家领衔，设施齐全，功能完备，具有综合实力的中医医院。中医办医院完全是新生事物，没有任何历史经验可借鉴，然而在陆观虎、赵寄凡、刘少臣等德高望重的老中医领导下，天津市立中医医院建院伊始便确定了向现代化、综合化迈进的目标，为天津市中医事业的发展打下了良好的基础。

刘少臣曾于1959年任天津市干部疗养院医务室主任、天津市中医医院内科副主任等职，在位期间，努力工作，不辞辛苦，造福天津人民。

（四）提掖后学，培养人才

1956年始，北京、上海、广州、南京、成都相继成立了中医学院，我国中医教育开始迈入正规的高等教育时代。为了适应形势发展需求，经天津市卫生局批准，1957年，天津中医学校成立，1958年8月31日，在原天津中医学校的基础上，天津中医学院正式成立。刘少臣被聘执掌教学工作，在位期间，以继承弘扬中医为己任，70年代起，先后任天津市中医学校副校长、卫生干部进修学院中医部副主任等职，1981年晋升主任医师职称。

刘少臣治学严谨，诲人不倦，为了提高教学质量，培养中医事业人才，多次不顾体弱多病，前来天津市中医学校教室听课，亲自指导编写教材，并带领年轻教师进行临床实践，力求临床与理论结合，追求真理，其孜孜不倦的精神感染了每一位中医人。

三、学术理论精粹

（一）学术理论渊源及形成

刘少臣自幼学医，先后从师 3 人，其中有清代御医张欣山，随其学医 5 年，博览中医书籍，深得真传。他临证遣方灵活多变，不拘一格，用药灵活，轻灵和缓，重视顾护脾胃，擅长治内科、妇科、儿科疾病，尤精于内科杂病，其中以消化系统疾病居多，治疗效果显著。

（二）学术精华

刘少臣主张"医要守法"。曾有一患者服药后来讲："服药后呕吐加剧，是否调整方剂？"刘少臣曰："此为病人不受其药，诊断用药是对的，所以要守其法。"嘱患者回去继续服药，果然 7 剂后患者来讲从第 5 剂后开始症状减轻，7 剂后腹胀、腹痛大减，饮食也未再呕吐。共服 30 余剂，症状消除，追访 7 个月，未复发。通过此例刘少臣教导学生在辨证时要仔细，法和方一旦定下万不可随意更动，这就叫"医要守法"，如上述患者初服症状加重，如不明其理，随意更方，就不会达到治疗目的。

此外，刘少臣主张看病因人制宜。曾有一溃疡病患者，平素嗜烟酒，自服小建中汤，刘少臣以为不可，服之必出血，予四君子汤合失笑散加减，服 5 剂后痛减血止，原方又加砂仁 3g，鸡内金 6g，共服 30 余剂痊愈，随访年余未复发。后问刘少臣为何不得用小建中汤？答曰："证为虚寒血瘀，原本用小建中汤也是合乎情理，但由于本病例患者嗜烟酒，疼痛又很严重，骤用小建中汤，方中桂枝可使气血旺盛，恐引起血不循经而造成出血，不如行气微温祛瘀止痛稳妥。"从实际来看也证明了他的预见。中医重视整体观念的同时，也重视个体差异，如《灵枢·论痛》说："筋骨之强弱，肌肉之坚脆，皮肤之厚薄，腠理之疏密，各不同……肠胃之厚薄坚脆亦不等。"个体体质的特殊性，往往会造成对某些疾病易感，如《灵枢·五变》说："肉不坚，腠理疏，则善病风……五脏皆柔弱者，善病消瘅……粗理而肉不坚者，善病痹。"不同体质的人，即使同一致病因素，发病情况及病机趋向也可不同。《医宗金鉴》说："人感受邪气虽一，因其形藏不同，或从寒化，或从热化，或从虚化，或从实化，故多端不齐也。"

刘少臣重视顾护脾胃，攻补兼施。首先开脾和胃，使患者增加饮食，以达增强体质之目的。在此基础上逐加活血化瘀之品，更加太子参以助活血祛瘀之功效，从而达到治愈之目的。对消化系统疾病的治疗，他认为要掌握好六腑以通为用、以降为和。脾胃生理上以脾升胃降为顺，病理上因滞而病，治疗以通祛疾，腑气通则胃气降，胃气降则脾气升，中焦枢转得利，肝胃协调，诸症则消。药物选择忌刚宜柔，升降相因，药性以轻灵、流通见长，辅以通腑泄浊，使气机顺畅，久病入络，瘀血阻滞，则根据瘀血之轻重选用药物。在活血化瘀的同时应顾护阴液，不宜用辛燥伤阴之药。清代《医林改错》中的血府逐瘀汤是活血化瘀的代表方剂，临床辨证应用，取得较好疗效。对守而不走之药要慎用、少用或不用，非真正脾虚腹泻之人一般不用苍术、白术之类。注重理气药，但又要防其伤正气，例如对气滞者在处方用药上多以郁金、枳壳、木香、沉香合用，刘少臣认为郁金、枳壳是开郁之品，犹如把门打开，木香顺气而出，沉香为纳气之品，可纳气归元，这样即可达到理气、顺气而不伤正气之目的。从刘少臣多年的临床实践来看，确有较好之疗效。刘少臣曾对正虚邪实的患者采用攻补兼施之法，取得了喜人的效果，开始用枳术三甲汤，从药物配伍来看攻似乎大于补，后加太子参，加强扶正力量，以增活血祛瘀之效。由于病程长，病情重，故须缓图不可强攻，所以10剂后原方改为炒枳实、炒桃仁，加大太子参用量，均为以防攻伐太过而欲速不达之理。由于患者腹胀较重，故以后的方剂中均去掉甘草，使腹胀消除更快。刘少臣用同样之法于1971年治愈一例门静脉高压症患者，使之服药半年后，肝脾恢复了正常，免去了手术切脾之苦。刘少臣治疗具体疾病学术特点如下。

1. 胃脘痛（胃及十二指肠球部溃疡）

刘少臣擅长治疗胃及十二指肠球部溃疡，其为内科常见慢性病，有关类似证候在中医学文献中早有记载，称之为"胃脘痛""胃心痛""心膈痛""肝胃气痛"等。如《灵枢·胀论》："胃胀者，胀满，胃脘痛，鼻闻焦臭，妨于食，大便难。"《灵枢·邪气脏腑病形》："胃病者，腹胀，胃脘当心而痛。"《灵枢·厥病》："腹胀胸满，心尤痛甚，胃心痛也。"《灵枢·百病始生论》："饱食则痛，饥则安……饱食则安，饥则痛。"这些论述指出了溃疡病不同程度和不同阶段的特点。

刘少臣认为本病发病原因多责之于情志失调、饮食不节两大因素。中医所讲七情是指喜、怒、忧、思、悲、恐、惊7种正常的情志活动，是人体的生理和心理活动对外界环境刺激的不同反应，属人人皆有的情绪体验，一般情况下不会导致或诱发疾病，当情绪的刺激超过人体的生理和心理适应能力，则会损伤脏腑精气，造成气机逆乱，使机体功能失常，而发为疾病。《素问·举痛论篇》语："怒则气上，喜则气缓，悲则气消，恐则气下，惊则气乱，思则气结。"又如"怒伤肝，喜伤心，思伤脾，忧伤肺，恐伤肾"，都说明情志过度对人体的气血、脏腑都有损害。

《济生方》云："善摄者，谨于和调，使一食一饮，入于胃中，随消随化，则无滞留之患。"饮食合理，就不会有"滞留之患。"万全《养生四要》曰："凡有喜嗜之物，不可纵口，当念病从口入，惕然自省。"不能过食，对偏嗜之物不能放纵，要如《素问·生气通天论篇》所说："谨和五味，骨正筋柔，气血以流，腠理以密，如是则骨气以精，谨道如法，长有天命。"《吕氏春秋》指出："食能以时，身必无灾。"养成良好的饮食习惯，做到食而有时。《老老恒言》中指出："凡食总以少为有益，脾易磨运，乃化精液，否则极易之物，多食反致受伤，故曰少食以安脾也。"其中少食是说忌饱食，每餐吃七八分饱，而不是少食到不能满足气血津液化生需求，食量严重不足亦易致病，因此食量因人而异，不可太过或不足，讲究均衡，如《素问·脏气法时论篇》说："五谷为养，五果为助，五畜为益，五菜为充。"饮食可致病，中医更是讲究食疗，《素问》有云："饮食有节……而尽终其天年，度百岁乃去。"饮食是致病的主因，故当均衡饮食。

饥饱无常、嗜食生冷损伤脾胃，李东垣语："饮食自倍，肠胃乃伤。"中气失和日久，导致疾病发生，故在治疗上根据发病原因，凡是由于忧思恼怒，肝气不调，横逆犯胃所致者，常以疏肝理气为主，采用温通、补中等方法。《素问·六微旨大论篇》载："非升降则无以生长化收藏。"气机升降逆乱，当升不升，而反下陷，当降不降，而反上逆。脾升胃降，则气机升降有序。所以在临床上，常用疏肝、理气、和胃、活血、化瘀、健脾益气、导滞通下等法以达到制酸、呕吐、镇痛之目的。

常用方剂有二陈汤、平胃散、四君子汤、香砂六君子汤、厚朴三物汤、越鞠保和丸、失笑散、左金丸、乌贝散、金铃子散、良附丸等，在辨证清楚的前提下，各方药量、比例及加减因个体而有所不同。药物选择忌刚宜柔、升降相因，药性以轻灵、流通见长，辅以通腑泄浊，使气机顺畅。久病入络，瘀血阻滞，则根据瘀血之轻重选用药物。

刘少臣根据《内经》"痛则不通，通则不痛"的理论，对于消化性溃疡，属于实热气滞型者，在治疗中常常应用厚朴三物汤。此方来源于《金匮要略》，其组成为厚朴八两、大黄（后下）四两、枳实五枚。虽然本方与小承气汤（大黄四两、厚朴三两、枳实三枚）药味相同，但剂量不同。厚朴三物汤以厚朴为主药，而不以"荡实"为主。治疗溃疡病的疼痛属于实证者，不论是气滞型或血瘀型都可以通为主。方中大黄治疗疼痛发挥着重要作用，大黄泻火解毒，通便逐瘀，走而不守，与行气药厚朴配伍，协同起效，以达通便导滞之目的。刘少臣认为运用厚朴三物汤时应当灵活掌握，随症加减，不拘泥于古方，若有气滞偏重者，与四君子汤同用，但应注意白术的用法，因白术是守而不走之药，一般少用或不用，以防滞邪而疼痛不解。对一些血瘀偏重的患者，可加活血药如失笑散等，因气滞可以造成血行不畅，故在活血药中必须适当加理气药如陈皮、香附、木香、沉香等。如两胁胀满加金铃子散；胃酸过多加左金丸、乌贝散。根据消化性溃疡的临床症状分为两大类型。

（1）实热气滞型

主要证候：脘胁胀痛或攻刺痛，痛时不定，食后痛增，纳呆，呃逆，胸闷，大便秘结，脉弦而有力，舌苔薄黄或滑腻。

方药：以厚朴三物汤为基础方。厚朴 10g，川军 10g，枳壳 10g，川楝子 10g，延胡索 10g，云苓 10g，半夏 10g，陈皮 10g，木香 10g，香附 10g，沉香 3g，焦三仙各 10g，佩兰 10g，甘草 3g。

方解：川军通便导滞，使热下行；陈皮、木香、香附、沉香理气化滞；云苓、半夏健脾化湿。此方基本达到了疏肝理气、泄热导滞、健脾和胃之目的。

（2）虚寒血瘀型

主要证候：胃脘隐痛绵绵，下午痛重，似如刀割，痛点不移，似有块，喜热饮，喜按，时有烧心反酸，便溏，时有色黑，脉沉迟或沉涩，舌质淡，苔白。

方药：四君子汤合失笑散、乌贝散加减。野党参 10g，生白术 10g，茯苓 10g　炒蒲黄 10g，五灵脂 10g，乌贼骨 15g，大贝 10g，白及 10g，甘松 6g，仙鹤草 30g，生山药

10g，炒萸连 5g，砂仁 3g，甘草 3g。

方解：四君子汤补气健脾，失笑散活血化瘀，乌贝散制酸。白及含黏液质，可保护溃疡面，并有止血作用。仙鹤草止血，甘松理气止痛，砂仁理气，宽胸，健胃。炒萸连温中散寒，下气止痛。全方共达健脾和胃、温中散寒、祛瘀止痛之目的。

2. 肝病

刘少臣临证，多用疏肝理气、活血化瘀法治疗肝病，认为肝病多为肝失条达，木不疏土，造成脾失健运，临床上虽分肝胃不和、气滞血瘀、脾胃虚弱、肝肾阴虚等型，但共同点是"郁"，由于肝郁而造成气滞，进而发展成血瘀或癥瘕积聚（肝脾肿大），临床上表现出肝区疼痛等症，由于木不疏土，脾失健运而出现纳呆、呃逆、腹胀、便溏等症，肝为罢极之本，脾主四肢，肝郁脾虚从而出现四肢酸懒，疲乏无力。临证时应考虑到疏肝解郁这一治法。慢性肝炎、早期肝硬化在临床或多或少存在肝区痛或肝脾大，腹胀，纳呆，呃逆，四肢酸懒无力，但每个患者又各有其侧重点，由于主要矛盾在肝郁，所以治疗的着眼点在疏肝理气、活血化瘀，如不解决好肝郁这个根本问题，其他症状经治疗虽有好转也很难得以巩固。正气尚可者，以疏肝理气、活血化瘀为主（如逍遥散，丹参饮加味），辅以调和脾胃之药，稍用补气之品以助活血化瘀之力。正气虚伴纳差者，先以调和脾胃为主（如温胆汤加减），辅以少量理气活血之药，随饮食之好转，逐渐增加理气活血药，最后改为理气活血为主，辅以调和脾胃之品。正虚邪实者，先施以攻补兼施之法（如枳术丸加味），根据病情好转程度逐渐增加活血化瘀之品。根据上述法则，在其临床中使许多慢性肝炎、早期肝硬化患者获得痊愈，解除了病痛。

刘少臣曾以中药治愈过多囊肝患者，多囊肝属中医学"积聚""癥瘕"范畴，尤与"癥""积"相似。本病因情志所伤、饮食失节，以致肝郁气结，滞而成瘀。虽证情复杂，然以气滞血瘀为其本，故拟行气活血、软坚散结为治。方以枳术三甲汤行气消满，软坚散结，辅以活血化瘀、益气养血之品，以达邪祛正不伤之效。因药中病证，切中病机，病势终得控制。

3. 杂病

刘少臣行医 50 余年，对疾病的治疗有许多独到之处，辨证用药极为灵活，有时仅用一味药或几味药就能取得良好的效果。如有一男性患儿 6 岁患鼻衄，曾到几所医院治疗均未治愈，来就诊时，刘少臣嘱其家长每日用白茅根煮水喂其喝即可，月余病愈，从未再发，又如用陈皮、蝉蜕、赤桎柳、芦根四味药治疗小儿麻疹，屡用屡效，使许多患儿安全渡过麻疹难关。刘少臣曾治一下焦湿热，迫血妄行所致膏淋患者，急投犀角地黄汤合八正散，以清热泻火，凉血化瘀，利水通淋，合仲景"急则治其标，缓则治其本"之意。《素问·阴阳应象大论篇》早就明确指出："邪风之至，疾如风雨，故善治者治皮毛，其次治肌肤，其次治筋脉，其次治六腑，其次治五脏。治五脏者，半死半生也。"所谓"疾如风雨""善治者治皮毛"，正是对急性病宜快速截断的重要启示。《素问·八正神明论篇》也说："上工救其萌芽……下工救其已成，救其已败。"这里强调的"救其萌芽"

也即早期的截断扭转，快速治愈疾病。清代徐灵胎在《医学源流论·用药如用兵论》说："是故传经之邪，而先夺其未至，则所以断敌之要道也；横暴之疾，而急保其未病，则所以守我之岩疆也。挟宿食而病者，先除其食，则敌之资粮已焚；合旧疾而发者，必防其并，则敌之内应既绝。"由此可见，抓紧时机，及早截断扭转，一方面可以控制病邪蔓延深入，另一方面可以避免正气过度损耗。刘少臣在杂病的治疗方面，涉及儿科、妇科、外科、内科等急慢性病证，往往另辟蹊径，有其独到见解，快速治愈疾病者，不胜枚举。

四、临证经验

刘少臣擅治内科、妇科、儿科疾病，尤精于内科杂病。刘少臣行医 50 余年，对疾病的治疗有许多独到之处，辨证用药极为灵活，有时仅用一味药或几味药就能取得良好的效果。对于消化系统的疾病治疗，刘少臣认为要掌握好六腑以通为用、以降为顺。对守而不走之药要慎用、少用或不用，非真正脾虚泄泻之人一般不用苍术、白术之类。注重理气药，但又要防其伤正气。例如气滞者在处方用药上多以郁金、枳壳、木香、沉香合用，他认为郁金、枳壳是开郁之品，犹如把门打开，木香顺气而出，沉香为纳气之品，可纳元气，这样即可达到理气、顺气而不伤正气之效。从他多年的临床实践来看，确有较好之疗效。

刘少臣擅长治疗胃脘痛，在临床中常用疏肝、理气、和胃、活血、化瘀、健脾益气、导滞通下等法以达到制酸、止吐、镇痛之目的。他认为肝病多为肝失条达，以致木不疏土，造成脾失健运，故临床上多采用疏肝理气、活血化瘀等法治疗肝病。

验案举隅 1：厚朴三物汤加金铃子散、良附丸治疗幽门梗阻

杨某，男，40 岁。1962 年 10 月 20 日初诊。

主诉：胃脘部胀痛 10 余年，加重 2 个月。

现病史：患者自述 10 余年来腹胀、腹痛，曾在某医院确诊为十二指肠球部溃疡，近 2 个月症状加重，饭后即吐，严重时饮水亦吐，嗳气伴腐败味，自觉胃脘部发凉，喜热饮，明显消瘦，经二中心医院检查诊为幽门梗阻。

刻下症：胃脘部胀痛，饭后即吐，嗳气，胃脘部凉，喜热饮，形体消瘦，纳差，寐尚可，大便干，2~3 日一行，状如羊屎，小便调。舌淡，苔薄白腻，脉沉弦。

既往史：十二指肠球部溃疡病史 10 余年。

西医诊断：幽门梗阻。

中医诊断：胃脘痛。

治法：温中止痛，和胃降逆。

处方：厚朴三物汤合金铃子散、良附丸加减。厚朴 10g，枳壳 12g，大黄 10g，陈皮 10g，半夏 10g，荜澄茄 10g，高良姜 10g，香附 10g，木香 10g，川楝子 10g，延胡索 10g，五灵脂 10g，吴茱萸 3g，沉香 3g，草果 6g，甘草 3g。7 剂，水煎服，分温两服，每次 150ml。

二诊（1962年10月23日）：患者服3剂后复诊，自述服药后呕吐加剧，仔细辨证后，刘少臣嘱患者回去继续服药。

末诊（1962年10月27日）：患者自述服5剂汤药后症状开始减轻，现腹胀、腹痛大减，饮食后也未再呕吐。

共服30余剂，症状消除，追访7个月，未复发。

按语：《金匮要略》曰："痛而闭者，厚朴三物汤主之。"根据病症，主要在腹胀、大便干燥，除虚寒外，夹实，夹滞。方用厚朴三物汤行气导滞，攻下积结，方中重用厚朴行气除满，大黄、枳壳通脾去积泄热。诸药相合，则腹满痛闭皆除。金铃子散最早记载于《素问病机气宜保命集》，即川楝子、延胡索按1∶1比例组成，具有泄热疏肝、行气止痛之功效。寒象严重，加高良姜、香附，即良附丸，《良方集腋》卷上曰良附丸具有温胃行气疏肝、祛寒止痛之功效，主治气滞寒凝证，症见胃脘疼痛，胸胁胀闷，畏寒喜温，苔白脉弦，以及妇女痛经等。另外，通过此例刘少臣教导弟子，在辨证时要仔细，法和方一旦定下，万不可随意更动，此即"医要守法"。

验案举隅2：四君子汤合失笑散加减治疗消化道出血

王某，男，49岁。1972年10月12日初诊。

主诉：脘腹剧烈胀痛3天。

现病史：患者自述患溃疡病3年余，嗜烟酒，近3天加重，脘腹胀痛，痛如刀割，痛点不移，喜按，胃中嘈杂，时有吐酸，神倦。空军某医院诊为复合性溃疡，某医师处以小建中汤加减，服药3天后出现消化道出血。

刻下症：脘腹胀痛，痛如刀割，胃脘嘈杂，时吐酸，纳呆，便溏，舌质暗红，苔白腻，脉沉涩。

既往史：消化道溃疡病史3年余。

西医诊断：消化道出血。

中医诊断：血证。

治法：补气行气，温中健脾，理气活血止痛。

处方：四君子汤合失笑散加减。野党参10g，茯苓10g，炒蒲黄10g，五灵脂10g，乌贼骨15g，浙贝母6g，炒萸连5g，厚朴10g，荜澄茄10g，仙鹤草30g，佩兰10g，生姜3g，白芍10g，白及10g，甘松6g，甘草3g。5剂，水煎服，分温两服，每次150ml。

二诊（1972年10月17日）：服药后痛减血止。原方又加砂仁3g，鸡内金6g。

共服30余剂，患者痊愈，随访年余未复发。

按语：从该患者症状上来看，属脾胃虚寒，伴气滞血瘀，原本用小建中汤也是合乎情理，但由于本例患者嗜烟酒，疼痛又很严重，骤用小建中汤，方中桂枝可使气血旺盛，恐引起血不循经而造成出血，不如采用行气微温祛瘀止痛法稳妥，选用四君子汤合失笑散化裁。四君子汤多用于脾胃气虚证的治疗，方中人参具有补脾益肺之功效，茯苓具有渗湿、健脾之功效，甘草可清热解毒，调和诸药。失笑散是具有活血祛瘀、散结止痛功效的中药方剂，临床常用于慢性胃炎属瘀血停滞者。《医方集解》云："此手足厥阴药也，生蒲黄性滑而行血，五灵脂气燥而散血，皆能入厥阴而活血止痛，故治血痛如神。"方中五灵脂苦咸甘温，入肝经血分，功擅通利血脉，散瘀止痛；蒲黄甘平，行血消瘀，炒用可止血。

验案举隅3：枳术三甲汤加减治疗多囊肝

赵某，男，42岁。1973年10月10日初诊。

主诉：肝区胀痛5年余。

现病史：患者自1968年初感肝区胀痛，服多种西药无效。1969年发现肝大，1971年按肝炎住院治疗7个月无好转，腹胀加重，纳少。又于1972年9月16日赴上海中山医院行剖腹探查，确诊为多囊肝。现患者自觉肝区疼痛，腹部如有物支撑，向上顶撞，胀满不适，行走或弯腰均感困难，时有泛恶，厌烦油腻，形体消瘦。

刻下症：面色青黑，肝区胀痛，腹胀甚，不能弯腰，嗳气，稍进油腻即吐，纳少，寐可，二便调，舌淡，边尖有瘀点，苔白，脉沉细无力。

既往史：既往体健。

辅助检查：肝脏超声示肝上界位于第6肋，下界位于右肋下7cm，剑突下10cm，肝区可见长短多个液平反射，最大者1cm左右。化验示甲胎蛋白（－），碱性磷酸酶（－）。剖腹探查见肝脏遍布大小不等的囊肿，病理切片检查为良性，查囊液无菌。

西医诊断：多囊肝。

中医诊断：积聚。

治法：攻补兼施。

处方：枳术三甲汤加减。白术10g，枳实10g，炙鳖甲15g，生牡蛎15g，炙穿山甲10g，鸡血藤15g，鸡内金6g，桃仁10g，红花10g，丹参15g，山慈菇15g，木香5g，赤芍10g，远志10g，茯苓10g，炙甘草5g。20剂，水煎服，分2次温服，每次150ml。

二诊（1973年10月30日）：腹胀减轻，纳食好转，舌脉同前。守前方，炙甘草易太子参15g继服。15剂，水煎服，分2次温服，每次150ml。

三诊（1973年11月18日）：症状逐渐好转，精神转爽。继服前方。

末诊（1973年12月24日）：腹胀明显减轻，饭量每餐可进三两，体力亦有所增加，舌淡，苔薄白，脉沉滑，改处方为炒枳实15g，白术15g，炙鳖甲15g，生牡蛎15g，炒穿山甲10g，炒鸡内金10g，鸡血藤15g，红花10g，炒桃仁10g，丹参25g，山慈菇15g，木香5g，茯苓12g，赤芍10g，太子参25g，当归10g。

1974年2月行肝脏超声检查示肝上界位于第6肋，下界位于右肋下4cm，剑突下7cm。自述跑步时肝区轻度刺痛，以原方加橘络3g继续服用。由于患者积极配合治疗，于1974年5月到某医院检查，肝脏大小完全恢复正常，患者体质增强，面色红润。遂嘱按1973年12月方剂配蜜丸服用，以资巩固。患者痊愈，未复发。

按语：本病因情志所伤、饮食失节，以致肝郁气结，滞而成瘀。虽证情复杂，然气滞血瘀乃为其本，故拟行气活血，软坚散结为治。从此病例可以看出刘少臣采用攻补兼施之法，取得了喜人的效果。方以枳术三甲汤行气消满，软坚散结，辅以活血化瘀、益气养血之品，以达邪祛正不伤之效。从药物配伍来看，攻似乎大于补，后加太子参加强扶正，以增活血祛瘀之效。由于病程长，病情重，故须缓图，不可强攻，所以病情明显好转后原方改为炒枳实、炒桃仁，加大太子参用量，均为以防攻伐太过而欲速不达之理。由于患者腹胀较重，故以后的方剂中均去掉甘草，使腹胀消除更快。因药中病证，切中病机，病势终得控制。

验案举隅4：温胆汤加减治疗肝硬化

周某，男，49岁。1974年10月19日初诊。

主诉：肝区疼痛5年余。

现病史：患者自述从1969年开始肝区疼痛，腹胀，嗳气频繁。

刻下症：肝区疼痛，腹胀，嗳气，纳呆，寐尚可，二便调，舌红，苔黄腻，脉沉弦。

既往史：既往体健。

辅助检查：肝脏超声示肝位于右肋下4cm，中度硬，脾可触及。肝功能未见异常。

西医诊断：早期肝硬化。

中医诊断：积聚。

治法：降逆和胃为主，疏肝为辅。

处方：温胆汤加减。陈皮10g，半夏10g，茯苓10g，枳壳10g，竹茹10g，佩兰10g，郁金10g，木香5g，沉香3g，鸡内金6g，甘草3g，延胡索10g，川楝子10g，焦三仙各10g。10剂，水煎服，分温两服，每次150ml。

二诊（1974年10月29日）：服药后肝区疼痛、腹胀减轻，饮食好转，舌苔转薄白。原方加红花10g，桃仁10g。共10剂，水煎服，分温两服，每次150ml。

三诊（1974年11月8日）：饮食基本正常，腹胀、肝区疼痛消失。原方加丹参20g，太子参15g，继服。

共服60余剂，诸症皆除，复查肝右肋下刚触及，脾未触及。后改原方为蜜丸以资巩固。

按语：该病例证属肝胃不和、气滞血瘀，首当开胃疏肝，方选温胆汤，又加焦三仙、鸡内金等使患者增加饮食，以达增强体质之目的。在此基础上逐加行气活血化瘀之品，更加太子参以助活血祛瘀之功效，从而达到治愈之目的。《医方集解》云温胆汤："此足少阳、阳明药也，橘、半、生姜之辛温，以之导痰止呕，即以之温胆；枳实破滞；茯苓渗湿；甘草和中；竹茹开胃土之郁，清肺金之燥，凉肺金之所以平甲木也。如是则不寒不燥而胆常温矣。经曰'胃不和则卧不安'，又曰：'阳气满不得入于阴，阴气虚故目不得瞑，半夏能和胃'而通阴阳，故《内经·素问》用治不眠。二陈非特温胆，亦以和胃也。"

验案举隅 5：犀角地黄汤合八正散治疗膏淋

郗某，男，69 岁。1973 年 5 月 6 日初诊。

主诉：血尿半年余。

现病史：患者半年来出现血尿，尿如凉粉状，尿时刺痛难忍，每当排尿痛地汗流浃背。曾在天津一中心和总医院检查治疗，怀疑为肾癌，每天以哌替啶、肾上腺色腙片维持，病情日趋加重。

刻下症：排尿刺痛难忍，尿如凉粉状，排尿时大汗，纳可，寐安，大便调，血尿，舌红少苔，脉弦数。

既往史：冠状动脉粥样硬化心脏病病史，双下肢静脉曲张病史。

西医诊断：前列腺炎。

中医诊断：膏淋。

治法：凉血化瘀，清热通淋。

处方：犀角地黄汤合八正散加减。犀角粉（冲服）3g，生地黄 15g，萹蓄 30g，瞿麦 30g，旱三七（冲服）3g，金银花 10g，蒲公英 30g，紫花地丁 30g，鲜白茅根 30g，大蓟 15g，小蓟 15g，仙鹤草 30g，萱草根 30g，木通 10g，茯苓 10g，牡丹皮 10g，益元散（包煎）15g。3 剂，水煎服，分温两服，每次 150ml。

二诊（1973 年 5 月 9 日）：排尿刺痛感消失，无凉粉状。继服前方。5 剂，水煎服，分温两服，每次 150ml。

末诊（1973 年 5 月 14 日）：诸症皆除，遂去犀角粉继服。20 剂，水煎服，分温两服，每次 150ml。

患者痊愈，且膏淋愈后，下肢静脉曲张也消失。

按语：该病因下焦湿热较盛，迫血妄行，须急以犀角地黄汤凉血化瘀止血，方中犀角清热凉血，并能解毒；生地黄养阴清热，凉血止血；牡丹皮泻血中伏热，凉血散瘀，清热之中兼以养阴，使热清血宁而无耗血之虑，凉血之中兼以散瘀，使血止而无留瘀之弊；更加八正散以清热泻火，利水通淋，使热下行，诸症可解。至于该患者膏淋痊愈后，下肢静脉曲张也消失，有如下推测：中医认为下肢静脉曲张属于"筋瘤"范畴，淤积性皮炎属"湿毒"范畴，主要因湿热下注，经络阻滞，气血不畅，肌肤失养所致。该处方恰有清热凉血解毒、清热利湿之功效，病证相合，故下肢静脉曲张的症状也随之消失。

验案举隅 6：瓜蒌薤白汤加味治疗食管憩室

杨某，男，45 岁。1971 年 3 月 5 日初诊。

主诉：胸闷胸痛 3 个月余。

现病史：患者自诉胸闷胸疼 3 个月余，近来进食时自觉食管疼痛，纳呆，呕吐。曾在公安医院全面检查，确诊为食管下段憩室。

刻下症：胸闷胸痛，进食时自觉食管疼痛，时呕吐，纳呆，寐差，二便调，舌淡，苔白，脉沉弦。

既往史：既往体健。

辅助检查：食管 X 线钡餐造影（公安医院）示食管下段憩室。

西医诊断：食管憩室。

中医诊断：胸痹。

治法：宽中下气，降逆和胃。

处方：瓜蒌薤白汤加减。糖瓜蒌 12g，薤白 10g，清半夏 10g，炒枳壳 10g，厚朴 10g，郁金 10g，鸡内金 6g，沉香 3g，木香 6g，延胡索 10g，川楝子 10g，佩兰 10g，桔梗 6g，生姜 3g，荜澄茄 10g，甘草 3g。5 剂，水煎服，分温两服，每次 150ml。

二诊（1971 年 3 月 10 日）：症状基本消除，饮食较好，但自觉咽中似有痰，舌淡，苔薄白腻，脉弦滑。故原方去佩兰、生姜、桔梗，加陈皮 10g，佛手花 10g，竹沥水（冲服）15g。20 剂，水煎服，分温两服，每次 150ml。

服尽，患者诸症皆除，复查示憩室消失，今后未再复发。

按语：食管憩室属西医病名，我国医学文献并无明确记载，对此病如果单纯考虑如何治疗，恐怕无从下手开方用药，但刘少臣坚持中医辨证施治，从其症状表现诊为胸痹，用瓜蒌薤白汤以宣通胸阳合以降逆和胃之法而取得了满意的效果，从中可体会到我国中医辨证施治的必要性和重要性。

验案举隅 7：二陈汤合大黄附子汤治疗寒积

张某，女，38 岁。1959 年 10 月 13 日初诊。

主诉：大便次数增多伴不成形 1 年余。

现病史：患者自述 3 年前曾患细菌性痢疾，已治愈，近 1 年来大便每日 3~4 次，不成形，症状逐渐加重，现少腹似有冰块，得热则舒，每每腹痛即便，而便出物多为肉胨样。

刻下症：面色灰白无华，大便不成形，3~4 次 / 日，便出物多为肉胨样，少腹凉，纳少，寐尚可，舌淡，苔薄白，脉沉滑。

西医诊断：肠易激综合征。

中医诊断：寒积。

治法：燥湿化痰，温胃止痛。

处方：二陈汤合大黄附子汤加减。陈皮 10g，半夏 10g，茯苓 10g，附子 10g，肉桂 15g，木香 10g，大黄（后下）10g，甘草 3g。3 剂，水煎服，分温两服，每次 150ml。

二诊（1959 年 10 月 16 日）：患者自述大便次数较前减少，便出大量肉胨样物的症状现已少见，但仍有少腹痛，冷感减轻，故原方去大黄、附子，加黄连 6g，延胡索 10g，川楝子 10g。5 剂，水煎服，分温两服，每次 150ml。

末诊（1959 年 10 月 21 日）：患者少腹冷痛症状消除，大便每日 2 次，基本成形，未见黏液样物。原方加炒鸡内金 6g。5 剂，水煎服，分温两服，每次 150ml。

服尽，患者完全恢复正常。

按语： 此证为寒积，非先攻下不能祛邪，因为寒证必以温通之法。肉桂、附子温其下元，大黄荡积祛邪，用二陈汤以燥湿化痰，理气和中，使湿去痰消，气机通畅，脾胃健运，痰不复生。

验案举隅8：四物汤加味治疗脉管炎

王某，女，30岁。1982年4月18日初诊。

主诉：右下肢肿痛4个月余。

现病史：患者自述1981年9月右足大趾生一脓疮感染，后经用抗生素无效，至12月右下肢肿痛不能行走，总医院诊为右下肢深部静脉炎，住院治疗至1982年4月，症状无明显改善。

刻下症：右下肢肿胀疼痛，皮肤色紫黑，不能行走。纳可，夜不能寐，二便调，舌红，苔白，脉弦。

既往史：体健。

辅助检查：血流图检查提示血栓闭塞性静脉炎。

西医诊断：血栓闭塞性静脉炎。

中医诊断：脱疽。

治法：活血通络为主，祛湿解毒为辅。

处方：四物汤加减。生地黄15g，当归15g，赤芍10g，牡丹皮10g，鸡血藤15g，桑枝20g，忍冬藤15g，白芷10g，川牛膝10g，木瓜10g，茯苓10g，连翘10g，甘草3g。12剂，水煎服，分温两服，每次150ml。

二诊（1982年5月1日）：患者服药后症状缓解，但仍疼痛较重。故原方加制乳香6g，伸筋草15g，独活6g，去白芷。12剂，水煎服，分温两服，每次150ml。

末诊（1982年5月13日）：疼痛基本消除，肿胀亦大大减轻，皮色呈深红色。原方又加红花10g，桃仁6g，桑寄生10g，连续服用。

先后共服药70剂，症状逐渐全部消退，皮色恢复正常，行走如常人。

按语： 此病例是由湿热二毒所致，造成经络不通之痹证，由于长时间不愈，所表现以血瘀为主，故在选方用药上以活血祛瘀、通经活络为主，少用祛湿解毒之品，治疗2个月余而愈，如此病一开始以热毒为盛时，当以四妙勇安汤为主。从此病例可以看出刘少臣在对同一种疾病的不同发展阶段，所主攻对象不同，选方用药各异。

五、学术传承

张欣山 → 刘少臣 → 张秀玲

刘少臣 →

1. 擅长治疗胃脘痛

临证常用疏肝、理气、和胃、活血、化瘀、健脾益气、导滞通下等法以达到制酸、止吐、镇痛之目的。常用方剂有二陈汤、平胃散、四君子汤、香砂六君子汤、厚朴三物汤、越鞠保和丸、失笑散、左金丸、乌贝散、金铃子散、良附丸等。

2. 擅长治疗肝病

认为肝病虽分肝胃不和、气滞血瘀、脾胃虚弱、肝肾阴虚等型，但他们的共同点是"郁"，由于主要矛盾在于肝郁，所以治疗上最好的着眼点是疏肝理气、活血化瘀，如不解决好"肝郁"这个根本问题，其他症状经治疗虽有好转也很难得以巩固。

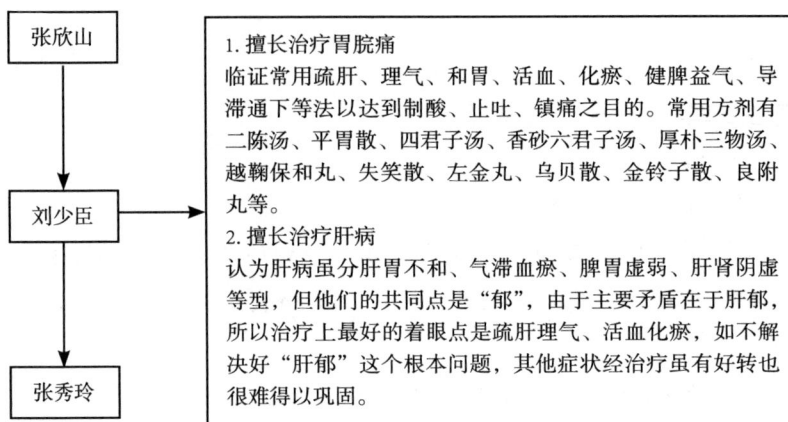

执笔者：周正华　屈凡凡

整理者：赵天易

资料提供者：刘秀珍

王云翮

——燮理阴阳，和法巧治疑难病

一、名医简介

王云翮（1919~1991），男，汉族，河北省丰南县（今丰南区）人，中医世家，翰林之后，天津中医学院（今天津中医药大学）教授、内科教研室副主任、硕士研究生导师，天津中医学院第一附属医院（今天津中医药大学第一附属医院）主任医师、中医内科专家。王云翮医术精湛，医德高尚，求诊者众多，经常日诊近百人，擅用经方，方小而精，尤其擅长应用和解法治疗疑难杂病。王云翮为人谦逊，平易近人，诙谐幽默，爱好京剧，深受患者和学生爱戴。

二、名医之路

王云翮出生于河北省丰南县一个中医世家，翰林之后。其祖父精医，家中藏书丰厚，具有浓厚的中医学习氛围。王云翮自幼受家庭熏陶，有着深厚的文化积淀，在家庭的熏陶下，少年时在学习文化课之余研习中医学，开始阅读了《内经》《难经》《神农本草》《伤寒论》《金匮要略》等经典著作。1935年，王云翮来到天津，考入了天津国医学社，系统学习了中医理论。毕业后，拜北京名医王易门老先生为师，深得其真传。1945年，参加考试考取了天津市第五届中医师资格。中华人民共和国成立以后，考入北京中医学院，广开眼界，登堂入室，深得精髓，有了进一步向中医大师学习的机会，领略了中医学的真谛。后来，从家传的书堆中，清理出他的部分笔记，蝇头小楷，详细整洁，一丝不苟，记录了他早年刻苦学习中医经典的经历，让人无不肃然起敬。1960年毕业后回天津中医学院从事理论教学和临床带教工作。1969年随学院迁至石家庄，执教于河北新医大学，担任医疗、教学工作。在此期间，他除临床带教及授课外，还经常带学生下乡医疗，为广大农民服务，深受当地群众欢迎，同时在巡回医疗中，让学生增长了实践本领。1978年，王云翮重返天津中医学院任教，并被聘为首批硕士研究生导师。王云翮参加了中华人民共和国成立后全国中医内科教材的编写工作，撰写《伤寒论方证析》《麻黄在临床中的应用》《柴胡龙骨牡蛎汤的临床效果分析》《治疗临床杂病的处方要点》《补肝汤的应用》《血府逐瘀汤的疗效分析》《和解法临床运用》等多篇文章。并参与原卫生部主编的《全国中医验方汇编》《验方集》等书及全国中西医结合教材的编写。他的治疗经验收入《津门医粹》，并于1990年载入《中国名医丛书》。1991年，王云翮病逝，终年72岁。

作为全国首批研究生导师之一，其弟子有天津中医药大学方剂教研室主任年莉和天津中医药大学中医内科教研室主任、天津中医药大学第一附属医院风湿免疫科科主任、岐黄学者刘维等。

三、学术理论精粹

王云翮在临床上尤精于内科杂病，疗效显著，其主要学术思想体现在和法上。和法是通过调和，使表里寒热虚实的复杂证候、脏腑阴阳气血的偏盛偏衰归于平复，以达祛除病邪、恢复健康之目的。和法有扶正祛邪、安内攘外之功，又有和解、开郁、疏畅、调和的作用。中医学将药物治疗方法高度概括为汗、吐、下、和、温、清、消、补八种，一般称为"八法"。其中和法，亦称为和解法，起源于东汉医家张仲景的《伤寒论》，以小柴胡汤为代表方。小柴胡汤在《伤寒论》中主要用于治疗伤寒少阳病。宋金医家成无己《伤寒明理论》认为，伤寒邪入少阳，"既非发汗之所宜，又非吐下之所对"，当以柴胡类方剂和解之。后世医家对和法的概念与内涵进行了积极探讨与实践，张景岳的《景岳全书·新方八略》云："和方之制，和其不和者也。凡病兼虚者，补而和之；兼滞者，行而和之；兼寒者，温而和之；兼热者，凉而和之。和之为义广矣，亦犹土兼四气，其于补泻温凉之用无所不及，务在调平元气。"和法方剂的构成比较独特，多是祛邪与扶正、透表与清里、疏肝与调脾、温里与清热等药物兼施并用，但全方又无明显寒热偏颇，性质平和，作用和缓，照顾全面。王云翮在临床上娴熟、灵活、巧妙地运用此法治疗各种病证，主要是以小柴胡汤化裁，又用其他衍方、变方疏利少阳，调和脾胃等，通过调和，使表里寒热虚实的复杂证候、脏腑阴阳气血的偏盛偏衰归于平复，以达祛除病邪、恢复健康之目的。凡是应调和脏腑气血、平衡阴阳水火、调其寒热虚实、和解表里、升清降浊、和其不和之证时，皆可使用和法。在和法的理论和实践上，王云翮颇多建树，形成了自己的和法学术体系。

（一）和法——天人合一

人处于天地之间，大生态系统对人体的影响显而易见，因此，人体与天地相谐是非常重要的一个前提。王云翮对此理解深刻，他认为人体的生理活动、疾病的发生发展与变化转归等均与自然密切相关，"天人合一"是中医学理论的精华所在。王云翮对《内经》、《难经》、宋朝刘温舒《素问入式运气论奥》、唐朝王冰《次注黄帝内经素问》、日本冈本为竹《运气论奥谚解》、近代任应秋《运气学说》等著作中有关五运六气的理论进行了深入、系统的研究。王云翮曾说："中医学是劳动人民长期积累的宝贵经验，只要是对人民健康有好处的，临床有效的，就是科学的，我们就要客观地学习研究，以造福于民。"

《素问·宝命全形论篇》云："天覆地载，万物悉备，莫贵于人。人以天地之气生，四时之法成。"人类要很好地生存在自然界，就必须认清春夏秋冬的季节变化规律，掌握好适应四时变化的自然法则。王云翮重视"天人合一"，并将其思想运用在养生与防治疾病过程中。首先，在养生方面重视《素问·上古天真论篇》中"法于阴阳，和于术数，食饮有节，起居有常，不妄作劳……虚邪贼风，避之有时"之说，以及《素问·四气调神大论篇》中"春夏养阳，秋冬养阴"之观点，认为这是人类保养天真、却病延年的关键所在。其次，在治疗疾病过程中嘱咐患者随应天时，养生保精，身体才能迅速康复。例如，告诫小儿易受外邪侵袭，寒暑要注意；告诫老年人阳气渐衰，冬季要随气候变化，寒冷时勿过早外出晨练，否则易诱发心脏病和脑血管病；还嘱咐老年人要减少泡澡的次数和时间，以防汗出太过，造成亡阳，引起心衰。这些思想对患者的健康以及预防发病均起到了很大作用。再者，王云翮在临床治疗中运用"天人合一"理论，出奇制胜地治愈了许多经久未愈的痼疾。例如，曾有一患者，慢性腹泻十余年，且有周期性，经中西多方治疗无效，痛苦不堪，慕名求治。王云翮详细询问了病史、生活起居及腹泻发生的时间等，处方令其服，两剂后症状大减。患者惊叹不已，而王云翮微笑着说："这没什么，只是将腹泻发生的时间与脏腑强弱生物钟所对应，补虚泻实，即可见效。"

（二）和法——阴阳调衡

《素问·生气通天论篇》云："凡阴阳之要，阳密乃固。两者不和，若春无秋，若冬无夏，因而和之，是谓圣度。"王云翮首先提出了调和阴阳的重要性。如果说"天人合一"是天地大系统的核心，那么"阴阳调和"便是人体小系统的核心。阴阳学说是中医学的重要组成部分，表里、寒热、虚实、营卫等概念皆不出阴阳范畴。阴阳学说认为："人体的正常生命活动，是阴阳两个方面保持着协调平衡的结果。"《素问·生气通天论篇》中言："阴平阳秘，精神乃治，阴阳离决，精气乃绝。"阴阳调和是中医学治疗疾病中的一个重要原则。

王云翮身为翰林之后，家学渊源，文史哲功底深厚，通晓各类古籍经典，对《易经》亦有研究。王云翮认为，《易经》是西周时期形成的典籍，与哲学思想、科学技术、文学艺术及医学紧密相关，它的产生对我国人民的文化和伦理生活产生了深刻影响。《易经》的阴阳学说是从具体事物与现象中抽象出来的概念，可用以概括事物的一般特征，具有普遍意义，是古代的认识论和方法论。古代医家将其应用到医疗实践中，便成为中医学的阴阳理论。《内经》曾对阴阳学说在中医学中的应用进行过精辟的阐释，如《素问·阴阳应象大论篇》云："阴阳者，天地之道也，万物之纲纪，变化之父母，生杀之本始，神明之府也，治病必求于本。"

王云翮重视阴阳学说在临床中的应用，常常依据患者的年龄、性别及症状表现，分辨出阴证与阳证，施以药物，整体调治，效果明显。例如在诊断方面，将手背、手心按照阴阳理论进行划分；对小儿疾病，依据手心、手背的热度不同，分辨出外感与内伤。又如，在处方用药方面，重视阴阳的依存互化，多用张景岳"从阴引阳者，病在阳而治其阴也；从阳引阴者，病在阴而治其阳也"的理论指导用药，处方多补中有泻，泻中有补，阴阳兼顾，平允调和。尤其是对虚弱病证，注重"阴中求阳""阳中求阴"，灵活化裁，使用左归丸、右归丸等。

（三）和法——精气神和

中医认为精、气、神是人体生命活动的根本。精、气、神在古代也被称为人身的三宝。王云翮非常重视精、气、神三者的调和。他认为，精、气、神以神为先。一个人精神状态和七情变化，对人体脏腑气血有着重大影响。精神和畅，则多脏腑经络气机通调，精血充沛，体魄强健；而精神受到刺激或情志不遂则易脏腑气机紊乱，精血失常，乱病丛生。王云翮经长期临床实践得出结论，发病因素中与七情相关的约占70%，在治病的同时进行相关心理疗法，可起到不可估量的临床效果。

《素问·举痛论篇》提出"百病皆生于气"，说明气病广泛。王云翮强调，气机失调是致病的关键，但天有六淫，人有七情，而气为百病之长，气机不畅，脏腑功能失常。调节气机，使之通达，是治病的重要法则。《内经》又言："怒则气上，喜则气缓，悲则气消，恐则气下，惊则气乱，思则气结。"《医家四要·病机约论》："曲运神机则劳心，尽心谋虑则劳肝，意外过思则劳脾，遇事而忧则劳肺，色欲过度则劳肾。"所以王云翮在辨证上特别注重情志因素对人体的伤害。情志涉及心、肝、脾三脏，尤以肝脏为多。肝属木，司疏泄，主藏血，故体阴而用阳。胆附于肝，同主春生之气，其气升则生机勃勃。升降出入是人体脏腑气机运行的形式，《内经》曰："非出入，则无以生长壮老已；非升降，则无以生长化收藏。""出入废则神机化灭，升降息则气立孤危。"周学海在《读医随笔》中说："凡脏腑十二经之气化，皆必借肝胆之气以鼓舞之，始能调畅而不病。"王云翮认为精神因素、情志变化为肝胆病证的主要致病原因。《内经》云："怒伤肝。"情志致病，恼怒伤肝，使肝胆气郁，郁则经气逆，郁久则血病，是以气病及血，或郁而生热，或津聚痰结，或气升火热。正如《丹溪心法》所言："气血冲和，万病不生，一有怫郁，诸病生焉。"运用和法治疗肝胆病，正是顺其"木郁达之"之特性，和调肝胆升降之机，使气血运行畅达，气机舒畅，病体康复。

王云翮重视精、气、神三者的调和，又独辟蹊径以调神作为关键点，事半功倍，颇具特色。

（四）和法——和解少阳

根据中医学理论，在功能上"太阳为开，少阳为枢，阳明为阖"，在位置上少阳处于"半表半里之间"。少阳起着沟通表里内外的作用，因此，和解少阳是和法的重要部分。和法作为一种治疗法则运用于临床，始见于张仲景《伤寒论》少阳篇，主要是对少阳胆经发病而设。少阳胆腑与厥阴肝互为表里，在生理上同属木性，肝气条达，胆腑疏泄，二者协同合作，相辅相成，在临床上也可相互影响。临床使用和法治疗肝胆疾患，实际是调理整个机体的病理改变。

王云翮曾先后指导3名研究生，对和法及其方药进行了研究探讨。首先，认为少阳还具备如下生理功能：①敷布相火。清代张志聪《侣山堂类辩》曰："相火者，先天所生之元阳也。"清代何梦瑶《医碥》曰：清代何梦"相火静而藏则属肾，动而发则属肝胆。"②畅达气机，调整脾胃。少阳之腑为胆与三焦，其中胆腑疏泄，可以调畅脾胃气机，如唐容川《医学见能》言："胆者……主升清降浊，疏利中土。"③调节水行。三焦也为少阳之腑，是水液运行之通道。"三焦者，决渎之官，水道出焉。"少阳胆腑敷布相火，疏泄气机，促进三焦的正常生理功能，保证水液代谢，故清代周学海《读医随笔》有"少阳主行津液"之论。其次，认为和解少阳法与方剂具有如下的用药特点：①以清疏少阳为基础。清疏少阳是指疏利胆腑气机，清利胆中郁火。疏利少阳气机以柴胡为主，或用木贼草、苏梗等。清利少阳郁火以黄芩为主，或用马尾连、青蒿、连翘、竹茹等。②升发少阳。李东垣谓："胆者，少阳春生之气，春气升则万化安。"少阳胆气具有升发向上之性，和解少阳方剂中可配伍荷梗，以顺其少阳升发之性。③清泄少阳，慎用大苦大寒。少阳的生理特点决定，苦寒之性极强的药物不适合使用，例如龙胆草、芦荟等。再次，认为和解少阳常用方剂包括：A.小柴胡汤，特点是和解少阳，兼益气和胃。B.柴胡枳桔汤，特点是和解少阳，偏重调理气机。C.蒿芩清胆汤，特点是和解少阳，兼清利湿热。D.柴胡达原饮，特点是和解少阳，兼燥湿化痰行气。

（五）和法——升清降浊

《素问·六微旨大论篇》言："出入废则神机化灭，升降息则气立孤危，故非出入，则无以生长壮老已，非升降，则无以生长化收藏。"升、降、出、入是气的四种基本运动形式，是人体生命活动的根本。王云翮受到李东垣《脾胃论》"脾胃为阴阳升降之枢"的影响，从脾胃入手，调理气机升降，最常用的方剂是半夏泻心汤。该方辛开苦降，以半夏降胃气、茯苓升脾阳为主。

王云翮也对张子和祛邪即是扶正，或先祛邪后扶正，以清为补，以通为补等观点表示认同。平时处方用药很少用壮阳滋补之品，滋腻之药尤其少用。他认为滋腻之药会影响气机通畅，影响升降，气滞百病俱生，尤其是脾胃之疾，少用滋腻之品为佳。王云翮在临床中还特别强调："治疗过程中要忌食油腻、生冷之物，起居有常，心态平和，以取事半功倍之效。"

当今人们生活水平大大提高，嗜食肥甘厚味，可使脾阳运化不利，导致高血脂、高血压，而且易患糖尿病、冠心病等。此时临床用药更应注意，以免加重病情。

四、临证经验

（一）天人合一——施治时令病

中医学对人与自然的关系一向非常重视。四季变化对人身影响极大，《素问·宝命全形论篇》曰："天覆地载，万物悉备，莫贵于人。人以天地之气生，四时之法成。"人要健康生存，首先要认清春夏秋冬四时变化规律，而《素问·四气调神大论篇》详细论述了养生之道。王云翮认为这是宝贵的养生经验，人要健康，就要遵守。"逆春气则少阳不生，肝气内变；逆夏气则太阳不长，心气内洞；逆秋气则太阴不收，肺气焦满；逆冬气则少阳不藏，肾气独沉。"

王云翮在教学和临床治病时，对此应用自如。如一外地患者，病已达3年之久，经中西医诊断为"肝病"，肝功能不正常，临床可见眩晕，肢体麻木，纳呆，目干涩，寐不安，舌红苔少，脉弦细。经中西医多方治疗不效，慕名来津求治。就诊时带的处方和病历装订成册，有 6 本，可见其治病经历艰辛。王云翻详细诊过患者，追问病史及生活工作情况，知其常年上夜班。据五运六气分析，病不愈与常年上夜班有关。肝藏血，肾藏精，肝血为阴，夜血归于肝。长期夜班，肝血虚损，故久治不愈。他开完处方，告之归家后调换工作，病方可治愈。患者恍然大悟，高兴而去。经过两个月悉心治疗，并调换了工作，病情逐渐好转，症状消失，复查肝功能均已正常，临床治愈。患者来信拜谢，直呼神医。此种情况，不胜枚举，窥一斑而见全豹。另外，王云翻曾受广播电台邀请，讲述老年人四季中应如何保持健康，为防止老年人发病起到了很好的宣传作用。

（二）和解气机——辨治情志病

王云翻在辨证论治中特别注意情志因素对人体的伤害。七情所伤是一种极其重要的致病原因。现代生活节奏不断加快，学习、工作、生活有一定的压力，对人的情绪产生影响，易造成多种情志精神类病证，如抑郁证、神经衰弱、脏躁证、百合病、小儿自闭症、多动症、抽动症等。七情不遂，肝胆气机不利，肝气化火，上扰心神，心火炎上，日久必动肝风，在临床上可见由于少阳枢机不利而引起失眠、郁证、癫证、痫证、狂证。王云翻运用《伤寒论》柴胡加龙骨牡蛎汤治疗诸证，可谓得心应手，效如桴鼓。《伤寒论》107 条："伤寒八九日，下之，胸满烦惊，小便不利，谵语，一身尽重，不可转侧者，柴胡加龙骨牡蛎汤主之。"张仲景此方原为伤寒误下后的变证而设，实际上内科杂病中也可广泛应用。王云翻通过深入研究认为，"胸满烦惊"是古人用简单明了的证候代表临床一系列病证表现，只要是此证，皆可化裁后应用。在陆渊雷《伤寒论今释》中提到："伤寒病过程中，常有烦躁、谵语之症，杂病中尤多，但证候相合，投药亦效，则可暂不问其得病之原因矣。"而柯韵伯认为，本方似属"和剂"，王云翻则认为本方具有疏解少阳之机、下肝胆惊疾、清肝胆郁热、镇静安神之效。凡少阳枢机不利，心神不安，而见胸胁满闷，烦躁不安，委屈冤枉，时哭时笑，甚至抽搐惊厥，均可应用。此是王云翻善用和法之一例。

王云翻尤其在抑郁症治疗中颇有成就。他通过研究提出，气机紊乱、脏腑失调是抑郁症产生的主要病机，而和解气机、调和脏腑是抑郁症治疗的根本原则。王云翻还研究拟定"解郁 1 号"方，该方以张仲景柴胡加龙骨牡蛎汤为基础进行化裁，重在和解气机，宁心安神。方中柴胡配黄芩和解气机，宣通郁滞；龙骨、牡蛎重镇安神；茯苓健脾渗湿；生姜、半夏和胃降逆化痰；人参益气安神；甘草、浮小麦、大枣乃柔肝缓剂，宁心安神。该方的创制为中药治疗抑郁症提供了新途径。柴胡是张仲景和法中的主要药物，具有良好的退热效果。然而，清代著名温病学家叶天士却提出湿热类温病禁用"柴（胡）葛（根）"。王云翻指导研究生对此问题进行了探讨，提出柴胡是畅达三焦、退诸热之良药，是运转少阳枢机之要药，并以程门雪先生治疗湿温病案为佐证，说明柴胡在湿温病中应用可以加快化湿清热药力，引湿热从速外解。这种质疑前贤的勇气，说明王云翻对和法应用确实胸有成竹。

（三）调理气血——论治疑难病

王云翮在治疗内科杂病时，对王清任的《医林改错》体会尤深，擅长运用五个逐瘀汤治疗各种血证及疑难病症，屡收奇效。如用通窍活血汤治疗脑震荡，血府逐瘀汤治疗心肌肥厚，膈下逐瘀汤治疗肝脾肿大、瘀血发热，少腹逐瘀汤治疗子宫肌瘤、瘀血痛经及不孕症，身痛逐瘀汤治疗痹证，都获得满意疗效。王云翮认为，血证要运用活血化瘀药，但活血化瘀药常与理气行气药物配伍使用，阴血赖阳气推动，气行则血行。如气虚不运或阳虚阴寒凝滞，则活血化瘀药又要与补气温阳药同时使用。王云翮在使用活血化瘀药时常配伍虫类药，以治多种疑难病症。虫类药大多有破瘀散结之功。王云翮曾治一外地患者，双下肢肿胀疼痛，不能行走，膝以下皮肤呈暗褐色，质硬。西医诊断为静脉炎，已治疗近一年，痛苦万分。就诊时轮椅推来，王云翮诊查后，认为是足太阳膀胱经瘀血所致。经络阻塞日久，下肢静脉血不能回流，故久治不效。当时以三棱针刺膀胱经委中穴，流出的是黑色黏液及条索状物，至缓慢流出的血液为鲜红色时压住针孔，稍息片刻，嘱患者站立并行走。患者照做，果然可站立，疼痛大减，并可缓慢行走，惊喜万状。又处以身痛逐瘀汤化裁。一个月后患者回复，已治愈上班。事后王云翮说，医生一定要通晓经络才行，像这种瘀血严重患者，单凭服药何时才能疏通凝滞之血块？必须刺其瘀血处，令瘀血流出，经络畅通，病痛方除。

（四）升清降浊——调治肝脾病

王云翮认为，慢性腹泻多由饮食不节，寒暖失宜，思虑恼怒过度，伤及肝脾所致，所谓“脾虚则生湿，湿胜则濡泄”。此类患者又常因病久不愈，形体消瘦，乃多加营养，日食肥甘，以致虚者益虚，湿滞加重，湿聚大肠，日久生热，妨碍大肠气机，泄泻愈重，多呈虚中夹实之证，切忌滋补，而应疏肝理气，运化湿滞，升清降浊，升发脾阳，以清为补，以通为补。他在李东垣《脾胃论》“脾胃为阴阳升降之枢”“脾恶湿而喜燥”理论的启迪下，认为脾胃之病可波及他脏，他脏受病必累及脾胃，所以调理脾胃重在升发脾阳，并根据李中梓治泻九法中淡渗疏利之法，加用淡渗利湿及消导积滞之品。除此之外，王云翮还特别强调，治疗过程中要忌食油腻、生冷之物，起居有常，心态平和，以取事半功倍之效。

七情不遂，肝气郁久化热，耗伤肝阴，或因肝体本身阴血不足，均可出现肝阴虚之眩晕。众多医者认为，眩晕实证可由肝阳上亢、肝风上扰而致，虚证多由肾精不足引起，而往往忽视了肝阴血不足也是引起眩晕的一个很重要的因素。早在《素问·脏气法时论篇》中就提到：“肝病者……虚则䀮䀮无所见。”王云翮在临床运用《医宗金鉴》中的补肝汤治疗肝阴虚损的眩晕，甚得奇效。《医宗金鉴》中补肝汤治疗肝虚损，“筋缓不能自收持，目暗䀮䀮无所见”，也就是由于肝阴不足引起的眩晕欲仆。本方中有当归、川芎、白芍、熟地黄、麦冬、酸枣仁、木瓜、甘草，酸收甘缓，可调整和恢复肝脏正常功能。《难经》中说：“损其肝者，缓其中”，而《金匮要略》中说：“肝之病，补用酸，助用焦苦，益用甘味之药调之。"在原方基础上可加用补肝血的何首乌、阿胶、沙苑子、枸杞子，头痛者加菊花、蔓荆子，耳鸣者加蝉蜕、生龙齿，失眠者加桑椹，目视不清者可加决明子。如属脾气不足，清阳不升，也就是气虚所造成的眩晕，王云翻宗李东垣《脾胃论》中治疗中气不足、清阳不升而见目生障翳、视物不清、耳鸣耳聋的益气聪明汤，收效明显。

（五）遣方灵活——巧治各科杂病

王云翻临床辨证清晰，处方严谨灵活，强调"医必有方，医不执方"。他既反对对号入座，执一方以治疗，又反对不顾配伍原则，逢一症添一药，任意拼凑组方。王云翻认为，处方用药，必须切合病证，有的放矢，决不可主观臆测，削足适履，以方候证，而应根据患者证情运用成方，根据病情及变化予以化裁加减，量体裁衣。此外，还要注意通过临床实践来验证方之效果。尝谓："千方容易得，一效实难求。"所以说，方不在多，有效则名，药不在贵，去病为灵。更重要的一点是，要掌握治疗的时间和药物煎熬方法。例如治疗妇科疾病，根据各种病因类型、治疗时期又有所不同。如肝气郁滞、血液运行受阻的痛经患者，令患者在经前3~7天诊治服药，服用疏肝理气、活血调经之品，这样即可减轻经期腹痛，连续治疗3~5个月。如果每在经前半个月余患乳胀、胸闷、腹胀，行经不畅的不孕症患者，令其在经前十天就诊服药，抓住时机，疏肝理气活血，气血运行恢复正常则可受孕。反之，如果属于气血亏虚的痛经患者，经量少，经色淡，行经期腹痛隐隐，就要连续服药数月，补气养血，待气血充盈，月经量增，疼痛自然消失。妇科疾病，治疗要掌握时机，其他疾病也应如此。如在治疗绦虫病时，王云翻运用槟雷汤（槟榔、雷丸），特别注意服药时间和方法。服药前一天要少食油腻之品，并要节食，晨起要空腹服药，并在服药后两小时内尽量不排便，目的是一次驱虫成功。在用此方驱虫时，就有一例患者，前一日饱餐肥甘之品，而致驱虫以失败告终。

在临床治疗咳喘病的处方中，王云翻经辨证后，多施用地肤子这味药，收到奇效。问之为何？曰："肺主气，司呼吸，主宣发肃降，并有通调水道、下输膀胱之功。而地肤子正有清利湿热利尿之功，故对此咳喘用之则效。"在治疗肾炎时，由于病程较长，用药情况复杂。王云翻认为，病久易造成脾肾阳虚，多有周身或下肢水肿，尿化验中多有红细胞、白细胞、蛋白及管型出现。此种情况，多选用附子、干姜、肉桂等药物，温肾阳而化气行水。水为阴邪，非阳不化，故用上药。《中藏经》曰："肾气壮则水还于海，肾气虚则水散于皮"，正是此意。他曾用地黄饮子化裁，治疗中风、神经炎、脊髓病变、神经源性疾病等，取得了满意效果。

王云翻曾说，中成药是中医学中十分宝贵的剂型，用起来方便，效果好，值得临床推广。有一产后患者，四肢疼痛，活动受限，腰背酸，气短憋气，舌淡苔少，脉弦微数。王云翻嘱其服十全大补丸，每日早晚各1丸。1周后症状明显改善，2周后症状消失。另一患者经期头痛，经辨证后予八珍益母丸、芎菊上清丸，早晚各服1丸。3天后症状缓解。

（六）说案论病

验案举隅 1：痛风

肖某，男，28 岁，1987 年 6 月 17 日初诊。

主诉：双足部红肿疼痛 1 周。

现病史：1 周前患者食用海鲜后出现双足部肿痛，查血尿酸升高，经休息后未见明显好转，今为求中医诊疗，就诊于我院。

刻下症：见神清，精神可，双足部红肿疼痛，纳可，寐安，二便调。舌红苔腻，脉濡数。

辅助检查：血尿酸升高。

西医诊断：痛风。

中医诊断：痹证。

中医证型：湿热瘀阻证。

治法：清热利湿，通经止痛。

处方：二妙散加减。苍术 10g，黄柏 12g，云苓 15g，炒槐花 10g，秦艽 10g，牡丹皮 10g，防己 10g，薏苡仁 15g，败酱草 15g，连翘 15g，赤小豆 20g，蝉蜕 9g，地肤子 10g，白茅根 20g，浮萍 6g，六一散 15g。

二诊（1987 年 6 月 21 日）：服药后前症大减，双足红肿疼痛明显减轻，原方去蝉蜕、云苓、秦艽，加牛膝 15g，萆薢 15g，服 4 剂。

三诊（1987 年 6 月 25 日）：症状基本消失，无红肿疼痛，活动自如，临床告愈。

按语： 痛风属中医"痹证"范畴，好发于指、腕、踝、足等关节处。引起本病的两大原因，一为风湿之邪，二为正虚之体，而湿邪又有外感、内生之分。二妙散清热燥湿，方中薏苡仁、赤小豆、六一散等化湿利水，消肿止痛；槐花、败酱草、连翘清热解毒，活血行瘀；地肤子、白茅根、蝉蜕清热凉血，利尿消肿；牛膝、萆薢、浮萍利湿行水通络。本方着眼于利湿活血，湿去血行，气机调和，病自去矣，故效。

验案举隅 2：癔病性瘫痪

赵某，女，34 岁，1978 年 6 月 8 日初诊。

主诉：下肢软弱不用半个月。

现病史：半个月前因愠怒争吵，顿觉四肢麻木，两腿软而无力，不能步履，亦不能站立，于某医院神经内科检查，诊为癔病性瘫痪。曾用中西药物治疗，无效，今由家人搀扶就诊。

刻下症：下肢痿软无力，痛觉减弱，双手颤动，易惊，精神萎靡，面色灰暗。舌边尖红，苔薄白微腻，脉弦细。

西医诊断：癔病性瘫痪。

中医诊断：痿证。

中医证型：肝郁气滞证。

治法：疏利肝胆，镇静安神。

处方：柴胡加龙骨牡蛎汤化裁。柴胡 10g，生龙骨、牡蛎各 25g，黄芩 10g，生姜 3片，太子参 10g，桂枝 12g，茯苓 10g，清半夏 10g，大枣 3枚，珍珠母 20g，白芍 9g。5剂。

二诊（1978年6月13日）：前症大减，双下肢已可站立，原方续服5剂。

三诊（1978年6月19日）：患者自己步行前来就诊，诸症明显好转，改为酸枣仁汤善其后。处方为酸枣仁 15g，茯苓 9g，知母 9g，川芎 6g，甘草 3g。

服药3剂，痊愈。

按语：此案诊余，王云翮曰："古训'治痿独取阳明'，此乃治痿之常法，其实五痿不专治于阳明，筋痿即当治肝。"该患者病于恚怒之后，肝气怫郁，失于疏泄，脾失健运，水湿不化，痰气郁结，故成此疾。遵经旨"木郁达之"，遂选柴胡加龙骨牡蛎汤治之。张仲景虽无用此方治疗痿证之说，然随其立义，亦可用于内科杂病。本方以和解少阳、疏利肝胆之经气为主，只要审机识证，则可知常达变，故治不可徒执常法。

验案举隅3：失眠

肖某，男，54岁，1984年2月初诊。

主诉：失眠1年。

现病史：1年前患者情志不畅诱发失眠，多方治疗无效，今求诊于我处。

刻下症：神清，精神弱，失眠，多梦，头晕目眩，烦躁不宁，胸闷痰多，纳呆，便干溲黄。舌红，苔黄腻，脉弦滑有力。

西医诊断：失眠。

中医诊断：不寐。

中医证型：痰热上扰证。

治法：和解少阳，清热化痰。

处方：温胆汤加减。法半夏 15g，竹茹 12g，枳实 10g，橘红 10g，胆南星 7g，柴胡 10g，栀子 10g，豆豉 10g，夜交藤 30g，远志 10g，黄芩 7g，石菖蒲 10g，莲子心 10g，川军（后下）5g，甘草 5g。

按语：饮食无度，恣食肥甘，生痰化热，加之情志不遂，肝胆疏泄不利，痰热上扰心神。温胆汤清热化痰，以利少阳枢机，并加清心安神之剂，服药2周，症状大减，睡眠已安，痰量明显减少，又继服本方加减2个月余，症状基本消失，后改为丸剂，巩固疗效。本案患者患不寐之病，仍从少阳枢机之和法入手，阴阳和谐而愈。

验案举隅4：胃脘痛

李某，男，22岁，1986年4月12日初诊。

主诉：胃脘痛1个月。

现病史：1个月因情志不畅，怒而进食，后自感胃脘胀痛连胁，连日不解，今就诊于我院。

刻下症：神情默默，精神差，胃脘痛，嗳气频出，口苦咽干，呕恶欲吐，饮食减少。舌红，苔白腻，脉象弦滑。

查体：胃脘部压痛。

西医诊断：胃炎。

中医诊断：胃脘痛。

中医证型：脾胃不和证。

治法：和解少阳，调和脾胃。

处方：小柴胡汤合保和丸加减。太子参10g，柴胡10g，半夏10g，黄芩10g，焦三仙各30g，云苓10g，陈皮10g，连翘15g，炒莱菔子30g，川楝子7g，甘草5g，生姜3片，大枣4枚。

服用3剂告愈。

按语：情志所伤，肝胆疏泄不利，横逆犯胃。怒而进食，谷食不化，停滞于胃，导致本病。用小柴胡汤和解少阳，疏利肝胆，调和脾胃，保和丸消食和胃。本案病虽属脾胃不和之胃脘痛，王云翩着眼于少阳，以调和少阳为主，脾病治肝，肝气调和，脾胃气机升降恢复，故胃脘痛应药而愈，此为王云翩常用治法。

验案举隅5：胁胀

王某，男，68岁，教师，1987年10月14日初诊。

主诉：胁胀1年余。

现病史：1年余前患者出现胁胀，肝功能不正常，遂就诊于我处。

刻下症：神清，精神可，纳呆，胁胀，便干，尿黄。舌暗，边尖红，苔薄白，脉弦滑。

辅助检查：谷丙转氨酶50U/L，谷草转氨酶60U/L，血清 γ－谷氨酰转肽酶400U/L。

西医诊断：肝损伤。

中医诊断：胁胀。

中医证型：肝胆湿热证。

治法：疏肝理气，清热化湿。

处方：茵陈蒿汤化裁。茵陈20g，栀子12g，大黄6g，焦三仙各30g，青黛6g，滑石10g，枳壳10g，厚朴10g，甘草6g。2剂。

二诊（1987年10月16日）：前症大减，原方加茯苓15g，半夏15g，苍术10g，陈皮10g。2剂。

三诊（1987年10月19日）：临床症状已基本消失，复查肝功能，全部正常。

按语：本案为少阳枢机不利，湿热蕴结。王云翩用茵陈蒿汤原方剂量，重在疏肝利胆，清热利湿，加焦三仙消积散滞，滑石、枳壳、厚朴散积消痞，茯苓、半夏、苍术、陈皮燥湿理气利水，更有青黛一味，《本草求真》曰："味咸性寒，色青，大泻肝经实火，及散肝经火郁。"全方清肝利胆，清热利湿，兼以理气，服4剂，湿热得去，少阳枢机得利，症减而肝功能恢复正常，速效。

验案举隅 6：胁痛

王某，男，21 岁。

主诉：胁下刺痛难忍 1 周。

现病史：1 周前暴怒后胁下刺痛难忍，拒按，就诊于我处。

刻下症：神清，烦躁易怒，纳少，夜寐欠安，二便调。舌紫暗，苔白，脉弦紧有力。

中医诊断：胁痛。

中医证型：气滞血瘀证。

治法：疏肝理气，活血止痛。

处方：小柴胡汤合膈下逐瘀汤加减。柴胡 12g，黄芩 10g，清半夏 10g，太子参 10g，桃仁 16g，红花 12g，当归 15g，川芎 7g，赤芍 10g，枳壳 10g，延胡索 10g，川楝子 7g，土鳖虫 10g，甘草 5g，生姜 3 片，大枣 3 枚，香附 10g，乌药 10g。

连服本方加减 10 剂，而病告愈。

按语： 本案由暴怒伤肝，肝气郁滞，疏泄不利，气滞导致血瘀，瘀血阻滞少阳经脉，脉络不通，而致胁痛。方用小柴胡汤和解少阳，膈下逐瘀汤活血化瘀，经脉疏通，气畅血行。

验案举隅 7：发热

张某，男，41 岁。

主诉：发热半个月。

现病史：半个月前汗出当风，感而发热，体温 38.9℃，服用解热止痛药物，次日热已退。现低热持续不去，病情缠绵不已，求诊于我处。

刻下症：神清，精神弱，低热，午后寒热如疟，寒轻热重，咽干口渴而饮，胁肋胀满，身困无力，干呕厌食，便溏，每日 2~3 次，黏腻不爽，溲短而黄。舌尖边红，苔黄腻，脉弦滑数。

中医诊断：发热。

中医证型：少阳湿热证。

治法：和解少阳，清泻相火。

处方：蒿芩清胆汤合三仁汤加减。黄芩 10g，柴胡 15g，青蒿 7g，姜半夏 10g，枳实 10g，竹茹 10g，白蔻仁 10g，杏仁 10g，厚朴 15g，薏苡仁 25g，赤苓 10g，黄连 10g，木香 7g，竹叶 7g，灯心草 7g，碧玉散 10g。

服用 6 剂，热退病愈。

按语： 表证未解，传经少阳，少阳枢机不利，湿热蕴结，以蒿芩清胆汤加柴胡清泄胆热，利湿化痰，三仁汤宣畅气机，宣上、畅中、渗下，以达湿去热除。

验案举隅 8：郁证

李某，女，31 岁，未婚。

主诉：心烦气躁3个月。

现病史：3个月前经期大怒后，心烦气躁不解，就诊于我处。

刻下症：神清，心悸烦躁，时彻夜不眠，胸闷胁胀，经血不行，时感午后往来寒热。舌红苔白，脉弦细数。

中医诊断：郁证。

中医证型：气郁化火证。

治法：清肝解郁，镇静安神。

处方：丹栀逍遥散加减。当归15，炒白术10g，柴胡10g，茯神10g，薄荷6g，粉牡丹皮15g，山栀子10g，生龙齿30g，鳖甲15g，地骨皮15g，丹参15g。

服用10剂康复，月经按时来潮。

按语：本案为暴怒伤肝，气郁化火，火性炎上，上扰心神而致，用丹栀逍遥散疏肝理气，清热和胃。

验案举隅9：郁证

周某，男，38岁。

主诉：心烦不安半年。

现病史：半年前因受重度惊吓，心烦不安，今求诊我院。

刻下症：思虑恐惧，遂致胸中满闷，心烦，惴惴不安，时暗自哭泣，纳少，夜寐欠安，二便调。舌红，脉弦。

中医诊断：郁证。

中医证型：惊恐伤神证。

治法：镇静安神，理气解郁。

处方：柴胡加龙骨牡蛎汤加减。柴胡10g，清半夏10g，黄芩10g，太子参10g，云苓10g，桂枝6g，生龙骨、生牡蛎各30g，磁石20g，神曲10g，大枣4枚，朱砂（冲服）1.5g。

按语：本案为惊恐、思虑太过，以致少阳枢机不利，上扰心神。又，原方铅丹有毒，不宜内服，即用朱砂或代赭石代之。服20余剂，病愈，已能工作。王云翔治疗郁证，十分重视痰湿之因。气结则生痰湿，痰湿盛则气愈郁滞，痰与气结，互相为病。古人有"怪病多痰""百病皆生于痰"的说法，因此在治疗郁证时不忘祛痰、化痰之法。

验案举隅10：癫痫

回某，女，19岁。

主诉：癫痫间作5年，近日加重。

现病史：5年前出现癫痫，近日发作频繁，求诊于我处。

刻下症：癫痫间作，近日发作频繁，每日3~4次，大小发作交替进行，兼有头晕，胸闷，心悸，烦躁不安，呕吐黏液，便秘，舌质红，苔黄腻，脉弦滑。

西医诊断：癫痫。

中医诊断：痫病。

中医证型：痰火郁结证。

处方：柴胡加龙骨牡蛎汤加减配二陈汤。柴胡 10g，生龙骨、生牡蛎各 25g，黄芩 10g，陈皮 12g，清半夏 10g，生姜 3 片，太子参 10g，桂枝 12g，茯苓 10g，大枣 3 枚，珍珠母 20g，白芍 12g。

10 剂后大发作基本消失，偶见小发作。

按语：本案有"胸满烦惊"之症，兼有痰浊，发为癫痫，故用柴胡加龙骨牡蛎汤以和解少阳，镇静安神；复用二陈汤燥湿化痰。药证相合，故得速效。案中患者便秘，苔黄腻，少阳兼有阳明之证，少阳阳明合病独取少阳治之，亦是深得仲景之法。

验案举隅 11：斑秃

王某，女，23 岁，知青。

主诉：脱发 1 年，近日加重。

现病史：1 年前因思念亲人，逐渐脱发，近日加重，头发几近全部脱落，求诊于我处。

刻下症：神清，情志抑郁，脱发，纳少，夜寐不安，二便调。舌淡少苔，脉弦滑细数。

中医诊断：斑秃。

中医证型：肝肾亏虚证。

治法：补肝益肾，养血生发。

处方：神应养真丹化裁。羌活 25g，木瓜 25g，天麻 25g，白芍 50g，当归 15g，菟丝子 25g，熟地黄 60g，川芎 20g，生侧柏叶 60g，何首乌 60g，荆芥穗 15g，甘草 15g。研末，炼蜜为丸，每丸重 10g，早晚各服 1 丸，2 剂见效，3 剂痊愈。

按语：本方能祛风补肾，养血润燥，再加用大剂量生侧柏叶，"除百病，益元气，滋五脏六腑，清明耳目，强壮不衰老，延年益寿，黑润鬓发，可治头发不生"。王云翱治疗脱发用神应养真丹配生侧柏叶，治疗 30 余例无一不见功效。

验案举隅 12：耳聋

周某，男，62 岁，1978 年 4 月 14 日就诊。

主诉：耳聋半年，加重 5 天。

现病史：半年前患者出现头蒙不清，听力下降，身疲乏力，5 天前突然两耳隆隆作响，渐渐不听，今求诊于我处。

刻下症：神清，精神弱，头蒙不清，耳聋，咳嗽痰多，纳少，夜寐欠安，面色㿠白，舌淡，尖红，苔腻，脉沉细弦。

既往史：慢性支气管炎。

耳鼻喉科检查：双耳听力下降。

中医诊断：耳聋。

中医证型：气虚下陷，耳窍不充证。

治法：补中益气，升清开窍。

处方：益气聪明汤加减。黄芪30g，太子参15g，白芍15g，升麻10g，蔓荆子110g，葛根15g，黄柏15g，石菖蒲15g，白术10g，甘草9g。7剂。

二诊（1978年4月21日）：患者自述耳聋耳鸣减轻，原方去升麻，迭进10余剂，诸症痊愈。

按语：此案患者素有慢性支气管炎，咳嗽，痰涎较多，气短纳呆，食后腹胀，大便日行2~3次，曾服用杞菊地黄丸、磁朱丸等，效不显著。王云翱曰：耳鸣者，医者常责之于肾，然患者年老体衰，劳伤脾胃，中气不足，湿邪内阻，清阳之气不能升，浊阴之气不得降，闭塞清窍，故两耳失聪。《脾胃论》云："脾胃出中焦气，升则上出心肺，清阳在上，九窍通利……如谷气闭塞而下流则清气不升，九窍为之不利。"《医学入门》亦曰："劳聋愦愦，瘦卒乏力，因劳力脱气者，补中益气汤加石菖蒲。"施益气聪明汤加石菖蒲，清气升，耳窍通，故效。

验案举隅13：眩晕

郑某，女，17岁，1978年7月6日初诊。

主诉：眩晕3年。

现病史：3年前患者出现眩晕，头晕如乘舟车，时发时止，历时3年，多方求治罔效，近日因准备升学考试，眩晕加重，就诊于我院。

刻下症：神疲，精神弱，干呕，吐涎沫，口淡不渴，甚则不能睁眼，被迫卧床，面色青紫，手足厥冷，纳少，失眠，二便调。舌淡苔白润，脉细弦。

中医诊断：眩晕。

中医证型：阳虚水逆证。

治法：温肝暖胃，降逆止呕。

处方：吴茱萸汤加减。吴茱萸9g，太子参9g，生姜9g，大枣4枚，半夏10g，砂仁6g。

服药3剂，诸症大减。6剂而瘥，收功甚捷。

按语：王云翱认为，患者头眩为阳气不足，寒从厥阴经脉上攻所致；阳虚则手足厥冷，面色青紫；干呕、吐涎沫是胃中虚冷，寒浊上逆也；舌淡苔白润，脉细，皆因胃虚谷气不运，无以生化气血；脉弦，肝经寒也。王云翱抓住干呕、吐涎沫、面色青紫、手足厥冷、脉沉细等脉症，辨证属肝寒犯胃，浊阴上逆，用吴茱萸汤温肝寒，暖胃虚，降浊阴，另加半夏、砂仁和胃止呕，眩晕即愈。故临证时贵在审病机，明方义，方可异病同治，一方多用。

验案举隅14：瘿瘤

刘某，女，40岁，1987年6月19日初诊。

主诉：颈部肿物3年伴心悸烦躁1周。

现病史：3年前出现颈部肿物，经查考虑甲状腺功能亢进症，1周前与人生气后出现心悸烦躁，今求诊于我处。

刻下症：神清，精神亢奋，夜寐不安，易惊心悸，身冷汗出，疲乏无力。舌红苔少，脉弦滑数。

辅助检查：三碘甲状腺原氨酸（T_3）、四碘甲状腺原氨酸（T_4）均升高。

西医诊断：甲状腺功能亢进症。

中医诊断：瘿瘤。

中医证型：痰气郁结证。

治法：清肝理气，化痰消瘿。

处方：太子参15g，柴胡10g，黄芩10g，清半夏10g，昆布10g，海藻10g，杭芍20g，桂枝6g，生龙骨、生牡蛎各25g，益智仁10g，土贝母10g，杜仲15g，狗脊15g，五味子12g。

服药4剂，上症减，自服原方10剂，病情明显好转，症状基本消失，偶感口干。

按语：本案为生气后宿病发作，故以小柴胡汤化裁，疏肝理气。杭芍、桂枝柔肝解肌通阳；益智仁、杜仲、狗脊、五味子补肾益肝；昆布、海藻、土贝母化痰软坚，为消散瘿瘤之要药；生龙骨、生牡蛎平肝潜阳，软坚散结。诸药合用，效如桴鼓。

五、学术传承

师承：家传，王易门。

和解法学术体系创立：王云翮。

传承弟子及简介如下。

田乃婑：主任医师，教授，长期从事呼吸系统疾病研究。对于支气管哮喘，研制出纯中药的内服药、外用涂膜剂及中药气雾剂，实属国内首创，治疗率达到87.4%。《敏喘平治疗支气管哮喘的临床及实验研究》项目被评为"卫生局九八年度科技进步奖"，并被确认为"天津市科学技术成果"。发表论文数十篇，如《敏喘平治疗支气管哮喘的临床观察及实验研究》《涂膜剂贴敷对支气管哮喘免疫功能影响的实验研究》《小陷胸汤的临床运用》等，参编著作3部。

年莉：天津中医药大学教授，博士研究生导师，主任医师，天津市教学名师。曾任天津中医药大学方剂教研室主任、方剂学国家级精品课程负责人、方剂学科学术带头人。日本城西大学药学部客座研究员。主编《六味地黄丸古今应用研究》等多部学术专著，发表学术论文80余篇。培养数十名硕士研究生、博士研究生。长期从事中医临床工作，主攻肾病与肿瘤的中医药治疗。

刘维：主任医师，教授，博士研究生导师。首批国家中医药领军人才岐黄学者，天津市名中医，天津中医药大学内科教研室主任，天津中医药大学第一附属医院首席专家。现担任中国中西医结合学会风湿类疾病专业委员会主任委员，中国中药协会风湿免疫病药物研究专业委员会主任委员。长期从事中医、中西医结合治疗内科疑难病、风湿免疫病。创立"毒瘀论"学说。在治疗系统性红斑狼疮上，继承王云翮和法思想，应用蒿芩清胆汤治疗该病。

王季良：副主任医师，中医世家，为津门名医王云翮之子，潜心医学，传承有序，长期从事中医工作，擅长针药结合。对于面瘫、脑血管病、小儿脑瘫、面神经炎、颈腰椎关节病及痛证等多有研究。参编《中医纲目》《现代骨伤科学》等著作多部；撰写《王云翮临床治验》《针灸治疗血管性头痛的临床观察》等论文数篇。参加院内承担的部级科研项目，积累临床科研病历。承担学院学生、进修人员、留学生授课及临床带教工作。

张夏：王云翮首位硕士研究生弟子，现旅居国外，从事中医工作。

参考文献

［1］张伯礼．津沽中医名家学术要略（第二辑）［M］．北京：中国中医药出版社，2012．

［2］天津市卫生局．津门医粹［M］．天津：天津科学技术出版社，1989．

［3］李庆和，张伯礼．天津中医药大学人物志［M］．天津：天津科学技术出版社，2018．

［4］王季良．王云翮临床治验［J］．天津中医，2002（5）：5-6．

［5］常风云，吴俊喜．王云翮老教授治疗绦虫验方［J］．河北中医，1986（5）：36．

［6］王科成．随师临证治验录［J］．天津中医，1987（2）：38．

［7］高紫璇，李瑶，李昊智，等．现代津沽中医名家运用小柴胡汤探析［J］．天津中医药，2023，40（12）：1530-1537．

执笔者：张博

整理者：蔡佳丽

资料提供：刘维　王季良　年莉

胡 慧 明

——继创并举治疡病，仁心行善弘医德

一、名医简介

胡慧明（1919~2014），男，汉族，中共党员，1919 年 12 月生于山东省长岛县小黑山岛乡。16 岁先在长春中药房学徒，后学习中医针灸及内科，中华人民共和国成立初在津挂牌行医，1955 年合并至嫩江路中医联合诊所，1958 年考入天津中医学院（今天津中医药大学），成为该校第一批学员。毕业后，被天津中医学院派到江苏省苏州市中医医院学习外科，一年后回津，拜中医外科名家张雁庭先生为师，成为天津中医药大学第一附属医院中医外科创始人之一。

二、名医之路

（一）主要成长经历

胡慧明出身贫苦，6 岁丧父，为谋取生计，16 岁被家里人送到吉林长春中药房做学徒，生活异常艰辛，清晨干杂活，白天拉抽屉抓药，夜晚坐在煤油灯下读书，学药学医。他脾气倔强，学习勤奋，有一股天生不服输的劲头，掌握了许多中医药知识，为今后从医打下了良好的中医理论基础。

战乱年代，民不聊生，胡慧明逃难来津，挂牌行医，后在嫩江路中医联合诊所任中医师。中华人民共和国成立后，作为第一批学员，考入了天津中医学院（今天津中医药大学）继续深造，毕业后到苏州中医医院进修中医外科，回津后参与组建天津中医医院外科，是该院最早的外科大夫之一。胡慧明拜中医外科名家张雁庭先生为师，学习刻苦，颇得其真传。

（二）成才之道

1. 继承中医外科各家之长，为我所用

胡慧明认为中医外科三大流派各有所长，皆有可取之处："正宗派"陈实功论疾明确，列证亦详，施治得法，善用刀剪；"全生派"王维德崇阴虚阳实论，创阳和汤功传千秋；"心得派"高锦庭将温病学说三焦辨证融于中医外科之中。胡慧明经常游览于古旧书店，购买古医书阅读，去芜存菁，深夜不眠，以提高医疗水平。

胡慧明不仅在继承与发展中医学上做出了贡献，而且在中西医结合方面也发挥了模范带头作用，促进了外科中西医大夫之间长期密切合作、携手共进。中西医结合是一

种将中医和西医相结合的综合医学模式，融合了中医、西医两种医学体系的优点，为患者提供更全面、个性化的治疗方案。胡慧明认为无论中医、西医，皆各有长短，善为医者，应巧于取长补短，而不可立门户之见。胡慧明注重学习西医，不仅熟练掌握其基本知识，而且能用其长，灵活地将客观化检查结果与中医诊治相结合，弥补了中医过于抽象或"无证可辨"的不足。

中医注重整体观察和辨证施治，强调平衡身体功能；而西医则注重科学化的诊断和治疗手段，借助实验室检查和先进的医疗技术。中西医结合可以综合运用这些方法，帮助医生更全面地了解病情，制定最佳个体化治疗，并将患者的生理、心理和环境等因素纳入考虑。中西医结合可以通过辨证论治，根据个人体质、病情和季节等因素来调整治疗方案，提高疗效。

中西医结合也是现代医学主要趋势，充分发挥了中医、西医两种医学体系的优势，弥补各自的不足。中西医结合不仅提供了更多治疗选择，也强调个体化和预防，为患者提供更全面、精准的医疗服务。中西医结合的发展将促进医学的综合发展，造福广大患者。

胡慧明在临床中讲究治病求本，审因论治。他常说事情的发展变化都是有一定道理的，治病也是一样，道理对就能解决问题，辨证准确，治疗才能丝丝入扣。当年在门诊，乳痈患者较多，常常因过用寒凉药而使乳房肿块既不能内消，又不能化脓外泄，非常痛苦。针对这种情况，胡慧明自拟消痈汤，重用皂角刺达90g，温经通乳。服药后病情轻的患者肿块很快消除，病情重的患者局部成脓，再给予切开引流，患者脓出毒泄，肿消痛减，热退身凉，疾病愈合。

2.行医先讲医德

胡慧明从小受乡亲资助读书，学成之后行医常怀感恩之心，他常教育弟子行医须以德为先，无论患者贫富贵贱，都要热情接待，一视同仁，想方设法为患者解除病痛。他工作不嫌脏，不怕累，有时甚至摘下口罩，闻脓液的气味，他说："中医讲究的是望闻问切，闻很重要，通过闻脓的气味，可以判定疾病的性质、发展和愈后。"盛夏一天，来了一位孤寡老人，衣衫褴褛，气味恶臭，双侧小腿溃烂，无人陪伴，他把患者扶到床上，小心打开了小腿上充满绿色的肮脏敷料，发现疮面内生满了白色的蛆，他一丝不苟地冲洗疮面，剪除坏死组织，清创引流，更换敷料。经过多次治疗，这位孤寡老人的疮面痊愈。他说："医生要有同情心，对患者不分贫富贵贱，患者没有办法才求你，你要尽心尽力为患者解除病痛，只有医生才能体会到治愈患者的喜悦。"1965年他加入邢台抗震救灾医疗队，奔赴灾区抢救灾民，由于缺乏手术器械，便因陋就简，在简易棚内将4寸钢钉在炉火中烧红，为乳痈患者成功排脓，尽心尽力地为灾民解除病痛。

（三）阶段性成就

胡慧明擅长治疗疮疡疾病，并在中医外治的多种方法上有所创新，因疗效好，解决病痛快，求医者众多。党的十一届三中全会胜利召开后，改革开放的春风唤醒中国大地，胡慧明重燃信心，决心为建设与发展中国中医药事业而奋斗，于 1982 年加入中国共产党。胡慧明历任天津中医药大学第一附属医院外科主任、主任医师、研究生导师、外科教研室副教授、全国中医学会理事、外科分会理事及血管乳腺专业组理事、天津市中医学会常务理事及综合主任委员、天津中医高级职称评委会委员等职，全身心投入于中医外科医疗、教学、科研工作中。他创新发明了"乳头内陷矫正器""医用火针治疗仪""多功能吸奶器"（均获国家专利）及"手枪式内痔套扎器"等，丰富了中医学外治法的内容。胡慧明先后发表《中医刮杀疗法治疗慢性窦道、瘘管 168 例疗效观察》《中西医结合治疗骨髓炎 42 例临床总结》《火针治疗脓疡》《五烟丹治愈头部皮肤癌 4 例介绍》《生肌象皮膏机制初步探讨》《中医祛腐生肌法治疗疮疡疾患的研究——附 696 例临床及实验报告》《火针排脓治疗急性乳腺炎 94 例》《瘰病的治疗体会》《关节结核病的辨证施治》《外科发热——贵在辨证》《消痈汤治疗急性乳腺炎及对免疫功能的影响》《乳痈"变证"的治疗体会》等多篇文章。他的治疗经验收入《津门医粹》，于 1991 年载入《中国名医名方》，他的事迹及技能载入了中国医药科技出版社出版的《中华名医特技集成》中"胡慧明简介及特技绝招"篇。

三、学术理论精粹

（一）中医外科，最重外治

明代汪机在《外科理例》中提出："以其痈疽疮疡皆见于外，故以外科名之。"胡慧明常说中医外科的疾病大都见于外，在内外兼治的基础上，外治法是主要的治疗方法。

1. 首分阴阳，未脓当散

胡慧明经验为属阳者当见局部红、肿、热、痛明显，并有发病急等特点，方用金黄膏（散）外敷；如见微肿或肿形平塌或根脚不束，不红，不热，发病缓者则属阴，方用阳和解凝膏外敷；只肿不红不甚热者属半阴半阳，方用冲和膏外敷。抓住以上要点，多不致犯原则性错误。发病初期多为未成脓，其标准是发病短，但坚不软，无波动，此时当以消散为主，免使脓成更苦楚，不可妄用托里之剂，用之多使难散，不可拘泥于日期之说，须按实际所见而治之。

2. 脓成速决，溃后祛腐

大凡脓成必见疮肿变软或发热不退，疮如鸡啄痛、中软应指等。胡慧明认为此时必须速排脓，给邪以出路，不可一味宗消法，而贻误时机，给患者增加不必要的痛苦。此外，临床上能否及时排脓也是疗效快慢的关键因素之一。排脓的方法各种各样，胡慧明常用的方法有火针、切开、抽穿等，因人而异，排脓的原则是得脓则止，不可强调够大够深。

溃后病者当以去腐为要，这也是胡慧明治疗溃疡病的特点之一，胡慧明认为大凡溃后都必有脓腐存在，其脓腐不尽，新肉必然不生，故治疗溃疡必以去腐为先，其腐不尽者，不可生肌，反之属肉不去，溃烂愈大（深），尤初学者不可不知。其去腐疗法更是各种各样，胡慧明常用的有"刮""杀"法，尤以刮者更为胡慧明所推崇。如慢性窦道、瘰疬等病多以刮法取效，其刮法优点是去腐快而彻底，愈合快。以窦道为例，首先探查管道深浅有无分支及窦道之毗邻关系（必要时配合造影），后采用刮匙、止血钳等器械，将窦道内腐烂组织、水肿肉芽及异物（如术后窦道线结等物）清除干净，再以过氧化氢溶液或抗生素反复冲道，最后外敷生肌药物即可。如窦道一周后仍未愈合，再重复上述刮法直至愈合。杀法即用去腐药物，由深至浅用之，用至脓"抱袋"（即药捻上有一层均匀有光泽灰稠的脓苔包裹）为止。总之创面必当先去腐，腐去肌自生。

胡慧明强调理论与实际相结合，将自己多年经验应用于临床，发明了一系列治疗方法。

（1）发明电火针治疗仪治疗体表脓肿

① 火针治疗疡科疾病沿革与理论基础：火针烙法治疗疡科疾病，最早见于现存第一部外科专著，即晋代龚庆宣的《刘涓子鬼遗方》："凡里有脓毒，诸药贴不破者，宜用熟铜针于油火上燎透，先用墨笔点却当头，后以铜针浅浅针入，随针而出脓者，顺也。"元代齐德之在《外科精义》中说明了使用烙法的时机："久久不消，内溃成脓，即当弃药，从其针烙。"明代汪机在《外科理例》中记载："一妇病痈在背之左，高硕而熟，未破，医云可烙……于是烧铁箸烙之，肉破脓出，自此而愈。"火针烙法排脓是用筷子粗细的金属物在火上烧红后，凭借烧烙的作用，穿透体表脓腔，开口排脓，既可防止出血，又能替代开刀的一种古老治疗方法，以"给邪以出路"为中医理论根据，在中医学漫长发展历程中，不断完善、提高，成为中医疡科的独特治疗方法之一。唐代孙思邈在《备急千金要方》中提出了火针破脓疡的要点是猛热，即："火针亦用锋针，以油火烧之，务在猛热。不热即于人有损也，隔日一报，三报之后，当脓水大出为佳。"

② 改革针具：胡慧明长年从事火针烙法治疗疡科疾病的临床研究，改革针具，创新发明了"医用火针治疗仪"，改简陋的明火烧针为电火针，样式为手枪式电热针，由机玻璃做针柄，隔热防烫，不锈钢焊条去除表面焊药，取锰钢焊芯做火针，耐高温，反复使用不变形，针长4cm，针头直径分别是0.1~0.3cm，通电后3秒钟针头即可烧红，使用快捷、方便，已获得国家专利（专利号：89215177.3）。

③火针排脓时机：肿块明显增大，红肿热痛，中间已软，有波动感，四周红且硬。脓腔较大时患者发热恶寒，实验室检查血白细胞及中性粒细胞明显升高。

④火针排脓部位：a.选择脓腔离体表最薄的部位，损伤组织少，易于操作。b.便于引流的部位，多选在脓腔低垂位，防止形成袋脓，影响愈合。c.嘱患者睡眠时侧卧，使引流口在下方，便于引流。d.不影响美观的部位，尽管愈后瘢痕只有绿豆粒大小，但也应尽量选择在眉梢、头发内、耳后等不明显的地方。e.避开乳晕及较大的血管、神经等。

⑤火针烙法的操作特点：首先用穿刺法明确诊断，局部麻醉后将注射器扎入脓腔，抽出脓液，确定有脓后再继续操作，并根据进针方向，找准入路，决定火针烙入脓腔的准确位置。将针具烧得红至白亮，得心应手，一次没有烙透，重新烧红至白亮后再烙。需要注意的是，火针是烙进脓腔的，而不是用力顶进去的。操作时，要一手固定脓腔，

手里有握着肿块的感觉，另一手持烧红的火针，直刺肿块中央的脓腔，这样才能避免火针打滑，烫伤皮肤。火针烙入脓腔有"刺空感"，即阻力突然消失的感觉。如果没有"刺空感"，说明烙得浅，火针还没到脓腔，须再烙。如果有"刺空感"，说明火针已经进入脓腔，深浅合适，再深就要伤及正常组织。火针出针时，要旋转一周后再拔出，即可扩大针孔，同时防止出血。使用火针烙法要胸有成竹，心稳手稳，操作熟练，脓随针出，针过血止，一次成功。

⑥火针排脓后处理：一般不须内治，脓腔较大、有全身中毒症状者，应配合服清热解毒中药或抗生素。创面每日换药一次，前3次用生理盐水反复冲洗脓腔，方法是用10ml注射器吸入生理盐水后，套上输液器软管深入脓腔，冲出坏死组织，如有堵塞引流口的脓栓及坏死组织，可用纹式钳夹出，保持引流口通畅，外敷地榆油纱条。后期如创面有胬肉突出，可用刮匙深入脓腔，刮去腐烂组织及皮脂腺包膜即可愈合。

⑦火针排脓的治疗结果：经治疗，患者当天局部疼痛缓解，红肿明显消退，体温升高者热退身凉。相关研究结果显示232例患者治愈，创面愈合，仅留下绿豆粒大小瘢痕。20例肛旁脓肿患者形成肛瘘。治愈率为92%，治愈时间最短为7天，最长为60天，平均治愈时间为12.2天。刘忠昌报道火针排脓治疗乳痈平均7天治愈。

⑧火针排脓的体会：a. 操作时间短，患者痛苦小。b. 创面被火针烧成的三度烧伤焦痂覆盖，不出血，焦痂脱落前，创面不会缩小，可保持引流通畅。c. 创面小，愈合后仅留下绿豆粒大小的瘢痕。d. 局部损伤组织少，不破坏脓肿壁的防御功能，防止毒素和细菌进入血液循环，避免毒邪扩散。e. 较大的脓腔，如果排脓不畅，应再做一个或两个火针引流口，增大腔内压强，便于引流。f. 肛旁脓肿引流后，如形成肛瘘，应行肛瘘切除术，以免脓水淋漓，缠绵不愈。g. 面部危险三角区等处，严禁挤压排脓，让脓液自然流出，3天后肿势消退，再取脓栓，防止发生化脓性海绵状静脉窦炎、眼部及周围组织炎。

⑨火针烙法的适应证：应用火针烙法治疗疡科疾病具有简、便、廉、验的优点。排脓和止血是疡科病的主要治疗手段之一，正是火针烙法的长处，胡慧明不断挖掘其以针代刀、烙洞引流、止血、切割肿物、破坏病灶、灭菌等作用，扩大其治疗疡科疾病的适用范围，包括化脓性皮脂腺囊肿、疖、痈、蜂窝织炎、淋巴结核、胸壁结核、乳腺炎、肛旁脓肿、瘢痕下脓肿、乳癌术后创面化脓性感染及糖尿病合并足坏疽、血栓性静脉炎、血栓外痔、体表赘生物等。

胡慧明发明电火针治疗仪治疗体表脓肿，充分展示了其洞式小口、不出血、引流通畅、创面损伤少、愈合快、瘢痕小、不影响美观、方法简便、费用低的优点，更好地为现代医疗服务，具有明显的经济效益和深远的社会意义。用这种方法排脓，治疗后瘢痕小，解决了青年面部脓肿患者切开引流瘢痕大，影响美观的难题。由于其创面被火针烧成的三度烧伤焦痂覆盖，不出血，解决了血液病合并体表脓肿患者切开引流出血多、止血困难的难题。火针治疗仪现在仍在临床应用，成为中医的独特治疗方法之一。

（2）刮杀疗法治疗慢性窦道：慢性窦道是指体表病理性盲管，多流脓水，很难愈合。胡慧明采用刮匙，刮除窦道内腐烂组织、水肿肉芽、异物线头等，用"红升""白降"类药物，杀死腐蚀坏死组织、取得良好的治疗效果。刮杀疗法治疗慢性窦道，去腐生肌，损伤组织少，促进肉芽生长，缩短疗程，提高了治愈率。

（3）发明乳头内陷矫正器、多功能吸奶器，预防乳腺疾病：乳痈一病后遗症如慢性炎性肿块、漏奶、多发性乳腺脓肿等较常见，但古书中少有论之者。80年代，生育高峰，急性化脓性乳腺炎发病多，病因多为积乳。胡慧明在火针治疗化脓性乳腺炎基础上，研究提前预防措施，总结出一整套行之有效的治疗方法，将清热法与解毒、化痰、散结、软坚、凉血、益气以及托里法巧妙结合，大大丰富了内治法的内容。

乳痈的成因多为积乳，患者乳头扁平、内陷，婴儿无处吸吮，乳汁不能排出。为防止积乳，胡慧明发明了多功能吸奶器，患者可以随时回家使用，排空积乳，非常方便，便于携带，即使出门在外也能及时排乳。针对乳头内陷患者，胡慧明发明了乳头内陷矫正器，通过负压吸引，拉出乳头，胶圈固定，缓解乳头肌肉疲劳，一天多次，反复治疗，使乳头外露，解决了由于乳头内陷婴儿无法吸乳问题。因其操作简便，疗效明显，每天来自全国各地求购的书信络绎不绝，医院采取邮购方法以满足患者需要。这两项发明均获得国家专利。

（二）内治特点

1. 扶正祛邪，消托并重

胡慧明在临床上扶正与祛邪多并用，扶正即提高抗邪力，祛邪即祛除邪气，助正气恢复。疮疡初起多属邪盛，治以祛邪为主。中后期邪气逐渐减退，正气日渐衰微，因此要增加扶正药，减少祛邪药。

消、托法为中医外科内治法的两大法则。胡慧明认为凡见体弱、年老、舌胖、脉细或局部疮形平塌，根脚不聚，化脓迟，腐肉难脱，伤口久不愈合，是正气不能托毒外出之候，须加托里之品；如见局部红肿，痛剧，脓稠，舌红，苔黄，脉散等，皆为邪盛之候，必须加清毒之品；如果二者兼见就必须并用之，这是消、托并用之标准。

2. 重视脾胃，忌过苦寒

胡慧明在治疗中对脾胃的功能十分重视，他认为"脾胃一衰，百药难回"，胡慧明重视脾胃主要表现在如下几点：一是辨证上重视脾胃功能，如脾胃虚弱，须加用健脾胃之品治之；二是选方用药时多选用一些花草，如金银花、野菊花等，因轻可散邪，又多无苦寒之弊，也可起到护脾胃之功；三是后期注意调理脾胃，以加快脾胃功能恢复，又促进其生肌长肉，伤口早愈。总之整个辨证治疗过程要时时顾及脾胃。胡慧明临床上忌过用苦寒之品，不仅在于他重视脾胃，还在于他认为大凡疮疡病生，必有经络阻滞、气血凝滞的病理基础，况气血又有得温则行、得寒则凝之特点，故外科诸病虽以火毒为多，但治疗上也不可忘此而滥用、过用苦寒，否则冰凝肌肤，气血肌肉难生，伤口难愈。如必用苦寒之品时，胡慧明又每常加入当归、赤芍二药，既可防过于苦寒，通经化瘀，又可补血生肌托里，可谓一举数得矣。

3. 多用虫类药治疗周围血管病

胡慧明认为下肢血栓性静脉炎、下肢闭塞性脉管炎以及下肢动脉硬化闭塞症均为气滞血瘀，经络阻塞而成，因此治疗多用虫类药，取其活血化瘀、走窜之功。胡慧明以《金匮要略》大黄䗪虫丸加减化裁，以水蛭、地龙、土鳖虫等动物活血药为主制成胶囊"通脉散 2 号""通脉散 3 号"，显著提高了疗效，至今仍在医院临床广为使用。

（三）专病之治

1. 重用皂角刺治疗乳腺炎，采用消串汤治颈部肿块

胡慧明自拟消痈汤治疗乳腺炎淤乳期，处方组成为皂角刺 90g，赤芍 10g，白芍 10g，柴胡 10g，生甘草 6g。本方有疏肝通乳、消肿止痛功效。方中皂角刺是主药，《外科正宗》附录中记载道："皂刺消散之力亦甚大，大概用皂刺不过五六分至二三钱而止便是托药，用至四两是消药。"本方用至 90g，是取其消散之力。皂角刺味辛性温，辛能散能行，温者能通，所以辛温散结之功相较于单纯苦寒药疗效显著，配柴胡疏肝，赤芍、白芍养血活血，生甘草解毒和中。本方药味少，作用大，临床疗效甚佳。

颈部肿块是外科常见疾病，胡慧明采用消串汤治疗本病。一患者颈部肿块，服用抗生素后一直不消，去了多处医院求医均被告知需手术切除。胡慧明仔细检查后，认为是肝气郁结，气滞痰凝结于颈部，开了 7 付中药，取《青囊秘诀》之消串汤加减，服药后患者肿块消除，至今家属提及胡慧明医术仍赞不绝口。

2. 点状植皮促进糖尿病足创面愈合

胡慧明为解决糖尿病足患者创面愈合延迟的问题，百般思索，尝试各种方法。胡慧明认为，在内科控制血糖以及使用抗生素控制感染等条件下，施以植皮术是促进糖尿病创面愈合的重要方法。应当在创面肉芽组织生长状况良好时进行植皮，这样皮片成活率较高。若同一创面上肉芽组织生长情况不同，可以采用分次植皮的方法。

植皮方法如下：皮片取自大腿内侧，供皮区消毒，在局麻下用针尖挑起皮肤，锐刀切下点状皮片，直径为 0.2~0.3cm。将皮片置于创面上，皮片间距 0.5~1cm，外置网状纱布，上敷生肌象皮膏纱条。2 天后更换生肌象皮膏纱条，3~4 天后揭去网状纱布。这时，若皮片变白，并且周围有一暗红圈，则显示皮片成活。

中西医结合点状植皮法是在中医辨证论治基础上，用生肌象皮膏纱条取代凡士林纱条对糖尿病坏疽进行治疗的方法。生肌象皮膏经临床应用和实验研究证实有消炎抑菌、促进肉芽组织生长的作用。其组成药物有当归、生血余、象皮、生地黄、生龟甲、生石膏、煅炉甘石等，主要功效为祛毒活血，生肌收口。实验研究证实，生肌象皮膏能增强创面微血管通透性，提高内皮细胞双向运输功能，促进中性粒细胞透出，增强其吞噬作用，抑制和杀灭疮面的细菌，对大肠埃希菌、铜绿假单胞菌等需氧菌和厌氧菌均有明显的杀伤和抑制作用，对真菌效果不明显。同时生肌象皮膏能明显提高创面的成纤维细胞、内皮细胞数目，从而促进肉芽组织形成和上皮组织增生，促使伤口愈合。

点状植皮法属表层植皮法，在新鲜创面上和肉芽创面上成活率较高，但在感染性创面上成活率较低，尤其是在糖尿病坏疽创面上成活率更低。采用中西医结合点状植皮法，使皮片成活率明显提高。当感染创面的肉芽组织不是很健康时，运用此方法能植皮成功。植皮时不需要切除创面肉芽组织，不需要严格的无菌条件，只需将皮片置于肉芽组织表面即可，方法简便，疗效显著。植皮术后嘱患者尽量减少运动，以免伤口出血，影响皮片成活。

3. 分期治疗臁疮

臁疮是外科常见病，经久难愈，或愈合后每因外伤而复发，病程缠绵，给患者工作、生活带来很多痛苦和不便。胡慧明认为臁疮以湿毒为主。湿邪重浊则病在下肢；湿邪黏腻则病程缠绵；湿邪污浊则脓水淋漓；湿邪阴寒凝滞则阻碍气血流通。同时火毒入侵，进一步阻塞经络，凝滞气血，日久化热，热盛肉腐成脓，而发为此病。胡慧明治疗臁疮经验丰富，他认为本病多因气血瘀滞结合湿热之邪所致，因正气渐虚，正不胜邪，便易酝酿此病，主张结合局部及全身证候进行分期论治，采用清热利湿解毒、活血化瘀、益气养血等内外合治的疗法，的确有独到之处。胡慧明认为抓住该病的主证"湿"与"瘀"，选用清热利湿及活血化瘀之剂，在不同阶段分别以清热、益气、养阴等疗法，达到祛邪、扶正、固本的目的。辨证上强调应分辨脓水与创面愈合的关系，脓水稀薄臭秽，提示创面继续扩大，用生肌象皮纱条，生肌收口，用蛋黄油、白糖、蜂蜜等可加强局部营养，促进创面愈合，但必须是在创面新鲜红活的情况下使用，以防助邪。此外，还可抬高患肢并用弹力绷带绑腿，以利于血液回流，防止瘀滞。饮食宜清淡，忌辛辣之品，并多食补血益气之品，促使正气旺盛，利于恢复。

（1）湿热蕴毒期以清热解毒为法则：此期多为疾病早期或急性期，患者多因湿热下注，脉络不通，气血瘀滞，又因外伤皮肤破损而成。症见患肢增粗，小腿下部肤色呈褐色或黑褐色，溃疡四周有灼热感，有的边缘外翻，颜色紫暗，脓痂样物质紧紧罩在基底部，不易脱落，脓水臭味异常，呈绿色或蛋黄色，质稀薄，量多，常常浸透敷料；也有的溃破后又结上了"假痂"，色黑高凸，四周红热，痂下脓水污秽，口干而渴，舌红，苔黄或腻，脉多滑数。治疗当清热以祛邪，利湿以解滞，辅以祛瘀生新。方用清热利湿之品，由萆薢、薏苡仁、黄柏、赤苓、牡丹皮、牛膝、泽泻、木通、金银花、钩藤、白花蛇舌草、大青叶、板蓝根等组成；如湿重加车前子、苍术。同时联合选用敏感抗生素控制感染，保持水、电解质平衡。创面处理应先揭去"假痂"，放出脓水，创面撒生肌散，红肿外敷金黄膏；如果创面继续扩大，脓水臭秽，可用过氧化氢溶液冲洗，外敷生肌象皮膏，根据细菌培养结果及药敏试验情况选用适当的抗生素内服或注射。

（2）瘀滞期以活血化瘀为法则：瘀滞期以活血化瘀为法则，此期多为非急性期，创面肉芽不鲜，脓水不多，周围皮肤色暗，边缘整齐，基底部是较硬的瘢痕，覆有一层脓膜，臭秽之气渐消，舌苔薄白或薄腻，白细胞计数大致正常。胡慧明认为此时湿热之邪十去七八，正气尚存，以气血瘀阻为主，治则以活血化瘀通络为主，辅以清热利湿之法，方用清热活血之品，由牛膝、丹参、桃仁、红花、川芎、穿山甲、僵蚕、薏苡仁、赤苓、金银花、钩藤、黄柏、白花蛇舌草等组成。若创面周围皮肤瘙痒较甚者，可加荆芥、防风等祛风止痒之品。若久病气血不足，伤口腐肉难脱，则加以扶正祛邪。创面外敷丹参注射液纱条或盐酸消旋山莨菪碱注射液，再盖以生肌象皮膏纱条。若创面有较厚的脓膜，腐肉难以脱落者，可外敷糜蛋白酶纱条。如创面较大，难以愈合，则在肉芽新鲜时予以点状植皮，外敷生肌象皮膏。该期患者应当使用弹力绷带，使用方法是每日早晨起床前，抬高患肢，排空浅静脉瘀血后套好，晚上睡前可摘掉。

（3）恢复期以益气养阴活血为法则：此期患者创面肉芽新鲜红活，脓水较稠，疼痛好转，或从四周收缩，周围出现白色上皮，创面逐渐收缩；或中间出现点状上皮，逐渐扩大，汇合成片；或整片结痂，痂下愈合。口干，便秘，舌红，纳差，脉象细数。此时湿邪已渐去，阴液亏耗，以病后气虚，阴阳失调，脉络瘀阻为主要病机，证属气阴两虚，脉络瘀阻型。应以益气扶正、和营活血为原则，须以益气养阴活血之剂，疏利阻滞，濡养创口，方用补阳还五汤合桃红四物汤加减。偏于阴虚者，加龟甲、鳖甲；偏于阳虚者，加狗脊、巴戟天、蚕茧。创面可外用白糖、蛋黄油、蜂蜜等，再外敷生肌象皮膏。如创面表浅，可外敷地榆油，促进创面结痂，结痂后继续外敷地榆油纱条，直至创面痂下愈合，结痂脱落。

（四）读书之法

胡慧明非常重视读书，当年工资微薄，他就常去和平路古旧书店买医书，是书店的常客。当时，他的家庭条件较差，孩子多，住房窄，常常是先睡一觉，半夜起来再读书，书上净是密密麻麻的阅读笔记，字迹工整清晰。胡慧明的儿子胡承晓回忆说，有时半夜醒来，常看见父亲在灯下读书，这个习惯一直保持到他70多岁。胡慧明常说，没有丰富的积累，就不能给患者开方做治疗；看病开方必有出处，他常说只有在继承的基础上才能提高。

胡慧明对前辈及古人的著作经验看法是："各家之成，必有所长，又难免不足，并不为怪，其重要的是学者当承长克短，为我所用，为今所用，只有综各家之长，化为自用，不断承弃，方可医术更进，诊病治疾，左右自如，切不可有扬一贬百之恶习。"

关于中医外科中三大流派，胡慧明认为三大流派各有所长，其不足之处不可过贬，如"正宗派"陈实功论疾明确，列证亦详，施治得法，善用刀剪，然论阴证甚少，治方也稀，嫌为不足；"全生派"王维德论阴证最详，阳和汤功传千秋，但过贬刀剪、蚀药，似不可取。"心得派"高锦庭主张"外科必本于内""阳毒可用攻毒，阴毒必须补正"，将治温病之方融于外科之中，亦善用上、中、下三部辨证法，皆为可取之处。

（五）大医之情

胡慧明心直口快，说话带着浓重的胶东口音，风趣幽默，干脆利落。80年代，在和平区多伦道门诊部外科诊室，患者常常看到胡慧明忙碌的身影。他擅长治疗疮疡疾病，并在中医外治的多种方法上有所创新，因疗效好，解决病痛快，求医者众多。胡慧明笑容可掬，待人谦和，有求必应，为患者解决痛苦，常常是手到病除，因此深受患者的爱戴。

胡慧明在年轻时颠沛流离，行医卖药处境艰难，生活没有保障。中华人民共和国成立后，人民当家做了主人，生活安定，党和人民培养胡慧明读了大学，送到苏州进修中医外科，事业进入正轨。改革开放以来，胡慧明光荣地加入了中国共产党。胡慧明说："我从心底感谢共产党，作为一名党员，应时刻不忘党的宗旨，力所能及总结医疗经验，传于后人，为中医外科事业再献微薄之力，以感谢院领导对老职工的关怀。"

经历过风雨飘摇的年代，胡慧明深知美好生活的来之不易，他满怀着对中国共产党的感恩以及对新中国的热爱，全心全意地投入医疗工作中。1965年，他积极参加邢台抗震救灾医疗队，奔赴灾区抢救灾民，曾因陋就简，在简易窝棚里将4寸钢钉在炉火中烧红，成功给患乳痈的产妇排脓，解除了产妇的病痛。胡慧明始终将患者的健康和福祉放在首位，尽心尽力地提供医疗服务，无论患者面临何种困难和挑战，都能感受到他的关怀和真诚。胡慧明不仅具备扎实的专业知识和技术，还时刻保持着谦逊和谨慎的态度，不断学习和更新医学知识，追求卓越，为患者提供最优质的医疗护理。同时，胡慧明善于倾听，注重团队协作，与同仁共同努力解决复杂疾病和困难情况。

（六）传道之术

1. 承老融新，继创并举

胡慧明承继了先贤之经验，凡已用有效者，皆力荐他人，如蒸膝汤一方用以治疗膝关节结核、膝关节增生、髌骨滑膜炎等病甚效，成为科室常用方之一。胡慧明不仅仅是单纯承录，而且不断进行创新。如消、托之争由来久矣，胡慧明结合本人经验，提出了消、托或消托并用的适应证。在外治法上刮法由来已久，胡慧明将其扩大了治疗范围，用以治疗各种慢性窦道、瘘管、瘰疬（可见于《瘰疬的治疗体会》一文），效果甚佳，具有疗效快、痛苦小、不易复发、费用省、易推广普及等优点，并获得了科研成果奖。再如古老的火针法，胡慧明研制成功了"电动火针治疗仪"用以治疗各种体表脓肿，以针代刀，火针治疗脓疡，具有疗效高、不出血、损伤组织少、排脓通畅等优点，现已广为用之，开拓了中医外科的治疗手段。另如乳痈一病后遗症如慢性炎性肿块、漏奶、多发性乳腺脓肿等较常见，但古书中少有论之，胡慧明总结出一整套行之有效的治疗方法，将清热法与解毒、化痰、散结、软坚、凉血、益气、托里法巧妙结合，大大丰富了内治法的内容。

2. 中西互参，皆在提高

胡慧明身为老中医，不仅在继承、发展中医学上做出了贡献，而且在中西医结合方面也起到了模范带头作用，所在科室中西医大夫之间长期密切合作，携手共进。胡慧明认为："中、西医是在不同历史条件下，从不同角度，用不同方法研究人体的学科，切不可人为地将其放在对立面。总之，一切要从病情出发，不可有门户之见，无论中、西医治法，药物只要病情需要，皆可用之"。例如，脑疽、搭背（蜂窝组织炎）等伴糖尿病者甚多，其甚者如不用降糖西药，治疗效果多不佳，故而他强调，一是要加强中药降糖之研究，二是当用胰岛素者必用。

四、临证经验

验案举隅1：颈痈

叶某，男，50岁，1980年8月5日初诊。

现病史：患者颈后部生一肿块7天余，近3天逐渐变大，红肿疼痛，肿物大小为5cm×3cm，肿物中心为粟状脓头，按压有波动感。糖尿病史20余年，舌红苔黄，脉数。

中医诊断：颈痈。

中医辨证：热毒炽盛证。

西医诊断：颈部蜂窝组织炎。

初诊治疗：粗火针烙法切开引流后，排出脓液，外敷生肌象皮膏纱条，并内服清热解毒、健脾利湿之剂。方药组成为野菊花、大青叶各15g，蒲公英30g，夏枯草12g，牡丹皮、赤芍、白芍、白术、桑白皮各10g，茯苓皮20g，砂仁3g，陈皮、甘草各6g，每日1剂。

二诊：10天后创面愈合良好，创周无水肿，继续外敷生肌象皮膏纱条，并改服益气活血、化瘀解毒之剂。方药组成为党参、野菊花各30g，赤芍10g，白芍10g，大腹皮10g，炒枳壳10g，白术10g，桃仁10g，厚朴6g，茯苓15g，砂仁1.5g，冲服，每日1剂。

三诊：14天后创面基本痊愈，余无不适。后随访患者创面愈合良好。

按语：颈痈是发生在颈部两侧的急性化脓性疾病，俗名"痰毒"，相当于西医学颈部急性化脓性淋巴结炎，特点是初起局部皮色不变，肿胀，疼痛，灼热，肿块边界不清。本病多因外感风温夹痰热或肝胃火毒夹痰热侵袭少阳、阳明之络，蕴结于颈侧而发；亦有因乳蛾、口疳、龋齿或头面疖肿等感染毒邪而诱发者。常见于儿童。常生于颈部两侧，但颌下、耳后、颏下等处也可发生。初起患部结块，形如鸡卵，白肿，灼热，疼痛，活动度不大。经7~10天，如不消散，即欲成脓，此时结块处皮色发红，肿势高突，疼痛加剧，如鸡啄米样，按之中软而有波动感。溃后流脓黄白稠厚，肿消痛减，10天左右愈合。本病多伴有轻重不同的全身症状，如恶寒、发热、头痛、口干、便秘、尿赤等。肝胃火毒者颈部白肿（或红肿）、热、痛，肿势散漫，连及前颈、后项或耳下，硬结疼痛，伴高热，口渴欲饮，大便秘结，小便黄赤；舌质红，苔黄腻，脉弦滑数。此案患者为肝胃火毒夹痰上攻，循经蕴结于颈部，故肿处硬结疼痛，内热炽盛，煎熬津液，血败肉腐，发为脓肿，均为痰热火毒炽盛之象。肿物中心为粟状脓头，按压有波动感，此为脓液已成之象，须切开引流，引脓液外出，配合清热解毒、化痰消肿之内治法。胡慧明使用自制粗火针烙法切开引流后，使脓液排出，并外敷生肌象皮膏纱条，促进创面尽快收口，同时以野菊花、大青叶、蒲公英、夏枯草、桑白皮等清除体内郁热，牡丹皮、赤芍凉血活血，再配以健脾利湿的白术、茯苓皮、砂仁、陈皮，内外合治。二诊改为益气活血、化瘀解毒之剂，患者愈合良好。

验案举隅2：深静脉血栓形成后遗症

张某，男，49岁，1988年5月9日来诊。

主诉：左下肢均匀性肿胀1个月余。

现病史：患者于1个月前行胆囊摘除术，卧床后第5天自觉左下肢肿痛，沉重不适，经诊断为左下肢深静脉血栓形成，给予抗凝、溶栓治疗，并抬高患肢，20天后症状好转出院。现仍觉左下肢胀沉不适，行走后加重。

专科检查：左下肢均匀性肿胀，膝上10cm处左下肢比右下肢粗3cm。舌红，苔黄腻，脉弦数。

中医诊断：股肿。

中医辨证：湿热蕴结，气血凝滞。

西医诊断：左下肢深静脉血栓形成后遗症。

治法：清热利湿，活血化瘀。

初诊治疗：以消肿散结、活血化瘀为治则，予清热解毒散结、活血化瘀之法。方药组成为连翘60g，金银花30g，穿山甲10g，牛膝10g，地龙10g，桃仁10g，红花10g，当归10g，川芎10g，独活10g，羌活10g，香附10g，白芍10g，赤芍10g，甘草6g，3剂，水煎服，300ml，每日1剂。

二诊：患者服药后无不适，自觉左下肢胀沉有所减轻，继续给予中药原方7剂，嘱患者抬高患肢，注意休息。

三诊：患者自觉症状明显好转，又连服原方21剂，左下肢均匀性肿胀明显消失，膝上10cm处左下肢比右下肢粗1cm。

按语：股肿是指血液在深静脉血管内发生异常凝固，从而引起静脉阻塞、血液回流障碍的疾病，其主要表现为肢体肿胀、疼痛、局部皮温升高和浅静脉怒张四大症状，好发于下肢髂股静脉和股腘静脉，可并发肺栓塞和肺梗死而危及生命，本病相当于西医学之下肢深静脉血栓形成。绝大多数股肿发生在下肢，多见于肢体外伤、长期卧床、产后、肿瘤和其他血管疾病及各种手术、血管内导管术后。发病较急，主要表现为单侧下肢突发性广泛性粗肿、胀痛，行走不利，可伴低热。后期可出现浅静脉扩张、曲张，肢体轻度浮肿，小腿色素沉着，皮炎，臁疮等。由于阻塞的静脉部位不同，临床表现不一。

本病一般采用中西医结合方法进行治疗。中医治疗早期多采用清热利湿、活血化瘀法，后期则重视健脾利湿、活血化瘀。胡慧明治疗本病尤善应用连翘，如本病案所示，胡慧明使用连翘剂量达到60g。连翘常被称作解毒散结、清热解毒的佳品，《神农本草经》中曾记载，连翘具有"主寒热，鼠瘘，瘰疬，痈肿恶疮，瘿瘤，结热"的功效，李杲也指出连翘可"散诸经血结气聚，消肿"，所以胡慧明选用连翘治疗股肿，同时配合大量牛膝、地龙、桃仁、红花、当归、川芎之类活血药，祛散血中瘀滞，散结消肿。除药物外，还嘱咐患者适当垫高下肢或对小腿进行按摩，使小腿肌肉被动收缩；或尽量早期下床活动，以利静脉血回流，以防栓子脱落引起并发症。对长期卧床的患者应鼓励其做足背屈活动，必要时可对小腿肌肉进行刺激，以使小腿肌肉收缩，防止静脉血栓形成。

验案举隅3：血栓闭塞性脉管炎

苏某，男，29岁，1992年11月16日初诊。

主诉：右足大趾、二趾颜色变紫、剧痛10余日。

现病史：患者于半年前开始右下肢间歇性跛行，寒凉不适，右小腿出现游走性静脉炎，曾服用活血化瘀中药，症状有所缓解。近10天患者右足大趾、二趾剧痛，夜晚尤甚，经常抱膝而坐。

专科检查：右足大趾、二趾肿胀，颜色紫暗，足背色暗红，汗毛脱落，趾甲增厚。皮温低，麻木酸胀，足背动脉、胫后动脉未触及搏动，舌暗红，脉弦细。

中医诊断：脱疽。

中医辨证：气血凝滞，久郁化热。

西医诊断：右下肢血栓闭塞性脉管炎。

治法：清热解毒，活血化瘀。

初诊治疗：在扩血管、抗炎、改善循环、止痛等治疗基础上，给予中药活血化瘀，方药组成为金银花30g，连翘30g，玄参30g，牛膝10g，地龙10g，桃仁10g，红花10g，当归10g，川芎30g，水蛭20g，土元20g，香附10g，白芍10g，赤芍10g，僵蚕10g，延胡索30g，川楝子10g，壁虎10g，甘草6g。3剂，水煎服，300ml，每日1剂。

二诊：患者服药后无不适，仍觉右下肢疼痛剧烈，两变紫的足趾局部给予地榆油外敷换药，每日1次，给予上方加蜈蚣2条，7剂。

三诊：患者足大趾、二趾已逐渐变黑，原方加白花蛇草30g。

连服30剂，患者局部疼痛大减，右足大趾、二趾肿胀消失，已干黑，与足背正常组织分界清楚，行右足大趾、二趾切除术，术后每天用生肌象皮膏纱条换药，继服中药原方30剂，1个月后创面愈合。

按语：血栓闭塞性脉管炎多发于寒冷季节，以20~40岁男性多见；常先一侧下肢发病，继而累及对侧，少数患者可累及上肢；患者多有受冷、潮湿、嗜烟、外伤等病史。临床分为局部缺血期、营养障碍期、坏死期三期。血栓闭塞性脉管炎属于中医"脱疽"范畴，也有医家将本病归为"脉痹"，此病名首见于《黄帝内经》，是因正气不足或风寒湿等外邪侵袭血脉，致血液凝涩，脉道闭阻而引起以肢体疼痛、不仁、肤色变暗或苍白等为主要特征的一类病证。《素问·痹论篇》曰："风寒湿三气杂至，合而为痹也。"《杂病源流犀烛·诸痹源流》："痹者，闭也。三气杂至，壅闭经络，血气不行，不能随时祛散，故久而为痹。"脉道痹阻，气血不畅，肌肤经络失于荣养，故引发此病。

本案患者脾肾阳虚，感受寒湿之邪，内外相合，则患肢喜暖怕冷，皮肤苍白；寒湿阻络，阳气不能外达于四末，则麻木酸胀，触之发凉；寒湿内阻，气血不行，多走时气血更加瘀滞不达，故疼痛加剧；寒湿阻络，则趺阳脉搏动减弱。治疗时应加入大量活血化瘀药。患者由于寒凝血滞，久郁已化热，开始治疗时，患者右足大趾、二趾颜色虽变紫，已见坏死征象，但是局部血液循环差，肿胀，有炎症，好、坏组织界限不清，局部暂不清创。待给予大剂量虫类活血药及清热解毒中药后，局部血液循环恢复，肿胀消失，炎症消退，坏死局限，好、坏组织界限清楚，这时去除干黑的大趾、二趾，并用生肌象皮膏纱条换药，按照疾病的发展规律辨证治疗，因势利导，将局部逆证变为顺证，最终奏效。

验案举隅 4：糖尿病足坏疽脓肿

王某，男，35 岁，1993 年 1 月 5 日初诊。

主诉：右足背红肿热痛 1 周余。

现病史：右足背红肿热痛 1 周余，糖尿病史 2 年，患者 1 年前开始右足发凉，麻木不适，近 1 周右足背红肿热痛，夜间尤其，昨晚呈鸡啄米样跳痛，发热恶寒。

专科检查：右足背颜色红肿，牵及足踝及足趾，足背中间摸之已软，有波动感，足背动脉搏动减弱，舌暗红，脉弦数。体温 38.5℃，血白细胞计数为 $1.82 \times 10^9/mm^3$，中性粒细胞百分比为 82%，空腹血糖 19.1mmol/L。

中医诊断：脱疽。

中医辨证：毒热酿脓。

西医诊断：糖尿病合并右足坏疽。

治法：解毒透脓。

初诊治疗：降糖方案为普通胰岛素 16U，每日饭前 30 分钟皮下注射，早晚两次。同时通过火针引流，使得脓肿充分排出。汤剂予以清热解毒活血之品，方药组成为牛膝 10g，金银花 30g，连翘 30g，白芷 10g，当归 10g，川芎 30g，黄芪 30 g，穿山甲 10 g，皂角刺 10g，白芍 10g，赤芍 10g，白花蛇舌草 30g，甘草 6g。3 剂，水煎服，300ml，每日 1 剂。火针引流具体方法为在右足背中软波动明显处，用 2% 利多卡因 2ml 做局部浸润麻醉，注射器抽出脓液后，一手固定脓腔，另一手持烧红的火针直刺脓腔，后拔出火针，待流出暗灰色的脓液约 30ml，用地榆油纱条、无菌纱布敷盖创面，胶布固定。

二诊：第 2 天复诊，患者诉右足疼痛大减，当晚热退身凉，嘱患者每日换药 1 次。

三诊：患者局部疼痛、肿胀明显好转，每日用生肌象皮膏纱条换药，继服中药原方 20 剂，根据血糖测得数值，普通胰岛素调至 20U，每日饭前 30 分钟皮下注射，早晚两次。

1 个月后创面愈合。血白细胞计数为 $7.1 \times 10^9/mm^3$，中性粒细胞百分比为 72%，空腹血糖 7.2mmol/L。

按语：糖尿病合并右足坏疽属于中医"脱疽"的范畴，患者局部缺血，正气已虚，毒乘虚而入致病。本病为脱疽的坏死期，临床多表现为足趾紫红肿胀，溃烂坏死，或足趾发黑，干瘪，呈干性坏疽。坏疽可先为一趾或数趾，逐渐向上发展，合并感染时，则红肿明显，患足剧烈疼痛，全身发热。若坏疽发展至足背以上，则红肿疼痛难以控制。

本案患者右足背出现红肿热痛，且伴有跳痛感，发热恶寒，触之有波动感，此时应为脓液已成，感染较重，结合血常规检查佐证诊断。右足背脓液已成，张力过大，若不及时排出可循经上扰，加重病情，故排脓是当务之急。排脓引流本身可以解决肿物引发的局部压迫症状。此外，针对感染性因素所致的脓肿而言，将其脓液切开排出有利于减少毒素吸收，减轻中毒症状，使感染尽快恢复。胡慧明采用易操作、引流好的火针进行排脓，此法为其根据多年临床经验改良所得，愈合快，愈后瘢痕小，患者易于接受。本案例患者火针治疗后创面小，愈合后足背只留下绿豆粒大小瘢痕。除外治法外，配合清热解毒透脓中药，内外合治，方中重用金银花、连翘、白花蛇草清热解毒，配合白芷、皂角刺、穿山甲透脓外出。本案本有气血瘀滞之因，又因透脓外泄后损伤气血，故以行气活血的同时加入补益药，如牛膝、当归、川芎、黄芪、白芍、赤芍。再以胰岛素降糖，使恶证变成善证，局部创面愈合。

验案举隅 5：颜面化脓性毛囊炎

患者，男，24 岁，1994 年 6 月 3 日初诊。

主诉：左嘴角出现肿块 8 天，加重 3 天。

现病史：患者 8 天前无明显诱因左嘴角出现肿块，近 3 天肿块逐渐增大，疼痛明显。

专科检查：左嘴角肿块大小为 2cm×2cm，红肿高突，中间已软，触痛明显。

中医诊断：颜面化脓性毛囊炎。

中医辨证：火毒结聚，肉腐为脓。

西医诊断：颜面化脓性毛囊炎。

治法：排脓解毒。

初诊治疗：内服药物组成为金银花 30g，蒲公英 30g，紫花地丁 30g，野菊花 30g，天葵子 10g，甘草 6g。3 剂，水煎服，每日 1 剂。外治以火针烙法排脓，具体操作为遮住患者双眼，常规消毒，取肿块中软波动明显处，用 2% 利多卡因 2ml 做局部浸润麻醉，用注射器抽出脓液后，一手固定脓腔，另一手持烧红的火针直烙脓腔，后拔出火针，待流出黄色稠厚脓液约 3ml，用棉球擦拭干净，将地榆油（由地榆、香油组成，有凉血解毒的功效）纱条填塞创面，无菌纱布敷盖，胶布固定。

二诊：术后第 3 天，患者局部疼痛大减，肿块红肿明显消退，局部常规消毒，用纹式钳伸入脓腔，夹出脓栓，地榆油纱条换药，每日 1 次。

7 天后创面愈合，红肿消退，局部只留下小米粒大小瘢痕。

按语：病灶在颜面三角区，处理不当极易"走黄"。现脓已熟，"护场"已建立，如果大切口，势必破坏"护场"，使毒邪走散。胡慧明使用火针烙法治疗，针头直径仅 0.1cm，穿透脓腔，排脓祛邪，不破坏脓肿壁的防御功能，防止毒素进入血液循环。首诊时局部红肿，脓栓与周围组织粘连，若急于取脓栓，很难完整取出。二诊时红肿消退，脓栓松动，好、坏组织分离，可完整取出脓栓，并无破坏"护场"之弊，配合内服中药五味消毒饮，清热解毒，治疗获得成功，也解决了面部切开引流瘢痕大、影响美观的难题。

验案举隅 6：乳痈初期

张某，女，29 岁，1990 年 10 月 5 日初诊。

主诉：产后 20 天，双乳肿痛 7 天。

现病史：患者顺产一男婴，每日鱼肉鲜汤催奶，结果乳出数滴而停，小儿吸吮几口即止，乳汁未下，乳房胀痛。

专科检查：双乳肿胀，可触及多个不规则肿块，质硬，触痛。

中医诊断：乳痈。

中医辨证：热毒蕴结。

西医诊断：乳腺炎。

初诊治疗：嘱患者暂时停止催奶，改清淡饮食。行乳房按摩，具体操作方法为一手托起乳房，另一只手呈分散状从乳房周围向乳晕部按摩十余次，后用拇、食、中指挤捏乳头，呈牛、羊、猪哺乳牵拉顶撞之势，因势利导将乳管内的乳汁挤压至乳头外，反复操作，直至乳汁呈喷射状射出，将乳汁排空。排出的乳汁呈淡黄色，不鲜亮。

二诊：第 2 天复诊，患者诉双乳胀痛减轻，继续行乳房按摩，连续 3 天，排出的乳汁色白鲜亮，嘱可以给婴儿哺乳。

按语：乳房按摩是为了疏通乳管，排出积乳，第一次排出的乳汁淡黄色，不鲜亮，为积存败乳，正在蒸腐，是发生乳痈最常见的原因，暂时不能哺乳。第 3 天排出的乳汁色白鲜亮，为正常乳汁，呈喷射状射出，说明乳管已通，婴儿可以正常哺乳，乳房胀痛迎刃而解。需要注意的是，初产妇乳管尚细，不够通畅，一时难以承受过大压力，盲目进补，过分催乳，易致乳汁难排，蓄积而成乳痈。

验案举隅 7：成脓期乳痈

张某，女，29 岁，1987 年 11 月 9 日初诊。

主诉：产后 1 个月，右乳肿痛 10 天。

现病史：患者产后右乳头破裂，婴儿吸吮时疼痛不已，因畏痛只哺左乳，致右乳乳汁淤积、胀痛。近 3 日，右乳房持续呈鸡啄米样跳痛，壮热不退，达 39℃左右，口苦咽干，厌食，抗生素治疗无好转，舌红，苔黄腻，脉数。

专科检查：右乳房明显大于左乳房，光亮色红，右乳外下象限肿块明显，约 12cm×12cm，中间已软，有波动感，体温为 39.5℃，血白细胞计数为 $1.82×10^9/mm^3$，中性粒细胞百分比为 82%。

中医诊断：乳痈。

中医辨证：乳汁郁积，乳络阻塞成块，郁久化热酿脓。

西医诊断：乳腺炎。

初诊治疗：采用火针排脓法，具体操作方法为取右乳外下象限肿块中软、波动明显处，用 2% 利多卡因做局部浸润麻醉，用注射器抽出脓液后，一手固定脓腔，另一手持烧红的火针直刺脓腔，拔出火针后，待流出黄色脓液约 300ml，将地榆油纱条、无菌纱布敷盖创面，胶布固定。

二诊：第 2 天复诊，患者诉右乳疼痛大减，当晚热退身凉，嘱患者每日换药 1 次。

三诊：14 天后创面愈合。右乳头破裂愈合，恢复哺乳。

按语：化脓性乳腺炎属于中医"乳痈"范畴，患者多是哺乳期 1 个月左右的初产妇，由于乳汁淤积，邪毒乘虚而入致病。本病的特点为来势猛，成脓快，因此排脓是当务之急。采用火针排脓的方法治疗本病，易操作，引流好，愈合快，愈后瘢痕小，不影响乳房美观，患者易于接受。

验案举隅 8：顺证乳痈

陆某，女，25 岁，1988 年 1 月 12 日初诊。

主诉：产后 20 天，右乳肿痛 7 天。

现病史：患者产后因琐事心情不舒，继则右乳房肿痛，发热达 38.5℃，曾服抗生素治疗，肿痛、发热不减，舌红，苔薄黄，脉滑数。

专科检查：右乳内上象限皮色红，中间结块约为 4cm×4cm，质硬，压痛明显，无中软波动。

中医诊断：乳痈。

中医辨证：肝气郁积，排乳不畅。

西医诊断：乳腺炎。

治法：消痈散结，疏肝通乳。

处方：皂角刺 90g，柴胡 6g，赤芍、白芍各 10g，生甘草 6g。3 剂，水煎 300ml，分 2 次温服。

二诊（1988 年 1 月 15 日）：患者诉服药后第 2 天体温降至 37.5℃，右乳肿痛减轻，现乳汁分泌明显增多，体温正常，检查右乳色红已退，结块消失，继服前方 3 付，巩固疗效。

按语：胡慧明认为乳痈的成因是乳汁淤积，消散阶段治疗以温通为主，反对滥用苦寒。皂角刺少用为托药，多用为消药，如《外科大成》中以排脓为主的透脓散，组成中皂角刺用至 1 钱 5 分，以消散为主的神效瓜蒌散中皂角刺用至 1 两 6 钱，胡慧明据此自拟消痈汤一方，屡用屡效，后又将此方做了免疫功能试验，结果表明本方对人体免疫系统有显著意义，为本方的疗效找出了理论根据。胡慧明认为本方的关键是皂角刺的药量不可减，少则无效。方中重用皂角刺辛温散结，消痈通乳，为君药，赤芍、白芍柔肝止痛，凉血通络，为臣药，柴胡疏肝理气，引药入经，为佐药，生甘草调和诸药，为使药。本方配伍严谨，用药简捷，疗效可靠。

验案举隅 9：逆证乳痈

王某，女，30 岁，1988 年 3 月 23 日初诊。

主诉：产后 3 个月，右乳肿块 2 个月余。

现病史：患者产后不慎碰撞右乳，致右乳排乳不畅，2 个月前右乳出现肿块，曾四处求医，均诊断为急性乳腺炎，西医给予抗炎补液，中医给予内服外敷清热解毒中药治疗，但肿块始终不消。身不热，口不渴，舌淡红，苔薄白，脉沉细。

专科检查：右乳外上象限肿块约 8cm×8cm，质硬，不红不热，无中软波动，触之隐隐微痛。

中医诊断：乳痈。

中医辨证：产后奶水淤积，又过用苦寒之品，伤及阳气，使肿块难消难溃。

西医诊断：乳腺炎。

治法：温阳通络，扶正透脓。

处方：熟地黄 30g，鹿角胶 10g，麻黄 6g，白芥子 10g，炮姜 6g，肉桂 3g，生黄芪 30g，当归 10g，皂角刺 10g，穿山甲 10g，川芎 10g。4 剂，水煎 300ml，分 2 次温服。

二诊（1988 年 3 月 27 日）：服药后右乳肿块已稍软，皮色微红，无波动感，舌转红，苔薄白，脉细。继服前方 3 剂。

三诊（1988 年 3 月 30 日）：右乳肿块皮色已红，中软波动，自觉跳痛，舌红，苔薄黄，脉数。停服中药，外治给予火针排脓，一次排出郁滞灰暗的乳汁约 50ml，术后给予地榆油纱条换药，每日 1 次。

12 天后创面愈合，肿块消失，疼痛好转，奶水也逐渐恢复。

按语：乳痈多为肝热胃热所致，辨证以阳证居多，而本病例因体质弱，又患病较长时间，曾使用抗生素及清热解毒中药内服、外敷，过用苦寒，伤及阳气，已由阳转阴，淤积的乳汁既不能内消，又不能热腐成脓外出，故难消难溃，必以温阳之法，方用王洪绪的阳和汤加减，使淤滞的奶水从热化，变阴证为阳证，改逆证为顺证，才能收效迅捷。

验案举隅 10：臁疮

高某，男，79 岁。

主诉：左小腿大面积溃烂反复不愈 20 年，伴红肿热痛 10 天。

现病史：患者于 20 年前左小腿红肿热痛，未经系统治疗，来我院外科诊治。

专科检查：左小腿静脉曲张，整个左小腿呈暗褐色，灼热，肿硬，张力大。大腿内侧溃疡面积大小约为 3.4cm×1.3cm，创面内有腐肉，糜烂，滋水淋漓，味臭秽，左腹股沟处疼痛。舌苔滑腻，脉数。

既往史：静脉曲张史。

中医诊断：臁疮。

中医辨证：湿热下注，经脉阻滞，气血不和。

西医诊断：下肢静脉曲张合并溃疡。

治法：清利湿热，活血化瘀。

初诊治疗：采用内外合治。外治法采用创面周围敷金黄膏，创面外敷生肌象皮纱条。内治予以清热利湿汤剂，以四妙汤为底方进行加减，方药组成为黄柏 10g，川芎

15g，牛膝 12g，薏苡仁 15g，车前子 15g，萆薢 19g，苍术 15g，白术 15g，防风 10g，党参 15g，茯苓 15g。每日 1 次。

二诊：1 个月后，创面腐肉明显减少，肉芽鲜，痛减。予以点状植皮，外敷生肌象皮膏。内服清热活血合剂。

三诊：1 个月后再复诊，创面结痂，予以蛋黄油或地榆油纱条外敷，直至创面痂下愈合，结痂脱落。嘱患者注意调护，卧床休息，抬高患肢。

按语：臁疮首见于《华佗神医秘传》，是中医外科学常见疾病，病因复杂，缠绵难愈，西医学对应的疾病为下肢静脉溃疡，是指发生于小腿臁骨部位的慢性皮肤性溃疡，主要发生于双下肢内、外侧的下 1/3 处，临床表现以患处皮肤色素沉着、淤积性皮炎、组织坏死溃烂等为主。

胡慧明认为本病常与外伤、湿毒等因素相关，从病机上来讲，以湿、热、毒、瘀、脉为关键所在。湿性趋下，重着黏腻，故下肢肿胀；湿邪易阻遏气机，气机出入升降失常，气不行则血不运，血液瘀阻脉络，则局部皮肤色紫黑；瘀久化热，不通则痛，热甚则痒，故创面还可伴随皮肤痛、痒之症；湿、瘀、热胶着难分，日久酿毒成脓，故而局部破溃；患处生于小腿内侧，为脾经循行之处，脾虚为本，湿邪结聚，则气血不得生化，不得运化，故而溃疡表面灰白，脓性分泌物多而稀薄。治疗上，采用内、外治法相结合，内治法予以清热利湿代表方四妙散加减，苍术清热燥湿，黄柏清热解毒，同时加入党参、茯苓、白术益气健脾，车前子、萆薢助除湿邪。

验案举隅 11：雷诺病

李某，女，32 岁，1989 年 12 月 3 日初诊。

主诉：双手指阵发性苍白、变紫、冷痛 3 年。

现病史：患者 3 年前发现双手指远端 1~2 节皮肤颜色呈阵发性苍白、青紫，继而潮红，呈规律性变化。自觉双手寒凉、麻木，入冬后发作频繁，每次约 30 分钟，夏季接触凉水或情志激动时均可诱发。近日因天气寒冷休假在家。血沉、类风湿因子等检查未见异常。

专科检查：双手指末节微肿，皮肤、指甲干燥，舌淡，苔薄白，脉细。桡动脉搏动正常。

中医诊断：血痹。

中医辨证：寒凝血瘀证。

西医诊断：雷诺病。

治法：温阳通脉，行气解痉。

初诊治疗：中药汤剂以阳和汤加减为主，方药组成为熟地黄、炙熟附子（先煎 30 分钟）、川芎各 30g，鹿角胶（烊）、白芥子、炮姜各 10g，肉桂 3g，麻黄、甘草各 6g。3 剂，每天 1 剂，水煎服。

二诊：患者诉服药后无不适，双手指阵发性苍白、变紫发作频率减少，自觉寒凉减轻，续服原方加蜈蚣2条，7剂。嘱患者注意保暖，减少外出，调节情志。

守方连服30剂，发作频率明显减少，程度减轻，缓解快，双手寒凉、麻木显著好转，病情基本控制，已能正常工作。

按语：雷诺病是指肢端小动脉出现阵发性痉挛，或功能性闭塞造成局部缺血引发的疾病，在西医中属于自主神经系统疾病范畴。雷诺病常因寒冷刺激或情志激动等因素诱发，常见于青年女性，临床表现以指端皮肤颜色间歇性发白、发绀、感觉异常为特征，发作时呈对称性、间歇性，往往伴有不同程度的指（趾）疼痛。本病的严重程度与季节、环境密切相关，在冬季寒冷的环境下病情加重，而在夏季或者气候温暖时病情可以缓解。

中医学中没有对应的病名，归属于"血痹""厥逆""寒厥""痰厥""水厥"等范畴。胡慧明认为雷诺病的病机可以概括为虚证、实证、虚实夹杂证三类。虚证以阳虚阴盛、血虚失荣为主，症见下利，手足逆冷，伴有恶寒，或身有微热，小便清利，大汗出，脉微欲绝等。实证以寒邪内结，肝气郁结，阳气内郁，痰结胸中，胸阳不舒，水停胃中，阳气被遏为主，症见四肢逆冷，或伴有胸胁苦满，心烦易怒，腹痛，泄利下重等。虚实夹杂证则以血虚寒凝，脾肠虚寒，膈间有热，外感蛔虫之邪，气虚血滞，营卫不和为主，症见手足厥逆，病者静而复时烦，须臾复止，得食而呕，又烦，平素有吐蛔史；或局部身体肌肤麻木，兼有皮肤不温、青紫、酸痛感，或兼有面色苍白、头晕等血虚表现等。

雷诺病根据症状、体征、受凉受寒史等信息，容易诊断与辨证，但其发病机制尚不明确，现代报道与自身免疫相关。临床治疗上未见有特效药，治疗效果并不理想。有文载："医者之学问，全在明伤寒之理，则万病皆通。"《伤寒论》中记载了有关血痹、厥逆、寒厥、痰厥、水厥等多个条文，并论述其疾病特点、病因病机、辨证治疗。胡慧明熟读《伤寒论》，分析本案患者证属素体阳气不足，外受阴寒之邪，血脉凝涩，阳气不达四末，认为寒邪重凝，只要辨证准确，可大胆重用辛热之品，因此用阳和汤温阳通脉，散寒化痰，重用熟附子温经回阳，川芎行气活血，蜈蚣通络解痉。诸药合用，病情得以迅速好转。

五、学术传承

中医作为我国传统医学的重要组成部分，具有悠久的历史和深厚的文化底蕴，凭借着其独特的理论体系和丰富的临床经验，为人类健康事业做出了杰出贡献。在这样的背景下，中医薪火传承显得尤为重要。中医传承不仅是中华民族文化的传承，更是中医学科发展的基础。只有通过不断传承，弘扬中医精神，才能维护中医学术的纯洁性、完整性和稳定性，促进中医学科向更高层次发展。胡慧明在不断提升自己学术水平的同时，也不忘将自己在外科学习中的心得体会传递给更多人，希望通过不断传承发展，保持中医的独特性和优势，让中医这一珍贵的文化遗产永久流传下去。

胡慧明为中华人民共和国成立后天津中医学院的学员，跟随中医外科名家张雁庭先生学习。张雁庭老先生原为天津医院外科专家，1961 年天津市中医医院（今天津中医药大学第一附属医院）创建外科，聘其为顾问，指导诊疗，胡慧明跟随学习，不断钻研，研读《疡科心得集》及清末民初高思敬所著《高憩云外科全书十种》等外科著作，尽得其传。在临床实践方面，胡慧明既具备了扎实的西医外科功底，又钻研疡医多年，成为津门疡科第二代代表性传承人。

胡慧明在进行科教工作的同时还帮助进行基层医院建设。他曾坚持每周来劝业场街社区医院、塘沽渤海石油职工医院手把手地帮助他们建立中医外科，使之成为有特色的门诊，深受患者欢迎。

传承图谱：

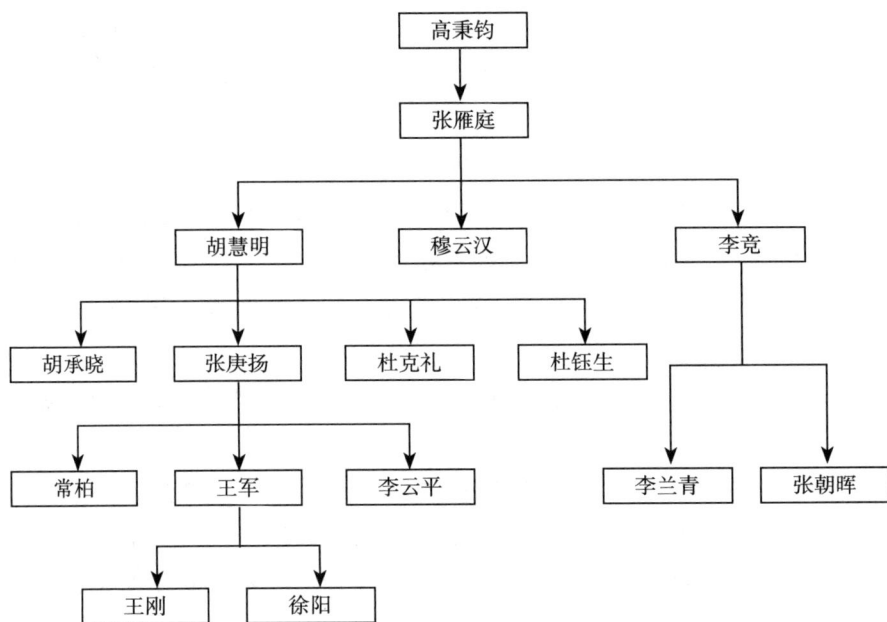

胡慧明主要传承人简介如下。

张庚扬：天津中医药大学第一附属医院外科主任医师，教授，博士研究生导师，跟随胡慧明学习中医，天津市名中医，第三批、第五批全国老中医药专家学术经验继承工作指导老师。曾任外科主任、外科教研室主任，创立了周围血管病专科。长期从事中医、中西医结合治疗疮疡疾病的临床工作，研制出以复方通脉散系列、消疽合剂、乳痛灵胶囊系列、清热利湿合剂、消炎止痛涂膜剂为代表的专科中药制剂。主持国家级自然基金课题 2 项，省部级科研课题 5 项，科研成果分别于 1995 年、1997 年、2000 年、2001 年荣获天津市科技进步奖，作为专家指导研究"十一五"国家科技支撑计划中医临床研究课题。主编医学专著 3 部，副主编 2 部，参编 4 部。

胡承晓：胡慧明之子，主任医师，从事中医外科疮疡的临床、研究、教学相关工作，荣获 2011 年度天津市"五一劳动奖章"。发扬火烙法治疗体表脓肿的特色治疗，收录在《名医名技》一书中；开展市教委科研项目，参编《外科临床实习指南》，成果获

1997 年天津市科技进步三等奖；临床代教，连续 10 余年为天津市高等教育自学考试中医专业授课。多次在天津泰达医院及社区卫生服务中心巡诊，并亲自指导消防英雄周侗的诊疗换药工作。

参考文献

［1］张伯礼．津沽中医名家学术要略（第二辑）［M］．北京：中国中医药出版社，2012．

［2］赵恩俭．津门医粹：天津市名老中医学术经验选编［M］．天津：天津科学技术出版社，1989．

［3］张伯礼．津沽中医名家学术要略［M］．北京：中国中医药出版社，2008．

［4］张重阳，胡承晓．周围血管疾病：家庭防治精选 100 问答［M］．天津：天津科技翻译出版公司，1993．

［5］石学敏．中国针灸奇术［M］．天津：天津科技翻译出版公司，1992．

［6］石学敏．中国中医康复全书［M］．天津：南开大学出版社，2000．

［7］李竞．中国疡科大全［M］．天津：天津科学技术出版社，1999．

执笔者：王刚　牛文晶　郭燕玲

整理者：孔宪斌

资料提供者：胡承晓　矫浩然

蔡玉友

——投抗战革命建奇功，创眼科金针拨内障

一、名医简介

蔡玉友（1921~2000），河北省霸县（今霸州市）人，中共党员，原天津中医学院第一附属医院（今天津中医药大学第一附属医院）眼科主任、教授。

蔡玉友 1937 年参加革命，1938 年入党。自 1937 年参加抗日革命后，便投身于医学事业，曾先后在延安抗日联合大学医疗系学习 3 年、白求恩医科大学眼科进修 1 年、天津西学中进修班学习 3 年、天津市眼科医院进修 1 年、脱产学习班学习 3 年，为天津乃至全国的中西医结合眼科学发展做出了积极贡献。基于其诸多突出的贡献，1979 年蔡玉友被评为教授，成为改革开放后天津市恢复职称评定的第一批正高级教授之一。1988 年获天津市卫生系统中西医结合优秀奖。

蔡玉友曾任天津中医学院第一附属医院眼科主任，在他的带领下，眼科从无到有，从小到大，凝聚着其巨大的心血。他在任期间，大力提倡中西医结合诊断及治疗方法，在天津市范围内首次引进多项眼科先进仪器，极大地推动了眼科的发展，同时，拓展了眼科疾病的临床诊治范围，如曾参加全国针拨治疗白内障协作组，并在天津市首先推广应用针拨术治疗白内障。

蔡玉友从事医、教、研几十年间，致力于中西医结合治疗眼病的研究，发表论文多篇。

二、名医之路

蔡玉友 1921 年 1 月 28 日出生于河北省霸县，少时略学中医，1937 年后中国面临着前所未有的民族危机。在这个关键时刻，年仅 16 岁的蔡玉友毅然放弃了平静的生活，怀着为民族的独立和尊严而战的决心，加入抗日队伍，后响应上级关于"要求地方输送向往革命年轻志士到当时的革命圣地延安学习"的指示，于 1937 年底到达延安参加历时 3 年的抗日联合大学医疗系的学习，并于 1938 年 1 月 10 日加入中国共产党。

蔡玉友在加入革命队伍后，担任部队中的卫生员，日常负责照顾伤员，在危急时为伤员提供及时救治。为提升医疗技能，更好地为抗战事业服务，组织选派其进入当时的延安抗日联合大学医疗系学习深造。在校学习期间，蔡玉友刻苦学习，努力提高自己的医疗水平，不仅掌握了丰富的理论知识，而且接触了先进的诊疗技术。同时，积极参加各种医疗实践活动，不断提高自己的临床能力。经过 3 年的努力，蔡玉友终于成为一名优秀的医生。毕业后，蔡玉友回到了抗日前线，继续担任卫生员工作。他以精湛的医术

和大无畏的革命勇气，为战友们提供了及时、有效的救治，挽救了许多宝贵的生命。在他的带领下，卫生队的工作条件及诊疗效果得到了极大提升，部队的士气也得到了提振。

在战场上，蔡玉友身穿白色战地服，头戴白色战地帽，手持医疗器械，背负着救死扶伤的使命，穿梭在战场的硝烟之中，经常不顾个人生命安危，全力救治战友。解放战争时，蔡玉友在抢救战友时不幸腿部中弹，血流不止，尽管疼痛难忍，他仍然坚持完成救治任务，挽救了战友的生命，但却给他遗留了永久的腿部伤残。

1949年中华人民共和国成立后，因蔡玉友卓越的医术以及对革命工作的突出贡献，上级任命其在天津军管会分管医疗事宜，享受团级待遇。随后，为完善天津的医疗体系建设，蔡玉友转业至地方，担任河西区与河北区卫生科科长（相当于现"卫生局局长"），负责河西区与河北区医疗卫生事业的建设。在此期间，他参加了天津第一批西学中进修班。学习期间，蔡玉友发现中医的诊疗思路与西医完全不同，随着深入的学习，他对中医的热爱越发浓烈。他白天在学校里刻苦学习中医学理论知识，晚上则熟读《内经》《难经》《备急千金要方》等历代医学经典，在他的房间里摆满了各种中医书籍，每当夜深人静的时候，他总是一个人坐在书桌前，研读经典，不知疲倦，为后来涉足杏林奠定了扎实的基础。

在天津中医学院第一附属医院创建伊始，蔡玉友组建了眼科，并担任眼科主任，在他的带领下，眼科从无到有，从小到大，凝聚着他的心血。为了更好地提高眼科诊疗水平，他主动要求前往白求恩医科大学眼科进修。学习期间，他深知进修的机会得来不易，遂全身心投入到学习的每一个细节中，从眼睛的解剖、病理，到手术的操作，不断积累知识和经验，提高自己的理论水平和实践能力。从那时起蔡玉友意识到老年患者，特别是行动不便、全身并发症较多的老年患者，当时的白内障摘除术不能完全适用，于是蔡玉友精究医籍，学习"针拨八法"。恰逢20世纪60年代由国务院、原卫生部主持挑选全国知名专家组建科研组，蔡玉友作为科研组成员之一，参与整理和挖掘早已失传的中医眼科学之"针拨白内障"术。研究组设在北京同仁医院，当技术成熟后，科研组成员均回到各自单位开展金针拨障术的临床应用。此项技术由蔡玉友首先在天津推广应用。同时，蔡玉友通过对手术器械改良，带领科室同仁攻克了糖尿病合并白内障治疗难题，并且广泛应用于临床实践，受到全国眼科界的极大关注。当时国内外眼科同仁陆续来到天津交流进修学习，为金针拨障术的临床应用和推广做出了巨大贡献。

此外，蔡玉友提倡中西医结合治疗眼科疾病，提出诊断方面运用西医先进的裂隙灯、眼底镜等仪器，特别是复杂、严重的疾病，一定要进行针对性检查，以便对疾病做出准确定位、定性，明确疾病的诊断；治疗方面，要考虑中西医的优势，对于眼科血证、麻痹性斜视、视神经萎缩等，首选中医药治疗，针药并用，然而对于白内障则以针拨白内障手术为主。初步形成了中西医结合眼科学的研究思路，为该学科的持续发展提供了良好的基础。

三、学术理论精粹

（一）辨病为首，参合审证

蔡玉友熟读《内经》《难经》《备急千金要方》等经典医籍，并深谙《审视瑶函》《秘传眼科龙木论》与《银海精微》等眼科经典著作，认为中医学的整体观念与辨证论治弥补了西医学疾病治疗方面的不足，尤其在眼科疾病的诊断及治疗上，具有其独特的理论与临床优势。

眼科疾病病变部位比较局限，借助西医学的检查手段，可以明确病理特征，从而指导治疗，具有明显的针对性。通过一系列病理变化，能够对疾病发展的全过程进行整体认识，在临床中，我们所知的"分期治疗"就是西医学整体辨识疾病的结果，如白内障可分为初发期、膨胀期、成熟期和过熟期。通过仪器检查往往能够较为精准诊断疾病，判定分期，在"辨病"层面具有明显优势。中医学强调辨证论治，结合西医学辨病论治，两者是宏观与微观的统一，在实践层面扩大了眼科疾病非手术治疗的范围，丰富了治疗方法。如视网膜中央静脉阻塞，在运用宏观辨证从血证论治的同时，不断从微观辨病进行眼底检查，总结出各个阶段微观变化与宏观变化之间的规律，用于指导治疗。又如非手术期老年性白内障，应用局部用药与整体辨证相结合的治疗思路，疗效明显高于单纯局部给药，能够推迟白内障的成熟，或提高视力，明显降低手术率，减轻患者因手术治疗造成的痛苦。蔡玉友经过多年临床实践，明确提出西医学精准诊断的微观特质，结合传统中医整体辨证的宏观特点，能够较为全面地为眼科疾病的多维诊断提供思路。

蔡玉友主张中医学与西医学在理论层面相互结合，即辨证论治与辨病治疗相结合。具体而言，其强调既不单一应用辨证论治，也不特意凸显辨病治疗。在应用中必须先通过西医学的诊断方法明确疾病类型，较为精准地辨病，了解疾病发生的部位及疾病的病理特征，极大降低中医眼科辨识疾病多从局部和整体症状观察入手的主观性，确保中医辨证论治始终处于能够被客观评价的状态，极大地提升了眼科疾病诊断的准确性。

治疗方面，蔡玉友提出重视检查得到的阳性体征，同时根据患者体质，对于有的患者只有疾病体征，而无明显症状时，可"以征代证"进行辨治。如眼底病所出现的各种病理变化，可运用中医的基础理论进行归纳和分析，如视网膜水肿与渗出，从"水肿、渗出"局部的病理改变进行中医辨证，多为脾肾两虚、水饮内停、痰湿或气血瘀滞所致，宜从痰饮辨治，主治在脾肾二脏。这种辨治方法师古而不泥古，以辨证论治为基础，又根据疾病具体的表现及发展为指导，使中医中药的应用更具活力。再如青光眼患者，以眼压升高为主要特点，进而出现眼组织的一系列病理改变。现代主要治疗是运用各种手段降低眼压，但忽视了每个患者的具体情况，有时应用各种降眼压药物却不能有效地控制眼压。而中医辨证，如只将青光眼患者辨为肝气郁结等证，而不考虑其眼压升高程度这一病理，那么在治疗上则与"视瞻昏渺""暴盲"等疾病中的肝气郁结无有不同，亦不能达到满意的临床效果。只有将二者结合，既考虑到因房水流动的异常导致的眼压升高，又辨证为肝气郁结，行气与利水相结合，才能取得良好的效果。

（二）针拨内障，改良器具

白内障是临床常见病、多发病之一，20世纪七八十年代，由于现代眼科显微手术不发达，许多老年人因单纯性白内障而面临失明。蔡玉友在《目经大成》"针拨八法"的基础上大胆创新，率先在天津市开展针拨治疗白内障，并改制了针拨白内障手术器械。

1. 创制手术器械

蔡玉友根据手术需要自制两种手术针具——"晶体韧带刀针"和"拨障针"。其中"晶体韧带刀针"由不锈钢丝制成，分为刀刃、扁平部和柄部3部分，前端为一钝圆扁平形，宽0.5~1.0mm，扁平部延长16.5mm，再向后为圆形针柄，直径为2mm，其长为41.8mm，拨针全长62.5mm。

"拨障针"其端部为钝圆扁平形，两侧为刀刃，在术中易于割断晶体周围小韧带，可以防止晶状体复位，提高手术成功率。

2. 规范手术操作

以左眼白内障施术过程为例：手术时患者坐于手术椅上（五官科椅），头部后仰，呈半坐位，眼部点1.0%地卡因3次，常规消毒，铺无菌巾，球后麻醉，令手术眼转向鼻侧，在角膜缘外下方4点处，距角膜边眼缘5mm处，以线状刀切口，深约3mm（相当于睫状体扁平部），再把拨障针进入约2.5mm后，将针柄由垂直转向水平位，向前推进，至对侧瞳孔缘约0.5mm处，在晶状体11点处，把晶体赤道部下按，这时用拨障针的刀刃面向晶状体赤道部把睫状小带割断，随割随按，把四周小带完全割断后，用拨障针的平面稍加压力把晶状体按入玻璃体腔内至赤道前下方，按1~2分钟，待晶体不再浮起，针从原路退出。在切口时切口须大于拨障针一倍，在拨障时使玻璃体向外溢0.3ml，这样可使眼球张力减低，稍停片刻，这时患者能辨指数。结膜下注射庆大霉素0.4ml。点抗炎药水，涂抗炎药膏，双眼包扎24小时后换药，每日换药一次，点抗炎药，涂抗炎药膏。5天除去绷带，7~10天出院。

【附】手术要点

（1）进针部位：古人进针时令患者直视，选择由角膜缘内到锐眦部中心点。该处约距离角膜边外5mm，右眼于9点处，左眼3点处，从此处进针有时接近于睫状体环部，刺激睫状环易引起睫状肌之血管出血，甚者引起出血性青光眼。为避免发生以上事故，改良进针部位，选择离角膜缘5~6mm之外下方，右眼点7点半处，左眼点3点半至4点处，该处相当于睫状体扁平部，进针较为安全，能避免睫状体出血。

（2）拨断小带。拨断晶状体周围韧带是手术成功的关键，既往金针拨内障用三棱针，有时不能彻底拨断小带，因而晶状体白内障不能完全坠落，呈半脱位状态，易发生晶状体复位，蔡玉友自制拨障针易割断韧带。特别对于老年性白内障成熟期，只要割断晶体周围小带，晶体不会复位，这是防止晶状体复位的有效方法。

（3）刺激甚少。关于晶体被拨入眼内是否为异物存在，是否会引起眼内炎症和增殖性视网膜炎的问题，蔡玉友通过对242只眼的观察，追访5~20年，定期检查视野、视力、眼压、眼底等，均未发现异常变化。这可能是因为晶体原来所在的位置系睫状小带固定在玻璃体囊窝内，与手术后晶状体在玻璃体腔内的条件基本相同，只是位置转移而已，又因晶状体囊表面光滑，玻璃体亦黏稠光滑，引起刺激的可能性很小。

（4）眼压稳定。白内障囊内、囊外摘出后亦可能引起继发性青光眼，其主要原因是晶状体囊破裂，皮质流前房，堵塞房角，有时亦可由前房大量出血或虹膜炎和玻璃体疝引起。由于伤口愈合不好，前房恢复延缓，形成房角粘连，也能引起继发性青光眼。蔡玉友采取放玻璃体液法，使眼球张力减低，因而防止了青光眼的发生。

（5）感染较少。白内障摘出术引起虹膜炎有3种原因，即手术感染、晶状体囊破皮质刺激虹膜、手术时给予虹膜较多的刺激，有时还能引起继发性青光眼，造成失明。蔡玉友改良金针拨障术并结合无菌操作，改革工具，发生虹膜炎者较少。

（6）降低血压。由于手术切口小，手术时间短，故较安全，手术施行中未发生不良反应，术后良好。有些患者术后血压反而下降，这可能与复明后精神愉快有关。

蔡玉友认为针拨治疗白内障操作方便，患者采取坐位手术，痛苦少，相对不受医疗条件、设备和地点的严格限制，复明率高，因此对行动困难的老年性白内障患者非常适合。针拨术需时短，熟练者只需十几分钟，刺激小，术后反应轻，因此伴有全身慢性疾病，如高血压、严重慢性支气管炎、支气管哮喘、慢性心衰及高龄身体极度衰弱的患者也能经受手术的全过程，而达到复明的目的，并可同时进行双眼白内障针拨术，使这些患者从长期黑暗中解脱出来。蔡玉友对针拨治疗白内障的并发症也进行了深入系统的研究，总结了丰富的临床经验，在当时眼科界有一定的影响力，受到业界高度好评及患者的信任。

（三）针刺有法，不囿窠臼

中医学认为双目与诸经脉密切相关。如《素问·五脏生成篇》曰："诸脉者皆属于目。"《灵枢·口问》曰："目者，宗脉之所聚也。"目为肝之窍，故肝经直接"连目系"。《灵枢·经脉》记载足太阳经"起于目内眦"，足少阳经"起于目锐眦"，手少阴经"其支者，系目系"，而其他经脉或直接，或间接连于双目及其周围。另，据《素问·骨空论篇》记载，任脉"上颐循面入目"，督脉之一支"与太阳起于目内眦"，又一支"上系两目之下中央"；《灵枢·脉度》记载跷脉"属目内眦"，络脉及经筋亦行于眼部。自《内经》后，历代医籍中均收载诸多治疗眼科疾病的常用穴位。至清代眼科医家黄庭镜著有《目经大成》，书中提出："内睑乃摧坚破垒之先锋，其任居一。太阳、风池，攻其左右翼也，任次之。上星绝其粮道也，后顶断其归路也，粮绝路断势必北，壮士正可效其命力。百会捣敌之巢穴也，凯旋虽速，乘险而征也。睛明、攒竹特击其游骑耳。斩寇立功，端不外此八者。"即内睑、太阳、风池、上星、后顶、百会、睛明、攒竹八穴，将历代眼科疾病常用穴位进行汇总。

蔡玉友研读《灵枢》《针灸甲乙经》等针灸学著作，于20世纪六七十年代率先将针刺治疗目病应用于临床。从针刺治疗麻痹性斜视，到眼科多种疾病，如视网膜中央动脉阻塞、中央静脉阻塞、老年性黄斑变性、干眼症、视网膜色素变性、视疲劳等，目前针刺治疗已发展为天津中医药大学第一附属医院眼科的特色疗法。

蔡玉友认为眼科针刺的原则，及其进针、行针、出针的手法与一般针刺不同。具体而言，眼眶内穴位多不施捻转、提插等强刺激手法，以防出血等不良反应的发生，出针时宜按压针孔防止出血。取穴以局部穴位为主，辨证配以远端穴位。眼科针刺疗法主要应用于麻痹性斜视、视神经萎缩。对于麻痹性斜视，其认为多由外邪侵袭经络，气血运行不利，使筋肉失养而迟缓不用所致，通过针刺可以疏通经络，运行气血，提高神经兴奋性，使肌肉收缩加强、损坏的部分神经肌肉得以恢复，从而恢复眼肌的运动功能，达到缓解症状与治愈疾病的目的。针刺主穴为患侧太阳、风池、攒竹、四白、合谷及百会。随证配穴如下：肝郁气滞者取期门、支沟、阳陵泉、太冲；肝阳上亢者取风池、侠溪、行间、太冲；肝肾阴虚者取肝俞、肾俞、行间、足三里、三阴交；气血不足者取脾俞、足三里、气海、百会。手法采用捻转法，平补平泻，留针30分钟，每日1次。

对于视神经萎缩，其采用针药并用的方法使诸多患者的视力得到提高，生存质量得到改善。常用穴位以睛明、球后、足三里、三阴交、太阳、风池为主，四白、天柱、合谷、曲池、太冲、光明为配穴，随证灵活配合使用。须注意眶区深刺1~1.5寸，轻捻针柄，待针入皮下后缓慢将针体沿眶内呈弧形进针，留针30分钟。睛明、球后起针后用棉球压迫10分钟以避免出血瘀青。每日针刺1次，30天为1个疗程，一般治疗2~3个疗程。临床观察表明，针刺不仅可以刺激处于抑制和睡眠状态的视觉神经细胞，从而改善细胞代偿受损区域而发挥作用，同时也可有效增强组织代谢，改善颈内动脉和眼动脉血流情况，加速改善视神经的缺氧状态以及视神经、视网膜的血流灌注，血流流速向正常血流速度转化，有利于视神经细胞功能的恢复，从而提高视力，扩大视野。

（四）眼病血证，辨从毒血

眼科血证范围极为广泛，可发生于外障或内障眼病。《银海精微》记载血灌瞳神是："因毒血灌入金井瞳仁水内也，犹如水流入井中之状，清浊相混，时痛涩，红光满目，视物朦胧，如隔绢看物，若烟雾中然。"中医眼科学所称的血灌瞳神、暴盲等病症，即西医学前房出血，视网膜血管炎症、阻塞、硬化等所致的眼内出血，皆属眼科血证的范围。这些眼底病发生时，每因病变阶段、出血部位和出血诱因不同，其症状表现不同，须采用不同的治法才能收到较好的疗效。

蔡玉友认为，凡血证总以祛瘀为要，所以眼科血证初期（出血期）以止血为主；血止后，则以祛瘀为主，适当加入止血药。清代唐容川《血证论》指出："瘀血不去，新血不生。"故治疗眼科血证，可按病变阶段的不同或止血为主，祛瘀为辅，或祛瘀为主，止血为辅，标本兼治，既能促进瘀血吸收，又能防止再次出血。处方化裁着力以下两个方面：其一，眼科血证临证所见一般病程较长，甚至经久不愈，蔡玉友认为此乃痰瘀互结，阻于眼中络脉，宜于活血祛瘀方中酌加燥湿化痰药味，共同取效。其二，眼科血证虽有多种病因，但蔡玉友认为，不论内障、外障，眼病出血总以情志、内伤或致阴血亏耗，虚火内动为主，或致肝经实热，火盛气逆，血热妄行为多，临床宜活血祛瘀方中酌加凉血养阴药味，再随证化裁，应用清肝泻火、引血下行、活血散瘀、利水消肿、滋养肝肾明目之品，以补虚泻实，常可获得满意疗效。

在此原则的指导下，蔡玉友提出视网膜静脉阻塞早期（发病1个月内），视网膜出血鲜红，治以凉血止血为主，佐以活血通络，方用生蒲黄汤或宁血汤加减；中期（发病3个月内），视网膜出血已部分吸收，血色暗红，病情稳定，治以活血祛瘀为主，佐以行气清热止血，方用桃红四物汤加减；晚期（发病超过3个月），视网膜出血基本吸收，可见陈旧出血，或有类脂质沉着等，治以祛瘀通络为主，佐以软坚散结或补益肝肾，方用血府逐瘀汤加丹参、苏木、水蛭、昆布、海藻等或选用明目地黄丸加减。在以上三期的基础上，蔡玉友强调辨证论治，按照临床证候特征分为3型。①肝阳上亢证：视力骤降，多在暴怒之后突然发病，伴有眩晕，耳鸣，头目胀痛，面红耳赤，烦躁易怒，口苦咽干，舌红苔黄，脉弦有力。宜加天麻、钩藤、石决明、黄芩、栀子等。②气滞血瘀证：眼胀不适，云雾移睛，伴有神情抑郁，胸胁胀痛，脉弦，舌质紫暗，有瘀斑。宜加柴胡、郁金、丹参、白术等。③阴虚火旺证：视力骤减，眼珠隐痛，伴有头晕耳鸣，颧赤唇红，五心烦热，舌干红，脉弦数。宜加玄参、知母、黄柏、墨旱莲、女贞子、龟甲等。值得注意的是，无论以上何种证候，蔡玉友始终强调止血祛瘀的原则，处方中始终应用三七粉（冲服）3g止血活血。

四、临证经验

验案举隅1：白内障

案1

王某，女，50岁。

主诉：两眼视物不清30余年。

现病史：两眼视物不清30余年，自1958年起加重，曾在本市数家医院诊为"先天性白内障未熟期"，均未行手术治疗。于1962年12月来我院门诊诊治。

眼部检查：双眼视力均为眼前指数，光感5m，光定位9个方位正常，外眼部正常，瞳孔正圆，光反应良好，双眼晶状体混浊未完全，可见虹膜影存在，眼压右眼16mmHg，左眼22 mmHg。

诊断：两眼先天性白内障近熟期。

手术经过：于1962年12月20日和1963年2月14日分别行两眼针拨白内障术，术后双眼反应均在2周内消退。术后矫正视力，右眼为0.6，左眼为0.6。眼压右眼16 mmHg，左眼18 mmHg。

眼部检查：两眼球结膜无充血，角膜透明，虹膜纹理清楚，瞳孔正圆，对光反应存在，前房加深，裂隙检查玻璃体清晰，无玻璃体疝，晶体在眼球赤道前方。眼底检查右眼乳头用+6D可见，左眼用+8D可见，均呈豹纹状眼底。

随访20年，患者视力佳。

案2

聂某，男，70岁，教育工作者。

主诉：自幼两眼高度近视，均戴 –10.0D 镜片，1955 年发现白外障，视力逐渐下降，经各医院诊治由于患有高血压，一直未能手术。于 1963 年 10 月来我院住院治疗。

眼部检查：双眼均有光感 5m，光定位 9 个方位良好，两眼晶状体呈核性混浊，虹膜阴影消失，眼压右眼（OD）=22mmHg，左眼（OS）=18mmHg。全身检查除血压为 240/160mmHg 外，余正常。

诊断：老年性核性白内障（成熟期）OU；高度近视 OU；高血压。

手术经过：于 1963 年 10 月 30 日分别行两眼手术。术后复明 10 天后反应消失，血压下降至正常，150/90mmHg。术后视力 OD=0.5，OS=0.1，矫正视力 OD=0.5（不能用镜片矫），OS+7D=0.3，1963 年 12 月复查，眼压 OD=18mmHg，OS=16mmHg，裂隙灯检查两眼结膜未见充血，角膜透明，巩膜不充血，虹膜纹理清晰，瞳孔正圆，前房加深，虹膜震颤，光反射良好，玻璃体清楚，无玻璃体疝，晶状体已坠落在眼球赤道前下方。

眼底检查：双眼 +7D 可以看清视神经乳头呈椭圆形，色泽正常，呈豹纹状眼底，网膜有轻度萎缩斑，网膜动脉较细，反光增强动静脉，有交叉压迫现象，未见渗出及出血。现经复查一直保持良好的视力。

按语： 白内障属于中医学"圆翳内障"范畴，本病的发生与肝肾俱虚、肝气上冲等因素有关。病机多为年老体弱，肝肾不足，精血亏损，或年老脾虚气弱，运化失健，精微输布乏力，不能滋养晶珠而混浊；或因阴血不足，肝热上扰，上灼晶珠，致晶珠混浊。

针拨白内障，又称金针拨障术，是中医眼科治疗白内障的传统手术方法。早在《外台秘要》即有金篦决治脑流青盲眼的记载；《目经大成》将其操作方法归纳为 8 个步骤，又称"针拨八法"，即："一曰审机"，指患者手术时采取的体位，医生如何拿针及固定术眼等法。"二曰点睛"，指选定进针的部位，在"风轮与外眦相半正中插入"，及进针的方向、手法等。"三曰射覆"，指进针后将针柄向颞侧倾斜，使针头进入虹膜之后，晶状体之前的部位。"四曰探骊"，指针头继续前进，使针经过虹膜之后，晶状体之前，继续进针指向瞳孔。"五曰扰海"，指拨障针到达瞳孔将整个白内障拨下。"六曰卷帘"，指白内障落后，如又浮起，则需要再度拨落，使白内障落到下方，不再浮起为止。"七曰圆镜"，指白内障拨落后，停针在瞳孔中央，检查瞳孔是否正圆、明亮，被拨下的白内障位置是否合适，问患者是否能看见人、物。"八曰完璧"，指手术完毕，缓缓将针抽出一半，稍待片刻，"切莫缓在半日，急于一刻"，以观察白内障是否复位，然后再全部出针。

蔡玉友在继承八法的基础上，通过不断试验研究，对古法进行改良。一是改良"点睛"的方法，即进针位置，由古时的在角膜边缘外 4~5mm，改良为距角膜缘 5~6mm 之外的下方，相当于睫状体扁平部，减少出血的概率。二是改良针拨针，使其更容易拨断晶状体小带，避免晶状体复位。

验案举隅 2： 麻痹性斜视

张某，女，57 岁。

主诉：双眼复视渐进性加重1个月。

眼部检查：右眼视力为1.0，33cm角膜映光正位，左眼视力为1.0，33cm角膜映光内斜约35度，左眼外转受限，外转时颞侧角膜缘距外眦角约5 mm。

复视像检查：双眼水平同侧复视，左侧物像分离最大，周边物像属左眼。

初诊时查出高血压。舌紫暗，苔腻，脉弦。

治疗：在积极控制高血压等基础病的同时，给予针刺治疗，选取睛明、瞳子髎为主穴，选配攒竹、球后、四白、太阳、百会、风池、合谷、足三里、丰隆、阴陵泉、太冲。睛明用指切进针法，缓慢进针0.3~1寸，风池斜刺向鼻尖方向0.8~1寸，使针感传到眼区或前额；太冲、丰隆、足三里均使用捻转泻法，余穴不施行手法。留针40分钟，日1次，1个疗程6天，中间休息1天。经4个疗程治疗后，患者眼球运动正常，眼球正位，双眼各方位均无复视。

验案举隅3：麻痹性斜视

阎某，男，62岁。

主诉：右眼上睑下垂，双眼复视，伴头晕恶心、行走困难3小时。

眼部检查：左眼视力为0.4，33cm角膜映光正位，右眼视力为0.4，33cm角膜映光外斜约35度。

复视像检查：双眼复视，左侧分离最大，周边视物相属右眼。右眼内转、上转及下转明显受限。

初诊时查出糖尿病。舌暗红，苔滑，脉弦数。

治疗：在积极控制血糖等基础病的同时，给予针刺治疗，选取睛明、瞳子髎为主穴，选配攒竹、球后、四白、太阳、百会、风池、合谷、足三里、丰隆、阴陵泉、太冲。睛明用指切进针法，缓慢进针0.3~1寸，风池斜刺向鼻尖方向0.8~1寸，使针感传到眼区或前额；太冲、丰隆、足三里均使用捻转泻法，余穴不施行手法。留针40分钟，日1次，1个疗程6天，中间休息1天。经4个疗程治疗后，患者眼球运动正常，眼球正位，双眼各方位均无复视。

按语：西医学认为，麻痹性斜视是由于神经核、神经或眼外肌本身器质性病变而引起的单条或多条眼外肌完全性或部分性麻痹所致的眼病。临床上有先天、后天之分，后天麻痹性斜视会有复视、眩晕、眼球运动障碍等症状，临床上以神经源性最为常见。两例患者系高血压、糖尿病导致的神经源性后天麻痹性斜视，在这些全身性疾病的影响下，营养颅神经的微血管发生缺血、缺氧，导致颅神经缺血性损伤，其相应控制的眼外肌麻痹，是本病发生的病理基础。西医主要采取甲钴胺、B族维生素等神经营养支持疗法，临床效果一般，而中医针刺在治疗神经萎废性疾病方面有独特疗效。

本病属中医学"风牵偏视"范畴，其发生与五脏六腑、十二经脉、精津气血均有密切联系，多由脾胃失调，津液不布，聚湿生痰，复感风邪，风痰阻络，导致眼部经脉不利，气血不畅，筋脉弛缓所致，治法以祛风化痰、活血通络为主。

足太阳膀胱经起于晴明，且手太阳、足阳明均循行于此，足少阳胆经起于瞳子髎，且手太阳、手少阳均循行经过，针刺这两个穴位能激发诸脉之经气直达病所。攒竹属足太阳膀胱经，与晴明穴发挥协同作用，疏通太阳经气，条畅气血直达眼部。球后、太阳为经外奇穴，可使眼部气血流畅；风池属足少阳胆经，入络于脑，可疏风散邪，清利头目，并可改善局部血供和脑部的血液循环；四白穴属足阳明胃经，能营养眼部眼部肌肉，提高神经兴奋性；取百会穴以补中益气升阳；合谷、足三里、丰隆均属阳明经，多气多血，既符合"治痿独取阳明"，"面口合谷收""丰隆为治痰要穴"，又能起到"同气相求"的作用，提高疗效；阴陵泉属脾经，能激发经络之气，发挥健脾化痰之功；太冲为肝经原穴，与合谷穴配合使用能行气活血开窍。

针刺穴位组方可祛风健脾，化痰散邪，活血通络，通窍活血，促进肌肉、神经的恢复，使眼外肌恢复正常运动，从而达到改善眼球运动的效果，复视得以消失。西医学已证实通过针刺腧穴可以提高神经兴奋性，改善损伤神经及麻痹肌的营养状态，使损伤的神经及其所支配的肌肉恢复。此外，针刺能调动人体内在抗病能力，起到扶正祛邪的作用。此外，针刺局部穴位能够有效刺激麻痹神经及其分支或者相应肌肉的肌梭、肌腱等组织，促使神经肌肉功能得以加速恢复，而且针刺本身具有良性刺激作用，能激发麻痹的神经产生兴奋，眼肌放电量增强，局部血液循环增加，新陈代谢加速，神经冲动的传递得以改善，促进麻痹的神经纤维再生，从而使麻痹性斜视痊愈。

验案举隅4：眼科血证

徐某，男，54岁。

主诉：右眼前似有薄纱遮蔽，加重1周。

眼部检查：右眼视力为0.1，左眼视力为1.0。双眼外眼正常，右眼底视盘边缘模糊、充血，静脉迂曲怒张，动脉细，自视神经乳头边缘开始，沿血管分布有火焰状出血，呈放射状排列，其间有白色渗出物，出血分布于颞上象限，黄斑区有圆点状出血，中心凹反射不见。

诊断：右眼视网膜中央静脉阻塞（颞上分支阻塞）。

治疗：患者平素情绪急躁，伴有头晕目胀，脉弦数，苔黄，大便燥结。辨证为气滞血瘀证。方选舒肝破瘀通脉汤加减，组成为丹参15g，白芍、赤芍、银柴胡、羌活、防风、木贼、当归、白术、茯苓各9g，甘草3g，三七粉3g（冲服），番泻叶10g，藕节12g，茅根炭10g，侧柏叶10g，棕榈炭10g。服用2周后，继以原方加桃仁、红花、川芎等活血化瘀药，服用1个半月后痊愈。右眼眼底出血基本吸收，视力达1.0，随访1年未复发。

按语：眼科血证多与肝脾两脏关系密切，肝气郁滞，气结则血瘀，视网膜静脉血管阻塞不通，肝郁乘脾，气血互结，"血不行则为水"，血及水溢出脉道，聚于网膜，若波及黄斑，则视力常突然下降，若不及时治疗常遗留不可逆的视力障碍。视网膜静脉阻塞症见视力下降明显，烦躁，头痛，脉弦数或弦细，舌苔薄白或无苔。眼底检查可见以视神经乳头为中心的放射状出血，或颞上及颞下枝出血，早期颜色鲜红，晚期血色暗红，静脉迂曲，充盈怒张，色紫暗，静脉呈断续状，或呈腊肠状，有时模糊不清。凡符合上述两项以上者即可诊断为气滞血瘀型，方选舒肝破瘀通脉汤。

方中丹参为君，活血祛瘀；白芍、赤芍疏肝柔肝止痛；银柴胡、羌活、防风、木贼祛风解痉，改善静脉迂曲；当归养血活血；白术、茯苓健脾祛湿；三七止血活血，调整全身血液循环，改善局部病灶瘀血阻滞，恢复正常血供，促使出血吸收、视力恢复。大便燥结加番泻叶10g；大便溏泄加苍术12g；新鲜出血加侧柏叶、大蓟、小蓟、藕节、茅根炭等凉血止血之品；出血日久加红花、桃仁、乳香、川芎等活血祛瘀之品。

五、学术传承

在蔡玉友的带领及指导下，张广庆、王淑梅作为第一代传人，传承其学术思想，相继担任天津中医药大学第一附属医院眼科学科带头人，继承发扬了蔡玉友的中医眼科学术思想，进一步深入解读中医治疗外眼、内眼疾病的优势，研发了养目丸、散结明目胶囊、栀黄滴眼液等一批眼科疾病的院内制剂，扩大了中医眼科的影响力。张广庆曾任天津中医药大学第一附属医院党委书记兼副院长，中华中医药学会眼科分会第一、二届委员会副主任委员，中国中西医结合学会眼科分会委员。2017年获得全国中医眼科学科建设与学术发展突出贡献奖。在针刺治疗眼病方面提炼出许多独到的疗法。

孟秀阁、杨光、赵君菁、李志勇、刘岩等第二代传人，不仅继承针刺治疗麻痹性斜视和视神经萎缩的临床经验，并将其广泛应用于临床，扩大治疗范围，将中医学与现代科研相结合，发现并广泛运用眼肌直刺法治疗麻痹性斜视，观察针刺对眼压的影响，并多次举办全国眼科针刺治疗学习班，得到国内外同仁的一致认可。杨光曾为眼科学科带头人，兼任世界中医药学会联合会眼科专业委员会常务理事，中华中医药学会眼科专业委员会委员，中国民族医药学会眼科专业委员会副主任委员，天津眼科学会委员，天津市中西医结合学会眼科专业委员会主任委员，天津市抗衰老学会常委，河北省中西医结合眼科学会名誉委员。在国内首先提出糖尿病眼病的"消渴目病"概念，并在教材编写中对历史文献的眼病病名概念提出修改意见；在针刺治疗眼病方面，主张局部穴为主、按"功能穴区"取穴，发明麻痹性斜视的"眼肌直刺法"，显著提高了临床疗效。该法已经写入全国高等院校《中医眼科学》教材，并多次在全国及省市学术会、学习班推广。李志勇曾任眼科党支部书记，兼任中华中医药学会眼科专业委员会青年委员，天津市眼科学会委员，天津市中西医结合学会眼科专业委员会委员，天津市中医药学会眼科分会委员。致力于眼底疾病的治疗，擅长中西医结合治疗葡萄膜炎、缺血性视神经病变，发扬眼科针刺治疗疾病的优良传统，探究不同针刺手法及选穴对青光眼眼压、前房超微结构及视神经厚度的影响，总结出"通络明目"针刺手法，并灵活运用"三子平降散"来降低难治性青光眼的眼压。

焦毅、童毅、刘颖、高嵩等人作为年轻一代传承人，积极开展对蔡玉友及传人的临证经验和学术观点的系统整理、挖掘和发展。焦毅作为眼科负责人，全国中医临床特色技术传承骨干人才，兼任天津市中医近视质控中心主任、天津市儿童青少年近视中西医结合防治中心主任、中国中西医结合学会眼科专委会委员、中华中医药学会眼科学术委员会委员、中华中医药学会眼科协同创新共同体委员、中国中药协会眼保健专委会青年委员。继承老一代治疗观点的同时，在缺血性视神经疾病的治疗上有独到见解，引用痰瘀同治理论取得了很好的疗效。并始终致力于中西医结合防治儿童青少年近视工作，注重运用多种中医特色适宜技术以防治近视，进行眼健康全生命周期管理。童毅为天津市中医药专家学术经验继承人，兼任天津市中西医结合学会眼科专业委员会副主任委员、中华中医药学会眼科专业委员会委员。继承和发挥"血证论"学术思想，分期论治眼科血证及黄斑病变。运用整体观念，针药结合防治视神经疾病、青光眼、糖尿病视网膜病变、干眼症、麻痹性斜视等。高嵩为天津市中医药学会眼科分会青年委员，中国整形美容协会眼整形美容分会委员，擅长眼部整形手术、复杂重睑修复及眼睑肿瘤、肿物的切除，在发掘和整理蔡玉友学术思想的同时，探索"通经明目"针刺手法对青光眼患者眼压的影响，及中药治疗葡萄膜炎等眼科免疫病方面的独特优势。

参考文献

［1］蔡玉友.针拨内障对伴有全身合并症193例（242眼）的临床分析［J］.天津医药，1978（10）：435-436.

［2］蔡玉友.眼底出血辨证治疗探讨［J］.天津中医学院第一附属医院院刊，1984（Z2）：38-42.

［3］张广庆，杨光.《内经》论眼述要［J］.天津中医，1988（1）：35-37.

［4］杨光，张广庆，曹鼎镌.中药治疗视网膜中央静脉阻塞的临床及血液流变学观察［J］.中国中医眼科杂志，1994（3）：154-157.

［5］刘岩，杨光，龙云生，等.针刺治疗视神经萎缩疗效观察［J］.中国针灸，2009，29（9）：714-716.

［6］刘岩，杨光，李志勇，等.针刺治疗视神经萎缩优化方案的评价研究［J］.天津中医药，2010，27（6）：535.

［7］童毅，杨光，刘颖，等.针刺治疗麻痹性斜视90例临床观察［J］.江苏中医药，2010，42（5）：55-56.

［8］王丽，李志勇.后天麻痹性斜视的中西医诊疗进展［J］.中国中医眼科杂志，2015，25（1）：74-76.

［9］李婷婷，李志勇，高嵩."通经明目"针刺法对青光眼和非青光眼患者即刻眼压影响的临床观察［J］.中国中医眼科杂志，2016，26（6）：368-372.

［10］焦毅，梁凤鸣.针刺治疗后天麻痹性斜视验案举隅［J］.中医眼耳鼻喉杂志，2022，12（4）：199-200.

执笔者：高嵩

整理者：王蕾

资料提供者：蔡明（蔡玉友之女）　李志勇　赵君菁

刘洪涛

——筋骨并重，术药并举

一、名医简介

刘洪涛（1921~2010），男，天津市人，其先祖刘锡光受业于清末津门正骨名家李成龙，擅治跌打损伤及配制丸、散、膏、丹，颇有声誉。曾任天津中医学院（今天津中医药大学）伤科学教研室主任，天津中医学院第一附属医院（今天津中医药大学第一附属医院）骨伤科主任医师，兼任中华中医药学会骨伤科分会委员，天津市中医学会理事及其骨伤科分会主任委员。刘洪涛工作认真负责、治学严谨、医德高尚，常说"医道万千，唯德最高"。精心治病救人，丝毫不苟，每起沉疴，不求报谢，尊师重道，慈祥和让，深得同道、患者赞誉。

二、名医之路

刘洪涛少时随其祖父学医，孜孜以求，尽得家传。1946 年悬壶应世，后从天津正骨名医叶希贤为师，叶希贤医术精湛，尤以治疗软组织损伤见长。刘洪涛深得其传，医业大进。刘洪涛 1957 年考入天津中医学院深造，潜心钻研《内经》《伤科补要》等专著，颇具心得。并熟谙内、外、伤各科，学验俱丰，为从事中医骨伤科学奠定了坚实的理论基础。

三、学术理论精粹

刘洪涛认为治伤理论源于《内经》，主张熟读、精研《内经》中关于筋骨、皮肉、气血、经络、脏腑、精津的生理、病理论述。《内经》涉及医学各学科领域，内容丰富，以其整体观念有效指导临床实践，为中医学之精髓。学习中医骨伤科应钻研《内经》，方能学有所成，发扬光大。刘洪涛遵明代薛己"十三科一理贯之"之训，推崇《正体类要》的"肢体损于外，则气血伤于内，营卫有所不贯，脏腑由之不和，岂可纯任手法，而不求之脉理，审其虚实，以施补泻哉"之论述。倡伤科治病须从整体出发，辨证施治。强调内外合一，治外而不知内，非其治也。对骨折的治疗，应遵中医学的整体观念，按其分期施治规律，在注重手法整复、夹板固定、功能锻炼的同时，强调内外用药。如骨折后期，虚象著，骨续不能坚，唯有益精填髓始能强筋壮骨，筋骨得以完全康复。

（一）强调理论与实践相结合

刘洪涛认为中医学博大如海，凡致力于研究者，都深感"勤"之可贵。只有勤奋读书，刻苦钻研，才能得其要领，取其真谛。临床疗效取得固然需要理论的指导，但更重要的是勤于实践，方可不断总结经验，提高医学水平。若仅有理论，缺乏临床实践，必致临床茫无定见，曷能奏效？总之学在于勤，知在于行，理论与实践相结合。只有在实践中不断总结经验，上升到理论，再用以指导临床，技能水平方可得以充实和提高。刘洪涛对各种疑难顽症从不推诿，而是潜心研讨，进与病谋，退与心谋，不断创新治疗方法。临床曾遇一下颌关节单侧脱臼患者，求医几处未愈，痛苦异常。刘洪涛施以轻柔和缓之复位手法，本着"欲合先离，离而复合"之原则，因势利导，先行摘脱之法，使双侧平衡，而后以巧力复位。

（二）确立伤科治则及分类

刘洪涛从事骨伤科疾病治疗数十年，深得正骨之奥妙，其特色是注重整体，辨证论治，内外调治，筋骨并重，术药并举，养练互补。对外伤筋骨皮肉、内伤脏腑气血及伤科杂症，按其证候、特点，有所侧重地灵活运用手法、外用药、外固定等，并辨证施以内治方药，加强功能锻炼，以达其治疗目的。理伤续断，内外合一，治血益精，攻补有序，如临床中常见的腰部劳伤一般认为属于内伤虚证范畴，乃由过度劳累，积渐而患。其体质衰弱，形气俱伤，以致经脉之气不及贯串，气血生髓之功失其常度，则出现腰背疼痛，下肢疲乏，动作呆滞无力，强调以虚损论治，外施轻柔理筋手法以达舒筋治血、温经通络之功，内服益肝肾、填精髓、养气血药物以固其本，常佐通络治血之品，则其症自除。

刘洪涛认为伤科病种繁多，不越于内、外范畴，外者皮肉筋骨，内者脏腑气血，将其归纳为内伤（脏腑、气血）、外伤（各种创伤出血）、软伤（软组织）、硬伤（骨折、脱臼）及伤科杂症。损伤虽有内、外之分，但内伤大都由外伤引起，内伤亦称内损，有伤气、伤血之分，气血相辅相成，不宜截然划分，临床上一般均为气血俱伤。外伤以损伤筋骨为主，筋骨、关节联系十分密切，每多相互影响，故损骨必伤筋，伤筋亦及骨。

综上所述，伤科疾患虽属局部损伤，但与整体有关。体表筋骨、皮肉与体内脏腑、气血、经络之间有着不可分割的联系，掌握这些原则，对于临床辨证施治有重要指导意义。

（三）重视诊断

刘洪涛在治伤中十分注重诊断，认为治病易，诊断难。因患者有男女、强弱、老少之别，病情有轻重、缓急、先后之差，并非一致，因此，辨证诊断十分重要。刘洪涛在临床上辨证重视由表及里，由局部到全身，强调望、问、摸、比四诊合参，尤为重视声、色、形、态和摸、问结合之诊检法，进而可对病症做出正确诊断，制定治疗方法。

1. 望诊

刘洪涛认为望其神色，可确定伤势轻重与安危，观其体态可获初步诊断。肢体受伤较重时，多出现体态改变，直接影响人体姿势或导致各种动作失调，如下肢骨折或关节脱臼，则不能站立及行走。腰脊部损伤除行走困难外，仰卧、翻身等活动均受到限制。有些体征为某种损伤之特有，如小儿桡骨头半脱臼时，肘关节半屈曲，前臂旋前、旋后功能障碍等。肩关节喙突下脱臼，锁骨下脱臼，患者往往以健侧之手托住伤臂，头及身体向伤侧倾斜，走路时腰不能直。这些都可通过望诊得出初步诊断。刘洪涛在临床中更注重对损伤局部的观察，掌握畸形特点，注意患肢有无短缩、肿胀，皮色、温度如何，创口大小、深浅及肢体功能可确定其损伤部位和性质，易于骨折、脱臼、伤筋以及骨外科病症的划分。如关节脱臼与有移位的骨折必会出现局部肿胀及肢体畸形，畸形的大小可说明骨折移位或关节脱臼程度的轻重，对诊断有特殊意义。刘洪涛根据多年临床经验，常以局部肤色的变化而确定软组织损伤的程度及时间，认为红色多系皮肉受伤，为新伤，青色多为伤筋，紫色多属瘀血留滞，黄色则表示受伤日久，瘀血已渐趋消散。

2. 问诊

刘洪涛认为问诊为诊断的一个重要环节。往往在体检前，通过详细询问病史就会有一个清晰的概念。除疼痛性质询问诊断中的"十问"相关内容外，还应根据伤科之特点，详细询问，既要系统全面，又要突出重点，这样可为正确诊断提供重要依据。如对伤科患者主诉的疼痛极为重视，并有独到见解。通过对疼痛的性质、部位、时间与发病的关系进行分析，往往得出和病症相一致的结论。归纳疼痛性质为骨折多出现锐痛，软组织损伤则出现钝痛，神经根受到刺激可有烧灼或刺痛、放射痛。骨折、脱臼疼痛多出现于局部。类风湿关节炎疼痛多发而对称，风湿性关节炎疼痛多有游走。腰椎间盘突出症，疼痛自腰部沿坐骨神经放射到踝、足外侧。损伤肿胀出现疼痛后，炎症肿痛往往同时出现。肌肉疼痛，休息减轻，活动加重。儿童髋关节结核常表现为夜哭。

3. 摸诊

刘洪涛常说摸诊在正骨科诊断中占有很重要地位，可达以手扪之、自悉其情之妙。通过对损伤局部进行触摸、按压，及轻轻被动屈伸、旋转、叩击等，可帮助了解病情。刘洪涛在临床检查中用拇、食、中三指采用滑动、按揉、移压等方法，细细触摸伤处。摸温度、压痛、畸形情况，可判断其损伤的轻重。对伤骨局部触摸，可了解骨折的形状、性质、移位情况。触摸骨折断端时，则有敏感的压痛出现，横断骨折压痛范围小，斜形骨折压痛范围大。骨折断端重迭移位，可摸到凸起或凹陷畸形，同时应和健侧反复对比，以进一步帮助诊断。摸诊时应做到心手一致，由浅入深，先轻后重，从远到近，两头相对，切忌动作粗暴以增加伤势。刘洪涛摸诊手法熟练敏捷，得心应手，所得结论往往与西医学检查方法相吻合，即便筋肉丰厚处，亦能顺肌间隔处，分肉摸骨。对微细的裂缝骨折，刘洪涛十分注重触痛，认为即使在平常的正、侧位 X 线片上不易确定诊断，如在骨折处触摸十分明显，痛点固定不移，也可诊断。如腕舟骨骨折，早期骨折线不甚明显，但鼻咽窝处凹陷变浅或消失，局部压痛，则仍考虑骨折的存在。

（四）主张动静结合，早期功能锻炼

刘洪涛认为根据患者具体情况，以动静结合为原则，应积极鼓励患者尽早进行肌肉收缩活动，如术后早期生命指征平稳，一般状态良好后即可开始进行适当功能锻炼。进行肌肉张力训练，减少肌肉与其他软组织的失用性萎缩、关节挛缩及粘连。后期可以辅以按摩推拿、针刺等治疗方法，使肢体尽可能达到应有的功能范围。

四、临证经验

（一）伤科手法及特点

刘洪涛认为手法为治疗伤科诸症之重要手段。精于伤科者，无不重视手法的运用。诚如《医宗金鉴·正骨心法要旨》所云："手法者，诚正骨之首务。"刘洪涛从事骨伤科40余年，常持七分手法、三分药之说，在继承传统八法的基础上博采众长，不断融汇发展，总结出拔伸牵引、手摸端合、屈曲压按、反折捺正、颤抖摇晃、理伤滚揉、抓拿旋转等手法，或单一，或合并，灵活施用于诊断、治疗骨折、脱臼、伤筋诸症。对证而施，只要施法得当，运用自如，则疏通气血，治其经络，顺筋正骨，都可取得事半功倍之效。较之《医宗金鉴》的传统八法，则大有发展和创新。刘洪涛运用手法时，遵顺经筋，走经络、输穴、痛点的原则，灵活多变，深透有力，刚柔相济，始终如一，贯通一气。

1. 折伤手法在于矫正

刘洪涛擅疗折伤，一般以续合拔伸、捺正端提、屈伸挤按为用。在具体应用时，则根据损伤机制及局部生理特点随之而变。按骨步骤为：术前松筋，拔伸矫正，可使挛聚弛张，短缩复长；捺整端提，可使陷者复起，突者复平，错者归原；屈伸旋转骨斜以正，筋反得顺；慢放轻抓活动关节；复位标准为恢复外形、力线及功能，不苟求解剖对位。

刘洪涛对上髎骨手法极为精熟，常在不需助手或很少助手帮助下，运用自如。手法特点为简便实用，轻柔和缓，因势利导，以寸力、巧力为主，治之多效，患者痛苦少。根据各关节类型不同，手法亦异。一般临床上多采用牵拉、端提、捺整、屈曲等手法，牵拉、端送略加旋转，使其合槽归位。如肩关节因跌仆、掀闪、抻戳，必伤其髎，膀髎掉伤可分上掉、下掉、前掉、后掉等。及时复位并不困难，若日久失治而未能复位者，陈旧之伤则颇难治疗。刘洪涛在治疗常见的肩关节前下方脱臼时，多用挎篮之法。患者坐于凳上，术者站于前面，一手握其患肢腕部，外展患臂，另一手立掌伸入患肢腋下，而后放下患臂，同时另一手掌心向上加大腋下间隙，用其前臂向上提端，如挎篮之势，另一握腕之手向下牵拉，呈对抗牵拉，可听伤处"咯噔作响"，肩髎复原，骨已归窠。此法要求动作协调，用力均匀，一气呵成。对陈旧性脱臼则采用术前熏洗、牵拉、理筋

之法，待筋肉松解，剥离粘连后以手法复位。习惯性脱臼在运用手法复位的同时，配以内服药物，局部固定疗效更佳。

2. 伤筋首重理顺，施法灵活变通

刘洪涛对伤筋一症，手法精炼，效果卓著，尤对颈、肩、腰、腿各种损伤的治疗更有其丰富经验。曾在天津全国骨伤科会议上展示治疗肩凝症手法，受到北京段胜如等全国骨伤名家的一致好评，认为此法源于叶希贤治疗肩凝症手法，更有创新和发展。治筋手法分为四步，对症施治，灵活运用，治疗各种软组织损伤。

（1）准备手法：又叫放通手法，按其经络走行方向，运用揉按、捏拿等松解手法，达舒筋通络、疏通气血、缓解肌肉痉挛之功效。

（2）止痛手法：在其疼痛部位或穴位上多采用指按、指压、指针、指擦等手法温经通络，散瘀化滞，活血止痛。

（3）矫正手法：在全身各部，尤其脊背部运用搬、背、提、牵拉、顺推之手法，可矫正脊柱侧弯畸形。

（4）结束手法：又为调散手法，即调和疏散之意。多用抖、拍、搓、理等手法结束治疗。

3. 指法娴熟，刚柔相济

刘洪涛尤以指法更为突出，其法重而不滞，深透有力，以气抓力，气力相随，以思想、意志、运气、贯力直达病所。施法时用其拇指、食指、中指指尖、指侧、指腹着力，沉肩，屈肘，悬腕，指实掌虚，做到蓄力于掌，散力于指。

（1）点穴按摩：又叫指针法，以拇指指尖着力，拇指立起戳在痛点或穴位上，点而不移，直达病区，至患者有舒适传导感为宜。也可根据经络循行远端取穴。其作用为通畅经络，镇静止痛。

（2）指振法：用拇指指尖紧压在应振之处，随呼吸一起一伏节奏施力，切勿骤然发力。由于振颤之力，可缓解局部紧张，消胀并有活血止痛之功效。

（3）指搓法：以拇指侧面贴于患处，从上而下、从内向外灵活搓动。手法应柔和，深透有力，避免触伤皮肤，可达疏通经络、活血止痛、滑利关节之作用。

（4）指刮法：又称分理法，用拇指侧面紧压皮肤，在患处进行分理手法。施法时应深达其粘连组织，作用为祛风散寒，疏通气血，剥离粘连。

（5）指按法：以拇指指腹按压痛点或穴位上。可用一手拇指或双手拇指叠按，但用力必轻重适宜，勿使疼痛，其作用为理通气血，除滞化瘀。

（6）指揉法：以拇指指腹着力，在身体某部或穴位上做回旋揉动。轻揉可达浅皮，重揉可作用于肌肉深部组织。适用于身体小部位或局部红肿处，以促进血液循环，消肿散瘀。

上述指法，热透于肌肉、筋骨之间，气血流畅则不痛，临床应用广泛，多有奇效。

刘洪涛认为两手按置所伤之筋骨，使筋骨整复如旧，在于手法运用之妙。其手法以

轻巧见长，力求不采用暴力。尝曰："体质千差万别，禀赋因人而异，在手法上应各有所施，其痊可速也。"反对施用一成不变之手法。认为遗留残疾与否皆出于手法所施是否得宜。

4. 腰部伤筋手法

腰部伤筋为伤科临床常见疾患，可分为急性伤筋、慢性伤筋、伤筋兼痹之三种。急性腰部伤筋根据受伤之力，又可分为闪腰、扭腰及腰部挫伤。卒然损伤使腰背诸筋肉受损，血脉凝涩，经络壅滞，腰背急性疼痛，不得转侧。如治疗不当，使撕裂出血组织不能很快修复而引起组织间粘连，造成残留慢性腰痛。正如《医宗金鉴·正骨心法要旨》腰骨一节中所载："若跌打损伤，瘀聚凝结，身必俯卧，若欲仰卧、侧卧皆不能也，疼痛难忍，腰筋僵硬，宜用手法。"刘洪涛对治疗腰部伤筋一症，可不用药物，全凭手法使其康复。本着点、线、面兼顾，突出痛点之原则，临床多采用解痉搬牵法，手法所施轻重缓急各有不同，以收通络解痉、活血止痛、揉按理筋、复其归位之效。

（1）揉按抓背：揉按，患者取俯卧位，医者单手大小鱼际掌根部，沿患者背伸肌自上而下，旋转揉按至低骶关节上缘为止，反复多次。抓背，医者双手呈并行位，放于双侧背伸肌上端，双手掌根同时缓缓向下抓按，并向相反方向推动，双手保持一定距离，由上而下至腰骶部，反复 2~3 次，其作用机制为舒通气血，缓解痉挛。

（2）解痉止痛：患者俯卧，医者双手拇指向中线推挤按压，沿背伸肌捺揉滑行至低骶关节平面上缘。反复 2~3 次。而后用其两手拇指在腰部压痛处上、下各 2 至 3 椎体平面内，向外做以推压滚动之法，并拇指指尖弓形戳指，深点压痛点及肾俞穴，直至放松腰肌，解除痉挛。

（3）循经通络：姿势同前，医者自腰骶部开始，按第一步揉背法衔按而下，沿坐骨神经走行方向，顺揉至足跟部，然后两拇指顺序交替按压至跟腱外侧，同时深点承扶、殷门、委中、承山、昆仑等穴，可使经络通畅，气血无阻，疼痛缓解。

（4）牵拉搬提：患者俯卧位，双腿自然伸直，医者站于一侧，用一手掌按压腰部疼痛处，另一手依次向背侧搬提患者双肩及双下肢，搬按的同时，按腰部之手用力向下按压，而后固定腰骶部，另一手放置在足跟部，呈对抗牵拉之势，然后折膝放下。

以上这些手法适用于腰部单侧、双侧急性伤筋。

在叶希贤伤科理论基础上，刘洪涛对于肩凝症的手法治疗方面形成自己的独到见解。他根据肩凝症的病理变化分轻、重两个阶段，主要以形成粘连与否作为鉴别。根据不同阶段，手法的运用、药物使用、主动锻炼都各有不同，否则难以奏效。早期：发病不超过 3 个月，肩关节功能轻度障碍。通过按摩可放松肌肉，缓解痉挛，有利于肿胀消退，松解和防止粘连，对早期肩凝症有一定疗效。可采用手法中的摇臂、揉臂、捏拿等治疗。后期：发病超过 3 个月，肩关节功能明显受限，或经治疗未能恢复功能的晚期患者，应用按摩可松解粘连，恢复肩关节功能。主要采用牵拉手法，如大旋、活肘舒筋、双牵等治疗前后侧粘连。

当肩关节功能明显改善，疼痛减轻或消失，则用辅助手法，解除在牵拉时造成的痛苦和紧张。如应用和络手法，使肩关节的症状消失，功能恢复。另外，刘洪涛按摩的特点是具整体观念，基本功过硬，辨证施法。手法使用轻重疾徐，刚柔相济，贯通一致，最忌忽轻忽重，断断续续，缺乏连贯性。

刘洪涛提出肩凝症的手法治疗需要注意以下几点：①手法操作要稳妥，忌粗暴或过分展开活动幅度。②因患者关节筋络粘连强直，动作极其困难，使用按摩手法要徐徐渐进。③使用舒筋手法，膝顶腋下时，发力要注意避免肋骨折伤或肋部挫伤。④凡患心脏病及肿瘤而影响肩部活动者禁用。

5. 手法配合汤剂治疗儿童一过性滑膜炎

一过性滑膜炎是一种非特异性炎症所引起的，以髋关节疼痛、肿胀，活动受限为主要特征的一种自限性疾病。目前对其发病机制尚无统一认识，故临床病名很多，如髋关节暂时性滑膜炎、单纯性滑膜炎、小儿髋关节半脱位、应激髋综合征等。部分患儿可自行恢复，但多数仍需要采取针对性治疗，若延误治疗，有继发股骨头缺血性坏死的可能，造成日后发育障碍，所以早期诊断、及时治疗是本病的关键。本病病因至今未明，多数学者认为与过度运动、感染、外伤及超敏反应有关。儿童时期，其髋臼、股骨头发育尚未成熟，关节囊及周围韧带松弛，髋关节活动范围较大，当奔跑跳跃、不慎跌倒等使下肢过度外展或内收时，由于髋关节间隙增宽，滑膜被关节腔的负压吸入，并嵌顿其中，造成滑膜组织充血水肿，继而出现髋关节疼痛肿胀、活动障碍、跛行等症状。亦可由于外伤致下肢内收或外展肌群肌肉痉挛，导致关节位置不正，如抗痛性肌痉挛可把骨盆强制在健侧高、患侧低的倾斜位，导致双下肢假性不等长。局部的挤压、牵拉亦可造成供血不全，久之则可产生股骨头缺血性坏死。

刘洪涛运用手法治疗，效果显著，如应用推拿、按揉、捋法等手法进行放松，酌情配合弹拨屈伸等手法治疗，避免使用牵引等暴力手法，提倡手法轻柔和缓。中医学认为本病是由于正气不足，脾肾亏虚，卫外不固，风、寒、湿邪流注关节，经脉痹阻不通所致，又因小儿为纯阳之体，故手法治疗后配合使用六味地黄汤剂加减以奏补肾强筋之效。

6. 手法与功能锻炼相结合

刘洪涛在治疗的同时，提倡手法与功能锻炼有机结合。认为根据各个肢体关节的功能，进行及时恰当的锻炼，变被动活动为主动活动，才能逐步巩固疗效，加速康复。整复和固定为骨折愈合创造了有利条件，骨折能否迅速愈合，关键在于功能锻炼。

刘洪涛认为在"动静结合"的原则下，固定是从肢体能活动的目的出发，而活动又以不影响骨折的固定为限度。骨折施行手法整复、小夹板固定后，即开始进行功能锻炼，并贯穿于整个治疗过程中。采用小夹板局部外固定治疗骨折，把骨折整复后的固定与功能锻炼密切地结合在一起。活动不但能保持骨折断端在整复后的良好位置，同时对于骨折断端间残余的成角及侧方移位，还可以在固定中逐渐得到矫正。骨折的功能锻炼以主动锻炼为主。

刘洪涛认为骨折早期的锻炼形式主要是收缩肌肉，上肢以握拳、吊臂、提肩为主，下肢以踝关节的背屈、股四头肌的收缩锻炼为主。通过肌肉用力收缩，保持肌肉紧张，利用肌肉的拮抗作用，使骨折断端更加稳定，有利于骨折愈合。肌肉的一舒一缩能促进局部肿胀消退，防止肌肉萎缩，预防关节粘连。骨折中期功能锻炼除继续进行患肢肌肉舒缩活动外，还应在医护人员的帮助下逐步活动骨折部上下关节，先做单一的关节屈伸活动，而后几个关节协同锻炼，动作应缓慢，活动范围应由小到大，至接近临床愈合时应增加活动次数，加大活动幅度和力量。刘洪涛认为，对于一些未进行夹板固定的骨折，可以应用冰钳夹持固定骨折断端，进行关节屈伸活动训练，使骨折愈合与关节功能恢复齐头并进，达到骨折愈合之日，则为功能恢复之时。骨折后期，骨折已临床愈合，此期进行功能锻炼可促使患肢尽快恢复关节功能和肌力，达到筋骨坚强、关节滑利之目的。同时进行全面的功能锻炼之目的，有利于整个机体功能的全面恢复。

7. 手法的娴熟重在基本功

所谓"一旦临证，机触于外，巧生于内，手随心转，法从手出"。而且要"法之所施，使患者不知苦也"。刘洪涛十分重视手法基本功的训练，自幼勤习苦练揉、戳沙袋，抓坛子，倒长砖，站桩等，使其指、掌、腕、臂逐生耐力、韧力、弹力、抓拉力，达到内气充实，指力适达，手足矫捷，桩架稳固，为日后诊疗奠定深厚的功底。刘洪涛在指导后学训练时，常告诫应有信心、恒心，注意松静自然，意气相随，循序渐进，不要急于求成或见异思迁，这样非但达不到训练目的，而且适得其反。刘洪涛临证施法，全神贯注，注重一招一式的运用。

（二）重视药物的应用及研制

刘洪涛强调整体内外兼顾，谓："伤虽自外，病已及于内；虽伤筋骨，病已波及气血。故治外伤，当明内损；治疗筋骨，当虑气血。"每临一证，辨证论治，因人而施。伤者必因体质不同各有所异。伤科内治倡活血、益精，认为血宜治，而精宜补。血伤有瘀滞及虚损，血瘀宜活，血虚宜补。而精伤骨续不能坚，自当填精补髓以壮筋骨。内治强调活、和、补三法，早期宜活血祛瘀，以通其血脉，中期和营顺气，调理气机，后期强筋壮骨，以促其康复。

如骨折初期，经脉受伤，气血逆乱，瘀滞为患，肿胀疼痛，此时活血化瘀、攻散为治疗之首务，正所谓"瘀不祛则骨不能续"。骨折中期，瘀肿渐趋消散，断端初步连接，血气亦将恢复，筋骨软弱，有时作痛，此为瘀血未尽，经脉尚未通畅，气血仍欠旺盛，自当活、和兼施，宜活血生新，养血通络，调理气机，续筋接骨。骨折后期，临床愈合，固定解除，虚象已著，骨续不能坚，关节活动尚欠滑利，养气血、通经络、填精补髓、补益肝肾、精血旺盛乃是明功之法。对于风湿痹证造成的肢体疼痛，"客者除之"，宜用舒筋活络法，应用风湿正痛丸、舒筋丸、活络丹等以舒筋活络，散风祛寒。

上述分期治疗原则，必须灵活变通，对特殊病例尤须审慎辨证，正确施法，不要拘泥和机械地分期。刘洪涛在多年临床经验基础上研制出的接骨丹及消瘀止痛膏至今仍在临床广泛使用，取得良好的治疗效果，两方的功效、主治及组成如下。

接骨丹：接骨续筋，消瘀止痛，用于跌打损伤，筋伤骨折，红肿疼痛。地龙、乳香（制）、没药（制）、大黄、禹余粮、降香、小茴香、青皮、红娘虫、血竭、延胡索、自然铜、儿茶、五灵脂、三七、珍珠粉、制川乌、土鳖虫、制草乌、川芎、防风、狗脊、威灵仙、骨碎补、朱砂粉、红花、当归、白芍、续断、牛膝、木瓜、天麻。

消瘀止痛膏：活血化瘀，祛风止痛，用于跌打损伤所致红肿热痛。五倍子、五加皮、骨碎补、地龙、土鳖虫、乳香、没药、血竭、儿茶、续断、血余炭、鹿角霜、生川乌、生草乌、白及、生南星、苏木、红花、硼砂、冰片。

（三）说案论病

验案举隅 1：下颌关节脱臼

王某，女，65 岁，家庭妇女，1982 年 5 月 6 日初诊。

现病史：下颌关节经常脱落 2 年余。2 年前曾因呵欠致右侧下颌关节脱臼，经私人给予复位，后常出现下颌关节处疼痛。月余又因张口过大，二次脱落，疼痛如前。近半年来常因呵欠、大笑造成脱臼，有时可自行复位。10 日前因嚼食不慎而脱臼。求医几处未愈，痛苦难忍，每日只进流质食物少许。

检查：体质中等，营养一般，痛苦面容，口开不合，言语不清，上下牙齿不能并拢，口角流涎，局部压痛明显，可触摸到双侧下颌关节处凹凸不平，并伴有头昏、目眩、烦热、口干少津、纳呆等症。舌淡红，脉细数。

诊断：习惯性下颌关节脱臼。

治疗：局部热敷，并用轻手法揉搓，患者自感关节处木痛，酸紧感基本消失。采用口内复位法，一次成功。复位后用四头绷带兜好下颌处，固定 3~5 小时，嘱近日避免用力张口或大笑。为使气血通畅，恢复肌筋约束力，结合脉证、舌质舌苔，嘱内服临床验方归拢汤，随症加减，连服 21 剂。方剂组成为当归 9g，川断 9g，杜仲 9g，黄芪 30g，钩藤 9g，忍冬藤 9g，川芎 6g，川羌 9g，何首乌 12g，五加皮 9g，甘草 3g，熟地黄 15g，砂仁 3g，葛根 9g。水煎服。功能通畅气血，强筋健骨，促进筋络约束力和弹力的恢复，治关节习惯性脱臼。

按语：多数患者因年高体弱，肾气亏损，气血不足，血不荣筋或血阻筋缩，外受风寒致病。《伤科补要》说："夫人之筋，赖气血充养，寒则筋挛，热则筋纵，筋失营养，伸舒不便。"本案患者系筋位松弛，筋无束骨能力，故而成习惯性脱臼，又称滑节。除及时给予手法复位，还应注重整体辨证论治，给予扶正、补肾虚、养气血、坚筋骨之汤剂内服，可达预期疗效。

验案举隅 2：腰椎间盘脱出

林某，38 岁，工人，1979 年 8 月初诊。

现病史：患者于 1962 年患腰椎间盘脱出，经二中心医院手术治疗痊愈出院。1979

年3月不慎扭伤，经多方治疗，症状仍不见缓解，后于二中心医院摄片检查，确诊为椎间盘二次脱出，不宜再施手术治疗。现患者症状逐渐加剧，卧床不起，痛苦难忍，彻夜难眠，生活不能自理。

检查：脊柱侧弯，突向左侧，生理前凸完全消失，刀口自腰至尾骶部大约6寸。两侧腰大肌板滞，无弹力，并有条索状感，可触及组织斑痕结及硬块。腰4~5椎体左侧有明显压痛，并向下肢放射至足，直腿抬高试验右60°，左为25°，X线片显示腰4~5椎椎间隙不等，生理弧度消失，椎体轻度增生。

治疗：①松解法。患者取俯卧位，医者站于患侧，右手自肩部沿脊柱旁开1.5寸（又称华佗夹脊穴），用大小鱼际旋转揉动至骶部，反复数次（双侧）。姿势同前，医者大鱼际部抬起呈15°，小鱼际自胸始至骶部，依次轻微压迫逐个椎体数次。此法又称准备手法，使两侧腰大肌及椎间韧带放松。

②散结调滞法：患者取俯卧位，医者拇指在下，余指在上，拇指弓型戳指腰部，自上而下，施弹拨、擦动、捏拿手法，持久渗透施于两侧。

③双臂回纳法：姿势同前，医者右前臂尺侧中上段抵于脊柱侧弯处，左前臂尺侧中上段抵于胸椎继发性侧弯处，两侧同时用力，形成对抗性挤椎矫正法。施法必须部位准，抵于脊柱，持续用力，方能奏效。

④循经通络法：患者取俯卧位，医者站于患侧，自腰骶部沿坐骨神经走行方向揉按捏拿至足跟部，并用双拇指交替按压至昆仑穴，反复多次。

⑤拔伸牵引法：患者姿势同前，令双手拉住床头。医者双手握患者双踝，先做摇摆颤抖，后同时向下牵拉数分钟。

每次治疗3次，共治疗32次，基本痊愈。

按语：《素问·举痛论篇》谓："按之则血气散，故按之痛止。"依据力学原理，使各种机械力分别作用于病损部位，以松解肌筋，解除粘连，消除炎症，不但能够改善肌肉、软组织的血液循环，而且能够缓解血管、神经的痉挛、麻痹，起到舒筋活血、温经通络止痛的作用。手法一定要由轻渐重，以患者能耐受为度，切忌忽轻忽重、动作粗暴。

验案举隅3：颈椎病

王某，女，50岁，南开区房建公司干部，1985年12月初诊。

现病史：2年前初感颈部不适，活动略受限，随后逐渐加重，反复发作，出现背肩臂疼痛，四肢麻木，力量减弱，行走笨拙，甚则不能久站，并伴有头晕、尿急尿频等症状。后就诊于天津医学院附属医院骨科，经X线摄片、CT等检查，确诊为颈椎病，建议2个月后住院手术治疗，此间来我院门诊治疗。

检查：患者颈部僵直，活动受限，手部肌肉萎缩，手握无力，痛感减弱，行走困难。正、侧、斜位X线片示椎间隙狭窄，僵直，成角，椎体前后缘骨质增生，椎间孔变形，软组织钙化。

治疗：①拔伸牵引：患者取仰卧位，医者一手扶头部，一前臂伸入患者颈下，立掌放在枕骨下面。患者放松，医者轻轻左右方向滚动患者头部，使其颈椎和其肌筋松解，而后放平其前臂，使掌心向上，慢慢用力，向上直线牵拉，直到患者自感轻松，症状减轻后缓缓放下，施法用力要稳妥、均匀。

②顺筋端提：患者取坐位，医者站于其背后，一手托住患者枕骨，另一手托其下颌，双手同时用力，顺其方向稍提慢推，即边提边推，顺其筋骨，疏通经络。此法同施于左、右两侧，操作宜慎重，切勿用力过大。

③轻揉理筋：姿势同前，用拇、食两指或手掌鱼际处，在正中伸曲筋和两旁项伸曲筋，从枕骨到肩峰，从枕骨到大椎，自上而下，缓缓移动，舒通项筋，然后反复揉按、推拿。

患者除注意适当休息外，于家中可取仰卧位，用布兜牵引，每日 1 次，每次 30 分钟，以后逐渐延长时间，但不可超过 1 小时。每周治疗 2 次，经 3 个月治疗，症状基本消失，恢复工作。

按语： 颈部受寒或体位不当、劳累过度，引起颈部经脉、肌肉经气不通，气机不畅而产生肌肉痉挛、疼痛，以致转侧不利，故采用舒筋通络、理筋整复的原则，通过手法改善颈椎动、静力平衡，纠正关节错缝，改善血液循环，从而减少对椎间盘的压力，增大椎间隙和椎间孔，使神经根所受的刺激和压迫得以缓解，神经根和周围组织的粘连也可得以松解，缓冲椎间盘组织向周缘的压力，并有利于已经向外突出的纤维环组织消肿，有利于伤病组织生理功能的恢复，可收到手到病除的效果。

验案举隅 4：柯莱斯骨折

张某，男，57 岁，自行车厂干部。1983 年 5 月初诊。

现病史：在浴池内不慎跌倒，手掌着地，外观畸形，疼痛难忍，肿胀严重，局部压痛明显，功能丧失。X 线片显示骨折完全移位，关节面已粉碎，骨折断端嵌插，掌倾角反 20°。

诊断：柯莱斯骨折（粉碎型）。

治疗：患者取坐位，行局部麻醉，肩关节处伸展，曲肘 90°，前臂中立，助手牵拉前臂上端，医者双手握骨折远端，顺势牵拉，但以牵桡侧为主，双手合拢，拇指放远端背侧，余指放近端掌侧，在充分牵开情况下，医者尺侧手拇指推近端桡骨，纠正桡偏后，协调缓慢地反复由小到大，折屈数次，在此基础上医者用拇指扪骨折处。畸形纠正后，在保持牵引的情况下，另一助手外敷消肿止痛膏，夹板固定，内服七珠接骨丹。方药组成为降香 12g，白及 9g，土鳖虫 12g，当归 12g，儿茶 9g，补骨脂 3g，香瓜子 12g，礞石 6g，血竭 12g，大黄 12g，乳香 15g，没药 15g，自然铜 9g，三七 12g，珍珠粉 3g，共为细末，炼蜜为丸，每丸 3g，每次服 1 丸，每日 1 次。

拍摄 X 线片复查提示对位良好，嘱注意血液循环，握拳锻炼。

次日来院复查：肿胀严重，调正外固定。

1周后复查：拍摄X线片显示掌倾角0°，其他无改变。将掌侧平垫加厚，背侧夹板下移，嘱注意掌侧板不可超越掌横纹。

2周后复查：更换敷药（在牵引下），拍摄X线片示掌倾角8°，内服汤剂，方为和营接骨丹，药物组成为马钱子15g，香瓜子30g，土鳖虫30g，麻黄15g，申姜30g，自然铜30g，川断30g，乳香30g，没药30g，麝香3g。共为细末，炼蜜为丸，每丸1.5g，每次服1丸，日服1次。

3周后复查：拍摄X线片提示骨折线模糊，有连续骨痂通过，内服汤剂，方为补益坚骨丸，药物组成为生地黄15g，白芍10g，川芎10g，黄芪30g，杜仲15g，五加皮10g，川断15g，丹参15g，泽兰10g，延胡索10g，没药14g，陈皮9g。共为细末，炼蜜为丸，每丸3g，每次服1丸，日服1次。

4周后拆除夹板，局部无压痛，活动无异常，无纵向叩击痛，功能基本恢复正常。

按语： 此种骨折波及关节面，刘洪涛在手法整复时，采用顺势牵拉，以桡侧为主，尺侧拇指稍向桡侧推挤骨折近端用以纠正桡偏，而又避免破坏远端骨折线。在整复过程中双手合拢，充分控制骨折远端，使骨折碎块没有分离，防止慢性痛和掌侧碎块移位而影响桡动脉，并重视外固定（夹板、纸垫）的合理使用，及时调整，以利有效制约掌倾角，外用药以凡士林、蜜调最佳，可避免损伤皮肤。

验案举隅5： 儿童髋关节一过性滑膜炎

患儿，男。

现病史：右髋关节疼痛，活动受限。患者发病前多有蹦、跳等运动史。现症见突然发作右髋部疼痛、跛行。

体征：腹股沟前方压痛，主被动屈曲、内（外）旋髋关节时疼痛加剧。平卧床上，身体摆正可见骨盆倾斜，双下肢不等长，患肢假性延长在2cm以内。4字试验、托马斯征均阳性。

诊断：小溜胯（髋关节一过性滑膜炎）。

治疗：应用推拿、按揉、捋法等手法进行放松，酌情配合弹拨屈伸等手法治疗，禁止使用牵引等手法，手法轻柔和缓。手法治疗后配合服用六味地黄汤。嘱患者手法治疗后卧床休息，减少下肢活动。手法配合汤剂治疗1个疗程左右，患者下肢等长，右髋关节疼痛消失，关节活动正常。

按语： 因儿童的髋臼、股骨头发育尚未成熟，治疗本病时刘洪涛运用推拿、按揉、捋法等手法进行放松，酌情配合弹拨屈伸等手法治疗，避免使用牵引等暴力手法，提倡手法轻柔和缓。本病多为正气不足，脾肾亏虚，卫外不固，风、寒、湿邪流注关节，经脉痹阻不通所致，又因小儿为纯阳之体，故手法治疗后配合服用六味地黄汤加减以奏滋肾强筋之效。

(四) 常用方剂

1. 加味愈合汤

组成：熟地黄 30g，黄芪 30g，当归身 15g，鹿角霜 12g，补骨脂 6g，自然铜 6g，乳香 6g，没药 6g，三七 3g，土鳖虫 9g，川断 6g，骨碎补 9g，牛膝 12g，忍冬藤 15g，甘草 3g。

功效与适应证：补气养血，止痛接骨。适用于气血衰弱，骨折愈合迟缓。

用法：水煎服。孕妇忌服。

2. 接骨醋膏药

组成：人中白 15g，五倍子 3g，自然铜 10g，沉香 10g，没药 10g，土鳖虫 10g，血竭 9g，儿茶 9g，生鹿角 30g，干螃蟹 15g，地龙 10g，川断 12g，三七 3g，冰片 1.5g，麝香 1.5g，红糖 30g，陈醋 90g，荞麦面 90g。

功效与适应证：活血消肿止痛，续筋接骨，促进骨痂早日形成，治新旧骨折。

用法：先将醋、糖熬化，再加药面，木棒搅匀如糊状后，下冰片、麝香、三七，按患处大小摊于布上外敷，厚达 3~5mm，固定包扎。

3. 七珠接骨丸

组成：降香 12g，白及 9g，土鳖虫 12g，当归 12g，儿茶 9g，补骨脂 3g，香瓜子 12g，礞石 6g，血竭 12g，大黄 12g，乳香 15g，没药 15g，自然铜 9g，三七 12g，珍珠粉 3g。

功效与适应证：消肿化瘀，活血止痛，软坚通便，续筋接骨。适用于骨折早期，治各种骨折。

用法：共为细末，炼蜜为丸，每丸 3g，每次服 1 丸，每日 1 次。妇女经期、妊娠期忌服。

4. 和营接骨丹

组成：马钱子 15g，香瓜子 30g，土鳖虫 30g，麻黄 15g，申姜 30g，自然铜 30g，川断 30g，乳香 30g，没药 30g，麝香 3g。

功效与适应证：通气活血，止痛散瘀，接骨续筋。治跌打损伤，筋伤骨折，适用于骨折中、早期。

用法：共为细末，炼蜜为丸，每丸 1.5g，每次服 1 丸，日服 1 次。妇女经期、妊娠期忌用。

5. 补益坚骨丸

组成：生地黄 15g，白芍 10g，川芎 10g，黄芪 30g，杜仲 15g，五加皮 10g，川断 15g，丹参 15g，泽兰 10g，延胡索 10g，没药 14g，陈皮 9g。

功效与适应证：舒筋活血，填精补髓，强筋壮骨。治筋骨软弱，气血亏损，肝肾不足，适用于骨折后期。

用法：共为细末，炼蜜为丸，每丸 3g，每次服 1 丸，日服 1 次。

6. 止痛祛瘀膏

组成：五倍子 200g，五加皮 200g，骨碎补 200g，土鳖虫 300g，乳香 300g，没药 300g，血竭 300g，儿茶 200g，川断 200g，桃仁 500g，红花 500g，自然铜 200g，生川乌 200g，生草乌 200g，透骨草 1000g，血余炭 200g，金银花 400g，紫花地丁 400g，牛膝 500g，西瓜子 200g，威灵仙 200g，生鹿角 300g，檀香 100g，冰片 30g。

功效与适应证：活血化瘀，止痛消肿，接骨续筋。治跌打损伤，肿胀作痛，筋伤骨折。

用法：共为细末，凡士林调敷伤处。

7. 伤科熏洗（一）号

组成：当归 12g，木瓜 6g，没药 10g，五加皮 10g，羌活 10g，姜黄 6g，川断 6g，延胡索 6g，血竭 6g，防风 10g，透骨草 12g，乳香 10g，急性子 6g，红花 6g，川芎 6g，伸筋草 10g。

功效与适应证：消瘀定痛，舒筋活血。治跌打损伤后肿胀疼痛及骨折脱臼后遗症。

用法：将药用纱布袋装好，放入盆内，用水煎熬数沸，每日熏洗伤处 2 次，将汤保留，可用 5~6 天。

8. 伤科熏洗药（二）号

组成：透骨草 15g，麻黄 10g，金银花 10g，红花 10g，生艾叶 10g，木瓜 10g，芡实 10g，紫花地丁 10g，当归 10g，白芷 6g，川椒 10g。

功效与适应证：祛风散寒，活血通络，舒筋止痛。治手臂拘挛，关节疼痛，风寒湿痹阻。

用法：将药用纱布袋装好，放入盆内，用水煎熬数沸，每日熏洗伤处 2 次，将汤保留，可用 5~6 天。

五、学术传承

刘洪涛师从叶希贤先生，尽得叶老真传，他将叶老的学术精华及自己的临床经验毫无保留地传授给下级医生，使得治疗腰椎间盘突出症之十步正骨法及治疗肩凝症之九步手法得以传承至今。

刘洪涛始终担任天津中医学院的授课工作，主讲《中医伤科学》，1979 年被天津中医学院正式聘为讲师，但因各种原因没有明确的学术传承。刘洪涛发表论文如下。

（1）《浅谈伤科手法的应用》于 1983 年 12 月发表于《全国中医骨伤科手法经验交流会部分论文汇编》。

（2）《下颌关节脱臼的治疗经验》于 1982 年 7 月发表于《全国中医学会外科学术会

议论文汇编》。

（3）"七厘散的临床妙用"于1983年发表于《开卷有益》杂志。

参考文献

[1] 赵恩俭. 津门医粹（第二辑）[M]. 天津：天津科学技术出版社，1991.

[2] 李庆和，张伯礼. 教苑英华——天津中医药大学人物志 [M]. 天津：天津科学技术出版社，2018.

执笔者：张红安

整理者：阚湘苓

资料提供者：宏树臣

柴彭年

——津门名医，岐黄翘楚

一、名医简介

柴彭年（1922~2004），男，天津市人，中共党员，天津中医学院第一附属医院（今天津中医药大学第一附属医院）主任医师、硕士研究生导师。早年就读于天津针灸传习所，拜师名医李曰伦，得其真传。1941年毕业于中国医学传习所。1942年考取行医执照（部颁行医证书），从事个体行医。中华人民共和国成立后，任河北区中医联合诊所副所长。1955年于天津市立中医医院创办之初，便来院就职，历任天津中医学院第一附属医院内科行政副主任、内科教研室副主任、《天津医药》杂志编委会委员等职。享受国务院政府特殊津贴。在长期中医学医、教、研工作中，建树颇多。

二、名医之路

（一）主要成长经历

柴彭年出生于清末民初军阀混战的北直隶地区，自幼体弱，难耐膂力劳作，为谋生计，遂入医门，拜津门名医李曰伦为师。旧时国医，多师徒授受而成，儿徒生活，自是艰辛。然柴彭年天资聪颖，深受师傅青睐而得其真传。弱冠之后2年，便考取业界推崇备至的"行医执照"。至此，在当时一众国医业者中脱颖而出，开启了一生平凡而又传奇的行医生涯。

大医者，必德才兼备。"为学，精专广博；为人，忠悌严仁"，虽寥寥数语，却是柴彭年悬壶济世行医生涯的生动概括，亦是柴彭年兢兢业业为人处世的真实写照。柴彭年一生行医授业，以"严"闻名。一者严于律己，具有极高的职业素养，其"诊时不烟，诊必当日"的习惯，数十年间未曾改变。由于大的时代背景影响，柴彭年嗜吸香烟，日常生活中定烟不离手，然应诊期间，则绝不吸烟，且无论就诊患者数量如何巨大，必不饮不食，待完成全部应诊后，方才饮食休息，绝无耽误患者分秒时间。及至晚年，身体每况愈下之时，求诊患者仍络绎不绝，半日门诊逾40号，柴彭年仍以极大的毅力坚持看完最后一名患者后，乃由侍诊医生搀扶返家。二者严于课徒，具有高度的教师责任感。柴彭年作为中华人民共和国成立以来第一批中医硕士研究生导师，由于自身年龄与当时客观条件限制，具有明确师承关系的学生甚少，却涌现出曹式丽、檀金川等至今活跃于医、教、研一线、具有很高学术地位的中医肾病名家，教授效果可见一斑。柴彭年一生行医授业，又仁厚之至。对待病患，仁心仁术，交代病情，实事求是，深入浅出；

遣方用药，短小轻灵，"药虽不足十三"，却效如桴鼓，绝无业界为人诟病的"虚张声势、大方天价"现象。此外，柴彭年授业之时，必言传身教，倾囊相授，绝无保留。柴彭年与自己的学生共同撰写论文，使其特色学术经验得以完整保留与传承，至今仍在中医临床中发挥重要作用。

临床实践中，一方面，柴彭年精专于中医肾病，建国初期便开始着手中医药防治肾脏疾病的科学探索，放眼当时的国内学术水平，其前瞻性与创新性首屈一指，迄今仍在中医药防治血尿、蛋白尿、肾衰竭等领域发挥学术影响。另一方面，柴彭年又不局限于中医肾病，对消化系统、泌尿系统多种疾病的中医药防治亦多有涉猎。特别是在中医药防治消化性溃疡、慢性肝胆疾病、泌尿系结石等领域皆有所建树。

（二）成功经验

柴彭年自幼勤奋自勉，博览群书，对中医典籍多有涉猎，先后就读于中国医学传习所、天津针灸传习所，受教于陈泽东、杨达夫、张锡纯等津沽名医，博采众长。中华人民共和国成立后，柴彭年先后于河北区中医联合诊所、天津市立中医医院从事医、教、研工作，主持及参与多项课题，获市、局级科学进步奖，先后在《天津中医》《天津医药》等学术期刊发表多篇论文。

（三）阶段性成就

柴彭年长期致力于中医肾病、脾胃病研究，精研医理，学贯寒温。他临床经验丰富，用药平正轻灵，疗效卓著。

（1）提出"化瘀软坚法"治疗慢性肾炎观点：自20世纪50年代以来，柴彭年基于中医基础理论，提出肾脏对于人体生命代谢具有重要意义，主张将肾作为维持正常生理和抵御疾病之功能枢纽，率先提出"化瘀软坚法"治疗慢性肾炎的学术观点。

（2）开创"益气养阴法"治疗消化性溃疡先河：20世纪60年代初期，柴彭年参加原卫生部全国防治溃疡病专题协作组，首次进行"益气养阴法治疗消化性溃疡"的临床研究报道。指出从中医的角度论治消化性溃疡病，除应辨证准确阴阳、表里、寒热、虚实，重点着眼于脾胃外，还必须结合脾胃与他脏的生克关系以及在异常情况下的乘侮病理。他脏病邪干扰于胃，使胃失和降而致疼痛，临床以脘痛连胁，嗳气吞酸，呕吐冲逆之肝胃失调证最为常见。在实践中总结出降逆平肝、中虚宜补肝、滋阴须柔肝、郁热必清肝等治疗思路，以"变通黄芪建中汤"为基础方，健脾和胃，兼顾滋阴柔肝，并佐少量行气化滞药物，临床效佳，为消化性溃疡病的治疗提供思路，启示后学。

（3）独创中医之溶解结石辨治诸法与制剂：20世纪80年代，柴彭年以疏肝利胆、理气运脾、清热利湿、活血化瘀、软坚散结诸法为基，独创中药溶石法，治诸脏腑结石，尤以胆系结石的治疗临床疗效最为确切。依托《东医宝鉴》"肝之余气，溢入于胆，聚而成精"学说，柴彭年强调疏肝利胆法可以调节胆汁的排泄，松弛括约肌，降低胆汁黏稠度，从而使胆石不能形成而逐渐溶化缩小。再依据《四圣心源》"土气冲和，肝随脾升，胆随胃降，木荣而不郁；土弱而不能达木，则木气郁塞，而胆病上逆"之观点，灵活运用理气运脾法，指出脾胃健运，胆汁恒降，水湿不生，则胆石的生长受到抑制；湿热熏蒸肝胆乃是胆石形成的直接原因，胆石形成影响脾胃运化，必然致水液停聚，蕴湿化热，湿热交蒸肝胆。借鉴现代研究中清热利湿中药可抑制胆囊感染发炎、增强黏膜功能的基础研究成果，柴彭年系统提出应用清热利湿法抑制胆石生成，促进胆石溶化缩小的观点，并指出活血化瘀法畅行血流，消除瘀血，有助于恢复肝脏正常分泌胆汁功能，亦能间接抑制胆石生成，促使胆石溶化缩小。同时，基于胆石乃结聚体内之有形物质，根据《内经》"结者散之"的理论，以软坚散结法治之。临床患者表现各异，柴彭年在辨证的基础上，综合运用上述诸法，临床施用，疗效确切，时至今日，仍对结石类疾病的中医药治疗具有指导意义。此外，柴彭年主持研制之"胆宁冲剂"，通过调整胆汁代谢、改善肝胆功能，达到消溶胆囊结石，防止新石复生的作用，成为当时国内唯一的集预防、治疗胆石症为一体的高效低毒药物，相关科研成果曾获天津市科学技术进步奖。而其"结石通1号治疗泌尿系结石临床研究"，则以中医理论为基础，以益肾软坚、通利排石为法，探索排石、溶石、防石的新剂型，提高了中医药防治泌尿系结石的疗效。研究表明，结石通1号的作用机制不仅在于减轻尿路病变，增加输尿管蠕动的力度和频率，促进结石引流以利排出，而且还与调整机体代谢活动，直接改变结石形成、增长、聚积、滞留的内环境有关，包括降低尿饱和度，抑制结石形成，增加尿结晶抑制因子活性，减少结石形成，减轻肾脏病理损害，防止尿液中溶质滞留，抑制晶体沉淀。以上显示了内服中药治疗胆石症的广阔前景。

此外，自20世纪50年代中期以来，柴彭年始终耕耘于中医教学一线，作为天津中医药大学第一附属医院肾病科创始人及首批硕士研究生导师，长期担任中医院校本科生、研究生和西学中班的授课与临床带教老师，为国家培养了大批中医人才和临床骨干。

三、学术理论精粹

（一）学术理论渊源及形成

柴彭年熟读中医经典，博览群书，习各家之长，精研《医宗金鉴》，注重实践。师从名中医李曰伦先生，传承先生严谨治学态度，审慎辨证，活用经典，临床效佳。在学术上有扎实中医理论功底，善于继承前人经验，重视科学研究与临床研究，提出很多独特见解与有效治法方药。在工作中善于学习和总结，为人谦和谨慎，与同道交流紧密，择其善者而从之，不断结合临床实践加以升华提高。柴彭年通过长期的临床实践和科学研究，在继承前人经验的基础上，不断创新与发展，将中医学与西医学融会贯通，在临床上形成了以肾作为维持人体正常生理和抵御疾病的功能枢纽、通过治肾以调节五脏的学术观点。

（二）学术精华

1. 重视肾脏对整体阴阳盛衰的主导作用

柴彭年认为，中医基础理论博大精深，诵读经典不仅可以深化对经典理论的认识，而且能灵活指导临床实践。肾为先天之本、生命之源，肾主先天元阴元阳，主藏精与生长发育，为水脏，又主五液，为气根而主纳气，主作强而出伎巧。柴彭年遵张景岳"五脏之阴气，非此不能滋，五脏之阳气，非此不能发"之说，强调肾之精气盛衰维系机体健康和安危，关系着人的寿夭，从理论上揭示了肾的阴阳盛衰对整体阴阳盛衰的主导作用。肾为先天之本、生命之根，藏真阴而寓元阳，为水火之脏。肾藏精，精宜藏而不宜泄；肾主命火，命火宜潜而不宜露，人之生身源于肾，生长发育基于肾，生命活动赖于肾，因此，柴彭年认为，肾阴、肾阳是整体阴阳的根本和基础，肾的阴阳盛衰对整体阴阳盛衰具有主导作用。反映在临床上，以肾作为维持人体正常生理和抵御疾病的功能枢纽，可以通过治肾以调节五脏。

（1）肾为阴阳统一体：柴彭年在长期临床带教讲学过程中，始终强调肾中元阴、元阳的辩证统一。强调《内经》所谓"肾者主蛰"，意指阴精中寄寓阳气。肾的温煦与濡润、气化、封藏功能，反映了其本身具有阴阳两重属性。常以《理虚元鉴》"肾之为脏，合水火二气，以为五脏六腑之根"为例，阐释肾为阴阳统一体的学术观点，"分之则一而二，合之则二而一"。肾具水火之性，兼水火之司，肾之水火既济，则相辅而安，一方偏亢，则百病俱生。对于上述认识，柴彭年不仅在临床实践中反复推演临床证候演变规律，而且基于现代实验研究结果予以证实。《景岳全书》所言："善补阳者，必于阴中求阳，则阳得阴助而生化无穷；善补阴者，必于阳中求阴，则阴得阳升，而源泉不竭。"对肾阳虚证，若单纯予以温热药助阳，往往会消耗体内原本不足之阴；反之，肾阴虚证亦会因过投寒凉而转为阳虚。单一用药易造成证候的阴阳属性转化，若改以阴阳双调，各有侧重，则无此弊。

（2）肾精的藏与输：柴彭年对"肾为阴阳统一体"的认识，促进其自身对于精气生化理论的探讨。肾聚先天之精而贮，受脏腑之精而藏，所谓"五液皆归于精，而五精皆统乎肾"。肾之精气在人的生命过程中表现为贮藏与转输两种变化形式，其功能有三：其一，调节全身脏腑之精，是各脏腑功能活动时物质基础的补给站；其二，精能化血，是血液化生的主要途径之一；其三，在肾脏不断发挥作用过程中，转化为狭义肾精、肾气、肾阴、肾阳四种不同物质，进而完成肾脏的复杂功能。因此，肾精贮藏、转输正常，则五脏元真通畅，气血相续不绝。

肾精的贮藏与转输理论，与临床研究肾脏病、血液病、风湿免疫等疾病的证候结构、代谢变化规律，以及确定治疗原则，具有高度相关性。因为，肾所藏之精，必俟化血，通过经脉运行敷布，乃能奉神明之用，贯五脏，络六腑，营周身。而生命在于生化不息，脏腑功能皆赖气血濡养，精足则血足。肾在内主腰脊骨髓，在外主溪谷。凡人之肘、腕、膝、踝"八溪"，称"机关之室"，是精血渗灌往还的要津，"诸脉、髓、筋、血、气，无不由此出入。"同时，冲脉上会阳明，下并少阴，亦主渗灌溪谷，为脾营肾精汇通之枢要，故中焦脾胃化生之营，是从阳明以入冲脉，注于溪谷，而与肾精骨髓相通，合化为血。因此，目前针对肾性贫血，中医临床治疗的主要思路，一治阳明，一治少阴，正是取水谷精微化营为血及肾精骨髓化血之义。此外，因肾精是人体生命活动的物质基础，包括人体多种生命必需物质（包括蛋白质），参与血液的生成。对于慢性肾炎患者，尿中出现蛋白质及红细胞，乃精微物质之丢失，除考虑湿热困扰所致外，亦要考虑肾气不足，固摄藏精功能失职。治疗常用益气固摄之法。

（3）肾的气化与固摄：柴彭年对于肾脏疾病中医辨治，始终关注肾的气化与固摄、主水、司二阴等功能。人之水液代谢，"其末在肺，其制在脾，其本在肾"，是以肺、脾、肾为三纲。脾传输水精于上，肺通调水道于下，而肾的气化作用则贯穿于代谢过程的始终，即"唯下焦之真气得引始能传化，唯下焦之真水得位始能分清"。肾主分清泌浊。清者化津化液，内而补益脑髓，外而润泽肌肤；浊者施泄体外。临证始终遵《内经》"肾者，胃之关"之谕，强调其为"一身巩固之关"。肾关之"开"，津液蒸腾气化，三焦决渎畅利；肾关之"合"，对津液、精血、胎孕进行固摄。肾的气化与固摄失常，则出现一系列病理变化。肾气从阳则开，从阴则合。阳太盛则关门不闭，水无底止而为消渴；阴太盛则关门常合，水无输泄而为肿满。以慢性肾功能衰竭为例，肾阳虚衰，气化不足，湿浊内生，三焦壅塞是最常见的类型。患者下元亏损，命门火衰，脏腑失于温煦濡养，则腰酸膝软，面色晦滞，神疲肢冷，舌淡，脉沉而细；肾阳衰微，气不化水，阳不化浊，则湿浊潴留，壅塞水道，泛滥肌肤而为水肿；肾关因阳微而不能开，因虚而致闭，则少尿和无尿。此外，精气虚衰而失藏聚，则精关不固，门户不约，而致飧泄、遗溺、失精、滑胎、崩漏等一系列滑脱之证。肾关的开合正常与否，取决于肾阴肾阳的平衡协调。"阴阳和则出入有常"，保持体内的相对稳定。开而不过，合不致闭。反之，"阴阳病则启闭无序"。

（4）肾与五脏调节：柴彭年认为，肾为五脏气化之源。脏腑功能不同决定着元气在局部的表现不同。元气与脏腑气血之间是本与标的关系。肾阴肾阳的偏盛偏衰反映整体阴阳的综合动态倾向。因此，在柴彭年中医辨治慢性疾病，特别是慢性肾脏疾病的过程中，时时体现着调五脏以治肾与治肾以调五脏的辩证思维。

①肾与肺：柴彭年始终强调肺、肾两脏经脉之密切联系，生前曾在不同场合，多次引用《灵枢》"其直者，从肾上贯肝膈，入肺中，循喉咙，挟舌本"之论。指出咽喉为肺系所属，是肺之门户，也是外邪循经下扰于肾的门户。临床慢性肾脏病初期辨证为感受外邪，循经扰肾者，多须肺肾同治。肺肾主司气的升降出入，肺主出气，肾主纳气。肺主皮毛而居上焦，肾主精髓而在下焦。精升化气，气降归精，天地交通，呼吸乃和。肾为封藏之本，仰吸肺气下行正是肾之精气蛰藏功能所决定的。肺为气之主，肾为气之根。若元海竭则诸气皆逆，气促喘急，治疗唯以收摄固真、上病实下为大法。肺主通调水道，为水之上源；肾总司气化，为主水之脏。肺宣发肃降而行水，有赖于肾阳蒸腾气化；反之，肾司气化而升降水液，主开阖功能，有赖于肺气的宣发肃降。肺肾协调，相互为用，保证人体水液的正常输布与排泄。

②肾与脾：脾、肾各主后天、先天。人之始生本乎精血之源，人之既生由乎水谷之养。非精血无以立形体之基，非水谷无以成形体之壮。精血之司在命门，水谷之司在脾胃。故命门得先天之气，脾胃得后天之气也。是以水谷之海本赖先天为之主，而精血之

海又必赖后天为之资。脾土之健运，赖命火之蒸煦。脾主运化水液，关系水液的生成和输布，有赖肾阳的温煦蒸化；肾主水，在肾气、肾阳的气化作用下，支持全身水液代谢平衡，其须赖脾气制约，即"土能制水"。脾肾协同，共同完成水液代谢。

③肾与肝：肝藏血，肾藏精。若真元受戕，精血亏耗，则水不涵木，气血逆乱，升降之机被抑，从而产生气逆、血瘀、痰生、湿蕴、风动、火升诸种变化。慢性肾功能衰竭所出现的眩晕目涩，腰酸膝软，五心烦热，纳差少寐，或手足瘈疭，肢体抽搐，皮肤瘙痒，烦躁不安，甚则神昏、痉厥、癫痫等表现，即为肾病及肝，可表现为肝肾阴虚、肝风内动、痰瘀蒙窍等证型。

④肾与心：心主神明。心火下降，肾水上升，水火既济，概括了心肾之间的生理关系。肾为元阳之根，肾阳是心阳的基础；肾为精血之海，肾阴是心阴的基础。"心藏神"，神为生命活动的征象，所谓"凡变化必着于神明，而神明必根于阳气"。慢性肾功能衰竭进入危笃阶段，致神昏谵语，呕血便血，皮肤瘀斑，或周身湿冷，面色惨白，胸闷心悸，气急倚息，不能平卧，则为肾病及心，浊毒入血、阳微阴竭之象。故临床欲养心阴，必滋肾阴；欲温心阳，必助肾阳。

故而，在柴彭年学术经验中，"肾脏虚损则五脏六腑皆失所恃，而阴阳病变无所不至"始终贯穿于其肾脏疾病中医临证的始终。认为对于中医基础理论的挖掘和探讨，发扬中医独特理论体系之长，并就特定理论开展深入研究，有利于促进中医学术的长足发展。并基于实践结果，阐发肾脏对整体阴阳盛衰的主导影响，以调动人体内部固有的调节能力抵御病邪，为慢性肾脏病乃至呼吸、心血管、血液、消化、肿瘤、内分泌等各系统疾病提供中医临床辨治的重要理论依据。

2. 强调中医补肾方药的配伍法度

中医补肾方药的配伍理论，源于肾对维持人体生命活动最基本的新陈代谢，以及自我调节功能重要作用的探讨，体现了在一定理论范围内诊治不同类型疾病的基本原则。柴彭年强调，慢性肾脏病在其病理过程中，无论有形物质耗伤或功能活动衰退，在形成虚损证候时，往往呈现出气血并亏以致阴阳两虚，脏腑相关以致多脏受损，因虚致实以致虚实错杂的病情演变规律。虚则补之，补益法就是通过选用补益、强壮药物，经过配伍组成方剂，用以治疗虚损性疾病。其通过补益人体气血阴阳的不足，协调阴阳的偏胜、偏衰，使之归于平衡，从而发挥预防疾病、治疗疾病、挽救危急、调摄康复的作用。补益法一般分为直接补法与间接补法。直接补法又称为正补法，即哪一脏虚就补哪一脏，如肾虚补肾、脾虚补脾等。间接补法是根据脏腑之间的生克制化关系进行，如培土生金、滋水涵木等，通过整体调节以改善脏腑的生理功能。肾之阴阳虚损，"以精气分阴阳，则阴阳不可离；以寒热分阴阳，则阴阳不可混。"故制方重在使阴阳消而不衰，长而不亢，转而有序，出入有节，以冀脏腑气血归于平衡。补肾方药常须根据临床具体情况，讲究各自的配伍法度。

（1）阴阳相济：凡精气大损、年力俱衰、真阳不足、真阴内乏之证，须阴阳双向调节。单纯补阳则阳缺少"可生"的资源,单纯补阴则阴缺少"可化"的生机,必阳得阴和,阴得阳助,乃能生化。故于临证之中,除火大衰、非大辛大热之品不足以回阳,水大亏、非甘寒咸寒之剂不足以救阴之外,均以补阳不伤阴、益阴不碍阳为原则。所谓"善治阳者,必于阴中求阳,则阳得阴助而生化无穷;善治阴者,必于阳中求阴,则阴得阳升而泉源不竭"。故扶阳以配阴、育阴以涵阳,为临床常用两大方法。这种扶阳不离滋阴、滋阴兼顾扶阳,用寒不远热、用热不远寒,用润不避燥、用燥不遗润的配伍特点,合乎肾虚病证的客观规律,在实践中彰显了阴阳互根之理。

(2)精气相伍:大抵内伤而致气血不足者,多以理脾为主;阴阳失调者,则以治肾为先。然气本属阳,"气不足便是寒";血本属阴,精足则血足。气血与阴阳虚损往往只是程度上的不同而已。故凡阴血亏损或气不化精之证,均以补气养血与益肾填精协同用药。选药讲究取其所长,以许多著名方剂中常用的人参、熟地黄配伍为例,指出人参随阳药则入阳分,随阴药则入阴分,阳气虚竭者能回阳,阴血崩溃者能固阴,熟地黄具有聚、降、静、缓的特点。人参有健运之功,熟地黄则有静顺之德。故熟地黄之与人参,一阴一阳,互为表里;一形一气,互主生成。当然,补气与填精的使用并非等量齐观。凡气因精而虚者,自当补精以化气;精因气而虚者,自当益气以生精。

(3)脾肾相兼:先天后天,互主生成。无后天则先天之精消耗殆尽,无先天则后天之精难以生成。虚损病治,脾肾同调,道理显然。慢性肾脏病常由多种原因引起,导致多系统受累。由于病情反复发作,或迁延日久,临床往往表现为诸脏功能失调,但在众多需要解决的矛盾中,脾肾虚损为其本。故虚损病证,把握中焦是治疗的要务,所谓"上下交损,当治其中"。补肾方药中配伍调理脾胃之品,可缓解呕恶,增进饮食,恢复胃气。中焦脾胃升降有序,纳化复常,有利于病情好转,为进一步治疗肾脏病证提供条件。

(4)刚柔相配:温药刚峻,动以养阳;润药滋柔,静以益阴。肾之阴阳虚损,用药宜选温柔之品。温以通阳振颓,柔以滋阴填精。刚柔相配,则阳气自复,阴精自生。证属阳虚,而不单用大辛大热,盖因阳固不足,阴亦有损。如以刚燥扶阳而内无阴精承之,则独阳不长;温燥过投,则有内耗阴精之弊。故拟辛热温阳合甘温填精。补阴以配阳,则刚为柔制,而阳归乎阴;补阳以配阴,刚柔得其主,而阴从乎阳。二者相合,共收刚柔相济之功。

(5)同气相求:真阴虚衰,以致阴不敛阳;真阳浮越,则成阴阳格拒之势。此非一般阴虚火旺证可比,亦非一般滋阴之剂所能任,治疗必据"甚者从之"之理,从阴引阳,于润沃之中反佐辛热,使同气相求,元阳归宅。本法适用于阴虚于下,格阳于上,真阳失守,血随之而溢,以致大吐大衄,手足厥冷,六脉细脱。真阳浮越于上,由于真阴虚竭于下。大吐大衄,不仅阴液更伤,阳气也被耗损。阴不复则阳不敛,故以大剂滋养真阴,少佐桂附,借其性温益火,且归经于肾,引浮阳直入阴中。常强调当遵景岳"火无所附,故厥而上炎,且火从肾出,是水中之火也。火,可以水折,水中之火,不可以水折。桂附与火同气而味辛,能开腠理,致津液,通气道,据其窟宅而招之,同气相求,火必下降"观点，虚阳归原，阴精得复，孤阳有归，则血自安，拟取仲景白通加猪胆汁汤意，反其道而行之。

总之，柴彭年依据肾虚病变的共性与特性，通过补肾方药科学配伍，适用于多种疾病的特定病机类型，而并不囿于治疗某个病种或某个专科，从而为临床上述病证的治疗做出重要贡献。

3. 探索中医微观辨证途径创新思路

柴彭年重视对于传统中医辨证方法的合理创新，积极探索当代中医辨证途径的创新思路。以肾脏疾病为例，其诊治、转归乃至预后，均与肾脏组织病理改变具有密切关联。而依托于病理形态学的微观辨证，对完善中医药辨治现代肾脏疾病的临证思路具有重要意义。一方面，强调微观辨证下的伏邪为病。指出伏邪作为藏伏于体内而不即发病的病邪，其理论渊源可溯至《黄帝内经》，及至当代，伏邪不仅是中医温病学中"客观存在"的病因，亦能为当代中医内科学疾病的病机阐释提供宝贵的理论借鉴。遵柳宝诒《温热逢源·伏温从少阴初发证治》"原其邪之初受，盖以肾气先虚，故邪乃凑之而伏于少阴"、《温热逢源·详注难经伏气发温诸条》"邪伏少阴，随气而动，流行于诸经，或乘经气之虚而发，或挟新感之邪气而发"所言，柴彭年认为，对当代肾脏疾病的中医病机演变规律，应重视伏邪为病，一方面，认为肾脏组织早期的病理改变，尽管无法通过临床实验室检查方法予以证实，但其诱发的尿蛋白排泄量增加、肾功能进行性损害加重等，却是后续慢性肾脏损害进展至临床阶段乃至终末阶段之肇始，具有"伏邪致病"的典型特征。另一方面，肾脏病理改变在一定程度上为中医微观辨证的合理应用提供了宝贵的"见微知著"的线索信息。以肾脏病理改变为例，柴彭年认为，肾脏组织固有细胞的增殖，基质成分积聚的种类、程度、速度等因素，为微观辨证取象比类的实现，提供了可能。以肾小球病变为例，对于急性肾炎，血管内皮细胞、系膜细胞快速增殖，又具有一定的自限性，突发突止，呈现典型的"风象"特征；肾小球硬化阶段，基质过度积聚形成纤维化结节，表现出"瘀阻癥瘕"的表现；而慢性肾炎，肾脏病理持续存在，迁延不愈，存在"湿性黏腻"的特点。为肾脏疾病，特别是症状体征不明显、宏观辨证特征不突出之患者的准确中医辨治提供了新的微观辨证途径与方法。

四、临证经验

验案举隅 1：心水

齐某，女，41 岁，1969 年 5 月 8 日初诊。

主诉：心悸怔忡半年，加重伴腹胀、水肿 2 个月。

现病史：患者于半年前心悸怔忡、气短、胸闷，活动后加重，因忙于工作，未系统诊治。入院前 2 个月心悸怔忡加重，烦躁胸满，憋气，气急时咳而不能卧，并呈现下肢水肿，腹胀渐大，阴中亦肿。小便短少而赤，尿量仅 500ml/24h。于 1969 年 4 月 3 日入住驻津某部师医院。患者经用地高辛、呋塞米、抗生素、辅酶 A 以及对症治疗月余，无明显疗效，故请柴彭年会诊。

刻下症：半卧位，颈静脉怒张，心脏向两侧扩大，心率95次/分钟，二尖瓣双期杂音，心音弱而远，两肺下有细小水泡音，腹胀大，静脉怒张，腹围92cm，叩诊有移动性浊音，肝在肋下3cm，中等硬度，下肢凹陷性水肿（++）。面色苍黄不泽，颧赤而暗，精神倦怠，两目黑环，舌红绛无苔，干而少津，脉沉细数而无力。

既往史：无。

辅助检查：心电图示低电压，心室肥大，V_1、V_2有异常Q波。X线检查示心脏向两侧扩大，可见心内膜心肌钙化阴影。

西医诊断：心内膜纤维增生性缩窄性心肌病，慢性充血性心力衰竭。

中医诊断：心水（心阴不足，络脉瘀阻，水湿泛溢证）。

治法：养阴益气，通络利水。

处方：太子参15g，沙参15g，天冬10g，何首乌15g，丹参30g，石菖蒲10g，远志10g，茯苓15g，泽泻15g，白茅根30g，六一散10g。4剂，水煎煮2次，共取汁300ml，分2次温服。

二诊（1969年5月12日）：药后尿量增多，1200ml/24h，腹胀减轻，腹围87cm，仍下肢水肿，心悸，烦躁，气急稍减，舌红少苔，略干，脉沉细数。拟前方加桔梗6g，鸡内金10g。继服7剂，煎煮及服法同前。

三诊（1969年5月19日）：尿量增多，2500ml/24h，腹胀明显减轻，腹围82cm，有少量移动性浊音，下肢水肿减轻，指凹（+），烦躁气急消失，心悸减轻，心率82次/分钟，舌红渐润，脉来沉缓。拟前方去白茅根、六一散，加麦冬10g，玉竹15g。

继服1周后，以上方倍量制成膏滋常服，以巩固疗效。

按语：《金匮要略》云："心水者，其身重而少气，不得卧，烦而躁，其人阴肿。"以此观之，本案当属心水。所不同者，一般心水多属心阳不足，寒水内停，而本例属心阴耗损，气阴两虚，络脉瘀阻，水气泛溢。辨证要点在于舌红绛，干而少津，故治以养阴利水。方用心水散化裁。天冬、沙参、何首乌皆滋养心阴之品。现代研究还证实，何首乌有强心作用；太子参益气；丹参通络；石菖蒲、远志、桔梗通心肺之气；鸡内金消胀而运中焦之枢；利水则用茯苓、泽泻、白茅根、六一散轻清淡渗之品，其利水强度不大，但一经合理配伍后，则发挥良好疗效，可见中医方剂配伍的重要性。如此疑难重症，用药却极尽清灵之妙，足见柴彭年功底之深厚。

验案举隅2：水肿

刘某，男，38岁，1962年11月2日初诊。

主诉：周身水肿3个月，渐进胸闷憋气、尿少呕恶。

现病史：患者1年前曾因感冒发热，咽痛，继之出现颜面及双下肢水肿，尿蛋白（+++），颗粒管型3~5个/高倍视野，血压150/90mmHg，诊为急性肾炎，经治痊愈。3个月前感冒后出现全身高度水肿，于1962年9月入住本院。入院后叠进防己黄芪汤、胃苓汤、实脾饮、真武汤，以及西药氢氯噻嗪、氨苯蝶啶、冻干血浆等对症治疗，无明显疗效。除全身水肿凹陷（++++）外，出现胸水、腹水，阴囊水肿并湿冷，尿量仅300ml/24h。

刻下症：面色黧黑，精神倦怠，自觉胸满憋气而喘，腹胀，纳呆，恶心欲吐，畏寒，足冷，舌淡胖大而有齿痕，苔白滑，脉沉细。

既往史：肾炎病史。

辅助检查：尿蛋白 5.2g/24h，血浆白蛋白 13.2g/L，胆固醇 10.68mmol/L，血尿素氮（BUN）30.3mmol/L，血清肌酐（Cr）176.8μmol/L，酚红排泄试验（PSP）17%，血压160/100mmHg。

西医诊断：慢性肾炎，肾病综合征。

中医诊断：水肿（肾阳衰微，精血耗伤，水湿泛溢，弥漫三焦证）。

治法：温肾助阳，利湿行水，兼补精血。

处方：肾水散 10g，开水送服，3 次 / 日，空腹服下。

肾水散组成及制法：猪肾 1 付，附子 20g，肉桂 20g，泽泻 20g。猪肾去蒂柄，切薄片，阴干研粉，另 3 药烘干研粉，过细目筛，混合后即成肾水散。

二诊（1962 年 11 月 7 日）：服肾水散近 1 周，初见小效，尿量 800ml/24h，肿胀、舌脉如故，继服前方。

三诊（1962 年 12 月 6 日）：服肾水散 1 个月，自第 2 周起，尿量逐渐增加，第 2 周末时达 3000ml/24h，胸腹水及全身水肿明显减轻。至 1 个月后肿胀全消，面色转红润，精神清爽，舌红苔薄白，脉来沉缓。BUN 为 8.9mmol/L，Cr 为 106μmol/L，PSP 为 52%，血浆白蛋白 32g/L，胆固醇 5.56mmol/L，尿蛋白（±）。遂予参苓白术丸合金匮肾气丸以巩固疗效，1 周后完全缓解出院。

按语： 此例为肾病综合征，全身水肿，胸腹水，阴囊水肿，伴面色黧黑，畏寒足冷，舌淡脉沉，系肾阳衰微、水湿泛溢之证。应用诸多温阳利水剂均无效，是何故也？盖此时除阳虚水泛之外，尚有精血亏损，血浆白蛋白显著降低即是明证。故投肾水散，以猪肾入药，因猪性属癸水，肾为水脏，且为血肉有情之品，故能引肉桂、附子、泽泻达于肾脏，行温阳利水之用，又可补精血之亏损。看似平淡，但恰合病机，故能收效迅捷，以收全功。又按，其时患者 BUN 虽明显升高，但与 Cr 升高程度不成比例，判断肾功能损害具有可逆性。治疗结果证实，肾功能各项指标迅速恢复正常。

验案举隅 3：肾劳

任某，女，35 岁，1965 年 10 月 12 日初诊。

主诉：间断水肿 2 年，恶心呕吐 3 个月。

现病史：患者 2 年前于天热乘凉汗出当风后，出现全身水肿，尿蛋白（+++），经中西医治疗有所好转，因忙于工作，未再继续治疗。此后每因劳累、感冒即见下肢水肿，尿蛋白（++）。3 个月前因过度劳累，致恶心呕吐，纳呆，面色苍白，疲乏无力，于

1965年8月23日入住本院。入院后经用温肾健脾、和中降浊、益气养血等中药治疗，一度病情稳定。后因国庆节忙于应酬，过于劳累，又感受风寒，突然心悸烦躁，手足冷，面色无华，两颧微赤，额上汗出，口渴欲饮，水入则吐，夜不能眠。再予中医健脾温肾、和中降浊之剂，西医抗感染及对症治疗，皆无效。病情日渐加重，烦躁呼喊，时时呓语而无宁时，请柴彭年于1965年10月12日诊治。

刻下症：精神倦怠与烦躁不宁交替而作，舌淡苔黑，干燥起刺，以手扪之则湿润，脉来沉细，微弱欲绝。

既往史：无。

辅助检查：1965年8月23日入院查尿蛋白（+），血尿素氮（BUN）26mmol/L，血清肌酐（Cr）221μmol/L，酚红排泄试验（PSP）25%，血红蛋白90g/L，血压140/90mmHg。1965年10月12日复查BUN 31.8mmol/L，Cr 309.4μmol/L，PSP低于2.5%。

西医诊断：慢性肾炎，慢性肾功能衰竭。

中医诊断：肾劳（脾肾两虚，亡阳欲脱，水极似火证）。

治法：急以回阳救逆。

处方：炒白术30g，制附子30g。2剂。每剂水煎2次，约1小时，取汁200ml，频频服之。

二诊（1965年10月14日）：两进术附汤，烦躁稍减，额上汗止，手足仍欠温，舌淡苔黑而燥，芒刺已消，扪之则滑润，脉来沉细。虽见小效，仍嫌病重药轻，拟炒白术120g，制附片60g，煎服法同前。

三诊（1965年10月17日）：三进重剂术附汤，心悸烦躁消失，安宁入睡，手足渐温，口渴已消，能进流质饮食，面色苍黄，舌淡，黑苔已消，苔薄白而润，脉转沉缓。各项化验指标无明显变化。方已见效，原方炒白术45g，制附片25g，煎服法同前。

四诊（1965年10月20日）：连进重剂术附汤，诸症悉减，唯胃纳呆钝，脘胀，便溏，舌淡苔薄白而润，脉来沉缓，遂以香砂理中汤善后。党参15g，炒白术10g，炮姜10g，炙甘草10g，木香6g，砂仁6g。7剂，每剂水煎2次，取汁300ml，分2次服。

按语：本案病势变化迅速而凶险，其辨证要点全在于黑苔干燥起刺。此时若一见烦躁、颧赤、口渴、不寐，而误断为阳明腑实燥热，妄投承气汤急下存阴，则其人立亡无疑。当此之际，医者必以手扪之，若为阳明燥热，必干燥无津，且黑苔之底部必有黄褐之苔，舌质必红绛；若为脾肾阳虚，水极似火，必湿润滑腻，舌质淡。再结合手足逆冷，额上汗出之症，细微欲绝之脉，此案当为亡阳欲脱之候。予以重剂辛热回阳救逆之品，方可挽救病者危亡于一时。所谓差之毫厘，谬之千里，于此案可见一斑。

验案举隅4：泄泻

张某，女，40岁，1979年4月7日初诊。

主诉：腹泻2年，加重半年。

现病史：患者2年来无明显诱因而腹泻，近半年加重，大便溏薄，日4~5行，饥不欲食，渴不欲饮，身倦无力，无腹部胀满窘迫之感。

刻下症：面黄少泽，少气懒言，舌淡红，苔薄糙，脉弦细。腹部平软，无压痛，肝脾无肿大。

既往史：无。

辅助检查：无。

西医诊断：腹泻。

中医诊断：泄泻（脾肾气阴不足证）。

治法：补脾肾，益气阴。

处方：熟地黄 30g，生白术 15g，生山药 15g，生扁豆 15g，炙甘草 15g，炮姜 3g，吴茱萸 3g。每日 1 剂，水煎 2 次，取汁 300ml，分 2 次服。

二诊（1979 年 4 月 10 日）：上方服 3 剂，大便质软，日两行，纳略增。继用原方加白芍 15g，生麦芽 15g。煎服法同前。

三诊（1979 年 4 月 17 日）：上方服 7 剂，大便成形，每日 1 次，纳食正常。

随访 1 年，未再复发。

按语：腹泻长期不愈，不仅脾阳受损，脾阴亦不足。辨证要点在于饥不欲食，渴不欲饮。久病及肾，肾为胃关，则腹泻更难控制。本例所用为柴彭年经验方，名曰养脾护根汤，化裁于张景岳胃关煎。方中熟地黄补肾益精；生白术、生山药、生扁豆、炙甘草益脾安中，尤以生用，意在走脾阴；取少量炮姜、吴茱萸温阳，乃阳生阴长、育阴和阳之义，益脾而不失于刚燥。

验案举隅 5：闭经

王某，女，32 岁，1964 年 3 月 6 日初诊。

主诉：崩漏后闭经半年。

现病史：患者半年前因过度疲劳，月经来潮量多，色深，如崩如注，持续半个月余方止。体力尚未恢复，又受寒凉，以至此后月经闭止，至今半年未潮。经中心妇产科医院检查，子宫如核桃大，诊为子宫发育不良，原因待查。黄体酮类治疗未见疗效。半年来患者自觉少腹冷痛，夜甚，畏寒喜暖，下肢不温，腰膝酸软，倦怠乏力。

刻下症：面色苍白不泽，精神倦怠，两目黑环，舌淡而暗，边有瘀斑，脉来沉细涩。

既往史：15 岁月经初潮，量色正常，周期（28±3）天，24 岁结婚，25 岁足月顺产一子。

辅助检查：中心妇产科医院影像学检查提示子宫如核桃大。

西医诊断：子宫发育不良。

中医诊断：闭经（肾精不足，气血两虚，冲任失养，寒瘀阻于胞门，脉络失和证）。

治法：先拟温经祛瘀，继以补肾填精。

处方：当归 10g，川芎 10g，赤芍 10g，肉桂 6g，炮姜 5g，小茴香 10g，延胡索 10g，没药 5g，吴茱萸 6g，炒蒲黄 10g，五灵脂 10g，炙甘草 6g。每日 1 剂，水煎 2 次，取汁

300ml，分 2 次服。

二诊（1964 年 5 月 7 日）：上方以少腹逐瘀汤增减，连服 2 个月，少腹冷痛消失，下肢已温，畏寒也减，仍疲乏无力，腰膝酸软。前日月经来潮，量少色淡，2 天即净。舌淡苔薄，瘀斑已消，脉来沉细少力。此寒瘀已去，肾精不足，气血两亏，冲任失养，拟补肾填精，益气养血，调补冲任。处方为党参 15g，熟地黄 25g，当归 10g，白芍 10g，山茱萸 15g，山药 15g，炙附子 10g，肉桂 10g，枸杞子 12g，杜仲 10g，鹿角胶（烊化）15g，菟丝子 15g，砂仁 6g，炙甘草 10g。水煎 2 次，取汁 300ml，分 2 次服。

三诊（1964 年 8 月 15 日）：上方加减连服 3 个月，面色红润，精神颇佳，腰膝酸软消失，服药 2 个月时，月经已来潮，量中等，色赤，5 天方净。此次月经来潮与上次相距 32 天，量中等，色鲜红，7 天方净。8 月初，再去中心妇产科医院检查，子宫发育基本正常，如本人拳头大小，遂以上方加川芎、香附、淫羊藿、巴戟天，去附子、肉桂，制成膏滋以善后调养。

按语：本例闭经、子宫发育不良，是继发于子宫大出血以后，复感受寒邪所致，虽系气血两虚，肾精不足，冲任失养，但纯用补益亦非所宜。此乃正虚为本，寒瘀为标，必先祛除寒瘀之邪，再以扶正诸法。坚持守方，方能见效。柴彭年先投少腹逐瘀汤加减，继用金匮肾气丸固本，先后层次清楚，用药得当，故使患者月经来潮而子宫发育恢复正常。

验案举隅 6：石淋

某，男，45 岁，1982 年 7 月 31 日初诊。

主诉：血尿伴腹痛 4 天。

现病史：患者于 1978 年曾患左侧输尿管中段结石，伴肾盂积水，经我院中药治疗后经 X 线复查，结石阴影消失。突于本月 27 日晨起，腰腹绞痛，面色苍白，汗出，恶心，绞痛后出现全程肉眼血尿，色鲜红，约 100ml，无血块。

刻下症：左小腹拒按，小便黄赤，舌质红，舌苔黄腻，左右脉皆弦滑有力。

既往史：输尿管中段结石病史。

辅助检查：尿常规示蛋白（±），反应酸性，白细胞（-），红细胞（++++）。腹平片示左侧输尿管下端可见米粒大小致密阴影。

西医诊断：左侧输尿管下端结石。

中医诊断：石淋（湿热蕴结证）。

治法：清热凉血，通淋排石。

处方：车前草 30g，海金沙 30g，生地黄 30g，鲜白茅根 60g，金钱草 60g，碧玉散 12g，生侧柏叶 12g，石韦 15g，生蒲黄 10g，茜草 9g。12 剂。

二诊（1982 年 8 月 12 日）：未再见血尿，左小腹疼痛消失，左侧腰痛减轻，舌脉同前。查尿常规除蛋白（±）外，红、白细胞均已转为阴性。原方加琥珀（冲服）1.5g，

6剂。

三诊（1982年8月18日）：诉服药至第5剂后，晨起左小腹痛，痛后小便排出浅黄色米粒大小边缘芒刺结石一枚，诸症悉消，脉象平和，泌尿系X线腹平片示未见结石阴影。

按语：本案为石淋再发，下焦湿热蕴结，消灼阴液，导致肾虚阴伤，膀胱湿热郁蒸，致成结石，以清热凉血、通淋排石之方药而获效。

验案举隅7：血尿

某，男，50岁，1982年8月6日初诊。

主诉：镜下血尿3天。

现病史：患者8年前曾患"慢性肾炎"，经我院治疗症状消失，尿常规正常，近因劳累复发。

刻下症：左下肢不适，尿黄，纳可，有时咽痛，舌红，苔薄黄，脉弦细。

既往史：慢性肾炎8年。

辅助检查：尿常规示蛋白（+），反应酸性，白细胞1~2个/高倍视野，红细胞（++++）。

西医诊断：尿血。

中医诊断：血尿（阴虚火旺，瘀血阻络证）。

治法：先拟滋阴清热凉血，后加用活血通络之品。

处方：女贞子12g，墨旱莲12g，生地黄15g，生侧柏叶15g，瞿麦10g，六一散10g，茜草10g，萹蓄10g，小蓟10g，车前子10g，鲜白茅根30g。29剂。

二诊（1982年9月4日）：患者诸症已消失，舌脉同前，查尿常规蛋白（±），反应酸性，白细胞2~34个/高倍视野，红细胞（+++）。鉴于血尿未见明显改善，考虑为久病入络，夹有瘀血所致，宗上法加活血通络之品。处方为女贞子12g，墨旱莲12g，车前子12g，生地黄10g，生地榆10g，牛膝10g，炒蒲黄10g，炒五灵脂10g，鲜白茅根60g，瞿麦15g，生侧柏叶15g，川军3g，茜草20g。34剂。

三诊（1982年10月4日）：患者已无不适，舌红苔薄白，脉弦细无力。查尿常规三次均阴性。原方加桑寄生20g，沙参15g，以益气养阴，巩固疗效。嘱患者避风寒，慎饮食，节房室，勿过劳。

按语：本例患者有慢性肾炎史，因劳累复发。始按滋阴清热凉血法治疗月余，血尿未见明显改善，但临床亦未提示瘀血指征。据病史较长考虑久病入络，瘀血不去，血溢不止，故血尿未见明显改善，经加活血通络之品而奏效。

验案举隅8：水肿

王某，男，18岁，1981年10月5日初诊。

主诉：发热、咳嗽半个月，加重伴水肿1天。

现病史：半个月前患扁桃体炎，发热，咳嗽。2天前出现颜面浮肿，眼睑尤甚，继则四肢及足踝部中度凹陷性水肿，伴低热，咳喘。

刻下症：体温37.6℃，凹陷性水肿（++++），扁桃体Ⅰ度肿大，无腹水征，低热，咳喘，舌质红，苔薄黄，脉滑数。

既往史：无。

辅助检查：尿常规示蛋白（++++），反应酸性，白细胞（++++），红细胞12~14个/高倍视野，颗粒管型0~1个/高倍视野。血浆总蛋白6.76g%，白蛋白4.06g%，球蛋白2.70g%，胆固醇88mg%，谷丙转氨酶80U。

西医诊断：急性肾炎。

中医诊断：水肿（风邪犯肺，湿热蕴结证）。

治法：宣肺利水，清热解毒。

处方：忍冬藤30g，板蓝根30g，泽泻30g，白茅根30g，杏仁10g，前胡10g，车前子15g，车前草15g，萹蓄12g，瞿麦12g，连翘25g，牛蒡子10g，木通9g。2剂。

二诊（1981年10月7日）：体温已正常，余症同前。尿常规示蛋白（++++），反应酸性，白细胞8~10个/高倍视野，红细胞3~6个/高倍视野，颗粒管型0~1个/高倍视野，热邪渐退，湿热水气蕴结难解，宗上法，加葶苈子12g，冬瓜皮25g，冬瓜子25g，茯苓皮12g，大腹皮12g，2剂，泻肺平喘、利水，以图消除水湿。

三诊（1981年10月9日）：服药后尿量增多，肿势及咳喘明显减轻，扁桃体肿大不明显，咽微红，舌脉同前，水气已减，湿热缠绵黏腻，法当清利。查尿常规示蛋白（+++），反应酸性，白细胞2~5个/高倍视野，红细胞2~3个/高倍视野，颗粒管型12个/高倍视野。处方为金银花30g，赤小豆30g，薏苡仁30g，连翘12g，前胡12g，云苓皮12g，黄芩10g，桑皮10g，陈皮10g，冬瓜皮15g，冬瓜子15g，生姜皮9g。14剂。

四诊（1981年10月23日）：咳嗽及肿势已轻，无其他不适，舌红，苔薄白，脉弦细无力，查尿常规除蛋白（±），白细胞2~3个/高倍视野外，红细胞及颗粒管型均消失。患者邪气已衰，正虚脾弱显露，改拟补气健脾兼以利湿之法以善后。处方为生黄芪12g，白术9g，陈皮9g，苍术6g，厚朴6g，党参12g，泽泻12g，猪苓12g，云苓12g，薏苡仁30g，赤小豆30g，生甘草3g。12剂。

五诊（1981年11月23日）：患者已无其他不适，查尿常规已恢复正常。嘱患者节饮食，适寒温，勿过劳。

后随访半年未复发。

按语：本案水肿、血尿（镜下血尿）发病急，病情较重，据其脉症，初则采用宣肺利水、清热解毒之法，使热邪渐退，因湿热水气蕴结难解，继则加用泻肺平喘利水之品，以图水湿消除，用后水肿、咳嗽消失，虽邪气已去，但正虚脾弱显露，故拟以补气健脾兼利湿之法，均以治水肿为主，未治血尿，但水肿除则血尿亦随之消失，即水病累血，"水宁则血宁"矣。

五、学术传承

尽管柴彭年天不假年，辞世较早，亲传弟子甚少，但其成才率较高，目前多已成为所在学科与专业领域的学术领军人物。其中，尤以津沽名医曹式丽教授、燕赵名医檀金川教授最为突出。推而广之，在深受柴彭年学术脉络影响的数代中医人中，则更是名医辈出，享誉岐黄。例如首届全国名中医黄文政教授，全国中医临床优秀人才、天津市名中医杨洪涛教授、王耀光教授，全国中医临床优秀人才林燕主任医师，天津市青年医学新锐杨波主任医师、姜晨主任医师，以及肾病科后起之秀，任桐副主任医师、支勇副主任医师、窦一田副主任医师、李洁副主任医师、裴明副主任医师、王学军副主任医师等。

传承图谱：

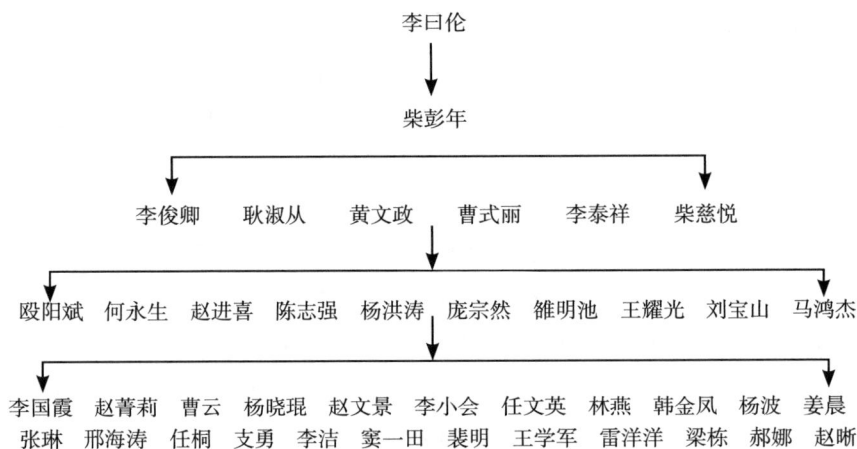

主要传承人：

黄文政：天津中医药大学第一附属医院主任医师，教授，博士研究生导师，全国名老中医，第二批、第四批和第五批全国老中医药专家学术经验继承工作指导老师，国家中医药管理局优秀中医临床人才研修项目指导老师，享受国务院政府特殊津贴。曾任世界中医药学会联合会肾病专业委员会会长、名誉会长，中华中医药学会肾病专业委员会副主任委员，中华中医药学会理事等职务。师从津门名医柴彭年，早年随师查房待诊，率先提出"少阳三焦枢机不利为慢性肾炎的病机关键"，创立"疏利少阳，标本兼治"的治疗原则，研制肾康宁、肾疏宁、肾络宁等系列方药；提出"肾主藏精又主泄浊"学术观点，并据此确立"扶肾泻浊"法治疗慢性肾衰，研制扶肾液1号和2号系列方药，并首创98例肌酐倒数斜率评价体系。主持完成省部级科研项目8项，获二等奖1项、三等奖7项，完成国家自然科学基金项目2项。发表学术论文146篇，参编著作6部。先后培养硕士研究生18名，博士研究生15名，徒弟8名。早年参加援外医疗队，并曾先后赴刚果、加蓬、法国、缅甸、日本及我国台湾省进行医疗、讲学和学术交流。

曹式丽：天津中医药大学第一附属医院主任医师，教授，博士研究生导师，全国老中医药专家学术经验继承工作指导老师，天津市名中医，历任天津中医药大学第一附属医院内科副主任、肾病科主任，兼任世界中医药学会联合会肾病专业委员会常务理事，中华中医药学会肾病专业委员会委员，天津市中医药学会肾病专业委员会副主任委员。长期从事慢性肾脏病中医、中西医结合防治医疗、科研与教学工作。主持、参与包括1项"十一五"国家科技支撑计划项目课题、3项国家自然科学基金项目课题在内的多项国家及省部级科研项目。获得国家级教学成果一等奖1项，省部级以上科研成果奖二等奖2项、三等奖6项。累计培养中医学硕士研究生38名，博士研究生16名，其亲传弟子多已成为所在单位临床、教学与科研的学科带头人或业务骨干。

檀金川：河北省中医院主任中医师、教授，博士研究生导师，河北省名中医，第二批全国优秀中医临床人才。国家中医药管理局重点学科学术带头人、重点专科带头人，国家临床重点专科负责人。河北省中医药学会肾病分会常务副主任委员、河北省中医药学会浊毒证分会副主任委员、中华中医药学会肾病分会常务委员，世界中医药学会联合会肾病分会常务委员。获省部级以上及各级专业学会科研奖项16项。培养硕士研究生40余名，博士研究生10名。

参考文献

［1］柴彭年，曹式丽．辛润通络法的临床应用［J］．天津中医，1985（2）：21-22．

［2］柴彭年，李鸿业．血尿病症的治疗［J］．天津医药，1984（4）：228-230．

［3］柴彭年，李鸿业．"结石通"治疗尿路结石20例临床观察［J］．天津医药，1982（6）：354-355．

［4］周肇五，柴彭年，邱绍卿，等．中医治疗慢性肾炎68例的临床观察［J］．天津医药杂志，1960（7）：533-537．

［5］曹式丽，柴彭年．关格证临床辨析［J］．天津中医，1993（5）：17．

［6］曹式丽，李泰祥，柴彭年．肝胃失调证治谈［J］．天津中医，1988（3）：40-41．

［7］柴彭年．通淋化浊方［J］．医学文选，1991（2）：51．

［8］耿淑从，曹式丽，柴彭年．结石通1号治疗泌尿系结石临床观察［J］．天津中医，1991（1）：5-7．

［9］檀金川．柴彭年教授中药溶解胆结石五法简介［J］．陕西中医，1990（8）：339-340．

［10］史少丽．柴彭年教授验案三则［J］．辽宁中医杂志，1988（7）：3-4．

［11］黄文政．柴彭年教授诊治疑难病症的经验［J］．天津中医药，2003（1）：4-6．

［12］李泰祥．纵谈柴彭年教授学术思想及临床经验［J］．天津中医药，2003（4）：19-21．

［13］曹式丽．从内科临床思维谈研究生的综合素质培养［J］．天津中医学院学报，2005（4）：204-205．

执笔者：林燕

整理者：赵健

资料提供者：曹式丽　黄文政　林燕　柴龚敏

刘宝奇

——活用经方，辨治疑难

一、名医简介

刘宝奇（1923~1996），字振英，天津市武清县（今武清区）人，教授，著名中医疑难病临床家，曾任天津中医学院（今天津中医药大学）金匮教研室主任。

刘宝奇束发之年精修岐黄，23 岁开始挂牌行医。1953 年参加原卫生部组织的全国中医师资格考试，获得证书后与业内同仁成立"天津市八区新马路联合诊所"，并任所长。1955 年 11 月调入天津市立中医医院（今天津中医药大学第一附属医院）。1957 年10 月天津中医学院成立之初缺乏师资，因而选派了 7 名人员到江苏省中医学校（今南京中医药大学）组建教学研究班，刘宝奇即在其中。1958 年 9 月调入天津中医学院任教，曾讲授《黄帝内经》《金匮要略》《中医内科学》等课程。刘宝奇任教期间仍坚持临床，学验俱丰，为津门中医教育事业做出了积极的贡献。

二、名医之路

（一）立志岐黄

刘宝奇世居于武清，以务农为生。1930 年时值 7 岁，因北方久旱无收，全家迁至济南投靠亲戚谋生，1931 年求学于济南市立第七小学。13 岁时从小学毕业，同年其父刘德发突患脑出血，遂又迁回天津找同族伯父刘春年医治。脑疾痊愈后，其父听从伯父的建议将家中田地变卖，于西北角太平街开设春德堂药店，由伯父负责坐堂看病。因伯父医术精湛，颇得患者赞誉，所以药店经营状况良好，全家生活亦趋安定。14 岁时于天津河北省立第一中学求学，秋季遭逢日寇侵入天津。日寇行径残暴，屠戮无辜，遂弃学归家，开始在自家的药铺里边学医、边抓药。19 岁时伯父刘春年病故，又拜王泉老先生为师，同李德山一起学习医术。23 岁时（1946 年）免费施治一王姓患者，竟获神效。患者为感激施药救命之恩，四处广播其医术美名，以致不少患者登门求诊，自此之后刘宝奇便正式开始悬壶济世。因刘宝奇起初行医多赠医施药，不以"医"名，故百姓尊称为"少先生"。1952 年刘宝奇参加天津市第八区传染病预防讲习班并顺利毕业，次年又参加原卫生部组织的全国中医师资格考试，获得证书后，与业内同仁成立天津市八区新马路联合诊所，任所长。1955 年 11 月经动员调入天津市立中医医院（今天津中医药大学第一附属医院）。1957 年 10 月天津中医学院成立之初缺乏师资，因而选派了 7 名人员到江苏省中医学校（今南京中医药大学）组建教学研究班，刘宝奇即在其中。1958 年 9 月调入天津中医学院（今天津中医药大学）任教，曾讲授《内经》《金匮要略》《中医内科学》等课程。

（二）传道授业

天津中医学院成立之初缺乏师资，刘宝奇欣然同意组织安排，奉调到学院任教。为了搞好教学工作，他在讲授每一门课程前都认真备课，常常是废寝忘食地钻研教材、教学大纲和翻阅查找有关文献资料，撰写讲稿，字斟句酌，仔细推敲。由于备课充分，讲课通俗易懂，重点突出，条分缕析，绝不照本宣科，且能联系临床，因而受到学生欢迎。

1969 年天津中医学院迁往石家庄，与河北医学院合并成立"河北新医大学"。两年后刘宝奇被派回天津带教点，半天给新医大学学员讲课，半天临床带教。寒暑假期间，他为天津胸科医院等西学中班讲授中医基础理论和脏腑辨证等课程，并带实习，由于学验俱丰，深得学员好评。

1979 年天津中医学院开始招收研究生，刘宝奇是学院第一批硕士研究生导师。他培养研究生时，倾囊相授，不仅在理论学习方面悉心指导，还亲自带他们上临床，讲解诊断要点、方剂运用和药物配伍等，并叮嘱说："学习与研究中医，必须理论联系临床实际。"为学生们指明了从医治学之路的关键。刘宝奇从教 30 余年，辛勤耕耘，桃李芬芳，为中医教育事业做出了积极的贡献。

（三）解疾救苦

临证之际，刘宝奇精心辨证，处方用药严谨，疗效颇高，口碑载道，医誉日隆。经过口耳相传，不仅亲朋好友、街坊邻居知晓，甚至周边很大一片区域的人也都知道有一个"刘大夫"，因此求医者络绎不绝，在医院门诊，常常因为患者多不能按时下班。工作之余，他还经常在家中义务应诊，即便在学院教研组办公室也有人候诊。对于前来就医的人，刘宝奇总是济人为先，不计功利，热情接待，细心诊治，让患者满意而归，可谓是德高医粹。刘宝奇曾说："作为一名教师，一名医生，做好以上两件事也就心满意足了。"

三、学术理论精粹

刘宝奇治学重在四个方面：一者学以致用，二者注重继承，三者博采众方，四者活用"拿来主义"。

（一）学以致用

刘宝奇认为学生在校学习几年毕业以后，大部分人是要从事临床工作的，因此，学习书本知识必须联系临床，否则只能纸上谈兵，将来到临床会茫然不知所措。因为中医理论是从临床实践升华的，所以除去讲课密切联系临床之外，课余他经常带学生临床实习，让学生直接接触患者，参与诊治疾病的具体过程。

（二）注重继承

继承是发扬的基础，没有继承的发扬是无源之水、无本之木。中医学是一门传统医学，数千年来，出现了成百上千著名医家，留下了大量医学著作，这是前人留给我们的宝贵财富。就医籍而言，浩如烟海，汗牛充栋，毕一生之力也难尽读。刘宝奇从临床需要着眼，认为《医宗金鉴》与陈修园医书当为首选。家中传有一套《医宗金鉴》，刘宝奇特别强调学习这部书，其原因是这部书的作者都是医林高手，且此书"根据古义，而能得其变通，参酌时宜，而必求其征验。寒热不执成见，攻补无所偏施""此书条理清楚，议论平和，熟读是书，足以名世"。由于熟读《医宗金鉴》，1953年刘宝奇参加原卫生部举办的全国中医师资格考试（以《医宗金鉴》为主要参考书），一举顺利通过。陈修园是清代医学大家，虽然尊经，但也"从众"，他的书深入浅出，由博返约，有画龙点睛之妙、高屋建瓴之势。

（三）博采众方

方药是治病的"武器"，"武器"越完备，治疗效果越好。刘宝奇认为，经方固然要熟悉，时方也必须知晓。中医的方剂数量多如繁星，人之脑力有限，但是也要尽可能多记。这就需要闲暇时勤于翻阅方书，认为有用的方子随时记下，并于临床验证。

有些方子并不见于名著或大家，但是效果很好。如有一本叫作《百试百验神效奇方》的小册子，书中有一张方子——偏风散，治半偏头痛。当归（福珍酒洗，晒干，炒）四两，白芍（炒黄）四两，石膏（煅）四两，牛蒡子（炒）四两。上四味共为末，每服三钱，加黄糖一钱，卧时陈酒冲服，量饮取汗。刘宝奇用此方治疗偏头痛、三叉神经痛，随证加减，疗效很好。再如《中医验方汇选》（内科第一集）中的牙痛第二方，屡用屡效。余者尚多，不一而足。刘宝奇认为，前人的成方尽管有时不能一味不变地使用，化裁运用也不要变得太多，即便自己组织新方，也必须用中医理论作指导。

方剂由药物组成，而"用药如用兵，选药如选将。"兵、将有何才能，带兵者须了然胸中；药物的功效，为医者也应当掌握，才可灵活、恰当使用。药物之功效，《中药学》讲义的记载不是很详尽。如荷叶，讲义谓其有清暑、升清、化瘀止血的作用，而《医学衷中参西录》青盂汤讲得就很细致："荷叶禀初阳上升之气，为诸药之舟楫，能载清火解毒之药上至头面，且其气清郁，更能解毒逐秽，施于疫毒诸证尤宜也。至于叶，宜取其浮水者，以贴水而生，得水面轻气最多，故善发表。如浮萍之生于水面，而善发汗也。"

有鉴于此，刘宝奇每于讲义之外的本草书籍以及医案、医话中择取古今医家的用药心得，随时记录以备临床应用。如从《本草备要》中摘得："诃子，生用清金行气，煅熟温胃固肠（海鱼放涎凝滑，船不能行，投诃子汤，寻化为水，其化痰可知）。""肉桂宣导百药（辛则善散，热则通行）。""枸杞子治嗌干消渴（昂按：古谚有云，出家千里，勿食枸杞。其色赤属火，能补精壮阳。然气味甘寒而性润，仍是补水之药，所以能滋肾益肝明目而治消渴也）。"

另外，药以类聚，同类药的鉴别使用也必须清楚。如三棱、莪术、桃仁、红花皆能活血，沉香、降香、檀香均可理气，应用时必须鉴别。

（四）拿来主义

鲁迅《且介亭杂文》有一篇《拿来主义》，文中说："中国一向是所谓'闭关主义'，自己不去，别人也不许来。自从给枪炮打破了大门之后，又碰了一串钉子，到现在，成了什么都是'送去主义'了……我只想鼓吹我们再吝啬一点，'送去'之外，还得'拿来'，是为'拿来主义'……我们要运用脑髓，放出眼光，自己来拿。"

现在找中医看病的患者，大都经过西医的检查、诊断，服用过西药。就诊时，患者拿来许多化验、检查的单子，对此，刘宝奇认为不能采取"闭关主义"而拒绝察看。看不懂怎么办？中医走向世界，我们已经"送"去了，为什么不能"拿"来呢？1954年，刘宝奇曾参加中医进修西医班，但时隔日久，西医发展很快，有些知识当时也没学过，况且现在年事已高，系统学习已经不大可能，只能需要什么"拿来"什么。比如肝功能、肾功能、血糖等化验（正常）参考值及临床意义，心电图、X摄片等报告，以及一些疾病的西医诊断与常用药，都需要学习并尽可能掌握。为此，他曾买过一些有关化验诊断方面的书籍，西医内科学、西药方面的书籍也放在手头，随时翻阅，能"拿来"多少"拿"多少。其对西医学包容、开放、学习的态度可见一斑。这也是刘宝奇在临床方面不固步自封且能有所创新的原因之一。

四、临证经验

（一）哮喘临证经验

哮喘在《素问》中被称为"喘鸣"，《诸病源候论》名为"呷嗽"，元代朱丹溪称之为"哮"。《金匮要略》"咳而上气，喉中水鸡声"，即是哮喘的特征。

哮与喘是有区别的，《医学正传》云："大抵哮以声响名，喘以气息言。夫喘促喉中如水鸡声者，谓之哮；气促而连属不能以息者，谓之喘。"《临证指南医案》曰："哮证多有兼喘，而喘有不兼哮者。"与喘合称，实际是哮证。民间所说"内不治喘，外不治癣"的"喘"，不是喘证，而是哮证。哮喘（哮证）为痼疾，所以民间有如是说法。

哮喘相当于西医学的支气管哮喘（喘息性支气管炎也包括在内），一般冬季发作明显，甚者四季皆有发作。其发作时，刘宝奇以小青龙加石膏汤酌加杏仁、僵蚕、白芥子治之；缓解期间，以六君子汤加干姜、细辛、五味子治之；三伏时用《张氏医通》白芥子涂法外治。疗效甚佳，甚有未再发作者。

刘宝奇用小青龙加石膏汤治哮喘，最初是受《医学衷中参西录》从龙汤的启发。《医学衷中参西录》的原文是："从来愚治外感痰喘，遵《伤寒论》小青龙汤加减法，去麻黄加杏仁，热者更加生石膏，莫不随手而愈。然间有愈而复发，再服原方不效者，自拟得此汤后，凡遇此等证，服小青龙汤一两剂即愈者，继服从龙汤一剂，必不再发。未痊愈者，服从龙汤一剂或两剂，必然痊愈。名曰从龙汤者，为其最宜用于小青龙汤后也。"

仲景书中小青龙汤凡五见,《伤寒论》3条（二版《伤寒论讲义》第40、41条）《金匮要略》3条（二版《金匮要略讲义》痰饮篇第23、35条,妇人杂病篇第7条）,小青龙加石膏汤一见（《金匮要略·肺痿肺痈咳嗽上气篇》第14条）。小青龙汤的适应证是外寒内饮,妇人杂病篇曰:"妇人吐涎沫,医反下之,心下即痞,当先治其吐涎沫,小青龙汤主之;涎沫止,乃治痞,泻心汤主之。"条文只说"吐涎沫",未尝提及外寒。何以"吐涎沫"?《金匮要略心典》曰吐涎沫,上焦有寒也。水气病篇第二条:"上焦有寒,其口多涎。"由此可见"吐涎沫"是上焦有寒饮,故无表寒亦可应用。

小青龙加石膏汤的适应证是外寒内饮郁热（郁热表现为烦躁）,故加石膏清热除烦,如果没有烦躁等明显热象,本方能不能应用?试看治膈间支饮的木防己汤,原文并没有提及有热象,只不过"得之数十日",有饮郁化热之势,而哮喘患者大多起病多年,郁热自然存在,用小青龙加石膏汤颇为对证。

僵蚕治哮喘,如《瑞竹堂经验方·喘嗽门》记载僵蚕汤治喘嗽,喉中如锯,不能睡卧。好末茶一两,白僵蚕一两,上为细末,放碗内,用盖定,倾沸汤一小,临卧,再添汤点服。《串雅内编》卷四《单方内治门》也有记载:"又方僵蚕七条,焙黄为末,米汤或茶酒下。"

白芥子治哮喘,如《韩氏医通》三子养亲汤。《本草正》曰:"因其味厚气轻,故开导虽速,而不甚耗气,既能除胁肋皮膜之痰,则他近处者不言可知。"

《时方妙用》卷二《哮证》:"愚按,哮喘之病,寒邪伏于肺俞,痰窠结于肺膜,内外相应,一遇风、寒、暑、湿、燥、火六气之伤即发,伤酒、伤食亦发,动怒、动气亦发,劳役、房劳亦发。一发则肺俞之寒气与肺膜之浊痰狼狈相依,窒塞关隘,不容呼吸,而呼吸正气转触其痰,鼾呴有声,非泛常之药所能治……若虚弱之人,宜用六君子汤料十两加贝母二两,共研末,以竹沥四两,生姜汁一两,和匀拌之,又拌又晒,以九次为度,每服三钱,开水送下。以竹沥、姜汁可以透窠囊也。然内之浊痰,荡涤虽为得法,又必于潜伏为援之处,断其根株,须用各家秘传诸穴灸法。如畏灸者,宜于夏月三伏中,用张路玉外贴药末。"

"张路玉外贴药末",即《张氏医通》白芥子涂法。《张氏医通》卷四《诸气门下·喘（短气、少气、逆气、哮）》曰:"冷哮灸肺俞、膏肓、天突,有应有不应,夏月三伏中,用白芥子涂法,往往获效。方用白芥子净末一两,延胡索一两,甘遂、细辛各半两,共为细末,入麝香半钱,杵匀。姜汁调涂肺俞、膏肓、百劳等穴。涂后麻督疼痛,切勿便去,候三炷香足,方可去之。十日后涂一次,如此三次,病根去矣。"因方中香价格昂贵或不易买到,刘宝奇认为亦可用鲍氏《验方新编》治吼妙法:"病发先一时,用凤仙花,又名指甲花,连根带叶,熬出浓汁,乘热蘸汁在背心上用力擦洗,冷则随换,以擦至极热为止。无则用生姜擦之。再用白芥子三两,轻粉、白芷各三钱,共研为末,蜂蜜调匀作饼,火上烘热,贴背心第三节骨上。贴过,热痛难受,正是拔动病根,务必极力忍耐,切勿轻易揭去,冷则将药饼取下,烘热再贴,一饼可贴二三日。无论病愈未愈,多备药饼换贴,不可间断,轻则贴一二日,重则贴三四日或五六日,永不再发。有人患哮吼四十余年，贴至数日断根，无论寒热虚实盐酱醋酒哮吼皆治，神验第一方也。药味不可加减，并治气结胸及痰喘咳嗽。"

关于六君子汤，《医学三字经·气喘第九》曰："六君子，妙难言。"自注云："六君子汤加五味、干姜、北细辛，为治喘神剂。面肿加杏仁，面热如醉加大黄，此法时师闻之，莫不惊骇。能读《金匮》者，始知子言之不谬也。"同书《咳嗽第四》有："姜细味，一齐烹……长沙法，细而精。"自注云："《金匮》治痰饮咳嗽，不外小青龙汤加减，方中诸味皆可去取，惟细辛、干姜、五味不肯轻去。即面热如醉，加大黄以清胃热，及加石膏、杏仁之类，总不去此三味，学人不可不深思其故也。"

《医学从众录》卷二《喘促》有虚喘方："加味六君子汤，治肺脾虚寒，痰嗽气喘。人参、白术（炒）、茯苓、半夏各二钱，陈皮、甘草（炙）、干姜各一钱，细辛八分，五味七分，水煎服。"

治哮喘为何不用射干麻黄汤，刘宝奇曾说《金匮要略》虽有"咳而上气，喉中水鸡声，射干麻黄汤主之"的条文，与哮喘很类似，但以药测证，射干麻黄汤中有调和营卫的生姜、大枣，且有长于止咳之紫菀、款冬花，用于喘息性支气管炎较为合适，因喘息性支气管炎经常咳嗽有痰，伴有感染。

（二）高血压鼻衄临证经验

出血之病机有三：血热妄行，气不摄血，瘀血阻塞。视其所出之血的颜色、质地而辨别。血热妄行者，颜色鲜红，质地稠黏；气不摄血者，颜色淡红，质地清稀；瘀血阻塞者，颜色紫暗，有血块。高血压鼻衄属第一类，法当凉血止血。凉血止血方药甚多，刘宝奇每以三黄泻心汤加槐花、代赭石治之。1987年在门诊，有一老干部高血压鼻出血，曾于某医院治疗，用止血针药不效，又以纱布条塞鼻孔压迫，而血从鼻咽经口而出。发病2天，出血甚多，院方欲用电灼止血，又恐患者年龄大、血压太高（200/105mmHg），难以容受，患者也不愿意接受，迟疑未作，于是由数人护送来门诊，刘宝奇即以上方治之，1剂血减少，2剂血止。刘宝奇说："凡血热妄行治出血一般凉血药止不住的，可用三黄泻心汤化裁治之。"

三黄泻心汤出自《金匮要略》惊悸吐衄下血胸满瘀血病篇，被《血证论》列为所附第一方，解曰："心为君火，化生血液。是血即火之魄，火即血之魂。火升故血升，火降即血降也。知血生于火，火主于心，则知泻心即是泻火，泻火即是止血。得力大黄一味，逆折而下，兼能破瘀逐陈，使不为患。此味今人多不敢用，不知气逆血升，得此猛降之药，以损阳和阴，真圣药也。且非徒下胃中之气而已，即外而经脉肌肤，凡属气逆于血分之中者，大黄之性，亦无不达。盖其气最盛，凡人身气血凝聚，彼皆能以其药气克而治之，使气之逆者，不敢不顺。今人不敢用，往往留邪为患，惜哉！方名泻心，乃仲景探之治。能从此悟得血生于心，心即是火之义，于血证思过半矣。"

槐花，《本草正》谓其能："清心肺脾肝大肠之火……止吐血衄血。"现代研究证明，槐花可作用于毛细血管，增强毛细血管致密性。

代赭石,《医学衷中参西录·赭石解》曰:"治吐衄之证,当以降胃为主,而降胃之药,实以赭石为最效。""赭石性善降胃,而分毫不伤气分。"建瓴汤、镇肝息风汤皆用代赭石,于此可知,代赭石既能止血,又能降血压,可谓一举两得。

(三)风湿性心脏瓣膜病临证经验

风湿性心脏瓣膜病以二尖瓣、主动脉瓣发病者较多,由风湿性心脏病引起。20世纪80年代前,刘宝奇接诊此病患者甚多,皆经西医明确诊断,因年龄及各种原因不愿接受手术治疗。不论狭窄或者闭锁不全,刘宝奇均按痰饮病治疗,常用方为苓桂术甘汤加生龙骨、生牡蛎。询其原因,曰:此类患者,其脉大多偏弦(即一手脉弦),《金匮要略》痰饮咳嗽病篇有言:"脉双弦者,寒也,皆大下后善虚,脉偏弦者,饮也。"据此,按痰饮治之每获良效。由此可知,仲景所说,一言九鼎,精思善悟,必大有收益。

"病痰饮者,当以温药和之。"这是痰饮病总的治则,如何理解?魏念庭曰:"言和之,则不专事温补,即有行消之品,亦概其义例于温药之中,方谓之和之,而不可谓之补之益之也。盖痰饮之邪,因虚而成,而痰亦实物,必少有开导,总不出温药和之四字,其法尽矣。"痰饮篇的方剂计16张(包括附方外台茯苓饮),苓桂术甘汤最切近此治则。

加龙骨、牡蛎的原因,一是患者多有心悸、心神不安的表现,这两味药有安神、镇惊的作用。如《伤寒论》太阳篇的柴胡加龙骨牡蛎汤、《金匮要略》惊悸吐衄下血胸满瘀血病篇的桂枝去芍药加蜀漆牡蛎龙骨救逆汤中的龙骨、牡蛎皆取此作用。二是《神农本草经读》言:"痰,水也,随火而升,龙属阳而潜于海,能引逆上之火、泛滥之水归其宅,若与牡蛎同用,为治痰之神品。"今人只知其性涩以止脱,何其浅也。

(四)活用名方

刘宝奇在天津中医学院任教期间曾讲授《金匮要略》等课程,因而对经方十分推崇,并擅长阐发新意,活用经典名方治疗疑难病症,其中对柴胡加龙骨牡蛎汤、炙甘草汤以及防风通圣散的应用可谓出神入化。

柴胡加龙骨牡蛎汤见于《伤寒论》第107条:"伤寒八九日,下之,胸满烦惊,小便不利,谵语,一身尽重,不可转侧者,柴胡加龙骨牡蛎汤主之。"本方为小柴胡汤去甘草加桂枝、茯苓、大黄、龙骨、牡蛎、铅丹。刘宝奇根据文献记载和访问老药工,认为铅丹是漳丹,因为不是常用内服药,为了慎重,现以朱砂代替,用量一般为1~1.5g。小柴胡汤的功能是和解表里,为治少阳证代表方剂,除了有和解表里的功能外,尚有通调上下的作用。如《伤寒论》原文第230条云:"阳明病,胁下硬满,不大便而呕,舌上白苔者,可与小柴胡汤。上焦得通,津液得下,身濈然汗出而解"。刘宝奇认为完全合于柴胡加龙骨牡蛎汤的适应证,临床上尚不多见,但本方具有和解表里、通调上下、重镇安神之功能,如能灵活运用,可治疗多种病症。刘宝奇应用本方治疗痫证、小脑萎缩等病多例。其中痫证(西医学的癫痫病),小儿多由惊吓、老年人多由情志抑郁诱发,经用本方可有延长发作间隔、缩短发作持续时间、减轻症状的效果。

刘宝奇认为炙甘草汤可用于治疗甲状腺功能亢进症(甲亢)。临证之时,刘宝奇初用逍遥散及咸能软坚药海藻、昆布等，疗效不满意，有心律不齐时则用本方。如此治疗20余例，疗效比较满意，不仅对心律不齐有效，且对甲状腺功能亢进症也有疗效。大便不实者去麻仁；因甲亢病在上焦，病灶在上，故加桔梗三至五钱；性情急躁易怒者，加疏肝理气药香附、枳壳、青皮等；精神紧张、自汗、手颤、心悸，加龙骨、牡蛎各五钱至二两；甲状腺明显肿大者加黄药子三至五钱（王肯堂《证治准绳》中有黄药子酒治瘿的记载）。刘宝奇用炙甘草汤治疗甲亢，是受一个病例的启发。1971年，其在门诊带实习时，遇到一名甲亢患者，有炙甘草汤的适应证，用了炙甘草汤后，不但心悸、脉结代好转，甲亢也缓解，治疗一个阶段，两种病的表现基本消失。此后有意识地用本方观察了二三十例，均有满意的疗效。

防风通圣散出自刘元素《宣明论方》，是一张很常用的方子，可用于治疗多种疾病，天津民间有"有病没病，防风通圣"的俗语。陈修园《医学三字经·医学源流第一》有"若河间，专主火，遵之经，断自我，一二方，奇而妥"数语，并自注"一二方，奇而妥"曰："如六一散、防风通圣散之类，皆奇而不离于正也。"《时方歌括》所选108张方剂中就有本方，自注曰："河间制此，解利四时冬寒、春温、夏热、秋燥正令伤寒。凡邪在三阳，表里不解者，以两许为剂，加葱、姜、淡豉煎服之，候汗、下兼行，表里即解……今人不解其妙，以河间过用寒凉，仲景《伤寒》初无下法，弃而不用，真可惜也。不知其法神捷，莫不应手取效，从无寒中痞结之变，即有一二不解者，非法之未善，则必已传阳明故也。"杨栗山《伤寒瘟疫条辨》治疫十五方中"解散阴阳内外之毒，无所不至"的增损双解散，就是本方化裁而成的。

（五）说案论病

刘宝奇临床活用三方，治疗多种病症，举平素验案以飨同道。

验案举隅1：龂齿

某男，40余岁，河南省直机关干部。

现病史：咬牙20余年，不分昼夜，入睡即咬，开始较轻，近些年越来越重。醒后齿龈及下颌酸胀疼痛，并放射到头部。口中有腥臭感。牙已咬掉三四枚，余均松动。每于睡前齿间垫以海绵，2~3天即被咬坏，不能再用。因恐惧不敢入睡，即便入睡，也时常惊醒。同时伴有头晕，胸满，烦躁易怒，口苦，口干，食欲不振，大便干燥。多年来，曾于省内外多家医院治疗，不效。既往一些医院认为是"蛔虫症"，曾数次服用驱蛔药不效。一些医院诊断为"神经官能症""神经衰弱"，但服药无效。

检查：慢性苦闷病容。门齿（上三、下一）脱落，余者多数松动，齿龈紫暗充血，苔白腻，脉数。大便常规检验未见蛔虫卵。

处方：柴胡加龙骨牡蛎汤3剂。

二诊：服药后未再咬牙，现在已经安静地睡了3天觉。原方继续服用3~6剂。

三诊：患者诉服药后已经六七天未再咬牙。嘱以上方继服20剂。患者准备回河南，如有反复，再来天津诊治。

按语：中医方书称咬牙为"龂齿"，常见原因有二：蛔虫病、肠胃湿热（湿热循经上扰）。此患者第一个原因已被否定，第二个原因是存在的。苔白腻说明有湿，口苦口干、口有腥臭味、脉数说明有热。恐惧不敢入睡，时常惊醒是热邪上扰心神。同时，根据患者有口苦、口干、胸满、烦躁易怒，考虑病在少阳，故用柴胡加龙骨牡蛎汤试服。用柴胡加龙骨牡蛎汤和解少阳，以治其口苦，口干，胸满，烦躁易怒；以龙骨、牡蛎、桂枝、茯苓、大黄、铅丹（换成朱砂）重镇安神，解除其精神紧张，治疗其恐惧不敢入睡，时常惊醒，亦可清热燥湿。咬牙是一种常见病证，但本例患者病情之重、病程之长，还是第一次见到。此后又有3例患者经人介绍来院求治，皆用本方治疗，疗效显著。

验案举隅2：神经性呕吐

某男，40岁，邯郸某机关领导干部。

现病史：4~5个月前突然胃痛呕吐，机关医务室按急性胃炎治疗，当时症状缓解，以后经常胃部隐痛，呕吐，多在饭后，量不多，仅吐一二口，食欲不振，嗳气，胸胁胀满，心悸，头晕气短，睡眠不佳，大便秘结。时间稍久，患者无意中发现整个舌头都青紫。此前曾在邯郸、石家庄、北京等地多家医院治疗，或诊为"慢性胃炎""胃神经官能症"，或诊为"神经性呕吐""瘀血原因待查"，疗效不明显。特意来津求治。

检查：舌青紫发黑，无苔，脉弦数。请朱元林老师和西学中大夫会诊，除上腹部有明显压痛和胀气外，心、肺、肝、脾及腹部均无异常。他们认为从西医学考虑仍然属于"神经性呕吐"。

治法：疏肝理脾，活血化瘀。

处方：柴胡加龙骨牡蛎汤再加桃仁、红花，3剂试服。

二诊：上症均减。3天来只呕吐一次，胃不按已不痛。舌青紫变浅。继服3剂。

三诊：上症均消，已无所苦。舌质比正常者偏暗。本方继续服用3~6剂。另外，开血府逐瘀汤7剂，接续服用。

1年后，该患者因公外出，途经本市，特意到门诊道谢，说第二个方子（血府逐瘀汤）并没有吃，舌头颜色已正常了，至今未再复发。

按语：本例患者因舌青紫发黑，必有瘀血。从整个病情分析，总的病机是肝郁气滞，肝郁逆犯脾胃，气滞导致血瘀。肝郁气滞则胸胁胀闷气短；肝邪犯胃则胃痛；胃失和降则嗳气，呕吐，食欲不振；郁久生热伤津则便秘；热扰心神则心悸失眠；清阳不升则头晕；气滞血瘀则舌质青紫。因此使用柴胡加龙骨牡蛎汤加桃仁、红花，不仅可以疏肝理脾，还可活血化瘀。此后，刘宝奇又在门诊观察了4例西医诊断为"神经性呕吐"的患者，因无瘀血征象只用原方，未加桃仁、红花，都取得了满意疗效。

验案举隅3：胸锁乳突肌痉挛

某女，30岁，北戴河疗养院医务人员，1973年初诊。

现病史：患病已3个月余，因与同事发生口角而发作，北戴河疗养院及天津某些医院西医诊为"胸锁乳突肌痉挛""风湿性脑病"，经西医、中医治疗无效。刻下症见头项右侧拘急，躯体亦随之右转，左颈项疼痛，胸胁胀满，烦躁，咽中有异物感，食欲不振，善太息，尿黄，便燥。舌偏红，苔黄腻，脉弦数有力。

检查：患者形体略瘦，呈慢性苦闷面容。头向右侧牵引、抽动，身体随之右转，以一手按头顶，一手托下颏，以求制止抽动。

治法：疏肝理气，镇肝息风。

处方：柴胡加龙骨牡蛎汤加青皮、香附，3剂。

二诊：服药3剂后，病情明显好转，效不更方，继续服用。

后服药至20剂，症状消失。中间曾因生气有2次小的反复，服上方2~3剂即缓解，为了巩固疗效，患者又要求服加味逍遥散10多剂。至今10多年，未再反复。

按语：《素问》病机十九条有言："诸风掉眩，皆属于肝。""诸转反戾，水液混浊，皆属于热。""诸暴强直，皆属于风。"患者头向右侧牵引、抽动，系肝风内动之表现。颈部（胸锁乳突肌）为肝胆经脉所循；咽中有异物感，为痰气相搏结于咽喉（足厥阴肝经循喉咙之后，上入颃颡）；胸胁胀满，善太息，为肝郁气滞（足厥阴肝经"布胁肋"，足少阳胆经"从缺盆下腋，循胸，过季胁"）；尿黄，便燥，舌偏红，苔黄腻，脉弦数有力，均属内热的表现。故其病机为郁怒伤肝，肝气郁滞，郁久化热，热极生风，故而可以使用柴胡加龙骨牡蛎汤加减治疗。刘宝奇在北戴河治愈多例类似患者。此后刘宝奇又以本方治愈两例男性儿童，因顽皮在学校受到批评后，发生头向一侧偏转、抽动，口眼随即歪斜，且口中"咣咣"有声，均用本方3~5剂缓解，8~9剂痊愈。

验案举隅4：舞蹈病

某男，14岁，武清县城关公社学生，1972年8月诊治。

现病史：患者由其父背负而来。其父叙述，该学生平时不爱说话，因故挨打后，未吃饭，夜间睡在窝铺，受寒而得病。表现为浑身乱动，鼻、口、眼也一起动，已经20余日，只有睡着了才"老实点"。说话不清楚，吃饭、喝水都须喂，走路摇摇晃晃，好像喝醉了似的。大便八九天一次。曾在廊坊地区医院、县医院治疗，中医诊断为"受风"，西医诊断为"舞蹈病"，治疗无效。

检查：四肢无意识地舞动，口眼不时抽动、歪斜，语言含混不清，体温略高，有汗，恶风（患者穿衣较多，一走动则身上起"鸡皮疙瘩"）。舌略红，苔白，脉弦有力。

处方：桂枝汤，3剂。

二诊：桂枝汤服用3剂后，患者表证（发热，汗出，恶风）已解，四肢无意识地舞动、口眼不时抽动、歪斜等有所减轻，但大便至此已10余日未解，当前里证为急。拟用柴胡加龙骨牡蛎汤，大黄（另包）用三钱，3剂。并嘱家属，如果大便每天超过一次，大黄可自行减去一半用量。

三诊：大便已通（大黄未减量），每天一次。目前只有两个拇指不时竖起，不时努嘴，其他症状已消失。舌苔变薄，脉由弦硬变和缓。原方大黄改用一钱。3剂。

四诊：恢复正常。原方继续服用3剂。

按语：此病例有两点不同：第一，舞动部位涉及全身。第二，有表证（发热，汗出，恶风）。《素问·阴阳应象大论篇》说："风胜则动。"此患者的四肢无意识地舞动、口眼不时抽动、歪斜等动象均与风胜有关系，是外风，还是内风？发热、汗出、恶风是外风（表虚证），从挨打、敢怒不敢言来看，和肝又有关系。据此，此病例当属内外合邪，既有风邪上扰清窍之口眼不时抽动、歪斜，语言含混不清，又有怒伤肝，肝不主筋，筋不能"束骨而利机关"的四肢无意识舞动。患者有表证（发热，汗出，恶风），又有里证（大便八九天不通），本应解表攻里，用防风通圣散，但是舌苔白厚，不黄不燥，解表攻里又恐外邪内陷，于是按照先表后里的原则，处以桂枝汤解肌祛风，加龙骨、牡蛎重镇潜阳息风。

二诊之时，根据《素问·标本病传论篇》"小大不利治其标"的治疗原则，通大便为当务之急。用何方通便？承气汤类可否？患者舌苔白厚，虽无大便，但无所苦，不对证。刘宝奇考虑再三，认为柴胡加龙骨牡蛎汤较为适宜。因方中有大黄可以通便，龙骨、牡蛎可以重镇息风而制动。方中所含小柴胡汤部分也有通便作用。《伤寒论》230条曰："阳明病，胁下硬满，不大便而呕，舌上白苔者，可与小柴胡汤，上焦得通，津液得下，胃气因和，身濈然汗出而解。"程应旄注曰："胁下硬满，不大便而呕，是大柴胡汤证也。其用小柴胡汤者，以舌上白苔，犹带表寒故也。"据此可知。类似病例尚有6例，均是经西医明确诊断为"舞蹈病"者。除以一例"风湿性关节炎"合并"舞蹈病"治疗后复发一次外，余者皆顺利治愈。

验案举隅5：神经性心动过速

某女，20岁，某厂民兵，1971年9月诊治。

现病史：由家属与厂领导陪诊并代诉。因战备值夜班，同事开玩笑（用报纸作假面具）受惊吓而发病。病发已经数月，多次治疗不效。患者平时心跳不少于120次/分钟，重时可达200次/分钟。除心悸外，还善恐易惊（稍有异响身即抖动），夜间不敢关灯独睡，两眼发直，坐卧不宁，不思饮食，大便秘结。查看其病例，或诊断为"神经衰弱""神经官能症"，或诊断为"心动过速""惊悸"。心电图报告："窦性心动过速"。

检查：面部表情有恐惧感。舌略红，苔黄腻。脉滑数。

处方：温胆汤加磁石、朱砂、龙骨、牡蛎、石菖蒲、远志。3剂。

二诊：服上方后无效，大便仍未通。改用柴胡加龙骨牡蛎汤，3剂。

三诊：心率已低于100次/分钟，精神好转，睡眠安静。大便每日1次，略干。舌已由黄腻变为薄白，脉滑数。原方继续服用3~6剂。

间隔半个月余，该患者陪同其女同事前来看病，说其病已经痊愈。

按语：《素问·举痛论篇》曰："惊则气乱。""惊则心无所倚，神无所归，虑无所定，故气乱矣。"患者病起于惊吓，导致气机紊乱，心无所倚，神无所归，虑无所定，从而出现心悸、善恐易惊、坐卧不宁等，故当以镇惊安神为治。查阅患者以往所服药物，西药有眠尔通、盐酸氯丙嗪、苯巴比妥等，中药有朱砂安神丸、二至丸、补心丹、磁朱

九、归脾汤等。因其舌略红、苔黄腻，脉滑数，考虑为胆虚痰扰证，用温胆汤加磁石、朱砂、龙骨、牡蛎、石菖蒲、远志治疗。二诊之时无明显疗效，故而换方治疗，更换柴胡加龙骨牡蛎汤后效如桴鼓。

验案举隅6：肝豆状核变性

某男，48岁，1973年诊治。

现病史：患者由家属三四人背负而来，带有多年积存很厚的"健康手册"。由当时实习的西学中学员重点摘录如下。患者于1969年底因脑力劳动过度出现头痛、失眠（有时彻夜不能入睡），继而头摇、手颤。此后，病情逐渐加重，全身颤动，不能自主，情绪波动时更明显。1970年在哈尔滨某医院诊为"动脉硬化性心脏病"，治疗无效。1970~1971年曾辗转于哈尔滨、北京、天津多家医院治疗，因疗效不好，1971年底去上海治疗。上海某医院诊为"帕金森综合征""威尔逊症"，用舒芬丙烷磺酸钠治疗1个多月，无效。后又去上海另一医院，诊为"肝豆状核变性"，用排铜药等治疗，无效。1973年7月又于上海某医院求治，用青霉胺治疗，依然无效。1973年8月来刘宝奇处诊治。

检查：四肢震颤、抽动，手足心热，语言含糊不清。舌红无苔，脉弦劲有力。血压约在160/100mmHg以上（因颤动，由两人扶持测试，不是太准确）。

处方：《医学衷中参西录》镇肝熄风汤加减，6剂。

二诊：患者服镇肝熄风汤后，手足心热逐渐好转，舌质转淡，近乎常人，并长出薄白苔，但震颤、抽动无变化。据此，试用柴胡加龙骨牡蛎汤1~6剂。

三诊：用柴胡加龙骨牡蛎汤后，明显好转。继续服用6剂。

此后，患者每周来门诊一次，取药6剂（基本上用原方）。

七诊：患者扶栏杆自行上楼，穿衣、饮食、二便均能自理，同时可以握笔写信。因住旅馆诸多不便，又因天气寒冷（春节将至），准备回黑龙江家中治疗。临走时带四张处方：第一张是镇肝熄风汤(有手足心热时服)，第二张是柴胡加龙骨牡蛎汤（平时常服）第三、四两张是前二方配制丸药的处方。

患者离津后连续服汤药约30剂，后改用丸药，病情继续好转，并不断介绍一些患者来津求治。1976年春节前亲笔写了一封很长的信，寄给刘宝奇表示问候。信中的字体很工整。他在信中说：只有精神紧张时有轻微颤抖，平时无任何不舒服的感觉，还能骑自行车走数十里地。

按语：综合病情演变过程，患者因过度用脑损伤肾阴（肾藏精，主骨，生髓，脑为髓海），由于乙癸同源，进一步导致肝阴不足，不能荣筋，筋脉失养而出现四肢震颤、抽动动风等表现，其治宜滋阴柔肝息风。类似患者尚有4例，均经西医明确诊断为"肝豆状核变性"，用柴胡加龙骨牡蛎汤治疗，效果均很满意。后因地震失去联系。谁料1982年10月4个患者当中的一位经多方询问找到家里。说地震失去联系后，按原方服了一个阶段随即上班，除精神紧张时右手有轻度抖动外，平时可以正常书画。这次要求开一张方子，以便除根。另外，本市某医院西学中的医生（曾随刘宝奇实习）来信说，曾用柴胡加龙骨牡蛎汤治愈一例肝豆状核变性患者，方中的铅丹未改用朱砂，没有发现不良反应，并询问善后调养方法。

验案举隅7：癔病

某女，42岁，黑龙江五常县银行干部，1974年10月初诊。

现病史：因生闷气后发病。摇头数月，开始较轻，越来越重。因摇头不止以至于头晕眼花，睡眠不安。胸闷，气短，不思饮食，口干，口苦，小便黄，大便干。曾在当地治疗，西医诊为"癔病"，中医诊为"摇头风"，服药无效。现由县里某领导介绍来津治疗。

检查：头不断左右摇动，目眦青，舌红，苔黄腻，脉弦数。

处方：柴胡加龙骨牡蛎汤，3剂。

二诊：病情显著好转，嘱原方服3~6剂。

三诊：前方共服6剂，症状全部消失，准备带药回家。原方6剂。

按语：患者有头不断摇动、目眦青的表现，以及生闷气的诱因，根据《灵枢·五阅五使》"肝病者，眦青"与《素问·阴阳应象大论篇》"怒伤肝""风胜则动"，当属肝风内动。口干、口苦、头晕眼花、不思饮食又符合《伤寒论》"少阳之为病，口苦，咽干，目眩也"和"胸胁苦满，默默不欲饮食……小柴胡汤主之"的条文。因此使用柴胡加龙骨牡蛎汤加减。类似病患尚有七八例，其中3例已病数年，3例中有1例常年吃猪尾巴。余者病程短。无论患病时间长短，用本方均有疗效。

验案举隅8：颜面肌肉痉挛

某男，43岁，本市某公司干部，1972年诊治。

现病史：右侧面部肌肉跳动四五年，初起时偶有跳动，现在跳动连续不断，同时伴有头痛，头晕，耳鸣，心烦易怒，口干，口苦，睡眠不安，小便黄。几年来从未间断治疗，被诊为颜面肌肉痉挛、高血压。经服药、针灸、理疗效果均不佳。

检查：右侧面部肌肉不时抽动，口眼向右侧歪斜。舌略红，苔黄，弦数有力。

处方：因柴胡加龙骨牡蛎汤中的柴胡、人参、桂枝、生姜有温热升提作用，影响血压，开始用龙胆泻肝汤加生石决明、钩藤、全蝎、僵蚕。3剂。

二诊：服上方效果不明显，改服镇肝息风汤。3剂。

三诊：用上两方仍无明显效果，试服柴胡加龙骨牡蛎汤，3剂（叮嘱患者，如有血压升高等不良反应可停药）。

四诊：服柴胡加龙骨牡蛎汤无不良反应，面部肌肉抽动、口眼歪斜逐渐好转。原方继服6剂。

五诊：除每日偶有面部肌肉轻微抽动外，其他表现均已消失。原方再服6剂，以巩固疗效。

按语：患者面部肌肉不时抽动，口眼歪斜，属动风之象；心烦易怒、口干、口苦、小便黄、舌略红、苔黄、脉弦数有力等为肝胆有热的表现，当以清肝胆之热、平息肝风为治，处方柴胡加龙骨牡蛎汤治疗。类似病例尚有4例，病情均比此例轻，径用柴胡加龙骨牡蛎汤，都取得了满意的疗效。

验案举隅9：脑震荡

某男，19岁，学生，1974年诊治。

现病史：其父代述，患者在劳动时开展竞赛，不慎甩掉铁锹头，连同泥土、石块全部砸在自己的头部，当即昏迷，抽风，呕吐。急送医院救治，诊断为"脑震荡"。至今已经6天，还未清醒。

检查：神志不清，肢体强直、抽搐，数分钟一次，不时呕吐。头部无破伤。脉弦，参伍不调（忽疾忽缓）。

处方：柴胡加龙骨牡蛎汤合甘麦大枣汤2剂，试服。并嘱患者家属小量频服，以防呕吐。

二诊：患者之父来门诊述说，第一剂药半夜服完，抽风、呕吐已止，逐渐清醒。第二剂今日上午服完，开始进食，只是诉说头痛，头晕，周身乏力。予原方2剂。每日1剂，分2次服。

三诊：患者步行而来，家属和本人很高兴，诉只有轻微头痛，头晕，乏力，余无不适。原方再服2剂。

数日后，其父陪同单位领导来门诊看病，说患者已完全恢复正常，未遗留任何后遗症，1981年铁路局一位领导来看病，谈及此事时说：该子早已分配售票工作，很正常。

按语：本例患者发病与头部外伤、局部瘀血有关，当用活血化瘀药物。肢体强直、抽搐，属肝风内动，应当考虑使用镇肝息风药物。呕吐为胃失和降，和胃降逆止呕药不可少。昏迷，频频抽搐，呕吐，病势急迫，甘味缓急药物亦宜合入。柴胡加龙骨牡蛎汤中的半夏、生姜可以降胃止呕（《金匮要略》治呕吐的小半夏汤即此两味药）。柴胡加龙骨牡蛎汤中的龙骨、牡蛎、朱砂、茯苓可镇惊安神解痉，大黄能活血祛瘀。《珍珠囊补遗药性赋》曰："通秘结，导瘀血，必资大黄。"另外，甘麦大枣汤有缓急作用。综合以上思路，当予柴胡加龙骨牡蛎汤合甘麦大枣汤。1974~1982年应用本方治疗六七例脑震荡后遗症（头痛、头晕、恶心）患者，皆有满意效果。

验案举隅10：贲门痉挛

某男，35岁，本市某局基建科干部，1976年夏诊治。

现病史：从胸到胃脘胀满疼痛难忍（严重时捶胸捣墙），上下自觉阻塞不通，进食发噎，经常呕吐，睡觉时必须半卧，否则张口即吐，所吐之物为黏液和食物，量不多，臭如败卵。难受至极，必须用手指探吐，吐出大量食水，胀满疼痛才能暂时缓解。畏惧饮食，如食也必须食用热物。极度乏力，大、小便均少。起病3年余，曾多次到医院做上消化道造影，开始认为是"贲门癌"，后经观察及数次上消化道造影，诊断为"贲门痉挛"。一直不间断服药，但都无效。

检查：形体消瘦，面色萎黄。舌偏红，苔黄腻，脉沉弦。X摄片示食管中上段极度扩张，下段明显狭窄。

处方：理中汤合吴茱萸汤，3剂。

二诊：上方未能缓解病情。"寒者热之"，热药为何无效？仔细思之，患者舌偏红，苔黄腻，并非纯寒，且当下呕吐为急，"急则治其标"，不妨用柴胡加龙骨牡蛎汤，将方中生姜的用量加重，一面温以胜寒，一面止呕吐，而柴胡加龙骨牡蛎汤整体上有重镇安神解痉的作用，故予柴胡加龙骨牡蛎汤2剂。

三诊：服2剂后，诸症有所缓解，又自行连续服用10余剂。现在疼痛止，胀满明显减轻，偶有呕吐、饮食发噎，夜能平卧，二便量增多，并且恢复了半日工作。患者要求两天吃一剂药（当时正逢地震，煎药不方便），予原方10剂。

按语：《医学三字经·心腹痛胸痹第七》云："痛不通，气血壅，通不痛，调和奉。"并自注曰："痛则不通，气血壅滞也……通则不痛，气血调和也。高士宗云，通之之法，各有不同。调气以和血，调血以和气，通也。上逆者使之下行，中结者使之旁达，亦通也；虚者助之使通，寒者温之使通，无非通之之法也。若必以下泄为通，则妄矣。"《素问·举痛论篇》说："寒则气收。"本例患者喜热饮食，说明有寒，"寒则气收"，故而出现贲门痉挛。其胸脘胀痛、发噎、上下不通的感觉均与饮食物停滞食管不能顺利入胃有关。因不时呕吐及入胃之饮食物少，所获得的水谷精微不足，自然形体消瘦，极度乏力，可用柴胡加龙骨牡蛎汤加减。刘宝奇个人体会，凡神经精神方面的疾病，属于热证、实证或偏热、偏实证，用其他药无效者，可用本方观察治疗。

验案举隅11：甲状腺功能亢进症

某女，29岁，天津渔网厂工人，1978年诊治。

现病史：患者长期因家庭及单位琐事郁闷不舒，感觉咽部堵闷，于厂医务室看病，医生检查咽部不红，没有炎症，按"梅核气"治疗，给予加味逍遥丸、橘红化痰丸。服药20多天，咽堵未见减轻，又发现颈部右侧肿大。经某医院检查，确诊为甲状腺功能亢进症（甲亢），给予甲巯咪唑等药物治疗。患者服药1个月后，病情未见缓解，于是来看中医。刻下症见患者颈部肿大（不红），急躁易怒，舌红，脉弦细。

处方：刘宝奇结合西医甲亢的诊断，予炙甘草汤加香附、青皮、黄药子。

二诊：3剂后复诊，病情显著缓解，其后陆续服用原方1个月，已无明显不适，化验指标已经正常。劝其心胸开阔一些，平素可用玫瑰花、代代花泡水代茶饮用。

按语：刘宝奇认为炙甘草汤并不一定必须见伤寒病（外感病）"脉结代，心动悸"才能应用，凡由大汗、大吐、大下、大出血引起气血虚损，出现脉结代、心动悸，均可应用。

验案举隅12：皮疹

沈某，女，50岁，1975年夏诊治。

现病史：患者1974年赴京探亲，第2天全身出现少量红色皮疹，一二天后痒剧，某院曾诊为"荨麻疹"。10 余日后疹遍全身，高热，痒甚，考虑"药疹"，但服脱敏药无效。回津后辗转多家医院，或诊为"湿疹"，或诊为"过敏性皮炎"，西药治疗无效。最后某院诊为"皮肤癌"。当时周身皮肤及颜面鲜红，满布暗红丘疹，多数已融合，局部浮肿，有水疱，两目红赤，高热无汗，口渴喜冷饮，剧痒，便秘，小便短赤，舌绛，苔黄腻，脉洪数有力。

诊断：表里俱实之热毒证。

处方：防风通圣散加金银花 2 两，3 剂。

服药后症减。开始时热见退，大便通，少许汗出，皮疹减少。后伤阴严重，舌光无苔，而改清热、凉血、滋阴法，方用清营汤加滋阴药，40 余剂后周身皮肤大片脱落，手足呈套状，头发、手足指（趾）甲全部脱换一新。

按语：本例患者使用防风通圣散治疗，表里双解，效如桴鼓。此后遇 2 例类似患者，但症较轻，经用本方治疗，很快痊愈。刘宝奇和西学中的医生讨论，认为该 3 例患者为西医学所谓的剥脱性皮炎，以资参考。

五、学术传承

吴仕骥：1942 年生人，男，天津中医药大学教授，博士研究生导师。1966 年毕业于天津中医学院（今天津中医药大学）6 年制本科，1979 年考取天津中医学院金匮要略专业研究生，师从刘宝奇，1982 年毕业，获硕士学位，留校任教。曾任天津中医药大学金匮教研室教师、校办公室主任、教务处长、教学督导委员会主任及全国中医药高等教育学会教学研究会理事、天津市药品监督管理局药品评审专家、天津市医学考试中心命题委员会委员、《天津中医药大学学报》编委，并参加过天津市市属普通高校高级职称和天津市科技进步奖评审工作。任教期间被天津市人民政府教育督导委员会聘为兼职督学，任天津市普通高校教育教学质量督导委员会委员。1995 年评为天津市优秀教师，2009 年荣获天津市五一劳动奖章。参加由我国当代著名中医医史文献学家郭霭春先生主持的"《素问》整理研究"，1994 年获国家中医药管理局科技进步一等奖，1995 年获国家科技进步二等奖。由于编撰《津沽中医名家学术要略》工作成绩卓著，2019 年被学校授予"天津中医药大学突出学术贡献奖"。

张丽著：1963 年生人，女，医学博士，天津医科大学病理生理学教授，博士研究生导师。1985 年毕业于河北中医学院，获学士学位，同年考取天津中医学院金匮要略专业研究生，师从刘宝奇教授，1988 年毕业获硕士学位后留校任教至 1998 年。其间，1994 年至 1995 年获笹川医学奖学金资助赴日本东邦大学医学部研修。1998 年赴日本东邦大学医学部攻读病理学专业博士，2003 年毕业，获医学博士学位。同年作为引进人才入职天津医科大学基础医学院，任病理生理学教授。历任天津医科大学病理生理教研室副主任、国际医学院副院长、国际交流与合作处处长等职。研究方向为动脉粥样硬化发病的分子机制。回国后先后独立主持完成国家自然科学基金 3 项，以及教育部科技研究重点项目、高等学校博士学科点专项科研基金（博导类）和教育部留学回国人员科研启动基金等多项课题。发表相关学术论文 60 余篇，其中 SCI 论文 18 篇。担任国家自然科学基金和教育部学位与研究生教育发展中心通讯评审专家、《天津医科大学学报》《天津医药》编委及审稿人。参编多部国家规划教材。曾获天津市教育系统创先争优优秀共产党员、天津医科大学优秀教师等称号。

参考文献

［1］张伯礼. 津沽中医名家学术要略（第三辑）［M］. 北京：中国中医药出版社，2018.

［2］吴仕骥，刘宝奇.《金匮要略》水与气血病理相关论初探［J］. 天津中医学院学报，1983（2）：9-14，29.

［3］吴仕骥，刘宝奇.《金匮要略》水与气血病理相关论初探（二）［J］. 天津中医学院学报，1983（21）：11-15.

［4］刘宝奇."病痰饮者，当以温药和之"初探［J］. 天津中医学院学报，1983（34）：8.

执笔者：高利东

李少川

——德高术精，护佑婴童

一、名医简介

李少川（1923~2006），男，河北省束鹿县（今辛集市）人。我国当代著名中医学家、中医儿科学专家。全国首批老中医药专家学术经验继承工作指导老师，享受国务院政府特殊津贴。历任天津中医学院第一附属医院（今天津中医药大学第一附属医院）儿科主任、新医科（针灸科）主任，天津中医学院（今天津中医药大学）副院长、教务处副处长、院学位评定委员会副主席，国家中药品种保护审评委员会委员，原卫生部新药审评委员会委员，天津中医药学会副会长，天津市科学技术协会常务委员，天津中医药学会儿科专业委员会主任委员等职。

李少川为李氏儿科第四代传人，又师从北京四大名医之一的汪逢春先生，深得其真传。1944 年悬壶津门，1954 年调入天津中医门诊部工作，为天津中医学院第一附属医院儿科创始人之一，全国 500 名名老中医之一。李少川从医 60 余年，积累了丰富的临床经验，为中医儿科事业做出了巨大贡献，在群众中享有崇高的声望，曾获得"全国先进工作者""天津市劳动模范"等荣誉称号。

李少川在长达 60 余年的临床实践中，积累了丰富的诊治经验，尤其对小儿癫痫、肾病以及其他多种疑难病症，不仅治多效验，且见解独到。李少川学术思想主要源自于钱乙、李杲，治疗儿科疾病时刻注重顾护脾胃，注意枢机升降，强调疏解清化，提出"扶正祛痰治童痫""健脾利湿治肾病""脾虚宜健不宜补，肺虚宜疏不宜固"等学术思想，总结了小儿哮喘"勿惑于炎症，滥施寒凉；审寒热虚实，辨证治之"等学术经验；临床用药具有"善用微苦微辛，注意气机升降，豁痰勿忘利气，润燥配伍不悖"等学术特点。由于李少川在中医儿科临床上的突出贡献，1963 年，年仅 40 岁即被评选为天津市名老中医，1990 年被评选为全国首批 500 位名老中医之一。

李少川是中医儿科科研工作的先行者和实践者。早在 20 世纪 60 年代，即为天津中医学院第一附属医院研究室的两位成员之一，曾多次荣获省部级科技进步奖，由其提供的处方"小儿豉翘清热颗粒""小儿抗痫胶囊"等，今已成为深受广大患儿家长喜欢的国家准字号中成药。李少川十分重视学术传承，先后培养硕士研究生 10 人，现已成为中医儿科学界的领军或优秀人才，为中医儿科事业的传承发展做出突出贡献。

二、名医之路

（一）继承祖业，立志学医

李少川出生于中医世家，其曾祖父、祖父、父亲均为当地名医，擅长诊治内、外、妇科疾病，尤以辨治外科疮疡见长，在当地负有盛名。李少川自幼耳濡目染，对中医逐渐产生浓厚的兴趣。自七八岁始，李少川在父亲李冀川的教导下开始诵读《药性赋》《医学三字经》《汤头歌诀》等中医入门典籍，12 岁左右一边学习文化知识，一边随父侍诊。1937 年"七七事件"爆发后，李少川被迫终止县立师范的学业，感慨广大穷苦百姓缺医少药，民不聊生，年仅 14 岁的李少川发誓继承祖业，以医济世。李少川潜心研读《黄帝内经》《伤寒论》《金匮要略》等中医经典，并在临床实践中广泛运用。由于辨证准确，施治果敢，经李少川诊治的患者很多迅速痊愈，深受当地患者信赖，被乡亲们尊称为"小李大夫"。

（二）尊拜名师，深得真传

随父习医 4 年，李少川的医术有了长足进步，为了能博览名医大家之长，18 岁的李少川拜入京城四大名医之一汪逢春先生门下。汪逢春出身于吴门望族，曾拜艾步蟾为师，博览医籍，造诣颇深，善治时令温病，兼擅胃肠杂病，颇有奇效。其辨证精细，立法严谨，组方灵活，用药轻灵，临证注重整体观念、全局观念，强调辨证论治。学术上主张博采众家，兼收并蓄。李少川每天上午和同学们一同侍诊，下午则聆听汪先生授课，研讨医理。从师 3 年，李少川受到汪逢春悉心指点，深得汪老学术思想之真传。扎实的理论功底、丰富的临床实践以及受到名师点拨，为李少川在日后中医事业上取得辉煌成绩奠定了坚实的基础。

（三）悬壶津门，初展才华

1944 年，21 岁的李少川拜别汪先生，悬壶津门。因其学有渊源，师古不泥，临床疗效显著，颇有医名。然而在国民党政府的统治下，政治腐败，战火频仍，哀鸿遍野，中医亦受到严重排挤，甚至有被废止的风潮，李少川每每回忆往事，总感叹旧社会中医行医之艰辛。1949 年中华人民共和国成立，政府十分重视中医药的防病治病优势，在政策的支持下，中医学进入了快速发展时期，李少川紧跟时代步伐，以满腔热血投入到国家的建设中。1950 年天津市各药店组织联合应诊，李少川参加了官银号松茂堂大药店的应诊工作。1951 年各工厂企业单位成立劳保委员会，李少川任天津大中华橡胶厂特约驻厂医师，橡胶厂老工人多，慢性病多，李少川用其精湛的医术为他们解除痛楚，得到了工人们的一致赞誉。

（四）不断学习，成就辉煌

1951 年春，李少川参加了天津市举办的传染病预防学习班，通过 3 个月的学习，使他进一步掌握了传染病防治工作的重点；1952 年中医工会成立政治学委员会，区卫生科推荐李少川为政治学习委员；1954年天津市卫生工作者协会成立，李少川被推举为协会委员。为提高现代医学理论，同年，李少川还参加了天津市中医进修学校的学习，当时津门许多著名医生都在此任教，后来活跃在天津的一些名中医大都出自于此。在中医进修学校结业后，恰逢天津中医门诊部成立，李少川积极响应政府号召，进入天津中医门诊部工作。

（五）儿科创建，学科发展

1955年12月18日，以原天津中医门诊部人员为基础，天津市立中医医院（今天津中医药大学第一附属医院）建立，李少川受邀担任儿科主任。在李少川的带领下，儿科不断发展壮大，人员从最初仅有3人发展到10余人，其中有知名专家陈芝圃、任宝成、马新云、宋向元、鲁士明等。科室从最初仅有门诊逐渐发展到门诊、病房齐全。

作为儿科第一代学科带头人，李少川始终重视学科建设和人才培养，强调临床医、教、研协调发展。李少川潜心研究小儿癫痫、肾病、反复呼吸道感染等疾病，在20世纪80年代形成特色专科，迄今仍然是天津中医药大学第一附属医院儿科的优势病种，带动了儿科专科专病的建设，为儿科的持续发展和日后成为国家临床重点专科、国家中医药管理局重点学科、国家区域中医专科诊疗中心建设单位奠定了坚实的基础。

（六）医术精湛，医德高尚

李少川一贯坚持深入临床一线，以治病救人为己任，全心全意为人民服务。20世纪50年代，他主要承担了中医治疗小儿脊髓灰质炎、麻疹肺炎、乙型脑炎等传染病的研究、救治工作，以精湛的医术挽救了不少垂危患儿；60年代初，在天津塘沽疫区参加了"02（副霍乱）"的防治工作，为中医药防治疫病做出了较大贡献；70年代，多次带领医疗队深入条件艰苦的农村防病治病；1976年唐山大地震，此时李少川正率领医疗队在地震重灾区宁河县工作，看到满目疮痍，虽余震不断，李少川不顾个人安危，立刻带领全体医疗队员投入到抗震救灾的工作当中。李少川充分发挥中医药特色优势，在救治患者、防治传染病等方面做了大量实际工作，为抗震救灾做出了突出贡献。

李少川以精湛的医术、高尚的医德在群众中享有崇高的声望，很多外地患者专程来津找李少川看病，更有一些偏远山区的患者来信求医问药，虽工作繁忙，李少川总是挤出时间亲自回信。曾有一位河北沧州的患者郭某，腹泻2个月余，辗转多地治疗仍未见效，当时身体严重消瘦，体力不支，卧病在床，听闻李少川治病效果很好，因不能远行，无奈找人代笔冒昧给李少川写了一封信，没想到没过多久就收到李少川寄过来的药方，服药后病情很快得以改善，最终痊愈。

李少川常常对学生们说："哪里需要到哪里去，哪里艰苦到哪里去，要始终如一地为人民服务。"这正是李少川一贯的人生准则。李少川为中医事业做出的贡献，受到了党和人民的一致肯定。1956年他当选为全国劳动模范，出席全国先进工作者会议，受到国家领导人亲切接见。1978年、1990年两次当选为天津市先进工作者、天津市劳动模范。

（七）专病研究，药物开发

李少川十分重视临床科研工作，自 20 世纪 70 年代末期开始，即着重开展小儿癫痫、肾病及反复呼吸道感染等疾病的研究，前后取得了 7 项科研成果。

针对小儿癫痫，李少川提出"扶正祛痰治童痫"的学术思想，研制了"小儿抗痫胶囊"，相关科研获得了 1995 年度天津市科技进步三等奖，1998 年取得了国家中药三类新药生产批号；针对小儿肾病，提出"健脾利湿治肾病"的学术观点，研制了"小儿肾病合剂"，相关科研先后获得了 1999 年度及 2001 年度天津市科技进步三等奖；针对小儿反复呼吸道感染，提出"疏解清化治复感"的学术观点，研制了"抗感至宝口服液"，相关研究获得了 1993 年度天津市科技进步三等奖。此外，李少川还注重科研成果的转化和新药的开发，先后开发国家三类中药新药两种，包括小儿豉翘清热颗粒〔批号：国药准字 Z20050154〕、小儿抗痫胶囊〔批号：（1998）卫药准字 Z-148 号〕，并研制小儿肾病合剂、抗感至宝口服液等系列院内制剂。

（八）老骥伏枥，晚年情怀

李少川晚年虽身患疾病，仍一心扑在医疗教育事业上，积极为学院和医院的发展献计献策，为培养高级中医儿科人才，为中医儿科教学改革工作做出了巨大贡献。"宁可抱香枝上老，不随黄叶舞秋风"，正是李少川奋斗一生的真实写照。

三、学术理论精粹

李少川行医 60 余载，其学术思想主要源于《内经》《难经》，法宗仲景，旁及金、元、明、清及近代诸家，广采博学，尤崇尚钱乙、李杲脾胃学说，治病时刻顾护脾胃，形成了以重视后天脾胃为主的学术思想。李少川医理精深，医术精湛，但其师古而不泥古，在继承、总结前人医疗经验的基础上，结合多年临证体会，对小儿诸多顽疾每有创见，尤其对小儿癫痫、惊风、肾病、哮喘、反复呼吸道感染等疾病的治疗有独到之处。如提出"扶正祛痰治童痫"，主张以"扶正健脾，顺气豁痰法"治疗小儿癫痫，并根据癫痫的发作类型，结合整体观念，巧妙运用辨证论治；提出"肾病治脾"，主张"疏解清化、健脾利湿法"为治疗小儿肾病的基本法则，并根据激素的应用情况，采取不同的治疗原则；提出"疏解清化治复感"，认为"脾虚宜健不宜补，肺虚宜疏不宜固"，主张"疏解清化、调理脾胃"法为主治疗反复呼吸道感染；提出"小儿咳喘勿惑于炎症，滥施寒凉；审寒热虚实，辨证治之"，认为咳喘初期贵在疏风散寒，治疗中切莫为"炎症"所惑，一味妄投寒凉清热之味，使气机闭塞，应遵循"治上焦如羽，非轻不举"，采用"微苦微辛"，以疏风散寒为上等。逐渐形成了自己独特的学术观点。

（一）小儿癫痫证治

癫痫一证，古代医家多以痰浊立论，临床主张使用豁痰、祛痰之法治疗。李少川则认为小儿癫痫是以正虚为本，痰气逆乱为标，"脾虚痰伏，痰气上逆"为其主要病机，因而提出"扶正祛痰治童痫"的学术思想，主张以"扶正健脾，顺气豁痰"法治疗小儿癫痫。同时，李少川认为小儿癫痫的发作期、缓解期难以截然分开，频繁反复的发作，易于耗伤气阴，每多形成体质虚弱状态，此时单纯使用豁痰息风之药，往往效果欠佳，或仅能取效于一时，所以主张"扶正豁痰法"用于治疗癫痫的全过程，方能取得事半功倍的效果。此外，古今医家治疗癫痫，多使用金石重镇或虫类搜剔之药，效果虽好，但多含有不同程度的毒性，长期使用多有蓄积中毒之弊，且小儿"脾常不足"，后天之本尤宜顾护，因此李少川选用治痫之药，多以性味平和无毒之品为主。

1. "扶正祛痰法"治疗癫痫大发作

癫痫大发作患儿，除突然昏仆、意识不清、四肢抽搐、两目直视、牙关紧闭、两手握拳、口吐涎沫以外，临床常伴有面色㿠白、肢冷汗出、小便自遗等症，充分显示出一派本虚标实、痰气上逆之象。遇此类患儿，李少川常宗《济生方》涤痰汤化裁，以扶正祛痰法而取效。常用药物如石菖蒲、胆南星、枳壳、川芎、茯苓、清半夏、陈皮、太子参、青果、琥珀等。方中参、苓、陈、夏仿六君子汤之意，益气健脾以扶助正气；石菖蒲、胆南星、青果三味，清心散结，以豁其痰；琥珀、枳壳、川芎三者，意在镇心安魂，利气祛痰，血活风灭。如情绪急躁，肝热动风者，可加生石决明、钩藤以镇肝息风；若感受时邪而诱发者，可配伍羌活、薄荷、防风以祛风散邪，疏经通络；若贪食过饱，积滞内停者，可配伍神曲、莱菔子、槟榔以消导化滞，疏通胃腑；如因惊惧恐吓而诱发者，可配伍朱砂、远志、酸枣仁以安神定志。

2. "理气健脾，豁痰息风法"治疗癫痫小发作

癫痫小发作常见于3~8岁儿童，临床多表现为一过性意识丧失，如愣神，两目直视，或肢体局部肌肉抽搐，或仅见点头、摇头等。多迁延日久，反复难愈。陈复正指出："治小儿痫证，从前攻伐太过，致中气虚衰，脾不运化，津液为痰，偶然有触则昏晕卒倒，良久方苏，此不可见证治证……应以健脾补中，久服痰自不生，痫自不作矣。"基于这一思想，遇此类患儿，李少川常宗《幼幼集成》定痫丸化裁，常用方药如石菖蒲、胆南星、太子参、白术、茯苓、陈皮、半夏、芍药、木香、白蔻仁、龙骨、朱砂、甘草等，旨在理气健脾，豁痰息风。方中四君子汤健脾运中，并佐以芍药、甘草酸甘育阴，石菖蒲、胆南星、半夏、陈皮豁痰利气，木香、白蔻仁醒脾和胃，健运中焦，龙齿、朱砂镇心安魄。

3. "重坠豁痰，镇肝息风法"治疗精神运动性癫痫

本证多见于学龄后儿童，临床除抽搐外，还可表现为言语兴奋及不自主动作，常有妄言叫骂、打人摔物之举，发作时意识朦胧，发作后无记忆，类似中医的狂证，临床多表现为痰火内阻，气机逆乱，肝阳上亢之证，脉多弦数，大便秘结。李少川常以万氏断痫丸去甘遂加半夏、黄芩而取效。常用药物如石菖蒲、胆南星、青礞石、铁落花、朱砂、茯苓、半夏、黄芩等，旨在重坠豁痰，镇肝息风。如肺部痰鸣，可加瓜蒌、黄连；

肝经热盛，烦躁不宁者，可加龙胆草、代赭石等。

4. "和胃降逆，豁痰息风法"治疗自主神经性癫痫

自主神经性癫痫多发生于学龄期儿童，临床症状主要有阵发性头痛或剧烈腹痛，或头痛、腹痛同时发作，故又称之为头痛型癫痫或腹痛型癫痫。发作时，除头痛或腹痛之外，多伴有头晕不清、心烦欲呕、汗出流涎等。李少川根据其证候特点，总结其病机为"脾胃不和，健运失常，痰浊阻窍，气机逆乱"。胃失和降，胃气上逆，则恶心欲吐；浊阴凝聚，清阳不升，则头晕头痛。故治疗以"和胃降逆，豁痰息风"为主。

单纯的头痛型癫痫，以头痛为单独或主要临床表现，属于自主神经性癫痫的一种特殊类型。头痛多表现为突然发作，以前额、颞部或眼眶等处为主，性质以跳痛多见，程度往往剧烈，患儿在发作时多伴有头晕目眩、面色苍白、呕吐汗出等，每次发作持续数秒至数分钟不等，精神倦怠，面色㿠白，舌质淡红，脉象沉细。此类患儿，李少川常以温胆汤化裁，常用方药如石菖蒲、胆南星、枳壳、川芎、天麻、茯苓、清半夏、陈皮、神曲、竹茹，以和胃降逆、豁痰息风而奏效。如感受时邪，伴有发热恶寒，可加羌活、防风；肝热动风，伴有抽搐、烦扰不宁者，可加紫贝齿、钩藤；心脾火热，面赤火升，唇干舌燥者，可加黄连、黄芩。

单纯腹痛型癫痫主要表现为阵发性腹痛，腹痛多呈周期性反复发作，持续数分钟至几小时，多突发突止，疼痛多以脐周为主，也可涉及上腹，常伴恶心、呕吐，间歇期腹部无任何症状，发作过程中或终止后，部分可表现出意识障碍、倦怠嗜睡等，脑电图可表现为痫性放电。此类病儿，李少川常以温胆汤合平胃散化裁。常用方药如石菖蒲、胆南星、茯苓、半夏、陈皮、厚朴、白芍、苏梗、枳壳、神曲、甘草，以理气和胃，豁痰息风而奏效。

5. "缓肝理脾，豁痰息风法"治疗婴儿肌阵挛发作

婴儿型肌阵挛性发作多见于2~7月龄儿童，其病因多与产伤、缺氧或大脑发育不全以及内伤积滞、感受时邪有关。临床表现以面色㿠白、囟门下陷、大便稀溏、舌淡少苔、指纹沉滞等虚证为主，头部及躯干多向前屈曲，反复痉挛，抽搐时间虽短，但多成串发作，在2~3岁以后有转变为大发作可能。李少川据其脉舌色症表现，认为本病病机在于"脾虚痰阻，痰浊动风"，为本虚标实之象。故治疗关键在于"缓肝理脾，豁痰息风"，临证多宗醒脾汤化裁，或配合琥珀抱龙丸。常用方药如党参、茯苓、清半夏、陈皮、枳壳、胆南星、石菖蒲、天麻、钩藤、生龙骨、生牡蛎、生铁落、川芎、白芍等，使脾健痰祛，气顺痫止。

总之，李少川认为治疗小儿癫痫，始终要掌握标本兼治，顺势利导，以柔制刚，既要消除病因豁痰祛痰，又要重视脏腑阴阳的调理，两者相互为用，方能相得益彰。

（二）小儿惊风证治

惊风是儿童时期常见的一种以抽搐、神昏为主要特征的证候，又称"惊厥"，俗名

"抽风"。任何季节都可发生，1~5岁儿童多见。因病情凶险，变化迅速，常威胁儿童生命，因此古代认为惊风是一种恶候。如《东医宝鉴·小儿》谓："小儿疾之最危者，无越惊风之证。"惊风病名较早见于《太平圣惠方》，并将其分为急惊风和慢惊风两大类。凡来势急骤，形证有余，属实属热者，统称急惊风；来势缓慢，形证不足，属虚属寒者，统称慢惊风。惊风症状可归纳为八候，即搐、搦、掣、颤、反、引、窜、视。八候的出现，表示惊风已经出现。但惊风发作之时，不一定八候并见。临床常见的急惊风，多为高热惊厥，俗称抽火风，至于颅内感染、代谢紊乱、中毒、传染病以及脑部损伤、脑髓发育不全等所诱发的抽风，也屡见不鲜。惊风治则，古有"急惊宜泻，慢惊宜补"之说，但针对其表里阴阳、虚实寒热等复杂的病理变化，必须审证求因，辨证论治，庶不致误。

1. 疏风清热，通导阳明，应视为急惊风治疗之常

小儿肺脏娇嫩，腠理疏松，易感受时邪，邪气与心肝伏热相互搏结，邪热闭肺，化火生风，风火相煽，故见神昏、惊厥之证。治疗当以"疏风清热"为法，待风邪一散，则热清惊止。若见惊止惊，不辨表里虚实，妄投镇惊豁痰之品，则邪气不解，其惊难平。正如夏禹铸《幼科铁镜》谓："疗惊必先豁痰，豁痰必先祛风，祛风必先解热"。李少川辨治小儿高热惊厥，多宗凉膈散化裁。常用药物如薄荷、连翘、淡豆豉、竹叶、炒黄芩、天竺黄、钩藤、神曲、大黄等，以疏风清热、通导阳明而取效。若食滞内停，五心烦热者，酌加槟榔、莱菔子、山楂以消积化滞；夜热颊赤，烦扰不宁者，酌加青黛、龙胆草、川芎，仿泻青丸意，以泻肝抑木；暑邪伤阴者，酌加生地黄、知母以顾其阴。

2. 疏风清热不应，宜芳开豁痰，清热解毒

热性惊厥所致的抽火风，虽来势骤急，高热无汗，但惊风多为一时性，治疗较易取效。正如吴鞠通谓："一感即痉者，只要认证真，用药确，一二帖即愈，易治也。"若感受时行疫疠之邪，逆传心包，由气入营，风火相煽，肝热鸱张，其症除体温骤升外，多伴嗜睡，谵妄，神昏，头痛，呕吐，且抽搐多持续反复发作，其舌红绛，苔糙腻，脉象洪数。李少川遇此类患儿，习以清营汤、羚角钩藤汤、栀子豉汤相互化裁，常用药物如石菖蒲、金银花、连翘、淡豆豉、炒栀子、竹叶、莲子心、菊花、钩藤、石决明、天竺黄、生地黄、羚羊角粉，加安宫牛黄丸（半丸）冲服，以豁痰开窍，清热解毒。若壮热口渴者，酌加生石膏、天花粉以清热生津止渴；大便秘结者，酌加元明粉、大黄以软坚通腑；抽搐不止者，酌加全蝎、蜈蚣以息风止痉。

3. 惊恐抽搐，宜安神定志，豁痰息风

小儿神气怯弱，乍闻异声或不慎跌仆，暴受惊恐，必然伤及心神，心不守舍，痰浊内阻，气机逆乱，乃发惊厥抽搐，吴鞠通称之为"客忤痉"。临床表现大多寒热症状不明显，抽搐多在入睡后发作，常伴有呓语龄齿，或醒后哭闹不宁。此类患儿如以清热镇惊或镇肝息风之法治之，每多乏效。此时宜以镇惊安神为主。李少川曾诊治一例4岁男

孩，因家中附近失火，目睹烧死二童，暴受惊恐，3天后睡中突然惊起狂叫，两目直视，四肢抽搐，俟后每夜必发作一次，他医以泻青丸、牛黄镇惊丸服之未效，李少川宗钱乙安神丸之法，药用太子参、茯神、酸枣仁、莲子心、朱砂、磁石、半夏、陈皮、天竺黄、甘草以安神定志、豁痰息风而取效。

4. 脾虚肝风内动，法宜缓肝理脾

由于暴吐暴泻，久吐久泻，或因急惊治疗不当，过用峻利之品，以及他病误汗误下，导致脾阳不振，土虚木盛，风从内生，亦可导致惊风发作，也可称为"慢惊风"。临床常表现为形神倦怠，面色萎黄，嗜睡露睛，腹泻肢冷，囟门下陷，抽搐，多呈瘛疭状（即小抽动），舌淡苔白，脉象沉弱。吴鞠通谓："所谓慢者，病久而致痉者也。"《幼科全书》谓："慢惊风为虚为寒，当用温补……凡治慢惊风，不可妄用辛香之药，寒凉之剂，盖辛香能走窜元气，寒冷反伤脾胃故也。"因此，治疗本病，切莫见风治风，犯虚虚实实之戒，治宜缓肝理脾，扶元固本。李少川临床中遇此类患儿，多宗《医宗金鉴》缓肝理脾汤化裁，药用黄芪、党参、茯苓、白术、陈皮、半夏、桂枝、芍药、胆南星、牡蛎、龙骨、琥珀、甘草等，略佐滋阴潜阳之品，健运中宫，常应手取效。

此外，李少川指出，治疗慢惊风时，还须注意以下几点：①夏季暑热当令，脾胃伏热，由吐泻所致之抽风，有时可见肢冷脉迟等阳虚之候，用药应当顾及清解暑热，不可一味固阳。②惊泻并作之时，应首先健脾回阳，以固其本。③吐泻致痉的慢惊风，多为一派脾虚动风之象，但有时也出现身热痰鸣的假阳证。

总之，热极生风者，贵在疏风清热，使邪气外达；温邪热毒炽盛者，亟以清热解毒；热入心包者，应侧重芳香开窍；清气不升，浊气不降，代谢紊乱所致抽风，法宜振奋脾阳，澄清化浊。其他如脑髓发育不全、心失所敛或血失濡养者，法宜补肾充脑，安神定志，养血荣筋。从肾、从心、从肝论治，又各有所宗，必须因病、因时、因人制宜，方能万举万全。

（三）流行性乙型脑炎证治

流行性乙型脑炎简称乙脑，是由乙型脑炎病毒引起的以脑实质炎症为主要病变的中枢神经系统急性传染病，临床以高热、意识障碍、抽搐、病理反射及脑膜刺激征为特征。中医古籍虽无"乙型脑炎"病名，但根据其发病季节及临床表现，可归属于"暑温""暑风""暑厥"等疾病范畴。李少川根据其发病特点，结合多年临床经验及儿童生理病理特点，归纳以下几点治疗体会。

1. 初期或轻型宜辛凉宣透，切忌过苦过辛，以护其阴

按照温病学卫气营血辨证，乙脑初期或相对较为轻型患儿，其病位大多在气分阶段，临证多表现为发热无汗，微恶风寒，头晕头痛，恶心欲吐，心烦躁扰，面色红赤，口渴欲饮，舌红，苔白或黄，脉象浮洪而数等一派暑热内遏之象。暑为阳邪，其性开泄，易伤津耗气，因此治疗中宜时刻顾护其阴，不可妄投过苦过辛之品，防其苦寒直

折，使暑热郁遏于内，同时苦能化燥，易伤阴津，而过用辛温，每多攻表不中，其病转甚。宜以"微苦微辛之品，辛凉宣透"为上。临证中，李少川常遵《内经》"风淫于内，治以辛凉"之旨，以吴鞠通"辛凉轻剂、辛凉平剂、辛凉重剂"三方相互化裁，以"辛凉透邪"取效。常用药物如薄荷、金银花、连翘、淡豆豉、芦根、石菖蒲、桔梗、菊花、生石膏、知母、粳米、甘草等。若壮热无汗者，酌加香薷；身重脘痞者，酌加厚朴、苍术；呕吐不止者，酌加代赭石、生姜；痰多者，酌加天竺黄、瓜蒌；大便秘结者，酌加大黄；小便不利者，酌加六一散；舌苔垢腻者，酌加藿香、佩兰等。并强调不要因为高热而过早妄投安宫牛黄丸、紫雪丹、至宝丹，防其引邪深入，加重病情。

2. 极期或重症患儿，宜清热解毒，芳香开窍，豁痰息风

此期患儿除初期症状持续加重外，脑实质受损表现更为突出，病位主要在营分，临床多见持续高热，昏睡、谵妄、昏迷、肢体抽搐，舌质红绛，舌苔黄腻或垢腻，脉象弦细而数。因暑为火热之气，传变最为迅速，邪气侵袭，不仅没有明显卫分过程，而且气分阶段如不能及时清解，极易内传入营，化痰生风，进而导致气营两燔，痰热闭窍，风火相煽。遇此类患儿，李少川临证常以清瘟败毒饮化裁。常用药物如石菖蒲、薄荷、竹叶、金银花、连翘、桔梗、芦根、栀子、黄芩、生石膏、知母、僵蚕、天竺黄、生地等，酌加安宫牛黄丸半丸或 1 丸冲服。李少川谓此期应以清热解毒为主，加金银花、连翘、薄荷、芦根等药，旨在"透热转气"。若持续抽搐者，可加全蝎（5~9g）、蜈蚣（半条或 1 条）等息风止痉；神志昏迷者，可加局方至宝丹（7 岁以下半丸，7 岁以上 1 丸）；喉间痰鸣，可加胆南星、莲子心等；大便秘结，可加大黄通腑泄浊。

3. 恢复期宜清热育阴，防其死灰复燃

此期患儿体温逐渐下降，神经系统症状和体征日趋好转，临床常表现为持续低热，多汗、失语、失眠、流涎、颜面瘫痪、吞咽困难、肢体不自主运动或强直性瘫痪、癫痫样发作、纳呆等。其病机主要为暑热伤阴，心、肝、肾三阴亏损。肝阴不足，失其濡养则筋脉拘挛；心阴不足，失其所敛则周身汗出；肾阴不足，髓海空虚，水不上乘，则言语不利，表情淡漠。此阶段一方面应注重清热育阴，防其死灰复燃；另一方面，要避免食复、劳复。李少川临证守鞠通之法"热邪久羁，吸烁真阴，或因误表，或因妄攻，神倦瘛疭，脉气虚弱，舌绛苔少……大定风珠主之"。常用药物如生地黄、白芍、麦冬、玉竹、玄参、牡蛎、鳖甲、芦根、甘草。若低热不退者，酌加地骨皮、青蒿凉血退蒸，清解余热；肢体挛缩者，酌加当归、牛膝、桑寄生、伸筋草、木瓜养血柔肝，舒筋活络；语言障碍者，酌加天竺黄、石菖蒲、莲子心清心涤痰，芳香开窍；汗出过多者，酌加糯稻根，或加黄芪、白术、防风益气固表。

（四）小儿肾病证治

小儿肾病综合征，一般分为单纯型肾病及肾炎型肾病，儿童一般以单纯型肾病为主。此类患儿临床多表现为不同程度的水肿、大量蛋白尿、低蛋白血症及高胆固醇血

症。病因多由正气不足，感受外邪而发，病位常常涉及肺、脾、肾三脏，但总以脾的运化功能失常为其主要病变基础，脾的运化功能与小儿肾病的发生、发展以及预后转归有密切关系，水肿所致水液代谢紊乱又为脏腑气化功能失常必然趋势。因此，如何促进脾的健运功能，维护脾胃气机升降正常，是小儿肾病治疗过程中的关键所在。基于此，李少川提出"肾病治脾"的学术思想。

1. 贵在"疏解清化，健脾利湿"

水肿常常是小儿肾病的主要临床表现。水肿之因，多由于脾肾阳虚，导致阳虚水泛，或脾气不足，健运失司，水液运化失常等。然而针对小儿体属"稚阴稚阳"，加之其"脾常不足"，故李少川认为小儿肾病水肿，虽与肺脏的宣发肃降、肾脏的温煦开合有关，但主要是由于"脾受湿困，三焦气化失司"，提出以"疏解清化，健脾利湿"法为主治疗小儿肾病，切莫见肾治肾，妄图补肾育阴，或见虚补虚，妄图补虚助阳，更不宜峻攻峻泻，以防克伐脾阳。临证李少川常以胃苓汤加减，药物组成为苏叶、陈皮、半夏、厚朴、柴胡、枳壳、茯苓、泽泻、猪苓、抽水葫芦、白术、甘草等，随证化裁而取效。《内经》谓："诸湿肿满，皆属于脾"，且治肿有"开鬼门，洁净府，去菀陈莝"之训。"开鬼门"即发汗也，方中苏叶能开腠疏表，以发其汗；"洁净府"即利小便也，方中猪苓、茯苓、泽泻、抽水葫芦皆有淡渗利湿之功；"去菀陈莝"即疏涤肠胃之郁结，使脾胃恢复受纳腐熟之功，使溢出之水以归其经，方中厚朴、半夏、陈皮、白术、枳壳、柴胡等，借其辛香苦燥，以疏通三焦，荡涤肠胃之郁结，进而达到"去菀陈莝"的目的。

2. 润燥相济，以防淡渗伤阴

脾为湿土之脏，容易被湿邪所困，胃为燥土之府，易为燥热所伤，所以在运用健脾渗湿药物的同时，应注意与滋阴润燥药物结合运用。正如喻嘉言《医门法律》中指出："脾胃者，土也。脾虽喜燥，然太燥则草木枯槁，胃虽喜润，然太润则草木湿烂。"基于这一思想，李少川运用健脾渗湿法时常配以麦冬、沙参、知母等药，一则滋阴润燥，二则防辛燥伤阴。久服激素患儿，往往伴面赤火升、唇裂舌燥之象，更应注意这一点。临床常以胃苓汤合沙参麦冬汤化裁。方用苏梗、厚朴、陈皮、半夏、茯苓、猪苓、泽泻、葫芦、沙参、麦冬、知母、甘草等，以达到润燥相济，脾胃两宜。

3. 掌握原则，灵活施治

小儿肾病以脾虚湿盛见症较多，但湿邪蕴久容易化热，故在临床治疗中，切不可胶柱鼓瑟，一成不变，既要掌握"疏解清化，健脾利湿"的原则，又要考虑有是证用是药的灵活性。这里常遇到两个问题，一是湿热内蕴，湿热相合，阻滞三焦，症见面赤心烦，胸闷欲呕，大便秘结，小便黄赤，舌红苔黄腻垢，李少川常以甘露消毒丹化裁，方药如藿香、佩兰、茵陈、连翘、黄芩、厚朴、陈皮、赤苓、泽泻、滑石、甘草。方中藿香、佩兰芳香逐秽，宣畅气机；黄芩、连翘苦寒清热；茵陈、滑石清利湿热；厚朴、陈皮燥湿理气；赤苓、泽泻淡渗利湿。全方既不悖健脾利湿之意，又可达到清热不碍湿，渗湿不伤阴，湿热并治，气机畅达，诸症向愈。二是继发感染，也会出现热象，但与湿邪蕴久发热不同，此类患儿大都为阴虚阳亢之体，感受时邪而发，症见微热、鼻塞、咽痛、咳嗽等，周身症状并不明显，遇到此类患儿，李少川提出"用药切不可过苦过辛，应予微苦微辛以轻宣疏解为上"。临证常以银翘四苓汤化裁，方药如薄荷、荆芥穗、金银花、连翘、豆豉、芦根、牛蒡子、茯苓、猪苓、泽泻、甘草等。随症加减，每多奏效。

4. 扬长避短，发挥中西医优势

有关数据显示，合理应用激素，配合中药同时施治，比单纯使用激素疗效要好，不仅可以增加疗效，还可减少激素的不良反应。同时，有的病例对激素敏感性差，减量后易复发，容易反复感染等，影响临床疗效，如能掌握"疏解清化，健脾利湿"这一治疗原则，着眼于"肾病治脾"这一指导思想，效果比较满意。此外，对于中西药如何配合，李少川体会，对一般肾病，如果激素用量较少（每日量不超过 5mg），服药时间也较短（服药 10 天左右），年龄又在 5 岁左右者，激素可以骤停；如果是难治性肾病，且年龄较小（2 岁左右），或是激素依赖者，激素应采取递减的方法，先改为隔日服，后每隔 2~3 周按原量的 1/4、1/3、1/2 递减，最后以 5mg 或 2.5mg 小剂量维持，一般 4~6 个月可完全以中药取代。

（五）小儿过敏性紫癜证治

过敏性紫癜是一种全身毛细血管变态反应性疾病，以广泛的小血管炎为病变基础，临床常表现皮肤紫癜，以双下肢及臀部为多见，可伴有腹痛、关节肿痛及肾脏损害，类似中医"血证"范畴。由于本病常虚实夹杂，症多反复，稍一辨证不准，用药不当，病多迁延不愈，甚至出现肾脏损害。因此，李少川强调，必须注意认真辨证，方能万举万全。

1. 清热凉血，宣气透营

李少川认为，过敏性紫癜一般多"内有伏热，兼感时邪"而发。"热邪入血，迫血妄行，血不循经，热极伤络"为其主要发病基础。阳络伤则血外溢，阴络伤则血内溢；血外溢则吐血、衄血，血内溢则尿血、便血；瘀而不行则为蓄血，溢于皮肤则为发斑。治斑之法，前贤有犀角地黄汤、化斑汤、消斑青黛饮等，多宗清热凉血之法，但遇及重症过敏性紫癜，除四肢紫斑遍发之外，往往多伴有发热、寒战、吐逆、谵语等症。若单用清热凉血之法，每多罔效。李少川强调，对于此类患儿，除采用清热凉血之外，还须注意宣气透营，以防苦寒直折，阻遏气机。临证常以清营汤化裁，去丹参、黄连，加生石膏、知母、鲜白茅根而取效。清营汤长于清营解毒，透热养阴，多用于温邪由气入营，热伤营阴，见身热夜甚、心烦不安、肌肤斑点隐隐等症。方中犀角清解营分热毒，因热伤营阴，故辅以生地黄、玄参、麦冬养阴清热，配伍金银花、连翘、竹叶以清气分之热。兼解温热之毒，并可透热于外，使热邪转出气分而解。阳明主肌肉，为多气多血

之经，胃热则蒸熏于肌肤而发斑，故配以生石膏、知母以辛凉解肌，兼有表证发热寒战者，又常伍以薄荷、豆豉以宣通疏解，每多奏效。

2. 宣风祛湿，凉血润燥

过敏性紫癜患儿除肌肤紫斑外，常伴有关节肿痛，其部位多见于双下肢踝关节及膝关节，甚至影响肢体运动，常肿痛剧烈，伸屈不便。似属风寒湿邪客于筋脉经络，导致气血运行不畅。但以羌活胜湿汤等宣风祛湿法为主每多罔效。细究其证，过敏性紫癜引起的关节肿痛与一般的风寒湿痹证的关节疼痛似有不同。李少川遇及此类患儿，常宗玉女煎化裁，旨在凉血润燥，以顾血证之本。方中生石膏辛凉解肌，清热凉血化斑；生地黄凉血生津以濡其筋脉；牛膝性善下行，活血通络；知母、麦冬取其质柔性平，以润其燥。并常配以秦艽、晚蚕沙、松节、木瓜，以宣风祛湿而奏效，待关节肿痛缓解之后，常以柔养肝肾之阴而收功。

3. 久病致虚，宜健运，忌壅补

若病情迁延不愈，反复发作，多见紫斑暗淡，神疲纳呆，面色少华，腹痛便血，舌质淡红，脉象虚软等，传统多以归脾汤为治，补气养血，似无非议。但小儿体禀纯阳，所患热证最多，感邪易于热化，虚而不受补者居多，况紫癜常伴腹痛之症，乃瘀血内阻，肠胃气机紊乱，若过投参、芪、术等甘温香燥之品，势必更伤血络。李少川遇及此类患儿，多以香砂平胃散合芍药甘草汤化裁。方中木香、砂仁和胃醒脾，陈皮理气健脾，厚朴苦能下气，辛能散结，温能燥湿，善除胃中滞气，加芍药以补血敛阴，柔肝止痛，甘草借其甘缓之性缓急止痛。临床随证化裁，每多奏效。腹痛、呕吐缓解后，常以芎归胶艾汤化裁，以补肝血，滋肾阴，润肺燥，以善其后。

4. 滋阴固肾，调理脾胃

紫斑迁延日久，缠绵不愈，常有肾脏损害，出现血尿及尿蛋白等表现，治疗比较棘手。李少川认为，紫癜性肾炎多由于营血内耗，伤及肾阴，阴不足而阳不振，阳不振遂致肺、脾、肾三脏气化功能失调。其与链球菌感染后引起急性肾小球肾炎所致之血尿、蛋白尿迥然不同。因此，传统的治疗方法如应用银翘散、四苓散、八正散等疏风清热、凉血利湿之剂，每多罔效。治疗"必伏其所主，而先其所因"，法宜"滋阴固肾，兼顾调理脾胃"方为上策。李少川临证多以归芍地黄丸、平胃散相互化裁为用，地黄丸为补益肾阴代表方剂，加当归、芍药者，取其补血敛阴，以顾营血之源，配陈皮、厚朴、甘草者，既可矫地黄丸之腻，又可调和脾胃之升降枢机，以促进生化之源。

（六）小儿肝炎证治

病毒性肝炎是由多种肝炎病毒感染引起，以肝脏损害为主的一组全身性传染病，按病因学可分为甲型病毒性肝炎、乙型病毒性肝炎、丙型病毒性肝炎、丁型病毒性肝炎、戊型病毒性肝炎五种类型。临床表现大体相似，以倦怠乏力、厌食油腻、食欲减退、肝功能异常为主。中医将本病归属于"黄疸"等疾病范畴，其病机以"湿热内蕴，脾失健运，肝失调达"为主。李少川强调，儿童体质不同，临床见证各异，应辨证论治，方能知常达变。

1. 清热利湿，须调脾胃升降枢机

儿童肝炎，多因湿热蕴蒸，热邪不得外越，湿浊不能下泄，湿热阻滞中焦，脾失健运，肝失疏泄，胆汁外溢肌肤，发为黄疸。张仲景设茵陈蒿汤、麻黄连翘赤小豆汤、栀子柏皮汤等诸方，但结合儿童生理病理特点，应注意在投予一派清热利湿药物同时，须兼顾脾胃气机升降，防其过于苦寒直折损伤脾胃之弊。湿热困阻中焦，势必导致患儿精神萎靡、肢体困倦、面黄腹胀、脘闷纳呆、舌苔垢腻等，李少川遇及此类患儿，临证常予茵陈蒿汤化裁，常用药物如茵陈、栀子、大黄、厚朴、郁金、青黛、胡黄连、连翘等。方中以茵陈、栀子、大黄清热利湿；厚朴意在祛湿行气除满，调和胃气；郁金既可辛散解郁，疏利肝胆，又可清利湿热；青黛善清肝经火热，兼有降酶之效；胡黄连清心凉胆，又能消积化滞；连翘轻清宣散，长于清六经之火郁，肝炎三焦郁热者，配之每多奏效。

2. 疏肝理脾，切宜注意顾护胃阴

先天禀赋不足，后天脾胃失调，罹患肝炎，每多面色少华，黄疸不显，精神倦怠，脘腹胀满，纳呆便溏，此乃脾湿受困，运化失司，三焦不得分利所致，应从太阴论治，"健脾利湿，疏肝理脾"为其常法。然脾胃同居中州，"脾喜燥恶湿，胃喜湿恶燥"，两者表里相关，燥湿相济。在予疏肝理脾同时，须防其过燥过利，注意顾护胃阴。李少川遇此类患儿，多予柴胡疏肝散随证化裁，伴唇干舌燥、舌红少苔、脉象弦细者，酌加沙参、麦冬、石斛、玉竹、乌梅等以酸甘育阴。

3. 淡渗不应，须运中宫以固其阳

临床中，部分肝炎患儿既无湿热蕴蒸阳明证表现，亦无脾湿受困太阴证候。每见面色晦暗，或黄疸不显，精神倦怠，脘闷纳呆，大便溏稀，舌质淡红，脉象虚软等寒湿之证，又谓"阴黄"。临证以茵陈五苓散治疗，通阳化气，淡渗利湿，多可取效。若手足不温，中宫虚寒者，李少川常在淡渗利湿的基础上，健运中宫以固其阳，用药常配以党参、吴茱萸、生姜、大枣、芍药等，补脾温阳，促其生化之源而收效。

4. 活血化瘀，时时不忘正虚之本

小儿肝炎后期，每多遗留肝脾肿大等症，根据肝脏瘀血的病理表现，似属中医学"痞积"范畴。一般临床多用王清任血府逐瘀汤化裁治疗，但疗效不佳者时而有之。李少川指出，痞积癥块的形成，多因脾虚水谷运化失常，痰湿内生，气虚与痰浊、瘀血交互搏结所致。故遇此类患儿，除活血化瘀之外，当兼顾脾胃，顾护后天之本，虚实兼顾。临床上，李少川常以《金匮要略》鳖甲煎丸化裁，药用柴胡、芍药、青皮、鳖甲、丹参、党参、厚朴、鸡内金、瓜蒌、甘草等。方中柴胡疏肝行气，芍药柔肝养血，鳖甲软坚散结，丹参活血化瘀，党参健脾益气，顾护中州，厚朴理脾胃滞气，青皮、鸡内

金、瓜蒌三药相伍，具化痰消肿之功，此乃津门名医陆观虎治疗肝脾肿大效验方"小金瓜散"。诸药相伍，刚柔相济，攻补兼施，共奏疏肝行气、健脾和胃、活血化瘀之功。临床随症加减，效果颇佳。

（七）风湿性关节炎证治

小儿风湿性关节炎以学龄期儿童多见，好发于冬春两季，临床以四肢关节肿痛为主要表现，可归属于中医学"痹证"范畴。李少川认为，其病因主要有两方面：一者，正气偏虚，卫外功能不固，风寒湿邪乘虚侵袭，流走经络，以致气血不和，闭塞不通；二者，素有湿热内伏，复感时邪，风湿相搏，湿聚热蒸，客于经络，气血凝滞不通而成痹证。

1. 风寒湿型，宜宣痹通络，疏风祛湿

其病因多为肝肾不足，感受时邪而发。诸如汗出当风，风寒外袭，久居湿地，风寒湿邪乘虚侵袭，流走经络，发为痹证。正如《内经》指出："风寒湿三气杂至，合而为痹。"痹者，闭塞不通之意。临床多表现为肘、腕、膝、踝等大关节对称性、游走性酸痛，关节局部不红，酸多痛少，得热痛减，伴有低热或不发热，小便清长，舌淡红，苔薄白或白腻，脉弦紧。此证李少川常以《备急千金要方》独活寄生汤化裁。药物如羌活、独活、防风、秦艽、寻骨风、桂枝、赤芍、当归、川芎、茯苓、泽泻、炒薏苡仁、甘草等。方中羌活、独活、秦艽、防风宣风祛湿止痛；当归、赤芍、川芎活血通络，具有"治风先治血，血行风自灭"之意；桂枝温经散寒，合芍药并能调和营卫；茯苓、泽泻、薏苡仁健运脾胃，淡渗利湿。若皮肤有环形红斑，可酌加生地黄、牡丹皮；腰脊酸痛，可酌加杜仲、桑寄生、续断。

2. 风湿热痹，宜宣痹通络，清热利湿

其病因一者与感受风寒湿痹，郁久化热有关；二者患儿素有湿热内伏，复感时邪，风湿相搏，湿聚热蒸，蕴于经络所致。诚如吴鞠通《温病条辨》中焦篇所云："痹之因于寒者固多，痹之兼乎热者亦复不少。"小儿为纯阳之体，感邪后每易热化，贪食过饱，湿热内生者更为突出，故儿童痹证中，热痹者多，而寒痹者相对较少。其临床表现除局部关节红赤肿胀、剧烈疼痛、得冷方舒外，常伴有高热口渴、心烦不安、小便黄赤、大便不畅、舌红苔黄腻、脉滑数。李少川临证常予宣痹通络，清热利湿之法，宗《温病条辨》玉女煎、宣痹汤化裁为治。常用药物如防己、秦艽、羌活、独活、栀子、连翘、生石膏、知母、生地黄、麦冬、姜黄、晚蚕沙、赤小豆、滑石等。方中秦艽、羌活、独活宣风祛湿，疏散经络之风邪；防己辛散能行，苦寒降气，既能祛风除湿止痛，又能清热，尤适用于风湿热痹者；栀子、连翘清气分之湿热；赤小豆清血分湿热；滑石甘淡性寒，使湿从小便而去；生石膏、知母清阳明有余之火；生地黄、麦冬补少阴不足之水；姜黄、晚蚕沙祛风活络而止痛。若持续高热不退者，可酌加广角、牡丹皮；下肢关节红肿疼痛者，可酌加牛膝、赤芍；大便秘结者，可酌加风化硝、瓜蒌。

（八）小儿痢疾证治

细菌性痢疾简称菌痢，是由志贺菌感染引起的肠道传染病。临床以发热、腹痛、腹泻、黏液脓血便、里急后重为主要表现。夏秋季节多发。本病可归属于中医"痢疾""肠癖""下利""休息痢"等范畴，因其具有传染性，又称为"疫毒痢""疫痢"等。李少川治痢，强调分证论治，简述如下。

1. 湿热痢宜芳香疏化，苦坚厚肠

夏秋之间，暑湿当令，暑邪化热化火，耗气伤阴，湿邪困脾，一旦感受寒邪，或杂食并进，每多寒包热郁，气机受阻，湿热积滞蕴结于肠道，造成小儿湿热下痢。临床除表现为大便里急后重、下痢赤白相杂、腹痛欲坠外，常伴有身热倦怠、脘闷纳呆、舌苔垢腻等症。值得注意的是，有些湿热下注腹泻，大便常规虽无异常，但其症候表现几乎与湿热下痢相似，而有些湿热下痢初起之时又与湿热下注之腹泻类同。李少川指出，遇此类病证，不可沿守清热解毒、调气行血之法，治宜芳香疏化、苦坚厚肠，临床用药如藿香、佩兰、豆豉、葛根、黄连、黄芩、苏梗、厚朴、木香、芍药、炒山楂、炒神曲、甘草等，每每收到满意效果。若大便后重、腹痛明显者，可加川军炭；若便脓血较重者，可加荠菜花、地榆炭。李少川先师汪逢春先生治痢，服汤药之前，令患者服"泻痢散"，即以大黄与苍术各等份相配，每次服 3~5g，效果满意。

若湿热痢疾病情迁延日久，或因循失治，每每由实转虚。针对于此，李少川常立足中焦，予香砂六君子汤、钱氏异功散随证化裁，旨在通过调理后天，增强气化功能以利枢机升降，往往取得较好效果。至于禹余粮、赤石脂等涩肠止泻之品，很少使用。

2. 血痢治以甘寒清热，凉血止痢

中医认为引起血痢的病因乃时邪外侵，热毒伏于脏腑，积热蕴结，血化为脓所致。临床特征表现为发病缓慢，往往不发热，或发热甚微，腹痛，里急后重，脓血常附着粪便表面或在大便之后，舌质红，苔黄。李少川指出，因其热毒久羁，势必伤阴，血热妄行不能循经，临床切莫见其病势迁延，误用壅补收敛之品。遇及此类病儿，李少川常宗《伤寒论》白头翁汤化裁，甘寒清热，凉血止痢。常用药物如白头翁、秦皮、黄连、黄芩、炒金银花、连翘、炒楂炭、枳实、赤芍、天花粉、石斛、甘草。若身热肢冷，兼有表证者，可酌加薄荷、荆芥穗、葛根以疏散表邪；若腹痛，里急后重明显者，酌加木香、芍药、槟榔以理气和营止痛；病久伤阴，缠绵不已者，可加阿胶以滋阴润燥。

3. 疫毒痢宜芳开苦化，清热解毒

疫毒痢又称"疫痢""时疫痢"，具有较强的传染性，常发于夏秋季节。临床常表现为骤然高热，抽风，昏迷，并可迅速出现"内闭外脱"危象。因此临床上必须仔细鉴别，庶不致误。其病因多为感受暑湿疫毒之邪，邪伏脾胃，湿蕴化热，热盛化火，内窜营分，侵袭厥阴、少阴经脉，故而出现高热、昏迷、抽搐。李少川指出，遇及此类患儿，若单以轻宣疏化、苦坚厚肠之法，恐难奏效，应亟予芳开苦化、清热解毒之法，方能化

险为夷。临床用药如鲜石菖蒲、薄荷、豆豉、白头翁、秦皮、葛根、黄连、炒黄芩、金银花、甘草等。若抽搐频繁者，酌加全蝎、钩藤以平肝息风；高热神烦，皮肤出现瘀斑者，可酌加水牛角、牡丹皮、生地黄以凉血解毒；热入心包，昏迷不醒者，可酌加安宫牛黄丸以芳香醒脑；苔糙而干，口渴思饮者，可酌加麦冬、石斛以育阴增液。

应当指出，疫毒痢若出现面色苍白，汗出不温，四肢厥冷，脉细无力时，应当中西医积极抢救，防其内闭外脱。总之，疫毒痢来势急剧，易虚易实，变化莫测，应予以高度重视。

（九）小儿腹痛证治

腹痛为小儿临床常见证候，以腹部胃脘以下，脐两旁及耻骨以上部位发生疼痛者，均可统称为腹痛。其涉及疾病范围较广，许多内、外科疾患，如阑尾炎、胰腺炎、肠系膜淋巴结炎、肠套叠、肠穿孔、肠梗阻、胆结石、过敏性紫癜等均可引起腹痛，应详细鉴别。此处主要介绍李少川治疗积滞腹痛证治经验。

1. 寒积腹痛，宜缓肝理脾，温通疏化

所谓寒积腹痛，即由寒致积或由积致寒所引起的腹痛。一般患儿多有禀赋不充、脾胃虚弱等病理基础，或感受寒邪，或内伤饮食，两者先后受病，互为因果。寒为阴邪，性主收引，寒入于内，阳气不通，导致脾胃运化功能受损。脾之腐熟，胃之受纳，升降气化是其本，一旦饮食自倍，肠胃乃伤，必然促使升降失常，阴阳失调，两者交互为患。因此，古人对这一病理演变高度概括为"无寒不成积之说"。临床除腹部绵绵作痛外，常伴面色㿠白，四肢不温，鼻头色青，大便溏稀或干结不畅，指纹沉滞或脉象沉紧。若单予温中散寒之剂，如丁萸理中汤恐难奏效。究其因，一方面与寒邪入内，导致阳气不得宣通有关；另一方面，小儿肝常有余而脾常不足，脾胃虚衰，肝气易乘，肝气横逆脾土亦可导致腹痛。因此在治疗上，李少川指出，温通疏化固不可少，缓肝理脾也不可忽略。遇及此类病儿，李少川常以《内外伤辨惑论》厚朴温中汤化裁，药用厚朴、陈皮、苏梗、木香、枳壳、草豆蔻、熟军、川楝子、芍药、甘草等。若心烦欲吐，酌加姜半夏、黄芩苦辛通降；泄泻者，去熟军；大便成球，燥结难下，酌加风化硝软坚通腑。

2. 热积腹痛，宜轻消疏解，通腑化浊

小儿阳常有余而阴常不足，积滞不消，蕴久化热，热结肠胃，传导失职，腑气不通而致腹痛。此类患儿除腹部疼痛、胀满拒按外，常伴有口气臭秽，五心烦热，夜卧不安，时时啼哭，面红目赤，口干欲饮，舌苔黄厚，脉沉滑或指纹滞。前贤谓"六腑以通为顺"，治疗每以消导之法。但小儿禀稚阴稚阳之体，脏腑娇嫩，肠胃脆薄，虽其有热，也是虚中之热，过投峻攻峻泻之药，每每积消阴伤。遇及此类病儿，李少川常以《丹溪心法》保和丸化裁，以"轻消疏解，通腑化浊"而奏效。常用药物如藿香、陈皮、半夏、厚朴、枳壳、连翘、神曲、山楂、杭芍、木香、川军、甘草。若兼有外感表证，身热无

汗，脉浮者，可加薄荷、淡豆豉、荆芥穗以疏风解表；午后低热，五心烦热者，可加胡黄连、青蒿以清透虚热；口腔糜烂，口角溃疡者，可加盐知母、盐川柏以清热泻火；面红耳赤，神烦不宁，脾气急躁者，酌加炒山栀、龙胆草、青黛等，仿泻青丸意以清泻肝热。

3. 虫积腹痛，宜安不宜驱

小儿虫积腹痛，种类甚多，故有九虫之说，其中以蛔虫引起者最为多见。本病主要表现为面色萎黄，食欲不振，脐周疼痛，时作时止，大便下虫。因蛔虫性动好窜，常喜扭结成团，故当人体脾胃升降失调，气机不和，脾胃虚寒时，蛔虫即在腹内窜动；若钻入胆道可形成胆道蛔虫症，称为"蛔厥"；若扭结成团，阻塞肠道，可形成蛔虫性肠梗阻，称为"虫瘕"。李少川指出，遇及此类病儿，切勿因虫积所感，妄投驱虫杀虫之剂，必须视其主因，兼调脾胃，以安蛔为上。临床上一般不用《伤寒论》乌梅丸、《通俗伤寒论》连梅安蛔汤以及《太平惠民和剂局方》化虫丸等方。自拟苏朴安蛔汤，药简味薄，效果满意。药物如紫苏梗、川厚朴、半夏、川椒、胡黄连、木香、槟榔、山楂、熟军、杭芍、甘草。"蛔得酸则静，得辛则伏，得苦则下"。方中用山楂取其酸甘微温之意，较乌梅之酸有收涩之弊为优，并胡黄连之苦，川椒之辛，使蛔虫得伏而下，配合其他群药，旨在疏运脾胃、理气和中而收功。

（十）小儿咳喘证治

小儿咳喘常见于西医的毛细支气管炎、喘息性支气管炎、肺炎、支气管哮喘等疾病。其病因病机多为风邪外束，痰火内郁，肺失宣肃，气机上逆。至于肾不纳气、肺气不敛等因素所致的慢性咳喘在小儿少见。李少川强调，本病西医虽多认为与炎症感染等因素相关，但不能为"炎症"所感而忽略中医的辨证施治。强调小儿咳喘"勿惑于炎症，滥施寒凉；审寒热虚实，辨证治之"。

1. 咳喘初期，贵在疏风散寒

小儿咳喘，病位主要在肺，因肺属娇脏，司宣发肃降，一旦感受外邪，肺气郁闭，失清肃之令，肺气上逆，痰阻气道而发咳喘。临床常有风邪犯肺、痰热内蕴、阴虚肺热之别。但从临床体会，小儿咳喘病因主要为风邪外束，从发病季节来看，冬春季居多，故初起以感受风寒为主，感受风热者少见。因此，治疗小儿咳喘，切莫为"炎症"所感，一味妄投寒凉清热之品，使气机遏阻，苦燥伤阴，败损脾胃，应遵"治上焦如羽，非轻不举"之古训，着眼于微苦微辛之法以疏风散寒为上。在临床上多以杏苏饮化裁。若咳喘气急可加麻黄、苏子，一升一降，相得益彰。体弱患儿，可去麻黄，加太子参、葛根、羌活、独活，仿人参败毒饮之意，扶正祛邪。

2. 里热壅盛，治当清肺平喘

风邪外束，每易热化，是小儿咳喘的另一特点，由于里热壅盛，肺气不宣，故见身热心烦、咳嗽喘憋、呼吸急促、鼻翼煽动、唇干齿垢等。临床治疗，常以麻杏石甘汤为主。方中麻黄辛温，宣肺平喘，生石膏辛凉，清泄肺热，杏仁苦温，佐麻黄以止咳平喘，甘草甘平，调和诸药。此方由辛温与辛寒药物相互配伍，但石膏用量大于麻黄，故具有辛凉作用，功可宣泄郁热，清肺平喘。临床遇及此类患儿，多以此方为基础，随证化裁。若表实热盛，咳喘气促，高热无汗者，可加薄荷、豆豉、栀子、黄芩，以清热疏表；喉间痰鸣可加天竺黄、瓜蒌、黄连以清热化痰；咳嗽频繁者，加桔梗、前胡、白前降气止咳；热盛邪实，应配羚羊粉，一般每日用量为 0.3~0.5g，日 1 次，可连服 3 天。至于方中麻黄用量，3~5 岁小儿至少用 5g，3 岁以下也不少于 3g，与石膏比例为 1∶5。此方宗《素问·至真要大论篇》"风淫于内，治以辛凉，佐以苦甘"之意。若出现神昏谵语，甚则抽搐时，可配芳香开窍之局方至宝丹。

3. 肺气不敛，法宜益气养阴

小儿咳喘反复发作，每多迁延不愈，多因先天禀赋不足，或后天脾胃失调，患儿常见面色㿠白、形体消瘦、神疲乏力、喘咳气弱、脉细无力等症，此乃肺气虚而失其所主，法宜益气养阴，收敛肺气，切莫见喘治喘，犯虚虚实实之戒。在临床治疗上，常以沙参、麦冬、木蝴蝶以养阴润肺，银杏、五味子以收敛肺气，茯苓、半夏、陈皮以利水健脾，以绝生痰之源，加甘草以甘缓和中。若兼外感时，应少佐苏梗、前胡、杏仁、桔梗；痰多加紫菀、贝母；汗出而喘加糯稻根、浮小麦等。

（十一）儿童反复呼吸道感染证治

反复呼吸道感染是指在一段时间内反复出现感冒、支气管炎、肺炎等呼吸道疾患，简称"复感儿"。其病机复杂，临床每多表里虚实互见。李少川强调必须治病求本，谨守病机，临证治疗注重以下 3 方面。

1. 疏解清化，健运脾胃

中医治疗复感儿不离扶助正气，补益肺、脾、肾，或调和营卫。然而，当今小儿由于营养不足所致体质虚弱者很少，多由喂养不当，恣食肥甘生冷而致脾胃损伤。在此情况下，若单用补益，则难以恢复脾胃运化功能；同时，复感儿在平时也伴有不同程度的外感时邪，因此，李少川提出"疏解清化治复感"学术观点。

李少川认为复感儿多因喂养不当，恣食肥甘生冷而致脾胃损伤。其病机关键在于"肺脾气虚，枢机升降不利，三焦气化失司，营虚卫弱，失于调和"，而致小儿反复出现呼吸道疾病。因此，李少川提出"脾虚宜健不宜补，肺虚宜疏不宜固"的指导思想，临证主张以"疏解清化、健运脾胃"法为主治疗本病。临床中既要考虑脾胃的运化功能，又要注意时邪留恋，应予"疏解清化"，相互为用，方能相得益彰。临证常以《幼科铁镜》天保采薇汤化裁。药物如藿香、陈皮、半夏、厚朴以芳香化浊，健脾和胃；柴胡、桔梗疏利少阳，宣开肺气；羌活、独活借其辛苦微温之气，解太阳之表；川芎、赤芍活血行气，适于久病入络，气机不畅；葛根、升麻能升发脾胃清阳之气，有助于升清降浊，气化运畅，进而达到阴阳气血营卫调和，四季脾旺不受邪的目的。

2. 调和营卫，益气固表

部分复感儿除反复感冒外，临床多表现为面色㿠白、倦怠乏力、畏寒肢冷、自汗恶风、舌淡少苔、脉象沉细等营卫不合、卫外不固之象。遇此类患儿，李少川常以《金匮要略》黄芪建中汤为主方，常用药物有黄芪、桂枝、白芍、生姜、大枣、甘草等，以调和营卫，益气固表。方中黄芪益气固表敛汗，桂枝辛温助卫阳，解肌发表而祛在表之风邪，白芍益阴敛营，敛固外泄之营阴。两者配伍，一者调和营卫，邪正兼顾；二者相辅相成，桂枝得芍药，使汗而有源，芍药得桂枝，则滋而能化；第三相制相成，散中有收，汗中寓补。生姜、大枣、甘草配伍以甘缓和中，调和营卫。李少川强调此方只可暂用，待汗出、畏寒、肢冷等诸症消失，即当调理脾胃。在调理脾胃的同时，仍须兼顾疏解清化，防其表邪留恋不解。

3. 滋阴潜阳，调和营卫

小儿感邪每易热化。复感患儿，迁延日久，未有不伤阴耗液者，每多出现五心烦热、躁扰不安、便干尿赤、舌红少苔、脉细数等阴虚阳亢之征。遇此类患儿，李少川常以《医学衷中参西录》镇肝息风汤化裁，常用药物如生龙骨、生牡蛎、生龟甲、代赭石、白芍、天冬、玄参、青蒿、甘草等，以滋阴潜阳，甘润和中。方中龙骨、牡蛎、龟甲以滋阴潜阳，代赭石重镇降逆，天冬、玄参、白芍壮水滋肝，清金制木，青蒿清虚透热，甘草调和诸药。但应注意，待阴平阳秘，仍要考虑固护脾胃。

（十二）儿童发热证治

小儿发热性疾病在临床中最为常见。李少川治疗小儿发热，强调辨证论治，临床常采用以下 8 法。

1. 表里双解法

小儿感受外邪，复加食滞内伤，颇易化热，此时治用辛凉平剂银翘散，往往效果不著，李少川常以大柴胡汤化裁为治。此法的适应证应注意以下要点：症见风热感冒 3~4 日未已，发热持续不退，胸腹胀满，便结溲赤，舌红苔垢，脉数者。感冒初起，特别是风寒外感，不宜用此法。在方药运用上，常在大柴胡汤基础上加薄荷、荆芥穗、豆豉、连翘、炒山栀、鲜芦根，方中白芍改赤芍，防其敛阴恋邪。伴有呕吐者，可加半夏以苦辛通降；若高热不退，可配针刺井穴或十宣放血，针药并用效果尤著。

2. 开达膜原法

此法适用于感受时邪，发热不退，烦躁不安，胸痞欲恶，烦渴不欲饮，脉沉，舌质红，苔白腻微黄者。此类病多发于仲夏，暑季多湿，湿热互结，阻遏膜原。邪不在经，汗之徒伤表气，而热势不减；邪不在里，下之徒伤胃气，其渴愈盛；邪居半表半里之位，应以开达之法，使邪气速离膜原。达原饮为治疗温疫湿浊伏于膜原的要方，李少川应用此法，常在达原饮的基础上去掉方中的草果以防其辛香温燥，加柴胡以和解少阳之枢，加半夏同黄芩苦辛通降，加连翘以清六经之火郁，加青蒿、牡丹皮以清热凉血。对暑季感冒时邪，既无咳嗽、咽痛之表证，又无泄泻滞下的里证，而发热不退者，投以此法，每多奏效。

3. 清热解毒法

主要治疗内有蕴热，表里皆实之证。李少川在继承前人经验的基础上，提出所谓清热解毒，必须在一派苦寒清热的基础上佐以散风活血之味。不散风则热不能清，不活血则毒不能解。在这一思想指导下，李少川拟定了新的清热解毒汤，其主要药物包括薄荷、荆芥、金银花、连翘、黄连、黄芩、栀子、生石膏、牛蒡子、当归尾、赤芍、牡丹皮、生地黄、僵蚕、甘草等。此方对小儿腮腺炎、急性淋巴结炎、齿槽脓肿等病引起的发热不退，随证加减，多易奏效。

4. 扶正祛邪法

针对体弱稚儿，感受时邪发热而设。患儿元气本虚，或脾胃失调，一旦邪袭于表，往往发热不休，缠绵不已。李少川常以钱乙的人参败毒散化裁，扶正祛邪，使邪从汗而解。除用于体虚发热患儿之外，李少川也常用此方治疗因肠胃功能紊乱，泄泻日久兼有表证者，每多奏效。

5. 甘温除热法

常用于小儿下痢日久，或因呕吐不止，伤其脾阳而致气虚发热之患儿。李少川遇到此类患儿，常以补中益气汤化裁。方中白术一药恐其苦燥伤阴，多以扁豆取代。党参易以太子参，或配以沙参、玉竹、麦冬，顾护其阴，每多奏效。临床看到不少患儿因长期服用抗生素而出现真菌感染而发热不退，常以此方化裁，效果满意。

6. 滋阴清热法

此法多用于温热伤阴而导致的发热。这里所提滋阴清热法，是针对热痹发热而设。风、寒、湿三气杂至而为痹，而湿邪蕴久必然化热。李少川常以滋阴清热之玉女煎为主，与吴鞠通的宣痹汤相互化裁，治疗发热、关节疼痛之热痹证，收到很好效果。通常在玉女煎中以生地黄易熟地黄，加羌活、独活、黄芩、晚蚕沙、秦艽、薏苡仁、丝瓜络、桑枝等，共奏滋阴清热、疏风通络之效。

7. 清利湿热法

此法适用于治疗小儿湿热两盛和湿从热化，以及湿热下注等证，常用三仁汤、甘露消毒丹、八正散等。清利湿热法主要对尿路感染和急性肾炎引起发热而设。李少川认为尿路感染和急性肾炎多为湿热下注，感受时邪而发。常以银翘四苓散合八正散相互化裁。其方药组成为薄荷、荆芥穗、金银花、连翘、鲜白茅根、生地黄、瞿麦、萹蓄、车前子、滑石、炒山栀、猪苓、黄柏、知母、甘草、通草，随证化裁，每多奏效。

8. 清肝泻热法

凡小儿夜间发热，哭啼无常，神烦不寐，易惊多恐，目赤红肿，脉洪，舌红苔黄垢者，多为肝经郁热证。李少川常以泻青丸随证化裁，若夹有外感，发热不退者，可加薄荷、荆芥穗以疏表；神烦易惊，加钩藤、生石决明以镇肝息风；夜不得寐，辗转不宁者，可加龙齿、朱砂、琥珀以安神定志。

四、临证经验

验案举隅 1：癫痫

患者，男，9 岁。1984 年 6 月 18 日初诊。

主诉：反复发作性神昏伴抽搐 1 年余。

现病史：患儿于 1 年前因惊吓，突然出现昏仆，不省人事，角弓反张，两目直视，口角右斜，四肢抽搐，持续约 2 分钟自然缓解。就诊于当地医院，完善脑电图检查提示"中度不正常"，诊断为"癫痫"，予苯巴比妥口服治疗。半年前患儿因考试劳累过度再次出现痫性发作，表现形式同前。近 2 个月来发作频繁，7~10 天发作 1 次，每次持续 1~2 分钟。学习成绩下降，食欲欠佳，面色无华，睡眠多汗，大便干硬。舌淡苔白，脉弦数。

西医诊断：癫痫（强直 – 阵挛发作）。

中医诊断：痫证（惊痫）。

中医辨证：脾虚气逆，痰阻窍道。

治法：健脾理气，豁痰镇惊。

处方：太子参 9g，石菖蒲 10g，茯苓 10g，橘红 9g，胆南星 10g，半夏 10g，青皮 10g，青果 6g，羌活 6g，天麻 5g，铁落花（先煎）20g，琥珀（冲服）1.5g，神曲 6g，风化硝 6g，甘草 5g。7 剂，水煎服，日 1 剂，分次服用。

二诊：服药期间发作 1 次，抽搐程度较前减轻，持续约 1 分钟，大便干，纳呆，夜寐尚可，舌脉同前。原方石菖蒲改为 15g，加酒军（后下）6g。7 剂，水煎服，日 1 剂。

三诊：每日虽有发作，但须臾自止，食欲好转，大便正常。原方去酒军，太子参改为 15g。20 剂，水煎服，日 1 剂。苯巴比妥减 1/3 量。

四诊：服药后未见痫性发作，纳可便调，面色红润。原方去风化硝。共 20 剂，水煎服，日 1 剂。苯巴比妥减 1/2 量。

五诊：临床未见痫性发作，纳可便调。处方为太子参 20g，茯苓 20g，橘红 20g，青果 15g，胆南星 20g，天麻 6g，神曲 9g，枳壳 10g，石菖蒲 20g，川芎 6g，羌活 6g，琥珀 3g，朱砂 1.5g，沉香 3g。共为细末，每日 3 次，每次 4g，装入胶囊吞服。嘱其服用 1 年，并停西药。

1 年后随访，患儿临床未见癫痫发作，复查脑电图正常，学习成绩已恢复。

按语：该患儿因惊作痫，《黄帝内经》谓"惊则气乱"，气机升降失常，痰随气逆，蒙蔽清窍而致癫痫，故李少川在祛痰镇惊、扶正健脾的同时，加用理气之品，起到顺气豁痰之功。诚如朱丹溪谓："善治痰者，不治痰而治气，气顺则一身之津液亦随气而顺矣。"

验案举隅2：肾病综合征

齐某，女，8岁。1987年6月10日初诊。

主诉：发现水肿、蛋白尿8个月余。

现病史：患儿于8个月前因全身散在紫癜伴浮肿，查尿蛋白4+、红细胞2+，住某院诊为"紫癜性肾炎"。经治紫癜消失，尿常规检查红细胞减少，而尿蛋白4+，又转他院，诊断为肾炎型肾病综合征。先后用泼尼松、长春新碱等治疗半年，尿常规检查蛋白仍3+~4+，血清胆固醇10.9mmol/L，故劝其出院。初诊时患儿柯兴征明显，毛发脱落，体重36kg，腹围84cm，腹壁有"妊娠纹"，面赤，烦躁纳呆，下肢浮肿不温，舌红，苔黄腻。尿常规检查：蛋白4+，红细胞8~10个/高倍视野；尿糖4+。

西医诊断：肾病综合征。

中医诊断：水肿。

中医辨证：脾虚湿困，湿郁化热。

治法：健脾利湿，佐以疏风清热。

处方：苏梗、苏叶各5g，茯苓、厚朴、猪苓、泽泻、抽水葫芦各10g，陈皮、半夏、白术、神曲各9g，太子参、麦冬各10g，知母9g。并嘱递减激素量。

二诊：患儿自觉症状好转，尿量增多，浮肿消退，烦躁减轻，胃纳增加，舌红苔黄，苔腻渐退。尿常规检查尿蛋白2+，红细胞（－），尿糖4+。继服原方7剂，继减激素用量。

三诊：患儿受凉后感鼻塞流涕，胃纳减少，体温正常，尿检蛋白2+，红细胞（－），尿糖消失。原方加羌活、独活、蝉蜕等，去白术。

其后病情稳定，尿蛋白波动在1+~2+之间，其余各项（－），患儿一般情况得到明显改善。于中药治疗4个月后停用激素，尿蛋白转阴，免疫球蛋白正常，体重25.5kg。面色红润，舌红苔薄黄，胃纳正常，已复学，随访2年未见复发。

按语：《素问·至真要大论篇》云："诸湿肿满，皆属于脾。"小儿脾常不足，每因饮食不节、寒温失调而伤其脾气，或外湿浸渍，脾失升降之职，遂致三焦气化不利，脾病不能制水，下流乘肾，肾失开阖之用而见水肿诸症。针对小儿肾病病机特点，以为病虽在肾，治应在脾，以调后天而补先天。本患儿虽面红，烦躁，舌红苔黄腻，一派湿热内蕴之象，乃常用激素产生阳热之证，而水肿、肢凉易感风寒，可知其病与后天之本有关，故以健脾化湿治其本，兼以疏风清热治其标。方中苏梗、苏叶辛温开腠以发其汗，兼以理气和中；厚朴、神曲、陈皮、白术以祛湿化浊，健运中宫；茯苓、泽泻、抽水葫芦、猪苓甘淡渗湿，以利其便；太子参合白术、茯苓益气健脾以固其本；佐知母、麦冬等，旨在养阴清热，以顾胃阴。

验案举隅3：过敏性紫癜

王某，女，5岁。1997年4月7日初诊。

主诉：发现四肢及臀部皮疹2周。

现病史：患儿于2周前疑似食用鱼、虾等海产品后四肢及臀部皮肤出现红色皮疹，呈点片状，突出皮肤，对称分布。伴左侧膝关节肿痛，无发热，无腹痛，食欲可，二便正常。外院曾诊断为"过敏性紫癜"，查胸片、心电图、肝肾功能及血尿便常规均未见明显正常。予地塞米松、肾上腺色腙片、酚磺乙胺（止血定）、苯海拉明、氢化可的松等药物治疗，效果不佳，故就诊于我院。入院时患儿四肢及臀部皮肤散在红色皮疹，不伴发热，无腹痛、关节肿痛，食欲可，二便正常，舌红，苔黄，脉浮数。查体见神情反应可，四肢及臀部皮肤可见散在红色皮疹，臀部为主，高出皮肤，压之不褪色，对称分布，关节无肿痛，心肺未闻及明显异常，腹软，肝脾未触及。外院查血液免疫：IgE400IU/ml，lgM3670mg/L，IgA1540mg/L，lgG9110mg/L，补体 C_3 1260mg/L，补体 C_4 235mg/L。入院后查血小板及尿常规均正常。

西医诊断：过敏性紫癜。

中医诊断：紫癜。

中医辨证：风热伤络。

治法：疏风清热，凉血化斑。

处方：银翘散合化斑汤加减。金银花15g，连翘10g，荆芥穗10g，豆豉10g，薄荷（后下）5g，桔梗10g，紫草10g，蝉蜕6g，生石膏（先煎）30g，赤芍10g，牡丹皮10g，羌活10g，水牛角（先煎）10g，知母10g，甘草6g。3剂，水煎服，日1剂，分次服用。

二诊（1997年4月10日）：患儿四肢及臀部皮疹渐消，未见新出皮疹，无腹痛及关节疼痛。舌红苔黄，脉数。前方继服5剂。

三诊（1997年4月15日）：原皮疹逐渐消退，且无新出皮疹及其他异常，因查心电图、心脏超声及心功能提示心肌损伤，故加能量合剂营养心肌，并予泼尼松。中药汤剂予清热解毒、凉血化斑法。处方为生地黄25g，玄参15g，白芍15g，泽泻10g，生石膏（先煎）30g，知母10g，连翘15g，白鲜皮20g，羌活、独活各6g，蝉蜕9g，甘草6g。

四诊（1997年5月1日）：上方连服15剂，并配合丹参注射液静脉滴注以通脉养心。患儿原疹消退，未再出新鲜皮疹，无其他不适，痊愈出院。

按语：此案属阳证发斑。小儿形体不足，气血未充，卫外不固，易受外邪侵袭，外感风热加之饮食不慎，过食鱼虾，热毒内蕴，热邪郁于血分，内搏营血，灼伤络脉，络伤血溢，血不循经，渗于脉外，留于肌肤，积于皮下，故成紫癜。正如《小儿卫生总微论方·血溢论》曰："小儿诸血溢者，由热乘于血气也，血得热则流溢……自皮孔中出"。本例患儿据脉舌色症等征象首诊辨证为风热伤络型，故治以疏风清热、凉血化斑法，予银翘散合化斑汤化裁，至三诊时患儿皮疹逐渐消退，而见心营受损，考虑营热阴伤，故改予清热解毒、凉血化斑法，提示辨证的准确性、灵活性、动态性。方中生地黄、玄参、白芍使清热而不伤阴，连翘透热于外，配以羌活、独活、蝉蜕疏风止痒，祛风胜湿，生石膏、知母清胃化斑，甘草调和诸药。

验案举隅 4：支气管哮喘

患儿，女，9岁。2004年9月7日初诊。

主诉：反复咳喘3年余。

现病史：患儿素有哮喘病史3年余，每年发作，冬春季节多发，经多种中西药治疗效果不显。近又发病1周，咳喘多痰，不能平卧，面黄，纳差，二便正常，舌苔白腻，脉象弦滑。

西医诊断：支气管哮喘。

中医诊断：哮喘。

中医辨证：痰浊阻闭，肺失宣肃。

治法：化痰降浊，宣肺止咳，肃肺平喘。

处方：炙麻黄6g，杏仁9g，紫苏子9g，豆豉9g，前胡9g，半夏9g，银杏肉9g，紫菀9g，麦冬9g，厚朴9g，枳壳9g，甘草6g。7剂，水煎服，日1剂，分次服。

二诊（2004年9月14日）：咳喘减轻，痰少，食欲可，夜寐安，二便正常。守方继进。

三诊（2005年3月2日）：其父代诉，经服上方加减30余剂，喘平咳止，纳食增加。迄今未犯哮喘。患儿已参加校体操训练。

按语：咳喘之证，每因寒温失调，或某物刺激，引动伏痰，以致痰阻气道，失于宣肃，肺气上逆而发病。肺与大肠相表里，大肠的传导变化常可影响肺气肃降。小儿脾胃运化功能尚未健全，哮喘日久，每易引起夹痰夹湿夹食之证，以致胃浊不降，肺气难肃。小儿哮喘，以寒喘居多，热喘较少。本案痰湿阻闭，肺失宣肃，故方中以麻黄、豆豉、紫菀、前胡、银杏肉宣肃肺气，化痰平喘，厚朴、枳壳行气畅中，配合杏仁、紫苏子通降胃浊，浊降肺肃，其喘则平。

验案举隅 5：反复呼吸道感染

张某，男，3岁8个月。2004年2月1日初诊。

主诉：反复感冒2年余。

现病史：患儿2年前曾患肺炎，以后经常出现感冒，每月至少发病1次，冬春季节尤为频繁。平素面黄形瘦，纳差便干。刻下症见鼻塞流涕，咳嗽，晨起、夜间为重，时觉脐周腹痛，可忍受。舌质淡，舌苔薄黄，脉浮细弱。

西医诊断：反复呼吸道感染。

中医诊断：易感儿。

中医辨证：肺脾失和，卫外不固。

治法：疏解清化，调理脾胃。

处方：天保采薇汤化裁。藿香5g，羌活、独活各3g，柴胡、前胡各5g，枳壳5g，桔梗 6g，半夏 5g，川芎 3g，陈皮 5g，茯苓 5g，厚朴 5g，赤芍 5g，升麻 3g，葛根 3g，神曲 5g，甘草 3g。7 剂。水煎服，分次频服，2 日 1 剂。

二诊：服前药 7 剂，咳止纳增，腹痛消失，大便干结，脉细无力。前方加熟军 3g，继以调理。

其后以上方调服 2 个月，胃纳大开，体质渐壮。共服药 40 余剂，近 1 年未患感冒。

按语： 小儿反复呼吸道感染，多为脾虚肺弱所致。本案脾失健运，肺失宣肃，痰湿内阻，卫外不足。方中柴胡、前胡、枳壳、桔梗疏利肺气，以利气机疏布，羌活、独活疏表透邪，升麻、葛根升清透达，生发阳明胃气，陈皮、半夏、茯苓燥湿化痰，藿香、厚朴苦温燥湿，芳香逐秽，川芎、赤芍活血通络，神曲消食导滞，甘草调和诸药。共奏疏解清化、健运脾胃之效。

验案举隅 6：风湿热

李某，男，13 岁。1997 年 5 月 24 日初诊。

主诉： 发热 9 天伴关节疼痛 5 天。

现病史： 患儿 9 天前感冒后出现发热，体温波动于 38.8~40℃。高热时曾有寒战，无咳嗽，时诉咽痛，外院予普鲁卡因青霉素抗感染治疗 3 天，仍发热。5 天前出现双膝关节、右踝关节疼痛，关节局部无红肿，家属停用西药，改予中药汤剂（内含大黄、芒硝等）治疗 4 天，发热、关节疼痛同前，伴见头晕乏力，时有头痛，腹泻，日行 3~4 次，水样便，无吐，无腹痛，今来我院儿科诊治。入院时患儿发热，体温最高 40℃，高热时伴寒战，无汗，双膝、右踝关节疼痛，头晕乏力，腹泻，今日 2 次，均为水样便，量不多，无恶心呕吐，无腹痛，不咳，纳差。查体见神清，精神反应较差，面色少华，唇红，咽充血，双扁桃体 I 度肿大。右侧颈部可触及黄豆大小淋巴结 2~3 枚，中等硬度，可移动，无压痛。双肺呼吸音粗，心腹未见异常。四肢关节活动自如，关节局部无红肿。舌质红，苔薄黄，脉数。血常规示白细胞计数 12.6×10^9/L，中性粒细胞百分比为 80%，淋巴细胞百分比为 20%。入院后查血沉 124mm/h，抗链球菌溶血素"O"试验（+），心电图示 P–R 间期 0.184 秒。

西医诊断： 风湿热。

中医诊断： 痹证。

中医辨证： 风湿热痹。

治法： 清热祛湿。

处方： 防己 12g，牡丹皮 12g，连翘 12g，晚蚕沙 10g，玄参 12g，知母 12g，生石膏（先煎）25g，黄芩 15g，生地黄 25g，细辛 3g，桂枝 10g，威灵仙 12g，柴胡 10g，甘草 6g。5 剂，水煎服，日 1 剂，分次服。联合西药静脉滴注抗感染，口服泼尼松抗炎。

二诊（1997 年 5 月 29 日）： 患儿体温降至正常，无关节疼痛，食欲好转，二便调。查体见神清，精神较前好转，舌红苔黄，脉滑。原方去柴胡、细辛，加海桐皮 15g，炙乳香、没药各 6g。

三诊(1997年6月3日)：患儿未诉不适，一般情况可，纳可便调。查体见面色少华，咽稍红，心尖区可闻2级收缩期杂音，性质柔和，无传导。舌质淡红，有裂纹，苔薄黄，脉滑。考虑患儿热邪渐尽，汤药以益气养阴、活血通络法为主。处方为沙参15g，麦冬15g，连翘12g，五味子6g，云苓15g，白芍12g，黄芪12g，远志12g，桂枝15g，紫丹参15g，威灵仙12g，地龙12g，红花6g，甘草6g，海桐皮10g。

四诊（1997年7月11日）：患儿无不适主诉，纳可便调。查体见心肺未闻及异常，关节无肿痛。查心电图大致正常。舌质红，苔薄白，脉滑。处方为桂枝15g，知母12g，云苓15g，地龙12g，丹参15g，鸡血藤15g，黄芪12g，赤芍12g，玄参12g，石楠藤15g，生地黄30g，甘草6g。

五诊（1997年8月5日）：患儿无明显不适，纳可便调。查体无异常。复查血沉、抗链球菌溶血素"O"、C-反应蛋白、心电图均正常，临床痊愈出院。

按语：本案患儿临床表现除发热、关节疼痛外，合并心脏病变。《素问·痹论篇》云："五脏皆有合，病久而不去者，内舍于其合也……脉痹不已，复感于邪，内舍于心。""心痹者，脉不通。"故后期治疗以益气养阴、祛风活血通络为其取效之关键。

验案举隅7：系统性红斑狼疮

窦某，女，11岁。1994年2月17日初诊。

主诉：颜面部红斑，伴关节疼痛2个月。

现病史：患儿2个月前受风后出现发热，体温波动于37.5~40.3℃之间，颜面部出现对称性红斑，伴右食指关节、双膝关节疼痛，无寒战，无头痛、呕吐，无胸闷憋气。外院曾查抗核抗体（ANA）(＋)，抗dsDNA(＋)，并发现狼疮细胞，诊为"系统性红斑狼疮"，经治（用药史不详）发热已退，但颜面红斑及指关节疼痛未减，今为寻求中医药治疗就诊于我院儿科。入院时患儿颜面对称性出现红色斑疹，形状不规则，以颧部为著，伴右食指关节疼痛，活动稍受限。不发热，无头痛、呕吐，无胸闷憋气，纳食欠佳，二便调。舌红，苔薄黄，脉稍数。查体见神清，精神反应可。面颊部可见多形红斑，呈对称性，唇红，口周无发绀，口腔黏膜光滑，咽充血，心肺未闻及明显异常，腹软，肝脾未及，双肾区无叩击痛，双上臂皮肤可见散在点状皮疹，呈对称性，右食指关节无明显肿胀，活动稍受限，四肢无水肿，颈软，神经反射正常。外院查抗链球菌溶血素"O"(－)，类风湿因子（＋），ANA（＋），抗dsDNA（＋），血沉增快，肝功能异常。发现狼疮细胞，心电图示Ⅱ、AVF ST段抬高。

西医诊断：系统性红斑狼疮。

中医辨证：阴阳毒（热毒炽盛）。

治法：清热凉血，化斑解毒。

处方：清营汤合化斑汤加减。金银花15g，连翘10g，炒栀子10g，玄参10g，生地黄25g，紫草15g，生石膏（先煎）30g，牡丹皮10g，知母10g，川连3g，秦艽10g，水牛角（冲服）5g，甘草6g。

二诊（1994年2月22日）：患儿出现发热，体温40℃左右。患儿右膝关节及右中指关节疼痛，不咳，无呕吐。查体见颜面皮疹较前稍增，双上臂及双下肢足踝部皮疹同前，咽充血，舌红，苔黄，脉滑数。今加泼尼松17.5mg（每日3次）以抗炎。并配合氨苄西林抗感染。

三诊（1994年3月1日）：患儿体温降至正常，颜面及双下肢红斑较前明显减少，无关节疼痛，咽不红，舌红，苔薄黄，脉滑。查尿常规示尿蛋白（−），尿隐血（+），肝脾B超示肝内回声略增强，双肾B超未见异常。考虑患儿肝肾同受损，汤药应配益肾柔肝之品。处方为金银花15g，玄参10g，柴胡10g，连翘15g，牡丹皮10g，当归10g，生石膏（先煎）30g，生地黄25g，秦艽10g，白芍12g，知母10g，水牛角（冲服）5g，土茯苓15g，甘草6g。

四诊（1994年3月9日）：患儿不发热，左侧颜面尚有少许红斑，无明显瘙痒，无关节疼痛，纳可便调。查体见咽稍红，舌红，苔薄黄，脉滑。前方去水牛角、生石膏，加紫草6g，益母草10g，荷梗10g，稻芽10g。

五诊（1994年3月23日）：患儿无自觉不适，左侧面颊部可见少量色素沉着，纳可便调。舌红，苔薄白，脉滑。复查尿常规（−）。病情稳定，泼尼松改为60mg，每日1次。

六诊（1994年4月11日）：患儿无自觉不适，皮肤红斑已消失，无关节疼痛，纳可便调。查体心肺未闻及异常，腹软。舌红，苔薄白，脉稍滑。复查血ANA（+），抗dsDNA（−），麝香草酚浊度试验8.32。病情好转出院。

按语： 系统性红斑狼疮是一种累及多系统、多脏器的全身结缔组织病。中医似属于"阴阳毒"之阳毒发斑，多由于禀赋不足，热毒之邪瘀阻经脉，伤于脏腑，蚀于筋骨，燔灼阴血所致。可按卫气营血辨证。李少川认为此案患儿为热毒之邪乘于营血，血脉凝滞致成瘀热，瘀热内迫营血，外发肌肤，故见发热、皮疹、红斑；瘀热阻于关节，气血运行不利，故见关节疼痛。故治疗以清营透热、凉血化斑、活血通络为法。宗《温病条辨》清营汤合化斑汤化裁为用。方中水牛角清解营分之热毒；玄参、生地黄清热养阴，配以金银花、连翘、川连清热解毒，并可透热于外，使邪热转出气分而解，如叶天士所谓"入营犹可透热转气"之意；阳明主肌肉，胃热则蒸熏于肌肤而发斑，故配生石膏、知母以清其胃热；因瘀热互结，故以牡丹皮、紫草凉血散瘀而化斑；秦艽祛风除湿利关节。诸药合用共奏清营透热、凉血化斑、活血通络之功。

验案举隅8：腹痛

范某，女，9岁。1997年6月20日初诊。

主诉：间断腹痛半年，加重3天。

现病史：患儿于半年前因暴饮暴食后突发腹痛，以上腹部为主，伴恶心呕吐，就诊于当地医院，查尿淀粉酶780U/L，白细胞计数为25×10^9/L，诊为"急性胰腺炎"，予抗感染治疗5天，病情好转后出院。复查尿淀粉酶180U/L，白细胞降至正常范围。1周后腹痛再次发作，以脐周为主，呈阵发性，伴恶心呕吐，喜蜷缩，在外院治疗后腹痛仍间隔1~2周发作1次，每次持续半小时至2小时缓解。近3日腹痛再次复发，伴恶心，无发热，食欲可，大便干。今为系统诊治收入我院。入院时患儿腹痛，性质同前，恶心，纳可，便干，舌红苔白，脉滑。查体见面色偏黄，精神尚可，颈部可触及2枚肿大淋巴结，如蚕豆大小，可移动，无明显压痛。双侧呼吸音清，心音有力，脐左侧中下腹部轻压痛及反跳痛，无腹肌紧张。左下腹可触及2cm×5cm大小条索状物，质中等硬，轻压痛，肝脾不大。

辅助检查：血常规白细胞计数 8.0×10^9/L，尿淀粉酶868U/L。入院后查血淀粉酶正常，腹部B超示胰腺表面欠光滑，内回声衰减。

西医诊断：胰腺炎。

中医诊断：腹痛。

中医辨证：饮食积滞证。

治法：健脾消积，和胃止痛。

处方：厚朴温中汤合保和散化裁。藿香6g，厚朴10g，半夏10g，陈皮10g，黄连5g，云苓12g，焦三仙各10g，木香6g，砂仁6g，柴胡6g，杭芍10g，莱菔子10g，甘草6g。西药给予甲硝唑及头孢噻肟钠抗感染治疗。谨守此方，加减治疗。

1周后患儿腹痛缓解，无恶心呕吐，纳增，便调。查体未见异常。住院12天，复查尿淀粉酶300~500U/L，好转出院。

按语：本例患儿主要表现以腹痛为主，病因病机乃积滞不化，蕴久化热，热结肠胃，传导失职，腑气不通。因"六腑以通为畅"，故治疗以消导为先。但应注意小儿禀稚阴稚阳之体，虽有热、有滞，但不宜妄投峻攻峻泻之品，以免积消伤阴。李少川临床常以轻消疏解通腑为治，予厚朴温中汤合保和散化裁为用。方中藿香、砂仁芳香疏化，云苓、甘草健脾益气，厚朴、半夏、陈皮、焦三仙、莱菔子理气消积，木香、杭芍行气和血止痛，黄连清内热，加柴胡疏肝理气以防土壅木亢。诸药合用，共奏健脾消积、理气止痛之功。

五、学术传承

李少川是首批全国老中医药专家学术经验继承工作指导老师，享受国务院政府特殊津贴，是中国当代著名中医学家、中医儿科学专家。自1954年调入天津中医门诊部工作，为天津中医药大学第一附属医院儿科创始人之一，曾任天津中医学院（今天津中医药大学第一附属医院）新医科主任、副院长，天津中医学院（今天津中医药大学）副院长、教务处副处长等职。从医60余年，积累了丰富的医疗经验，为中医儿科事业做出了巨大贡献，在群众中享有很高的声望。

李少川毕生热心于中医教育事业，注重人才的培养，是天津中医学院中医儿科学课程创始人之一，20世纪50年代先后编写《中医儿科讲义》《西医学习中医儿科讲义》《中医学解难》等教材，为天津市第一、二届中医徒弟班和二年制西学中班学生讲授《中医儿科学》《中医基础理论》课程，为我市培养出一批中医儿科事业的新生力量。

1980 年，李少川调任天津中医学院教务处担任副处长，在天津中医学院恢复重建期间的教学研究和组织管理方面，做了大量工作，与教务处同志一同克服困难，充分调动广大教师的工作积极性和创造性，不断提高教学质量。李少川严格教学管理，着重抓教学上的四个统一，即"统一授课计划、统一备课原则、统一复习要点、统一教学上的重点、难点和疑点内容"，有效稳定了教学秩序。李少川还强调实践教学，为了做好学生的临床见习和实习工作，先后联系了市内 20 多所医院，使学生们能更好地理论联系实践。

李少川高度重视研究生教育，注重中医高级人才的培养。1979 年天津中医学院招收第一批硕士研究生，李少川作为学院研究生教育创始人之一，组织考试，并亲自担任研究生班班主任。1983 年至 1990 年，李少川先后培养硕士研究生 10 名，并在首批全国老中医药专家学术经验继承工作中带徒 2 名。10 名硕士研究生分别为邱静宇、马融、付娟、何绚、胡思源、李新民、任勤、向阳、戎士玲、田晶，现多已成为儿科领军或优秀人才。

为了中医事业的持续发展，李少川毫不保留地将自己的医疗经验、学术成果传承给后人，通过学术报告、在门诊带教进修生、主持中医学会的工作等不遗余力地培养中医后继人才。此外，李少川还积极支持职业教育，担任和平区科技学院顾问，做了大量推广和普及中医理论知识的工作。1994 年，李少川获得天津市卫生系统"伯乐奖"荣誉称号。

传承图谱：

```
        ┌──────────────┐  ┌──────────────┐
        │    汪逢春     │  │    李冀川     │
        │ 北京四大名医之一 │  │ 家传三世名医   │
        └──────┬───────┘  └──────┬───────┘
               └──────────┬───────┘
                    ┌──────────┐
                    │  李少川   │
                    └─────┬────┘
```

邱静宇	马融	付娟	何绚	胡思源	李新民	任勤	向阳	戎士铃	田晶

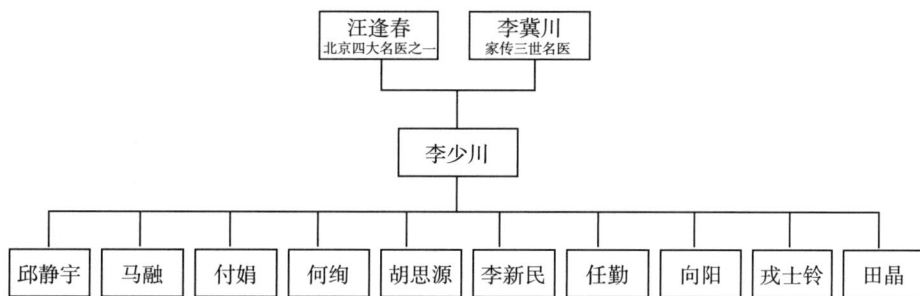

李少川主要弟子及简介如下。

邱静宇：主任医师，教授，医学博士，中华中医药学会儿科专业委员会常务委员。《中医儿科杂志》编委。从事中医临床、教学、科研工作 30 余年，对小儿癫痫、病毒性心肌炎、呼吸系统疾病、消化系统疾病等具有丰富的临床经验。研制出"小儿安神补脑颗粒剂""小儿止咳颗粒剂""清热解毒散"等应用于临床。

马融：主任医师，教授，博士研究生导师。全国首位中医儿科学博士，岐黄学者，享受国务院政府特殊津贴，原卫生部有突出贡献中青年专家，全国老中医药专家学术经验继承工作指导老师，天津市政府授衔"中医小儿神经内科"专家。兼任国家卫健委儿童用药专家委员会副主任委员，国务院学位委员会学科评议组成员，国家药典委员会第九、十、十一届委员，国家食品药品监督管理局新药审评委员会委员，中华中医药学会常务理事及儿科分会第六、七届主任委员，中华中医药学会儿童肺炎协作创新共同体主席，中国中药协会儿童健康与药物研究专业委员会主任委员，世界中医药学会联合会儿科专业委员会副会长等职。

胡思源：主任医师，教授，博士研究生导师。国家中医药管理局第一批全国优秀中医临床人才，天津市名中医。从事儿科临床、教学和以儿童中药为重点的中药临床评价工作 30 余年。现为国家卫生健康委儿童用药专家委员会委员，国家药品监督管理局药品技术审评专家。兼任中华中医药学会儿科专业委员会常务委员、中药临床药理专业委员会副主任委员，世界中医药学会联合会儿科委员会常务理事、DMC 与价值评估工作委员会副主任委员，中国药学会中药临床评价专业委员会副主任委员等。

李新民：主任医师，教授，博士研究生导师，博士后合作导师，首批全国优秀中医临床人才，第九届国家卫生健康突出贡献中青年专家，第七批全国老中医药专家学术经验继承工作指导老师，天津市名中医，天津市教学名师。兼任教育部高等学校中医学类专业核心课程《中医儿科学》课程联盟理事长，世界中医药学会联合会儿科专业委员会副会长，中华中医药学会儿科分会副主任委员等职。担任全国中医药行业高等教育"十四五"规划教材《中医儿科学》主编及全国中医、中西医结合住院医师规范化培训教材《中医儿科学》主编。先后获得省部级科技进步一等奖 2 项、二等奖 4 项、三等奖 10 项。培养博、硕士研究生 80 人。所负责的《中医儿科学》课程为国家级一流本科课程。

参考文献

［1］马融．李少川儿科经验集［M］．北京：人民卫生出版社，2013．

［2］张伯礼．津沽中医名家学术要略（第一辑）［M］．北京：中国中医药出版社，2008．

［3］天津市卫生局．津门医粹［M］．天津：天津科学技术出版社，1989．

执笔者：陈鸿祥

整理者：蔡佳丽

刁跃池

——鉴药高手，薪火相传

一、名医简介

刁跃池（1931~2010），河北省容城县人，著名中药学专家。曾任天津中医学院第一附属医院（今天津中医药大学第一附属医院）药剂科主任，中国药学会医院药学专业委员会委员、《中国医院药学杂志》编委、天津市药学会理事、中华中医药学会常务理事、《中华中医药杂志》编委、天津市中医药学会副会长。

刁跃池 13 岁起在天津万全堂药铺学徒，学徒期间刁跃池朝乾夕惕，勤学苦练，掌握了扎实的中药行业基本功。1954 年，天津成立中医门诊部，刁跃池作为当时年轻的业务骨干参与医院药房的创建工作，和老一辈中药人建立起适合医院药房需要的工作流程。1965 年刁跃池带队当时的中药中专班赴河北省邯郸实习。刁跃池对中药调剂、炮制和鉴定都有长期研究，特别是中药鉴定方面积累了丰富的实践经验。1968 年刁跃池调到天津市卫生局工作，1970 年回到医院。在卫生局组织的中药质量方面的检查中，刁跃池多次担任检查组组长。刁跃池担任药剂科科主任期间，正值改革开放初期，中药材市场比较混乱，他依靠自己炉火纯青的中药鉴定技术，保障了医院中药饮片质量的优质可靠。

刁跃池重视技术人才的培养，留下了大量中药鉴定技术笔记，还毫无保留地把自己的经验教给年轻一代，建立了严守中药饮片质量、重视医疗服务的药剂科（药学部）的科室文化。

刁跃池作为天津市著名的中药鉴定专家，拥有很强的影响力，多次参与中药标准的建立工作，退休后成为多家药厂、医院的顾问，还多次到天津中医药大学第一附属医院药学部向年轻一代传授中药鉴定技术。

二、名医之路

刁跃池祖籍河北省容城县晾马台镇王家营村。1944 年，13 岁的刁跃池经家人引荐，来到天津市位于绿牌电车道（今滨江道）的万全堂药店学徒。在旧社会，无论是资产还是经营，万全堂都是全国闻名的大药铺，万全堂采购药品、炮制饮片都中规中矩，药做的地道，自然赢得了口碑。刁跃池非常珍惜在万全堂学徒的机会，药铺这种重视药品质量、注重服务质量的文化传承也深深地镌刻在刁跃池的内心深处。

在旧社会，学徒生活异常艰难，起初只能干一些杂活，想学本事的只能"偷师学艺"，还得是头脑聪明、腿脚勤快的学徒。学徒期间，不仅要干店里的工作，还要照应师父们的饮食起居。小学徒们经常给病家送药到家，曾经有一次从城里步行至八里台给病家送药，来回十几里路程，当时正值三九时节，一个十几岁的少年顶风冒雪克服困难在路上前行，就像刁跃池艰苦的中药行学习之路。刁跃池下定决心，不管吃什么苦，也要把中药这门技术学到手，艰苦的生活也铸就了他坚忍不拔的性格。

时隔多年，在库房管理中，刁跃池依旧遵照旧时传统，严格要求年轻人，从日常事务做起，从小事做起，养成手脚勤快的好习惯。曾经和刁跃池一起工作过的刘爽记忆犹新："刁老对我们的要求非常严格，每天必须准时到岗，打扫卫生、打水、收拾库房，做好一天的准备工作。"

刁跃池在天津万全堂药店学徒期间，从事中药饮片的精选和炮制工作，这段经历为他日后从事中药工作打下了坚实基础。

1954 年，天津成立中医门诊部，刁跃池作为具备中药知识和经验的专业人员，第一批被分配到中医门诊部。天津中医门诊部成立时没有病房，因此药房的主要任务是负责供应门诊 300 人次的药方调剂工作，人员由王玉、马秉恕、侯德隆、田兴仁、刁跃池、王春森、郑德起等 20 余人组成，王玉是药房负责人。

1958 年，由于专业能力过硬，工作表现突出，思想上积极要求进步，刁跃池加入了中国共产党，次年 4 月，刁跃池到和平区党校学习班参加学习。

1962 年，为培养中药调剂人员，招收了中药学徒班 13 人。

1965 年 3 月，中药中专班学生毕业实习，由戴锡孟、翟殿华、刁跃池带队，赴河北省邯郸市义井公社实习。艰苦的条件锻炼了这批学员，刁跃池带领他们到田间地头为当地百姓解决病痛的同时，也带着学员到山头草地寻找野生药材。他们还把野生药材如何治疗疾病教授给当地农民。

1968 年 4 月，刁跃池调到天津市卫生局工作，1970 年 10 月回到医院。刁跃池勤于学习，手不释卷，在中药鉴定方面积累了大量经验。在卫生局组织的中药质量方面的检查中，刁跃池多次担任检查组组长。

1973 年，刁跃池带医疗队到青光镇（公社）下乡，帮助当地赤脚医生建设药厂，指导他们种植和炮制中药材。回到医院后，他便一直从事中药材的质量管理、鉴别和炮制等工作。

刁跃池在担任库房主任期间，正是改革开放初期，随着计划经济向市场经济过渡，药品经营权也下放至医院，可以自主购进中药饮片，医院获得了很大的自主权，但同时也面临着很大的问题，那就是中药饮片质量参差不齐，药材市场鱼目混珠。经刁跃池多方实地考察，陆续有安国、亳州的饮片企业与医医合作。中药饮片质量直接影响临床疗效，刁跃池严格把控药材质量，保证了药品质量不下降，平稳地度过那段时期。

1986 年，为了给天津中医学院第一附属医院新院区储备中药专业人员，刁跃池负责中医学院中专班（中药）的招生面试工作，他严格选拔，面试时向报考学生一再强调中药行业的艰苦性，强调药学人员德才兼备的重要性。此次招收的 30 余名学员经过 3 年的专业培训，在此后的时间里逐渐成长为药学部工作的中坚力量，至今他们当中的绝大多数都在天津中医药大学第一附属医院工作了 30 余年，为医院的发展做出了贡献。

1990 年后，随着医院搬迁至鞍山西道院区，药房的工作量也逐渐增加，原有的工作人员已经不能满足日常工作需求，为了适应当时老百姓对中医药的需求，医院在石学敏院长的倡议下，开展"业余门诊"，在当时受到群众的欢迎。刁跃池根据实际需要，统筹安排，西药房的人员加入中药房夜诊，很多行政人员也都加入进来，由于药房采用的是流水线多工种的调剂流程，其他部门人员可以从事收方、装袋等非技术工作，极大地缓解了中药调剂部门的工作压力。

刁跃池在天津中药行业的学术界享有很高的学术地位。

刁跃池曾作为编委，参编《中级卫生技术人员——实践能力考试指南》（中国医药科技出版社于 1996 年出版）。

刁跃池是《中医杂志》第四届编辑委员会顾问，许多中医药科研工作者都曾请刁跃池对实验用中药饮片进行鉴定，经过刁跃池鉴定过的药材才可以用于后续研究。

刁跃池一生积累了丰富的中药鉴别和炮制经验，长于鉴别，在中药房工作中凭手抓、口嚼、鼻闻，指出问题所在，受到广大中药工作者及中药商的由衷钦佩。同时积极带教授课，提高中药学人员的中药鉴别和炮制、调剂水平。

刁跃池经常拿出一些稀有的药材教授给大家如何进行鉴别，和年轻人积极互动，激发他们对于中药鉴定的学习兴趣。

刁跃池生性耿直，不徇私情，在天津中药界人人皆知。他认为中药质量是关系广大患者健康的大事，关系到方剂是否原汁原味，保证疗效，关乎声誉，容不得半点马虎。有刁跃池坐镇，出于敬畏，药商不敢苟且大意供应伪劣之药。

作为天津市卫生局中医、中西医结合医院质量管理组专家成员，刁跃池为天津市中医药事业做出了巨大贡献。

刁跃池退休之后，被天津中医药大学第一附属医院返聘多年，后因为年事已高才离开他为之奋斗一生的中药事业，安享晚年。退休后刁跃池也时常指导药剂科中药方面的专业问题。多年后，刁跃池由于常年劳累身染重病，手术后身体略有恢复，不愿让自己多年的经验技艺失传于世，主动要求发挥余热，每周带病坚持给药房中药专业人员讲授鉴定课，刁跃池身体状态比较虚弱，但一开始讲课，一谈及他心爱的中药专业，立刻精神抖擞。后来药剂科的领导担心刁跃池的身体，就组织一些业务骨干登门向其学习。后来，刁跃池主动将其 1000 多页的中药鉴定经验珍贵手稿贡献给科室，同时也将自己毕生珍藏药材标本赠送给药学部。2010 年刁跃池去世，可以说他的一生都贡献给了中药事业，贡献给了天津中医药大学第一附属医院。

三、学术理论精粹

中华人民共和国成立前的中药调剂人员，都是学徒出身，没有专门中药学校培养。都是在"干中学"，虽然也学习一些简单的中药药性理论，但仍以实践为主，包括实践学习和理论学习。一个合格的中药人需要掌握的技术有原料药材的经验鉴别、饮片切制、饮片炮制、丸、散、膏、丹的制备与调剂。

刁跃池工作之余，发奋学习中药鉴定技术，孜孜不倦钻研药品特性，精益求精，博采众长，他对照学习中药参考书，加上自身工作经验，总结留下大量读书笔记，手绘了大量插画，并做出注解，留下其独到的心得体会。通过整理总结刁跃池手稿，我们得出其中蕴含的学术思想。

刁跃池在中药专业上的成就主要是中药调剂和中药鉴定等方面。

（一）中药调剂：尊重传统，优化流程，注重过程管理

作为药剂科的主要管理者，刁跃池认为中药调剂既要重视调剂人员的专业知识、实践能力，更要重视调剂人员的责任心。既要注重目标管理（工作量），更要重视过程管理（规范化流程）。

中药调剂是基础性的中医临床药学工作，中药调剂自古以来备受重视，是确保用药安全的重要保障。中药调剂是影响中药临床应用的核心技术环节之一，调剂质量直接关系中医临床疗效。中药调剂是一项专业技术很强并负有法律责任的工作，直接面向患者，责任重大而且关键。调剂最早的文献记载是《汤液经法》。唐代《新修本草》和《唐律》中都有关于调剂的规定。

中药传统调剂技术流程虽然传承时间很长，但主要是在药铺中进行或者是游医开方后完成，没有现代的医院药房、药剂科的工作方式可供借鉴。中药调剂工作内容主要包括装斗、调配、核对、包装、发药，这些工作在药铺里往往是两三个人就完成全部工作。对于大型中医医院这种大规模的中药房，没有成熟的工作流程可循，医院中药房每天要完成几百到上千张中药处方的调剂，按照传统药铺的调配方式，就会造成工作环境混乱、工作效率低、患者取药慢等问题。

刁跃池和多位药剂科的技术骨干共同研究探索，建立了适合大型医院中药房的调剂工作流程。特点就是多工种流水线式的工作方式。先把人员分为若干个小组，不同人员负责划价、收方、装斗、调剂、查方（复核）、装袋（包装）、发药，各司其职，忙而不乱。

20世纪药剂科的人员构成主要包括来自旧社会药铺的药工，60年代初半工半读培养的中药中专生，以及一些经过短期中药专业培训的"待业青年""知识青年"，在这种人员构成下，多工种的分工管理也利于中药人员的培养，一个新职工一般都要由老职工带着先装斗（药斗），在能辨认中药之后再调剂，有了丰富经验，取得专业职称后才能查方（复核），这样保证了药学人员能够循序渐进地学习成长。

天津中医药大学第一附属医院的中药房每年调配的中药处方量连年高居全市第一，一直能够保质保量地完成工作任务，和刁跃池等人创建的这种工作流程有着密不可分的关系。随着改革开放，刁跃池也不断完善分配制度，为保证多劳多得建立了一系列管理制度。

中药调剂流水线式的工作流程，一直到现在以中药小包装调剂为主的调剂流程都基本保留了当时的样貌。

中药调剂人员既要掌握中药专业知识，也要具备中医基础理论。中药调剂既要准确无误，又要符合医师的处方意图，才能达到中医理、法、方、药有机结合。中药调剂是中医临床药学工作的基础，中药调剂工作质量的好坏直接关系到药物的临床疗效与安全。

刁跃池一直重视调剂一线人员专业知识和操作技能的培养。从事中药调剂工作，不容马虎，因其直接关系患者的用药安全，必须严格按照操作规范进行，遵照处方要求，先煎、后下、冲服必须注明，并向患者交代清楚，否则后患无穷，如川乌应先煎，不然服药后可能产生舌麻、喉紧之感；大黄不应后下而后下，其力增强，这些错误的煎药方法，不仅会影响疗效，甚至还会给患者造成严重损伤。除了这些中药用药、煎药的知识，在那个还没有普及计算机的年代，调剂人员还必须掌握一项特殊的技术——认药方，一方面是认识大夫写的连笔字，另一方面是熟悉各种中药别名。对于这些调剂过程中的细节，刁跃池组织新职工进行专门学习，减少了工作中可能出现的差错。

调剂是中药调剂工作中的关键环节，调剂质量好坏与临床疗效有直接关系。在工作中应该集中精力，一丝不苟，避免造成差错事故。宋代《太平圣惠方》中云："修治合度，分量无差，用得其宜，病无不愈。"所以，在调剂时要称量准确，尊重医师的用药意图，做到"医靠药治、药为医用"，共同完治病救人的任务。

刁跃池要求调剂人员的操作必须规范，如何持戥、如何取药、如何称量、如何分剂，刁跃池都亲自示范动作。抓药时要求左手持戥称杆，并用拇指和掌心叩住砣弦，以固定戥砣（秤砣），右手取药放入戥称盘，依据称量要求选择头毫或后毫，然后左手提起称毫，把戥杆举至与双目齐平，左手将砣弦移至欲称量的戥星刻度上，放开左手并检视平衡。要求"秤杆不过鼻尖，称砣挂小指端，抓药用前三指"。称量时，称杆放在左手中指端和虎口上，用右手前三指抓药，靠左手中指和食指的伸屈活动来带动砣绳的进退移动。这些老药工们总结出的调剂规范，看似繁琐呆板，其实每一步都是为了保证调剂准确，提高效率。在调剂人员掌握了这些操作技巧之后，他还不时到调剂室，站在一旁静静地观察，及时纠正调剂人员不规范的动作。

刁跃池对中药调剂质量非常重视，建立了一系列制度，保障调剂准确，每天安排人员抽查药品质量（称重），对调剂质量不合格的人员进行经济处罚，很快扭转了只追求工作量的弊端。

中药调剂的整个流程除了调剂，"装斗"和"查方"两个环节也是重要的技术工种。刁跃池也对这些工作有着丰富的经验，对担任这些工作的人员制定具体、严格的要求。

"装斗"也就是给药斗上货，第一个环节是"掸斗"，就是过去药店里小伙计用掸子清理药斗表面的灰尘，然后抽出药斗，检查哪个药斗缺药需要补充。掸斗的人员要具有一定的工作经验，知道哪些药更常用，对于金银花、连翘等用量大的药品不但要装满药斗，还要从药库多备出来一两盆药随时补充药斗。刁跃池会考察各组的装斗情况，让干的好的装斗人员为其他人传授经验。装斗还有一个重要环节是"认药"，因为当时的药品都是大麻袋包装，一离开药库的大铁箱子，就完全靠人辨别了，刁跃池会亲自讲解一些外观易混的药品如玫瑰花和月季花，山药和天花粉，代代花和佛手花，瞿麦和荞菜花等，让装斗人员很快掌握简单的中药鉴别知识。"查方"也就是中药调剂中的复核工作，也是中药调剂的把关环节，一般由工作经验丰富、专业能力过硬的药师担任。刁跃池要求查方人员除了对业务的精熟，还要有极强的责任心，同时了解医院里主要中医专家的用药习惯，及时沟通，确保医院药房的专业性，保障患者的用药安全。刁跃池以传统中药调剂为核心制定的管理体系，根据不同环节需要，配备人员数量，提高了中药调剂的整体效率。

因为懂专业才能更好管理，又因为懂管理才能把握专业的核心。刁跃池为药剂科中药调剂的流程和管理做出了突出贡献。

（二）中药鉴定：知真品，识伪品，注重质量的"整体观"

药剂科自 1954 年建立后，主要技术力量是从天津市各大药铺选拔的业务出众的药工。刁跃池在当时属于比较年轻的业务骨干，他勤学好问，深入产地、药材集散地调研。

刁跃池大量阅读中药鉴别资料，归纳总结，笔耕不辍，留下大量中药鉴定技术笔记，形成了自己独有的中药鉴定体系。刁跃池长期负责药库工作，也是中药饮片进货的主要把关人。

刁跃池家乡距离北方药材集散中心安国比较近，当地也有种植经营药材的产业，因此更利于他深入了解药材经营的实际情况，他在要求中药饮片质量的同时更重视一批货源的整体情况，我们称之为"饮片质量整体观"。

1. 道地药材的"整体观"

刁跃池认为中药质量的好坏不能孤立地看，要有一个整体观，例如"道地药材"，所谓道地，是指药材产地而言，因为药材的生长受环境气候影响，不是道地药材，其形状、气味、疗效均有差别。但也正因为大家都知道某个产地的某种药材好，都去当地进货，就出现了周边地区也把该种药材运过来冒充的现象，有的甚至运到田间地头，让人难辨真伪。"诸药所生，皆有境界"，道地药材独特的生长环境决定了他们拥有一些独特的性状特征。

刁跃池认为我们在要求产地的同时还要重视药材本身的种源、等级，要善于从药材的性状特征辨别道地药材，而不能仅仅看购买地区。即便是道地产区的药材也有好坏之分，要求我们进货时要从药材本身出发，真正能够辨别道地药材的独有特征。

"饮片质量整体观"首先是对每一中药整体的品种规格有所了解。中药历史上存在大量同名异物和同物异名的现象，同一种药由于各地用药习惯不同，往往使用来源不同的品种，例如透骨草，各地使用的原植物就有 14 科 27 种之多，其中以大戟科珍珠透骨草、凤仙花科凤仙透骨草、毛茛科铁线透骨草、紫葳科羊角透骨草比较常用，刁跃池认为一个合格的验收人员不但要掌握本地使用的中药品种，还要了解其他地区使用的品种，因为药材市场或者中药饮片生产企业提供的品种不一定是天津本地的习用品种，也可能不符合天津饮片炮制规范的要求。即便是同一科属的中药也会因为加工方法、产地等因素出现性状差异的中药品种，例如菊花就分为亳菊、滁菊、贡菊、杭菊、怀菊等多个品种。重要的还要了解不同的市场规格，我们能够鉴别一个中药，要广泛了解这个中药品种作为商品的整体情况，不可坐井观天，只知道现在使用的药材情况。

2. 整批货品的"整体观"

除了充分认识药材品种、规格、地区习惯用药外，对药材的一批货源的整体情况也要有所了解。

中药材类似农副产品，在自然生长的过程中不容易保持外观和内在质量的一致性，我们要求的中药饮片质量其实是一批药品的整体质量。20世纪八九十年代，中药饮片包装大多是几十斤、上百斤一袋的大麻袋包装，一些厂商就会把一些整齐等级高的饮片放在麻袋开口处，一些比较差的药品放在靠里、靠下的位置。刁跃池要求入库验收人员取样检查时必须要从大袋药材饮片的中间部分和底部取样，同品种的多件药品要随机取样，这样才能确保整批药品的质量。

对于贵重药品更需要对货源整体质量进行把控，例如鹿茸首先要区分梅花鹿茸和马鹿茸，一支鹿茸切成鹿茸片可以分为"血片"、"蜡片"（尖部切片）、"蛋黄片"（中上部切片）、"老角片"（下部切片）等，一些地区甚至要分出十几种规格。特别是"蜡片"，价格十分昂贵，一定要把握其细嫩致密、油润如脂、色泽蜡黄、晶如蜜蜡的特点。对于贵重药品，验收人员更要严格要求，注意检查，不可马虎。

3. 真伪优劣的"整体观"

传统中药鉴别主要是性状鉴定，主要是通过"望、闻、摸、尝"，即眼观、鼻闻、口尝、手摸以及水试、火试等方法进行鉴定，刁跃池认为性状鉴定是一个技术整体，不是仅仅靠看就可以解决问题。刁跃池在检验中药时，经常要用嘴尝一尝，他常说："干中药的哪有不尝药的"，有些新职工害怕中药太苦，刁跃池就说："不尝药学不到真功夫。"

刁跃池认为眼观是鉴别中药的重中之重，也是我们辨别中药首先要用的手段。刁跃池有一手绘制中药图谱的硬功夫，他用一支笔、一张纸就可以勾勒出中药材和中药饮片的重要特征，在过去没有互联网可以随时找到药品图片的年代，这手硬功夫非常实用，给学生讲解中药鉴定时，刁跃池都是边说边画，还随手标出每个特征的名称，学生们十分欢迎这种教学方式。刁跃池认为药品的断面特征与药品的外观同样重要，"金井玉栏""菊花心""罗盘纹""同心环""朱砂点""大理石纹"这些前人总结的药品断面特征，都需要我们掰开药材才能观察到。

刁跃池说："干药行的一定要勤快。"这种"勤"包括了勤学好问的脑子"勤"，也包括动手尝试的手脚"勤"，在鉴别中药时，刁跃池要求药师们要勤快，一定要多掌握药品几方面的特征，要看、要掰、要闻、要尝，这样才能鉴别出药品的真伪优劣。

说到中药的真伪优劣，刁跃池总是有意识地搜集中药伪品、劣品样本，还会找人从市场上搜集一些伪劣药材，对照资料找出特征，如果发现以前没有见过的伪品，他就会如获至宝，整理出来分享给大家。在刁跃池整理的中药鉴定资料中，有大量伪品的描述，刁跃池认为多认识几种伪品，就相当于在正品的城堡外挖出一条深深的护城河，可以帮助我们更好地保证正品的质量。

（三）中药炮制：中药调剂、中药鉴别和中药炮制是一个有机整体

除了中药调剂和中药鉴别，刁跃池对于中药炮制也有很深的造诣。中药炮制是一门加工中药独有的技术。炮制对药物功效和毒副作用的削减至关重要，所谓"遵古炮制"是古人长期用药实践的经验总结。炮制如法，药效得以发挥，炮制不当则效不验。如附子炮制后，其毒性大减；首乌炮制后泻下作用减弱，滋补作用增强；酸枣仁炒香安神作用明显；龟甲炮制后疗效便于煎出。也有一些药物经炮制其疗效发生改变，如生地黄清热凉血，经酒蒸后则滋阴补血，鲜地黄、地黄、熟地黄同一种药材，炮制方法不同，功效差异明显，固有"一个地黄三个药"之说。中药炮制中还有很多类似的情况，进一步说明中药炮制对疾病的治疗起着相当重要的作用。

刁跃池认为中药调剂、中药鉴别和中药炮制是一个有机整体。中药鉴定包括对中药饮片炮制是否合格的鉴定，因此要对炮制过程、炮制方法有一定的了解才能判断炮制品的优劣。同时中药调剂中也包括临方炮制，也就是调剂前对药品的加工，如用时捣碎（一些挥发性药物提前捣碎容易散失气味）、炒制，配制六一散、黛蛤散等，这些包括中药炮制和中药制剂的一些技术。过去在药铺工作的老药工基本都掌握了这些技术，刁跃池毫无保留地把他的心得经验传授给大家。

药行里有句老话："修合无人见，存心有天知。"这句话一直是医药行当中的一条职业道德古训，"修合"在古语里是制药的意思，也包含"炮制"，炮制的过程是否规范到位，炮制的原料是否合格，这些需要严格的管理制度和操作者较高的职业素养。刁跃池把职业道德放在首位，保证药剂科在每一个细节都把控到位。

四、鉴定经验

刁跃池多年负责药剂科中药库的进货把关，负责药剂科的全面工作后也亲自把控质量。天津中医药大学第一附属医院中药饮片质量在天津市一直拥有良好口碑，这和刁跃池对中药饮片质量的严格要求、炉火纯青的中药饮片鉴定技术是分不开的。

即使在 20 世纪八九十年代中药材市场比较混乱的时期，天津中医药大学第一附属医院的中药饮片质量在各种检查中一直是全市的标杆，并且传承至今，这和刁跃池的贡献是分不开的。

刁跃池一直有记录学习笔记的习惯，晚年他将自己五六十年从事中药行业鉴定的经验总结记录下来，最珍贵的是其中包含着他手工绘制的药材图谱，以及对相似品种和伪品的记录。刁跃池的中药鉴定技术，体现出中药鉴定整体的知识体系，贴近实际工作需

要，贴近市场实际情况。以下摘录一部分内容以飨读者。

（一）植物类

1. 根及根茎类

白附子

【别名】禹白附。

【来源】天南星科植物独角莲的干燥块茎。

【产地】河北、山东、山西、陕西、甘肃、宁夏、四川等地都有野生。东北各省、山东有栽培。

【采集加工】5~6月采集地上部位独角莲，晒干药用。秋季采挖地下部位块茎为白附。采后除去残茎、须根、泥土，撞或削去表面粗皮，晒干。

【性状鉴别】呈椭圆形或卵圆形，长2~5cm，直径1~3cm。表面白色至黄白色，略粗糙，有环纹及须根痕，顶端有茎痕或芽痕。质坚硬，断面白色，粉性。气微，味淡，麻辣刺舌。以河南产量大，故称为"禹白附"。

【刁跃池谈鉴别技术】与制天南星对照，本品饮片基本为类圆形或卵圆形，有"葫芦形"片，无天南星之特征，制天南星可找到其特征，即凹陷的茎痕"肚脐眼"片型多为元宝片和肾型片。除本品白附子为禹附子，另有一种称关白附，与本品科属不同，为同名异物。

【附注】关白附：关白附为毛茛科植物黄花乌头的干燥块根，主产于东北、河北等地。关白附饮片呈不规则的片状，表面灰褐色，角质样，微有光泽，母根片有裂隙，并多带有地上茎的残茎，质碎，易掰碎，子根质较坚硬，无地上残茎残留。

关白附与禹白附不属同科植物，但其功效二者基本相同。在临床使用中，凡写白附子皆付禹白附。

【解析】制天南星和制白附子饮片性状十分相似，是中药饮片鉴别的难点之一，刁跃池对两种中药饮片的特征进行了具体描述，他认为这两种饮片的区分要从他们药材的不同性状入手，从而对比它们饮片的整体特征。另外根据临床调剂需要，特别标注了"禹白附"和"关白附"的区别。

白术

【别名】贡白术。

【来源】菊科植物白术的干燥根茎。

【产地】产于浙江、江苏、福建、江西、湖南、湖北，多为人工栽培。以浙江嵊州、新昌地区为最大产区，於潜产为最佳，称"於术"或称"金线於术"。

【采集加工】一般在冬季采挖，采后去除泥土，须根烘干或晒干，烘者称"烘术"，晒者称"生晒术"，冬季采收为"冬术"，春季采收为"春术"。

【性状鉴别】为干燥根茎，呈拳状圆块，有不规则的瘤状突起，长5~8cm，直径2~5cm，表面黄色或黄白色，有浅细的纵皱纹，下部两侧膨大，似如意头，俗称"云头"，向上渐细，常留有一段地上茎，俗称"白术腿"。化瘤状突起的顶端，带有茎基残留或芽根，须根痕。质坚硬，不易折断，断面不平坦，炮术断面黄白色，中央常有裂隙，生晒术断面皮部类白色，木部淡黄色，有油点。气清香，味甘，微辛，嚼之略带黏性。

【刁跃池谈鉴别技术】白术主产于浙江，以嵊州产量最大，於潜产质量最佳，称为"於术""金线於术"。於术多呈不规则类球形，表面深黄褐色，皱缩不平，有多个突起，和多条须根连带，故称"金线"。药用切片多呈不规则类圆形，表面棕黄色，有明显点状油点，质实无裂隙，周边色深褐色，气味特异芳香，质量最佳。

【附注】冬术：本品为白术采收后选择较大根茎进行晒干而成，所以又称"生晒术"或"晒冬术"，该品以质地柔润、断面红黄色、香气浓郁为特征。

【解析】白术是"浙八味"之一，"於术"是著名的道地药材，刁跃池对道地药材的鉴别进行了详细描述，帮助中药师准确辨认道地药材的独特特征，而不是简单从产地区分道地药材。

柴胡

【别名】北柴胡，南柴胡，红柴胡，软柴胡，竹叶柴胡。

【来源】伞形科植物柴胡或狭叶柴胡的干燥根。按性状不同，分别习称"北柴胡"和"南柴胡"。

【产地】①北柴胡：主产于东北、山东、河南、湖北等省。②南柴胡：主产于黑龙江、吉林、辽宁、内蒙古、河北、山东等省。

【采集加工】野生柴胡春季在幼苗刚出土时采收，秋季在植株已经枯萎后采收。种植柴胡须生长两年后，亦须在春、秋两季采收。挖出根后，除去茎叶，抖净泥土，晒干即可。

【性状鉴别】①北柴胡：又名硬柴胡，为北柴胡的根，有的略带茎部，呈圆锥形，顺直或略弯曲，根头部膨大，呈疙瘩状，下部有分支，长 6~20cm，直径 0.6~1.5cm，外皮灰褐色或灰棕色，有纵皱纹及支根痕，顶部有细毛或坚硬残茎。质坚硬，不易折断，断面木质纤维状，黄白色，气微香。

②南柴胡：又名软柴胡，香柴胡。为狭叶柴胡的根，外形与北柴胡相似，唯根较细，分支多，多弯曲不直，长 4~10cm，直径 0.6~1cm，外表红棕色，有纵皱纹及须根痕，顶部无疙瘩头，有茎叶枯死后的毛状纤维，质脆易断，断面平坦，淡棕色，气味同北柴胡。

栽培的北柴胡与野生品性状有异，栽培品一般较野生品根条粗长，表面呈棕黄色或灰黄色，质硬脆，断面呈黄白色，纤维性强，气味较淡。

【刁跃池谈鉴别技术】芦头部有纤维状毛者为南柴胡，饮片皮部为红色，中心木质部类似网状纹理，黄白色，质松脆。芦头部带茎点类似小木棍者为北柴胡，饮片皮部黑色，略带灰色，木部坚硬，不易折断，有空隙，状空裂。目前，市场北柴胡多为家种品种，所谓"地产"，皮紧木部少有裂隙，亦当柴胡使用。

【解析】很多中药品种有多种源，柴胡分"南北"易混淆，刁跃池对"南柴胡""北柴胡"的外观进行了明确区分，同时对市场上"家种"和"野生"品种在性状上的差别做了描述，贴近市场，实用性强。

2.茎木类

沉香

【别名】落水沉香，海南沉香。

【产地】国产沉香主产于海南、广东、广西等地。进口沉香主产于印度、印度尼西亚、越南、马来西亚、柬埔寨等国。

【采集加工】将采回结香的木材，用刀剔去不含树脂泡朽部分，干燥后即为沉香。

【性状鉴别】①进口沉香：为植物沉香含有树脂的木材，多呈盔帽状、棒状或片状，外形不规则，长7~20cm，直径1.5~8cm，表面褐色，常有黑色或黄色交错的纹理，平滑光润，质坚实沉重，难折断，用刀劈开，破面呈灰褐色，浮于水或半浮于水，有特殊香气，味苦，燃烧时有油渗出，香气更烈。

②国产沉香：又称海南沉香，为植物白木香的含有树脂的木材，多呈不规则块状或片状，长3~15cm，直径3~6cm，表面凹凸不平，有加工的刀痕，可见黑褐色的树脂部分与黄色的木质相间形成的斑纹，其孔洞及凹窦的表现朽木状，质轻，折断面刺状，棕色，多不沉于水，有特殊香气，苦味，燃烧时有油渗出，有浓烟，香气更浓。

【刁跃池谈鉴别技术】沉香中油性足，体重而性糯者为迦南沉香。呈紫黑色（紫油迦南），油润光亮，很少夹有杂质，锯开后断面呈黑褐色或紫黑色，油性重，用锯则成末，手捻可成饼状，质为最佳。

【解析】1963年版《中华人民共和国药典》记载中沉香的来源包括进口沉香和白木香，但由于进口沉香的资源日渐稀少，一些种类成为濒危物种，自1977年版《中华人民共和国药典》记载，不再将进口沉香作为沉香的来源，只收载了白木香作为沉香的来源。刁跃池根据以往资料和自己的多年经验，对进口沉香和国产沉香的鉴别要点进行了梳理，有助于我们了解沉香的历史沿革，也同时提醒我们重视药用资源的保护。

鸡血藤

【来源】为豆科植物密花豆的干燥藤茎。

【产地】主产于广东、广西、云南等地，有进口者，主要来自越南等国家。

【采集加工】本品为木质大藤本植物，野生品秋、冬二季采收，砍断后有红色汁液流出，除去枝叶，趁鲜切片晒干。

【性状鉴别】椭圆形或不规则的斜切片，厚0.3~1cm，外皮灰棕色，栓皮脱落处呈红棕色。切面木部淡红色或棕色，有较多小孔，韧皮部有树脂状分泌物（俗称鸡血藤胶），呈红褐或黑棕色，与木部相间排列成3~10个偏心性半圆球形。髓部偏向一侧，质坚硬。本品多为产地加工而成，饮片用时多再进行二次加工成较薄片状。

【刁跃池谈鉴别技术】鸡血藤常见混品有牛子藤（豆科植物常绿油麻藤的干燥藤茎）、红叶藤（牛栓藤科植物红叶藤的干燥藤茎）、过岗龙（豆科植物榼藤的干燥藤茎）、宽筋藤（防己科植物中华青牛胆的干燥藤茎）和黄藤（防己科植物黄藤的干燥藤茎），应用时应注意鉴别。

【解析】鸡血藤伪品较多，各地药材名称十分混乱，刁跃池搜集整理了不同地区容易混淆的品种，体现了他知伪品才能更好辨真品的学术思想。

3. 皮类

秦皮

【别名】梣皮，蜡树皮，苦枥皮，秦白皮。

【来源】木犀科植物苦枥白蜡树、白蜡树、尖叶白蜡树或宿柱白蜡树的干燥枝皮或干皮。

【产地】主产于东北、河北、河南等地。

【采集加工】栽后 5~8 年，树干直径达 15cm 以上时春、秋两季剥去枝皮或干皮，晒干。或鲜时切成丝再晒干。

【性状鉴别】①枝皮：干燥的枝皮呈卷筒状或槽状，长 30~70cm，宽 1.5~3mm，厚约 0.3cm 条状。表面灰褐色或灰黑色，外皮较光滑，有浅色斑点，内表面黄白色，光泽，质硬，易折断，断面黄白色，纤维性，不整齐，无臭，味苦，水浸液黄绿色，光照显蓝色荧光。

②干皮：干燥的干皮，呈长条状，不成卷，厚 3~6mm，外皮灰棕色，有红棕色斑点，皮孔相间不规则的斑纹。外皮剥离后，可见红棕色内皮，内表面红棕色平滑，其他与枝皮相同。

【刁跃池谈鉴别技术】本品常用核桃楸皮代替，核桃楸经水浸液试验，有黄褐色液，但无蓝色荧光，以示鉴别。秦皮现多用枝皮，表面黑褐带绿色，内表面黄色。

【解析】秦皮市场伪品较多，刁跃池特别强调用水试发，荧光鉴别。

4. 叶类

大青叶

【别名】蓝叶。

【来源】十字花科植物菘蓝的干燥叶。

【产地】主产于内蒙古、河北、山西、山东、安徽、江苏等地。

【采集加工】一般每年采收 3 次，6 月中旬割取称为"头刀"，7~8 月割取称为"二刀"，10~11 月与根同时起土时割取称为"三刀"，选晴日收割，拣除黄叶、烂叶晒干即可。

【性状鉴别】菘蓝叶多皱缩破碎，不整齐，暗绿色，叶柄黄褐，抽皱成棒状。

【刁跃池谈鉴别技术】本品多皱缩卷曲，有的破碎。完整叶片展平后呈长椭圆形至长圆状倒披针形，长 5~20cm，宽 2~6cm；上表面暗灰绿色，有的可见色较深、稍突起的小点；先端钝，全缘或微波状，基部狭窄下延至叶柄呈翼状；叶柄长 4~10cm，淡棕黄色，质脆，气微，味微酸、苦、涩。此外，天津地区蓼蓝叶（蓼科植物蓼蓝）也做药用。

【解析】长期以来大青叶一直是多来源多品种，天津地区习惯使用蓼大青叶。刁跃池根据市场情况和地区习惯，分析总结了大青叶的鉴别要点。对于天津地区的中药从业人员，由于长期接触的是蓼大青叶（蓼蓝），学习如何辨别大青叶（菘蓝）有助于补齐知识短板。

紫苏叶

【别名】苏叶。

【来源】唇形科植物紫苏的干燥叶（或带嫩枝）。

【产地】主产于江苏、浙江、河北等地，多自产自销。以河北安国栽培品种质量最优。

【采集加工】夏季枝叶繁茂时采叶为紫苏叶；秋季采收茎枝为紫苏梗。如采果实，将植株下部大叶摘下，晒干入药，到果实成熟时剪下果穗，晒干，脱落果实，即为苏子。

【性状鉴别】本品叶片多皱缩卷曲、碎破，完整者展平后呈卵圆形，长4~11cm，宽2.5~9cm。先端长尖或急尖，基部圆形或宽楔形，边缘具圆锯齿。两面紫色或上表面绿色，下表面紫色，疏生灰白色毛，下表面有许多凹点状的腺鳞。叶柄长2~7cm，紫色或紫绿色，质脆。带嫩枝者，枝直径2~5mm，紫绿色，断面中部有髓。气清香，味微辛。

【刁跃池谈鉴别技术】紫苏叶以叶面上绿下紫、香气浓者为佳。紫苏应为紫色，而目前极少见紫色者，可能属于变种或杂交种，白苏与紫苏杂交，其种子产量大。紫苏药用部位还有"苏子兜"，又称苏子花，实为宿存花萼。紫苏梗尚有解鱼蟹毒之功效，常与鱼蟹同服。

【解析】紫苏叶是常见药食同源药材，多与白苏混淆。刁跃池根据市场情况，提示注意二者区别。

（二）菌藻类

茯苓

【别名】云茯苓，云苓，白茯苓。

【来源】多孔菌科真菌茯苓的干燥菌核。

【产地】在我国广泛分布。

【采集加工】野生茯苓于7月至次年3月间采挖。栽培品于接种后第二年7~9月份采挖。挖出后除去泥沙，堆放"发汗"，摊开晾晒至表面干燥，再堆放"发汗"，如此反复数次，至外表面出现皱纹，内部水分大部分散失后，阴干，称为"茯苓个"（皮苓）。亦可将鲜茯苓按不同部位切制（也有蒸后切制的匀），阴干，分别称为茯苓皮、茯苓片、赤茯苓、茯苓块等。

【性状鉴别】

茯苓个：呈类球形、椭圆形、扁圆形或不规则团块，大小不一。外皮薄而粗糙，棕褐色至黑褐色，有明显的皱缩纹理。体重，质坚实，断面颗粒性，有的具裂隙，外层淡棕色，内部白色，少数淡红色，有的中间抱有松根。气微，味淡，嚼之黏牙。

茯苓块：为去皮后切制的茯苓，呈立方块状或方块状厚片，大小不一。白色、淡红色或淡棕色。

茯苓片：为去皮后切制的茯苓，呈不规则厚片，厚薄不一。白色、淡红色或淡棕色。

【刁跃池谈鉴别技术】茯苓（神）经水浸煎煮，只膨胀而不改变原形态，而伪品经水浸煎煮呈粉末状或粥状，以示鉴别。此外，真品有黏牙感或砂牙感，伪品无此感。

【解析】口尝法是中药性状鉴定的重要方法，也是刁跃池特别强调的中药人必备技术，口尝不光是体验药材的味道，同时也包括药材在口中特殊的口感，如茯苓特有的黏牙感。

（三）动物类

蕲蛇

【别名】白花蛇，五步蛇。

【来源】蝰科动物五步蛇的干燥体。

【产地】主产于江西、浙江、福建。

【采集加工】多于夏、秋二季捕捉，剖开蛇腹，除去内脏，洗净，用竹片撑开腹部，盘成圆盘状，干燥后拆除竹片。

【性状鉴别】本品呈段状，长 2~4cm，背部呈黑褐色，表皮光滑，有明显的鳞斑，可见不完整的方胜纹。腹部可见白色肋骨，呈黄白色、淡黄色或黄色。断面中间可见白色菱形脊椎骨，脊椎骨棘突较高，棘突两侧可见淡黄色肉块，棘突呈刀片状，上突，前后椎体下突基本同形，多为弯刀状。肉质松散，轻捏易碎。气腥，味微咸。

【刁跃池谈鉴别技术】本品鉴别有以下 4 大特征。①蕲蛇的头在中间稍向上，呈三角形而扁平，吻端翘起，称为"翘鼻头"。②蕲蛇的头背具对称大鳞，背部两侧各有黑褐色与浅棕色组成的"V"字形斑纹 17~25 个。"V"称为"方胜纹"。③蕲蛇的腹部撑开或不撑开，灰白色，腹鳞较大，其外侧有黑褐色类圆形的斑点，称为"念珠斑"。④蕲蛇的尾部骤细，末端有三角形深灰色的角质鳞片 1 枚，称为"佛指甲"。

【解析】历代从事"药行"的老药工总结出中药材鉴别中的很多术语，它们大多运用形象的比喻，便于我们记忆理解，是前人留给我们的宝贵财富。

五、学术传承

1962 年，天津中医学院第一附属医院为加强中药学技术力量，成立中药中专班，招收了 13 名学员，他们分别是刘宝升、尚建中、薛守经、田金明、田淑华、夏志华、陈玉凤、田桂英、臧玲、贾丽英、李仁发、赵丽华、褚丽香。刁跃池担任了部分教学工作，并作为带教老师带队到河北省邯郸市义井公社实习。

20 世纪七八十年代，刁跃池主要担任药剂科和药库的管理工作，这期间入职的一些回城知识青年、退伍军人等年轻人陆续到药剂科工作，刁跃池对他们的中药专业知识进行了日常指导。

1986 年为了给天津中医学院第一附属医院新院区储备中药专业人员，刁跃池负责中医学院中专班（中药）的招生面试工作，招收了 31 名应届初中毕业生成立中药班，由于药房工作对体力要求比较高，故而全部招收男生。刁跃池还亲自安排药学业务骨干担任部分教学工作，在中药班实习期间，刁跃池多次亲自示范指导，让学员尽快掌握中药专业技术，同时反复加强医德医风教育，培养他们认真负责的工作态度。

1989 年中药班毕业后，绝大部分人员一直在天津中医学院第一附属医院工作，由于工作需要，有些人被调到了药学以外的部门，他们认真负责的工作态度和当初刁跃池的谆谆教导是分不开的。这批中专班的学员有马泰、翟永胜、李永健、周崑、郭晓民、张福君、刘爽、王中华、臧滨、王以波等共 31 人。

20 世纪 90 年代初，天津市卫生系统举行中药技术大赛，刁跃池布置选拔，亲自为选手传授鉴别、调剂经验技术。天津中医学院第一附属医院在大赛中取得了良好的成绩，其后臧滨、张福君、马泰 3 人作为天津代表队成员赴北京参加全国比赛。当时天津代表队选手共 4 人，天津中医学院第一附属医院独占 3 人。

刁跃池特别重视药库的入库验收工作，日常对药库人员指导颇多，当时在药库工作的郭晓民、刘爽、王以波等人受益颇多，逐渐成为药学部业务骨干。

刁跃池晚年整理鉴别经验笔记成为药学部中药学术传承重要资料，也寄托着老一辈中药人对后辈的期望。

刁跃池的重要成就在于对药学部科室文化的建设，形成了药学部严格把控中药饮片质量、重视医疗服务、始终以患者为中心的优良传统。多年来天津中医药大学第一附属医院的中药饮片质量在天津老百姓中形成了良好口碑。

执笔者：柴士伟　臧滨　圣勇

整理者：刘晓芳

资料提供者：刁会谦　吴丽珠　郭永忠　李明　刘爽　郭晓民

津沽名医临证拾萃 下册

——天津中医药大学第一附属医院
建院七十周年纪念文集（1954~2024）

名誉主编　　石学敏　张伯礼

主　编　　张艳军　王金贵

执行主编　　王保和

中国健康传媒集团
中国医药科技出版社

内 容 提 要

　　天津中医药大学第一附属医院是全国建院较早、中医药发展水平较高的大型中医医院之一，建院70年来，涌现出数位著名的中医药专家、学者，对于推动中医药早期教育、中医药医疗机构的创建和医疗事业发展、中医药学科专科建设上做出了突出贡献。

　　本书即是整理了自1954年天津中医药大学第一附属医院建院以来，在医院创建时期、医院发展时期、医院腾飞时期为医院初期建设、医院学科专科创立，以及医院在全国重点中医院建设、中医临床研究基地建设、国家中医针灸临床研究中心建设、国家医学中心建设中为医院事业发展做出突出贡献的中医先贤、现代名老中医、当代中医才俊共计78名，把他们的学医之路、学术理论精粹、临证经验、学术传承等内容总结成书，以供中医同仁们继承发扬并激励后学。

图书在版编目（CIP）数据

津沽名医临证拾萃：上下册/张艳军，王金贵主编．
北京：中国医药科技出版社，2024. 10. —ISBN 978-7
-5214-4869-6

Ⅰ. R249.7

中国国家版本馆 CIP 数据核字第 2024XZ1050 号

美术编辑　陈君杞
版式设计　也　在

出版　**中国健康传媒集团** | 中国医药科技出版社
地址　北京市海淀区文慧园北路甲 22 号
邮编　100082
电话　发行：010-62227427　邮购：010-62236938
网址　www.cmstp.com
规格　787×1092mm $^1/_{16}$
印张　83 $^3/_4$
字数　1882 千字
版次　2024 年 10 月第 1 版
印次　2024 年 10 月第 1 次印刷
印刷　北京盛通印刷股份有限公司
经销　全国各地新华书店
书号　ISBN 978-7-5214-4869-6
定价　498.00 元

获取新书信息、投稿、为图书纠错，请扫码联系我们。

目 录

德高望重的典范——现代名老中医篇

儿科

骨伤科

德高望重的典范

现代名老中医篇

针灸推拿科

石学敏

——醒脑开窍针刺法创始人，现代针灸学奠基人

一、名医简介

石学敏，1938 年生，汉族，天津市西青区人。世界著名中医、针灸学专家，中国工程院院士，国医大师，国家级非物质文化遗产"针灸"项目代表性传承人，现代中国针灸奠基人，全国中医药杰出贡献奖获得者，国家卫生健康委员会"中国好医生""最美医生"荣誉称号获得者，中国医学科学院、中国中医科学院首届学部委员。1962 年毕业于天津中医学院（现天津中医药大学）。现任天津中医药大学第一附属医院名誉院长、教授、主任医师、博士生导师，中国针灸学会高级顾问，国家级有突出贡献专家，天津市授衔针灸学专家。

石学敏从医 60 余年，在中医针灸临床、科研、教学的实践中积累了丰富的经验，为弘扬中医针灸并推向世界做出了突出贡献。石学敏创立的"醒脑开窍针刺法"治疗中风病取得显著疗效，明显优于传统针法及单纯药物疗法，并从基因水平揭示了针刺作用的主要机制，1998 年成为国家中医药十大科技成果推广项目；率先提出针刺手法量学概念，改革刺络疗法并开展相关理论研究，对捻转补泻手法确定了新定义和量化操作，使传统针刺手法向规范化、量化发展；提出治疗中风病的"石氏中风单元疗法"，将中风病合并症的治疗形成了系列疗法，显著提高了临床疗效，1999 年成为国家中医药科技成果推广项目在全国推广应用。他在脑血管疾病及神经系统疾病之急、危、难、重症的治疗及研究，以及腧穴及经络病研究等方面取得了显著成果。他担任院长 20 年，将医院和针灸学科建设成为全国最大的中医和针灸学科医教研基地。他领导的针灸学科成为了拥有 800 多张住院病床、16 个针灸病区、针灸康复科、脑病介入科和 52 个诊室的大型专科，近 5 年出院患者达 6.94 万人次，门诊诊疗 270.1 万人次。他培养了针灸"百千万"人才和创新团队，培养博士、硕士百余名；近 5 年发表 SCI 论文 105 篇；出版专著 50 余部，其中主编《针灸学》等国家教材 8 部；取得专利 6 项。

石学敏编著的《石学敏针灸学》被译为英文、法文、西班牙文版等，面向世界推广针灸学术成果，2023 年 10 月获得世界中医药学会联合会"中医药国际贡献奖–著作奖"一等奖；被著名科学家朱光亚誉为"鬼手神针"，获得世界针灸学会联合会授予的首届"天圣铜人"学术突出贡献奖；2019 年当选第五批国家级非物质文化遗产"针灸"项目

代表性传承人。石学敏落实国家"一带一路"战略规划，派出医疗骨干赴全球49个国家和地区开展针灸医疗服务；创立的以"醒脑开窍"针刺法为代表的多种针灸特色技术，已推广到100多个国家和地区，被誉为"针灸外交家"。2000年建立针灸国际病房，先后收治来自美国、俄罗斯、德国等50余个国家的外籍住院患者2000余人次；与多所海外知名大学、医疗机构开展合作研究，致力于培养高质量国际针灸人才，先后接收来自五大洲91个国家和地区的留学生和高级进修生1.3万余人次。自1989年起，连续主办16届国际针灸会议，在世界范围产生了重大影响，促进针灸学在全球的发展，为中医针灸走向世界做出了重要贡献。

二、名医之路

（一）广采博收，非洲施针显露锋芒

石学敏在天津市西青区大寺镇石各庄村长大。上小学时，他的家乡发生大面积"传染性黄疸病"，许多人家的一家老小都感染了，非常难治，并且由于缺医少药，死了很多人。当时他想：我长大了要当一名医生，为人们治病，解除人们的病痛。那时，尽管他的家庭生活困难，只能半天上课，半天为人家干活，贴补一点学费，但他仍刻苦读书，立志学医。

中学毕业时，石学敏报考了医学院校，成为天津中医学院首届大学生。他在大学读书时是一名高才生。每月15元的生活费，他几乎都用来购买了书籍，有时星期天的一整天都在古籍书店里度过。在学习中，如饥似渴，勤于思考，有时为了弄明白医古文中的一个问题，他请教老师，查遍书籍，不弄明白决不罢休。不仅是教科书，他还阅读了大量参考书，经常读书到夜里一两点才睡。在大学的第一年他成为全校第一个全优生。

1962年大学毕业后，石学敏来到天津中医学院一附院（现天津中医药大学第一附属医院）工作，成为一名中医内科医生，并担任当时全国八大名医陆观虎院长的秘书。两年后，他进入卫生部举办的全国针灸研究班深造。这是当时我国为加强对外交流、培养针灸人才而举办的学习班，由许多国内知名专家授课。能够得到全国针灸界前辈名师的指点，石学敏感到受益匪浅。在针灸学术的知识宝塔里汲取营养的过程中，他认识到中医学针灸领域还有许多空白，针灸学要想跟上科学技术的发展还有大量工作要做。在针灸研究班中，他刻苦研修，博采众家之长，造诣渐深，也立下了毕生从事针灸事业的志愿。

1968~1972年，石学敏参加了中国援非医疗队。当时，一名阿尔及利亚官员因骑马打猎摔伤，瘫痪已经半年多了，经各国十几位名医诊治均不见好转。正当他们一筹莫展的时候，有人建议不妨让中国援阿医疗队的医生来试试。他们把石学敏从阿尔及利亚北方边远偏僻的小镇接来。石学敏到病榻前稍事检查便确诊他所患的是腰椎增生，因摔伤诱发坐骨神经痛而疼痛难忍，瘫痪在床。躺在床上的官员眼睛逼视着石学敏问道："你能治得了吗？"石学敏坚定而简洁地用法语回答："可以治！"说罢，他取出一枚三寸银针，选准穴位扎进去，施用手法，有顷将针拔出，平缓地说："请抬起腿。"官员哪敢相

信自己的耳朵，石学敏又加重语气说："请您抬起腿。"他这才小心翼翼地把他那半年多未曾动一下的腿轻轻抬了起来。在场的人目瞪口呆、惊诧不已。他含着热泪紧紧拥抱着石学敏，连声称谢。第二天，阿尔及利亚官方报纸《圣战者报》刊登了这一消息，高度评价道："这不是巫术，也不是魔术，而是中国数千年历史的医学法宝。"石学敏的银针不仅令阿尔及利亚人着迷，周边国家的患者也前来求医，每日患者量非常大，最多时可达 300 多人，石学敏每天要工作十几个小时。他在阿尔及利亚的 3 年里，诊病累计达几万人次。

石学敏回国后，他的精针妙术不但留在了阿尔及利亚，而且在加蓬、刚果等 20 多个非洲国家扎根、开花、结果。以至几十年后的今天，他的弟子来到这些国家，得知当地的人们还津津乐道当年那个很厉害的"Chinese 石"。

（二）继承创新，醒脑开窍针法问世

1972 年援外回国后，石学敏就任天津中医药大学第一附属医院针灸科主任。虽然正值困难时期，但他不受干扰，在极其简陋的条件下，组建了全国第一个针灸病房，并率先设立了实验室。针灸能够治疗的病种有 140 多种，而石学敏选择了中风病这一世界医学史上的难题进行研究。石学敏博采众家之长，师古而不泥古，以现代科技的意识，潜心于针灸医学深层次研究，开辟了中医针灸治疗中风病的新途径。

早在 2000 多年前，中医学就有关于中风的记载，《黄帝内经》称中风为"大厥""薄厥"。"气之与血并走于上，则为大厥。"对于中风的病因病机，历代各家的看法颇不一致，但大都忽视了对中风患者"神"的调治。石学敏迎难而上，查阅古籍，并结合西医学理论，深入研究，融会贯通，大胆取舍形成独树一帜的石氏针法——"醒脑开窍针刺法"。临证多选用水沟、内关、三阴交等穴，以醒脑开窍、疏通经络、滋补肝肾为法治疗，能够收获满意疗效。

"醒脑开窍针刺法"打破了"治痿独取阳明"的传统理论，独辟蹊径，以阴经穴为主、阳经穴为辅，改变了历代沿用的以阳经穴为主、阴经穴为辅的治疗方法，调督脉、通阴维、补肾阳，入脑达颠，生髓醒脑，滋水息风，补泻兼施，相得益彰。基础研究显示，"醒脑开窍针刺法"可明显提高超氧化物歧化酶活性，降低脂质过氧化物含量，显著降低自由基水平，还可明显降低脑组织钙离子水平的异常升高，显著改善脑缺氧状况。经统计，在 71893 例以"醒脑开窍针刺法"治疗的中风患者中，治愈率 54.07%，显效率 31.33%，好转率 13.64%，总有效率达 99.04%。同时，石学敏经过 30 余年的临床实践也证明了，"醒脑开窍针刺法"对中风病疗效卓著，而且接受治疗越早，效果越好。

石学敏以临床辨证诊断精确、行针施术轻捷精妙而为人们所敬佩，立法处方既中法度又甚具巧思，对中风病等脑血管疾病均有独特疗效，大大提高了治愈率，降低了致残率。1982 年，"醒脑开窍针刺法"获天津市科技进步二等奖，这是天津中医学院一附院有史以来的第一个科研成果。随着现代化仪器的更新和基础实验研究的深入扩展，这一针刺方法得到了不断的揭示和验证。2010 年，石学敏带领他的博士研究生们从分子生物

学的角度揭开了针刺治疗中风的理论之谜，开展了疗效卓著的"石氏中风单元疗法"的临床研究。

在60多年中，他率领课题组开展的关于针刺的临床和基础实验研究获得了10余项科研奖励。其中，1995年国家八五攻关课题"醒脑开窍针刺法的临床及实验研究"获国家科学技术进步三等奖，1998年"醒脑开窍针刺法"被列为十大中医药科技成果推广项目之一，1999年"石氏中风单元疗法"成为十大中医药科技成果推广项目在国内外广泛推广应用，2000年获香港何梁何利基金科学与技术进步奖。而今，"醒脑开窍针刺法""石氏中风单元疗法"已趋于系列化、规范化，广泛用于治疗脑卒中、冠心病、胆石症、多发性大动脉炎、哮喘、不孕症等多种病症，均有独特疗效，取得了卓越的临床疗效，产生的社会效益和经济效益难以用数字计算。

（三）勇于开拓，针灸学科独占鳌头

天津中医药大学第一附属医院针灸学科在石学敏的带领下，经过50余年的建设，从小到大，从弱到强，成为国家中医针灸临床医学研究中心、全国针灸专科医疗中心，成为全国最大的针灸临床科研教学基地。

20世纪70年代，本院内针灸科医护人员很少，病房简陋、破旧，只有40张病床，能够收治的病种少得可怜。强烈的开拓精神与科技兴医的意识始终存在石学敏的大脑中。作为针灸科主任，他提出了"建设一个基地、培养一支人才队伍、创造一批成果"的宏愿，主张传统中医针灸要与现代科学手段相结合，引进现代化临床科研仪器设备，将一流的仪器设备用于学科发展；培养、造就了一批针灸人才，带领针灸科医生们对手法量学、刺络疗法、芒针疗法、单元疗法等方面潜心研究，取得了显著的成效。

20世纪80年代初，石学敏率先设立了电生理等实验室，在国内首创了针灸手法量学概念，对针刺的深度、频率、幅度等均进行了科学界定，填补了针灸学发展史上的空白，使针灸临床研究跨入了实验医学的大门。

1990年初，石学敏主持了关于针刺急救医学的研究，以针刺抢救中枢性呼吸衰竭被列入当年国内八大医学新成果，开创了针刺急救医学研究的先河。他还在多发性大动脉炎、外伤性截瘫、运动神经元病、锥体外系疾病及心脑血管疾病的医疗实践中积累了丰富经验。

1993年起，石学敏主持创建老年病研究室，开展关于中医药和针灸抗衰老作用的实验研究。作为国家中医针灸临床医学研究中心的带头人，石学敏带领韩景献等多名教授从日本引进快速老化小鼠（senescence accelerated mouse，SAM）的6个品系，开展了关于针刺对痴呆模型快速老化小鼠脑功能影响的实验研究，继而在国内外首次揭开了针刺治疗阿尔茨海默病的神秘面纱，对深入研究阿尔茨海默病发病机制及防治阿尔茨海默病都具有较高的理论价值和实用价值，得到了国内外生物学、病理学、生理学专家的赞同，属于国际领先水平。

石学敏长期致力于实验针灸学的研究与开发，开展的一系列关于针刺脑机制的实验

研究已进入超微结构及分子水平。"醒脑开窍"针法获得成功后，石学敏又在对古医籍理论研究的基础上，借助现代化科研手段和方法，进行循证医学研究，建立了"石氏中风单元疗法"，从急诊接诊、抢救、化验检查、住院、针灸及中西药治疗至功能康复的全程为患者提供最便捷高效的诊疗服务，使针灸治疗中风病趋于规范化、系列化，提高了疗效。

以石学敏为学术带头人的天津中医药大学第一附属医院针灸学科是天津高等院校的重点学科，是国家中医药管理局重点学科、教育部重点学科。作为天津市第一个中医类博士生导师，石学敏累计培养博士生 100 余名，硕士生 70 余名，博士后 7 名。石学敏主持的"开辟针灸新途径，培养针灸新人才"课题，获国家教委一等奖。石学敏作为大会主席，已先后主持召开了 16 届"中国·天津国际针灸学术研讨会"。会议上来自美国、德国、日本等国家的百余位学者济济一堂，交流在针灸学领域的学术研究成果。

在石学敏的指导和带领下，天津中医药大学第一附属医院针灸学科成为全国唯一的国家中医针灸临床医学研究中心，完成国家部、市级科研近百项，获得科研成果奖 70 余项（次），国家级专利 5 项，在国内针灸界独占鳌头，部分研究已达到国际领先水平。作为目前全国最大的针灸专科，共有医教研骨干 211 人，形成了一支以中青年为主、学缘结构合理的学术队伍，其中高级职称 89 人、中级职称 114 人、博士后 4 人、博士 52 人、硕士 98 人；拥有博士和硕士学位授予权，并设针灸博士后流动站，有博士后合作导师 4 名、博导 10 名、硕导 46 名，形成了导师群体。针灸学科病床数由 20 世纪 70 年代建科时的 40 张，发展到现在的 800 张，占全国所有中医院针灸病床的 1/3。针灸部收住院的患者占全院的 30%，成为全院最大的临床科室。

（四）高屋建瓴，中医事业不断开拓

石学敏以"科技兴院、院兴科技"为总的指导原则，用现代医院管理思想制定了一系列战略，以"发挥中医优势，突出中医特色，走中西医结合道路，并拥有西医优势学科"为宗旨，以"发展事业，服务社会，富裕职工"为办院方针，以"突出专科、专病、专家、专药、专技"的"五专"优势为特色，形成医疗、海外、产业三位一体发展战略，医院建设呈现出强大实力。

在医院建设中，石学敏提出要"院有专科，科有专病，人有专长"，20 世纪 90 年代他又进一步提出要把发挥"专科、专病、专家、专药、专技"五专优势列为医疗工作的重点去加强和完善。他提出引进西医学科学技术为中医学科发展所用，坚持中西医并举，构成学科发展完整的"圆"。石学敏对中医的发展有着独到的见解，认为不能墨守成规，要吸取西医学精华，为我所用，发展自我。西医学科学技术是人类文明的产物，西医可以用，中医为什么不可以用？只有应用西医学科学技术发展中医，将中医诊治技术与西医学诊治技术结合，才能构成一个完整的"圆"。

石学敏提出"发展在门诊，成功在病房"的学科建设方向，形成"一老一小一急"的医疗核心，建立高水平西医学科，扩展医疗服务范围，装备国际水平的大型医疗诊疗

设备；投入巨资健全影像、检验、监护和电脑四大系统，装备 MRI、全身 CT、全自动生化分析仪、全自动酶免分析仪、全自动血栓与止血分析仪、微生物分析仪、骨密度仪、彩超、电子内窥镜、中心监护系统等现代化医疗仪器设备。医院装备的医疗设备，都是世界顶级的。

经过 20 余年的努力，天津中医药大学第一附属医院以一流的医院规模、一流的设备、一流的技术人才队伍享誉海内外。1990 年，这家医院迁入新址，实现了第一次历史性腾飞，2000 年投入使用的国际康复医疗大厦，使全院的病床达到 1800 张，标志着第二次历史性腾飞。如今，天津中医药大学第一附属医院已经成为全国省级示范中医院、全国百佳医院、三级甲等中医院、全国针灸临床研究中心和全国针灸临床医疗中心、全国中医儿科医疗中心及全国中医急症医疗中心建设单位，成为全国医疗技术门类齐全、规模最大的现代化综合性中医院。

（五）银针闪烁，世界目光凝聚天津

1987 年 9 月，石学敏为东南亚某国政府首脑治病。这位首脑身染重病，卧床多年，仅仅靠饲管、导尿管维持生命。多国西医大夫都曾精心为他做过大型手术，然而疗效不佳，只能长期靠坐轮椅度日。石学敏巧施针术，仅仅经过 5 次治疗，患者便奇迹般地好转，拔掉了维持新陈代谢的管子。后来，又经过一段时间的中医综合治疗，患者竟能离开轮椅，在别人的搀扶下行走。在该国的国务会议上，其总理称赞中国医生医术高明。当地的许多著名医学专家，更是赞不绝口。新闻媒体用赫然大字公诸报端："中国医术轰动首都。"各国使馆官员纷纷前来，邀请他去讲学。事后应该国家政府及我国驻该国使馆的邀请，石学敏召开了别开生面的"针灸招待会"，各国使馆官员纷纷前来，得到极大好评。外交部与卫生部联合表彰了他的"针灸外交"。20 世纪 80 年代，石学敏 10 余次东渡日本，进行访问、讲学、科研合作。他在日本出版了《脑血管病针刺——醒脑开窍法》等日文专著。日本的几家大报、医学杂志、刊物、电视台争相发表有关他讲学与针灸治疗的报道。1993 年美国针灸会主席洪伯儒教授提出一定要到中国亲眼看一看经"醒脑开窍针刺法"治疗后的中风患者，不远万里来到天津，仔细检查询问了 100 名经治疗的中风患者后，伸出大拇指说："中国的中风患者是幸运的，我要是得了中风病，一定要到中国天津来，因为你们有世界最好的治疗方法。"

美国、日本、德国、墨西哥等国家的许多针灸诊所打着的招牌都是石学敏的"醒脑开窍法——中国针"，在许多国家和地区掀起了一股中医针灸热潮。逾数千名外籍医生专门来到中国投师于石学敏的门下，学习中医针灸。

1991 年天津中医药大学第一附属医院成立特需针灸病房，为临床一级科室，2006 年被天津市公安局出入境管理处批准为涉外住宿单位；2008 年被国家中医药管理局批准为国际合作基地。以针灸治疗脑血管病、周围神经损伤等疾病为特色。在石学敏、卞金玲主任的带领下，从事医疗、教学、科研等多方面的工作。自 2007 年 1 月至 2012 年 8 月，针灸病房收治外籍患者 373 例，收治外籍患者病种 62 种，其中脑梗死 127 例、脑

出血55例、腰痹症28例、颈椎病25例、多发性硬化症17例、胃肠炎9例、其他病种112例，均取得了很好的疗效，总有效率达98.12%，涉及美国、俄罗斯、德国、英国、奥地利、匈牙利、澳大利亚、日本、韩国、巴基斯坦、印度、新加坡、印度尼西亚、泰国、斯洛伐克、阿曼、巴基斯坦、南非、葡萄牙、芬兰等20余个国家。病房从营造良好的就医环境，解除语言障碍，尊重患者的宗教信仰、生活及饮食习惯等方面，结合患者病情、心理、习惯及体质的不同，从临床实际出发将多元文化医疗应用在来自世界各地具有不同国籍、种族、文化背景的患者中，不仅有助于拓宽医护人员的视角向多元文化方向发展，增强医护人员多元文化意识，也满足了来自不同文化背景患者的服务需求。

（六）耄耋之年，桑榆为霞耀洒满天

如今，石学敏已经从医62周年，虽已耄耋之年但仍然坚持在一线工作，为广大患者解除病痛，为广大学生传道授业，心系中医药事业的发展。

2019年9月29日，人力资源社会保障部、国家卫生健康委、国家中医药管理局发布《关于表彰全国中医药杰出贡献奖获得者的决定》，授予石学敏"全国中医药杰出贡献奖"。同年石学敏成为"最美医生"候选人，当选第五批国家级非物质文化遗产"针灸"项目代表性传承人。

2020年12月18日，中国中医科学院学部聘任石学敏为"中国中医科学院学部委员"。

2021年12月8日，石学敏在"敬佑生命，荣耀医者"公益活动中荣获"生命之尊"奖。2021年12月16日，石学敏牵头制定世界中医药学会联合会国际组织标准《国际中医技术操作规范醒脑开窍针刺法治疗中风》（SCM69-2021）。

2022年7月25日，中国中医科学院与北京岐黄中医药文化发展基金会授予石学敏"岐黄中医药传承发展奖"。2022年10月10日，石学敏荣获第二届谢赫·扎耶德国际传统医学奖。

2023年2月14日，天津市南开区人民政府公布了第十批南开区非物质文化遗产代表性项目名录，其中我院"津派石氏针灸"入选传统医药中医诊疗法项目名录。2023年5月30日，中国科学技术协会、教育部、科技部，以及国务院国有资产监督管理委员会、中国科学院、中国工程院、国家国防科技工业局联合发布2023年度科学家精神教育基地认定名单，其中"国医大师石学敏从医历程展览馆"入选。2023年9月13日，由石学敏牵头制定的《国际中医技术操作规范调神益智针刺法治疗中风后轻度认知障碍》（SCMNP2023-172）及《国际中医技术操作规范通关利窍针刺法治疗中风后吞咽障碍》（SCMNP2023-173）获得世界中医药学会联合会批准立项。2023年10月9日，石学敏主编的《石学敏针灸学》（英文、西班牙文、法文版）获得世界中医药学会联合会首届"同仁堂杯"中医药国际贡献奖－著作奖一等奖。

三、学术理论精粹

20世纪60年代，石学敏毕业于天津中医学院（现天津中医药大学），是天津市首届毕业于高等院校的中医生，不久进入原国家卫生部主办的北京针灸研究班深造，先后接受过三十余位针灸专家的指导。他深入研究了中风病机制，创立了"醒脑开窍"针刺法，并在多种疑难病的诊治上有较深的造诣。他深入研究针刺手法，提出了"针刺手法量学"的新理论，创立了独特的针刺手法。石氏针刺法独成一派，有"轻捷、华丽、流畅、舒展、疾则如闪电、缓则如流水"之称。石学敏的贡献是多层次、多方位的，以自身的学识、能力和极大的热忱，不断有序地推动着整个针灸学科的改革、创新和发展，其行医、育人、科学研究等历程都对中医针灸的发展起到了推动和导向作用，其精湛医术、高尚医德被海内外患者和中外媒体誉为"华夏第一针"。

（一）开创脑神理论，发挥调神大法

中医学对脑的论述并不十分明确，但是早在《内经》中已引起重视，有"头为诸阳之会""头为精明之府""脑为奇恒之腑之说"。石学敏教授对"脑"与"神"的认识颇有见地。在以"脑神"（元神）为核心的基础上，努力创建了中医脑科学，并将其广泛应用于临床诸多疑难脑病，收获了非常理想的疗效。中医脑科学逐渐形成，并指导临床、应用于临床，在基础研究中也得到了有力证实，并受到国际业内人士的高度重视，日本、德国、法国、美国等发达国家均积极参与合作研究。

"神"是中医学理论的核心内容之一。"调神"是临床治疗、养生保健的重要手段之一。但是，现代中医人大多对于"神"和"调神"的认识较为狭义、片面，存在一定的局限性。

石学敏认为，中医学理论来源于大量临床实践的积累和归纳总结。中医学的藏象学说是复杂的人体生理功能及其关系的总称，而并非解剖所见的脏腑，也非西医学某系统的功能所能解释。"神"是中医学藏象功能的重要部分，古人云"得神则昌，失神则亡"，可见"神"在人体生理和病理方面的重要地位。又云"凡治之法，必先本于神"，体现了调神法在治疗学中的重要地位。

1. 对"神"的认识

中医学对"神"的认识有狭义和广义之分：狭义之"神"，仅指思维、意识、精神状态、认知能力等；广义之"神"，则泛指一切生命活动的外在表现，同时也主宰着一切生命活动的正常运转。中医学对"神"的定位，一直秉承"心主神志"的观点。但是，明代医家李时珍明确指出"脑为元神之府"。元者，起始也。这说明古人已经认识到脑与神的关系密切。因此，广义之"神"应该是"元神""脑神"。

石学敏认为，中医学所谓的广义之神包含了西医的高级中枢神经系统。因此，所有通过调节高级中枢神经系统而达到缓解、治疗的疾病，都可以通过调神法而达到治疗目的。

2. 心 - 脑耦联系统

中医学对于"心"的描述主要是心血管系统。心血管系统是保证全身各器官、组织的氧气供应和营养代谢的重要部分。一旦出现缺氧或代谢障碍，均可导致器官、组织的病变，甚至衰竭。正如《素问·灵兰秘典论篇》所述："主明，则下安。主不明，则十二官危。"而在全身的器官、组织中，"脑"对心血管系统的依赖性最强。

我国古代医家通过大量临床实践发现，心主血脉，也就是心血管系统的总称——"心"，一旦发生病变，首先出现的是精神、意识、思维、认知，或运动、感觉、视、听、语言、平衡、体态等方面的异常表现，并且随着（心）血脉的治疗，以上临床表现也会相应发生变化。然而上述临床表现均为"脑神"所主，因此心（血脉）与神（脑神、元神）紧密地联系在一起，形成了"心主神明"这一古老的心 - 脑耦联系统，比西医学的认识早了近 3000 年。

3. 以调节"脑神"（元神）为轴心，创建治疗脑病的系列法则

早在 20 世纪 60 年代中叶，石学敏被选中进入"高级针灸研修班"学习，深刻领悟到了中医"神"的深奥理论。而后逐渐形成了以"醒脑调神、健脑宁神、通关利窍、醒神启闭"为轴心的一系列治疗中医脑病的新法则。在临床中，石学敏常治以内关、水沟醒脑开窍，印堂、上星醒神调神，百会、四神聪宁神安神，风池、完骨、天柱健脑养神，风池、完骨、翳风通关利窍，四白调神开窍，等等，同时一系列作用于"脑神"（元神）的配方也油然而生，并广泛应用于临床。

石学敏对"调神"法的临床应用发挥到了极致，不仅应用于治疗脑卒中、血管性痴呆、脑外伤或脑手术后恢复期、多发性硬化、锥体外系疾病等中枢神经损伤的病种，在臂丛神经损伤、坐骨神经损伤、腓总神经损伤、脊髓神经和神经根病变等周围神经疾病中也得到广泛应用，而且还大量应用于抑郁症、焦虑症、围绝经期综合征、癔症、神经症、自主神经紊乱、胃肠功能紊乱等精神心理性疾病。同时，在多种原因引起疼痛病症，尤其是剧烈疼痛的镇痛作用方面亦收到非常理想的疗效。剧烈疼痛运用内关、水沟可以收到立竿见影的镇痛疗效。

"调神"法的治疗已经在世界 100 多个国家及地区得到广泛的推广应用。石学敏和德国柏林大学合作开展关于多发性硬化的治疗，和德国赛德克医院合作开展了关于抑郁症的治疗，均收效显著，得到了国际友人的高度评价。

大量基础实验研究数据也证实，石学敏"脑神"论的观点具备科学的依据，为中医治疗学开辟了一条行之有效的治疗法则。

（二）阐释"辨证论治"，拟定主病治则

"辨证论治"是中医药学宝库中的精华，是个体化医疗的典范，临床实践中亦收到突出的治疗效果。但是，近代中医（或称现代中医）对中医学"辨证论治"的理解有所偏移，具体体现在求同不足、存异过度。

中医学理论是建立在朴素的哲学思想上的，对事物认识的"两分法"是哲学思想最基本的要素。中医诊疗技术应该具备个性化病机，更应该重视共性化病机（或称之为总病机、关键病机），以化繁就简。例如，呕吐是中医学的一个病症，虽然确有寒、热、虚、实、痰、食等多种原因，可以分为多种证型。但是其根本病机（总病机、关键病机）是胃失和降。胃肠以降为顺，逆转则吐，所以和胃降逆应该是治疗的总法、主则，应该对任何证型的呕吐都能有效。其他病证也应如此，这才是中医学诊疗观的基本概念。

石学敏创建的醒脑开窍针刺法就是抓主要病机、设主法、拟主方的典范。《素问·至真要大论篇》中病机十九条记载："帝曰：愿闻病机何如？岐伯曰：诸风掉眩，皆属于肝；诸寒收引，皆属于肾。"就是告诫我们分析人体疾病，应归纳、总结，抓住主要矛盾，求同存异，总体把握。

中医学理论始终贯穿着朴素的哲学思想，"两分法"是其核心理论。阴阳学说是"两分法"的具体范例，藏象学说、经络学说、腧穴学、脉学、中药学、方剂学等亦均充分体现了"两分法"。中医诊疗学也应该如此，若仅强调个性，忽视共性，或只重视枝节，不注重整体，皆非中医本色。

医圣张仲景所创建的"六经辨证"严谨周密，是后世医家"辨证论治"的典范。《伤寒论·辨太阳病证并治》记载："太阳之为病，脉浮，头颈强痛而恶寒。太阳病，发热汗出恶风，脉缓者，名为中风……太阳病，或已发热，或未发热，必恶寒体痛呕逆，脉阴阳俱紧者，名曰伤寒。"仲景将太阳病简单地分为"中风"和"伤寒"两个病证，制定了辛温解表的主要法则，设立了"桂枝汤"和"麻黄汤"两个主要的方剂。这充分地体现了"两分法"哲学思想和整体观念的诊疗技术。"辨证论治"是辨病证，找关键病机，拟定主要治则，确立主要治疗方案的过程。而且，主法、主方在临床应该具备很好的重复性，再根据患者的个体差异对主方进行加减化裁，是其增效减副（作用）的过程。

"辨证论治"是中医学的精华及核心。如何准确地理解和运用"辨证论治"，不仅关系到中医学的传承与发展，而且直接涉及中医学能否尽快进入自然科学的领域，被自然科学所认同。诸多国家和地区都将中医治疗列为自然疗法、绿色医疗。西医学近年来也在应用中药或动植物提取生物药品，以减少化学制剂的用量。中医学求同存异，探寻普适性辨证理论及治疗法则，提高临床治疗的重复性、规范性，是其进入高端学科的关键。

（三）量化针刺手法，规范疾病研究

中医治疗学历史悠久，但由于传承模式和历史变迁的影响至今仍存在学派和师传的差异，尚未形成统一的规范化、剂量化、标准化程序，临床重复性受到限制。虽然在临床中能够取得较好疗效，但很难为自然科学所认同。

1. 针刺手法标准化研究

针刺手法量学非今人所创，早在《针灸大成》中就有"针三呼，灸五壮"等关于量学标准的记录，后来又有"拇指向前为补，拇指向后为泻"等关于捻转手法操作规范的记载。这说明古代针灸学家对针灸刺激的量化标准是非常重视的。只是古代中医是以师传或家族模式传承，语言及示范性传授多以文字和课本式传播，加之古汉语与现代汉语的差异，造成后世医家在继承和遵循中的困难。石学敏从针灸治疗学着手，通过大量的临床实践和基础研究，对针灸治疗尤为有效的十余种疾病进行了手法量学研究，初步探求了针刺手法量学的规律，为针刺手法量学标准化研究奠定了基础。

针刺治疗与药物治疗不同，没有任何物质输送给机体，而是通过对机体特定部位（经络、腧穴、经筋、皮部等）的刺激，调整和改善机体自身的平衡、修复和祛病的能力，进而实现机体康复。所以，一切影响针刺对机体刺激作用的因素均归属于手法量学的范畴。针刺手法量学的内容应该包括：①有效的处方与腧穴；②针刺体位与取穴的准确；③针刺方向与进针深度；④规范手法选择与施术及留针时间的确定；⑤针刺效应在机体内存留时间与衰减过程。

捻转手法是临床最常用的单式手法之一，针刺治疗以捻转手法的应用最为广泛。石学敏通过十余个病种的手法量学研究，发现捻转手法在量学标准方面具有共性特点。此特点对于大多数病种都适宜。因此，总结捻转手法的四大要素如下。

（1）作用力方向的捻转补泻：石学敏通过大量临床对比试验归纳，以任督二脉为正中线，于患者左侧行顺时针、右侧行逆时针捻转为补法；反之，于患者左侧行逆时针，右侧行顺时针捻转为泻法。当然，此捻转是指作用力的方向，向确定的方向用力捻转，然后使针体自然退回原位，用力捻转的幅度与自然退回的幅度相等。

（2）作用力大小的捻转补泻：通过大量的临床研究，确定小幅度（捻转幅度小于90°），高频率（捻转频率达到120~160次/分）为补法；大幅度（捻转幅度小于180°），低频率（捻转频率达到40~60次/分）为泻法。

（3）捻转手法的持续施术时间：大量多病种研究证明，捻转手法的刺激时间（手法持续施术时间）以1~3分钟为最佳参数。

（4）治疗作用持续时间的最佳参数：大量多病种研究和部分实验研究证明，针刺治疗作用一般在机体内存留6~8小时后开始衰减，24~48小时基本恢复到针前水平。

2. 针药并用的规范化研究

石学敏从医60余年一直努力研究中药的应用，不仅成功研制脑血栓片、丹芪偏瘫胶囊两个商品药，还研制了中风丸、脑血栓丸、醒脑治瘫胶囊、针洗Ⅰ号、扶正口服液、益肾养肝口服液、化瘀通脉汤剂等多种院内制剂。针药并用已经成为石氏中风单元疗法的重要组成部分。其中丹芪偏瘫胶囊不仅在我国畅销，而且已在新加坡上市。新加坡委托五所具有资质的国家医院对丹芪偏瘫胶囊重新审核，药观结论非常理想。被批准为新加坡商品中成药。

丹芪偏瘫胶囊于2001年获国家新药证书（国药准字z20010105），2002年获得国家GMP认证并投产上市。新加坡国立大学药理学博士、法国瓦勒堡尼斯大学教授、新加坡国立脑神经医学院教授，分别在美国 *Stroke*（卒中）杂志；英国 *Neuropharmacology*（神经药理学）杂志；瑞士 *Cerebrovascular Diseases*（脑血管病）杂志发表文章，最高影响因子达到 6.499。

（四）视经筋发病，提倡刺络疗法

1. 对经筋病的认识

石学敏对经筋病颇有见地。将人体软组织病变，包括肌肉、韧带、肌腱、神经等在躯干、四肢、颜面等部位的病灶归属于经筋为病。经筋病变是针灸治疗的最佳适应证之一。《灵枢》专门设有经筋篇，并赋予"以知为数，以痛为腧，燔针劫刺"的治疗原则。石学敏根据该原则，制定了排刺法、透刺法、围刺法、阻力针法等适合于经筋病的针灸治疗法则。

石学敏将经筋病中"以痛为腧"的"痛"引申为病痛、疾痛，扩展了经筋病的治疗范围。例如，特发性面神经麻痹，是风寒之邪直中面部经筋，可选择瘫痪肌群进行透刺、排刺、围刺，加之刺络，治疗效果极为显著。再如，因周围神经损伤出现的肌肉萎缩，通过排刺萎缩肌群，加之脉冲电针刺激，也可获得较好的临床疗效。这些疾病并不存在明显疼痛，而是以其病患所在视为腧穴部位赋予治疗即可收效。当然疼痛病变亦适合该论点，如肩周炎、急慢性软组织损伤、三叉神经痛，以及因颈腰椎病引起的臂丛神经痛、坐骨神经痛等。

2. 对刺络法的认识

刺络疗法源于《灵枢·官针》"凡刺有九"中的"络刺""刺小络之血脉也"。《灵枢·小针刺》云："满则泄之者，气口盛而当泻之也，宛陈则除之者，去血脉也。"《素问·刺腰痛篇》云："刺之血射以黑，见赤血而已……横脉出血，血变而止。"指出刺络疗法具有清热解毒、通经活络、消痈散结、活血止痛、祛瘀除邪而不伤正气之功效，可以治疗痈疡、痹痛等痼疾。

单纯刺络法为血液自然流出，或稍稍挤压针刺局部，往往使瘀血留驻不消，贼邪伏而不退。虽有祛邪、散风、疏经通络之作用，但不能达到尽去其邪之效果。《医学源流》曰："凡血络有邪者，必尽去之，若血射出而黑，必会变色，见赤为止，否则病必不除而反为害。"

石学敏根据经典之论，凝练出控制出血量是刺络法治疗的关键。但应用传统络刺法难求其尽，故思加负压之法。为此，设计了于病变部位点刺后置罐拔之。这样医生可透过玻璃罐直接观察出血量、控制血量，取名为"刺络拔罐法"。达到预定标准，即行取罐，血尽邪出，故疗效速矣。在治疗发热、支气管哮喘、面肌痉挛、面瘫、神经性疼痛（三叉神经痛、臂丛神经痛、坐骨神经痛等）、风湿性关节炎、类风湿关节炎、软组织损伤、丹毒、急性乳腺炎、淋巴腺炎、静脉炎、带状疱疹及各种皮肤病等病证方面取得了良好的疗效。各种原因引起的体表疼痛之症，在确定痛点或压痛点的准确位置后实施刺络拔罐，可达血出痛止、立竿见影的效果。

刺络拔罐法在临床中应用非常广泛，具备见效迅速、操作简便、疗效可靠的优点，非常值得推广应用。

（五）诠释经典医籍，紧密结合实践

《灵枢·经脉》中关于"是动病""所生病"的临床症候分析和证治，是石学敏对于古医籍临床应用的范例。

石学敏根据多年临床总结，提出是动病多为实证、急性病，所生病多为里证、虚证，并将其理论长期应用和指导于临床。实践证明，这一观点具有科学性、准确性，是极有临床价值的新观点和新理论。

石学敏遵从《灵枢》原旨，参诸医家之论，结合大量临床研究，认为"是动""所生"是一个广义的概念，是对十二经脉及其相连属的脏腑，由生理转变为病理所产生的各种症状、体征，以及疾病传变和转归的综合性论述。因此，全面地理解"是动""所生"病，应该包括病因、病位、发病急缓、病程长短、标本虚实、预后转归等体现疾病发生发展和性质的全部内容。

石学敏初步统计十二经的是动病和所生病，共 200 余种，且依据这些病候的症状表现、阴阳归属而将其分别归属于各个经脉之中。这种提纲挈领的表述方式，为针灸治疗学创造了辨证与辨病相结合的先决条件，是中医治疗学的基础。

石学敏就是通过大量的临床积累，逐一对古典医籍进行整理、发掘，从中总结了大量指导临床的真谛，为中医学的发展、提高奠定了坚实的基础。

（六）改良卒中单元，发挥中医优势

卒中单元是一种住院脑卒中患者的医疗管理新模式，即把传统治疗脑卒中的每一种独立存在的办法（如药物治疗、功能康复、语言障碍矫治、心理咨询、健康教育等），重新组合成一种和谐、紧密、综合、全方位的治疗系统。

国内外设立卒中单元的基本上都是西医学学者，将针灸、中药、推拿、药浴等中医学手段拒之门外，而针灸、中药都是治疗脑卒中非常重要的手段。

以石学敏创立的"醒脑开窍针刺法"治疗脑卒中，可以明显提高疗效，减少后遗症的发生，为医学界和广大患者所认同，已经形成了完整的治疗体系。石学敏依据传统中医理论，整合多年的临床研究和现代药理学研究成果，逐步形成以"醒脑开窍针刺法"和"丹芪偏瘫胶囊"为主，配合康复训练、饮食、心理、健康教育等疗法的一整套完整的、独特的、规范的以中医、中药为主治疗脑卒中的综合治疗方案——"石氏中风单元疗法"。"石氏中风单元疗法"是对国际"卒中单元"概念的完善和贡献。因此，"石氏中风单元"是具备中国特色的卒中单元。

石氏中风单元的特色在于以醒脑开窍针刺法为主体。第一时间介入针灸治疗，对降低死亡率、减少致残率、缩短脑卒中患者的康复时间起到至关重要的作用。

现已研制出了丹芪偏瘫胶囊、脑血栓片、醒脑治瘫胶囊、化瘀通脉汤剂、扶正合剂、益肾养肝口服液、脑血栓丸、中风丸、针洗Ⅰ号、健脑带、健身带等针对脑卒中及其合并症、并发症治疗和保健的系列产品，使中医药治疗在卒中单元内趋向规范

化、科学化。丹芪偏瘫胶囊在 2001 年经批准，获得新药证书及批准文号（国药准字 Z20010105）。

石氏中风单元的康复疗法是在石学敏指导下建立的中西医优势互补、临床卓有成效的康复疗法。从早期发病就注重肢体功能的改善，采用中西医结合手段，实施适度的康复训练、功能锻炼及综合治疗，并可配合推拿、刺络、中药熏蒸湿敷、药浴等治疗，临床取得了显著的效果。

石氏中风单元中的心理辅导、心理治疗自始至终从无间断。针灸医护人员对患者进行一般心理辅导，心身中心的心理专业医师对严重心理障碍的患者进行系统的心理治疗。定期举办健康教育讲座，是预防及治疗脑卒中的有效措施。

石氏中风单元的内涵在于以醒脑开窍针刺法为主，中西医并用，突出中医学特色，发挥针灸优势，将多学科、多系统的诊疗观有机地融为一体，形成了比较完整的脑血管病综合诊疗体系。

四、临证经验

（一）醒脑开窍针刺法

验案举隅 1：延髓背外侧综合征

蒲某，男，54 岁。2015 年 6 月 3 日初诊。

主诉：双目复视、左侧肢体活动不利、右侧肢体麻木 2 周。

现病史：患者于 2015 年 5 月 18 日中午无明显诱因出现头晕、行走右偏，少时症状自行缓解，至当晚 8 时再次出现头晕及走路右偏，较前加重，遂就诊于天津某医院，查颅脑 MRI 示脑桥异常信号，予硫酸氢氯吡格雷片（泰嘉）、奥拉西坦注射液、丹参多酚酸注射液治疗，经治症状较前好转。次日中午出现头晕，后再次于该院输液治疗，但头晕症状较前明显加重，并伴有左侧肢体无力、右侧肢体麻木，遂就诊于天津市另一医院，查头 MRI 示延髓梗死，予抗血小板、降脂、加压、改善脑循环、改善脑代谢治疗，予阿司匹林肠溶片（拜阿司匹灵）、阿托伐他汀钙片、普罗布考片、血栓通等药物。经治病情较前平稳，为进一步治疗由门诊收入我病区。

刻下症：神清，精神弱，语言清晰流利，双目复视，持续头晕，阵发加重，并伴恶心，左侧肢体麻木、感觉减弱，右侧肢体活动不利，饮水呛咳，纳可，寐安，小便调，大便 3~4 日一行。舌暗红、苔薄白，脉弦细。

既往史：高血压病史 30 年，血压最高达 200/120mmHg，平素服用硝苯地平控释片（拜新同），每次 1 片，每日 1 次，血压控制在 140/90mmHg。心肌梗死病史 10 年，平素服用单硝酸异山梨酯缓释片（依姆多），每次 60mg，每日 1 次，病情控制尚可，无明显心慌、憋气及心前区疼痛。

体格检查：左上肢肌力 3 级，下肢肌力 3 级；右上肢肌力 4 级，下肢肌力 4 级。双侧巴宾斯基征（±）。

辅助检查：颅脑 MRI（2015 年 5 月 19 日）示脑桥异常信号。颅脑 MRI（2015 年 5

月 20 日）示延髓偏右异常信号，考虑急性脑梗死。颅脑 MRI 平扫（2015 年 6 月 5 日）示考虑延髓区陈旧性梗死灶。心电图（2015 年 6 月 3 日）示窦性心律、心肌缺血、左束支传导阻滞。

西医诊断：脑梗死，高血压，冠状动脉粥样硬化性心脏病，左束支传导阻滞。

中医诊断：中风 – 中经络（气虚血瘀证）。

治法：醒脑开窍，补气活血，补益脑髓。

取穴：内关（双）、水沟、三阴交（双）、极泉（双）、尺泽（双）、委中（双）、合谷（双）、风池（双）、完骨（双）、天柱（双）、翳风（双）、太阳（双）、承泣（双）、睛明（双）、球后（双）、咽后壁。

操作方法：患者取仰卧位，常规消毒后取 0.25mm×40mm 毫针，内关直刺 0.5 寸，施捻转提插的复式手法 1 分钟；水沟沿鼻中隔由下向上斜刺 0.3 寸，施雀啄法，以眼球湿润或流泪为度；三阴交沿胫骨内侧后缘与皮肤呈 45 度进针 1.5 寸，施提插补法，以下肢抽动 3 次为度；极泉在原穴下 1 寸处，直刺 1 寸，施提插泻法，以上肢抽动 3 次为度；尺泽直刺 1 寸，施提插泻法，以前臂及食指抽动 3 次为度；委中以患者直腿抬高取穴，直刺 1.5 寸，施提插泻法，以下肢抽动 3 次为度；合谷直刺 1 寸，施提插泻法；双侧风池、翳风、完骨均向结喉方向斜刺 2 寸，天柱直刺 1 寸，施小幅度、高频率捻转补法，行针 2 分钟；太阳向下斜刺 0.5 寸，施捻转泻法 1 分钟；睛明、球后、承泣直刺 0.2~0.3 寸，不施手法。咽后壁点刺放血。诸穴得气后留针 30 分钟，每日 1 次。

其他辅助治疗：艾灸、穴位拔罐、中药外洗。

治疗结果：治疗 5 天后双目复视症状较前明显好转，12 天后左侧肢体麻木、感觉减弱及右侧肢体无力等症状较前好转。

按语：本病例为延髓梗死所致延髓背外侧综合征。延髓背外侧综合征，是各种原因导致的延髓背外侧区神经核团及传导束受损引起的临床综合征，为脑干梗死较常见的类型，其临床表现复杂多样，主要有眩晕、吞咽困难、构音障碍、偏身感觉障碍、眼震、共济失调、呃逆，以及中枢性面瘫、肢体轻偏瘫、复视等少见的症状。随着核磁共振的应用，延髓梗死的诊断率显著提高。本病例的典型症状为眩晕、吞咽困难、复视，故在醒脑开窍针刺的基础上，加针刺风池、完骨、天柱、翳风等穴，显著改善了患者眩晕、复视的症状。中医称复视为"视歧"，是以眼球偏视突然发作、转动受限、视一物为二物为主要表现的疾病，其病因病机为经络气血不行，邪风入客，筋肉失用，迟缓不收。治疗应注重祛风通络，故取风池、翳风散风邪，行气血，通目络；承泣、睛明、球后行气血；太阳活血明目。诸穴合用，使眼目气血流畅，偏斜复正。同时风池、翳风、完骨配合咽后壁点刺可以改善患者吞咽困难症状。眩晕主要责之肝肾亏虚，髓海不足，脑失所养，故治疗上当以治虚为主。风池平肝息风，完骨、天柱补肾益髓，止眩通络，通过针刺此三穴可改善脑供血，减轻眩晕症状。由此可见，醒脑开窍针法对于延髓背外侧综合征患者的功能康复具有较好的疗效。

验案举隅 2：中枢性尿崩症

陈某，女，63 岁。2016 年 12 月 5 日初诊。

主诉：多饮多尿 10 年，长期乏力加重 5 个月。

现病史：患者 10 年前无明显诱因出现口渴、多饮、多尿、乏力，无饮食增多，无明显体重减轻，未自行处理，于天津某医院就诊，查头 MRI 示垂体脓肿，诊断为中枢性尿崩症。于 2007 年 1 月行垂体脓肿引流术，手术顺利。术后出院规律口服醋酸去氨加压素片，每次 1 片，每日 1 次；氢氯噻嗪，每次 2 片，每日 1 次；氯化钾缓释片，每次 2 片，每日 1 次。但仍持续有多饮、多尿症状。近 5 个月乏力症状加重，偶有头晕、手麻、胸闷、心慌，无黑蒙、汗出及意识改变，为求中西医结合治疗收入我科住院治疗。

刻下症：神清，精神可，语言清晰、流利，口渴，多饮，乏力，后背有压迫感，偶有胸闷，无憋气、心慌，头晕，无耳鸣，纳可，寐欠安，小便多，便秘。

辅助检查：垂体强化 MRI（2007 年 5 月 12 日）示：垂体脓肿术后；左侧蝶窦炎症。泌尿彩色多普勒（双肾膀胱前列腺）示：膀胱三角区壁增厚，考虑腺性膀胱炎。

既往史：高血压病史 10 年余，血压最高达 150/90mmHg，平素口服苯磺酸左氨氯地平（施慧达），每次 2.5mg，每日 1 次，血压控制尚可，具体不详。

西医诊断：中枢性尿崩症。

中医诊断：尿频（肾虚不固证）。

治法：醒脑开窍，滋补肝肾，补益脑髓，固精缩尿。

取穴：选取内关（双）、水沟、三阴交（双）等为主穴，配伍百会、风池（双）、完骨（双）、天柱（双）、太溪（双）、中极、关元、曲骨。

操作方法：患者取平卧位，常规消毒，取 0.30mm×40mm 毫针，针刺内关施捻转提插泻法 1 分钟，水沟施雀啄泻法至眼球湿润为度，三阴交施提插补法至肢体抽动 3 次为度，风池、完骨、天柱施捻转补法 1 分钟，百会施捻转补法 1 分钟，太溪施捻转补法 1 分钟，中极、关元、曲骨施捻转补法 1 分钟。

其他辅助治疗：醋酸去氨加压素片口服，每次 1 粒，每日 1 次；氢氯噻嗪片口服，每次 50mg，每日 1 次；氯化钾缓释片口服，每次 1g，每次 2 次。

治疗结果：患者神清，精神可，语言清晰、流利，乏力减轻，口渴，多饮，时有胸闷，纳可，寐欠安，小便量多较前减轻，大便可。舌红苔白腻，脉沉细。体格检查见双侧上肢肌力 5 级，下肢肌力 5 级。血压：140/80mmHg，心率：78 次 / 分，心律齐。

按语：中枢性尿崩症又称血管升压素缺乏、下丘脑性尿崩症，是由于创伤、肿瘤、手术等多种原因引起下丘脑、垂体柄和垂体后叶损伤导致精氨酸血管升压素合成、转运和分泌不足而造成的尿崩症，可发生于任何年龄，以烦渴、多饮、多尿为主要症状。此患者 10 年前出现口渴、多饮、多尿、乏力，无饮食增多，无明显体重减轻，查头 MRI 示垂体脓肿，因此诊断为尿频，据其素体阴亏及舌象、脉象可辨为肾虚不固证。故以醒脑开窍针刺法为主要治疗方法，以醒脑开窍、滋补肝肾、补益脑髓、固精缩尿为法治疗。

验案举隅 3：吉兰 – 巴雷综合征

米某，男，63 岁。2015 年 8 月 26 日初诊。

主诉：四肢无力伴麻木 1 个月。

现病史：患者于 2015 年 7 月 28 日受凉后出现周身酸痛，未予重视，后出现双肩关节疼痛难忍、复视，伴进食、饮水呛咳，当时神清，无头晕头痛、胸闷憋气、二便失禁等症，经休息未缓解。8 月 1 日就诊于张家口当地医院（具体治疗不详），4 天后患者病情逐渐加重出现四肢不遂，进食、饮水呛咳较前加重，声音嘶哑，咳嗽咳痰无力，转至某医院，查脑脊液提示蛋白分离，确诊为吉兰 – 巴雷综合征，治以抗炎、改善循环、营养神经、脱水、调节电解质平衡、提高免疫力等，予以地塞米松磷酸钠注射液、甘露醇注射液、血塞通注射液、维生素 B$_1$ 注射液、维生素 B$_{12}$ 注射液、浓氯化钠注射液、人血丙种球蛋白等，经治疗患者病情有所好转，仍遗留四肢无力伴麻木，声音嘶哑等，为进一步康复治疗，收入我院针灸特需病房。

刻下症：神清，精神可，语言流利，声音嘶哑，呼吸平稳，无明显咳嗽咳痰，双眼内收，视物可，头面部麻木，四肢无力伴麻木，左侧麻木较右侧略明显，四肢末端麻木显著，左侧肢体对抗阻力较正常差，右侧肢体可抬离床面 45°，肢体运动不协调，左侧鼻唇沟略浅，时流涎，纳食可，进食速度较慢，夜寐欠安，小便可，大便干燥，借开塞露 2~3 日一行。舌淡红、苔白滑，脉细弱。

体格检查：左侧上肢肌力 4 级，下肢肌力 4 级；右侧上肢肌力 3 级，下肢肌力 3 级。生理反射减弱，病理反射未引出。

辅助检查：脑脊液（2015 年 8 月 8 日）：脑脊液蛋白定性（+）。

既往史：高血压病史 1 年余，血压最高可达 190/100mmHg，既往规律服用盐酸贝那普利片，每次 1/4 片，每日 1 次，入院前服用硝苯地平缓释片，依据血压情况服用 1/2 片或 1/4 片，血压控制在 120/80mmHg。痛风病史 1 年余，近期未发作。

西医诊断：吉兰 – 巴雷综合征。

中医诊断：痿证（湿热浸淫证）。

治法：醒脑开窍，清热利湿，疏通经络，补益脑髓。

取穴：内关、三阴交、水沟、风池、完骨、天柱、极泉、尺泽、委中、人迎、曲池、外关、合谷、足三里、太冲，双下肢阳明经排刺。

操作方法：住院期间治疗以醒脑开窍针法为主，常规消毒，内关（双侧），直刺 1~1.5 寸，捻转提插泻法 1 分钟，醒脑开窍；水沟，雀啄泻法至眼球湿润为度，醒脑开窍；三阴交（左侧），提插补法至肢体抽动 3 次为度，滋补肝肾；极泉、尺泽、委中（左侧），提插泻法至肢体抽动 3 次为度，疏通经络（不留针）；风池、完骨、天柱（双侧），捻转补法 1 分钟，补益脑髓；双侧人迎，小幅度高频率捻转补法；双侧曲池、足三里，捻转补法；双侧合谷、太冲，捻转泻法；阳明经排刺。留针 20 分钟。

中药治则：清热利湿、通经活络。

处方：酒萸肉 10g、熟地黄 20g、石斛 12g、麦冬 15g、酒五味子 10g、制远志 15g、茯苓 20g、肉苁蓉 10g、肉桂 8g、制巴戟天 10g、粉葛 20g、砂仁（后下）10g、炙黄芪 20g、火麻仁 15g、焦山楂 10g、石菖蒲（后下）15g。水煎服，每日 1 剂，每次 150ml。

其他辅助治疗：穴位拔罐、温针灸、推拿、中药敷贴治疗、直流电药物透入、神灯照射、微波治疗、湿敷治疗。

治疗结果：患者神清，精神可，语言流利，声音无明显嘶哑，呼吸平稳，双眼眼位正常，视物可，头面部麻木明显减轻，四肢无力伴麻木明显好转，左侧麻木较前减轻，右手背稍麻木，左侧肢体肌力 4 级，右侧肢体肌力 4 级，左侧鼻唇沟稍浅，纳食可，夜寐安，二便调。舌淡红、苔白，脉细。

按语：患者饮食不节，损伤脾胃，内生湿热，阻碍运化，导致脾运不输，筋脉肌肉失养，故发为痿证，属湿热浸淫。湿热之邪浸淫，致经脉瘀阻，早期经脉不通则痛，后期因经脉不通，气血运行不畅而不荣，则出现肢体的麻木乏力，舌、脉亦为湿热浸淫，经脉瘀阻之象。《内经》有云"凡刺之法，必先本于神"，予醒脑开窍针法调神醒脑，调一身之神。患者以四肢疼痛麻木为主要症状，以经络不通为标，湿热之邪久居二经脉，瘀血痹阻为本，予针灸、中药及理疗以活血化瘀，疏通经络，标本兼治，则症状得以缓解。

验案举隅 4：重症肌无力（眼肌型）

李某，男，51 岁。2016 年 5 月 25 日初诊。

主诉：上眼睑下垂 1 个月余，逐渐加重 20 日。

现病史：患者于 1 个月余前无明显诱因逐渐出现右眼睑下垂，神清，无头晕、复视及眼球活动障碍，无肢体无力。2016 年 4 月 28 日于我院眼科门诊就诊，查颅脑 MRI 示：左额叶、基底节区软化灶，脑白质脱髓鞘斑，建议至某外院进一步诊治。近 20 日患者症状渐进加重，发展至右眼睑下垂，双眼球活动不灵活，遂于今日上午至该院神经内科就诊，建议至内分泌或眼科进一步诊治。现为进一步诊治来我院住院治疗。

刻下症：神清，精神可，双眼上眼睑下垂，眼球活动受限，语言欠利，进食、饮水无呛咳，无头晕、复视等症，肢体活动正常，无四肢无力，无肢体麻木，纳可，寐欠安，小便调，大便秘结、3~4 日一行。舌紫暗、苔花剥，脉弦数。

体格检查：双眼球微突出，眼球活动不配合，眼球辐辏不配合。语言欠流利，发音不清晰。右上腹可见 3 处大小约 2cm 的微创术后瘢痕，左膝关节可见纵行长约 10cm 手术瘢痕。左侧巴宾斯基征（±）。

辅助检查：颅脑 MRI（2016 年 4 月 28 日）示：左额叶、基底节区软化灶；脑白质脱髓鞘斑。

既往史：无高血压病史、脑血管病史、药物过敏史等。

西医诊断：重症肌无力（眼肌型）。

中医诊断：痿证（肝肾亏虚证）。

治法：醒脑开窍，滋补肝肾，疏通经络，补益脑髓。

取穴：内关（双）、水沟、三阴交（患）、极泉、尺泽、委中、风池（双）、完骨（双）、天柱（双）、太溪（双）；配以双侧人迎、头维、曲池、合谷、足三里、太冲，顶颞前斜线（头针）、顶颞后斜线（头针）。

操作方法：常规消毒，取双侧内关，进针1~1.5寸，施捻转提插泻法1分钟；继刺水沟，向鼻中隔方向针刺0.3~0.5寸，用雀啄泻法，至眼球湿润或流泪为度；取患侧三阴交，施提插补法至肢体抽动3次为度；取患侧极泉、尺泽、委中，施提插泻法至肢体抽动3次为度，不留针；取双侧风池、完骨、天柱，均施以小幅度高频率捻转补法1分钟；取双侧太溪，施捻转补泻法1分钟；取双侧人迎、头维、曲池、合谷、足三里、太冲，施捻转泻法1分钟；余穴平补平泻。

中药治则：补益肝肾，理气通便。

处方：①生黄芪30g，盐蒺藜12g，独活10g，柴胡10g，生地黄25g，生栀子10g，炒白术15g，地骨皮15g，防风10g，秦艽10g，天冬25g，麸炒枳壳10g，酒萸肉15g，炙甘草10g，赤芍15g，白芍15g。共4剂，水煎服，每日1剂，每次150ml。②予中成药丹芪偏瘫胶囊、益肾养肝合剂口服。③西药治疗以营养神经、纠正电解质紊乱、抑制胆碱酯酶活性等。

其他辅助治疗：拔罐、温灸。

治疗结果：治疗6天后，神情，精神可，语言稍欠利，双眼上眼睑下垂较前改善，右眼症状偏重，双眼球活动受限，进食、饮水无呛咳，无头晕、复视等症，肢体活动正常，无肢体麻木无力，纳可，寐安。

按语：该患者西医诊断为重症肌无力。重症肌无力是一种神经肌肉接头传递功能障碍的获得性自身免疫性疾病，主要由神经肌肉接头突触后膜上乙酰胆碱受体受损引起。肌无力常从一组肌群开始，病变范围逐渐扩大。首发症状多为一侧或双侧眼外肌麻痹，如上睑下垂、斜视和复视，严重者眼球运动明显受限，甚至出现眼球固定，但瞳孔括约肌的运动不会受限，而后逐渐波及面肌、口咽肌和四肢肌肉等。

此患者属眼肌型，刚刚起病不久，病变仅限于眼外肌，出现了上睑下垂和眼球活动受限等症状。故予以胆碱酯酶抑制剂，通过抑制胆碱酯酶，减少乙酰胆碱的水解，改善神经肌肉接头间的传递，从而增加肌力。该病在中医学中属"痿证"范畴，证属肝肾亏虚。患者先天禀赋不足，加之年过半百，劳役太过，伤及肝肾，致精血亏损，精虚不能灌溉，血虚无以濡养，故发本病。故针灸治疗以醒脑开窍针法为基础，加之滋补肝肾、补益脑髓以疏通经络，濡养筋骨；中药以补益气血，理气通便。中西医合治，以缓解症状。该病起病隐匿，病程有波动，复发与缓解交替，多数患者迁延数年或数十年，靠药物维持，少数可自然缓解。故该患者还应继续长期监测治疗。

验案举隅5：痿症

曹某，女，59岁。2017年3月20日初诊。

主诉：双眼睁眼困难进行性加重4个月余。

现病史：患者于 4 个月前因动怒后出现双眼睁眼困难，呈进行性加重，辗转就诊于多家综合医院及专科医院，查颅脑 CT、颅脑 MRI、颈动脉彩色多普勒、经颅多普勒、眼底检查等均无明显异常，经中西医药物治疗（具体不详），效果不佳。为进一步治疗，遂就诊于我科门诊。

刻下症：神清，语利，经人扶入诊室，呈闭目状态，双眼不能自睁，奋力睁眼仅可睁开 1~2mm 缝隙，仰头视物，偶有睁眼正常，仅可持续约 2 秒，后即感前额部肌肉不适，须立即闭目，无朝轻暮重现象，无复视，无畏光，无视物模糊，舌暗、边有齿痕，苔薄黄，脉弦细。

体格检查：双侧瞳孔等大等圆，直径 2.5mm，对光反射灵敏，视野无缺损，眼睑皮肤正常，无睑内外翻，无眼睑痉挛，睑结膜无充血水肿，睑内未见沙眼及肿物，眼球大小正常，未见凹陷或突起，眼球无震颤，双眼球向各方向运动正常；四肢肌力 5 级；生理反射正常，病理征（－）。

辅助检查：颅脑 CT、颅脑 MRI、颈动脉彩色多普勒、经颅多普勒、眼底检查等均无明显异常。

既往史：既往体健，无药物过敏史等。

西医诊断：癔症。

中医诊断：癔症（肝郁脾虚，心神逆乱证）。

治法：调神导气，疏肝健脾，调和气血。

取穴：水沟、气海、关元，双侧内关、上睛明、攒竹透鱼腰、阳白透丝竹空、四白、太阳、合谷、太冲、血海、足三里、三阴交。

操作方法：患者仰卧位，穴位常规消毒。选用 0.25mm×40mm 毫针，先直刺内关 13~27mm，提插捻转泻法；继刺水沟，向鼻中隔方向斜刺 8~13mm，将针体向一个方向捻转 360°，再施雀啄手法，以眼球湿润为度；针刺上睛明时，嘱患者闭目，左手将眼球轻推向外下方固定，针沿眶缘缓缓刺入 8~13mm，不做手法；针刺攒竹、阳白时，针尖分别向鱼腰、丝竹空方向透刺 25mm 左右；合谷、太冲用泻法，气海、关元、血海、足三里、三阴交用补法；余穴常规针刺，平补平泻手法。留针 30 分钟，每日 1 次，每周 5 次，10 次为一疗程。治疗期间给予患者积极的心理暗示，嘱患者保持心情舒畅。

治疗结果：首次针刺结束后，患者睁眼可达 2 分钟。以后随着针刺治疗，其睁眼时间逐渐延长。治疗 8 次后，睁眼可达 30 分钟。治疗 2 个疗程后，睁眼时间可达数小时。治疗 3 个疗程后，睁眼功能恢复正常。

按语：《目经大成》卷二云："此证（睑废），视目内如常，自觉亦无恙，只上下左右两睑，日夜常闭而不能开……以手拈起眼皮方能视。"《灵枢·经筋》曰："足阳明之筋……急者目不合，热则筋纵，目不开。"依症可属"睑废""目不开"范畴。癔症多由精神刺激引起，七情内伤直接损伤相应之脏，首先影响心神，数情交织，多伤心、肝、脾。患者恼怒后则肝气郁结、心神逆乱、气血失和；平素思虑过多则易伤脾，加之肝郁乘脾、火不生土，可致脾虚。结合患者舌脉，辨为肝郁脾虚、心神逆乱证。中医学称眼睑为眼胞，在五轮中为肉轮，在脏属脾；肝开窍于目，且肝经"连目系"，故肝郁脾虚、气血失和可致胞睑失养，睁眼困难，发为本病。治以调神导气、疏肝健脾、调和气血。选取内关、水沟以调神导气；上睛明、攒竹、阳白、四白、太阳为局部穴，可疏通局部经络气血；合谷、太冲可"开四关"，与内关、水沟相配共奏醒神开窍之功；血海、足三里、三阴交、气海、关元，可疏肝健脾、补益气血。诸穴合用，共奏调神导气、疏肝健脾、调和气血之功，以达"提眼睑、司开合"之效。

（二）刺络放血法

验案举隅 1：带状疱疹后遗神经痛

潘某，女，60 岁。2016 年 3 月初诊。

主诉：背部皮肤疼痛 3 年余。

现病史：患者 3 年前患带状疱疹，经治疗原患处皮疹消退（具体不详），但患处仍存在疼痛、瘙痒症状，入夜尤甚，睡眠受影响。其间断续接受各种不同治疗，效果不理想，症状反复不愈，遂就诊于我院针灸科。

刻下症：神清，精神差，背部左侧脊柱旁有一皮损结痂区域，直径约 3~5cm，肤色稍暗，少量色素沉着，自诉该区域及左侧第 5~8 肋区常疼痛、瘙痒，心烦，入夜尤甚，睡眠差，纳可，二便调，舌淡胖、边有齿痕，脉沉弦滑。

体格检查：背部左侧可见大小约 3cm×5cm 的瘢痕，皮肤色素沉着。

西医诊断：带状疱疹后遗神经痛。

中医诊断：缠腰火丹（肝郁脾虚、湿阻瘀滞证）。

治法：健脾疏肝，祛湿活血，兼清余毒。

取穴：合谷、外关、太冲、太溪、足三里均取双侧；阿是穴，即脊柱左侧疼痛、瘙痒的皮损瘢痕处。

操作方法：外关、合谷、太冲直刺 1 寸，行捻转泻法；太溪、足三里直刺 1 寸，行提插补法；阿是穴围刺，平补平泻。

中药治则：健脾祛湿，清热解毒。

处方：延胡索 12g，薏苡仁 20g，白术 10g，牡丹皮 10g，山药 15g，虎杖 15g，生地黄 15g，葛根 15g，升麻 6g，板蓝根 15g，青皮 6g，甘草 6g。共 3 剂，每日 1 剂，水煎服。

其他辅助治疗：刺络拔罐。针刺结束后，患者仍取侧卧位，常规消毒，用梅花针循背部阿是穴和肋部疼痛、瘙痒区域快速扣刺，以皮肤微见渗血为度，迅速在扣刺区域拔火罐，留罐 5~10 分钟，取罐后用消毒干棉球擦拭皮肤。

治疗结果：服中药及针灸治疗 2 次，患者自诉疼痛、瘙痒已有减轻，睡眠质量亦有提高。继服上方 14 剂及针灸治疗 4 次后，患者自诉疼痛、瘙痒症状消失，睡眠正常。

按语：针刺合谷、太冲穴，开四关，《标幽赋》载："寒热痹痛，开四关而已之。"开四关可镇心安神、行气活血、解郁止痛。针刺肾经太溪穴以补肾阴，足阳明胃经合穴足三里以健运脾胃，扶助正气。外关穴最早见于《灵枢·经脉》，为手少阳之络，八脉交会穴之一，通阳维脉及三焦经，有清热解毒、解痉止痛、通经活络之功。

验案举隅2：哮喘

何某，女，38岁。2016年4月6日初诊。

主诉：发作性喘息憋气5年余，加重2天。

现病史：患者约5年前无明显诱因突然出现喘息憋气，伴喉间哮鸣音，就诊于某院呼吸科，查支气管激发试验（+），双肺可闻及哮鸣音，考虑哮喘，予布地奈德、沙丁胺醇等治疗后病情平稳出院，其间间断服用沙丁胺醇。2天前因受寒再次发作且症状加重，为求进一步治疗，遂就诊于我院门诊。

刻下症：神清，精神差，喘息憋气、不能平卧，痰多色黄，间歇性咳嗽，夜间加重，面赤，咽干，小便可，大便秘结，舌红、苔黄腻，脉滑数。

体格检查：支气管激发试验阳性，双肺散在哮鸣音。

西医诊断：哮喘。

中医诊断：哮病（痰热郁肺证）。

治疗原则：清热化痰，宣肺平喘。

取穴：定喘、大椎、大杼、风门、肺俞、厥阴俞、肾俞、华佗夹脊、丰隆。

操作方法：患者取俯伏坐位，穴位常规消毒，华佗夹脊穴直刺1~1.5寸，针感向前胸放射，行捻转补法；定喘、大椎、大杼、风门、肺俞、厥阴俞、丰隆行捻转泻法；肾俞行捻转补法。以上穴位均留针30分钟，起针后，定喘、大椎、风门、肺俞每次选2穴，用三棱针点刺5~8针，深达皮下，闪火法拔罐，留罐5分钟，每罐出血量5~10ml为度。每日治疗2次，10天为1个疗程。

治疗结果：患者治疗20分钟后，喘息憋气较前明显好转，时有咳嗽，双肺哮鸣音较前减轻。继续治疗1个疗程后，诸症尽消而愈。

按语：历代医家认为哮喘的病机不外风、火、寒、痰、虚，其中痰为哮喘的主要病理基础。本病案宿痰伏肺，复受外感致使痰阻气道，肺气上逆而喘。《素问·皮部论篇》云："百病之始生也，必先于皮毛。"且肺主皮毛，而刺络拔罐法是刺血与拔罐法相结合的独特针刺方法，其作用部位即在体表的皮部，通过对相应穴位的点刺出血再行拔罐，从局部吸拔出较多瘀血，同时能将充斥体内的各种邪气吸拔出来，达到通经活络、事半功倍之效。定喘穴为治疗哮喘的经验效穴，针刺后用刺络拔罐可以止咳平喘，有效调节肺通气量；大椎为督脉经穴、三阳之会，可调节全身阳气；风门为风邪出入之门户，可疏风宣肺、护卫固表；肺俞为膀胱经穴，又为肺之背俞穴，通过拔火罐可迅速起到宣通肺气、清热化痰、止咳平喘之效；肾俞为肾之背俞穴、治疗咳喘的要穴，可纳气定喘；华佗夹脊穴为督脉之络，旁通脏腑，有宣肺理气、解表祛邪之功；丰隆为和胃化痰要穴，泻之可蠲化痰浊。现代研究认为，拔火罐可以通过负压作用、温热刺激和调节神经免疫网络发挥作用。负压使局部毛细血管破裂出血，红细胞受到破坏，血红蛋白释放，形成小范围自身溶血，同时新鲜血液受负压作用流入针刺部位，提供营养；而火罐的温热刺激能使血管扩张，促进局部的血液循环，加快新陈代谢，促进毒素排出，增强白细胞和网状细胞的吞噬活力，增强机体抵抗力；经过小范围自身溶血及以上一系列作用于神经末梢感受器的良性刺激，到达大脑皮层，加之皮肤的温热刺激通过皮肤感受器和血管感受器的反射途径传入中枢神经系统，发生反射性兴奋，借以调节大脑皮层的兴奋与抑制过程，使之趋于平衡，抑制哮喘发生。

（三）经筋排刺法

验案举隅：卒中后足内翻

杨某，男，58岁。2013年11月5日初诊。

主诉：左侧肢体活动不利6个月余。

现病史：2013年5月患者无明显诱因突发左侧肢体无力、言语困难，就诊于某医院，查颅脑CT、MRI示脑梗死，予改善脑循环、改善脑代谢治疗（具体药物不详），经治病情好转出院，遗留左侧肢体活动不利。患者出院后忽视了患肢的正确体位，加之缺乏早期康复训练，使患侧肌张力渐进性增高、肢体屈曲挛缩，遂就诊于我院。

刻下症：神清，精神可，语言不利，左侧上肢、手指屈曲，强握，不能伸展，足内翻下垂，肌张力增高，腱反射亢进。患侧上下肢肌力3级。舌暗、苔薄白，脉弦。

体格检查：左侧巴宾斯基征（+），左膝跳反射（+++），患侧上下肢肌力3级。

辅助检查：颅脑MRI：右侧基底节梗死灶。NIHSS评分10分、FuglMeyer评分46分、ADL评分43分。

西医诊断：足内翻。

中医诊断：足挛萎（气滞血瘀证）。

治法：调节气血，协调阴阳。

取穴：①主穴：小腿前足阳明经经筋排刺、小腿前外侧部足少阳胆经经筋排刺，内关（双）、水沟、三阴交（患）、极泉（患）、尺泽（患）、委中（患）。②辅穴：肩髃（患）、曲池（患）、合谷（患）、阳陵泉（患）、足三里（患）。

操作方法：小腿前足阳明经经筋排刺，在足三里穴与解溪穴连线上，以足三里为始，每针相距约2寸，共6针；小腿前外侧部足少阳胆经经筋排刺，在阳陵泉与悬钟穴的连线上，以阳陵泉为始，每针相距约2寸，共5针。两经经筋排刺均直刺0.5~1寸，施以提插补法，以肢体抽动，足阳明经筋排刺出现足背屈，足少阳胆经经筋出现足外翻为度。余穴针刺法同醒脑开窍针刺法。以上诸穴留针30分钟，每日1次，6天为1个疗程。

治疗结果：治疗3个疗程后，NIHSS、Fugl-Meyer、ADL评分均较治疗前有一定改善。

按语：经筋排刺法，可通过经筋－经脉－髓海途径激发经气，促进髓海的恢复，通利壅滞的气血，协调阴阳。中医学认为，十二经筋是十二经脉之气输布于筋肉骨节的体系，是附属于十二经脉的筋肉系统，其作用是维持人体的正常运动、约束骨骼、屈伸关节。足阳明经筋，起于中三趾，结于足背；足少阳胆经经筋起于中四趾，上结于外踝。

足阳明经筋病则胫部筋肉挛缩，足少阳经筋病则膝外转筋。足阳明胃经多气多血，气能生血，血可濡筋，故阳明经与经筋关系密切。《素问·痿论篇》云："阳明者，五脏六腑之海，主润宗筋。""经脉所过，主治所及"，足少阳胆经循行于小腿前外侧，且其腧穴阳陵泉、阳交、外丘、光明、阳辅、悬钟均具有治疗下肢痿痹的作用。从西医学解剖部位看，卒中后足内翻、足下垂的主要特征是跖屈肌群张力增高而足背屈肌群张力相对低下。足背屈肌有胫骨前肌、趾长伸肌、拇长伸肌，其支配神经为腓深神经。足外翻肌有腓骨长、短肌，其支配神经为腓浅神经，如果针对性地使足背屈、足外翻肌群兴奋，即可相对性地抑制内翻、跖屈肌，从而协调肌力平衡。排刺法取穴区域正是足背屈肌（胫骨前肌、趾长伸肌、拇长伸肌）及足外翻肌（腓骨长肌、腓骨短肌）所在处。通过局部的针刺可以改善相应区域的微循环，提高足背屈肌群、外翻肌群肌力。

参考文献

［1］张伯礼. 津沽中医名家学术要略（第二辑）［M］. 北京：中国中医药出版社，2012.

［2］石学敏. 石学敏集［M］. 北京：人民军医出版社，2012.

［3］石学敏. 石学敏临证实验录［M］. 北京：人民卫生出版社，2012.

［4］石学敏. 国医大师石学敏针灸验案特辑［M］. 北京：中国医药科技出版社，2018.

［5］石学敏. 脑卒中和醒脑开窍［M］. 2版. 北京：科学出版社，2016.

［6］许军峰. 针尖上的国医大师［M］. 北京：中医古籍学出版社，2019.

［7］罗笑琳. 岐黄一甲子［M］. 天津：天津人民出版社，2022.

执笔者：许军峰　峰满斌

整理者：赵天易

资料提供者：许军峰

周继曾

——针药并施，济世救人

一、名医简介

周继曾（1940~2015），汉族，天津市人。1957年考入天津中医学院（现天津中医药大学），1962年本科毕业，师承董晓初等名家。1962~1970年任天津中医学院第一附属医院内科医师；1970~1978年任内蒙古太仆寺旗医师。1978~1987年任天津中医学院第一附属医院（现天津中医药大学第一附属医院）针灸科主治医师；1987~1993年任天津中医学院第一附属医院针灸部副主任医师、副教授；1993年起任天津中医学院第一附属医院针灸部主任医师、教授、博士研究生导师，享受国务院政府特殊津贴，中国针灸学会天津分会副会长；1983~1998年任天津中医学院第一附属医院针灸部部长。

曾编写多部医学著作，如《石学敏针灸临证集验》（副主编），《中国针灸治疗学》（编委），《中医纲目》（10万字），《石学敏针灸学》（副主编），等等。其中《中医纲目》于1997年获天津市科技进步二等奖，《石学敏针灸学》于1997年获天津市科技成果。

曾主持或参加多项科研及教学课题，其中，"醒脑开窍针刺法对中风病疗效的实验研究"于1992年获天津市科技进步二等奖，"针刺治疗喑痱、类噎膈325例临床及实验研究"于1993年获国家中医药管理局科技进步三等奖；"开辟教学新途径，培养针灸新人才"于1993年获国家教委科技进步一等奖；"醒脑开窍针刺法治疗中风病的临床及实验研究"于1995获国家科委科技进步三等奖，并于1998年获国家教委科技进步二等奖及2000年天津市科技兴市突出贡献奖；"独辟蹊径，探索中医博士生培养之路"于1997年获天津市教委科技进步一等奖。

二、名医之路

（一）家学渊源，立志从医

周继曾，生于天津，祖籍浙江绍兴，父辈经商。周氏家族中以往无从医之人，其长兄周慰在3岁时曾罹患一场严重伤寒，遍请中西医名家诊治，但病情仍未缓解，后请董晓初先生详细诊断，开出药方后，再三叮嘱，生活饮食必须恪守剂量，多一分米，欠一两水，均可致命，绝不可擅自行事，其兄服药1~2剂后病情果然好转，但家属为求疾病速愈，擅自增减饮食，致病情反复。遂再邀董晓初诊治，调整药方。后严遵医嘱调养了一段时间，周慰最终恢复健康。这一事件使得周氏家族对中医的信赖程度得到了提升，故而长辈做了一个决定：周家要培养一位医者。家族的殷切希望成了周继曾从医的渊源。

周继曾自幼聪敏，入私塾学习，熟读四书五经，国学功底扎实。在上中学时便展示出了对古籍典章过人的理解能力，这为将来熟读古代经典医书奠定了良好的古文字基础。书读千遍，笔耕不辍。少年时期在临摹字帖时，周继曾有幸读到了明版的《本草纲目》，这是他第一次接触经典医书，由此也激发了他对中医的学习热情。此后，他又陆续阅读了《黄帝内经》《伤寒杂病论》等中医经典书籍。通过对古医书由浅入深、由今及古的广泛涉猎，此时的周继曾已经初步掌握了中医经典理论。

周继曾在少年时认为国父中山先生和鲁迅先生都曾经以治病救人为己任，自清末至民国，西医渐兴，中医衰落，自己应肩负起振兴中医的责任，因此周继曾也逐渐走上了悬壶济世的道路。1957 年周继曾考入天津中医学院（现天津中医药大学），通过接受系统的中医学课程，他的中医理论得到了充实和升华。后有幸向董晓初跟诊学习，使周继曾的中医诊疗水平得到了质的飞跃。

（二）针药并蓄，济世救人

1962 年，周继曾就职于天津中医学院第一附属医院中医内科，开始了近十年的内科诊疗经历。1970~1978 年，周继曾在内蒙古的行医经历，也让他有了更多的实践机会。偏远地区西药匮乏，更多的是因地制宜、就地取材，使得中医药能够更好地服务于人民。周继曾在临床实践中以人民为老师，也对民间的医术、医方进行甄别和提炼。因此回到天津后，周继曾的针灸治疗都配合着方药使用，且价格极低，总能妙手回春。1972 年，国医大师石学敏创立了"醒脑开窍"针刺法并应用临床，疗效显著。而后周继曾于1978 年进入天津中医学院第一附属医院针灸科开始以针药结合治疗疾病。

三、学术理论精粹

（一）重视未病先防

周继曾崇尚《内经》中有关养生的一段经文，即"食饮有节，起居有常，不妄作劳……虚邪贼风，避之有时，恬淡虚无，真气从之，精神内守……美其食，任其服，乐其俗，高下不相慕"。他认为疾病的发生有相应的致病基础，疾病的预防比患病后的治疗更为重要，尤其是中风病，发病后给患者造成的痛苦、给家属增加的负担较大，同时对社会影响极大。中风（脑卒中）的发病原因颇为复杂，从患者临床发病的基本原因看，动脉硬化、血压增高、血液流变学改变、糖尿病等均是常见因素，当然发病的诱因也是多样的，如天气午寒午暖、情绪突变、思维负荷增加等。若想预防中风的发生就必须从根本上采取措施，有的患者需要注重抗高血压药物的摄入，有的患者需要控制血糖，有的患者需要稀释血液浓度，但更要注意生活中的良性调节和避免各种不良刺激。

（二）证有有形无形、客观主观之分

"有形之证"是疾病发展到某一阶段病理本质的客观反映，属于原型的概念；"无形之证"是通过中医学理论得出的诊断结果，是主体对客观的反映，也可以说是"有形之

证"的模型。症是患者的临床表现。由于中西医理论对概念限定的不同，症不等同于"有形之证"。不同的症只有纳入中医学理论体系，成为辨证的依据才属于"有形之证"的范畴，辨证的结果是"无形之证"，反映的内容是"有形之证"。这个过程是通过建立起"无形之证"以完成对"有形之证"的解读，在不同角度、不同层次上达到"无形之证"与"有形之证"的最大吻合。

"有形之证"是客观的，属于物质的范畴，是不以任何人的意志为转移的；"无形之证"则属于意识的范畴，临床上用于指导遣方用药的是"无形之证"。属于意识范畴的"无形之证"只要能够反映疾病的本质（虽然认识程度、角度可能不同），即是客观的。在对"有形之证"进行"无形之证"构建的过程中（辨证过程），医生运用恰当的"望、闻、问、切"手段，运用中医理论指导，通过个人抽象思辨得出的"无形之证"，能够正确地反映疾病的本质，是对疾病本质的意识概括。面对同一患者，由于不同医者对患者"有形之证"的认识程度或角度不同，可能会得出多重的"无形之证"辨证结果。但用于指导临床同样有效，这反映的是"无形之证"具有多重性和层次性，由于"无形之证"的层次性，也能体现临床疗效的层次性。

（三）调神益智针法治疗血管性痴呆

痴呆是由脑髓失养，神机失用导致的一种神志异常疾病，以呆傻愚笨、智力低下、记忆力减退等为主要临床表现。轻者可见精神萎靡，记忆力减退，反应迟钝；重者可见行为失常、忽笑忽哭等。《灵枢》云："六十岁，心气始衰，苦忧悲，血气懈惰。"故本病常见于老年人。王清任《医林改错》曰："高年无记性者，脑髓渐空。"故本病多因年老肝肾不足，气血失充，脑髓失养，髓海失充所致。

周继曾赞同"脑为元神之府"、人之"灵机之记性在脑不在心"之说，认为痴呆一证病位在脑，属本虚标实之证，以精血亏虚、脑髓失养为本，痰浊血瘀、蒙蔽清窍为标。脑髓空虚，痰瘀上蒙，窍闭神匿，神机失用发为痴呆。治以醒神开窍、调神益智。取水沟醒神开窍，内关安神调神而为君；百会升举、振奋阳气以养神，四神聪健脑益智而为臣；佐以丰隆化痰，太冲、风池息风以治标。诸穴合用使精血充盈，窍开神醒，机灵神明而达醒神益智之功。该针法经临床研究证明能有效地改善患者的智力、记忆水平，改善血液循环，增加脑血流量，减轻过氧化损伤，使受损的神经细胞活性增强，脑功能得以改善。

（四）通关利窍针法治疗假性延髓麻痹

假性延髓麻痹在中医学中称为"痱""喉痹"，特点为关窍受阻、咽喉闭塞不通。人体的一切功能活动在于神的调节，四肢、百骸、九窍均不例外。在针刺治疗中，突出调神，强调整体与局部治疗相结合是该针刺法的主要特点之一。足三阴之经脉或夹舌本，或络于舌本，或连舌本、散舌下。补其三阴可达补益肝肾、健脾利湿之功，其为治本。取内关、水沟以调神导气，风池、完骨以通关利窍，其为治标。标本兼治方能共奏良效。

在针刺治疗过程中，对风池、翳风、完骨等穴需严格掌握针刺方向和深度，注重针刺刺激量，要求使针感抵达咽喉部并产生酸胀感；内关、水沟于首次治疗时必须选用，而后每隔2~3天针刺1次，即可达调神导气之功；三阴交重在滋补三阴。以上即是假性延髓麻痹针刺治疗取得良效的关键。

（五）"提壶揭盖"法针刺治疗癃闭

前列腺增生是老年男性的多发病，据其临床表现，相当于中医学的癃闭。癃闭是以小便量少、排尿困难，甚则小便不通为主症的一种病症。其病因主要有外邪侵袭、饮食不节、情志内伤、瘀浊内停、年老体虚等，病机不外膀胱气化功能失司，病位在膀胱，与肺、脾、肝、肾密切相关。一般本病多因患者年老体衰，肾气不足，气化失司导致，病程较长，容易反复发作。

依据"提壶揭盖"之法，治疗以宣通肺气、通利水道为主。取手太阴肺经络穴列缺、合穴尺泽二穴以宣通肺气；天突利咽喉以调肺气；丰隆化痰浊；佐以中极、膀胱俞引水下行，通利小便。治疗急性病症更尤其要重视针感，要求列缺和尺泽针感向肘、臂放射，中极针感向会阴部放射，留针过程中再行针1次，以达到所要求的针刺刺激量。本病诊治的难点在于辨证要准确，针刺操作要求针感和刺激量。

（六）针药结合治疗痛性眼肌麻痹综合征

痛性眼肌麻痹综合征，又叫Toloas-Hunt综合征，是发生在海绵窦、眶上裂的特发性肉芽肿性炎症，是一种可以缓解和复发的一侧性第Ⅲ、Ⅳ、Ⅵ对脑神经之一或同时受累，而造成眼肌麻痹，并伴有眼眶部疼痛的一组症状群，是以疼痛发病的全眼肌麻痹，症状容易缓解也易复发。

本病病因为风热毒邪侵袭精明之府，致使气血瘀于眼络，眼部经脉失养，筋肉失摄，从而导致目球转动失灵、复视、眼睑失用。一经发病则治疗应重在祛邪通络，促使气血运行复常、筋肉弛缓有度而使目珠正常转动。故采用中西医结合的治疗方案，西药采用糖皮质激素，中药处方以活血化瘀之品为主，重用虫类走窜之品，以加强通络之功。

针灸采用小醒脑主穴内关、印堂、上星透百会以调神止痛。内关穴为八脉交会穴之一，通于阴维脉，属手厥阴心包经之络穴，有疏通气血之功；印堂为经外奇穴，属于头面，位于督脉循行线上，具有醒神清窍之功能；中医学认为人头形圆像天，上星穴居头上，如星在天而得名，督脉循行入脑，上颠与肝经相会，且督脉与任脉相接，与冲脉同出一源，故针刺上星可调阴阳，与内关、印堂配伍以平肝息风，填精补髓，益气养血，醒神开窍。风池为祛风通络要穴，斜刺向对侧眼角进针1~1.5寸，施以小幅度、高频率捻转补法，以散风邪、行气血、通目络；上睛明、四白位近眼球，可活气血而振奋筋肉功能；与太阳穴配伍可清利头目。三阴交为足三阴经交会穴，施捻转补法，以滋补肝肾。合谷、太冲开四关，具有调和阴阳、息风通络之效。风池、光明均为胆经穴，太冲为肝经原穴，三穴配合有清泻肝胆郁热之功效。足三里为足阳明经合穴，可调和气血。

诸穴合用可达清热、散风活血、明目的功效。

中药采用活血通络、清肝明目的治法，方用赤芍 15g、川芎 20g、丹参 20g、牡丹皮 10g、当归 20g、红花 15g、黄连 10g、鸡血藤 30g、菊花 20g、穿山甲 50g、生地黄 20、石斛 20g、桃仁 15g、土鳖虫 50g、山茱萸 20g、三七（冲服）3g，水煎服 150ml，每日 1 剂。

西药采用糖皮质激素，中药处方以活血化瘀之品为主，重用虫类走窜之品，以加强通络之功。

（七）"启阳开闭通经"法治疗吉兰－巴雷综合征恢复期

吉兰－巴雷综合征是由不同病因导致多发神经根及周围神经损害的急性炎性周围神经病，临床表现以四肢软瘫为特征，符合中医痿证范畴。

一般而言，痿证常辨为肺热津伤、湿热浸淫、脾胃虚弱、肝肾亏虚和脉络瘀阻证五证。其中的肺热津伤、湿热浸淫常以外感邪气致痿为主要特点。就此而言，急性期患者是部分符合的。病史上患者以"汗出感寒"起病，随后发热，渐至"四肢痿废不用"。肺主皮毛，外感邪气，进而与正气交争，故发热，而后正气不能胜邪，邪气内侵肺脏，肺脏受邪不能输布经气至经脉，发为痿证。

阳闭不通并不在上述五证之列。辨吉兰－巴雷综合征恢复期为阳闭不通证，是根据《素问·生气通天论篇》所云"阳气者，若天与日，失其所，则折寿而不彰……因于湿，首如裹，湿热不攘，大筋缑短，小筋弛长。缑短为拘，弛长为痿……四维相代，阳气乃竭"，外感湿邪，可阻遏损耗体内阳气，导致痿证的发生。但也正如同这段经文中"四维相代，阳气乃竭"所述，不仅是湿邪，其他邪气均可类似地阻遏、损耗体内阳气致痿。上文已述，本病细究邪气属性已然不重要，而是要抓住当前统领诸症的关键点——经脉之"阳"。

吉兰－巴雷综合征恢复期治宜启阳开闭通经，取华佗夹脊穴、大椎、合谷、尺泽、极泉、曲池、委中、阴陵泉、肩髃外关、环跳、十二井穴。具体操作：华佗夹脊穴，针向棘突，进针 1 寸，施捻转泻法；大椎以坐位低头取穴，稍向上直刺 1.5 寸，施捻转泻法，以使针感向下及两臂扩散为度；阴陵泉，沿胫骨后缘进针，直刺 2 寸，施捻转泻法，以令针感放散至腓肠肌为度；环跳，针感要求放散至足心；肩髃，抬臂直刺向极泉进针 2.5 寸，令针感向前臂放射；外关，针感麻散至手腕；尺泽，直刺 1 寸。上穴均施提插泻法。极泉直刺 1~1.5 寸，施提插泻法，以使上肢抽动 3 次为度；委中采取仰卧位直腿抬高取穴，进针 1 寸，施提插泻法，以使下肢抽动 3 次为度；合谷，直刺 1 寸，施捻转泻法；曲池，直刺 1.5 寸，施捻转提插相结合泻法；十二井穴点刺放血。

四、临证经验

在多年的临床工作中，周继曾对消化系统疾病的辨证治疗，以及中风病脏腑经络辨证体系的建立，有独特的认识及处理方法。他擅长中医针药结合治疗中风病及其后遗症，对中风病的辨证施治及不同病理阶段的治疗均有个人深刻体会。中风病，急性期重点治血，血行风自灭；恢复期、后遗症期重点治肝肾，肾精、肝血充则气虚血瘀得解。

1. 常用处方

（1）地黄饮子加减

组成：地黄20g，巴戟天12g，山茱萸12g，石斛30g，肉苁蓉12g，附子6g，官桂8g，五味子15g，白茯苓15g，石菖蒲10g，远志15g，麦冬10g，生姜3片，大枣5枚，薄荷6g。

适应范围：各种脊髓疾病，肌萎缩侧索硬化症、脑血管病、锥体外系疾病、重症肌无力。

用方指征：舌强不能言，口干不欲饮，苔浮腻，脉沉细弱之阴阳俱虚之喑痱。

（2）麻杏石甘汤加减

组成：麻黄10g，生石膏30g，杏仁15g，炙甘草10g，浙贝母15g，黄芩12g，全瓜蒌30g，鱼腥草20g。

适应范围：哮喘、支气管炎、肺炎、肺源性心脏病、脑血管病合并坠积性肺炎。

用方指征：发热喘急，苔薄黄，脉浮滑而数。

禁忌：哮喘属寒邪郁肺者不宜用本方，误用后易致寒痰不化而哮喘加重。肾不纳气之哮喘亦不宜使用，以免耗伤肾气。

体会：使用本方要注意麻黄与石膏的比例，若发热喘急而无汗，石膏3倍于麻黄；若汗出而喘，则石膏用量要增至麻黄的5倍，这是使用本方的关键。

2. 说病论案

验案举隅1：肌萎缩侧索硬化

梁某，男，57岁。2014年12月6日初诊。

主诉：吞咽困难、进食呛咳、声音嘶哑1年。

现病史：患者于1年前出现四肢无力、行动困难，大小鱼际及四肢肌肉进行性萎缩，目眩耳鸣，健忘，吞咽不利，声音嘶哑。曾在其他医院治疗考虑脑梗死，治疗后并未改善，后经某医院脑系科诊断为肌萎缩侧索硬化，经治疗效果不明显，前来我院就诊。

刻下症：神清，精神差，吞咽困难，进食呛咳，声音嘶哑，四肢无力，行动困难。舌红苔少，脉弦细。

体格检查：精神萎靡，面色无华，舌肌萎缩，伴舌体震颤，吞咽反射延迟，双手大小鱼际明显萎缩、握力低下，四肢肌力4级，双侧肢体肌张力增高、腱反射亢进，霍夫曼征（+）。

西医诊断：肌萎缩侧索硬化。

中医诊断：痿证（肝肾亏虚证）。

治法：滋补肝肾，填精补髓。

针刺取穴：风府、风池、华佗夹脊穴、廉泉、翳风。

操作：患者取坐位，常规消毒，取 0.30mm×40mm 毫针。风府，低头取穴，雀啄进针 2.5~3 寸，使全身有触电样感觉身体不自主抖动为度，即刻出针。风池，向喉结方向刺 1.5~2.5 寸，使咽喉胀感及对侧或同侧上肢抽动为度，即刻出针。华佗夹脊，脊柱旁开五分，直刺 1~1.5 寸，捻转转补泻 1~2 分钟。翳风，向结喉方向斜刺 1.5~2.5 寸，捻转泻法 1 分钟。廉泉，向舌根方向斜刺 1.5~2 寸，行合谷刺法，每日 1~2 次。1 个月为一个疗程。

中药处方：地黄饮子加减。

治疗结果：经过治疗，一个疗程后舌肌萎缩及震颤好转，肢体较前有力。吞咽好转，进食偶呛，萎缩肌肉无明显恢复。继续治疗一个疗程，舌肌恢复，无震颤，声音嘶哑明显好转，行动自如，萎缩肌肉部分恢复，体重增加 7kg。继续阶段巩固治疗一个疗程，疗效明显。追访至今仍维持疗效并未再发。

按语：肌萎缩侧索硬化是一种慢性进行性运动神经元退化性疾病，是运动神经元病的常见类型，临床特征为隐性起病，慢性进行性发展，主要表现为肌无力、肌萎缩、肌束颤动和锥体束病理征（+），一般无认知、智能和感觉障碍，属难治病。中医学认为其基本病机是以脾肾亏虚为本，虚风内动、痰瘀阻络为标。《素问·太阴阳明论篇》曰："四肢皆禀气于胃，而不得至经，必因于脾，乃得禀也。今脾病不能为胃行其津液，四肢不得禀水谷气，气日以衰，脉道不利，筋骨肌肉皆无气以生，故不用焉。"填精补髓，滋补肝肾势在必行。目前，本病无特殊的治疗方法。采用中医辨证，治疗效果比较满意，但目前只能达到病情缓解、临床控制，且有的病例发展很快，很难控制。临床病例较少，研究不成系统，故尚须进一步深入研究。

验案举隅 2：多发梗死性痴呆

王某，男，74 岁。2007 年 5 月 17 日初诊。

主诉：右半身不遂 1 个月余。

现病史：患者 1 个月余前无明显诱因发作右侧半身不遂，曾在某医院诊治后遗留反应迟钝、右半身不遂等症。现患者为进一步治疗就诊于我院。

刻下症：表情呆滞，反应迟钝，记忆力减退，甚至基本丧失，不知自己及家人姓名，定向力及计算能力极差，不语或喃喃自语，时有强哭强笑，夜寐欠安，纳食正常，小便控制差，大便 2~3 日一行。

体格检查：体格检查患者欠合作，双瞳孔等大等圆，对光反射存在，右侧肢体肌力 3 级，右侧巴宾斯基征（+），心肺正常，血压 140/90mmHg，舌红少津，脉沉细。头颅 CT 提示左额颞顶基底节脑梗死，脑萎缩。

既往史：有脑梗死、脑萎缩、高血压病史。

西医诊断：多发梗死性痴呆。

中医诊断：痴呆（肝肾阴虚，髓窍失养证）。

治法：滋补肝肾，醒脑开窍，补益脑髓。

针刺取穴：内关、水沟、三阴交、风池、完骨、天柱、上星透百会和四神聪。

操作：内关直刺 1 寸，捻转提插泻法，施术 1 分钟；水沟用重雀啄手法，以眼球湿润或流泪为度；风池、完骨和天柱施小幅度高频率捻转补法；其余诸穴均施以捻转补法。留针 20~30 分钟，每日针刺 2 次。

治疗结果：治疗的第 10 天，患者表情呆滞，反应略迟钝，但呼之可应，记忆力减退，可辨认家人，定向力及计算能力差，喃喃自语，时有强哭强笑，夜寐欠安，纳食正常，小便控制差，大便 2~3 日一行。治疗第 20 天，患者表情淡漠，呼之可应，可作答，记忆力减退，可辨认家人，可简单辨认方向，喃喃自语，偶有强哭强笑，夜寐安，纳食正常，小便控制尚可，大便 2~3 日一行。治疗第 30 天，患者精神可，呼之可应，可作答，记忆力略恢复，可识人，可简单辨认方向，可计数，偶有自语，夜寐安，纳食正常，小便控制尚可，大便 2~3 日一行。第 45 天，患者精神可，呼之可应，可作答，记忆力略恢复，可识人，可简单辨认方向，可计数，夜寐安，纳食正常，小便控制尚可，大便 2~3 日一行。

按语：本病多源于缺血性脑血管疾病，大部分发生在中风之后，属于现代中医脑病。"脑为元神之府"，神是人体各种生命活动的外在表现，因此脑失其司，窍闭神匿，神不导气为本病的总病机。治疗以醒脑开窍、调神为大法。取内关、水沟以醒脑开窍，风池、完骨、天柱以补益脑髓。

验案举隅 3：前列腺增生

杨某，男，58 岁。1980 年 6 月 1 日初诊。

主诉：小便不通 3 天。

现病史：患者 3 天前突然出现小便不通、少腹膨隆胀满，伴咳嗽气急。经按摩、针刺无效，某院准备行导尿术，患者执意不肯，于 1980 年 6 月 1 日请我科会诊。

刻下症：担架抬入诊室，患者痛苦面容，呻吟不止，面色无华，呼吸气粗，小便不通。

体格检查：听诊心脏正常，双肺呼吸音粗，可闻及干啰音。触诊肝脾未触及，腹膨隆，轻度压痛，膀胱充盈；前列腺明显增大，表面光滑，质硬。舌淡、苔薄白，脉弦滑。

辅助检查：血常规示白细胞 9200/mm^3。

既往史：喘息性支气管炎病史 8 年余，经常服用激素类及抗生素等药，病情发作随气候变化而时轻时重。

西医诊断：前列腺增生，支气管哮喘急性发作。

中医诊断：癃闭（肺气郁滞证），哮喘（发作期，虚哮证）。

治法：宣通肺气，通利水道。

针刺取穴：列缺，尺泽，天突，丰隆，中极，膀胱俞。

操作：列缺向肘斜刺 1 寸，尺泽直刺 1 寸，均施提插捻转补法，以酸胀或放电感向肘、臂放散为度；天突先直刺进针 0.3 寸，改向下沿胸骨后缘直刺 1.5 寸，施捻转泻法，令咽部胀感；丰隆直刺 1.5 寸，施平补平泻法；中极直刺 1.5 寸，施捻转泻法，令酸麻感向会阴部放散为度；膀胱俞直刺 1.5 寸，施提插捻转泻法。上穴针后，留针 40 分钟，期间行手法 1 次，要求出现相应针感，以加强针刺刺激量。

治疗结果：经 1 次治疗咳喘大减，起针 20 分钟小便排出，癃闭解除，巩固治疗 5 次诸症基本消失。

按语：前列腺增生为中老年男性常见病，西医学治疗，如果症状轻微，生活质量未受到明显影响，可选择保守或药物治疗，定期复查；对于中重度前列腺增生患者，下尿路症状已明显影响生活质量，尤其是药物治疗效果不佳或者发生多次尿潴留的患者，要考虑手术摘除前列腺体，以有效缓解临床症状。而对于前列腺增生导致的急性尿潴留一般随症处理，给予插尿管导尿，必要时可进行膀胱穿刺造瘘。本案患者就是前列腺增生导致的急性尿潴留，但患者拒绝导尿处理，予针刺治疗后亦能收立竿见影之效。

本病属中医学"癃闭"范畴。严格来讲，癃和闭不同。闭指小便不通，欲解不能，病势较急；癃则讲小便不利，点滴而短少，病势较缓。临床上一般统称"癃闭"。关于本病病机，《素问·宣明五气篇》曰："膀胱不利为癃，不约为遗溺。"《灵枢·本输》曰："实则闭癃，虚则遗溺，遗溺则补之，闭癃则泻之。"张景岳则进一步指出此病的严重性："小水不通是为癃闭，此最危最急证也。"关于病变脏腑，古人多责之于膀胱，认为"膀胱者，州都之官，津液藏焉，气化则能出矣"。膀胱气化不利，则小便不能排出。同时，也与肺、脾、肾等其他脏腑有关，肺为水之上源，肾为水之下源，脾为水湿转运之根基，若肺、脾、肾气化失常，则水液升降紊乱、转输无权，造成小便不通，于是癃闭作矣。故治疗上多以通利为主，同时根据不同病机，兼顾治疗肺、脾、肾等其他脏腑病变。

本案患者为老年男性，有基础性疾病支气管哮喘 8 年余，经年累月，耗伤肺气，外邪突袭，致肺气郁滞，肺失肃降，气机不畅，致下焦水道不通，出现癃闭。依据"提壶揭盖"之法，治疗以宣通肺气、通利水道为主。取手太阴肺经络穴列缺、合穴尺泽，以宣通肺气；天突利咽喉以调肺气；丰隆化痰浊；佐以中极、膀胱俞引水下行，通利小便。周继曾强调，治疗急性病症更尤其要重视针感，要求列缺和尺泽针感向肘、臂放散，中极针感向会阴部放散，留针过程中再行针 1 次以达到所要求的针刺刺激量。本病的诊治难点在于辨证要准确，针刺操作要求针感和刺激量。而本案辨治得当，故起针后20 分钟即便通癃解，效果极佳，对于临床上突发癃闭的诊治极具参考价值。

验案举隅 4：痛性眼肌麻痹综合征

患者，男，58 岁。2012 年 8 月 5 日初诊。

主诉：右侧眼球后剧烈疼痛 8 天，伴眼睑下垂 4 天。

现病史：患者于 2012 年 7 月 28 日突然出现右侧牙痛、咽痛、恶心、头晕，右侧眼球后剧烈疼痛、跳痛，右侧偏头痛，自认为上火，口服黄连上清片、藿香正气胶囊，症状未缓解。2012 年 8 月 1 日上午在我院眼科就诊，检查示泪腺干，眼底、眼压正常；当日下午出现右侧眼睑下垂、眼肌麻痹、复视，眼球后剧痛。2012 年 8 月 2 日就诊于某中心医院眼科，考虑眼肌麻痹，予营养神经药物，无明显疗效。2012 年 8 月 4 日就诊于某眼科医院，考虑与眼科无关；同日就诊于某医院神经内科，查颅脑 MRI 示双筛窦、右蝶窦炎症改变，考虑可能为肿瘤、血管瘤、病毒感染、免疫力下降等，未予确诊。患者病情逐渐加重，右眼睑下垂直至无力上抬。2012 年 8 月 5 日入我院治疗。

刻下症：右眼睑下垂，睁眼不能，右瞳孔轻度扩大，右眼球向下斜视，向上、内、下活动受限，复视，视力下降；右眼眶深部及右头颞侧剧痛，伴头晕恶心，纳可，夜寐不安，每晚口服艾司唑仑（舒乐安定）4 片，方可睡眠 4~5 小时，二便正常。

体格检查：右眼睑下垂，睁眼不能，右瞳孔轻度扩大，右眼球向下斜视，向上、内、下活动受限，复视；左眼视力 0.6，右眼视力 0.5；右眼对光反射、辐辏反射消失。

辅助检查：MRI 检查（2012 年 8 月 4 日）示双筛窦、右蝶窦炎症改变。MRI 检查（2012 年 8 月 6 日）示垂体上缘略膨隆，蝶窦、两侧筛窦内少许炎症。血常规检查基本正常。

既往史：高血压、2 型糖尿病、冠心病病史 11 年。10 年前曾先后两次分别患左侧和右侧面神经麻痹，经治疗后未遗留后遗症。

西医诊断：痛性眼肌麻痹综合征。

中医诊断：复视（风热上扰证）。

治法：醒神开窍，活血散风，清肝明目。

针刺取穴：内关（双侧）、风池（双侧）、上星、印堂、太阳（双侧）、上睛明（右侧）、四白（右侧）、攒竹（右侧）、合谷（双侧）、足三里（双侧）、太冲（双侧）、光明（双侧）、三阴交（双侧）。

操作：先刺双侧内关，位于腕横纹中点直上 2 寸，两筋间，直刺 0.5~1 寸，采用提插捻转结合的泻法。双侧同时操作，施手法 1 分钟。继刺印堂，刺入皮下后使针直立，采用轻雀啄手法（泻法）；上星选 3 寸毫针沿皮刺透向百会，施用小幅度、高频率捻转补法，即捻转幅度小于 90°，捻转频率为 120~160 转 / 分钟，行手法 1 分钟。再刺双侧风池向对侧眼角直刺，进针 1~1.5 寸，施用小幅度、高频率捻转补法，即捻转幅度小于 90°，捻转频率为 120~160 转 / 分钟，行手法 1 分钟。太阳、攒竹向下斜刺 0.5 寸，施捻泻法 1 分钟；足三里、三阴交施捻转补法 1 分钟；合谷、太冲、光明施捻转泻法 1 分钟；上睛明直刺 0.5 寸，不施手法；四白斜刺 0.5~1 寸，捻转补法 1 分钟。诸穴施术后留针 20 分钟，每日 1 次。

中药治法：活血通络，清肝明目。

中药处方：赤芍 15g，川芎 20g，丹参 20g，牡丹皮 10g，当归 20g，红花 15g，黄连 10g，鸡血藤 30g，菊花 20g，穿山甲 50g，生地黄 20g，石斛 20g，桃仁 15g，土鳖虫 50g，山茱萸 20g，三七（冲服）3g。水煎服 150ml，每日 1 剂。

西医治疗：甲泼尼龙琥珀酸钠（甲强龙）80mg 入液静脉滴注，逐渐减量，至 20mg 时改为口服泼尼松，逐渐减量至停药。

治疗结果：经综合治疗，患者球后剧痛于 2 日后消失；2 周后眼球运动灵活，复视消失，视力基本恢复到病前水平，血糖、血压水平基本正常，属临床治愈。

按语： 痛性眼肌麻痹综合征，又名 Tolosa-Hunt 综合征，1954~1961 年这一病名首先由 Tolosa 和 Hunt 提出并报道出来，目前广泛认为是非特异性慢性炎性肉芽组织引起的病理改变。第Ⅲ、Ⅳ、Ⅵ对脑神经或其起始部的神经细胞受损造成眼肌麻痹症状。可伴有第Ⅴ对脑神经眼支和上颌支的感觉障碍及角膜反射减弱或消失，有复发缓解的特点，激素治疗有效。部分患者可遗留神经功能缺损表现。影像学检查示海绵窦区炎性改变及颈内动脉异常有助于诊断。目前该病的原因尚不明确，但是通过多年的诊断治疗发现很多痛性眼肌麻痹综合征患者都存在海绵窦炎症、海绵窦侧壁的非特异性炎症等情况。各种眶内病变、眶后病变及肌病等都会严重影响患者的眼外肌情况，导致患者的眼外肌不能正常进行收缩运动，而患者的眼外肌出现异常情况则会直接造成眼肌麻痹的发生。

痛性眼肌麻痹综合征在临床上较为少见，容易发生误诊或漏诊。患者以头痛为首发症状时，容易被误诊为三叉神经痛；当眼肌麻痹症状发生在先时，则存在动脉瘤、糖尿病眼肌麻痹可能；当多组脑神经受损时，则可能被误诊为多发性脑神经炎、海绵窦综合征等。因此，鉴别诊断尤为重要。临床上须与糖尿病眼肌麻痹、颅内动脉瘤、眼肌麻痹性偏头痛、鼻咽癌所致痛性眼肌麻痹、颈内动脉海绵窦瘘等相鉴别。如痛性眼肌麻痹综合征的患者在发病前，多数具有患侧局部受凉的病史，疼痛主要位于眼眶的后部，疼痛性质为非波动性钝痛，症状持续时间较长，症状缓解期持续时间也较长。对于痛性眼肌麻痹综合征，应用免疫抑制剂类固醇治疗通常能够取得理想效果，但是可能有一定的复发率。本例患者病变局限于右侧，有眼肌麻痹的表现，以第Ⅲ、Ⅳ对脑神经损伤为主，MRI 示双筛窦、右蝶窦炎性改变，故可确诊为痛性眼肌麻痹综合征。

本病为风热毒邪侵袭精明之府，致使气血瘀于眼络，眼部经脉失养，筋肉失摄，从而导致目球转动失灵、复视、眼睑失用。一经发病则治疗应重在祛邪通络，促使气血运行复常、筋肉弛缓有度而使目珠正常转动。故采用中西医结合的治疗方案，西药采用糖皮质激素，中药处方以活血化瘀之品为主，重用虫类走窜之品，以加强通络之功。针灸采用小醒脑主穴内关、印堂、上星透百会以调神止痛，内关穴为八脉交会穴之一，有疏通气血之功；印堂为经外奇穴，具有醒神清窍之功能；上星居头上，如星在天而得名，督脉循行入脑，可调阴阳，与内关、印堂配伍以平肝息风、填精补髓、益气养血、醒神开窍。风池为祛风通络要穴，可散风邪、行气血、通目络；上睛明、四白位近眼球，可活气血而振奋筋肉；太阳穴可清利头目；三阴交滋补肝肾；合谷、太冲开四关，具有调和阴阳、息风通络之效。风池、光明均为胆经穴，太冲为肝经原穴，三穴配合有清泻肝胆郁热之功效。足三里为足阳明经合穴，可调和气血。诸穴合用可达清热、散风活血、明目的功效。

验案举隅 5：吉兰 – 巴雷综合征

患者，男，24 岁。2002 年 1 月 7 日初诊。

主诉：四肢无力 35 天。

现病史：患者于 2002 年 12 月 25 日工作后汗出感寒，次日发热，自服酚麻美敏（泰诺）后身热渐退，4 天后出现腹泻症状，自服颠茄磺苄啶（泻立停）后腹泻症状好转。2003 年 1 月 3 日出差至武汉，次日出现左手无力，未予重视，后逐渐加重至四肢无力，但仍可独立行走。患者 1 月 7 日返回天津，立刻就诊于我院门诊，急查颅脑 CT 示右基底节区低密度灶，电解质检查示钾 3.73mmol/L，余未见明显异常，考虑吉兰 - 巴雷综合征，遂转至天津市某医院住院治疗，经脑脊液等相关检查确诊为吉兰 - 巴雷综合征，住院期间予甲泼尼龙琥珀酸钠（甲强龙）口服，小牛血去蛋白提取物注射液、维生素 B_{12} 等静脉滴注，以抗炎、补充营养等。住院期间患者一度病情加重，不能行走，经综合治疗后患者病情渐趋稳定。后为进一步康复治疗，于 2003 年 2 月 18 日收入我院针灸科住院治疗。

刻下症：神清，精神可，四肢活动不利，均可抬离床面，双手指微屈伸，指间肌萎缩，搀扶下可行走，双眼睑闭合无力，面部肌肉松弛，不能做鼓腮、吹气等动作，无头痛及恶心呕吐，纳可，寐安，二便可自控，舌暗、苔薄，脉沉。

体格检查：双瞳孔等大等圆，对光反射存在，四肢肌力 3 级，生理反射减弱，病理反射未引出。双下肢肌容量低，双侧腘横纹上 10cm 肌容量均为 40cm，腘横纹下 10cm 肌容量均为 31cm。

辅助检查：肌电图示神经源性受损。

既往史及家族史：患者平素体健；家族遗传病病史不详。

西医诊断：吉兰 - 巴雷综合征（恢复期）。

中医诊断：痿证（阳闭不通证）。

治法：启阳开闭通经。

针刺选穴：华佗夹脊穴、大椎、合谷、尺泽、极泉、曲池、委中、阴陵泉、肩髃外关、环跳、十二井穴。

操作：华佗夹脊穴，向棘突进针 1 寸，施捻转泻法；大椎，以坐位低头取穴，稍向上直刺 1.5 寸，施捻转泻法，使针感向下及两臂扩散；阴陵泉，沿胫骨后缘进针，直刺 2 寸，施捻转泻法，令针感放散至腓肠肌；环跳，针感要求放散至足心；肩髃，抬臂直刺向极泉进针 2.5 寸，令针感向前臂放射；外关，针感麻散至手腕；尺泽，直刺 1 寸。上穴均施提插泻法。极泉，直刺 1~1.5 寸，施提插泻法，以使上肢抽动 3 次为度；委中采取仰卧位直腿抬高取穴，进针 1 寸，施提插泻法，以使下肢抽动 3 次为度；合谷，直刺 1 寸，施捻转泻法；曲池，直刺 1.5 寸，施捻转提插相结合泻法；十二井穴点刺放血。

西医治疗：继续维持原有的口服泼尼松，静脉滴注美络昔康等常规治疗。

治疗结果：患者经中西医结合治疗 1 个月后，双上肢活动较前有力，可支撑身体由平卧至坐位，可独立缓慢行走，四肢肌力达 4 + 级，面部表情较前丰富。治疗 2 个月后可独自上 4~5 个台阶，站立时双上肢可抬举过肩。治疗 3 个月余后肢体活动明显改善，临床治愈出院。

按语：吉兰－巴雷综合征是一种免疫障碍性脱髓鞘性疾病，急性起病，症状多在2周左右达到高峰，主要表现为四肢软瘫，部分合并脑神经麻痹者以实验室检查呈现脑脊液蛋白和细胞离解为主要特征。急性期治疗以免疫治疗和对症处理为基础，恢复期则以肢体功能康复为主。

此案患者是急性期后病情稳定，为求进一步康复前来就诊。初步分析其病情具有"不疑""不危""不虚"，但"重"的特点。患者病史清晰、诊断明确是为"不疑"；急性期已过，症状稳定，无生命之虞，是为"不危"；患者24岁，气血方盛，急性起病，并无迁延，且饮食、二便正常，是为"不虚"。虽然如此，但患者四肢乃至颜面部肌肉均受累，波及范围广泛，是为病"重"之一；双手手指仅可微屈伸，下肢经搀扶可勉强走路，且伴有广泛肌肉萎缩，日常生活能力重度依赖，疾病程度重，是为病"重"之二。因此，该案患者可谓"重症"。面对这样"重症"，周继曾尊古而不泥古，确立了启阳开闭通经的治则，其立意之新和立意之深都值得与业内同仁共飨。具体分析如下。

（1）督脉配十二井，通周身阳气：目前治疗当务之急在于"通阳"。故首先取督脉、大椎以开阳气之门户。吉兰－巴雷综合征以四肢症状重为临床特点。大椎为手足三阳经与督脉之会，位于督脉中上段，为头颈与躯干的交界处，因此可钳拎头颈以下之阳。故在此取大椎开上端阳气之门户。其次，配夹脊穴以畅阳气之通路。夹脊穴傍督脉左右而行，刺之可调督脉，从而畅达这条阳气通行的主干线，为阳气散布周身四末经隧奠定基础。最后，合十二井以接阳气之始末。井穴是十二经脉相互连接的位置，是经气萌发之处，即"所出为井"。《素问·水热穴论篇》所云"冬者水始治，肾方闭，阳气衰少，阴气坚盛，巨阳伏沉，阳脉乃去，故取井以下阴逆，取荥以实阳气"，指出了井穴有"启阳、通阳"之用。针刺位于肢体之末的井穴，在唤起局部四末阳气的同时，也与上述督脉激发的阳气相呼应，使阳气始末相贯通。

综上，将位于身体正中的督脉系统与四肢末端的井穴相配，一内一外，一近一远，体现了经穴配伍中远道与近端配穴的整体观念。而这样的配伍同样也基于现代研究的认识：吉兰－巴雷综合征以多发神经根及周围神经病变为主要病理表现，选督脉及夹脊穴能够对脊髓穿出的神经根形成有效刺激；手十二井穴所在的手指末端是动静脉吻合交汇处，有着丰富的血管和密集的神经感受装置，感觉十分灵敏，刺之能够很好地激发周围神经系统功能。二者配合，相辅相成。

（2）选用阴经穴，从阴引阳，贯阴、阳经间气：传统针刺治疗"痿"病，常规选取阳经穴位亦即遵"治痿独取阳明"之意。然而在此案中除常规阳经取穴外，还选有极泉、尺泽、阴陵泉这样的阴经穴位。其理念肇始于"醒脑开窍"针刺法中重用阴经穴的开创性经验。以极泉穴为例，该穴位于腋下，手太阴经筋、手少阴经筋、手太阳经筋、手厥阴经筋均"入腋下"或"结腋下"，刺之可调以上经筋之疾，且配合提插泻法，以术者之动治患者之静，引发患者肢体抽动。"动"主阳，这一客观临床反应便是阳经经气被激发的体现，此为贯阴、阳经间气。"尺泽""阴陵泉"皆仿此意。诸穴皆泻，以泻开闭。

（3）主穴皆泻，以泻开闭：本案在手法操作中均一致性地采用了泻法。这样的选择是基于辨证分析中患者非"虚"而设，是立足于"通经"的治法要求而取。"窍闭神匿，神不导气"中的"窍"指"脑窍"，"脑窍"藏"神"，脑窍受损，神无所托，闭于其内，不能引导经气，致使肢体废用，是中风病肢体废用的根本病机。此案的根本病机是阳气阻遏，闭阻于内，不能通达肢体经络，致使肢体痿弱无力。二者虽病因不同，但病机类似，故可采用同法而治，即"异病同治"。因此，在此案中无论是醒脑开窍组穴中用于通经络的极泉、尺泽、委中，还是痿证常规取穴（如肩髃、外关、合谷、环跳等），都施以泻法。

（4）凡刺必"气至"，量效对应："刺之要，气至而有效"中的"气至"有两层含义：一是针刺后当有得气感，二是要让得气感传达至病所。此案中所有的四肢穴位在针刺操作上，均要求在得气的基础上将针感调节扩散至远端，如针刺环跳时针感放散至足心，针刺外关时针感麻散至手腕。这是经气通达的象征，是针刺达到预期效应的回馈，更是严格的手法量学的体现，深刻影响着治疗效果。

回顾整个案例，周继曾打破了常规痿证辨证和"治痿独取阳明"的治疗原则，立足经典，结合临床和现代研究，睿智地指出"阳闭不通"是致痿的关键病机，并在此基础上选穴施治，是立意之新；同时，紧紧抓住量效对应的要求不放，是立意之深。此两点相辅相成是本案获效的基石，也为痿证的立法施治提供了新范式。

参考文献

［1］黄煌，史欣德．名中医论方药：国家级名中医临证经验实录［M］．南京：江苏科学技术出版社，2015．

［2］王爱成，王玉来，周继曾，等．证有有形无形、客观主观之分［J］．医学与哲学，2005（2）：63．

［3］王爱成，周继曾，王玉来，等．"证"与"辨证"之我见［J］．医学与哲学，2004（9）：54-56．

［4］李岩，周继曾，卞金玲，等．针刺治疗假性延髓麻痹325例［J］．中国针灸，2002（5）：58．

［5］周继曾，张存生，李力，等．醒脑开窍针刺治疗中风后遗症的临床研究［J］．中国针灸，1995（3）：6-8，57．

［6］张存生，周继曾，武连仲，等．针刺治疗假性延髓麻痹325例临床研究［J］．中国医药学报，1995（2）：18-20．

执笔者：杨进　许军峰

整理者：赵健

资料提供者：周皓（儿子）　高淑红（传承人）

武连仲

——武氏治神针法创始人，醒脑开窍针刺法主研者之一

一、名医简介

武连仲，男，1941 年 12 月生于天津，中国共产党党员，六年制大学本科学历，天津中医药大学第一附属医院针灸部主任医师、教授、硕士研究生导师。曾任针灸临床教研室主任、针灸部脑病科主任、痛证科主任等职，第六批、第七批全国老中医药专家学术经验继承工作指导老师，中国民族医药学会针灸分会顾问。2012 年被评为天津市名中医，2014 年获批"全国名老中医药专家传承工作室"建设项目，2017 年被授予首届全国名中医荣誉称号。因其在津门的业绩卓著被载入《津沽中医名家学术要略》。

1966 年 7 月武连仲毕业于天津中医学院（现天津中医药大学）中医专业，是我国首届六年制中医学本科毕业生。1968 年 9 月开始从事中医药临床工作，1972 年 1 月调入天津中医学院（现天津中医药大学）第一附属医院针灸科工作，曾先后担任针灸科教学秘书、中风病治疗组兼科研组组长、中医病历筹建组副组长、急症组副组长等。1993 年以来，年门诊量曾 3 次居全院第一，连续 9 年超万人，被评为天津市"九五"立功先进个人。如今武连仲虽已至杖朝之年，但仍活跃于临床一线及科研教学工作中。

武连仲长期从事临床教学工作，培养国内外研究生及学术继承人共 50 余名，所在科室多次被评为"模范教学集体"。曾先后荣获 1986 年度"教书育人，为人师表"优秀教师、1992 年度"三育人"先进个人、1999 年度"九五"先进个人等多项市级荣誉。曾作为主要研究者参与"开辟教学新途径，培养针灸新人才"教学项目，该项目荣获 1993 年国家级普通高等学校优秀教学成果一等奖。

武连仲科研意识强，在曾参与的科研课题中有多项获国家级或省部级科技奖，其中"'醒脑开窍'针刺法治疗中风（脑梗死）的临床试验研究"获国家中医药管理局科技成果一等奖，"八五"国家科技攻关计划项目"针刺镇痛的临床及外周机制研究"于 1991 年通过验收。

武连仲曾主编《针灸新悟》，主审《中国针灸妙论技法——针灸大师武连仲教授学术思想及临床特色》《武连仲教授神针妙论一隅》《针下钩玄》，作为副主编编写近 200 万字的针灸巨著《汉英双解针灸大词典》，参编《针灸治疗学》《实用针灸学》《石学敏针灸临床集验》等 20 余部学术著作；发表学术论文 100 余篇。

二、名医之路

武连仲出生于天津，自幼酷爱医务工作，童年时即为受伤的家猫敷药包扎，初中时自学医学常识，练习切脉、测量血压等，但其逐渐在自学和实践中发现不经过系统学习难以保证操作的有效性及安全性，遂立志学医。

武连仲在青年时期即问学于津门前辈名医丁叔度、何世英、哈荔田等，受益匪浅。1960年考入天津中医学院（现天津中医药大学），恰逢高等教育部为强化中医学教育、培养我国高级中医人才，将学制改为六年。在校期间，曾随马新云、田乃庚、孙国秀等津门名医临证，方脉大进；在针灸方面，受教于著名北派针灸专家高季培及南派名家"金针蒋伯鸾"。毕业实习期间，有幸跟随老一辈名医学习其各具特色的针灸技术，其中包括沈金山的芒针、王绍中的梅花针、"日本派"王文锦的温灸、广西派杜宗昌的挑刺、于伯泉的呼吸补泻和侯诚治的针灸妇科专科等。同时刻苦攻读中医典籍，并且遵循"两条腿走路"的方针，认真学习西医学知识，为日后的临床及科研工作开拓了思路、奠定了基础。

1966年武连仲以优异的成绩毕业并暂时留院工作，1968年被派往河北省衡水市参加基层卫生工作。在此期间，武连仲得以接触内、外、妇、儿各科疾病，领悟精要，积累经验，为日后工作打下了良好的基础。1972年被调入天津中医学院第一附属医院（现天津中医药大学第一附属医院）新医科，正值新医科恢复为针灸科，并扩大科室，拓展医教研工作，又恰逢石学敏院士礼贤下士、储备人才，武连仲被委任为科研秘书和教学秘书，长期在住院部工作，圆满完成了中风、消化、杂病、周围神经病变和癔症等病组的领导和治疗任务，并拟定了治疗规范、病历书写标准等。1974年被任命为中风治疗组兼科研组组长、中医病历筹建组组长，苦研《内经》《难经》及《针灸大成》等经典医籍，通览中外有关神经系统的医学专著，将传统针灸理论和西医学知识完美结合，逐步形成了具有特色的中医脑病学理论，在中风病"醒脑开窍"针刺法的创立和研究工作中发挥了重要作用。

武连仲从医五十五载，一生倾心致力于中医针灸临床、教学和科研工作，学验俱丰，成就突出，终成德高望重的全国名医。主要科研获奖项目如下：①"醒脑开窍针刺法治疗脑梗塞156例临床研究"，获得1978年天津市科技成果一等奖，第2名；②"针刺治疗假球麻痹的临床研究及实验分析"，获得1982年国家卫生部科技成果三等奖，第3名；③"醒脑开窍针刺法治疗中风的临床研究和实验观察"，获得1992年国家中医药管理局科技成果一等奖，第3名；④"开辟教学新途径，培养针灸新人才"，获得1993年国家教育委员会普通高校优秀教学成果国家级一等奖，第3名；⑤"针刺镇痛的临床及外周机制研究"，国家"八五"科技攻关课题，1996年通过验收，第1名；⑥"醒脑开窍法治疗中风病临床及实验研究"，获得1998年国家科技进步二等奖，第11名；⑦"论窍闭神匿"，国家"十五"攻关项目，第2名；⑧2014年获"武连仲教授全国名老中医药专家传承工作室"建设项目。

武连仲视中医事业为己任，钟爱不移，感悟良深，认为中医学是科学的、朴素的唯物观，博大精深，是中华民族的瑰宝，为中华民族的繁荣昌盛发挥了伟大的、不可磨灭的作用！中医学根据宇宙客观规律，采用类比、象形等方法解释人体生理、病理。中医学的实质是"天人相应"的规律学、逻辑学。然而中医学也不可避免地存在某些机械、陈旧的，甚至不科学的内容，应该予以正视、纠正、推陈出新！因此，武连仲认为，吾辈需要改革、提高、传承中医，同时学习、了解西医学知识，如此才能使中医学巍然耸立、发展腾飞！

三、学术理论精粹

（一）提出"神－脑－心－肾－督"轴心论，发展中医脑病理论

武连仲精读《内经》《难经》等经典医籍，通览中外有关神经系统的医学专著，深入研究脑的生理病理。并在继承传统理论的基础上，结合西医学，通过大量的临床实践，明确了脑和神的生理病理，认为脑之用在心，脑之体在肾，创"神－脑－心－肾－督"一体理论。

武连仲认为，脑被归属为"奇恒之腑"，是因为同时具有藏精髓而不泻和宣散神气而不藏的特征。一方面，"诸髓者，皆属于脑"（《素问·五脏生成篇》）及"脑为髓之海"（《灵枢·海论》），皆言脑由"髓"充实。"肾者，作强之官，伎巧出焉"，肾藏精、主骨生髓，髓聚而为脑，所以脑被称为髓海，"其体为肾"。另一方面，脑又为"元神之府"（李时珍），为诸神之聚。脑藏神，而心主血脉、主神明，脑为清空之窍、清阳所居，最赖心血充养，故言其用在心。张锡纯曾云："盖神明之体藏于脑，神明之用发于心。"脑属阳，神气以宣发为正常，故脑有腑的特征。

中医学认为，神为心所主，心藏神、为君主之官。《灵枢·本神》曰："所以任物者谓之心。"意为心主神明，能担负一切事物，为全身主宰，起主导、支配作用。武连仲认为在中医学中，心之功能即包括西医学脑的功能，心、脑、神的关系是一体的，言心即包括脑，言脑即指心神。头位于人体最高位，为清空之窍。脑喜清而恶浊，人体清阳之气皆上出清窍，瘀浊之邪易随内风而动，上犯清空之窍，也可随经脉瘀阻于脑络，使神气不得宣发，阻碍脑神发挥正常的功能，脑失神明则导致思维、情志、感觉、记忆、运动障碍或脏腑功能失调，出现肢体麻木、拘挛、痿躄、疼痛等病症。这种认识发展了中医脑病理论，具有开创性的意义，而"醒脑开窍"针刺法则是神之生理病理在临床的具体应用。

中医学中的"神"有多种含义，大体可分为两类：一为狭义的神，一为广义的神。狭义的神代表"神志"；广义的神则是人体各种生命活动现象的总称，是各种机能征象的概括，是意义广泛的机动代名词。人体的精神活动、思维意识、感觉运动等各种功能活动，以及脏腑盛衰的外在征象等皆属神的范围。武连仲综中医经典所述，将神的含义概括为以下几种：①代表神识、意识思维、聪明智慧、精神、情志；②代表神采、气色；③代表神气；④代表巧妙、高明；⑤代表变化、运动；⑥代表水谷精气；⑦代表正

气；⑧代表针刺感应；⑨代表人体生命的基本要素；⑩代表专心致志。

武连仲认为神、脑、心、肾，和督脉、血脉相连，其中有着各种紧密的关联。肾藏精、主骨生髓，髓充督脉，而督脉与脑相连，肾精通过督脉入脑，髓聚而为海，所以脑被称为髓海。脑的功能体现在神上。脑之用为心，脑之根为肾，督脉与脑相连，统率一身之阳气。心主血脉，血脉荣养脑而神明出。所以，髓海不足者，不可不补肾；脑病与心相关时，不可不养心。脑神正常生理功能的维持，有赖于心肾功能的正常与协调。脑体阴而用阳，脑之体为阴、为精，脑之用在心、在神；脑为元神之府，诸神之聚；脑藏神，主神"明"。神"明"则治，神妄则乱，只有脑神为治，才能"水火既济，阴平阳秘"，人体保持正常的生理功能，故"神－脑－心－肾－督"是人体重要的生理病理系统。

（二）提出中风病病机关键，主研"醒脑开窍"针刺法

武连仲通过精研历代中医文献，认为历代医家对中风病的认识是逐渐深刻、日臻完善的，但有关的生理认识也有待于进一步充实、完善。具体地说：①对于脑的功能认识不足，只认为"脑为髓之海""脑为精明之府""头为诸阳之会"等，没有认识到脑的复杂结构和各种支配功能；②把脑的功能归纳为心脏的生理功能，如"心为君主之官""心主神明"等，而没有认识到脑为人体之最高统帅，主宰五脏六腑；③把"神"的功能活动（也就是脑的功能）局限于思维、意识、智慧等精神活动方面，而没有认识到"神"（脑）在语言、五官、内脏，以及全身运动、感觉等方面的支配（中枢）作用。在石学敏院士的直接领导与培养下，武连仲苦研《内经》《难经》及《针灸大成》等经典医籍，通览中外神经系统医学专著，将传统针灸理论和西医学知识相结合，逐步形成了具有特色的中医脑病学术思想，总结出"神"的生理病理体系、中风病病机关键、治神针法、针刺镇痛针法等。

在临床实践中，武连仲发现，尽管有一些中风患者无昏迷、嗜睡等狭义"神"病变的表现，但绝大多数中风患者均有不同程度的表情淡漠、反应迟钝、两目无神、语言低微等失"神"表现；而中风的其他症状，如失语、偏瘫等，也是广义"神"失常之表现。故认为伤"神"是中风病机的关键，而阴虚阳亢、阳化风动、冲脑达颠是中风的病因，并非中风的病机关键。中医学所谓的"神"，绝非限于精神、意识。"神"不仅指神志，也代表神气、神采。"神"的主要功能包括在脑的功能之中，而不能将神伤、神昧不明片面地理解为昏厥、迷乱。

因此，武连仲认为中风初起之病机在于阴阳相失，阳化风动，血随气逆，冲脑达颠，或夹痰热、瘀血、湿浊蒙闭清窍，窍闭神匿。脑神昏聩则神志溃乱、猝倒无知；神不使（导）气则筋肉无首而无为，故喝僻不遂；日久气不帅血、筋肉失濡，故肢体痿软废用；经脉偏盛偏衰，阴阳偏急偏缓，故挛急僵硬畸形。在石院士的领导下，中风科研小组历经10年，创立"醒脑开窍"针刺法，获得多项国家级奖励，并不断完善丰富，在全国推广，为天津中医药大学一附院针灸学科成为国家级重点学科、国家针灸临床研究中心奠定了基础、作出了贡献。同时在临床实践与科学研究过程中武连仲自身也成长

为名中医脑病专家。

（三）精研穴性，提出十种针感，崇尚手法，倡导量化

武连仲认为穴性如药性，处方不识药性则无以燮理寒热虚实，针灸不明穴性则焉以起诸病之机？故在临床实践中精研穴性，习故悟新，对穴性的认识深刻而独特。一是按照中药药性类比法归纳出穴位的独特性能和功效，总结并验证了很多具有特异性治疗作用的穴位，如颈臂穴、通灵穴等。二是同中求异，区分具有类似治疗作用的不同穴位的穴性，临证根据辨证结果灵活选取。例如，手少阴心经腕部神门、阴郄、通里、灵道四穴都有安神的作用，但神门偏于补心气，阴郄偏于滋心阴，通里偏于泻心火，灵道偏于通心脉；复溜、太溪、肾俞三穴均有补肾的功效，而复溜为肾经母穴偏于补肾阴，太溪为肾经原穴偏于补肾气，肾俞为背俞穴偏于补肾阳；三廉泉的区别运用，也是同中求异之典型。三是临证选穴配伍，针对辨证，服从治则，提出取穴如用药，用药如用兵，疗效取决于穴性，合理配伍能够增强疗效。四是擅用组穴，选用有特异性治疗作用的经验穴组成有效处方，如筛选出脑病三才、偏瘫三才、五心穴、胫前三针等治疗脑病的特色穴位组合。

武连仲在行针灸治疗时专心致志，注重手法，对穴位的针刺方向、深度研究至深。他认为，进针及运针应一气呵成，手法讲究轻、巧、快、弹（即反弹力量）、借（借劲以激发经气），而且讲究量化针刺的补泻；强调腧穴是三维的，有一定的立体空间结构，不可刺之过深，"针刺之要，勿过其道，得气乃止"。武连仲总结了一些大穴、要穴的性能及针刺手法，如风池四刺、太阳四刺、攒竹四刺、肩贞四刺，以及风府、哑门、带脉刺法等。武连仲还对针刺角度、基本手法、针感提出了新观念。例如，传统观念认为针身和皮肤表面呈90°垂直刺入为直刺，而人体表面鲜有平面，多呈凹凸不平，故武连仲提出针身与所刺穴位的局部皮肤前后、左右各成等角即是直刺。关于针刺的基本手法，传统观点认为有两种，即捻转和提插。武连仲结合临床，认为雀啄法应属于第三种基本手法。针感，即传统意义上的得气，是针刺起效的关键，气至而有效，但往往是心中了了，指下难以掌控，一定程度上造成了针灸手法难以传承的事实。为此，武连仲总结出十种针感，即酸、麻、重、胀、痛、凉、热、窜、动、抽。其中"窜、动、抽"都是他觉的针感，是客观的，不仅使医者可以测知针感，而且很容易量化。武连仲总结出"窜、动、抽"的科学内涵，并撰写相应科研论文，为针刺手法量学研究之开端。此外，武连仲结合穴性，根据辨证，提出升清降浊针法、三阳启泰针法、开结散聚针法等，同时发掘舌针刺法、毛刺法等运用于临床。

（四）独创武氏治神针法

1. 武氏治神针法的理论与内涵

中医学认为，神是人体精神活动、思维意识、感知闻嗅、躯体运动等功能活动的主导，是脏腑功能盛衰、气血津液盈亏的外在表现，是人体生命活动的主宰。因此，人的神志活动、五志或七情的变化，无不显示着神的作用。同时，神与疾病的发生、发展、

变化和预后也有很大的关系，所以历代医家都很重视治神，《素问·宝命全形论篇》云："凡刺之真，必先治神。"《灵枢·本神》云："凡刺之法，必先本于神。"《灵枢·官能》云："用针之要，无忘其神。"武连仲基于对脑病生理病理的深入分析和认识，创立了独特的治神针法、特穴刺法，治疗脑病出神入化，效如桴鼓。其中治疗中风病的"醒脑开窍"针刺法是针灸治神理论的发挥。

武氏治神针法以形为施术整体，以神为调理对象。形是生命的主体，神是生命的外在表现和生命活动的主宰。有神则形健，形健则神旺，对此《内经》中有详细记载。如《灵枢·九针十二原》云"粗守形，上守神"，强调治神是针刺治疗的基础和前提，是针刺取效之关键，是高明的医家诊治疾病的法则。武连仲指出，针刺的首要在于治神，形神兼备、形神合一是健康的体现，也是针刺的最终目的。武氏治神针法涵盖了疾病的预防、诊断、治疗、康复等多方面内容。

在疾病预防方面，现代社会竞争激烈，人的压力大，必然影响心神。《素问·灵兰秘典论篇》云："心者，君主之官也，神明出焉。"《素问·六节藏象论篇》云："心者，生之本，神之变也。"五志过极均可扰心、伤心，心伤过度则神去，神去则死矣。武连仲认为，人生要寻找快乐，克服不良情绪对机体带来的影响，做到"悲者乐之""怒者缓之"。这种思维蕴含了中医"阴者阳之""阳者阴之"的朴素治疗观，符合《内经》的"治未病"理念。只有注重心态平衡，控制情志波动，时常自我调神，才能安神、宁神、养神。

神是一身之主宰，在诊断方面，武连仲通过对患者"神"的观察，譬如步态、动作、言语、思维、眼神、体征等，进而对病位、病情、病势、预后等做出判断。在治疗上，武氏治神针法突出开窍醒脑、调理神机、交通心肾、升清降浊、填精益髓、通经活络等作用。"心主神明""明"是生理要求，人无论睡眠还是清醒都需要神参与，所以针刺调神和醒神作用至关重要。武连仲认为大脑的生理功能归属于心，而心主神明，故有"心脑同源"之说。肾为先天之本，脑髓需要肾精的化生和充养，心为君主之官，脑神又赖心血的鼓舞，心主火，肾主水，水火相济，心肾相交，阴平阳秘，从而保证人的健康和最佳状态。

武连仲认为百病皆调神，强调"治神"为先。根据神在不同疾病不同阶段的病理变化，总结出神的病理有神匮、神妄、神呆、神乱、神伤、神散、神昏和神亡等，治疗上以选用督脉、心经、心包经、胃经、肾经穴为主。

（1）导神：武连仲尤其重视胆经在全身气机升降中的作用，认为"凡十一脏皆取决于胆"，胆经主全身阳气的升降，体现了现代脑的功能，胆气升则诸脏皆升，胆气降则诸脏皆降。中医脑神的功能体现在胆经，胆经分布广泛，分支联络全身，总领诸脏腑经络之阳气。胆气和则全身气机调畅，气行则神行，神行则气行。颔厌作为胆经的最高穴，位于头之角，是维筋相交的代表穴，也是脑腑的引经穴，针刺颔厌可利脑窍、导神气、通达脑之神气，从而发挥脑神的升发宣散功能。武连仲对颔厌情有独钟，将其作为针刺治疗常用穴之一，也常用作巨刺。

（2）调神：根据中风病"窍闭神匿，神不导气"的病机，武连仲倡导调神为先，针灸治疗越早越好，神散则不治。常以上星透百会、印堂、瞳子髎、四关等穴调神，通过调神使脑神恢复正常功能，发挥神的统领作用。在操作上重视手法，并根据阴阳缓急分别采取不同的手法，动静结合，刚柔并调，主次分明。根据中风病神匿→神怠→神伤→神散的变化，采取不同的治神方法。

（3）安神：武连仲遵循"主不明则十二官危"，提出心神安宁则五脏六腑皆安，从气分和阳分着手调理心、肝、肾三脏而安神。神志不安者常表现为心悸怔忡、失眠健忘、烦躁惊狂等症。百会、四神聪，升阳益气而不动火，镇静安神，适用于以气分不足为主的病症。前顶、后顶、通天振奋阳气，潜阳息风而镇静安神，常用于以阳分不足为主的病症。对于神不安或过安所致的顽固性失眠也可选取调神的最高穴"五心穴"来治疗。

（4）养神：养神是治神的重要方面，贯穿治疗的始终。脑为髓海，肾藏精、主骨生髓。久病肝肾不足，气血亏虚，则髓海失养。症见眩晕、耳鸣、反应迟钝、失语、视物不清等，治以养神为主。杨上善曰："用针之道下以疗病，上以养神。"武连仲非常重视用针之后神的调养，常用正廉泉滋补脑髓，完骨、翳风、天柱养血健脑。养神对于提高和巩固针刺治疗的效果是十分重要的，正所谓"得神者昌，失神者亡"。

"望而知之谓之神"，武连仲同时重视望神在疾病诊断中的作用，常从神志、神采、神气三个方面来察患者之神，注重形神统一，认为有形则有神，有神则形健，形健则神旺，形散则神失，形神合一是治神的最终目的和最高境界。在此基础上研创了独特治神针法，如升清降浊针法、舌针、蟠龙针法等。在疼痛治疗方面，武连仲根据长期临床经验总结出针刺止痛十二法，而调神针法亦被列为十二针法之首。

2. 武氏治神针法的特点

武氏治神针法强调"心脑肾同治"，治疗上选用心经、心包经、督脉、肾经之腧穴为主穴，尤以各经的郄穴、合穴、原穴、络穴、荥穴居多。手法要求轻、巧、快、弹、借（借助患者的正气）。注重以医者手气激发患者经气。《灵枢·刺节真邪》云："用针之类，在于调气。"《灵枢·九针十二原》曰："刺之要，气至而有效。"武连仲善用提插及各种复式手法，常施飞经走气、通经接气，出神入化，发挥调神行气、填精益髓、平衡阴阳的作用，对脑系疾病及多种疑难病症均有良好的治疗效果。

调理神机的方法在针灸治疗中应用非常广泛，很多疑难杂症在其他方法不能奏效的情况下应用调神法治疗往往能起到意想不到的效果。但武连仲认为调神法也要坚持辨证论治、辨证选穴，不可拘泥于固有治法。"粗守形者，守刺法也。上守神者，守人体之气血有余不足可补泻也。"（《灵枢·小针解》）根据疾病的虚实和患者体质的盛衰辨别"神"的不同病理变化，灵活运用各种补泻手法，将整体调理神机与局部辨证取穴相结合，以达到患者早日康复的目的。

3. 武氏治神针法的细则

武连仲认为"神"主变,归属脑,故脑病重在治神,而又有醒神、调神之别。例如,"窍闭神匿"(即脑窍不通,表现为神气不能宣发)是中风的基本病机,在此病理阶段当开窍醒神。然而随着病情的发展变化,还会有不同"神"的表现,诸如神伤、神妄、神呆、神散等。各种疾病都与"神"相关,也体现出"神"的病变之复杂,在临床上也必然有各种调神方法。

武连仲强调治神也当辨证。如果神气被邪气闭阻,暂时无法宣发,即神匿,就必须采用开窍的方法;如果神气有所损耗,即神伤,就要益气养神;如果是神躁,患者亢奋、烦躁,就用安神潜阳的方法;如果神气迟缓,即神呆,则应畅达神气;如果神散,即一种阴阳离决的状态,则要交通心肾、敛神固脱。这体现了"神"的辨证论治。不仅需要在整体观念下辨神气之盛衰,离合出入是否正常,同时针对局部症状,也要辨清神气导向,神气是否充沛,所支配的阴阳诸经气血是否畅通、是否平衡,从而使治疗更有针对性。武连仲强调审因求治,如阴虚者,治以滋水益阴;血虚者,治以补血养心;精髓亏虚者,治以补肾填精;阳明实热者,治以清泻阳明、镇静止痉;心火炽盛者,治以清心泻火、安神定志;热极生风者,治以泻热定惊、镇痉息风。脑病,尤其是脑中风的治疗,若要取得更好的疗效,当谨守病机。

武连仲认为中风之病机为阳化风动,瘀浊之邪随风上扰,阻塞清窍,以致"窍闭神匿,神不导气",治宜醒脑开窍、醒神导气。偏瘫肢体导气要先阴后阳。神气以"动"为表现,"刺之要,气至而有效",而肢体运动以屈曲(阴经经筋发力)为主、为先,伸直(阳经经筋发力)为辅、为后,故先取阴经穴位极泉、三阴交等,要求针感"窜、动、抽",以"动"治静,再灵活运用"治痿独取阳明""扶阳抑阴"等法。脑病的另一个病机是升降失司,清浊混淆。中风中后期可用升清降浊之法,以免窍闭日久,元神损伤而致心神不能复明,患者出现意识丧失、痴呆及运动功能永久性丧失。故神醒之后需要养神、调神,常横刺风池、完骨以活血健脑养神,印堂、上星透百会以通督调神,安神定志。

(五)诊治方法推陈出新

武连仲师古而不泥古,诊治方法推陈出新,临证提倡脏腑、经络辨证和辨病相结合,在辨病的前提下,推广新的、全面的、精细的、更为科学的辨证论治体系,重视体格检查,辨别"藏奸"之处,即和临床表现不一致的体征,明确病性、病位,取穴精简,强调针灸处方的君、臣、佐、使,力求理、法、方、穴、术一致。武连仲精研穴性,不断创新,临证取穴精少,在治疗疾病的同时,避免产生不必要的损伤,防止扎针过度而耗气伤血,总结创造了很多特效穴。

1. 脑卒中的治疗

对于脑卒中的恢复期及后遗症期,武连仲的重要治法之一是通督调神和交通心肾。

取上星透百会、印堂平补平泻、完骨小幅度高频率捻转补法可养血健脑以治其本，也适用于卒中后痴呆等。舌位于阴阳之交，上抵督阳，下达任阴，为心之苗，故可交通心肾、调节阴阳而与脑密切相关。针刺舌位主要采用点刺法，轻刺为补，重刺为泻；针刺舌根采用苍龙摆尾刺法，舌尖采用灵龟探穴刺法，舌下穴采用金雀啄米刺法。一般采用浅刺、高频刺，不出血，不留针。然后根据窍闭神匿、窍闭神妄、窍闭神呆、窍闭神散等不同病机辨证取穴。对脑干或基底节梗死引起的中枢性瘫痪，采用调神与局部阴阳缓急辨证取穴的治法，一般会有明显疗效。

2. 针刺止痛的应用

针刺止痛在临床上疗效比较显著，其中医机制主要包括以下两方面，首先是神与感觉的关系，即对全身感觉的调节作用。神为人体最高统帅，主宰全身，职司运动、感觉等各种功能，接受体内外各种刺激并作出反应，即神和志的关系，故神与痛直接相关。其次是痛与心的关系。因痛而苦，而苦入于心，心主苦，痛发于心，而心主神明，故治痛当调神。临证中武连仲善用本法治疗颈椎病及腰椎病引起的疼痛、三叉神经痛，以及经络循行局部疼痛。例如治疗三叉神经痛，整体用调神止痛法，取内关、神门、四神聪、百会等穴镇惊安神，移志宁心；局部采用通经止痛法，取四白、迎香、内大迎等穴通经导气，活络止痛。经过几次治疗后疼痛即可消失，收到很好的效果。

在此将针刺止痛十二法内容简述如下。

（1）调神止痛法：首先，《素问·痿论篇》载："心主身之血脉。"《素问·灵兰秘典论篇》云："心者，君主之官，神明出焉。"《素问·宣明五气篇》云："五脏所藏：心藏神，肺藏魄，肝藏魂，脾藏意，肾藏志。"《医学衷中参西录》亦载："人之神明有体用，神明之体藏于脑，神明之用出于心。"可见心除主血脉外，还主神明，气血运行依赖于心的统帅，而疼痛则是神志感受气血运行异常的一种反应，疼痛影响心，进而影响神，神与疼痛直接相关。其次，《素问·宝命全形论篇》曰："凡刺之真，必先治神。"《灵枢·官能》亦云："用针之要，勿忘其神。"《素问·针解篇》载："调其神，令气易行。"强调针刺止痛以调神最为首要、最为重要、最为必要。

调神止痛法重在开窍调神，多取人中、内关、少府、郄门、劳宫、涌泉，以及十二井穴、十宣穴等清心开窍之穴，多施以提插捻转泻法，而人中、十二井穴、十宣穴则多施以雀啄泻法。

（2）通经止痛法：《素问·举痛论篇》曰："痛而闭不通矣。"《医宗必读·心腹诸痛》亦载："有以通则不痛，痛则不通者。"《医学发明》则详细记载"通则不痛，痛则不通"之论，充分强调人体气血依赖经络的疏通运行，若经络不通，气滞血瘀，进而为痛。

通经止痛法宜疏经通络。取经脉所过又能发散走窜的腧穴，如下关、极泉、环跳、委中等，施提插手法，使痛处有"窜、动、抽"针感，达到"气至病所"的作用。经气不足之虚证者，则应鼓舞气血，施补法或加灸；气血壅滞之实证者，则疏经通络，施泻法。

（3）巨刺止痛法：《灵枢·官针》云："巨刺者，左取右，右取左。"简洁明了地概述了巨刺止痛法的操作要领——取穴左病而针右，右病则针左。应在对病证进行经络辨证的基础上，根据病变或疼痛部位及其所属经脉，选取相应穴位或循经取穴。如左侧面瘫取右侧合谷。

（4）刺络止痛法：《素问·针解篇》云："菀陈则除之者，出恶血也。"提示可以通过使用刺络出血法以祛除瘀血或其他阻滞经脉的病理产物，从而达到疏通经络、调理气血、祛除疾病的目的。可循经取穴或取阿是穴，也可点刺瘀血局部之静脉，以三棱针点刺出血 2~5 滴，疼痛严重者可再加拔火罐出血 2~5ml。

（5）郄穴止痛法：郄穴是各经经气所汇聚的部位，是人体气血运行的通道，是所有脉道中最狭小的孔隙，对气血运行起到尤为重要的作用。郄穴作为腧穴特定穴位，具有缓急止痛的作用。《针灸甲乙经》提到，阳经的郄穴多用于治疗急性疼痛，如胆囊疼痛取足少阴胆经的郄穴外丘；阴经的郄穴则多用于治血证，如咯血取手太阴肺经的郄穴孔最。

（6）温经止痛法：在中药四气五味理论中，依据药物作用于机体所发生的反应归纳出寒、热、温、凉四种不同的药性。一般认为寒性、凉性的药物具有清热泻火的作用，而温性、热性的药物则具有温里散寒的作用。其中温可散，散则通，故温性药物能温通经络，而经络通畅，则气血调和，阴平阳秘，可宣闭止痛。

温性药物的使用以艾叶最为常见，故选取疼痛局部或相应穴位后，多施以艾灸。具体多以温针灸或艾条循经雀啄灸，也可用艾炷灸、隔蒜灸、隔姜灸等温热散寒的方法。

（7）阻力针止痛法：取疼痛局部阿是穴或相应穴位，先深刺，再使针向同一个方向捻转至滞针，然后让患者做最痛的动作同时在滞针处施用雀啄泻法的刺激手法。此法具有缓急解痉止痛的作用，主要适用于肌肉扭伤或软组织损伤等疼痛。

（8）宿针止痛法：选取疼痛局部旁开的相应穴位并施以相应针刺手法刺激，再长时间留针数小时，也可用揿针，以达到长时间刺激的作用。

（9）围刺止痛法：是一种围而刺之，并使疼痛范围逐渐缩小的针刺止痛方法。先在疼痛部位的外围均匀地针刺一圈，将疼痛部位用针围住，在中间最痛处不施针，目的是使病邪集中。然后每次针刺治疗时，随着疼痛范围的收缩和疼痛程度的减小，针刺范围也逐渐缩小，直至痊愈。此法主要适用于疼痛部位成片，范围较大的病症。

（10）鼎刺止痛法：是一种疏散痛处病邪的针刺止痛法，属泻法。首先在疼痛部位的外围均匀地针刺一圈，但其与围刺止痛法的区别在于，在远心端留一缺口，不全围之。然后在该围刺的缺口处选取相应穴位，并施以相应针刺手法，力求使针感由该缺口处向远心端放射，让阻滞的病邪有去路，从而达到疏而散之，散而通之的作用。

（11）透刺止痛法：是将毫针刺入穴位后，再按一定方向透达另一穴位或部位的针刺止痛方法。可以透刺同一经脉的穴位，也可透刺相表里、阴阳经脉的穴位，亦可透刺邻近经脉的穴位。此法具有疏通经络、沟通表里、阴阳经气的作用。例如，膝关节红肿疼痛取阴陵泉透阳陵泉，肩周炎取条口透承山，腰扭伤取后溪透劳宫。但操作时应注意避开大血管，并避免透破相应皮肤。

（12）龙虎交战止痛法：是一种从阴引阳、从阳引阴，急攻病邪的足趾串针止痛法，操作时从足趾第一关节外侧下方赤白肉际处进针，并连续穿透数足趾。适用于多种剧痛，如面颊痛、心绞痛、胆绞痛等。

3. 五心穴的应用

五心穴是武连仲的特色组穴，常用于治疗顽固性疾病，疗效比较明显。五心穴由人中（即水沟穴）、双侧劳宫、双侧涌泉组成，常配合双侧郄门、双侧丰隆。人中穴居人体阴阳之中心，劳宫、涌泉分别居于手足之心，五穴共用，故名五心穴。人中通调督脉，督脉通脑达颠，脑为元神之府，故针刺人中能开心窍、醒神明；针刺劳宫、涌泉不仅清心开窍醒神，且调理少阴，平抑缓急，使水火相济、神气宣畅。

武连仲临床应用五心穴治疗痉挛性斜颈为一大特色。武连仲认为，该病的病机在于"窍闭神妄"，痰浊、湿热等病邪阻滞经络，上蒙清窍，导致神机妄动，经筋结聚无常，拘挛、弛纵混乱，而发此病。治则为开窍醒神，开结散聚，顺气理筋。开窍醒神之主则，是针对病证根本所设。开窍以治神乱，神气调顺则经筋得以疏理。局部通经散结，消壅除聚。主穴选取五心穴，配合局部取穴。本病与长期精神刺激或突然巨大刺激以及精神状态可能有关，所以调理神机的治法在本病治疗中起主导作用。同时武连仲还嘱咐患者调节饮食起居，调畅情志，坚定信念，积极配合治疗。

《灵枢·官能》云："用针之要，无忘其神。"总之，神乃形之主，人体是由精神支配的，不少疾病的发生与精神因素都有着密切的关系，因此用针灸治疗疾病时，应时刻注意精神的调理。《灵枢·小针解》云："神者，正气也。"调神有助于扶助人体正气，促进机体自身的恢复。调理神机的方法在中医治疗中应用非常广泛，很多疑难杂症在其他方法不能效的情况下，应用调神法往往能起到意想不到的效果，但调神法也要坚持辨证论治、辨证选穴，不可拘泥于固有治法，"粗守形者，守刺法也。上守神者，守人体之气血不足可补泻也"。武连仲根据疾病的虚实和患者体质的盛衰辨别神的不同病理变化，灵活运用各种补泻手法，将整体调理神机与局部辨证取穴相结合，以达到患者早日康复的目的。

4. 升清降浊针刺法的运用

武连仲擅长使用升清降浊法治疗慢性脑缺血，譬如脑动脉硬化、血管性痴呆、脑皮质萎缩、脑白质脱髓鞘，中医辨证乃脑海不足和痰浊阻窍（痰热、湿浊、瘀血等）。慢性脑缺血主要表现在3个方面：①神志迟钝；②经脉阻滞；③窍络阻塞。而不同患者在3个方面的表现各有偏重，治疗时要因人而异。

升清降浊针法常用腧穴：上星透百会、印堂、完骨、风池（横刺）、三廉泉、咽后壁（点刺）、曲池、手三里、列缺、合谷、复溜、血海、足三里、丰隆、太冲等。上星透百会、印堂可通督调神，完骨、风池横刺养血健脑，三廉泉、咽后壁点刺宜通窍络，曲池、手三里、足三里益气扶正，复溜、血海滋阴健脑，列缺、丰隆、合谷、太冲具有通降作用。其中曲池、足三里、复溜、正廉泉为升清主穴。升清降浊针法治疗慢性脑缺血病症，用武氏治神针法特定腧穴和特殊刺法，以脏腑经络辨证为基础，以醒神、调神治疗为核心，注重固本开窍和通经活络以达治疗目的。

5. 带脉刺法

带脉穴属于带脉和足少阳胆经两经。带脉绕身一周，串联诸经，通于冲任二脉，可以治疗多经病变和多种疾病。带脉取穴：两侧髂前上棘间为12寸，平脐与髂前上棘直上相交点为带脉穴。带脉采用不同刺法可以治疗多种疾病：①具有固下强督的作用，可以治疗虚性腰痛；②治疗病情复杂的多经病；③布于胁肋，用于治疗各类胁痛；④具有约束、统摄作用，治疗下陷、脱垂疾病（胃、肾、子宫等内脏脱垂），以及胃肠虚弱引发的久泄，肾气不足所致尿频；⑤带者经带也，带脉通于冲任二脉，是治疗妇科病（带下、月经病、崩漏等）的要穴；⑥用于治疗肝胆疾病等其他病症。

6. 蟠龙针法

蟠龙乃东方之龙，具盘曲环绕之形。蟠龙针法是在紧贴脊柱的棘突间隙旁开5分，以40mm毫针刺入15~30mm，进行提插补泻，不留针。每个棘突间隙针刺一侧，下一间隙针刺另一侧，自上而下，针刺路径犹如盘曲环绕之龙体，故称蟠龙针法。蟠龙针法可以疏通督脉、太阳经之经气。武连仲指出，蟠龙针法具有很强的激发经气作用，能够调整神经内分泌和免疫功能，坚持施治可以提升正气，对于肿瘤、郁证、失眠等疾病有独特的疗效，亦广泛用于治疗脊柱退行性疾病。

7. 心经腕穴刺法

手少阴心经在腕部1.5寸的范围内有4个重要穴位，由远及近分别为神门、阴郄、通里、灵道。

腕部穴位诸多，多数教科书记载神门在腕横纹上取穴，但每个人的腕横纹均不同，从一道到四道皆有之，从而影响了取穴的准确性。武连仲根据临证经验总结为：两道取近端，三道取中间，四道取第三道（由近及远），尤其注意要在两筋间取穴，注重经气传导。

武连仲认为，穴性如同药性，用穴如同用药，要掌握穴性的使用，需从三方面来理解。以心经腧穴举例如下。一是腧穴的同一性，即腧穴的异中求同，譬如心经的穴位都可以治疗心经的病症。二是腧穴的专一性，每个腧穴都具有其特殊治疗作用，在心经腕部腧穴中，神门补心气，用于面黄、心悸、气短等心气不足之证；阴郄滋心阴、清心热，用于夜不能寐、潮热多汗等心阴不足之证；通里清泻心火，用于舌红、舌痛等心火上炎之证；灵道开心窍，用于心痛、悲恐、暴喑不能言等心闭之证。三是腧穴的双重性，每个腧穴都具有双重治疗作用，根据正气的盛衰和证候的不同可补可泻。

8. 三阳启泰刺法

"三阳启泰"刺法乃委阳、飞扬、跗阳伍用刺法的简称。委阳、飞扬、跗阳分别是三焦经合穴、膀胱经络穴、阳跷脉郄穴。据《针灸大成》载，委阳主治"飞尸遁疰痿厥不仁"，飞扬主治"步履不收，颤栗不能久立久坐，足趾不能屈伸"，跗阳主治"腰痛不能久立，坐不能起，髀枢股痛，痿厥"。三穴均主通下，善治痛厥痿证。三阳启泰刺法乃合、郄、络经典组合配穴，具有鼓舞气机、疏畅三阳、通经止痛的作用，主要用于下肢痹痛、踝厥及坐骨神经痛的治疗，临床证明具有针到病除的效果。

（六）以人为本，治法灵活多变

武连仲强调，"上医治未病"，医学核心之道是对生命的最本质的关怀，医患关系要和谐，医师要以人为本，治疗既要利于患者之病又要利于患者之心，尤其要注重因势利导、调整正气；关注患者对疾病和治疗的反应，适时开展心理疏导，给予患者治疗信心和病愈希望，常常可使患者的病情大幅好转，也减轻了就医负担。武连仲反对乱扎针和乱用药，注重人性化治疗，充分体现了武连仲广博的中医整体观念和高尚的医德。武连仲治疗患者，或针刺，或中药，或针药结合，治疗方法多种多样，疗效卓著，且尊重患者的意见。

四、临证经验

验案举隅 1：开窍调神、顺筋散结法治疗痉挛性斜颈

王某，男，47 岁。2019 年 9 月 23 日初诊。

主诉：头部向左侧倾斜、颈项向右后扭转伴抽动 2 年余，加重半日。

现病史：2 年前无明显诱因出现左侧胸锁乳突肌僵硬变粗，左侧紧缩感，头部向左侧倾斜，颈项向右后扭转，头部主动运动时震颤。曾于当地医院就诊，诊断为"痉挛性斜颈"，予肉毒素注射治疗 3 次（具体不详）。自诉注射药物后病情缓解 3 个月余，随后症状复发如治疗前，数次于他处求医未愈。2019 年 9 月 23 日无明显诱因上述症状加重，遂来门诊就诊。刻下症：头部左倾，以手扶头姿势，面部向右上扭转，左侧胸锁乳突肌较右侧增粗凸起，头部时有颤动，舌暗红、苔白腻，脉弦数。

辅助检查：头颅 MRI 检查及颈椎 CT 检查均未见明显异常。肌电图（2019 年 9 月 23 日）示：左侧胸锁乳突肌、头夹肌肌紧张，左侧胸锁乳突肌安静时可见少量自发电位。

西医诊断：痉挛性斜颈。

中医诊断：痉证（痰浊阻络证）。

治法：开窍调神，顺筋散结。

针刺处方：君：五心穴（水沟、劳宫、涌泉）；臣：印堂、上星透百会、郄门；佐：丰隆、廉泉配合舌针点刺法；使：额厌。配合局部取穴。每日 1 次，每周 3~5 次。

操作：①君：水沟采用提捏进针法，与皮肤呈 45° 向上斜刺，顺时针捻转至滞针，采用"四度一按"进行雀啄泻法，即"重力度、大幅度（针尖上下移动 3~4mm）、低频率（50~60 次 / 分）、长时度（> 30 秒）、按针身"，针身与穴位组织之间不产生相对位移，使针尖在穴位处产生刺激。水沟穴得气的标准包括额头微微汗出、毫毛竖起、面色

转红润、眼球湿润。劳宫、涌泉均直刺 5~15mm，采用提插泻法，得气即可。得气后留针 25~30 分钟。②臣：印堂采用提捏进针法，与皮肤呈 45°向鼻根方向斜刺 15~20mm，进针后行提插捻转平补平泻法，行针 5~10 秒。上星向百会方向平刺 30~45mm，行提插捻转平补平泻法，行针 5~10 秒。郄门可清心调神，直刺约 10mm，采用提插泻法，行针 3~5 秒。得气后留针 25~30 分钟。③佐：丰隆直刺 10~20mm，采用提插泻法，行针 5~10 秒，得气后留针 25~30 分钟。廉泉直刺 10~20mm，顺时针捻转滞针后，提针身做"四度一提"雀啄补法，即"轻力度、小幅度（针尖上下移动 < 2mm）、高速度（90~120 次/分）、短时度（< 10 秒），提针身"，以避免穴位深部淋巴结及相关组织在行针过程中受到损伤，得气后起针。舌针点刺以助开窍调神，其操作分为 4 步：A. 苍龙摆尾：舌根点刺，点刺时，针柄向右侧倾斜，针尖左右移动点刺舌面，可重复 1~2 次；B. 灵龟探穴：舌尖点刺，点刺时，针尖朝向咽部，针身与舌面呈 45°，针尖点刺舌面后微抬针，使针尖仍位于舌面上，继续向舌尖方向稍移动约 0.5mm 后点刺舌面，点刺 15~20 次，针尖进中有退；C. 金雀蚀米：点刺金津、玉液，每穴点刺 2~3 次，交替 2~3 次；D. 白蛇吐蕊：速刺舌系带旁边（左侧或右侧旁开 1mm 处），快速点刺 1 次。点刺深度以有刺痛而无出血为度。④使：颔厌平刺 5~10mm，采用提插捻转平补平泻法行针 5~10 秒，得气后留针 25~30 分钟。

局部直刺经筋，开结散聚。颈部倾侧为"筋结"，对侧为"筋聚"。治疗"筋结"时要以手触摸局部，触及深在的硬结条索后，在其正中直刺 1 针，深度为 15~20mm，然后在其上下等距离（约 10mm）排刺，直刺深度 10~15mm；再以该列为参考，依次在两侧针刺 2 列，若筋结范围较大，可针刺 3 列。排刺范围为胸锁乳突肌、斜方肌及锁骨线构成的三角区内。均行提插泻法，行针 3~5 秒。治疗"筋聚"时，同样以手触摸，触及粗大显露的凸起时，直刺正中 1 针，但深度要相对"筋结"侧为浅，一般 10~15mm，然后在四周排刺。留针 25~30 分钟，针刺时应注意先刺"筋结"后刺"筋聚"。

治疗结局：治疗 2 个月后，患者颈部左倾症状明显改善，可以摆脱以手扶头姿势，面部向右上方旋转角度减小，仍时有抽动。针对患者颈部抽动症状，武连仲认为该患者为督脉阳亢失摄，故在原组方基础上加前顶、后顶、通天以通调督脉，针尖向后平刺 15~20mm，行捻转平补平泻法至得气，留针 25~30 分钟。治疗 6 个月后，患者颈部旋转以及颤动症状消失。随访半年未复发。

按语：痉挛性斜颈，又称颈部肌张力障碍，是一种以颈肌扭转或阵挛性倾斜为特征的疾病，多见于成年人，好发于青年，病因不明，病理机制尚不明确。临床上主要累及颈部肌肉，以胸锁乳突肌、斜方肌、颈夹肌受累明显。武连仲经多年临证总结，认为本病基本病机在于"窍闭神妄"，痰浊、湿热等病邪阻滞经络，上蒙清窍，导致神气妄动，经筋结聚无常，拘挛弛纵混乱而发此病。治法以开窍顺筋，开结散聚为主。

本案患者病机为痰浊阻络，上蒙神窍而致使窍闭神妄，经筋气乱，故以开窍调神、顺筋散结治疗为主。针刺组方中五心穴是武连仲"神－脑－心－肾－督"轴心思想的代表组穴，有清心、开窍、调神之功。水沟在头心，劳宫在手心，涌泉在足心。水沟通督脉，针之可开窍醒神，配双侧涌泉、双侧劳宫，加强开窍醒神之效，且可调理少阴，平抑缓急，使水火相济，神气宣扬；上星透百会、印堂、郄门达清心，通督调神益气之效；丰隆、廉泉、舌针点刺，意在化痰降浊调神，神明则筋顺，故所有斜颈患者均可在治疗过程中施用此法，点刺深度以有刺痛而无出血为度。领厌，助君穴以通脑腑、导神气。颈部局部针刺经筋，达开结散聚经筋、清散邪痹之效。以上诸穴共奏调神、理气、顺筋之效。

痉挛性斜颈临床治疗手段较少，效果多不理想，且复发率高。武连仲提出应用开窍顺筋法治疗痉挛性斜颈，强调及时根据患者病情变化进行穴位加减，同时指出患者的心态十分重要，要坚持"四心"，不能半途而废。针刺时，合理辨证、施治、组穴、取穴及施术是关键。

验案举隅2：调神止痛十二法治疗三叉神经痛

石某，男，53岁。2017年9月11日初诊。

主诉：右侧面颊疼痛近1年，尤以右牙龈疼痛明显。

现病史：患者平素喜饮酒及辛辣食物，半年多前突然感到右侧牙槽触电样剧烈疼痛并放射至右侧面颊，疼痛持续数分钟，常因触摸、吞咽、说话引发，影响饮食、说话及睡眠。发病以来多方求诊，历经口服卡马西平、甲钴胺胶囊、维生素 B_{12} 等药物，以及针灸治疗，未见明显好转，故来此就诊。刻下症：神清，体格检查合作，呈痛苦面容，面部皮肤粗糙晦暗，无神经系统体征，病理反射未引出，生理反射均正常，血压150/90mmHg，舌红、苔黄腻，脉弦数，小便调，大便秘结。

既往史：高血压病史。

西医诊断：原发性三叉神经痛。

中医诊断：面痛（胃火冲逆证）。

治法：清泻阳明，开窍调神，通络止痛。

针灸处方：健侧取领厌、巨髎；患侧局部取穴以阳明经为主，如眉冲、阳白、鱼腰、攒竹、太阳、下关、四白、迎香、颧髎、颊车、大迎、地仓、口禾髎、夹颐等；取双侧温溜、郄门、合谷。

具体操作：①健侧：领厌、巨髎施巨刺止痛法。②患侧：攒竹，刺向外上方，即交经刺，以疏通太阳经经气；太阳施透刺止痛法，用3寸毫针，向地仓透刺，深刺，不提插，行捻转泻法，得气后浅留针；下关施通经止痛法，直刺、深刺，行深部雀啄手法，使针感放射至牙槽；四白，提插捻转泻法，有触电感；颊车施透刺止痛法，以3寸毫针向地仓透刺，深刺，不提插，行捻转泻法，得气后浅留针；夹颐，位于颏肌外缘中点，刺向颏肌。③双侧：郄门予郄穴止痛法，施捻转泻法令针感向远端放射1次。除太阳及颊车透地仓外，均使用1.5寸毫针。除上述各穴外，余穴均行捻转泻法。

中药处方：以清泻为主。生地黄30g，麦冬、川牛膝各15g，生石膏（先煎）20g，知母、升麻、枳壳、厚朴、延胡索、酒大黄、生甘草、白芷、川芎各10g。14剂，每天

1剂，水煎，分早、晚2次服。

二诊（2017年9月15日）：患者自诉白天疼痛感明显减轻，发作次数减少，但不敢触摸、吞咽、说话，夜晚亦可痛醒。武连仲认为，患者胃热痰湿内盛，气郁日久化火，进而阻闭心窍，扰动神明而致睡眠难安。在初诊针刺治疗的基础上再予"调神止痛法"：百会、四神聪、上星（用3寸毫针向百会透刺）、印堂（直对鼻根方向）、上廉泉（经验效穴，廉泉上1寸）、人中（斜刺45°向鼻中隔方向进针，再将针向同一方向捻转1周，使肌纤维缠绕滞针，最后用"四度一按"的雀啄泻法，以眼球湿润、额头冒汗微热为得气）。治以清心泻火，开窍调神，通络止痛。

三诊（2017年9月20日）：患者诉疼痛感比二诊时减轻，夜间基本正常入睡，无痛醒情况，二便调，但触摸、吞咽、说话仍可引起疼痛。武连仲认为患者病程长久，病邪客于阳明非一朝一夕便可祛除，需从阴引阳、从阳引阴，将病邪缓缓引出，故在二诊的基础上使用"龙虎交战止痛法"（从右足小趾次趾近端趾关节外侧，骨下方赤白肉际处进针，穿透两趾，可在足大趾和次趾间缝隙处放置棉球以固定，留针30分钟，每周1次）；并在患侧面部针刺颧髎、颊车，下关针刺后拔罐（刺络止痛法）。

四诊（2017年9月25日）：患者自诉疼痛已大为改善，可漱口、微笑，但触之仍有疼痛。武连仲认为久病其气必虚，营卫失和，治以调和营卫、温经止痛。在三诊的基础上给予"温经止痛法"，以艾条循经雀啄灸面部疼痛部位；"宿针止痛法"，用揿针施治于温溜、郄门。方药以通络为主，处方：天麻、辛夷、藁本、鸡血藤各15g，羌活、荆芥穗、僵蚕、川芎、地龙、赤芍、没药、酒大黄、生甘草各10g。共14剂，每日1剂，水煎，分早、晚2次服。

应用以上针刺止痛十二法治疗，每周2次，中药每日1剂，至2017年10月6日，患者痊愈。随访半年，未再复发。

按语：针刺治疗能够有效提高局部供氧需求，促进局部血液循环，加速神经水肿吸收，消除炎性物质。因此，针刺是治疗三叉神经痛最有效的疗法之一。对于三叉神经痛的患者，武连仲强调辨证治疗，要善于从症状细节把握病情进展，灵活应用针刺止痛十二法，既调整整体，又加强局部效应；并且注重针感走窜放射的传导，达到"气至病所""气至而有效"的作用，使经络疏通，气血充足，驱邪外出，从而面痛得以解除。以针刺止痛十二法治疗三叉神经痛可以显著减轻患者病痛，缩短诊治疗程，值得临床应用。

验案举隅3：调神法治疗抽动秽语综合征

徐某，男，11岁。2013年3月20日初诊。

主诉：眼、口、鼻不自主抽动，清嗓样咳近3年，加重2个月。

现病史：该患儿足月顺产，4岁时无明显诱因出现频繁眨眼、头痛，精神紧张时症状加重，晚上睡眠时消失，未予治疗，几个月后症状自行消失。2010年3月再次出现眨眼、歪嘴、缩鼻等不自主抽动症状，且伴有清嗓样咳，严重时发出"嗯嗯"样怪声，遂就诊于当地医院，诊断为"抽动秽语综合征"。随后一直给予中西药联合治疗，症状时轻时重。2013年1月患儿上述症状加重，遂就诊于我院针灸科。刻下症：眼、口、鼻不自主抽动，清嗓样咳，注意力不集中，动作频繁且剧烈，语言响亮，口腔有异味，形体偏胖，烦躁易怒，大便秘结，小便可，舌红、苔黄腻，脉滑数。

辅助检查：脑电图（–），头颅CT检查未见异常。

西医诊断：抽动秽语综合征。

中医诊断：颤证（阳明热盛证）。

治法：清泄阳明，清热化痰。

针刺处方：上星、印堂、头维、四白、曲池、偏历、合谷、丰隆、内庭。

操作：患者仰卧位，诸穴均采用0.30mm×40mm毫针针刺，上星、印堂、头维平补平泻；四白，用雀啄泻法，使针感向下传导，局部有窜动感；曲池、偏历、合谷、丰隆、内庭均用提插泻法；足三里施提插补法。留针30分钟，每日针刺1次，每周5次，2周为1个疗程。

治疗结局：针刺1个疗程后，家属诉患儿口中异味消失；继续针刺治疗3个月，患儿抽动动作较前减少，疗效显著，后患者因个人原因未能继续巩固治疗。

按语： 抽动秽语综合征一直是颇受重视的儿科常见病，目前没有较好的治疗方法，西医多用以硫必利为代表的多巴胺受体阻滞剂治疗，虽能控制症状，但复发率较高，且不良反应明显。武连仲运用中医辨证论治理论，对本病有独特见解。本病多发于儿童，儿童具有"阳常有余，阴常不足"生理特点，且思想简单，多无忧思之伤。故根据"虚则少阴，实则阳明"学说，认为此病的发生不外乎先天因素和后天因素两方面。若先天不足，肾精亏虚，元神失于统摄，加之精神紧张，劳伤心神，伤津耗液，引动虚风而筋惕肉瞤，则证属虚，责之少阴；若后天恣食肥甘厚味，饮食不节致使胃肠积滞，阳明热盛，化火生风，加之手足阳明经络皆分布于头面，阳明主一身之宗筋，遂易发筋惕而头面抽动不止，则证属实，责之阳明。本病案属于阳明热盛证，以清泄阳明、清热化痰为治法。

针刺上星、印堂以通督调神。武连仲认为，印堂与上星均位于督脉循行线上，又位居"精明之府"的头部，刺其穴具有醒神调神之效；头维采用平补平泻法；四白用雀啄泻法，使针感向下传导，局部有窜动感，达通经活络、舒筋止痉之效；取曲池、偏历、合谷，配丰隆、内庭，均用提插泻法，达清泄阳明腑热的功效。武连仲强调：①针刺上星、印堂时要使毫针刺直、刺正，谨防偏离腧穴，影响疗效。②《灵枢·九针十二原》云："刺之要，气至而有效。"强调针刺得气是针灸治疗的关键，针刺四白时要使针感向下传导，局部产生窜动感。

此外，本病的发生与外界环境和儿童自身的精神状态有密切的关系。故日常调护对疗效也有一定影响。第一，应重视儿童的心理调护。教育孩子要有耐心，勿给孩子施加过多的学习压力，尤其对患儿的抽动症状不要给予过分关注，避免让患儿过度紧张、兴奋等。第二，应注重饮食调理。控制患儿偏嗜喜好，避免恣食肥甘厚味。第三，加强体育锻炼，增强体质，提高免疫力。只有为患儿营造一个健康、良好的生活环境，才更有利于康复。

验案举隅4：升清降浊法治疗肌萎缩侧索硬化

张某，男，56岁。2012年6月8日初诊。

主诉：双侧肢体轻瘫，语言不利，饮水呛咳20余天。

现病史：患者20天前不明原因出现语言不利、饮水呛咳，就诊于当地医院，诊断为"肌萎缩侧索硬化"，经输液治疗，效果不显，遂来我院门诊求治。刻下症：双侧肢体轻瘫，言语困难，吐字不清，语音低钝，吞咽呛咳，精神呆板，反应迟钝，舌体活动不灵活，舌暗、舌纤颤、脑纹舌，舌底脉络怒张，苔白厚腻，脉弦滑。

既往史：高血压及高脂血症病史。

西医诊断：肌萎缩侧索硬化。

中医诊断：痿证（络瘀痰阻证）。

治法：升清降浊，去菀陈莝。

针刺处方：①主穴：前廉泉、上廉泉、正廉泉、双侧复溜；②配穴：头面部百会、上星、印堂、双侧完骨，胸腹部膻中、鸠尾、中脘、气海，上肢部曲池、手三里、列缺、双侧合谷，下肢部血海、足三里、丰隆、太冲。

操作：除上廉泉外，均用1.5寸毫针，严格消毒。百会、上星、印堂，刺入0.5~0.7寸，行平补平泻法；完骨，刺入0.5~1寸，行捻转补法；曲池、手三里、血海、足三里、复溜，刺入0.5~0.7寸，行提插补法；列缺、合谷、丰隆、太冲，刺入0.5~0.7寸，行提插泻法；前廉泉，自下向上垂直进针，直刺1~1.5寸，施提插手法，不留针；上廉泉，以3寸毫针，双手夹持进针，向舌根方向进针2~2.5寸，施以捻转手法，不留针，令咽喉局部有酸麻胀重感；正廉泉，针刺前要以手指触摸局部，掌控腧穴精确位置，术者拇指向前，食指向后，使针体顺时针旋转360°，施以雀啄补法，行针10~20秒，令局部有酸、麻、胀、重、痛感；膻中，沿胸骨柄向下平刺，施捻转补法；鸠尾，针尖向下斜刺0.8~1寸，施捻转补法；中脘、气海，均施以补法。留针30分钟，每日针刺1次，每周3次。

治疗结局：治疗3个月后双侧肢体较前有力，语言、吞咽功能均较前有所改善。

按语：肌萎缩侧索硬化是既累及上运动神经元（大脑、脑干、脊髓），又影响到下运动神经元（脑神经核、脊髓前角细胞）及其支配的躯干、四肢和头面部肌肉的一种慢性进行性疾病，临床上常表现为上肢周围性瘫痪，下肢中枢性瘫痪，上、下运动神经元合并受损的混合性瘫痪。若后组脑神经受损，则出现构音不清、吞咽困难、饮水呛咳。中医学认为此病为脑病的一种，脑病与"神"的关系密切，脑喜清恶浊，人体清阳之气皆上出脑窍，然而人体瘀浊之邪随内风而动，致脑神宣发失常，或髓失所养，引起神匮、神伤、神妄、神呆、神散等病理变化，而出现一系列以认知功能失调为主症的病证。

该患者病机为髓海空虚，清阳不升，浊阴不降，清浊失司，阴阳失衡。络瘀痰阻，脉道不畅,气血运行不通,致使四肢百骸清窍失养;窍络阻塞,则表现为语言不利、吞咽障碍等。武连仲在脑与神生理病理的基础上,提出"升清降浊"针法。"三廉泉"具有全身和局部双重治疗作用(前廉泉活络利舌;上廉泉通关利窍;正廉泉为任脉与阴维交会穴,居咽喉之要道,具有滋阴填髓、安神开窍之功);百会、上星、印堂、双侧完骨均位于精明之府,可疏通督脉、调理神机、养血健脑;手太阴肺经络穴列缺与足阳明胃经络穴丰隆,络络配穴,加强通降功能,降痰湿瘀浊。鸠尾为任脉之络,络于督脉,任主一身之阴,为阴经总汇、阴脉之海,督脉为阳经之海、主全身阳气,故鸠尾为阴阳之络,有出入阴阳、维系阴阳之功,善治阴阳乖戾、气机逆乱之证;鸠尾又为育之原,可透深伏募原之邪,故善治深重、疑难、隐晦、危险之难证、怪证。再配伍腹部、四肢部腧穴益气扶正,健运脾胃,改善肢体功能。本方取穴精要,刺法独特,标本兼治,效专力宏。临床上多嘱患者调饮食,畅情志,适时运动,加强语言功能和肢体功能的锻炼。

验案举隅5:通督调神、平衡阴阳治疗中风偏瘫

张某,男,31岁。2012年6月17日初诊。

主诉:右侧肢体活动不利1年余。

现病史:患者于2011年4月突发脑梗死,经治后遗留右侧肢体活动不利,曾于当地医院行输液、中药治疗(具体治疗不详),效果不甚满意,为求进一步治疗前来就诊。

刻下症:神清,表情淡漠,体格检查配合,语言流利,偏瘫步态,右侧肢体活动不利,右上肢肘、腕、指关节挛缩,对指运动差,右足内翻,纳差,寐可,二便调,舌红、苔腻,脉弦。体格检查:右上肢肌力3级,手指活动受限,双下肢肌力3级,右侧肌张力升高,腱反射亢进,右巴宾斯基征(+)。

既往史:高血压病史3年余,未规律服药。

辅助检查:MRI检查示左基底节区梗死灶。

西医诊断:脑梗死。

中医诊断:中风(肝阳上亢证)。

治法:通督调神,平衡阴阳。

针刺处方:①主穴:上星、百会、印堂、完骨、下极泉(腋横纹中点下1.5寸);②配穴:上肢部肩贞、肩前、抬肩、曲池、手三里、外关、合谷、八邪,下肢部血海、梁丘、足三里、阳陵泉、丰隆、复溜、大钟。

操作:上星透百会、印堂,提插平补平泻;完骨,小幅度、高频率捻转补法;下极泉,提插补法,"从阴引阳"针法,引发上肢及手指伸展;肩贞、肩前、抬肩、曲池、手三里、外关、合谷、八邪,提插补法;血海、梁丘、阳陵泉、足三里、复溜,提插补法;丰隆、大钟,提插泻法。下极泉、复溜、大钟三穴不留针,余穴留针30分钟。每日1次,6天为1个疗程。并嘱其加强肢体被动运动,适当主动运动,保持肢体功能位。

治疗结局:4个疗程后,患者上肢肌力恢复至4级,活动较初诊时明显改善,肘、

腕、指关节轻度挛缩，此时上肢伸肌肌力相对不足，下极泉续行"从阴引阳"针法，扶阳抑阴，针之引发手指伸展，增强伸肌力量，以引导阴阳达到新的平衡，余穴继予前法治疗。6个疗程后，患者上肢肌力恢复至4级，肌张力正常，屈曲挛缩明显缓解；下肢肌力4级，日常生活能力基本自理，继续治疗。

按语：中风即西医学脑梗死、脑出血等脑血管疾病，是以猝然晕倒、不省人事，伴口角歪斜、言语不利，继而出现半身不遂为主要症状的一类疾病，属疑难病，为风、痨、鼓、膈四大顽症之一。以高发病率、高致残率、高复发率为特点，起病迅速，发病突然。其并发症复杂多样，包括便秘、吞咽障碍、抑郁、痴呆等，严重影响患者生活质量。中医学理论认为，由于长期起居失宜、情志失调、饮食不节、劳逸无度，而造成肝肾亏虚、气血失和、痰浊瘀滞、阴阳失调，在此基础上，或又积损正衰，外风引动，致阴虚阳亢，阳亢化风，虚风上扰，气血逆乱，气血并走于上，夹杂瘀浊、痰热、瘀血、湿浊等，冲脑达颠，蒙蔽清窍，窍闭神匿，神不导气，㖞僻不遂，而成中风，进而神痴呆傻，神散则亡失。

武连仲认为中风患者肢体特点为"挛痿"，即在肌力低的同时肌张力高的状态。由于手足三阴、三阳经经气恢复不均衡，常以阴经经气为主、为先，阳经经气恢复迟缓，进而出现"阴急阳缓"的状态，上肢表现为"挎篮手"，下肢表现为"足内翻"。故上肢选取下极泉（腋横纹中点下1.5寸），行"从阴引阳"针法，也称"飞经走气法"（术者刺手持针，针尖略向后，进针0.5~1寸，以上臂手指伸展抽动为得气，由浅入深行提插补法，可从阴引阳，引发上肢及手指伸展）；配合头部上星、百会、印堂、完骨以通督调神。诸穴共奏通督调神、平衡阴阳的效果。

针对中风患者足下垂、足内翻，武连仲总结出偏瘫的局部辨证治疗，发掘"络穴"的穴性，独取局部大钟穴重泻，以泻阴经之拘挛。《释名·释形体》曰："踵，钟也，钟聚也。"又曰："足后曰跟，又谓之踵。"故大钟穴可治疗足跟局部疾患。大钟为肾经络穴，《灵枢·经脉》云："足少阴之别，名曰大钟，当踝后绕跟，别走太阳。"肾经从大钟别出，络属膀胱经，肾与膀胱经相表里，针刺大钟可同时调节两经经气。《灵枢·经筋》指出："足少阴之筋起于小指之下，并足太阴之筋，邪走内踝之下，结于踵，与太阳之筋合而上结于内辅之下，并太阴之筋而上循阴股，结于阴器，循脊内夹膂，上至项，结于枕骨，与足太阳之筋合。"大钟穴还可同时疏通两经经筋之气。根据扶阳抑阴的治法，运用提插手法重泻大钟，有泻无补，以出现足背屈为度，"阴主静，阳主动"，足背屈实为阳经经气被激发的表现，故而起到纠偏矫正，均衡阴阳之功效。在以针刺治疗恢复肢体功能的同时，应向患者强调自身肢体锻炼的重要性，在日常生活中要注意饮食控制，适当锻炼，定期检查，积极控制血压，避免脑血管病的再次发生。

参考文献

［1］张春红.全国名中医武连仲医案选粹［M］.石家庄：河北科学技术出版社，2017.

［2］张伯礼.津沽中医名家学术要略（第三辑）［M］.北京：中国中医药出版社，

2017.

[3]张春红.全国名中医武连仲学术思想传承录[M].天津:天津科技翻译出版有限公司,2017.

[4]武连仲.针灸新悟:针刺治神之理、法、方、穴、术[M].北京:人民卫生出版社,2014.

[5]戴晓矞.针下钩玄:全国名中医武连仲教授针刺手法图解[M].天津:天津科学技术出版社,2014.

[6]彭建东.中国针灸妙论技法:针灸大师武连仲教授学术思想及临床特色[M].济南:山东大学出版社,2011.

[7]黄玮宏.武连仲教授神针妙论一隅[M].天津:天津科学技术出版社,2006.

[8]于丽,苗蓓亮,沈燕,等.武连仲开窍顺筋法治疗痉挛性斜颈经验[J].中国针灸,2022,42(6):679-682.

[9]方盛,张海峰,武连仲.武连仲运用针刺止痛十二法治疗三叉神经痛经验介绍[J].新中医,2020,52(5):130-132.

[10]高婷,武连仲.武连仲教授针刺治疗小儿抽动-秽语综合征1则[J].四川中医,2014,32(4):148.

执笔者:戴晓矞　赵亮　郭颢龙

整理者:蔡佳丽

鲍家铸

——遵经化方、针药并用

一、名医简介

鲍家铸（1943~2003），天津市人，中国共产党党员。1966年毕业于天津中医学院（现天津中医药大学），同年被派往甘南藏族自治州支援边远地区医疗卫生工作。3年后跟随医疗队至内蒙古自治区呼和浩特市和林格尔县下辖的黑老夭乡，几年后又转至呼和浩特疗养院。1978年调回天津中医学院第一附属医院（现天津中医药大学第一附属医院）针灸科，曾任针灸科副主任。1990年10月赴德国讲学。从医37年，总结出许多独特的具有中医特色的临床经验，发表了《针刺治疗雷诺氏病57例》《针刺治疗萎缩性胃炎197例临床分析》等论文；为大量外国留学生授课及临床带教，定期为下级医师、进修生、实习生进行学术讲座，并先后指导多名研究生、留学生完成毕业论文。1993年晋升为主任医师，成为针灸学硕士研究生导师。

二、名医之路

鲍家铸自幼聪明好学，且记忆力超群，具有较强的学习能力，1960年以优异的成绩考入天津中医学院（现天津中医药大学）。大学时期学习认真，刻苦钻研，尤其对中医经典著作进行了深入研读，基础理论扎实。尤其善读《黄帝内经》《伤寒论》《金匮要略》《温病条辨》四部经典，常随身携带以便时时翻阅，奠定了深厚中医基础理论功底。其中的条文及方药，常能够信手拈来，为日后临床诊疗打下了坚实的基础。1966年毕业后，曾先后到甘肃、内蒙古等地从事医疗工作，以自己所学之长服务于当地医疗。凭借扎实的理论功底，在工作中不断探索反思，逐渐积累了丰富的临床经验，形成独具特色的诊疗思路。1978年调入天津中医药大学第一附属医院针灸科工作，在临床工作中不断积累经验，反复思考，探索中药、针灸治病的内在规律，形成了针药并用的治疗方法，临床上取得了较好的疗效，受到患者的一致好评。

鲍家铸在临证中广泛阅读名医名家之作，善于吸收各医家所长，服务于自己的临证工作。其中特别推崇秦伯未老先生的学术思想，经常向学生推荐秦老的《谦斋医学讲稿》等著作，鲍家铸本人也深受秦老治学严谨、用药精当的影响。在临床工作过程中，善于总结经验并撰写学术论文。1985年，在《天津中医》杂志发表《针刺习经随笔三则》；1988年，在《上海针灸杂志》杂志发表《针灸治疗雷诺氏病43例》《针刺治疗萎缩性胃炎197例临床分析》；1993年，在《天津中医》杂志发表《"病痛在上，勿忘中下"——

论胸痹之防治》；1994 年，与杨淑英教授共同出版了《临证汤头歌诀》一书，对学习中医者有巨大的启发和帮助。

善于治学，勤奋不息。鲍家铸不仅在中医临证方面有着卓越的成就，更为医学教育树立了典范。他常言："医者仁心，技艺精湛。"鲍家铸坚信，医学不仅是技术，更是艺术。医者需以仁心为本，以技艺为辅，才能真正治愈患者。这不仅是他对医者的期许，也是他一生的追求，使学生们认识到医学的真谛，也更加坚定了自己的从医之路。他深知学无止境，因此勤奋不息，闲暇时间也始终不忘研读医学经典著作。他常告诫学生，医学是一门需要不断学习和探索的学科，要经常温故知新。鲍家铸以身作则，时刻保持着对学术的热情和追求。在诊桌上，他一直摆放有四部经典合订本，便于自己随时翻阅。因常年翻阅此书，他能够在厚厚的合订本中快速找到指定方药条文，甚至对其中的条文可达到倒背如流的程度。学生们无不赞叹鲍家铸的学术功底，他的严谨治学和深厚学识为整个医学界树立了高标准。他以身作则，用自己的言行影响着每一位学生。在他的指导下，学生们不仅学到了专业知识，更学到了如何成为一个有道德、有责任、有担当的医者。他的教诲和影响将伴随学生们在医学道路上不断前行，激励他们为人类的健康事业做出更大的贡献。

三、学术理论精粹

鲍家铸医术高超，治疗方法独树一帜，其临证既遵经典，又不拘泥于经典，具有创新精神，常根据患者的具体情况灵活加减化裁。他用药精准，针刺疗效显著，善于针药并用治疗疑难杂症，许多久治不愈的患者经过他的诊治，病情都能够得到明显改善，甚至痊愈，在患者群体中享有较高声誉。

（一）临床取穴少而精

鲍家铸在临床针灸取穴时，展现出少而精的特点。他擅长运用特定的穴位，如八脉交会八穴、八会穴、五输穴，以及任督二脉穴和华佗夹脊穴等。这些穴位在中医针灸学中具有特殊的治疗作用，鲍家铸能够精准地选取并运用这些穴位，为患者提供有效的治疗方案。

除了运用特定穴位，鲍家铸还注重合理运用醒脑开窍的穴位，以治疗中风脑病、偏瘫、痛证及面瘫等病症。他根据患者的具体情况，灵活选取相应的穴位，并结合针刺、艾灸等不同的治疗方法，以达到最佳的治疗效果。

鲍家铸在长期的针灸实践中，不断总结经验，逐渐形成了自己的一套针刺方法。例如，通过针刺颧髎穴来治疗三叉神经痛，这种方法具有显著的临床效果，深受患者和同行们的认可。此外，他还采用深刺腰阳关的方法治疗下肢痛痿和偏瘫等病症。他不仅在学术界备受赞誉，也在临床实践中得到了患者的肯定。他的独特取穴方法和针刺方法为中医针灸学的发展做出了重要贡献，也为后来的医者提供了宝贵的经验和启示。

（二）四诊合参，重视诊脉

鲍家铸在诊治患者时，始终坚持四诊合参、重视诊脉的原则。他认真专注地通过脉象辨别疾病的深浅、寒热、虚实，每每告诫学生规范诊脉的方法及脉象诊治的重要性。通过寸关尺三部九候，细心诊脉，分辨脏腑虚实，独处藏奸，以便更准确地判断病情、合理用药。他深知，只有准确地判断病情，才能合理用药，为患者制定最佳的治疗方案。他强调诊脉不仅是获取病情信息的重要手段，更是医者技艺的体现。学生们深受鲍家铸的影响，在诊脉时也始终保持认真专注的态度。他们不仅学习到了脉象诊治的方法，更体会到了医者对患者负责、对生命敬畏的使命感。

（三）多采用古方，用药精准、谨慎

鲍家铸深知药物是治疗疾病的重要手段，因此对于药物的选用、配伍和用量都十分讲究。他常常告诫学生，用药要精准，不能有丝毫的偏差，因为差之毫厘，失之千里。同时，他也强调用药要因人而异，根据患者的体质、年龄、性别等因素来制定个性化的治疗方案。

在配伍方面，合理配伍，增效减毒。他注重药物间的相辅相成作用，善于运用协同作用提高疗效。中药的配伍是中医用药的重要组成部分，合理的配伍可以增强药效、减少不良反应。在用药时，应根据病情和药物性质，合理选择药物进行配伍。例如，某些药物配伍可以产生协同作用，增强疗效；某些药物配伍可以减少不良反应，提高用药安全性。他深知药物之间的相互作用是复杂的，因此在配伍时总是反复推敲，力求做到药效最佳，副作用最小。在用量方面，他也非常谨慎。药物的用量直接关系到治疗效果和患者的安全，因此在确定用量时总是反复权衡，根据患者的具体情况和诊治经验来制定。他总是告诫学生，用药要适量，不能盲目追求疗效而过度用药，以免给患者带来不必要的副作用和危害。

鲍家铸善用古方，结合临床实际加减化裁，辨证切实，用药精当，疗效卓著。例如，他认为冠心病不是仅由血瘀导致的，而根本原因是心阳不振，阳气不达，故倡导运用温阳、温通之法治疗。临证用苓桂术甘汤、橘枳姜汤等经典方剂，结合患者具体症状加减化裁，疗效显著。又如用鸡鸣散治疗尿毒症，此法在中医古籍中早有记载，但长期以来未被重视。鲍家铸通过临床实践验证了该方的疗效，使许多患者避免了透析等有创治疗，减轻了患者的痛苦和经济负担。总的来说，他用药精准、谨慎、个性化，注重药物的相辅相成作用和用量控制，力求做到药效最佳、副作用最小，为患者提供最优质的治疗服务。

（四）以达观理论诊治胸痹

鲍家铸提出中医的"达观"理论，认为宏观加微观不等于达观。中医学强调整体观念，人是一个有机整体，人与自然界密切相关；中医学的精髓是辨证论治，具有"上病下治""同病异治""左病右治""异病同治"等诸多治法，而并非仅是"头痛医头"。"达观"是注重人与自然、阴阳、虚实变化规律的一种治病求本的理念，以使机体恢复正常状态，即平和、中道状态为目标。因此，鲍家铸提出的"达观"，即是通达透彻、平和地认识本体、回归自然的中医理念。鲍家铸的学术思想与经验专长，集中体现在治病重视整体。尤其对胸痹一证，感悟颇深。

1. 胸痹的病因病机

胸痹的发生是由于上焦阴阳气血的虚实异常，加之寒凝、气滞、痰浊、血瘀，阴邪乘于阳位，而造成正虚邪实之病势。上焦胸部疼痛之症，尤当责之在中焦，所以言此，以中焦为气血生化之源，阴阳气机升降之枢故也。中焦健运则水谷精微上奉心肺，中焦失司则痰浊引上射肺凌心。只有中焦斡旋，升已而降，降已而升，气血方可和调五脏、洒陈六腑，然后五脏六腑之精才可归藏于肾，肾之阴阳所蒸化的元气借三焦经脉充实于胸中。故《素问》有"升降息则气立孤危，出入废则神机化灭"的论述。

宗气代表心肺功能的综合，由三部分组成：一是上焦肺吸入的天阳之气；二是中焦脾转输的水谷精微之气；三是下焦肾间动气通过三焦经脉自肾上达于肺。宗气的盛衰通过胃之大络虚里穴的搏动强弱而候之。

三焦气化之中，五脏各司其守，各脏功能协调方可保证气机升降出入，生生不息。然而各脏之气血阴阳当各有侧重：手、足太阴经均以气为主，手太阴肺经兼以阴为主，足太阴脾经兼以阳为主；手、足厥阴经均以血为主，而手厥阴心包经兼以阳为主，足厥阴肝经兼以阴为主；手、足厥阴经均以阴阳为主。不仅如此，在生、长、壮、老、已的不同发育阶段，五脏气血阴阳的变化亦有先后轻重的不同。40~60岁是生命从壮至老的转折。年四十而阴气自半，起居衰矣，其五脏六腑十二经脉，皆大盛以平定，腠理始疏，荣华颓落，发颇斑白，平盛不摇，故好坐。年五十，体重，耳目不聪明矣，肝气始衰，肝叶始薄，胆汁始灭，目始不明。年六十，阴痿，气大衰，九窍不利，下虚上实，涕泣俱出矣，心气始衰，苦忧悲，血气懈惰，故好卧。诚俗云：正虚之处方为容邪之所。此时节，易患下虚为本、上实为标、邪盛正虚、心脉失荣之胸痹病，理属当然。

2. 胸痹的诊断与治则

胸痹之病，病位在上，以痛为主症，病机是胸中宗气匮乏，阴邪上乘清旷之区，导致胸阳不振，脉气痹阻。寒邪自伤卫气始，可通过足太阳膀胱经伤腑，也可通过手太阴肺经伤脏；气滞自伤肝气始，可通过五行乘侮造成木郁土衰殃及脾胃，也可通过同名经手厥阴心包经及奇经影响营血运行、调节；痰浊自中焦内生始，可引上射肺损心；血瘀则自络脉不通始，而可痹塞心经，扰及心神。胸痹患者，必先正衰，正衰当分阴虚（包括血虚）、阳虚（包括气虚），所受之邪，又有寒凝、气滞、痰浊、血瘀之异；而寒凝、气滞相对偏于在表，在气分；痰浊、血瘀相对偏于在里，在血分。终致胸阳不振，脉气痹阻而胸痛作矣！

一般认为胸痛一证乃不通则痛，然不荣亦痛，在《黄帝内经》中早有明训。《素问·举痛论篇》曰："经脉流行不止，环周不休。寒气入经而稽迟，泣而不行，客于脉外则血少，客于脉中则气不通，故卒然而痛。"阳在外，阴之使，阴在内，阳之守。"寒气"是泛指自表入里，伤人致痛的诸多邪气的代名词，可以是外来的寒邪，也可指功能衰退产生的内寒，更可以是诸多致痛的病邪。

镇痛通脉为胸痹急治标实之法。依据正气、阴阳气血偏衰之不同，邪气偏于气分、血分，斟酌辨证，兼理本虚。扶正者，阴虚者宜养血滋阴，阳虚者宜益气温阳；祛邪者，寒凝当温通散寒，气滞当行气宣痹，痰浊当蠲痰泄浊，血瘀当活血化瘀。查舌质可辨阴阳气血的盛衰，阴虚者舌红而瘦干，阳虚者舌淡而胖嫩；验舌苔可知邪气的表里进退和胃气的存亡，寒凝者苔白，气滞者苔薄，痰浊者苔腻，瘀血者苔少。可有切脉可参：阴虚者脉细，阳虚者脉微，寒凝则脉紧，气滞则脉弦，痰浊则脉滑，血瘀则脉涩。再参照诱因（指寒冷、劳累、恚怒、饱餐等），辨证自明。

3. 胸痹的针灸治疗

鲍家铸针灸治疗胸痹，以镇痛通脉立法。临证多选手厥阴、手少阴、手太阴三经的郄穴，以及心、心包两经的俞募配穴，组成应急处方或备用处方。所取经穴，属上焦诸脏，均位于上肢。

《灵枢·厥病》中论厥心痛脏腑分属之治，取下列穴位：责之肾者先取"京骨""昆仑"，再取"然谷"；责之胃者取"大都""太白"；责之脾者取"然谷""太溪"；责之肝者取"行间""太冲"；责之肺者取"鱼际""太渊"。然而独"真心痛，手足青至节，心痛甚，旦发夕死，夕发旦死"一节无处方，在临证时经过探索得出取穴经验如下：①取穴多在腕踝部位，尤以踝部及其以下为多。穴位多为诸经原穴，五脏有疾当取之十二原；病在上，下取之；以取足阴经原穴施远端诱导法之意，寓于其中。②虽古代医籍中有"心为君主之官""诸邪之在于心者皆在心之包络"之说，但古代医者已经认识到，胸痹中类似西医学中冠心病急性心肌梗死伴周围循环衰竭，乃至更危重的心源性猝死的患者，病发即危笃而预后每多凶险，故难以处方，或可理解为虽设前列诸穴，但尤恐施术不及。③厥心痛按脏腑分属之治有五条，而责之中焦脾胃者则占两条，说明厥心痛之治不可忽视治中；治疗厥心痛所取的穴尤以肾经、膀胱经这一对表里脏腑经脉的穴位居多，十一穴中有五个穴，说明厥心痛之治尤不可忽视治下。探究医典，乃示"病痛在上，不仅治上，尤勿忘中下"之理。验之临床，防治胸痹委实恰当。至于师古法可不拘泥其方，本是《内经》中三因制宜的辨证理论体系所决定的。

（五）著《临证汤头歌诀》

鲍家铸与夫人杨淑英合作，撰写《临证汤头歌诀》。其中精选 500 余首方剂，涉及内科、妇科、儿科、眼科、外科、骨科等各科，以简洁明了的歌诀形式呈现，读者可以轻松掌握各种方剂的组成、功效和适应证，有助于提高中医学习和临证应用的效率，为中医学的传承和发展贡献了自己的力量。《临证汤头歌诀》还特别注重临床实践，将各种方剂的用法、注意事项和疗效进行了详细阐述。无论是初学者还是资深医师，都可以从中获得启示和指导。

歌诀以七言四句的形式为主，强调方剂君、臣、佐、使的配伍关系。语言富有韵律，便于读者记住其功能和主治，可以收获事半功倍的效果，尤其利于临证时加减化裁，灵活运用，提高疗效。

全书章节的排列以"汗、吐、下、和、温、清、补、消"八法和"宣、通、补、泻、轻、重、滑、涩、燥、温"为序，具有较高的临证指导意义。如《伤寒论》中的麻黄杏仁石膏甘草汤，为辛凉清解方，治疗风热蕴于肺胃的咳喘实证。但临床上可见无汗而喘和汗出而喘两种不同情况，该如何应用呢？鲍家铸结合个人多年经验，指出剂量比例是用此方的关键所在。书中歌诀云："辛凉麻杏石甘汤，风热实喘用此方，无汗膏麻三比一，汗出而喘五倍量。"将临床诊治必须记住的要点，亦扼要精当地编入歌诀中。例如，对《伤寒论》中的抵当汤和抵当丸的记载是："脉见沉微证发狂，热瘀小腹硬而胀，丸汤两剂分平峻，蛰蛭桃仁及大黄。"历代著名医家，尤其是温病学家所立之名方，或是灵活应用变通经方的实例，更值得效法。例如，吴鞠通所著《温病条辨》中的化斑汤，鲍家铸化裁整理后写道："化斑内有白虎汤，犀角玄参再入方，太阴温病汗不出，斑疹布身急煎尝。"再联系前面章节的白虎汤方："阳明经热白虎汤，石膏知甘粳尝，热汗渴脉四大症，气虚尚可人参帮。"这样就将这两首方剂的内在联系反映出来。前者清气分实热，而后者气血两清。鲍家铸的歌诀也有助于理解《内经》中"夺血者无汗，夺汗者无血"的血汗同源的论述。此外，每首方剂歌诀后简明叙述方义、应用，并进行类方比较，同时标明适用的相关西医学疾病，具有较高的临证实用性。

四、临证经验

（一）鲍氏四穴的临证应用经验

鲍家铸临证运用人中、后溪、束骨、复溜穴配伍治疗各类疾病颇有心得，效果显著，此四穴享有"鲍氏四穴"的美誉。

1. 人中穴

人中穴为督脉要穴，为手、足阳明经与督脉之会。本穴位于人体三清窍（目、鼻、耳）与三浊窍（口、前阴、后阴）之间，为天地交会，清浊交界之处，故得名。《席弘赋》曰："人中治癫功最高。"《灵光赋》曰："水沟间使治邪癫。"《玉龙赋》曰"人中、曲池，可治其痿伛……人中、委中，除腰脊痛闪之难制……大陵、人中频泻，口气全除。"《通玄指要赋》曰："人中除脊膂之强痛。"《玉龙歌》曰："强痛脊背泻人中，挫闪腰酸亦可攻，更有委中之一穴，腰间诸疾任君攻。"综其功用，一是治疗督脉病变，二是治疗神志病变，三是有镇痛清热除烦之功。

2. 后溪穴

后溪穴为手太阳小肠经之输穴，为"八脉交会穴"之一，通于督脉。《肘后歌》曰："胁肋腿痛后溪妙。"《百症赋》曰："后溪、环跳，腿疼刺而即轻……阴郄、后溪，治盗汗之多出。"《通玄指要赋》曰："痫发癫狂兮，凭后溪而疗理。"《拦江赋》曰："后溪专治督脉病，癫狂此穴治还轻。"后溪之功用，一是治疗督脉病变，二是治疗神志病变，三是具有较强的镇痛作用。《难经》有云："输主体重节痛。"

后溪、人中穴，二者在治疗督脉病变及镇痛方面有着诸多相同之处，配伍同用时以人中穴为主，以后溪穴为辅，犹如药物配伍中的君臣相使。

3. 束骨穴

束骨穴乃足太阳膀胱经之输穴。《百症赋》曰："项强多恶风，束骨相连于天柱。"《通玄指要赋》曰："膀胱实，泻束骨二穴。"此穴临床医者少用，实为易被忽略的重要穴位。鲍家铸认为足太阳为一身之藩篱，足太阳之输无疑是治疗外感病周身酸痛的首选。其治疗范围沿人体背部足太阳膀胱经所行直达颠顶，对腰腿疼痛、头痛、项强、目眩、癫狂等疾病均有疗效。

4. 复溜穴

"复溜"一名出自《灵枢·本输》，复溜穴别名昌阳、伏白、外命，为足少阴肾经经穴。其五行属金，而肾在五行属水，金水相生，故为补肾益阴之要穴，又能温阳利水以除湿，为调整人体水液平衡的关键穴位，临床当中颇多应用。《肘后歌》曰："疟疾三日得一发，先寒后热无他语，寒多热少取复溜，热多寒少用间使……伤寒四肢厥逆冷，脉气无时仔细寻，神奇妙穴真有二，复溜半寸顺骨行。"《玉龙歌》曰："无汗伤寒泻复溜，汗多宜将合谷收。"《百症赋》曰："复溜祛舌干口燥之悲。"《玉龙赋》曰："伤寒无汗，攻复溜宜泻；伤寒有汗，取合谷当随……要起六脉之沉匿，复溜称神。"《席弘赋》曰："复溜气滞便离腰。"《灵光赋》曰："复溜治肿如神医。"

5. 配合应用

首先，人中穴配伍后溪穴，一主一辅，相辅相成，主治背部正中线相关疾病，调节人体阳气；束骨穴为足太阳经之输穴，主治背部太阳经所行的第一、二侧线，以及下肢病变。以上三穴将人体背部膀胱经和督脉，以及下肢的膀胱经全部涵盖。督脉主一身之阳气，太阳主一身之表，故凡涉及以上部位的病变均可通过针刺三穴而取效。人中穴振奋阳气，兼能止痛；后溪、束骨穴均为所在经之输穴，具有镇痛、利湿之效；复溜穴为肾经经穴，肾经与膀胱经互为表里，一方面可通过补肾鼓动正气以祛邪，另一方面可与合谷穴配伍调整人体水液代谢，达到祛湿以利关节轻周身的作用。历代医家曾有泻复溜穴、补合谷穴以发汗，泻合谷穴、补复溜穴以止汗的应用经验，临床可根据有汗无汗施治。四穴共用，不但是治疗外感病桂枝、麻黄汤证的首选输穴配伍，更可治疗各种原因引起的头、项、背、腰、脊、臀、腿痛。

其次，在治疗神志病方面，"鲍氏四穴"也有着巧妙配合。诸多精神类疾病，无外乎责之于心、脑、肝、肾的功能失调。邪犯督脉，则角弓反张，项背强直，牙关紧闭，头痛，四肢抽搐，甚则神志昏迷，发热，苔白或黄，脉弦或数。督脉上行属脑，与足厥阴肝经会于颠顶，与肝肾关系密切。督脉之海空虚不能上荣于脑，髓海不足，则头昏头重、眩晕、健忘；两耳通于脑，脑髓不足则耳鸣、耳聋。"人中治癫功最高"，可见人中穴为主穴，而后溪、束骨、复溜穴也具有一定程度上的辅助作用；人中、后溪、束骨穴主要起调整作用，复溜穴主要起补虚作用。

"鲍氏四穴"将四个穴位的特点巧妙配合，将组穴的疗效几近发挥到极致，极大地拓展了单个穴位所不能达到的功效，其用心之精微，用意之深远，实在令人惊叹。简述几则"鲍氏四穴"的临床应用案例如下：①曾有一位头痛患者，痛如刀砍斧劈，剧烈难耐，以致抱头呻吟不止，为其针刺鲍氏四穴，仅治疗一次疼痛即大减，隔日再针一次而告痊愈。②另有一位腰痛患者，左侧腰腿掣痛剧烈，不能翻身，稍动则痛甚，夜间痛剧而难以入睡。CT 检查提示左侧腰椎间盘突出压迫坐骨神经，经多方治疗效果不明显。为其针刺鲍氏四穴，次日疼痛则稍减，而后每日治疗 1 次，连续治疗 1 周。1 周后疼痛消失，至今未发。③曾分别有两位晚期肝癌及晚期胰腺癌的患者前来就诊，均自诉受剧痛折磨，生不如死，然而因多次注射哌替啶而产生耐药性，现仅能短暂止痛。在针刺鲍氏四穴后，疼痛均有明显缓解。对于癌症晚期患者而言，虽然目前难以治愈，但是通过针刺鲍氏四穴无疑减轻了患者的痛苦，提高了临终前的生存质量。

（二）雷诺病的治疗经验

雷诺病的临床表现为肢端突然蜡黄或苍白、发凉、麻木感，常为对称性分布，可见于全部手指与脚趾，诊断并不困难但需与继发性雷诺氏现象鉴别。此病属于《金匮要略》中血痹的范畴。鲍家铸在《金匮要略》的指导下，基于对雷诺病"阴阳俱微"病机的认识，以针、灸配合治疗原发雷诺病，具有较好疗效。

仲景根据症之轻重，确立了"宜针引阳气"和以黄芪桂枝五物汤调和营卫、温阳行痹的治疗法则。《素问·五脏生成篇》云："卧出而风吹之，血凝于肤者为痹，凝于脉者为泣，凝于足者为厥，此三者，血行而不得反其空，故为痹厥也。"可见营卫不和，风寒束络，气迟血涩，阴阳俱微是其主要的病因病机。《灵枢·刺节真邪》篇又指出"治厥者必先熨，调和其经"。《类经》云："气已通，血脉乃行，然后视其病脉，淖泽者刺而中之，坚紧者破而散之，气下乃止，此所谓以解结者也。"

极泉为心经在体表之起始穴，臂中在手厥阴心包经上，此二穴主血脉；阳池为三焦经之原穴，温针之法自可开启三焦之气化。此三穴共奏温阳行气、宣痹通脉的功效。足三里与三阴交可以调和脾胃，斡旋中州之升降。至于关元以针补加灸是为扶阳固本而设，有"关元一针，温暖周身"之效。合谷、太冲，可以调和阳明、厥阴两经，凡患者有肝脾郁结之脉症者可配合用于方穴之中，以恰合本虚标实之复杂病情。多以针灸配合每日治疗 1 次，每周 6 次，以 4 周为 1 个疗程。

1. 针刺治疗

针刺治疗常取极泉、臂中、阳池、三阴交穴。兼郁症者，配合谷、太冲；兼体虚久病者，配关元、足三里。操作使用 1.5~2 寸毫针，患者取仰卧位。极泉取 2 寸毫针，直刺得气后、针不出皮外，沿腋窝横纹走向行扇形刺激，施提插迎随之补法 1 分钟。令针感向患肢末端放散后不留针。臂中采用《灵枢经》的鸡爪刺法先直刺居中，再左后右，施提插迎随之补法 1 分钟。令针感先达中指、无名指，继达拇指、食指，终达小指，不留针。阳池取 1.5 寸毫针，直刺 1 寸许，得气后留针 15~25 分钟。三阴交取 2 寸毫针，直刺施捻转迎随的先补后泻法，即顺时针捻针得气后令针感先沿胫骨内缘向阴股方向传导，然后押手截住该穴上方，反方向捻针使针感下行放散至足趾，施针 1~2 分钟，留针 15~25 分钟。合谷、太冲又合称四关穴，兼郁症者可配合使用，采用直刺，上下交叉取穴法。

2. 艾灸治疗

在以温针针刺阳池穴得气留针之际，切艾条寸许置于针柄之上，点燃之后徐徐烧灼。足三里穴以 2 寸毫针直刺 1.5 寸左右后，同阳池穴的灸法，令其针温。嘱患者每晚自行进行艾条灸，点燃艾条灸阳池、足三里穴，每穴 30 分钟左右，以局部皮肤潮红为度。

验案举隅：雷诺病

高某，女，46 岁。1982 年 11 月 3 日就诊。

患者手指发白，自觉凉麻 6 年。症状以无名指、小指尤甚，诊其脉细、尺沉、左关弦，舌暗苔白。近 1 年经期紊乱，或前或后，经量少、色紫暗，行经之际少腹每感拘紧不舒。辨为脾肾阳衰，寒凝气滞于肝脉。治宜扶阳宣痹，佐以开郁通经之法，选用极泉、臂中、阳池、足三里、三阴交、合谷、太冲穴，其中阳池、足三里穴针后加灸。嘱患者经期后，每晚灸关元、足三里各 20 分钟。

治疗 2 周后，患者症状基本消失。继续治疗 2 周后，恰逢经期，嘱暂停 1 周后再行艾灸，每日 1 次。后随访 2 年未再发作。

按语：在治疗实践中，仅采用西医学的病理认识来指导针灸取穴是欠妥的，国内外有些医师，基于"肢端末梢小动脉的间歇性痉挛"的认识，上肢取用八邪穴，下肢取用八风穴来治疗，但效果欠佳。该病案证实用中医学的理论对雷诺病辨证施治，而不是单纯按西医学的病理认识取穴治疗，疗效更佳。所以笔者认为必须在脏腑经络学说等中医基本理论的指导下，进行辨证论治，继而立法取穴，施以适当的针刺补泻手法，配以合理的灸疗，才能奏效。

（三）针药合用治疗冠心病经验

鲍家铸指导临床运用针灸配合中药治疗冠心病，即针刺中脘、至阳穴配合内服中药苓桂术甘汤合橘枳姜汤，疗效满意。

在临床诊治的过程中，鲍家铸对医典古训颇有心得。常思:《金匮要略·胸痹心痛短气篇》中记载"人参汤"亦主治胸痹，此方与《伤寒论》中"理中汤"相同；在《肺痿肺痈咳嗽上气篇》中，治虚寒肺痿者立"甘草干姜汤"之方。悟知"上虚之本，调之于中"，在针灸治疗胸痹时同样应该注重。现谨将鲍家铸临床常用的二帖处方阐述如下。

（1）至阳、中脘穴：患者取端坐位。先取 2 寸毫针刺背部督脉正中第 7 胸椎下的至阳穴，针尖微斜向上进针，施迎随补法，令针感向背项和胸廓两个方向放散，进针 1~1.5 寸，运针 1.5~2 分钟。随后，再取 3 寸毫针，刺腹部任脉正中脐上 4 寸的中脘穴，行呼吸泻法，震颤手法深入浅出，呼出吸进，令针感以穴位为中心呈同心圆形状扩散，深达脊里尤佳，运针 2 分钟。两针留针至胸痛渐止，一般在 5~7 分钟疼痛消失后，加温针灸法，以艾条寸许置于针柄上燃烧，亦可起针后直接灸、隔物灸，壮数以年岁为计。同时，细心观察虚里穴的搏动，切按寸口脉认真体察施治前后的变化。以痛失脉缓达到治疗目的为度。

至阳位于第 7 胸椎之下，七节之旁内有小心。该穴属督络胸，内通膏肓，有调督通胸、宁心安神、通脉止痛的作用。中脘为胃之募、腑之会，属任络冲，善于散寒泄浊、畅中调上、通胃络而益心脉。取任、督二脉的相应穴位相配以调节阴阳。于中脘施术而通过虚里之络可治上，于至阳施术可引督肾之气亦可治上。实是其病痛在上，勿忘治中下的体现。验于临床，无论是胸痹急性发作期，还是缓解期、间歇期，均有标本兼顾之效。凡人年近四旬，每周以此二穴施艾条温和灸 2~3 次，每次持续 20 分钟，也是有效预防胸痹的保健措施。

（2）气海、关元穴：患者取仰卧位。用 3 寸毫针，先后刺气海、关元二穴，施呼吸补法，行针 2 分钟，然后加温针灸法，亦可以艾条温和灸，每穴灸 30 分钟，每日 1 次。预防性治疗每周可灸 2~3 次，每次 20 分钟。此为"痛在上，取之下"的具体运用。

气海、关元二穴均属任脉，为下丹田、乃元气之根。盖有益元固本、滋补强壮、温养五脏的功效，对年事已高，下虚不能制上的胸痹患者，无论防、治均乃效穴。世谓补人三宝"精气神"，前贤立"三才封髓丹"之方，鲍家铸认为针灸气海、关元二穴，可以益精调气于神，以精能化气、气能御神，反之神能导气，气能生精，相辅为用。上病治下之理可见。

验案举隅：冠心病

咸某，女，46 岁。1999 年 9 月 16 日就诊。有冠心病史 1 年余，心痛发作时口服常规具有扩张冠状动脉作用的药物，如硝酸异山梨醇酯（消心痛）等，平时未系统用药。近日心前区疼痛频发，伴胸闷、背痛，面色萎黄、虚浮少华，舌暗苔腻，脉沉细滑。心电图示：Ⅱ、Ⅲ、aVF 导联 ST 段下移 0.05mV，T 波倒置；V_1、V_3、V_4、V_5、V_6 导联 ST 段下移 0.1mV，T 波倒置。

患者形体丰盛而面黄少华，脉症合参属湿邪内盛，心脾阳虚，饮逆冲胸，胸阳不振，发为胸痹。治宜温阳化湿、理气通痹。主穴取至阳、中脘，配穴取内关、公孙、心俞、膈俞。中脘、至阳以上法针刺，余穴施常规补泻手法，每日针刺 1 次。中药予茯苓 30g，桂枝、青皮、陈皮各 10g，杏仁、桃仁、白术、枳壳、桔梗各 15g，炙甘草 6g，生姜 5 片，每日 1 剂。

经针药配合治疗 1 个疗程后症状消失。复查心电图显示Ⅱ、Ⅲ、aVF 及 V_1~V_6 导联

ST 段上移 0.05~0.10mV，T 波改善。

按语：苓桂术甘汤合橘枳姜汤属辛甘温通之剂，其中桂枝为温通心阳、通痹的要药。橘枳姜汤为温通理气的代表方剂，治疗冠心病意在温通血脉，其临床应用疗效确切，优于一般单纯活血化瘀类药物。

（四）面部痿证治疗经验

周围性面瘫，属周围神经病，中医学称之为"卒口僻""口眼歪斜"或"面瘫"，临床上绝大多数病例为单侧发病。双侧面神经同时受累者实属罕见，在此以"面部痿证"定名。这是由于痿证虽成因诸多，但可发为肺热伤津、湿热浸淫、脾胃亏虚、肝肾亏损等，而最终总以气血不荣，筋脉失养致成痿躄。而周围性面瘫乃由风邪外侵，郁热灼津，筋脉失濡而致面部筋脉肌肉痿弱不用，正切合这种病理结局。痿证多为脊神经病变，病本在五脏而发在四肢，五脏失调，筋脉失养，四肢运动不得随意，日久肌萎；本病仅面部经脉受累，局部经气阻滞，经脉失养，面肌瘫痪，运动失司，实属周围神经病，与痿证有别。

双侧受累之"面部痿证"与单侧发病之"卒口僻"同为面部经脉受邪，而"卒口僻"之病因病机以外风客于筋脉，痰浊蕴于经络为多，罹患之经以足阳明及手太阳之经脉、经筋为主，治宜疏风、活络、牵正，多取泻法；双侧同时或相继受累者为病发于两侧少阳及阳明之经络、络筋，可见口眼歪斜，病机为筋脉失濡，松弛废用而致面部表情呆滞、露睛、露齿流涎等，故治须以补法为重，主以养阴柔筋，辅以疏通经气、润泽筋脉、振奋肌肉筋脉之功能，变废为用。由此可见，对于西医学的同一种疾病，通过辨证施治，在中医学中可对应不同的病名，具有不同的病机、治法，从而充分揭示疾病的特征，为有效治疗疾病提供依据。

综上所述，"面部痿证"的病机为风邪外侵，郁热灼津，筋脉失柔，痿废不用。治以左右双调、养津柔筋，运用正中及双侧远端诱导取穴法，手法以补法为主，必要时可补加灸法。

验案举隅：面部痿证

董某，女，55 岁。双侧面部麻木，口唇眼睑闭合不紧 2 天。2 天前患者感冒高热退热后出现面部麻木，口唇眼睑闭合不紧，吞咽、语言功能障碍。现症见表情呆板，额纹消失，鼻唇沟变浅，闭目露睛，闭口露齿，双侧皱眉、鼓腮动作不能完成，双侧乳突无压痛，舌红、苔薄白，脉弦细。

此患者证系风邪外侵，郁热灼津，筋脉失濡，面部筋脉痿弱失用。治宜润泽筋脉、疏通经气。由于本病为阳明、少阳经之经脉、经筋受累，郁热伤津，筋脉失濡致双侧面肌痿弱、运动失司。故采取正中及双侧远端诱导取穴法，左右双调。主穴取百会、神庭、印堂、水沟、承浆、解溪、三阴交（双）、合谷（双），配穴取头维（双）、下关（双）、完骨（双），久病体虚加足三里。使用 1.5 寸毫针，患者取仰卧位，针刺顺序以先刺面部正中穴位，继而两侧，最后刺远端穴位。其中解溪、三阴交、合谷，用捻转补泻之补法，任督二脉经穴顺其经络循行刺之，其余阳明、少阳经穴，采用小幅度、高频率、捻转补泻之补法，以动制静。得气后留针 30 分钟。针灸治疗每周治疗 6 次，以 4 周为 1 个疗程。针刺 3 日后，面肌麻木等症状开始明显好转，治疗不足 1 个疗程即痊愈。

按语：针对本病病机与临床特征，采取正中及双侧远端诱导取穴法，针刺手法为补法，体现养津柔筋、疏通经气、行阳助阴的法则，配穴围绕阳明、少阳，面部循行选穴，左右双调，旨在调整局部经气及面肌功能。方中百会、神庭、水沟为督脉经穴，承浆为任脉经穴，通过调补任督调理阴阳诸经之气，经气运通则筋脉得荣；三阴交为足三阴经之交会，取其调补三阴、养阴生津、舒柔筋脉之用。"阳明者，五脏六腑之海，主润宗筋，宗筋主束骨而利机关也。"取足阳明之经穴解溪，手阳明之原穴合谷与三阴交相配，培固气血津液化生之源，取津于本。余少阳、阳明经穴，完骨、下关、头维，诸穴配合合谷，左右双调，以补法通调局部经气。诸穴合用共奏益阴行阳、润养经脉之功，以起筋肉之痿弱。

参考文献

[1] 鲍家铸."病痛在上，勿忘中下"——论胸痹之防治 [J].天津中医，1993（5）：44-46.

[2] 鲍家铸，杨淑英.临证汤头歌诀 [M].天津：天津科学技术出版社，1994.

[3] 宋缘."人中、后溪、束骨、复溜"组穴临床应用初探 [J].继续医学教育，2013，27（11）：36-37.

[4] 鲍家铸.针灸治疗雷诺氏病 43 例 [J].上海针灸杂志，1988（1）：10-11.

[5] 李世君，鲍家铸.针药合治冠心病 56 例小结 [J].针灸临床杂志，2000（8）：30-31.

[6] 周尔文，鲍家铸.双侧面神经炎中医针刺诊治新解 [J].针灸临床杂志，1994（4）：43-44.

执笔者：王伟

整理者：李德杏

资料提供者：鲍蕾（女儿）　李世君（传承人）　蔡斐（同事）

韩景献

——三焦气化为其道，三焦针法为其术，道术既通，阴平阳秘，体态安和

一、名医简介

韩景献，男，汉族，河北省深州市人，中国共产党党员。天津中医药大学第一附属医院主任医师、教授、博士研究生导师。国家卫生部突出贡献中青年专家、享受国务院特殊贡献津贴专家，天津市政府授衔的实验针灸学专家、天津市"十佳"医务工作者，第三批至第七批全国老中医药专家学术经验继承工作指导老师。曾任天津中医药大学第一附属医院院长。国家中医药管理局于2011年建设韩景献全国名老中医药专家传承工作室。现任天津文史研究馆馆员、日本老化模型动物（SAM）学会荣誉理事，曾任中国中西医结合学会神经科专业委员会主任委员、中国针灸学会脑病科学委员会主任委员，中国老年学学会抗衰老专业委员会副主任委员，中国中西医结合学会常务理事，中国针灸学会常务理事，天津针灸学会副会长。

韩景献勤奋好学，1970年自天津医学院（现天津医科大学）医学系毕业后，跟随石学敏院士从事针灸的科研、临床工作。1976年到1978年他参加了天津卫生局西医离职学习中医研究班，系统学习中医经典及辨治方法。经过数十年的临床实践及中医经典研读，他提出"三焦气化失司 - 衰老"相关论，创立三焦针法及经验组方黄地散，认为三焦应为内脏神经系统，心通过三焦来实现其"君主"功能，主张治疗老年病应从疏调三焦入手。在长期进行临床、科研工作的基础上，他主持完成包括国家自然科学基金项目重点项目的各类科研项目共14项，获得包括教育部科学技术进步奖一等奖在内的各类省部级奖励12项；出版专著4部，发表论文200余篇，其中SCI论文32篇；培养博士、硕士100余名。

二、名医之路

韩景献1946年9月生于河北省深州市窦王庄村。13岁就读于原河北省深县王家井中学，1962年，在240名初中生中仅韩景献等3人考入河北深县第一中学高中部（现河北深州市中学）。1965年考入天津医学院医学系。1970年毕业后被分配至天津中医学院附属医院（现天津中医药大学第一附属医院）从事针灸工作。

初到针灸科，韩景献即跟随从阿尔及利亚中国医疗队载誉归来的石学敏院士组建新医科（现针灸科），参与了科室重建。学习西医的韩景献没想到该科竟然能够收治脑血

管病、肾脏病、心血管疾病、消化系统疾病及儿科病患者等，小小的针灸针竟然对多种病证均疗效显著，由此大大激发了他对中医针灸的兴趣，坚定了跟随石学敏院士学习针灸治疗学的决心。石院士所主持的针刺手法量学、刺络拔罐疗法治疗带状疱疹及哮喘、经筋刺法治疗面瘫等疾病的相关研究，韩景献均作为主研人员参与其中。韩景献还作为主要研究人员参与了"醒脑开窍针刺法"治疗脑血管疾病的临床及基础实验研究工作，该研究成果于1995年获得国家科技进步三等奖。研究期间，学习了石学敏院士的针刺方法。石院士针刺手法行如流水，快如闪电，灵活多变，独具特色，韩景献深受其益。经过多年的临床实践，韩景献也形成了自己独特的针刺手法。他进针轻柔快捷，捻转手法小指平展形如飞燕，捻转提插手法快慢转换如风点头，韩景献常说"针刺是技术也是艺术"，并认为临床中针刺疗效的取得与针刺手法密切相关。

韩景献于1976年至1978年全脱产参加了天津卫生局西医离职学习中医研究班，系统学习中医理论知识，反复熟读《内经》《伤寒论》《温病学》等中医学经典著作，体验到了中医学的博大精深。在临床实习过程中，跟诊过于伯泉老中医，学习烧山火透天凉针刺手法，以及侯承志老中医的九六补泻法，曹一鸣老中医应用昆仑穴治疗急性腰扭伤，沈金山太太周慧娟的芒针使用方法。王云翮老中医，强调气机失调是致病的关键，强调"医必有方，医不执方"，认为出方用药，必须切合病症，有的放矢。印象最深的是陈芳洲老中医，曾有一位身患红斑狼疮的女性患者，持续发热不退，应用多种疗法均不奏效。陈芳洲骑自行车约2.5小时到今北辰青光地区，采集鲜生地黄，压挤出鲜汁令患者服用，其体温很快恢复正常。陈芳洲在湿邪为病、诸证夹湿病的研治方面，提出"存一份津液，便存一份生机""湿邪不变治法不变"的观点，临床多使用去湿不伤阴的藿香、佩兰等药物，慎用苍术，对于发热患者多应用清热生津的鲜生地黄、鲜芦根等药物。韩景献在之后的临床实践中，治疗湿邪诸证，仍深受陈师影响，多用藿香、佩兰、荷叶等芳香化湿药物。

1976年至1978年韩景献利用业余时间，在天津中医学院原夜校学习日语。途中很多人来了又走，只有少数坚持下来，韩景献便是其中之一。1987年9月以全国第一名的成绩取得"笹川奖学金"研修生资格，赴日本北里大学，随校长佐藤登志郎教授研修"实验医学"。应用SHR大鼠进行针刺降低血压的研究，并发表了学术论文。1988年10月作为访问学者赴京都大学跟随竹田俊男教授进行快速老化模型小鼠（SAM）的开发应用研究。实验研究中发现了高血压老化鼠，发表了SCI论文。

1989年12月韩景献毅然回国。由于其在研究中做出的突出贡献，竹田教授赠送其快速老化模型小鼠的5个品系，于1993年6月3日带回天津，填补了我国老化痴呆动物模型的空白，使我国成为继日本、美国、韩国、西班牙之后第五个拥有该模型动物的国家，为中国的老化实验研究开辟了新路。自此，韩景献在衰老及老年病方面进行了深入研究，开辟了"衰老与痴呆"的研究方向，并组建了临床研究及以国际公认的"快速老化模型小白鼠"为实验动物的基础实验研究的研究团队，在世界上首次应用该品系鼠进行了针刺防治痴呆的实验研究。同时将其从日本带回的20多万字的关于SAM培育、繁殖研究资料译成中文，以指导实验研究。

多年来，韩景献在应用醒脑开窍针法治疗脑血管疾病的过程中发现，认知障碍（痴呆）以气血衰弱、脾肾两虚类型者居多，上中下三焦均受累，随即给予调补气血、补益肝肾、健脾养胃治疗，逐渐形成"益气调血、扶本培元"的治疗原则，并创立了"三焦针法"（原"益气调血、扶本培元"针法）。临床治疗该类患者均取得良好疗效。韩景献应用"三焦针法"治疗阿尔茨海默病、帕金森病、多系统萎缩等神经变性疾病均取得良好疗效。同时，率领团队应用 SAM 小鼠进行了生化、病理、蛋白、基因等多层次、多角度、多方法的深入实验研究，揭示了衰老、痴呆的机制及针刺作用机制。

随着"三焦针法"在临床上取得良好的效果和大批中英文论文的发表，此针法在中外学术界获得了广泛的认可。韩景献应邀在全国各地举办学习班、进行学术交流，"三焦针法"得到广泛推广。其针刺防治痴呆的诸多研究成果受到各国学者尤其是日本相关研究人员及医务工作者的高度重视。2009 年韩景献应日本老年病研究会邀请，就老年痴呆防治进行特别讲演，日本广播协会（NHK 电视台）向全国同期播放，引起广泛反响，同时该研究会聘韩景献为高级顾问，多次应邀赴日举办关于"三焦针法"治疗老年期痴呆的公益讲座，并每年举办 1~2 期"黄金丘比特"育成讲座和针灸疗法培训班。截至2018 年，共培养了 200 余名日本针灸师。2015 年 2 月，"三焦针法"作为老年期痴呆的有效针灸处方，被编入日本文部科学省主编的日本全国统一教材（《认知症的西洋医学介护福祉针灸医学三领域联合模板教材》）中。

随着多年的临床实践及对古典文献的研究，韩景献及团队又进一步阐释了三焦及三焦气化的相关理论，提出三焦应为内脏神经系统，研究三焦、三焦气化与心及心包的关系，从而针对"三焦有形无形"的千年争论给出了一个实质性回答。

三、学术理论精粹

（一）学术理论渊源及形成

在医疗实践过程中，韩景献提倡"传承不泥古，创新不离宗"。历代中医学家对于三焦及三焦气化各有不同的论述，但并无统一完整的结论。

《黄帝内经》认为三焦有形，为六腑之一。《素问·金匮真言论篇》言："胆、胃、大肠、小肠、膀胱、三焦，六腑皆为阳。"称三焦为六腑之一。《素问·六节藏象论篇》云："脾、胃、大肠、小肠、三焦、膀胱者，仓廪之本，营之居也，名曰器，能化糟粕，转味而入出者也。"将三焦、脾及其他五腑都"名曰器"，即为有形；又指出"三焦"参与输布、疏通营阴，气化营阴为糟粕而排出体外。《素问·灵兰秘典论篇》说："三焦者，决渎之官，水道出焉。"《灵枢·本输》篇曰："三焦者，中渎之府也，水道出焉，属膀胱，是孤之府也。"均指出三焦通调水道的功能。

《难经》首次提出三焦有名无形。《难经·三十八难》云："脏唯有五，腑独有六者，何也？然：所以腑有六者，谓三焦也。有原气之别焉，主持诸气，有名而无形，其经属手少阳。此外腑也，故言腑有六焉。"《难经》首次提出三焦通行元气。《难经·三十一难》

云："三焦者，水谷之道路，气之所终始也。"《难经·六十六难》云："三焦者，原气之别使也，主通行三气，经历于五脏六腑。"

李杲在《医学发明》中认为三焦无形而有用，云"三焦者有名而无形，主持诸气，以象三才之用""三焦非正腑也，无形而有用"。滑寿在《难经本义》中云："盖三焦则外有经而内无形。"王九思等也在《难经集注》中指出"三焦无内腑，惟有经脉，名手少阳，故曰外腑也""心主与三焦脉合，三焦有位而无形，心主有名而无脏，故二经为表里也"。李梴在《医学入门》中曰："上焦主纳……中焦主不上不下……下焦主出……主持诸气，有其名而无其形。"

元代医家李鹏飞在《三元参赞延寿书》中创造性地提出"三焦脂膜"论，云："其体有一脂膜如掌状，与膀胱相对，有白脉自其中出，夹脊而上贯脑，窃谓如雾如沤，喻其明之薄处，如漠云者，则又指夫渗入膀胱处也。一名外府，一名虚脏，信然。"这一论述指出，三焦有名有形，三焦是一如掌大的脂膜，与膀胱相对，并且不单指一脏。张介宾在《类经》中认为，三焦"为脏腑之外，躯体之内，包罗诸藏，一腔之大腑也"。其所述的"三焦"之形，能与现代解剖学之胸膜、腹膜对应。清代医家张锡纯在《医学衷中参西录》中亦云："三焦为手少阳之腑。既名为腑，则实有其物可知。"

《内经》中虽未明确提出"三焦气化"，但雏形已形成。如《素问·灵兰秘典论篇》云："三焦者，决渎之官，水道出焉。膀胱者，州都之官，津液藏焉，气化则能出矣。"《灵枢·营卫生会》指出"上焦如雾，中焦如沤，下焦如渎"，很形象地描述了三焦气化的形态。另如《灵枢·决气》云："上焦升发，宣五谷味，熏肤、充身、泽毛，若雾露之溉，是谓气。"《灵枢·平人绝谷》云："上焦泄气，出其精微，慓悍滑疾，下焦下溉诸肠。"又如《灵枢·痈疽》云："上焦出气，以温分肉，而养骨节，通腠理。中焦出气如露，上注溪谷，而渗孙脉，津液和调，变化而赤为血。"《灵枢·营卫生会》云："营出于中焦……中焦亦并胃中，出上焦之后，此所受气者，泌糟粕，蒸津液，化其精微，上注于肺脉，乃化而为血，以奉生身……下焦者，别回肠，注于膀胱而渗入焉，故水谷者，常并居于胃中，成糟粕而俱下于大肠，而成下焦，渗而俱下，济泌别汁，循下焦而渗入膀胱焉。"凡诸种种，皆提示三焦气化之功能。

后隋代医家杨上善阐发《内经》之旨，进一步诠释了三焦气化的状态。其在《黄帝内经太素》中云："上焦之气，如雾在天，雾含水气，谓如雪雾也。沤，屋豆反，久渍也。中焦血气在脉中，润一顷，谓之沤也。下焦之气溲液等，如沟渎流在地也。"

明代医家赵献可在《医贯·内经十二官论》中首次明确提出"三焦气化"，其云："津液之余，流入下部，得三焦之气施化，小肠渗出，膀胱渗入，而溲便注泄矣。凡胃中腐熟水谷，其精气自胃口之上口曰贲门，传于肺，肺播于诸脉，其滓秽自胃之下口曰幽门，传于小肠，至小肠下口曰阑门，泌别其汁，清者渗出小肠，而渗入膀胱，滓秽之物，则转入大肠。"他认为水谷的代谢须依靠三焦气化才能完成，并在《内经》的基础上拓展了"三焦气化"的内容。

清代医家张锡纯进一步提出："人之一身，皆气之所撑悬也。此气在下焦为元气，在中焦为中气，在上焦为大气。"(《医学衷中参西录》) 指出人身之气化，以三焦部位为总纲，同时说明三焦之气有所区别，这是对三焦气化的进一步解释。

历代医家对于三焦及三焦气化进行了多方面的论述，丰富了中医基础理论内容，为后人留下了宝贵的资料。历经多年的临床实践及中医医学经典理论的研读，韩景献对三焦及三焦气化也产生了新的认识，创新性提出"三焦气化失常——衰老相关论"。于2008年在《中医杂志》上发表了此论文，2013年被中国科学技术信息研究所评为2012年度"中国精品科技期刊顶尖学术论文"领跑者5000（F5000）优秀论文。其团队又于2014年在另一篇论文中创新性阐释了"三焦或为内脏神经系统"。2016年韩景献在《中医杂志》又发表了"再论三焦及三焦气化"，对于三焦通过何种路径总领五脏六腑气化做了进一步解释。在"三焦气化失常——衰老相关论"这一创新性新理论的基础上，韩景献于2008年立法"益气调血、扶本培元"，并创针刺方"三焦针法"，开发了治疗痴呆的中药组方"黄地散"（该组方及其制备方法于2012年获国家发明专利）。如此，有理论、有临床、有基础实验、有针灸、有方药，形成了自己的学术思想及学术体系。

（二）学术精华

1. 关于三焦

韩景献认为三焦有形，为六腑之一。上焦居上，系联心肺；中焦居中，系联脾、胃、肠；下焦居下，系联肝、肾、膀胱。

（1）三焦与内脏神经系统在形态方面的联系：南宋医家陈无择在《三因极一病证方论·三焦精腑辨证》中对三焦的形态描述为"三焦者，有脂膜如手大，正与膀胱相对，有二白脉自中出夹脊而上贯于脑"。其所言膀胱相对、覆有脂膜、如手大之物到底为何？"二白脉自中出夹脊而上贯于脑"又是什么？根据西医解剖学知识，前者很可能即内脏神经系统周围部的骨盆丛。腹腔中的腹腔丛包缠腹主动脉下行，接受腰交感干的节后纤维，组成腹主动脉丛。腹主动脉丛向下至直肠两侧，接受骶交感干的节后纤维和第2~4骶神经的副交感节前纤维，共同组成位于膀胱后外侧的骨盆丛。骨盆丛极有可能被古代医家视作下焦。后者无疑指的是上自颅底，下至尾骨，排列在脊柱两侧的交感干。这高度提示了三焦与内脏神经系统的对应关系，那么上焦和中焦在人体内必然有相对应的解剖学结构。从现代解剖学来说，胸腔中包括心丛、肺丛、胸段交感干在一起的神经丛状结构。心丛是由交感神经节的节后纤维和迷走神经的心支组成的神经丛，分为浅丛和深丛，浅丛位于主动脉弓下方，深丛位于主动脉弓和气管杈之间，支配心肌与血管平滑肌。肺丛由迷走神经支气管支和第2~5胸交感神经节的节后纤维组成，与心丛互相连续，随支气管和肺血管的分支入肺，支配肺的呼吸功能。因此，胸腔神经丛可能是上焦的实体。腹腔丛是人体最大的内脏神经丛，位于腹腔干和肠系膜动脉根部周围。此丛由两侧胸交感干的内脏大、小神经，腰上部交感神经节的分支及迷走神经后干的腹腔支组成。腹腔丛可分为许多副丛，如肝丛、胃丛、脾丛和肾丛等，各副丛分别沿同名血管分支到达各脏器，支配各脏器活动。因此，腹腔丛可能是中焦的实体。因此，与三焦对应的内脏神经系统各神经丛形态学特点，恰好符合三焦的形态特点，即范围大，分布广，与其他脏腑联系紧密。

（2）三焦与内脏神经系统在功能方面的联系：关于三焦的生理功能，在《内经》中早有具体描述。《灵枢·营卫生会》提出"上焦如雾"，《灵枢·决气》云："上焦开发，宣五谷味，熏肤、充身、泽毛，若雾露之溉，是谓气。""如雾"是对心肺输布作用的理解。心主全身之血脉，推动全身的血液在脉管内运行，肺主气、司呼吸，同时主治节、朝百脉，辅助心推动血液运行并将营养成分输布全身。这与胸腔中心丛、肺丛的生理功能是大致相同的。

《灵枢·营卫生会》曰"中焦亦并胃中，出上焦之后，此所受气者，泌糟粕，蒸津液，化其精微"，又曰"中焦如沤"。"沤"就是指中焦有调控脾胃腐熟水谷、吸收转输精微的作用。这些其实都反映了中焦对整个消化吸收过程的重要影响。这与腹腔丛的生理功能是大致相同的。

《灵枢·营卫生会》曰："下焦者，别回肠，注于膀胱而渗入焉，故水谷者，常并居于胃中，成糟粕而俱下于大肠，而成下焦，渗而俱下，济泌别汁，循下焦而渗入膀胱焉。"很明显，下焦与骨盆丛的生理功能相符，主要包括肾与膀胱的排尿，肠道的排便，甚至有生殖器官的排泌作用。

不难看出三焦的生理功能与内脏神经系统的生理功能相似。支配内脏的运动和感觉，包括对呼吸系统、循环系统、消化系统和泌尿系统等内脏活动的支配，甚至对毛孔的开放、竖毛肌的运动和皮肤的营养亦有支配。

（3）心通过三焦来实现"君主"功能:《素问·灵兰秘典论篇》云："心者，君主之官也，神明出焉……故主明则下安……主不明则十二官危。"《灵枢·经脉》云"三焦手少阳之脉，起于小指次指之端……布膻中，散落心包，下膈，循属三焦"，又云"心主手厥阴心包络之脉，起于胸中，出属心包络，下膈，历络三焦"，可见三焦布气于心包络。陈士铎在《外经微言》中曰："夫心主与三焦两经也，必统言其相合者，盖三焦无形，借心主之气相通于上、中、下之间，故离心主无以见三焦之用，所以必合而言之也。"这说明三焦是借心来施行自己的气化功能的，三焦之所以能够通行上中下，总领五脏六腑、营卫经络、内外左右之气，是借用"心主之气"。因此，三焦气化与心气气化不可分割。心包络为心脏之外卫，代君行令，代心受邪。心为君主之官、五脏六腑之大主，十二脏腑皆听心所宣。然而此"行令"是心包络代替心行令宣化，三焦作为孤腑也要听令于心。因此，该功能是通过心包络与三焦相表里，三焦布气于心包络来实现的。所谓"布气"即指三焦将阳气散布于心包络，三焦气盛则心包络气盛，三焦气弱则心包络气亦弱。如此心包络有运行之权，即心包络可以代替心的功能下令于三焦，上传呈于心，而三焦则与五脏六腑相连，如此达到心"君主之官，五脏六腑之大主"的作用。是授命于心包，通过三焦来调节五脏六腑，以实现其主宰脏腑之功能的。

2. 关于三焦气化

（1）气、血、津液、精生化源于三焦气化："三焦气化"指三焦之气在人体内的流注、宣化、输布和转化，是一个涉及上、中、下三焦，肺、脾、肾多脏的复杂过程。

三焦气化是诸气血化生之本。"三焦出气，以温肌肉，充皮肤"，说明三焦是气化进行的场所。《医学传真》卷三云："人身气血运用机关，气血之根皆在下，培养在中，发用在上。"说明气血的化生是上、中、下三焦气化的结果。津液的生成有赖于中焦气化，其输布则在于上焦气化之宣发肃降与下焦气化之膀胱化气。《素问·经脉别论篇》云："饮入于胃，游溢精气，上输于脾。脾气散精，上归于肺，通调水道，下输膀胱。水精四布，五经并行。"精，狭义即指肾中精气，广义则包括气、血、津液及"水谷之精微"。人出生后，肾中精气的生生不息必须依靠上、中焦所化生的营养成分和脏腑生理活动过程中化生的精微物质来维持。《素问·上古天真论篇》云："肾者主水，受五脏六腑之精而藏之，故五脏盛，乃能泻。"下焦的"先天之精"有赖于上、中二焦"后天之精"的不断培育和充养，才能充分发挥其生理作用；上、中二焦"后天之精"又有赖于下焦"先天之精"的活力资助才能不断摄入和化生。故气、血、津液、精皆有赖于三焦气化来化生。

（2）三焦气化调节气、血、津、液、精升降出入：人体中各脏腑器官的功能活动都离不开气机的升降出入，各脏腑间存在着有机联系，既互相依赖，又互相制约。其中上焦肺气的宣降、中焦脾胃的升清降浊及下焦肝气的条达与升发作用与整体气机的升降出入关系尤为密切。肺主气、司呼吸、主宣发与肃降，其气机以肃降为顺。肝气宜疏畅条达和升发，肝气的运动以升为主要形式。肝肺二脏左升右降，调节着体内气机的升降运动。脾胃同为"后天之本"，同居中州，通连上下，是气机升降出入的枢纽；在中焦的气机升降中，脾主升，胃主降。此外，脾胃既可引肾水上济心火，又可引心火下温肾水，以助心肾相交；还可引肝升之气克制肺降之气，亦可引肺降之气克制肝气之升。因此，上中下三焦气化调节着气的运动。精能化气，藏于肾中的先天之精化为元气，水谷之精可化生为营气等。精为气化生的本源，因此有"精气"之说。气能行血，血的运行有赖于气的推动，故称"气为血帅"；而气的生成和作用，亦有赖于血的滋养，且气必须依附于血才能运行。气中有血，血中有气，气与血不可须臾相离。三焦通行元气，气为水母，气能化水布津，三焦气化对水液有通调决渎之功。津液的输布主要是依靠胃、脾、肺、肾、膀胱等多个脏腑生理功能的综合作用来完成的。故也可以说，三焦气化调节水液的升降出入。

（3）三焦气化总领五脏六腑的功能活动，是生命活动之本：《中藏经》曰："三焦者……总领五脏六腑、荣卫经络、内外左右上下之气也。三焦通则内外左右上下皆通也。其于周身灌体，和内调外，荣左养右，导上宣下，莫大于此也。"五脏除了以五行所属派生的相生相克关系之外，气化将其紧密联系在一起以维持人体正常的生命活动。气分阴阳，《类经图翼》说"五行即阴阳之质……所以行阴阳之气也"，说明五行五脏是气之阴阳运动而来，是三焦气化的结果；又说"阴阳即五行之气"，即五行五脏的功能活动必然是有协同生成"气"（阳）及"血津液精"（阴）等脏腑的一类"精气"物质，体现了气化的本质。故三焦气化是形成脏腑五行相生的内在关键。

《难经》提出三焦为"气之所终始也""原气之别使也，主通行三气，经历于五脏六腑。"三焦是气的升降出入的通道，人体的气处于不断运动变化之中，通过三焦而输布到五脏六腑，流行于全身脏腑、经络、四肢百骸，无处不有，通过其推动、温煦、防御、固摄等作用参与人体的各种生理活动。五脏因此通过三焦气化相联系。元气为生命之根本，根于脐下肾间，由肾中先天之精所化，赖元阴滋养濡润，阴平阳秘，始得生生不息。在肝主升发的作用下，肾元之气温煦推动中焦脾胃的运化腐熟功能，并得水谷之气的滋养，出于上焦，与肺系吸入的天阳之气相合。宗气积于胸中，贯于心脉，推动肺的呼吸和心血的运行；又在肺主肃降的作用下，下行归肾，阳得阴济，周而复始。故三焦气化实际上是脏腑经络总体功能的反映，为五脏六腑、表里内外联系的纽带，对各脏腑功能的协调平衡起到了至关重要的作用。

三焦作为气化之总司，总领五脏六腑的功能活动，只有三焦气化功能正常，上、中、下三焦道路通畅，化生的营养物质则源源不断地在机体内部输送，五脏六腑之精微通过三焦气化在体内循环，完成气、血、精、津的输布和相互转化，使机体处于阴平阳秘的动态平衡状态。因此，三焦气化是维系生命活动之本。

（4）三焦气化与脑密切相关：三焦气化为脑神的基础。"心藏神"，是一身的最高主宰，是生命活动的内在机制。"脑神"是"神"的外在表现，是以"心藏神"为前提的，包括精神意识、思维情志等活动。脑神正常发挥生理功能是以三焦气化所化生的气血津液精为物质基础，五神五志赖三焦气化紧密联系为一体。精气能化神，神能统精气，"精气神"互化涵盖了气血津液精神间的互化，是三焦气化的集中体现，精气神及脑神赖三焦气化而各就其所。脑神的整体神志观通过三焦气化体现，脑神的作用也通过三焦气化来实现。故而三焦气化失司是脑神病变的基础，脑神的病变可以通过调理三焦来治疗。

随着年龄增长或病邪损及人体，无论上焦心肺、中焦脾胃、下焦肝肾中的任何一脏（腑）气化功能异常，或者其气血津液升降出入不畅，都可导致三焦整体气化失常，五脏六腑功能受损，从而气血津液化生、运行、输布异常，内生风、火、湿、热、血瘀、痰浊、水饮、浊毒诸邪，从而引发诸多老年性疾病。痴呆的发生就是三焦气化失常的典型例子。人体逐渐衰老，导致三焦气化失常，气血精津衰败，痰瘀、浊毒滋生，阴阳失调，"阳气者，精则养神"，清阳不升则神失所养，浊阴不降则神明被扰，病损元神，从而发为痴呆。

3. 三焦针法

（1）取穴及操作

主穴：膻中、中脘、气海、外关、血海、足三里。

配穴：肝阳上亢加太冲；髓海不足加绝骨；痰湿内阻加丰隆；血瘀加膈俞；内热炽

盛加内庭；腑气不通加天枢；肾气不足加关元。

操作：选用30号或32号1.5寸毫针。①膻中：针尖向上斜刺，沿皮30度斜刺进0.2~0.5寸，施小幅度高频率捻转补法30秒；②中脘：直刺0.5寸~1.2寸，施呼吸补法结合小幅度高频率捻转补法30秒；③气海：直刺0.8~1.2寸，施呼吸补法结合小幅度高频率捻转补法30秒；④血海：直刺0.8~1.2寸，施平补平泻捻转手法30秒；⑤足三里：直刺0.5~1.0寸，施小幅度高频率捻转补法30秒；⑥外关：直刺0.3~0.5寸，施平补平泻捻转手法30秒；⑦太冲：直刺进针0.5~0.8寸，施捻转泻法；⑧绝骨：直刺进针0.5~0.8寸，施捻转补法；⑨丰隆：直刺进针0.8~1.2寸，施提插捻转泻法；⑩膈俞：沿皮向内斜刺进针0.5~1.0寸，针尖向脊柱方向，平补平泻；⑪内庭：直刺进针0.3~0.5寸，施捻转泻法；⑫天枢：直刺进针0.8~1.2寸，平补平泻；⑬关元：直刺进针0.8~1.2寸，施提插捻转补法。

（2）方义：三焦针法以外关、膻中、中脘、气海相配，调补上中下三焦之气，重在调畅三焦气机通路；膻中与外关相佐，意在上焦，以补益肺气、调补宗气、行气血；中脘、足三里、血海联合外关，意在中焦，以补益脾胃之气、扶后天之本，生气血、化痰浊；气海与外关相佐，意在下焦，以滋补肝肾、填补先天之本；血海兼行气养血。此六穴通过调节三焦各部气机，进而调节三焦各部所属脏腑的气机，既各司其气，又上下贯通，融为一体，协调共济，以保证全身气化功能的通畅条达，共同维持"上焦如雾、中焦如沤、下焦如渎"的三焦气化之生理状态，使全身气机流通，气化守常，共奏益气调血、扶本培元之功。

该针法特点有三：①重调脾胃，以利化生输布：本针法总有六穴，取三穴三经重调脾胃，即任脉之中脘、胃经之足三里、脾经之血海。三穴之中，中脘位于阴经之海的任脉上，为阴经之阳穴，有阴生阳之意，伍以足三里和血海，阴阳相配，重调脾胃以利气血生化之源，为人生命维持之本，"有胃气者生，无胃气者死。"②以经巧立君臣佐使，注重整体：针方中共四经，即任脉、胃经、脾经和三焦经。任脉为人体阴经之海，起于胞中，下出会阴，上行至颌，终于眶下，贯通人体腹面，沟通上中下三焦，内联五脏六腑，为气血津精的生化和输布提供了大通道。依此，气机得以升降，气化得以运行，与督脉上下相通，如环无端，阴阳互生互化，变化无穷，故任脉在本方中统领三焦之气为君；脾胃为气血生化之源，脾胃两经居于任脉两侧，左右卫护，以络相通，该二经共为臣；三焦经居于人体外侧，以三焦作为通道，能够通调三焦，为佐使之用。该针刺组方巧妙地以四经组以君臣佐使，以整体带局部，立中医大整体之意。③从气论治，以利气机气化：用针之要，在于调气，气至而有效。五脏六腑之功能皆秉于"气"，三焦气化为生命之本，其始动于肾，源于肾，助于脾，达于肺，布于体，故其治必重"气"。此方诸穴中，气穴有三：膻中，为上气海，宗气汇聚之所；中脘，为中焦之气会，乃胃经经气聚集之处，通于水谷之海；气海为元气生发之所，为"生气之海"。从气论治，其意有二：一调气机，二调气化。"三焦针法"精选六穴，重用三胃穴、三气穴，抓住中焦气血化生和三焦气机升降之要，用于诸多气血失调之证。王永炎院士认为此针法"疏调三焦、行气活血、蠲化痰浊，使道既通，诸气生化得其所，升降畅达至其位，'本'在三焦气化，气化如常，则阴阳调和，一画开天，人贵阳气畅达"。该针法实为"以通为补"之法。

4. 创立黄地散

对于阿尔茨海默病，韩景献辨证采用三焦辨证与脏腑辨证结合的形式，以针药结合治疗。针，即前文所述的三焦针法。方，为在"三焦气化失司 – 痴呆"相关理论指导下研制出的经验组方"黄地散"。

"黄地散"组方治则为疏调三焦、行气调血。基本方为生地黄 10g、黄精 10g、佩兰 10g、砂仁 6g、当归 10g、制何首乌 10g。该方重用生地黄、黄精为君药，黄精补气养阴，健脾、润肺、益肾，具有补益三焦之功；生地黄养阴生津，具有调理阴阳之效；当归，归心、肝、脾三经，调补三焦精血，为臣药；制何首乌补益下焦精血，佩兰、砂仁两味具有醒脾之效、健运脾胃，三味均为佐药；此外，佩兰、砂仁还可使诸药补而不腻，调畅气机。该组方具有通调三焦、健运脾胃、补益精血之功，使三焦作为气、血、津液、精生化之所泉源不断，使三焦作为气血津液精升降出入的通道畅通，使诸气生化得其所，升降畅达至其位，从而调节三焦的气化功能。

在临床辨证治疗过程中，当上焦证候突出时，如为心火炽盛，痰闭清窍，加用黄连 10g、莲子心 10g、黄芩 10g、栀子 10g、青礞石 15g、沉香 5g、大黄 10g；如心肺气虚，心神失养，加用柏子仁 10g、酸枣仁 30g、茯神 15g、龙眼肉 10g、石菖蒲 10g、郁金 10g、远志 10g。当中焦证候突出时，如为脾虚湿盛，胃失和降，加用茯苓 15g、山药 10g、厚朴 10g、荷梗 10g、荷叶 10g、白术 10g；如为脾肾阳虚，气血虚弱，加用附子 5g、肉桂 5g、淫羊藿 10g、山茱萸 15g、巴戟天 15g、肉苁蓉 15g；当下焦证候突出时，如属肝肾亏虚，脑络失养，加用山茱萸 15g、巴戟天 15g、肉苁蓉 15g、杜仲 15g、核桃仁 15g、知母 15g；如属肝气郁结，气滞血瘀，加用柴胡 10g、厚朴 10g、枳壳 10g、川楝子 10g、川芎 10g、赤芍 10g。

5. 擅用排刺

排刺是指在治疗部位按照一定的取穴规律，以一定相对密集的间距取穴针刺，使之排列成行的多针刺法，其特点是治疗范围大、刺激量大。排刺在针灸临床中的应用较为多见，一般用于治疗经筋病，以局部治疗为主，主要涉及神经系统、运动系统及其相关脏器的病变。除此之外，韩景献针刺治疗中较有特色的是皮部排刺和枕三经排刺。在治疗中，以经络辨证为主，遵循"经脉所过，主治所及"的规律，首先明辨病变的部位，然后施以不同的排刺治疗。

（1）皮部排刺：皮部是十二经脉的经气在人体皮肤上的分区。在经络系统中，十二皮部的分布形态，在《内经》及历代书籍中并没有明确记述，只有《素问·皮部篇》中有"欲知皮部，以经脉为纪者，诸经皆然"的笼统记载。同时皮部病变的范围一般比较广泛，相对不固定，因此更适宜使用排刺治疗。故在治疗时，以局部治疗为主，以病变的范围或根据皮部分区选择略大于病变范围为治疗的部位，进行皮部排刺。皮肤处在人体的最外围，故刺皮部时，应浅刺表皮层，使针尖不超过真皮层，依据人体部位的不同，一般进针深度1~5mm，因针刺极浅，针就倒在或挂在皮肤上，所以又称"吊针"、浅排刺。

本法比较适用于由周围、中枢神经系统病变引起的皮肤感觉异常，可见于神经病理性疼痛（带状疱疹后遗神经病理性疼痛、肋间神经损伤）、颈腰椎病、面神经炎、腓总神经麻痹等，属于中医的皮痹。

（2）枕三经排刺：枕三经排刺是韩景献独特的针刺法，是主要选取患者头枕部胆经、膀胱经、督脉3条经脉进行排刺的方法。具体操作：患者取坐位，用0.25×40mm毫针。以风池、完骨、天柱、风府7个腧穴为起点；沿胆经、膀胱经、督脉3条经脉，7条线路向上，与耳枕线交点为终点；将此7条线路每条分为3等份，选择3个进针点，向下沿皮刺13~25mm；针刺得气后使用捻转补法1分钟。

传统中医学认为，"脑为元神之府"，主元神，神能驭气，散动觉之气于筋而达百节，令之运动，故脑主四肢运动功能。然中医学所谓的"脑"并无大脑、小脑功能之分，小脑位于后颅凹，督脉、膀胱经、胆经均在脑后循行并由此入络于脑，而阳跷脉又入于风池，并可与阴跷脉及手足太阳经等交会，以维系四肢运动的矫健，故选择此三经在颅后的循行经脉段及相关穴位（尤其是交会穴）治疗。从西医学角度来看，枕三经位于小脑投射区，针感是生物电效应的表现，局部取穴，使针感直达病所，直接作用于病变部位，从而改善局部微循环障碍，增加小脑血液循环，促进脑组织的修复。目前在临床中，枕三经排刺法已广泛地应用于有小脑损害的病变，以眩晕、共济失调等为主要表现，如脑血管病、多发性硬化、多系统萎缩、神经变性疾病等，属于中医的眩晕病。应该强调的是，在排刺治疗中，韩景献更加要求针刺所达到的针感。

韩景献排刺治疗充分发挥了经络系统的整体优势，在治疗局部经筋病的基础上，扩展了排刺法的治疗病种，同时规范了排刺的操作。在临床应用上，无论皮部病、经筋病，还是经脉病或脏腑病，往往根据症状的异同，在经络辨证和脏腑辨证的基础上，不仅仅可以单独使用，也可以交替或组合使用，还可以作为对症治疗的辅助手段。

（三）小结

韩景献及其团队创新性提出：①三焦的实质脏器应为内脏神经系统，为千年来"三焦有形无形"的争论指出了明确的结论；②三焦气化是指三焦像涓涓流水一样时刻调节着各脏腑的气化功能，而君主之官的心通过心包又对其进行调控；③三焦气化调节着气血津液精的生化升降出入，滋养五脏六腑、脑髓、四肢百骸，是生命活动之本。从而，开拓创新了有关"三焦"及"三焦气化"的中医理论。

在此三焦理论的基础上创立了"三焦针法"，临床上治疗神经系统变性疾病等疑难病取得了良好疗效，有开发应用的前途和空间。

四、临证经验

验案举隅 1："三焦针法"治疗阿尔茨海默病

孙某，男，56 岁。2011 年 10 月 27 日初诊。

主诉：进行性记忆力下降 2 年。

现病史：2 年前患者无诱因开始出现记忆力下降，就诊于天津某医院，未接受系统治疗，现症状有所加重，走失过一次，为求系统治疗，故来我院诊治。

刻下症：患者神情呆滞，反应迟钝，交流困难（偶有少量语言，仅以眼球运动表示听见旁人说话），时间、地点定向力差，计算能力丧失，日常生活能力严重下降。肢体活动无障碍，食少纳呆，腰膝酸软，纳寐安，二便调，舌淡白、舌体胖大，苔白，脉细弱。

体格检查：血压：120/90mmHg，心率：76 次 / 分，律齐，心肺听诊（−），腹部平坦，无压痛、反跳痛，生理反射存在，病理反射未引出。

辅助检查：天津市人民医院 MRI（2009 年 10 月 25 日）示：大脑颞顶叶部位萎缩，海马约Ⅲ度萎缩。简易智能量表（MMSE）5 分，日常生活能力量表（ADL）55 分。

西医诊断：阿尔茨海默病。

中医诊断：呆证（脾肾两虚证）。

治法：补肾健脾，疏调三焦。

取穴：三焦针法为主，加合谷、太冲、百会、四神聪、梁门、中封。

操作方法：三焦针法操作同前，合谷、太冲，施捻转泻法；百会、四神聪，施捻转补法；梁门、中封，施捻转补法。每次留针 30 分钟，每周治疗 4 次，3 个月为一疗程。

处方：以黄地散加减为主。

治疗结果：治疗 3 个月后，2012 年 1 月 30 日测得 MMSE 8 分；ADL 42 分。针刺过程中发现患者精神好转、眼神灵活、可与人沟通，记忆力、日常生活能力有所好转，定向力较前有所改善，能在居住地附近活动并自己回家。治疗 6 个月后，2012 年 5 月 10 日测得 MMSE 7 分；ADL 40 分。患者精神好转，情绪乐观，喜与人沟通，日常生活能力有所好转，基本可以自己独立穿衣。治疗 9 个月后，2012 年 8 月 9 日测得 MMSE 7 分；ADL 41 分，症状较前无明显变化。患者家属对疗效较满意。现继续在门诊综合治疗，病情无明显变化。

按语：该患者属中医学"痴呆"范畴。韩景献认为，本病是随着人体衰老，脏腑气化功能日趋低下，无论上中下三焦中的任一个脏（腑）气化功能出现异常，都可最终导致三焦整体气化失常，气血津液升降出入的通道不畅，从而内生风、火、湿、热诸邪，以及痰、瘀、浊毒等病理产物，阴阳失调，"阳气者，精则养神"，清阳不升则神失所养，浊阴不降则神明被扰，病损元神，而发为痴呆。因此，韩景献提出三焦气化失常是本病的根本病机，制定了"益气调血、扶本培元"的治疗原则，创立了"三焦针法"，制定了中药方剂"黄地散"。患者脾肾两虚而致三焦整体气化失司，三焦针法切中本病基本病机。此外，配以百会、四神聪醒脑窍，升阳气；梁门、中封以滋补脾肾。故能取效。

验案举隅2："三焦针法"治疗血管性痴呆

苏某，男，55岁。2011年2月28日初诊。

主诉：脑梗死2个月，记忆力减退半个月余。

现病史：患者2个月前无明显诱因开始出现双眼睑上抬费力、睁眼困难、嗜睡、言语困难等症，时于外院就诊，诊断为"脑梗死"。经住院治疗后（具体用药不详）眼部及嗜睡症状好转，腰膝酸软无力，生活不能自理，吃饭、室内走动等日常生活均需要家人照料。为求进一步治疗，遂来我院就诊。

刻下症：患者神清，精神萎靡，面色无华，语言不利，情绪急躁易怒，认字困难，记忆力、计算力、定向力差。纳可，寐安，二便调，舌暗红、苔黄腻，脉沉细。

既往史：既往体健。

家族史：其母患脑梗死。

体格检查：心肺（－），肝脾肾未触及，深浅感觉未见异常，双下肢肌力4+级、肌张力正常，生理反射存在，双下肢巴宾斯基征（±）。

辅助检查：颅脑MRI示双侧基底节区及左侧半卵圆中心区，右侧小脑半球腔隙性梗死。颞、顶、枕叶广泛性脑梗死，脱髓鞘改变。MMSE 13分；HIS 9分；ADL 61分；CDT 0分。

西医诊断：脑梗死后遗症，血管性痴呆（重度）。

中医诊断：中风后遗症，呆证（肝肾不足，气滞血瘀，痰湿中阻证）。

治法：通调三焦，益气调血，扶本培元。

取穴：三焦针法为主，加风池、完骨、天柱、百会、四神聪、上星、太冲、合谷、丰隆。

操作方法：三焦针法操作同前，风池、完骨、天柱、百会、四神聪、上星施捻转补法；太冲、合谷施捻转平补平泻法，丰隆施捻转泻法。每次留针30分钟，每周治疗4次，3个月为一疗程。

处方：以黄地散加减为主。

治疗结果：经治疗3个月后患者精神好转，能配合医生回答问题，语言流利，记忆力、定向力明显好转，注意力有所提高。针刺治疗6个月后测得MMSE 27分；ADL 22分；CDT 4分。患者精神好转，情绪乐观，健谈。家属代述：患者反应能力较前敏捷，能够自理，偶有做错事现象，但错后自知，并能自行改正，能主动承担较轻家务劳动，能在居住地附近活动，能够单独购物和管理钱财。患者家属对疗效满意。随访2年，患者MMSE、ADL、CDT均处于正常水平，生活能够自理如常人。

按语：患者三焦气化失司，则气、血、津液、精的升降出入受阻，清阳不升则无以滋养脑窍，浊阴不降则清窍瘀阻，导致痴呆发生。针药皆调节三焦气化功能，从而达到改善患者认知功能的目的。

验案举隅 3："三焦针法"治疗帕金森病

李某，男，63 岁。2010 年 11 月 16 日初诊。

主诉：左上肢静止性震颤 2 年。

现病史：2 年前患者无明显诱因出现左上肢静止性震颤，略乏力，动作减慢，动作时无明显震颤，嗅觉减退 4~5 年，行走如常。2010 年 4 月曾至某三甲医院就诊，诊为"帕金森病"，予以多巴丝肼，每次 0.5 片，每日 3 次，自觉初期症状可改善，后疗效渐差而寻求中医诊治，遂来我院。

刻下症：神清，精神可，左上肢静止性震颤，略乏力，动作缓慢，嗅觉减退，饮纳可，寐欠安、寐后易醒，大便干，小便可，口干，口苦，舌略红略胖、边有齿痕，苔薄，脉细数。

体格检查：左侧路标现象（+），步态尚正常，巴宾斯基征（-），查多克征（-），双手霍夫曼征（-）。

辅助检查：头颅 MRI 未见明显异常。

既往史：既往体健。

西医诊断：帕金森病。

中医诊断：颤证（脾肾两虚证）。

治法：调补三焦，健脾益肾。

取穴：三焦针法为基础，加头针舞蹈震颤控制区、神庭、前神聪、阳陵泉、腕骨、照海穴。

操作方法：三焦针法取穴及操作同前。头针舞蹈震颤控制区、神庭、前神聪，均平刺 0.8~1.2 寸，施捻转补法，每次每穴均须行针 30 秒，连续行针 3 次；阳陵泉、腕骨施捻转补法；照海，直刺 0.5~1.0 寸，施捻转提插补法。每次留针 30 分钟。每周 3 次，3 个月为 1 个疗程。

治疗结果：治疗 1 个疗程后，患者自觉左上肢震颤幅度减小，大便不干，乏力明显减轻，寐尚安，口干、口苦症状消失。患者于 2011 年 2 月自行将多巴丝肼由原来的 0.5 片每日 3 次，减少为 0.5 片每日 2 次，观察 2 周，自觉症状无明显变化。继续在门诊治疗。

按语：帕金森病属中医学"颤证""痉证""肝风"等范畴。《素问·至真要大论篇》曰"诸风掉眩，皆属于肝"，认为本病主要责之于肝，为肝风内动，气血运行不畅，筋脉失养，以致肢体拘急颤动，强调本病以肝风内动为患。但总体看来本病却与三焦气化失司密切相关。该病的临床特征不是单一的运动症状，亦不是个别脏腑发病。其临床表现有少气不足以息、疲劳多汗，为上焦气化失司，胸中宗气生成不足，卫气失固所致。颤动为风，"无痰不作风"，为中焦气化失司，水液运化输布不利，水湿痰饮内生所致。中焦气化失司则见营血生成、输布不利，生血渐少则见少气懒言，甚则引起"血虚风动"。中焦之脾胃水谷精微减少，则见肌肉不充，筋脉骨节失于濡养，出现活动无力、肌肉强直、筋脉拘挛。下焦肝肾气化失司则更是本病的重要症结。肝主筋，肝的功能障碍则筋脉收引、拘挛，行动迟缓；肝藏血，精血同源，藏血功能受限则下焦之精血互生受阻。精血的缺失直接影响生命的根本，导致肾精不足。肾为"作强之官，伎巧出焉"，肾气化不利则直接影响着动作的协调。帕金森病的非运动症状，如失眠、认知障碍、疲劳、自汗、便秘、流涎等症状，亦与五脏六腑功能密切相关。因此，韩景献认为三焦气化失司应是帕金森病的发病关键所在，治疗宜从疏调三焦着眼。

第一，在治疗中韩景献重视调理三焦。通过三焦针法在形与气的相互转化中恢复人体的常度，共同维持其上焦如雾、中焦如沤、下焦如渎的生理状态。第二，强调针刺手法的运用。韩景献在遵循传统的中医理论精髓，熟练掌握临床传统针刺技法的同时，结合其经验，独创捻颤复合手法。韩式捻颤法为用拇、食二指将针体做小幅度、高频率捻转后加以震颤法，此处颤法与传统方法不同的是，本法为小幅度、高频率震颤（依据穴位而分为上下震颤和左右震颤）。此法的优点，一为徐徐激发经气，且得气后气在针下不易散失；二是在留针期间不行针但能延长针感的持续时间。该法较难掌握，需刻苦练习才行。此外，韩景献还常使用飞法、摇柄法等手法以调节针感。第三，韩景献在临床中十分重视进针方向、进针深度、施术手法、施术持续时间、留针时间、施针的指力与频度等针刺量效关系的影响因素，认为这些对疾病的治疗和转归往往起着关键性的作用。三焦针法具体操作如前所述，头皮针舞蹈震颤区平刺进针 0.8~1.2 寸后，施行捻颤法每穴每次均须 30 秒，连续行针 3 次。第四，韩景献重视部分穴位的独到使用。头部震颤舞蹈区（参照焦头针定位）是临床医家常选用的控制震颤的主要刺激区域之一。韩景献在此基础上加刺神庭、前神聪两穴，上述诸穴组成一个三角形。韩景献认为，头皮针作用的产生，是针具刺入帽状腱膜下通过相应的捻转提插等手法，产生生物电磁场，从而穿透颅骨而直接作用于大脑皮质及其相应部位。诸穴组成的稳定的三角形结构可使该生物电磁场稳定且作用持久。第五，韩景献重视腕骨穴的运用。腕骨为小肠经原穴，小肠主液病，液主濡润诸筋，"久病耗液"，故针刺此穴可促进液的生成，促进筋脉的濡润。韩景献在一些慢性病、筋脉病中常用此穴。此外，加之照海穴可滋肾阴，阳陵泉可强筋壮骨，诸穴合用可使三焦气化功能恢复，患者症状缓解。

验案举隅 4："三焦针法"治疗进行性核上性麻痹

杨某，女，58 岁。2014 年 8 月 22 日初诊。

主诉：走路不稳易摔倒 5 年。

现病史：患者 5 年前无明显诱因出现起步困难，身体前倾，步态不稳，经常向后摔倒，转身及后退时加重，伴有语声低微，眼神呆滞，面部表情淡漠，饮水时出现舌体及下颌关节颤动，出汗较多，无直立性低血压、头晕等不适，无幻觉、妄想、抑郁等，无记忆力下降，无执行功能下降等。于 2013 年 7 月诊断为"非典型性帕金森病"，服用多巴丝肼、金刚烷胺、普拉克索等药物，症状无明显缓解。否认其他特殊病史，无类似疾病家族史。

刻下症：神清，动作缓慢，穿鞋、扣扣子困难，构音障碍，眼球上视障碍，舌淡红边有齿痕，苔薄，脉细尺无力。

体格检查：四肢肌张力加强试验（+++），轮替、扣指、踩脚欠灵活。肌力、腱反射正常，双侧巴宾斯基征（+），余病理征（-），感觉及共济运动正常。

辅助检查：头颅 MRI 显示脑萎缩，正中矢状位中脑被盖部萎缩呈矢状位"蜂鸟征"。PET-CT 示：双侧尾状核、左侧豆状核及中脑近中线区代谢降低。

西医诊断：进行性核上性麻痹（纯少动伴冻结步态型）。

中医诊断：喑痱（脾肾两虚证）。

治法：调补三焦，健脾益肾，强筋壮骨。

取穴：三焦针法为基础，同时结合委中、阳陵泉、上廉泉、太溪。

操作方法：三焦针法取穴及操作同前。委中，抬起患肢，行提插泻法使下肢轻微抽动即取针。阳陵泉，针刺约 0.8~1.2 寸，施捻转提插补法。上廉泉，向咽喉方向直刺 0.8~1.2 寸，行捻转平补平泻法。太溪，直刺 0.5~1.0 寸，施捻转提插补法。

治疗结果：治疗 2 次后，患者步态不稳较前好转，起步及转向较前时间缩短。治疗 5 次后，步态不稳较前明显好转，起步及转向较前时间明显缩短，摔倒次数明显减少，下肢瘀青逐渐消退，语声较前略增大。家属对疗效较满意，未继续治疗。随访半年，症状依旧。

按语：进行性核上性麻痹（progressive supranuclear palsy，PSP）是一种进展性的神经系统变性疾病，主要临床特点有垂直性核上性眼肌麻痹、姿势步态异常、中轴性肌张力增高、吞咽困难、构音障碍等，发病率低，临床多为散发。目前其发病机制尚不完全明确，组织病理改变有神经纤维缠结、神经元缺失、簇状星形胶质细胞等，主要分布在黑质、丘脑底核、苍白球、中脑、脑桥网状结构和丘脑。PSP 具有多样性的临床表现，致使早期诊断辨识度不高。最新的《中国进行性核上性麻痹临床诊断标准》（2016 版）将诊断标准分为临床确诊的理查德型（PSP-RS）、很可能的 PSP-RS、很可能的帕金森综合征型（PSP-P）、可能的 PSP。临床确诊的 PSP-RS 需具有必备纳入条件和支持条件中的两项且无排除条件。同时根据临床表现，将 PSP 患者分为 PSP-RS、PSP-P、纯少动伴冻结步态型、皮质基底节综合征型、非流利性变异型原发性进行性失语型、小脑共济失调型、行为变异型额颞叶痴呆型。其中相对最为多见的是早期容易出现频繁跌倒、姿势不稳的 PSP-RS 型。

本病属中医学"喑痱""痿证"范畴。"肾者，作强之官，伎巧出焉"，主骨；"肝为罢极之官"，主筋。故肝肾为病源之本。《素问·五脏别论篇》云："胃者，水谷之海，六腑之大源也，五味入口，藏于胃，以养五脏气。"因此，肝肾不足，除先天禀赋之外，脾胃虚弱亦是重要原因。但中焦脾胃之运化尚须依靠下焦肾阳之温煦，气血水谷精微之输布又要靠肝胆气机之升提，心气之脉络鼓动，肺气之宣发肃降，即三焦气化功能如常、三焦通道通畅。故三焦气化失司为本病的根本病机。三焦不畅，气血津液精不得输布，脏腑虚损，气血上不达目、下不至足，故目不能下视、足不能任步；心血不足则语音微而颤。三焦针法主穴以益气调血、扶本培元、补益先后天之本。上廉泉以通关利窍，委中舒筋通络以柔筋脉，阳陵泉以壮筋骨，太溪滋补肾阴。诸穴合用，在缓解患者临床症状方面有一定疗效。

验案举隅 5："三焦针法"治疗外展神经麻痹

赵某，女，52 岁。2011 年 3 月 8 日初诊。

主诉：右眼视物重影 20 天。

现病史：患者于 20 天前饮酒、生气后出现头痛症状，继而右眼眼眶疼痛，右眼视物重影，双眼向右侧转动时复视最明显。就诊于当地某医院，查颅脑 MRI 未见明显异常。10 天后于北京某医院治疗，予醋酸泼尼松片、维生素 B$_{12}$ 等药物治疗，未见明显疗效，遂来我院就诊。

刻下症：神清，精神弱，略有烦躁，易汗出，以头项部明显，面部有发凉、紧绷感，纳尚可，寐欠安，二便调，舌暗红、苔薄白，脉弦缓。

体格检查：右眼眼球不能向外侧转动，瞳孔对光反射存在，右眼裸眼视力 0.6。

西医诊断：右侧外展神经麻痹。

中医诊断：风牵偏视（肝郁气滞，肝肾不足证）。

治法：理气疏肝，益气调血。

取穴：膻中、中脘、气海、外关、血海、足三里、风池、完骨、天柱、睛明、球后、瞳子髎、头皮针刺激枕叶视区。

操作方法：三焦针法操作同前；头皮针刺激枕叶视区，施小幅度高频率捻颤法；睛明直刺 0.8~1.0 寸；球后直刺 1.0~1.2 寸，均施以轻微捻转。每周 4 次，每次留针 30 分钟，留针时嘱患者勿转动眼球。针刺 10 次为 1 个疗程。

治疗结果：经 1 次治疗，面部不适感消失，汗出症状减轻。3 次治疗后，右眼瞳孔稍能外转，继续针刺治疗，右眼逐步能外展。治疗 1 个疗程后近处视物无重影。治疗 2 个疗程后，右眼球运动正常，复视、头痛、代偿性头位等症状消失，右眼裸眼视力 1.0。后巩固治疗 1 个疗程。随访 1 个月，未复发。

按语：韩景献认为，三焦是气血津液升降出入的通道，亦是气、血、津液、精的生化之所。从整体观看，肝郁气滞日久导致三焦气化失司，气血津液输布不畅，日久致瘀血闭阻，或兼有风、火、痰诸邪，致目窍不通，亦导致气血津液生化不足、目窍失养。故运用"三焦针法"从气论治，调理三焦气机，气血津液输布畅则目窍通，益气调血，生化足则目窍养。配以颈后部常用组穴风池、完骨、天柱，可疏导太阳、少阳经气，有增加局部血供、濡养目络之功。针刺睛明、球后、瞳子髎等穴，为局部取穴，疏经通络，睛明、球后进针不宜过浅，才能"气至病所""气至而有效"。针刺眼周穴位可直接兴奋受损神经，提高麻痹眼肌张力，促进血液循环。头皮针刺枕叶视区，为感知视觉的皮质区，通过改善枕叶血液循环恢复其对视觉信息处理的功能。

验案举隅 6："三焦针法"治疗梅热综合征

师某，男，58 岁。2013 年 3 月 12 日初诊。

主诉：进展性双眼睑不自主闭合 5 年余。

现病史：患者于 2007 年 7 月双眼巩膜被其外孙用芦叶划伤，即刻就诊于当地医院处理（诊治过程具体不详）。1 周后未有任何后遗症状。1 个月后患者出现偶发双眼睑不自主闭合，发作时持续 1 分钟左右即可缓解，未出现双上眼睑抬起困难及肢体活动困难。半年后该症状发作次数增加，持续时间延长，引起患者重视，就诊于某眼科医院，诊断"眼部慢性炎症？"，予以抗感染治疗（具体不详）疗效不佳，而后症状加重，每隔数十秒发作 1 次，活动尤甚，以致无法长时间睁眼视物，但无视物模糊及视力下降。患者于 2012 年 12 月就诊某医院，诊断"梅热综合征"，予以丁苯酞静脉滴注治疗 1 周，未见明显疗效，而来我院国医堂就诊。

刻下症：神清，精神可，双眼睑不自主闭合，活动加重，纳可，寐安，大小便尚可，舌偏红、苔薄白，脉沉细。

体格检查：双瞳等大等圆，直径 3.5mm，对光反射灵敏，双眼球各方向运动到位，无眼震。双眼睑频发不自主闭合，无表情肌、舌肌、下颌部肌肉不自主运动。余神经系统体格检查无异常。

西医诊断：梅热综合征。

中医诊断：目瞤（肝血不足证）。

治法：滋阴疏肝，益气调血。

取穴：以三焦针法为基础，并结合中封、阳辅。

操作方法：三焦针法取穴及操作同前，中封（双侧）直刺 0.3~0.5 寸，得气后，当患者吸气时施捻转补法；阳辅（双侧）直刺 0.5~0.8 寸，得气后，当患者呼气时行捻转泻法，该穴操作时患者若自觉双睑有清凉感则疗效更好。每次留针 30 分钟，每周二、周五各治疗 1 次。

处方：一贯煎加减。当归 10g，生地黄 20g，北沙参 10g，枸杞 10g，麦冬 10g，川楝子 10g，百合 20g，石菖蒲 10g，远志 10g，甘草 10g。水煎 2 次，每次 300ml，早晚分 2 次服，每日 1 剂。其后在此方基础上根据患者病情变化适当加减。

治疗结果：患者治疗 2 周，共计 3 次，二诊时患者即诉症状大为减轻，发作次数减少，持续时间缩短，活动时无加重，可以较长时间睁眼视物，遂治疗如初。三诊时患者自觉已无双眼睑不自主闭合症状。

按语：本病在中医学中可归属于胞轮振跳，又称目瞤。阳气不升，浊阴不降，三焦调运失和，故而肝血不足不能养目且胆经虚热。治当选取"三焦针法"配合"补中封泻阳辅"。中封和阳辅是互为表里的肝胆经之经穴，从五腧穴的五行属性来看，中封属金，阳辅属火。根据"虚则补其母，实则泻其子"的原则，补中封以滋水涵木而补肝血，泻阳辅以泻子火去肝之虚阳。此外，"三焦针法"益气调血、扶本培元。两组穴位共用可补肝之血虚，使虚风不再上犯头面；益气调血，气血运行恢复正常，从而使该患者症状很快消失，疗效显著。

验案举隅 7："三焦针法"治疗痛性眼肌麻痹综合征

王某，女，11 岁 6 个月。2023 年 2 月 16 日初诊。

主诉：右眼眼痛、复视伴斜视 1 个月余。

现病史：患儿 1 个月前因外感风寒出现头晕发热、恶心呕吐，右眼复视伴眼底及眼眶疼痛，右眼眼球向内斜视，内收正常，外展受限，左眼眼球运动正常，就诊于苏州某三甲医院，诊断为"痛性眼肌麻痹综合征"，予激素冲击疗法（静脉滴注甲泼尼龙每次 80mg，每日 1 次；治疗 6 天后改为每次 40mg，每日 1 次；治疗 3 天后改用口服醋酸泼尼松片每次 20mg，每日 1 次）及营养神经、免疫支持等西医基础治疗。治疗 1 个月后，无发热，头晕呕吐症状改善，其余症状未见明显改变。

刻下症：神清，精神可，右眼眼底及眼眶针刺样疼痛伴复视，晨起恶心欲吐，纳可，寐安，二便调，舌淡红、苔薄白，脉虚细。

既往史：患儿既往体健。

体格检查：左眼眼球活动正常，右眼眼球活动受限，向内斜视，内收正常，外展不能，视力下降，双侧瞳孔等大等圆，对光反射灵敏，双眼球无眼震，无头面及躯体感觉障碍，四肢活动正常，脑膜刺激征、病理征均为阴性。

辅助检查：头颅 MRI、脑脊液、18 导联脑电图、胸部正侧位片、腹部 B 超检查均未见明显异常。

西医诊断：痛性眼肌麻痹综合征。

中医诊断：视歧（气血两虚证）。

治法：益气调血，疏调三焦，活血通络。

取穴：以"三焦针法"为基础，结合眼眶周围局部的右球后、右外展（韩景献创立）。

操作方法：三焦针法取穴及操作同前。球后，医者左手拇指轻推眼球向内上方固定，沿眶下缘从外下向内上，向视神经孔方向缓慢刺入 10~20mm。外展穴（外眼角靠眼眶内侧缘处），医者左手食指轻推眼球向内侧固定，右手紧靠眶上缘沿眼眶方向缓慢直刺 10mm。以上两穴均禁提插，施微小幅度捻转手法，平补平泻，以患儿有轻度酸胀感为宜。留针 30 分钟，每周治疗 3 次。

治疗结果：连续治疗 2 周后，患儿远处复视慢慢改善，呕吐症状消失；治疗 4 周后，眼痛症状已除，右眼眼球活动可达中线；治疗 8 周后，患儿右眼眼球各方向活动基本到位，复视症状消失；继续针刺巩固治疗 1 个月。治疗结束后 1 个月随访，未复发。

按语：痛性眼肌麻痹综合征是指因海绵窦、眶尖或眶上裂区域非特异性炎症累及第Ⅲ、Ⅳ、Ⅵ对脑神经中的一条或多条而引发的单侧疼痛性眼肌麻痹。这种疾病好发于中老年人，在儿科很罕见。目前，其发病机制尚不明确，部分学者认为与自身免疫缺陷相关，也有学者认为与炎症浸润或血管病变相关。针对痛性眼肌麻痹综合征，当前治疗以类固醇皮质激素为主，并被认为在 48 小时内显著有效，但在使用过程中，该药的最佳剂量和持续使用时间尚缺乏统一标准。

中医学将痛性眼肌麻痹综合征归纳为"风牵偏视""视歧"范畴。本案患儿，稚阴稚阳之体，脏腑娇嫩，形气未充，正气不足，气血虚弱，三焦气化失司，营卫生成受损，卫外不固，风寒之邪乘虚而入，清阳不升，浊阴不降，五脏六腑气血不能上承于目，致经脉失养，脉络受阻而发病。病机总属本虚标实，以气血亏虚，三焦气化失司为本，眼部脉络瘀阻为标。因此，治疗以"三焦针法"为主穴补益气血，疏调三焦治其本。该六穴通过调节三焦各部气机，进而疏调三焦各部所属脏腑气机，以通畅全身气机，气化守常。球后及外展穴为眼周局部取穴，以行气明目、活血通络治其标。此外，局部选用的球后、外展二穴位于眶内，解剖位置毗邻蝶窦、海绵窦，针刺此处可以看作对局部进行抗感染治疗，减轻海绵窦非特异性炎性肉芽肿。而"三焦针法"益气调血、扶本培元的功效，可以看作从整体角度进行抗感染治疗。整体结合局部，针对发病的关键因素，靶点明确，疗效显著。

验案举隅8：皮部排刺治疗带状疱疹后遗神经痛

刘某，男，56岁。2011年9月1日初诊。

主诉：左上肢皮肤疼痛2个月余。

现病史：患者2个月前患带状疱疹，病损部位由左侧颈部至左上肢尺侧后缘，经治疗疱疹消失后，仍遗留病损处疼痛，呈针刺样，拒绝触摸。曾服中药汤剂治疗，未见明显效果，严重时自服布洛芬胶囊，稍能缓解。为求进一步治疗遂就诊于我院。

刻下症：神清，精神可，自颈部至左上肢尺侧后缘针刺样疼痛，触摸时痛甚，舌暗、苔薄白，纳可，寐欠安（因疼痛而入睡困难），二便调。

西医诊断：带状疱疹后遗神经痛。

中医诊断：皮痹（气滞血瘀证）。

治法：疏肝理气，活血化瘀。

取穴：手太阳小肠经颈部至左上肢段循行部位。

操作方法：以皮部浅排刺，每次留针30分钟，每周治疗4次。

治疗结果：治疗1周后，患者自述疼痛稍缓解，不服用布洛芬疼痛可忍受。治疗1个月后，疼痛范围明显缩小，仅三角肌尺侧及前臂疼痛。治疗3个月后患者痊愈，随访未复发。

按语：带状疱疹后遗神经痛以病损皮肤疼痛为主要表现，疼痛性质多为针刺样、刀割样、放电样剧烈疼痛，是疼痛科及皮肤科的疑难病。皮部排刺可直达病所，调理气血，通则不痛。

验案举隅9："三焦针法"治疗慢性吉兰-巴雷综合征

凌某，男，19岁。2010年9月24日初诊。

主诉：双下肢行走不利，进行性加重4年。

现病史：患者4年前无明显诱因突然出现双下肢行走不利，进行性加重，曾就诊于当地某医院，肌电图示：双下肢腓总神经损伤，诊断为"慢性炎症性脱髓鞘性多发性神经病""双下肢腓总神经损伤"。予泼尼松、神经营养药及中药康复治疗，疗效不明显。

现为求进一步治疗，故来我院诊治。

刻下症：神清，精神弱，面色暗淡，体胖，双手大小鱼际及骨间肌萎缩，双下肢腓肠肌、胫骨前肌萎缩，皮肤松弛，双足下垂，行走缓慢、欠稳，易疲劳，不能久行，易汗出，纳差，寐可，二便调，舌淡红、少苔，脉沉细微数。

体格检查：心肺（-），肝脾肾未触及，查双下肢肌力5级，双足背伸趾屈肌肌力2级，无感觉异常和感觉减退，双下肢肌张力降低。小腿最饱满处周径：左侧为30.4cm，右侧为30.5cm。双侧跟腱反射、膝反射减弱，病理反射未引出。

西医诊断：吉兰-巴雷综合征。

中医诊断：痿证（脾胃虚弱，气血不足证）。

治法：益气调血，扶本培元，通调三焦，重调脾胃，辅以温补肝肾。

取穴：三焦针法结合合谷、梁丘、阳陵泉、太冲、昆仑、解溪，以及双下肢足阳明胃经、足太阴脾经、足少阳胆经经筋排刺。

操作方法：对治疗部位进行排刺，留针30分钟，每周4次，3个月为一疗程。

治疗结果：3个月后，患者自述走路较前有力，下肢有紧绷感，一疗程后患者面色荣润，行走较前平稳，可较久站立，自汗症状已无，双手大小鱼际部肌肉较前饱满，下肢肌张力适中，小腿周径左侧为30.8cm，右侧为30.9cm，双足背伸肌肌力4级。两疗程后自觉步行速度较前明显改善，双下肢肌容量较前明显加大，小腿周径左侧为31.6cm，右侧为31.8cm。患者及家属对疗效非常满意。

按语：本案患者虽为青壮年，但前期治疗大量应用激素类药物，导致中焦脾胃受损，又久病伤及肝肾，下焦气化不利而致三焦整体气化失司，气血亏虚"不能润养宗筋，故弛纵，宗筋纵则带脉不能收引，故足痿不用"。本案从整体上调理三焦，具有气血同治、先后天兼顾的特点，使其气化复常，故能取效。另外，双下肢足阳明胃经、足太阴脾经、足少阳胆经经筋排刺也有利于肢体运动功能恢复。

验案举隅10：枕三经排刺治疗小脑性共济失调

杨某，女，34岁。2010年11月9日初诊。

主诉：双下肢无力、步态不稳3年余，加重1年。

现病史：患者3年前无明显诱因逐渐出现走路不稳，遂就诊于天津某医院，查头颅MRI示：橄榄体脑桥小脑萎缩。予胞磷胆碱钠胶囊（思考林），每次0.2g，每天3次，口服。自觉服药后症状无缓解，故自行停药。为求进一步治疗，故来我院诊治。

刻下症：神清，精神可，活动时头晕，头部及上身易汗出，双下肢无力、畏凉、无汗，走路不稳，步态蹒跚，左足略外斜拖地，纳可，寐安，大便2日一行，小便可，舌淡暗、苔薄白，脉沉细。

既往史：既往体健。

体格检查：心肺（-），肝脾肾未触及，深浅感觉未见异常，四肢肌力、肌张力正常，闭目难立征（+），双侧指鼻试验（+），双侧跟膝胫试验（+）、轮替试验（+），生理反射存在，病理反射未引出。

西医诊断：橄榄体脑桥小脑萎缩。

中医诊断：痿证（肝肾亏虚证）。

治法：益气调血，扶本培元，提升阳气，补益脑髓。

取穴：以三焦针法结合枕三经排刺为主。

操作方法：三焦针法操作同前。枕三经排刺同前。留针 20~30 分钟。每周二、周五各治疗 1 次。

处方：地黄饮子加减。生地黄 15g，山茱萸 15g，巴戟天 15g，肉苁蓉 15g，杜仲 15g，牛膝 15g，石菖蒲 10g，远志 10g，肉桂 5g，附子 5g，佩兰 10g，荷叶 10g，砂仁 10g，厚朴 10g。水煎 2 次，每次 300ml，早晚分 2 次服，每日 1 剂。其后在此方基础上根据患者病情变化适当加减。

治疗结果：经治疗 2 周后患者自诉行走较前稍稳，病情逐渐好转。治疗 1 个月后，患者左足拖地较前好转，行走时头晕减轻，指鼻试验欠稳。治疗 3 个月后，患者行走基本平稳，步态较前明显稳健，双下肢无力较前明显改善，左足拖地已基本消失。后维持治疗至今。

按语：韩景献认为本病多为肝肾亏损，病位在肌肉、筋脉，病症与肝、肾、肺、脾、胃多脏腑相关，涉及上、中、下三焦。"阳气者，精则养神，柔则养筋"，阳气不足则发病。枕三经排刺，穴取督脉、足太阳膀胱经、足少阳胆经，重在提升阳气。足少阳胆经，属木，主升发阳气。三焦针法，通调三焦，使"清阳出上窍"。枕三经排刺结合三焦针法，同时配合口服中药汤剂治疗本病，旨在标本同治，故能取效。

验案举隅 11：运动针法治疗急性腰扭伤

张某，男，35 岁。2010 年 5 月 17 日初诊。

主诉：腰部剧痛 1 天。

现病史：患者于 2010 年 5 月 16 日搬抬重物时，突觉腰部疼痛不适，休息片刻疼痛减轻后继续工作。至夜，腰痛加剧，彻夜未眠。来诊时呈强迫体位，患者卧床，腰部疼痛拒按，动则尤甚。舌紫暗，脉涩。

体格检查：腰部肌肉紧张，第 3、4、5 腰椎及第 1 骶椎左侧压痛；直腿抬高试验左侧 40°，右侧 60°。

辅助检查：X 线检查未见明显异常。

西医诊断：急性腰扭伤。

中医诊断：痹证（气滞血瘀证）。

治法：活血化瘀，舒筋通络。

取穴：针刺治疗采用运动针法加阻力针法。

操作方法：为患者准备一个齐膝高度的凳子，上置软垫，以备放置取穴侧膝盖。针具选用一次性使用无菌针灸针，规格为 0.30×40mm，各穴位处皮肤均常规消毒。患者左下肢直立，右膝跪于凳子上。①运动针法：左侧昆仑穴，直刺进针 0.5~0.8 寸，施高频大幅度捻转泻法，嘱患者做前俯、后仰及左右侧弯等动作，行针时间以患者自觉患处疼痛明显减轻、活动幅度增加为度，即起针，不留针。②阻力针法：通过按压寻找腰背部最痛点，即动痛点，垂直进针 0.5~1.0 寸，进针后旋转针柄 360°，使肌纤维缠绕针身，手下出现滞针感后施雀啄泻法，并嘱患者做俯仰、侧弯等动作活动腰部（约 2~3 分钟），后回旋针柄 360° 起针，不留针，全程治疗约 10 分钟。嘱患者注意卧床休息，腰部保暖。

治疗结果：继续针灸 2 次后，患者痊愈，可自行步行离开。

按语： 急性腰部扭伤患者多出现腰部疼痛放射至大腿后侧，甚至越过腘窝，放射至小腿后侧，明显为膀胱经所生病。正如《灵枢·经脉》所言膀胱经经脉"夹脊抵腰中，入循膂"，主病"脊痛，腰似折，髀不可以曲，腘如结，腨如裂，是为踝厥""项、背、尻、腘、腨、脚皆痛"。所选昆仑穴，属上病下取，《针灸大成》载昆仑"主腰尻脚气……腘如结……腰脊内隐痛"。此穴亦为膀胱经的经穴，《内经》云："所行为经。"故昆仑穴能疏通膀胱经之经气，调和气血，使经络通畅，以达通则不痛的目的。同时患者做主动运动，将局部所激发之经气与下肢针刺感传之气二气合至，使"气至病所"并导邪气渐去，使痉挛紧张的筋肉得以松弛，并增加迟缓肌肉的张力，遂取得满意疗效。

运动针法为在针刺穴位的同时结合患部运动，有学者认为这种疗法是在针刺的基础上，结合现代解剖学原理而创造的一种新型的针刺治疗法，也可以认为是针灸学与康复医学两大学科的一种巧妙融合。韩景献将这种方法的应用范围概括为"动病动中治"，即运动系统的病可以在运动中治疗，运动中得来的病可以在运动中治疗。运动针法的取穴用针特点是以远道取穴为主，若局部症状明显，可以配合局部取穴。

（1）远端取穴：即在与患处相对应的上、下、左、右取穴施治，如左病右取、右病左取、上病下取、下病上取；可在患部所属经络的远端循经取穴施治，亦可针刺远端有效的经验穴、奇穴或对症取穴施治。《素问·缪刺论篇》云："夫邪客大络者，左注右，右注左，上下左右与经相干，而布于四末。""邪客于经，左盛则右病，右盛则左病，亦有移易者，左痛未已而右脉先病，如此者，必巨刺之，必中其经"，指出邪气中于人体后可通过经络由左至右、由右至左，然后通过"左病治右、右病治左"的巨刺法达到治病除疾的目的。

但是，在临床上韩景献应用所病经络的远端循经取穴较多，效果最佳。《灵枢·官针》云："远道刺者，病在上，取之下，刺府腧也。"《类经》十九卷云："府输，谓足太阳膀胱经，足阳明胃经，足少阳胆经。十二经中惟此三经最远，可以因下取上，故曰远道刺。"循经远端取穴既能从所属经络辨治，又由于没有针刺局部肌肉，不妨碍所病局部运动，避免了弯针、滞针。

针刺得气后，令患者在疼痛能忍受的最大范围内做主动运动，或帮助患者做被动运动，用力不宜过猛。患部活动的幅度应当随着病痛的减轻而逐渐加大，直至疼痛完全消失、肢体活动恢复正常或明显减轻为止。如疼痛无明显变化，应嘱其暂时停止活动，休息片刻后再调整针刺穴位，重新如法施治，多能当即获效。例如急性腰扭伤，可针刺患侧昆仑，一边捻转运针，一边令患者做前俯、后仰及左右侧弯等动作；颈项强痛，可针刺患侧养老穴或患侧阳辅穴，同时嘱患者活动颈部。

（2）局部取穴（"阻力针法"）：令患者活动患处，并维持使患处最痛的姿势和体位，再找出最痛处，此处为"动痛点"。"动痛点"与阿是穴是有区别的，这种痛点的出现与体位和肢体活动有关，改变体位和姿势以后痛点就会立即消失，且不一定有压痛，但患者处于疼痛体位时能较准确地指出痛处，这个痛点就是运动针刺法的有效刺激点。针刺治疗时，必须在患者处于最疼痛的姿势和体位进针，向同一方向捻转360°，行雀啄法，一边针刺一边令患者缓缓活动患部。如针治腰痛，就要求患者在针刺时做俯仰、侧弯等动作活动腰部，注意这种针法针刺较浅，仅五分至一寸深，若深刺易造成软组织损伤或血肿、弯针、滞针、折针、晕针等意外。患者活动肢体时要注意动作轻柔徐缓。

（3）取穴原则：①取穴处与病变部位间跨关节数越少越好，针感过关节的感传称为"通关过节"，针感传过关节会相应减弱，《灵枢·九针十二原》云："刺之要，气至而有效。"说明针刺的得气是取得疗效的关键。因此，尽量少过关节，使针感能直达病所。如治疗颈部挛痛，韩景献取养老穴较多，而后溪穴较少。②尽量在肌肉、结缔组织丰厚处取穴。首先，肌肉丰厚处穴位在行针时针感相对皮肉薄处温和且稳定，患者容易接受；其次，"针感"是针刺穴位所产生的局部组织酸、麻、胀、重的复合针感。穴位针感点深度测量结果表明，产生针感点基本上分布在深部组织；组织学研究结果表明，产生"针感"的神经结构基础，包括小神经束和游离神经末梢、神经干支、血管壁上的传入神经和某些包囊感受器。因此，肌肉丰厚处所产生的针感才能产生更稳定的镇痛效应。

参考文献

［1］蔡攀，韩景献，于建春．三焦或为内脏神经系统［J］．中医杂志，2014，55（21）：3.

［2］韩景献．再论三焦及三焦气化［J］．中医杂志，2016，57（23）：3.

［3］韩景献．"三焦气化失常-衰老"相关论［J］．中医杂志，2008，49（3）：193-197.

［4］韩景献．三焦气化与三焦针法［M］．北京：人民卫生出版社，2022.

［5］于建春，韩鹦赢，成海燕，等．"益气调血，扶本培元"针法腧穴配伍思想探微［J］．中国针灸，2011，31（9）：814-816.

［6］王涛．韩景献针灸排刺三法［J］．中国针灸，2012，32（7）：4.

［7］蔡攀，韩景献．Meige综合征案［J］．中国针灸，2014，34（1）：1.

［8］朱海亮，尚雪梅，王煜，等．运动针法治疗急性腰扭伤［J］．长春中医药大学学报，2011，27（6）：1.

执笔者：贾玉洁

整理者：赵天易

赵建国

——强调临床能力的中西医互补专家

一、名医简介

赵建国，字修德，1952 年出生于天津市和平区。天津市名中医、天津中医药大学第一附属医院主任医师、二级教授、博士生导师，享受国务院特殊津贴。曾任中国中西医结合学会神经科专业委员会秘书长、副主任委员，现为顾问；曾任天津市医疗健康学会会长，现为名誉会长。

赵建国先后毕业于天津医学院（现天津医科大学）医疗系和天津中医学院（现天津中医药大学）西医学习中医研究班，从事急危重症及内科疑难杂症临床诊疗近 50 年，培养硕士、博士研究生 130 名。自 1987 年起，曾先后赴多个国家和地区进行研修、医疗、讲学、科研合作及学术交流，为中医学的传播和西医学的前沿引进（如卒中单元等）做出了积极贡献。多次在国际交流合作中承担英语、法语翻译工作。1991 年在巴黎召开的第二届国际针灸大会上，他是唯一用英法双语主持大会的中国代表。1993 年在西班牙召开的第六届世界急救医学会议上，他首次用英语将祖国医学打入始终由西医垄断的世界急救医学学术会议中，并载入论文汇编。

曾获多项奖项如 2001 年天津市科技进步二等奖第 1 名；2006 天津市科学技术进步三等奖第 1 名；2005 天津市科学技术进步三等奖第 1 名等。

曾主编出版著作 12 部，如《脑梗死》《中国现代医学发展史》《中风病大讲堂》《中风病防治指南》《汉英·英汉常见医学病名词汇》《汉英医学病名词汇》《中风病与醒脑开窍针刺法》等，在国内外期刊上发表论文 190 余篇。

二、名医之路

（一）主要成长经历

1. 亲见神奇疗效，深埋中医种子

赵建国的祖父为当地名中医，自幼便时常听患者对其祖父医术赞扬称颂。有一年他腿上长了个蚕豆大小的脂肪瘤，原本打算手术切除，祖父看到后却告知："这哪用开刀，家里祖传的膏药就可以轻松解决。"果不其然，贴上膏药不到一个月，脂肪瘤奇迹般消失了！至今未再复发。

20 世纪 60 年代初期，其父被诊断为肝硬化，数位天津知名专家都认为治疗结局只能是肝性昏迷、肝癌或食管静脉破裂大出血，没想到经一位民间老中医治疗后竟然痊愈

了。长期困扰父亲的肝掌、肝腹水、黄疸等体征竟完全消失，肝功能各项指标也从此都停在正常范围内！常年因病休假的父亲，又挺着健朗的身板重返市公安局的工作岗位，直到 2012 年因心脏病去世。从那时起，他心中就深深埋下了对中医信赖的种子。

2. 西医知识打底，中医更有可为

1976 年唐山地震发生后，赵建国第一个跑到了医院叫醒值班王大爷打开大门，很快被砸伤的患者就挤满了医院大院，他一个接一个地缝合着伤口，直到天光大亮才迎来陆续赶来的同事们。

由于地震病房不能再用，很快医院组织了几名医生护送住院患者返回东北老家，赵建国带领孙维良护送患者从齐齐哈尔、加格达奇换乘森林小火车，经过一夜终把最后一名患者送到目的地。

等地震稍微平息后，新医科的赵建国又被派到抗震救灾农村卫生工作队，此时正逢天津市宝坻县城关公社前白庙生产大队流感暴发。赵建国从早到晚背着药箱挨家挨户地打针、输液，但流感仍不能控制，后来从赤脚医生那学到用大锅煮板蓝根、大青叶给全村人喝，很快流感就被控制住了。根据这段经验，赵建国在后来的病房工作中进行了科学研究，证明板青汤剂确能有效地防治医院感染，并申请了专利、获得科技进步二等奖。

在一个雨天有位社员被种猪咬伤臀部而流血不止，其他 8 个社员用门板抬着他打算去县医院救治，冒雨走了一里地后，因道路泥泞无法行走，眼看着要出现休克了。赵建国冒雨跑了五里地到县医院借来手术器械，及时为伤员行清创术及三层缝合，和死神赛跑，帮助患者脱离了生命危险，也为中医院争得了荣誉。

1981 年赵建国前往天津医学院进修神经生理学一年，而后回到医院完成了本院历史上的第一次经医学统计学处理的动物实验——"针刺内关等穴对小白鼠常压缺氧耐力的影响"。

1982 年他受命和医生杨兆钢、杨连德，以及护士刘洒荣、李淑琴、李正荣等开创了本院第一个急症门诊，在其中担任组长。

1984 年赵建国认识到了学习中医的重要性，积极报名参加脱产三年的天津中医学院第八届西学中研究班，为以后诊治疾病打下了坚实的基础。

1987~1989 年他作为援助加蓬共和国的医疗队员，在中加合作医院开展针灸治疗，每日可接诊 200 名患者，连续 2 年，创造了针灸日治疗人数的天花板。

1990 年天津中医一附院搬迁到鞍山西道新址，赵建国被任命为针灸部中风科主任。当时针灸部接收的都是中风急性期后康复的患者，他提出要利用中西医的双重优势，将重点放在抢救急危重症上。1997 年开始，针灸部在他的带领下，经过全体同仁的努力，大大提高了救治水平，所救治的中风患者死亡率明显下降，后遗症明显减少。从 20 世纪 90 年代末开始，天津中医一附院成为了当时急性中风的首选救治医院，急危重症患者数为针灸部历史之最，针灸部的床位从不足 150 张发展成 300 张。2000 年他就任天津中医一附院国际医疗康复大厦院长，每天除了查房和门诊，很少开会，除了心外科、脑外科、推拿科、消化科、普外科、泌尿外科等科室外，仅针灸部床位就发展到 600 张，门诊量大幅度增加。

3. 注重继续教育，不断提高自己

赵建国在参加工作近 50 年的过程中，非常注重自身的继续教育，参加了各种进修课程，如 1978 年在天津河北业大医学英语翻译班学习英语 1 年，1979 年在天津医学院（现天津医科大学）进修神经生理学 1 年，1980 年在天津广播电视大学（现天津开放大学）半脱产学习医学基础理论 2 年，1982 年在天津博爱道职工夜校学习医用英语 1 年，1982 年在天津科学技术进修学院学习英语口语半脱产 3 年，1984 年参加黑龙江哈尔滨全国针灸英文出国人员预备讲习班，1990 年在日本北里大学研修脑神经研究方法，1990 年参加北京急诊急救医学进修班，1995 年参加天津国际语言培训学院英语口语班，1998 年参加林长春全国中医治疗中风高级学习推广班，2002 年在天津歌德德语培训学校学习德语，2004 年在天津南开法汉培训中心学习法语，等等。

由于持续学习，随时更新新知识，不断将所学知识整合运用、学科融合、厚积薄发，他在临床上能够充分发挥中医学优势，出色的业务能力得到了国家和社会的认可。因通晓多门外语，1980 年为来医院参观访问的第一个英国医学代表团做口语翻译。此后曾多次担任各种医学场合的英语、法语翻译。1984 年翻译了本院第一本医学资料《过量饮水引起致死性脑水肿》；1986 年在美国发表了本院首篇英文论文 *Review of the Current Status of Acupuncture and Meridian Theory*。

1987 年至今先后被外派进行研修、医疗、讲学、科研合作及学术交流，曾先后到过美国、英国、德国、法国、日本、巴哈马、法属留尼汪岛等多个国家和地区，为中医学在海外的传播和西医学前沿概念（如卒中单元）的引进起到了积极的推动作用。1993 年在西班牙召开的第六届世界急救医学会议上，首次在始终由西医垄断的世界急救医学学术会议中用英语分享中医学研究成果，相关文章被载入大会论文汇编。

（二）成功经验

1. 诊断力求准确，疗效是硬道理

赵建国认为，所有的理论和知识都是为了一个目标——提高疗效。如果诊断不清，疗效不好，其他都是空谈。

2002 年 9 月 19 日，赵建国接诊了一位 70 多岁的女患者，表现为眩晕、无力、有踩棉花感，症状逐渐加重，至不能行走，2 个月辗转几家大医院均无明确诊断。经过系统检查，赵建国推翻了以往的诊断，确诊为脊髓亚急性联合变性，在中西药同用的基础上，每天为其针灸治疗。经治，患者病情日渐好转，1 个月后痊愈出院。

2010 年 6 月赵建国应邀到天津市某医院会诊，患者以"夜间遗尿间断发作 10 年伴发热 1 周余"住院，近 10 天出现持续高热（39.8℃）、无汗，多次会诊均诊断为膀胱炎，予抗感染等治疗 1 周后未见缓解，且逐渐出现二便失禁、意识不清。赵建国会诊后，明

确诊断为多系统萎缩。患者服 1 副中药后体温便降至 37.5℃，且意识清醒，后转诊至我院。赵建国予中药、针灸治疗，最终患者体温恢复正常，其余症状缓解出院，这是我院第一个有着 10 年多系统萎缩病史且治疗成功的患者。

20 世纪 90 年代末赵建国在德国工作期间接诊了一位被人抱进来的德国海德堡医院神经外科的护士长，她全身肌无力，无力到睡觉都不能自己翻身，当地医院对此束手无策。赵建国检查后果断诊断"兰伯特－伊顿肌无力综合征"，并告知其胸腺内有肿物，建议回医院进行核磁共振检查。后来果然在胸腺发现了肿瘤，并及时切除，但严重的肌无力没有缓解。赵建国通过针灸和中药治疗很快使患者看到了希望。后来这位患者又追到了天津中医一附院，经过几年的往返治疗，患者不仅站立起来、可以行走，而且竟然随着旅游团登上了长城！针对此事 1999 年 11 月 8 日《今晚报》曾给予报道，题为"银针越洋疗奇症——德国患者万里来津谢医师"。

赵建国善于总结经验，譬如根据多年的临床观察，2013 年他在期刊上对于发现的新疾病发表学术论文《棘突压痛综合征———一组常见症状的新命名》。这种病发病率极高，但很容易被误诊为心脏病，甚至抑郁症等，久治不愈。赵建国的门诊几乎每日都会遇到这样的患者，诊断明确后，很快就能够治愈。

还有很多疑难病例，患者多经过坎坷的就医过程，最终来此得到了准确的诊断和有效的治疗。明确疾病的西医诊断后，要注重中医的辨证观念，运用八纲辨证、气血津液辨证、脏腑辨证、经络辨证等中医辨证方法指导疾病的诊治；在治疗疾病时，要注重整体观念，首先要想到非药物治疗（如饮食、生活习惯的干预），再根据不同的病因选用不同的药物治疗方法；中西医应相互为用，发挥各自的优势。

2. 通晓理化知识，经方亦要精用

赵建国用药精简，中药处方一般包含 10 味药左右，他常说中药不止三分毒，要时刻关注中药对机体潜在的毒副作用，允许治不好病，但决不允许给患者添病。对于西药，更是精简到绝不让患者多吃一粒药。他诊桌的玻璃板下面一直有一张降压药的表格，里面详细罗列了每一颗降压药的半衰期和单价并定时更新，在保证疗效的基础上给患者开具更加便宜的药物，减轻患者的经济负担。

他通晓理化知识，日常食品都可成为治病的精兵强将，如"一醋一蜜治便秘，一蛋一糖防压疮"。这些简单的方法也能够解决患者的大麻烦。他耐心解答患者问题，明确告知患者什么情况下可以不吃药，如有人来问"为什么我这么瘦还查出来脂肪肝"，赵建国明确地回答："甜味的食品果糖含量高，不易在肝脏代谢，只要减少甜食摄入量就行了，不需要吃药。"

3. 干事不居功，做人有善念

退休以后，赵建国创建了天津市医疗健康学会并任会长，当学会发展到 80 多个专业委员会，拥有 8 千多名委员的时候，赵建国果断地选择退出一线。同样的事情还有很多，譬如他曾担任中国中西医结合学会神经科专业委员会副主任委员，到了换届改选主

任委员的时候，他主动提出退出竞选，而且辞掉常委、副主委的职务。天津市滨海慈善协会是天津市慈善协会最大的一个分支，赵建国主动辞去副会长职务，认为由年轻有为的同志担任更有利于工作。

他敢于急流勇退，给年轻医师创造更好的发展平台，为后浪的成长和行业的可持续优质发展做出表率，而是在幕后作为专业委员会顾问或名誉会长等贡献自己的力量。

经过十年的努力，赵建国和英国皇家医学会合作，创建了大不列颠自然医学杂志 *British Natural Medicine Journal*，任中国方面主编，这是我国第一份以英国皇家医学会为背景的英文医学杂志，为广大的医学工作者，特别是我国医学工作者，提供了一个英文学术交流的平台。

赵建国告诫学生们，长留善念，诸恶不做。"勿以善小而不为，勿以恶小而为之"，能帮助他人就尽量帮助，一个人的能力有限，帮不到很多人，就不要做坏事，哪怕很小的生活细节，如不随地扔废纸、空水瓶等垃圾，行人过马路必须看红绿灯，诚实守信，遵守时间，等等。总之，只要是破坏社会秩序和环境的事情，不论大小，一律不做。

（三）阶段性成就

赵建国共培养了硕士、博士研究生 130 名和多名学术经验继承人。赵建国的学术思想和理念，在世界各地薪火相传。已发表学术经验论文多篇，在省市级以上学术刊物发表学术论文 198 篇，正式出版的与本学科相关的中医药学术专著 12 部。自 2013 年始，赵建国常年在北京大学讲授医学课，也是迄今为止天津市唯一在北大授课的医学教授。

三、学术理论精粹

（一）理论溯源

赵建国始终提倡中西医互补，他认为中西医就好像是油和水，再强拉硬拽也很难结合到一起，最实际的做法是在临床上中西医互补或互助、合作救治患者，提高疗效才是硬道理。

赵建国始终坚持"整体观念与辨证论治"相结合。以中风病为例，他认为中风的总病机是脏腑功能失调，气血素虚或痰浊、瘀血内生，加之劳倦内伤、忧思恼怒、饮酒饱食、用力过度、气候骤变等诱因，而致瘀血阻滞、痰热内蕴，或阳化风动、血随气逆，导致脑脉痹阻或血溢脉外，引起昏仆不遂，发为中风。其病位在脑，与心、肾、肝、脾密切相关。赵建国认为，中风的病因不外虚（阴虚、气虚）、火（心火、肝火）、风（肝风、外风）、痰（风痰、湿痰）、气（气逆）、血（瘀）六端，其中以虚（肝肾精亏，气血虚少）为其本，风、火、痰、瘀为其标。赵建国认为，中风病多发生在患者年老体衰或内伤积损之"下虚"的基础上，由于饮食不节、劳欲过度、情志不遂、外邪侵袭等而致上实，进一步使本虚恶化和标实激化而发病。中风病机虽然复杂，但急性期以邪实为主。风、火、痰、瘀、毒邪合而为患，上攻脑府而发病。基于病因病机，予以补虚泻实的治疗方案，对处于不同时期的中风病患者施以不同的治疗方案，在中风病的预防、诊断、治疗、康复、护理等方面形成了较为统一的标准和规范，治疗方法多样化，疗效也有了较大提高。在此基础上，由赵建国主编经人民卫生出版社出版了一本全面系统专门阐述中风病的专著——《脑梗死》。

再以糖尿病为例，赵建国认为糖尿病的产生和发展变化是在正气不足，脏腑失调，阴阳气血失和的基础上，痰浊、瘀血等病理产物综合作用的结果。脏腑失调主要是肝、脾、胃、肾的问题，涉及心肺，以脾虚、肾亏、肝郁、胃热为主，从气血阴阳的角度，主要有气虚、阴虚、气阴两虚、阴阳两虚等病机。虽然疾病不同阶段的病机不同，但痰浊、瘀血伴随疾病发展全过程，既是正气不足的病理产物，又可作为病因损伤正气，造成疾病发展的恶性循环。在治疗上赵教授提倡糖尿病要分期治疗，养治结合。养即养护，指养成合理的生活方式和生活习惯，主要从健康教育、生活干预、饮食、运动、心理等方面进行。某些糖尿病患者在降糖药和胰岛素都已用至较大剂量后，血糖仍然难以达标，赵建国指导患者坚持适当运动，尤其是练习传统功法可以明显改善上述问题。

对于代谢综合征，赵建国将其主要病机概括为本虚标实，正虚以脾肾气虚为主，邪实则可归纳为肝郁、痰浊、瘀血、毒邪四类。脾为先天之本，肾为后天之本，若脾肾气虚，脾失健运，肾失蒸腾、加之肝失疏泄，则致气血津液代谢失常，瘀血、痰浊、毒邪内生。主要针对痰浊内生、毒邪为患、郁积化热、肝郁脾虚、脾肾气虚五个方面予以对症治疗。

对于不宁腿（不安腿）综合征，赵建国认为虽无确切中医病名，而关于相似症状的论述却散见于历代中医典籍中。《灵枢·百病始生》云："厥气生足悗，悗生胫寒，胫寒则血脉凝涩。"足悗即指足部酸困、疼痛、行动不便等变化不一、难以形容的症状。《灵枢》《素问》中还有"胫酸""髓酸"的记载，都与本病表现类似。目前多数学者将本病归于痹证范畴。赵建国认为，本病主要由正气不足，感受风寒湿之邪所致。内因主要为肝肾虚衰，气血不足，筋肉失养；外因主要为风寒湿诸邪客于经脉，致隧道不利，气血运行不畅，肌肉、筋脉失于濡养。本在肝肾虚衰、气血不足，标在风、寒、湿、痰、瘀诸邪留阻血脉，为本虚标实之证。针对上述病因病机，临证标本兼治，在补肾益精、柔肝舒筋的基础上，灵活运用温经散寒、化湿通络、活血化瘀等法。如辨证明确，小方也可收良效。

（二）学术精华

1. 天人合一，辨证论治

赵建国始终坚持整体观念与天人合一这一中国传统哲学思想。整体观念不仅体现在天人合一方面，更体现在治疗疾病时应认识到人是一个整体，不能忽视任何细节，细节决定成败，每一个细节都可以决定疾病的预后，甚至决定生死。如对中风病的治疗，除治疗中风病本身，赵建国还非常重视以下问题。

（1）便秘：中风后便秘不仅严重影响患者的生活质量，若腑气不通，浊气上逆，甚至可使脑出血及脑梗死症状加重、再发，影响疾病的康复。在治疗中，赵建国强调不可妄用攻下，正如古代医家所言："大抵治病必究其源，不可一概用巴豆、牵牛之类下之，损其津液，燥结愈甚。"治病必须求本。经统计发现，为防止便秘的发生，多依据患者舌苔、脉象于方中加用润肠通便、软坚散结之郁李仁或火麻仁等，或针刺中脘、天枢、太渊、太白、下巨虚等穴位。针用泻法，中脘为胃之募穴，八会穴之腑会，有和胃健脾、通降腑气之功。天枢为大肠之募穴，可升清降浊、调畅气机，以通腑实，畅利三焦，为治便秘、泄泻之主穴。太渊为肺经原穴，主宣发肃降，而与大肠相表里；太白为脾经原穴，脾与胃相表里，胃之降浊有赖于脾之升清，故可针刺太白以健脾气，而胃气遂降；下巨虚为大肠之下合穴，合治内府，大肠排泄糟粕之功能可赖此穴达成；中脘穴为胃之募穴、腑会，有调和胃气、通腑泄浊之功用；支沟为手少阳经之络穴，有清热、润肠之功能。根据辨证选取配穴，加强主穴的治疗作用。诸穴相配，肺气得降，脾气得升，大肠传导正常，大肠得通，从而安和五脏，共奏通腑降浊、健脾升清之功。故治疗中风后便秘效果较佳。

（2）应激性溃疡：应激性溃疡属于中医学"胃痛""内痈"等范畴，与胃气衰弱有关。治疗上除据原发病风火痰瘀为患为标，脏腑气血阴阳升降失常为本之病机外，赵建国根据溃疡及出血的证型酌情治以清胃泻火、化瘀止血、清热止血、行气止血等，最重要的是应尽量避免使用刺激增加胃酸的药物。

此外，赵建国特别强调睡眠是最重要的恢复手段，并强调根据中医理论应该在晚9点进入深睡眠，而不是11点。

2. 上工治未病，防患于未然

（1）中风：根据病因可分为外风和内风两类。外风是由外界风邪引起的，当人体亏损、营卫空虚，虚邪贼风入侵人体发为本病。内风是内因引起的，主要是由于生活、饮食失调或元气虚弱，导致风火痰瘀交相肆虐，突然上升所引起的。其内因具体有劳逸过度、情志过极、饮食不节、积损正衰、气候变化等。年龄、遗传、高血压、心脏病、糖尿病、高脂血症、高黏滞血症、高同型半胱氨酸血症、吸烟酗酒、肥胖、低血压、口服避孕药、不良饮食习惯、不良情绪等均是中风的危险因素，其中 H 型高血压是最常见的也是最重要的因素。年龄与遗传难以改变，但可以通过调控血压、降低同型半胱氨酸水平、降低血脂、控制糖尿病、戒烟限酒、改变不良饮食习惯、倡导健康生活方式、调畅情志、劳逸适度、顺应四时气候变化等来控制。而其中注意多饮水，不造成血液浓缩，多食新鲜蔬菜补充叶酸也是简单易行的有效方法之一。

（2）可逆性缺血性脑疾病：赵建国对可逆性缺血性脑疾病的认识则更加体现了"治未病"这一经典中医思想在现代的应用。可逆性缺血性脑疾病是缺血性脑血管病的一种特殊类型，有资料表明约占脑卒中患者4.1%，并在数日至3周内基本恢复正常。赵建国于20年前即开始关注此病，认为实际上可逆性缺血性脑疾病和短暂性脑缺血发作没有本质区别，只是在人为的规定时间内能够完全康复，所以提出将该病归类于急性缺血性脑血管综合征更为准确。对此类疾病的赵建国认为此类疾病的治疗价值高于急性脑卒中，恰恰因为该病造成的损伤一般不遗留或只遗留轻微后遗症，并且对急性脑卒中有很高的预警意义。

（3）医院感染：是指住院患者在医院内获得的感染，包括住院期间发生的感染和在医院内获得出院后发生的感染。中医在治疗医院感染方面显示出一定优势和发展前景。中风后医院感染的发生率较高，赵建国认为中风病患者由于长期卧床，久病耗气，或调护不当，失治误治，使正气亏损，卫外不固，极易感受外邪。若外邪侵犯肺卫，则肺气闭塞，呼吸不利，出现咳嗽、喘憋、发热、恶寒等一系列症状。为此，赵建国研发了板青汤剂用于预防医院感染，并获得专利和科研奖。

大青叶性寒、味苦，归心、肺经，功善清热解毒、凉血消斑，《本草正》中曾记载"治瘟疫热毒发斑，风热斑疹，痈疡肿痛，除烦渴，止鼻衄，吐血……凡以热兼毒者，皆以蓝叶捣汁用之。"板蓝根性寒、味苦，归心、胃经，功善清热解毒、凉血利咽，可清肺胃之热，对肺部感染有一定治疗效果。

赵建国课题组根据多年来对我院中老年脑卒中住院患者医院感染情况的总结和观察，开展了"板青液预防脑卒中患者医院感染的临床研究"。研究结果显示，板青液可以控制脑卒中住院患者的医院感染，可以有效控制脑卒中住院患者的体温变化；板青液可以有效调节人体免疫功能，有效控制白细胞及中性粒细胞的异常变化，有效调节免疫球蛋白 IgA、IgM、IgG、IgE 的变化，调节补体系统 C3 及 C4 的变化，有效调节 T 细胞亚群 CD$_3$、CD$_4$、CD$_8$ 及 CD$_4$/CD$_8$ 比值的变化；同时，板青液可以节约住院费用，大大削减因医院感染而导致的住院开支，平均每人节省 1000~2000 元，与西药相比节省4000~5000 元。

除了利用中药汤剂预防脑卒中患者的医院感染，赵建国还提出了扶正固本、祛邪防病针刺治疗医院感染，创立了电针足三里、气海、关元穴治疗医院感染，具有较好的扶正固本、祛邪防病的功效。能有效地降低脑卒中患者的感染率，稳定脑卒中患者补体水平，降低脑卒中患者免疫球蛋白 IgG 水平，改善其体液免疫的功能，从而起到预防医院感染的作用。

中医的正气具有多样性，其中包括肾中先天之精气，还包括脾胃后天生化之气；而机体免疫功能包括个人出生就有的固有免疫功能，也包括病原体入侵后产生的适应性免疫功能。"正气"与"免疫"有着密切的关系。《素问·评热病论篇》云："邪之所凑，其气必虚。"在中风病的病因病机中，气虚处于重要地位，而免疫功能的改变是脑卒中发生的基础之一，免疫功能低下容易出现感染。

神经电刺激疗法与中医针灸疗法相结合形成了针灸电针疗法，是将针刺入腧穴得气后，在针灸针具上通以接近人体生物电的微量电流，利用针和电两种刺激相结合，以代替手捻针刺，提高针刺的治疗效果，以达到止痛或防治疾病的一种方法。针灸及电针以物理刺激手段，在机体特定的时期刺激人体相关的腧穴，通过经络系统对多靶点和疾病过程的多环节进行调节，达到激发经络之气、协调阴阳、启动机体自身内在整体调节能力的目的。在这过程中，适宜的刺激具有良性应激源的特点，既调动机体的潜能，启动机体内源性保护机制，提高机体自身内在的抗病和应变能力，又不造成组织器官的损伤或机体、功能代谢障碍等副作用。

赵建国在中医学理论的基础上，结合西医学，创立了电针预防脑卒中医院感染的治疗方法，电针足三里、关元、气海穴，具有良好的扶正固本、祛邪防病的功效，能有效降低脑卒中患者的感染率，能稳定脑卒中患者补体水平，降低脑卒中患者免疫球蛋白IgG 水平，改善其体液免疫功能，从而起到预防医院感染的作用。

3. 发现新病"棘突压痛综合征"

赵建国汇通中西，经过多年观察提出了新的疾病——棘突压痛综合征。在赵建国近50 年临证中发现，胸闷、心悸、胸背痛、眩晕、乏力、关节疼痛、胃部不适、耳鸣等症长期困扰着成千上万的患者，其中相当多的患者被诊断为冠心病、颈椎病、慢性胃炎、神经症等。近 30 年文献却未见将此类症状统一归类。因按压脊柱棘突相应部位，患者会出现压痛，故赵建国将这些由脊柱风湿活动引起的症状命名为"棘突压痛综合征"。

赵建国认为该综合征属于风湿免疫性疾病的范畴，为常见的慢性损伤性疾病之一，是棘上或其周围韧带的一种无菌性炎症，只要找到并祛除病因，消除炎症，使局部得到充分休息，绝大部分症状可以很快缓解。

四、临证经验

验案举隅 1：祛风活血，舒筋通络治疗棘突压痛综合征

贺某，女，54 岁。2014 年 6 月 17 日初诊。

主诉：头晕，伴颈、肩、后背疼痛时轻时重 2 年余，加重伴心悸 1 周。

现病史：2 年余前出现头晕，伴颈、肩、后背疼痛时轻时重，1 周前症状加重伴心悸、疲乏，影响患者日常生活及情绪，无头痛及视物异常。

刻下症：头晕，心悸，颈、肩、后背疼，舌暗红、苔白，脉弦细。

既往史：否认冠心病、脑血管病及其他慢性病史，否认肝炎、结核等传染病史及接触史，否认外伤、输血史，预防接种史不详。

辅助检查：头 CT 检查显示无异常。

西医诊断：棘突压痛综合征。

中医诊断：痹证（风寒湿痹证）。

治法：祛风散寒除湿。

处方：黄芪 30g，威灵仙 15g，独活 12g，羌活 12g，蜈蚣 2 条，当归 30g，党参 20g，川芎 9g，白术 15g，炙甘草 9g。共 7 剂，水煎服，取汁 300ml，分两次温服。同时予新癀片每次 0.64g，每日 3 次。

二诊（2014 年 6 月 24 日）：头晕、疲乏明显减轻，颈、肩、后背疼痛缓解，仍时有心悸，但较前减轻，睡眠改善，无其他不适。舌暗红、苔薄白，脉弦细。

处方：嘱减新癀片至每次 0.32g，每日 3 次。继予中药汤剂 7 剂口服，方药：黄芪

45g，威灵仙 15g，独活 12g，全蝎 9g，当归 15g，红花 9g，党参 20g，白术 15g，川芎 6g，炙甘草 9g，煎服法同前。

1 周后患者已无明显不适症状，嘱停药，注意休息，避风寒（空调）。随访半年未发作。

按语： 赵建国认为，本病多由人体正气不足，加之六淫之邪侵犯督脉及膀胱经所致。因督脉循行于脊柱正中且贯穿脊柱全程，足太阳经行走于脊柱旁 1.5 寸、3 寸贯长侧线，并夹脊同行。同时，督脉与膀胱经（背部）穴位与相关脏腑病变也有密切联系。因此，本病常表现为气虚乏力及多脏腑失调，如常自觉疲劳乏力，背部不适，发沉或有压迫感。有些患者的症状可自行缓解，但会反复出现。如果"风湿活动"侵犯颈段督脉，会引起头晕、头痛、恶心、呕吐、肢体麻木等；如果侵犯胸段督脉，不仅会出现后背压迫、发沉感，且可引起类似冠心病、心绞痛的症状，如胸闷、心悸、憋气、心前区痛等。

验案举隅 2：行气化痰治疗梅热综合征

陈某，女，57 岁。2014 年 5 月 8 日初诊。

主诉：双眼睁开困难，右眼严重，伴畏光 2 年余。

现病史：2 年余出现双眼睁开困难，右眼严重。现眼眶按压痛，偶伴有口角不自主抽动，双侧面部无明显症状，无感觉异常。诉平时走路时偶有眼睑下垂，无法睁眼，而导致功能性失明。曾就诊于多家医院的眼科、神经内科，诊断为眼痉挛、干眼症等。曾注射肉毒素治疗 2 次，效果不明显。平素脾气急躁。

刻下症：双目难睁，纳可，偶有胸脘满闷，寐欠安，多梦易醒，二便调，舌暗苔白腻，脉弦滑。

辅助检查：眼底、脑电图、脑 CT 检查结果均无异常。病理反射（－）。

西医诊断：梅热综合征（眼睑痉挛 - 口下颌肌张力障碍型）。

中医诊断：痉证（痰气交阻证）。

治法：疏肝解郁，理气化痰。

处方：加味逍遥丸每次 1 丸，配合中药汤剂：陈皮 10g、半夏 10g、茯苓 15g、枳壳 10g、石菖蒲 15g、竹茹 15g、当归 10g、合欢花 15g、炙甘草 10g、徐长卿 10g、白芍 15g，共 7 剂，水煎服，早晚分服，每日 1 剂。

二诊（2014 年 5 月 16 日）：患者诉眼眶周围疼痛较前减轻，右眼睑下垂，双眼睁开费力，走路时症状明显，右眼周及右口周时有痉挛。近日吃面时自觉吞咽费力，咽干，需饮水助咽，双眼畏光，无复视。纳可，寐欠安。大便时干，1~2 日一行、需服用助便药物。小便可。舌两侧暗、少量白苔，脉弦。

处方：中药汤剂守前方去半夏、陈皮、茯苓，加木香 10g、香附 10g、苏木 10g，当归加至 30g，徐长卿加至 20g。症状很快得到控制。

按语： 本病临床主症为双眼睑痉挛、面部肌张力失调样不自主运动，因此可归属于中医学"痉证"范畴。此病最早的症状多以眼部不适或痉挛为主，胞睑在五轮中为肉轮，在脏属脾，脾为生痰之源，脾虚则痰湿内生。肝脉循行连目系，环绕口唇。"肝生筋""诸风掉眩，皆属于肝"。其"掉"字，即含震颤之义。所以本病主要与肝脾两脏关系密切。此患者平素脾气急躁，经年日久致肝胆气郁，扰乱头面经脉，气血运行失常而发病。肝以血为体，以气为用，血虚气浮，则肝风妄动，发于目睑；眼肌属脾，倘若水盛火衰而土气不振，每风气乘之而目生眴动。又因脾为生痰之源，脾气虚弱，脾运化水湿的功能失常，则痰湿中阻，上扰头面，经络阻塞，筋脉失养。

赵建国辨证后给予温胆汤加味，治以理气化痰，加入石菖蒲、合欢花，增化湿解郁安神作用；加当归、白芍，增养血活血、祛瘀通络作用；加徐长卿以祛风化湿止痛。复诊去化痰祛湿之药，加入木香、香附增疏肝行气之功，苏木、当归加量，增强活血祛瘀通络作用，更配合加味逍遥丸疏肝解郁安神。整体治疗体现了以理气化痰为主，配以疏肝解郁安神的治疗思路。

验案举隅3：分期辨证治疗口僻

金某，女，61岁。2013年4月6日初诊。

主诉：右耳后疼痛2天，口眼歪斜半天。

现病史：患者因搬家较劳累，于2日前出现右耳后疼痛，今晨洗脸时突然发现右侧面颊动作不灵、口角歪斜，漱口时右口角漏水，即来我院就诊。

刻下症：口角歪斜，右耳后疼痛，舌红、苔薄黄，脉弦。

既往史：高血压病史15年、糖尿病病史6年。

西医诊断：面神经麻痹。

中医诊断：面瘫。

治法：疏风散热通络。

处方：①泼尼松30mg，每日晨起顿服，连用5日。②银翘散加减：金银花25g，连翘25g，牛蒡子9g，荆芥9g，薄荷9g，桔梗9g，芦根25g，黄芩25g，大青叶25g，板蓝根25g，茯苓15g，冬瓜皮12g，甘草6g。共5剂，水煎服，每日1剂。

二诊（2013年4月11日）：患者耳后疼痛已消失，血压、血糖水平与平时基本相同。现口角歪斜较初诊时稍重，舌淡红、苔薄白，脉弦。

考虑患者脉络经气虚弱，治疗在加大搜风祛痰活血化瘀之力的同时，还要注意补气养血，促使气血流畅，使经脉得以濡养，面瘫全面复正。

处方：①泼尼松减量，每日递减5mg。②中药改予桃红四物汤加减：桃仁12g，红花9g，当归12g，熟地黄12g，赤芍12g，川芎9g，泽泻12g，鸡血藤15g，益母草15g，甘草6g。共5剂，水煎服，每日1剂。

三诊（2013年4月16日）：患者述症状有所好转，查右侧额纹已有但仍较浅，眼睑已能部分闭合。舌淡红、苔薄白，脉弦。

处方：考虑患者风痰瘀血胶着不去，正气已虚，为虚中夹实之证。①停用泼尼松。

②中药改予四物汤加减：当归 12g，熟地黄 12g，赤芍 12g，川芎 9g，泽泻 12g，鸡血藤 15g，益母草 15g，黄芪 30g，白术 12g，甘草 6g。共 5 剂，水煎服，每日 1 剂。

四诊（2013 年 4 月 21 日）：患者症状又较前减轻，继服上方 5 剂。

五诊（2013 年 4 月 28 日）：患者痊愈。

按语： 口僻，又称"面瘫""口㖞""卒口僻""吊线风""歪嘴风""口㖞僻""口眼㖞斜"等，通常在 1~2 周内开始恢复，如不进行干预治疗，约有 70% 的患者在 25 天左右可自行恢复。少数患者若治疗 6 个月以后面部仍难以复原，常留下瘫痪肌挛缩、面肌痉挛等后遗症，给患者造成了很大的痛苦。

赵建国治疗本病注重分期治疗，并结合辨证论治。他认为本病属于自限性疾病，治疗的目的是不留后遗症，根据口僻的发病时间将其分为急性期、静止期和恢复期。急性期一般辨证为风寒或风热袭表，此时必须避免局部强烈刺激，防止面神经管水肿加重，治宜散寒或疏风清热，佐以利水渗湿，予荆防败毒散或银翘散加减，并加茯苓、竹叶、冬瓜皮等少量利水渗湿药。

现临床医生多习惯用牵正散加减治疗，且从发病开始即用，一直用到病情痊愈。而赵建国认为，牵正散专为风痰阻于头面经络而设，并不适于所有患者。方中白附子、白僵蚕祛风化痰，散结止痛；全蝎息风止痉，通络止痛。本方偏于温燥，三药力专效著，药效峻猛，且白附子、全蝎均为有毒之品，用量不宜大，也不宜久服，若发病早期应用，更易引邪内陷，延误病情。

恢复期及后遗症期时风痰瘀血胶着不去，正气已虚，多为虚中夹实之证，应注意在补气养血的同时，多选用搜风涤痰通络之虫类药，如全蝎、僵蚕、蜈蚣、地龙等，同时适加健脾和胃药，以防脾胃损伤。

验案举隅 4：标本兼治，补肾通络治疗不宁腿综合征

张某，男，65 岁。2014 年 11 月 5 日初诊。

主诉：夜间双下肢麻胀不适 2 个月余。

现病史：患者 2 个月前出现夜间双下肢麻胀不适，白天双下肢感觉正常，每于夜间发作，卧床目暝则加重，需按揉捶打方可减轻，停止按揉则又出现，每夜只得坐待天明，情绪焦躁，自觉头部沉重。

刻下症：双下肢麻胀，夜间尤甚，头昏沉，纳食及二便可。舌暗红、苔白厚腻，脉弦。

辅助检查：下肢血管彩超无明显异常，头 MRI 检查未见急性情况。

既往史：脑梗死、高血压、糖尿病病史，左侧肢体活动不利。性情急躁，烟酒史多年。否认肝炎、结核等传染病史及接触史，否认外伤、输血史，预防接种史不详。

西医诊断：不宁腿综合征。

中医诊断：痹证（肝肾阴虚，肝风内动证）。

治法：补益肝肾，柔肝息风，兼以活血通络。

处方：羌活 15g，川芎 15g，狗脊 15g，补骨脂 10g，僵蚕 10g，野菊花 15g，决明子

15g，白芍 15g，甘草 10g，厚朴 15g。共 7 剂，水煎服，每日 1 剂。

二诊（2014 年 11 月 13 日）：患者夜晚腿部麻胀感减轻，但头部仍觉沉重不适，家属代诉情绪较前平稳，大便偶不成形，舌暗红，苔白腻、较前变薄，脉弦。守上方去决明子，减厚朴用量，加酸枣仁 20g、茯神 20g、远志 10g。

三诊（2014 年 11 月 21 日）：患者夜晚可睡 6~7 小时，偶有夜间腿部不适感，头部沉重感消失，二便调，舌暗红、苔白腻，脉弦。继服上方 7 剂，腿部不适感基本消失。

按语：不宁腿综合征是临床常见病，依据患者临床表现，赵建国认为该病例以肝肾不足为本，肝阳上浮为标，予芍药甘草汤加减。方中白芍、甘草合用舒筋止痛，狗脊、补骨脂补益肝肾，菊花、川芎、僵蚕清利头目，羌活、厚朴燥湿，全方补益肝肾、柔肝息风。二诊时患者因长期夜寐差而情绪焦躁，加入安神定志的酸枣仁、远志；大便偶不成形，去决明子、减厚朴；茯神既可宁心安神又可健脾渗湿。因本病患者易出现焦虑、抑郁等精神症状，故应鼓励患者多进行怡情养性的活动，如养花、养鱼等。赵建国治病求本，善抓主证分析，遣方灵活，用药配伍严谨，药味少，剂量轻，收效明显。

参考文献

［1］赵建国.脑梗死［M］.北京：人民卫生出版社，2012．

［2］赵建国，张培，牛博真.针刺干预代谢综合征短期疗效的临床研究［J］.中西医结合心脑血管病杂志，2010，8（10）：1168-1170．

［3］王海荣，尹丽丽，李孟汉，等.赵建国治疗不安腿综合征经验拾萃［J］.中国中医急症，2017（5）：812-813，837．

［4］赵建国，郭颖.影响脑卒中临床疗效的八大因素［J］.中西医结合心脑血管病杂志，2009（3）：253-254．

［5］赵建国，程宇，韩力.板青合剂预防医院感染的临床研究［J］.天津中医，2002（5）：16-18．

［6］赵建国，何佳，李响，等.棘突压痛综合征——一组常见症状的新命名［J］.中国中西医结合杂志，2013（7）：990-992．

［7］林翠茹，蔡春茜，柴蕊.赵建国辨证治疗棘突压痛综合征经验［J］.实用中医药杂志，2017（7）：847-848．

［8］赵易芾，赵建国，杜俊芳.胃脘部不适为主症的棘突压痛综合征 2 例报道［J］.中西医结合心脑血管病杂志，2023，21（1）：191-192．

［9］张根利，赵建国.赵建国教授治疗 Meige 综合征［J］.吉林中医药，2013，33（11）：1098-1099．

［10］柴蕊，赵建国.赵建国分期辨治周围性面瘫经验［J］.辽宁中医杂志，2009（1）：60-61．

执笔者：蔡春茜　杜俊芳　牛博真

整理者：王蕾

资料提供者：王海荣　林翠茹

心血管科

张伯礼

——躬耕杏林数十载，守正创新领路人，
中医药现代化的开拓者

一、名医简介

张伯礼，男，1948年2月出生，中国共产党党员，"人民英雄"国家荣誉称号获得者，国医大师，中国工程院院士，全国人大代表、全国人大主席团成员，天津中医药大学名誉校长，中国中医科学院名誉院长，中国工程院医药卫生学部主任，现代中药创制全国重点实验室主任，组分中药国家重点实验室主任，现代中医药海河实验室主任。国家"重大新药创制"专项技术副总师、十四五国家重点研发计划"中医药现代化"重点专项项目指南编制专家、国家重点学科中医内科学学科带头人、教育部医学教育专家委员会副主任委员、第十二届药典委员会顾问、世界中医药学会联合会副主席、中华医学会监事长。

张伯礼躬耕中医药事业50余年，是中医药现代化的开拓者和领军人才，在中医学医教研、中药现代化及中医药走向国际等方面取得了一系列重要成果，范围辐射全国，产生了巨大经济效益和社会效益，引领了中医药行业的发展方向。

张伯礼长期从事心脑血管疾病防治工作，提出了"湿浊痰饮类病"学说，并建立了证治体系；参与中风危险因素调查研究，明确了中风证候和先兆症状的动态演变规律；主持中风病多中心临床救治方案比较研究，建立了缺血性中风综合治疗方案；开展了血管性痴呆的系统研究，首次制定了血管性痴呆证类分型标准和三期证治方案；创建了脑脊液药理学方法，揭示了中药对神经细胞保护作用的机制；主持完成了首个中医药对冠心病二级预防的临床多中心循证研究，建立了中医药循证评价系列方法和关键技术，获得国家科学技术进步二等奖；创建了以组分配伍研制现代中药的途径和关键技术；开拓了中成药二次开发研究领域，建立了共性关键技术和开发模式。在新冠疫情的防治工作中，作为中央指导组专家参加武汉抗击新冠疫情防控，指导中医药整建制参与救治工作，荣获"人民英雄"国家荣誉称号。

张伯礼多年来承担并完成了国家及省部级科研项目40余项，国家重大科研项目10余项；获包括国家科技进步一等奖在内的国家级荣誉7项，国家级教学成果一等奖3项，省部级科技进步一等奖10项，授权专利30余项；SCI收录论文百余篇，主编专著30余部，其中多部著作获政府出版奖、教育部优秀教材特等奖等荣誉。

张伯礼培养硕士、博士、博士后及师带徒共 300 余名，其中获"全国百篇"优秀博士学位论文 3 人，提名 2 人。其学生遍布海内外，大多数已经成为各地区学术骨干，不乏长江学者、国家杰出青年、万人计划、大学校长及三甲医院院长等高层次人才。张伯礼曾荣获全国创新争先奖、全国教书育人楷模、全国教学大师奖、全国中医药杰出贡献奖、吴阶平医学奖、树兰医学奖、全国优秀共产党员、全国先进工作者、全国敬业奉献道德楷模等多项荣誉，曾担任全国高校黄大年式教师团队负责人。

二、名医之路

（一）主要成长经历

张伯礼，1948 年生于天津。其父是机关普通干部，但热爱中医药，家中有很多中医学书籍，曾通过拜师学习了中医药知识，并经常为同事及邻居们诊治疾病，常能取得较好疗效，颇受乡邻欢迎，也对张伯礼从事医学工作有深刻影响。1968 年张伯礼毕业于天津卫校，被分配到天津市渤海边的一个渔乡卫生院——上古林卫生院。上古林卫生院与刚开发的大港油田、大化纤产业区交错毗邻，是我国最早开发的石油化工基地。该地渔农工互作，百业待兴，虽然生活条件艰苦，医疗资源短缺，但是也给张伯礼提供了学习、实践和发展的空间。他不仅向当地老中医学习中医药知识并认真实践，还参加了市区针灸学习班、急诊医生进修学习班，特别是参与了全国渔民冠心病普查的渤海片普查工作。这些经历丰富了他的医学知识和专业技能，提高了临床诊疗水平。由于张伯礼工作态度认真，肯于奉献付出，得到了上级领导的认可，1973 年被推荐参加了为期两年半的天津市第四届西医离职学习中医班。由此，张伯礼在当时的天津中医药大学第一附属医院多伦道院区开始了上午上课、下午门诊跟师、晚上小组讨论的学习生活。学习班的授课老师都是老一辈中医名家，如哈荔田、郭霭春、何世英、刘宝琦、顾小痴等。他们倾心传授各门医技，使同学们获益良多。很多同班同学当时已经是西医名家、主任医师，如张天泽、罗承滔、王云生、曹永新、赵建忠、章秀玉、赵运文等。学员们相互研讨中医、交流西医，也使张伯礼颇受教益。在学习阶段的最后半年，张伯礼和曹永新主任一组，被安排在天津市第一中心医院实践学习，完成了"中医对热症、血症治疗研究"的论文，并得到了刚刚复出、正在天津视察工作的钱信忠部长的肯定和赞扬。通过认真地学习和实践，张伯礼系统掌握了中医理论知识和实践能力，为以后的发展奠定了坚实的基础。

1976 年初至 1979 年中，经上级领导批准，张伯礼每周利用 3 天在大港承担临床工作，另外 3 天在天津市第一中心医院参加曹永新院长主持的急症中医科研。这几年奔波虽然辛苦，但对提高其临床诊治和科研能力有莫大的帮助，特别是增强了对中医药治疗急症、重症的信心。随后 1979 年，他以优异成绩考入了天津中医学院（现天津中医药大学）首届研究生班，师从阮士怡教授（第二届国医大师），系统学习和掌握了科学研究的方法，开拓性地开展了"舌底诊法"研究。

1982年毕业后，张伯礼留校工作，参加了阮士怡教授主持的课题——"软坚散结法抗动脉粥样硬化研究"。从实验设计、造模取材、实验操作，再到数据处理，张伯礼熟悉了中医基础研究的方法，掌握了多种实验技术，积累了项目管理经验。1986年基于前期舌诊的研究基础，张伯礼申请到国家"七五"攻关"四诊客观化"项目，主持了舌诊现代化的系统研究，开展了舌象大规模流行病学调查和多学科协同创新研究，建立了舌象文献数据库双检索系统，创建了舌象色度学、舌红外热成像，研制了系列舌诊仪器，获国家科技进步三等奖。

1991年参加了王永炎院士主持的国家"八五"攻关项目——"中风病危险因素调查和证候学研究"。1986年，承担了"九五"攻关课题"益肾化浊法治疗老年期血管性痴呆"，创建了中药脑脊液药理学，并发现中药通过调控小胶质细胞发挥神经细胞保护作用；"十五"期间主持了"中风病急性期综合治疗方案研究"，"十一五"到"十二五"，主持开展了中医药防治心肌梗死的二级预防的循证研究。

自20世纪90年代中叶开始，张伯礼参与全国中药现代化研究，并任职专家组组长20年。在其学术成长过程中，除得到导师阮士怡教授的指导外，也深受王永炎院士的教诲和栽培。张伯礼常说，他对中医药真谛的理解和把握、事业发展的瓶颈和机遇、科研选题及管理、教育教学及大学管理等各个方面受先生指教颇多，终生受惠。同时也长期得到老一辈中医药大家的精心帮助与指导，包括国医大师陈可冀、吴咸中、任继学、邓铁涛、颜德馨、何任、路志正、陆广莘、石学敏，以及焦树德教授、桑国卫院士、任德权局长、王国强部长等。此外，其他学科的专家学者也曾帮助指导，使其颇有获益。

张伯礼认为当代中医人思想开明、交流活跃，有利于后学。自己的进步得益于前辈的扶持和帮助，也得益于同道、其他学科人士及学生们的鼎力帮助和不断鼓励。勇于直面问题、认真思考、善于学习、取长补短、勤于实践、总结经验才是不断进步的动力。

（二）成功经验

1. 读经典，理论联系实践

张伯礼指出："中医药学是一个伟大的宝库，有很多精华需要去发掘。钻进去越深，了解越多，这种感受越迫切。经典指导实践，取得了确切疗效，理论转化为救治本领，也成为了学习的动力。"

通读经典要下笨功夫，在通读的基础上要细读、精读、带着问题读。这是其"经典四读"的经验之谈。张伯礼研读了五遍《黄帝内经》，第一遍通读，第二遍细读，第三遍精读重点篇章（如《生气通天论篇》《灵兰秘典论篇》等），第四遍读专题专论（如尺腹诊、急腹症等），第五遍则带着问题读（如"促"字考、"四维相代"考等）。一读是获得全书的整体印象，二读是弄通结构、考究文字，三读是品味精华、理解内涵，四读是专题专论、独自成文，五读则是研析文字、深究医理。《黄帝内经·素问》上密密麻麻的笔记就是张伯礼治学理念的最好体现。张伯礼有一份1974年的笔记手稿——《常用汤头摘录》，其中记录了其常用的名方、对药，以及个人临证体悟。档案馆收藏张伯礼类似的笔记手稿和研究记录，装满了几十个箱子。

2. 读医案，学诊疗思维和辨治用药

张伯礼喜爱读医案，经常通过医案学习前贤临床辨证思维、治疗策略和处方用药经验，收获颇多。他认为，读医案要设身处地，如同回溯到那个时代，仿若侍诊在侧，体会医者怎么辨治、如何用药，同时思考若自己作为医者要怎么辨治，通过比较则异同立现，再去思考辨析，也就是"悟"。这就是一种通过向古人学习提高临床水平的方法，谓之"旧案再现蕴意新"。

在众多古籍医案中，张伯礼认为明清医案价值最高，可读性最强，原因有三：一是时代相近，文字浅显易读；二是病证记载较真切、朴实；三是多有复诊、误诊及思辨内容，可供启迪借鉴。医案行文较短，可作为枕旁书时时翻阅，开卷有益，习惯后自常有所得。

3. 勤学习，养成终生学习习惯

张伯礼喜爱读书，他认为学习是获取知识的好办法，也是进步的捷径。尤其是医生要养成终生读书的习惯，医学知识总是日新月异，要想把最好的药物和疗法给患者，就要不断学习。一生学习，既是一种奉献精神，也是一种职业操守。他至今仍坚持读最新的杂志，床头摆满了书报，背包装满各种资料以便在汽车、飞机上阅读。学界评价其知识全面，见解深刻，一言中的，然后只有背后常年的知识积累，才能实现厚积薄发。

很多人觉得，走上中医药现代化的研究道路，对张伯礼来说是一种必然，因为他求新求变的态度在学生时代就已初显。20世纪70年代，他的学习就已不局限在中医本身，对于工程学、流体力学、统计学等均有涉猎，到天津大学、天津医学院旁听也是其汲取知识的方式之一。20世纪90年代初，他筹建了全国第一个"中医工程研究所"。为了拍摄舌象，他拜师学习摄影，进修光学知识，开拓了舌象色度学、舌红外热成像学研究领域，研发了色差式舌象仪等多种仪器。中医舌诊现代研究也开启了其探索中医药现代化的门径。

"中医药学虽然古老，但它的理念并不落后。"在中医药传承创新的道路上，张伯礼一直没有停下脚步。中医药在防治重大疾病方面具有特色和优势，中西医相互补充、协调发展才是中医学的显著长处。他带领团队注重守正创新，在中医药现代化的道路上不断探索，开拓新的研究领域，为推进中医药事业发展和产业升级做出了重要贡献。

三、学术理论精粹

（一）创"湿浊痰饮类病"学说，建立证治体系

张伯礼在长期实践中，根据慢性疾病的特征与共性病机，梳理出津液异化类病的病证思维主线，提出"湿浊痰饮类病"学说，并建立了相应的证治体系。

湿、浊、痰、饮是中医临床常见的病理产物，虽名不同，症状多样，但均为津液异化而产生的一类关联性病邪。四者或重浊黏腻，或弥漫无形，易于流溢，充斥三焦百

骸，同属阴类病邪。四者在临床中呈现出起病隐缓、蓄积缠绵、易伤阳气、黏腻胶结、流窜停聚、害清蒙窍、兼邪致病、多生变证等共性致病特点，是当前多种慢性复杂性疾病的共同病理因素。四者蕴蓄日久，或生热化火，或酿生浊毒，易兼夹六淫之邪，更与瘀血互搏胶结难解，成为诸多慢病恶化转归的核心病机。张伯礼将四者合论，创立"湿浊痰饮类病"说。

湿浊痰饮类病同气相召，虽属同源，但病有层次、症有殊分，临床应提炼类病共性，并把握各病特性，阐明类病与各病间的内涵与联系。总体而言，湿浊痰饮类病起于湿，渐于浊，进于痰，重于饮。湿为类病之端，湿性弥漫，多无定体，故致病广泛，发病隐匿，氤氲黏腻，易壅遏气机；湿邪留而不去，最易生浊成痰为饮，多作为疾病早期或亚临床阶段的主要病理因素而存在。浊为类病之张，是当前心脑血管疾病、代谢综合征等多发的重要原因；蓄积日久，导致功能失调及器质损害，且更能困扰清阳、蒙蔽机窍、阻塞气机，还易夹杂他邪以致成毒，是疾病恶化及变证的主要病理基础。痰乃类病之进，其性顽劣变化多端，有"百病兼痰"之说；更易壅滞气机，壅塞血脉经络，与瘀成窠囊之患，造成脏腑、组织失养。饮为类病之重，以阳虚阴盛为本，水饮内停为标，匿伏体内，更能困遏阳气，使寒多热少。可有痰、悬、溢、支饮之别，亦有伏、留、微饮之谓，导致多种病症。

在辨治方面，张伯礼根据病邪演变及病变层次，提出了先证而治、因势利导、治病求早、祛湿务尽、标本兼顾、各从其治，以及斡旋枢机、药不远温、润燥相济、兼顾活血等治疗策略和治法。首先，应以类病思维主线贯穿，明确当前阶段各病主次、轻重与兼夹，于症情中审察病情，把握隐潜特性并预判态势，如寒化与热化、本虚与标实转换等，随后分层据证遣药，序贯前瞻以治之。他尤重舌诊，认为舌象反应最速，可甄辨类病之苗兆、湿痰秽浊之胶结、津液之多寡、病情之进退转归。张口伸舌，一望可知，常有"但见一证便是"之感。此外，还应根据湿、浊、痰、饮四者各自特征，因邪制宜，各从其治，整体遵循治之以恒、用药勿求近功、除邪务尽等原则。如湿病，见湿即治湿，以防疾病进展，治疗多从中焦入手，芳、温、渗、燥均可酌施，注重宣畅气机为要；治浊当早务尽，则事半功倍，浊者黏腻难骤化，慎热慎寒，化阴伸阳为宜，且用药需恒，切不可见两三剂不效而改投他药；治痰需明痰之兼夹转化、寒热轻重，祛痰当早，防微杜渐，如遇老痰顽结，则应早治以清化软消，兼顾活血；治饮温通，贵在及时，衰其大半则止，用药顾护阳与气，若水饮蓄久停瘀，治瘀不可偏废。

盖因湿浊痰饮为水液壅滞停聚之变，张伯礼提出治疗此类病症之要在于肺脾肾，重在气机，斡旋枢机，开阖输转。治气非单纯理气，而宜斡旋枢机，复中焦升降之畅，无使之滞。主张疏畅中焦贵在理枢机，使脾胃健运宣畅，通为所宜。诸法之中，尤崇辛开苦降法，称其为"解火之将聚、气之欲滞、郁之将结、痰之欲形、瘀之将成之良法"。常用半夏、黄连药对以辛开苦降、斡旋中焦，或吴茱萸、黄连、煅瓦楞以寒热同调、和胃降逆抑酸，旨在开降输转配合共运中焦之郁滞，从而畅达全身气机。

（二）倡"水不行，亦可为瘀"，指导心脑血管疾病治疗

张伯礼基于长期临床经验，发扬仲景"血不利则为水"之旨，提出了"水不行亦可为瘀"的痰瘀互生学说，认为瘀可生痰（湿水饮），痰（湿水饮）亦可生瘀，两者相生相伍，常胶结为患。并从理论层面分析了痰瘀之间的相互关系，在临床上，提出"治痰不忘消瘀，治瘀不忘祛痰"的治疗法则。他认为心脑血管疾病的发作固然以本虚为基础，但病理产物的转化、生成、发展才是导致疾病发生和加重的关键。

他认为，痰瘀不自生，生必有故隙。注重痰瘀转化在疾病发生、发展、演化、转归中的作用，提出本虚当调、治宜缓，标实当治、治宜急，即治痰不忘消瘀，治瘀不忘祛痰——痰瘀同治。人体内环境的状态即人体脏腑、气血、阴阳的偏盛偏衰，是痰瘀转化的动力场，合理调节人体的偏盛偏衰，可以有效调控痰、瘀的转化，促其祛除。基于痰瘀互化理论，他在治疗中常使用化痰祛湿利水药物来促进人体瘀滞的消散，以增强活血化瘀药物的临床功效；用活血化瘀药物促进体内痰湿邪气的消散、祛除，以增强化痰祛湿利水药物的作用；更善用姜黄、益母草、佩兰、茵陈、萆薢、蚕沙、海藻等一类兼具活血和祛浊功效的药物。

1. 冠心病

（1）病证概要：冠心病，属中医学"胸痹""心痛""真心痛""心悸""怔忡"等范畴。医圣张仲景以"阳微阴弦"概括了胸痹心痛的基本病机，即上焦阳气不足，胸阳不振；下焦阴寒内盛，痰饮内停。目前将其诠释为本虚标实的冠心病基本病机，本虚有气虚、血虚、阳虚、阴虚、气血两虚、阴阳俱虚之分，总归为脾肾虚损、功能低下，导致机体代谢失常，升降出入不利；标实有气滞、血瘀、寒凝、痰浊等诸邪杂合之别，久则多由痰瘀互结致心脉瘀阻，发为胸痹心痛。因此，冠心病属本虚标实，以脾肾虚损、痰瘀互结为核心病机。

（2）临证思路

1）病证结合，衷中参西，明辨顺逆：张伯礼强调，审证求因、辨证论治是中医临床诊疗的特色。"证"可概括疾病在某一阶段的病机本质和演变转归，因此辨证论治是中医诊治冠心病的核心理论。证候反映了其当时的机体状态，证候表现可呈多样，虽然并不都与冠心病直接相关，但都影响着患者的病情，是辨治的切入点。同时，西医诊断要尽量明确，明确的西医诊断是对冠心病病因病机、转归预后等认识上的重要补充。在临证实践中既要掌握该病的西医学基本病理特征，又要结合中医证候特点，实现辨病与辨证的有机结合。此外，还须明辨冠心病顺逆，明确其轻、重、危急之分，判断冠心病是否有发展为心肌梗死、心力衰竭，甚至心源性猝死的可能，及早干预，以防患于未然。强调必须坚持整体把握下的个体化治疗，完整采集中医证候要素，准确判断冠心病内在病理发展趋势，辨病与辨证相结合，明辨顺逆，提高临床治疗的针对性、有效性和前瞻性。

2）谨守病机，本虚标实，痰瘀互结：张伯礼指出，阳微阴弦、本虚标实是冠心病

的基本病机，标实痰瘀者逐渐增多，已成常见证型。痰、瘀两者生理上同源，病理上均为津液不归正化的病理产物，同为阴邪，一旦形成，痰借血体，血借痰凝，相滋互生，日久胶结不分，则成痰瘀互结之势。痰瘀互结是长久发展而成的病理产物，其致病性之强、累及脏腑之广，均大于单独的血瘀与痰浊。在冠心病的治疗中应重视痰瘀并治，并根据痰瘀的偏重缓急灵活用药，化痰不忘化瘀，祛瘀不忘化痰；同时依据证候动态演变规律，不忘理气补气、搜剔通络、解毒化浊。此外，对于冠心病，虽有痰瘀之标实显象，但必由正虚之本态而成，即"痰瘀不自生，生必有故殒"，无虚则无实，虚实常相伴。因此，他指出要紧扣仲景之"阳微阴弦"的病机总括，"阳微"是根本，"阴弦"是关键环节，两者缺一不可，邪正相搏遂有胸痹之病。临证治冠心病痰瘀之标实，更应穷源究委，谨调脏腑之久虚及气血阴阳之不足。"方从法出，法从证立"，据证演变，详查脏腑功能，辨明邪正盛衰、寒热虚实，辅以他法，方能获效。

（3）辨治经验

1）急则治标，首治其苦，缓急为先：胸痛通常是冠心病患者就诊时所陈述的最主要症状。张伯礼认为，在临证中须急则治标，首治其苦，以止痛缓急为先。对于心气虚滞、运血无力，抑或心络瘀阻、不通则痛者，宜选用辛散宣透之降香、五灵脂、延胡索，以通行胸脘之气血；配以养血活血之丹参、郁金，调养周身之血脉。久病入络，血瘀较重，胸痛剧烈者宜加用三七粉，以通络止痛、化瘀生新；心血瘀阻，心痛彻背者，可酌加小量乳香、没药以行瘀定痛，并加佛手、砂仁以防其碍胃之弊。胸中气机痞塞，闷及胸背者，可配伍调理气机之药，如桔梗、枳壳、牛膝三药合用以升降调气、疏通三焦，正合"血化下行不作劳"之法，或将半夏、黄连相配，苦辛相合，启运中焦，以宗仲景辛开苦降之旨。血瘀日久，络气虚滞，温煦无力，心脉细急引起拘挛而痛者，可加虫蚁类药以求搜剔之功，如土鳖虫、全蝎、蜈蚣等药以祛风通络、镇痉止痛。

2）缓则治本，扶正培元，善后务细：冠心病久治不瘥，以气短、憋闷为主者，或年高久罹该病者，以本虚为主，常因虚致实，多兼心神亏损等证，治宜扶正疏养以固本，多以四君子、参芪之属。肾受五脏六腑之精而藏之，正所谓"五脏之真，唯肾为根"，且心肾同属少阴，经络相连，心之阴阳皆化源于肾。因此，冠心病久治不瘥者，或年高久罹该病者，虽无明显肾亏之象，亦每从治肾入手，张伯礼常用淫羊藿、补骨脂、杜仲、女贞子、墨旱莲等味以平补阴阳。兼夹火盛内扰，烦躁不安者，可选小剂量栀子豉汤等清火安神和阴；兼见难寐梦扰，忧思易醒等症，证属心血不足，疏泄失常，神不潜降者，可选酸枣仁、夜交藤、合欢皮等，以养血和血、解郁安神；兼见少寐多梦、噩梦纷纭等，证属阴虚不能敛阳、阳气外亢，可选珍珠母、磁石、龙齿、牡蛎等潜镇共施。

3）痰瘀浊毒，攻病宜早，祛邪务尽：张仲景云："血不利则为水。"其意为血瘀阻滞脉络，致水湿分解失利，聚生痰浊，有瘀必有痰，此病由血分。张伯礼弘仲景之义，提出"水不行亦可为瘀"。盖指水湿阻滞，气机郁遏，血行涩缓，渐成瘀滞，则病由水分。也有痰浊直接壅塞血脉而致痰瘀兼夹之证，正如《丹溪心法》所云"痰夹瘀血，遂成窠囊"。痰浊与瘀血同属阴邪，最易交聚互结，阻滞心脉，则发为胸痹心痛。痰瘀互结，久则酿生浊毒，随气升降，无处不到，亦可深伏结滞络脉为害，其症状多变，病位广泛，病程缠绵，易生变证、险证，故常失治误治。症见痰湿痹阻者，若痰湿较轻而热象不显，舌苔白腻者，则投之开泄，用藿香、佩兰、白豆蔻以芳化，茯苓、薏苡仁以淡渗，豆豉、苏叶以醒脾。痰热蕴结，舌苔黄腻者，投之苦泄，用茵陈、苍术以清化其痰热，可佐以金银花、青蒿等轻清疏透之品。湿浊胶结，舌苔腻腐者，宜加蚕沙和胃化浊、萆薢分清利湿，令湿浊从下焦而去。浊停下焦，溲浑不利者可加防己、木通、车前子之类通利清降，导湿热浊邪从小便而出。若浊邪黏滞兼有寒象，亦可佐以少量制附子以温阳化浊。兼夹气滞者，可用紫苏梗，芳香中空，理气散滞。

4）气血同调，调气为先，攻伐有度：气血是构成人体的两大基本物质，贵在充盈与流畅，一旦气血亏耗、滞涩，则百病丛生。因此，对于胸痹心痛，张伯礼强调气血并治，而以调气为先，正如吴瑭所言："故善治血者，不求之有形之血，而求无形之气。"（《温病条辨》）常伍气分药物，以达气行则血行之目的，在精准施治的同时避免过度攻伐，如气虚者以四君子，大虚者以人参、西洋参之属。肝气郁滞则用香附、郁金、金钱草以疏肝理气，中气壅满则选木香、沉香曲、枳壳、砂仁以消胀除满，胸阳痹阻则用降香、延胡索、薤白以开痹散结。活血药选用丹参、五灵脂、三七、当归等味，血瘀重者可据证选用化瘀之桃仁、红花，或转施破血之三棱、莪术等药，胸痛甚者少量用乳香、没药以祛瘀止痛。

2. 痴呆

（1）病证概要：痴呆是以"迷惑善忘""言善误""语无伦次""懈怠安卧""苦忧悲"等一系列精神异常症状为主要表现的进行性、衰退性疾病，包括阿尔茨海默病和血管性痴呆等。既往医家认识痴呆多从虚损立论，治疗以补虚为主。王永炎院士指出痴呆"毒损络脉"及"毒损脑髓"病机假说，认为痴呆的形成是在肾精亏虚的基础上，脏腑功能失调，痰瘀内生，化热生风，风火痰瘀夹杂，上扰清窍，日久化为浊毒，伤络败髓，神机受损，从而发为痴呆。张伯礼认为正虚兼浊毒既是痴呆发病的重要因素，又是推动病情下滑加重的主要原因，贯穿于痴呆病程始终。

痴呆病位在脑，与肾关系密切，涉及心、肝、脾等，其本虚标实，以肾之精气亏损为本，风火痰瘀蕴化浊毒为标。肾虚精亏是痴呆的发病基础；痰瘀蕴化浊毒，败坏脑髓、脑脉是痴呆的发病关键。

（2）临证思路

1）首辨分类，因证制宜：张伯礼在辨治痴呆时重视根据痴呆的不同病因分类施治，阿尔茨海默病的病机多属于肾精亏虚，髓海渐空，治疗时强调补本虚，治肾为要；而血管性痴呆以痰、瘀作为病理基础贯穿病程始终，依据病情可划分为平台期、波动期、下滑期，张伯礼结合多年实践创新性提出分期论治的治疗策略，在分期辨证的基础上强调益正气、泻标实、痰瘀并治。此外，根据痴呆的证候群形成的病机关键，因证制宜。针对认知功能减退，注重运中焦、升清降浊治法的运用；针对行为与精神障碍方面，注重安神志、燮心理肝治法的运用。

2）着眼全程，分期论治：平台期多见于发病早期或轻中度痴呆患者，总体病情稳定，主要证候为肾精亏虚、痰瘀内阻。治疗原则为标本兼治，以治本为主。在补虚和泻实的权衡上宜以补肾虚为主，佐以祛湿化痰、活血化瘀，如此可使肾精充足、经脉调畅、脑髓得充、神机畅明。通过培本固元、调理气血，防已病之传变，治诸邪于未萌，延长平台期，以达到延缓病程进展的目标。

波动期多由于各种诱发因素或病理因素作用使病情在原有基础上加重，或出现新的病情特点，病情不稳定，呈波动状态。病机特点为虚实互见，以邪实因素有明显变化，多表现为风、火、痰、瘀独立或相兼为患所致临床症状，甚者可出现内风暗动之症。痰瘀壅滞、化热生风为血管性痴呆病情波动的重要原因。根据临床表现，可分辨痰证、瘀证或痰瘀互结证。在治疗策略上，宜攻补兼施，重视消除诱因，抚平情绪，扶助正气。对标实之症，重剂除疴，速战速决，以扭转病势为要。当灵活掌握"急则治其标"的治疗原则，或健脾化痰，或息风化痰，或清热涤痰，或活血化瘀，或痰瘀并治，等等。凡此祛邪诸法，总宜依证而设，据病乃投，否则前后不循缓急之法，反入彷徨无措之境。在波动期的整体治疗中应治痰不忘消瘀，除瘀不忘祛痰，可使气血畅通，臻于承平，从而也避免痰浊、瘀血日久延缠成顽症。波动期是过渡阶段，也是遏制病情进展的关键阶段，此期病情若得不到及时有效控制，将牵制病情整体下滑。

下滑期表现以记忆障碍为主，患者认知行为出现恶化，总体状况呈现显著下降。毒邪是该阶段病情下滑的关键，病机特征为浊毒壅盛、蒙窍扰神。临床治疗亟以治毒为先，清热解毒、化浊开窍、活血化瘀等具体治法当因人、因时制宜。治疗当中病即止，不可不顾患者正气之多寡，但以毒邪障目，昧于攻伐。对于正气亏虚不任攻伐者，当扶正抑邪，减毒增效，循序以进。中焦交通上下，为一身气机升降之枢纽，重视枢运中焦、升清降浊的运用即可扶正不恋邪，降浊不伤正。

（3）辨治经验：张伯礼在临床论治时根据痴呆本虚标实相互参合、交互致病的病机特点施以补肾为要、痰瘀并治的标本兼顾之法，并重视调畅气机、升清降浊与安神定志、燮心理肝诸法的灵活运用。

1）培元固肾，补其本虚：老年人随着年龄增加肾精日渐匮乏，历久便致精髓空虚，脑失所养，神明失司，是以多见善忘、痴傻、呆滞等症候，由此可知肾精亏虚、髓海渐空是阿尔茨海默病发生发展的根本原因，《灵枢·海论》载："髓海有余，则轻劲多力，自过其度；髓海不足，则脑转耳鸣，胫酸眩冒，目无所见，懈怠安卧。"阿尔茨海默病的治疗根本在于治肾，补益肾精是针对本病扼要究本的治法。

在临床用药方面，张伯礼常于辨证基础上，选用张景岳的七福饮作为底方进行加减，取得较好效果。此方以熟地黄益精固肾，人参、白术补脾益气，养后天以充先天；远志、酸枣仁养心安神，化痰开窍；川芎、当归祛瘀通络；炙甘草调和诸药。诸药共奏补肾健脾、化痰开窍、活血通络之功，使肾气充沛，元神得养，气血通畅，脾得健运，神机复用。肝肾阴虚者，可加入何首乌、枸杞子、女贞子、墨旱莲、山茱萸等药；症见颧红盗汗、手足心热、眩晕耳鸣、舌红少苔、脉细数之肝肾阴虚，热象显著者，亦可选滋阴清热之知柏地黄丸化裁。脾肾阳虚者，可加入肉苁蓉、杜仲、补骨脂、淫羊藿、巴戟天、益智仁之属；而出现肢体欠温、乏力纳呆、腹胀便溏、舌胖苔白滑、脉沉无力之阳虚寒甚者，可选金匮肾气丸、还少丹加减以达温阳祛寒之功。对于阴阳互损、阴阳俱虚者，可选用标本兼顾、上下并治之地黄饮子，以得滋肾阴、补肾阳、化痰开窍的整体作用。补肾力戒杂味堆砌或流于呆腻，常巧妙灵活地选用各种中药组成药对或队药，往往视患者病情选取二三味相须或相佐而用，务使滋补勿壅、灵动活泼。

2）痰瘀并治，泻其标实：对于血管性痴呆而言，痰浊瘀血既是脏腑功能失调的产物，也是致病的重要因素；痰瘀互结，蓄积蕴化又是病情加重的重要原因，贯穿其病程始终。因此，治疗血管性痴呆不仅要把握好补虚的一面，也要权衡好泻实的运用。瘀血是造成老年人记忆下降的重要致病因素，《医林改错》曾指出"凡有瘀血也令人善忘"，以及"与脏腑之气不能相接"可致痴呆。年老脏腑功能整体下降，如肾失气化，脾失健运，肺失宣降，三焦失于枢调皆可导致痰饮丛生。陈士铎《辨证录》云："痰积于胸中，盘踞于心外，使神明不清而成呆病矣。"在血管性痴呆的致病因素中瘀血、痰浊可单独为患，亦常相兼为患。

以痰证为主的证候，临床以神情呆钝、神昏头沉、嗜卧懒动、咯吐痰涎、不思饮食、脘腹痞满、舌苔滑腻、脉滑或濡为主要表现，此当治以健脾化痰、豁痰开窍，选方如涤痰汤、洗心汤、指迷汤、转呆丹、温胆汤化裁。在临床上痰邪每可兼夹风、热（火）等邪为患，形成风痰、痰热（火）诸证，此时需酌情增益息风化痰、清热开窍诸方药，风息火清治之须早，防致盛候。以瘀证为主的证候，临床以神情呆钝、善忘失算、反应迟钝、头痛肢麻、面色晦暗、舌有瘀斑、脉弦为主要表现，治疗以活血化瘀、醒神开窍，常用通窍活血汤、桃红四物汤、当归芍药散、化瘀煎等方加减。

"血不利则为水"是言瘀血阻滞脉络，致水湿分解失利，聚生痰浊，痰瘀常相兼为患。因此，在使用活血化瘀药时常配合祛湿化痰药，可增强活血化瘀药的临床疗效，常用药对如丹参配泽泻、丹参配薤白、大黄配瓜蒌等。以大黄配瓜蒌而言，大黄味苦，性寒，"能入血分，破一切瘀血"；瓜蒌味甘、微苦，性寒，清热化痰，利气散结。两者合用活血化瘀、行气消痰相得益彰。而"水不行亦可为瘀"指的是水湿阻滞，日久成痰，郁遏气机，致使血行涩缓，渐成瘀滞。治疗当于祛湿化痰药中佐以活血化瘀药，常用药对如苍术伍茵陈。苍术味辛、苦，性温，燥湿健脾；茵陈味苦，性微寒，清利湿热。茵陈在清利湿热之余还有凉血散瘀泻浊的作用，两药共用兼具清热化痰、活血祛湿之功效。

3）升清降浊，健运中焦：痴呆临床表现为以记忆能力下降为特点的整体认知功能的减退。中医学认为脑为精明之府，其作用和功能的正常发挥依赖人体气机升降有序，即清气得升以奉精明，浊气得降无碍清窍。若浊邪上犯头部，蒙蔽清阳，多见"浊邪害清"之善忘、神痴、呆傻等症。张伯礼认为疾病虽由衰老所致，但治疗上切勿尽补益之能事，失泄浊于交臂，明乎此则胸有全局，事半功倍；舍此则如投鼠忌器、取鱼忘筌。

健运中焦时应重视顺应脾胃脏腑之禀赋，如予炒扁豆、炒白术、茯苓、薏苡仁、苍术健脾利湿，使中焦斡旋有力，升清有常；根据脾喜燥恶湿的特点，予醒脾化湿之藿香、佩兰、白豆蔻、草果仁、砂仁等药助力腐熟，相对根据胃喜湿恶燥的特点常以沙参、百合、麦冬、玉竹与之相配，可使芳香不燥、胃阴不伤而得祛湿化浊于未形。中焦气机阻滞出现腹胀明显者，常予半夏、陈皮、木香、枳实理气消胀，疏泄宽中；腹胀兼有水声漉漉者，加大腹皮、槟榔片除积消胀，利水化郁；对于浊气不降，嗳噫便秘者，予大黄、枳实、莱菔子、厚朴、赭石等通腑降浊；若浊停下焦，溲浑不利者，可加汉防己、木通、车前子之类通利清降，导湿热浊邪从小便而出；若湿浊热化，常以胆南星、全瓜蒌、桑白皮、黄芩等药清热泻浊；痰黏胶结者，常伍以生牡蛎、浙贝母、夏枯草、皂角刺等药润燥散结，毋使湿浊酿化成顽毒。

4）燮心理肝，安神定志：痴呆的典型症状主要体现在认知功能减退，行为与精神障碍，生活能力下降 3 个方面。从临床发病特点来看，随着患者病情的逐渐加重，行为与精神障碍变得更加突出。心主神明，主血脉，为主宰精神意识、思维活动之君主。肝在志为怒，怒则气上，可致周身气血逆乱，"血并于下，气并与上，乱而善忘"；肝主疏泄，喜条达，若肝郁不舒，久郁不解，或成气滞血瘀，瘀血阻窍之证。因此，从心、肝辨治痴呆具有重要理论指导意义。

张伯礼治疗痴呆患者时注重安其神志，或养血安神，或清心宁神，或交通心肾，或重镇安神，或疏肝解郁，或怡情移志，总以心神安宁，肝气顺达而臻形神相即之境。当痴呆患者于临床出现失眠、多梦、头晕等心血不足，营血亏损症状时，常予炙首乌、当归、酸枣仁、柏子仁、远志以养血安神；对心烦、咽干口燥、脉细数的心阴虚者，常予生地黄、知母、牡丹皮、天冬、麦冬、玄参以清心宁神；心肾不交，症见怔忡、烦躁不眠者，常取黄连之苦寒，以其入少阴心经，降心火，不使其炎上，又取肉桂辛热，以其入少阴肾经，暖水脏，使其润下，黄连合肉桂，寒热并用，可得水火既济、心肾交泰之妙；肝阳不潜，升发太过，症见心烦易怒、面红目赤、头晕耳鸣者，拟上亢者治之下，佐以潜镇，常在滋养肝肾基础方之上重用介类潜镇，如石决明、珍珠母。该两药咸寒入肝，为治肝阳上亢必用之药。对于情绪低落，郁郁寡欢者，常用合欢花、薄荷、香附、香橼、玫瑰花等药以疏肝理气，使木郁得达，同时佐以白芍、木瓜柔润敛肝之品；对于情志郁结化火，火气上逆者，常予菊花、夏枯草、栀子、黄芩、龙胆草等清肝火，散郁结，除烦逆。

痴呆的治疗是一个长期的过程，药物治疗之余，还要从心理、社会、家庭等方面综合干预。

四、临证经验

（一）说案论病

验案举隅1：心悸

患者，男，42岁。2012年6月19日初诊。

主诉：发作性室性心动过速10年。

现病史：患者于2002年因饮酒首次引发室性心动过速，当时心率达260次/分，于某医院行射频消融术，术后情况良好。2010年又因饮酒诱发室性心动过速，心率180次/分，再次行射频消融术，术后服用盐酸莫雷西嗪片，每次50mg，每日3次；门冬氨酸钾镁片，每次2片，每日2次；美托洛尔片，每次12.5mg，每日2次。近1个月来，每日频繁发作心慌心悸，伴头晕、心前区疼痛，故前来诊治。

刻下症：现每日晨起9:00—9:30、下午6:00—7:00发作心慌心悸，伴头晕、心前区疼痛。后背疼痛，颈项僵硬。纳寐可，大便成型、每日1~3次，小便调。舌暗红、苔黄腻，脉沉。

既往史：高血压病史2年，规律服用降压药，现血压控制在110/90mmHg。

西医诊断：室性心动过速。

中医诊断：心悸（痰湿瘀阻证）。

治法：清利湿浊，理气化瘀。

处方：茵陈20g，苍术15g，萆薢20g，女贞子15g，墨旱莲15g，苦参15g，降香15g，五灵脂15g，延胡索15g，丹参30g，郁金15g，葛根15g，干姜15g，法半夏15g，黄连12g，龙齿30g。共10剂，水煎服，每2日1剂，每剂3煎，每日服2次。

二诊：用药后患者心慌明显减轻，平日阴天时常诱发心中不适，此次阴天未发作，舌苔转薄。守上方去萆薢，加茯苓15g、玉竹20g，再服10剂。

三诊：患者心慌症状进一步减轻，精力亦较前好转，唯仍有左胸发紧。守上方加厚朴15g，继服10剂以善后。

按语：患者心悸发作频繁，每于饮酒后发作，乃因其本为痰湿之体，酒助湿热，上扰心神而作悸。病情反复发作，痰湿郁久而生瘀滞，痰瘀互结，遂心悸缠绵不愈，表现为舌暗红、苔黄腻、脉沉。又因痰瘀阻滞，气机血行不畅，遂发心前区疼痛、背部疼痛及颈项僵硬。故处方以茵陈、苍术、萆薢清热化痰湿；降香、五灵脂、延胡索、丹参、郁金活血化瘀，行气止痛；干姜、半夏、黄连辛开苦降，调理中焦枢机，治痰湿之源；又以女贞子、墨旱莲、苦参、龙齿，达滋阴潜阳、清热安神之效。二诊时加入茯苓、玉竹，亦为固护气阴之法。诸法合用，标本兼治，故得良效。

验案举隅2：胸痹

患者，男，64岁。2020年12月31日初诊。

主诉：间断胸痛7年余。

现病史：患者于 2013 年无明显诱因出现胸痛、胸闷憋气等症状，未予重视。于 2015 年胸痛发作加重，伴四肢厥冷、胸闷憋气等，遂就诊于某医院，行冠状动脉造影术，诊断为冠状动脉痉挛、心源性猝死，行心肺复苏术后予对症支持治疗，经治好转出院。后间断服用中西药治疗（具体不详）。近日自觉症状加剧，遂前来诊治。

刻下症：无明显诱因出现胸痛，涉及背部及肩胛部，程度较剧，呈针刺样，伴胸闷憋气、气短难续、淋漓汗出，自行口服硝酸甘油休息后可缓解。脘腹部坠胀感，泛酸。咽部异物感，难以咯出。纳可，寐差、多噩梦，二便可。舌暗红，苔白腻、有裂纹，脉弦。

辅助检查：空腹血糖 7.92mmol/L，糖化血红蛋白 6.9%。

个人史：吸烟史 20 年，现已戒烟。

西医诊断：冠状动脉痉挛。

中医诊断：胸痹（痰湿瘀阻证）。

治法：温阳祛湿，活血化瘀。

处方：茵陈 20g，苍术 15g，萆薢 20g，白豆蔻 15g，半夏 15g，黄连 15g，降香 15g，五灵脂 15g，延胡索 15g，丹参 30g，郁金 15g，薤白 15g，干姜 15g，葛根 15g，佛手 15g，砂仁（后下）15g，生龙齿 30g。共 10 剂，水煎服，每 2 日 1 剂，每剂 3 煎，每日服 2 次。嘱患者戒烟后不得复吸，避免被动吸烟；注意保暖，避风寒，节饮食。

二诊（2021 年 3 月 15 日）：患者诉上剂疗效颇佳，继服至今。服药后胸部刺痛感减轻，淋漓汗出症状消失，但仍出现间断胸闷憋气，偶有心慌。现发病后不需服用硝酸甘油，休息后可自行缓解。泛酸、脘腹部胀满稍缓解，但症状仍存在。现仍有咽部异物感，痰黏色白、难咯，口苦，纳可，寐欠安，二便可。舌暗红，苔白、有裂纹，脉弦。

处方：守上方去茵陈、苍术、萆薢、白豆蔻、五灵脂、薤白、干姜、葛根、佛手，加北沙参 20g、麦冬 15g、石斛 15g、茯神 15g、三七粉 6g（冲服）、吴茱萸 8g、煅瓦楞子 30g、首乌藤 20g、合欢花 15g，改黄连为 12g。共 10 剂，煎服法同前。

后随访患者病情稳定，未见反复。

按语：本案患者明确西医诊断为冠状动脉痉挛，中医诊断为胸痹。根据患者胸痛呈针刺样、舌暗红、苔白腻等症辨证分型为痰湿瘀阻证。时令冬至，患者寒时病甚，以薤白宽振胸阳，干姜温中散寒。而患者痰、湿、瘀明显，症状剧烈，张伯礼在初诊时意在治其所苦，以活血化瘀、祛湿止痛为主。遂以茵陈、苍术、萆薢燥湿泄浊；痰湿之邪困阻中焦，症见泛酸、脘腹胀满等，则施以半夏、黄连辛开苦降，疏通壅遏中焦气机，加白豆蔻、砂仁、佛手行气开胃，散滞理气消胀；以降香、五灵脂、延胡索、丹参、郁金活血化瘀止痛。二诊时患者症状明显缓解，腻苔已解，湿浊邪基本已祛，且前方温燥之性较强，患者已自服 2 月余，恐有伤阴之嫌，故去茵陈、苍术、白豆蔻等温燥之品，方予沙参麦冬汤化裁以养阴益气，兼以活血安神善后。故酌加三七粉以增其活血定痛之功，煅瓦楞子抑酸消痰，茯神、合欢花、夜交藤宁心安神。

验案举隅 3：胃痛

患者，男，28 岁。2017 年 8 月 3 日初诊。

主诉：间断胃胀、泛酸、胃脘部疼痛 2 个月。

现病史：患者自诉平素肠胃功能不佳，2 个月前由于饮酒及饮食不规律出现胃胀、泛酸，曾长期服用抑酸药（具体用药不详）。曾于某中医院就诊，考虑为"浅表性胃炎"，具体治疗不详。2017 年 8 月 2 日再次于该院就诊，查胃镜示慢性浅表性胃炎（Ⅱ级）。现为求系统治疗，前来就诊。

刻下症：胃胀时作、泛酸，胃脘部疼痛间作，遇寒则胃部绞痛，伴排便感；胃脘偶有烧灼感，进食辛辣刺激食物后加重。畏寒肢冷，情绪易急躁，纳可，寐欠安，小便调，大便溏稀、每日 3~4 次。舌红、苔薄黄，脉细缓。

既往史：高血压病史 4 年，血压最高 150/90mmHg，口服氯沙坦钾氢氯噻嗪（安内喜）0.5 片，每天 1 次，血压控制在 125/80mmHg；10 年、20 年前曾有 2 次急性胆囊炎发作病史；30 年前曾患甲型肝炎。

西医诊断：慢性胃炎。

中医诊断：胃痛。

治法：健脾益胃。

处方：党参 15g，茯苓 15g，白术 15g，当归 12g，沙参 15g，半夏 15g，砂仁 15g，苏梗 20g，黄连 12g，吴茱萸 6g，煅瓦楞子 20g，小茴香 12g，淫羊藿 15g，干姜 12g，郁金 15g，甘草 6g。共 10 剂，水煎服，每 2 日 1 剂，每剂 3 煎，每日服 2 次。

二诊（2017 年 8 月 22 日）：患者诉用药后症状较前明显缓解。胃脘部疼痛未作，现仍见胃脘部怕凉，偶胃胀，泛酸，情绪急躁。纳可，寐欠安，入睡困难，大便每日 1~2 次、不成形，小便调。舌红、苔黄，脉细缓。守上方去当归、沙参、甘草，加石斛 15g、萆薢 20g、酸枣仁 30g、首乌藤 30g、合欢花 12g，干姜改为 15g。共 10 剂，煎服法同前。

三诊（2017 年 9 月 19 日）：患者诉用药后胃胀及胃脘部怕凉较前明显缓解，仍偶见泛酸，烧灼感，但症状较前明显减轻，口干口苦，口淡无味，倦怠乏力。自述服汤药期间自行停服降压药物，但血压平稳，约 115/70mmHg。纳可，寐欠安，大便每日 1 次、不成形，小便调。舌淡红、苔根部黄，脉细缓。守上方去酸枣仁，减半夏为 12g，加山药 15g、珍珠母 20g。共 10 剂，煎服法同前。

1 个月后随访，患者自诉服药后诸症平稳，未见明显复发。

按语：本病患者为青年男性，初诊症见胃胀，泛酸，胃脘畏寒，遇寒则绞痛，伴有排便感，胃脘部疼痛间作，畏寒肢冷，便溏，提示脾胃虚寒，中阳不足。然而泛酸、烧灼感、舌红、苔薄黄，均属于热象，故辨之为寒热错杂之证，且寒重于热。《素问·阴阳应象大论篇》言："清气在下，则生飧泄；浊气在上，则生胀，此阴阳反作，病之逆从也。"患者素体脾胃虚弱，加之饮酒，饮食失节损伤脾胃，致使脾胃运化失常，中焦气机壅滞，不通则痛，因而胃胀、胃痛。《素问·举痛论篇》云："寒气客于肠胃之间，膜原之下，血不能散，小络急引，故痛。"脾阳不足，虚寒内生，胃失温养，故见胃脘畏疼、遇寒绞痛、腹泻便溏等症。"酸者肝木之味也"，脾胃虚弱，肝气以强凌弱犯胃，郁而化火，因而泛酸、烧灼感、情绪急躁。脾虚不运，心神失养，神不安舍，故而入睡困难。治疗以健脾益胃为主，方以四君子汤合吴茱萸汤化裁。方中党参、茯苓、白术、甘草取"四君子汤"之义，益气健脾和胃，加用沙参、石斛润胃清热，益胃生津；吴茱萸，味辛苦而性热，归肝、脾、胃、肾经，温中补虚，加半夏助其和胃降逆，黄连苦寒泻火降下，辛开苦降，调畅中焦气机，使脾升胃降，痞胀自除；佐以小茴香、干姜温阳散寒；煅瓦楞子、砂仁和胃消痞，散结止痛。张伯礼认为胃病久病及脾，脾病日久及肾，故治疗中加用淫羊藿，辛甘燥烈，温补肾阳，益肾健脾，事半功倍。

二诊时患者诸症减轻，胃脘部疼痛未作，守方继服。患者舌苔由薄黄转黄，有湿欲化热之象，去当归、沙参、甘草补益之品；加用石斛益胃生津，清热，萆薢升清降浊，酸枣仁、首乌藤、合欢花养心安神。

三诊时患者诸症较前明显减轻，但见口淡无味、倦怠乏力，此为典型脾胃虚弱之象，故而继予益气健脾之法，加用山药健脾固肠，又以珍珠母重镇安神替换酸味重之酸枣仁，待中焦气机调畅，脾胃健运，则寐自安。

验案举隅 4：感冒

患者，女，54 岁。2018 年 1 月 11 日就诊。

主诉：发热 3 天。

现病史：患者 3 天前出现发热，曾于社区医院输液，并自服"退烧药"，均未缓解。

刻下症：发热，体温 39.1℃，咽痛，咳嗽无痰，流清涕且今早见涕中带血丝，气短，双下肢发凉，纳差，寐欠安，小便调，大便 3~4 日一行。舌红苔白，脉细数。

西医诊断：上呼吸道感染。

中医诊断：感冒（外感时邪，肺气失和证）。

治法：解表养阴，清肺退热。

处方：沙参 20g，麦门冬 15g，茯苓 15g，白术 15g，牛蒡子 15g，射干 12g，杏仁 15g，前胡 15g，白前 15g，桑白皮 15g，生大黄 6g，香薷 15g，羚羊角粉（冲服）3g，青蒿 15g，金银花 15g，连翘 15g，荆芥 15g，生牡蛎 20g。共 3 剂，每日 1 剂。

随访得知，患者初服第 1 剂药即热退，再服 2 剂其他症状逐渐消失。

按语：该患者在感染本次流感后主要表现为发热，体温高且难退，涕为肺之液，涕中带血可见其肺热较甚，肺热日久必造成肺阴的进一步耗损，舌红苔白、脉细数则是确证，所以予对药沙参、麦门冬，取义于沙参麦冬汤，用以养阴润肺；予云苓、白术对药，取义于参苓白术散，培土生金以补肺气；杏仁、前胡、白前、桑白皮为队药清宣肺气，上药合用，肺气得宣、肺热得清，则咳嗽可止，并可截断病邪传肺的趋势，避免病情发展；青蒿、金银花、连翘、荆芥为队药解表以祛邪外出；香薷、羚羊角粉为对药，配合生军通腑泄热，更助热退；牛蒡子、射干善治咽痛，生牡蛎安神助眠。

验案举隅 5：便秘

患者，女，4 岁 3 个月。2021 年 8 月 10 日初诊。

主诉：便秘 3 年余，加重 3 个月。

现病史：2018 年 3 月 16 日患儿因"先天性巨结肠（长段型）"于外院行肠切除、肠吻合术。术后病理回报：切除肠壁组织未见神经节细胞，保留肠壁组织可见肌间神经丛及神经节细胞，但节细胞数量较少且发育稍差。出院后患儿出现严重便秘，自主排便差，每日扩肛后需使用开塞露辅助通便，每周灌肠 2 次，保守治疗效果欠佳。后患儿分别于 2018 年 10 月及 2021 年 5 月再次因不完全性肠梗阻住院保守治疗。近 3 个月患儿便秘加重，不能自主排便，现为求进一步诊治，来此就诊。

刻下症：不能自主排便，每日扩肛后需使用开塞露辅助排便，每周辅助灌肠 2 次，大便不成形，伴有轻微腥臭味。面黄，神疲，体瘦，纳呆，寐差、卧不安，小便正常。舌红、苔略剥脱，脉滑数。

既往史：2017 年 5 月 22 日曾于某儿童医院行肠造瘘术，2017 年 10 月 16 日行腹腔镜巨结肠根治术。有过敏性鼻炎病史及幼儿湿疹病史，未查到明确过敏原。无其他药物服用史。

西医诊断：先天性巨结肠根治术后。

中医诊断：便秘（脾虚气滞证）。

治法：调理脾胃，行气通腑。

处方：紫苏 10g，香附 15g，砂仁 12g，清半夏 12g，黄连 12g，焦山楂 10g，焦麦芽 10g，焦神曲 10g，薏苡仁 15g，大黄 6g，甘草 6g。共 10 剂，每剂 3 煎，分 2 日 4 次温服。

二诊（2021 年 8 月 31 日）：患儿服药后大便每日一行，大部分为自主排便，偶需开塞露辅助通便，大便不成形，无腥臭味，肠鸣音活跃；纳寐均较前好转。小便正常，舌尖红、苔略剥脱，脉滑数。守上方加北沙参 15g、麦冬 15g。共 10 剂，煎服法同前。

三诊（2021 年 10 月 23 日）：服药后患儿自主排便良好，每日一行，服药期间无需辅助排便。因天气降温出现咳嗽等感冒症状，肠鸣音活跃。面色渐转红润，精神转佳，纳可，寐安。小便调，大便溏。舌红、有点刺，苔白、略有剥脱，脉滑数。守上方去香附，加茯苓 10g、桑白皮 12g、干姜 6g，改大黄为 4g。共 10 剂，煎服法同前。

半年后随访得知，患儿自三诊后每日均可自行排成形大便。现患儿面色红润，精神佳，形体渐丰，纳可，寐安，无明显不适。

按语：本案患儿以便秘为主症，曾有多次腹腔手术史，术中剥离、牵拉等操作伤及肠络，且患儿先天性结肠神经节发育较差，内外合因致本病迁延不愈。依赖开塞露通便和灌肠，治标却未治本，且不利于患儿身心发育。大肠为传导之官，脾胃为仓廪之官，手术伤及脏腑，脾胃失运、大肠失司，则浊阴不降、腑气不通，加之小儿先天禀赋不足，故出现顽固性便秘，全身气机升降相因，浊阴不降则清阳不升，进而影响全身气机，心神失养，神不安舍，表现为夜寐不安。因此治疗当急治其标，调理脾胃、行气通腑。用药首选紫苏、香附，以紫苏行脾胃之气，理气宽中；以"气中血药"之香附，活血调气。同时搭配辛温之砂仁，辛散温通，芳香化浊，更助行脾胃之气。三药共用，气血同调。半夏、黄连取法于半夏泻心汤，以辛温之半夏与苦寒之黄连相配，辛开苦降，调畅中焦气机，使脾升胃降，大肠传导得复。用焦山楂、焦麦芽、焦神曲，与薏苡仁相配，消食导滞，健脾化积，可谓消补兼施。用少量苦寒之大黄配以甘缓之甘草，通腑泄浊，峻药缓图，使腑气得通，大便得下，祛邪而不伤正。

二诊时，患儿便秘症状明显改善，食欲和睡眠亦较前好转，可知药证相对，效不更方。然诊时望见患儿舌红、苔剥脱，属胃阴不足之象；又因方中含有辛温药物，久服易耗气伤阴，加之正值秋燥当令，故在方中加用北沙参、麦冬，以益气养阴、扶助正气，兼制诸药之燥，"缓则治其本"。

三诊时，患儿已经能够自主排便，但降温后外感寒邪，肺失宣降而咳嗽，脾胃受寒而便溏。小儿为纯阳之体，袭表之外邪易入里化热。故前方去香附，加用桑白皮，肃肺止咳兼清肺热，并稍减大黄用量，增加薏苡仁用量，配合干姜、茯苓温中散寒，健脾渗湿止泻。脾胃虚寒者本不宜用大黄，此处未去大黄，但稍减其用量且煎时未后下，取其调气而非攻下之意。正如《医学衷中参西录》所云："大黄，为其气香故兼入气分，少用之亦能调气，治气郁作疼。"其后患儿每日均可自行排便，大便已由溏便转为成形大便，精神转佳，体质量渐增，取得显著疗效。

（二）遣方用药

1. 常用对药及队药

张伯礼从事中医临床工作多年，擅长治疗心脑血管疾病，在临床用药方面积累了丰富的经验，尤擅长使用对药（两味中药固定的组合配伍）与队药（两味以上中药固定的组合配伍）。他将对药和队药看作是具有特定疗效的小方剂，数药相配，优势互补，相得益彰，疗效卓著。现择要整理如下。

（1）化湿药

①藿香、佩兰：藿香味辛，性微温，芳香温煦而不燥热，既能散表邪，又能化里湿、醒脾开胃、和中止呕；佩兰味辛性平，气味芳香，既能表散暑邪，又能宣化湿浊而定痛。两者相伍为用，清热化湿解暑、和胃醒脾之功效更著。临床上，对于湿邪较轻，症见舌苔白腻者，张伯礼常以此两味药为方首，用以芳香化湿。张伯礼认为，湿为阴邪，重浊、黏腻，引起的疾病往往缠绵难愈，且易夹杂他症，易生变证，如早期治疗，则轻浅易除。故临床治疗疾病，若有湿邪表征，必以除湿为首务，用此对药往往能起到湿邪祛而病愈速的效果。若患者纳少、胃脘不适等湿邪困脾症状明显，可加白豆蔻化浊散寒，醒脾开胃。

②茵陈蒿、苍术：茵陈蒿清热利湿，兼能散血中郁热；苍术燥湿健脾。两药合用，清利湿热，燥湿运脾，亦可用于除上、中、下三焦之湿。对于湿邪化热，湿热并重，症见周身困重、胃脘痞满、舌苔黄腻偏厚者适用之。张伯礼认为湿热并重，往往难以速效，当肯于守方，坚持治疗，有是证则用是药，除邪务尽。临床处方中，茵陈蒿常用量

为 20~30g，苍术常用量为 12~15g。若兼见小便不利、水肿等症，可加萆薢、木通以淡渗利湿，使湿邪从小便而去。

③蚕沙、半夏：蚕沙有祛风除湿、和胃化浊之功，半夏健脾燥湿、和胃止呕、消痞散结，两者同用，以燥湿化浊之力见长。对于湿浊重症，舌苔厚腻者，采用蚕沙、半夏燥湿化浊，理脾和胃。张伯礼临床上常以其治疗痰浊内蕴，阳气被遏之冠心病痰瘀互结，痰浊偏胜者。张伯礼指出，湿浊重症，症见倦怠困重、便黏不爽、苔致密细腻者，当用蚕沙。若舌苔细腻水滑，则加薤白通阳散结，以助除湿之力。尽管薤白为温热药，临床上遇到有热象者亦仍可应用，取其辛散之味，滑利之体，散郁之功。对于除湿，临床用药可灵活掌握，如湿邪胶结，顽固难去，可以茵陈蒿、苍术、蚕沙、萆薢联用，化湿之力更强；若阴湿凝甚，可酌加草果、厚朴温化湿邪。法虽多种，万变不离其宗，症轻则轻取，症重则重夺。湿邪为患，缠绵难愈，临床治疗应谨守病机，慎热慎寒，多用芳化，辨证准确后则需用药持之以恒，切不可操之过急，见三两剂不效而改投他药。

（2）利咽止咳化痰药

①牛蒡子、射干、桔梗：咽喉疼痛是临床常见病，风热者多，张伯礼习惯用牛蒡子、射干、桔梗队药治疗。牛蒡子味辛，可疏散风热、宣肺利咽散肿，《本草备要》云："润肺解热，散结除风，利咽膈，理痰嗽。"射干主治喉痹咽痛，《本草纲目》记载："射干，能降火，故古方治喉痹咽痛为要药。孙真人《千金方》治喉痹有乌翣膏（注：乌翣即射干）。张仲景《金匮玉函经》治咳而上气，喉中作水鸡声，有射干麻黄汤。治疟母鳖甲煎丸，亦用乌扇烧过（注：乌扇即射干)，皆取其降厥阴相火也。火降则血散肿消，而痰结自解，癥瘕自除矣。"桔梗，《珍珠囊》谓"疗咽喉痛，利肺气，治鼻塞"。张伯礼认为此三者皆入肺经，对于急慢性咽炎，咽干咽痛，尤其是感冒后咳嗽、咽部不利等症状，屡获奇功。

②鱼腥草、杏仁、浙贝母、橘红：对于肺热咳嗽痰多、黏稠难咯者，张伯礼常用鱼腥草、杏仁、浙贝母、橘红为固定的队药使用，往往疗效卓著。鱼腥草味苦性寒，清解肺热，排脓消痈，为治疗肺痈之要药，研究表明，鱼腥草对于包括呼吸系统、神经系统在内的多个系统具有良好的抗炎作用；杏仁降气止咳平喘；浙贝母清热化痰，开郁散结；橘红燥湿化痰，理气健脾。诸药相合，清肺热而化痰嗽。此队药药性平和，对于急性脑卒中，兼见热象明显的咳痰者，反复患肺感染处于发作期且伴痰多的老年人，尤其是中风后长期卧床导致的坠积性肺炎患者均适用。痰多质黏者，可重用性味甘寒之冬瓜子利湿散结。张伯礼认为，临床上患者久病肺阴亏耗，郁热夹痰，阻络而咳，甚则痰热壅盛而成肺痈，亦可以冬瓜子清热润肺、降气通络、消痈排脓。

③沙参、百合、芦根：沙参、百合、芦根均为养阴清肺之品，诸药合用，对于阴液不足之秋燥、燥咳之证尤宜。张伯礼用药与时令相结合，认为北方秋末冬初季节，燥邪侵袭人体，表现为心烦、易渴、咽痒、干咳、苔燥者，应多用沙参、百合、芦根。沙参甘寒，入肺、胃经，养阴清热，润肺化痰，益胃生津；百合养阴润肺，清心安神，《医学入门》记载"（百合）治肺痿、肺痈"，《本草纲目拾遗》认为百合可"清痰火、补虚损"；

芦根甘寒，可清热生津、除烦止呕。三药均入肺经，合用共奏养阴润肺之功，对于干咳或少痰的肺燥咳嗽有效，针对肺阴不足的情况，可在此队药的基础上加用麦门冬。

④地肤子、白鲜皮、防风、白僵蚕：地肤子、白鲜皮本为皮肤科常用药，有清热利湿、祛风止痒之功，多用于治疗瘙痒症。张伯礼结合现代药理研究，认为两药与白僵蚕均具有抗过敏作用，对于过敏性咳嗽效果明显。而防风为风药中之润剂，《本草正义》认为"防风，通治一切风邪"。中医学认为，过敏性咳嗽属于风咳、肝咳范畴，表现为咳声短促、无痰鸣、脉弦、面青、咳嗽阵发；西医学认为，慢性咳嗽为气道高阻力反应症者，其病理表现为大气管黏膜的炎性高反应状态，遇到外界刺激，如体位、温度变化，或活动、情绪波动等刺激可引起黏膜分泌、纤毛运动，引发咳嗽。中医治疗风咳，有仅用地肤子、白鲜皮两味药者，而张伯礼针对风咳、肝咳的特点，治以祛风、疏肝、泻肺、理气，祛风用地肤子、防风，泻肺用白鲜皮，再加白僵蚕息风止痉，四药相合，止咳效果明显，对感冒后持续性咳嗽同样有效。

⑤透骨草、金荞麦、夏枯草、白僵蚕：对于持续感冒后咳嗽，尤其是伴发急性支气管炎患者，从临床表现上看，其发展过程为痰质清稀、痰凝成块、无痰，到最后修复阶段，干咳持续不愈，用止咳药效果往往不明显，迁延日久。张伯礼常应用透骨草通经透骨、祛风活血、消除肿胀，以金荞麦和夏枯草清热散结，再加白僵蚕息风止痉，诸药合用以达祛风解痉止咳之功。

（3）散结药

①槐米、夏枯草、菊花：槐米、夏枯草均为肝经用药，槐米凉血止血、清肝泻火，夏枯草清肝火、散郁结，两药合用，对于高血压，症见面红目赤、声高气促、舌红脉弦等之肝火亢盛者有良好效果，可改善高血压头胀痛、目涩胀等症状，也有降压效果。现代研究认为槐米可降低血压，预防中风，是高血压辅助用药，芦丁的原料药；夏枯草同样具有降压作用。菊花性凉，味甘、苦，具有清热、明目、疏风、解毒的功效，张伯礼将其与槐米、夏枯草配合使用，对肝火郁结所致视物不清、双目干涩疗效显著。上述队药配合降压药服用效果更好，且可减少西药用量，疗效更持久。

②皂角刺、夏枯草：《医学入门》认为皂角刺，对于痈疽未破者能开窍，对于已破者能引药达疮所，乃诸恶疮癣及疠风要药。现代药理研究认为，皂角刺具有抗炎、调节免疫、抗肿瘤等多种药理活性。张伯礼以之配伍清肝火、散郁结之夏枯草，加强皂角刺的软坚散结作用，治疗顽痰硬结、无名肿毒，效果明显，对久治不愈的慢性窦道疮疡有脓栓者也常伍之。

③蒲公英、白花蛇舌草：《本草正义》云："蒲公英，其性清凉，治一切疔疮、痈疡、红肿热毒诸证，可服可敷，颇有应验，而治乳痈乳疔，红肿坚块，尤为捷效。鲜者捣汁温服，干者煎服，一味亦可治之，而煎药方中必不可缺此。"白花蛇舌草性寒，具有清热散瘀、消痈解毒之功。张伯礼常用蒲公英与白花蛇舌草配伍治疗丹毒、疽疮等症。丹毒的特点是反复发作，慢性丹毒常持续数年，合并继发感染，形成局部瘢痕结节，加之因下肢血液循环差出现静脉怒张。丹毒患者下肢血管丰富，是细菌的良好培养基，故反

复感染，缠绵难愈。治疗时用蒲公英，清热、散结、解毒作用优于黄芩、黄连，佐以白花蛇舌草加大清热解毒作用。对于慢性炎症，有瘀块者，如乳腺炎、乳腺结节溃脓不畅，糖尿病足流脓不收口、局部黑暗且质地硬的病症，用此对药效果明显。

④密蒙花、菊花、木贼：密蒙花，清热泻火，养肝明目，《本草经疏》云："密蒙花为厥阴肝家正药，所主无非肝虚有热所致。盖肝开窍于目，目得血而能视。"菊花清肝明目；木贼散风热，退目翳，《本经逢原》载："木贼专主眼目风热，暴翳，止泪，取发散肝肺风邪也。"张伯礼在临床上对于中风、高血压肝经有热而症见视物模糊、眼珠刺痛者，应用此三味药清肝明目，实有经验之得。因目为肝窍，乙癸同源，对于兼见腰膝酸软等肝肾亏虚证者，酌加制何首乌、枸杞子，平补肝肾以注精于目。

⑤当归、槟榔：槟榔理气、除滞、祛湿，杀虫，当归养血活血，配伍用以除里急后重效果明显。中医学所讲之"虫"，并非独指有形之虫，也可指湿热下注，瘀积而成腐败之物，即"腐草为萤（虫）"，张伯礼取乌梅丸之意，以槟榔杀虫除滞，即清热除湿、利气化滞。西医学认为里急后重之感实为直肠充血肿胀，有欲便不便之感，或如虫行作痒，溃疡性结肠炎、痢疾等疾病常有此症，故以调血、和血之当归与祛湿除滞之槟榔配合使用，临床效果明显。

（4）通络药

①土鳖虫、乌蛇：土鳖虫味咸，性寒，有破血逐瘀、续筋接骨之功；乌蛇味甘、咸，性平，可祛风、活络、定惊。两者均为虫类药，归肝经。"诸风掉眩，皆属于肝"，对于中风偏瘫，手足拘挛不利的患者，张伯礼常用土鳖虫配伍乌蛇，以息风通络。对于中风日久，久病入络者，加用全蝎、地龙。两者亦为肝经药，全蝎可息风镇痉、通络止痛、攻毒散结，地龙则通经活络，两药合用以加强药力，共奏搜风剔络之功。对于拘挛明显者则加用蜈蚣、杭白芍、伸筋草以息风通络，舒筋柔肝。全蝎常焙干用，研末冲服，以充分发挥药力。张伯礼认为虫类药用量宜轻不宜重，如与益气活血药伍用，效果更佳。

②鸡血藤、桑枝、钩藤：鸡血藤味苦、甘，性温，归肝、肾经，具有活血补血、调经止痛、舒筋活络之功；桑枝入肝经，可祛风湿、利关节；钩藤归肝、心经，能清热平肝、息风定惊。对于风湿痹证或中风经络痹阻，关节不利者，当责之于肝，张伯礼常以鸡血藤、桑枝、钩藤三药联用，达到行血养血、舒筋活络、祛风除湿、通利关节、平肝息风止痉的目的。

③天麻、丝瓜络：天麻可息风止痉、平肝潜阳、祛风通络，《开宝本草》记载天麻"主诸风湿痹，四肢拘挛，小儿风痫、惊气，利腰膝，强筋骨"；丝瓜络，有通经活络、解毒消肿之功。而经络痹阻不通，常为手足顽麻、痉挛抽搐等症的病机，张伯礼治以平肝息风、通经活络，用此药对治疗颈椎病、糖尿病等导致的手足顽麻，或中风导致的下肢痉挛，效果明显。

④秦艽、威灵仙：秦艽辛散苦泄，质偏润而不燥，不论寒热、新久均可配伍使用，既能祛风邪，又善活血荣筋；威灵仙辛散温通，性猛善走，通行十二经，既能祛风湿，

又能通络而止痛，为治风湿痹痛之要药。两药合用，祛风除湿效果明显。着痛加鸡血藤，行痛伍海风藤，湿重加萆薢。该对药常用于治疗肢体关节麻木、酸沉疼痛者。

（5）益气活血止痛药

①降香、五灵脂、延胡索、丹参：张伯礼临床治疗心绞痛常以降香、五灵脂、延胡索、丹参合用。中医学认为"不通则痛"，胸痹心痛常以气滞血瘀、气虚血瘀等为病机，故用此行气活血队药。其中各药分工不同，降香辛香宣透，以行气见长，可行胸脘之气；五灵脂性温，活血散瘀，具有温通血脉而止痛的效果；延胡索行气活血止痛，李时珍认为延胡索"能行血中气滞，气中血滞，故专治一身上下诸痛"，以止痛见长；"丹参一味，功同四物"，具有养血和血之功。临床上此队药止痛宽胸之效显著。若血瘀兼有气滞，见脉象弦时，则加用郁金，郁金长于理气活血解郁、凉血破瘀止痛，既能活血，又能行气，故治气血瘀滞之痛。久病入络瘀血较重者，患者常胸痛症状明显，可酌加三七粉，分次冲服以加强止痛效果。对于心血瘀阻疼痛剧甚者，张伯礼在降香、五灵脂、延胡索、丹参队药的基础上稍加乳香、没药，增强活血散瘀、止痛生肌的作用。对于兼见脾胃虚弱者，酌加佛手、甘松，以缓乳香、没药碍胃之弊；对于胸中气机痞塞，闷及心背者，可配伍调理气机之药桔梗、枳壳，两药合用以升降调枢，疏通气机。张伯礼提出"痰瘀互结"是冠心病发病的主要机制之一。因此，常从祛痰化湿与活血化瘀相结合的角度用药，在此队药的基础上配合半夏、茯苓，或茵陈蒿、苍术、蚕沙等药物联合治疗，收效显著。

②香加皮、大腹皮、益母草：香加皮祛风除湿，西医学认为可利尿强心，大腹皮下气宽中、行水消肿，均可用于治疗湿阻气滞之胸腹胀闷、水肿、小便不利。《本草纲目》认为大腹皮"可降逆气，消肌肤中水气浮肿，脚气壅逆，瘴疟痞满，胎气恶阻胀闷"；益母草活血祛瘀，利尿消肿。心力衰竭患者常兼见水肿，心脏负担增加，张伯礼常用香加皮、大腹皮利水消肿，益母草利尿强心，诸药合用可明显改善心衰患者水肿状况并提高心功能。香加皮用量不宜大，与大腹皮伍用，个别患者可出现腹泻。

张伯礼精通病理，熟悉病机，两者有序结合，相得益彰，巧妙用于临床施治中。证治思路新颖，临床用药灵活，独具匠心，故临床疗效显著。现仅列举其部分具有代表性的对（队）药应用情况，其他暂不一一赘述。

2.湿痰浊饮类病治法

张伯礼治疗湿浊痰饮类病，重视分辨诸邪孰轻孰重、寒热性质、胶结程度及患者兼夹病症，治疗上注重层次井然、灵活机动，并在前贤温通芳化的基础上提出治湿须分度的原则。轻度多使用清浅藿佩之类，中度治以茵陈、苍术、萆薢，重度施以蚕沙、皂角刺。若老痰顽结，酌加咸寒软坚之品清化软消，实为熟知药理，厘然有序，系多年临证心法积汇而所得。

张伯礼总结出湿类病治法十二则，即芳、清、燥、通、温、气、淡、宣、散、开、软、利。在此简述12种化湿之法及常用药物如下。

（1）藿香、佩兰：意在芳化，为芳化湿浊要药。适用于湿痰浊邪轻者，症见胸闷脘痞、倦怠纳呆、口黏便溏、苔白腻。若湿浊困脾更甚，可加白豆蔻、青蒿、砂仁等清芳灵动之品。

（2）茵陈、苍术：治在清化，适用于痰湿浊内蕴，以及日久化热，湿热并重者，症见舌苔黄腻、口黏、大便秘结、小便黄，以运脾燥湿、清利其热，兼泄浊散瘀。

（3）萆薢、蚕沙：重在燥化泄浊，与茵陈、苍术合用，用于湿浊重症、胶结之时，以舌苔腻腐致密，刮之不去为特异症。治以萆薢分清泄浊，蚕沙和胃化浊、消痞散结，可酌加皂刺。

（4）大黄、瓜蒌：用以通化，通腑泄浊，以大黄泻热通便、化湿消浊、破瘀血，合瓜蒌利气开郁、导痰浊下行，适用于顽痰瘀浊，蕴久化热，胶结难解，停滞中焦之证。

（5）附子、干姜、薤白：施以温化，适用于痰湿寒化内阻，寒饮内停者，症见舌淡、苔白腻或水滑，选附子、干姜治温化助阳；若痰浊内蕴，阳气被遏，用薤白通阳散结。

（6）白豆蔻、砂仁、紫苏梗、枳壳、厚朴：贵在气化，气机不畅则类病之邪亦不去。以芳香或辛散之药，行气降气、化湿燥痰。根据气滞之轻重，酌情选用。

（7）茯苓、泽泻、薏苡仁、车前子、萹蓄、瞿麦：常以淡化，淡渗利湿队药，用于三焦湿阻，以通阳不在温，而在利小便；或下焦蕴湿，治在利尿通淋。

（8）前胡、白前、紫菀、款冬花：早宜宣化，外感风寒或感冒初起，肺气不宣时，常用前胡、白前，宣肺疏邪、祛痰止咳；而干咳久嗽、肺虚少痰者，宜紫菀、款冬花。

（9）鱼腥草、杏仁、浙贝母、橘红：散化黏痰，用于痰热壅肺证，症见咳嗽痰多、色黄黏稠，有渐成肺痈之势，清热消痈排脓以利肺络。甚者酌加冬瓜子、皂荚。

（10）石菖蒲、郁金、远志：急以开化通窍，化湿豁痰，宁神益志。适用于痰浊、瘀血郁而化热，蒙蔽清窍之轻症，重者加胆南星，治中风、痴呆等可配益智仁。

（11）夏枯草、皂角刺、生牡蛎、海藻、昆布：取之软化痰瘀凝块，老痰顽结者，用夏枯草、皂角刺治以涤痰散结，消释坚凝，酌加生牡蛎、海藻、昆布，治在溃化软消。

（12）香加皮、大腹皮、葶苈子、益母草：治水饮队药，治在利化消饮，用于阳虚、水道不利者，需消水饮之邪。兼顾祛风除湿、利尿强心、行水消肿、泻肺平喘、活血祛瘀多效，以通调水道，力挽将倾。

参考文献

［1］张伯礼.津沽中医名家学术要略（第一辑）［M］.北京：中国中医药出版社，2012.

［2］张伯礼，吴勉华，林子强，等.中医内科学［M］.北京：中国中医药出版社，2019.

［3］张伯礼，吴勉华，田金洲，等.中医内科学［M］.4版.北京：中国中医药出版社，2017.

［4］余艳红，于文.国医大师传承录（第2辑）［M］.北京：中国中医药出版社，2023.

［5］王志勇，张伯礼，王炼，等.群英汇聚中国中医科学院人物志［M］.北京：科学出版社，2015.

［6］张伯礼主编.湿痰浊饮类病论［M］.北京：中国中医药出版社，2020.

［7］秦广宁，刘耀远，高宁，等.张伯礼基于"湿浊痰饮类病"学说分期论治极早发型炎症性肠病经验［J］.中医杂志，2023，64（22）：2282-2286.

［8］李霄，金鑫瑶，吕玲，等.张伯礼"湿浊痰饮类病证治"学术思想撮要［J］.中医杂志，2022，63（17）：1620-1624.

［9］吕玲，熊可，昝树杰，等.从验案看张伯礼治疗胃痛思维和策略［J］.天津中医药，2018，35（4）：241-243.

［10］郑文科，柴山周乃，江丰.张伯礼临床用对（队）药经验谈［J］.天津中医药，2016，33（8）：449-452.

执笔者：王佳宝　杨丰文

整理者：高利东

王竹英
——中西医结合巧辨证，擅用验方治心病

一、名医简介

王竹英（曾用名王竹瑛），女，出生于 1938 年 11 月，天津市人，主任医师、教授、硕士研究生导师，曾任天津中医学院第一附属医院（现天津中医药大学第一附属医院）内科副主任、老年病科主任。参加工作的 50 余年，王竹英先后在内科、心内科、老年病科开展医教研工作，致力于老年心血管疾病的治疗和研究，对治疗内科常见病、疑难病，特别是心血管疾病，如冠状动脉粥样硬化性心脏病、风湿性心脏病、心肌炎、心律失常、心力衰竭、高脂血症、动脉硬化等颇具专长，临床疗效显著。曾先后参与、主持完成 8 项研究课题，获得天津市科技进步二等奖 2 项、三等奖 4 项，获得天津市卫生局科技进步奖 2 项。成功开发粘脂饮、脉安宁合剂等院内制剂，对治疗高脂血症、心律失常疗效显著。曾参与《中医纲目》和《津门医粹》的撰写工作。

二、名医之路

王竹英出于对中医学的热爱，高考时报考了天津中医学院（现天津中医药大学）。上学期间，她认真学习中医基础理论课程，精研《黄帝内经》《伤寒论》等中医经典著作，为将来的工作打好了坚实的基础。因成绩优异，1961 年毕业后分配在天津中医医院（现天津中医药大学）综合科工作，并开始学习和参与中西医结合的探索工作，在学习中医理论的同时也积极学习西医学知识，为日后临床工作打下良好的基础。就诊于综合科的患者多为老年患者，经过多年临床实践，王竹英积累了扎实的基本功和过硬的临床经验，擅长应用中医药及中西医结合方法治疗心血管疾病、老年病及其他内科常见病。

王竹英在认真学习《黄帝内经》《伤寒论》《金匮要略》和《本草纲目》的基础上，结合西医学对心血管、老年病的认识，"法于阴阳，和于术数"，师古而不泥古，运用经方、验方治疗常见心血管病、老年病，取得了良好的临床效果，产生了很好的社会效益。

王竹英在发扬中医学的同时善于创新，将继承与创新结合，在长期的临床医疗中结合本人的临床实际，积极主持、参与科研工作，促进了医疗水平的不断提高。通过长达几十年的工作总结了中西医结合辨证识病用药十六字要诀，即"西医辨病，中医辨证，中药为主，西药为辅"，应用于临床，疗效显著。

在科学研究方面，在长期临床实践中根据中老年患者多虚、多痰瘀的病理特点，结

合西医学理论，师承阮士怡教授"益肾健脾、涤痰散结"治则指导临床，参与开发补肾抗衰片、降脂软脉片等多种院内制剂，参与开展中医药治疗心血管病、老年病的科研工作。1980 年，中医内科第一个科研成果"益气养阴法 651 丸防治冠心病心绞痛的临床与实验研究"课题荣获天津市科技成果二等奖（排名第二）。1984 年、1992 年先后受到校级奖励、表彰，荣获六五、七五期间先进工作者称号。

王竹英不仅医术高明，且医德高尚，敬业精神令人敬佩，始终把培养年轻一代医务工作者作为自己的职责。把临床与教学结合起来，在繁忙的临床工作之余，仍积极为本科生授课，并带教硕士研究生和留学生、本科生，将自己多年来摸索和积累的经验传给学生，在教书育人的同时言传身教、为人师表，高尚的医风医德深得同事和学生们的赞扬。

三、学术理论精粹

1. 脾肾亏虚是老年病的根本

老年病是伴随年龄增长而逐渐显现出来的，在这一发病过程中虽有"五脏皆衰，筋骨懈堕"之变化，但仍以脾肾亏虚、脏腑失养为主。先天之肾的衰弱和后天脾胃的亏虚是老年病的病机，治疗中当抓此不放。王竹英在临证之时，常常以养肾为要、运脾为主，通过调补脾肾、益养肾气而达到治沉疴、愈顽疾的效果。多年来，王竹英在研究益肾健脾治疗老年病方面取得了丰硕的成果。课题组研制开发的降脂软脉片 1~4 号、补肾抗衰片等药物，迄今仍广泛应用于临床。

2. 益气养血、熄风复脉法治疗心律失常

心血管疾病，如冠心病、风心病、心肌炎等器质性心脏病，多伴发心律失常，其中室性心律失常是较为常见的一种。现代抗心律失常药多是通过影响心肌细胞电生理活动来达到治疗目的，但往往对于原发病不具有特异性的治疗作用。

中医学对于心律失常的认识，依其症状可归属于心悸、怔忡等疾病范畴，王竹英认为其病机具有本虚标实的特点。《医宗金鉴·惊悸吐衄下血胸满瘀血病》指出："惊自外至者，惊则气乱，故脉动而不宁；悸自内惕者，悸因中虚，故脉弱而无力。"《素问·阴阳应象论篇》云："风胜则动。"清代医家叶天士曾提出"风阳扰心"学说，在《临证指南医案》中指出："心血亏虚，内风流越，风阳内扰，则心悸不寐，心悸荡漾……宜采用养血熄风之法。"王竹英博采众方，且结合自己几十年的临床工作经验，不拘泥于古方，强调"气血虚滞，血虚风动"是心律失常的重要致病因素，为治疗心律失常提供了一个新思路，因此提出了"益气养血、熄风复脉"法，并研制脉安宁合剂治疗心律失常，取得显著临床疗效。王竹英主持的脉安宁治疗室性心律失常的临床与实验研究荣获天津市科技进步三等奖。

3. 扶正固本、祛痰化浊法治疗高脂血症及高黏滞血症

随着人民生活水平的不断提高，加之工作紧张，思想压力过大，高脂血症、高黏滞

血症不但发病于高龄人群，而逐渐呈现出年轻化趋势。同时高脂血症、高黏滞血症是引发多种心脑血管病的元凶，因此控制血脂、血液黏度至关重要。

王竹英认为高脂血症、高黏滞血症的发病机制是正气不足、脾肾亏虚，脾为后天之本、主运化，脾气虚则运化失常、痰浊内蕴；肾为先天之本、主温煦，脾脏的运化功能赖于肾阳的温煦，肾气充沛可以使脾的运化功能旺盛。因此，脾肾亏虚、痰浊内蕴是高脂血症、高黏滞血症发病的根本。宜采用扶正固本、祛痰化浊之法治疗，自拟院内制剂粘脂饮（代茶饮）。粘脂饮服用方便，经济实惠且疗效满意，深受广大患者好评。曾遇几内亚一位患者，患有冠心病、高黏滞血症，表现为胸闷、头昏、目眩、身倦乏力、气短，服用粘脂饮后自觉诸症明显缓解，后来他多次来中国，每次都要带此药回国饮用。

四、临证经验

（一）说案论病

验案举隅 1：补肾健脾、养心安神治疗老年高血压

孟某，女，68 岁。2015 年 9 月初诊。

主诉：头晕间作 20 余年，伴心悸 1 周。

现病史：20 余年前患者无明显诱因出现头晕目眩间作，动辄天旋地转，曾就诊于社区医院，经查考虑高血压，自诉血压最高达 170/80mmHg，间断口服降压药氨氯地平 5mg，每日 1 次，控制血压，现血压控制良好。1 周前患者劳累后头晕复发，无明显头痛，无饮水呛咳及肢体不利。自觉心悸、气短、腰酸背痛，寐差，大便干、2~3 日一行，舌暗红、苔白略腻，脉沉细、尺部无力。

体格检查：血压 120/80mmHg，心率 72 次 / 分，律齐，双下肢无水肿。

辅助检查：心电图示：窦性心律，轻度心肌缺血。血生化检查：肝功能、肾功能、血脂四项均在正常范围。

西医诊断：高血压 2 级。

中医诊断：眩晕（脾肾亏虚，心脉失养证）。

治法：补肾健脾，养心安神。

处方：①桑寄生 20g，山茱萸 12g，白术 15g，泽泻 12g，云苓 15g，太子参 20g，杜仲 12g，远志 20g。7 付，水煎服，每日 1 剂。②院内制剂活血保心丸，每次 1 丸，每日 2 次。③继续服用目前降压药氨氯地平，每次 5mg，每日 1 次。

二诊（2015 年 10 月）：患者神清，精神可，头晕较前明显缓解，心悸、气短好转，睡眠较前改善，二便正常，但仍觉腰酸背痛。舌暗红、苔薄白，脉沉细。考虑患者年老肾虚，继予原方 7 付，煎服法同前；予院内制剂补肾抗衰片，每次 4 片，每日 3 次。后患者未再复诊，考虑病情好转、稳定。

按语：经四诊合参，辨此患者为脾肾亏虚、心脉失养证。脾气虚者水谷精微不化，清窍失养则眩晕，若水湿停留聚而生痰，蒙蔽清窍则眩晕加重，此乃"无虚不作眩"和"无痰不作眩"；脾主运化，脾之受约则便干；肾主骨生髓，髓海空虚是老年人眩晕之

本，先天不足后天失养，筋骨失濡，则腰酸背痛；心脉失养则心悸，神无所依则寐差，脉沉细、尺部无力乃肾气不足之症。治以补肾健脾、养心安神，投以桑寄生、山茱萸、白术、泽泻、云苓、太子参、杜仲、远志等，辅以院内制剂补肾抗衰片和活血保心丸，7 剂之后诸症减轻，14 剂之后患者恢复日常生活而健如常人。

验案举隅 2：扶正固本、祛痰化浊法治疗高脂血症

赵某，男，69 岁。2012 年 7 月初诊。

主诉：腹胀、双下肢无力 2 个月。

现病史：2 个月前患者因工作应酬多次进食肥甘厚腻之品，体重逐渐增加，自觉腹胀不适，易困倦，就诊于社区医院，查血脂提示胆固醇、甘油三酯明显升高，予患者口服非诺贝特胶囊 0.2g，每日 1 次；服药 1 月后复查血脂提示胆固醇、甘油三酯较前下降，但仍高于正常值。患者腹胀间作，困倦嗜睡，故就诊于我院。入院时，腹胀，双下肢无力伴嗜睡、反应迟钝，周身疲软，体重逐渐增加，纳可，大便不畅，舌红、苔黄，脉弦细。

体格检查：形体肥胖，腹部膨隆，肝脾不大，双下肢不肿。

辅助检查：心电图示：窦性心律，大致正常心电图。血脂四项示：总胆固醇 5.3mmol/L，甘油三酯 3.7mmol/L，低密度脂蛋白胆固醇 3.2mmol/L。血液流变学检查示：高黏滞血症。

西医诊断：高脂血症，高黏滞血症。

中医诊断：肥胖（脾肾亏虚，痰浊内蕴证）。

处方：嘱患者低脂饮食，继续服用非诺贝特 0.2g，每日 1 次；予院内制剂粘脂饮代茶饮 2 袋，每日 2 次。

二诊（2012 年 7 月）：用药 10 天后，患者腹胀、困倦嗜睡症状减轻，体重下降 2 斤。嘱继服 2 周，大便次数明显增多，周身轻松，体重下降 6 斤，将粘脂饮改为代茶饮 2 袋、每日 1 次。

三诊（2012 年 8 月）：患者行走如常人，反应较前灵敏，无喘息、憋气等不适，嗜睡较前明显减轻，肢体有力。复查血脂四项示：胆固醇、甘油三酯均降至正常范围。血液流变学检查的各项指标均较入院时明显下降。

按语：王竹英认为高脂血症、高黏滞血症的发病机制是正气不足、脾肾亏虚，脾为后天之本，主运化，脾气虚则运化失常、痰浊内蕴；肾为先天之本，主温煦，脾脏的运化功能赖于肾阳的温煦之功，肾气充沛可以使脾的运化功能旺盛。因此，脾肾亏虚、痰浊内蕴是高脂血症、高黏滞血症发病的根本。宜采用扶正固本、祛痰化浊之法治疗，自拟院内制剂粘脂饮（代茶饮）用之于临床，每获良效。

验案举隅 3：益气养血、熄风复脉法治疗频发室性期前收缩

刘某，男，50 岁。2013 年 11 月初诊。

主诉：心慌间作 2 年，加重 1 周。

现病史：2 年前患者劳累后出现间歇性心慌，伴憋气、乏力，偶有背部沉重感，无胸背痛。休息后症状可缓解，未系统诊治。1 周前患者情绪激动后再发心慌不适，发作较前频繁，自觉症状加重，自觉心律不齐，无明显胸背痛。进食少，寐欠安，大便不畅、2 日一行，舌暗、苔薄白，脉结。

体格检查：血压 130/70mmHg，心率 80 次 / 分，律不齐，有期前收缩。双肺呼吸音清，未闻及明显干湿啰音。

辅助检查：心电图示：窦性心律，频发性室性期前收缩。动态心电图示：窦性心律，频发性室性期前收缩（24 小时 3671 次），偶呈二联律。

西医诊断：心律失常，室性期前收缩。

中医诊断：心悸（气虚血瘀证）。

处方：予脉安宁合剂 100ml，口服，每日 2 次。

一周后症状明显缓解，四周后复查动态心电图示：24 小时室性期前收缩总数下降至 610 次。嘱继续服用脉安宁合剂 100ml，口服，每日 1 次，14 天，以巩固疗效。

按语：王竹英博采众方，且结合自己几十年的临床工作经验，不拘泥于古方，强调"气血虚滞，血虚风动"是心律失常的重要致病因素，提出了"益气养血、熄风复脉"法，并研制脉安宁合剂治疗心律失常，收到了显著疗效。

验案举隅 4：益气养阴、活血化瘀治疗冠心病合并心律失常

冯某，女，51 岁。2015 年 3 月初诊。

主诉：阵发性心前区疼痛伴心悸、头晕 4 年，加重 1 个月。

现病史：近 4 年来患者常因劳累后发作心前区疼痛，先是隐痛，多为偶发，伴心悸怔忡，一般服硝酸异山梨醇酯（消心痛）、硝酸甘油片常能缓解。近 1 个月来心前区疼痛发作较频繁，持续时间较前延长，伴虚烦少眠，气短乏力，舌红、少苔，脉沉细。

体格检查：血压 150/75mmHg，心率 80 次 / 分，律不齐，可闻及期前收缩 7~8 次 / 分，双肺呼吸音清晰，未闻及干湿性啰音，各瓣膜区未闻及病理性杂音，心界不大，肝脾未触及。

辅助检查：心电图示、窦性心律，频发性室性期前收缩，V_3~V_6 导联 ST 段压低 0.05mV。心脏彩超示：左室扩大（56mm），左室壁阶段性运动异常，射血分数 55%。动态心电图示：窦性心律，频发性室性期前收缩。血液流变学检查示：全血黏度稍高，红细胞变形能力下降。

西医诊断：冠心病心绞痛，心律失常。

中医诊断：胸痹（气阴两虚，心脉涩滞证）。

治法：益气养阴、活血化瘀安神。

处方：太子参 30g，麦冬 10g，五味子 10g，夜交藤 30g，合欢皮 15g，远志、生地黄各 10g，山茱萸 10g，女贞子 30g，墨旱莲 15g，炙甘草 10g；心绞痛发作时即含服硝酸甘油片，加用硝酸异山梨醇酯（消心痛）10mg，每日 3 次。

二诊（2015年3月）：服药7剂后诸症减轻，舌暗红、苔薄黄，脉沉细。予原方加三七（冲服）1.5g、黄芩10g，继续治疗2周。

三诊（2015年4月）：诸症基本消失。复查心电图示：窦性心律，正常心电图。停服西药，将初诊时中药汤剂改为丸剂继服，巩固疗效。

按语：王竹英认为冠心病心绞痛为本虚标实之证，临床常见气阴两虚证，处方用药治以益气养阴，初诊时处方用药具有益心气、养心阴、安心神及复脉之功。同时王竹英强调，冠心病患者均由气血运行受阻而导致心脉瘀阻，因此活血祛瘀法常贯穿整个治疗的始终。

验案举隅5：养心健脾、益气补血治疗原发性血小板减少性紫癜

赵某，女，50岁。1962年9月15日入院。

主诉：鼻衄、齿衄间作20余年，伴阴道出血8个月。

现病史：20余年前患者行扁桃体摘除术时出血量多，术后血虽自止，但仍经常鼻衄、齿衄，血量时多时少，不易自止（经电灼、填塞压迫方能停止），并见皮肤紫癜，时隐时现、时轻时重。初起月经量尚正常，而后经量颇多。1962年1月13日，患者阴道大量出血，经某医院治疗后好转；此后每2~3周即阴道大量出血1次，血流如注，周身发斑疹如米粟，散在于皮肤之间，兼有齿衄、鼻衄、头晕、胸闷、心悸、气短、夜寐欠安等症，二便尚佳。

体格检查：体温36.5℃，心率76次/分，呼吸18次/分，血压120/80mmHg。一般情况尚好，两膝关节及右肘关节处可见数个出血点，无紫癜，颈两侧可见淋巴结之破溃瘢痕，浅表淋巴结未触及，五官正常，胸部对称，心界不大，心律齐，心尖部可闻轻度收缩期吹风样杂音。肺无浊音，呼吸音清晰，腹平软，肝在右肋下2.5cm、中等硬度、边钝、无压痛，脾可触及，肠鸣音佳、无移动性浊音。

辅助检查：血常规：血红蛋白13g，红细胞4160000/mm^3，白细胞6600/mm^3，其中中性粒细胞占比74%，淋巴细胞百分比22%，嗜酸性粒细胞百分比3%，单核细胞百分比1%，血小板56000/mm^3；凝血酶原时间12.9秒，凝血酶原消耗27.1秒；尿常规结果无明显异常。

西医诊断：原发性血小板减少性紫癜。

中医诊断：崩漏（气血两亏证）。

治法：养心健脾，益气补血。

处方：归脾汤加味。人参（冲服）五分、白术三钱、云苓三钱、枣仁五钱、木香二钱、当归三钱、生黄芪三钱、龙眼肉三钱、生地黄三钱、麦冬三钱、牡丹皮三钱、淫羊藿三钱、川续断三钱、补骨脂三钱、巴戟天三钱。14剂，水煎服，每日1剂。

服药2周后，未出现新的斑点，旧的斑点逐渐消失，阴道不规则大量出血逐渐趋于规则，出血量大减，一般情况尚好，故予原方9剂出院继服。

门诊复诊（1962年10月8日）：连服上药23剂后，复查血常规示：血小板升至

146000/mm^3。其余诸症亦平。

随访观察 1 年余，患者阴道不规则大量出血、皮肤瘀斑瘀点、鼻衄、齿衄等症均消失，每月行经 1 次，经量正常、色红，治疗效果较为满意。复查血常规正常。

按语： 患者阴道大量出血，血流如注，色红质稀，兼有齿衄、鼻衄，周身有斑疹，心悸，气短，身倦乏力，腰酸，夜寐欠安，纳呆，便溏，小溲频数，脉沉细无力，舌淡红、苔薄腻。观其脉症，为冲任虚损所致，心悸、气短为心血不足；心生血，心虚则神志不宁，故夜寐欠安；脾虚不能统血，血游溢于肌肤之间而为斑；脾虚则生化之源匮乏，故心肝之血亦不足，血虚生内热，迫血妄行，则齿衄、鼻衄、阴道大量出血；腰酸、小溲频数为奇经失约之故。以归脾汤加味治之，养心健脾，益气补血；鼻衄、齿衄为热伤阳络，故少佐清热凉血之品，如生地黄、牡丹皮、麦冬等；因腰酸、小溲频数，故加淫羊藿、巴戟天、补骨脂，以固益下元。

（二）遣方用药

1. 冠心病心绞痛

王竹英认为冠心病心绞痛患者临证多有本虚标实的特点，治则有二：一为补法，一为通法。从本质上来说本病是虚证，补虚应作为本病的治本之法。心痹者脉不通，"不通则痛""痛则不通"。胸痹、心痛为标实，再涉及其他脏腑而有痰浊、血瘀、气滞，使病情变化错综复杂，因此治疗采取急则治其标、缓则治其本或标本同治的方法灵活运用，不可过于补益而碍邪，亦忌一味攻伐而伤正，即在疼痛发作时以治标为主，但应考虑病虚的本质，可适当标本兼治，疼痛缓解后以治本为主，适当照顾标证，也就是说疼痛发作期治之以通，缓解期治之以补。尚分以下数证。

（1）气阴两虚证：心胸闷痛或隐痛，心悸怔忡，自汗出，羸弱少气，虚烦不眠，面色㿠白，舌胖嫩或舌红苔少，脉沉细数或有结代。治疗宜益气养阴、养心安神。

方药：太子参 30g，麦冬 10g，五味子 10g，夜交藤 30g，合欢皮 15g，远志 10g，女贞子 30g，墨旱莲 15g，生地黄 10g，山茱萸 10g，炙甘草 10g。气虚明显者加白术、生黄芪、党参；偏阳虚者加附子、桂枝；偏阴虚者加枸杞子、石斛；兼有血瘀者加丹参、红花、三七。此方有益心气、养心阴、安心神及复脉之功。

（2）阴虚阳亢证：胸膺疼痛，面色红赤，烦躁善怒，头部胀痛，眩晕耳鸣，心悸不眠，咽干作渴，腰酸乏力或足跟疼痛，舌红、苔少或薄黄，脉弦数、尺浮。治疗宜滋肾柔肝、育阴潜阳，佐以通络。

方药：生龙骨、生牡蛎各 30g，夏枯草 15g，菊花 10g，白蒺藜 10g，钩藤 15g，生地黄 15g，麦冬 10g，生石决明 30g，桑寄生 15g，山茱萸 10g，女贞子 15g，墨旱莲 10g，牛膝 10g，三七（冲服）1.5g，丹参 15g，虎杖 10g。肝火盛者加龙胆草、栀子；肾虚显著者加杜仲、枸杞；心经有热者加莲子心。

（3）痰浊内滞证

①热痰证：心前区刺痛，放射至肩背，伴胸中窒闷，喘促气短，恶心纳少，肢体沉

重，形体肥胖，大便黏腻不爽，舌暗红、苔黄腻，脉缓滑。治宜清热化痰、活血化瘀。方用温胆汤加丹参、三七、红花。

②寒痰证：心前区疼痛，以胀闷为主，憋气，气促痰多，眩晕，或大便稀溏，舌淡红，苔白腻或白厚，脉滑。治宜温阳化痰止痛。方用瓜蒌薤白桂枝汤加党参、白术、云苓、姜黄。

（4）气滞血瘀证：心胸刺痛，痛处不移，胸闷短气，遇怒则不舒加重，心悸怔忡，急躁易怒，舌紫暗、有瘀点或瘀斑，苔薄白，脉弦涩或结代。治疗宜理气止痛、活血化瘀。

方药：川楝子10g，延胡索10g，枳壳10g，蒲黄10g，五灵脂10g，丹参15g，川芎10g，三七（冲服）1.5g，白芍10g，当归10g，红花10g，甘草6g。因冠心病的本证是虚证，理气活血祛瘀药易耗伤正气，在疼痛缓解后应不忘扶正。

王竹英认为冠心病心绞痛为本虚标实之证，但无论以虚证或实证为其临床表现，都由气血运行受阻而致心脉瘀阻，在临床表现上也均有痛证，"不通则痛"，因此活血祛瘀法常贯穿整个治疗的始终。在用药上也宜精选，因老年人脾胃功能较虚弱，损伤脾胃之药要慎用，否则"内伤脾胃，百病由生"。老年人阴虚、气虚、燥热象多见，辛燥和寒凉之药慎用，以避免伤及胃阴。总之，药物之间要有机配合，按中医学"整体观念，辨证论治"的特点，治疗时要兼顾兼证，又要主次分明，根据不同疾病的特点及其病情的轻重缓急而有所侧重。

2.慢性心力衰竭合并室性心律失常

室性心律失常是心力衰竭患者的常见并发症，多给心力衰竭患者的治疗带来困难，尤其对于临床应用洋地黄类药物的患者，往往由于不易与中毒症状相鉴别而影响患者的治疗。应用中医药治疗此类患者则获得较好的治疗效果。

《伤寒杂病论》曰："脉按之来缓，时一止复来者，名曰结，脉来动而中止，不能自还，因而复动者，名曰代，阴也，得此脉者必难治。"王竹英认为心力衰竭并发室性心律失常多由正气虚损，心肾不足而致痰饮内停、瘀血内阻所致。因此在临床根据中医基础理论，常采用涤痰复脉强心法治疗，取得了较好的治疗效果，所用药物处方如下：党参20g，麦冬10g，北五加皮6g，夏枯草15g，炙鳖甲20g，海藻10g，猪苓20g，水煎300ml，每次100ml，每日3次。临床试验表明，本方具有改善患者心功能、纠正心律失常的治疗作用，并且初步发现，随着心功能的改善，室性心律失常的发生亦逐渐减少，说明患者心律失常的恢复与心功能好转具有关联。

3.心律失常

王竹英在临证之中，审证求因，紧抓病机，治疗心律失常以风药为主。风药是指质轻气清，具有疏解宣透作用的药物，多具有辛、散、窜、透、动等药性，一方面能辛散透邪、化湿祛痰，以达振奋经气、宣畅气机、解瘀通阳的作用；另一方面风药多具有发散、开郁、通阳、活血的作用，可以通过温通走窜、善动不居的特性，直接推动气血运行，滋养血脉，消除瘀血。

常用的风药：①辛散祛风，诸如川芎、白芷、荆芥、防风、羌活、蔓荆子、独活、柴胡、升麻等。②平肝息风，如磁石、龙骨、石决明、珍珠母、朱砂、羚羊角、牛黄、天麻、钩藤等；③安悸息风，如磁石、合欢皮、夜交藤、珍珠母等；④养血祛风，如当归、生地黄、白芍、阿胶、龟甲等；⑤解毒祛风，如白花蛇舌草、土茯苓、苦参、连翘等；⑥理气祛风，如甘松、柴胡、木香、枳壳等；⑦补肾祛风，如桑寄生、续断、牛膝、杜仲、山茱萸等；⑧活血祛风，如丹参、鸡血藤、三七、延胡索等。

病程较久、迁延难愈者，往往虚实夹杂，风邪匿藏于心络之中，部位较深，常佐以涤痰搜络祛风之品，如白芥子、地龙、全蝎、蜈蚣、石菖蒲、枳实、胆南星等。在病情稳定阶段，培本固元、滋养后天，当予养血滋阴息风之品，如当归、生地黄、山茱萸、鳖甲、龟甲、枸杞子、阿胶、桑寄生等。此外，湿毒、痰毒、瘀毒等常与风邪相兼为患，殃及心脉，损害心络，痹阻心气，遏蔽心神，当辨证施药，佐以白花蛇舌草、苦参、防风、蝉蜕、野菊花、苍术、白术等药。

根据多年临床经验，拟定院内制剂脉安宁合剂，由当归、太子参、钩藤、五加皮、全蝎、地龙等组成。动物实验研究表明，脉安宁合剂可以显著对抗乌头碱所致大鼠室性心律失常的发生，并延长其存活时间；同时还观察到脉安宁合剂可以对抗肾上腺素所致大鼠室性心律失常，缩短发作时间，推迟、延缓发作间隔，并降低发生次数，其作用明显优于对照药普罗帕酮（心律平）；对氯仿所致心室颤动，脉安宁合剂具有对抗作用，可以降低小鼠的室颤发生率，提高小鼠的存活时间，显示出良好的多途径治疗室性心律失常的作用。

4. 高黏滞血症、高脂血症

中医学认为，高黏滞血症、高血脂证是脾肾亏虚，痰浊瘀血所致。男过"八八"，女过"七七"，肾阴亏虚，脾气不足。加之生活、工作压力增加及情绪紧张等因素，造成肝阳亢盛，阳亢为火，炼津为痰；脾气不足，运化无力，加之过食肥甘，壅滞中焦。化生痰浊，痰阻脉道，气虚推动无力，形成血瘀；痰瘀互结，形成高黏滞血症、高血脂证。

王竹英自制院内制剂粘脂饮，该方由决明子、白术、姜黄、山楂、茶叶等组成。方中决明子平肝益肾，白术健脾补气、燥湿利水，姜黄破血通络、行气止痛，山楂消积导滞、祛瘀消脂；另加利水渗湿、清热散瘀之品相佐。诸药合用，共奏平肝益肾、健脾利湿、祛痰导浊、活血化瘀之功效。

参考文献

［1］孙静泉，王竹瑛. 归脾汤加味治疗血小板减少性紫癜1例［J］. 上海中医药杂志，1964（10）：11.

［2］王立斌，常繁华，陈静，等. 益肾健脾、涤痰复脉方药抗心律失常的实验研究［J］. 天津中医，1991（3）：22，27-28.

［3］王竹瑛，阮士怡，郭玉兰，等．益肾健脾复脉法治疗心律失常的148例临床观察［J］．天津中医，1993（1）：7，13．

［4］王化良，王竹英，马广信，等．涤痰复脉强心法治疗慢性心衰并发室性心律失常36例临床观察［J］．临床荟萃，1993（Z3）：744-745．

［5］陈晓玉，张军平，王竹瑛．心悸从风论治初探［J］．天津中医药，2005（4）：311-312．

［6］郭伟，薛坤，王竹瑛．粘脂饮的质量稳定性及临床疗效［J］．中医药研究，2002（3）：11-12．

执笔者：郝丽梅　毕颖斐　王贤良

整理者：曾丽蓉

牛元起

——尊重传统，推崇创新，钻研热病，强调因势利导

一、名医简介

牛元起（1941~2015），天津市人，无党派人士。1962年毕业于天津中医学院（现天津中医药大学），天津中医药大学第一附属医院主任医师、教授，享受国务院特殊津贴专家，天津市授衔专家，曾任第一届仲景学术委员会委员等职。

二、名医之路

1962年毕业后，牛元起被分配到天津中医学院第一附属医院（现天津中医药大学第一附属医院）工作，1970年参加626医疗队赴内蒙古多伦县大北沟医院，1977年调回，1982年参加全国中医急症进修班学习，1987年后从事中医内科临床、教学和科研工作。

1982年组建中医急症，在极为困难的条件下创办了急诊室、观察室、病房三位一体的医疗架构，主持研制了冲剂、散剂、涂剂、喷雾剂、灌肠剂等多种中药剂型，几十个品种用于临床，同时研制了8种大型输液剂，基本解决了简便、快速、多途径给药的问题。对高热、心肌梗死等多种病证实现了纯中医药治疗。通过临床探索，对休克、心肌梗死、高热等常见病证制定了基本治疗方案及"抢救工程"框架，提出"辨证输液疗法"。在全国中医急症协作组（厥脱组）中任组长单位。在全国大检查中，以中药使用率92%的业绩获国家中医药管理局"突出中医特色奖"。

针对临床上某些高热患者，屡经发汗退热，汗出过多而高热仍在者，提出"津伤邪恋型"，以"内托法"治疗，获满意疗效。

自1964年始陆续在《中医杂志》发表学术论文，如《麦门冬汤治疗溃疡病19例》等十余篇。自1987年始，在从事临床工作的同时进行中医科研及教学工作，先后组织完成"止痛涂剂的研制与观察""伤津证的诊断及有效制剂探讨""舟楫饮对糖尿病胰岛素修复作用影响的临床观察及实验研究""宣畅中焦法拮抗胆囊结石的临床及实验研究"等多项研究。陆续培养硕士研究生7名，博士研究生1人，中医师带徒1人。

三、学术理论精粹

（一）坚持中医思维，信守"洋为中用"

在当前中西医并存的局面下，大量的检查、化验成为日常诊疗不可或缺的工作，"中西医双重诊断"也是中医单位必须遵守的规范，而中西药并用更是屡见不鲜。面对西医

学理论体系的冲击，牛元起认为中医必须坚持传统的思维方法，必须遵循"理法方药，辨证论治"的程序，而不能以西医诊断来指导中医选方用药。

中医、西医是两种不同的医学体系，在基本理念、思维方法、病因病理推断和药物治疗方面均存在明显的差异。中医学注重整体观、恒动观、阴阳相系、五行相制、"异法方宜"等，凸显了中医学是从宏观上认识世界和人体。在此原则精神指导下，中医以藏象、经络、气、血、津液、精、神等为生理之常，以六淫、七情、意外损伤等为致病之因，并综合考量虚、实、寒、热、气滞、血瘀、痰浊、饮邪等病理状态，通过综合判别患者的症状表现，确立针对性的治法，最后处方选药。从生理到病理，从辨证到方药，这是一线贯穿的"系统对应"关系，中药、处方的疗效是与辨证，与中医的生理、病理密不可分的。同理，西医的检查、化验、诊断及用药也是与其基础理论相对应的。因此，根据西医诊断或某项检查结果来决定中医的处方用药，从"系统对应"的高度上就是一种偏误。

中医学的核心包括整体观和恒动观，强调阴阳相系、相制。中医学把世界和人体都看作一个"时刻处于动态平衡的整体"。每一因素的变化都可能影响整体的平衡，但只要变化仍在限定的范围内，即未超出固有的"度"，就可以通过"相系""相制"保持平衡。一旦变化超出了"限度"，就会产生本质的改变。在这一精神指导下的综合判别方法、调节治疗思路、君臣佐使配伍等，都体现了中医学的思维模式。

另一方面，中医诊疗在秉持本身优势的前提下，应当有针对性地吸收西医学的长处。例如，西医诊断可以从微观上确认病因、明确病理，对疾病的性质、程度、发展过程及预后有一个比较清晰的判定。其化验和检查方法与中医"四诊"相比，具有"深入"和"量化"的"优势"，能够比较"直观"地反映病情，对于判断疾病的性质和程度具有较高的价值。虽然西医诊断与中医证型之间并没有必然的联系性，理化检查也有一定的局限性，但中医却可以借鉴这些信息用于治疗决策、判断预后及疗效评估。

（二）尊重传统，推崇创新

中医学几千年发展蕴含着不断创新的历程。推崇古人主要是崇尚和学习其"创新意识"，而非照搬或模仿其具体的方药。其超人之处就在于面对新的时代、新的问题，敢于"想前人之所未想，为他人之所不为"。这种创新精神具有普遍意义，是推动中医发展的动力。正是由于不断创新，人类才从"钻木取火"的时代进步到现代文明。至于一法一方，只是创新过程中的足迹，是针对当时条件下的"新问题"所采用的"具体措施"，只适用于特定的环境条件下。如今与古人所处的时代环境已有明显不同，面对的疾病也有所差异，所以不能照搬古人，即使需要用古方，也要进行必要的化裁。何况在新的环境条件下，还有很多古人不曾遇到、不曾想到的东西，仍需不断发现、摸索，所以不能泥于古人，必须提倡创新。

创新应该包括拾遗、匡误和补缺。拾遗，就是要挖掘、寻找被遗漏的"珍宝"。中医学博大精深，文献浩如烟海。也正因为范围广、文献多，所以有些宝贵的东西被遗漏、忽略，或未加继承，甚至予以摒弃。例如，"子午流注"理论就曾被认为"迷信"而被否定，但时至今日却发现现代的"生物钟"理论在原理上与之有惊人的相似，可见挖掘整理、重新审视是很必要的。牛元起重视研究文献古籍，但不愿意做编纂、整理性工作，而是把主要精力用于挖掘，使前辈的心血尽可能多地为世人所认识。诸如关于"细辛不过钱""高热用冰袋""大青龙汤方后""谈半夏的用量问题"等主题的论文，都是上述精神的体现。这些论文虽然篇幅不长，但确能剖疑释难。而对于《伤寒论》的研究更能独具只眼，发前人之未发。匡误，是指对明显的谬误或纯属臆想的事物加以纠正。例如"以黑胜红"，炒炭止血固有一定疗效，但绝不是因为"黑色"，这是显而易见的错误，所以应该剔除。但也应该注意到，要想以目前的科技水平揭示生命的奥秘是根本不可能的，现阶段的某些"正确认识"实际上可能是一种谬误。所以现代匡误工作一定要谨慎从事，对于一时难以卜结论的问题，可以留给后人去审评，不要轻易摒弃。补缺，是针对中医学的不足之处进行补充，或探索新方法、新途径。中医学的成就不容否定，但"历史的局限"形成的"认识的局限"和"方法的局限"也不可忽视。例如，六神丸对心血管系统的作用以前就未被认识。"方药配伍的优选化"问题已经提上议事日程，给药途径方面的"缺憾"也越来越突出。面对种种欠缺和不足，拾遗补阙、开辟新径是当代中医的历史使命。

强调创新，既要敢于怀疑古人，也要敢于怀疑洋人，更要敢于怀疑自己。怀疑古人就是敢于对传统的观点、传统的治疗方法提出质疑，如对于"湿温三禁"这一观念，在现代条件下，笼统地提禁汗、禁下、禁滋阴的观点对临床就是一种束缚。实际上禁汗仅限于麻黄、桂枝、羌活、防风等发汗作用较强的药物，而苍术、苏叶之类的温散药，则对湿温初起、湿热病兼表邪者很适用；禁下只是因为湿温后期有肠出血的可能，而中期阶段湿热蕴阻不解时，"轻下"以"导邪"不失为一种治疗思路；禁滋阴是因为湿邪黏腻，滋润助邪。传统治法是待湿热化燥，一举攻之。经临床观察，不仅"湿邪化燥"过程较长，而且此时用"攻下法"对身体的损伤也比较大，往往造成阴津大伤，出现舌苔脱落、舌光无苔的征象。若见到"化燥"，则酌加甘寒滋润，使其维持湿热病状。虽然逐层化解湿热需要较长的时间，但对人体损伤较小者，其总的治疗时间也未必比传统治法长。怀疑洋人就是对新的学术观点不要过分迷信，要认真分析、清楚认识其短长，从中悟出更有价值的东西。例如，自由基学说揭示了脂质过氧化是机体代谢的重要过程和体内"有害"产物的重要来源，不仅对生命科学的深入研究有所贡献，而且支持了抗氧化治疗的新思路。在认识这一成就的同时更应该领悟到，正常人体本身就具有完整的、缜密的自由基清除机制和清除系统，因此，过氧化反应不会无限制延续，自由基不会过分"堆积"。自由基的"堆积"是由疾病导致的，针对疾病进行治疗，使人体恢复常态，过氧化反应自然会被遏制。药物抗氧化与机体自身清除二者的优劣还有待深入"推敲"。又如，再灌注损伤的理论对研究梗死后的病理变化无疑是一个进步，而且对临床治疗有明显的指导意义。但我们的思维不能就此而止，应该进一步领悟到，梗死后的再灌注是患病后机体固有的自身调控过程。再灌注损伤，也是调控过程中必有的"变化"。只是自身调控是一个相对和缓的过程，因此其损伤程度也比较轻微。药物治疗的力度越大，其损伤也随之增大。所以"注意治法、力度的适当，争取最大限度的利大弊小"，才是应该领悟的核心。怀疑自己，就是不要满足于现有的经验和成就，要善于发现自己的不足，不断进取，而不能因为有几套看家本领就沾沾自喜。

（三）强调广义辨证，不主张"丝丝入扣"

辨证论治是中医理论体系的主要特点之一。牛元起认为辨证可分为两种情况：一种是针对具体的症状、体征、舌脉进行辨析，以确定证型，根据证型处方用药，这可称为"狭义辨证"；另一种不仅是针对当前症状表现，而是把气候、地域、时代、环境、生活条件、情绪状态等多方面的因素都包括在内，进行综合辨析，这可称为"广义辨证"。在临床实践中，应更强调"广义辨证"，因为辨证是多因素综合判别的过程。世界是复杂多变的，人生活在世界上，不仅受自然条件的影响，而且受社会条件的影响，同时受思维活动的影响。各种影响因素之间又有复杂的相关关系，每一个条件的变化都会引起一定的相关变化。因此，必须重视各种相关因素的存在，认真分析各种因素对疾病的影响，才能使"认识"更接近于正确，才能使治法、方药更趋于合理。

例如，对时代特征要有清晰的认识。由于时代的发展，当今人们的饮食状况较以往有了明显的改善，导致脾胃功能处于相对低下的状态。运化不及，湿浊聚集，湿热内生，以致临床上湿热病、湿热证、湿热体质明显增多。这与20世纪60年代初形成了鲜明的对比。时代、社会条件的不同，病证类型也会随之变化。这一点应该予以足够重视。再如，对气候（季节）因素要仔细分析，天人合一的整体观念不仅表现在生理、病理方面，在辨证方面也有充分的体现。季节的交替反映了六气的变化，人处其中必然受其影响。不辨气候不能明确病邪性质，不辨气候不足以认清病理状态，不辨气候不能准确地指导用药。如1998年冬季大流感发生，牛元起认为是持续的暖冬现象导致了"非时之气"的发生，加之人们锦衣丰食，积热较重，楼高风硬，易伤皮表，因而形成外感邪热、中焦湿热相兼的上、中焦同病，或外被风寒、内有积热的表里同病，经用双解之法，多获卓效。此外，在内科杂病方面，也要注意气候变化对病证的影响，充分考虑药物的性味、功效与时令的匹配。在对疑难病证的治疗中，更是从中医的整体观念出发，坚持多角度、多层次思考。如：对难治的淋证采用"少佐温阳""提壶揭盖"等法；对咽喉肿痛，每在常规清解的基础上，注重透邪、散解之意，等治法，都是在辨察病机，把握枢要思想的体现。

牛元起重视辨证，但并不主张辨证的"丝丝入扣"，而另有见地。他认为，所谓"丝丝入扣"，应该是指辨证十分准确，用药十分得当，即使在对细节之处、伴随之症的判断和处理上，也能与机体的病理状态完全吻合。实际上，"丝丝入扣"，不过是一种形容，或者是一种赞誉。从力求辨证准确、减少失误的角度来看，这种提法确有其积极的一面。但在临床实践中，既不可能丝丝入扣，也不需要丝丝入扣。因为疾病本身就是一个邪正相争的过程，是一个动态过程。所谓"走马看伤寒"就是对疾病时刻处于动态变化之中的一种描绘。杂病的变化虽然不像某些急性病证那样快，但也不是静止不变的，因为机体的自我调控机制一直在起作用。即使是十分精确的判断，也只能与某一时间段的病理状态相对应，不可能确切地反应疾病的动态变化过程。因此，所谓辨证精确只是相对而言，是"所差无几"而已。在病种单纯、证候典型、变化较慢的情况下，要做到辨证精确还比较容易；但对新旧病相兼者，病情复杂多变者，或病理表现不充分的阶段，都很难做到精确判断。病理表现不充分的情况在临床中颇为多见，有的是疾病初起，病情尚不典型，如风温初起的症状表现与温毒初起基本相同或相差甚微，"肝炎"初期的症状表现很像外感，此时根本不可能准确判定，只有在病情发展过程中才能分辨清楚；有些虽非疾病初期，但症状表现不够充分，或患者的耐受能力较强，以致证候也不典型，同样造成辨证困难。实际上，辨证只需要把握总体大趋势，认清主要矛盾和矛盾的主要方面，明确方向、性质、程度、趋势等关键环节，就可以达到立法基本正确，疗效理想或比较理想。对于"枝节问题"，当然也要予以适当参考，但不能过分强调，更不能纠缠其中，以免舍本逐末。

致病因素的刺激虽然可能导致机体失衡，但疾病是否产生却取决于机体的调控能力。刺激因素时时刻刻都有，但由刺激所导致的某种失衡还在机体调控的能力范围内，就可以通过自我调节得到纠正，而不"发病"，即所谓"正气存内，邪不可干"；有些虽然超出了机体调节范围，但所去不远，仍可通过自我调节修复，即病症较轻者，可以不治而愈；只有在刺激强度超过了机体调控范围，而且不能自我修复时，才会有明显的病症，需要加以治疗。因此，在治疗时只要将其还纳到调节范围之内，机体即可通过自我调节，修复如初。过分强调"丝丝入扣"，苛求用药物迫使其回到"平衡点"上，既是不必要的，也是不可能的。过分强调，实际上就是否定了机体的调节作用。

（四）从辨证的视角研读《伤寒论》

千百年来，《伤寒论》一直被看作方书，虽有《伤寒来苏集》《伤寒贯珠集》之类的名作，也不出"方证"的轨道。但牛元起认为，从仲景原序中看，早在两汉时代就已经有了一些治疗伤寒的有效方剂，仲景"勤求古训，博采众方"著《伤寒杂病论》，不乏取材于他人（包括古人）的临床经验。仲景之所以"感往昔之沦丧，伤横夭之莫救"，并非伤感世医不知伤寒病的一般诊疗规则，而是伤感凡医不会辨疑析微，也不学辨疑析微，但凭"管见"草菅人命。因此，论中不是以铺叙证治、条陈规律为重心，而是在疑似、细微之处反复着墨，不厌其烦。一切从辨证出发，以"辨"为主线，依"辨"定取舍，可见，仲景著书的动机不是要总结伤寒病的诊疗常规，其核心思想在于"辨"，主要着眼点在于"辨疑析微"，只有从辨证的视角研读《伤寒论》才能窥其真谛。

关于"伤寒六经实质"问题，历史上虽有多种认识，但大多都承认"伤寒论的三阴三阳与经络是同一概念"，因此这一观点一直被视为"正统"流传至今。而牛元起认为，三阴三阳只不过是古人认识客观世界的一组代词。在中医文献中，除经络学说的十二经及其配属的脏腑带有名词性质以外，大多数情况下都保留了其机动代词的本貌。根据观察问题角度的不同，所要说明的事物有所区别，三阴三阳的涵义随之而异，其排列顺序也不相同。仲景原书中，"太阳、阳明、少阳、太阴、少阴、厥阴"的顺序，与代表季节更迭，阴阳消长的"少阳、阳明、太阳、厥阴、少阴、太阴"，和司天在泉的六步变化"厥阴、少阴、太阴、少阳、阳明、太阳"比较接近，只是"从三而一"和"从一而三"的差别，而与经络学说起于手太阴，终于足厥阴的顺序完全不同。伤寒论六经欲解时的分布是三阳在昼，三阴在夜，这与"平旦至日中，天之阳，阳中之阳也。……鸡鸣至平旦，天之阴，阴中之阳也"基本相吻，而与经络学说的阴阳经交叉排列毫无共同点。可见，《伤寒论》选用"三阴三阳"，是受了《内经》阴阳学说的影响，是基于"阴阳是机动代词"，而不是根据经络所属。在多种排序中，使用的代词虽同，但各组涵义并不互等。因为它们是不同质的概念，无法相互套用的，企图用一概念去解释或代替另一概念必然导致结论的荒谬。对伤寒六经的认识也存在概念混淆的现象，《内经》里用三阴三阳所概括的几种不同涵义，几乎都被用来解释伤寒六经病理，如气化、经络、开阖等，其中最严重的是把经络名称与伤寒六经视为一体，"传足不传手""六经即十二经"，气化、脏腑等解释基本上都是由此派生出来的。正由于这一混淆，从而造成了"言太阳便曰膀胱……言厥阴便曰肝"的结局。临床上，外感热病的特点决定了证候的复杂多变，往往会累及许多经络、脏腑，不是某一经络所能囊括的，仅太阳"经证""腑证"，就涉及了肺气、心神、胃、肾和膀胱等许多脏腑的证候表现，其中以肺（皮毛）为主要病所。而太阴经却根本没有手太阴肺的证候，也不单纯是脾经证，而是以脾胃虚寒证为主。只有从证型归类的角度才好理解，经络学说是难以解释的。

"伤寒六经"是从临床实践出发，通过对各个证型的分析判别，根据各个证的品格高低及普遍意义的大小，加以排列分类、提炼、概括、抽象的结果。三阳是正盛邪实，表热实证的概括。三阴是正气衰减，里虚寒证的代称。之所以划而为三，意在标示其盛衰程度的差别。六经证型是根据证候的表里、寒热、虚实属性，和各证型间的自然联系状况划分的。证候是致病因素和人体正气相互作用而表现于外的征象，是多种因素相互作用的结果，是若干矛盾的综合集中表现，应该反映机体内部脏腑经络、组织器官在功能上、代谢上、结构上的病理变化。每一个具体证型都有其特定的病理层次和病理状态，所以，把六经理解为证候类型的抽象概括，并不是否认它与脏腑、经络、气血、营卫等有关系，恰恰相反，它能更正确、更客观地反映脏腑、经络、气血、营卫的病理而不囿于经络之狭。临床诊病也正是从证候入手，从分析辨别证候中得出病因、病位、病势、病性，得知脏腑经络、气血营卫的病理变化，得知证属何经。这是从证候到理论的逆推过程。实际上，中医学的理论体系就是在这种逆推过程中，经过长年累月的实践和认识反复发展而来。

（五）把握基本原则，面对现代热病

中医热病学是在大量临床实践的基础上，经过反复验证、长期发展，逐步形成的一门学科。中医学理论认为，虽然外感热病的发生，可以源于物理性因素，也可以源于

多种"微生物"感染，但致病因素总要通过人体起作用。因此，疾病的发生与否，最终还取决人体的抗病能力，即正气的强弱。每一次病变都是邪正相互作用的结果，是一种整体性反应。不同个体受到不同环境条件的影响，由于体质、年龄、地域、气候等多种因素不同，所以即使感受同一致病因素，不同个体的反应状态或同一个体不同阶段的病理状态也会有所差异。外感热病是一个发展变化的病理过程，同一个体的不同阶段也会有不同的证候反应。基于这些基本认识，牛元起认为，面对现代热病，在主导思想上应强调以人为本，着眼于机体反应状态。中医学注重共性规律，但更注重时相性和个性特征。在治疗原则上，强调从整体调节入手，强调辨证论治，注重因势利导、顺势而为的治疗思路，等等。正是因为以这些基本观点为指导，所以能比较全面地认识和把握疾病状态，更充分地理解和面对临床的多样性和变化性，并取得比较理想的临床疗效，故对中医学在认识论和方法学上的优势必须坚信不疑。牛元起也指出，当今的社会环境及医疗环境毕竟与古代相比都有了很大变化，所以面对现代热病，既要把握中医学的基本原则，又要进行适当调整。

在社会条件方面，无论是居住条件、设施配备、着装习惯、生活节律、饮食结构，还是交通方式、人口流动等诸多方面，都有了明显的改变。然而生活条件的"改善"，有时却影响了机体与自然变化的协调性，而酿生致病因素或直接导致疾病的发生。例如，冬季室内过暖，势同"暖冬"；夏季过分制冷，势同"凉暑"。这种过分的舒适，不符合冬主"闭藏"、夏宜"宣泄"的正常生理状态，由于室内外温差过大，更容易被外邪所感。又如，着装仅凭爱好，不注意与季节的协调，甚至与季节、气候明显相悖，是感受外邪的常见条件；生活过于紧张，特别是夜生活，常是阴津内耗致病的基础。饮食结构发生巨大变化，肉、蛋、奶的摄入明显增多，过食冷食、冷饮，"跨季节"蔬果及进口食品明显增多，而机体的消化功能不会随之明显改变，以致出现一定程度的"不匹配"。舌苔厚腻，传统中医学认为多属湿邪，而当前临床则为多夹食滞，甚至以积滞为主；舌红、少苔，则与嗜食羊肉串、烧烤及某些高热量食品有关者为数不少。人口流动，特别是由于交通便捷而出现的"快速流动"，又都需要注意追溯其"原先"所处环境的影响。在医疗环境方面，现在中、西医并存，急性发热多去西医院就诊，来中医院就诊的患者中很大比例已经或正在接受抗生素、激素等西药治疗，有多项检查或诊断，这些都是要面对、要合理处置的问题。

中医治疗热病有悠久的历史、完整的理论体系和多种多样的有效方法。然而传统中医疗法主要通过口服途径给药，这需要时间来制备药物，且药效发挥相对较慢。对于热病的急、重、危症患者，在时间上有"迟缓"之嫌，面对西医的多种治疗手段，中医处于"中医不治急"的劣势地位，因此，改进剂型、改变给药途径以适应多种病情需要对现代中医临床更显得必要和迫切。为此牛元起着手研制了冲剂、散剂、涂剂、喷雾剂、灌肠剂等多种中药剂型，共计几十个品种；同时研制了八种大型输液剂，基本解决了简便、快速、多途径给药问题。输液是目前高热患者易于接受的治疗方式，但不是所有患者都适于输液。外感初期，宜在宣透，输液有"凉遏"之弊，特别是风寒外感，本需温散，"凉"液不仅难以取效，往往还会加重病情。中药"增液针""凉遏"的副作用尤其明显。而对于邪热入里之候，"温热伤津"本是热病的基本病理特征，输液是病情所需，能够拮抗高热，预防或者治疗逆变，力挽危局。牛元起认为，输液虽是治疗高热的重要手段，但也要根据病情，辨证实施。汗出过多，或吐下伤阴者，宜大量给液；虽有高热，但伤津不重者，宜酌量补液；对年老体弱、心肺功能较差者，应酌减输液量。

在中医治疗中，口服中药是主要治疗手段。这是方药与理论、治则对应关系的最佳体现，中药汤剂的灵活加减最能体现因人、因地、因时的辨证精神，是"个性化"治疗的最佳方式。因此，现代治疗热病，应以中医传统治法为主，坚持以六经、卫气营血、三焦等辨证理论为指导，贯彻"透邪外出""因势利导""斟酌利弊""审时度势"等基本原则，以汤剂的灵活多变（辅以丸、散）动态地与病情相对应，以取得最理想的疗效。尤其是湿热类疾病，更应充分发挥中医治疗的优势，切莫"画蛇添足"。吸收现代治疗方式，免除"后顾之忧"，以提高疗效。

对于已经或正在使用解热药、抗生素、激素的患者，应根据病情停药、减量或维持现状。表邪已去者，一般应停用解热药，即使要临时降温，也应尽量少用。湿热类疾病，舌苔厚腻者，应停用抗生素，同时要尽量减少其他口服药。而对于那些与中医治则无明显相抵的药物，可以考虑酌减用量或递减用药量药物的裁撤方式应依据西药的用药原则，避免或减少可能的停药反应。总之，中医治疗应立足于自身，应根据"中医"的"好恶"决定用药。

（六）重视中焦

脾胃为后天之本、水谷之海，充养着五脏六腑、四肢百骸。中焦为气机升降之枢，气血津液运化的调畅与中焦斡旋有直接关系。消化道是吸收药物的主要途径，正常的运化功能是取效的前提。所以牛元起强调，临床诊疗尤重中焦。所谓注重中焦，一是治病多从中焦入手，二是强调"勿伤中焦"。

鉴于中焦病变可以殃及其他脏腑，他脏病变也常常影响中焦气机，所以无论本脏、他脏病变，从条达中焦、调节气机升降入手，对治疗疾病总是有益的。肝胆、脾胃病，表现为痞闷痛胀、消化呆顿，应着眼中焦，"疏利以畅中"。呕恶、泻痢等病证也应调治中焦，"治本以治标"。部分胸痹的胸闷、憋气、疼痛等症状要从中焦入手，"疏导中焦，以宣达上焦"。针对头晕目眩，也可以用调节枢机、消导和中之法获效。至于癃闭、淋证、小便不利等病症，以常法治疗无效时，可用小剂量补中益气，往往会有奇效。因此，把握中焦这一环节，对临床大有裨益。

强调"勿伤中焦"，除了从生理、病理的角度考虑外，在治疗学上也意义重大。只有脾胃功能调畅，口服药物才可以很好地吸收，充分发挥作用。若胃不受纳，或脾失运化，必然会影响药效。所以，"勿伤中焦"是要为投药治疗提供良好的"环境"。牛元起主张，对脾胃本身的疾病，治疗上要注意审时度势，顺应生理常态，尽量轻柔和缓，切忌急功近利，只图一时之快。一般情况下，要尽量避免过寒、过热、过泻、过于壅腻，处方中尽量少用峻猛之品，即使需要，也应中病即止，切勿过用伤正。对其他脏腑的病证，临床往往容易忽视中焦脾胃状态，以致影响治疗效果。牛元起认为口服中药治疗，须以脾胃健运为前提，只要病情允许，应先调理脾胃，或以调理脾胃为主。调整好药物吸收的途径，再将治疗中心转移。调理脾胃虽有补益中气、健脾和胃、清化湿热、消积导滞等不同治法，但脾胃本身就是阴阳相配、纳运相连、升降相关、寒热相对的复合体，脾胃失调往往也是多种因素、矛盾的并存与综合。所以多选择寒热并用、消补兼施、气性兼顾、降中有升的配伍方法，不仅覆盖面广，而且药性和缓，便于常服。就目前临床情况而论，应着重清化、消导二法的应用。

（七）精心用药

牛元起特别强调正确使用药物的重要性，因为这是辨证论治的落脚点，治疗意图最终要通过药物来实现。强调用药，首先是强调要正确理解药物的配伍组合。中医理论体系的特征之一，就是将方剂系统与辨证系统、病因系统相对应。所以中医治病以方剂作为治疗的基本单位，通过药物的配伍组合来完成。临床所用的辛温发汗、芳香化浊、淡渗利湿、苦寒攻下、凉肝息风等治法，都是指方剂的功效，而不是药味的功效。且方剂不是药味的简单堆砌，也不是简单的药效加合，而是根据辨证立法需要，按君臣佐使的原则配伍组成的统一体。方剂中的药味并不具有原生药的全部特征，而是部分特征得到保留或增强，其余部分则被抑制或抵消。这种取舍是由方剂的功能、主治的需要而决定，通过配伍而实现的。在此过程中，药物的性味也有类似的变异。例如，辛凉剂并不苛求全部由辛凉药组成，同理辛温剂也不排斥寒凉药入伍。不过寒温之比却要严格掌握，方剂的性质正是由寒药与温药的数量比、剂量比和程度比的总和而决定的。至于方剂的升降、宣收、润燥、补泻等方面可以类推。桂枝汤用芍药，仍属辛温发散；承气汤用厚朴，仍属苦寒攻下；银翘散用荆芥、豆豉，不失为辛凉平剂；麻杏石甘用麻黄，不失为辛凉重剂。这种寒温同用、补泻兼施、升降相配、宣收相制的组合，在古方中屡见不鲜，这也正是以方剂为主体、药味为工具的处方原则。

中药都是自然生成之品，本身就包含多种成分，一味药常具有多种不同的功效。在组方选药时，往往是取其某些方面的功效，而不是全部功效。在处方中，选药有取气、取味、取性、取势、取能的不同。例如丁香，在苏合香丸中是用其气味香窜，治胃寒疼痛是取其性味辛温，治呕逆是取其下降之势。又如，银翘散、竹叶石膏汤用竹叶，均取其质轻甘凉，轻清泻热，气、性、味并取；清营汤用竹叶则取其清心透热，气、势、能同用；导赤散用竹叶清心利水，味、势、能兼收。组方是根据病情需要、治疗意图的需要，将不同药物的"部分功效"组合配伍的过程。无论是根据主证组方，还是针对兼证加减，都只是取其1~2点切中病情。但要尽量达到"一药多能"，才是灵动、精练的处方。例如，湿热蕴郁之候，大便溏泻者用黄连，苦寒清热，燥湿止泻；大便不爽者用枳实，苦寒清热，导滞下行。要做到一药多能，组方精练，既需要对药物进行全方位的理解，又要用心斟酌，反复推敲，更主要的是要经过临床疗效的证实。

在斟酌用药时，既要考虑药物的气味归经，又要考虑到疾病特点及个体体质；不仅要考虑到疾病的主要方面，也要考虑到次要方面。例如，同为中焦蕴热证，体质柔弱与体质强悍之人在清热药的选用上就应有区别。一般来说，前者适合用质轻味薄之品，如菊花、佩兰、荷叶、竹叶、荷梗、桔梗、连翘等；后者则需味厚质重之药，如黄芩、黄连、栀子、石膏、大黄等。

"力求和缓"是牛元起用药的一个宗旨。他认为："任何一种刺激对机体都是创伤。"外伤、手术、六淫、七情，乃至药物，对于机体都是刺激因素，都可以导致不同程度的创伤。就治疗来说，手术的创伤是显而易见的；西药多成分单一、药效单纯、起效较快。其治疗带有一定的"强制性"，特别是副作用大的西药（如化疗药），刺激强度大，对人体的创伤也比较大；相比之下，大多数常用中药是以"调节"为主，不带有"强制性"，或"强制成分"较少，所以副作用较小或无明显副作用，对人体的损伤也小。虽然损伤"较小"，但毕竟是一种刺激，也会产生一定的"创伤"，只是"创伤"的程度小、范围局限、层次细微。从这个意义上讲，治疗的目的是要以最小的代价获得最佳的效果，所以在条件允许的前提下，应该选用"刺激"最小的药物，这是用药力求"和缓"的根据所在。这与上述"正确认识机体自我调节能力"的观点是一脉相承的。所谓"和缓"，主要是针对方剂的性质而言，其义有三：一是对于常见病，处方尽量避免刚烈峻猛、蛮补蛮泻，应多取寒温相济、补泻相制、宣降相应的配伍方式，以贯彻调节之意；二是处方选药优先选用轻柔之味，尽量少用刚烈之品；三是处方中若用峻猛之药，也设法予以必要的监制，防止因用药不当而伤正气。

在用药方面，牛元起不仅注意根据病情需要选药，根据药性的刚柔、质地的轻重、药味的甘苦来掌握用量的大小，还提出了"动态剂量"的新概念。所谓"动态剂量"，是他深刻领悟了《伤寒论》的服药方法，及所反映的临床意图后所作出的一种概括。桂枝汤方后所述"煮取三升……服一升；若一服汗出病瘥，停后服，不必尽剂……若不汗，更服依前法；又不汗，后服小促其间，半日许令三服尽；病重者……乃服至二三剂"，这种服法是对服药后的各种"可能"进行充分估计后制定的应变方案。这种方案的实质是"医生与患者合作，根据病情的实际变化，把医生的处方剂量进行适当地缩小或扩大，以使实际用量与病情相匹配"。牛元起不仅从理论上把这种服法和意图总结为"重剂分服，酌情进退，死量活用"，而且能够在临床上将这种"精神"进行变通应用。例如，表寒里热，羌活单包，告知患者如何停用或减量；胃肠积滞、燥结，大黄、芒硝单包，告知患者如何根据病情增减剂量或先煎、后下。这里有些已经不止于"动态剂量"，而进入了"动态处方"的范畴。

对单味药的使用，自古就比较重视，《伤寒论》"腹痛加芍药"就是明证。牛元起不仅重视对单味药的正确使用，还进行过深入研究。例如，针对细辛的用量问题，他提出"细辛不过钱"本来是针对"单用末"而言，并不包括饮片入煎，后世曲解原意，不问用法，一概予以限量，实属讹传。为此还做了相应的考证，指出《本草别说》曾言"若单用末，不可过半钱匕，多则气闷塞不通而死"，陈承言则直言"不可过一钱"，其他著作皆系引录上文，并已明示"单用末"。对于入煎剂，中药文献中并无类似说法，临床上也无明确限制。《伤寒论》麻黄附子细辛汤、小青龙汤、当归四逆汤诸方中，细辛用量与麻黄、桂枝、芍药、当归等重。《备急千金要方》独活寄生汤中，细辛与寄生、牛膝、秦艽、茯苓诸药等量。现代临床中，用量达6g，甚至10g以上者也很多见，未发现不良反应。曾有报道用30g治疗痹痛，效果甚佳。此外截至20世纪80年代，通用的全国高校教材中用量上限一直高于3g。可见细辛入煎剂的剂量掌握不能与"用末"等同。细辛"用末"，是药物直接入口，其药效成分全部进入体内；煎剂是取煎煮液，只有部分药效成分，所以等量应用绝难取得同样效果。中药绝大多数用水煎煮，由于溶剂所限，汤液中主要为水溶性成分，而生药的脂溶性成分含量甚少。"用末"则脂溶性和其他非水溶成分明显高于煎剂，所以疗效会有很大差异。

（八）立足中医，走符合自身发展规律的科研之路

科研是使一门科学能够不断发展和完善的重要途径。在中医学现代化的进程中，探索一条具有中医特色的科研之路，是不可或缺的重要一环。作为较早接触和从事现代中医科研工作的一员，牛元起认为，明确自身的发展规律是认清中医科研工作发展方向的前提和保证。中医学薪火相传两千余年而不衰，其传承发展有它自身独特的规律，总体来说可分为以下三个方面。

1. 中医学是以哲学思想为基础，从宏观上认识医疗实践的科学

中医学理论体系，是中国古代哲学，尤其是朴素唯物主义和辩证法与医疗实践相结合的产物。除阴阳学说、五行学说、精气学说等径直冠以古代哲学概念外，藏象学说、气血津液学说等也都浸透着古代哲学思想。在中医理论中，哲学概念被广泛用于说明人体的组织结构、生理功能、病理变化、疾病的诊疗与防治等各个方面，从而衍生出天人合一、盈亏往复、利弊并存、邪正消长等一系列宏观认识上的专科理论、论断，形成了一套独具特色的理论体系。后世的伤寒、温病等学说，都是在这一特有的"中医思维"下结出的硕果。今后，中医学理论的发展与完善，也应继续遵循其自身发展规律。

2. 中医学是不断吸收先进思想、技术的科学

中医学从萌芽时期至建立之初就大量吸收了当时其他学科的先进成果。《黄帝内经》更像一部百科全书，其成书过程不但受到了先秦时期诸子百家哲学思想的影响，还从当时的天文、地理、气象、历法、物候、心理、社会等方面的成就中汲取了丰富的养料。而后世相关科技的发展也为中医学的丰富和完善提供了坚实的基础。例如，冶炼技术的提高使针具由最早时期的砭石逐渐发展为金属针，加速了针灸学的发展；而植物、动物、矿物、地理等相关知识和技术的发展也为中药种类的增加和炮制技术的提高提供了保证；印刷术的发达则为中医学的广泛传播提供了支持；近代西医学兴起之后，中医学者同样借鉴其优点以完善自我，并逐渐发展出中西汇通学派，而如今处于现代化进程的中医更是希望能打破樊篱、博采众长以取得更大的进步。可见，中医学历来不是一门保

守的科学，其理论体系的完善、发展也是吸收和借鉴相关学科的发展成果的过程。

3. 中医学是以临床实践为主要发展模式的科学

满足临床需求是所有医学的共同目标，但不同医学其发展的模式又有所不同。近代西医学的产生主要是以物理、化学、生物学等基础科学为依托，遵循逻辑思维下的由基础实验到临床试验的发展模式，其学科的每一次重大发展多是由于某种基础科学的进步或飞跃而产生。而中医学理论则主要是从哲学思辨指导下的大量临床实践中总结和升华出来的。在中医学每一部经典著作，如《伤寒杂病论》《备急千金要方》《温病条辨》等的产生，以及每一个学术流派形成的背后，都有着其深厚的社会基础和丰富的临床实践基础，往往实践基础越牢，理论水平就越高，也就越经得起历史的考验。

可见思辨的哲学思想是中医理论体系的核心内涵，临床实践是中医学赖以发展的生命线，先进的思想和科学技术是中医学体系的必要补充。

牛元起提出，当前中医科研工作是否能真正促进中医学的发展取决于它是否符合中医学的发展规律。要坚持中医"思辨"的哲学内涵，注重临床实践的研究模式，吸收和借鉴先进的思维和方法学，开展包括文献理论探讨、临床经验总结、临床试验及基础实验等不同形式的科研工作是目前中医发展的必由之路。

本着这一思想，牛元起在数十年的从医经历中潜心中医研究，在大量临床实践的基础上，不断总结中医药诊疗经验，并积极对中医理论进行阐释和发挥，陆续发表了《麦门冬渴治疗溃疡病 19 例的体会》《谈半夏的用量》《谈谈如何学习麻黄汤》《"细辛不过钱"，临床应如何掌握？》等多篇临床经验总结，及《关于六经实质的探讨》《谈伤寒论的设计》《〈伤寒论〉临床思维初探》等理论研究性论文。牛元起认为，在吸收和借鉴现代科技和方法学基础上形成的中医临床试验及基础实验，目前尚处于起步阶段，其发展和完善仍需要经历一个不断摸索的过程。为此他坚持以临床需求为出发点，坚持以中医理论为指导，坚持与临床实践相结合的原则，坚持"有选择地"吸收和借鉴的原则，进行了一定程度上的探索。例如，根据中医急症的临床现实和需求，利用现代药理学理论及制剂工艺，主持完成了《止痛涂剂的研制与观察》《伤津证的诊断及有效制剂探讨》等课题，研制开发了中药生津注射液、止痛灵涂剂等，对中药剂型的改革和应用进行了初步尝试；主持完成了《舟楫饮对实验性糖尿病胰岛形态及功能影响的研究》，从动物实验的角度证实了中药降糖的有效性，阐明了促进受损胰岛结构和功能的恢复是其降糖的重要作用机制，从而揭示了中药降糖作用起效缓慢但持久的特点，为糖尿病的中医药治疗提供了实验依据。

（九）论治临床疾病

1. 外感热病

外感热病以外邪为致病之源，因此牛元起治疗热病首重"祛邪"，而且强调以"邪有出路"为最佳，以"因势利导"为基本原则。

"因势利导"就是要根据证候态势，根据邪正斗争趋向，"顺势"而为，导邪外出。

因为是治取捷径，所以疗效比较显著，且能最大限度地降低损伤。所谓"顺势"有两种情况，一是顺应生理常态，二是以邪势为主要着眼点。例如邪犯卫表证，因其病位浅近，有外达之机。其中发热、咳嗽等症，又反映了一种正气抗邪的"主动"态势，所以治取宣透解表，使邪从"汗"解，不仅属于简捷、恰当的途径，而且也是对"正气攘邪"态势的一种支援；燥热内结之阳明证，因其邪踞下焦，故以攻下泄热治疗，导邪热随大便去，这也是符合"胃主和降"的生理之势；湿浊蕴阻之候，以水湿下走膀胱为生理之常，故多用渗利之法，引湿邪从小便出。上述的发汗、攻下、利小便等法，都是根据病位、病势，顺应生理常态，选取的"导邪外出"的最简捷途径，所以属于最"理想"的治法。至于有形之邪在上，症见呕吐而任其吐，或更用吐法。积滞、湿浊在下，症见泄泻而任其泄，或有意助泄，等等，也是常用的"导邪外出"之法。这些都是从"邪势"入手，不考虑生理常态的权宜治法。这种治法，虽然损伤相对较大，但确能缩短疗程，尽快祛除病邪，所以从总体上还是提高了疗效、降低了损伤。如果有两条"出路"并存，有两种治法可供选择，如表证与下利兼见、咳喘与便秘同见、二便不利同见等，则要以病情为基础，对各种治法的利弊进行具体分析，择优而用，或以一法通治，或分先后处理，或采取主次兼顾的方法。"选择"的得当与否，也会对疗效和损伤产生明显的影响。

有些病证不能直接导邪"外出"，可疏导以消其势，如邪在气营，既不能从汗而解，亦不能从下而解，但可用"透热转气"之法；咽喉肿痛，虽属邪在上焦，但非发汗所能解，故以疏导、散结为重心；湿热蕴结，单用渗利难以收功者，可以辛开苦降、分消走泄。根据病势，针对性地进行疏导，也属于"因势利导"之法。"疏导"虽然不能直接祛邪外出，但可以化解或消减病邪之势，与"针锋相对"的治疗手段相比，其损伤也相对较小。

对于邪热在里，不能"导邪外出"，不能疏导、化解的证候，则要采用"针锋相对"的治法以"直折"邪势，如清热解毒、辛寒清气、清营泄热、清心开窍、凉肝息风、清热凉血诸法，都是针对正邪剧争、邪正相持状态的常用治法。采用"针锋相对"的治法，只要认证无误，多能取得比较"理想"的疗效。不过，由于这类治法多药重力专，带有一定的"强制性"，所以其治疗性损伤也较"因势利导"相对为大。但只要力度适当，这种损伤也应视为"正常"结局。如果力度过大，就会造成损伤太过，形成"治一经、损一经"的局面，甚至出现"得不偿失"的结果。

如果病情过于严重、危急，则又不能囿于"常规"思路，应根据具体情况进行处置。例如，邪踞营血，体温过高或久羁不退者，有时也需要采用"冷敷"降温；热病中，体温骤降者，则应考虑以救逆、固脱为先。"冷敷"属于"反常"治法，"回阳救逆"与温热病性相悖，因此往往会造成一定的"遗患"。但若顾忌"遗患"而不用，则会导致变证蜂起，甚至危及生命。这种治疗纵有不当，总属利大于弊。

2. 胆石症

胆石症是临床常见病，虽有急性发作期，但主要表现为慢性期病程，而且有相当数量的病例并无急性发作过程。牛元起指出，慢性期症状表现多以胃肠道为中心，因此对中焦脾胃应予足够的重视。追溯病因，本病虽以结石为病理核心，但结石的生成只是体内复杂病理变化的结果。胆汁的主要成分比例失调固然是生成胆石的直接原因，而导致胆汁代谢失调的因素却是全身性的，决非局限于肝胆范围之内。肝胆以条达疏利为正常，中焦脾胃是肝胆疏泄之门户，所以中焦宣畅与否，是影响肝胆疏泄最主要的因素。此外，脾胃的腐熟消化，中焦的气机升降，都对全身代谢有重要作用。把握中焦这一环节，对机体的代谢状态，乃至胆汁代谢将会产生良性影响。从病理生理角度来看，胆石症虽然位在肝胆，但病理机制与中焦脾胃密切相关。中焦是气机升降的枢纽，肝胆疏泄之门户，肝胆与脾胃属源流关系，上源壅滞虽可导致下流不畅，但下流壅滞亦可致上源积浊。胆石症作为一种综合性的代谢疾病，实际上是源流同病，胆胃并壅，渐积而成。基于上述观点，牛元起治疗胆石症，以宣畅中焦、疏利肝胆为基本原则。宣畅中焦是指以理气、消导等治法，选择鸡内金、木香、山楂、莱菔子、姜黄、延胡索等药味，使脾胃恢复正常的升降运化功能，以生理的自然升降运化，来影响、纠正肝胆的病态疏泄，从而达到"治石、防石"的目的。这种"疏导下流以清上源"的治疗思路，是对古人"正本可以清源"法则的继承和发扬。

从调理中焦入手治疗胆石症的方法，与一般的排石、溶石治疗有所不同。中药排石、溶石及其相关疗法，均以理气开郁、通腑攻下为主要治则，多以使用大黄、芒硝等药为主，以扩张胆管、利胆导泻为目的。这些方法对年龄较大或不耐攻伐的患者，对病情复杂，虚实兼夹，特别是肝强脾弱的病证均不适宜，对结石较大者疗效多不理想。本治疗方法不以通下为主导，而取调畅中焦、消导和中、下气散结为法，以调节胆汁代谢为治疗目标，使有形之邪渐消缓散，防止新石复生。

3. 冠心病

冠心病属临床常见病、多发病，多表现为危重之候。临床多用活血化瘀、宣痹通阳、益气养阴三法治疗。上述各法虽有补虚、泻实之异，化痰、行气之别，但都是从心立论，以上焦为治疗中心。应用这些常规方法治疗虽有一定疗效，但也有疗效并不明显者。牛元起认为胸痛、憋气多见于心脉瘀阻，但气机郁滞的证型也占有较大比例。由于气血并行，气为血帅，即使存在血脉瘀阻之候，也必有气机郁滞的因素。中焦为气机升降之枢，枢机不利则三焦不通。冠心病的胸痛、憋气虽为上焦见症，但与中焦的宣畅关系密切；无论上焦为因，还是上焦为果，"疏利中焦"都不失为一条重要的治疗思路。

中焦壅塞有食滞、湿阻、痰浊、燥屎、脾虚不运等多种原因，治疗当审证求因，审因立法。一般可用鸡内金、砂仁、槟榔、炒莱菔子等为主进行组方，取辛香快气，消导通降之意。通降是顺应"传化物而不藏"的生理之势，大便通调应作为临床观察指标之一。如有燥屎或大便不畅，尤需注重导气下行，必要时可稍加大黄以调之。加用辛香，意在用其香窜之气，散结聚，通郁闭，调畅气机，醒脾化湿。当然辛香并不限于消导之类，凡属芳香走窜之品，均可酌情选用。至于湿热阻滞，舌苔黄腻者，可加焦山栀、竹茹、石菖蒲、焦神曲、碧玉散等清利透化；痰浊壅聚者，可用小陷胸汤辛开苦降；脾虚腹胀者，可与枳实、白术相伍化裁。

冠心病的胸痛、憋气可源于中焦壅塞，心脉之病亦可导致中焦壅塞。病因于中焦者，用此以治其源，恰为正法；若属殃及中焦者，用此以疏其流，亦有裨益。不过要度势酌量，不可用强，以免虚虚之弊。

4. 尿路感染

尿路感染是临床常见病，以尿频、尿急、尿痛为临床表现，尿常规检查有红、白细胞为特征。本病常按湿热淋（热淋）治疗，给予清热利湿通淋剂多能获效，亦可酌情加用清热解毒或凉血止血之品。但有些患者，用上述常规治法疗效并不理想，以致病程迁延日久。对这些疑难病例，可从以下的中医整体治疗思路辨治。

淋证多属于湿热蕴结下焦的气分病，以气病为主，主因气血同受邪热煎炼所致。若患者经清利通淋治疗而不效，舌苔不腻或腻象同前，舌红偏紫，脉沉细数，小便短赤涩痛，则应考虑郁热阻络，需加用牡丹皮、琥珀等清热活血之品，取活血以行气，血行则湿化之理，往往可获卓效。

淋证的病因病理是肾虚与湿热蕴结并存。常规病例只用清利祛邪即可获效。但有些患者，特别是屡用寒凉清利无效者，应详查湿热征象是否确实，有无肾虚指征，不可单凭小便不利、排尿疼痛或尿常规检验有红细胞为据，应仔细查询。若小便清而不赤，脉沉细而不数，可稍佐附子、肉桂等温阳化气。

淋证虽是下焦气化不利，但也有因中焦气陷，滞塞下焦所致者。这类患者多因中气素虚或过用寒凉患病。临床常见小腹坠胀明显，有尿在小腹而难出之感，气短，时引长息为快，寸脉多沉细无力。治疗应取轻提祛，寓降于升，不可再行通利。牛元起言其青年随师之时，曾遇一位女性患者，25 岁，头发蓬乱，面容痛苦，主诉患淋痛 40 余日，遍治不效。师命投以小剂补中益气汤，方中用量最重者为黄芪仅 2.5g，柴胡、升麻分别为 0.6g 和 0.3g。患者次日复诊，衣饰整齐，言病已愈。后牛元起本人也曾几次效仿应用，疗效亦很令人满意。

有因上焦壅滞不宣致下焦水道不畅者，与部分水肿的病理过程有相近之处。可于通淋剂中稍加宣畅肺气之品，如杏仁、苏叶等，体现提壶揭盖之法，每可提高临床疗效。

5. 疑难杂症

牛元起认为疑难杂症有见症"怪异"，难以命名者：有见症较少，无法辨证者；也有见症虽多，但散乱"无序"者。不好谈具体的治法方药，也无治疗经验可言，但有些临床体会可供以参考。

见症"怪异"者，往往书上没有记载（或医生未见过相关记载），以致难以命名，如下文介绍的"舌胀""手裂"等病例。对此，可以暂时忽略"诊断"，直接用中医的目光审视病状，用中医的思维方法推敲疾病的病位、病性，选定一个最为"贴切"的治法，组方投治，并要作后续准备。见症虽多，但散乱"无序"者，因其与各种证型"都有"一定差距，故无法决定治疗方向。至于见症较少，"无症可辨"者，更无法确定治则，可以先"酌选"一法进行试治，根据服药后的"变化"趋势，再行调整。如果药后出现"标志性"见症，再根据这种"标志"的提示采取相应治疗。

若依前法投药，取得一定疗效，可再具症加减，徐徐图之。若无明显变化，则另选一法再次"试治"。这种"试治"虽不符合"传统理论"的要求，但在面对疑难杂症时，不失为一种选择。治疗疑难杂症，不能要求"一举必中"，更不能苛求一蹴而就，所以"多次更方"应该属正常状态。选择"试治"之法，当然从"有效"着眼，但又要考虑安全、稳妥，一定要防止因"误投"造成"明显损伤"。避免"因误生变"，可考虑以下思路：一是要注意表里、浅深，一般按层次浅深依次选方，多无大弊。二是要尽量先用平稳之剂。三是要把握强度，若使用比较峻猛或容易"遗患"的方药，要尽量选用较小剂量。四是要对"因误生变"有防范措施，既可以在药物配伍上做文章，也可以在服法、将息上采取一定防护，如"得汗（下）止后服""少量频服"等。

如果患者的表现实在无法与任何证型进行"联想"，则不必勉强投治，可"静以待动"，先"观察"一段时间，待病情有所变化，再行判别。所谓"静"，是指不给予治疗，或不针对主症进行治疗。这是为了"不干预"病情，等待病情自然变化，再作进一步决定。

四、临证经验

验案举隅 1：发热之邪犯太阳

刘某，男，34 岁。1971 年 3 月 14 日就诊。患者高热数日，头身疼痛，无汗，口渴思饮，苔白微黄，脉浮数有力。此前曾用过多种抗生素治疗，身热未退。考虑邪犯太阳，失于宣透，有化热入里之势，遂投以柴葛解肌汤加减表里同治，方用羌活 10g、柴胡 10g、葛根 10g、桔梗 10g、生石膏 30g、白芷 10g、黄芩 10g、川芎 6g、甘草 6g，温分三服。次日黎明，患者前来面谢，言第一服后，颇感烦热，第二服后，汗出热退，其病若失。

验案举隅 2：发热之寒邪束表

李某，女，36 岁。1984 年 4 月因高热住院。每日体温维持在 39℃上下，恶寒无汗，头痛，肢体疼痛，胸闷憋气，口微渴，舌苔白，脉浮有力，考虑为寒邪束表之候，拟口服麻黄汤辛温解表，同时输注增液注射液，以冀在缓解高热的同时防辛温燥烈之弊，然1 剂帖麻黄汤服尽，汗不出，热不退，恶寒不减。更投 1 剂，热势如前，舌苔白黄。遂予大青龙汤，仍未效。翌日，停输增液注射液，改输生理盐水，口服柴葛解肌汤 1 剂，竟汗出热退，诸症随之好转。3 日后出院。

按语：刘某本为风寒表证，而以抗生素治之，迁延时日，表证未罢，里热已见，故仍以解表为主，兼清里热，重剂分服，两服而效。李某亦为风寒表证，治以辛温发汗，然增液注射液有凉遏恋邪之弊，以致一日内用麻黄46g 竟不得汗；改用生理盐水后，柴葛解肌竟能收汗出热退之效。羌活、葛根、柴胡、白芷之力，远逊于麻黄、桂枝，所以麻桂不得汗而羌柴能得汗，显然是增液之恋邪远胜于盐水。

以上两案均为风寒束表证，前者失于透解，以致迁延不愈；后者虽重透解，然与增液针配用后，"恋邪"与"发散"相抵，故也未能取效。摘录于此，供人深思。

验案举隅3：发热之暑伤心肾

尹某，女，14岁。1984年8月因高热来津住院治疗。患者发热已近1个月，无恶寒，无咳嗽、咽痛，但口渴，饮水较多，舌红绛、苔黄偏少，脉数。辅助检查除抗球菌溶血素"O"试验（+）外，余无异常，但患者并无关节疼痛症状。经清气、凉营等治疗无效。后投以连梅汤加减，药用黄连10g、乌梅10g、麦冬30g、生地黄10g、阿胶6g、连翘10g、知母10g，次日，体温见降；3日后，体温降至38.5℃以下；7日后体温恢复如常人。出院返乡后即回校复课。转年3月来信，称一切正常。

按语：连梅汤系"暑伤心肾"的主方，临床较少应用，本例是在多方无效的情况下，联系季节因素及舌绛、口渴等表现拟方投治的。因临床少见，特录于此。

验案举隅4：发热之湿热

张某，女，58岁。2008年秋因发热多日不退，在某院住院治疗，起初考虑感染，先后使用各种抗生素、激素，身热不降，后考虑药源性发热，停药观察，仍无改善，遂邀牛元起前往诊治。上午热势较轻在38℃以内，下午渐重，晚饭后体温达39℃以上，不思饮食，大便尚可，小便少、色黄，身体乏力，终日卧床，舌红、苔黄腻，脉细滑。经询问，患者此前由福建返津，归来后即发病，至今已40余日。究其病状，结合病史，当属湿热蕴郁，不得宣泄，少阳枢机不利之候，拟以疏利与宣透合裁之剂投治，药用青蒿15g、黄芩10g、陈皮10g、半夏10g、豆豉10g、竹茹10g、枳壳10g、芦根30g、薄荷6g、荷叶6g、神曲10g、滑石10g、甘草6g，煎汤分服，嘱服药当晚若能减其热势，即可连服3剂。3日后，患者到门诊就医，言药后身有微汗，当晚体温高峰较前低1℃以上，自次日起身热即退，饮食随之改善，于是原方去青蒿、薄荷、豆豉、神曲，加白豆蔻10g、佩兰10g、焦谷芽15g、焦曲10g，善其后。

验案举隅5：腹胀之中焦气机失常，肝胆湿热

李某，女，63岁。2008年11月就诊。患者1个月前行胆囊手术，术后仍觉脘腹胀闷，时引常息，食欲呆顿，食后满胀许久，且有午后发热，体温在38℃上下，口干口苦，大便不畅，舌淡红、苔黄厚略燥，脉滑略数。证属中焦气机失常，肝胆湿热不得泻越之候，治以蒿芩清胆加消导通降之品源流并治，药用青蒿15g、黄芩10g、陈皮10g、半夏10g、枳壳20g、竹茹10g、金钱草30g、炒莱菔子30g、鸡内金15g、大黄6g、瓜蒌仁15g，嘱若大便难，大黄后下；若大便已通，大黄可同煎或减量。7日后复诊，言服药3日，身热已退，今脘腹满胀感已显著减轻，纳食改善，大便通调，苔薄腻微黄，脉滑，原方去青蒿、金钱草，加砂仁、焦神曲，嘱继服1周。

按语：案 4 是自闽返津后旋即发病，历经月余，仍热势缠绵，朝轻暮重，舌苔黄腻，临床见症颇似伏暑，但也有由于迁徙而致病情"变异"的可能，即患者先在南方感受湿热之气，旋即北上，返津后正值秋风肃杀，腠理转密，湿热不能随汗外泄，酝郁于内而为患。见症虽似伏暑，但毕竟病邪蕴伏时间较短，且秋风束邪的因素又明显存在，故以疏利少阳为主，合用宣散透达之品投治。方取蒿芩清胆加减宣利少阳枢机，化解蕴郁之湿热，加薄荷、荷叶、芦根等辛香宣散之品，以期邪有外达卫表之机，更用豆豉、神曲等发酵制品透散卫、气蕴阻之邪。

案 5 本为胆囊疾病，虽经手术处置邪已衰减大半，但手术创伤也扰乱了中焦气机。中焦为气机升降之枢、肝胆疏泄之门，今中焦失其常态，肝胆失于疏泄，胃失和降通调，气机壅滞，湿热蕴组，浊邪无从泻越，故有热、胀、便秘、苔黄厚诸症，故以蒿芩清胆加金钱草疏泄肝胆，加大黄、瓜蒌仁、莱菔子、鸡内金等通下消导，除中焦之壅塞，以冀邪从谷道而去。

二者病位、病性似有相近，但前者系外邪所犯，病位侧重于中、上焦，病在蕴郁不散，故治偏宣达、透解。后者既有脏腑病患，又有手术创伤，病位侧重于中、下焦，病在气机逆乱，失于和降，故治偏通降。二者虽同用蒿芩清胆汤加减，但邪之出路确有上下之别，临证之时详辨其因，审因论治，数剂而愈。

验案举隅 6：温通血脉治胸痹

王某，女，54 岁。素有冠状动脉供血不足病史，1992 年 11 月症状加重，时感心前区疼痛，胸闷气短，明显乏力，时引一长息为快，苔白，脉沉细，此前曾几度调整扩冠药，并服活血化瘀、宣痹通阳之剂，疗效不著。遂投温通血脉之法，药用当归 15g、桂枝 10g、白芍 10g、细辛 6g、炙甘草 10g、远志 10g、檀香 6g、川芎 6g。3 剂后，症状明显改善。

按语：用当归四逆汤治心脏病始于董晓初主任，主要针对心阳不足，心血不充，血脉不畅，或血虚受寒之候，是介于姜附、参附等回阳救逆的纯阳剂，与瓜蒌薤白等宣痹通阳剂之间的一种治法，今稍作加减，疗效满意。

验案举隅 7：畅中导滞治胸痹

苏某，女，60 岁。1985 年 6 月因胸闷、心前区疼痛数小时不解就诊。患者午饭后自觉心悸、胸闷、胃脘部痞满胀痛，继而心前区疼痛逐渐加重，更有咽喉紧迫堵闷感、恶心未吐、头晕、烦躁、气短乏力、手足不温、苔黄厚腻、脉弦细无力。血压：150/90mmHg；心电图提示：急性下壁心肌梗死（急性期）。治以畅中导滞、理气开郁之法，药用焦栀子 10g、豆豉 10g、枳壳 15g、半夏 10g、鸡内金 15g、砂仁 10g、炒莱菔子 30g、焦槟榔 6g、沉香 6g、竹茹 10g、荷叶 6g、佩兰 10g。次日，未觉恶心，手足转温，舌苔见化。3 日后，胸脘胀痛减轻，头晕烦躁消失，苔黄腻。7 日后，胸脘胀痛已轻微，食欲增加，舌苔薄腻。半月后，恢复如病前状。继续观察，1 个月后出院转为家庭病房。随访至今健在。

按语：治疗心肌梗死，我院曾以参麦注射液合复方丹参注射液为常规治法，本案因舌苔厚腻，系壅滞之候，参麦自不当用，遂投疏利中焦之剂，以滞为着眼点，从湿、食入手，以舌苔为主要观察指征。壅滞去除，中焦宣畅，枢机恢复，则病痛消失。

验案举隅8：调畅中焦治胆石症

田某，男，63岁。1988年8月就诊。患者自感脘腹痞闷，时时作痛，食后尤甚，腹胀满，大便欠畅，舌淡红、苔白，脉弦细，上腹B超提示胆囊结石（最大直径3.5cm），投以畅中、消导、下气、散结为法，药用柴胡10g、金钱草30g、鸡内金15g、枳壳20g、姜黄15g、牛膝15g、王不留行15g、焦山楂10g、炒莱菔子30g、木香10g，随症加减。服药1个月后，胆结石直径为3.3cm，半年后为2.7cm，1年后为2.3cm，1年半后为1.7cm；2年后复查，胆结石为3.2cm；其后崩解。2年半后复查，仅为多发性小结石；3年后复查，见3个小结石。后续因药费报销问题，转至原单位所在地治疗。

按语：一般中药排石、溶石，每以理气开郁、通腑攻下为主要治则，多以使用大黄、芒硝等药为主，以扩张胆管、利胆导泻为目的。但这些方法对年高体弱，不耐攻伐的患者，及病情复杂，虚实兼夹者，均有不便，对结石较大者疗效更不理想。本案治疗方法不以通下为主导，而取调畅中焦、消导和中、下气散结法，以调节胆汁代谢为治疗目标，使有形之邪渐消缓散，防止新石复生。

验案举隅9：镇静安神、凉血止血治腰痛并见血尿

患者，男，44岁。日前因肾结石行碎石治疗，其后遂见剧烈腰痛，辗转反侧，夜不能寐，且见肉眼血尿，舌红苔白，脉紧。治以镇静安神、凉血止血法，药用半夏60g、天南星60g、茜草15g、小蓟30g、侧柏叶30g、牛膝15g、杜仲15g、墨旱莲30g、海螵蛸15g、牡丹皮10g，1剂腰痛著减，尿色转黄。3剂，诸症消失。

按语：腰痛与血尿并见，一般多用益肾强腰膝、凉血止血之法，今患者系创伤所致，剧痛难耐，故应首先止痛，以解燃眉，方中重用半夏、天南星，取其镇静止痛之功，中病即止，不可过也。

验案举隅10：相反相成治淋证

范某，男，13岁。1979年4月因小便不利、尿常规异常来津就诊。小便淋沥，涩痛不舒，尿常规：红细胞（++++）、白细胞（++）。遂用清热利湿、凉血通淋法，以小蓟饮子加减。经数十剂，症状不减，尿常规亦无改变。经再详细询查，其小便清而不赤，脉沉细而不数，考虑为肾虚不能温煦所致，于是原方加附子3g、肉桂1.5g。服药2剂，症状著减，尿常规红细胞（++），连服10余剂而愈。

按语：本案初投小蓟饮子，是从小便淋痛、尿常规红细胞（++++）着眼，但尿检结果与肉眼所见并不一致，经询问得知小便清、脉不数，遂加肉桂、附子温阳化气，获效。临床治疗小便不利，虽以清利湿热为常法，但小便不利总属肾气无权，所以稍加温化之品，亦应属"正法"，特别是与大队寒凉药相伍，相反相成，反有补益。

验案举隅 11：清心解毒、活血利水治舌肿

刘某，女，66 岁，2008 年 9 月由子女陪伴就诊。子女代诉：患者 2 周前服药后（药名不详）突然舌肿大满口，不能动转，影响进食；呼吸无明显异常，但不能言，曾按"过敏"治疗未效，遂来求诊。患者体胖，舌凸唇外，明显增厚，边微有齿痕，色紫暗，无疼痛，心烦，苔白，脉细滑寸浮。体格检查及血、尿常规未见明显阳性指征，无高血压、中风等其他病史。中医诊断为舌肿，辨为心经热毒，瘀血水湿壅盛之证。治以清心解毒、活血利水之法。处方：连翘 15g、莲子心 6g、赤芍 10g、牡丹皮 10g、丹参 30g、赤小豆 30g、虎杖 30g、泽兰 15g、泽泻 15g、木通 6g、竹叶 6g、灯芯草 1.5g。3 剂，每日 1 剂。3 日后，患者家属来言舌肿已消，无其他不适，嘱停药观察，随访 1 周后患者病愈未见复发。

按语：舌肿胀大之候，中医学称之为舌肿，又名舌胀、舌胀大、紫舌胀。《诸病源候论》《医宗金鉴》等中医典籍对此病曾有记载。临床以舌体肿大，或兼木硬、疼痛，舌色鲜红或青紫，甚则舌肿胀不能收缩回口中而妨碍饮食、言语及呼吸为其主要表现。本例中患者舌体肿大满口竟凸于唇外，已影响饮食、语言，且舌色紫暗，故应为舌肿之重证。究其病因或为药物过敏、中毒所致，其病位为舌，证涉心、脾两脏。盖因心主血脉，开窍于舌。舌为心之苗为心之外候。患者舌色紫暗，心烦且上焦脉浮细滑，此应为心经毒热血瘀之象；而诸湿肿满皆属于脾，且足太阴脾经上连于舌本而散于舌下。患者体质偏胖，舌体胖大肿胀、边微有齿痕，当为脾失运化，水湿内停之象。故本证应为心脾积热，酿生瘀血水湿，相互搏结阻滞舌脉而致。治宜清心解毒、活血利水。处方中连翘、莲子心味苦而性寒，长于清心、泻火解毒，赤芍药、牡丹皮、丹参活血凉血，竹叶、灯芯草、赤小豆等药清心利水，既清心泻火使邪热从小肠而出，又祛体内之水湿。诸药合用共奏治本清源之功，其病得瘳。

验案举隅 12：仿仲景猪肤汤治手掌皲裂

赵某，女，75 岁。2005 年 4 月就诊。患者 2 个月以来双侧手掌皮肤皲裂、疼痛，或有出血，饮食、二便无异常，苔白，脉弦细。投以养血润燥之剂，药用当归 30g、白芍 15g、玄参 15g、丹参 30g、牡丹皮 6g、砂仁 6g、猪肤 3 寸。连服 7 剂，手疼已轻微，龟裂好转。2 周后，皮肤恢复如初。

按语：患者年高体衰，血少津亏，偏勤于劳作，燥裂现于两手，今停止劳作，更服中药，理当明显改善。猪肤不仅有引经之意，且养血润燥之功卓著，只是很少入煎剂，今效仿仲景猪肤汤意用之，尚属满意。

参考文献

［1］牛元起，黄文政，王文仲，等. 麦门冬汤治疗溃疡病 19 例的体会［J］. 中医杂志，1964（11）：11-12.

［2］牛元起，赵家驹. 赵寄凡医案四则［J］. 天津医药，1980（1）：44.

［3］牛元起. 关于六经实质的探讨［J］. 中医杂志，1980（10）：10-12.

［4］牛元起，董素琴，徐森，等．应用脉象图判别脉象—弦与弦细脉多指标综合分析与鉴别［J］．天津医药，1980（4）：232-234.

［5］牛元起．谈谈如何学习麻黄汤［J］．中医杂志，1983（11）：54.

［6］牛元起．谈半夏的用量［J］．中医杂志，1986（10）：55.

［7］梁苹茂，牛元起，刘云洁．生津注射液对实验性家兔球结膜微循环障碍的影响［J］．天津中医学院学报，1988（3）：47-49.

［8］牛元起，孙丽娟．生津注射液抗家兔内毒素休克作用的实验研究［J］．天津中医，1989（6）：31-33.

［9］牛元起．谈《伤寒论》的设计［J］．天津中医，1995，12（6）：39-42.

［10］黄聪丽，牛元起．湿热病辨治初探［J］．辽宁中医杂志，2007，34（10）：1404-1406.

执笔者：牛子长

整理者：孔宪斌

资料提供者：汤毅

伊永禄

——益肾填精疗心疾，中西融通治重症

一、名医简介

伊永禄（1937~2008），男，天津市人，主任医师、教授，长期从事中西医结合医疗、教学和科研工作，曾先后担任天津中医学院（现天津中医药大学）第一附属医院内科副主任、急症部副部长。伊永禄既对疾病的病理生理机制了然于胸，精通西医诊疗技术；又对中医学理法方药全面贯通，积淀了深厚的中医功底，擅长中西医结合诊疗心血管疾病、救治急危重症，医术高超，深得同道赞许、患者信任和学生们的敬重。伊永禄融通中西医学，深究中西医理，熟谙中西药性；既尊经典而有规矩方圆，又不拘泥古人而讲求实效。临证制方，用药精粹，经常取得出奇的临床疗效。通过长期的临床钻研，不但积累了丰富的临床经验，更得到了诸多创新启发，总结完成益肾填精治疗心血管疾病的理法方药系列研究。伊永禄的突出事迹曾被《天津日报》和《今晚报》报道，并入选天津市科委科技名人录。

二、名医之路

伊永禄出生于天津市一个普通家庭，自幼曾目睹过很多亲人、朋友因病折磨的场景，因此学医从医、治病救人的理想开始扎根于幼小的心灵。凭借着天资聪颖，加上勤奋好学，他于1956年9月以优异的成绩考入河北医学院（现河北医科大学）医疗系学习。1961年8月毕业，同年10月分配到开滦煤矿卫生学校工作。该学校中英语的应用较为经常，在这样的工作环境中，伊永禄深刻认识到英文文献检索查阅及英语交流能力的重要性。这种认识也体现了在后来带教研究生的过程中，他特别强调并要求学生尽力学好英语，既方便外文文献检索和阅读，又利于国际交流。

1963年8月，伊永禄任教的开滦煤矿卫生学校与阜新煤矿卫生学校、唐山卫生学校大专班合并为唐山煤矿医学院（现华北理工大学医学部），同年开始筹建唐山煤矿医学院附属医院（现华北理工大学附属医院）。1965年正式开诊后，伊永禄在该院内科工作。在此期间，伊永禄深耕临床教学，重视再学习、再实践、再总结，多次外出进修学习提升自己的专业能力，与时俱进掌握西医学知识技能。此外，他深谙病患之疾苦，发现很多临床问题仅用西医学不能取得满意疗效。时值"西学中"在全国广泛展开，中医药及中西医结合是进一步提高医疗卫生服务能力的重要途径。伊永禄出于对解决病患疾苦的医者担当，开始通过自身学习和求师问道，逐渐认识和接触中医学，并由此产生了浓厚

的学习热情。他深感要弘扬中医药事业，掌握中西医结合之精髓，必须要有坚实的理论基础，既要业专，又需学博。因此，他不但积极学习先进的西医知识，同时也认真学习中医理论。他白天忙于诊务，晚间在家自行补习基础，逐渐掌握了中医药的理论知识，为后期工作打下了良好基础。

1964 年 9 月至 1965 年 8 月伊永禄到河北医学院病理生理学教研组进修，其间认真学习病理生理学知识。1973 年至 1974 年在天津中医药大学第一附属医院内科进修 1 年，精进了自己的中医理论知识。1979 年至南京鼓楼医院心内科学习心导管技术，掌握了先进的医学技术。1981 年 11 月，伊永禄调至天津中医药大学第一附属医院内科工作，运用中西医结合的方法诊治内科疾病，临床能力得到进一步提升。凭借优异的技术能力和诊疗水平，1983 年被评为天津市卫生先进个人，同年晋升为副教授。1984 年被任命为内科行政副主任，1985 年担任医院抢救领导小组成员，1991 年晋升为主任医师、教授，并担任急症部副部长，分管医教研工作。

伊永禄重视对中医经典的学习，认为医者对医理要领会精深，对医技的掌握要熟练精湛；对重要的中医学理论和经典著作的精辟之处，要熟读背诵，才能心领神会，窥其奥旨。伊永禄尤为重视《黄帝内经》的学习，可熟练背诵原文；对《伤寒论》《金匮要略》中的脉诊内容有自己的体会，临证经常通过脉诊判断疾病的性质、邪正盛衰及推断疾病的预后。他守中医之本，不囿于中医之见，强调以科学精神对待医学，主张中西医学知识汇通。

伊永禄在临床中特别重视疗效，特别关注患者的体验和反馈，经常总结经验和记录体会，并根据临床疗效及时修正观点和认识。伊永禄对中医传统理论有着深刻的思考和总结，在临床实践中勇于突破前贤之藩篱，体现出了灵活变通的辨证思路，在临床将中医四气五味传统理论与西医药理学研究及药物成分的理论认识相结合，在组方用药中，既对传统药性理论有所继承与发展，又积累了丰富的临床实战经验。伊永禄不仅临床专业能力强，且医德高尚，为人所广泛称道赞颂。作为一名医生，他对患者充满仁爱之心，总是尽心尽力地救治患者，帮百姓解除疾病之苦。

伊永禄重视科研工作，提倡科研为临床服务，积极运用科研之方法以解决临床问题。他结合自身多年临床经验，潜心组方研制出"益精注射液"，并通过实验研究为其提供了科学依据。他主持的"益精注射液对心衰猫心功能及血流动力学影响的实验研究"于 1990 年 10 月在全国中西医结合第二届心血管疾病学术会议上进行了汇报，1991 年 6 月受邀在中医药国际学术会议上进行交流，该文章也被评为 1990 年度天津市优秀论文。他主持的"益精注射液对鼠缺血——ECG、心肌超微结构、TXA2、PGI2、SOD、MDA 影响的实验研究"于 1991 年 11 月的全国中西医结合内科学术会议及 1992 年 10 月的国际中医心病学术会议上进行汇报，该研究成果被中国医学科学院推荐参加了 1993 年 7 月在美国召开的第五届中医药国际会议。

伊永禄重视教学工作，1992 年参加了全国中医大专教材循环系统、神经系统章节的编写工作，该教材由中国医药科技出版社出版。作为研究生导师，对待学生既严格要求，又十分爱护，带教学生毫无保留，不但将毕生所学倾囊相授，也传递给学生治学的方法。伊永禄习惯自制知识卡片进行专业知识的学习，他的很多学生也很好地学会了这种简单高效的阅读和收集资料的方法。同时，他注重对学生品格的培养，通过言传身教传递给学生要秉承"大医精诚"的仁心仁术，对待患者细心耐心，充分体现人文关怀。

三、学术理论精粹

（一）深谙《内经》要义，深刻认识心痛病

伊永禄深得《内经》中对于"心痛"病病因病机论述的启发，对心痛病的临床防治及预后均有深刻的认识和体会。

1. 病因病机

心位于胸中，主血脉，其经脉出属心系。伊永禄认为，心之本脏本经病变，或从内生，或从外受，均可以致心血运行不畅而发心痛，如《素问·标本病传论篇》所云"心病先心痛"及《灵枢·经脉》中"是动则咽干心痛"即是此意；又心为五脏六腑之大主，他脏皆通过经络连属于心，故脏腑及他经之病气每可逆乘于心，以致心血不畅而发心痛，所谓"厥心痛"即是此类；此外，也可因刺伤心脉，内传至心而为心痛。可见《内经》所论心痛之发病，包括内因、外因、不内外因三方面。

（1）外邪内犯

①邪直犯心：外邪直犯于心，则见"真心痛……旦发夕死，夕发旦死"之证（《灵枢·厥病》），因为"心者五脏六腑之大主也，精神之所舍也，其脏坚固，邪弗能容也，容之则伤心，心伤则神去，神去则死矣。"（《素问·邪客篇》）

②邪间扰心："诸邪之在心者，皆在于心之包络。"（《素问·邪客篇》），心包络为心之宫城，邪在心包络，必影响心脉之通畅而发心痛之证。《灵枢·五邪》云："邪在心，则病心痛。"

犯于其他脏腑经络之外邪，亦可间接扰心而发为心痛，如"邪客于足少阴之络，令人卒心痛"（《素问·缪刺论篇》），便是因足少阴之脉从肾上入肺中，支者从肝出，络心注胸中，外邪循经络上干而发。《素问·举痛论篇》曰："寒气客于背俞之脉则脉泣，脉泣则血虚，血虚则痛，其俞注于心，故相引而痛。"此又为寒客背俞之脉，间接致心脉涩滞之故。

（2）病发于内

①心热内盛：《素问·刺热篇》云："心热病者，先不乐，数日乃热，热争则卒心痛。"此言心为火脏，易发火热上炎之变，而热与心气相争，使心脉不畅，则可卒然而发心痛。

②病气逆乘：脏腑相关，经脉相连，心与其他脏腑经络均有密切联系，其他脏腑经络之病气逆乘于心，使心脉失和，也可发为心痛。如《素问·厥论篇》云："太阴厥逆，骨行急挛，心痛引腹。"王冰注"厥，谓气逆上也"，且"脾足太阴之脉，起于大指之端……上腨内，循胫骨后……其支者，复从胃，别上膈，注心中"（《灵枢·经脉》）。可见此心痛为足太阴之病气逆乘于心而发。此外，《灵枢·厥病》中诸"厥心痛"及《灵枢·杂病》中诸"心痛"皆属此类。

（3）不内外因：是后世对金石、虫兽等致病因素的概括，心痛之发，也有此一端。《素问·刺要论篇》中所论"刺肉无伤脉，脉伤则内动心，心动则夏病心痛"，即言针刺虽为治病之法，然亦是金刃之器，如"浅深不得，反为本贼，内动五脏，后生大病"（《素问·刺要论篇》），刺伤于脉，内传伤心，则致心痛。

2. 分类辨治

《内经》中治疗心痛，以针刺为主，虽叙述较笼统，但却充分体现了《内经》"治病必求于本"的一贯精神。

（1）刺本经穴：心痛有因心之本经、本脏病变者，《内经》每取本经或与其相表里的太阳经之穴刺之，以期能调整心之阴阳，畅达气血，以止心痛。《素问·脏气法时论篇》云："心病者，胸中痛……取其经少阴太阳。"《素问·刺热篇》云："心病热者……争则卒心痛……刺手少阴、太阳。"皆准此意。

（2）治主病者：他脏腑经络之病气逆乘于心而致诸心痛，因其病气之所来不同，临床见症各异，也需用不同的方法治疗。对此，《内经》既提出了"治主病者"的重要原则，又对各型心痛之治疗作了具体的分类论述。

脏腑之气厥逆乘心所致诸心痛，因逆气所从来之脏腑不同，又有肾心痛、肝心痛、胃心痛、脾心痛、肺心痛之分，其治疗均取病气所来之脏腑（"主病者"）所属经络之穴，或与之相表里脏腑所属经络之穴，以降逆气。如"厥心痛，与背相控，善瘛，如从后触其心，伛偻者，肾心痛也"（《灵枢·厥病》）。治当先取足太阳膀胱经之穴京骨、昆仑，降其在里之脏肾的逆气，如"发针不已"，再取足少阴肾本经之然谷穴，以降其厥逆之气。余如肝心痛、胃心痛等，治均同此。

为经络之病气厥逆乘心而发心痛者，《内经》中泛以"心痛"称之。治疗据心痛所牵涉疼痛部位的不同，伴随症候不同，而辨知其病发自何经，然后取"主病者"之本经或与其表里之经的穴位，以降逆气，使心无所干，则心痛自止。如《灵枢·杂病》"心痛引腰脊，欲呕，取足少阴……心痛，但短气不足以息，刺手太阴"等皆如此意。

（3）血虚寒客，按之痛止："寒则泣不能行，温则消而去之"，故对"寒气客于背俞之脉则脉泣，脉泣则血虚，虚则痛，其俞注于心，故相引而痛"（《素问·举痛论篇》）者，治可用按摩心胸、背俞之法，使"按之则热气至、热气至则痛止"。

（二）重视"心肾相交、水火既济"，潜心研制益精注射液

伊永禄对于救治急性心肌梗死，推崇清代医家陈士铎所言"人有真心痛者，法不在救，然用药得当，亦未尝不可生也"。结合多年临床经验，在急性心肌梗死的救治中把握了其病因病机规律，并创制复方中药静脉制剂——益精注射液。益精注射液作为抢救急性心肌梗死的中药静脉制剂，在当时甚至现在看来都具有显著的创新性。在该静脉制剂的研制过程中，为了患者应用的安全，伊永禄首先在自己身上多次试用，确认安全后才用于患者。临床实践证明，该静脉制剂在临床急性心肌梗死的救治中取得了很好的疗效，特别是对于心脏泵功能受损患者，可使循环稳定，避免病情恶化，赢得生机。为了明确该制剂的有效机制，伊永禄指导完成了多项实验研究。

伊永禄在临床中发现，急性心肌梗死在中年以上人群中最常见，发病率以40岁以上较多，50岁左右达到高峰。中年以后正值肾中精气由盛到衰的过渡时期，伊永禄认为急性心肌梗死的发生与肾中精气虚损有关。肾中精气是机体生命活动之根本，肾中精气的盛衰决定着机体的生长壮老已。肾阴、肾阳被称为元阴、元阳，是机体各脏阴阳的根本，肾中精气又是肾阴、肾阳之本。肾的阴虚或阳虚实质上均是肾中精气不足的表现形式，但肾中精气不能与肾阴、肾阳完全等同，这是因为肾精、肾气并不存在相互制约的关系，而是互化互生的。心与肾的关系密切，心属阳，位居于上，其性属火；肾属阴，位居于下，其性属水。心火必须下降于肾，以温肾水，肾水亦须上济于心，以清心火，心肾相交，水火既济，主导人体正常生命活动。

基于对真心痛病因病机的认识，并受《素问·阴阳应象大论篇》"味归形，形归气……精化为气，少火之气壮，壮火食气"启发，伊永禄提出滋肾填精、养心益气的治疗大法，创制了益精注射液，以山茱萸、玄参、菟丝子、太子参为主。山茱萸在《本草别录》中载有"强阴益精"之功；《本草别录》记载玄参有"补虚益精"之效；菟丝子在《药性论》中有"添精益髓，专补命门"的记载。本方取其"阴中求阳，阳得阴助而生化无穷"之意，配合太子参"善治精者，以使精中生气"。诸药配合以达"少火之气壮"的目的，使心气在少火的温煦下，实现心君为五脏六腑之大主，更好地发挥心之用，以温煦营运周身血脉而达"经脉流行不止，环周不休"。

在伊永禄的指导下，针对益精注射液开展了多项实验研究：①益精注射液对心衰猫心功能及血流动力学的影响的实验研究，以静脉注射2%戊巴比妥钠建立猫心衰模型，然后分次静脉滴注益精注射液，观察其对心衰猫心功能及血流动力学的影响，并与生脉注射液作了对比观察，实验结果表明益精注射液能增强心肌的收缩性，降低外周阻力，减轻心脏负荷，尤其是后负荷，提高心脏做功效率，进而明显增强心泵功能而有利于心力衰竭的治疗。②益精注射液对急性心肌梗死犬血浆内皮素水平的实验研究，结果表明益精注射液能显著降低急性心肌梗死犬的血浆内皮素水平，明显改善心肌的缺血、缺氧状态。③益精注射液清除氧自由基作用的实验研究，对雄性健康大鼠采用冠状动脉结扎后再灌注方法，检测大鼠再灌注前后全血超氧化物歧化酶活性及血浆丙二醛含量，结果显示再灌注过程中加益精注射液能够使大鼠超氧化物歧化酶活性显著升高，丙二醛含量显著降低，表明益精注射液对大鼠氧自由基具有一定的清除作用。④益精注射液对实验性心肌梗死大鼠心脏组织血流量影响的实验研究，通过直接测得大鼠心脏组织在正常和循环障碍时组织血流的变化，直接反映了益精注射液具有增加心肌组织血流量的作用，这对于侧支循环的充分建立，防止梗死面积的扩大，具有重要意义。

以上研究从急性心肌缺血后形态学、组织化学、心肌酶学和代谢变化、心肌缺血再灌注损伤、血流动力学等不同角度，证实了益精注射液具有提高心脏泵血功能、改善周围循环和心脏代谢，增强耐缺氧能力的作用。

（三）强调"补阴顾阳，补阳护阴"，标本兼顾治疗冠心病

伊永禄结合个人临床实践，认为冠心病患者病机属本虚标实者为多，单纯虚证者较少。本虚即心肾阴阳之虚，标实即瘀血阻络、痰饮停聚、气郁失宣、外感时邪。在治疗上应本着急则治其标，缓则治其本，或标本兼顾的大法，随证治宜。治疗本病不外乎是在补益心肾基础上，予以宣痹通阳、活血化瘀等。在冠心病的辨治中，伊永禄格外强调务必注意"补阴顾阳，补阳护阴"这一治疗原则，即遵张景岳"善补阳者，必于阴中求阳，则阳得阴助而生化无穷；善补阴者，必于阳中求阴，则阴得阳升而泉源不竭"之意。临床中主张将胸痹的辨证分型归结于以下四类。

（1）气阴两虚型：以心悸不宁、气短、少气懒言、失眠多梦、健忘、动则汗出，脉细弱或结代，舌嫩，或有齿痕，或兼见尖、边赤，苔薄为主要临床表现。治则为益气养阴。予生脉散、炙甘草汤化裁。常用药物有人参、麦冬、五味子、阿胶、当归、云苓、生姜、大枣、炙甘草。

（2）气阴两虚、心脉痹阻型：除具有气阴两虚证候外，尚兼见心前区刺痛，痛处不移，甚者胸痛彻背，舌暗红或有瘀斑，脉细涩或结代等临床表现。治则为益气养阴、活血化瘀。予生脉散合血府逐瘀汤加减。常用药物有生黄芪、人参、麦冬、生地黄、五味子、桃仁、红花、赤芍、当归、丹参、桔梗、枳壳。

（3）心肾阳虚型：症见心悸、气短、形寒肢冷、腰膝酸软、纳呆便溏或下肢浮肿，舌淡暗或胖嫩有齿痕，脉沉细迟或结代，舌苔薄白或白腻。治则为温补心肾、调和心脉。予真武汤加减。常用药物有人参、附子、桂枝、云苓、白术、白芍、生姜、大枣、炙甘草。

（4）阴虚阳亢型：症见心悸、气短、心烦易怒、头晕耳鸣、口干、五心烦热、心前区痛、夜寐欠安、腰膝酸软，舌红或边、尖赤，苔薄黄、脉弦数。治则为滋阴潜阳、养心复脉。予镇肝熄风汤加减。常用药物有天门冬、麦冬、沙参、玄参、五味子、白芍、生龙骨、生牡蛎、牛膝、龟甲、炙甘草。

（四）遵循"诸风掉眩，皆属于肝"，从肝论治高血压眩晕

伊永禄结合高血压发病的主要病因病机，针对高血压眩晕的治疗以治肝为重，提出疏肝、清肝、柔肝、平肝的治肝四法，临床疗效显著。现将其经验总结如下。

（1）疏肝法：临床常见肝气疏泄失常者，以头晕、头胀或头痛为主诉，肝气疏泄太过可兼见精神紧张、烦躁易怒、失眠多梦，头痛以胀痛多见；肝气疏泄不及可兼见情绪抑郁、善太息、嗳气、多愁欲哭、胸胁胀闷、苔薄白、脉沉弦或弦紧等肝郁表现。治疗上根据肝条达、疏通、升发、畅泄等生理特性，将疏肝法分为疏肝理气法、疏肝活血法两种。常用中药葛根、羌活、川芎、菊花、莱菔子、牛膝、陈皮、柴胡、桑叶等，其降压作用往往影响多个不同环节，如葛根所含葛根素不仅能扩张外周血管，还具有广泛的β受体阻滞剂作用，从而降低血压；羌活的有效成分可抑制血小板聚集及血栓形成，改善血液流变学指标，增加心脑循环血流量，保护心脑功能；川芎的有效成分川芎嗪具有

降低动脉血压、扩张外周血管、改善微循环的作用。

（2）平肝法：临床肝阳上亢证及肝风内动证患者以眩晕耳鸣、头目胀痛为主诉，兼见急躁易怒、失眠多梦、腰膝酸软或肢体震颤，或见头重脚轻、步履不稳、项部僵硬，甚则出现口眼舌㖞斜、半身肢体麻木不仁等伴随症状，正如《素问·调经论篇》所云"血之与气并走于上，则为大厥"，清代医家叶天士在《临证指南医案·肝风》中云："肝为风木之脏……肺金清肃下降令以平之。"主要包括平肝潜阳法及镇肝息风法。常用专入肝经之石决明，酌情加用龙骨与牡蛎。肝阳上亢引起不寐或寐差者，加用代赭石或磁石。此外，还常用天麻、钩藤。务求肝阴与肝阳协调统一，使肝气冲和条达，进而维持肝的正常生理功能。

（3）柔肝法：临床常见肝阴虚、肝血虚患者，以头痛、眩晕为主诉，兼见双目干涩、雀目夜盲、口干咽燥、虚烦不寐、胁肋隐痛、舌红少苔或舌淡、脉弦或脉细。《类证治裁》云："肝为刚脏，职司疏泄，用药不宜刚而宜柔，不宜伐而宜和。"肝为血脏，主藏血和调节血量，以柔为补，肝体为阴。然有形之血不能骤生，故柔肝当缓，可分为养阴柔肝法、补血养肝法。《医方集解》记载："墨旱莲甘寒，汁黑入肾补精，能益下而荣上，益肾养肝；女贞子甘平，少阴之精，隆冬不凋，其色青黑，补肾益肝。"临床常以墨旱莲、女贞子各15g相须为用。此外，当归、白芍、葛根能够起到"补""和""缓"的作用，目的是以阴精滋养于肝，使肝之阴血充足，以制约肝阳过亢。

（4）清肝法：肝火上炎者以头晕胀痛、口苦口干为主诉，兼见面红目赤、急躁易怒，伴有小便短黄、大便秘结、舌红苔黄（腻）、脉弦数。《症因脉治》曰："言风主乎动，木旺火生，则为旋转，此五志厥阳之火上冲，而为实火眩晕之症。"常用龙胆草与夏枯草清肝火、散郁结，以及决明子、菊花等。常用中药复方龙胆泻肝汤，中成药牛黄降压片（丸），等等，以苦"能泄、能燥、能坚"，清泄火热、泄降气逆、通泄大便、燥湿、坚阴（泻火存阴）。

（五）开展中医辨证客观化探索，研究心功能指标判定标准

自20世纪80年代以来，"证"成为中医学的重要研究方向，成为中医辨证客观化、定量化的必由之路。伊永禄重视中医辨证客观化研究，他指导研究生开展不同心功能指标与冠心病不同中医证型的相关性研究，并尝试将其应用于不同证型的客观化判定。

该研究参考1980年全国冠心病辨证论治研究座谈会制定的《冠心病中医辨证试行标准》及高等院校第五版《中医诊断学》教材内容，将109例冠心病患者中医辨证按照本虚分为阴虚、阴虚阳亢、气阴两虚、气阳虚四型，结果表明冠心病不同证型之间指标有显著差别，提示将心功能指标作为冠心病辨证的动态、定量指标是可行的，可将多项心功能指标应用于冠心病不同证型的判定。

（1）阴虚型：阴虚组患者在诸多心功能指标中，仅a/E-O（反映左室舒张顺应性的可靠指标）、等容舒张期（反映左室舒张顺应性的敏感指标）两项指标升高，且与正常对照组相比有显著性差异，提示左室舒张顺应性降低。因此，可把左室心肌顺应性的降低看作冠心病阴虚型的一种病理特征。

（2）阴虚阳亢型：阴虚阳亢组患者 a/E-O 及等容舒张期均较正常对照组增高，且差别非常显著，尤其前者较阴虚组数值更高，顺应性更低，在反映心肌收缩和泵功能的指标中，射血前期、真等容收缩期明显缩短，心输出量明显增加，呈功能亢进，与正常对照组及阴虚组比较，差异均显著或非常显著。这些改变可能是由于心肌顺应性降低，左室充盈进一步受限，左房收缩加强，以增加左室充盈；左室收缩速度加快，以提高左室排血能力；心率加快以提高心输出量。由此可见，左室顺应性的明显降低、心肌收缩功能代偿性亢进、心输出量代偿性增高的代偿性的功能亢进，反映了冠心病阴虚阳亢型之心功能特征。

（3）气阴两虚型：气阴两虚组患者的 a/E-O 及等容舒张期值仍较高，与正常对照组差别非常显著，但与阴虚及阳虚阳亢组比较均无显著差异，说明该型的左室顺应性也降低，与阴虚的存在吻合；反映收缩功能的左室射血时间缩短、射血前期延长、射血前期与左室射血时间的比值增高，反映泵功能的射血分数、每搏输出量降低，和正常、阴虚、阳虚阳亢组对比均有显著及非常显著性差异，显示收缩功能明显减弱，说明其仍有一定代偿能力。因此该证型的主要心功能表现为左室顺应性减低、收缩力减弱，泵血能力也有一定程度的降低，但仍能代偿，其中收缩功能的减弱在该型中更具有特征性。

（4）气阳虚型：舒张功能仍较正常对照组差，等容舒张期与正常对照组比仍有显著性差异，但 a/E-O 与正常对照组比较差异不显著。a/E-O、等容舒张期值较阴虚、阳虚阳亢、气阴两虚组均降低，a/E-O 在各组间均有非常显著差异。似乎其顺应性较前几型有所"好转"，反映收缩功能的射血前期、左室射血时间及二者比值与反映泵功能的射血分数及每搏输出量均较气阴虚组更差。特别是该型中心输出量下降十分明显，与正常人及其他各证型组比较均有非常显著的差异，这说明，心泵功能有明显失代偿是该证型最有特征的心功能改变。

以上结果，静态地展示了冠心病不同证型的心功能特征。从动态看，冠心病随阴损及气阳病情加重，冠心病阴阳证型转化与其心功能变化呈动态联系。西医学亦认为，冠心病早期只有左室舒张顺应性的异常，随收缩功能减弱及心输出量下降病情加重。本项研究为冠心病中医临床研究提供了证的动态、定量系列指标，且应用于各种证型判定的指标敏感性、特异性和正确率均较高，提示具有良好的临床可行性和参考价值。

四、临证经验

（一）说案论病

验案举隅 1：益气温阳，补肾填精，佐以活血化瘀治疗冠心病

患者，男，68 岁，已婚。间断心悸气短、憋气伴心前区疼痛 2 年，加重 2 个月。患者于 2 年前因劳累而感心悸气短、心前区疼痛。曾去天津市某中心医院诊治，诊断为"完全性左束支传导阻滞，一度房室传导阻滞，频发性室性期前收缩并形成二、三联律"。虽经服硝酸异山梨酯（消心痛）、地西泮（安定）、冠心舒等药物，但症状仍时轻时重，反复发作。近 2 个月来，心悸气短、憋气症状加重，心前区疼痛发作频繁，并伴有失眠、多梦、少气懒言。体格检查：神清合作，发育正常，营养中等，自动体位。双

肺呼吸音粗糙，未闻及干、湿啰音。心音低弱，心率 88 次 / 分，可闻期前收缩形成三联律。肝脾未触及，下肢无浮肿。舌淡红、苔白，脉细代。心电图诊断为完全左束支传导阻滞、一度房室传导阻滞、室性早搏形成三联律。超声心动图显示室壁运动减弱且不协调，提示冠状动脉供血不足可能。心功能：PEP/LVET 0.47、射血分数 0.54。

治以益气温阳、补肾填精，佐以活血化瘀。宗炙甘草汤、血府逐瘀汤化裁，以生黄芪 30g、党参 30g、桂枝 10g、山茱萸 10g、熟地黄 15g、麦冬 20g、五味子 10g、阿胶（烊化）10g、云苓 20g、丹参 30g、红花 15g、沉香曲 15g 为方。服 20 剂后，心前区疼痛消失，遂在原方基础上加减，继服 40 余剂，室性期前收缩消失，唯完全性左束支传导阻滞仍存，超声心动图提示室壁运动改善，心功能：PEP/LVET 0.38，射血分数 0.67。后随访 2 个月，病情稳定。

按语： 该患者年逾八八，肾气已虚，肾为水火之脏，五脏之阴非此不能滋，五脏之阳气非此不能发。故心阳不得肾阳之温，而不能鼓血运行，以致血运迟缓而致血瘀，出现心前区疼痛、心悸气短。肾精不足，无以生化，心失所养以致心悸气短。综上脉证，该患者系阳气亏虚、心脉痹阻，实为"心痹"。治宜益气温阳、补肾填精，佐以活血化瘀。

验案举隅 2： 益气温阳，佐以养血活血治疗冠心病

患者，男，52 岁，已婚。胸闷憋气、胸骨后隐隐作痛 3 个月余。患者每因劳累而出现上述症状，并伴有乏力、气短、腰酸、手足不温、易出汗、小便频数、大便溏。体格检查：面色萎黄少华，语音低微无力，舌淡红、有齿痕，苔薄白，脉沉无力而缓。心电图检查：V_3–V_5 导联 ST 段压低 0.05~0.075mV。

治以益气温阳，佐以活血化瘀。宗参附汤、生脉饮、当归四逆汤予以化裁，方用附子（先煎）10g、党参 20g、生黄芪 30g、细辛 3g、当归 10g、白芍 12g、熟地黄 15g、阿胶（烊化）10g、丹参 30g、桃仁 12g、红花 10g、夏枯草 9g、枳壳 10g、炙甘草 6g，上方每日 1 剂。2 周后症状逐渐减轻、消失，心电图基本恢复正常。

按语： 该患者胸骨后隐隐作痛并伴有胸闷、憋气之感，乃为心阳不振，阴邪痹阻。肾虚则腰酸、尿频；阳气不达四末则手足不温；气虚则语言低微、脉沉无力。病属心肾阳虚，阳气鼓血无力而致"心痹"为痛，治以益气温阳，佐以养血活血之味。

验案举隅 3： 益气温阳，回阳救逆治疗急性心肌梗死合并心源性休克

患者，女，56 岁，已婚。头痛、眩晕 14 年，心悸气短、憋气 2 年，心前区持续性剧烈疼痛伴喘息不得卧 2 天。患者于 14 年前开始头痛、眩晕，伴耳鸣、心烦易怒、腰酸膝软。近 2 年来出现心悸气短、憋气、形寒肢冷。近 2 天出现心前区持续剧烈疼痛，痛处不移伴喘息不得卧。体格检查：面色晦暗，额上冷汗，呼吸喘急，血压：80/50mmHg，双肺中下部满布中小水泡音，心音低弱，心率 120 次 / 分，心尖部可闻 I 级收缩期吹风样杂音，偶闻期前收缩。四肢厥冷，唇、指、趾轻度青紫，舌紫暗，苔燥，脉微欲绝。查心电图诊断：急性前侧壁心肌梗死伴室性期前收缩。

急服黑锡丹，并静脉滴注参附、参麦注射液。经抢救 5 日后，化险为夷。继以真武

汤合生脉散化裁，方用西洋参（单煎）10g、附子（先煎）10g、麦冬20g、五味子10g、云苓20g、白术10g、白芍20g、熟地黄15g、枳壳15g、沉香曲15g、炙甘草15g、生姜3片。随证加减调治50余剂，诸证消失而出院。

按语：该患者初为头痛、眩晕、耳鸣、心烦、腰酸膝软，提示早年有阴虚阳亢之恙。继之出现心悸气短、憋气、形寒肢冷，乃阴损及阳之证。近2天来出现持续性剧烈疼痛，喘息、呼多吸少不得卧，额上冷汗，四肢厥冷，唇、指、趾轻度青紫，脉微欲绝，舌紫暗，乃心肾阳虚，水气凌心，阳气欲脱之象，亟于益气温阳、回阳救逆。

（二）遣方用药

伊永禄临证治疗疾病时强调应注意先着手改善患者临床症状，使患者尽快从治疗中获益。遣方用药时强调通便的重要性，认为大便通畅、心情舒畅则疾病更易向愈。

此外，伊永禄治病用药大胆灵活，他认为毒性药材在中医临床中具有重要作用，是对付疑难杂症的一大利器。在保证患者医疗安全的前提下，伊永禄经过多次试验，运用制川乌、制草乌、制附子等治疗心血管与风湿性疾病等，均取得了良好疗效。伊永禄对急危重症患者的处理往往不拘一格、及时到位，能够成功救治患者。

参考文献

［1］毛静远，伊永禄.《内经》论心痛［J］.天津中医学院学报，1988（3）：4-6.

［2］毛静远.冠心病阴阳辨证的心功能表现及其临床应用价值研究［D］.天津：天津中医学院，1989.

［3］毛静远.对《金匮要略》胸痹病的认识［J］.国医论坛，1989（6）：17-18.

［4］伊永禄，王强，赵英强，等.益精注射液对心衰猫心功能及血流动力学影响的实验研究［J］.中国中医急症，1993（1）：36-38+3.

［5］武密山，王怀福，赵素芝，等.益精注射液治疗急性心肌梗塞的理论基础探讨［J］.河北中医，1995（2）：1-2.

［6］赵素芝，王怀福，武密山，等.益精注射液对急性心肌梗塞时内皮素影响的实验研究［J］.河北中医学院学报，1995（2）：32-34.

［7］贾彦焘，伊永禄，李萌，等.中药制剂益精注射液清除氧自由基作用的实验研究［J］.中国中西医结合杂志，1998（S1）：293-295+401-402.

［8］赵英强，伊学军，李萌.益精注射液对实验性心肌梗塞大鼠心脏组织血流量的影响［J］.天津中医学院学报，1996（1）：35-36.

［9］伊永禄，郭庆常，段克杰，等.辨证治疗冠心病105例临床分析［J］.天津中医，1989（5）：2-4.

执笔者：王贤良

整理者：郝丽梅　毕颖斐

资料提供者：伊学军

消化科

王文仲
——学贯中西，与时俱进

一、名医简介

王文仲，生于 1940 年 12 月 17 日，天津中医药大学第一附属医院消化科创始人。1961 年毕业于天津中医学院（现天津中医药大学），师从全国名老中医陆观虎先生。在长期的医疗实践中，对脾胃病的治疗积累了丰富经验。多年来，王文仲发表论文 30 余篇，协编《中医纲目》《津门医粹》，主编《中医内科实习指南》；积极献身中医学教育事业，培养大量研究生、本科生、留学生。1996 年—2000 年，连续 5 年年门诊量超过万人次。主持"软坚散结法治疗萎缩性胃炎、肠化、不典型增生的临床及实验研究"分别 3 次获天津市卫生局科研成果二等奖和三等奖。

二、名医之路

王文仲，1961 年毕业于天津中医学院，学习期间广泛阅读中医基础书籍及历代中医名著，熟读《内经》《温病条辨》《伤寒论》《金匮要略》《诸病源候论》等中医古典医籍，尽得其传，学业大进，又熟读中药辨治精华，打下了坚实的中医理论。

毕业后工作于天津中医学院附属医院（现天津中医药大学第一附属医院），拜师于天津市名中医陆观虎。陆观虎先生以辨证精细、立法谨严、处方轻灵、药味简练而著称，对治疗温病及妇科病尤见特长。在长期的医疗实践中，秉承陆老先生学术思想的同时，还精研多种疑难杂症，总结出陆老部分学术思想，如祛邪宜早，达邪务尽；内科杂病，善治于肝；奇证怪症，痰食虫瘀寻；对脾胃系统疾病的治疗方法有了自己的理解和认识，并运用到临床中，取得了显著成效。

1963 年陆观虎先生在弥留之际，将所带的学生召来，让他们轮流为其诊脉，并逐一讲述"绝脉"的特征，讲述出现绝脉后的自我感觉，以期将该病兆现身说法传教给学生，再让他们以此为经验去诊治万千患者。也正是陆老这种医德高尚、大公无私的精神，深深影响了王文仲一生。

1989 年在王文仲带领下，天津中医学院附属医院消化科成立。而后从无到有、到壮大，从一个只有几张床位的迷你小科室，到现在有 50 多张床位和近 30 名医护团队的重点专科。这一切，都离不开王文仲的坚守、奋进，以及无数个日日夜夜的艰辛付出。在消化科期间，王文仲治疗萎缩性胃炎方面积累了丰富的经验，常用花类药物解各类郁结，善用蒿芩清胆汤治疗各种脾胃病。1996至2000年，连续5年年门诊量超过万人次。

2000年，依据中医学久病入络的观点，使用软坚散结、活血化瘀的方法，创立胃神口服液，用于治疗慢性萎缩性胃炎、肠化生及不典型增生。通过构建大鼠模型，对胃神口服液及其拆方（软坚散结方、活血化瘀方、清热解毒方），从组织形态学、超微结构、细胞代谢、细胞增殖与凋亡、细胞免疫等方面观察药物的作用特点，探讨胃神口服液治疗胃癌前病变的作用机制，以及方剂的配伍意义。最后经过模型验证，胃神口服液可明显抑制胃黏膜不典型增生，抑制DNA非整倍体增加，控制胃腺细胞内核仁组成区AgNOR颗粒异型生长，减少中性粒细胞核突形成，延缓胃黏膜及增殖带细胞的增生，增强免疫功能，进而证明胃神口服液能有效地防治胃癌前病变。此项目分别3次获天津市卫生局科研成果二等奖和三等奖。除此之外，王文仲、陈大权主任共同制成卓有成效的院内制剂"健胃合剂"，也获天津市科技进步三等奖。

博学而后为医，名医成长之路离不开名师的提携与医术传承，一名好的医生背后，往往需要一个漫长、艰苦的付出过程 — 十多年的求学路、终身医术磨炼、不断科研创新、在如履薄冰的医学道路上不断突破自我。

三、学术理论精粹

王文仲师从全国名老中医陆观虎先生，在长期的医疗实践中，对脾胃病的治疗积累了丰富经验。尤其近年来，高科技医疗器械的问世，并逐步应用于临床，为诊断治疗提供了有利依据。王文仲通过辨证与辨病相结合，用微观辨证取得了新的进展。其主要学术思想如下。

（一）汇通中西医，探索新方法

中医学与时俱进，走中医现代化道路是必然趋势，中西医结合观点使教学、科研、临床不断创新。现以慢性胃炎为例，论述其新的中医证治。中医学中无慢性胃炎的名称，其表现散在"胃痛""胃痞""嘈杂""反酸"等症候中。慢性胃炎包括慢性浅表性胃炎和慢性萎缩性胃炎，中老年多发，近年来儿童及青年患此病者不断增加。

首先，有研究发现，外感风寒对于慢性胃炎发病常为一种重要的诱发因素，说明胃病的发生发展与气候密切相关。其次，近年来，由于人民生活水平提高，经常饮酒、嗜饮浓茶、咖啡，或过食煎、炒、炙、爆之品，因饮食不洁、不节或偏嗜，影响脾胃功能而发病。再者，七情过度，尤以郁、怒、忧、思最为常见，目前社会受到市场经济浪潮影响，工作节奏加快，情绪紧张，易引起胃功能紊乱，形成所谓的"木郁土壅"。此外，其他因素，如食用含有化肥农药、受环境污染及含有化学食品添加剂的食物，或使用对胃肠有害的药物（如阿司匹林等），或长期大量吸烟，造成幽门括约肌功能失调引起胆汁反流，损害胃黏膜屏障而发病。

胃炎的病位主要在胃，但与肝、胆、脾、肾有关。病之初，气机阻滞；中期为湿浊痰阻，湿邪壅塞脾胃造成湿阻脾虚；日久不愈，久病入络，导致胃络瘀阻脾胃阳虚、胃阴不足。总之胃络不通或不荣是慢性胃炎的总病机。王文仲根据消化科及本人经验，以辨证论治结合辨病将胃炎分为肝胃不和、脾胃湿热、脾胃虚弱、胃阴不足、瘀血阻络五型。

王文仲经过多年临床实践，总结出治疗慢性胃炎的辨证要点：①胃脘痛的性质；②舌质舌苔的变化；③联系兼证治疗；④结合胃镜所见胃黏膜的变化。多予以我院院内制剂辨证施治：肝胃气滞证选用快胃疏肝丸，脾胃虚弱证选用老蔻丸，血瘀证选用胃神口服液。

（二）经验专长治疗慢性萎缩性胃炎

慢性萎缩性胃炎是消化系统常见病、多发病，病程长，易反复发作。在此基础上胃黏膜若发生中、重度不典型增生，不完全型大肠化生，则较易发生癌变。本病的发生与长期进食刺激性食物、服用刺激性药物、吸烟饮酒、精神紧张、胆汁反流、幽门螺杆菌感染、免疫功能失调等因素有关。1987年，本病被列为胃癌的前期状态，至今尚缺乏特效药物治疗。王文仲治疗本病从中医学理论出发，经过多年临床实践与研究，治验颇为丰富，提出"血瘀为病机关键"的观点。

中医学早在《素问·痹论篇》中就有"病久入深，营卫经气涩"之论，至清代医家叶天士进一步提出"病初邪气在经，久病则血伤入络"。王文仲认为本病是由于饮食不慎或失节，损伤脾胃，中阳不振，运化失职，痰浊内生所致，如遇情志不遂，肝郁气逆，郁久化热，痰浊与热邪胶结不解，壅塞气机，日久痹阻胃络所致，同时热邪又可化燥伤阴。故脾胃虚弱、肝胃郁热、湿热中阻、脾阳不振、瘀血阻络等是慢性萎缩性胃炎发生发展过程中不同阶段较为突出的病机表现，临床上大多虚实夹杂、寒热互见。

王文仲从错综复杂的现象中抓住疾病的本质，即气结血瘀。根据多年的临床经验，并结合胃镜下的变化，认为该病患者大多存在气结血瘀，是导致脾胃虚弱、肝胃郁热、湿热中阻、胃阴不足、脾阳不振等证的根本所在，结散瘀去才能使脾升降，恢复"清阳实四肢，浊阴走五脏"的生理状态。通过饮食的调补，脾阳渐振，胃阴充足，痰、浊、湿、热、瘀诸邪皆可散。否则，中州气结血瘀不解，运化无力，单纯益气滋阴、清热化湿等药亦难奏效，因此活血化瘀对治疗本病是十分必要的。

王文仲在治疗上以"软坚散结、活血化瘀"为切入点，把"软坚散结、活血化瘀"贯穿于治疗的全过程。西医学研究证明，活血化瘀法在调节机体反应性的基础上，能够直接或间接起到抑菌作用，可改善微循环，加快血流速度，改善组织营养，促进局部炎症吸收、增生性病变软化及萎缩腺体增生。

王文仲在重视"软坚散结、活血化瘀"的同时，并不忽视辨证治疗，而是根据患者的寒热虚实，随证化裁，酌情予以健脾、益气、温阳、养阴、行气、清热、化湿等法。在具体用药方面颇具特色。

（1）软坚散结：是王文仲治疗慢性萎缩性胃炎伴不典型增生及肠化生的特色之一。

王文仲认为，气结日久，兼夹痰浊、湿热、瘀血诸邪，非软坚散结药不解。治疗多选用山慈菇、九香虫、天花粉等。山慈菇软坚散结；九香虫温通散滞，行气止痛；天花粉清热、生津、润燥，《本草汇言》言其能"开郁结"。

（2）行气活血："六腑以通为用""脾宜升则健，胃宜降则和"，故理气、行气为治疗脾胃病的基本原则。行气，王文仲常选用枳壳、厚朴、苏梗、木香等品，枳壳、苏梗重在宽胸快膈，厚朴、木香重在降气通利。枳壳配厚朴，苏梗配木香，一横一纵，胃气得降，则中焦气机趋于平衡，而达脾升胃降的目的。活血常用三棱、莪术，功兼化积导滞。对于女性患者，必问经期，在月经前期选用活血药，如泽兰、益母草、红花，不仅能够使月经畅快，同时也是祛邪的一种手段，往往收到事半功倍之效。总之，无论行气还是活血，谨遵吴鞠通"治中焦如衡，非平不安"的原则，用药需平和，切勿大破大立，做到行气莫耗气，活血勿破血。

（3）寒温并用：慢性萎缩性胃炎日久大多出现虚实夹杂、寒热互见之候，但清热勿过于苦寒，温胃需防燥热伤阴。治疗上王文仲常寒热并用，如使用炒吴茱萸、炒黄连治疗伴有胃脘嘈杂感、泛酸等表现者，疗效非常显著，二者的用量需因时、因人而异，才能使温热药与清热药相辅相成、相得益彰。

（4）醒脾运脾：许多学者认为，慢性萎缩性胃炎以脾胃亏虚型较多见，临床上患者有食欲不振、乏力、消瘦，甚至贫血等表现，所以治疗多采用补气健脾之品。但王文仲认为，脾贵在运不在补。所谓"运脾"，即选用芳香醒脾、轻清悦脾之佩兰、荷梗、藿梗、玫瑰花、佛手花等，使脾气健运，则生化无穷，而达补气健脾之目的。

（5）清热解毒：在辨证基础上，加用清热解毒并有保护胃黏膜、作用的白花蛇舌草。清热解毒药具有以下作用：抗感染作用，能杀灭幽门螺杆菌，消除导致慢性胃炎的病原体；免疫调节作用，可提高细胞免疫功能，降低增殖率，使不典型增生细胞逆转为正常细胞。实验证明，软坚散结、活血化瘀、清热解毒等中药能够从不同方面抑制癌基因表达和细胞异常增殖，增强细胞免疫功能，控制 DNA 非整倍体的形成和促进不典型增生细胞凋亡，从而阻断和逆转癌前病变。

总之，王文仲在治疗萎缩性胃炎方面积累了丰富的经验，从中也可以看出中医药治疗该病具有广阔的前景。

（三）擅用"蒿芩清胆汤"治疗肝胆脾胃病

"蒿芩清胆汤"是清代名医俞根初所创，首载于《重订通俗伤寒论》，功能清肝利胆、祛湿化痰，为和解少阳之名方。何廉臣在《重订通俗伤寒论·序》中说："足少阳与手少阳一三焦合为一经，其气化一寄于胆中以化水谷，一发于三焦以行腠理。若受湿遏热郁，则三焦之气机不畅，胆中之相火乃炽。故以蒿、芩、竹茹为君，以清泄胆火；胆火炽必犯胃而液郁为痰，故臣以枳壳、二陈，和胃化痰；然必下焦之气机通畅，斯胆中之相火清和，故佐以碧玉，引相火下泄，使以赤苓，俾湿热下出，均从膀胱而去。"王文仲品味前贤之论，结合临床应用体会，认为是方之制，要在燮理阴阳、调畅气机。少阳为枢，职司开阖，开则通于外，阖则应于内。上下内外，升降出入，莫不关乎枢，而蒿芩清胆汤正具和解少阳、调理枢机之功。俾三焦通利，气化复常，阴阳协调，脏腑安和，焉生百病。王文仲从医三十余载，素爱此方，举凡肝胆脾胃病而有湿热特征者，用之每建奇功。并得出结论，蒿芩清胆汤的临床应用，当以脘腹及胁肋胀满或胀痛、不思饮食、呃逆或嗳气频作、舌红苔黄或薄黄、脉弦滑或沉滑为特征。

（四）腹泻型肠易激综合征，责之肝脾

肠易激综合征（irritable bowel syndrome，IBS）是一种以腹痛或腹部不适伴排便习惯改变为特征的功能性肠道病，该病缺乏可解释症状的形态学改变和生化异常。其病理生理学基础主要是胃肠动力和内脏感知异常，而造成这些变化的机制尚未完全阐明。西医学对该病缺乏特异的治疗方法，目前临床治疗限于经验性的对症处理。

腹泻型 IBS 属中医学"泄泻"范畴，泄泻是指排便次数增多，粪便稀薄，甚至泻出如水样。大便溏薄而势缓者为泄，大便清稀如水直下者为泻。在《内经》中有"濡泄""洞泄""飧泄""注泄"之称。王文仲认为，导致泄泻的根本原因在于脾的运化功能失常。脾气健运，中焦畅达，则清升浊降；脾失健运，升降失调，则生泄泻。

王文仲认为，脾失健运的原因有多种，如感受外邪、饮食所伤、七情不和、脏腑虚弱等，而在多种因素中以七情失调最为常见。西医学认为，该病与精神因素密切相关，与中医学观点一致。一方面脾本不虚，肝气郁结，横逆乘脾，运化失常而成泄泻；另一方面脾土本虚，土虚木乘，亦可致病，故肝郁脾虚往往互见。泄泻的发生可有肝气郁结、脾气虚弱、脾虚湿盛、脾肾阳虚这一演变过程，在不同的病变阶段，其主要临床表现亦不尽相同。但其基本病机总不离肝郁脾虚，肝郁脾虚贯穿于疾病发展的始终，是泄泻发生的始动因素，也是关键所在。

在治疗方面，王文仲同样主张肝郁脾虚互为因果，故治疗亦当兼顾。正如《医方考》云："泻责之脾，痛责之肝，肝责之实，脾责之虚，肝虚脾实，故令痛泻。"该病舌脉主要为淡红舌或暗红舌，白苔或薄黄苔，脉弦两关不调。治疗拟疏肝健脾、升清止泻，药用蒺藜汤。方中白蒺藜疏肝解郁、平肝祛风；白术燥湿健脾；煨葛根升清止泻；《本草备要》言防风能行脾胃二经，为祛风胜湿之要药。诸药相和，肝气条达，脾气健运，清升浊降，痛泻即祛，不伍收敛固涩之品而泄泻自止，乃"治本"之义。蒺藜汤一方面疏肝解郁，另一方面调畅中焦气机，体现了"治中焦如衡，非平不安"之法，而西医学治疗该病的原则为调节胃肠动力、抗抑郁，与中医治则相吻合。

（五）辨证论治"胃脘灼热症"

胃脘灼热症是脾胃病常见症状之一，其特点是胃脘及胸骨后部有烧灼感，亦有称"心口灼热"者，多伴有吞酸、胀满等症状。王文仲从医数十载，所遇胃脘灼热之症颇多，将其大致分为肝气犯胃、肝胃郁热、瘀血阻络、胆经湿热、胃阴亏虚、脾胃虚寒等证型。

（1）肝气犯胃：王文仲认为，肝升胃降，为人身气化升降之常。今郁怒伤肝，木气横恣，乘其所胜，中焦气结，胃不受纳，脾失健运，故致胃脘灼痛、胁胀吞酸、纳呆便

溏诸症纷起。

（2）肝胃郁热：病程既久，肝郁化火，横干胃腑，而成肝胃郁热证。火邪犯胃，故见胃脘灼痛、泛酸嘈杂，肝郁不舒则情急易怒，肝热夹胆火上冲，故见口干口苦。

（3）瘀血阻络：患者素有情志不遂，初则气结，久致血瘀，瘀血阻络，不通则痛，痛有定处，瘀而化热，瘀热夹胃气上冲，故有胃脘灼热、呃逆频作诸症。

（4）胆经湿热：王文仲主张，有些胃脘灼热症，起于胆经郁热，少阳枢机不利，三焦气化失常，遂致津液内停，化生痰浊，因生湿热。

（5）胃阴亏虚：以胃脘灼痛隐隐、口干口渴、舌红少津、脉细数为辨证要点，胃津不足，虚火内灼使然。

（6）脾胃虚寒：脾胃素虚，寒自内生，困遏中阳，故虽灼热却喜热饮，且便溏、脉沉是其明证。夫胃脘灼热，固多见于气、血、痰、食、湿、火诸郁之证，然临床亦确有脾胃虚寒，非温运中阳不足以祛其滞者。

四、临证经验

（一）说案论病

验案举隅 1：蒿芩清胆汤治疗慢性萎缩性胃炎

患者，男，40 岁。1991 年 5 月 10 日初诊。

主诉：胃脘胀满 10 年，加重 2 个月。

现病史：10 年前无明显诱因出现腹胀，无腹痛、腹泻，无恶心呕吐，无反酸烧心，近 2 个月无明显诱因加重。

刻下症：纳呆食少，稍食即胀，入暮尤甚，难以入睡，周身乏力，大便难行。面色苍白，形体颀长而瘦削，舌淡红、苔黄厚腻，脉沉滑。

既往史：有胃下垂病史。

辅助检查：1991 年 5 月 13 日查纤维胃镜及病理示（胃窦）中度慢性萎缩性胃炎，伴肠上皮化生；（胃底）中度慢性浅表性胃炎。

西医诊断：慢性萎缩性胃炎。

中医诊断：胃痞（脾虚湿热证）。

治法：清化湿热，运脾和胃。

处方：青蒿 15g，黄芩 10g，枳实 10g，竹茹 10g，陈皮 10g，半夏 10g，茯苓 15g，生麦芽 30g，鸡内金 10g。7 剂，水煎服，每日 1 剂。

二诊：服药 7 剂，胃胀减轻，夜寐转安，舌淡红、苔白厚腻，脉沉滑。上方改枳实为生枳壳 20g，加白豆蔻 6g、佩兰 30g。

三诊：服药 12 剂，胃胀大瘥，纳食渐增，舌淡红、苔白，脉沉弦，唯大便量少难排，上方去白豆蔻、佩兰，加生白术 30g。再进 20 剂，诸症悉平，舌淡红、苔薄，脉沉细，原方加生黄芪、太子参各 30g，当归 10g，三棱、莪术各 10g，山慈菇 15g。

以此方加减，连续服药 4 个月，于 1991 年 11 月 13 日复查胃镜及病理，诊断为（胃窦）轻度慢性萎缩性胃炎；（胃底）轻度慢性浅表性胃炎。

按语： 此为脾虚失运，水湿内停，郁久化热，湿热蕴结，气机阻滞中焦之证。治以清化湿热、运脾和胃。纵观本案，脾虚是本，湿热为标。急则治其标，故投蒿芩清胆汤清化湿热，加入生麦芽、鸡内金，与陈皮、半夏、茯苓共奏运脾和胃之功。及至湿热尽去，标证已除，方转固其本，配以大剂量的生黄芪、太子参、当归等益气养血之品，并加入三棱、莪术、山慈菇以行气祛瘀，软坚散结，促进胃黏膜病理好转，全方补、消、运结合，补不碍胃，消不伤正，法度严谨，用药缜密，故收到明显疗效。

验案举隅2：建中导滞法治疗胃结石

张某，男，30岁，1985年4月15日初诊。

主诉：阵发性胃脘部疼痛1周。

现病史：1周前空腹过量吃黑枣约250g，自觉胃痛如刀割，腹胀如鼓，多在空腹及夜间发作，为阵发性剧痛，纳少，寐欠安，小便调，大便量少不成形，2~3日一行。

刻下症：面色萎黄，形瘦体弱，精神倦怠，胃痛，纳少，寐欠安，小便调，大便溏。舌暗红、边有齿痕，苔薄白，脉细弦。

既往史：1981年有胃小弯溃疡病史。

辅助检查：胃镜检查示胃体直径5cm的结石，胃小弯可见直径2cm的溃疡。

西医诊断：胃结石，胃溃疡。

中医诊断：胃痛（气滞血瘀证）。

治法：建中导滞，行气活血，标本兼顾。

处方：桂枝6g，高良姜10g，炒白芍30g，丹参30g，檀香10g，砂仁6g，九香虫10g，苏梗10g，木香10g，鸡内金10g，甘草6g。3剂，水煎服，每日1剂。

二诊（1985年4月18日）：服药后，上腹部疼痛减轻，纳食渐增，但夜间烧心返酸，予上方加海螵蛸15g、大贝6g，继服7剂。

三诊（1985年4月25日）：胃痛消失，诸症皆轻，面色红润。原方再服14剂。

四诊（1985年5月30日）：诸症皆愈。1985年5月20日查上消化道造影未见异常。复查胃镜示：胃中结石消失，胃小弯溃疡愈合。

按语： 该患者素体脾胃虚弱，又食枣过量，壅积中焦，脾胃受损，气机不畅，进而血瘀，故便溏，上腹阵发性剧痛、空腹或夜间加重、疼痛固定，纳差，神疲乏力，等等。方用桂枝及高良姜辛甘温阳、建运中气；白芍及甘草酸甘化阴、缓急止痛；苏梗、木香、九香虫、丹参、檀香、砂仁理气化瘀，和胃止痛鸡内金消食破积；后加乌贝散制酸止痛、软坚散结，促进溃疡愈合，故随胃石消除，溃疡亦随之愈合。

验案举隅3：化瘀软坚排胆石

患者，女，33岁。1986年9月15日初诊。

主诉：间断右上腹痛2年，加重1周。

现病史：右上腹阵发性疼痛2年之久，疼痛剧烈，近1周来因情志不舒，致胃脘痛剧、腹胀、纳少、大便干燥。B超检查提示左叶胆管结石（0.7cm）。

体格检查：体胖，腹部饱满，莫菲氏征（+），肝脾未触及，无腹水征，舌紫暗、苔黄腻，舌下静脉粗胀、紫暗。

西医诊断：胆石症。

中医诊断：温热蕴结，气滞血瘀证。

治法：以清热利湿、利胆消石为主，理气化瘀为辅。

处方：金钱草30g，广郁金10g，小青皮6g，川黄连3g，吴茱萸1.5g，炒山栀10g，佩兰10g，苏梗10g，广木香8g，枳壳6g，川通草3g。3剂，水煎服，每日1剂。

二诊：服药后，右上腹疼痛减轻，时有阵发性刺痛，腹胀渐轻，纳增，大便干燥，舌苔黄腻渐化，舌紫暗，脉沉弦滑。治以活血化瘀、软坚散结为主，佐以清热利温，予马鞭草15g、广郁金10g、三棱6g、莪术6g、金钱草30g、滑石10g、丹参30g、川芎10g、刘寄奴10g、大黄6g。

三诊：服药7剂后，右上腹疼痛消失，纳增，腹胀减轻，大便已通。宗效不更方，予原方加皂角刺10g，继服20剂，诸症悉除。于11月8日复查B超示：胆道正常，未发现结石。

验案举隅4：滋肾通关化肾石

患者，女，43岁。1987年2月11日初诊。

主诉：左腰部阵发性绞痛3天。

现病史：左腰阵发性绞痛3天，痛引左下腹，疼痛剧烈，排尿时有中断，伴头晕、乏力、神疲，尿常规示：蛋白微量，红细胞（++），白细胞少许。经B超检查诊断为左肾结石。舌紫暗、苔薄白，脉细弦。

西医诊断：左肾结石。

中医诊断：石淋（肾虚膀胱气化不利，湿热凝结成石）。

治法：滋肾通关，通淋排石。

处方：肉桂3g，黄柏10g，知丹10g，牛膝30g，瞿麦15g，萹蓄15g，海金沙30g，乌药10g，川续断10g，桑寄生10g，胡桃肉10g，火硝3g。7剂，水煎服，每日1剂。

服药后，腰痛及下腹疼痛减轻，腹胀渐轻，仍继服上方，略有加减，连续服用30余剂，8月8日尿中排出2粒锥形结石约0.4cm，表面粗糙，诸症消失，尿检正常。3月11日复查B超示：左臂中上段及中下段结石消失。嗣后以六味地黄丸调理。

验案举隅5：新加香薷饮合蒿芩清胆汤治发热2例

例1：沙某，女，35岁。1987年1月3日初诊。

主诉：发热1周。

现病史：患者发热1周，体温39℃左右。症见倦怠乏力，头重如裹，无汗，纳少，咳吐黄痰、量多，舌红、苔黄腻，脉滑数。血常规：白细胞17400/mm²。

处方：香薷10g，扁豆花10g，厚朴花10g，金银花15g，连翘15g，青蒿30g，黄芩

10g，半夏 10g，茯苓 30g，陈皮 10g，竹茹 10g，枳实 10g，大贝 10g。2 剂，水煎服，每日 1 剂。

二诊：服药后体温降至 36.6℃，但仍倦怠乏力、纳少、头重、咳吐黄痰、苔腻微黄、脉弦滑。继服上方加减 6 剂，诸症悉除。

例 2：温某，女，49 岁。1986 年 6 月 29 日初诊。

主诉：发热 20 日。

现病史：患者持续发热 20 日，体温浮动在 37℃~39℃之间，服用或注射抗生素无效，使用激素则热退，停药后复发热。现仍发热，每于午后明显，体温 39℃。症见咽痛，口干不欲饮，胸脘痞闷，后背沉重，身痛乏力，汗出不畅，小便黄，舌红、苔薄黄腻，脉濡数。血常规正常，胸片正常。

处方：香薷 10g，扁豆花 10g，厚朴花 10g，金银花 15g，连翘 15g，青蒿 30g，黄芩 10g，陈皮 10g，半夏 10g，茯苓 30g，竹茹 10g，枳实 10g，赤芍 10g，碧玉散 10g。

二诊：服药后微微汗出，热退身凉，体温 36.4℃。仍咽痛，舌红、苔薄黄腻，脉滑。处方：青蒿 15g，枳实 10g，竹茹 10g，茯苓 30g，竹叶 10g，碧玉散 10g，板蓝根 30g，牛蒡子 10g，射干 10g，桔梗 10g。3 剂。

患者日后因其他疾病前来就诊，自述服上药后未再发热，余症消失。

按语：香薷既有解表散寒之功，无伤津之虞，又能清暑化湿，适于夏令易感暑湿的特点，配合蒿芩清胆汤，适用于治疗暑湿季节，湿热郁而化热。在例 1 中患者表现出咳吐黄痰、量多，故在原方的基础上加上枳实和大贝，其中枳实破气化痰，浙贝母在化痰的同时还有清热的功效，增强蒿芩清胆汤清热祛痰之功。在例 2 中，则在原方基础上配伍利咽之品，患者小便色黄，故配合碧玉散，全方使得湿热除，身热自退。

验案举隅 6：温肾泄热治膀胱憩室

史某，男，42 岁。

主诉：尿频而痛，少腹冷感 1 年余。

现病史：1 年多以来，患者每遇寒冷即出现排尿困难，小便时少腹胀痛，必须导尿或下腹部热敷，方能缓解。平素小便常有中止，必待片刻始能排出；排尿后仍有余滴不净感，并伴腰痛；尿浑浊，无血尿，夜尿次数增多。曾经某医院泌尿科诊断为"膀胱憩室""慢性尿潴留"，用四环素、合霉素等治疗，症状未见改善。1963 年 8 月，来我院门诊治疗。

既往史：无性病、冶游史；1962 年 5 月曾行阑尾切除术。

体格检查：一般情况尚可，心、肺正常；腹软平坦，肝在右肋缘下一横指，并有压痛，脾未触及；于下腹部偏右侧可触及胀大的膀胱，有压痛，两侧肾区无压痛；肛门检查：前列腺不大、外生殖器、脊柱和四肢均属正常。

辅助检查：尿蛋白微量，白细胞 10~15 个/HP，红细胞 5~9 个/HP，脓细胞 1~3 个/HP；尿培养：未查见结核分枝杆菌。膀胱造影见膀胱呈双边阴影，右侧呈突出阴影，右斜位亦呈同样影像，诊断为膀胱憩室。

中医诊断：肾阳式微，膀胱气化失司，湿热互阻，故小溲数而不畅，少腹胀痛，脉细弦滑，舌苔薄黄。系肾虚膀胱湿热之征。

治法：温肾泄热通淋。

处方：滋肾通关饮加减。肉桂10g，川黄柏15g，肥知母15g，车前子25g，金钱草40g，牛膝梢15g，川草薢15g，台乌药15g，琥珀粉（冲服）0.01g。

按语： 方中肉桂温肾阳以行气，黄柏、知母滋肾阴而泻相火，车前子、金钱草、草薢、琥珀清利湿热而通淋，乌药理气消胀，牛膝梢引诸药下达。上药服3剂后，尿畅痛减。上方稍作加减，连续服30余剂，患者自觉症状完全消失。尿常规检查：恢复正常。为了巩固疗效，依上法改用丸药长期服用。1964年5月14日作膀胱造影X线检查：形态正常，体积不大。随访8个月，未见复发，情况良好。

验案举隅7：肝气犯胃之胃脘灼热

患者，女，35岁。1989年2月28日初诊。

主诉：胃脘灼痛4个月余。

现病史：患者于4个月前暴怒后出现胃脘灼痛。现吞酸嗳气，两胁胀满，胃脘灼痛彻背，得矢气稍舒，纳差，便溏。舌淡红、苔薄白，脉弦。

辅助检查：胃镜提示胃角巨大溃疡，慢性浅表性胃炎。

西医诊断：胃角溃疡，慢性浅表性胃炎。

中医诊断：胃痛（肝气犯胃证）。

治法：疏肝和胃，理气止痛。

处方：柴胡10g，枳实10g，炒白芍15g，甘草6g，吴茱萸1.5g，川黄连8g，海螵蛸15g，大贝6g，苏梗10g，木香10g。4剂，水煎服，每日1剂。

服药后，诸症皆有减轻，唯吞酸未脱。守上方加煅瓦楞子15g、苍术10g，延用7剂，吞酸消失。为巩固疗效，守上方加减继服月余，复查胃镜显示胃角形态正常，未见溃疡。

按语： 肝升胃降，为人身气化升降之常。今郁怒伤肝，木气横恣，乘其所胜，中焦气结，胃不受纳，脾失健运，故致胃脘灼痛、胁胀吞酸、纳呆便溏诸症纷起，治当疏理气机，使升者升、降者降，则其病可愈。方中柴胡、枳实、苏梗、木香调畅肝胃气机，辅以左金丸、乌贝散，共奏制酸、和胃、止痛之功效。

验案举隅8：肝胃郁热之胃脘灼热

患者，男，30岁。1989年1月30日初诊。

主诉：胃脘灼痛间作4年，加重半年。

现病史：患者4年前出现胃脘灼痛间作，近半年加重。现胃脘灼痛，泛酸嘈杂，纳减，情急易怒，口干口苦，舌红、苔薄黄，脉弦数。

辅助检查：胃镜病理示重度浅表性胃炎，十二指肠球部溃疡。

西医诊断：重度浅表性胃炎，十二指肠球部溃疡。

中医诊断：胃痛（肝胃气结，郁久化热证）。

治法：疏肝泄热和胃。

处方：青皮10g，陈皮10g，白芍30g，牡丹皮10g，焦栀子10g，川黄连9g，吴茱萸3g。4剂，水煎服，每日1剂。

服药后，胃脘灼热感消失，偶感夜间隐痛、口干，余症减轻，舌脉如前。拟上方加三七8g、延胡索10g、麦冬15g，连服7剂，胃中安然，诸症皆愈。嘱患者再服原方数剂以善其后。

按语：病程既久，肝郁化火，横干胃腑，而成肝胃郁热证。火邪犯胃，故见胃脘灼痛、泛酸嘈杂，肝郁不舒则情急易怒，肝热夹胆火上冲，故见口干口苦。治用疏肝泄热和胃之法，方中青皮、陈皮疏肝解郁，牡丹皮、栀子清肝泄热，川黄连苦能清火，稍佐吴茱萸辛以散邪，辛开苦降，使郁散热除。肝为刚脏，体阴而用阳，故治疗本证须适加养阴柔肝之品，如白芍、麦冬等。

验案举隅9：瘀血阻络之胃脘灼热

患者，男，55岁。1989年5月4日初诊。

主诉：胃脘部胀满、呃逆频作1年余。

现病史：患者1年前因恚怒出现胃脘部胀满、呃逆频作。查胃镜、病理，诊断为"胃窦部轻度萎缩性胃炎，十二指肠炎"。虽经治疗，病势未减，遂辗转来诊。现胃脘灼热，痛如锥刺，入夜尤甚，兼脘胀、呃逆、纳呆、大便不成形。舌暗、苔薄白，脉细弦。

西医诊断：萎缩性胃炎，十二指肠炎。

中医诊断：胃胀，呃逆（气滞血瘀，瘀阻胃络证）。

治法：化瘀通络，行气止痛。

处方：丹参30g，檀香10g，砂仁10g，当归10g，生地黄15g，桃仁10g，红花10g，枳壳10g，甘草8g，赤芍10g，柴胡6g，川芎8g，牛膝10g，桔梗6g。3剂，水煎服，每日1剂。

服药后胃脘灼热及刺痛均减轻，纳增，呃逆止，大便仍不成形。继服原方7剂，诸症悉除。

按语：该患者初则气结，久致血瘀，瘀血阻络，不通则痛，痛有定处，瘀而化热，瘀热夹胃气上冲，故有胃脘灼热、呃逆频作诸症。方取丹参饮合血府逐瘀汤化裁，旨在通其积久之瘀滞，平复中焦逆乱之气机，俾血和气畅，则灼热诸症自消。

验案举隅10：胆经湿热之胃脘灼热

患者，女，34岁。1989年5月16日初诊。

主诉：胃脘灼热感2个月余。

现病史：患者2个月前出现胃脘灼热感，现胃脘灼热，伴胸胁胀满，口苦膈闷，时吐酸苦水，夜寐不安，多梦，纳差。舌红、苔薄黄腻，脉弦滑。

辅助检查：上消化道造影提示胃窦炎。

西医诊断：胃窦炎。

中医诊断：胆经湿热，郁遏中州，化生湿热痰浊。

治法：清胆利湿，和胃化痰。

处方：青蒿 15g，黄芩 10g，陈皮 10g，半夏 10g，云苓 30g，竹茹 10g，枳实 10g，碧玉散 10g，连翘 10g，牡丹皮 10g，栀子 10g。4 剂，水煎服，每日 1 剂。

服药后胃脘部灼热感消失，唯脘部仍觉胀满，余症减轻。拟上方加厚朴花 10g，继服 7 剂告愈。

按语：本案患者为胃脘灼热症，起于胆经郁热，少阳枢机不利，三焦气化失常，遂致津液内停，化生痰浊，而生湿热。故方用蒿芩清胆汤加味，俾三焦利、胆火泄、湿热除、胃气和，则诸症悉除。

验案举隅 11：胃阴亏虚之胃脘灼热

患者，男，75 岁。1989 年 5 月 25 日初诊。

主诉：胃脘灼热感 1 年。

现病史：患者胃脘灼热感 1 年，伴隐痛、入暮尤甚，时呕吐、呕吐物有辣感，口干欲饮，纳少神疲，大便干燥，平素情志抑郁。舌红少津，脉细数。

辅助检查：X 线上消化道造影提示胃下垂。

西医诊断：胃下垂。

中医诊断：胃阴亏虚，中州失濡，虚火内灼。

治法：养阴和胃。

处方：天花粉 10g，苏叶 6g，川黄连 6g，麦冬 30g，半夏 6g，山药 30g，沙参 30g，当归 10g，白芍 30g，石斛 15g，生麦芽 30g。7 剂，水煎服。

服药后，胃脘灼热消失，呕吐止，仍口干、纳少，舌脉如前，继服原方加减。

按语：本证根据胃脘灼痛隐隐、口干口渴、舌红少津、脉细数的临床表现，且患者年逾古稀，肝肾已亏，知是胃津不足，虚火内灼使然。故遵养阴和胃为法，方中天花粉、麦冬、沙参、石斛甘寒生津；川黄连泄热；苏叶、半夏、麦芽行气宽中，和胃降逆；白芍、当归养血益肝以资下源。诸药相伍，使阴复气和而虚热自息。

验案举隅 12：脾胃虚寒之胃脘灼热

患者，女，30 岁。1989 年 11 月 6 日初诊。

主诉：胃脘灼热感 1 年。

现病史：患者间断胃脘灼热 1 年，每于饮热水后减轻，伴隐隐胀痛，纳少神疲，面色萎黄，大便溏薄，舌淡苔薄白，脉沉。

辅助检查：胃镜病理诊断为胃窦部中度浅表性胃炎。

西医诊断：中度浅表性胃炎。

中医诊断：阳虚寒困之中阳郁遏证。

治法：温中散寒，行气止痛。

处方：苏梗 10g，木香 10g，高良姜 10g，香附 10g，荜茇 6g，炒白芍 30g，吴茱萸 6g，鸡内金 10g，白术 10g。4 剂，水煎服，每日 1 剂。

服药后灼热感消失，仍觉脘部微胀，纳增，便调，舌脉如前。拟原方加厚朴花 10g，继服 7 剂，诸症悉除。

按语： 患者脾胃素虚，寒自内生，困遏中阳，故虽灼热却喜热饮，且便溏、脉沉是其明证。夫胃脘灼热，固多见于气、血、痰、食、湿、火诸郁之证，然临床亦确有如本案之脾胃虚寒，非温运中阳不足以祛其滞者，临证时需细审详察，以免贻误治疗。

（二）遣方用药

1. 善用花类药解郁

王文仲从长期临床实践中总结出，脾胃之病多从郁生，因肝而起者十之七八。肝主一身之气机，其疏泄调达之功，可升轻阳之气、助脾运化，可降浊阴之气、助胃受纳腐熟，故肝之病变多及脾胃。王文仲主张于脾胃病之初起阶段，当以开郁为先。应注意理肝必和胃，和胃必调肝，使其气机复常而自愈。

王文仲善于使用花类药梳理气机，在具体运用时，又根据其归经、功效不同，择而用之。例如，佛手花偏治胸脘气滞，能开胃醒脾，善降肺气，多用于肺气上逆、胸痞之气滞；代代花香气浓郁，偏治两胁胀痛，善于疏肝解郁，偏重肝气郁结之胁痛、善太息等症；厚朴花偏治胸胁胀满，能生发脾胃之气，偏治中上二焦，多用脾湿不运之证，亦用于胃病兼见梅核气；玫瑰花偏治腹部气滞不畅，善能调经止泻，以理气解郁为主，偏于血分；香椿花性温，中焦行气药，偏治中焦气滞寒凝之胃脘疼痛，较高良姜更为稳妥，功于理气散寒、和胃止痛；旋覆花能下气散结、降逆止噎，多用于胃气上逆之胸脘痞闷、呃逆、噫气、呕吐，与兼有痰饮蓄结之症更为合拍；葛花清香醒脾，解酒之功较强，用于嗜酒而致胃痛诸症。花类和胃解郁之品，如配伍得当，则具有疏木培土及泄木和胃之功，可使胃气通、脾气畅、肝气疏、三焦通利而正气平和。诸花入煎剂均宜后下。

2. 香薷可治四时发热

香薷，味辛，性微温，功效为发汗解表、化湿和中，被历代医家视为夏令解表之圣品。"香薷乃夏月解表之药，如冬月之用麻黄"，故有夏令麻黄之美称。对于其适应证和治疗机制，《本草纲目》中述"暑有乘凉饮冷，致阳气为阴邪所遏，遂病头痛，发热恶寒，烦躁口渴，或吐或泻，或霍乱者，宜用此药，以发越阳气，散水和脾"《本草求真》进一步阐述香薷治疗发热的机制："热何用于香薷则效，热因邪郁，散邪而热自除。"后人踵其说，以香薷治外感发热，大多囿于暑月。王文仲曾于研究中应用香薷主治发热 50 例，其中 7 例发于夏季，起于冬季者 24 例，其余各例则见于春秋季节。可见不仅夏令外感发热宜用香薷，于其他季节使用亦获满意效果，大凡四时外邪导致发热，只要具备发热兼见湿热之象、体温为 37.5~39℃、苔腻、脉濡数者均可应用。

通过多年临床实践王文仲体会到，香薷不仅可治低热，亦可治疗高热，究其机制，盖因香薷辛温香窜，能彻上彻下，发越阳气而祛阴邪，外可达表以宣通阳气，内能走里以祛湿邪，俾阳气通达，湿邪得祛，则发热自愈。因此，凡湿邪内困，清阳被阻，阳气不能通达，郁积而发热者，不论何时发病，亦不论有无表证，皆可以香薷治之。临床治疗发热常重用香薷配青蒿，二药合用有较强退热作用，香薷用量应视其发热程度相应增减，如发热达39℃~40℃，香薷可用至20g，否则很难奏效。总之，四时发热，只要对证，香薷皆可用之。

在夏季就诊的发热患者中属暑湿者屡见不鲜，王文仲应用新加香薷饮合蒿芩清胆汤加减治疗获得显效。在原方基础上根据症状临证加减，如咳嗽加大贝10g、前胡10g，咽痛加牛蒡子10g、板蓝根30g；纳少加神曲10g，便秘加大黄10g或瓜蒌仁30g；便溏加生薏苡仁30g，藿香10g；小便黄加碧玉散10g。

3. 善用药对

（1）黄连、吴茱萸：来源于元代医家朱丹溪所著《丹溪心法》的左金丸，为治疗肝火犯胃证的代表方剂。黄连苦寒，清泄肝胃之火。吴茱萸辛苦热，降逆止呕。二药同用，辛开苦降，寒热并调，泻火而不至凉遏，降逆而不至火郁。此药对治疗因肝郁化火，横逆犯胃，肝胃不和所致以反酸症状为主的患者，症见嘈杂吞酸、呕吐口苦、胁痛等，多能取得不错的疗效。使用时可不拘于（原方黄连、吴茱萸）6∶1的剂量，若患者口苦烦躁、苔黄厚腻，热象明显时，可加大黄连的剂量；若患者口苦不甚、泛吐清水，表现为脾胃虚寒时，可加大吴茱萸的剂量。常用剂量为黄连3g，吴茱萸3g。

（2）川楝子、延胡索：川楝子疏肝行气；延胡索活血行气止痛。川楝子配伍延胡索源于金元医家刘完素《素问病机气宜保命集》的金铃子散，文中载："治热厥心痛，或发或止，久不愈者，当用金铃子散。"王文仲认为肝气犯胃，肝胃不和，胃气阻滞，肝郁化火，胃气上逆，故见泛吐酸水、胃脘胀痛、连及两胁。川楝子苦寒清泄，尤善治肝郁化火之诸痛症；延胡索广泛用于血瘀气滞所致诸痛，李时珍谓其"故专治一身上下诸痛"。二者配伍，一寒一温，行气泻热、活血止痛，为治疗肝气犯胃、肝胃郁热所致诸痛的代表方。常用剂量为川楝子6~10g，延胡索20g。

（3）紫苏梗、蜜枇杷叶：紫苏梗理气宽中，止痛；枇杷叶清肺降逆。《药品化义》载："苏梗，能使郁滞上下宣行。"《名医别录》首载枇杷叶，谓之："主治卒哕不止，下气。"咳嗽、咳痰为胃食管反流的食管外表现。王文仲认为，肝郁化火，木火刑金，肝气逆乱，影响肺之肃降，肺气上逆而见咳嗽、咳痰，正如《素问·咳论篇》载："肝咳之状，咳则两胁下痛，喉中介介如梗状。"临床治疗多在疏肝理气的同时，加以清肺止咳之药。紫苏梗善治胸膈痞闷；枇杷叶为治疗肺气上逆咳喘之要药，蜜炙用止咳效果更佳。二者合用，味辛质轻，专司降气，调理气机。常用剂量为紫苏梗15~20g，蜜枇杷叶20~25g。

（4）海螵蛸、浙贝母：海螵蛸咸涩，功能收敛止血、制酸。浙贝母苦寒，清热散结，化痰止咳。海螵蛸的主要成分是碳酸钙，碳酸钙是碱性物质，可中和胃酸，提高胃内酸碱度。配伍浙贝母则具有润肠通便作用，以避免海螵蛸易引起便秘的缺点，并对黏膜的修复也有一定帮助。若患者出现反流、烧心、吞酸等症，无论寒热虚实，皆可加用此药对，以制酸止痛。常用剂量为海螵蛸 30g，浙贝母 10g。

（5）香附、乌药：香附功能疏肝解郁、理气宽中、调经止痛。乌药辛温，功可顺气止痛、温肾散寒。香附配伍乌药古称青囊丸，功能开郁止痛、调气调血。适用于患者病情反复，迁延不愈，"久病入络""久病伤阳"。香附能行能散，调气活血；乌药温中散寒止痛。二药并用，开郁散结，温经止痛，祛寒邪于外，振阳气于内。常用剂量为香附 6~10g，乌药 10~15g。

（6）厚朴花、代代花：厚朴花，味苦，性微温，芳香化湿，理气宽中；代代花，味甘，性微苦、平，理气宽胸，开胃止呕。施今墨善于运用厚朴花和代代花配伍治疗肝郁气滞，脾胃不和诸症。王文仲认为脾胃运化功能有赖于肝气的疏泄，肝木条达则脾生胃降，肝郁则脾不健运，湿邪内生，胃失和降，气逆于上，逆乱之气携湿浊之邪上冲心胸，故见反酸、胸膺不适、情志不畅。厚朴花与代代花合用治疗胸腹痞闷、胀痛，食积不化，气郁不舒之症。两者合用，药轻效著，共奏行气、解郁、化湿、除痞之功。常用剂量为厚朴花 12~15g，代代花 12~15g。

参考文献

［1］岳妍，王文仲. 王文仲治疗萎缩性胃炎的经验［J］. 中医药临床杂志，2006（4）：350-351.

［2］王文仲，周正华，刘庆忠. 蒿芩清胆汤临床举隅［J］. 天津中医，1992（3）：34-35.

［3］岳妍，王文仲，杨强，等. 葳蕤汤治疗腹泻型肠易激综合征［J］. 中国中医药信息杂志，2004（5）：447.

［4］王文仲，邢风池，刘文全. 胃脘灼热症治验举隅［J］. 天津中医，1991（3）：34-35.

［5］王文仲. 结石验案三则［J］. 天津中医，1989（6）：38-39.

［6］王文仲，陈大权. 新加香薷饮合蒿芩清胆汤加减治疗发热 50 例［J］. 天津中医学院学报，1991（1）：17-18，14.

［7］王文仲. 中医药治疗膀胱憩室 1 例［J］. 上海中医药杂志，1965（7）：29.

［8］朱良春，沈庆法，高金亮，等. 浅谈慢性萎缩性胃炎［J］. 天津中医学院学报，1993（3）：2-7.

［9］于鹤轩. 王文仲教授治疗慢性胃炎经验［J］. 中医研究，2006（7）：44-45.

［10］王文仲，苗勇. 香薷可治四时发热［J］. 中医杂志，1993（9）：569.

执笔者：周正华　王威　屈凡凡

整理者：孔宪斌

资料提供者：王威

肾病科

黄文政

——精勤不懈，率先提出肾病"少阳三焦枢机不利"之病机

一、名医简介

黄文政，男，83岁，医学硕士，教授，主任医师，全国名老中医，第二批、第四批和第五批全国老中医药专家学术经验继承工作指导老师，国家中医药管理局全国中医临床优秀人才研修项目指导老师，享受国务院政府特殊津贴专家。曾任世界中医药学会联合会肾病专业委员会会长、名誉会长，以及中华中医药学会肾病分会副主任委员、中华中医药学会理事等职务。

黄文政率先提出了"少阳三焦枢机不利为慢性肾炎的病机关键"的学术观点，创立了"疏利少阳，标本兼治"的治疗原则，研制了肾康宁、肾疏宁、肾络宁等系列方药；提出"肾主藏精又主泄浊"的学术观点，并据此确立了以"扶肾泻浊"法治疗慢性肾衰竭，研究出扶肾液1号和2号系列方药并首创肌酐倒数斜率评价体系。

黄文政主持完成省部级科研项目8项，其中获二等奖1项、三等奖7项，完成国家自然科学基金项目2项；发表学术论文146篇，参编著作6部，其中1部为副主编。黄文政重视学术思想继承人的培养与学术传承工作，先后共培养硕士研究生18名、博士研究生15名、徒弟8名。黄文政早年曾多次参加援外医疗队，曾先后赴刚果、加蓬、法国、缅甸、日本等国进行医疗、讲学和学术交流；曾为加蓬、缅甸两国政府高级官员进行医疗保健，广获赞誉。

二、名医之路

（一）少立济世之志，不为良相为良医

1941年8月5日黄文政出生于天津市，自幼聪敏好学，善于记诵，已可窥见其对读书的喜爱和兴趣。然其年少时体弱多病，常易外感且缠绵难愈。6岁那年，黄文政偶患温病，反复发热，行胸腔穿刺术亦未能探明病因，经静脉滴注、口服西药治疗皆无效，后在机缘下有幸遇到一位晋姓中医大夫，仅用三剂中药即治愈。这段经历给黄文政留下了极深的印象，也在其幼小的心里埋下了崇尚中医、向往中医的种子。

秉持着"不为良相为良医"的热忱和信念，1957年16岁的黄文政考入天津中医学院（现天津中医药大学），始受岐黄之学。在此期间黄文政有幸受到施今墨的入室弟子

刘松庵（教授对药知识）、屠延寿（教授温病学）等多位中医名家的指导和影响，加之不荒于嬉，刻苦认真、勤奋努力地学习中医专业知识，不仅奠定了坚实的中医理论基础，更将运用中医解救患者疾厄的信念深深扎根。

1962年毕业后，黄文政进入天津中医学院附属医院（现天津中医药大学第一附属医院）任内科住院医师，在众多专家的影响下医术逐步提高。对其影响较大的名老中医有董晓初、顾小痴、柴彭年、张翰清等。而后黄文政曾在天津市第一中心医院西医内科进修，得到王金达、陈湛、赵志刚、叶文翔等教授的指导，为开展中西医结合临床和科研工作打下了良好基础。

除在医院参加临床工作外，黄文政还先后参与过救灾医疗队、农村医疗队和部队医院的中医临床及教学工作，在社会实践中锻炼成长，奠定了其好善重德的大医本色。在流行性乙型脑炎、中毒型痢疾、重型肝炎，以及脑卒中、心力衰竭、肝硬化、支气管扩张等疾病的治疗中，黄文政都工作在救治一线，在最艰难、危险的诊疗环境中应用、传播中医，发挥中医辨证论治及简便廉验的优势，取得良好疗效，受到当地人民的爱戴和部队的表彰。

（二）采撷名师众长，继承发展中医肾病学

黄文政师从津门名医柴彭年教授，随师查房侍诊，参加柴教授主持的消化性溃疡临床及科研工作。柴老不仅对消化系统疾病见解卓越，应用经方黄芪建中汤、麦门冬汤治疗消化性溃疡，还擅长应用经方真武汤、验方肾水散治疗肾性水肿，应用大剂术附汤治疗关格等，应用王清任诸逐瘀汤治疗内科疑难杂症、应用张景岳胃关煎（又名养脾互根汤）、张锡纯参赭培气汤、顾清洁心水散等治疗杂病。黄文政更是从柴老应用海藻、昆布、蝉蜕、益母草为主治疗肾炎蛋白尿的经验中受益颇深，为以后主攻慢性肾脏病的临床及科研打下了基础。与此同时，还先后得到董晓初、哈荔田、李少川、张翰清、邱绍卿、顾小痴等诸位先辈的悉心指导，由此奠定了良好的临床基础。

黄文政从事中医内科临床工作60年，在脾胃危重病、疑难病方面积累了丰富的临床经验，在中医药治疗慢性肾脏病方面的成果更为突出，和柴老共同创建肾内科。黄文政总结多年临床经验，在中医学"少阳主枢""少阳三焦为气化之枢"的理论基础上，确立了"疏利少阳"的学术思想，应用疏利少阳法治疗慢性肾炎取得良好疗效。根据古人"肾固藏精泻浊之总汇"的论述，提出"肾主藏精又主泄浊"理论，应用扶肾泄浊法治疗慢性肾衰竭取得良好疗效，从而形成了独特的学术思想。黄文政根据自己多年临床经验，创建了肾康宁、肾疏宁、扶肾颗粒系列院内制剂，在临床广泛应用，取得良好的疗效，深受患者好评。20世纪80年代初期，他担任内科主任，指导内科及肾病科的学科建设，成为学术带头人，为肾病科成为教育部的重点学科、国家中管局重点专科和重点学科奠定了基础。

作为临床医师，黄文政一直承担天津中医药大学医疗系、针灸系的课堂教学和临床实习带教工作，以及西医学习中医班的中医学基础和中医内科学的教学工作。他重视对

学术思想继承人的培养与学术传承工作，作为导师，先后培养硕士研究生 18 名、博士研究生 15 名。作为全国老中医药专家学术经验继承工作指导老师，培养传承弟子 7 名，作为国家中医药管理局"优秀临床人才研修项目"指导老师，指导优秀临床人才研修 24 名。在他的学生中，现已成为博士生导师者 17 名，已获省级名中医称号者 30 余名。

在临床和人才培养工作的基础上，他主持完成省部级科研项目 8 项，其中获天津市科技进步二等奖 1 项、三等奖 5 项，获中华中医药学会科学技术三等奖 1 项。完成国家自然科学基金项目 2 项。在系统总结临床疗效的同时，积极开展实验研究，先后创建和复制 3 种慢性肾衰竭模型、4 种慢性肾炎模型、3 种肾小球硬化模型及肾小球系膜细胞体外培养，从整体、器官、细胞、分子水平进行机制探讨，经专家评审均达到国内领先和国际先进水平。

（三）大医精诚，忠诚于患者，忠诚于医学事业，忠诚于党和国家

黄文政工作兢兢业业、尽职尽责，不仅注重培养继承人的医技、医术，更重视高尚医德的培养，言传身教、仁心仁术。

1. 生命至上，大医精诚

黄文政始终以"患者至上"为服务宗旨，始终保持严谨认真的工作态度和一丝不苟的工作作风。虽诊务繁忙，但从无丝毫懈怠之心，对患者的态度和诊疗过程始终如一，深受患者爱戴。在繁忙的诊务中，仍不忘充分利用宝贵时间培养继承人。黄文政"大医精诚"的高尚品德使继承人深受感动，也在潜移默化中提高了他们的医德修养。在言传身教的过程中，继承人详细记录了黄文政对于肾脏常见病及多种疑难病病史采集、辨证分析、遣方用药、临证化裁的全过程，同时建立了门诊医案数据库，对医案进行收集、整理、保存和研究，以便于从中提炼黄文政的学术思想，也有助于继承人临床水平的提高。

2. 仁心仁术，常记于心

黄文政认为患者把生命交托到医生的手里，医生的责任大于天。他常以一句话自勉和教导学生："心不近佛者不能为医，技不近仙者不能为医。"黄文政曾多次免费为患者诊治，并想出了很多既保证中药的疗效又减轻患者经济负担的方法，解决了很多经济困难患者看不起病的问题。

3. 爱国自强，不忘初心

黄文政 1974 年入党，具有坚定的爱党爱国信念，他曾多次赴国外进行医疗及学术交流活动，从未失过国体国格。他认为在国外自己不仅代表的是个人，更代表着国家。2008 年被美国加州中医药大学聘为博士生导师。讲学期间面临着种种问难，但黄文政不卑不亢、从容对答，以精湛的学术、坚忍的信念使美国专家学者为之折服，被评为加州中医药大学成立以来最优秀的外聘教授。

三、学术理论精粹

（一）重视三焦枢机，首倡"疏利少阳"治法和少阳三焦学术思想

关于三焦学说古今医家众说纷纭，各抒己见，为丰富和发展中医学作出了很大贡献。至今关于三焦的探讨仍然在激烈进行中，他们从形态、部位、功能、辨证等多方面加以论述，内容相当广泛。黄文政认为探讨三焦的实质应从其物质基础、功能系统和对临床的指导作用三个方面进行。

1. 三焦的物质基础

三焦作为一个有功能作用的脏腑，必然有其物质基础，那么这个物质基础又是什么呢？三焦之"焦"本作"膲"，而通作"焦"，《辞海》中"膲"（jiao 焦）有"中医学名词'三焦'的专字；肉不丰满"之解。《淮南子·文天训》从月之盈亏观察鱼类和螺蚌类动物的脑和躯壳中软组织的亏缺。高诱注"膲"为"肉不满"。不满之肉是指与肌肉不同的胶软不实之肉，古人将此组织视同脂膜类，如膏肓、募（膜）原，以及肌膜、筋膜、脂膜、器官之膜、腹膜、胸膜等统称为膲。古人所说的"三"，是表示事物的复杂。三焦就是复杂的膲，在皮肤、肌肉、脏腑之间几乎无处不有，既与脏腑经络密不可分，又是独立于脏腑经络之外遍布全身的一个庞大复杂的网络组织。这就是其物质基础。

西医学在各组织器官系统质之外，又有一个神经-内分泌-免疫网络，起着指挥、协作和信息传导的作用。中医学的三焦与这一网络的相关性尚不清楚，但中医学中确实存在一个具有协调脏腑经络和信息传导作用的庞大而复杂的网络组织，就是三焦。

2. 三焦的功能系统

三焦具有通行元气、运行水谷、决渎水道等多方面的功能，而三焦的功能活动是呈网络状态的，以三焦为核心，以肾为基础。构成的三焦功能系统有三，即三焦元气运行系统（肾）、三焦水液系统（肺、脾、肾）和三焦相火系统（心、肝、肾）。

（1）三焦元气运行系统：《难经·六十六难》云："脐下肾间动气者，人之生命也，十二经之根本也，故名曰原。三焦者，原气之别使也，主通行三气，经历于五脏六腑。"《本草纲目·果部·胡桃》云："三焦者原气之别使也，命门者，三焦之本原，盖原一委也。"命门既通则三焦利。

以上论述表明、元气依赖肾中精气化生，生成后通过三焦分布全身，内至脏腑，外达肌肤，推动人体生长发育，温煦和激发各脏腑的功能活动。元气是人体生命活动的原动力，是维持生命活动的基本物质，因而以肾为根本的三焦元气运行系统对人体的生理和病理具有重要作用。

（2）三焦水液系统：《灵枢·本脏》云："肾合三焦膀胱。"《素问·灵兰秘典论篇》云："三焦者，决渎之官，水道出焉。"《素问·经脉别论篇》云："饮入于胃，游溢精气，上输于脾，脾气散精，上归于肺，通调水道，下输膀胱，水精四布，五经并行。"由此可见，人体水液运行，由胃受纳，然后通过脾的运化、肺的通调及肾的气化作用，通过三焦的

通道，经膀胱排出体外形成了一个完整的肺、脾、肾—三焦水液代谢系统。水液代谢的作用有二：一方面将水液中的有用之物输布全身，另一方面将代谢的废液排出体外。而三焦在这一系统中起着疏导、调节、平衡的关键作用。

（3）三焦相火系统：相火理论源于《内经》，《素问·天元纪大论篇》云："少阴君火，少阳相火。"张元素在《脏腑标本虚实寒热用药式》中提出："命门为相火之源……主三焦元气。三焦为相火之用，分布命门元气。"心为君火在上（心包亦为相火），肝寓相火为中，肾为命门相火在下，形成心、肝、肾三焦相火系统。肾与命门相火为三焦相火系统之根，三焦则为相火运行之道路。

以上三个系统将机体各脏腑联系起来，形成一个完整的有机整体，三焦利则一身上下左右皆通，三焦塞则气血壅塞，水液不行。

3. 三焦对肾病临床的指导作用

三焦作为人体庞大复杂的网络组织，且主导三大功能系统，其联系的根本均在于肾，因此肾的生理与病理均和三焦密切相关。慢性肾脏病系本虚标实之证，本虚为脾肾亏损，标实为湿热瘀血，而病机关键则在于三焦枢机不利。三焦对于气机升降出入运动发挥着重要的调节作用，是人体正常生理活动的根本保证，体现了"少阳三焦网络调节功能"。故治疗慢性肾脏病，在应用健脾补肾、清利湿热、活血化瘀的基础上提出了"疏利少阳三焦"的大法。在小柴胡汤方的基础上加减化裁，以柴胡、黄芩疏利少阳，黄芪、山茱萸健脾补肾，萹蓄、白花蛇舌草清利湿热，丹参、益母草活血化，标本兼治，组成了肾炎3号（肾康宁）。在临床试验中，以该方治疗慢性肾炎256例，取得总有效率86.7%、完全缓解率34%的良好疗效，在减少蛋白尿、血尿，提高血浆蛋白含量，以及抗感染、改善肾功能等方面发挥作用。药理学研究还证实，该方具有双向免疫调节作用，既可显著抑制过度的体液免疫，又使相对低下的细胞免疫得到明显改善，促进血浆蛋白净合成，改善脂质代谢，抑制肾小球系膜细胞增殖及炎症细胞因子产生，调节纤维蛋白溶解系统，改善血液流变学，等等。

（二）重视肾风病的内风机制

1. 对肾风病"风邪"的基本认识

细菌、病毒等所致感染性疾病均可归属于中医学"外风"范畴，外风侵袭为肾风病的重要病因已为大家公认，1993年王永炎院士主编的《临床中医内科学》"肾风病"章节总结道："肾风病是在肾元亏虚的基础上，风邪或兼夹其他病邪侵入肾体而发病。"风邪或兼夹其他病邪所导致的肾风病主要涵盖了各种感染性疾病所导致的肾小球肾炎，常见者如乙型溶血性链球菌感染后的急性肾小球肾炎。

肾风病不仅与"外风"相关，与"内风"同样具有深刻的关系，可惜论述不多，如《研经言·内风辨》载有"两经无内风之名……惟王太仆《素·大奇》肾风注云，劳气内蓄，化而为风，始以自内出者解经风字"，唐代已认识到"内风"是肾风病的重要病机。明代医家张景岳在《类经·肾风风水》中论曰："风有内外之分，不可不辨。……盖外风者，八方之所中也；内风者，五脏之本病也。八风自外而入，必先有发热恶寒头疼身痛等证，此因于外者，显然有可察也；五风由内而病，则绝无外证，而忽病如风，其由内伤可知也。"张景岳认为肾风病"内风"是由"肾脏之本病"所致，具有"无外感症状""忽病如风""由内而发""因内伤所致"的特点。清代医家章虚谷在《灵素节注类编》中提出"此肾水枯，虚阳化风，是内伤病也"的病机认识。目前，肾风病的内风机制已经引起中医学者的重视，出现了"内风扰肾""伏风潜络"等一系列观点。

2. 肾风的"内风"机制

黄文政衷中参西，在现代肾脏病学的基础上，从络病角度出发，提出肾络病变为"肾脏之本病"的基础，是肾风病"内风"的本质，而"内风"在肾风病的发生、发展过程中起着关键作用，具体论述如下。

（1）风由内生：肾小球肾炎可由不同的免疫学机制所引起。例如，自身免疫参与导致多种肾炎发病；遗传和免疫遗传因素在人体对肾小球肾炎的易感性、疾病的严重性和治疗反应性产生重要影响；免疫炎症引发肾小球毛细血管内凝血与纤溶平衡紊乱，导致继发性凝血亢进，是肾小球疾病进展的主要促进因素；肾小球毛细血管血流动力学的"三高"状态（即高滤过、高灌注、高跨膜压），以及血糖、血脂（特别是胆固醇低密度脂蛋白）水平高等均为导致肾小球进行性损伤的重要致病因素。人体自身免疫、遗传和免疫遗传可归属于中医学"正气亏虚""禀赋不足"范畴；免疫炎症、凝血亢进、肾小球内"三高"，以及血糖、血脂水平高均可归属于中医学"湿热""血瘀"及"痰浊"范畴，为人体内生之邪。若人体正虚不足，化而生风，或湿热、瘀血、痰浊日久，蕴而生风，均会导致内风形成，风由内生。

（2）风伤肾络：肾小球毛细血管病变作为肾脏病理特点之一，普遍存在于各类型肾小球肾炎的发生发展过程中。例如，局灶节段性肾小球硬化症为阶段性毛细血管闭塞、毛细血管内或血管外泡沫细胞浸润、小动脉壁增厚；膜性肾病Ⅲ、Ⅳ期毛细血管腔狭窄，乃至球形硬化；中、重度系膜增生性肾小球肾炎毛细血管腔受到挤压，相邻毛细血管消失，呈阶段性硬化；结节性糖尿病、弥漫性糖尿病毛细血管腔狭窄、闭塞、闭锁；高血压肾病早期小叶间动脉和入球动脉玻璃样变性，其后毛细血管腔狭窄、血管皱缩性萎陷、管壁增厚等。从微观辨证的角度出发，肾小球毛细血管腔的狭窄、玻璃样变性、硬化等病理改变，与肾络络脉瘀阻、络体痉挛具有一致性。根据现代络病学说，肾小球毛细血管构成了肾脏的隶下之络，称之为肾络。肾络是肾体的主要组成部分，主持津水互换，完成人体水液代谢；主持分清泌浊，吸收精、血、津液等精微物质返回经脉，泌出代谢终产物及水湿，汇集成尿液排出体外，是完成肾主水、藏精的功能区域。肾络具有支横别出、络体细窄、网状分布、面性弥散、末端连通的空间结构特点，以及血管细长、血流阻力大、速度缓慢、黏度较高的气血运行特点，受邪则易虚易瘀、易损难复。肾络在正气亏虚、禀赋不足，以及内生湿热、瘀血、痰浊诸邪所化生之内风的不断侵扰、损伤之下，出现络脉瘀阻、络体痉挛等病理变化。肾络主持津水互换之功停滞，水湿内停则发为水肿；主持分清泌浊之职失司，清浊不分、精微下泄而为血尿、蛋白尿；络脉瘀阻、络体挛急之病理状态持续日久，肾络损伤难以修复则络脉闭塞、络体萎缩，肾风病进一步发展则转化为癃闭、关格重症。

因此，肾风病为内风侵扰，损伤肾络所致，与外风侵袭无关，而肾体深居体内，为阴中之阴，共同构成了肾风病"由内而发""因内伤所致""并无外感"的特点。肾络为肾体的重要组成部分，居于肾体之内，肾络病方为"肾脏之本病"。肾络瘀阻、络体痉挛则络气、络血不足，正虚不足则易招邪侵，在外风相引之下内风风势暴涨，或可迅速起病，故曰"忽病如风"。

（3）"内风"主导肾风病发生发展：清代医家王旭高《西溪书屋夜话录》云"凡人必先有内风而后外风"，内风主导着肾风病的发生发展，外风在内风的基础上发挥作用。外风侵扰、内风反复则肾络虚瘀日重，络气、络血日涸，邪风日盛而正气日馁。故肾风病愈反复，则水肿、蛋白尿、血尿愈顽固难去，且程度愈重。肾风病患者外风去后常能水肿消退，血尿、蛋白尿减少，轻者甚至症状消失，亦证实外风为肾风病发作重要诱因。内、外风的相合互结是肾风病反复、进行性加重的关键，丹波元坚《杂病广要》所言"人之为风，有外之风，亦有内生之风，而天人之气，互相感召，真邪之动，往往相因……终致内外风邪相合为病"。

随着我国人民生活水平的提高、医疗技术的迅速提高、生活习惯的改变，以及人口老龄化等，疾病谱正在发生着变化。感染性疾病所致肾小球肾炎的发病率正在不断下降，而营养过剩、高脂饮食、运动减少及生活节奏加快等因素所致糖尿病、高血压、动脉粥样硬化的发病率逐年升高，随之而来的是糖尿病肾病、高血压肾病、动脉粥样硬化缺血性肾病等肾小球疾病的发病率不断提升。这类肾小球疾病与"外风"，即感染性疾病无关，而与内风机制关系密切。因此，黄文政提出，随着疾病谱的改变及肾小球肾炎致病因素的变化，要高度重视肾风病的内风机制，"内风"已经越来越成为肾风病的关键病因病机。

（三）重视肾病病久必瘀，"久病入络"，擅用虫类药

久病入络的理论源于《内经》和《伤寒杂病论》，实质是指对于一些久病难愈之顽证应用通络法疏通络道以取效。除行气活血外，仲景尤重虫类药之应用，如大黄䗪虫丸、鳖甲煎丸、抵当汤（丸）等。至清代，叶天士在《临证指南医案》中提出"初病气结在经，久病血伤入络"，并指出"络以辛为泄"，应用辛润通络、辛温通络、辛香通络、辛咸通络之法治疗，特别是主张使用虫蚁辛咸之品，深达络脉以搜剔顽痰死血。20世纪80年代，朱良春教授总结以虫类药治疗疑难病，提出十法，即攻坚破积、活血祛瘀、息风定惊、宣风泻热、搜风解毒，行气和血、壮阳益肾、消痈散肿、收敛生肌、扶正培本，使虫蚁搜剔之法的应用达到一个新高度。20世纪90年代末，络病理论有了新的拓展，尤其在病机概念上有了进一步深化和更新。吴以岭院士在临床和科研的基础上归纳了络病的三大病机，即络脉瘀阻、络脉绌急和络虚不荣，为慢性肾脏病顽固难愈之证提

供了新思路。

黄文政在临证时重视肾病病久必瘀、"久病入络"理论，认为因肾脏毛细血管细长、血流速度缓慢、黏度高的基本特点，形成了肾脏络脉容易瘀滞的生理特性，因此导致了肾小球病变易引起毛细血管瘀血阻滞，痹阻不通的病理特点。大量临床研究表明，传统中医药在慢性肾脏病的治疗过程中优势显著。慢性肾脏病当属沉疴痼疾，一般活血化瘀药物力不能及，因此黄文政在临床治疗中应十分重视虫类药物的应用。现代药理学研究表明，虫类药具有促进纤维蛋白溶解、抗血栓、改善微循环、改善高凝高脂状态等作用。黄文政认为，治络有辛润通络、辛香通络、辛咸通络之分，特别是辛咸通络，就是用虫类药治疗。因此，黄文政常将虫类药搜剔法用于慢性肾脏病发生发展过程中，尤其在累及络脉，形成瘀血凝滞、络脉不通的时期，搜剔络道以助破血逐瘀，方可邪去正安。用量应由小至大，视患者体质和病情变化，调整扶正祛邪比例，取得疗效后应逐渐减量直至停用，再以扶正培本以善其后。临床上应用虫蚁搜剔法治疗顽固性蛋白尿和血尿均取得良好效果。

四、临证经验

（一）说案论病

验案举隅 1：疏利三焦，兼补肾健脾、泄浊化瘀法治疗高尿酸血症肾病

毕某，男，43 岁。2015 年 1 月 24 日初诊。

主诉：双足大趾肿痛间作 7 年余，加重伴尿中泡沫 3 天。

现病史：双足大趾肿痛间作 7 年余，其间血尿酸波动于 450~710μmol/L，症状加重时服用西药可缓解。1 年前体检时发现尿蛋白阳性，因无不适未予重视及治疗。3 天前因劳累、饮冰啤酒后出现双足大趾肿痛，伴尿中泡沫，特来就诊。

刻下症：双侧足大趾跖趾关节疼痛，伴腰酸，周身疲劳乏力，口干，纳尚可，寐安，尿中泡沫、尿量可，大便每日 1~2 次、不成形。舌暗、苔薄白微腻，脉弦细。

辅助检查：肾功能：肌酐 96μmol/L，尿素氮 8.23mmol/L，尿酸 492.6μmol/L。尿常规：尿蛋白（++），24 小时尿蛋白定量 325mg/24h（参考值为 30~150mg）。

既往史：既往体健。

西医诊断：高尿酸血症肾病，痛风性关节炎，高尿酸血症。

中医诊断：（脾肾气虚兼痰湿血瘀证）。

治法：疏利三焦，补肾健脾，泄浊化瘀。

处方：生黄芪 30g，茯苓 10g，吴茱萸 15g，柴胡 15g，黄芩 10g，丹参 30g，土茯苓 30g，萆薢 30g，山慈菇 15g，威灵仙 15g，鬼箭羽 30g，豨莶草 30g，蒲公英 15g，白花蛇舌草 30g，生甘草 10g。7 剂，每日 1 剂，水煎取汁 300ml，早晚 2 次，饭后温服。

嘱低盐饮食，多饮水，节饮食。

二诊（2015 年 1 月 31 日）：服药后关节疼痛、腰酸、乏力症状明显好转，尿中泡沫减少，大便每日 1 次、成形便。舌暗、苔薄白，脉弦。血压：125/85mmHg。查肾功能：

肌酐 88μmol/L，尿素氮 7.92mmol/L，尿酸 395μmol/L。尿常规：尿蛋白（+），24 小时尿蛋白定量为 204mg。守上方，加海桐皮 15g、鸡血藤 15g。14 剂，每日 1 剂，早晚 2 次温服。

此后继续服用中药汤剂 3 个月余，未诉明显不适，尿酸降至正常范围，24 小时尿蛋白定量在 150~200mg 范围内波动。

按语： 患者为中青年男性，体形偏胖，本为痰湿之体，平素饮食不节，久病脾肾亏虚，湿热、痰浊之邪内生，痹阻筋脉，发为本病。根据症状及舌脉之象，辨为脾肾两虚兼痰湿血瘀证。方中生黄芪与吴茱萸扶正补虚，黄芩与柴胡疏利少阳、畅达三焦，土茯苓解毒祛湿、通利关节，萆薢利湿祛浊，威灵仙祛风通络止痛，山慈菇清热解毒化湿，丹参活血化瘀。诸药合用，共奏清除邪实之功。黄文政特别强调，土茯苓用量宜大，一般用量为 30~60g，现代药理研究亦证明土茯苓有增加肾血流量、促进尿酸排泄、降低血尿酸水平、利尿、改善肾功能等作用；萆薢不仅能够促进尿酸排泄，还有较强的抗菌作用；威灵仙具有通络止痛、溶解尿酸的作用；山慈菇的主要成分为秋水仙碱，可抑制炎症反应。此四味药联合应用，能有效降低血尿酸水平，共奏清热解毒泄浊之功，从而使浊毒得以泄化，瘀结得以清除。

黄文政以疏利三焦理论为基础，畅通邪实留存之通道，调整肺、脾、肾三脏之功能，施以泄浊化瘀之法，使分清泌浊之动态平衡得以恢复，水谷精微化生及邪实的排泄才能趋于正常。同时黄老对每一位高尿酸血症肾病患者都特别嘱咐要改变不良生活习惯，并强调饮食中的注意事项，只有坚持控制长期饮食，加之使用合理的药物治疗，才能达到最佳的治疗效果，减少复发。

验案举隅 2：分期辨证论治法治疗尿路感染

杜某，女，74 岁。2016 年 12 月 3 日初诊。

主诉：排尿灼热伴肉眼血尿间作 2 个月。

现病史：2 个月前患者无明显诱因出现排尿灼热，伴肉眼血尿间作，就诊于某医院，查尿常规示红细胞 17.90 个 /μl，白细胞 184.20 个 /μl，上皮细胞 2.30 个 /μl，泌尿系统彩超无明显异常，对症予口服左氧氟沙星片（每次 0.5g，每日 1 次）治疗，症状未能缓解，肉眼血尿逐渐频繁。

刻下症：患者神清，精神可，排尿灼热感，纳可，夜寐安，大便调，舌红、苔薄，脉弦细数。

西医诊断：尿路感染。

中医诊断：热淋（膀胱湿热证）。

治法：疏利少阳，清热利湿，活血化瘀。

处方：柴胡 15g，黄芩 10g，茯苓 15g，泽泻 15g，白头翁 30g，马齿苋 30g，萹蓄 15g，瞿麦 15g，桃仁 10g，酒大黄 6g，肉桂 6g，炙甘草 10g，冬葵子 15g，王不留行 15g，蒲公英 15g，白花蛇舌草 30g。共 10 剂，水煎服，每日 1 剂，分 2 次服，每次

150ml。

二诊（2016年12月13日）：复查尿常规示尿蛋白（±），尿隐血（+），红细胞计数20个/μl，白细胞计数20个/μl。服药后出现泄泻，大便每日十余次，排尿灼热感减轻，舌红苔少，脉弦细。患者泄泻或因组方药物多为寒凉药或泻下药，故可酌减此类药物，并辅以止泻。守上方去桃仁、酒大黄、肉桂，加葛根15g、黄连10g、砂仁6g，共7剂，水煎服，每日1剂，分2次服，每次150ml。

三诊（2016年12月20日）：复查尿常规示尿蛋白（－），尿隐血（＋＋），红细胞计数18个/μl，白细胞计数37个/μl。泄泻已止，大便每日1~2次，排尿灼热感减轻但未竟，舌红苔少，脉细数。患者泄泻已止，不必继续止泻；但其病情仍未彻底缓解，提示"病重药轻"，应在继续目前治法的基础上增强清热利湿之功。守上方去葛根、黄连，加知母10g、黄柏10g、凤尾草30g、荠菜花30g。共7剂，水煎服，每日1剂，分2次服，每次150ml。

四诊（2016年12月27日）：复查尿常规示尿蛋白（－），尿隐血（－），红细胞计数0~2个/HP，白细胞计数0个/HP。排尿灼热感缓解，舌红苔少，脉细弦。患者病情缓解，可于稍加巩固疗效后停药。守上方去冬葵子、王不留行，加地黄15g、牡丹皮10g。共7剂，水煎服，每日1剂，分2次服，每次150ml。另予加味逍遥丸（每次1丸，每日2次）及知柏地黄丸（每次1丸，每日2次）口服巩固疗效。

按语：本案患者为老年女性，病情已达2个月，应积极治疗以防其迁延为慢性尿路感染。结合患者病史及临床表现，不难辨为急性期之膀胱湿热证。但由于该患者病程较长，湿热蕴于三焦，阻碍气血津液的运行，血液运行不畅可致瘀血内阻，而湿热、瘀血互结可成瘀热。即使患者尚未出现明显尿痛，也应酌情合入清热祛瘀之法。在具体组方用药中，黄文政除合用桃核承气汤外，还配伍了冬葵子、王不留行，以加强清热利湿、活血解毒之功。此外，在本次病程中患者曾出现肉眼血尿，就诊期间尿红细胞计数持续升高，黄文政临床诊治血尿多配伍知母、黄柏、凤尾草、荠菜花、地黄、牡丹皮等清热解毒，凉血止血。而针对病情较轻或已得到缓解的尿血患者，黄文政常常建议患者口服加味逍遥丸及知柏地黄丸以凉血止血，从而达到控制血尿、防止复发的目的。

验案举隅3：善用虫类药治疗膜性肾病

牛某，男，48岁。2016年8月23日初诊。

主诉：水肿伴蛋白尿1年

现病史：患者因"双下肢水肿1年余，加重伴泡沫尿3日"于2016年8月8日至2016年8月23日于某医院住院治疗，经肾穿刺病理检查诊断"膜性肾病Ⅱ期"，查24小时尿蛋白定量示6.42g/24h，肾功能检查未见明显异常，未用激素及免疫抑制剂治疗。现为求中医治疗特来就诊。

刻下症：水肿，腰痛时作，大便正常，舌紫暗、苔白腻，脉沉细。

体格检查：血压120/90mmHg。

西医诊断：膜性肾病。

中医诊断：尿浊病（脾肾气虚证兼水湿、血瘀证）。

治法：健脾益肾，活血化瘀，利水消肿。

处方：黄芪 30g，白术 15g，防风 15g，汉防己 15g，茯苓 30g，桂枝 10g，泽泻 30g，当归 15g，熟地黄 15g，蝉蜕 10g，僵蚕 10g，乌梢蛇 15g，丹参 30g，益母草 30g，芡实 15g，金樱子 15g，淫羊藿 30g。

二诊（2016 年 9 月 13 日）：下肢水肿缓解，汗出，小便泡沫多，舌红苔薄，脉细弦。因患者尿蛋白量较大，外院予甲泼尼龙琥珀酸钠片（30mg，每日 1 次）治疗。证属脾肾气虚兼血瘀证，继予健脾益肾、活血化瘀法治疗。处方：黄芪 30g，白术 15g，防风 15g，汉防己 15g，茯苓 30g，泽泻 30g，肉桂 10g，丹参 30g，土鳖虫 10g，水蛭 10g，土茯苓 30g，当归 15g，熟地黄 15g，乌梢蛇 10g，杜仲 10g，芡实 15g，金樱子 15g。

三诊（2016 年 9 月 27 日）：24 小时尿蛋白定量示 6.28g/24h，水肿减轻，舌紫暗、苔薄，脉细弦。患者浮肿减轻，故去利水消肿药，增健脾益肾药以固护中焦。处方：黄芪 30g，白术 15g，防风 15g，汉防己 15g，山药 30g，当归 15g，熟地黄 15g，木瓜 15g，蝉蜕 10g，僵蚕 10g，乌梢蛇 10g，川芎 15g，土茯苓 30g，萆薢 15g，芡实 15g，金樱子 15g，杜仲 10g。

四诊（2016 年 10 月 4 日）：症如前述，舌红苔薄，脉细弦。患者病情平稳，服药后未出现明显不良反应，继续调整组方配伍，加强活血化瘀力度，守上方去木瓜、杜仲，加土鳖虫 10g、水蛭 10g。

五诊（2016 年 10 月 25 日）：24 小时尿蛋白定量示 5.05g/24h，浮肿消，舌红苔薄，脉细弦。继予前法，守上方，土茯苓加至 60g、萆薢加至 30g。

六诊（2016 年 11 月 8 日）：症如前述，舌红苔薄，脉细弦。外院调整激素为甲泼尼龙琥珀酸钠片（20mg，每日 1 次），加注射用环磷酰胺（0.4g，每周 1 次）治疗。继予前法，守上方去川芎，加菟丝子 15g。

七诊（2016 年 12 月 13 日）：24 小时尿蛋白定量 5.13g/24h，水肿消，舌红苔薄，脉细。继予前法，加强活血化瘀力度，守上方加炮山甲 6g。

后患者遵此方长期服用，间断复查血尿常规、24 小时尿蛋白定量、肝肾功能等，随访至 2019 年 1 月 19 日。24 小时尿蛋白定量 0.68g/24h，乏力时作，双下肢疼痛时作，周身皮肤瘙痒，纳可，夜寐欠安，易醒，无泡沫尿，大便每日行 2~3 次、成形黄色软便，舌红苔薄，脉细弦。此时，甲泼尼龙琥珀酸钠及环磷酰胺均已停药，除使用激素期间出现"满月脸"外，未见明显不良反应。

按语：本案患者因蛋白尿量较大，血压持续正常，故未经 6 个月基础治疗即应用糖皮质激素联合环磷酰胺治疗，黄文政在组方用药过程中也重视合理用药以减轻激素等药物的毒副作用。该患者初诊可见浮肿及瘀血证候并见，故其标实证为水湿兼血瘀证。治疗后浮肿缓解，仍残留瘀血证候，辨证转为血瘀证。此外，该患者常有脾肾气虚证之表现。故在治疗上健脾益肾、活血化瘀贯穿始终，出现水湿证候时便合用利水消肿法。在虫类药的使用上，因患者持续存在泡沫尿、周身水肿，24小时尿蛋白定量水平较高，故在一般配伍僵蚕、蝉蜕的基础上，黄文政加用乌梢蛇增强祛风胜湿之力，又加用土鳖虫、水蛭以活血化瘀通络。该患者服药后水肿、泡沫尿缓解较为明显，但化验指标改善不理想，故配伍炮山甲以加强活血化瘀之功，最终使疾病趋向缓解。

黄文政主张应用虫类药物时，重视分类使用。将虫类药大致分为两类：一类为息风止痉药，如僵蚕、蝉蜕、乌梢蛇、蜈蚣、全蝎等；一类为活血通络药，如地龙、土鳖虫、水蛭、穿山甲等。证属水湿证者，借鉴"肾风病"的辨证论治思路，常配伍息风止痉药；证属血瘀证者，综合中医证候及西医检查结果，常配伍活血通络药。在此之外，黄文政重视将虫类药与健脾益肾、益气养阴、补气益血等扶正法相结合，以奏增效而不伤正之功。

验案举隅4：当归芍药散合刘寄奴汤化裁治疗成年多囊肾

刘某，女性，34岁。2019年3月19日初诊。

主诉：多囊肾16年，腰痛3日。

现病史：患者16年前体格检查时发现尿蛋白（++），尿隐血（++），红细胞22个/HP；泌尿系彩超示：左肾18cm×8.30cm，右肾17cm×8.30cm，肾脏表面凹凸不平，内部多个大小不等无回声区，少量正常肾实质，诊断为双侧多囊肾。后间断口服中药治疗。6年前体检发现血肌酐升高（具体不详），未规律用药。1年前复查肾功能：血肌酐189.3μmol/L，遂就诊于天津某三甲医院，经住院治疗，病情好转出院，继续门诊口服中药汤剂治疗，复查血肌酐142~186μmol/L，红细胞11~20个/HP。近日患者自觉腰痛不适，为求进一步中医治疗，遂来就诊。

刻下症：腰痛，胃脘不适，时有恶心，无呕吐，无反酸烧心，夜寐欠安、醒后不眠，小便不利，大便干，舌暗红、苔薄，脉沉细涩。

西医诊断：多囊肾，慢性肾衰竭。

中医诊断：肾衰病（脾肾亏虚，瘀血阻络证）。

治法：活血利水，通络化瘀，益肾泄浊。

处方：黄芪30g，当归15g，赤芍15g，川芎15g，茯苓30g，白术15g，泽泻15g，土茯苓30g，鬼箭羽20g，土鳖虫10g，刘寄奴15g，知母10g，炙甘草10g，马鞭草30g，萆薢20g，白花蛇舌草15g。14剂，每日1剂，水煎服。

二诊（2019年4月2日）：腰痛较前好转，二便调，寐欠安，舌红、苔薄白，脉细。查血肌酐：173.52μmol/L，尿蛋白（+），尿隐血（+），红细胞7个/HP。守上方加酸枣仁10g。另嘱患者若偶有腰痛加剧，可晚餐后加服中成药桂枝茯苓丸6粒。

三诊（2019年7月15日）：恶心欲呕及腰痛、失眠症状消失，舌红、苔薄白，脉细。复查血肌酐158μmol/L，尿隐血（−），红细胞6个/HP。上方去酸枣仁。此方加减服用3个月余，服药期间尿隐血（−），红细胞0~17个/HP。

按语：多囊肾是一种家族遗传性肾脏病，临床表现以肾肿大、肾区疼痛、血尿为主，目前西医主要予对症支持治疗，防止病情进展。肾小球是肾小囊中一团盘曲的动脉性毛细血管球（网）。而多囊肾的主要病变为皮质、髓质存在多发性液性囊肿，囊肿过大、过多，以及对周围血管组织的挤压等均会引起不同程度的肾功能损害。

黄文政认为，本病符合《金匮要略》中提到的"血不利则为水"理论，并且肾内毛细血管网与传统中医基础理论中络脉从经脉支横别出，逐层细分，渐至络体细窄迁曲的结构特点相似。络中痰浊、瘀血搏结行成巢穴，混居络中，久不消散形成占位病变。瘀血是病机的关键。有鉴于此，遣经方当归芍药散合时方刘寄奴汤随症化裁，共奏活血利水、通络化瘀之功。刘寄奴汤首见于《圣济总录》卷一六，方用当归、川芎、白芍以活血和血，并加茯苓、泽泻、白术以利水渗湿，令水湿去而血分调和，则腰痛自止。患者痼疾日久，血瘀根深蒂固，舌脉瘀象及腰痛症状明显，故时方妙裁易白芍为赤芍，改桃仁为土鳖虫，增强化瘀通络功效。药理学实验也表明，赤芍和土鳖虫具有良好的镇痛功效，以及抗肿瘤、调节免疫作用，能够有效延缓肿瘤生长进程。鬼箭羽和马鞭草活血通络，配合刘寄奴破血通经在此基础上加入黄芪益气生血，药理学研究表明黄芪具有利尿作用，并可延缓肾脏纤维化进程，减轻肾组织的损害。患者慢性肾衰竭，予萆薢、土茯苓化浊利湿解毒，配伍黄芪健脾益气，符合黄文政辨治肾衰病"扶肾降浊"的思想。现代实验证明萆薢具有肾脏保护作用，能抑制免疫反应，减少肾脏炎症损害。白花蛇舌草清热解毒化瘀，有抗肿瘤、抗炎和免疫调节等功效，可延缓多囊肾的疾病进展。二诊时患者瘀血内阻好转，仍有血不养心表现，故加酸枣仁 10g，与方中知母、川芎、茯苓、甘草合为时方酸枣仁汤，用以养心安眠。

验案举隅5：防己茯苓汤、真武汤合四物汤、水陆二仙丹化裁治疗老年肾病综合征

齐某，女性，70 岁。2019 年 6 月 4 日初诊。

主诉：泡沫尿 10 个月余。双下肢水肿 3 个月。

现病史：10 个月前患者发现尿中泡沫增多，未予重视。3 个月前患者出现双下肢水肿，就诊于天津某三甲医院，查 24 小时尿蛋白定量 6.20g/24h，血浆白蛋白 26.90g/L，胆固醇 11.40mmol/L，甘油三酯 2.25mmol/L，诊断为肾病综合征，予口服雷公藤多苷片，每次 20mg，每日 3 次；黄葵胶囊，每次 5 片，每日 3 次；氯沙坦钾片（科素亚），每次 100mg，每日 1 次。水肿未见明显缓解。4 日前查 24 小时尿蛋白定量 10.70g/24h。

刻下症：神清，精神可，双下肢水肿，乏力，纳尚可，寐安，大便调，泡沫尿，余无明显不适。舌红、苔黄，脉沉细。

西医诊断：肾病综合征。

中医诊断：水肿（脾肾亏虚，水饮内停证）。

处方：生黄芪 30g，白术 15g，汉防己 15g，桂枝 10g，茯苓 30g，泽泻 30g，炙附片 15g，白芍 6g，土鳖虫 10g，地龙 15g，川芎 15g，益母草 15g，水蛭 10g，当归 10g，芡实 15g，金樱子 15g，甘草 10g。7 剂，每日 1 剂，水煎服。

二诊（2019 年 6 月 11 日）：四肢水肿消退明显，双下肢足踝部微肿，气虚乏力较

前减轻，手足欠温，大便略成形，舌淡、苔薄白，脉细。查尿蛋白（++），24小时尿蛋白定量1.08g/24h，血浆白蛋白28g/L。遂改防己茯苓汤为防己黄芪汤。

三诊（2019年7月2日）：双下肢无水肿，仍偶感乏力，纳可，寐安，大便调，泡沫尿，余无明显不适。舌红、苔黄，脉沉。守上方去炙附片、白芍，加太子参10g。加减服药2月，其间多次查尿蛋白（±~++），24小时尿蛋白定量0.54~1.39g/24h，血浆白蛋白27~34g/L。

按语：肾病综合征系一组临床症状，由大量蛋白尿、低蛋白血症、水肿、高脂血症组成。黄文政认为，尿蛋白在中医学中属于人体精微物质，精微物质下泄缘于脾肾亏虚，脾虚气陷，精微不升，肾失封藏；脾肾两虚，水失健运，则致水肿。黄文政重视固护后天之本，并精于经方、时方合用，患者为典型的脾肾亏虚之水肿，加之为老年女性，肾气已衰，此阶段应扶阳利水、益肾固精，恢复肺脾运化水液的功能，故遣方以防己茯苓汤、真武汤，合四物汤、水陆二仙丹化裁。防己茯苓汤出自《金匮要略·水气病脉证并治》。方中以防己祛风利水；而患者双下肢水肿，责之湿邪重浊，水液滞留腠理，阳气郁滞，不能畅达周身，滞于皮下，遂治以温阳利水，桂枝配茯苓通阳散饮；桂枝与炙甘草辛甘化阳，降逆平冲。再加真武汤增其温阳利水之效。又考虑患者为老年肾病综合征患者，正气偏弱，予黄芪益气健脾，缓解气虚乏力，并合用四物汤佐以水陆二仙丹益肾固精，以增强肾主封藏之效。其中金樱子、芡实固精除湿，顾护精微，祛除湿邪，分消水饮。现代药理学研究证实，金樱子可减轻尿蛋白及血肌酐指数，改善肾小球组织病理；芡实具有抗疲劳、抑制恶性肿瘤生成的作用，可有效延缓慢性肾脏病发展进程。因患者有低蛋白血症，血液容易产生高凝状态，存在继发"肾梗死"的风险，因此在四方合用的基础上重视虫蚁搜剔之药（如土鳖虫、水蛭、地龙等）活血通经活络作用，促纤维蛋白溶解，可以起到抗凝作用，所谓既病防变，先安未受邪之地。黄文政以经方补时方之纤弱，时方弥经方之不全。四方合用，共奏扶阳利水、益气固本、活血化瘀之功。

（二）遣方用药

1. 经方时方

（1）滋水清肝饮：出自高鼓峰《医宗己任编》。

组成：柴胡、当归、白芍、熟地黄、山茱萸、山药、茯苓、牡丹皮、泽泻、酸枣仁。

功效：清热疏肝解郁，滋阴养血补肾。

主治：糖尿病及其多种慢性并发症、围绝经期综合征、高血压、脂肪肝、甲状腺功能亢进症、性功能减退、代谢综合征等疾病而属肝肾阴虚、虚火上炎、肝胆郁热病机者。症见阴虚肝郁，胁肋胀痛，腰酸沉重，疲乏无力，夜尿频，夜寐欠安，少寐多梦，咽干口燥，舌红少苔，脉虚弦或沉细。

临证应用：黄文政常以此方随证加减应用，治疗肝肾阴虚之肾小球肾炎血尿、尿路感染等。方中柴胡、当归、白芍理气疏肝养血；熟地黄、泽泻、山药、茯苓、山茱萸、牡丹皮三阴并补，重在滋肾。在临床诊治时，凡辨证属肝肾阴虚，肝郁化热，皆可以此方为主化裁应用。肾虚腰痛时加杜仲、牛膝、狗脊、细辛；血热尿血时加仙鹤草、茜草、小蓟、白茅根等凉血止血药；血虚夜寐欠安时加首乌藤、合欢花、酸枣仁等养血安神之品。

（2）清心莲子饮：出自《太平惠民和剂局方》卷五。

组成：生黄芪、黄芩、麦冬、地骨皮、车前子、莲子、茯苓、太子参、生甘草等。

功效：清心利湿，益气养阴。

主治：肾性血尿、肾性蛋白尿、尿路感染等疾病之肺肾亏虚，心火妄动，气阴两虚，湿热下注证。症见尿频、尿急、尿痛，男子遗精白浊，女子带下赤白，口舌干燥，睡卧不安，四肢倦怠，五心烦热，舌尖红、苔少，脉细数。

临证应用：此方适用之病机为思虑伤心，耗伤气阴，膀胱气化不利，湿热余邪不尽。黄文政常用此方治疗淋证之劳淋、久淋不愈等肾系疾病，尤其对于老年女性反复发作的慢性尿路感染往往收效显著。此方温、清、补、利兼顾，配伍巧妙，诸药合用，共奏清心利湿、益气养阴之效。特别说明，黄文政用药平和轻灵，临证常用更为平和的太子参替代原方中大补元气的人参。因太子参力量和缓，且益阴生津之力优于人参。另外，对于原方中的炙甘草黄文政亦以清热解毒的生甘草替换。清心莲子饮方中太子参、黄芪补气而清虚火；麦冬、黄芩清上焦心肺之热；地骨皮退肝肾之虚热；车前子清利膀胱湿热；莲子交通心肾，乃以水制火之意。肾阳不足者加附子、肉桂、巴戟天等；尿频者加乌药、小茴香；腰痛者加狗脊、细辛、牛膝等。

（3）猪苓汤合化血丹：猪苓汤出自《伤寒杂病论》；化血丹出自《医学衷中参西录》方剂篇。

组成：猪苓汤的（药物组成为猪苓、茯苓、泽泻、滑石、阿胶）；化血丹的组成为煅花蕊石、三七、血余炭。

功效：滋阴清热，活血利水，止血化瘀。

主治：尿路结石、肾小球肾炎血尿、水肿等疾病之水热瘀血互结证。症见腰酸痛，双下肢水肿，尿血，甚至尿中有血块，心烦口渴，小便不利、量少，便秘，舌红或紫暗，苔黄，脉细数。

临证应用：黄文政临床常以两方合用，治疗肾小球肾炎患者出现的顽固性血尿、肉眼血尿，疗效甚佳。方中猪苓、茯苓渗湿利水；滑石、泽泻通利小便，分消水气，泄热于下；阿胶甘平润滑，滋养阴液，以存津液；三七、花蕊石同为止血圣药，化瘀血而不伤新血；血余炭通利小便，治五淋，亦能化瘀血、生新血。诸药合用，利水而不伤阴，滋阴而不恋邪，化瘀生新，使热邪皆从小便而降，三焦俱清，则瘀血自除，血尿止。张锡纯论"盖三七和花蕊石同为止血之圣药，又同为化血之圣药，且又化瘀血而不伤新血，以治吐衄，愈后必无他患。血余炭化瘀血之力不如花蕊石、三七，补血之功则过之；原为人身之血所生，可自还原化，且煅之为炭，又有止血之力也"。猪苓汤合化血丹滋阴清热，化瘀止血，利尿化石。黄文政在治疗时单刀直入，标本兼顾，用药针对性强，故效如桴鼓。然此方黄文政只用来急则治其标，若瘀血去，血尿止，则应立即增加扶正和胃之品，以免攻伐太过伤及正气。

2. 经验方

（1）肾疏宁：自拟方，是在肾炎3号方的基础上精简和优化而来，是以疏利少阳三焦的小柴胡汤为基础加减化裁的组方。

组成：柴胡、黄芩、生黄芪、丹参、山茱萸、萹蓄、白花蛇舌草、鬼箭羽。

功效：疏利少阳，益气养阴，清热利湿，活血化瘀。

主治：证属少阳枢机不利，脾肾气阴两虚，或瘀热内蕴之肾小球肾炎。症见气短懒言，神疲乏力，食少纳呆，腰膝酸软，颜面或四肢水肿，尿中泡沫多伴蛋白尿、血尿等，或伴口干口苦、目眩、胁肋胀满，舌红或紫暗，苔黄腻，脉弦或弦细数。

临证应用：此方为黄文政治疗慢性肾小球肾炎的经验方，黄文政认为脾肾亏虚、湿热瘀血内蕴为慢性肾小球肾炎最常见的发病因素，总以少阳三焦枢机不利为要。方中柴胡配黄芩，疏利少阳三焦气机，体现了黄文政三焦学术思想；佐以生黄芪、山茱萸健脾补肾，益气养阴；白花蛇舌草、萹蓄清热利湿解毒；丹参、鬼箭羽、益母草活血化瘀。若兼见肺气亏虚而易感冒，合玉屏风散加去利湿解毒之品；风邪为患者，加荆芥、防风、蝉蜕、僵蚕等；水肿者，加茯苓、泽泻、汉防己、川木通、葶苈子等；蛋白尿者，合用水陆二仙丹等；血尿者，加地锦草、荠菜花等；肾虚腰痛者，加桑寄生、骨碎补、狗脊、细辛等。

（2）加减柴苓汤：自拟方，是据《景岳全书》卷五十四"柴苓汤"（组成为白术、茯苓、泽泻、柴胡、猪苓、黄芩）加减化裁而来。

组成：柴胡、黄芩、茯苓、泽泻、萹蓄、瞿麦、知母、黄柏、白头翁、马齿苋、生甘草等。

功效：解表清热，健脾利湿，疏利少阳三焦。

主治：膀胱气化不利，湿热下注证。症见尿频、尿急、尿痛、小便赤涩淋沥，舌红、苔黄腻，脉数或脉弦滑而数。

临证应用：黄文政常用此方疏利少阳气机，治疗湿热下注膀胱之急性尿路感染、肾盂肾炎等。黄文政认为，就小柴胡汤而言，柴胡、黄芩和解表里，没有调节气化，但由小柴胡汤合五苓散组成的柴苓汤，则变和解表里为调节气化。方中柴胡配黄芩，疏利少阳三焦气机；佐以白头翁、马齿苋清热凉血，泻火解毒；茯苓、泽泻、萹蓄、瞿麦通利膀胱，渗湿利尿，泄热通淋。治疗膀胱湿热之尿路感染常与八正散合用，若白细胞计数升高，加用大血藤、败酱草即可；若白细胞明显升高且中性粒细胞比例较大时，白头翁、马齿苋可增加用量到30g；尿道涩痛者，加冬葵子、王不留行以滑利尿道；有血尿者，可加生地榆、凤尾草、马鞭草、小蓟、鲜茅根、茜草等，茜草用15g，其余用量可用到30g；伴腰痛者，加鹿衔草、豨莶草等；有结石者，可加石韦、海金沙等；若见恶心呕吐，加半夏、竹茹。

（3）止痒合剂（加味过敏煎）：自拟方，是据《名中医治病绝招》祝谌予经验方"过敏煎"（原方为防风、银柴胡、乌梅、五味子、甘草各10g）加味而成。

组成：银柴胡、防风、乌梅、五味子、荆芥、蒺藜、赤芍、牡丹皮、蝉蜕、地肤子、白鲜皮、生地黄、当归、生甘草等。

功效：解表和里，扶正固卫，养血活血，祛风止痒。

主治：阴虚血亏，血燥生风之变态反应性疾病。凡过敏试验阳性者，均可采用本方。症见身起皮疹，瘙痒，舌红苔薄，脉浮数或细数。

临证应用：肾小球肾炎患者常有过敏病史或属过敏体质，黄文政常用此方治疗肾小球肾炎兼有变应性鼻炎、荨麻疹、湿疹、紫癜、过敏性哮喘等各类过敏性疾病者，均有较好疗效。方中银柴胡性甘、味微寒，益阴血，清血热；乌梅、五味子酸甘化阴，滋阴敛肺；防风、荆芥辛温散风；蒺藜、蝉蜕、地肤子、白鲜皮祛风止痒；当归、赤芍、牡丹皮、生地黄清热凉血，活血润燥；生甘草清热解毒，调和诸药。纵观全方，有敛有散，有补有泻，有升有降，阴阳并调，标本兼治，共奏养血活血、疏风止痒之功。风寒者加桂枝、麻黄、荆芥、生姜等；风热者加菊花、蝉蜕、薄荷等；血热者加牡丹皮、紫草、白茅根等；热毒内盛者加金银花、连翘、生甘草、蒲公英、紫花地丁、白花蛇舌草等；过敏性哮喘者常加莱菔子、芥子、紫苏子、葶苈子、桔梗、杏仁等；过敏性紫癜者常加藕节炭、女贞子、墨旱莲、牡丹皮、生地黄、紫草、茜草等；变应性鼻炎者常加白芷、菊花、石菖蒲、辛夷、细辛、苍耳子、葛根、鹅不食草等。此类患者黄文政常详嘱宜忌，叮嘱患者服药期间一定要忌辣椒、羊肉、海产品及烟酒等，否则治疗将前功尽弃。

（4）加味三才封髓丹：自拟方，是据《卫生宝鉴》三才封髓丹（组成为人参、天冬、熟地黄、黄柏、砂仁、甘草）加减化裁而成。

组成：天冬、太子参、熟地黄、黄柏、砂仁、炙甘草、丹参、茯苓、石菖蒲、远志。

功效：泻火坚阴，固精封髓，补心益肾。

主治：阴虚火旺、相火妄动、心肾两虚证。症见气短乏力，心悸，梦遗滑精，失眠多梦，腰膝酸软，五心烦热，口舌干燥，性功能减退，舌红苔黄，脉滑数或细数。

临证应用：黄文政临床用此方治疗肾阴虚火旺之疲乏无力，梦遗滑精，性功能减退等。方中太子参补脾益气；天冬滋阴润燥生津；熟地黄滋阴补肾；黄柏苦寒坚阴，泄下焦之火；砂仁醒脾理气；炙甘草补脾和胃，益气复脉，助太子参宁心益气，又可缓黄柏苦燥之弊；丹参补养心血；茯苓、石菖蒲、远志交通心肾。少寐甚者加首乌藤、合欢花、酸枣仁之类；汗出者加生龙骨、生牡蛎、浮小麦、稻根须之类；腰酸乏力者加杜仲、牛膝、枸杞子等；遗精者加桑螵蛸、莲须、芡实等；肾精亏虚者合五子衍宗丸（组成为枸杞子、菟丝子、覆盆子、五味子、车前子）加减；阴阳不调者合二仙汤加减。

（5）参芪桃承汤：自拟方，是由《伤寒论》"桃核承气汤"和"参芪地黄汤"加减化裁而来。

药物组成：桃仁、肉桂、大黄、炙甘草、生黄芪、山茱萸、太子参、熟地黄、山药、牡丹皮、茯苓、泽泻。

功效：益气养阴，活血通络。

主治：下消（糖尿病肾病）证属气阴两虚，瘀血阻络型。症见咽干口燥，倦怠乏力，五心烦热，心烦失眠，溲赤便秘，肢体麻木，舌暗、有瘀斑，苔少，舌下络脉青紫迂曲，脉细数无力，或弦，或涩。

临证应用：本方用生黄芪、太子参益气；山茱萸、山药、熟地黄养阴；牡丹皮、茯苓、泽泻活血利水，茯苓、泽泻合用主治口渴而小便不利；桃仁、大黄、肉桂活血通络；甘草调和诸药。下肢肿甚者加车前子，增茯苓、泽泻用量；瘀血甚者加土鳖虫、水蛭、丹参、鬼箭羽等活血利水通络之品；皮肤瘙痒者加地肤子、白鲜皮；腰痛者加鹿衔草等。

参考文献

［1］王耀光，黄文政．黄文政教授三焦学术思想论治肾病探讨［J］．中医药通报，2012，11（5）：24-27．

［2］任桐，王旭燕，王家兴，等．黄文政教授治疗慢性肾病临证经验举隅［J］．天津中医药，2021，38（7）：843-847．

［3］李静，邢海涛，窦一田，等．黄文政教授对肾风病"内风"的认识与用药经验［J］．光明中医，2016，31（1）：34-36．

［4］张逸馨，王耀光．黄文政教授运用疏利少阳三焦法治疗 IgA 肾病经验管窥［J］．天津中医药，2022，39（1）：4-7．

［5］程小琳．黄文政教授临证治疗肾病特色方剂及经验浅析［J］．河北中医，2017，39（2）：173-176．

［6］吕阳，姜晨，朱鹏宇，等．黄文政教授辨治反复发作性单纯下尿路感染经验总结［J］．天津中医药，2022，39（5）：562-565．

［7］朱鹏宇，王耀光．黄文政诊治原发性膜性肾病临床经验总结［J］．天津中医药，2021，38（2）：176-179．

［8］李甜甜，王耀光，黄文政．黄文政运用虫类药治疗慢性肾脏病经验［J］．河南中医，2014，34（12）：2306．

［9］邢海涛，李静，窦一田，等．黄文政教授从络论治肾风病的学术经验［J］．中国中西医结合肾病杂志，2015，16（12）：1038-1040．

执笔者：杨波　黄建新　裴明　李静

曹式丽

——博学精研，杏林名师

一、名医简介

曹式丽，女，汉族，1949 年 8 月出生，天津市人，中国共产党党员，中医肾脏病专家。天津中医药大学第一附属医院主任医师、教授，博士生导师，全国老中医药专家学术经验继承工作指导老师，天津市名中医，历任天津中医药大学第一附属医院内科副主任、肾病科主任，兼任世界中医药学会联合会肾病专业委员会常务理事、中华中医药学会肾病分会委员、天津市中医药学会肾病专业委员会副主任委员。

二、名医之路

（一）初涉医门，勤勉好学

曹式丽与中华人民共和国同龄，其成长历程也深深地镌刻下国家发展的印迹。自幼年便耳濡目染中国传统文化，少年时更是接受良好的思想品德教育，打下坚实的文化基础，在其后的中专、大学、研究生经历，又使之获得了系统的医学教育。1965 年，曹式丽就读于中国医学科学院卫校，开启了她超过半个世纪的医学生涯。及至 1968 年毕业，奔赴黑龙江生产建设兵团，从事边疆医疗工作。特别是 1969 年战备医疗工作强度高、任务重，但曹式丽不畏艰苦、任劳任怨、积极肯干，圆满地完成了繁重的医疗工作，受到医院领导、同事，以及所属兵团部队战士、屯垦知青的广泛好评。艰苦的生活条件锻炼了意志，简陋的工作条件强化了业务，为曹式丽医学事业的发展奠定了初步的物质与精神准备。而后，一位上海知青的不幸离世，对曹式丽医学生涯的选择产生了巨大影响。一位生龙活虎，双肩挑担的精壮小伙，竟然瞬间出现器官衰竭，尿液标本镜下充斥红细胞与蛋白管型，团部乃至师部医院均一筹莫展，最终不幸去世。面对从上海赶来，痛彻心扉的知青父母，曹式丽深有感触，并立志在今后的医疗生涯中将攻克肾脏疾病作为主要学术目标。

1974 至 1977 年，基层医疗工作成绩优秀的曹式丽，进入天津医学院（现天津医科大学）中医系学习。在校学习期间，她珍惜每一次学习机会，由于品学兼优，多次受到学校嘉奖。毕业后，接受组织安排留校任教。而后，因高校院系建设调整，复于 1978 年调派至天津中医学院（现天津中医药大学），从事中医基础理论教学。1979 年，与中国工程院院士张伯礼等一批青年才俊一起考取天津中医学院（现天津中医药大学）国家统招的中医研究生，成为人才辈出的首届硕士研究班成员之一。研学期间，有幸师从津门名医、著名中医肾病专家柴彭年教授，主攻中医内科肾病方向。曹式丽因其勤勉的学习态度、扎实的业务基础，深得柴彭年教授赏识与培养，将之多年积累的临床经验、用药心得与基础理论研究成果倾囊相授，为曹式丽后续医学事业的发展进一步拓展了思路。经历三年中西医理论学习与临床锻炼之后，1982 年曹式丽以全优成绩获得医学硕士学位。同年，调入天津中医学院第一附属医院（现天津中医药大学第一附属医院）内科从事临床诊疗工作至今。

（二）兼收并蓄，锐意前行

曹式丽，人品清雅，医德高尚，践行"医者仁心""大医精诚"。尽管天津中医药大学第一附属医院肾病科医疗任务重，危重患者多，技术难度高，诸事繁多，但在曹式丽担任肾病科行政主任的 20 余年中，无论是贯彻执行医院各项中心工作，还是学科学术梯队建设均取得长足发展。作为学术带头人，曹式丽始终承上启下、跟踪学术领域前沿，倡导继承与创新有机结合，在中医肾脏病学术领域建树颇多，使科室中医临床与科研工作跻身全国领先水平，并为科室确立为国家中医药管理局重点学科、重点专科的学术地位奠定了坚实的前期工作基础。

（三）继承创新，步入辉煌

曹式丽积极致力于慢性肾脏病中医机制和治疗学研究，探索提高中医药防治疑难性肾脏疾病水平，在长达 40 余年的中医临床、教学与科研工作中，根据专业发展和临床的实际需求，以中医药防治重大疾病的方法、方案、规律及作用原理为临床研究的基点，针对疾病不同阶段的病理变化，以宏观辨证与微观辨证相结合，基于柴彭年教授"以肾为人体维持正常生理和抵御疾病之枢纽"学术理论、"补肾化瘀软坚法治疗慢性肾炎"学术观点及多年积累之内科疑难病诊治经验，以肾脏疾病，特别是慢性肾小球疾病、老年复杂性尿路感染、慢性肾衰竭等疾病的临床特征及演变规律的中医病机阐释、治则治法优化为主要研究方向，着眼于早期干预慢性肾脏疾病进展，降低肾脏终点事件相对危险性，提高中医药治疗疑难病的临床和科研水平，为中医药防治慢性肾脏病开拓了新的思路，逐步构建较为完善的中医肾病特色辨治体系并不断延展学术体系的内涵与外延，取得了一系列具有重要学术意义与科研价值的临床与基础研究成果。曹式丽提出慢性肾脏病肾络病证的核心特征与临床药物筛选原则，创立以"辛通畅络法"为代表的特色慢性肾脏疾病中医临床辨治体系；制定以中医药为主体，体现良好卫生经济学成本效益，并与西医学基本接轨的系膜增生性肾炎综合治疗方案；制订肾脏病中医常见证候诊断标准与医疗规程；制订临床综合治疗方案及疗效、证候改善评价指标；建立慢性肾脏病患者生存质量与远期疗效评价标准。同时，以阻断肾脏病理关键环节为切入点，从整体、器官、细胞、分子层面，探讨中药复方对慢性肾脏疾病肾脏组织纤维化、固有细胞损伤、细胞表型转化及活性因子调控等病变进程的影响，以期初步阐释中医药防治慢性肾脏疾病的作用机制与物质基础。主持、参与了包括 1 项国家"十一五"科技支撑计划项目课题、3 项国家自然科学基金项目课题在内的多项国家及省部级科研项目，获得省部级以上科研成果奖二等奖 2 项、三等奖 6 项，获国家级教学成果一等奖 1 项。

三、学术理论精粹

（一）肾的双向调节作用

多种慢性肾脏病的病机核心为本虚标实，且标实往往是导致疾病发生、复发或加重的因素。长期以来，受"肾无实证"观点的影响，在多种慢性肾脏病的治疗过程中往往过于强调补虚。曹式丽提出，对慢性肾脏病的防治，必须从动态平衡的角度、相反相成的层面来考虑，方能把握本质。肾主宰人体阴阳盛衰，体现在肾具有维持人体正常生理功能和抵御疾病的枢纽作用，显示了对立统一、相反相成的"双向调节"特点，并体现在以下方面。

1. 肾寓阴阳两重属性

肾为先天之本、生命之源。肾属下焦，在五脏中，为三阴之枢。"肾者主蛰"，阴精中寄寓阳气。肾的温煦与濡润、气化与封藏，反映其自身特有的阴阳两重属性。故肾为阴阳统一体，"分之则一而二，合之则二而一"。诚如景岳"五脏之阴气非此不能滋，五脏之阳气非此不能发"之谓，肾具水火之性，兼水火之司。

肾之水火既济，则相辅而安；一方偏亢，则百病俱生。肾之精气盛衰关系着机体安危。故而，肾之阴阳是人体阴阳的根本或基础，亦对整体阴阳盛衰发挥主导作用。

2. 肾精的贮藏与转输

肾聚先天之精而贮，受脏腑之精而藏，所谓"五液皆归于精，而五精皆统乎肾"。肾之精气在人体生命过程中表现为贮藏与转输两种变化形式。功能有三：其一，调节全身脏腑之精，是各脏腑功能活动之物质基础的补给站；其二，精能化血，乃血液化生的主要途径之一；其三，在肾脏不断发挥作用的过程中，转化为狭义肾精及肾气、肾阴、肾阳四种不同物质，进而完成肾脏的复杂功能。

肾精之贮藏、转输功能正常，则五脏元真通畅，气血相续不绝。肾精的贮藏与转输理论，与临床研究肾脏疾病的证候结构、代谢变化规律，以及治疗原则的确立，具有高度相关性。此外，由于肾所藏之精，必俟化血，通过经脉运行敷布，乃能奉神明之用，贯五脏、络六腑、营周身，而生命在于生化不息，脏腑功能皆赖气血为之通达，精足则血足。中医临床治疗慢性肾脏病的主要思路之一的"辨治阳明少阴"，便是取水谷精微化营为血及肾精骨髓化血之义。

3. 肾关的气化与固摄

大体可概言为"开""合"两方面功能。《内经》便有"肾者，胃之关"之喻，后世更谓"肾如一身巩固之关"。肾关之"开"，表现在对津液的蒸腾气化，分清泌浊，清者化津、化液，内而补益脑髓，外而润泽肌肤，三焦决渎畅利，浊者施泄体外。肾关之"合"，表现在对津液、精血、胎孕的固摄。肾关开闭有序，则开而不过，合不致闭。若肾的气化与固摄失常，必导致出现一系列病理变化。肾气从阳则开，从阴则合。阳太盛则关门不闭，水无底止而为消渴；阴太盛则关门常合，水无输泄而为肿满。以慢性肾衰竭为例，临证最常见的类型，当属肾阳虚衰，气化不足，湿浊内生，三焦壅塞之证。下元亏损，命门火衰，脏腑失于温煦、濡养，则腰酸膝软、面色晦滞、神疲肢冷、舌淡脉沉而细；肾阳衰微，气不化水，阳不化浊，则湿浊潴留，壅塞水道，泛滥肌肤而为水肿；肾关因阳微而不能开，因虚而致闭，则少尿和无尿。

4. 肾元虚衰五脏危笃

元气与脏腑气血之间时时呈动态转化状态。临床通常采用的"调五脏以治肾"与"治肾以调五脏"的治疗思路，便是此种辨证关系的具体体现。在慢性肾脏病病变进程中，若出现肾元虚衰，则五脏危笃。诸如肺肾同病，元海竭则诸气皆逆，气促喘急；肾衰累及心肝，浊毒入血，则气逆、血瘀、痰生、湿蕴、风动、火升诸变丛生，不胜枚举。肾脏虚损则五脏六腑皆失所恃，而阴阳病变无所不至。因此，阐发肾脏对整体阴阳盛衰的主导影响，以调动人体内部固有的调节能力，抵御病邪，可为慢性肾脏病及其相关并发症的治疗提供理论依据。

（二）慢性肾脏病的病理基础

慢性肾脏病的发生涉及多种病理因素，根据其病理特点及临床演变规律，中医肾脏病领域普遍认为其核心病机是正虚邪实。由于本类疾病临床谱广泛，影响因素多，个体差异性大，临床综合防治措施亦较为薄弱。为此，多年来曹式丽带领研究团队，从不同角度对本类疾病的病因病机、分期辨证、治疗方案不断进行着探索。

从中医学角度分析，一般而言，本类疾病病程绵长，肾气虚弱是导致疾病慢性化的内在因素，风湿、湿热、热毒和瘀痹则是疾病进程中重要的病理因素。根据中医学"审证求因"的原则，随着人类疾病谱的变迁和疾病的发生发展，均显示毒邪与多种慢性肾脏病的病理进程密切相关。由于肾脏精气的封藏和输布是在肾络中完成的，因此，肾络是气血运行的通道，也是病邪传变的途径。络病作为多种疑难病的共同发展环节，亦在慢性肾脏病的病变进程中举足轻重。在病理因素作用下，脏腑功能障碍，气血运行失和，使病理产物破坏了体内自我调节机制，从而毒损肾络成为多种慢性肾脏病共同的病理基础。从毒论治慢性肾脏病，通过祛除毒邪，进而提高脏腑自身化解毒邪的能力，以期控制病情，改善预后，其意义不仅在于拓展中医病因理论，也是临床审因论治思路与时俱进的体现。

根据中医学"亢害承制"理论，毒邪既是一类严重损害人体脏腑气血的致病因素，也是脏腑功能紊乱、气血代谢失常的病理产物。因此，毒邪的来源有外源性毒邪和内源性毒邪之别。外源性毒邪是指从外界感受的毒邪，多为感受六淫之邪毒或疫疠之气，诸如风毒、热毒、湿毒，与西医学中的各种致病微生物、药物的毒副作用及食物的添加毒素有关。内源性毒邪主要指脏腑功能失和，体内自身产生的浊毒、瘀毒等致病毒邪，同时包括外感六淫入里、五志过极或饮食失节，导致脏腑功能紊乱，气血运行障碍，代谢产物蓄积，所产生的一种有害物质，如西医学所指的变应介质、炎症介质、氧自由基、血肌酐、尿素、血尿酸等，都属于内源性毒邪。可见，毒邪既是导致疾病发生的原始病因和诱因，又是广泛存在多种慢性肾脏病，特别是疑难病中的病机状态。

"内源性毒邪"的形成过程和毒性效应，属于中医病因学说内毒致病的范畴。内毒源于内生诸邪。慢性肾脏病的病理过程显示，损伤肾络的"内源性毒邪"主要来源于两个方面：一是，机体在代谢过程中产生的各种代谢废物，由于其在生命过程中无时无刻不在产生，因而是体内毒素的主要来源；二是，人体原有的生理物质，由于代谢障碍，转化为致病物质而形成毒。内毒是脏腑功能紊乱，气血运行失调，使体内的生理产物堆积或病理产物蕴积不解，损害脏腑组织而生之毒。因此，无论瘀、痰、湿、热，凡诸邪壅滞蕴积，一旦酿化成毒，其致病作用都会由量变到质变。

中医病因理论源于对疾病发生发展过程的分析和把握。随着环境变化及疾病谱改变，慢性肾脏病等临床难治性疾病，往往具有多元性、复杂性、内伤性的致病特点。在传统病因学理论的基础上，根据"外源性毒邪"与"内源性毒邪"对慢性肾脏病的致病作用及其表现的临床特征，分析中医证候规律与微观指标的相关性，以期探求慢性肾脏病进程的可控性影响因素，将有利于提高中医药对慢性肾脏病的临床治疗与研究水平。

（三）三大医学思想

三大医学思想，涵盖生态大系统医学思想、个体化医学思想和治未病医学思想，是中医学独具特色，集中代表东方思维和智慧的医学思想。曹式丽认为，三大医学思想对复杂性疾病的治疗具有重要指导意义。

1. 生态大系统医学思想

所谓生态大系统医学思想，即中医学独具特色的看待疾病的时空观。在时空中动态地认识和把握疾病的基本特点和演变规律，在复杂多变之中找到共性；同时，又要在共性中把握个性。具体说来，就是把一个人所患的若干种疾病联系起来看待，把疾病和患病之人联系起来看待，将患者与所处的自然环境、人文环境、生活环境等联系起来看待。以临床常见的"菌群失调"为例。引起感染的直接原因是病原微生物侵害。近年来，微生态失衡是特殊人群感染治疗的难点。当前，尿路感染患者中，多重耐药的细菌、真菌、衣原体感染的比例明显增加，滥用抗生素致使菌群分布改变和诱导耐药性产生，进一步加重该趋势。

2. 个体化医学思想

个体化医学思想是指在分析和治疗疾病时"同中求异"，强调的是辨证论治的个性化。例如，复杂性尿路感染病程迁延，中医辨为肾络郁滞或虚滞证候，与贯穿于疾病发生发展过程的共性规律具有高度相关性。患者不同的证候类型分别表现为不同的程度和特点，诊治必须采取多层次、多因子协同分析的方法，否则难以概括证候的全部内涵。

3. 治未病医学思想

"未病"不仅是指机体处于疾病尚未发生的时段及状态，而且包括疾病在动态变化中可能出现的趋向和未来时段可能表现出的状态。中医治未病学说，包括疾病微而未显（隐而未现）、显而未成（有轻微表现）、成而未发（有明显表现）、发而未传（有典型表现）、传而未变（有恶化表现）、变而未果（表现出愈或坏、生或死的紧急关头）的全过程，是一个复杂的系统工程。而上述过程的每个环节，皆可根据疾病发生、发展、传播、转化的规律，采取使疾病朝正向逆转的措施。故而，对于慢性肾脏病的"未病先防"，从中医学角度分析，防治关口必须"前移"，即对于潜证和可预见证的提前干预，在疾病的全过程中重视预防。

四、临证经验

(一) 说案论病

验案举隅1：辛通畅络法治疗 IgA 肾炎

何某，女，42 岁。2012 年 4 月 18 日初诊。

主诉：持续蛋白尿及镜下血尿 4 年，肉眼血尿 2 周。

现病史：患者 4 年前因外感发热就诊时发现尿蛋白（++），红细胞 30~40 个 /HP，经治"感冒"症状消失，但蛋白尿及镜下红细胞持续存在。辗转诊治于相关专科，考虑为慢性肾炎，遍服多种"补肾""止血"药物，情况无明显改善。2 周前于劳累后出现肉眼血尿。

刻下症：自觉腰痛乏力，咽痛纳少，尿液色赤浑浊而有泡沫，大便不畅。舌红苔薄白，脉弦细。

辅助检查：24 小时尿蛋白定量 3.1g/24h，尿相差镜检：红细胞 382000 个 /ml，肾小球性 100%。尿常规：尿蛋白（+++），红细胞计数 1980 个 /μl；肾功能（－），风湿病抗体（－）。肾活检：系膜增生性 IgA 肾炎，伴局灶节段性肾小球硬化。

既往史：否认其他慢性病史。否认药物、食物过敏史。

西医诊断：系膜增生性 IgA 肾炎，伴局灶节段性肾小球硬化。

中医诊断：尿血。气阴不足，湿热毒邪蕴于肾络证。

治法：辛通畅络，补益气阴，清利湿毒。

处方：拟清利湿热，解毒凉血之剂。方用萆薢 15g，石韦 15g，金银花 30g，连翘 15g，白花蛇舌草 30g，重楼 15g，栀子 10g，知母 10g，茅根 30g，生侧柏 15g，茜草 15g，生地榆 30g，甘草 6g。水煎服，每日 1 剂，分 2 次温服。忌食海鲜、油腻、辛辣刺激之物。

二诊：服上方 7 剂后，患者咽痛减，尿色清澈，大便通调，纳增。仍感腰痛乏力。舌红、苔薄白，脉弦细。复查尿常规：尿蛋白（++），红细胞 420 个 /μl。处方：萆薢 15g，石韦 15g，生黄芪 30g，当归 15g，石菖蒲 10g，重楼 15g，白花蛇舌草 30g，茜草

15g，牛膝 15g，生蒲黄 10g，甘草 6g。

三诊：连服上方 14 剂后，患者活动后仍感腰酸痛，无其他不适感。血压：130/80mmHg。尿常规：尿蛋白（++），红细胞计数 20 个/μl；24 小时尿蛋白定量 1.02g/24h，尿相差镜检：肾性红细胞计数 8000/ml。处方：柴胡 12g，黄芩 10g，生黄芪 30g，当归 10g，女贞子 15g，细辛 3g，萆薢 15g，石韦 15g，金银花 30g，白花蛇舌草 30g，牛膝 15g，甘草 6g。

四诊：连服上方 4 周后，患者一般情况好，未诉明显不适。尿常规检查各项（−）；24 小时尿蛋白定量 0.15g/24h。守上方化裁，继续调治 2 个月巩固疗效。后随访 3 年未复发。

按语：IgA 肾炎在临床上通常呈现为虚、瘀、热、湿等病理因素交互错杂，故病程迁延难治。其中湿热毒邪既是导致血尿的原因，也是加重病情的重要诱因。湿毒郁久，化热生瘀，湿热瘀毒长期蕴结，损伤肾络，精微失摄，可见大量蛋白尿及各种瘀血、出血证候。因此，在病程迁延反复和慢性化阶段，祛除内源性毒邪是控制病理进程的关键环节。"辛味治肾"的组方思路，源于《黄帝内经》，后世医籍也多有阐述。如《素问·脏气法时论篇》云："肾苦燥，急食辛以润之。"成无己亦谓："水停心下不行，则肾气燥，宜辛以润之，细辛以行水气而润燥。"张景岳则曰："肾为水脏，藏精者也，阴病者苦燥，故宜食辛以润之……以辛能通气也。水中有真气，唯辛能达之。"上述诸药协同，辛通畅络，养脏理虚，促进气血调和，津液流畅，渗灌三焦。

验案举隅 2：祛风胜湿法治疗肾病综合征

赵某，女，68 岁。2008 年 4 月 10 日初诊。

主诉：水肿、纳差半年，进行性加重。

现病史：患者半年前劳累受凉后出现颜面及双下肢水肿，脘腹胀满，纳差，大量蛋白尿。入住某医院行肾活检诊为 Ⅱ 期膜性肾病。曾接受激素治疗，后因诸症加重，且胃镜显示为"糜烂性胃炎"即行停药，并转至我院。

刻下症：颜面虚浮，腰以下凹陷性水肿。自诉腰部疼痛，四肢关节、肌肉困重酸楚，气短乏力，胃脘胀满隐痛，纳果，尿液中泡沫持续不散，大便黏滞。舌淡胖、苔薄白，脉沉弦。

既往史：否认其他慢性病史。否认药物、食物过敏史。

辅助检查：血浆白蛋白 21g/L，24 小时尿蛋白定量 6.2g/24h，尿常规：尿蛋白（++++），红细胞计数 10 个/μl；肾功能（−），风湿病抗体（−），甲状腺功能（−），甘油三酯 4.25mmol/L。

西医诊断：膜性肾病 Ⅱ 期，糜烂性胃炎。

中医诊断：水肿，肾风病（风湿内扰，肾络瘀痹证）。

治法：祛风除湿，益气和中，化瘀通络。

处方：先拟健运脾胃，调畅中焦之剂。方用生黄芪 30g，党参 15g，苍术 15g，陈皮

10g，半夏 15g，茯苓 15g，枳壳 10g，白芍 15g，泽泻 30g，猪苓 15g，桂枝 10g，砂仁 6g，延胡索 10g，甘草 6g。水煎服，每日 1 剂，分 2 次温服。

二诊：服上方 7 剂后，胃痛脘胀减轻，纳增，大便通调。但仍感腰痛乏力，肢体关节困重，水肿略减。调整处方，生黄芪 30g，党参 15g，苍术 15g，厚朴 10g，陈皮 10g，半夏 15g，茯苓 15g，枳壳 10g，白芍 15g，泽泻 30g，猪苓 15g，桂枝 10g，青风藤 15g，汉防己 10g，甘草 6g。

三诊：上方连服 14 剂，现纳食基本正常，腰部及肢体困重疼痛减轻，水肿明显消退。复查血浆白蛋白 30.5g/L，24 小时尿蛋白定量 2.8g/24h。调整处方，以祛风除湿、温养脾肾、化瘀通络为法。予生黄芪 30g，党参 15g，当归 15g，青风藤 15g，汉防己 10g，僵蚕 10g，杜仲 15g，牛膝 15g，桂枝 10g，水蛭 6g，枳壳 10g，猪苓 15g，甘草 6g。

以上方为基础化裁，连续调治 3 个月，患者一般情况好。复查血浆白蛋白 35g/L，尿蛋白定量 0.26g/24h，尿常规（－）；甘油三酯 1.47mmol/L。肝肾功能（－）。此后继续调治 2 个月，巩固疗效，随访 5 年未复发。

按语：风湿合邪，乘虚侵扰于肾，是"肾风病"重要的病理特征。根据中医审证求因的原则，风为百病之长，常合邪致病。《临证指南医案》卷五谓："盖六气之中，惟风能全兼五气。"风湿内扰于肾，不同于单纯风邪或湿邪伤肾，先天禀赋不足、脏腑气血阴阳虚损是发病的内在根本。故临床以内外因共同作用者最为多见。风为阳邪，轻扬开泄，风性善行数变；湿为阴邪，其性重浊、黏滞；风湿相搏，循经入里，侵扰于至阴之肾，则导致病情迁延难愈。

验案举隅 3：扶正泄浊治疗糖尿病肾病合并周围神经病变

刘某，男，68 岁。2013 年 10 月 19 日初诊。

主诉：消瘦、乏力 4 年，水肿间作 4 年，双下肢疼痛 1 年余。

现病史：患者 4 年来明显消瘦，稍事活动即感乏力，双下肢水肿间作，反复查尿常规均显示尿蛋白（＋）、尿糖（＋）。结合其有糖尿病史多年，相关专科考虑为糖尿病肾病，予以胰岛素治疗。近 1 年患者渐进出现双下肢拘急疼痛或如针刺样，夜间疼痛尤甚，膝以下畏冷，夏季亦需棉被覆盖，夜间常因肢体疼痛难忍而失眠。1 年来遍服西洛他唑、甲钴胺等多种治疗糖尿病周围神经病变的药物，情况无明显改善。

刻下症：形体消瘦，面色苍白，双目失明，双下肢水肿，下肢拘急疼痛或如针刺样，夜间疼痛尤甚，膝以下畏冷，纳差，晨起恶心，呕吐痰涎，舌淡、苔薄白，脉弦涩。

既往史：糖尿病病史 16 年，糖尿病性视网膜病变 5 年。

辅助检查：尿素氮 14.79mmol/L，血肌酐 207.33μmol/L，微量白蛋白 456.μmol/L，白蛋白 28.4g/L，球蛋白 26.1g/L，钾 5.3mmol/L，二氧化碳结合力 18.3mmol/L，糖化血红蛋白 8.35%，纤维蛋白原 5.79g/L，血红蛋白 87.35g/L，24 小时尿微量白蛋白定量 3.8g/24h。

西医诊断：糖尿病肾病，慢性肾衰竭，糖尿病周围神经病变。

中医诊断：虚劳（脾肾虚衰，浊毒潴留，脉络瘀滞证）。

治法：益气养血，和胃降浊，化瘀通络。

处方：生黄芪 30g，当归 15g，黄精 30g，陈皮 10g，清半夏 15g，枇杷叶 15g，砂仁 10g，鬼箭羽 30g，猪苓 15g，土茯苓 30g，生蒲黄 10g，全蝎 6g，甘草 6g。共 7 剂。水煎服，每日 1 剂，分 2 次温服。

二诊：恶心减轻，纳略增。肢体水肿减轻，但疼痛同前。调整处方，予生黄芪 30g、当归 15g、陈皮 10g、清半夏 15g、黄精 30g、鬼箭羽 30g、砂仁 10g、猪苓 15g、土茯苓 30g、石菖蒲 10g、生蒲黄 10g、全蝎 6g、桂枝 10g、桃仁 10g、甘草 6g。

三诊：上方继服 2 周，现纳可，无呕恶，肢体无水肿，夜间肢体疼痛程度略减，睡眠改善。调整处方，予生黄芪 30g、当归 15g、陈皮 10g、清半夏 15g、黄精 30g、鬼箭羽 30g、砂仁 10g、土茯苓 30g、生蒲黄 10g、全蝎 6g、桂枝 10g、桃仁 10g、红花 10g、牛膝 15g、甘草 6g。

四诊：以上方为基础化裁，继服 4 周，患者一般情况可，肢体疼痛明显减轻。调整处方，予生黄芪 30g、当归 15g、陈皮 10g、清半夏 15g、黄精 30g、鬼箭羽 30g、砂仁 10g、土茯苓 30g、生蒲黄 10g、全蝎 6g、桂枝 10g、僵蚕 10g、赤芍 15g、牛膝 15g、甘草 6g。

五诊：以上方为基础化裁，继服 4 周，患者一般情况可，肢体无冷痛。调整处方，予生黄芪 30g、当归 15g、陈皮 10g、清半夏 15g、黄精 30g、鬼箭羽 30g、砂仁 10g、土茯苓 30g、丹参 30g、苍术 15g、桃仁 15g、赤芍 15g、牛膝 15g、甘草 6g。

此后患者坚持治疗，病情长期稳定。

按语：慢性肾衰竭是各种病因引起肾脏损害和进行性恶化的结果。其病理关键是脾肾衰败、浊毒羁留、肾络瘀阻等因素交互错杂。治疗通常面临补泻两难的局面，特别是继发性肾脏病的患者，组方应权衡正虚、湿邪、浊毒、瘀血，标本缓急，诸法联合，以期攻邪不伤正，补益不碍邪。在诸脏腑失调、多系统受累的情况下，脾胃问题往往突出，故调理脾胃、把握中焦是治疗的首务。常用方法是祛湿化浊、和胃降逆。药物配伍可采取辛开苦降、寒热并用的原则。肾衰患者正气衰微，应予补益，但肾衰阶段脏腑功能低下，患者正气虽虚，但亦宜平补，缓缓图之。

验案举隅 4：调畅气机法治疗复杂性尿路感染

李某，女，72 岁。2014 年 4 月 2 日初诊。

主诉：尿频、尿痛反复发作 8 年，加重 3 个月。

现病史：患者 8 年前因肿瘤手术而施行尿道器械操作，继之出现高热、腰痛、尿频急而痛，考虑为尿路感染，予以对症处理。此后尿频、尿痛每遇劳累而复发，经常自服"消炎药"治疗。3 个月前受凉后上述症状持续且进行性加重，已用抗生素治疗，因病情无缓解而就诊。

刻下症：小便频数短涩，每日可达十数次，排尿后亦感窘迫，连及会阴。小腹畏凉，拘急重坠胀痛，以致夜寐欠安。否认腰痛，肢体不肿。舌淡红、苔白微腻，脉弦细。

既往史：糖尿病病史 12 年。宫颈癌术后 8 年。

辅助检查：尿常规：尿蛋白（+），白细胞计数 240 个 /μl；肾功能（-）；清洁中段尿细菌培养为粪肠球菌，菌落计数 ≥ 10^5/ml，药敏试验提示多重耐药。

西医诊断：复杂性尿路感染，糖尿病，宫颈癌术后。

中医诊断：气淋（肾虚气化不利，浊邪留恋，肝经气滞络瘀证）。

治法：通淋化浊，调畅下焦气机。

处方：萆薢 15g，石菖蒲 10g，柴胡 10g，乌药 10g，小茴香 10g，吴茱萸 6g，延胡索 10g，赤芍 15g，冬葵子 10g，土茯苓 30g，大血藤 15g，土贝母 15g，甘草 6g。共 7 剂，水煎服，每日 1 剂，分 2 次温服。

二诊：排尿短涩、窘迫不适感减轻，每日不足 10 次。仍感小腹畏凉，重坠隐痛，大便不畅。复查尿常规：尿蛋白（-），白细胞计数 60 个 /μl。调整处方，予萆薢 15g、石菖蒲 10g、柴胡 10g、乌药 10g、沉香 6g、吴茱萸 6g、延胡索 10g、土茯苓 30g、大血藤 15g、土贝母 15g、桃仁 10g、甘草 6g。

三诊：排尿次数减至每日 6~8 次，已无短涩、窘迫感。小腹重坠、冷痛明显减轻，大便通调。复查尿常规：尿蛋白（-），白细胞计数 10 个 /μl。调整处方，予萆薢 15g、石菖蒲 10g、白芍 10g、乌药 10g、土茯苓 30g、大血藤 15g、土贝母 15g、沉香 6g、肉桂 6g、延胡索 10g、香附 10g、甘草 6g。

四诊：患者一般情况好，口微渴，未诉其他不适。复查尿常规（-）；清洁中段尿细菌培养：无细菌生长。调整处方，予萆薢 15g、石菖蒲 10g、白芍 10g、乌药 10g、土茯苓 30g、大血藤 15g、土贝母 15g、知母 15g、黄柏 10g、肉桂 6g、延胡索 10g、香附 10g、甘草 6g。

五诊：患者一般情况可，肢体无冷痛。调整处方，予生黄芪 30g、当归 15g、陈皮 10g、清半夏 15g、黄精 30g、鬼箭羽 30g、砂仁 10g、土茯苓 30g、丹参 30g、苍术 15g、桃仁 15g、赤芍 15g、牛膝 15g、甘草 6g。

此后患者坚持治疗基础病，尿路感染长期无复发。

按语：复杂性尿路感染的突出特点是反复发作与慢性化，主要缘于患者存在着多种不易纠正的局部及整体因素。在病程中，病变的前提是正气已伤，但尚有不同程度的余邪留恋，以致正邪此消彼长，形成缠绵之势。故在多数情况下都属虚实错杂。控制病情必须重视内因，治疗注重局部与整体关系。而积极治疗基础病，根据病程阶段以通补结合，配合扶正培本为法治疗，其疗效常会优于单纯"抗菌消炎"。

（二）遣方用药

肾脏疾病的临床表现、演变转归复杂多变，包罗万象。在长期的临床实践过程中，曹式丽逐步形成诸多自身用药习惯，不胜枚举。现列举曹式丽较有个人特色之遣方用药经验如下。

1. 扶正泄浊兼顾

慢性肾衰竭是多种病因引起肾脏损害和进行性恶化的结果。依据中医辨证，其病理关键主要在于脾肾衰败、浊毒羁留、肾络瘀阻等病理因素交互错杂。通常治疗补泻两难。因此，曹式丽主张，临床重点是根据慢性肾衰竭的核心症状及微观指标等综合情况，以基础治疗为前提，包括纠正电解质紊乱及酸中毒，控制感染，控制血压等心血管损害，饮食及生活调摄，等等，同时把握脾肾虚衰、湿邪、浊毒、瘀血等病机环节，将扶正固本与祛邪泄浊结合起来。权衡标本缓急，诸法联合，以期达到攻伐邪毒不伤正气、补益脾肾不碍邪浊之目的。其中，针对非透析的慢性肾衰竭，药物治疗的基本方法主要有以下三项。

（1）把握中焦法：老年慢性肾衰病因复杂，以致诸脏腑失调、多系统受累。但在众多需要解决的矛盾中，脾胃功能薄弱往往是老年人最突出的问题。故调理脾胃、把握中焦是治疗的首务。上下交损，当治其中。调理中焦必须通调整体气机，若中焦阻隔，久必影响上焦和下焦的气机升降交通，形成"关格"。调理脾胃的常用方法是祛湿化浊，和胃降逆。药物配伍采取辛开苦降，寒热并用。此法适用于湿浊中阻，胃失和降之证，临床症见恶心呕吐、纳呆腹胀、神疲倦怠、尿液减少、苔腻脉滑等。本法有助于调节气机升降功能，和胃泄浊。属于热证者常用苏叶黄连温胆汤加减；属于寒证者用小半夏加茯苓汤合吴茱萸汤等。常用药包括半夏、竹茹、陈皮、枳壳、茯苓、苏梗/苏叶、旋覆花、代赭石、枇杷叶、土茯苓、生姜等。化浊降逆，缓解呕恶，增进饮食，才能为其他治疗提供条件。

（2）补益扶正法：肾衰患者正气衰微，应予补益。针对慢性肾脏病虚损证候的补益治疗，临床通常划分为清补、温补、平补、峻补、滋补、调补六种类型。其中清补、温补、平补、调补法，对于虚实错杂之证较为适宜。曹式丽认为，根据慢性肾衰竭的分期辨证，一般情况下以气阴两虚者居多。扶正治疗宜以补益脾肾为主法。冀此化生精血，温煦阳气，使精气充盛方能泄浊。但肾衰阶段脏腑功能低下，患者正气虽虚亦以平补为要，缓缓图之。若强用峻补，则壅塞气机，滋腻脾胃，不仅难以受纳，且易致湿热，助长邪实，欲速不达。在药物选择方面，温阳益气不宜过于温燥，滋阴养血不宜过于滋腻。其中，以生晒参、太子参、黄芪、白术、山药、冬虫夏草等为补益脾肾要药；滋养肾阴宜用枸杞子、山茱萸、女贞子、墨旱莲、阿胶等；温补肾阳宜选菟丝子、巴戟天、肉苁蓉、仙茅、淫羊藿、补骨脂等。慎用桂附等刚燥之品。治疗肾性贫血、低蛋白血症时注重调补精血，在补益脾肾的基础上选用当归、黄精、阿胶等。慢性肾衰竭患者机体免疫功能低下，年高体衰，加之精华外泄，卫表不固，易感外邪，加速肾功能的恶化。适时采用益气固表之剂，如玉屏风散加味，是增强患者机体防御功能的重要措施。

（3）通腑降浊法：通腑主要指通利大肠之腑。以通腑降浊法治疗慢性肾衰竭，近年来在临床上应用甚广。众多文献报道了以大黄治疗氮质血症效果较佳，其作用主要在于排泄浊毒，同时又具有清热解毒、活血化瘀、安和五脏的功效。曹式丽在介绍自己学习心得时说，早在数十年前，通腑泄浊法尚未在国内普遍应用，其授业导师柴彭年教授针对邪毒久羁，郁久化热，或过用温阳而致热毒入于血分，临床症见烦躁、鼻衄、苔黄燥、脉弦数等，即以大黄荡涤三焦壅滞，配合土茯苓、忍冬藤等清解血分热毒，排除脏腑浊毒。此后她与学术团队在临床观察的基础上，曾就"通腑降浊法治疗慢性肾衰"进行过专题研究并取得成果。通腑降浊法从广义讲包括通利大肠之腑与通利膀胱之腑，以此治疗慢性肾衰竭体内秽浊潴留，既可通降阳明之腑，泄其浊毒，也可助膀胱气化以泌别清浊，祛邪安脏，从而改善因虚致实的病理状态。

（4）祛瘀生新法：病入血分是众多慢性肾脏病的重要病机，血液生理常态的调和、流畅，与病理变态的虚损、瘀滞是决定疾病转归及预后的关键。尽管慢性肾衰竭的原始病因、病理类型及临床表现各异，但其病理改变主要涉及"虚"与"瘀"两个关键环节。瘀血既是肾衰的病理产物，又是肾衰的致病因素。脾肾亏虚以致气血生化乏源，气虚则血瘀；病本在虚，虚而致瘀，以致络损血溢，血不循经。曹式丽认为，祛瘀生新法的应用，核心指征是患者具有明显的疼痛症状，如腰痛及肢体疼痛，兼有面色晦暗、鼻衄、齿衄及其他少量出血见症，舌色暗淡，脉沉而涩。中医学对痛证的发生，概括起来有两方面的认识：其一，"不通则痛"。不通的意思是障碍，指气血受到某种因素的影响，产生郁滞、冲逆或瘀结等病理变化，因而出现疼痛。其二，"不荣则痛"。气血虚少而不能维持正常的调和、流畅，脏腑经脉失其濡润、充养而致疼痛。实际也存在气血周流失常，故虚痛用补仍有通的意义。此外，中医学理论认为，离经之血即是瘀血，瘀血不去，则新血不得归经。故慢性肾衰竭而见疼痛者，既有实邪壅滞脉络，"不通则痛"，又因气血精华亏虚，"不荣则痛"，是多种病机复合所致，并非单一因素构成。所以，从血论治，通过调整机体血流动力学功能，以期达到改善局部病灶的瘀滞，是中医治疗多种顽疾的重要方法之一。祛瘀生新法延缓慢性肾衰竭的作用、原理，即在于理血祛瘀，疏通肾络，通过推陈致新，促进新血归经。常用三七、当归、益母草、丹参、赤芍、川芎、红花、桃仁等。此法在临床中多有应用。

2. 从肝论治复杂性尿路感染

感染是许多病变急性发作的常见诱因。肾脏病患者感染的发生率，比一般人群高 10 倍以上。其中，发生于全身或慢性肾实质疾病基础上的复杂性尿路感染，经典治疗往往难以控制病情。常见者，如患者免疫功能低下，肾脏代谢障碍及内环境紊乱，机体对感染的应答反应异常，病原体分布改变和产生耐药菌株，尿路解剖和功能异常，等等。病程缠绵，迁延反复。尤其是近年来临床研究显示，多重耐药的细菌、真菌、衣原体感染的比例明显增加，而滥用抗生素致使菌群分布改变和诱导耐药性产生，加重了这一趋势。一些机体内原本存在的共生菌、益生菌转变成了条件致病菌，造成人体微生态失衡，更增加了特殊人群感染的治疗难度，并严重影响了基础病的预后。从而成为专业领域面临的瓶颈问题。故而，曹式丽认为，诊疗复杂性尿路感染，必须分析尿路感染高发人群与机体病理状态的相关性。强调面对复杂情况时，需要理清诊治路径，综合评估与病情相关的因素，明确应解决哪些关键环节，以确立临床重点干预的靶目标。至于中医治疗主导思路，曹式丽临证注重从肝论治，促进经气贯通。其认为复杂性尿路感染临床主要有两类见症：其一，排尿涩滞，淋沥不畅，小腹胀满较明显，尿后余沥不尽，苔薄白，脉弦；其二，病程经久，迁延反复，遇劳诱发或加重，小便淋沥不已，涩痛不著，腹重坠及肛门。基本病机乃气机郁结，膀胱气化不利。上述类型发病往往有情志诱因或妇科、男性生殖器官等邻近器官病变的影响，许多病证表现常常与肝关系密切，而临床从肝论治往往可以收到较好疗效。曹式丽从肝论治复杂性尿路感染，具体包括疏肝、清肝、温肝、养肝等方面。

（1）舒畅肝郁法：通过解郁、理气、活血以达到舒畅肝郁气滞血瘀的治法。又分为疏肝理气、疏肝通络两个层次。

疏肝理气主要用于解除肝气郁滞的状态。适用于排尿艰涩疼痛、尿后余沥不尽、小腹胀满较明显的"气淋"，兼见情志抑郁、食欲不振、呕逆、胁腹隐痛、肠鸣便泄、便后不爽、舌苔薄、脉弦等肝气郁结证。基础方药为逍遥散、柴胡疏肝散、加味乌药汤，常用香附、郁金、苏梗、青皮、橘叶、川楝子之品，开郁理气，配合柔肝，缓解少腹胀满疼痛。本类情况常见于中年女性，患者多因尿路窘迫感明显，既往长期应用抗生素或苦寒中药，以致损伤脾胃。整体状况以膀胱神经调节功能失调表现，兼肝气郁结，肝胃不和或肝脾不调为突出见症。原有基础病的规范治疗受到很大限制，可配合应用本法。《证治要诀·淋》谓："津道之逆顺，皆一气之通塞为之。"此外，注意理气药多香燥耗散，必须斟酌用量，适可而止，否则反助湿热、消损阴血。

疏肝通络则是在疏肝理气的基础上兼有活血之功，用以通瘀阻、畅肝络。适用于淋证病程绵长，肝气久郁，络脉瘀阻，临床以少腹重坠、隐痛持续为突出表现。基础方药为沉香散、石韦散、桃核承气汤、膈下逐瘀汤等，常用沉香、旋覆花、新绛、桃仁、泽兰、延胡索、赤芍、王不留行等药物。若患者血瘀较著，正气尚充，可配合土鳖虫、全蝎等虫类药物，以加强治疗力度。

（2）凉肝清利法：适用于肝郁化热，蕴结膀胱的病证。一般而言，膀胱湿热是淋证形成的主因，或因秽浊之邪蕴结下焦，或由他脏邪热移入膀胱而产生。此阶段的治疗应除邪务尽，以阻断病邪深入。若热邪入里，客于肝经或肝郁化热，与湿热相兼，湿毒瘀热蓄于下焦者，重在凉肝清利。本法多见于淋证的急性发作阶段，内热客于肝经，或气郁化火，症见尿液浑浊、排尿灼热而痛，兼见发热、口苦、便秘、舌边尖红、舌苔黄腻、脉象弦数等湿热弥漫三焦症状。基础方药为柴芩通淋汤、程氏萆薢分清饮、清心莲子饮等。热邪较重者适时选用羚羊角，配合加用牡丹皮、山栀子、黄芩、竹叶、重楼、白花蛇舌草、土茯苓、大血藤、土贝母、半枝莲、生地榆等清热解毒药物。

（3）温肝散寒法：通过应用温阳药物，驱散滞留体内的寒邪，以达散寒行气止痛之功。适用于寒滞肝脉证。以淋证日久、少腹胀痛、会阴或睾丸坠胀湿冷、舌润滑、苔白、脉沉弦或迟为主要表现。基础方药为天台乌药散、暖肝煎。常用药物为乌药、吴茱萸、肉桂、细辛、蜀椒、小茴香、艾叶等。在寒滞肝脉证的基础上，若又有头昏乏力、腰部冷痛、手足不温、尿频夜甚、面足轻度浮肿、大便溏薄、舌淡润胖大隐紫、脉细弱或沉迟等见症，应兼温肾阳，以祛虚寒。基础方药为二仙汤、金匮肾气丸。常用药物有淫羊藿、巴戟天、肉苁蓉、山茱萸、枸杞子、菟丝子等。阳虚内寒较著者，加附子、干姜、肉桂。

（4）柔肝补虚法：即通过滋阴养血以补肝之虚，缓肝之急，分为补养肝血、滋养肝阴两个层次。

补养肝血适用于淋证日久，又因基础病的消耗而致肝血亏虚之证。临床表现为病程经久，迁延反复，遇劳诱发或加重，小便淋沥不已，涩痛不著，腹重坠及肛门，兼以眩晕头痛、两胁苦满、肢体麻木拘急、面色萎黄、月经量少或闭止不行、失眠多梦、唇色淡白、舌淡白、脉沉细等。基础方药为四物汤、当归补血汤加味。常用药物有当归、熟地黄、牛膝、川芎等。慢性肾脏病 3 期之后出现肾性贫血，亦可用此法。

滋养肝阴则往往通过使用养阴柔肝药物，缓解肝阴不足之证。病史与上述情况大致相同，兼有虚热表现，包括头眩目涩、腰膝酸软、咽喉干痛、五心烦热、失眠盗汗、舌红苔少、脉弦细等。基础方药为一贯煎、芍药甘草汤。常用药物有乌梅、白芍、当归、川芎、生地黄、枸杞、何首乌、女贞子等。在慢性肾脏病的病程中，肝阴虚、肾阴虚往往同时并见，一般可兼滋肾阴，滋水涵木。

此外，柔肝补虚是改善患者整体情况的重要方法。血虚日久，虚风内动，少腹拘急，肢体麻木震颤，当予柔肝补虚，柔肝宜以甘缓配伍酸收，如木瓜、白芍、乌梅、五味子、山楂、甘草之类。酸甘化阴，不仅能缓解肝络挛急，亦可达滋养阴血之效。临床显示，单纯滋养往往不足以缓急止痛，只有补虚、柔肝二者兼顾，并佐少量行气化滞之品以灵通气机，方可起到相得益彰作用。

3. 肾络病证的基本治法

曹式丽认为，尽管肾络病证的原始病因、病理类型及临床表现各异，其病理改变主要涉及"虚"与"瘀"两个关键环节。因而，治疗的根本目的在于保持络脉通畅。所谓"络以通为用"，即采取入络药物，调整络病病理状态，以使气血运行恢复正常，达到"通"的效果。具体而言，肾络病证治疗的前提是筛选通络药物，研究配伍规律。由于慢性肾脏病多属虚、瘀、湿、热胶结为患，肾络病证的治疗通常分为两类：一类是祛邪通络，"祛菀陈莝"，主要针对风邪、痰浊、血瘀、水湿等病理因素，选择辛温通络、辛润通络、辛香通络、虫蚁搜络等药物；另一类是扶正理虚、养脏和络，通过调理脏腑气血阴阳，气机升降出入，以助通络，多选择补气通络、辛甘通补、滋润通络等药物。

（1）辛通畅络法：辛味药辛香走窜，能散能行，行气通络。络病治疗常以辛味为主，或佐以辛味药。所谓"络以辛为泄""酸苦甘腻不能入络"，强调辛味药对疏通络脉具有重要作用。按照络脉空间分布规律，与病邪在外的体表阳络病变不同，肾脏疾病慢性化过程所产生的湿、痰、浊、瘀结于脏腑阴络，胶着难解，一般药物难达病所，致使病势难以逆转。而辛药走窜通络，既可透达络邪使之外出，又可引其他药物达于络中以发挥作用。本法适用于慢性肾脏病痰瘀之邪郁滞络气，腰部或肿或麻或痛，部位不固定，症状时轻时重，按之无形，舌淡苔薄白，脉弦之证。

辛通畅络法的药物选择，又有辛香通络、辛温通络、辛润通络之别。

辛香通络，如降香、麝香、檀香、乳香等；辛温通络，如细辛、麻黄、桂枝、薤白之属。其中，麻黄辛温通络，外通玄府，上宣肺气，下通三焦水道，不但适用于起病急骤之风水证以宣肺利水，更善深入脏腑经络以通络祛邪，配伍治疗顽固性水肿。辛润通络法系辛通与柔润的药物相伍，以冀宣通脉络、滋润阴血，临床适用于邪气久伏，阴血暗耗，"气留而不行，血壅而不濡"之证候。东汉仲景之《金匮要略》治疗肝着的旋覆花汤，一般被视为辛润通络法的范例。清初医家叶桂阐发了"初为气结在经，久则血伤入络"的著名论点，并针对"络虚"而致气钝血滞的基本病理，提出依据病性寒热之异，予以"柔温辛补"或"凉润辛补"配伍。辛润通络之常用药为当归、桃仁、旋覆花、泽兰、红花、茜草、赤芍、川芎、巴戟天、狗脊、肉苁蓉、鹿角霜等。

在长期大量的临床实践中，曹式丽效法前贤，融会己见，结合脏腑特性，治疗诸阴血不足、脉络瘀痹之痼疾，常有效验。致使该法推陈出新，以广其用。例如，采用辛通柔润相兼治疗肾络瘀痹所致之迁延不愈的血尿，以辛润开其闭结治疗脑络壅塞所致之血管神经性头痛，用凉润兼以通降治疗胃虚络瘀所致之慢性胃病，以柔缓兼疏肝用治疗肝脉痹塞所致之持续性胸胁痛，等等，收效甚捷。

曹式丽在辨证过程中往往强调，络病与通常意义的血瘀证，其内涵和外延既有重叠又各自独立。辛通畅络有别于单纯的活血化瘀。因为从微观领域而言，络病既包括致病因素所引起的脉络结构损伤，也包括脏腑组织继发性功能障碍等病理改变。而血瘀证的重点是反映血液瘀滞、运行不畅的状态，在宏观辨证中虽有明确的临床指征，却并不反映络脉自身的结构改变。目前广泛应用的某些活血药物，也同时具有辛味通络的作用，如桃仁、红花、赤芍、川芎、牡丹皮、益母草、郁金、三棱、莪术、延胡索等。临床也可配伍治疗肾络瘀阻之证。

（2）化瘀通络法：主要适用于久病久痛络脉瘀阻，或结为癥积，或肢体痹痛，或虚劳病证。此为在多种慢性肾脏病迁延日久的基础上，发生的病邪结聚成形的病理变化，如糖尿病肾病继发瘀血、水湿、浊毒等病理产物，蕴结闭阻肾络，以及络息成积之证。临床表现为面色晦暗，皮肤紫斑或呈现丝状红缕，肌肤甲错，或见有形癥积，腰腹钝痛，面目肢体水肿，老年男性尿频且进行性排尿困难，等等；舌暗，脉细涩或弦细。络病之初，络气郁闭，辛香草木之品或可疏畅络气，久病久痛久瘀入络，凝痰败瘀混处络中，非草木药物所能奏效，唯虫类通络药物性善走窜，剔邪搜络，散结化积，独擅其功。常用药物有水蛭、土鳖虫、虻虫、蜈蚣，鳖甲等。现代药理学研究普遍证实，该类药物一般具有抑制血栓形成及降低血小板聚集性和黏附性等作用。

（3）搜风通络法：主要用于久病不愈，风邪入络，痰瘀互结，络脉绌急，症见肢体一过性疼痛麻木，或肢端青紫麻木疼痛，四末不温者。常见于糖尿病肾病、结缔组织病肾损害或高血压肾损害等所致络脉瘀塞之证。药物选择虫蚁搜络药或藤类通络药。前者常用全蝎、蜈蚣、地龙、蝉蜕、露蜂房、乌梢蛇、白花蛇等，重在搜风解痉通络；后者常用雷公藤、络石藤、忍冬藤、青风藤、鸡血藤等，重在祛风散结通络。

（4）养脏和络法：遵叶天士"大凡络虚，通补最宜"之说，为络虚通补之法，适用于肾络失于荣养的证候。络脉为气血汇聚之处，贯通营卫、渗灌脏腑组织。肾络失荣即为肾中精气阴阳不足。气虚不能充养，阳虚络失温运，血虚不能滋荣，阴虚络道涩滞，则络脉失荣，络中气血不能维持正常的调和流畅。因此，络虚通补，体现在本虚证的整体调节。临床常予益气补血、养阴填精、荣养络脉，以补药之体作通药之用，适当配伍通络祛滞之品。养脏和络类药物，益气常用人参、生黄芪，取其大补元气，羊气旺而行；温通督脉首选鹿茸，督阳充沛，则经流络充；阴血涩少，络道失荣者，治以麦冬、沙参，滋阴生津；当归、阿胶养血活血，滋荣络脉。肾络失养，日久不复者，治宜鹿角胶、紫河车、猪（羊）脊髓、牛胫骨髓等滋填络道，以血肉有情之品，培植人体脏腑之生机；同时配伍藤类通络药，如鸡血藤之类，行血滞，通络脉。

参考文献

［1］曹式丽.尿毒症合并感染证治述要［J］.天津中医，1993（3）：4-5.

［2］曹式丽.中老年复杂性尿路感染的诊治［J］.中国中西医结合肾病杂志，2003（4）：244-245.

［3］戴立恒.曹式丽从湿热论治肾性血尿的经验［J］.辽宁中医杂志，2007（5）：563-564.

［4］曹式丽，王宁.肾络病证的核心特征与临床药物筛选原则［J］.天津中医药，2007（6）：486-488.

［5］支勇，赵巍，曹式丽.曹式丽运用辛通畅络法治疗膜性肾病经验［J］.中医杂志，2019，60（17）：1459-1462.

［6］黄勇，窦一田，曹式丽.从风湿扰肾肾络失和论治慢性肾脏病［J］.时珍国医国药，2016，27（9）：2218-2219.

［7］支勇，林燕，曹式丽.曹式丽应用辛通畅络法论治慢性肾脏病概述［J］.天津中医药，2021，38（6）：715-717.

［8］黄勇，曹式丽.曹式丽治疗狼疮性肾炎临床经验述要［J］.辽宁中医杂志，2012，39（5）：798-799.

［9］曹式丽，柴彭年.关格证临床辨析［J］.天津中医，1993（5）：17-17.

［10］张洪义，曹式丽，何永生，等.补虚活瘀法治疗肾性贫血临床观察［J］.天津中医，1992（1）：12-13.

执笔者：窦一田

整理者：郝征

资料提供者：林燕

血液病科

戴锡孟

——血液名医，教育名家

一、名医简介

戴锡孟，女，1940 年 4 月 29 日生，汉族，河北省安国市人，中国共产党党员，天津中医药大学教授、博士生导师，天津市授衔"中医血液病学专家"，享受国务院特殊津贴专家，学术专长为中医血液病学临床及科研。曾任天津中医学院（现天津中医药大学）院长，原天津市委教育卫生工作委员会副书记，第七、八、九届全国人民代表大会代表，天津市人民代表大会常务委员会委员，天津市政协医疗卫生体育委员会主任，天津市中医药学会会长，国务院学位委员会中医药组专家，中国中西医结合学会血液学专业委员会副主任委员，国家食品药品监督管理局新药评审专家，国家自然科学基金评审专家，天津市中西医结合学会血液学专业委员会主任委员，天津市科学技术协会常务委员会委员。由于戴锡孟在中医学领域的出色成绩，多次受到各级表彰。1985 及 1994 年两次获得天津市三八红旗手称号，1999 年获全国三八红旗手称号，1995 年获天津市"八五"立功奖章及天津市中国科技英才称号，1996 及 2000 年两次被评为天津市劳动模范。

二、名医之路

戴锡孟，1962 年毕业于天津中医学院（现天津中医药大学）。5 年中医专业的学习，使她初步奠定了中医理论及临床基础。同年进入天津中医学院第一附属医院（现天津中医药大学第一附属医院）妇科任住院医师，师从津门妇科名医顾小痴，随师查房侍诊。顾老从医数十载，中医经典理论造诣颇深，尤擅长妇科，针对经前诸证提出了"脏腑先虚，冲脉气盛，虚邪易发"的病机，对先兆流产、不孕症、产后诸症及围绝经期综合征的遣方用药均有独到之处。在随师进行临床实践的过程中，学验渐丰。在妇科工作期间，常常碰到贫血、血小板减少等血液病患者，以中医药辨证治疗疗效显著，遂对血液病比较关注。

1969 年调往内科，任内科副主任，师从陶建修主任潜心学习中医治疗血液病经验，并得到阮士怡、张翰清、邱绍卿、柴彭年、王云翮等名医的悉心指导，奠定了良好的内科临床基础。自 1973 年起，利用一年半的时间在天津市第一中心医院参加天津市第一届主治医师进修班，进修西医内科，特别是血液病学科，曾先后得到张久山、王今达、曹会觅、杨崇礼、杨天楹、陈文捷、储榆林等著名专家的直接指导，在中西医结合治疗血液病的临床及科研方面打下了较为坚实的基础。

20世纪70年代初，天津中医学院第一附属医院（现天津中医药大学第一附属医院）建立了天津市第一个"中医血液病专科"，设专门血液病房，并组建了血液病实验室，开展对血液病的临床及科研工作，主攻再生障碍性贫血及白血病。在国内较早提出了"肾虚是再障发病的关键，补肾是治疗再障的根本"的观点。创立"补肾活血法"治疗慢性再生障碍性贫血，取得了显著疗效，并在免疫学、遗传学、分子生物学等方面进行了实验研究。在白血病研究方面，确立了"清热解毒，活血化瘀"的治疗大法，是全国首位应用中药"六神丸"和"梅花点舌丹"治疗急慢性白血病，取得了可喜疗效。并在此基础上进行实验研究，两项研究均获天津市科技进步二等奖。多年来主持和参与国家自然科学基金项目3项，省部级课题10余项，获天津市科技进步二等奖2项，国家级三等奖1项。戴锡孟对血液系统疾病研究了近40年，1991年被天津市政府授予"中医血液病专家"称号，2011年被评为天津市名医。

三、学术理论精粹

戴锡孟系统学习中西医知识，刻苦钻研中医，始终坚持中医为本、西为中用，重点从事血液病的研究，师从陶建修主任潜心学习中医治疗血液病经验。深刻领悟唐容川在《血证论》中所谓："人之一身，不外阴阳，而阴阳二字，即是水火，水火二字，即是气血。"故血证与五脏相关，与气血阴阳相随。而虚、毒、瘀、积四者，既是血证的致病因素，又是其发病过程中的病理产物。故凡血证当以脏腑气血阴阳为纲，虚毒瘀积为目，只要抓住关键，病证便可迎刃而解。在中医血液病方面成绩斐然。

（一）"五脏虚损以肾为主，补肾是治疗再障"的基本大法

虚损是以脏腑元气亏损，精血不足，久虚不复为主要病理过程，以五脏虚证为主要表现的一类慢性虚衰性病证之总称。常因先天不足、后天失养、邪毒外袭或诸病误治失治，而使元气亏损，精血虚少，脏腑功能衰退，气血生化不足所致。其临床表现错综复杂，又有诸如虚、损、劳、极等轻重程度的不同，但总以诸虚不足、病势缠绵为其特点。

《素问·通评虚实论篇》曰："精气夺则虚。"这是虚证的基本概念，又是虚损证的纲领性提示。不同病因作用于不同禀赋的机体，虽然其病机性质、传变趋势异常复杂多样，但概括起来不外阴虚、阳虚、气虚、血虚四端，虽然其涉及五脏各有侧重，但又总以肾虚为本。

《沈氏尊生书·杂病源流犀烛·虚损劳瘵源流》说："五脏所藏，无非精气，其所以致损者，曰气虚、血虚、阳虚、阴虚……精又为血之本……而阳虚阴虚则又皆属肾，阳虚者肾中真阳虚也，阴虚，肾中真阴虚也。"又云："血之源头在于肾。"故此血虚（贫血）

之证，自当补气养血，而根本治疗仍在于补肾。

对于再生障碍性贫血而言，虽有气血两虚的证候，但这仅是疾病的象，其本质则是与造血有关的心、脾、肝、肾关系密切，而其中肾又是起主导作用的脏腑。因肾主骨，生髓，主藏精。血为精所化也，即精血同源。《素问·上古天真论篇》云："肾者主水，受五脏六腑之精而藏之。"肾所藏精气包括"先天之精"和"后天之精"，来源虽然有异，但同归于肾，以促进机体的生长、发育，是机体生命活动的根本。肾之精气可概括为肾阴和肾阳两个方面。肾阴对各个脏腑起着滋养、濡润作用；肾阳对机体脏腑组织器官起着推动、温煦作用。两者间相互制约、相互依存、相互为用，维护着各脏腑阴阳的相对平衡，当肾阴阳失调时，必然导致各脏腑阴阳失调，出现一系列病证。所以说，人的气血、脏腑、阴阳之虚皆源于肾阴阳之虚。

从中医治疗再生障碍性贫血的发展历程来看，在20世纪50至60年代多以气血为核心，采用补气养血法治疗，临床疗效不明显；20世纪70年代初以脾为核心，多采用健脾益气法治疗，虽有一定的疗效，但仍不够理想；20世纪70年代后，戴锡孟通过临床观察，结合中医学"精血同源"和"血之源头在于肾"的理论启示，进行了溯本求源的思考，提出了肾虚是再生障碍性贫血发病的根本原因，以肾虚为核心确立辨证分型及治疗原则。将慢性再生障碍性贫血分为肝肾阴虚、脾肾阳虚和肾阴阳两虚三型。采用以补肾为主、调节阴阳的治疗大法，使临床疗效得到明显提高。这一较早提出的分型和治法，受到国内同行的普遍重视。因此戴锡孟从理论到实践总结得出了"五脏虚损以肾为主，补肾是治疗再障基本大法"的观点。此外，不论证属阴虚、阳虚或阴阳两虚，皆配以鸡血藤、丹参、赤芍、当归尾等品以活血化瘀，此类药皆兼养血之功，可使瘀去而不伤正，养血而不留瘀。经临床研究证实，补肾活血法可促进造血干细胞的增殖与分化，调节机体的免疫功能，改善造血微环境，即通过多途径、多环节的调节而使慢性再生障碍性贫血患者造血功能得以恢复。

（二）以"阳虚易治，阴虚难调"理论指导治疗再生障碍性贫血

中医学历来认为"阳虚易治，阴虚难调"。其中难和易是相对而言的。阳虚多为功能衰减，阴虚多为精血不足。应用温阳补肾之剂，临床上见效快，功能恢复较好；而用滋阴补益精血之法，见效慢、疗程长，因阴精等有形物质的充盛需要较长时间才能恢复。正如《理虚元鉴》中所云："大凡有形之精血，不能速生，无形之真气，所宜亟固。"李中梓更明确指出："阴阳互虚，养阳在滋阴之上。"因此，对于慢性再生障碍性贫血的治疗应以补肾为本，重在补阳。

具体而言，肾阴与肾阳是矛盾的对立统一体，即"无阳则阴无以生，无阴则阳无以长""阴以阳为主，阳以阴为根""阴损可及阳，阳损可及阴"。由此可见，肾阴与肾阳在生理上相互依存，在病理上又常相互影响、相互转化。这一理论对指导再生障碍性贫血辨证分型、预测疾病转归和把握治疗用药有着十分重要的意义。对于慢性再生障碍性贫血而言，上述观点在以下三个方面具有重要的临床意义：第一，临床辨证分型表现

出阳虚与阴虚证情轻重的差异。其中脾肾阳虚型最轻，贫血较轻，发热及出血倾向不明显，血常规及骨髓细胞学检查显示造血功能受损较轻；肝肾阴虚型最重，贫血严重，发热及出血倾向明显，血常规及骨髓细胞学检查显示造血功能受损严重；肾阴阳两虚型则介于两者之间。若治疗不当则传化顺序为：脾肾阳虚→肾阴阳两虚→肝肾阴虚，病情由轻变重；如治疗得当则病情就会由重转轻：肝肾阴虚→肾阴阳两虚→脾肾阳虚。第二，治疗方面。肾阳虚型以补肾阳为主治疗，不但临床症状明显减轻，而且血常规及骨髓细胞学检查也明显好转；肾阴虚型以补肾阴为主治疗，虽然临床症状有所减轻，但是血常规和骨髓细胞学检查改善不明显。近年来不少学者就中医辨证分型和西医学客观指标的内在联系，深化研究其物质基础，做了大量实验研究工作，证实造血干细胞损伤、免疫机制异常、造血调控因子与再生障碍性贫血的辨证分型密切相关。大量研究结果表明，肾阳虚型损伤最轻，肾阴阳两虚型次之，肾阴虚型损伤最重。由此也验证了中医"阳虚易治，阴虚难调"的理论。第三，阴阳的转化。在临床治疗中不能因为温补肾阳方药治疗再生障碍性贫血效果好，就不加以辨证地一律应用补阳药。例如，阴虚阳亢，症见五心烦热、口燥咽干者，若妄投温补肾阳之剂，则会使病情加剧，诱发或加重出血倾向，此时应本着"阳虚易治，阴虚难调"的观点及阴阳转化的规律，注重调节阴阳，使难调转化为易治。先以滋阴补肾，凉血之法，待阴虚阳亢症状显著好转时，逐步加大温补肾阳药用量，减少滋阴药，使补阴和补阳的比例逐渐转化，以阴中求阳，达到阴阳平衡，从而难调转化为易治，取得良好疗效。而对于脾肾阳虚型，应用温补肾阳药取得疗效时，也应少加滋阴补肾药，以阳中求阴，而使疗效巩固。正如张介宾所说："善补阳者，必于阴中求阳，则阳得阴助而生化无穷；善补阴者，必于阳中求阴，则阴得阳升而泉源不竭。"

（三）重视血瘀证与活血化瘀法在血液病治疗中的意义

血瘀证与活血化瘀法起源于《内经》，发端于张仲景，创新于叶天士。《内经》中有"恶血""血脉凝滞"的描述，又提出"血实宜决之"（《素问·至真要大论篇》）及"疏其血气，令其条达，而致和平"（《灵枢·九针十二原》）的治疗大法。张仲景率先提出"瘀血"病名。创制大黄䗪虫丸、桃仁承气汤等诸多名方。叶天士创"久病入络"说，主张以虫类辛咸通络治疗疼痛、癥积诸症。历代各家多有阐发，兹不赘述。

瘀血是指血行缓慢、阻滞不畅，或溢于脉外，或积于体内，而失去正常生理功能的血液。而血瘀又是临床见症繁多的证候群，如疼痛拒按、刺痛，按之有块、痛处固定不移；诸多部位出血、色暗黑，肝脾淋巴结肿大，皮下结节，口渴但欲漱水而不欲咽；发热恶寒，寒热如疟，或骨蒸劳热；肌肤甲错，面色及两目暗黑，口唇指甲青紫；舌暗紫、舌上瘀斑，脉沉细、涩或结代。

血瘀证与血液病关系非常密切，如再生障碍性贫血患者常见皮肤黏膜瘀斑，结合骨髓中脂肪组织增多、微循环障碍等病理现象，考虑是由于"瘀血"的存在；白血病患者常见肝脾肿大（癥积）、淋巴结肿大、胸骨压痛或骨痛、面色黧黑、舌紫暗或有瘀斑等血瘀证表现；真性红细胞增多症常见周身皮肤和黏膜显著红紫、眩晕、目赤、脾大等典型的全身性血瘀证表现，而骨髓多能造血干细胞的异常增殖，则是其血瘀证的实质；慢性粒细胞白血病、骨髓纤维化常以巨脾为主要特征等。而西医学血液病实验中的微循环障碍、血液流变学异常、血流动力学改变及骨髓微环境的免疫损伤等，均属中医血瘀证的范畴。

血瘀证治以活血化瘀法。活血化瘀法具有祛除瘀滞、调畅血脉、疏通经络的作用。在血液病中可单独使用，而更多的是与行气、益气、温阳、滋阴、清热、软坚、化痰等法联合应用。同时要根据主症兼症、标本缓急、病因病机的不同，辨证论治，提高疗效。

活血化瘀法又分和血、活血、破血三类。和血指具有养血和血作用者，作用缓和而有补益作用，血瘀证较缓者用之，常用当归、生地黄、赤芍、丹参、鸡血藤等药；活血指具有行血祛瘀作用者，其作用居中，血瘀证明显者用之，常用川芎、桃仁、红花、苏木、泽兰、益母草、蒲黄、五灵脂、乳香、没药、延胡索、三七等药；破血指具有攻逐血瘀、破血消癥作用者，其作用较峻烈，多用于血瘀证严重而出现癥瘕积聚者，常用三棱、莪术、穿山甲、水蛭、土鳖虫、干漆等药。

具体应用如慢性再生障碍性贫血，血瘀证为轻中度，故在以补肾为主治疗的基础上，加用和血药和少量活血药，使临床疗效较单用补肾药有所提高，其作用主要是改善骨髓微循环、减轻骨髓微环境免疫损伤，有利于多能干造血细胞的发育、增殖，以利于疾病的恢复。再如慢性粒细胞白血病和真性红细胞增多症的早期治疗，在以清热解毒法为主的基础上常需联合活血化瘀、消癥散结之法进行治疗，方能取得较好疗效。

在应用活血化瘀法治疗血液病时，还应注意预防或减少其副作用，如出血倾向、胃肠道反应、皮肤过敏、高血压、水肿等。一是要在辨病与辨证相结合的指导原则下恰当用药。二是用药剂量从小剂量开始，逐渐增加而不能过猛过峻，徒伤正气。三是适时配合和胃、利湿、平肝、祛风等药，以利于消除和减轻其副反应。

（四）提出热毒所发，血不得宁

热毒既是病因，又是发病机制，也是疾病证型之一，热毒之邪和血液病的发病、病理及疾病结果密不可分。热毒之邪含义比较广泛，是指外感六淫与邪毒（如农药、苯、放射性物质等），内伤七情、饮食不节、起居失调致蕴热生火。

在《素问·至真要大论篇》病机十九条中，属火热者即占九条十七证。刘完素将火热为病的范围更加扩大，在其所著的《素问玄机原病式》中指出："诸病喘呕吐酸，暴注下迫，转筋，小便混浊，腹胀大鼓之如鼓，疮疡痈疹，瘿气结核，吐下霍乱，瞀郁肿胀，鼻塞鼽衄，血溢血泄，淋闭身热，恶寒战栗，惊惑悲笑，谵妄，衄蔑血污，皆属于热。"同时又列举了属火诸证，共扩大了50多种病证。火热与风、湿、暑、燥、寒诸气在病理变化中皆能化热生火，故有"六气皆能化火"之说。热毒来自两个方面，或由外邪侵袭人体，或由内因所伤郁结变化而生，邪留不去。如急性特发性血小板减少性紫癜，多发于春冬两季，发病前 1~2 周，84% 的患者都有急性上呼吸道感染或其他病毒感染史，即外感六淫之邪，内郁化热生火。热毒迫血妄行，血溢于外，则发为紫癜、衄血等症。又如各种溶血性贫血、葡萄糖 –6– 磷酸脱氢酶缺乏症、阵发性睡眠性血红蛋白尿症，多由在外感受湿邪，在内脾失健运，水湿内停，外湿与内湿交融郁结，化生湿热毒邪，以致耗伤气血，湿热郁蒸，胆汁不行常道，外溢肌肤而出现贫血、黄疸等证。再如慢性粒细胞白血病即由热毒侵袭，郁结壅盛，以致气滞血瘀而为病。急性再生障碍性贫血、急性白血病，热毒既是其病因病机，又是疾病的一个证型。总之热毒所发，血不得宁，急劳为患。在治疗原则上，认为病由邪生，攻邪已病，邪去正方安；邪不去，正气必不能复。热毒为患，当以清热泻火、凉血解毒。《素问·至真要大论篇》云："热者寒之。"根据在气分、血分、脏腑之别，热有实热、虚热之分，因此有清气分热、清营凉血、清热解毒、清脏腑热、清虚热等 5 类。

（1）清气分热：症见壮热面赤，烦渴引饮，汗出恶热，舌红苔黄，脉洪大或数疾。治宜清热解毒。代表方剂有白虎汤、白虎加人参汤、竹叶石膏汤等。

（2）清营凉血：症见身热夜甚，心烦不寐，斑疹隐隐，热入血分则见出血、发斑、昏狂、谵语，舌绛起刺，脉数。治宜清热凉血，解毒散瘀。代表方剂有犀角地黄汤、清营汤、神犀丹、化斑汤等。

（3）清热解毒：症见大热烦躁，口燥咽干，吐衄发斑或湿热黄疸，或外科痈疡疔毒，小便黄赤，舌红苔黄，脉数。治宜清热解毒泻火。代表方剂有黄连解毒汤、泻心汤、清瘟败毒饮、凉膈散、普济消毒饮、五味消毒饮等。

（4）清脏腑热：心经热盛用清心莲子饮以泻火清心；肝胆实热用龙胆泻肝汤、当归龙荟丸清泻肝胆实火，清利肝经湿热；胃火牙痛或牙宣出血，牙龈红肿溃烂用清胃散以清胃凉血，胃热阴虚证用玉女煎以清热滋阴；协热下利用葛根黄芩黄连汤，解表清里等。

（5）清虚热：适用于阴虚发热证。症见骨蒸潮热，暮热早凉，盗汗，五心烦热，舌边尖红或舌红少苔，脉细数。治宜清虚热，退骨蒸，养阴止汗。代表方剂有青蒿鳖甲汤、清骨散、当归六黄汤、秦艽鳖甲散等。

在应用清热剂时应注意：①要辨别里热所在部位。热在气分而治血则必将引邪深入，热在血分而治气则无济于事。②要辨别热证虚实。屡用泻火剂而热仍不退者，当改用甘寒滋阴清热之法，使阴复则热自退。③要辨别热证真假。若真寒假热，不可误投寒凉之品。④使用寒凉之剂要注意固护脾胃，以防苦寒伤胃，必要时应配伍醒脾和胃的药物，大剂苦寒中病即止，不可久服。

四、临证经验

（一）再生障碍性贫血

中医学虽无再生障碍性贫血这一病名，但早在中医经典医籍《黄帝内经》中，对类似的临床表现、治则治法及预后等已有了记载，而后历代医家多有论述，不断发展。明末医家喻嘉言是第一位将再生障碍性贫血临床三大症状——贫血、出血、感染联系起来论述的医家。在其所著《医门法律》中载有："虚劳之证……可见劳则必劳其精血也，营血伤，则内热起，五心常热，目中生花见火，耳内蛙聒蝉鸣。口舌糜烂，不知五味，口鼻干燥，呼吸不利，乃至饮食不生肌肤，急惰嗜卧，骨软足酸……营血……不能内守而脱出于外，或吐或衄，或出于二阴之窍，血出既多，火热并入，逼迫煎熬，漫休无止，营血有立尽而已，不死何待耶？"喻氏的这段论述，紧扣精血所伤的根本病机，将贫血引起的一系列症状描述得十分详细，指出发热是营血伤、内热生所致，血溢出脉外可致多个部位出血，并指出如不及时妥善治疗则预后极差，甚至会导致死亡。这和西医学对再生障碍性贫血的认识是极为吻合的，早在400多年前中医就有如此论述是很了不起的。

再生障碍性贫血分为急性再生障碍性贫血和慢性再生障碍性贫血。急性再生障碍性贫血表现为进行性贫血、高热、严重出血，并具有发病急骤、进展迅速的特点，属于中医学"急劳""热劳""血枯"和"血证"的范畴。慢性再生障碍性贫血起病缓慢，以贫血为主要表现，可有轻度出血或发热，病程持续较长，多属于中医学"血虚""虚劳"和"血证"的范畴。中医学认为其发病是由于先天禀赋不足，体质虚弱，肾精亏虚；烦劳多度，房事不节，形神过耗；饮食不节，饥饱无常，或内伤情志；外感邪毒，病邪内蕴。以上病因都可伤及气血、脏腑（心、肝、脾）→穷必及肾→肾精亏损→髓空血枯→再生障碍性贫血。肾虚是再生障碍性贫血发病的根本。

1. 分型论治

根据再生障碍性贫血以肾虚为本的思想，临床上将慢性再生障碍性贫血分为肝肾阴虚型、脾肾阳虚型和肾阴阳两虚型，确立了以补肾为主兼以活血的治疗原则；急性再生障碍性贫血及重型再生障碍性贫血归为急劳肾虚型，治疗以清热解毒凉血为主，兼以补肾。

（1）脾肾阳虚型

主症：面色苍白无华或㿠白，唇甲色淡，神疲乏力，心悸气短，畏寒肢冷，食欲欠佳，大便溏，夜尿频多，出血一般不明显，舌淡、舌体胖嫩有齿痕，舌苔薄白，脉沉细无力。

治法：温补肾阳为主，兼以养血活血。

方药：贫血1号方。熟地黄15g，山茱萸12g，山药12g，肉桂3~5g，紫河车3g，鹿角胶（烊化）15g或鹿茸粉（冲服）1.5g，菟丝子15g，巴戟天10g，淫羊藿10g，黄芪15g，当归10g，红参10g，丹参15g，鸡血藤15g，补骨脂15g，砂仁10g，甘草10g。

（2）肝肾阴虚型

主症：面色苍白或萎黄，唇色淡，头晕乏力，耳鸣，低热或五心烦热，失眠多梦，时有盗汗，腰膝酸软，常伴有肌衄、齿衄、鼻衄、女性月经淋漓不断，舌淡或舌尖赤，脉细数。

治法：滋阴补肾为主，兼以养血化瘀。

方药：贫血2号方。生地黄15g，熟地黄15g，山茱萸12g，龟甲胶（烊化）15~30g，何首乌15g，阿胶（烊化）15g，紫河车15g，黄精15g，女贞子15g，墨旱莲15g，黄芪15g，当归10g，丹参15g，鸡血藤15g，砂仁10g，甘草10g。

（3）肾阴阳两虚型

主症：面色苍白，唇甲色淡，神疲乏力，心悸气短，头晕，腰膝酸软，活动后症状加重，或有低热，手足心热，无出血或有轻度出血倾向，肌衄、齿衄、鼻衄，舌淡苔白，脉细弱无力。

治法：肾阴阳双补。

方药：贫血1、2号方合方化裁治之。生地黄15g，熟地黄15g，山茱萸12g，山药12g，阿胶（烊化）15g，龟甲胶（烊化）15g，鹿角胶（烊化）15g，紫河车15g，菟丝子15g，黄芪10g，当归10g，巴戟天10g，丹参15g，鸡血藤15g，制何首乌15g，砂仁10g，甘草10g。

（4）急劳肾虚型

主症：起病急，进展快，面色萎黄或苍白，高热不退，壮热口渴，口腔舌面血泡，齿鼻衄血，全身泛发紫癜，尿血，便血，女性月经淋漓不断，甚则经流如注，出血严重可致颅内出血死亡，心悸气短，倦怠乏力，常需频繁输血，舌淡红、干而无津，苔黄，脉虚大数疾。

治法：清热解毒，凉血止血。

方药：清瘟败毒饮合犀角地黄汤。羚羊角粉（分2次冲服）1g或水牛角（先煎）30~60g，生地黄30g，牡丹皮15g，赤芍10g，白芍10g，生石膏（先煎）30~60g，玄参15g，金银花15g，连翘20g，黄芩10g，知母10g，大黄炭10g，西洋参15g，生地榆30g，海螵蛸15g，生侧柏叶30g，仙鹤草30g，茜草10g，三七粉（冲服）0.5g。

待热退，出血倾向好转，再根据其临床表现重用滋阴补肾药物治疗，急性再生障碍性贫血一般需要采用中西医结合治疗，如雄激素、免疫抑制剂、造血生长因子等。

2. 治疗体会

（1）临床用药经验：①提升血红蛋白：黄芪、当归、红参、党参、阿胶、龟甲胶、鹿角胶或鹿茸粉、紫河车、龙眼肉、巴戟天、补骨脂、熟地黄；②提升白细胞：鸡血藤、补骨脂、鹿角胶、紫河车、黄芪、党参、石韦；③提升血小板：紫草、土大黄、卷柏、柿叶、水牛角、党参、三七、花生衣、黄精、玉竹、仙鹤草。

以上药物必须在正确辨证的基础上使用，一般治疗规律为血红蛋白提升较快，白细胞次之，而血小板提升得较慢，往往在血红蛋白、白细胞已达正常水平时，血小板仍继续在$40 \times 10^9/L$~$50 \times 10^9/L$水平，血小板的提升须较长时间治疗观察。

（2）调节阴阳，使难调转化为易治：中医学认为"阳虚易治，阴虚难调"，戴锡孟在治疗再生障碍性贫血的实践中，证实了这一论点。肝肾阴虚型患者，用滋阴补肾法治疗后，自觉症状虽然好转，但血常规和骨髓细胞学检查改善不明显，疗程长而收效慢。

脾肾阳虚型患者，在重用健脾温肾方药后，不但临床症状好转，血常规和骨髓细胞学检查恢复也较肝肾阴虚型理想，相比之下，疗程短、收效快。但这不是说因为健脾温肾效果好，就可以不分阴虚、阳虚而一律以健脾温肾为法治疗。

对于一些虚不受补的患者，运用补法时不可过急、过峻。对于一些阴虚阳亢，五心烦热的患者，误投温阳药后，往往会使症状加剧，出血倾向明显。戴锡孟根据"阴阳转化，阴阳互根"的规律，先用滋补肝肾、养血凉血方药治疗，待阴虚火旺症状明显好转后，逐步加大健脾温肾药用量，并减少滋阴药，使滋阴和温肾药物的比例逐渐转化，使患者逐渐适应，达到阴阳平衡，这样就能使难调转化为易治，收到较满意的疗效。在治疗再生障碍性贫血的过程中，遵循的基本原则是重在补肾，重在养阳。正如李中梓所说："气血俱要，补气在补血之先，阴阳互虚，养阳在滋阴之上。"

（3）中药通过多层次、多靶点发挥作用：在以补肾药为主治疗再生障碍性贫血取得显著临床疗效的基础上，戴锡孟团队进行了实验研究以探讨其作用机制。结果证实：①补肾活血中药可提高免疫介导型再生障碍性贫血小鼠的生存质量，延长其生存期。②提高免疫介导型再生障碍性贫血小鼠红系造血祖细胞的集落数，刺激造血干细胞增殖，提高成纤维细胞的产率，促进骨髓基质细胞的生成，增加骨髓基质细胞的黏附能力，改善造血微环境。③可调整再生障碍性贫血小鼠紊乱的 T 细胞亚群，抑制抑制性 T 细胞活性，并可抑制造血负调控因子白介素 –2、γ 干扰素、肿瘤坏死因子 α 的活性。

综上可知，补肾活血中药是通过促进造血干细胞增殖、调节免疫功能和改善骨髓微环境等多层次、多靶点而发挥其作用的。

（4）活血化瘀药物的应用：在治疗过程中，再生障碍性贫血往往表现为虚实夹杂的情况，中医学有"久虚致瘀"的理论，如《景岳全书》指出："凡人之气血犹如源泉也，盛则流畅，少则壅滞，故气血滞，虚则无有不滞者。"又云："阳虚则寒，寒则血凝，凝则不畅，阴虚则热，热则血稠，稠则不行。"这说明气血阴阳虚衰均可导致血瘀。再生障碍性贫血的病理基础是以肾虚为本，瘀血为标，因此在治疗上应以补肾为主，活血化瘀为辅。

活血化瘀药的应用是治疗再生障碍性贫血的重要方法之一，尤其对久治无效，或临床表现出瘀血内停的症状，如毛发枯黄无泽、面色晦暗、肌肤甲错、两目黧黑、皮肤黏膜瘀斑、舌淡而青或有瘀斑、脉细涩不畅。常用丹参、川芎、桃仁、红花、赤芍、鸡血藤、三七等，多为养血活血药，而破血逐瘀药一般不用。实验研究结果显示：活血化瘀药能改善骨髓微环境，从而有利于促进造血。

验案举隅：再生障碍性贫血

董某，女，25 岁。1981 年 6 月 4 日初诊。

主诉：乏力、发热 9 天。

现病史：患者于 9 天前出现发热，体温 38.1℃，伴牙龈肿痛、咽痛、咳嗽流涕、周身不适，自服磺胺类抗生素复方磺胺甲噁唑（复方新诺明）1g，每日 2 次。症状未见好转，仍有低热，并出现周身倦怠乏力、头晕目眩、心悸、牙龈渗血、双下肢散在较多出血点及瘀斑，服用中药及多种维生素类药物无效，因症状逐渐加重收住院。

刻下症：发热，头晕，倦怠乏力，偶咳，心悸，牙龈渗血，周身散在出血点及瘀斑。舌红、苔薄白，脉沉细。

辅助检查：血常规：白细胞 $1.10 \times 10^9/L$，血红蛋白 45g/L，红细胞 $1.30 \times 10^{12}/L$，血小板 $12 \times 10^9/L$，网织红细胞 0.4%，出血时间 10 分钟，凝血时间 4 分钟。骨髓细胞学检查：增生减低，粒系、红系受抑，红系晚幼红细胞增多呈脱核现象，巨核细胞明显减少，血小板少见，淋巴细胞增多。

既往史：否认高血压、冠心病、脑血管病及其他慢性病史，否认肝炎、结核等传染病史及接触史，否认手术外伤、输血史，预防接种史不详。

个人史：生于天津，长期居住天津，否认地方病及传染病接触史，否认烟酒嗜好。

过敏史：否认药物过敏史、食物过敏史及其他接触物过敏史。

月经史：14 岁初潮，经期 5~7 天，周期 28~30 天，量少色暗，无血块，无痛经，末次月经为 1981 年 5 月 25 日。

婚育史：未婚未育。

家族史：父母体健，否认家族遗传病史。

西医诊断：再生障碍性贫血。

中医诊断：虚劳、血证（肝肾阴虚证）。

治法：滋阴补肾，凉血止血。

处方：①中药：贫血 2 号方加减。熟地黄 15g，生地黄 15g，制首乌 15g，黄精 15g，阿胶（烊化）15g，龟甲胶（烊化）20g，女贞子 15g，墨旱莲 15g，西洋参 6g，北沙参 30g，白芍 15g，牡丹皮 10g，天门冬 15g，麦门冬 15g，地骨皮 15g，白茅根 30g，生侧柏 30g，白及 10g，甘草 10g。②西药：司坦唑醇（康力龙）2mg，每日 3 次。③输血支持治疗。

治疗结局：用药 1 个月血常规指标水平开始回升，血红蛋白 62g/L，红细胞 $1.95 \times 10^{12}/L$，白细胞 $3.0 \times 10^9/L$，血小板 $14 \times 10^9/L$；周身乏力，头晕，心悸减轻，但仍有午后低热，37.3℃ ~37.5℃左右，皮肤及四肢有散在出血点。病程中曾因外感发热体温达 40.3℃伴出血加剧，予犀角地黄汤合清热解表之剂表里兼治，方中用犀角粉 1.5g 送服，次日则热退身凉，出血得到有效控制。以滋阴补肾法治疗半年，贫血、发热、出血症状完全消失。查血常规：血红蛋白 122g/L，红细胞 $3.58 \times 10^{12}/L$，白细胞 $5.45 \times 10^9/L$，血小板 $70 \times 10^9/L$，网织红细胞 2.2%。骨髓细胞学检查已恢复正常。基本治愈而出院。出院后继续维持治疗一年停药，后追访血常规持续正常，健康无恙。

按语：患者外感后服磺胺类药物导致骨髓受损，出现发热、贫血、出血等虚劳表现，西医诊断为再生障碍性贫血，中医脉症合参辨为肝肾阴虚证，予滋阴补肾、凉血止血法治疗。方中熟地黄、何首乌、黄精、龟甲胶、女贞子滋补肝肾，以固化源；阿胶、西洋参、沙参、天冬、麦冬、白芍滋阴养血，甘寒生津；生地黄、牡丹皮、地骨皮清热凉血；墨旱莲、白茅根、生侧柏、白及凉血止血；甘草调和诸药。配合西药治疗 1 个月，疗效显著。

（二）白血病

1. 急性白血病

急性白血病是造血系统的恶性肿瘤，又称"血癌"。急性者以起病急、贫血、发热、出血、肝脾淋巴结肿大、死亡率高为特点，属于中医学虚劳（急劳、热劳、百日劳）、血证、癥积的范畴。究其病因病机，综合各家观点，不外三种：因虚致病；因病致虚；虚实夹杂。戴锡孟认为白血病的初期以实为主，多为邪毒侵袭，入髓伤血，引起血瘀，表现为骨痛、胸骨压痛、肝脾淋巴结肿大、骨髓中白血病细胞极度增生。热毒之邪与营血相搏时可出现高热，体温达39℃以上，并伴有烦躁、口渴欲饮等症；若邪毒损及气血，可出现贫血。白血病后期以虚为主，病邪损伤气血，表现气血虚衰之症，如精神萎靡、言语低微、心悸气短、倦怠乏力、头晕目眩、面色苍白或㿠白，可有低热或中度发热，体温在38℃左右（又称白血热），日久可致阴阳两虚，进而阴阳两竭，即全身衰竭。白血病是正虚邪实，虚实夹杂的复杂过程，邪正斗争贯穿整个病程，如治疗及时有效，病情可获得缓解或长期缓解。发热和出血是白血病的两个常见症状，其他血液病也可出现发热、出血合并症，后面作专题论述。

（1）治疗原则：治疗急性白血病要遵循两个原则，即辨病与辨证相结合，扶正与祛邪相结合。急性白血病目前以化疗为主要治疗手段，因此中医治疗要根据病情阶段辨证施治，做到扶正与祛邪相结合。在疾病早期虚象表现不明显时，或在诱导缓解阶段，应以祛邪为主，主要用清热解毒、化瘀散结法，以辅助增强化疗抗白血病作用，控制发热出血。在疾病晚期虚象叠生时，或在维持缓解阶段，宜以扶正为主，补益气血、益气养阴或滋阴助阳，提高机体正气、缓解化疗毒副作用。扶正与祛邪密切相关，相辅相成，适用于白血病治疗各个阶段，但不同阶段各有偏重。通过多年临床实践，戴锡孟认为中医扶正与祛邪法在白血病治疗中起到了三个作用：①对化疗药有减毒增效作用；②提高生存质量，延长生存期；③减少白血病复发。

（2）分型论治：临床辨治白血病时，首先要依其证候辨清虚实、轻重、缓急，依急则治其标、缓则治其本的原则施治。常采用益气养阴以扶正补虚，活血解毒以祛邪，标本兼治可获良效。

①气阴两虚型

主症：乏力气短，腰膝酸软，自汗盗汗，反复发热，食少纳呆，皮肤时有紫癜。舌淡少苔，脉细数。

治法：益气养阴，清热解毒。

方药：参芪抗白汤加减。黄芪10~15g，党参10~15g，天门冬10~15g，麦门冬10~15g，北沙参10~15g，生地黄10~15g，地骨皮10~12g，黄芩10g，半枝莲15g，白花蛇舌草30g，青黛10g，甘草10g。

此型多由正气不足，邪毒内侵，伤及营阴，而致气阴不足，治以益气养阴为主，清热解毒为辅。

②热毒炽盛型

主症：壮热口渴，皮肤紫癜，齿鼻衄血，血色鲜红，或黑便，舌红苔黄，脉洪数。

治法：清热解毒，凉血止血。

方药：犀角地黄汤加减。羚羊角粉（冲服）1g，生地黄30g，赤芍10g，牡丹皮12g，白花蛇舌草30g，半枝莲30g，龙葵15g，生石膏30g，玄参15g，黄芩10g，栀子10g，大青叶30g，白茅根30g，茜草15g，水牛角粉（先煎）60g。

此型以邪实为主，由热毒炽盛，内陷营血所致。多见于本病初期，故以清热解毒、凉血止血治之。

③瘀毒内蕴型

主症：形体消瘦，面色暗滞，颈有瘰疬，胁下痞块，按之坚硬，时有胀满，低热盗汗，舌暗紫或有瘀斑瘀点、苔薄白，脉细涩而数。

治法：活血化瘀，软坚散结。

方药：桃红四物合鳖甲煎丸加减。桃仁10~15g，红花10g，当归10g，川芎10g，赤芍12g，丹参30g，鳖甲15g，牡蛎30g，青黛10g，甘草10g。

此型因毒邪内蕴，气血瘀积成为痞块，故以活血化瘀，软坚散结治之。

（3）用药经验

①清热解毒抗癌：常用白花蛇舌草、半枝莲、龙葵、山豆根、山慈菇、黄药子、重楼、青黛、雄黄、蟾酥、猫爪草、墓头回、大青叶、拳参、薏苡仁等药。常用方剂包括犀角地黄汤、清瘟败毒饮、黄连解毒汤、五味消毒饮、神犀丹等。

②活血化瘀：常用桃仁、红花、赤芍、丹参、川芎、鸡血藤等药。常用方剂包括桃红四物汤、血府逐瘀汤、膈下逐瘀汤等。

③补气养血：常用补气药有黄芪、人参、党参、西洋参、太子参、白术、刺五加、甘草等；补血药有当归、熟地黄、阿胶、何首乌、龙眼肉、白芍等。常用方剂包括归脾汤、八珍汤、当归补血汤、十全大补汤、人参养荣丸等。

④滋阴助阳：常用滋阴药有沙参、天门冬、麦门冬、玄参、玉竹、黄精、枸杞子、女贞子、墨旱莲、桑椹、鳖甲、龟甲胶；补阳药有鹿茸、鹿角胶、紫河车、淫羊藿、巴戟天、仙茅、肉苁蓉、补骨脂、菟丝子等。常用补阴剂有知柏地黄丸、左归丸、大补阴丸、三才封髓丹；补阳剂有金匮肾气丸、右归丸、十补丸等。

以上4类方药，前两类为祛邪药，后两类为扶正药，扶正与祛邪药常联合应用，用于白血病不同阶段，且根据病情阶段的不同，扶正与祛邪各有侧重，但贯穿于白血病治疗的始终。

（4）对症治疗：①中枢神经系统白血病：症见头痛、眩晕呕吐、颈项强直，甚至昏迷抽搐，治宜平肝降逆，用天麻、钩藤、生石决明、代赭石、白蒺藜、菖蒲、郁金、陈皮、半夏、牛膝、白芍、生龙骨、生牡蛎、羚羊角粉（冲服）。抽搐者用止痉散（全蝎、蜈蚣），昏迷者用安宫牛黄丸。②白细胞过高：用青黛、雄黄、蟾酥、龙胆草、马鞭草、忍冬藤、寒水石。③白细胞过低：用党参、鸡血藤、女贞子、山茱萸、紫河车、黄芪、何首乌、熟地黄。④血小板过低：用黄精、玉竹、卷柏、土大黄、柿树叶、景天三七、仙鹤草、紫草、水牛角、党参、花生衣。⑤肝脾明显肿大：用丹参、赤芍、桃仁、红花、鳖甲、穿山甲、生牡蛎、三棱、莪术。⑥淋巴结明显肿大：用海藻、昆布、浙贝母、夏枯草、黄药子、山慈菇、生牡蛎。

2. 慢性粒细胞白血病

慢性粒细胞白血病，起病及发展相对缓慢，临床常见脾大、淋巴结肿大、乏力及白细胞异常增高，属中医学"瘰疬""积聚""癥瘕""虚劳"的范畴。本病初起，气滞血瘀，邪毒壅实，正气未虚，病理性质多属实，积聚日久，病势渐深，正气耗伤，可转为虚实夹杂之症。病至后期，气血衰少，体质羸弱，以正虚为主，多为慢性粒细胞白血病急变，可短期内死亡。在发病过程中，邪实是主要矛盾，虚证是因实致虚，因此邪去方可正安，邪毒不去则正气必不能复。有鉴于此，戴锡孟采用祛邪为主的治疗大法，选用具有清热解毒、消肿散结功效的六神丸治疗，效果斐然。应用六神丸治疗白血病也缘于一个巧合，曾有一位白血病患者在治疗期间突然出现咽喉肿痛，因六神丸对于咽喉肿痛疗效显著，故告知患者服用六神丸10粒，每日3次。而患者误以为每次30粒，口服一周后不仅咽喉肿痛痊愈，且查血常规各项指标也明显好转，白细胞下降。追问患者才知其超量服用了六神丸，因此发现了六神丸有治疗白血病作用，随后临床进一步证实其确有疗效。

（1）六神丸：系清末医家雷允上经验秘方，由牛黄、麝香、雄黄、蟾酥、珍珠、冰片六味药组成，方以牛黄、雄黄、蟾酥清热解毒，麝香开窍散结，珍珠、冰片消肿止痛。原方虽为咽喉肿痛、乳蛾、喉痛所设，但其清热解毒、消肿散结的功效与慢性粒细胞白血病热毒壅盛，瘀聚不散的病机正相吻合。

1）服用方法：每日90~120粒（重量约为280~370mg），最大量不可超过150粒，每次服药30粒，每日3~4次，温水送服，连续服药直至白细胞正常或偏低，脾大、淋巴结肿大等白血病细胞浸润症状明显好转或消失后停药。

2）毒副作用：长期较大剂量服用六神丸，有少数患者可出现消化道反应，如腹痛腹泻、恶心呕吐，个别患者可有胸闷憋气、烦躁、口唇或四肢麻木、脱发。停药后患者症状很快消失，反应较重者可用生大黄10g开水泡服以导泻。

3）作用机制：戴锡孟从遗传学、免疫学、分子生物学、基因学等多角度进行了实验研究，证实：①六神丸在高浓度下对白血病细胞有直接的细胞毒作用，可直接杀伤白血病细胞，对其他正常细胞抑制不明显；②六神丸在一个相对较低的浓度下，可诱导白血病细胞凋亡，六神丸中诱导细胞凋亡的药物为雄黄、蟾酥，其他药物可能发挥协同作用；③六神丸可延长L7212白血病小鼠的生存期，改善染色体异常状态；④六神丸可激发机体免疫功能，从而间接发挥抗白血病作用，并具有显著抗感染作用，原已合并感染患者服药后可减轻或控制感染，且治疗中患者均未有合并感染情况。

（2）梅花点舌丹：在应用六神丸的基础上，戴锡孟又扩大范围使用梅花点舌丹治疗慢性粒细胞白血病。梅花点舌丹来自清代医家王洪绪《外科全生集》，原为治疗瘰疬、疔疮所设，方中除含六神丸主要成分外，又有血竭、乳香、没药、葶苈子等活血化瘀、消癥散结药物，在清热解毒的基础上加大活血化瘀之力。用之在临床上取得了满意疗效，在抗白血病炎性浸润方面（如脾大、淋巴结肿大等）显示出优势，也是治疗慢性粒细胞白血病的有效药物；对外周血常规、骨髓细胞学检查结果及临床症状均有较明显的改善作用；能使肿大的肝脾较快回缩，减轻骨骼疼痛，且较少合并感染。

1）服用方法：每日服梅花点舌丹30粒，分3次温开水送服，根据患者的不同情况，最大剂量为每日36粒，最小剂量为每日18粒，一般连续治疗10~40天，总有效率为90%。

2）作用机制：戴锡孟团队以L7212白血病小鼠为研究对象进行动物实验及免疫学研究，结果显示梅花点舌丹能显著延长其生存时间及脾细胞移植后生存时间，提高正常造血祖细胞的数量；使染色体非整倍体数明显减少，正常核型增加；能抑制白血病细胞生长及浸润；对正常组织细胞无毒害作用，提高病理状态下的酶活性，有提高细胞免疫功能的作用。

对诸多细胞因子分泌水平的作用机制。结果表明：梅花点舌丹可提高正常615小鼠分泌IL-2、IFNγ水平，进而提高正常小鼠的免疫功能状态；可降低L7212白血病小鼠白血病细胞异常分泌的IL-1水平，从而抑制白血病细胞的生长；可调控白血病小鼠IL-2、IFNγ、TNFα等细胞因子的分泌达正常水平，并提高NK细胞的杀伤活性。

验案举隅：慢性粒细胞白血病

郭某，男，34岁。1978年5月14日初诊。

主诉：头晕、乏力伴左上腹胀满3个月。

现病史：患者3个多月前出现头晕、乏力，左上腹有撑胀感，食后加剧，食欲不振，口干舌燥，面色晦暗不泽，口唇紫暗，曾在当地就诊，考虑为"慢性粒细胞白血病"。未经正规治疗，后症状逐渐加重，左上腹可触及一肿块，遂来此就诊。

刻下症：面色晦暗不泽，口唇紫暗，头晕，乏力，左上腹有撑胀感，食欲不振。舌紫暗、苔黄，脉弦数。

体格检查：脾大平脐、质坚无压痛，肝脏边缘可触及。无浅表淋巴结肿大。

辅助检查：血常规：白细胞121×10^9/L，分类可见各阶段粒细胞，原粒细胞＋早幼粒细胞＜10%，以中性中晚幼粒细胞和杆状分叶核粒细胞为主，嗜酸性、嗜碱性粒细胞增多。血红蛋白102g/L，红细胞3.55×10^{12}/L，血小板280×10^9/L。骨髓细胞学检查示：骨髓增生极度活跃，以粒细胞增生为主，原粒细胞＋早幼粒细胞＜10%，中晚幼粒细胞和杆状核粒细胞增多，嗜酸性及嗜碱性粒细胞增多，巨核细胞数正常。

既往史：否认高血压、冠心病、脑血管病及其他慢性病史，否认肝炎、结核等传染病史及接触史，否认手术外伤、输血史，预防接种史不详。

个人史：生于天津，长期居住天津，否认地方病及传染病接触史。吸烟10年，每日半包；偶饮酒。

过敏史：否认药物过敏史、食物过敏史及其他接触物过敏史。

婚育史：25 岁结婚，育有 1 子 1 女，爱人及子女均体健。

家族史：父母体健，否认家族遗传病史。

西医诊断：慢性粒细胞白血病。

中医诊断：癥瘕（热毒壅盛，气滞血瘀证）。

治法：清热解毒，消瘀散结。

处方：①桃红四物合鳖甲煎丸加减。桃仁 15g，红花 10g，当归 10g，川芎 10g，赤芍 12g，丹参 30g，鳖甲（先煎）15g，牡蛎（先煎）30g，青黛（冲服）10g，甘草 10g，玄参 15g，鸡内金 15g。②六神丸，每次服 50 粒，每日服 3 次，温开水送服。

服药 1 周后白细胞水平开始下降，服药 2 个月后白细胞下降至 26×10^9/L，幼稚细胞明显减少，头晕乏力、左上腹撑胀感大减，食欲好转，查脾脏已明显回缩。服药 4 个月后已完全缓解，临床症状及脾大消失，精神良好，无贫血、出血、感染及白血病浸润症状。血常规：白细胞 6.7×10^9/L，分类已无幼稚细胞；血红蛋白 120g/L，血小板 152×10^9/L。骨髓细胞学检查正常。以后根据情况减六神丸剂量，配合中药汤剂间断用药。该患者维持 12 年后因急变死亡。

按语：患者诊断为慢性粒细胞白血病而未经正规治疗，导致病情发展，出现左上腹部肿块。结合舌紫暗、苔黄、脉弦数，当属实证癥瘕无疑。热毒壅盛加之气滞血瘀，遂致脉络不畅，终致癥瘕。治以六神丸清热解毒，配以桃红四物和鳖甲煎丸活血化瘀散结。药证对应，效果明显。由于癥瘕病程较长，故需长时间服药以图缓消。

（三）特发性血小板减少性紫癜

1. 病因病机及治疗

中医治疗特发性血小板减少性紫癜有其独特优势，戴锡孟认为其病因病机离不开热、虚、瘀三方面。临床辨证分型虽多，但以热盛阴虚者最为常见，正如唐容川《血证论》所说："血证气盛火旺者十居八九。"《济生方》云："血之妄行也，未有不因热所发。"外邪侵袭，邪毒内蕴，邪毒与气血相搏，灼伤脉络，血溢脉络之外，留着于肌肤之间则发为紫癜；血随火升，上出清窍而为吐衄；热移下焦，灼伤阴络则见便血、尿血、月经过多等。因此，邪毒内蕴，热盛迫血妄行是本病最主要的病因病机。热盛则伤阴，加之临床求治中医的患者，绝大多数是激素治疗或脾切除术后无效的患者，往往长期服用大量激素治疗，呈激素依赖状态，出现食欲亢进、心烦少寐、五心烦热、盗汗、痤疮、口干咽燥、舌红少苔、脉细数等一派阴虚火旺的临床表现。戴锡孟认为热盛阴虚是构成本病的关键，因此以清热滋阴、凉血止血为基本治疗法则，自拟宁血升板汤治疗该病。

宁血升板汤由水牛角、生地黄、赤芍、牡丹皮、女贞子、墨旱莲、卷柏、连翘、生侧柏、生地榆、土大黄、仙鹤草、三七组成。方中重用水牛角清热解毒、凉血止血，为主药，使火平热降、毒解血宁；生地黄凉血滋阴生津，一以助清热凉血止血，一以复已失之阴血；赤芍、牡丹皮清热凉血，活血散瘀，可起化斑之功；合用二至丸以增滋阴清热、凉血止血之功。犀角地黄汤可治一切血热妄行的出血症，奏效快、疗效好，而二至丸不仅增其效力，而且使其作用更加巩固、长久。方中用连翘清热解毒，同时加用了凉血止血、收敛止血、化瘀止血药物，诸药合用以达清热解毒、滋阴凉血、化瘀止血之功。

在临床上使用宁血升板汤治疗特发性血小板减少性紫癜，取得良好疗效。多数患者在服药两周后出血倾向明显好转，2 个月后血小板开始上升，3~6 个月血小板可恢复正常，患者精神、体力等整体状况全部复常。在取得疗效的基础上，进行了实验研究，证实宁血升板汤可有效控制模型动物的出血症状，改善一般情况，提高血小板数量，促进巨核细胞发育成熟；可抑制细胞毒 T 淋巴细胞的杀伤机制，减少血小板破坏；可减少自身抗血小板抗体的产生，从而起到治疗特发性血小板减少性紫癜的作用；可促进巨核细胞发育成熟，并产生血小板。

2. 治疗的注意事项

（1）戴锡孟认为特发性血小板减少性紫癜以热盛阴虚者最为多见，在临床中即使见到伴有气虚症状，如气短懒言、倦怠乏力等，也不可妄用温补药物，如重用黄芪、党参之类，往往可诱发出血，或使出血倾向加重。

（2）在使用中药宁血升板汤时，应将激素剂量递减，在减量过程中不可过急、过大，否则易造成病情反弹，血小板迅速下降，出血倾向加剧。在递减激素用量时，逐渐使中药占据主要地位。

（3）在宁血升板汤中，戴锡孟重用了水牛角，一般用量在 60g 左右，应先煎煮 1 个小时再加入其他药物。水牛角有清热解毒、凉血止血作用，现代药理研究显示，水牛角可提高血小板水平，缩短凝血时间，降低毛细血管通透性，并有抗炎作用等。使用时用量大，煎煮时间长，方可发挥较好作用。

验案举隅： 特发性血小板减少性紫癜

田某，女，55 岁。2004 年 3 月 26 日初诊。

主诉：反复皮肤出血点及瘀斑 2 年

现病史：患者 2002 年 3 月发现皮下出血及瘀斑，检查血小板为 5×10^9/L，于同年 12 月 11 日在某研究所行骨髓穿刺检查，示巨核细胞增多，全片共见巨核细胞 208 个，分类 25 个，其中成熟有血小板形成巨核细胞 2 个、成熟无血小板形成巨核细胞 21 个、裸核 2 个，提示慢性特发性血小板减少性紫癜。给予激素治疗，病情未得到控制，血小板反复下降。

刻下症：双下肢及胸腹部皮下有瘀点、瘀斑，牙龈轻度渗血，心烦易怒，五心烦热，少寐，口干舌燥。舌红少苔，脉数细。

辅助检查：血常规：白细胞 8.07×10^9/L，血红蛋白 115g/L，红细胞 3.71×10^{12}/L，

血小板 $24 \times 10^9/L$。

既往史：高血压病史 10 余年，否认冠心病、脑血管病及其他慢性病史，否认肝炎、结核等传染病史及接触史，否认手术外伤、输血史，预防接种史不详。

个人史：生于天津，长期居住天津，否认地方病及传染病接触史，无烟酒史。

过敏史：否认药物过敏史、食物过敏史及其他接触物过敏史。

婚育史：适龄结婚，爱人及 2 子均体健。

家族史：否认家族遗传病史。

西医诊断：特发性血小板减少性紫癜。

中医诊断：血证（紫癜）。

治法：清热滋阴，凉血止血。

处方：宁血升板汤加减。水牛角（先煎）30g，生地黄 15g，白芍 10g，牡丹皮 10g，女贞子 15g，墨旱莲 15g，连翘 15g，生侧柏 30g，阿胶（烊化）10g，白茅根 30g，当归 15g，茯神 15g，远志 10g，炒酸枣仁 15g，夜交藤 30g，合欢皮 15g，砂仁 6g，甘草 6g。

服药后，症状趋于平稳，出血减轻，五心烦热、心烦易怒及睡眠改善。上方随症加减，治疗 1 个月后，复查血常规：白细胞 $9.41 \times 10^9/L$，红细胞 $3.96 \times 10^{12}/L$，血红蛋白 115g/L，血小板 $84 \times 10^9/L$。治疗 2 个月后查血常规：白细胞 $9.58 \times 10^9/L$，红细胞 $3.98 \times 10^{12}/L$，血红蛋白 120g/L，血小板 $126 \times 10^9/L$。血小板已达正常水平。各种临床症状消失。

遂将宁血升板汤配成丸药长服维持。组成：水牛角 150g，熟地黄 90g，生地黄 90g，白芍 50g，牡丹皮 50g，女贞子 90g，墨旱莲 90g，连翘 60g，生侧柏 90g，熟地黄 90g，制何首乌 90g，白茅根 120g，生地榆 120g，卷柏 120g，仙鹤草 120g，生甘草 60g。上药共为细末，炼蜜为丸，每丸 10g，每次 1 丸，每日 2 次。连续服用，血小板一直保持在（120~180）× $10^9/L$，随访至今，病情一直较为稳定。

按语：患者血小板减少伴皮下出血 2 年余，病程较长，已有阴虚之兆。虽经激素治疗但未缓解，加之出现五心烦热、口干舌燥，已呈火盛之势。故治以滋阴清热、凉血止血。方用宁血升板汤加减。方中水牛角、生地黄、牡丹皮、白芍、女贞子、墨旱莲清热凉血止血；连翘、生侧柏、白茅根凉血解毒；当归、茯神、远志、酸枣仁、合欢皮、夜交藤养血安神；砂仁调和脾胃；甘草调和诸药。治疗 1 个月后效显，2 个月后血常规正常。由于本病易反复，故以上方为基础配成丸药常服以巩固疗效。

（四）真性红细胞增多症

真性红细胞增多症是一种克隆性的以红细胞异常增生为主的慢性骨髓增殖性疾病。其外周血红细胞、血红蛋白、全血容量绝对增加，血液黏稠度增加，常伴有白细胞和血小板升高。临床主要特征有皮肤黏膜红紫、肝脾大，以及眩晕、肢端麻木等血管性和神经系统症状，易出现出血和血栓等并发症，后期多转化为骨髓纤维化、骨髓衰竭或急性白血病。本病在中医学中尚无统一病名，常将其归于"眩晕""癥瘕""血实""血积"

等范畴。古代文献中对类似症状的描述并不鲜见。《灵枢》曰："若内伤于忧怒，则气上逆，气上逆则六输不通，温气不行，凝血蕴里而不散，津液涩渗，着而不去，而积皆成矣。"《血证论》云："木郁为火，则血不和，火发为怒，则血横决。"

戴锡孟认为该病的主要病机多为热毒侵犯骨髓、血脉，或阳气亢盛，导致血分蕴热，血脉瘀滞。本病早期多属实证，发病日久，气血耗伤，络脉瘀阻，以致虚实夹杂。后期骨髓枯竭，精血不生，以虚证为主。临证时强调以血瘀为主，治疗以活血化瘀为主要治疗大法，常用的活血化瘀药有丹参、赤芍、川芎、紫草、牡丹皮、大黄、水蛭、三棱、莪术、乳香、没药、三七、血竭、益母草、桃仁、红花、泽兰、当归、川牛膝、鸡血藤等。并根据虚实盛衰的不同，确立相应的个体化治疗措施，攻补兼施，标本同治。

本病治疗周期较长，需长期用药，顾护脾胃是治疗该病的基础，临床治疗中应特别注重保护脾胃，体现了未病先防、既病防变治疗原则。常加用炒白术、茯苓、炒薏苡仁、鸡内金、炒神曲、炒麦芽、砂仁等品。同时强调"中病即止"，治疗所用凉血解毒、活血散结之品均可不同程度地损伤机体的正气。如过用寒凉，则可损伤机体阳气；如过度活血、破血，就可能导致出血。故遣方用药之时必当详查形候，确定虚实，辨证用药，中病即止，避免矫枉过正。

本病病程进展缓慢，属于中医学所谓"宿邪""沉顽痼疾"。戴锡孟在治疗中重视虫类药的应用。虫类药物多入血分，具有搜风剔络、破坚散结、补益精血之功。尤其推崇应用水蛭治疗本病。水蛭味苦、咸，性平，有毒，为一味破血逐瘀通经药。张锡纯最善用水蛭，其"理冲丸"以水蛭为君药，"理冲汤"证之瘀血坚甚者加水蛭，并赞水蛭曰："破瘀血而不伤新血，且其色黑下趋，又善破冲任之瘀，盖其破瘀血者乃此物之良能，非其性之猛烈也。"又曰："凡破血之药，多伤气分，惟水蛭味咸专入血分，于气分丝毫未损，而瘀血默消失于无形，真良药也。"现代药理学研究发现，水蛭中含有水蛭素，有抗凝血作用。临证建议焙干研磨冲服，水煎服疗效相对要差。然水蛭腥味较重，建议装入胶囊服用，易于接受。其他常用虫类药，如全蝎、土鳖虫、地龙、僵蚕、蝉蜕等，根据病情酌情应用，常可达到明显疗效。

验案举隅：真性红细胞增多症

李某，男，55岁。1990年3月25日初诊。

主诉：颜面发红1年，头晕2个月。

现病史：患者于1989年春无明显诱因出现颜面发红、目赤，患者未在意。2个月前突发头晕、目眩、两目昏暗、视物不清，甚则恶心呕吐，伴胁胀不适、心烦易怒、夜不成寐、口苦不思饮食。外院查血常规：白细胞计数 8.6×10^9/L，红细胞计数 6.81×10^{12}/L，血红蛋白216g/L，血小板 338×10^9/L。确诊为"真性红细胞增多症"，给予口服羟基脲等方案治疗。现为求中西医治疗而转入我科。

刻下症：颜面暗红、晦暗不泽，口唇紫绀，肌肤紫暗粗糙似鳞甲。目赤，头晕，目眩，心烦易怒，夜不成寐，口苦不思饮食，大便秘结，舌紫暗、苔黄燥，寸口脉弦滑而数、跌阳脉沉弱而小。

辅助检查：血压 170/100mmHg，肝大、在右肋下 3cm，脾大、在左肋下 4cm，血红蛋白 197g/L，红细胞 6.69×10^{12}/L，白细胞 23×10^9L，血小板 308×10^9/L。骨髓穿刺结果见骨髓增生极度活跃，各系均有增生，巨核系统尤为明显，成熟粒细胞较多。

既往史：高血压病史 10 余年，冠心病病史 5 年，否认肝炎、结核等传染病史及接触史，否认手术外伤、输血史，预防接种史不详。

个人史：生于天津，长期居住天津，否认地方病及传染病接触史。吸烟 30 余年，饮酒 30 余年。

过敏史：否认药物过敏史、食物过敏史及其他接触物过敏史。

婚育史：适龄结婚，爱人及 1 子 1 女均体健。

家族史：否认家族遗传病史。

西医诊断：真性红细胞增多症。

中医诊断：血痹（肝经火盛，瘀血内结证）。

治法：活血通络，泻火解毒。

处方：当归芦荟丸合大黄䗪虫丸。当归芦荟丸每次 10g，每日 3 次；大黄䗪虫丸每次 6g，每日 3 次。

连服 2 个月，头晕目眩显著减轻，视物清晰，耳鸣消失，精神舒畅，面色红润，肌肤渐润，饮食增加，夜寐安宁，舌红苔薄，寸口及跌阳脉皆缓。血压 140/80mmHg，肝未触及，脾大、肋下 1cm，复查血常规：血红蛋白 100g/L，红细胞 3.43×10^{12}/L，白细胞 7.2×10^9/L，血小板 93×10^9/L。后用上方每日 1 次，另加琼玉膏（生地黄、麦门冬、茯苓、甘草）10ml，每日 2 次，以巩固疗效。

按语：患者经西医诊断为真性红细胞增多症，结合心烦易怒、肌肤甲错及舌脉表现，辨证为肝经火盛合并瘀血内结。由于病程较长，加之患者年岁较大，故以丸药缓图。以当归芦荟丸清肝泻火，大黄䗪虫丸活血通络。待病证缓解后，再辅以琼玉膏滋阴固本以固疗效。

（五）血液病合并出血、发热

1. 出血

出血是白血病、再生障碍性贫血的主要合并症，根据出血的病因和临床表现可分为实热出血、虚热出血、气虚出血、血瘀出血四型。轻度出血可在治疗白血病、再生障碍性贫血的方剂中加入止血药；出血重者当辨证论治。

（1）分型论治

①实热出血

主症：出血严重，出血多急骤，呈暴注或暴溢，出血量多、血色鲜红，可表现多个部位出血或 1~2 个部位大量出血，如皮肤及四肢瘀点或瘀斑、齿鼻衄血、吐血、尿血、便血、月经出血如注，甚至脑出血；同时伴有火邪亢盛的症状，如高热烦躁、口渴欲饮、大便干燥、小便短赤等；舌红苔黄，脉洪大或虚大而数。

治法：清热解毒，凉血止血。

方药：犀角地黄汤合泻心汤。水牛角（先煎）30~60g，生地黄30g，赤芍10g，牡丹皮10g，黄芩10g，黄连10g，白茅根30g，生地榆30g，生侧柏30g，大黄炭10g，生石膏30g，小蓟15g，生甘草10g。

②虚热出血

主症：出血缓慢、量不多，但绵绵不止，可表现为鼻衄、牙龈及皮下出血；低热，五心烦热，盗汗，少寐，头晕耳鸣；舌尖红，苔薄黄或少苔而干，脉细数或弦细。

治法：滋阴清热，凉血止血。

方药：大补阴丸合二至丸、茜根散。生龟甲30g，生地黄15g，知母10g，黄柏10g，女贞子15g，墨旱莲15g，茜草10g，生侧柏30g，黄芩10g，阿胶（烊化）15g，白茅根30g，生地榆30g，仙鹤草30g。

③气虚出血

主症：慢性出血，量多少不一，以下部出血居多，伴有倦怠乏力、气短心悸、自汗、面色白、食少便溏、语言低微，舌淡苔薄，脉沉细无力。

治法：补气摄血。

方药：归脾汤或补中益气汤加减。黄芪30g，党参15g，白术10g，当归10g，茯神10g，龙眼肉20g，远志10g，酸枣仁10g，木香6g，阿胶（烊化）15g，仙鹤草30g，茜草10g，苎麻根15g，甘草10g。

④血瘀出血

主症：出血渐起或急骤，出血量或多或少，血色紫暗，皮肤有黑紫色斑或融合成片；胸骨压痛或骨痛，皮肤干燥无泽；舌有瘀斑或青紫，脉沉涩不畅。

治法：活血化瘀。

方药：桃红四物汤或血府逐瘀汤加减。当归10g，熟地黄10g，川芎10g，赤芍10g，白芍10g，桃仁10g，红花10g，蒲黄炭10g，茜草10g，三七粉（冲服）0.5~1g。

（2）用药经验：在辨证分型用药的基础上，为了进一步加强疗效，可配合证型选用收敛止血药，如仙鹤草、海螵蛸、白及、藕节、血余炭、棕榈炭等；凉血止血药，如小蓟、大蓟、生侧柏、生地黄、生地榆、白茅根、槐花等；化瘀止血药，如三七、云南白药、茜草、蒲黄炭、煅花蕊石等；温经止血药，如艾叶、炮姜、灶心土等。

同时根据出血部位的不同，可选用不同的止血药。上部出血：如口腔血泡、齿衄、鼻衄、咯血、呕血，可选用藕节、白及、白茅根、大黄炭、海螵蛸、生侧柏、三七粉等；下部出血，如尿血、便血、月经过多、下肢出血等，可选用大蓟、小蓟、槐花、生地榆、灶心土、阿胶、血余炭、棕榈炭、煅花蕊石、煅龙骨、煅牡蛎等。其中仙鹤草、小蓟、生地榆、阿胶、三七、云南白药等可适用各部位出血。

2. 发热

（1）虚热：虚热多为本病发热（又称血虚发热），一般热度不甚，体温在37.5~38.5℃。若阴虚发热，在滋阴补肾的基础上加清骨散，组成为银柴胡10g、胡黄连10g、秦艽10g、鳖甲15g、地骨皮15g、知母10g、甘草10g；若阳虚发热，在温阳补肾的基础上加用补中益气汤以甘温除热。

（2）实热

①外感发热：可用滋阴解表的加减葳蕤汤合银翘散，组成为玉竹10g、葱白6g、桔梗6g、白薇10~15g、淡豆豉15g、薄荷6g、大枣3枚、金银花20g、连翘15g、荆芥10g、淡竹叶6g、牛蒡子10g、炙甘草6g。加减葳蕤汤专为素体阴虚，感受风热之邪而设，以身热微寒、咽干口燥、舌红苔薄白、脉数为主症。若表证较重，高热39℃以上，畏寒身痛，脉浮数，可用柴葛解肌汤，热退即止。

②热毒炽盛发热：主要表现为高热不退、神昏谵语、肌衄发斑、舌淡红少苔、脉虚大疾数，予以清热降火、凉血解毒的犀角地黄汤合五味消毒饮，组成为羚羊角粉（冲服）1.5g、水牛角（先煎）60g、生地黄30g、赤芍10g、牡丹皮10g、金银花30g、野菊花15g、蒲公英30g、紫花地丁15g、紫背天葵15g、生石膏30~60g。若神昏谵语，可加用紫雪散、安宫牛黄丸。若合并不同系统的感染，应辨证论治。另外，血液病要注意脉象变化，虚证应见虚脉，若突见脉虚大疾数，或洪大，或数疾，多为发热或出血之先兆，应早予注意采取预防和治疗措施。

执笔者：黄振东

整理者：曾丽蓉

杨学爽

——传承名家医粹，弘扬中医血液

一、名医简介

杨学爽（1940~2022），女，天津市人。自幼勤学好问，立志学医，中学毕业后就读于河北大学临床医学专业。毕业后在中国医学科学院血液病医院血液内科工作。20世纪70年代为响应国家西学中号召，积极学习中医理论知识，并于1976年调入天津中医学院第一附属医院血液内科工作。此后长期致力于中西医结合治疗血液病的医疗、教学、科研工作。

师承名医陶建修，在治疗血液病方面颇得真传。在40余年中西医结合治疗血液病的过程中，认真钻研中医经典著作《内经》《伤寒论》《金匮要略》《景岳全书》《血证论》《医林改错》及近代医家论著。经过多年的临床实践，总结出治疗再生障碍性贫血以补益脾、肝、肾为治疗大法，临床取得明显疗效，治疗各种贫血（缺铁性贫血、再生障碍性贫血、溶血性贫血）、高黏滞血症颇有专长。治疗真性红细胞增多症、骨髓纤维化白血病，以及血小板减少性紫癜、原发性血小板增多症、骨髓增生异常综合征等疗效显著。

曾发表专业论文28篇，均在全国一级杂志或国内、国际学术会议上发表，如《补血丸治疗缺铁性贫血临床及实验研究》《大黄止血灵治疗鼻出血临床及实验研究》《六神丸治疗白血病临床及实验研究》《梅花点舌丹治疗白血病及实验研究》《清肝化瘀法治疗真性红细胞增多症》《补肾活血解毒法治疗老年性贫血临床及实验研究》《单味中药对小鼠造血干细胞作用观察》《清热解毒化湿法治疗过敏性紫癜》等。

二、学术理论精粹

（一）补肾活血法治疗原发性骨髓纤维化

骨髓纤维化是骨髓呈不同程度的弥漫性纤维组织增生而严重影响造血功能的一种骨髓增生性疾病。临床以贫血，脾大，周围血出现幼稚粒细胞、红细胞，骨髓纤维化及骨化为特征。此病不多见，以中老年为多，病程较长，进展缓慢，逐渐出现贫血。早期患者常见衰弱、疲劳乏力、面色苍白、身体消瘦、脾大。晚期患者脾大发展为巨脾症。

中医学无骨髓纤维化这一病名，根据临床表现可归纳为"虚劳""癥积""血证"范畴。我科数年来曾用补肾活血法治疗原发性骨髓纤维化5例，均获明显疗效。杨学爽根据多年临床经验将其临床表现归纳为肾阳虚瘀血型及肾阴虚瘀血型。

1. 肾阳虚瘀血型

（1）主症：腰酸便溏，畏寒肢冷，面色苍白或晦暗，唇甲色淡，心悸气短，皮肤青紫，肌肤甲错，腹中积块，舌淡、苔白、脉沉细。

（2）分析：命门火衰，火不生土故腰酸便溏、畏寒肢冷。肾阳虚衰，脾失温煦，气血无以化生，则面色苍白、唇甲色淡、心悸气短、舌淡苔白、脉沉细。气虚血泄，脉络瘀阻，则见面色晦暗、皮肤青紫、肌肤甲错。脏腑经络痹阻而见腹中积块。

2. 肾阴虚瘀血型

（1）主症：腰酸肢软，头眩耳鸣、耳聋，面色萎黄，心悸气短，低热或五心烦热，口干颧红，衄血，唇甲青紫，肌肤甲错，腹中积块，舌红少津、有瘀斑，脉沉细涩。

（2）分析：肾虚失养则腰酸肢软；肾阴匮乏，髓海不足，脑失濡养则头眩、耳鸣、耳聋；精亏血少则面色萎黄、心悸气短、脉沉细；肾阴亏虚，阴虚火旺则低热、口干颧红、五心烦热、舌红少津；热约脉络，迫血妄行则见衄血；气弱血虚，脉络滞涩、瘀而不畅，失于濡养则见肌肤甲错、唇甲青紫、舌有瘀斑、脉沉细涩。脏腑经络瘀痹而见腹中积块。

肾为先天之本，《素问·阴阳应象大论篇》云："人始生，先成精，精成而脑髓生，骨为干，脉为营……血气乃行。"可知气血之生成始于精，而"肾藏精""肾生骨髓""骨髓坚固，气血皆从"，说明精髓化生血液的造血作用主要取决于肾的功能状态。肾气充足，则骨充髓满，精血旺盛，生化不息。肾气不足则骨枯髓塞；肾阳虚则功能衰微；肾阴虚则精血生化无源。肾气不足，精亏血少，血虚则脉络不充，气虚则鼓动无力，脉络滞涩不畅以致脏腑经络瘀阻，日久成瘀形成腹中积块，瘀血不去、新血不生日益加重。

"肾藏精""肾主骨生髓"，肾精亏损则骨髓不充，髓虚则精血不能复生。肾精虚损，肾阳不振则不能荣养他脏，使他脏均虚。《难经》云："损其肾者益其精。"因而，杨学爽确立了治疗原发性骨髓纤维化之大法——补肾活血化瘀法，标本同治以填精益髓、滋其生化之源。

杨学爽根据疾病始末有无出血倾向分期而治。原发性骨髓纤维化早期，无出血倾向者，在补肾的基础上视瘀血的不同程度，可酌情选用川芎、红花、丹参、三棱、莪术、龟甲、鳖甲、水蛭等，待腹中积块逐渐缩小，活血化瘀药逐渐减轻药量，勿再用峻烈活血之品，最后以养血和血调理善后。对晚期有出血倾向者，以散瘀止血、软坚散结之法治之，可酌情选用大黄、赤芍、三七、夏枯草、生牡蛎、鳖甲、龟甲。切记"大积大聚，何其犯也，衰其大半而止"，《素问·六元正纪大论篇》中云"勿使太过不及"，只有做到切合病机恰到好处，才能提高疗效。

（二）清肝化瘀法治疗真性红细胞增多症

真性红细胞增多症是以红系细胞异常增生为主的一种慢性骨髓增殖性疾病，其临床特征为皮肤红紫、肝脾肿大及血管神经性症状。血液学特点为红细胞数及全血总容量的绝对增多，血液黏稠度增高。

中医学虽然没有真性红细胞增多症的病名，但可属"血证""瘀证"的范畴，其主证头晕目眩、耳鸣目赤、口苦胁痛、肢体麻木、舌暗红苔黄、脉弦等，均属"肝阳""肝火之证"，而口唇青紫、皮肤黏膜紫暗、肝脾肿大、舌有瘀斑、脉涩等又属"血瘀"。因此，杨学爽将该疾病病机归纳为肝热血瘀。

正如"圣济总录"中所云"毒热内瘀，则变为瘀血"，本病由于肝热病邪灼伤津血，血受熏灼则凝结瘀塞，津液亏耗不能载血运行，肝郁化火，火灼津液而致瘀证。《血证论》云"火太甚则颊肿面青，目赤头痛"，《黄帝内经》中有"诸风掉眩，皆属于肝""诸热瞀瘈，皆属于火"理论，"诸逆冲上，皆属于火"、肝体阴而用阳，肝阳升发太过，血随气逆，冲扰于头，则头目胀痛、眩晕耳鸣；气血上冲于面、目，血络充盈，则面红目赤《灵枢》曰："血不流则髦色不泽，故其面黑如紫漆。"唇紫、舌暗红等均为瘀血之征。根据性红细胞的国内诊断标准，除了上述临床表现，还有血红蛋白、红细胞数、全血容量及血细胞比容增多等实验室指标的改变。通过西医学对血瘀证的研究证实，血液成分与性状改变，而致黏、浓、凝、稠、聚等血液流变学异常，是血瘀证重要的客观指标。总之，肝热与瘀血互结而致本病。

杨学爽根据多年临床经验，结合真性红细胞的临床表现，提出本病病位在骨髓，涉及肝、脾、肾三脏，其病机虽多端，但基本病机是血瘀气滞，血气有余，肝火旺盛，肝热血瘀。根据瘀血不去、新血不生的理论，治疗的重点以祛邪在先，邪实不去，正气不复，邪去则气血自通，提出清肝化瘀法。方剂可选用当归芦荟丸合大黄䗪虫丸加减，选用当归、芦荟、黄柏、龙胆草、栀子、黄芩、青黛、大黄、木香等，清热泻火，凉血解毒。方剂用龙胆草为君，黄柏、黄芩、大黄、栀子、大黄、芦荟清肝为臣，青黛清肝凉血，木香行气，当归补血养阴。大黄䗪虫丸主治虚劳瘀血证，形体羸瘦、肌肤甲错、两目暗黑、舌有瘀点、脉涩为其辨证要点，治宜活血化瘀、补气调中、清热凉血。从本条方证排列在《金匮要略》之末，可知其寓有虚劳病久病入血、久病入络之义。本方实为峻药缓攻，补益阴血之剂，即以攻瘀通络为主，以甘润补虚为辅，目的在于渐消瘀血、恢复正气；且丸者缓也，使其药效迟缓循释，意在攻补兼施，促其饮食能进，使中焦脾胃功能逐渐恢复，气血生化有源。以此治疗，自然腹满得以消除，羸瘦、肌肤甲错、两目暗黑等"内有干血"的症状也可缓解，逐渐消失，此为缓中补虚之义。互为效用。

（三）降气凉血法治疗鼻衄

鼻衄即鼻中出血，严重者又称"鼻洪"或"鼻大衄"。如《诸病源候论》有伤寒鼻衄、时气鼻衄、热病鼻衄、虚劳鼻衄等。《三因极一病证方论》有五脏鼻、酒食衄、折伤衄等。伤寒太阳病的"红汗"及妇科病"行经衄"也属于鼻衄范畴。几十年来杨学爽应用自拟"止血灵"治疗鼻衄百余例，取得较好疗效。

中医学早在 2000 多年前就有关于鼻衄的记载，《灵枢·百病始生》云："阳络伤则血外溢，血外溢，则鼻衄。"《外科正宗》卷四云："鼻中出血乃肺中火旺，迫血妄行，而从鼻窍出。"《寿也保元》卷四云："鼻血者，鼻出血也，阳热沸郁，致动胃经胃火上烈则血妄行，故衄也。"《三因极一病证方论》卷九论："病者饮酒过多及啖炙煿五辛热食，动于血，血随气逆发为鼻衄，名酒食衄。"《景岳全书》卷三十云："衄血虽多由火而惟于阴虚者为尤多，正以劳损伤阴，则水不制火，最能动冲任阴分之血。"

鼻衄是由各种原因引起的，如肺经热盛、胃热炽盛、肝火上逆、肝肾阴虚、脾不统血等。《诸病源候论·鼻衄候》云："凡血与气。内荣脏腑，外循经络，相随而行于身，周而复始。血性得寒则凝涩，热则流散；而气，肺之所丰也，肺开窍于鼻，热乘于血，则气亦热也。血气俱热，血随气发出于鼻，动血之由，唯火与气。"为此选用《温病条辨》犀角地黄汤和《金匮要略》大黄黄连泻心汤，泻心即泻火，泻火即可止血。总体治则为降气凉血法治疗鼻衄。

对于肺热，肺气愤郁，血随气行，或阴虚火旺，水不涵木，木水刑金，或肝风内动，气血并行于上，或劳伤过度，气血失调，劳伤心阴，心火亢盛，气逆上壅，或饮酒，酒热戕胃之类皆动火、动血，发为鼻衄者，均有效。对于再生障碍性贫血、血小板减少性紫癜，急性出血过程为本虚标实，火热上逆是标，本着急者治标的原则，投本方亦佳。并且杨学爽研究团队发现，大黄止血灵临床总有效率为94.5%，其中70%显效，无副作用。以高血压、动脉粥样硬化及各种发热性疾病所致之鼻衄效果最佳，按中医辨证属肺经热盛、肝火上扰、胃中积热、肝肾阴虚者止衄较好。脾不统血之鼻衄急性出血过程中，往往呈现本虚标实，本着急则治其标的原则，部分患者也获满意疗效。本治法效果好又具有安全性，还可免除血液病患者因油纱条填塞带来的呼吸困难和继发性感染等痛苦。

三、临证经验

验案举隅1：活血化瘀、清肝泻火法治疗真性红细胞增多症

刘某，女，62岁。2014年11月初诊。

主诉：头晕、头痛5个月余，加重1周。

现病史：患者5个月前出现头晕、头痛，就诊于附近医院，发现红细胞、血红蛋白增高（具体不详），建议于专科治疗，遂于2014年11月就诊于我院血液科收住院治疗，结合血常规及骨髓穿刺等检查结果及病史，诊断为真性红细胞增多症，经治疗好转出院，出院后继予羟基脲每日2片治疗。1周前患者头晕、头痛等症状加重，为求中医治疗，遂来我院门诊治疗。

刻下症：神志清，精神可，体力尚可，时有头晕，头痛，面红，口干，偶有胸闷憋气，偶有胁肋疼痛，纳少，寐欠安，急躁易怒，小便调，大便干。舌暗、苔薄黄，脉弦。

既往史：高血压病史、冠心病病史。否认脑血管病及其他慢性病史，否认肝炎、结核等传染病史及接触史，否认手术外伤、输血史，预防接种史不详。

个人史：生于天津，长期居住天津，否认地方病及传染病接触史，否认烟酒嗜好。

过敏史：否认药物过敏史，食物过敏史以及其他接触物过敏史。

月经史：14 岁初潮，月经周期 45~60 天，经期 5~7 天，量少色暗，无血块，无痛经。

婚育史：适龄结婚，爱人体健。

家族史：父母体健，否认家族遗传病史。

西医诊断：真性红细胞增多症。

中医诊断：蓄血证（血瘀热盛证）。

治法：活血化瘀，清肝泻火。

处方：①桃仁 15g，红花 10g，生地黄 20g，赤芍 10g，栀子 10g，龙胆草 15g 泽泻 10g 柴胡 10g，甘草 6g，三棱 15g，莪术 15g，天麻 15g，钩藤（后下）15g，川芎 12g，沙参 15g，麦冬 20g，火麻仁 15g。水煎服，7 剂。②羟基脲按原剂量继续使用。

二诊：服药后患者自觉上述症状较前改善，大便可，每日每行，自觉乏力，仍口渴、头晕，舌暗红、苔薄黄，脉弦。查血常规示：白细胞计数 10.5×10^9/L、红细胞计数 5.72×10^{12}/L、血红蛋白 176g/L、血小板计数 268×10^9/L。此为热盛灼伤津液，故遵原方之意减沙参、火麻仁，加石斛 10g、天花粉 10g 以滋阴清热，生津止渴，加白花蛇舌草 20g、黄芪 30g 以防内蕴之热毒势盛。14 剂，用法同前。羟基脲继续使用。

三诊：患者乏力改善，夜寐不佳，舌红少苔，脉沉细。查血常规示：白细胞计数 10.3×10^9/L、红细胞计数 5.43×10^{12}/L、血红蛋白 165g/L、血小板计数 270×10^9/L。患者症状较前好转，肝经内热，热扰神明则寐不得安，故当在清肝泻火、活血化瘀原则的基础上加以安神之品，故遵上方之意，去三棱、莪术，加首乌藤 30g、酸枣仁 20g。14 剂，用法同前。羟基脲继续使用。

四诊：服药后患者述纳食可，寐欠安，偶有头痛，其余一般状况可。舌红，少苔，脉沉细。查血常规示：白细胞计数 7.52×10^9/L、红细胞计数 4.66×10^{12}/L、血红蛋白 165g/L、血小板计数 270×10^9/L。由于本病始于肝失条达、疏泄失常，故以气机郁滞不畅为先，遵原方之意，加木香 10g 以舒畅气机。14 剂，用法同前。羟基脲改为每日 1 片。

后间断就诊于我院门诊，根据病情变化随证加减。随诊 3 个月，患者血常规较稳定，血红蛋白维持在 150~165g/L。

按语：真性红细胞增多症，是一种造血干细胞的克隆性慢性骨髓增殖性疾病，多以面红如醉酒状、头痛、眩晕、耳鸣、脾大、皮肤紫红、出血、血栓形成等为主症。起病隐袭，进展缓慢，通常经历以下两个进展阶段：增殖期或红细胞增多期，常有红细胞增多；红细胞增多后期表现为全血细胞减少、髓外造血、肝脾肿大、脾亢和骨髓纤维化。出血和血栓是真性红细胞增多症的两个主要临床表现，少数患者可进展为急性白血病。

中医学一般将其归属于"蓄血证""瘀证""眩晕""积症"等范畴。如《温疫论补注·蓄血》云："邪热久羁，无由以泄，血为热搏，留于经络，败为紫血。"与现代临床所见颇为相似。真性红细胞增多症在中医学中多以肝阳上亢证、肝经实火证、血热妄行证等为主。其病因主要为嗜酒与恣食肥甘、情志内伤、外感邪毒等，其病机主要为血瘀，而导致血瘀的因素归结起来不外气阴虚、肝火、热毒诸方面。因此，活血化瘀是治疗本病的主线，可依据瘀滞的轻重分别采用养血活血、活血化瘀、破血逐瘀药，并且密切结合造成瘀滞的因素，分别选用清泻肝火、滋补肝肾、健脾益气方药，果因同治。

桃红四物汤出自清代医家吴谦的《医宗金鉴》，为活血化瘀方中的经典方剂，功效以活血祛瘀为核心，辅以养血、补血、行气。本方由桃仁、红花、当归、川芎、白芍、熟地黄六味药组成。方中以桃仁、红花为主，主要发挥活血化瘀之功；以甘温之熟地黄、当归滋阴补肝，养血；白芍养血和营，以增补血之力：川芎活血行气、调畅气血，以助活血之功。全方配伍严谨，使瘀血去、新血生、气机畅，活血而不伤血，化瘀而不伤正。

杨学爽认为，肝主藏血、疏泄，体阴而用阳，柔而忌亢。肝为风木之脏，主升主动，但不宜升之太过，太过则危害清窍，以致头晕目眩。《素问·生气通天论篇》云："阳气者，大怒则形气绝，而血菀于上，使人薄厥。"治疗上，需平肝潜阳，复其柔和，故用天麻钩藤饮。

女子以肝为先天，肝为刚脏、主疏泄。本案患者头晕、头痛、面红、口干为肝火上炎之证；时有胸闷憋气，偶有右胁下疼痛，为肝郁不舒，瘀血阻滞之证；舌暗红、有瘀斑，苔薄黄，脉弦数，亦为该证。辨证属血瘀热盛之证，以活血化瘀、清肝泻火之法治愈。患者平素急躁易怒，肝阳上亢，上扰清窍，则发为眩晕、失眠；火热灼伤津液，无以濡润窍道，则口干、大便干；瘀血阻滞则胁部疼痛。此为血瘀热盛之证，运用桃红四物汤合天麻钩藤汤加减，达到活血化瘀、平肝潜阳、泻火之效。在治疗过程中本着"瘀"为本病之主因，故将活血化瘀贯穿于本病治疗的始终，又加以白花蛇舌草以防内蕴之热毒势盛、癌变之意，攻补兼施，体现了中医学整体观念，根据患者的具体情况辨证施治，从而收到好的疗效。

验案举隅 2：平肝潜阳、活血化瘀法治疗真性红细胞增多症

律某，女，57 岁。2011 年 12 月 23 日初诊。

主诉：头晕、头痛 2 个月，加重 1 周。

现病史：患者 2 个月前发现白细胞、血红蛋白增高，未予相关治疗。2011 年 12 月 16 日患者头晕、头痛等症状加重，于某院住院治疗，经血常规及骨髓穿刺等检查、病史诊断为真性红细胞增多症，出院后继予干扰素、羟基脲治疗。现为求中医治疗，遂来我院门诊治疗。

刻下症：神志清，精神可，体力尚可，头晕，头痛，面红，口干，时有胸闷憋气，偶有右胁下疼痛，纳少，寐差，二便调。舌红、苔薄黄，脉弦细。

既往史：高血压病史、冠心病病史。否认脑血管病及其他慢性病史，否认肝炎、结核等传染病病史及接触史，否认外伤、输血史，预防接种史不详。

个人史：生于天津，长期居住天津，否认地方病及传染病接触史，否认烟酒嗜好。

过敏史：否认药物过敏史、食物过敏史及其他接触物过敏史。

婚育史：适龄结婚，爱人体健。

月经史：13 岁初潮，月经周期 28~30 天，经期 4~5 天，量中，色红，无血块，痛经（－）。

家族史：父母体健，否认家族遗传病史。

辅助检查：血常规示：白细胞计数 11.53×10^9/L，红细胞计数 6.23×10^{12}/L，血红蛋白 180g/L，血小板计数 294×10^9/L。

西医诊断：真性红细胞增多症。

中医诊断：蓄血证（肝阳上亢，脉络阻滞证）。

治法：平肝潜阳，活血化瘀。

处方：天麻 15g，钩藤（后下）15g，苦参 15g，菊花 15g，金银花 15g，连翘 15g，蒲公英 15g，败酱草 15g，赤芍 15g，川芎 15g，牛膝 15g，枸杞 15g，首乌藤 10g，焦山楂 10g，焦麦芽 10g，焦神曲 10g。14 剂，水煎服。

二诊：服药后患者稍乏力，头痛、头晕，口干、胁痛较前好转，时有胸闷憋气，二便调，寐差，舌红少苔，脉细。查血常规示：白细胞计数 11.08×10^9/L、红细胞计数 5.67×10^{12}/L、血红蛋白 172g/L、血小板计数 266×10^9/L。此为肝阴不足，无以荣养，不荣则痛，故遵原方之意去金银花、连翘，加黄精 10g 补气养阴，再加白芷 10g 祛风止痛以治疗头痛，14 剂，用法同前。

三诊：患者乏力较前好转，头痛、头晕症状较前好转，时有胸闷憋气，口干咽干，时有胁痛，夜寐尚可，纳食可，小便可，大便干，舌红少苔，脉沉细。查血常规示：白细胞计数 9.76×10^9/L、红细胞计数 4.66×10^{12}/L、血红蛋白 165g/L、血小板计数 270×10^9/L。患者症状较前好转，以滋补肝阴为原则，故遵原方之意，去苦参、焦三仙，加牡丹皮 15g、生地黄 15g、沙参 20g，牡丹皮、赤芍配伍增强清热凉血散瘀止痛的功效，以减轻头痛、胁痛的症状，生地黄、沙参清热凉血，滋阴生津。中药 14 剂，用法同前。

四诊：服药后患者自感体力尚可，头痛、头晕症状较前明显好转，胸闷憋气，口干咽干较前好转，偶有胁痛，夜寐尚可，纳食可，二便调。舌红、少苔，脉沉细。查血常规示：白细胞计数 7.52×10^9/L、红细胞计数 4.66×10^{12}/L、血红蛋白 165g/L、血小板计数 270×10^9/L。由于本病始于肝失条达，疏泄失常，故以气机郁滞不畅为先，遵原方之意，加檀香 10g 以舒畅气机、行气止痛。14 剂，用法同前。

五诊：患者神志清，精神可，偶有头晕头痛，胸闷憋气较前明显好转，口干咽干较前明显好转，夜寐安，纳食可，二便调。舌红、少苔，脉沉细。查血常规示：白细胞计数 7.52×10^9/L、红细胞计数 4.66×10^{12}/L、血红蛋白 150g/L、血小板计数 266×10^9/L。患者病情基本平稳，以平肝潜阳、活血化瘀为治疗原则，经过治疗患者血常规恢复正常，但是由于病程较长，继续服用中药以巩固治疗。3 个月后，患者感觉良好，未有不适，血常规正常。随访 2 个月，病情未复发。

按语：本案患者头晕、头痛、面红、口干，为肝阳上亢之证；时有胸闷憋气、偶有右胁下疼痛，为肝阴不足，肝气不舒之证；舌红、苔薄黄、脉弦细，亦为该证。辨证属肝阳上亢，脉络阻滞，以平肝潜阳、活血化瘀之法治愈。患者素体阴虚，肝阴暗耗，阴虚阳亢，风阳升动，上扰清窍，则发为眩晕。天麻、钩藤相配以平肝潜阳，苦参、菊花、金银花、连翘、蒲公英、败酱草清热解毒，赤芍清热凉血、活血化瘀，川芎行气止痛，牛膝补肝肾、活血通络、引血下行，枸杞补肾阴，首乌藤养心安神，焦山楂、焦麦芽、焦神曲健脾和胃，诸药合用，共奏平肝潜阳、活血化瘀通络之功。在治疗过程中，要根据患者的具体情况辨证施治，才能收到好的疗效。

验案举隅3：温阳补肾，活血化瘀法治疗骨髓纤维化

刘某，男性，56岁。初诊。

主诉：左腹胀伴阵发性胁痛2个月余。

现病史：患者2个月前发现左上腹包块，并伴有阵发性胁痛，遂去某血液病医院诊治，查血常规：白细胞计数 16.8×10^9/L，红细胞计数 2.8×10^{12}/L，血红蛋白86g/L，血小板计数 330×10^9/L，网织红细胞1.04%，给予铁剂及叶酸、维生素 B_{12} 治疗半个月后，病情无明显好转。于该院做进一步检查，骨髓穿刺示：骨髓增生低下，粒系、红系、淋巴细胞比例正常，巨核细胞不少，血小板成堆可见；骨髓活检提示骨髓纤维化；涂片可见泪滴样红细胞；染色体核型分析、JAK2V617F突变基因检测 BCR/ABL融合基因等未见明显异常，腹部彩超提示脾脏下缘位于肋下8cm，综合确诊为"原发性骨髓纤维化"，予"沙利度胺"等治疗，后患者间断在我院间断输血治疗，并口服乌苯美司胶囊、十一酸睾酮胶囊、沙利度胺片、曲安西龙及中药汤剂治疗，病情控制较为稳定。现为求进一步中医治疗，来我院血液科就诊。

刻下症：神清，精神尚可，面色晦暗，体倦乏力，活动后尤甚，胁下有包块伴疼痛，形寒肢冷，腰膝酸软，食欲不振，颜面及下肢浮肿，小便清长，大便溏。舌淡胖大、有齿痕、有瘀斑瘀点，苔薄，脉沉细。

既往史：既往体健。否认高血压、冠心病、脑血管病及其他慢性病史，否认肝炎、结核等传染病史及接触史，否认外伤、输血史，预防接种史不详。

个人史：生于天津，长期居住天津，否认地方病及传染病接触史，否认烟酒嗜好。

过敏史：否认药物过敏史、食物过敏史及其他接触物过敏史。

婚育史：适龄结婚，爱人体健。

家族史：父母体健，否认家族遗传病史。

辅助检查：血常规示：白细胞计数 18.7×10^9/L、红细胞计数 2.7×10^{12}/L、血红蛋白82g/L、血小板计数 421×10^9/L。

西医诊断：骨髓纤维化。

中医诊断：髓劳（阳虚血瘀证）。

治法：疏肝理气。

处方：党参15g，黄芪30g，补骨脂20g，芡实10g，当归10g，菟丝子10g，巴戟天10g，附片（先煎）10g，山药15g，砂仁（后下）6g，炮姜10g，鹿角胶10g，丹参20g，红花10g，三七粉（冲服）3g，车前子（包煎）15g，猪苓15g，泽泻15g，桂枝12g。7剂，

水煎服。西药继服。

二诊：服药后患者左上腹疼痛症状及便溏、双下肢水肿消失，畏寒肢冷减轻，仍有乏力，舌象大致同前，脉沉。复查血常规示：白细胞计数 16.9×10^9/L、红细胞计数 3.1×10^{12}/L、血红蛋白 78g/L、血小板计数 285×10^9/L。此乃气血亏虚，不能温阳脏腑、四肢百骸，故见畏寒肢冷；血虚，血不养筋脉，则乏力。治疗应在疏肝理气的基础上加以通利阳气、滋补阴血之品。故遵前方之意减猪苓、泽泻、车前子，加葛根 15g、阿胶（烊化）10g 以通利阳气，滋补阴血。14 剂，用法同前。

三诊：用药后患者自诉胁痛明显改善，体力较前好转，畏寒肢冷较前改善，仍面色少华。舌淡有瘀斑，苔薄白，脉沉。查常规示：白细胞计数 15.1×10^9/L、红细胞计数 3.8×10^{12}/L、血红蛋白 80g/L、血小板计数 270×10^9/L。患者胁痛明显，此乃肝气不舒，肝气抑郁，气滞不通，不通则通，法当以理气活血柔肝，故遵前方之意减芡实、附片，加延胡索 10g、川楝子 10、白芍 10g、甘草 6g。14 剂，用法同前。

四诊：患者自诉体力较前好转，畏寒肢冷较前明显改善，无明显胁部疼痛，面色欠润。舌淡、有瘀点，苔薄白，脉沉。查血常规示：白细胞计数 11.8×10^9/L、红细胞计数 4.0×10^{12}/L、血红蛋白 85g/L、血小板计数 270×10^9/L。现患者症状较前明显改善，建议继服前方以巩固疗效。

后患者定期复诊随证加减巩固治疗。嘱患者平日慎起居，适劳逸，注意饮食营养搭配，并适当增加摄入纤维含量多的蔬菜食物，忌辛辣、油腻及不易消化的食物，烟酒等刺激类物之品应以戒除。要保持个人卫生，预防各种感染，特别要注意防止外伤的发生。病情变化，及时就诊。

按语： 骨髓纤维化，是一种由于骨髓造血组织中胶原增生，其纤维组织严重影响造血功能而引起的一种骨髓增生性疾病，增生纤维组织取代正常的造血组织，骨髓造血功能异常。该病主要表现为不同程度的血细胞减少和（或）增多，外周血中可见幼红细胞及幼粒细胞，并有较多的泪滴状红细胞，出现髓外造血及骨髓干抽现象，常伴不同程度的肝脾肿大。

骨髓纤维化属于中医学"虚劳""髓劳"等证的范畴。骨髓纤维化属中医的髓劳证，多以面色少华、乏力、腹部包块为主要临床表现，以脏腑虚损为本，毒瘀结聚为标，证型包括气虚血瘀、毒瘀互结、阴虚血瘀、阳虚血瘀等，因此治疗当以固本培元、破瘀消癥为法贯穿始终。本案辨证为阳虚血瘀证，拟右归丸加减，以温阳补肾、活血化瘀收效。

右归丸出自《景岳全书》卷五十一《德集新方八阵》，由熟地黄、山药、山茱萸、枸杞子、鹿角胶、菟丝子、杜仲、当归、肉桂、制附子等组成，有温肾补阳、填精益髓之效，主治肾阳不足，命门火衰之证。临证表现为神疲乏力、腰膝酸软、畏寒肢冷，或阳衰无子，脉沉迟，等等。方中附子、肉桂、鹿角胶培补肾中元阳，温里祛寒，为君药；熟地黄、山茱萸、枸杞子、山药滋阴益肾，养血补脾，填精补髓，取"阴中求阳"之意，为臣药；再用菟丝子、杜仲补肝肾，强腰膝，配以当归养血和血，共补肝肾，为佐药。诸药合用，以温肾阳为主，而阴阳兼顾、肝脾肾并补，妙在阴中求阳，使元阳得以归原，故名"右归丸"。现代药理学研究显示，右归丸具有调节肾功能、内分泌系统、免疫与神经系统、骨代谢等方面的作用。

本案患者阳气亏虚，无以温养，致血流不畅、瘀血内阻，结聚为包块；血瘀阻滞脉络，阳气无以达，则筋脉及四肢百骸失于温养。治以温阳补肾、活血化瘀而收效。患者胁下疼痛、可触及包块，加之舌面瘀点，提示血瘀内阻；又见周身乏力、形寒肢冷、腰膝酸软、食欲不振、颜面及下肢浮肿、小便清长、大便溏等症，故法当温阳补肾、活血化瘀，方拟右归丸加减治之。治疗过程中以延胡索、川楝子疏肝行气止痛，以芍药甘草汤缓急止痛，从而标本兼治，巩固疗效。

验案举隅4：清热解毒凉血法治疗特发性血小板减少性紫癜

陈某，女，9岁。2013年5月初诊。

主诉：周身散在少量出血点5个月。

现病史：患者5个月前无明显原因出现胸部、四肢出血点，遂就诊于附近医院，查血常规示血小板计数16×10^9/L，建议专科医院诊疗，遂就诊于某血液病研究所查血常规，血小板计数最低为8×10^9/L，并行骨髓穿刺，诊断为"特发性血小板减少性紫癜"，予激素每日10片治疗，服用2个月后，出血症状改善，血常规恢复正常。而后间断停用激素，但血下降明显。3个月前有外感史。现为求中医治疗，来我院血液科门诊就诊。

刻下症：体倦乏力，活动后尤甚，口干口渴，喜饮，周身可见少量出血点，纳少，寐安，小便黄，大便调。舌红苔薄，脉数。

既往史：既往体健。否认高血压、冠心病、脑血管病及其他慢性病史，否认肝炎、结核等传染病史及接触史，否认外伤、输血史，预防接种史不详。

个人史：生于天津，长期居住天津，否认地方病及传染病接触史，否认烟酒嗜好。

过敏史：否认药物过敏史、食物过敏史及其他接触物过敏史。

家族史：父母体健，否认家族遗传病史。

辅助检查：血常规示：白细胞计数3.46×10^9/L、血红蛋白115g/L、血小板计数78×10^9/L。

西医诊断：特发性血小板减少性紫癜。

中医诊断：紫癜（邪热炽盛证）。

治法：清热解毒，凉血止血。

处方：金银花15g，连翘15g，生地黄15g，玄参15g，赤芍15g，牡丹皮10g，茜草15g，白花蛇舌草30g，防风15g，焦山楂30g，焦神曲30g，焦麦芽30g，甘草6g。7剂，水煎服。嘱停用激素等西药治疗，少食升发之物。

二诊：服药后，出血症状改善，纳少，查血常规：白细胞计数4.38×10^9/L，红细胞计数4.13×10^{12}/L，血红蛋白127g/L，血小板计数89×10^9/L。故遵前方之意减白花蛇舌草、连翘之清热解毒药，加山药15g、白术15g、党参15g，以益气健脾和胃。14剂，用法同前。

三诊：患者未诉明显不适，查血常规示：白细胞计数 $4.27 \times 10^9/L$，红细胞计数 $4.34 \times 10^{12}/L$，血红蛋白 123g/L，血小板计数 $105 \times 10^9/L$。予原方 14 剂，用法同前。

后间断就诊于门诊治疗，巩固治疗 3 个月后复查血常规示血小板计数 $115 \times 10^9/L$，未诉其他不适。至此患者已痊愈。嘱患者平日慎起居，适劳逸，注意饮食营养搭配，并适当增加高蛋白、高维生素食物的摄入，忌辛辣、油腻及不易消化的食物，烟酒等刺激类物品应予以戒除。要保持个人卫生，预防各种感染，特别要注意防止外伤的发生。病情变化，及时就诊。

按语：特发性血小板减少性紫癜，属于一种自身免疫性出血性疾病，临床特征为由于细胞免疫、体液免疫异常，致血小板被破坏、巨核细胞的成熟出现障碍，血小板的生成减少，引起出血。一线治疗通常包括类固醇（高剂量地塞米松或泼尼松）或静脉注射免疫球蛋白，对某些患者来说可组合应用。二线治疗主要包括血小板生成素受体激动剂和利妥昔单抗，甚至行脾切除手术治疗。

特发性血小板减少性紫癜属于中医学"紫癜""血证""发斑""衄血""葡萄疫"等范畴，清代医家唐容川在《血证论》中提出止血、消瘀、宁血、补虚的止血四法，可作为特发性血小板减少性紫癜中医辨证治疗的根本原则。因此，可将其分为邪热炽盛型、阴虚火旺型及脾不统血型。根据医史文献和国内医家经验并结合自身临床体会，杨学爽认为特发性血小板减少性紫癜为内外因两个方面所致，外因为风热邪毒侵袭营血，病及血脉，热迫血行；内因责之于情志过极、饮食不节、劳欲体虚或久病多病，损伤脏腑以致功能失调，脾胃虚弱，气不摄血；肝肾阴虚，虚火上炎，灼伤脉络；瘀血阻滞，血不循经，血溢脉外。而本案以邪热炽盛为主证，故治则应以清热解毒、凉血止血为主。

《证治汇补》谓："热极沸腾发为斑，热则伤血，血热不散，里实表虚，出于皮肤而为斑。"患者阳明热盛，热伤于气，进而伤血，迫血妄行，血溢于脉外、瘀于皮下，故发为斑。患者经糖皮质激素等治疗后，损及脾胃，脾阳亏虚，脾不统血，气虚不摄，更致血溢脉外，故有瘀斑。脾胃亏虚，气血生化乏源，故乏力；津液耗损，生化之源，故口干。

杨学爽认为，本案属阳明热盛，热入气血，而致气血两燔，故治疗应以清热解毒、凉血散血为原则。血热内蕴，伤于气血，聚而成毒，迫血妄行，血不循经，溢于脉外，故成斑；病程日久或反复发作，损及于脾，脾不统血，气虚不摄，血不归经，而致出血而成斑。基本病机为血热内蕴于里，气血两燔，迫血妄行，引血外溢，渗于肌肤。叶天士在其著作《温热论》中有云："卫之后方言气，营之后方言血。在卫汗之可也，到气才可清气，入营犹可透热转气，如犀角、玄参、羚羊角等物，入血就恐耗血动血，直须凉血散血，如生地黄、丹皮、阿胶、赤芍等物。"唐容川在《血证论》中云："火热相搏则气实，气实则逼血妄行。"紫癜亦多属温热病之斑的范畴。斑之病，多为阳明热毒所致，病在气分，则须清气散热；病在血分，直须凉血散血。

本例患者为小儿，根据小儿的生理特点，形体不足，气未充，卫外功能不固，易受外邪入侵，且有外感史，邪毒残留，伏于血分，内搏营血，灼伤络脉，迫血妄行，发为此病。症见口干口渴、小便黄等，辨证为邪热炽盛证，自拟解毒凉血汤，以清热解毒，凉血止血贯穿始终收效。

参考文献

[1] 陈宗铠，杨学爽，段秀绵，等. 以 Evans 综合征为首发表现的骨髓增生异常综合征一例 [J]. 中华内科杂志，2000（8）：60-61.

[2] 万增智，杨文华，史哲新，等. 中药治疗白血病性咽峡炎的体会 [J]. 中国中医急症，2000（3）：90.

[3] 戴锡孟，杨学爽，杨文华，等. 中医药治疗白血病的临床及实验研究 [J]. 天津中医，2000（3）：56.

[4] 范宝印，孙平旺，杨学爽，等. 补肾活血法治疗原发性骨髓纤维化 [J]. 天津中医学院学报，1996（2）：11-12.

[5] 杨学爽，范宝印，孙平旺. 大黄止血灵治疗鼻衄的临床观察和实验研究 [J]. 天津中医，1993（2）：31-32.

[6] 杨学爽，范宝印，陶健修. "止血灵"治疗鼻衄40例临床观察 [J]. 天津中医，1987（6）：16-17.

执笔者：张莹　闫理想

整理者：郝征

资料提供者：杨文华　史哲新

杨文华

——津沽血液，守正创新

一、名医简介

杨文华，女，满族，河北省沧州人，中国共产党党员。1974 年毕业于天津市卫生学校，1988 年毕业于天津中医学院（现天津中医药大学）。曾任天津中医药大学第一附属医院血液科主任、主任医师、教授、博士研究生导师，天津市名中医，第七批全国老中医药专家学术经验继承工作指导老师，天津市名中医传承工作室导师，天津中医药专家学术继承导师，国家中医药管理局重点专科、学科学术带头人，国家自然科学基金奖评审专家，国家科学技术奖励及多项科技奖评审专家，国家中医临床血液病基地特聘教授、专家组成员，天津市老年科协特聘教授。从事临床、科研及教学工作 50 余年，在中西医结合治疗血液病方面颇有建树。

二、名医之路

1951 年 1 月杨文华出生于天津。父亲杨鑫 1937 年 8 月参加抗日工作，1938 年 1 月加入中国共产党。

杨文华继承了父亲的优秀品质，17 岁时就积极响应党中央"知识青年上山下乡"的号召，前往内蒙古自治区呼伦贝尔市鄂温克族自治旗服务牧区、插队落户。1972 年 10 月返回天津，在众多的学校中，她选择了培养白衣天使的卫生专业，就读于天津卫生学校。1974 年毕业后，被分配到天津中医学院（现天津中医药大学）第一附属医院工作，师承于天津中医学院原院长、中医血液病学专家戴锡孟教授。1976 年天津中医学院第一附属医院正式组建血液科，杨文华成为血液科第一批住院医师。1979 年 7 月至 12 月在天津中医学院青年中医提高班学习，研读中医四部经典、各家学说，丰富了中医基础理论。对《血证论》治疗血证"止血、消瘀、宁血、补虚"四大治法领会尤深，并灵活运用于临床。通过潜心钻研中医基础理论和中医古籍，经过多年的临床实践，奠定了她扎实的中医临床功底。1988 年 8 月至 1989 年 8 月在中国医学科学院血液病医院进修学习1 年，熟练掌握了西医治疗血液病的理论与临床知识，以及血液病的检查技术及操作技能。1996 年任天津中医药大学第一附属医院血液科主任，2000 年晋升主任医师，2002 年被聘为硕士研究生导师，2005 年被聘为博士研究生导师。杨文华是天津中医药大学第一附属医院血液科成立、发展的见证人，是国家中医学血液病重点学科、国家中医药管理局血液病重点专科、天津市中西医结合血液病专业委员会和天津市中医药血液病细胞研究室的创始人之一。

杨文华行医探索之时，正是我国血液学学科突破创新之际，她继承中医传统，在临床实践中探索融汇了中医、西医治疗血液病的各自优势，形成了其独具匠心的辨治精华。她注重从临床实际出发搞科研，又把科研成果运用到临床实际，带领自己的硕士和博士学生苦心钻研，在中西医结合治疗血液病领域取得了丰硕成果。

尤其是在治疗再生障碍性贫血、白血病、淋巴瘤、特发性血小板减少性紫癜及骨髓增殖性肿瘤等方面具有独特建树，独创中西医结合单元疗法治疗白血病、清肝化瘀法治疗骨髓增殖性肿瘤、补血汤剂治疗慢性再生障碍性贫血等，临床均取得了较好的疗效；率先应用全蝎治疗急、慢性白血病，临床取得了良好疗效，并通过实验证实全蝎能够诱导 HL-60 细胞凋亡、阻抑白血病细胞髓外浸润的发生，为白血病的中医药治疗提供了理论及实验依据。

在 50 余年的从医历程中，杨文华始终受到中西医血液学前辈的关怀与指导，通过严谨认真、持之以恒的临床实践，学术水平不断提高，在党培养下成为了始终坚守中医岗位的一名卓越的临床医师，虽已逾古稀之年但仍不断学习血液学的新进展，使学术上永葆青春的活力。在她的言传身教下，所培养的 50 余名硕士、博士研究生遍布天南海北，已成为我国血液科的医疗骨干力量。

三、学术理论精粹

（一）中西合璧，病证互参

杨文华在多年临床实践中，善于发挥中西医在诊疗血液病中的各自优势，将中医与西医结合起来。在诊断方面，她强调血液病症状近似，鉴别诊断复杂，一定要在明确西医诊断的前提下进行中医辨证，不仅要求患者症状、体征符合诊断标准，更要从微观基因、免疫、骨髓及血液形态等方面明确诊断。在辨西医病的基础上，予以中医辨证，病证结合，综合诊断。在治疗方面，她擅长将西医治疗与中医治疗融合在一起，将一种血液病分层、分期、分单元治疗，在西医用药的基础上，细化中医辨治，使中西医结合疗效达到最优化。例如，在急性白血病的治疗中，杨文华提出单元疗法，针对化疗期单元、抑制期单元、缓解期单元、不化疗期单元患者病证变化的特点有的放矢地治疗。发挥西医放化疗优势，诱导缓解，又以中药缓解放化疗毒副反应，促进骨髓重建修复，减低骨髓受抑制的程度，提高免疫功能，预防白血病的复发，使患者病情尽早实现持续完全缓解。杨文华强调中医要全过程参与治疗，在中西医结合过程中，中医不是西医的陪衬，而是主角之一。例如，白血病并发症的出现会影响化疗，甚至危及生命。中药可有效预防白血病并发症，在化疗前辨证给予清热解毒、止血化瘀、扶正补虚、健脾和胃、保肾护肝等，不但可明显减少化疗期间输血及血小板次数，还能预防感染，防患于未然，体现了中医"治未病"之既病防变的思想。在疗效评价方面，杨文华强调疗效不能仅局限于证候改善，症状缓解，更要注重形态、生理、病理、生化、基因的恢复；治疗效果不仅要着眼于近期疗效，更要追求 5~10 年以上的长期疗效和完全治愈；治疗目标不仅是疾病的好转和治愈情况，更要考虑患者的年龄、体质、伴随疾病、生活工作状况等因素，综合纳入生理、心理、社会三方面，人性化地追求患者生活质量、人性尊严。放眼中医血液病的发展，杨文华指出，中西医结合可能是最适合血液病提高疗效、造福患者的发展之路。中西医结合道路不是单纯中药加西药，而是将诊断、治疗、评价等诸多方面融合在一起，在诊疗上充分体现辨病与辨证相结合，形成一条新的医学诊疗思路。

（二）完善白血病疗法，创津派中医体系

急性髓系白血病是髓系造血干/祖细胞恶性疾病，以骨髓与外周血中原始和幼稚髓性细胞异常增生为主要特征。西医治疗仍以化疗为首选方案，然而化疗产生的不良反应大，很多患者难以耐受，老年患者尤为明显。化疗期间的不良反应导致急性髓系白血病的临床致死风险提升。

1. 创立急性白血病中西医结合单元疗法

杨文华提出"中西医结合单元疗法治疗急性白血病诊疗思路"，将诊疗过程分为化疗期、骨髓抑制期、缓解期及不化疗期四个单元，并在各单元内进行中西医结合和中医辨证论治，体现了中西医结合、中医特色和个体化诊疗原则，极大地提高了诊疗效果。

在整个单元疗法的过程中，杨文华强调"治未病"思想的重要性，即明辨传变、已病防变，对于急性白血病，髓毒外发，传入营分者，需清热凉血、解毒退热，为预防耗血动血，则以清营宣透之品，透营转气，祛邪外达。此外，白血病的传变理论不仅包括卫气营血传变，还包括脏腑、经络传变，对于白血病治疗中容易累及的脏腑，如肾、肺、脑等，应提早顾护，调和阴阳。

（1）不化疗单元：病机特点为正虚邪盛，本着邪气不去、正气不复的原则，治疗以祛邪为主，佐以扶正。临床特征以髓毒、药毒导致骨髓、心、脑、肾、消化道等损伤为主要表现。以脏腑辨证为依据进行辨证论治。治疗目的是保护正常组织不受损伤，减轻化疗药毒副作用，增加化疗疗效。根据辨证可分为三型：脾胃虚弱型，治以益气健脾、和胃降逆，方药可用香砂六君子汤加减；痰浊中阻型，治以健脾化痰、理气和中，方药可用二陈汤加减；气血亏虚型，治以补气养血，方药可用八珍汤加减。

（2）骨髓抑制期单元：病机特点为脏腑失调，正虚邪伏，骨髓损伤。故治疗以扶正为主，佐以祛邪。治疗目的为调动机体免疫功能，使脏腑气血阴阳调和，以求正盛邪退。根据气血亏虚的特点，分别采用补气养血、健脾补肾之法，对于化疗后抑制期的合并症采取对症治疗，以当归补血汤为主随证加减，药用黄芪、当归、何首乌、山茱萸、黄精、阿胶、龟甲、菟丝子、白术、鸡内金、砂仁等。发热者，加用金银花、连翘、蒲公英、板蓝根，咳嗽痰多者加用浙贝母、杏仁、冬瓜子、前胡、鱼腥草，出血者配合凉血止血，瘀血者配合解毒化瘀之法。

（3）缓解期单元：病机特点为正盛邪退，气血日渐充盈。特点为骨髓重建，机体康复，病症消退。治疗目的在于调节阴阳平衡，调整机体功能状态恢复至正常。辨证以气

阴两虚为主。其治疗以预防多药耐药、阻抑髓外浸润、清除微小残留病灶、防止白血病复发为重点，以扶正为主，施以益气养阴、调补阴阳之法，重在调补心、肝、脾、肾，以抵御外邪再侵、防止伏邪再发。以归脾汤、一贯煎、六味地黄丸、二至丸为主方加减，药用党参、黄芪、白术、当归、远志、茯苓、生地黄、沙参、麦冬、川楝子、枸杞子、山茱萸、墨旱莲、女贞子等。为防止白血病复发及细胞耐药可加入中药抗癌解毒药，如败酱草、蒲公英、青黛、白花蛇舌草、半枝莲、半边莲、全蝎、浙贝母、汉防己等。

（4）不化疗期单元：包括由于体质、年龄、合并症等原因从未接受化疗者，以及化疗后由于多药耐药、脏器损伤、严重感染而不能再进行化疗者。其治疗目的在于控制肿瘤进展，有效治疗并发症，在人瘤共存的情况下，提高患者生存质量、减轻痛苦、延长生命。西医采用对症支持治疗，积极治疗合并症，给予细胞因子、免疫增强剂、间断输血等。中医根据贫血、出血、发热、淋巴结肿大、肝脾肿大等临床特征，采用扶正解毒方为主随证加减，药用金银花、连翘、败酱草、白花蛇舌草、半枝莲、青蒿、全蝎、青黛、蒲公英、板蓝根等。淋巴结及肝脾肿大者，可配合软坚散结药物，如山慈菇、生牡蛎、大贝等，出现发热可配合清热解毒药物，如石膏、紫花地丁等；出现出血症状，可配合凉血止血药，如茜草、白茅根、生地黄炭、仙鹤草、三七粉等。

对于老年白血病患者而言，其发病复杂多变，预后不及年轻患者。杨文华认为，老年白血病应筛选出高危人群，采取分级个体化中西医结合治疗。把老年白血病患者分为低、中、高危三组，不同的组别采用不同的策略，中药全程参与，做到有的放矢。

2. 阐释急性白血病证候传变学说

杨文华认为，急性白血病以正虚为本，邪毒为标，乃虚实夹杂之证。其发病途径可概括为两个方面：一方面是因邪致病，认为急性白血病多因胎毒内伏或邪毒内侵，邪蕴骨髓日久而发病；另一方面是因虚致病，认为急性白血病先有正气不足，而后外邪乘虚而入，邪蕴骨髓而发病。发病后，正气虚弱，不能胜邪，阴阳失调，导致髓毒外发，传变迅速，侵入营血，攻注脏腑。热毒炽盛，耗气伤血，髓不生血，则导致贫血；血热妄行，离经不归，则导致出血，病程晚期气虚愈甚，气不摄血，故出血更加严重。正气亏虚，外邪易侵，直中入里；髓毒热盛，炼液成痰，气滞痰凝，渐成瘰疬。随着病情发展，痰毒流注，络脉瘀阻，痰瘀互结日久，形成癥积、恶核。其传变特点与伏气温病类似，毒邪早伏于骨髓，待发病条件成熟后而由骨髓外发。白血病发病后，毒邪总的传变趋势是从骨髓到血分，再到营分，然后到气分、卫分。对于发病急剧者，上述传变阶段不明显，甚至一发病即见髓、血、营、气、卫俱病。缓解期也以余热尚存、气阴大伤多见。这一认识的价值在于，在急性白血病发病初期即应着眼于营血分病机的治疗，以清营凉血、抑毒攻瘀、透营转气为主；在急性白血病化疗完全缓解期，也要注重调其血分，预防复发。由此看出，急性白血病髓毒破髓外逸，侵袭脏腑经络、四肢百骸、五官九窍皮毛，属于里邪出表的传变形式。但是，与一般外感疾病"里病出表乃向愈之兆"

有所不同，其里邪外达，邪毒却仍深伏骨髓，缠绵不去，持续扩散，导致髓败精枯，耗气伤血，脏腑经络损伤，属里病出表，毒邪外侵之危候。

（三）"补肾生髓，祛瘀生新"治再生障碍性贫血

再生障碍性贫血是以骨髓有核细胞增生低下、全血细胞减少为主要特征，以进行性贫血、反复感染及出血为主要临床表现的骨髓造血衰竭性疾病。杨文华认为"肾虚精亏、髓枯血瘀"为再生障碍性贫血病机之关键，在采用"补肾生髓，祛瘀生新"法治疗的同时，注重调补阴阳平衡，临床疗效显著。

1. 临证治疗论

（1）补肾益髓、祛瘀生新：慢性再生障碍性贫血根据病机分为肾阴虚型、肾阳虚型、肾阴阳两虚型3种证型，治疗以补肾益髓、调理阴阳、固护气血为主，根据病机或偏于滋阴补肾，或偏于温补肾阳，或滋阴济阳填精，各有侧重。但慢性再生障碍性贫血临床表现复杂多样，既有面色苍白无华、体倦乏力、头晕耳鸣、心悸气短、腰膝酸软等气血双亏之虚证，又常兼见皮肤瘀斑、肌肤甲错、齿龈渗血、腹痛或少腹硬满、月经色暗夹瘀血之实证。《素问·至真要大论篇》曰："劳者温之，损者益之。"但若只补虚，瘀血不去则新血不生。活血化瘀药多为辛香燥烈走窜之品，易耗气伤阴动血，妄用活血则势必伤正，甚或加重出血。正如《景岳全书》所云："血本阴精，不易动也，而动则为病；血主营气，不易损也，而损之则为病。"杨文华采用"补肾生髓、活血祛瘀"之法治疗，补肾活血并用，标本同治，攻补兼施，相辅相成，补肾以填精益髓生血，活血以祛瘀生新，使瘀血去而邪自退，气生血长。临证需谨记"止血不留瘀，消瘀忌破血，宁血勿伤阴，补血少温阳"，正如唐容川《血证论》中云："惟以止血为第一要法。血止之后，其离经而未吐出者，是为瘀血……故以消瘀为第二法；止吐消瘀之后，又恐血再潮动，则须用药安之，故以宁血为第三法……去血既多，阴无有不虚者矣……故又以补虚为收功之法，四者乃通治血证之大纲。"遵循此法，多有效验。

（2）调补阴阳、阴平阳秘：临证调补阴阳平衡应因人、因时、因地制宜，遵循"孤阳不生，孤阴不长""从阴引阳""阴中求阳"的理论，治疗过程中灵活应用，随时调整药物及剂量以调理阴阳。要重视阴中求阳、阳中求阴，使之相得益彰，补阳不助热，滋阴不恋邪。滋补肾阴时，佐以少许助阳之品，可使阴得阳助而源泉不竭，又可防止阴盛碍阳之弊；温补肾阳时，酌加滋补肾阴之品，令阳得阴助而化生不息，又可避免阳盛伤阴。滋补肾阴以左归丸加减，需慎用苦寒凝滞之品；温补肾阳以右归丸加减，应选性味温润平和之品；阴阳两虚者，则应阴阳双补，以桂附地黄丸加减，切忌峻投刚燥暴烈之剂耗伤阴液，勿使不及成太过，以平调阴阳为要。

（3）重视滋阴、谨防伤阴：滋阴即滋补阴气，需谨遵"虚者补之""损者益之"的原则。"精血同源""津液和调，变化而赤为血""存得一分血，保得一分命""存得一分津液，便有一分生机"，治疗应注重滋阴养血，方以二至丸合六味地黄丸加减，常用药物为枸杞子、山茱萸、生地黄、女贞子、墨旱莲、当归、桑椹、枸杞子、鸡血藤等。再

生障碍性贫血患者正气亏虚，卫外不固，感受外邪，正邪交争，或气血阴阳亏虚，阴血不足，阴不敛阳，水不济火，阳气亢盛，均可致发热，治疗应以"清"为主，常采用辛凉解表、清热解毒、滋阴清热、凉血解毒等法治疗，但应杜绝单用清热解毒、大苦大寒之品以防伤阴，应把握正虚邪盛之特点，注重个体化治疗，直折病势。

2.临证用药论

（1）血肉之品情独钟：杨文华长于应用血肉有情之品，如龟甲胶、鹿角胶、紫河车等，取其血肉有情、味厚填充奇脉肾脏之功效，即"精不足者，补之以味"，以峻补精血，辅助正气，增强体质。血虚者，多用阿胶等；偏阳虚者，多用鹿角胶、紫河车；偏阴虚者，多用炙龟甲、炙鳖甲等。阿胶味甘性平，善于补阴养血；鹿角胶味咸性温，能益气补阳、强骨髓；炙龟甲性寒味咸，专补任脉。故临证时对阿胶、鹿角胶、炙龟甲尤为推崇，自拟阴阳双补方加减（由阿胶15g、龟甲15g、鹿角胶15g、紫河车20g、玄参10g、女贞子15g等组成）以阴阳双补、气血同益，配合活血化瘀药可消补兼施。然血肉有情之品味厚滋腻，具有碍脾之弊。若平素脾胃虚弱，每受此则运化无力，不能化精微为气血。故应用血肉有情之品填精补血时，当先运脾，脾气健运则精血生化有源。临证酌加陈皮、鸡内金、焦山楂、砂仁等健脾开胃，去除滋腻，利于气血化生。

（2）炭药止血为专长：在历代医家应用的止血药中，炭类药物占有重要地位，《五十二病方》中云："止血出者，燔发安其。"根据五行生克规律，黑属水，红属火，水能克火，遂形成"黑能胜红""红见黑则止"的炭药止血理论。"炒炭存性"可以去除药物燥性、烈性，使药性缓和，防止有效成分的丧失及焦化，产生或增强止血作用。杨文华临证治疗再生障碍性贫血时适当配伍血余、棕榈、大黄、荆芥、贯众、黄芩、地榆等炒制成炭，止血之效倍增。但"黑能胜血"绝非尽然，茜草、侧柏叶、当归、大蓟、小蓟等炒炭后止血作用降低。因此，临床应灵活运用，不能一概而论。

（3）中药药对显奇功：中药药对又称对药，为临床中相对固定的两味中药的组合应用，在方剂配伍中起到相辅相成的作用。杨文华临证治疗能够精确把握，严谨配伍，擅长应用中药药对，药专力宏，疗效显著。

①黄芪与当归：黄芪味甘而薄，补气以生血；当归味甘而厚，补血以载气。黄芪与当归两药合用，即为李东垣《兰室秘藏》之当归补血汤，为较常用的气血双补药对之一，可使气血互生，气壮则血旺。其中黄芪为君药，大补肺脾之气，以资生血之源；当归为臣药，以养血和营，使阳生阴长、气血充盈，此即"有形之血不能自生，生于无形之气"。

②阿胶与龟甲：阿胶甘平质润，功善补血滋阴润燥，能补肝血、滋肾水；龟甲甘咸而寒，滋阴潜阳，益肾强骨，善补阴分，能滋阴潜阳，降心火而清虚热、养血，而能固精止崩，为滋阴养血、清虚热之要药。阿胶及龟甲均为血肉有情之品，两者配伍应用，共奏滋阴补血之功效。

③枸杞子与菟丝子：枸杞子甘平，具有补肾益精、养肝明目的作用，能补肾润肺、

生精益气，乃平补之药；菟丝子味辛、甘，性平，"善补而不峻，益阴而固阳"。枸杞子、菟丝子同用，补而不腻，为平补肾中阴阳之要药。

④女贞子与墨旱莲：女贞子甘平，滋阴补肾、养肝明目；墨旱莲甘寒，益肾养肝、凉血止血。女贞子与墨旱莲均入肝、肾经，两者配伍具有补益肝肾、滋阴止血的功效，主治肝肾阴虚之眩晕耳鸣、咽干鼻燥、腰膝酸痛、月经量多。两者虽为滋补之味，但性质平和，宜久服缓补。临证用之得当，往往效若桴鼓。

⑤杜仲与续断：杜仲甘温，归肝、肾经，"治肾劳，腰脊挛。入药炙用"，适用于治疗中老年人肾气不足之腰膝疼痛、腿脚软弱无力、小便不尽等。续断性温，味苦、微辛，具有补肝肾、强筋骨、调血脉的功效，《本草别录》云其："止痛、生肌肉、腕伤、恶血、腰痛、关节缓急。"两药同用，共奏补益肝肾、强筋健骨之功。

（四）清肝化瘀法治疗真性红细胞增多症

真性红细胞增多症，是一种克隆性的以红系细胞异常增殖为主的慢性骨髓增生性疾病，以皮肤黏膜红紫、血管及神经系统相关症状和脾大为主要临床表现。血液学方面以血红蛋白量、红细胞计数和全血容量绝对增多，血液黏稠度增高，常合并血小板或白细胞增多为特征。该病的发病机制未被阐明，目前认为与JAK2/V617F激活性突变有关。在临床上根据病程可分为三期，即血红蛋白增多期、骨髓纤维化期、骨髓衰竭期。血栓形成、栓塞和出血为本病的主要死因，个别病例可演变为急性白血病。在治疗方面，主要是抑制骨髓红系细胞异常增生，常用羟基脲、干扰素等药物，疗效已被证实，但在维持用药阶段具有易复发的弊病，远期疗效、药物不良反应均值得商榷。

1. 提出清肝化瘀法治疗真性红细胞增多症

杨文华认为，本病多因外感温热邪毒或外感风寒邪毒入里化热，伤及血分，或七情内伤，情志郁结，郁久化热，伤及血分，或肝胆实火，热入营血，或气滞血瘀导致血脉瘀滞，血热内生。病机关键是气滞、血瘀、肝热，多属于肝热血瘀的实证。治疗的重点以祛邪为先，邪实不去则正气不复，邪去则气血自通。她提出清肝化瘀法为治疗本病的主法，其中"清肝"含义有二：其一，清肝火，使肝之火热得以清泄，勿使血热妄行而致出血、紫癜、斑疹等；其二，解肝郁，使肝之郁滞得以疏化，勿使气结，以防气不能行血而形成瘀血。与此同时，瘀血是真性红细胞增多症的病理产物，亦是该病的外在表现。患者虽因病程长久而症状各异，但多以瘀血内停为证候特点，表现出以疼痛、肿胀、麻木及瘀滞为特征的一系列临床表现。瘀血因瘀阻部位的不同而表现不同：瘀阻经脉，则见手足麻木、面色黧黑、肌肤甲错；瘀阻心脉，故见胸闷胸痛、口唇紫暗；瘀阻胃肠，则见呕血、黑便；瘀阻于肝，则见胁痛、癥瘕；瘀阻脑窍，则见头痛头晕等中风之象。

杨文华自拟清肝化瘀方广泛应用于本病，疗效显著。清肝化瘀方组成：金银花，败酱草，夏枯草，连翘，蒲公英，栀子，决明子，柴胡，郁金，川芎，牛膝，秦艽，威灵仙，桑枝，全蝎，桃仁，红花，甘草。方中桃仁、红花、川芎、牛膝活血化瘀；全蝎、金银花、连翘、蒲公英、败酱草清热解毒；柴胡、郁金、夏枯草、栀子、决明子清肝泻火；秦艽、威灵仙、桑枝清热通络；甘草调和诸药。全方共奏清肝泻火、活血化瘀之效，使肝之火热得以清泄，肝之郁滞得以疏化，切合本病病机。临床上，若腹部积块显著可加破血逐瘀药，如三棱、莪术、大黄；乏力明显者，加黄芪、太子参；热盛大便秘结者，加草决明、火麻仁等。

2. 突出辨病与辨证相结合

西医学根据临床表现及骨髓病理检查，将真性红细胞增多症分为三期：红细胞增生期，表现为骨髓造血功能活跃，红系细胞过度增生并伴有白细胞及血小板增多；稳定期，表现为全血细胞维持在正常范围，这种变化并非由于病变的骨髓造血功能转变正常，而是骨髓被异常增生的纤维组织所替代，而剩余的骨髓造血功能较前降低的结果；骨髓衰竭期，表现为骨髓纤维组织增生加剧，使髓内造血组织进一步减少并产生髓外造血。

杨文华强调，正确界定、把握本病的分期，是实施正确治疗原则的重要条件。红细胞增生期治疗以祛邪为主，以清肝化瘀为基本治法，不主张应用温补类药物，尤其是益气、养血、温阳之品，否则易致气壅邪滞。嘱患者饮食忌温补，宜清淡易消化食物。稳定期应扶正祛邪并施，在清肝化瘀药的基础上少佐扶正药物滋补肝肾，药用山药、山茱萸、女贞子、墨旱莲等；祛邪活血解毒，药用桃仁、红花、丹参、白花蛇舌草、半枝莲等。骨髓衰竭期正气损伤，瘀血内停，邪毒未尽，以祛邪和扶正相结合，并以扶正为主，不可一味攻逐，否则更加耗损正气。扶正侧重补益肝肾，常用地黄、女贞子、墨旱莲、菟丝子、山药、山茱萸、黄精；气虚酌加黄芪、党参、白术；血虚酌加当归、阿胶、白芍。晚期之瘀血为久瘀之血，需用养血、破血、通络药，如丹参、赤芍、鸡血藤、穿山甲、地龙、水蛭、全蝎、土鳖虫等。

3. 提出活血八法辨治真红

杨文华在长期临床实践中，总结出活血八法，用于真性红细胞增多症不同证候。

（1）行气活血法：主要应用于气滞血瘀证。在活血化瘀方中配伍理气之品，常选用血中之气药，如川芎、郁金、延胡索，以及气中之血药，如降香、檀香、香附，行气与活血相得益彰。

（2）益气活血法：常用于气虚血瘀证。气行则血行，气虚则无力推动血行，故在活血化瘀的基础上加用黄芪、白术、黄精、党参等益气药，疗效显著。

（3）清热活血法：主要应用于毒热血瘀证。一方面，热毒内蕴，熬血成瘀；另一方面，瘀血内结，蕴热化毒。终致瘀血与热毒相互搏结。临床上将活血化瘀药与清热解毒药相互配伍，清热解毒药常选取金银花、连翘、蒲公英、败酱草、白花蛇舌草等。

（4）养阴活血法：主要应用于阴亏血瘀证。疾病后期，阴液亏损，血脉不充，血脉凝聚运行不畅，常见口干口渴、盗汗、消瘦、舌红少苔、脉弱等症，在活血化瘀药的基础上常用滋阴药，如麦冬、生地黄、玄参、白芍等。

（5）温阳活血法：主要用于阳虚血瘀证。常见于疾病后期，脾肾阳衰，阴寒内盛，症见面色苍黄、腹大肢肿、四肢不温、舌暗红苔薄白、脉沉细，选用菟丝子、肉桂、肉灰苁等温阳药配合活血化瘀药。

（6）养血活血法：主要用于气血两虚夹瘀证。真性红细胞增多症在病程中常出现瘀血未去，新血不生，血瘀兼血虚证候。单纯应用活血化瘀药，症状难以改善，应兼养血和血，以提高疗效，临床上常选用当归、鸡血藤、阿胶、三七、龙眼肉等药物滋养血脉，以达瘀血去、新血生之目的。

（7）凉血活血法：主要用于热盛血瘀证。邪热深入营血，煎熬成凝，营血瘀遏，且热邪又可迫血妄行，此时应用凉血活血药能使血热清而脉络宁，瘀血散而血归经，常以牡丹皮、栀子、生地黄、水牛角粉等凉血药与活血化瘀药相兼使用。

（8）破血逐瘀法：常用于腹中积块重症，伴刺痛拒按、舌紫暗有瘀斑、舌下络脉屈曲增粗、脉沉涩，用药如三棱、莪术、水蛭等。应用破血逐瘀药时宜中病即止，用药选味，适时适度，勿使药过病所，更加耗伤气血。

4. 内外合治散结消癥

真性红细胞增多症患者可有脾大的特点，杨文华遵吴师机"外治之理即内治之理，外治之药亦即内治之药"（《理瀹骈文·略言》）的观点，创制了内外合治、软坚散结之法，内服水蛭缩脾汤，外用消脾贴使药物透皮而入，"皮肤隔而毛窍通，不见脏腑，恰直达脏腑"（《理瀹骈文·续增略言》），明显起到止痛、化瘀、散结之效。

①水蛭缩脾汤：水蛭、炙鳖甲、山慈菇、生牡蛎、玄参、浙贝母、全蝎、地龙、红花、赤芍。主治瘀血阻络，巨脾成实。内服具有虫蚁搜剔、化瘀散结之功效。

②消脾贴：冰片、天南星、肉桂、青椒、丁香、猪牙皂等。主治痰瘀互结，癥瘕积聚。外贴脾大患处，具有辛温散结、化痰消癥之功效

（五）分步分层治疗免疫性血小板减少症

免疫性血小板减少症是自身免疫功能紊乱的一种疾病，其特点为皮肤、黏膜出血，血小板数量减少及其寿命缩短，骨髓内巨核细胞数正常或增多，伴有成熟障碍，患者血清或血小板表面常存在针对血小板表面糖蛋白的自身抗体。临床上可分为急性型和慢性型，部分严重患者可并发颅内出血，危及生命。

本病属于中医学"虚劳""血汗""肌衄""血证""发斑""紫癜"等范畴。《景岳全书·血证》指出"血动之由，惟火惟气耳""盖动者多由于火，火盛则逼血妄行，损者多由于气，气伤则血无以存"。火盛和气伤为出血的基本原因。导致免疫性血小板减少症的原因可概括为外邪侵袭、饮食不节、情志过极、劳倦过度、瘀血阻滞等。尽管其病因复杂，但共同的病理变化可概括为热毒炽盛、迫血妄行，热灼阴津、阴虚火旺，气虚不摄、血溢脉外，瘀血阻滞、血不归经几个方面。杨文华经过多年临床实践，总结出以中药为主，分步分层治疗的一套治疗方案。

1. 主张中医分型与西医分期相结合

杨文华指出，治疗免疫性血小板减少症中医以辨证分型为基础，西医以病程分期为依据，两者在治疗中同样重要，不可偏颇。

中医以辨证分型为基础，根据免疫性血小板减少症临床症状之不同，急性型或新诊断的免疫性血小板减少症多属于血热妄行、阴虚火旺证，分别治以清热凉血止血、滋阴降火止血，多选用金银花、牡丹皮、生地黄、藕节、茜草、白茅根、三七粉、仙鹤草、侧柏炭等，由于热迫血行，阴虚火旺，均可致热灼津伤，故注重配伍滋阴药；而慢性型或复发难治性的免疫性血小板减少症多见于气虚不摄、瘀血阻络证，分别治以补气摄血、化瘀通络为主，补气摄血药多选用生黄芪、当归、太子参、茯苓、黄精、山药、龟甲等，化瘀通络药选用桃仁、红花、鸡血藤、赤芍等，但忌用破血逐瘀药。但瘀血证的表现又可见于其他三型之中，故临证但凡有瘀血症状者即可加养血活血药，以防瘀血不去，新血不生。

西医以病程分期为依据，可将免疫性血小板减少症分为以下几种：新诊断的免疫性血小板减少症，即确诊后 3 个月以内的免疫性血小板减少症患者；持续性免疫性血小板减少症，即确诊后 3~12 个月血小板持续减少的免疫性血小板减少症患者，包括没有自发缓解和停止治疗后不能维持完全缓解者；慢性免疫性血小板减少症，血小板减少持续超过 12 个月的免疫性血小板减少症患者；重症免疫性血小板减少症，血小板计数 $<10 \times 10^9$/L，且就诊时存在需要治疗的出血症状或常规治疗中发生了新的出血而需要加用其他升高血小板药物治疗或增加现有治疗药物剂量；难治性免疫性血小板减少症，指满足以下 3 个条件；即脾切除后无效或者复发，仍需要治疗以降低出血的危险，排除其他原因引起的血小板减少症，确诊为难治性免疫性血小板减少症的患者。新诊断的免疫性血小板减少症与持续性免疫性血小板减少症多用中药治疗，参照血热妄行、阴虚火旺证辨证施治；慢性免疫性血小板减少症及难治性免疫性血小板减少症多参照气虚不摄、瘀血阻络辨证施治。

2. 提出慢性免疫性血小板减少症当从脾论治

临床多见急性免疫性血小板减少症转化为慢性免疫性血小板减少症，此病迁延日久，易于反复，耗伤脏腑气血，气为血之帅，气虚则不摄，以致血溢脉外，发为瘀斑、瘀点。脾为后天之本，由于先天禀赋不足或后天失养，外邪起机侵袭，故杨文华认为，脾气亏虚、气虚不摄、脉络瘀阻为慢性免疫性血小板减少症的病机关键。脾主统血、主运化，脾气亏虚则运化失职，气虚不摄则血溢脉外而致出血，可表现为反复出现皮下瘀点或瘀斑、色泽淡，月经过多或经期延长，伴体倦乏力，神疲懒言，纳呆、食后腹胀，便溏，舌体胖大、边有齿痕，脉细弱。杨文华提出健脾益气、摄血止血的治疗大法，常以归脾汤为主方，再选山药、芡实、三七、茜草、白茅根、侧柏炭、醋龟甲、仙鹤草等药加减。

此外，杨文华还指出，治疗免疫性血小板减少症时，宜遵循《血证论》"止血、消瘀、宁血、补虚"四法，应做到止血不留瘀、消瘀忌破血、宁血勿伤阴、补虚忌温阳的用药规律。清热凉血不宜过用苦寒药，恐其伤胃；失血过多者宜加补气药，以防气随血脱，阴脱阳亡；有离经之血、外伤之血者先予化瘀，因瘀血不去，新血不生，同时加行气药，因气行则血行，又杜绝了瘀血再生。

四、临证经验

验案举隅1：急性白血病

朱某，女，48岁。2005年3月16日初诊。

主诉：淋粒混合型急性白血病2个月，咳嗽40天，持续高热3天。

现病史：患者于就诊前2个月曾在市某三甲专科医院确诊为淋粒混合型急性白血病，血片分类示：原粒细胞达43%。骨髓细胞学检查示骨髓增生极度活跃，原粒细胞为59%，部分细胞形态既有粒系又具淋系特征。免疫分型为CD34+，CD117+，CD13+，CD33+，CD19+，CD38+，HLA-，Dr+。因淋系抗原CD19+，诊断为淋粒混合型急性白血病。行联合化疗HAD方案：高三尖杉酯碱4mg，第1~7天；阿糖胞苷200mg，第1~7天；秦红霉素80mg，80mg，60mg，第1、2、3天。在外院行第一次诱导化疗即达到完全缓解。化疗1个疗程后合并严重肺曲霉感染，应用伏立康唑治疗40天，仍咳嗽、持续高热39℃以上。因不能耐受再次化疗故来寻求中西医结合治疗而就诊。

刻下症：患者神清，精神可，面色少华、体倦疲惫，发热39.2℃，无汗，咳嗽，喘息，时有干咳、咳黄痰，右侧胸部时有阵发性刺痛、位置固定，口干，纳食差，寐欠安，小便赤，大便秘结，舌暗淡、苔黄，脉沉细。

辅助检查：血常规检查：白细胞计数2.2×10⁹/L、血红蛋白93g/L、血小板计数85×10⁹/L。胸CT显示肺纹理广泛增粗，右肺下叶新月征。肝肾功能、心肌酶检查均正常，骨髓细胞学检查显示化疗后完全缓解。

西医诊断：淋粒混合型急性白血病，曲霉菌性肺炎。

中医诊断：肺痈（热毒炽盛，痰浊壅肺，肺失宣肃证）。

治法：清热宣肺，化痰止咳。

方药：千金苇茎汤加减。冬瓜子30g，芦根30g，桃仁15g，杏仁15g，麦冬15g，玄参15g，黄芩15g，知母15g，金银花30g，浙贝母15g，桑白皮30g，前胡15g，桔梗15g，柏子仁15g，远志15g，地骨皮15g，荆芥穗（后下）10g。7付，水煎服，每日1剂，分2次服用，每次服用150ml。

二诊：1周后患者前来复诊。体温恢复正常，咳嗽减轻，少痰，胸痛消失，但仍面色少华，自觉乏力，不思饮食，时有恶心。舌暗、苔白腻，脉沉细。

处方：归脾汤加减。生黄芪30g，当归15g，阿胶（烊化）15g，炒白术15g，茯苓15g，太子参15g，远志15g，金银花30g，蒲公英30g，浙贝母15g，砂仁15g，鸡内金30g，白豆蔻15g，麦冬15g，陈皮10g，每日1剂，分2次服用，每次服用150ml。

三诊：服药14日后，患者自觉体力较前恢复，体温持续正常，咳嗽咳痰消失，无胸痛，饮食可，有食欲，无恶心呕吐，大便溏，夜寐安。舌淡红、苔白腻，脉沉濡。查血常规：白细胞计数 $4.7 \times 10^9/L$、血红蛋白116g/L、血小板计数 $95 \times 10^9/L$，血片分类未见原始幼稚细胞。

处方：参苓白术散加减。太子参30g，茯苓30g，炒白术30g，山药30g，炒薏苡仁30g，莲子肉30g，砂仁15g，生黄芪30g，芡实15g，当归15g，山茱萸15g，炙龟甲（先煎）30g，金银花30g，荷叶10g，白芍15g，甘草10g。14剂，水煎服，每日1剂，分2次服用，每次服用150ml。

治疗结局：患者经过2个月中药调理，病情恢复，体温持续正常，咳嗽咳痰消失，胸CT显示肺纹理稍粗，新月征消失，提示曲霉菌肺炎病灶基本吸收。因患者将要继续行巩固化疗，为预防并发症就诊。杨文华辨证为正胜邪怯，当以扶正祛邪为主，以银翘散、生脉散为主方，合八珍汤，解毒抗癌、顾护宗气、濡养后天、益气养营。1周后患者再次顺利进行联合化疗。通过中西医结合，该患者顺利地完成8次化疗，化疗期间病情平稳，骨髓持续缓解，化疗后血常规恢复较快，未出现并发症。之后每次化疗期间及间歇期患者均服用中药，全过程都有中药治疗参与，随症加减，未曾间断，如今该患者骨髓完全缓解达11年，流式复查微小残留一直处于正常范围内，一直安好，达到长期缓解，临床治愈。

按语： 患者平素体弱，正气亏损，邪毒侵袭，深伏骨髓，久羁血分，发为急性白血病。本病病位在骨髓，病变累及肺，肺气不宣则为发热、咳喘，肺通调水道功能失司，则浊痰内聚，以肺肾阴虚为主，为肺失宣肃，痰浊壅肺之证，本虚标实。

杨文华认为，患者治以千金苇茎汤宣肺化痰，辅以养阴润肺，使肺气得宣，痰浊得泄。但因后天耗伤，气血生化乏源未解，故二诊当以健脾和胃、益气生血为主，佐以润肺化痰。患者脾胃虚弱，运化失司，水谷停滞，清浊不分，混杂而泄。故三诊当以健脾益气、化湿止泻为主。

本病例体现了杨文华治疗急性髓系白血病的四个特点。

（1）本病例是针对化疗后毒副作用导致曲霉菌肺炎而采用中医药治疗的特殊病例，集中体现了辨病与辨证相结合，个体化治疗，调理脾肺，使患者气血恢复，正胜邪怯，顺利继续化疗。

（2）本病例突出了在急性髓系白血病的治疗过程中，中医药要发挥自身优势全程参与。杨文华创立了单元疗法治疗白血病，主张中医与西医治疗本病并不矛盾，辨病与辨证相结合使诊疗更加丰富，强调临床中要发挥中医的主动性，全程结合西医治疗方案，突出中医辨证个体化诊疗优势。本病例在第2个疗程以后按规律在化疗期、用药期、缓解期、骨髓抑制期均服用中药，达到控制病情发展、预防并发症出现、增强患者体质、防范本病复发的目的，体现了中医治疗白血病"治未病"的思想。

（3）本病例在治法上突出扶正祛邪并用。急性髓系白血病乃本虚标实之病，发病时，以正虚为本，邪毒为源，故在整个发病过程中虚实夹杂之证多见。在临证中，杨文华突出扶正祛邪并用，一方面重视先后天，以达到扶正的目的，另一方面又根据邪气证候的不同表现，采取解毒、化痰、祛瘀之法，以利于疾病向愈。

（4）本病例在遣方选药中，注重结合本病特点和患者耐受性。杨文华考虑到白血病及化疗时患者所承受的痛苦，以及需要长期用药治疗的特点，大多选取药味平淡、无异味怪味，药效显著、作用明显，食药同源、无明显毒副作用的中药，有利于患者长期接受治疗。

验案举隅2：再生障碍性贫血

患者，女，28岁。2009年6月5日就诊。

主诉：面色无华、乏力心悸4个月。

现病史：患者4个月前主因体倦乏力、面色无华就诊于某医院，查血常规示：白细胞计数 2.0×10^9/L，血红蛋白58g/L，红细胞计数 2.9×10^{12}/L，血小板计数 22×10^9/L。未予处理转至某医院，骨髓（髂骨）穿刺示：三系增生不良，符合再生障碍性贫血骨髓象，活检示：粒、红、巨三系细胞减少，脂肪细胞增多。给予口服十一酸睾酮40mg，每日3次；环孢素100mg，每日3次；曲安西龙24mg，每日1次；期间输血治疗1次，病情未见明显好转。遂于我院治疗，症见精神欠佳，面色苍白无华，周身乏力，时觉四肢发冷，头晕，心悸，偶有牙龈出血，纳呆食少，夜寐安，二便调。

刻下症：神志清，精神欠佳，形体适中，面色苍白无华，周身乏力，时觉四肢发冷，头晕，心悸，偶有牙龈出血，纳呆食少，夜寐安，二便调，未触及瘿瘤瘰疬等，舌淡，苔薄白，脉沉细。

辅助检查：血常规：白细胞计数 2.5×10^9/L，血红蛋白72g/L，血小板计数 27×10^9/L。

西医诊断：再生障碍性贫血。

中医诊断：髓劳病（肾阴阳两虚证）。

治法：以温阳补肾为主，益气止血为辅。

处方：①右归丸合当归补血汤，加茜草、仙鹤草、侧柏炭。组成：黄芪30g，当归15g，阿胶（烊化）15g，龟甲（先煎）15g，山茱萸15g，杜仲15g，菟丝子15g，山药30g，鸡内金15g，焦三仙30g，补骨脂15g，巴戟天10g，茜草15g，仙鹤草15g，侧柏炭15g，炙甘草10g。7剂，水煎服，每日1剂，每日2次。②继续口服十一酸睾酮40mg，每日3次；环孢素100mg，每日3次；曲安西龙24mg，每日1次。

二诊（2009年6月18日）：患者自觉乏力症状较前略减轻，肢体渐温，但头晕时作，纳可，夜寐安，大便时有溏薄，苔薄白，脉沉细。复查血常规示：白细胞计数 2.8×10^9/L，血红蛋白78g/L，血小板计数 33×10^9/L。

处方：①守上方加莲子肉、芡实、茯苓、白术。组成：黄芪30g，当归15g，阿胶（烊化）15g，龟甲（先煎）15g，山茱萸15g，杜仲15g，菟丝子15g，山药30g，莲子肉15g，芡实30g，补骨脂15g，巴戟天10g，茜草15g，仙鹤草15g，茯苓20g，白术15g，侧柏炭15g，炙甘草10g。水煎服，每日1剂，每日2次，继服14剂。②继续服用口服十一酸睾酮40mg，每日3次；环孢素100mg，每日3次；曲安西龙24mg，每日1次。

三诊（2009年7月2日）：患者体力尚可，面色较前改善，未见明显出血，无头晕，纳可，夜寐安，二便调，舌淡红、苔薄白，脉细。血常规示：白细胞计数 4.1×10^9/L，血红蛋白88g/L，血小板计数 36×10^9/L。处方：①继服右归丸合当归补血汤加减。②西药减量：十一酸睾酮每次40mg，每日2次；环孢素每次100mg，每日2次；曲安西龙每次16mg，每日1次。

继续随访3个月，患者服中药期间未再行输血治疗，贫血和出血症状明显好转，血红蛋白较治疗前增长超过30g/L，患者病情稳定。因患者将环孢素、曲安西龙、十一酸睾酮等逐步减量，故继续门诊口服中药汤剂治疗。至今随访6年余，现患者仅间断口服中药汤剂治疗，血常规大致正常，能够正常工作，生活质量较好。

按语：初诊时辨此患者属肾阳气不足。肾为先天之本、主骨生髓，肾精亏虚，气血生化无源，无以荣养全身，故可见面色无华、周身乏力、头晕心悸；肾气不足，不能固摄血液，血行脉外，故见齿衄；肾阳不足则肢冷畏寒。故治以温阳补肾为主，以益气止血为辅，方用右归丸合当归补血汤，并加茜草、仙鹤草、侧柏炭以凉血止血。

二诊时，患者经温补肾阳、益气生血治疗后自觉乏力症状较前略减轻，肢体渐温。脉证合参，以脾虚湿盛为主证，故加莲子肉、芡实、茯苓、白术，以增强健脾益气、化湿止泻之药力。三诊时，患者脾之运化功能日渐恢复，气血充盈，继服右归丸合当归补血汤加减，重在温补脾肾。

本病例体现了杨文华治疗再生障碍性贫血的三个特点。

（1）本病例为针对肾阳虚型再生障碍性贫血采用中医药治疗的病例，体现了中医辨病与辨证相结合；突出肾虚为再生障碍性贫血之发病根本，贯穿疾病始终的特点。依据肾虚精亏为本，采用补肾填精生髓之法治疗，促进气血生成，体现了中医药的治疗优势。

（2）本病例为肾阳虚型再生障碍性贫血，阳虚则精气难以化生为血液，临证应用温阳补肾药，使寒得温则通，能够鼓动气血生长，使阳生阴长，阴平阳秘，气血化生充足，症状能够迅速减轻，血常规亦随之好转，集中体现了"阳虚受补""阳虚易治"等特点。

（3）本病例在遣方用药中，强调应用阿胶、龟甲等血肉有情之品以峻补精血，辅助正气；温补肾阳选择温润平和之品，如补骨脂、菟丝子、杜仲等，并恰当应用滋补肾阴药，如龟甲等，以平调阴阳；善用黄芪与当归、阿胶与龟甲、山药与山茱萸等对药，进行针对性治疗，效果显著。

验案举隅3：真红细胞增多症

孙某，男，60岁。2011年9月11日初诊。

主诉：头晕间作3年余，加重伴皮肤散在出血点1周。

现病史：患者平素情绪易怒，3年前无明显诱因出现头晕、视物旋转，就诊于附近医院，测血压示130/80mmHg，查血常规示：白细胞计数 7.9×10^9/L，红细胞计数

6.3×10^{12}/L，血红蛋白204g/L，血小板计数315×10^9/L，遂就诊于天津市某医院，查骨髓穿刺示增生明显活跃，红系增生显著，查JAK2/V617F（+），考虑为"真红细胞增多症"，予患者羟基脲1g，每日3次，后反复复查血常规，血红蛋白为180~190g/L。后患者未规律口服羟基脲，期间曾停药近1年，1周前患者无明显诱因出现皮肤散在出血点，就诊于我院门诊。

刻下症：患者神志清，面色晦暗、少华，头晕，烦躁易怒，两胁胀痛，善太息，皮肤散在紫癜，纳呆，夜寐差，小便色黄、量少，大便干结，舌红、苔黄腻，脉弦滑。

辅助检查：血常规：白细胞计数8.9×10^9/L，红细胞计数6.5×10^{12}/L，血红蛋白206g/L，血小板计数309×10^9/L

西医诊断：真性红细胞增多症。

中医诊断：血积（肝热血瘀证）。

治法：清肝热，化瘀血。

处方：①天麻钩藤饮合犀角地黄汤加减。天麻15g，钩藤15g，栀子10g，杜仲15g，桑寄生15g，牛膝30g，黄芩15g，柏子仁15g，远志15g，水牛角（冲服）3g，赤芍15g，牡丹皮15g，白茅根30g，侧柏炭15g，仙鹤草30g，茜草15g。7剂，水煎服150ml，每日1剂，每日2次。②口服羟基脲0.5g，每日2次。

二诊：7日后患者复诊，皮下无新鲜出血点，仍诉头晕时作，纳呆，夜寐差，大便干结，舌红、苔白腻，脉弦滑。复查血常规：白细胞计数7.3×10^9/L 红细胞计数6.1×10^{12}/L，血红蛋白189g/L，血小板计数223×10^9/L。

处方：①天麻钩藤饮合小柴胡汤加减。天麻15g，钩藤15g，栀子15g，浙贝母10g，桑寄生15g，杜仲10g，柏子仁15g，远志10g，火麻仁15g，柴胡15g，黄芩15g，半夏10g，甘草10g，白术10g，牛膝30g，牡丹皮10g。14剂，水煎服150ml，每日1剂，每日2次。②口服羟基脲0.5g，每日1次。

三诊：患者自觉头晕症状明显减轻，时情绪烦躁，皮肤未见新鲜出血点，纳食可，夜寐安，二便调，舌淡红、苔白，脉弦。复查血常规：白细胞计数5.0×10^9/L，红细胞计数5.4×10^{12}/L，血红蛋白169g/L，血小板计数199×10^9/L。

处方：天麻钩藤饮合一贯煎加减。天麻15g，钩藤15g，栀子15g，浙贝母10g，桑寄生15g，杜仲10g，柏子仁15g，远志10g，生地黄15g，沙参15g，当归15g，枸杞子10g，麦冬10g，白茅根30g，仙鹤草30g，甘草10g。14剂，水煎服150ml，每日1剂，每日2次。嘱患者停服羟基脲。

后患者长期门诊调理至今，头晕症状明显好转，一直未发新鲜出血点，复查血常规：血红蛋白140~150g/L，余项基本正常，继续以清肝化瘀为治法，以天麻钩藤饮、一贯煎为主方，适当加入养血、软坚药物，患者目前生活质量良好。

按语：患者肝气旺盛，营气过实，血分郁热，阳气有余，肝气上逆，气逆则头晕、烦躁易怒；肝热循经上炎，迫血妄行，灼伤血络，出现皮下紫癜；气为血帅，血随气行，肝气郁结，气机逆乱，气结血瘀，久瘀不消，血不循经亦可加重出血，正如《血证论》："失血何根，瘀血即其根也。"在治疗上应清肝热与化瘀血并用，止血与化瘀并举，止血不留瘀，化瘀不伤正。

二诊时，患者化瘀止血后无新鲜出血点，仍诉头晕。纳果应为久病肝热伤阴，肝肾阴虚，肝阳上亢，肝气上逆，上扰脑窍，肝气横逆乘脾所致，应继续予清肝化瘀法治疗。三诊时，患者症状减轻，宜在清肝化瘀的基础上适当加入宁血、滋阴补虚药物。

本病例体现杨文华治疗真红细胞增多症的 3 个特点。

（1）本病例以皮下出血为主症，真红以红细胞增多为特点，常伴随血小板增多，但由于血管充血、内膜损伤以及血小板第 3 因子减少、血块回缩不良等原因，可有出血倾向。最常见皮肤瘀斑、牙龈出血，有时可见创伤或术后出血不止。中医学认为，出血是由于肝气旺盛，迫血妄行，灼伤血络，在治疗上应清肝热与化瘀血并用。

（2）本病例体现了杨文华在治疗真性红细胞增多症伴出血性症状时擅长灵活应用唐容川治血四法——止血、消瘀、宁血、补虚。出血早期应先止血，存得一分血，便保得一分命，以治实为主，多用清热凉血药配合收涩止血；消瘀亦是治血的关键一环，离经之血不除，与好血不相合，易日久生变；后恐血再潮动，用药安之，是为宁血；最后辨其气血阴阳虚实，调理补虚。

（3）本病例体现了治血先调气的治疗特色。从临床上看，血证与气的虚实密切相关，气与血互相依存，相互为用，气病能累血，血病亦能累气，治疗血证不能单纯见血治血，必须审查气的虚实，治疗上分别施以行气、降气、益气。

验案举隅 4：免疫性血小板减少症

杨某，女，48 岁。2015 年 6 月 2 日初诊。

主诉：腹部、双下肢散在针孔样出血点 1 个月余。

现病史：患者于 2015 年 4 月 20 日无明显原因出现腹部、双下肢散在针孔样出血点，偶伴口腔黏膜出血；左膝部可见散在瘀斑，伴下肢关节不适；无血尿、便血，无皮痒；日常活动无明显受限。就诊于当地门诊查血小板计数最低 4×10^9/L，尿隐血（－）。后就诊于天津某医院，查血常规（2015 年 4 月 23 日）：白细胞计数 7.25×10^9/L，红细胞计数 4.08×10^{12}/L，血红蛋白 122g/L，血小板计数 4×10^9/L。尿常规：尿隐血（＋＋），白细胞（－）。骨髓细胞形态：符合免疫性血小板减少症骨髓象。先后给予丙种球蛋白静脉滴注，血小板计数达到 99×10^9/L。后改为口服曲安西龙（阿赛松）16mg，每日 1 次。血小板计数进行性下降，最低至 33×10^9/L。为求进一步治疗，来我院门诊。

刻下症：乏力，周身皮肤散在出血点，头痛。

既往史：患者既往有高血压病史，口服硝苯地平控释片 30mg，每日 1 次，血压控制良好。无食物药物过敏史，无手术史。

体格检查：神清，精神可，周身皮肤可见散在出血点，腹部未触及癥瘕痞块。舌淡红、苔薄，脉数。

辅助检查：血常规示：白细胞计数 11.57×10^9/L，淋巴细胞 5.03×10^9/L，血红蛋白

121g/L，血小板计数 59×10^9/L。

西医诊断：免疫性血小板减少症。

中医诊断：紫癜（阴虚火旺证）。

治法：滋阴凉血止血。

处方：①犀角地黄汤加减。金银花 30g，炙龟甲（先煎）30g，生地黄 10g，水牛角粉（冲服）15g，牡丹皮 15g，白芍 30g，虎杖 15g，三七（冲服）3g，藕节 30g，茜草 30g，仙鹤草 30g，白茅根 30g，侧柏炭 10g，白及 9g，女贞子 15g，墨旱莲 15g。7 剂，每日 1 剂，水煎服，分 2 次服用，每次服用 150ml。②西药继服甲泼尼龙每次 16mg，每日 1 次。

二诊（2015 年 6 月 9 日）：患者无新鲜出血点，余症无明显变化。舌淡红、苔薄，脉数。血常规示：白细胞计数 13.53 $\times 10^9$/L，中性粒细胞 8.58 $\times 10^9$/L，淋巴细胞 4.17 $\times 10^9$/L，血红蛋白 132g/L，血小板计数 68 $\times 10^9$/L。患者症状稳定，血小板较前略有升高。患者阴虚火旺，热迫血行而出血；肝阳上亢，气血上涌而头痛。故处方中应用滋阴清热、平肝潜阳之品，有助于阴虚火旺和肝阳上亢症状的改善。

处方：①守上方去侧柏炭、牡丹皮、虎杖，加钩藤 15g、天麻 15g、菊花 15g、柴胡 10g、黄芩 10g。14 剂，每日 1 剂，水煎服，分 2 次服用，每次服用 150ml。②西药继服甲泼尼龙每次 8mg，每日 1 次。

三诊（2015 年 6 月 23 日）：患者体力渐增，头痛减轻，周身无明显出血点，偶咳嗽，咳痰、色白、可见血丝，舌淡红，苔薄，脉细。血常规示：白细胞计数 13.23 $\times 10^9$/L，血红蛋白 137g/L，血小板计数 90 $\times 10^9$/L。患者撤减激素的过程中，血小板升高明显，继续以中药汤剂结合激素治疗。同时患者合并肺部感染，中医病机认为是风热袭肺，炼津为痰，以辛凉解表、滋阴止血为主，及时祛除风热之邪，有助于纠正阴虚火旺状态，避免加重出血。

处方：银翘散加减。金银花 30g，连翘 15g，桔梗 6g，薄荷（后下）6g，桑白皮 15g，炒苦杏仁 10g，牛蒡子 10g，白前 15g，仙鹤草 30g，白茅根 30g，玄参 15g，炙龟甲（先煎）30g，蝉蜕 10g，麦冬 10g，藕节 30g，三七（冲服）3g。7 剂，每日 1 剂，水煎服，分 2 次服用，每次服用 150ml。甲泼尼龙每次 4mg，每日 1 次。

四诊（2015 年 7 月 1 日）：患者无明显乏力，周身无明显出血点，无咳嗽咳痰，时有头痛，舌红、苔薄，脉细。血常规示：白细胞计数 15.06 $\times 10^9$/L，中性粒细胞 7.88 $\times 10^9$/L，血红蛋白 129g/L，血小板计数 121 $\times 10^9$/L。患者持续撤减激素的过程中，血小板维持在正常范围，无明显波动。守上方，继续滋阴清热、凉血止血，佐以重镇潜阳。

处方：①自拟滋阴清热解毒汤加减。金银花 15g，炙龟甲（先煎）30g，浙贝母 15g，白芍 30g，茜草 15g，仙鹤草 30g，白茅根 30g，玄参 15g；白及 9g，侧柏叶 10g，藕节 20g，三七（冲服）3g，女贞子 15g，墨旱莲 15g，菊花 15g，龙骨 10g，磁石 15g，生地黄 10g，熟地黄 10g，蝉蜕 10g。14 剂，每日 1 剂，水煎服，分 2 次服用，每次服用

150ml。②甲泼尼龙每次 4mg，每日 1 次。

该患者坚持口服中药汤剂治疗，同时激素逐渐减量，目前患者仍在治疗中，病史已 1 年，血小板计数始终维持在正常水平，现口服甲泼尼龙每次 4mg，每 10 日 1 次，日趋停用激素。

按语：该患者经过丙种球蛋白及长时间糖皮质激素治疗，血小板上升到安全水平，但并未升至正常，在单纯运用激素并逐渐撤减激素的过程中，血小板水平持续下降。杨文华运用中西医结合以滋阴降火、凉血止血法，解决激素撤减过程中维持和升高血小板的问题，结合患者在使用激素治疗中容易出现水钠潴留，以及心慌气短、胃脘不适、乏力汗多、头痛失眠等症状，有合并肺部感染、高血压的可能，以辨证论治，对症处理，逐渐纠正患者阴阳失衡的状态。

执笔者：张伟锋

整理者：郝征

资料提供者：王兴丽

肝胆科

刘嘉企
——善用经方，精于肝病

一、名医简介

刘嘉企（1937~2016），天津市人，中国共产党党员，天津中医药大学第一附属医院主任、教授。1962 年毕业于天津中医学院（现天津中医药大学），1977 年毕业于全国中医研究班，其间深得国内顶尖名医亲临教诲，受益匪浅。20 世纪 90 年代，赴中国香港及东欧等地进行医疗及讲学。2001 年协助创建肝胆科，在中医肝病诊疗方面颇有造诣，其精深的学术思想及丰富的临床诊疗经验，为肝病学科的发展打下了坚实的基础。刘嘉企从事医教研工作 40 余年，曾任国家医疗保险药品评审专家咨询组成员，天津市中西医结合肝病专业委员会委员，天津市中医研究所筹建组组长，《天津中医》杂志编辑部主任、常务编委，天津中医药大学第一附属医院最高学术委员会委员。发表论文 10 余篇。参编医学专著《中医内科》（中文版、日文版）、《中医学解难（内科分册）》、《中老年病临床研究》（纳入北京医学文库）、《中华明医名家创新大典》等。

二、名医之路

刘嘉企 1937 年出生于上海市，儿时随母回到老家天津。小时候看到人们因为贫穷，生病经常舍不得花钱就医，往往将小感冒延误成大病，甚至重疾死亡，深深地激起了学医的理想。随母亲去诊所看病时，坐堂郎中妙手回春，让其坚定了要从医解救一方人民苦痛的志向。但是由于多方面因素影响，一直苦于学习无门，只能将学医的眼里埋在心里，更加勤奋学习。1957 年，刘嘉企终于迎来了学习中医的机会，考入天津中医学院。迈入学校的大门后，刘嘉企非常珍惜这来之不易的学习机会，在课业之余，还攻读《黄帝内经》《伤寒论》《金匮要略》《神农本草经》等中医经典著作，尤其喜爱《伤寒论》。1962 年入职天津中医学院附属医院（现天津中医药大学第一附属医院），师从老一辈中医专家张翰卿、翟殿华，潜心钻研医学，精益求精，对中医理论造诣很深，同时，不拘门户之见，博采众长，不断吸收新的知识，在发展中医理论上甚有建树。在临床上有着丰富独到的治疗经验，颇多创新。20 世纪 70 年代再度于卫生部、中国中医研究院全国中医研究班学习，其间得国内顶尖肝病专家方药中亲临教诲。通过学习透彻了中医学理论体系的基本内涵。他认为，中医学的指导思想是整体恒动观；中医学的理论基础是气化论；中医学对人体生理和病理生理的认识是藏象论；中医学对病因和发病的认识是正邪论；中医学对病机的认识是求属论；中医学对疾病诊断和治疗的主要方法和特色是辨证论治；中医学的说理工具是阴阳五行学说；中医理论体系产生的物质基础是"候之所始，道之所生"，即中医理论产生于古人对气候、物候、病候的实际观测和经验总结。1992年，为弘扬传统医学，抛家舍业远赴前南斯拉夫进行医疗支援，在此期间，运用中医药给当地人民治疗，取得极好的疗效，名扬海外，受到了当地人民的一致赞扬。归国后，长期在肝胆科的临床一线上奋战，并承担校内外多项教学工作，担任《天津中医》杂志的编委直至退休。

三、学术理论精粹

刘嘉企师从张翰卿、方药中等名老中医，专攻中医经典《伤寒论》，重视辨证施治体系，遵循理、法、方、药的严谨与统一，重视"师其法不拘其方""有板方无板病"，对"六腑以通为用"有独到见解，在治疗心肺疾病、老年病及肝胆疾病方面颇有专长，尤善治脾胃病，有其独到之处。

（一）审察邪正

中医学认为，疾病发生根本原因不在于外部致病因素——邪气，而在于人体内部的御邪能力，即机体的抵抗力——正气。人体发病的全过程就是"邪正相争"的病理衍化过程。当"正能胜邪"时，疾病就向好的方面转化；"正虚邪陷"时，疾病就向坏的方面发展。故临证施治的关键在于"审察邪正"，以便采取相应措施。在治疗过程中无论是"扶正祛邪""祛邪扶正"，还是"扶正祛邪兼顾"，总不离开"扶正"和"祛邪"两大原则。然而"祛邪"只是必要的手段，"扶正"才是真正的目的。

刘嘉企在临床中通过"审察邪正"来认识疾病的邪正盛衰，也就是虚实辨证。"邪气盛则实，精气夺则虚"，"虚"是指"正气虚"，"实"是指"邪气实"。但临证应如何运用"审察邪正"来辨别证候的虚实呢？凡生理功能减退，出现面色苍白、精神萎靡、消瘦无力、心悸气短、食欲不振、小便清长、大便溏薄、舌体胖嫩、舌淡少苔、脉弱无力等，均属正虚范畴，应根据"虚者补之"的原则，治宜补法。凡机体代谢增强，出现高热面赤、神昏谵语、脘腹胀痛拒按、小便短少、大便秘结、舌苔厚腻、脉洪有力等，均属于邪实范畴，应根据"实者泻之"的原则，治宜攻法。

正气的强弱与精神因素有着极为密切的关系。由于精神因素对疾病的发生和发展影响很大，因此必须充分强调人体内在的积极因素，帮助患者树立战胜疾病的坚强信念。

此外，虚实辨证，应与脏腑、气血、阴阳、表里、寒热等相互结合，才能具有临床指导意义。因"虚"与"实"仅是个初步概念，临证还应根据病变部位、感受"邪气"深浅而予以诊断和治疗。例如，脾虚宜健脾，气虚宜补气，阴虚宜滋阴，气滞宜理气，表实宜辛散，虚寒宜温中，实热宜清下，等等。只有这样，才能达到辨证施治的目的。同时，虚实既能相互转化，也能同时并存（虚中夹实，实中有虚），甚至出现假虚、假实的伪象。再以"虚"与"实",这一矛盾的普遍性来认识,新病多"实",久病多"虚";年老者患病多"虚",青壮年患者多"实"。但从矛盾的特殊性来分析,新病未必皆"实",久病未必皆"虚",年老者患病可见"实证",青壮年患者也可见"虚证"。

(二)辨证立法

"辨证立法"是在"辨证求因""审因论治"的基础上,以执简驭繁的方法,将四诊所获得的资料,运用八纲等加以分析归纳,以便立法选方,从而达到施治的目的。

"辨证"的实质就是"审证求因"。"证"是邪正斗争的反映,是疾病所表现的各种症状和体征的概括。"辨证"的目的就在于透过现象看本质,从复杂的证候群中辨明主要症状和病因,从而进行归纳和分型,以便于确定治疗法则,指导临床处方用药。如果辨证不明,治则不清,就无从立法选方。同时,在选方用药中,要"师其法而不泥其方",因为"有板方,无板病",要学习和掌握处方用药的法则,而不局限于某个固定的方药。例如,四君子汤和补中益气汤都是健脾益气的方剂,但补中益气汤还有升阳固表的作用,这就是治则的不同,因为四君子汤是由党参、茯苓、白术、甘草组成,而补中益气汤却以黄芪取代茯苓,故具有健脾益气、升阳固表的特殊作用。如果再进一步剖析补中益气汤,更能看出其用药的法则,该方以党参、黄芪、白术、甘草健脾益气,佐升麻、柴胡以助黄芪升提脾阳,"气为血之帅,血为气之母""气行则血行,气滞则血瘀",故加当归补血,姜、枣和营卫,调气血,再少佐陈皮理气,取其补而不滞,以增强补益的效果。再以四君子汤为例,随着药物的加减而功效不同,加陈皮、半夏为六君子汤,既能补益脾胃,又能祛痰湿止呕;再加入木香、砂仁,为香砂六君子汤,又适用于胃寒呕逆、腹满,消化不良。因此,临床中既要做到"医必有方",又要"医不执方"。

(三)温脾清胃,燥湿各宜

脾与胃虽均属中土,但脾为阴土,胃为阳土,二者一阴一阳,燥湿相济。太阴之性为湿,阳明之性为燥,燥与湿协调,在于中气。若脾胃任何一方出现病变,阴阳不交,表现为偏燥或偏湿。故阴凝之湿邪损伤脾阳则脾病湿,湿胜其燥则饮食少、小便涩而大便溏,若燥胜其湿,火热之燥邪耗伤胃阴则胃病燥,则易饥而善渴、小便痛而大便坚硬。当脾受湿困,胃为燥扰之际,应予苦辛通降法以燥脾清胃,是为反治常法,符合脾喜温燥、胃喜凉润的特性。所谓苦辛通降法就是以苦寒药与辛温药组合,利用其一阴一阳,一升一降,一温脾一清胃,寄开于泻,寓通于降,相反相成,互制互济的特点,借以开结降逆、散邪泻热的一种治法。如此苦寒与辛温同用,虽寒而不伤脾阳,虽温而不耗胃阴,太阴脾土,得阳使运;阳明灶土,得阴自安。最终脾湿运,胃热消,中焦气机通畅,轻阳得升,浊阴能降,枢机运转如常,而诸恙自除。

苦辛通降法以苦寒之黄连、黄芩,与辛温之干姜、半夏为首选药。黄连味极苦,性极寒,苦能燥湿,寒则清热,功善清湿热、泻实火;干姜味大辛,性大热,辛能宣开,热则祛寒,功善振奋中阳、通脉救逆。黄连得干姜,则清邪热而不伤脾阳,虽寒而无阴凝之弊;干姜得黄连,则逐寒而不伤胃阴,虽热而无燎原之虑。总之,黄连、干姜同用，温脾清胃，并行不悖，各得其所，尤善治疗杂病之寒热错杂证。

（四）寓升于降，寓降于升

脾为己土，属太阴而主升；胃为戊土，属阳明而主降。升降之权，在于阴阳之交，是为中气。中气升降，则生阴阳，阴阳二气，上下回环。脾与胃同居中焦，生理上脾主运化，胃主受纳，为气机升降之枢纽。中气旺则胃降而善于收纳，脾升而善于消磨运化，从而水谷得以腐熟，精气得以滋生。脾升则肝肾亦升，故水木不郁；胃降则心肺亦降，故金水不滞。火降在下则肾水不寒，水升在上则火不炎热，故而下焦温暖而上焦不热。中气者，是调和水火之机关，升降金木之枢纽，心肾、水火之相交相济，非中气作为媒介不能完成。清气之左升，赖阴中之阳生，阴中之阳生的关键在于己土脾；浊阴之右降，赖阳中之阴生，阳中之阴生的关键在于戊土胃。脾胃升降正常，阳下潜，阴上秘，彼此互根，上下环抱，则阴阳平和。若因饮食失节、温凉失调、饥饱失常，或因饮食生冷、油腻之物，伤及胃腹，致胃气不降，上逆则为嗳气、呕恶等；或因脾胃运化失常，水谷不能化生精微，停痰留饮，则可发为痰饮一证。故《吴医汇讲》云："治脾胃之法，莫精于升降。"在治疗单纯的、病情较轻的、初起的脾胃病时，治脾应九升一降，寓降于升；治胃应九降一升，寓升于降，由此方能升降不息而脾健胃和，《医学衷中参西录·不降治法》云："凡胃气不降之病……为其郁也，是以重用赭石以引胃气下行……用柴胡者，因人身之气化左宜升，右宜降，但重用镇降之药，恐有妨于气化之自然，故少加柴胡以宣通之，所以还其气化之常也。"这也是寓升于降的具体体现。

（五）治宜通补，切忌填补

足阳明胃为多气多血之腑，患病每多实证。这一点不仅体现于"饮食自倍，肠胃乃伤"的杂病，时病也有"实则阳明"之说。阳明为六腑之主，阳明之为病，胃家实是也。这个胃家实主要体现在三个方面：第一，失却六腑之通。六腑以通为用，恢复了六腑的通用，其传化物而不藏的功能才得以实现。若六腑不通，则六腑的功用就会有障碍。第二，失却阳明之降。阳明的降与六腑的通是相辅相成的，没有通就没有降，没有降就没有通。第三，失却阳明本性之凉。阳明为燥金，阳气聚敛收藏，水不蒸腾，湿不氤氲，燥随之而生，燥性本凉。基于阳明这个通降的特性，如果胃肠系统有毛病，可以用清扫的方法（即通法）去除掉，故治胃时，宜"以通为补"。即使在对于胃虚证而采取"虚则补之"的手段时，也宜通补，切忌填补，半补半行之，使其补不至于壅闭，行不至于消伐，如此则正气渐旺。正如叶天士谓"阳明胃腑，通补为宜"。运用通补法选方用药时，要求药物的性能有去有守，动静结合，功效上要有通有补，邪正兼顾，最终方能达到通不伤正、补不滞邪的目的。例如，治中阳不振之黄芪健中汤，将有流动性的桂枝、生姜，与有滋补功能的黄芪、白芍、甘草、饴糖配伍，就很有代表性；李东垣调中益气汤取木香、陈皮也是此意。

四、临证经验

刘嘉企善用经方，对慢性肝病（肝炎、肝硬化、肝癌）等有多年临床诊治经验。

（一）传染性肝炎

根据中医学"正气存内，邪不可干""邪之所凑，其气必虚"的理论，造成传染性肝炎的内在因素是七情郁怒、伤及肝胆，饮食劳倦损及脾胃；外在因素是感受时邪，湿浊内蕴，以致肝失条达、脾失健运，病邪乘虚而作。在正常生理情况下，脾之健运，胃之受纳，皆依赖肝胆疏泄条达的功能（中医学称之为"木能疏土"）。反之在病理情况下，肝失条达，气滞血瘀，则胁肋作痛、肝大，即中医学所谓"癥瘕积聚"。脾失健运则腹胀纳呆，胃失和降则恶心呕吐；湿浊内蕴则胆汁郁结而发黄，以目黄、身黄、尿黄为特征。临床以湿热型为多，偶见寒湿型。湿证的特点：神疲倦怠，腹胀纳呆，恶心呕吐，口不渴，大便溏，舌苔腻，脉弦滑。热证的特点：心烦口渴，溲赤便秘，舌苔黄，脉弦数。湿为"口和"（口不渴），热为口渴，然湿热交结则"口渴而不欲饮"。湿胜则便溏，热胜则便秘，湿热交结则大便黏滞不爽且有热臭之气。

（1）急性肝炎之湿热型：治以清热利湿，用传统方剂茵陈蒿汤。处方：茵陈 30g，栀子 9g，大黄 9g，猪苓 9g，茯苓 9g，白术 9g，泽泻 9g。肝区疼痛加川楝子 9g、延胡索 9g，呕逆加半夏 9g、生姜 3 片，脘腹胀满加枳实 9g、厚朴 9g、大腹皮 9g。方中茵陈为清热利湿退黄主药，用量宜重；大黄同煎清热利胆，不单纯为攻下药物。临床还可与败酱草、夏枯草、金银花等药同用。

（2）慢性肝炎之肝胃不和型：肝郁气滞，木失条达，多伴有侮脾乘胃，脾胃升降失常的消化道症状。处方：白芍 9g，川芎 9g，香附 9g，陈皮 9g，枳壳 9g，川楝子 9g，延胡索 9g，甘草 5g。若肝郁化火，出现口苦咽干、嘈杂吞酸、小便黄赤，加左金丸（黄连 9g、吴茱萸 3g）。

（3）慢性肝炎之气滞血瘀型：肝炎日久，由于"初病在经，久病在络，经治不愈，当治其络"，故对病程已久，经疏肝理气法治疗效果不显著者，应考虑营气痹窒，络脉瘀阻，气滞血瘀之候，用新加旋覆花汤。处方：旋覆花 9g，茜草 9g，当归尾 10g，丹参 9g，泽兰 9g，赤芍 9g，香附 9g，白豆蔻 9g，甘草 5g。该方为刘嘉企常用经验方，在《金匮要略》旋覆花汤的基础上加减化裁而成。此方的重点在于通肝经之络脉，并佐以理气健胃之品。

（4）慢性肝炎之脾胃虚弱型：新病多实，久病多虚。处方：党参 9g，茯苓 9g，白术 9g，木香 6g，砂仁 6g，半夏 9g，陈皮 9g，吴茱萸 5g，白芍 9g，甘草 5g。脾胃为后天之本，气旺则五脏受荫，气伤则百病丛生，脾胃虚弱宜培中土而制肝横，佐以木香、砂仁行脾气，二陈化痰祛湿，吴茱萸温暖下元，芍药敛阴制木，从而使气机舒畅。

（5）慢性肝炎之肝肾阴亏型：久病或过用疏散行气之剂，以致耗伤阴分，肝肾阴虚，木少滋荣，则经脉拘急，胁肋攻痛，气机郁滞。处方：生地黄 20g，麦冬 10g，沙参

15g，枸杞子 15g，川楝子 9g，当归 10g。本方以沙参、麦冬、当归、生地黄、枸杞子滋养肝肾而缓肝急，为柔能克刚之法，佐以川楝子疏肝调气。

（二）肝硬化

本病多由七情内伤、饮食不节、嗜酒成癖、湿热蕴积、水毒感染等因素引起，以致损伤肝脾，累及于肾。肝郁则气滞，木不疏土则脾失健运，发为肝脾不和。症见胸胁胀痛和脾胃运化功能失调表现。由于"气为血帅"，气行则血行，气滞则血瘀，故而出现肝脾肿大、胀痛不移、舌紫暗或见瘀斑。脾虚湿蕴，若湿从寒化，累及肾阳，脾肾阳虚，不能温煦和制约水湿，则成腹水、浮肿；若湿从热化，累及肾阴，肝肾亏虚，虚火上炎，以致出血、躁动、神昏等症。临证应根据患者体质的强弱及病情之盛衰，实证宜用攻逐法，即《内经》所说"中满者泻之于内""下之则胀已"，要遵循"衰其大半而止"的法则，不可过伤其正；虚证宜用补益法，宗"虚者补之""损者益之"的原则。在正虚邪实的情况下，往往是标本兼顾，辨证重点在于分清虚实的主次。本虚者，治当温补脾肾或滋养肝肾；标实者，宜疏肝健脾、理气化瘀、攻逐利水。同时还要掌握本虚标实的错杂关系，采取攻补交替或攻补兼施的方法。

（1）肝郁气滞型：治以疏肝和胃。处方：柴胡 12g，香附 9g，郁金 9g，厚朴 9g，陈皮 9g，枳壳 9g，白芍 10g，川楝子 10g，延胡索 9g，丹参 15g，甘草 5g。方中柴胡、香附、郁金、川楝子疏肝解郁，厚朴、陈皮、枳壳行气，丹参、延胡索化瘀，白芍养肝柔肝。诸药协同，适用于肝硬化早期。

（2）脾失健运型：处方：苍术 9g，白术 9g，茯苓 15g，泽泻 9g，厚朴 9g，枳壳 9g，陈皮 9g，白豆蔻 9g，半夏曲 9g，大腹皮 15g，甘草 5g。茯苓、泽泻利湿，苍术、白术燥脾，枳壳、厚朴理气，陈皮、白豆蔻芳香悦脾，大腹皮消胀，半夏曲助运，甘草调和诸药，诸药共收调中健脾之功。

（3）血瘀阻络型：常见肝脾肿大全为瘀血留着，渐积而成。坚者宜软之，积者宜磨之、消之。处方：丹参 30g，鳖甲 30g，木香 6g，檀香 6g，砂仁 5g，川楝子 9g，延胡索 9g，柴胡 15g，白芍 10g，郁金 15g，鸡内金 10g，甘草 5g。气行则血行，故以柴胡、延胡索、郁金行气逐瘀，鳖甲、丹参、白芍软坚化瘀，木香、檀香、砂仁行气解郁。若见肌肤甲错，则佐用大黄䗪虫丸同服。

（4）脾肾阳虚型：肝硬化腹水的形成多缘于脾肾虚损，选用真武汤。处方：附子 15g，白术 30g，茯苓 30g，白芍 20g，生姜 8 片。"肾者胃之关，关门不利聚水而从其类。"制水者脾也，脾气散精上输于肺，水精四布，皆赖肾阳温煦化。肾阳衰惫，其水乃成，故以本方治之。

（5）肝肾阴亏型：处方：枸杞子 12g，沙参 15g，川楝子 9g，麦冬 15g，生地黄 15g，当归 9g，白芍 9g，柴胡 15g，鳖甲 30g，丹参 15g。本方为肝肾阴虚，血燥气滞而设。支撑胀满，肝木横肆，宜以阴柔之品济之，濡养肝阴，调达其性；再以鳖甲软坚，丹参化瘀。治疗腹水时，在辨证施治的基础上，酌加马鞭草、刘寄奴、冲天草、水红花子。此方利水而不伤正。

（三）肝癌

肝癌属于中医学"积聚""黄疸""鼓胀"等范畴，病因比较复杂，或因寒温不调，寒气侵袭，或由精神抑郁，气机不畅，或为饮食不节，内伤脾胃。及至癥积已见，诸证丛生，大抵脏腑已经失和，气机阻滞，瘀血内停。肝癌一病，治疗方法颇多，总不外扶正和祛邪两大法则。扶正以调肝健脾，补益气血，祛邪以清热解毒、活血化瘀、软坚散结、理气通利等法。

刘嘉企自拟肝癌汤，旨在理气化瘀、攻坚散结，以祛泻实。处方：柴胡 15g，白芍 9g，三棱 9g，莪术 9g，青皮 9g，木香 9g，茯苓 9g，枳实 9g，当归 9g，鳖甲 30g，穿山甲 9~15g，生牡蛎 30g，茵陈 30g，郁金 9g，马鞭草 30g，金钱草 30g。

临证应用时可随症加减。呕吐严重者，加生赭石、伏龙肝；黄疸者，重用茵陈，加栀子、大黄；肝区疼痛严重者，加延胡索、五灵脂、丹参；腹胀者，加鸡内金、乌药、厚朴；腹水者，加牵牛子、水红花子；如遇体弱不任攻伐者，佐人参、黄芪以扶正气。

刘嘉企临证施治善用经方，认为通过辨病论治可掌握以病之主证而论治的原则大法，辨证论治则是依病之兼证、变证而论治的化裁法。临证中只有把辨病论治与辨证论治有机地结合起来，才能充分体现出中医治病既有严格的规律性，又有高度的灵活性，从而避免机械或庸俗地看待辨证论治。但在临床实践中，有时难以确定是什么病，这就无法苛求辨病论治的运用，但无名之病，其证多是显见的，可依据八纲、脏腑、经络、气血等，采取一般的泛应通治法以进行辨证论治，然不能处处皆以泛应通治法，从而忽略辨病论治的重要意义。

参考文献

［1］刘嘉企. 试从《伤寒论》之辨病与辨证探讨辨证论治的涵义［J］. 天津中医，1990（2）：24-25.

［2］刘嘉企，郭庆常，汤毅. 效"法"举隅［J］. 天津中医，1989（6）：45.

［3］韩冰，曹一鸣，刘嘉企. 中医内科［M］. 天津：天津科学技术出版社，1985.

［4］杨加禄，万增志，刘嘉企，等. 调理升降攻瘀破结法治疗高脂血症［J］. 天津中医，1991（2）：32-33.

［5］赵恩俭，李思源，刘嘉企，等. 泄泻与痢疾［J］. 天津中医学院学报，1990（2）：2-6.

执笔者：刘旻　赵强

整理者：阚湘苓

资料提供者：刘霖（女儿）　章伟　汤毅（同事）

老年病科

曹克光
——中西互参，挖掘创新

一、名医简介

曹克光，天津中医药大学第一附属医院老年病科主任医师、博士生导师，天津市名中医，第三批、第六批全国名老中医药专家学术经验继承工作指导老师。曹克光从事中医临床、科研及教学工作五十载，先后对肾病、血液病、老年病及痛风病领域进行了深入研究，具有较高的学术造诣和丰富的临床经验。曹克光将中医学基本理论与现代药理学相结合，设计完成"痛风合剂"，提出了系统的中医药治疗痛风及高尿酸血症单元疗法；在国内首次成功建立了高尿酸血症肾病动物模型，掌握鸡高尿酸血症模型制备技术，为天津市卫生系统引进、应用新技术填补项目空白；主持"痛风合剂治疗痛风及高尿酸血症临床及机理研究"项目，获天津市科学技术进步三等奖；进行了中药外治法治疗急性痛风性关节炎的研究，指导完成了"痛风病中药洗泡相关因素研究"及"痛风止痛涂膜剂临床实验研究"。

二、名医之路

曹克光原籍辽宁省绥中县，1945年11月出生于赤峰市。曹克光的父母都是医生，从小便耳濡目染父母治病救人的点点滴滴，立志学医。在曹克光的印象中，父亲的身影永远是匆忙的。他是一位外科大夫，曹克光回忆小时候常有电话铃夜在里响起，通常是医院有病情危急的患者需要处理，不管几点，很快地就传来了关门的声音，可能第二天晚上才能见到疲惫的父亲。父亲对工作认真负责的态度对曹克光影响很大，如果医院和家里都有事情，那么医院的事情一定是第一位的，家里的事情总要放在后面。曹克光在日后的工作中，也是很自然地遵守了这条规则。

1964年曹克光考入天津医科大学医疗系，1970年毕业被分配至天津中医医院内科工作，即现在的天津中医药大学第一附属医院的前身。刚刚进入医院的曹克光，在柴彭年教授、黄文政教授的悉心教导下，结合自身的努力，慢慢将自己习得的西药知识融入中医体系，开始中西医结合的从医之路。1975年，为了能够更好地为患者提供医疗服务，曹克光参加了天津市第五届西医离职学习中医班，经过3年刻苦学习，曹克光再次重返临床工作，又先后跟随黄文政教授、戴锡孟教授、牛元起教授等天津市老一辈教授先后进行肾病、血液病、急症的临床工作，其间曹克光渐渐发现中医药在很多危重病中晚期的治疗中能够发挥独特作用。

1990年，曹克光调入内科特需病房进行以老年病为主的临床工作。同年，一位日本痛风患者不远千里来到天津求医，而国内当时对于痛风尚缺乏治疗经验。时任院长的石学敏院士预见到痛风在中国不久的未来将会成为多发病，决定组织力量进行研究。曹克光接受了石学敏院士交付的研究痛风的新任务。

20世纪90年代，我国报道的痛风病例不足百例，相关研究极少。曹克光接受了研究任务后，在文献资料检索极其不便的年代，带领研究小组翻阅古籍、查找文献、开展研究。组织团队完成了高尿酸血症流行病学调查研究，研发"痛风合剂"，广泛用于临床，取得疗效。1997年，曹克光带领团队不断钻研、创新，率先建立起系统的中医药治疗痛风及高尿酸血症单元疗法，"痛风合剂"的形式也从最初的饮片改进为代煎汤剂，又进一步形成了如今的胶囊剂"痛风胶囊"，并作为天津中医药大学第一附属医院院内制剂使用。同年，曹克光获得国家中医药管理局关于中医药治疗高尿酸血症的专项课题研究资助，进一步开展基础研究，在国内首先成功建立了高尿酸血症肾病动物模型和两种不同用途的高尿酸血症动物模型（鸡、鼠）。曹克光团队首先着手建立的是鼠的高尿酸血症模型，然而在模型的建立过程中，曹克光发现鼠并不适合，因为其无法长期维持高血尿酸水平，往往短时间内就会出现肾衰竭的情况，因此只能用小鼠建立高尿酸血症肾病的动物模型。一次偶然的机会，曹克光在图书馆查阅资料时，翻到了一本动物学相关的书，得知原来鸡也可以患有高尿酸血症，因此特地请教了当时天津农学院的院长，自此建立了鸡的高尿酸血症动物模型，这一模型制备技术获得"天津市卫生系统引进应用新技术填补空白项目"。

2000年，曹克光主持开展"痛风合剂治疗痛风及高尿酸血症临床及机理研究"，探讨了药物的作用机制和作用环节，终于在2004年前后通过了鉴定，完成了痛风合剂的机制研究。在内服汤剂疗法已经成型后，曹克光又参与、指导了中药外治法治疗急性痛风性关节炎的研究，指导完成了"痛风病中药洗泡相关因素研究"及"痛风止痛涂膜剂临床实验研究"，使痛风的外治法及发病部位的护理有了长足的发展。曹克光是如何在基础为零的情况下不断钻研，创新成果，研制出有效方剂的其中的艰辛鲜为人知，每每问及，她都把"艰辛"比作"趣事"。曹克光坚韧乐观、严谨治学，让人不禁油然而生敬重之情。

三、学术理论精粹

（一）中西互参，继承创新

中西医作为两种不同的医学体系，各有所长，只有优势互补、扬长补短才能更好地造福于人类的健康事业。因此，曹克光主张将现代科学研究成果与中医传统方药相结合，实现中西互参、优势互补。对于高尿酸血症及痛风，在正确辨证的基础上，合理应用现代研究成果，可以大大提高临床疗效和辨证论治水平。

中医学理论体系博大精深，其文献中所记载的病名、病种几乎涵盖了现今临床中绝大多数病症，其列举的理法方药和治疗手段亦非常丰富。老一代中医的成长道路，都是在苦读中医经典时培养医学素养，在临床实践中汲取宝贵经验。鉴于目前不少中医院校毕业生中医水平下滑，曹克光指出其根本原因是淡化了对中医学经典的学习，忽视了临床实践的刻苦磨炼。她强调："继承是创新的前提，创新是为了发展，没有继承也就无所谓创新。没有继承的创新，最终都是无本之木，不会有生命力，更谈不上发展中医'问渠哪得清如许，为有源头活水来'，几千年来古人给我们留下的丰厚的中医学遗产，就是我们今天发展中医、扩大中医临床阵地的源头活水，要想发展中医，非此难以达到目的。"

（二）对痛风病的认识

痛风是嘌呤代谢紊乱及（或）尿酸排泄减少，使血尿酸升高，尿酸盐晶体沉积导致的急性关节炎发作和痛风石的疾病，可并发肾脏病变，严重者可出现关节致残、肾功能不全。痛风常伴发代谢综合征，按其临床表现分为急性发作期、间歇期和慢性期。曹克光在临证中强调三者必是一脉相承的，其基础都是体内尿酸负荷超出细胞外液的饱和度，导致单钠尿酸盐晶体沉积，在机体特定条件下，引发炎症反应和炎症结果。如果对单钠尿酸盐晶体沉积不处理或处理不足，这种沉积就会由无到有，从小到大，从无临床症状到亚临床炎症、临床急性炎症及痛风石形成，直至关节破坏。作为痛风放射学中最大技术进展之一的双能CT，可以预测单钠尿酸盐晶体沉积部位的亚临床和临床炎症的发生。曹克光认为此病的治疗目标为迅速有效地终止痛风性关节炎急性发作，预防急性痛风性关节炎发生，纠正高尿酸血症，预防或逆转因尿酸/尿酸盐结晶对关节、肾脏或其他部位沉积所导致的损伤，预防或逆转所伴发的相关疾病。故痛风的治疗策略已从单纯的降尿酸、止痛治疗，转化为对痛风疾病的综合管理。

曹克光对高尿酸血症及痛风有着多年临床诊治经验，确立本病的中医病理基础为湿（浊）痰瘀虚。痛风早期多属湿浊内蕴，继而痰瘀互结，后期累及脾、肾、肝，导致脾肾阳虚、肝肾阴虚。其主要病机以肝脾肾不足、气化功能障碍为本，内生湿浊、瘀痹关节为标。湿浊内生是痛风发病的内在基础，瘀血阻络是痛风进展的必要条件，痰瘀互结是痛风恶化的关键因素，气血亏虚、脏腑虚损是发病之本。

本病多因先天禀赋不足、年高正气亏虚或过食肥甘厚味，脾、肾、肝功能失调，脾失健运、肾失气化、肝失疏泄，致使水湿代谢障碍，湿浊内生，郁久化热，易壅塞关节。由于风、寒、湿邪，或饮酒伤食、过度劳累、七情内伤、外伤等诱因，引动浊毒痹阻经脉、关节，不通则痛，发为痛风。本病的发生与体质因素、饮食习惯、情志因素、环境因素等有密切关系。临床上痛风多呈发作性，湿浊内生是发病的内在基础，外感风寒湿邪、饮食不节、劳累、情志不舒等为诱发因素。正如《素问·痹论篇》云："风寒湿三气杂至，合而为痹。"朱丹溪《格致余论·痛风论》云："彼痛风者，大率因血受热，已有沸腾，其后或涉冷水，或立湿地，或扇取凉，或卧当风，寒凉外搏，热血得寒，污浊凝涩，所以作痛。"

本病病位初在四肢关节、筋骨，也可直中肾络，后期内舍于脏腑。因湿浊阻碍气血运行，或湿浊郁久化热、蒸灼气血津液，形成瘀血，痰浊、瘀血夹热交阻，由无形变为有形，痹阻经络关节，出现痰核、结节，继而形成痛风石，患者出现患病关节肿大畸形、关节僵硬活动受限。内生湿浊也可直犯肾络，湿浊郁而化热，煎熬气血津液，则致"石淋"；后期内损脏腑，并发有关脏腑病症，尤以肾脏受损明显。肾气不足，气化失司，致水湿内停，外溢肌肤，而成"水肿"。久则脾肾阳虚，甚则肾元衰竭，水湿潴留，可见"水肿""肾劳""关格"之证。

痛风的发生有一定的规律性，按照急性期、缓解期、慢性期发展。急性期的主要证候为湿热浊毒证、寒湿浊毒证，并以湿热浊毒证多见；缓解期多为湿浊阻滞证、脾虚湿阻证；再发展则久痹血瘀正虚，形成湿热瘀阻证和（或）气阴亏虚证；日久迁延则出现痰浊阻滞、血脉瘀阻，痰瘀互结而变生痛风结节；久病不愈发展为慢性痛风石病变期、高尿酸血症肾病后期，终致肝肾阴虚、脾肾阳虚。但是，在疾病的发生发展过程中，并非表现为单一证候，特别是中后期常为多个证型兼夹的多重证候。正虚与邪实相互影响导致疾病反复发作，愈发愈频，缠绵难愈。

（三）痛风病的临床治疗经验

1. 治疗原则

（1）未病先防，注重生活方式调摄：曹克光在临床治疗高尿酸血症及痛风时，十分注重对患者进行积极有效的宣教，告知患者治疗的目标，以提高血尿酸水平监测和综合治疗的依从性，指导患者及早诊断、坚持治疗，并掌握自我保健知识，同时积极治疗，可避免导致高尿酸血症并发症；采用合理的养生手段和适度持久的体育锻炼措施，调摄精神，顺应四时；养成良好的生活习惯，做到起居有常、勿劳勿躁、劳逸结合，保证充足睡眠；禁烟禁酒（白酒、啤酒），少荤多素，以减轻尿酸盐在体内的沉积，对预防尿酸结石的形成具有重要意义。每日注意饮水，保持每日尿量在 2000ml 以上。但要注意尿酸水平过高或已经有痛风性关节炎发作时，限制嘌呤摄入并不能代替药物治疗。

（2）首治其苦，止痛为先：急性期患者最痛苦的症状就是关节疼痛，日轻夜剧，屈伸不得，所以首治其苦，缓解疼痛是急性期治疗的主要目标。曹克光在急性期多加用（双氯芬酸钠扶他林）、布洛芬等非甾体抗炎镇痛药，同时配合中药外洗或中药涂膜剂外用以缓解疼痛、减轻局部肿胀。应用非甾体抗炎药时，强调短期使用、中病即止。

（3）既病防变，时时顾护正气：曹克光认为痛风的治疗是一个较长的过程，病情缠绵，容易导致机体气血津液的亏耗。所以扶正与祛邪的协调平衡是临床取得疗效的关键。曹克光常用四君子汤补益正气，以增液、生脉类方保津，用女贞子、墨旱莲、肉苁蓉、淫羊藿调补肾阴肾阳；以白及一味收敛止血，顾护胃气，保护胃黏膜，缓解胃痛、反酸等消化道不适，灵活化裁；并注意脾肾同调，顾护先天与后天之本。在降尿酸药物的应用上，考虑到别嘌醇与苯溴马隆的不良反应，所以用药通常从小剂量开始，初始剂量通常为 1/4 片或半片，每日 1 次，逐渐增加剂量。同时要定期复查肝肾功能、血尿常规等，发现不良反应应立即停药或换药。

（4）兼病同治：痛风患者大多伴有高血压、糖尿病、高脂血症及肾功能不全等疾病，因此在治疗痛风的同时，还要积极治疗其他合并症，以防本病与兼病相互影响，形成恶性循环。

2. 中医治则治法

（1）清热解毒、利湿化浊治其标：曹克光根据临证多年经验体会，认为本病的发生以痰（湿）浊邪毒为主因，湿为阴邪，若恣饮酒热，或嗜食膏粱厚味，或情绪激动，等等，皆可使湿从热化，以致湿热内蕴，浊毒内生，痹阻经络而为患，加之复感外邪，经络闭阻而突发关节剧痛，夜间尤剧，辨证当属中医热痹之证，此时治疗宜清热利湿，佐以活血通络，急则治标以缓解疼痛，重用土茯苓、银藤、萆薢、百合以清热解毒，利湿化浊，配伍鸡血藤活血通络，疼痛甚者，可加延胡索、山慈菇以止痛。

（2）活血化瘀、疏通经络贯穿始终：痛风可致关节疼痛如虎噬，属痛证。中医学认为通则不痛，痛则不通，是对痛证机制的高度概括。瘀血痹阻经络，不通则痛。气滞血瘀对痛证形成的影响构成了应用活血化瘀治疗痛证的理论基础和临床依据。曹克光经过多年的临床实践，发现绝大部分患者存在舌暗或暗红，甚或有瘀斑，脉弦涩的舌脉特征，血液流变学、纤维蛋白原、红细胞、血小板等呈高凝倾向。湿浊瘀滞贯穿本病始终，为本病的主要病机特点，泄浊化瘀为其根本治疗大法，故在清热解毒、利湿化浊的基础上，亦重用活血化瘀之品，加用鸡血藤，并选择性配以赤芍、川芎、牡丹皮、桃仁、三七等。

（3）益气健脾、调补肾气固其本：痛风患者由于病情反复，迁延难愈，日久往往损伤脏腑气血功能，其中尤以脾肾亏虚最为常见。曹克光认为本病虽为湿浊内蕴，痹阻经络关节为患，但湿浊为标，正虚为本，脾肾亏虚乃发病关键。肾主骨生髓，为水脏，主藏精，司开合，为先天之根。脾主运化，腐熟水谷精微，为后天之本，脾肾亏虚，水液不运，日久影响气血运行，使气血痰湿结聚关节经络而为患。此时以舌淡、脉沉等为主要征象，尤其有肾功能损害者，治疗当以调补脾肾为其本，先后天健旺，则水液行、湿浊化、筋骨坚、气血畅。曹克光临证常应用黄芪、当归、太子参、淫羊藿、熟地黄、炒白术、山药、杜仲、黄精等益气健脾、调补肾气之品，以扶正固本。

3. 分期辨证治疗

曹克光根据痛风病的临床发病特点，将痛风病分为急性期、缓解期和慢性期。急性期以邪实为主，根据急则治标的原则，此期治则拟以清热利湿、通络止痛为主，方用自拟痛风汤剂加减。实验研究证明，痛风汤剂具有增加尿酸排泄、止痛及明显促进炎性细胞吞噬的作用，能够阻止中性粒细胞的趋化产生。缓解期，关节红肿热痛的症状明显好转、继而完全消失，此时仍需坚持治疗，注意加用健脾祛浊之品，缓则治本。慢性期，久病脾肾亏虚，治疗重在治本，标本兼治，予益气养血、调补脾肾、兼化解痰瘀。临床上常在痛风汤剂的基础上加用黄芪、当归、太子参等品益气养血，菟丝子、茯苓、杜仲、黄精、女贞子、墨旱莲等调补脾肾，扶正固本。同时注意调摄，养治结合，避免复发。

4. 痛风石的治疗

痛风石的形成，与痰浊、瘀血凝滞经脉密切相关，在运用化痰泄浊及通络止痛等治疗方法的同时，要遵循"治痰要治血，血活则痰化"的原则，注重运用活血化瘀之法，以促进血尿酸的排泄。曹克光重用土茯苓清热利湿降浊；萆薢分清泌浊，通利关节；忍冬藤清热通络，透达浊毒；山慈菇清热消肿散结，促痰瘀消散，有迅速消除关节肿痛的作用。常加用丹参、当归活血祛瘀；鸡血藤补血活血通络；延胡索活血散瘀、利气止痛，既入血分，又入气分，既能行血中之气，又能行气中之血，为活血利气止痛之良药。气行血活，通则不痛，可促进痰瘀泄化，清除瘀结，推陈致新，增强疗效。曹克光在治疗过程中尤其重视健脾益肾之法。脾健肾强，则湿无从生、气无从滞、血无从瘀，气血津液运行如常，则其病自愈，常用黄芪、炒白术、山药、杜仲、淫羊藿、黄精、熟地黄等益气健脾、调补肾气之品，以扶正固本。

5. 食疗药膳辅助治疗痛风

遵循中医食疗理论，通过平衡膳食选择不同的食疗方辅助治疗痛风。以药膳为辅助治疗的形式，患者乐于接受，在出院后也易于家庭制作，且费用较低，容易坚持，值得在临床上推广。

（1）百合薏米粥：百合、薏苡仁、粳米各16g，将三味洗净后放锅中煮粥，每日分中、晚2次服完，可作为痛风患者的主食。

（2）菟丝子羊脊骨汤：羊脊骨1根，肉苁蓉25g，菟丝子18g。将菟丝子酒渍3天，晒干，为末。肉苁蓉酒渍一夜。羊脊骨洗净，斩块。将肉苁蓉、羊脊骨放入锅中，加清水适量，文火煮2~3小时，空腹随量饮用，能起到补益肝肾的作用。

（3）鲜茅根饮：鲜茅根30g，滑石粉30g。鲜茅根洗净后，用刀背轻轻敲扁，去除硬芯；滑石粉用布包。将二者一起放入保温杯中，以沸水冲泡30分钟，代茶饮。

6. 并发症的治疗

曹克光认为，临床上大部分的痛风病患者会伴发或并发高脂血症、高血压、糖尿病、冠心病等。高尿酸血症是痛风的病理基础，西医学证实，高脂血症、高血压、糖尿病及冠心病都与痛风病有着密切的关系。因此，在积极治疗高尿酸血症及痛风的同时，曹克光常重视其伴发或并发症的治疗。

（1）合并高血压：应避免应用呋塞米和氢氯噻嗪等利尿剂，以及含有利尿剂的复方降压制剂，这类药物会降低肾脏排尿酸的能力，引起尿酸水平升高，从而引起或诱发痛风的发生。临床上常见就诊患者诉在服用降压药物治疗高血压的过程中，痛风性关节炎急性发作，故前来就诊，追诉病史多有自行服用复方降压药物制剂的经历，虽血压控制平稳，但降压之利尿药常是痛风急性发作的诱因。曹克光临床应用降压药物常选用血管紧张素Ⅱ受体拮抗剂，因此类药物具有良好的降压、防治心肌增厚、改善心衰的作用，还能够增加肾脏血流量、加速尿酸排泄，降压作用平稳持久，且对血糖无明显影响，对心、脑、肾等器官均有很好的保护作用，代表药物为氯沙坦。

（2）合并高脂血症、糖尿病及冠心病：合并高脂血症、糖尿病及冠心病患者，应积极予以相应治疗手段，避免与痛风相互影响，使病情缠绵，进展恶化。其中，尤应注意阿司匹林对血尿酸的影响。有研究证明，阿司匹林可导致血尿酸水平升高，这提示痛风和高尿酸血症患者在使用阿司匹林时应注意监测血尿酸浓度。对于高脂血症患者，尽量选用阿托伐他汀、非诺贝特，以起到辅助降低血尿酸作用。临床中对于高尿酸血症及痛风合并糖尿病的，尚需积极控制血糖、改善胰岛素抵抗，以协助控制尿酸水平。

四、临证经验

（一）说案论病

验案举隅1：泄浊通络法治疗痛风石

王某，男，49岁。2015年1月26日初诊。

主诉：双手关节、腕部疼痛间作，后变形10年。

现病史：患者10年前无明显诱因出现双手关节及腕部非对称性肿痛，就诊于当地医院，诊断为痛风，间断服用秋水仙碱，疼痛可缓解。口服别嘌醇100g，每日1次，无特殊不适，后加服苯溴马腔（立加利仙）50mg，每日1次，出现胃脘不适而停药。10年间未系统治疗，导致病情渐进加重，双手关节、腕部多处痛风石沉积，关节变形，活动不利，间断不适，甚则肿痛，生活质量下降。

刻下症：患者双手关节及腕部疼痛、变形，周身乏力，偶有心悸，胃脘疼痛，纳可，寐差，大便干，小便调。舌暗胖、有齿痕，苔黄腻，脉弦。

体格检查：双手关节、腕部变形，食指、小指有3cm×3cm×3cm大小的痛风石，表面破溃。血压：150/110mmHg。

既往史：高血压病史3年余，无糖尿病史。

家族史：父亲有中风病史。

西医诊断：慢性痛风性关节炎，痛风石伴溃破。

中医诊断：痹证（湿浊瘀痹证）。

治法：利湿泄浊，祛瘀通络。

处方：土茯苓30g，粉萆薢30g，忍冬藤15g，丹参15g，当归15g，延胡索20g，百合20g，秦皮10g，羌活10g，生黄芪20g，陈皮10g。14剂，水煎服，每日1剂，每日2次。

二诊（2015年2月10日）：患者自觉痛风石沉积关节局部不适发作频次减少，周身自觉轻快，舌淡胖、有齿痕，苔白腻，脉沉弦。

按语：曹克光认为痛风石的形成，与痰浊、瘀血凝滞经脉密切相关，湿凝则为痰，痰湿阻滞于血脉之中，难以泄化，与血相结而为浊瘀，常留于经脉，日久则关节畸形、肿痛反复发作。在运用化痰泄浊及通络止痛等治疗方法的同时，要遵循"治痰要治血，血活则痰化"的原则，在以痛风汤剂利湿泄浊的基础上，注重运用活血化瘀之法，以促进血尿酸的排泄。曹克光重用土茯苓清热利湿降浊；草薢分清泌浊，有除湿利关节的功能；忍冬藤清热、通络，使浊毒透达，予邪以出路；加用丹参、当归活血祛瘀；延胡索活血散瘀、利气止痛，既入血分，又入气分，既能行血中之气，又能行气中之血，为活血利气止痛之良药；秦皮、羌活以增强祛风通络之功；陈皮以健脾行气；患者患病日久，应用百合、黄芪以益气滋阴，推动气血运行。诸药合用，清除痰结，推陈致新，使气行血活，通则不痛，可促进痰瘀泄化。

验案举隅2：分期法治疗痛风

刘某，女，60岁。2012年3月14日初诊。

主诉：左足第1跖趾关节间断疼痛5年余，加重伴右足第1跖趾关节疼痛1周。

现病史：5年前患者无明显诱因出现左足第1跖趾关节疼痛，未予系统诊治，后病情反复发作，出现关节红肿热痛、功能活动障碍，遂就诊于当地医院，诊断为急性痛风性关节炎，服用布洛芬、秋水仙碱等药，症状虽可缓解，但发作几无间断。1周前，患者因劳累再次诱发左足第1跖趾关节疼痛，并累及右足第1跖趾关节。

刻下症：双足跖趾关节红肿疼痛，左足尤甚，活动受限，行走困难，伴腰痛、乏力，头痛，口苦咽干，大便偏干，夜尿频，夜寐欠安，舌暗红、苔黄腻，脉弦滑。

体格检查：形体肥胖，面色萎黄，表情痛苦；双足第1跖趾关节红肿疼痛，伴关节变形，左足尤甚，触之局部皮温升高，压痛明显。血压：150/90mmHg。

辅助检查：肾功能：血尿酸522.5μmol/L，血肌酐217.1μmol/L，血尿素氮12.36mmol/L；肝功能正常；24小时尿肌酐10.5mmol，24小时尿尿酸2.9mmol；尿酶四项：尿微量白蛋白2002.0mg/L，尿微量总蛋白2.44g/L，尿N-乙酰葡萄糖苷酶6.80U/L，半乳糖苷酶3.10U/L；尿常规：尿蛋白（++）；血常规：白细胞计数10.49×10^9/L。

既往史：高血压病史20余年；冠心病病史2个月余；2型糖尿病病史10余年；陈旧性脑梗死病史20余年。

西医诊断：痛风（急性期），高血压，2型糖尿病，冠心病，慢性肾功能不全，陈旧性脑梗死。

中医诊断：痹证（湿热内蕴，痰瘀痹阻证）。

治法：清热利湿，化痰通络。

处方：①痛风汤剂加味。土茯苓30g，粉草薢30g，延胡索20g，百合20g，天麻15g，钩藤30g，桑寄生20g，鸡血藤15g，生黄芪15g，陈皮10g。共14剂，水煎服，每日1剂。②肾消颗粒（院内制剂，含菟丝子、黄芪、地黄等，主治脾肾两虚型糖尿病肾病及各种肾脏病变引起的蛋白尿），每次5g，每日2次。③双氯芬酸二乙胺（扶他林），必要时口服，每次75mg。④别嘌醇，每次0.05g，每日1次，服用2日；如无明显不适，第 3 日加量至每次 0.1g，每日 1 次。⑤嘱控制饮食，以低嘌呤饮食为主，多饮水，抬高患肢，注意保温和休息。

二诊（2012 年 3 月 28 日）：患者关节疼痛明显减轻，无红肿，皮温正常，活动时仍感关节不适，乏力，时有吞酸、恶心、胃脘部灼热，二便调，夜寐安。舌红、苔薄白，脉沉细。血压：140/90mmHg。复查血常规：白细胞计数 9.55×10^9/L，红细胞计数 3.62×10^{12}/L，血红蛋白 107g/L，红细胞压积 31.9%；肾功能：血尿酸 368.9μmol/L，血肌酐 226.5μmol/L，血尿素氮 9.84mmol/L；24 小时尿肌酐 9mmol/L，24 小时尿尿酸 1.8mmol/L；尿酶四项：尿微量白蛋白 1685.0mg/L，尿微量总蛋白 2.44g/L。泌尿系统彩超示：双肾实质受损，左肾囊肿。西医诊断：痛风病（缓解期），肾功能不全。

处方：①中药汤剂，守上方去天麻、钩藤、桑寄生、黄芪，加黄精 10g、女贞子 15g、墨旱莲 15g、山药 30g、牡丹皮 10g、白及 10g。水煎服，每日 1 剂。②肾消颗粒，每次 5g，每日 2 次。③别嘌醇，每次 0.05g，每日 1 次。③嘱患者控制饮食，多饮水，适度运动。

三诊（2012 年 4 月 27 日）：患者关节活动自如，未发疼痛，乏力，胸闷，食欲欠佳，睡眠可，二便调，舌淡红、苔白腻，脉沉细。肾功能：血尿素氮 9.08mmol/L，血肌酐 191.8μmol/L，血尿酸 345.90μmol/L；尿酶四项：尿微量白蛋白 1944.0mg/L，尿微量总蛋白 2.34g/L。

治宜标本兼顾，健脾益肾。处方：①继以痛风汤剂加味治疗。土茯苓 30g，粉萆薢 30g，延胡索 20g，百合 20g，天麻 15g，钩藤 15g，桑寄生 20g，鸡血藤 15g，生黄芪 15g，陈皮 10g，木香 10g，砂仁 10g，焦神曲 20g。每日 1 剂，水煎服。②别嘌醇减量至每次 0.05g，隔天 1 次。③嘱患者待血尿酸降至 300μmol/L 并稳定持续 3 个月时，可以停用别嘌醇，并逐渐恢复正常饮食。

按语：老年女性雌激素水平下降，以及年龄和多种疾病造成肾功能降低，皆是老年人出现高尿酸血症、痛风的主要原因。本例患者 60 岁，属围绝经期后，且合并高血压、糖尿病、肾功能不全等多种疾病，使得其痛风的病因更为复杂，治疗也相对困难。曹克光运用中西医结合的方法治疗痛风，疗效显著。中医治疗以痛风汤剂为主，随症加减。痛风汤剂中的主要药物有土茯苓、萆薢、延胡索等。土茯苓，味甘、淡，性寒，主入脾胃二经，有降浊解毒利湿、疏经通络之功，为君药；萆薢，味苦、甘，性平，主入肾、膀胱二经，有分利清浊之功，为臣药；延胡索活血散瘀、利气止痛，既入血分，又入气分，既能行血中之气，又能行气中之血，为活血利气止痛之良药，为佐药。本方重用土茯苓、萆薢，两药皆可除湿解毒、利关节，不但能降低血尿酸水平，还可缓解骨节肿痛，配合延胡索活血散瘀、通络止痛，增强疗效。临证中曹克光常用中药白及顾护胃气、保护胃黏膜，白及味苦、甘、涩，性寒，入肺、胃、肝经，具有收敛止血、消肿生肌之功效，主要用于治疗肺胃出血、痈肿疮疡、手足皲裂、水火烫伤之证，现代药理学研究表明白及主要含有菲类衍生物、胶质和淀粉等，具有较强的止血、抗溃疡、抗菌、抗肿瘤及促进伤口愈合的作用。

验案举隅3： 功补兼施、内外同治法治疗代谢相关性足病

患者，女，55岁。2018年5月18日初诊。

现病史：患者长期患糖尿病、高尿酸血症，因右足第1趾跖关节处出现红色溃疡，疼痛，持续不愈入院。

刻下症：患者右足第1趾跖关节处出现红色溃疡，疼痛间作，肢体倦怠，形体消瘦，头晕，夜不能寐，便秘，舌暗、苔薄腻少津，脉细数。

辅助检查：血糖、血脂、血尿酸均高于正常值，尿微量蛋白升高。

西医诊断：代谢相关性足病。

中医诊断：足病疮疡（脾肾亏虚，痰湿瘀阻证）。

治法：健脾补肾养阴，清热泄浊，化瘀通络。

处方："祛湿泄浊饮"加减。土茯苓30g，薏苡仁30g，萆薢30g，黄芪20g，丹参15g，桃仁10g，红花9g，鸡血藤15g，水蛭3g，地黄15g，荷叶15g，决明子10g，石莲子10g，百合10g。7剂，水煎服，每日1剂，每日2次。另予生肌橡皮膏、金黄膏等中药灵活外用于患足创面。

二诊（2018年5月25日）：患者右足第1趾跖关节处出现红色溃疡，疼痛症状较前减轻，继予中药7剂以巩固之。

按语：曹克光认为，该患者应诊为痛风、消渴同患，导致足部疮病。四诊合参，辨证为脾肾亏虚，但其本在脾，虚实夹杂。脾肾两虚致痰湿成浊毒而瘀阻经络，瘀久则热生，肉溃血败而成疮，应以健脾补肾养阴、清热泄浊、化瘀通络为主要治法，故予"祛湿泄浊饮"加减。考虑到患者明显具有血脂水平高的特点，加用荷叶15g，以健脾升阳，举脾之清气，使清气上升、浊气下降、化痰降浊、活血化瘀；加用决明子、石莲子、百合各10g，增加降脂润便、清心宁神、清热解毒养五脏的功效。上述诸药合用，苦寒而不伤胃，辛温而不生燥，祛瘀而不伤正，达到祛湿泄浊解毒、健脾逐瘀通络的治疗效果。同时，内外兼治，予生肌橡皮膏、金黄膏等中药外用，利水除湿化腐生肌，更有利于促进创面愈合。

（二）遣方用药

1.经验方

曹克光结合多年临床经验，在30多年前创立了"清热利湿解毒，活血化瘀止痛"法以治疗急性痛风性关节炎，结合现代药理学的研究成果设计完成"痛风合剂"，后改为痛风胶囊，由土茯苓、萆薢、山慈菇、延胡索等药组成。

土茯苓，味甘、淡，性寒，主入脾胃二经，有降浊解毒利湿、舒经通络之功，为君药。茯苓为治疗痛风的核心药物，一般用量较大，可用至30~60g。萆薢，味苦、甘，性平，主入肾、膀胱二经，有分利清浊之功，为臣药。山慈菇、延胡索为佐药，有清热、解毒、消肿、散结、化痰功能，可加强各药清热解毒、消肿散结之力。现代药理学研究证实，山慈菇的鳞茎中含秋水仙碱成分，其治疗急性痛风性关节炎有特效。延胡索活血

散瘀、理气止痛,既入血分、又入气分,既能行血中之气,又能行气中之血,为活血利气止痛之良药。本方重用土茯苓、萆薢,两药皆可除湿解毒、利关节,不但能降低血尿酸水平,又可缓解骨节肿痛,配合延胡索活血散瘀、通络止痛,增强疗效。诸药配合可促进浊毒之泄化、瘀结之消散,推陈致新,增强疗效。

关节痛甚者,可加姜黄、海桐皮;关节肿甚者,加浙贝母、泽泻、泽兰;发热者,加青蒿、忍冬藤;兼有口干口苦者,加丝瓜络、天花粉;苔黄腻者,加茵陈。若兼舌暗之瘀象,则加用鸡血藤以增强活血功效。若有反酸、烧心,则加白及顾护胃气、保护胃黏膜。

2. 常用药对

(1)萆薢、土茯苓、百合:萆薢利湿祛浊,《神农本草经》曰:"主腰背痛,强骨节,风寒湿周痹。"土茯苓解毒除湿、通利关节,《本草纲目》云:"健脾胃,强筋骨,去风湿,利关节,止泄泻,治拘挛骨痛。"百合,《名医别录》曰:"除浮肿胪胀,痞满,寒热,通身疼痛。"此三药为最常用组合,具有清热除湿解毒、活血通络止痛之效。

(2)牛膝、桑寄生、杜仲:牛膝补肝肾、强筋骨、活血通经。《本经逢原》云:"丹溪言牛膝能引诸药下行,筋骨痛风在下者宜之。"现代研究发现,川牛膝能诊通过下调 NF-κB P65 蛋白表达,抑制肿瘤坏死因子 α、白介素 -6 及白介素 -8 的水平,减轻急性痛风性关节炎大鼠踝关节的炎症反应。桑寄生、杜仲补肝肾,强筋骨,桑寄生又可除风湿、通经络。三药合用,补肝肾、强筋骨、除风湿之功加强。

(3)枸杞子、菟丝子:枸杞子甘平,归肝、肾经,滋补肝肾,《本草纲目》云:"至于子则甘平而润,性滋而补,不能退热,止能补肾润肺,生精益气。此乃平补之药,所谓精不足者,补之以味也。"菟丝子甘温,归肝、肾、脾经,也可滋补肝肾。两药配伍,共奏补益肝肾之功。

(4)黄芪、茯苓:黄芪甘温,归肺、脾经,健脾益气,《景岳全书》曰:"蜜炙性温,能补虚损。因其味轻,故专于气分而达表,所以能补元阳、充腠理、治劳伤、长肌肉。"茯苓甘淡平,利水渗湿、健脾宁心,《景岳全书》曰:"去湿则逐水燥脾,补中健胃。"两药组合,加强益气健脾除湿之功。

(5)当归、鸡血藤、忍冬藤:当归、鸡血藤补血活血;忍冬藤清热解毒通络,《本草纲目》:"治一切风湿气及诸肿痛。"周仲瑛指出,凡藤蔓之属,善于攀越缠绕,质地坚韧,不但具有祛风除湿、行气活血功效,更是通络引经之使药佳品,用于痹证尤宜。但清热通络当用忍冬藤,补虚活血通络当用鸡血藤。诸药合用,共奏活血通络、通痹止痛之功,主治以瘀血阻络者。

(6)茵陈、薏苡仁:茵陈清热利湿,《景岳全书》云:"用此者,用其利湿逐热,故能通关节,解热滞。"薏苡仁清热渗湿除痹,《神农本草经》曰:"主治筋急拘挛,不可屈伸,风湿痹,下气。"两药组合共奏清热利湿除痹之功。

(7)木香、砂仁、神曲:木香行三焦之滞气,砂仁通脾肾之元气,使膻郁可开,加之神曲消食和胃。此三药为理气和胃之常用组合。

（8）白及、厚朴：白及生肌止血，实验研究表明白及在预防胃肠道黏膜损伤、促进其损伤修复方面都有明显的疗效。同样厚朴也具有保护胃黏膜、抗溃疡的作用。两药配伍可以理气和胃，针对止痛时使用大量非甾体类消炎药和糖皮质激素诱发或加重溃疡病的发生可发挥保护胃黏膜作用。

参考文献

［1］杨锡燕，刘湘玲，张光磊，等．曹克光痛风病及杂病治验集锦［M］．北京：中国中医药出版社，2020．

［2］苗志敏．痛风病学［M］．北京：人民卫生出版社，2006．

［3］江波，杨崇青，曹克光．痰瘀毒虚与痛风机制的关系探讨［J］．云南中医中药杂志，2011，32（4）：13-14．

［4］刘湘玲，韩德军，曹克光，等．痛风病常见证候的发展变化规律［J］．中国中医基础医学杂志，2018，24（3）：305-307．

［5］王健凯，杨锡燕．曹克光治疗痛风病经验［J］．四川中医，2013，31（2）：6-8．

［6］潘杰，杨锡燕．曹克光运用中西医结合治疗痛风病经验［J］．辽宁中医杂志，2010，37（6）：996-997．

［7］张光磊，曹克光．曹克光慢性痛风石病变期治疗经验［J］．天津中医药，2014，31（3）：135-137．

［8］戚益铭，郑杨，褚蕴，等．中医药辅助治疗痛风的研究进展［J］．黑龙江中医药，2014，43（2）：64-66．

［9］张意侗，梁晖，解纪惠，等．滑膜炎颗粒对湿热蕴结型痛风性关节炎血清炎性因子的影响［J］．中国医药导报，2020，17（11）：153-156．

［10］陈四清．运用藤类药治疗痹证［J］．江苏中医药，2006，38（4）：42．

执笔者：刘学政　韩德军　王睿　刘湘玲

整理者：赵宏杰

资料提供者：曹克光

疮疡与周围血管外科

杜克礼
——中医世家第四代，杜氏痔漏继承人

一、名医简介

杜克礼，1940年出生，中国共产党党员，天津市人。"杜氏肛肠"第四代传人，学士学位，主任医师，硕士研究生导师。1965年毕业于天津中医学院（现天津中医药大学）。1965年至2000年在天津中医学院第一附属医院（现天津中医药大学第一附属医院）外科工作，曾任外科主任、外科部部长。杜克礼曾兼任天津中医学院（现天津中医药大学）外科教研室主任，中国肛肠病杂志编辑委员会副主任委员，中华中医药学会肛肠分会常务理事，天津市中医药学会常务理事和综合科组委，天津市卫生技术考试题库（人机对话）编委会委员。杜克礼组建了天津中医一附院肛肠科，组建中医学院外科教研室并任教研室主任，主编了《中医外科试用教材》。

以杜克礼为首的科研小组在国内首次以清热利湿、健脾止泻为原则成功研制出纯中药制剂肠炎灵1号灌肠液，临床中以其中药保留灌肠治疗溃疡性结肠炎获得了显著疗效。此科研成果通过了中国工程院院士吴咸中教授主持的技术鉴定，于1996年被评为天津市卫生局科技进步三等奖。

二、名医之路
（一）成医之路

晚清末年，杜克礼的曾祖父杜金峰，少时好学，崇尚医术，思求经旨，后得一位外科名医之传授，遂业医乡里，专攻外科，尤擅长痔瘘，获誉京津两地。

杜克礼的父亲杜幼臣乃杜氏痔瘘第三代传人。杜克礼的祖父杜绍臣故去后，其父杜幼臣在党的中医政策感召下，毫无保留地把世传痔瘘的经验及秘方贡献出来，并于1958至1962年在和平区中医院校执教，历任两届南开区政协委员，于1971年病逝，终年58岁。

青年时杜克礼随父在津行医，因勤奋好学，故尽得其传。杜克礼讲到先父之学，远则取法于《内经》《伤寒论》，近则推崇陈实功、祁广生等，承前启后，立论精湛，代代相传，颇多发挥。

（二）成才之道

杜克礼1965年毕业于天津中医学院（现天津中医药大学），在随后的35年中一直在一附院外科工作，并组建了肛肠科。杜克礼还组建了中医学院外科教研室，负责本科班、国际留学生班的课堂教学及临床实习。在教学过程中，杜克礼积极改进教学方法，采用幻灯片直观教学，并尽可能多地带领学生参与手术及临床检查操作，扩大学生知识面。杜克礼被天津中医学院（现天津中医药大学）评为优秀教师并载入2004年9月学院出版的《优秀毕业生简介》画册。杜克礼曾受邀参加国内外肛肠学术交流会20余次，曾多次在会议中发表论文并获得了与会者的肯定和赞同，多次获得天津市优秀科技工作者称号。

三、学术理论精粹

（一）强调外治法的重要性

其父杜幼臣云："痔瘘之法，重在外治，其手法总以传授为主，单纯理论渊博无益也。"指出外科痔瘘的刀针、挂线法及膏丹炼制等法，如果没有师传身授及实践经验是难以开展的。又云："外治法，如升、降、点、围、去腐生肌、提脓止血、刀针、挂线、膏涂洗熨等法，必须熟练掌握、准确应用，方能应手而搓。"强调外治法一定要细心操作，保证安全可靠。例如，肛瘘挂线手术，必须通过医者的手感，细心灵巧，才能完成在肛道内挂线的操作。此外，杜幼臣还研制了挂线探针、钩刀等医疗器械及自制外用药物，使痔瘘手术的水平不断提高。

杜克礼曾发表《低位直肠阴道瘘挂线术后的会阴中心腱修复》论文，经临床实践总结高位复杂肛瘘患者瘘管、脓肿的位置和走向规律，采用中医挂线法配合中药换药以解决女婴直肠阴道瘘这一难治病，取得了良好的效果，对临床具有指导意义。此外，杜克礼剖析了内痔的成因，对于环形混合痔采用"内扎外切法"治疗，并在术前设计好术式，术中充分留有"黏膜和皮肤桥"，从而保留正常肛门功能，避免出现直肠、肛门狭窄的后遗症；以在溃疡基底部注射，封闭治疗"陈旧性肛裂"取得显效，其优点是能够有效止痛、促进溃疡面愈合、免除手术痛苦；对于直肠脱垂，采用"直肠黏膜柱状结扎＋注射法"治疗，能够较好地固定脱垂的直肠与肛门周围组织。

（二）主张循内科之理，强调辨证论治

杜克礼主张治疗痔瘘不能仅注重局部病变，而要根据人体全身的变化来考虑。"痔初起掀痛便秘下血，或小便不利者，宜清热凉血，润燥祛风。若气血虚而寒凉伤损者，宜调养脾胃、滋补阴精。大便作痛者，润燥除湿；肛门坠痛者，泻火利湿；小便涩滞者，清心导赤，其成瘘者，瘘流脓水，初而湿热，宜清热利湿；久则湿寒，宜涩窍温补。"

"痔核形正而小，色泽红润，质软蒂小，血清，不肿不痛，行走劳乏不觉者，其毒轻而易治。痔核形异而大，色紫滞或灰白，质硬脆坚，蒂阔而匍匐，肿痛剧烈，血浊如

箭，遇而发者，其毒深而难痊。"指出可以根据临床表现，推测痔疮的预后及治疗的难易程度。

（三）内痔的证治

1. 分期内治

（1）初期内痔：痔核较小，质柔软，表面鲜红，大便时痔核可脱出肛外，常因与大便摩擦而出血，血色鲜红，如滴如射；舌红苔黄，脉数有力。治宜清热凉血祛风，用凉血地黄汤、清血汤。

若肛门坠胀，结肿疼痛，出血多，大便燥结，腹部胀满，头晕，口干；苔黄燥，脉滑实。此为肠胃燥热津枯，治宜清热润燥滋阴，拟内疏黄连汤合麻仁滋脾丸。

（2）中期内痔：内痔结肿、闷胀掀痛、色紫或暗红，痔核脱出，肛门作痒，等等。治宜疏风清热利湿，用槐芷散、秦艽当归汤。

（3）后期内痔：痔核肿大、质韧疼痛、色灰白或紫暗，便血量少，肛门重坠，或见泻痢，痔核脱出或瘀顿疼痛。宜泻火渗湿、化瘀解毒，用止痛如神汤。

若血随便下，色淡量多，痔核脱出，难以收回，或年老体弱，面色无华，声低息微，纳果乏力，舌淡红，脉虚细无力，则治宜升提固涩、养血益气，用人参归脾汤、补中益气汤。若为炎性外痔、血栓性外痔、肛裂、嵌顿痔，可配合使用熏洗法，用葱硝汤、痔洗方。

2. 外治结扎

结扎对于内痔而言是较理想的疗法，具有简便易行、避免出血的优点，且内痔脱落后创面瘢痕小，不易引起直肠狭窄。蟾酥辛温，具有麻醉及消肿解毒之功效，故常以蟾酥制线。

结扎药线制作方法：将蟾酥6g放入人乳（牛乳亦可）中搅拌成糊状，然后放入10g丝线慢火煮，约20分钟后阴干备用。

操作方法：令患者登厕，内痔翻出，取侧卧位，以药线一根，快速紧结于痔，一次性扎紧，7日后残核干枯自落。痔核小而蒂大者，以钳夹持内痔，双扣扎紧痔根，两头留线，日渐紧之，微痛无妨，7~10日必脱落；痔多者，可分期将痔核间断结扎之。术后，经肛门注射紫草膏。

（四）肛瘘的证治

肛瘘为病，多因痔疾绵延不愈而成。或房劳过度，阴虚生热，或肠燥便结，或脏毒之渐，皆可导致湿热毒气流注肛门，气血不和，郁久化热，败坏肌肉，酿化成脓，乃至穿肠透穴而为肛瘘。杜克礼指出："脏毒者，十之八九皆成瘘症。"

杜克礼强调治疗肛瘘以"挂线"外治法为主。具体操作：左手食指套以活结丝线，将丝线另一端拉紧并固定在右手。左手由肛门探入肛内，右手持"挂线探针"自瘘管外口徐徐进入，从内口穿出，此时探针端与左手食指相遇，令探针顶端在左食指活结下穿过，食指随即退出活结并慢慢收紧丝线，使活结正好挂在探针尖的小口处，然后从外口带出丝线。将线的两端在肛门外系成死结，以防线滑脱，然后在原第一结处再打一活结，待日后解开收紧后再缚好。日日紧线，待瘘管剖开后，在创面处敷生肌象皮膏纱条以生肌收口。

经临床实践，杜克礼总结出阴囊瘘、绕肛瘘、串臂瘘、蜂窝瘘、穿肠瘘、阴瘘、肠内瘘七种肛瘘。在此以绕肛瘘、蜂窝瘘、串臂瘘、肠内瘘为例简介如下。

（1）绕肛瘘：瘘管盘绕于肛门，俗称马蹄铁瘘。因瘘管屈曲，难以下药至底，故在治疗时，先以探针由内口进入（内口多于肛门后中位齿线）。

（2）蜂窝瘘：多指复杂性肛瘘、结核性肛瘘，是因久病致虚或失治误治，毒气旁窜而形成的多发性瘘管。外口数处，多位于臀部的一侧或两侧，外口皮肤暗滞、质硬，脓水淋漓不断，经年不愈。医者多畏之，无从下手，宜先查清内口位置及瘘管数目、走行，本着先治主管（多位于肛门前后正中线），后治支管，先处理深部瘘管，后处理浅部瘘管的原则，依主次分期治之。兼气血亏损者，当扶正托毒；阴虚发热者，症见疮口流稀脓白汁、疮如空壳、久不收口等，当滋阴清热、托毒外出、内外兼顾。

（3）串臂瘘：即坐骨直肠瘘，为肛痈脓毒不得畅泄所致。因其毒深，故瘘管亦深，可见于肛门一侧或两侧。治疗早期宜排脓，待可扣及条索状物时予以挂线治疗。

（4）肠内瘘：即直肠黏膜下脓肿、单口内瘘。直肠黏膜下脓肿，为痈毒生于肠壁，初起见憎寒壮热、肛坠难忍。治疗时以右手持"钩刀"，紧贴于食指内面伸进肛内，当触及脓肿表面时，指尖轻压钩刀顶部使其尖端探刺入脓肿，随即划开脓包使脓液溢出。单口内瘘，可用挂线法治疗。

四、临证经验

（一）中药明矾注射法加瘢痕支持固定法治疗二度脱肛

在总结临床实践经验的基础上，杜克礼发现二度直肠脱垂患者的脱出物向肛门后方突出，呈牛角形。这说明当直肠脱垂发生时，其前壁较后壁脱出长。因此，杜克礼提出了以"骨盆直肠间隙注射明矾加直肠前、后壁瘢痕支持固定法"治疗二度直肠脱垂。

这种方法将内外治相结合，是治疗直肠脱垂的综合性疗法。一方面，直肠前、后壁黏膜在缝合后坏死脱落，形成瘢痕，使肠腔变窄，上方肠管不再向下套入。另一方面，根据中医学"酸可收敛，涩可固脱"的理论，选用8%明矾液，在被钳夹的黏膜内注射明矾液，明矾可使肛门周围的支持肌肉由松弛而恢复正常功能，使局部组织产生无菌性炎症，而致组织粘连，使直肠周围结缔组织形成瘢痕，从而支持直肠固定于骨盆壁上。

此外，应注意在注射明矾后充分捻挫挤压成片状，再行连续缝合，能够使松弛的黏膜与肌层固定，防止术后大出血；缝合前、后壁时，一定要达到最高点，防止瘢痕形成后引起上端肠黏膜堆积形成"内脱"；黏膜缝合时勿缝到肌层，以免术后疼痛加重或出血。

本法具有操作简单易行、术中不出血、术后基本无痛、疗效好的优点，是临床治疗二度直肠脱垂较理想的方法。

（二）挂线疗法治疗婴幼儿肛瘘

婴幼儿肛瘘在临床中属常见病。由于小儿体质稚嫩，对治疗不合作，瘘管不易探查，术后伤口护理困难，故一些医生常推诿不治，以致患儿病情缠绵不已、支管横生。杜克礼认为小儿肛瘘一旦形成，在其身体状况良好的情况下，应及早施行根治术。

1. 治疗方法

（1）适应证：用非手术疗法不能自愈者；消化不良已得到控制，肛门瘘管仍有脓水分泌者；瘘管形成有分泌物者。

（2）术前准备：主要是增强体质、调整大便、改善消化不良症状，以控制炎症发展，便于手术治疗。

（3）操作过程：①患儿取侧卧位（截石位亦可），双腿屈曲，病侧在下。手术常规消毒，无需麻醉。②先在探针尾端用丝线连接一条橡皮筋，再将探针从瘘管外口轻轻探入，另手小指戴指套进入肛门作导引，在齿线附近找到内口，将探针头部穿出内口并引出肛门外，橡皮筋随之导出。③提起橡皮筋，用刀轻轻划开内口与外口之间的皮肤，适当拉紧橡皮筋，在皮下切口用止血钳夹住，在止血钳下方用粗丝线收紧橡皮筋，并双重结扎之。然后剪除多余的橡皮筋，肛门注入痔疮膏，外敷无菌纱布，宽胶布固定。④术后护理：术后保持大便通畅，每日 1~2 次为宜。便后用高锰酸钾溶液清洗肛门，肛门注入痔疮膏，待橡皮筋脱落后，遗留创面外敷生肌象皮膏直至伤口愈合。

2. 治疗效果

术后 5~8 天橡皮筋脱落，线脱落时，创口已近浅平，约 1 周后伤口愈合。平均治愈时间为 15.5 天。疗效标准：男性患儿肛瘘愈合后伤口长平，瘘管消失，肛门清洁干燥、无分泌物。女性患舟状窝直肠，瘘愈合后再无大便及脓血从阴道口附近溢出。

3. 心得体会

小儿肛瘘的发生不是先天遗传，而是外因与内因共同导致的细菌感染是外因，内因是婴幼儿的免疫功能不良。

挂线法治疗本病具有以下优点：①痛苦小，患儿完全可以承受；②切开挂线法可以使引流通畅，不致引起急性感染；③伤口护理简单，患儿家属可以自己换药；④挂线后伤口生长迅速，可很快愈合。

参考文献

［1］杜克礼. 中医外伤科学［M］. 北京：中国医药科技出版社，1994.

［2］杜克礼，刘绍武，邱德久，等. 中级卫生技术人员——实践能力考试指南［M］.

北京：中国医药科技出版社，1996.

　　[3] 杜克礼，杜钰生. 中医学解难（外科，骨伤科分册）[M]. 天津：天津科技出版社，
1988.

执笔者：王刚　牛文晶　郭燕玲

整理者：赵天易

资料提供者：张丽芬

杜钰生
——传承疡医名家，外治必精于内

一、名医简介

杜钰生，1941年出生，天津市人，中国共产党党员。1960年进入天津中医学院（现天津中医药大学）学习，1965年毕业后在天津中医学院第一附属医院（现天津中医药大学第一附属医院）从事外科的医、教、研工作。师承胡慧明、穆云汉、李竞三位外科名医，学习中医外科及中西医结合外科的理论知识及专业技能，继承"外治必精于内""疡医疾病治之当给邪以出路"和"祛腐生肌法为治疗体表溃疡的基本法则"等学术思想并发扬之。

杜钰生在继承中医学传统学术观点的同时，始终强调学习提高、研究创新，尊古而不泥古，崇尚中西医结合，从而推动中医外科学事业发展。学术上主张辨证、辨病相结合，治疗中注重中西医综合疗法，将传统治法与现代疗法相结合，重视围手术期管理。

二、名医之路

1960年杜钰生考入天津中医学院，1965年毕业后在天津中医学院第一附属医院从事外科医、教、研工作。1965年、1968年先后赴河北承德及内蒙古自治区参与驻地医疗队工作，主要负责外科手术。在多年的医疗实践中，杜钰生逐步确立了从事外科疾病诊疗及教学的工作方向。1970年及1971年先后到外院进修战伤外科及普通外科。回院后组建手术室，培养麻醉师，配备手术室设备及手术器械，并开展手术治疗，为天津中医学院建立普通外科奠定了基础。1978年开始，在赵昌愿主任的精心指导下，杜钰生继续努力钻研学习，数年后已经能够熟练完成胃切除术、胃癌根治术、胆囊切除术、奥狄括约肌成形术、脾切除术、右半结肠切除术、子宫全切术、肾切除术、乳癌根治术，以及骨结核、胸壁结核、骨髓炎病灶清除术等，专业水平显著提高，为发展中西医结合外科事业打下了坚实的基础。

1984年杜钰生担任外科主任，主持外科工作，并于1990年开始积极开展中西医结合治疗外科病的科研工作。1993年被聘为主任医师，1999年成为一附院最高学术委员会委员，同时担任中华中医药学会外科分会委员，《疡科通讯》编委。

杜钰生经多年积累，在外科学领域获得了卓著的学术成就。代表性成果包括1978年主持的"中西医结合治疗疮疡临床研究"项目获卫生科技大会奖表彰；1990年以来主持的"中西医结合治疗重症糖尿病足坏疽临床研究"项目被评为国家级科研成果，获 1994 年度天津科技进步三等奖;"复方通脉散治疗静脉血栓形成临床及实验研究"获 1997 年度天津科技进步三等奖;1991 年研制医用火针治疗收获国家专利,"糖尿病足坏疽细菌学及中药外治的临床研究"获 2001 年天津科技进步三等奖。同时,主编《临床中医证治手册》《糖尿病足的防治》,合编《中医学解难·外科》,编写《北方医话》《中国针灸治疗学·外科部分》《中国疡医大全》《中医纲目·外科卷》和《中华康复治疗全书》等,发表论文十余篇。

此外,杜钰生拟定了多种院内制剂,如解毒 I 号口服液、消肿止疼涂膜剂、乳痛灵、复方通脉散、消疳和剂等经多年临床验证,在治疗外科急性感染性疾病、体表外科急性感染性疾病、下肢急性感染性疾病、乳腺增生、闭塞性动脉硬化、静脉炎、糖尿病足等疾病中疗效显著,至今仍在临床广泛应用。

三、学术理论精粹

(一)疮疡内治,尤重汗法

《内经》首言"疮者可汗而解"的辨治思路,如《素问·阴阳应象大论篇》载:"其在皮者,汗而发之。"《素问·五常政大论》载:"汗之则疮已。"至金元时期,李杲明确指出:"疮热奋然高起,结硬而痛,急发其汗,则毒随汗散矣。"明代医家陈实功于《外科正宗·肿疡治法》提出:"身体拘急,脉紧恶寒,饮热就暖者,邪在表也,宜汗之。"历代医籍的经验传承成为疮疡内治从汗解的理论与实践基础。

杜钰生强调,应用汗法治疗疮疡具有较为严格的原则性,即汗法非能治疗一切疮疡。按照疮疡分期来看,一切外疡初期六淫邪毒在皮肤之间,尚未深入,毒邪结聚,脓尚未成,或非初期,凡有外感表证者,均宜汗法解散表邪。根据疮疡具体症状特征,辨治如下:①属风邪袭表者,宜疏风解表以化毒;偏于风寒者,宜辛温散风解表;偏于风热者,宜辛凉疏风以解表。②属表寒证者,如疮疡肿痛,发热恶寒、恶寒重发热轻,无汗、头痛、身痛、口不渴,舌苔白,脉浮紧,等等,治以辛温解表,方用荆防败毒散或万灵丹。③属表热证者,如疮疡掀红肿痛,恶寒发热、恶寒轻发热重,汗少口渴、小便黄,舌边红苔薄白,脉浮数,等等,治以辛凉解表,方用银翘散或牛蒡解肌汤。④此外,疮疡有表证阳虚者,宜补中发汗;阴虚者,宜养阴发汗;夹热者,宜清凉发汗;夹寒者,宜温经发汗;伤食者,宜导滞发汗。重感体实者,汗之宜重;轻感体虚者,汗之宜轻。据具体情况,酌量处之。

杜钰生指出,应用解表法应该得当。如不当汗而汗,当汗不汗或妄汗,不可不汗而汗之不得其道,均能误人。故凡外疡无表证者,不能妄用汗法;有表证者方可用之,但必须得法。以汗之恰到好处为宜,切勿过汗,久病用汗法时更须谨慎。针对《内经》"汗之则疮已"与《伤寒论》"疮家,虽身疼痛,不可发汗,汗出则痉"的观点相悖之说,杜钰生认为,两者从字面上看,治疗疮疡时前者主张应用汗法,后者言明禁用汗法。但《内经》"汗之则疮已"指应用解表法使在表邪毒随汗而解,多用在疮疡初期或肿疡未化脓阶段;《伤寒论》"疮家"系指疮疡已溃,脓水久泄而不愈者,此时若再感外邪,虽身疼痛有表证亦不可再用麻黄汤类药物发汗，否则汗出则痉。《内经》"汗之则疮已"指适当汗出，气血通达则邪毒从肌表而解，疮疡肿痛随之消散。《伤寒论》"汗出则痉"指妄用麻黄汤类发汗解表药过汗，复伤营血，筋脉失于濡养而致颈项强直拘急。两者结合，其一指明疮疡汗法的适用范围；其二指明疮疡汗法的使用禁忌。

（二）辨证辨病，相参并举

辨证辨病，相参并举是中医治疗的核心理念。在中医理论中，辨证是指根据患者的脉象、舌苔、症状等信息，分析疾病的病机和证候，从而确定治疗的方向和方法。辨病则是指对疾病本身的认知和诊断，包括对病因病机、病理变化等方面的判断。

杜钰生强调在外科治疗过程中，需要综合运用辨证和辨病的方法，相互印证，综合施治。首先，需要根据患者的脉象、舌象等信息进行辨证，确定疾病的证候类型，如寒热虚实、气血阴阳等。根据脓液的性状及皮肤的颜色等确定病证的时期。然后，结合对疾病本身的认知和诊断，进行辨病，明确病因病机、病理变化等情况。最后，将搜集到的所有信息相参并举，即根据辨证、辨病的结果，综合运用外科治疗手段，综合施治，以达到治疗的最佳效果。

相参并举的理念体现了中医治疗的整体观念和辨证施治的原则。通过综合运用辨证和辨病的方法，可以更准确地把握疾病的特点和规律，为患者制定个性化的治疗方案，从而达到治疗疾病、调整机体功能、提高免疫力的目的。这一理念在外科临床实践中得到了广泛的应用，为患者带来了有效的治疗效果和健康的改善。

（三）中西和合，兼收并用

杜钰生以中西医结合疗法治疗外科疾病颇具疗效。现以有头疽为例详加陈述。

1. 辨证分型

杜钰生根据有头疽的临床特征及病势发展规律，将其分为早期，即气滞血瘀，郁久化热阶段；中期，即热胜肉腐，溃脓阶段；后期，即溃破后生肌收口阶段。各期中又分虚实。

（1）早期：通常为发病2周以内。

①实证：热毒渐盛，气血未衰，表现为寒热头痛、食欲不振，舌红苔白或黄、脉滑数，局部红肿热痛明显，疮形高突略硬、根盘收束。

②虚证：阴液不足，火毒炽盛者，表现为壮热、唇燥口干、口渴喜饮、便秘尿赤，舌红苔黄而干或少苔、脉细数，局部疮形平塌、根盘散漫、疮色紫滞、疼痛剧烈；气血两虚，毒滞难化者，表现为面色无华、精神不振，舌淡红、边有齿痕，脉虚细无力，局部疮形平塌散漫、疮色灰暗不泽、持续胀痛。

（2）中期（溃脓期）：通常为发病4周以内。初期未能消散进入中期者，全身症状有增无减。

①实证：肿痛俱增，边界局限，化脓较快，脓液稠厚，脓腐易脱。

②虚证：疮形平塌，界限不清。阴虚火盛者，脓稀量少，腐肉难脱；气血双虚者，化脓迟缓，脓液质薄，肉芽淡红而无颗粒。

（3）后期（收口期）：发病4周以上。多为虚证，溃后脓水大泄，身倦形瘦，动则气短，自汗，脉虚舌淡，局部创面肉芽生长缓慢，肉芽水肿有如镜面，上皮生长困难，创面久不愈合。

2. 治疗方法

（1）内服中药：①初期实证，治以清热解毒、行气活血，方用仙方活命饮加减，热毒盛者合黄连解毒汤。虚证阴液不足，火毒炽盛，治以滋阴清热、益气托毒，方用竹叶黄芪汤加减，常配合使用金银花、连翘、玄参、石斛、皂角刺等。气血两虚、毒滞难化，治以补气养血、托里解毒，方用托里消毒散加减。②中期实证，治以解毒透脓，方用透脓散合解毒方，药用金银花、芍药、黄连、白花蛇舌草等，方中补益透托药味用量加倍，辨证加减同初期。③后期虚证，以补养气血法，方用八珍汤。

（2）抗生素及支持疗法：全身中毒症状严重或有痘毒内陷征象时，在应用内服中药的同时给予输液、输血及有效抗生素。抗生素的应用根据细菌培养及药敏试验而定。

（3）消肿止痛涂膜剂：杜钰生创制"消肿止痛涂膜剂"治疗体表急性感染性疾病，主要选用清热解毒类的中药，精练后用聚乙烯醇缩甲醛为基质，制成消肿止痛涂膜剂。主要用于治疗体表外科急性感染性疾病未化脓阶段，收到满意疗效。

①主要组成及用法：消肿止痛涂膜剂主要由抑菌试验筛选出具有广谱抗菌作用的清热解毒中药，经提纯后与基质聚乙烯醇缩甲醛配制而成。主要有金银花、连翘、白花蛇舌草、芍药、皂角刺、冰片等。本涂膜剂在应用时，涂抹患处，范围略超出病变范围。涂抹后约2~3分钟内自然形成一层药膜，不用敷料包扎，每日1~2次。该涂膜剂外用适宜体表外科急性感染性疾病的早期，轻症可单纯外用涂膜剂，症状较重者可配以内治法。

②疗效评定标准：A.治愈：临床外科感染症状红肿热痛，功能障碍完全恢复正常，血常规正常。B.显效：临床外科感染症状红肿热痛明显消退，但局部功能尚未完全恢复，血常规正常者。C.好转：临床症状明显减轻，红热消退，痛减轻，肿块缩小，血常规接近正常者。D.无效：经用药1周后，无明显好转者。

③优势：目前临床常用的消肿止痛外用中药，如金黄膏、芙蓉膏，均为油膏，外敷时需加盖敷料包扎，而且易污染衣裤。而本涂膜剂因其在病变局部皮肤上形成一层药膜，不溶于水，晾干后不需敷料包扎，活动方便，换药时只需用75%乙醇擦拭即可溶解擦净。本品瓶装保存，患者可携带自己换药。故本品在有一定疗效的基础上克服了以前油膏的不足，而且有节省敷料、不污染衣服、便于携带、使用方便等优点。

四、临证经验

验案举隅 1：疮疡

李某，男，54 岁。2000 年 9 月 13 日就诊。

主诉： 右足大趾红肿破溃 1 周。

现病史： 患者 1 周前因外伤右足大趾外侧破溃，未予重视，后红肿疼痛加重伴渗液，休息后未见缓解，且有进行性加重趋势。现右足大趾局部红肿疼痛，皮色红，皮温高，可触及波动感，伴皮肤破溃，可见少量稀薄脓水流出，有轻微恶臭。患者无发热，自发病以来神志清，精神尚可，进食少，伴全身乏力，少气懒言，面色淡白，寐安，小便黄，大便不成形，舌淡、苔黄腻，脉滑数无力。

中医诊断： 疮疡（湿热毒盛证）。

西医诊断： 蜂窝织炎。

治法： 清热解毒，利湿排脓。

治疗方案： ①创面局部切开排脓；②切开排脓后局部外用消肿止痛涂膜剂，即"解毒Ⅰ号口服液"酌加冰片而成；③内服解毒Ⅰ号口服液，为金银花、连翘、白花蛇舌草、芍药、皂角刺的水煎浓缩液，每日 2 次，每次 100ml。

数诊后，创面基本愈合。

按语： 本案患者因外伤染毒，致足趾红肿破溃，局部热毒肉腐成脓，已见"红肿、疼痛、皮温高"且皮肤破溃，虽仅见"少量稀薄脓水"，然手触波动感明显，应辨为脓成已溃，当从疮疡"溃脓期"脓成排出不畅辨治，宜切开排脓。

患者"自发病以来神志清，精神尚可"，尚有耐受攻伐之力，予以清热解毒、利湿排脓。杜钰生改良传统外用中药敷料为"消肿止痛涂膜剂"，药用金银花、连翘、白花蛇舌草、芍药、皂角刺、冰片。该药能够在病变局部形成一层药膜，且不溶于水，晾干后患处无需敷料包扎，便于活动，换药时只需用乙醇擦拭即可将药膜溶解、擦净，疗效确切且患者易于接受，极大地提升了中药外敷疗法的应用性。同时，予"解毒Ⅰ号口服液"内服，数日即安。内服与外敷处方，皆以金银花、连翘清热解毒，其中《本草新编》载："（金银花）味甘，温，无毒。入心脾肺肝肾五脏，无经不入，消毒之神品也。未成毒则散，已成毒则消，将死者可生，已坏者可转。故痈疽发背，必以此药为夺命之丹。但其味纯良，性又补阴，虽善消毒，而功用甚缓，必须大用之。……尤妙在补先于攻，消毒而不耗气血，败毒之药，未有过于金银花者也。故毋论初起之时与出脓之后，或变生不测，无可再救之顷，皆以前方（金银花七八两、甘草五钱、当归二两）投之，断无不起死回生者。"连翘药性轻而升浮，"为升科要药……有之以为佐使，则攻邪有力，又未必无小补也"（《本草新编》）。又增入白花蛇舌草，除配合金银花、连翘清解热毒外，更取其散结消肿、利尿除湿之功效，一则清解结聚之湿热，二则予湿热邪气以出路。皂角刺"锐利直达病所……治痘疹气滞不能起顶灌脓者，功效最捷。……肿疡服之即消，溃疡服之难敛，以其性善开泄也"（《本经逢原》），故处方以皂角刺为使，取其透发邪毒之力。此外，须关注患者"伴全身乏力、少气懒言、面色淡白、脉滑数无力"等气虚证表现，须时时谨防毒邪内陷变生坏证。

验案举隅 2：脱疽

患者，男，65 岁。

主诉：双下肢疼痛、右足趾溃疡 3 个月。

现病史：患者双下肢疼痛，右足趾溃疡，伴红肿、渗液，局部有坏疽迹象。患者体重略超标，有糖尿病病史 10 年，血糖水平未控制良好，平素饮食不规律，运动量较少。现右足趾尖溃疡，直径约 1.5cm，有分泌物，周围皮肤红肿，局部温度升高，触痛明显。双下肢感觉减退，踝反射减弱，足背动脉搏动减弱。苔白腻，脉沉细。

辅助检查：血糖持续偏高，糖化血红蛋白升高，血脂异常，C 反应蛋白升高。足部 X 线检查示无骨折，局部软组织肿胀。

西医诊断：糖尿病足。

中医诊断：脱疽（热毒炽盛证）。

治疗方案：①调整口服降糖药剂量，加强胰岛素治疗，严格控制饮食，忌高糖高脂饮食；②清除坏死组织，局部溃疡干燥后，可使用中药生肌止痛膏外敷；③内服疏通经络、活血化瘀的消疽二号（玄参、知母、黄柏、天花粉、远志、桃仁、红花、当归尾、牛膝、白芍、金银花、连翘、紫花地丁、白花蛇舌草）。

数诊后，创面基本愈合。

按语：脱疽多从足趾端开始，初起患处暗紫冷痛，动脉搏动减弱或消失，发生感染后病变部位浮肿，呈棕色并有大量恶臭血样分泌物，患处迅速转变为灰黑色，并向四周扩散，与正常组织界限不清，疼痛剧烈，伴有严重的中毒症状，如寒战、高热、脉数，甚至出现毒血症或败血症，不及时处理可致死亡。

对于脱疽，积极处理局部病变组织是伤口愈合的关键。糖尿病足病变局部的坏死组织可作为培养基，促进细菌繁殖，而无氧环境可限制白细胞对细菌的吞噬和杀伤作用，不仅使感染加重，还影响组织细胞再生而导致创面修复迟缓，延迟伤口愈合。因此，临床上要重视坏死组织的清除，通畅引流去除脓腐，改善局部血液循环，促进肉芽健康生长，使伤口愈合顺利进行，即腐不去则新肉不生之理。对屈趾肌腱与腱鞘的感染，采取病变部位切开引流的方法，均能控制感染并保留部分正常组织。对于局部感染基本控制的患者，可将感染病灶的坏死肌腱及被感染的骨组织一并扩创切除，而后伤口缝合，即可达到一期愈合，缩短疗程。患处坏死组织较多时可外敷生肌止痛膏，肉芽上皮生长时外用珍珠母粉及生肌象皮膏以生肌敛口。若创面过大，肉芽已近长平，可给予点状植皮。严重感染者，若正不胜邪，疽毒内陷，中毒症状严重，则病情凶险。

中医学通过辨证可大致将脱疽分为三型。在本案中患者以局部红肿热痛为主要临床表现，可辨为热毒炽盛证。因此，治疗时应用消疽合剂。其中重用金银花、连翘清热解毒，共为君药；紫花地丁、黄柏清热解毒，白花蛇舌草清热解毒消肿、活血止痛，共为臣药；桃仁、红花、当归活血化瘀，萆薢、车前子、赤茯苓清热利湿，知母、玄参合用有清热滋阴之效，赤芍、白芍一散一收，共奏清热凉血、活血化瘀、养血和营、柔肝止痛之功，共为佐药；牛膝引药下行，甘草调和诸药，共为使药。经内外合治，正能胜邪，局部气血恢复运行，患者病情好转。

参考文献

［1］杜钰生，张庚扬．临床中医证治手册［M］．天津：天津科技翻译出版公司，1999．

［2］杜克礼，杜钰生．中医学解难（外科·骨伤科分册）［M］．天津：天津科学技术出版社，1988．

［3］李竞．中国疡科大全［M］．天津：天津科学技术出版社，1992．

执笔者：王刚　牛文晶　郭燕玲

整理者：王蕾

张庚扬

——重视整体治疗疡病，中西医结合继承创新

一、名医简介

张庚扬，1945 年出生，天津市人。天津中医药大学第一附属医院外科主任医师、教授、博士研究生导师，天津市名中医，第三批及第五批全国老中医药专家学术经验继承工作指导老师。曾任外科主任、外科教研室主任。学术专长为中医、中西医结合治疗疮疡疾病的临床、教学与研究。兼任中国高等教育学会临床教育研究会外科分会理事，中华中医药学会外科分会常委，中国中西医结合学会疡科分会委员，中国中西医结合普通外科专业委员会委员，中国中西医结合周围血管病专业委员会委员，《中国中西医结合外科杂志》常务编委，天津市中医学会外科分会名誉主任委员，天津市中国中西医结合学会疡科分会副主任委员，天津市中国中西医结合学会大肠肛门病专业委员会副主任委员，天津市中国中西医结合学会临床营养治疗专业委员会副主任委员。

张庚扬治疗外科疾病主张"扶正固本""疮疡早期以消为贵"，并指导创制丹黄消炎液；主持完成国家自然科学基金项目、天津市课题科研成果 6 项，其中"中西医结合治疗重症糖尿病足坏疽临床研究"获 1995 年天津市科技进步三等奖，"复方通脉散治疗静脉血栓形成临床及实验研究"获 1997 年天津市科技进步三等奖，"中西医结合治疗急性坏死性筋膜炎临床研究"获 2000 年天津市科技进步三等奖，"糖尿病足坏疽细菌学调查及中药外治临床研究"获 2001 年天津市科技进步三等奖。主编学术专著 5 部，参与编写专著 4 部；发表学术论文等 30 余篇。

二、名医之路

（一）初学西医

张庚扬在天津上小学、中学，后在大哥的鼓励下报考医学专业，1963 年 8 月被天津医学院（现天津医科大学）医学专业录取，从此走上学医之路。1965 年 10 月他与老师一起奔赴河北省衡水地区枣强县参加社会主义教育运动，在县城经过培训，与其他地区调来的干部混合编队组成"四清工作队"深入到村。这是一次特殊的锻炼，除了艰苦的生活环境外，还接触了各个阶层的各种人物。其中深刻的是密切接触农民，了解农村的生活状态，看到大部分农民生活贫苦，农村缺医少药。1966 年他奉调回学校，此后又多次下乡开展"教育改革""巡回医疗"等，再次深入农村，在老师的带领下，边学边干，为广大群众诊疗疾病。由于当时条件简陋，只能用针灸及简单草药治病，这是他第一次

用中医药治病，如牙痛、胃痛、偏瘫等患者经过治疗明显好转，于是对中医产生了极大的兴趣，开始认真学习中医药知识。1970年毕业时，工宣队分配他到天津市中医院工作，从此走上学习中医之路。

（二）学习中医

1970年8月张庚扬随10位天津医学院毕业生到天津市中医院（现天津中医药大学第一附属医院）报到，这是医院第一次接收成批的医学院毕业生，领导非常重视，并寄予厚望。他决心学好中医，掌握为患者诊疗疾病的真本领。最初分配到内科，随老师临诊抄方，学习中医基本知识。当时内科有多位著名专家，如心血管专家阮士怡、脾胃病专家张翰卿、肾病专家柴彭年、热病专家陈芳州等，张庚扬有幸学习他们精湛的医术、高尚的医德，受益匪浅。而后由于医院决定开展外科手术，加强外科力量，把他调到外科，并派到天津市公安医院外科进修一年。回院后张庚扬与其他同志一起完善手术室的建设，首次开展了阑尾切除术、疝修补术、胆囊切除术等普通外科手术，开展中西医结合治疗急性阑尾炎、急性肠梗阻、急性胆囊炎、急性胰腺炎等急腹症。同时跟随外科名医胡慧明、穆云汉等老师学习中医外科的临床诊疗技术，在跟师学习中看到老师们精湛的医术、神奇的疗效，体会到中医外科的博大精深，对于他一个西医大夫来说是种全新体验。由于没有系统学习中医，基础差，他就在临床中学，在老师的指导下见到什么病就认真掌握其中医诊断治疗，不断积累经验，同时自学中医外科基础知识，学习常用中药，为了记住外科常用方剂努力背汤头歌。经过努力，张庚扬逐渐掌握了外科常见病，如疖、痈等软组织感染，以及乳痈、淋巴结炎、丹毒、下肢溃疡、血栓闭塞性脉管炎等常见疾病的中医治疗。

张庚扬出现传统的中医外治法常常具有神奇的疗效，而且简、便、验、廉，很受患者的欢迎。例如，急性化脓性乳腺炎、乳房脓肿形成，西医的方法就是切开引流，脓肿多大就要切开多大的切口，每次换药都要填塞纱条，愈合时间长，给患者带来了很多痛苦。中医外科采用火针排脓之术，利用胡慧明研制的"电动火针治疗仪"，以娴熟的技术稳准地刺入脓腔，每次换药挤出脓液，外贴拔毒膏即可。因为是圆形伤口，便于引流，很快痊愈，创伤面也小。再如对慢性窦道的治疗采用药捻的方法，就是将祛腐中药撒在棉片上，用探针裹成药捻，放在窦道内，去除窦道内的坏死组织，伤口愈合较快。对于皮肤溃疡的治疗，讲究阴阳虚实、去腐生肌，不同的伤口要用不同的药物治疗，这就是辨证施治。

随后医院派他去天津市南开医院参加"全国中西医结合治疗急腹症学习班"，学习中医理论，掌握中西医结合治疗急腹症的方法，就此开展中西医结合的科研工作；参加天津中医学院举办的"天津市第六届西医离职学习中医研究班"，通过在天津中医学院为期两年的脱产学习，系统地学习中医基础理论、经典著作及各科临床治疗，聆听了中医名家教授精辟的讲解，比较系统地学习了中医基本理论、基本知识和基本技术，为开展中医外科临床及科研工作打下了坚实的基础。

（三）传承创新

张庚扬首先总结了老中医们的经验，充实自己，提高诊疗技术。在临床学习胡老扶正祛邪、消托并重、重视脾胃、忌过苦寒的思想，并继承其首分阴阳、未脓当散、脓成速决、溃后去腐的学术经验。学习应用阳和汤治疗骨结核、淋巴结结核、附骨疽等疮疡阴证疾病；应用瓜蒌牛蒡汤、橘叶散治疗乳腺炎，蒸膝汤治疗关节结核、膝关节增生、髌骨滑膜炎，顾步汤治疗脱疽，消痈汤治疗疖、痈；研制复方通脉散治疗周围血管疾病等经验。学习胡老精湛的诊疗技术，如中药药捻、刮痧疗法治疗慢性窦道，火针穿刺治疗身体各部位体表脓肿，痔漏的手术治疗，等等。学习穆老注重整体、治外当调其内的学术思想，在治疗外疡时坚持内外并重。运用养血润燥法、除湿利水法治疗皮肤病的临床经验。通过总结胡老、穆老丰富的临床经验，并参加"去腐生肌法治疗疮疡疾病的临床及实验研究"课题，为以后开展外科疾病的临床及科研工作创造了条件。同时学习著名的中西医结合疡科专家李竞去腐生肌法治疗疮疡的学术思想及丰富的临床经验。向外科名家杜克礼教授、杜钰生教授学习，学习他们治疗痔漏、溃疡性结肠炎等肛肠疾病及疮疡疾病的经验，丰富了临床思路，奠定了良好的临床基础。

（四）重视医德

张庚扬在参加临床工作的同时，积极参加天津中医学院的中医外科教学工作。多次参加农村医疗工作队、抗震救灾医疗队，充分发挥了中医外科独特的治疗技术，取得了较好的疗效，受到群众的好评，并在社会实践中得到锻炼。张庚扬历来主张，做一个医务工作者，最重要的是要有高尚的医德。他始终以唐代名医孙思邈为榜样，虚怀若谷，平易近人，从不以"名医"自居。他将《备急千金要方·大医精诚》作为自己行医处世的座右铭，且躬身力行。长期以来，他除上班外，其余时间不论白天夜晚、严寒酷暑，随时随地都有患者追随求诊，但他总是来者不拒，一视同仁、满腔热情地为患者服务。张庚扬常说："做一个医生，要有一颗赤子之心，道德品行要高，学识要渊博。"他在下乡期间，顶风冒雨、长途跋涉为患者出诊的事例，更是不胜枚举。

（五）务实勤恳

张庚扬在治学态度方面强调一切从实际出发，反对空谈；在临床遗方方面，博采众方而不偏执一端，处方精练，既用经方，又用时方，灵活运用，师古而不泥古，因而临床疗效显著；在教学方面，除带教国内外学生外，还担任硕士、博士研究生导师，对学生谆谆教导，诲人不倦，言传身教，启发后学，深受学生尊敬。他非常重视中医教育，注意培养后继人才，并且将自己读书、临证心得整理成册，作为学生的教材。

张庚扬为中医外科事业勤勤恳恳、鞠躬尽瘁的工作态度，在教学、医疗、科研上的卓著成就，深得全院师生员工的爱戴和尊敬。尤其是退居二线后，在专业上仍旧严格要求自己。他虽年已古稀，仍壮心不已，近年来结合气血理论指导中医药结合自体外周血干细胞移植治疗外周血管缺血性疾病，收到了良好的临床效果。

他热爱中医事业，对工作勤勤恳恳，全心全意地为患者服务，常常连续工作抢救患者。1976年唐山大地震发生后，他正在医院值班，积极投入安置患者、抢救患者的工作中；参加医疗队，作为医疗队队长，带队奔赴重灾区宁河县（现宁河区），积极投入抗震救灾工作，被评为"天津市教卫委抗震救灾先进个人"。曾多次获得学校、医院评选的"优秀党员""先进工作者"称号。1994年被评为天津市"医德高尚百面红旗"。

三、学术理论精粹

（一）注重整体，内外合治

张庚扬在临床诊治中，善于运用中医学辨证论治理论指导临床实践。他指出，疮疡疾病的辨证施治要注重整体，内外合治。整体观念对于疾病的诊治起着指导性的作用。中医学认识疾病之"司外揣内，见微知著，以常达变"三大基本原理，无一不体现整体观念。"揣"，《说文解字》解释为"量也"，推测度量的意思。就是根据身体外部所表现的症状和体征以推知内脏的变化。司揣内外这一诊断思维方法，体现了中华文化"天人合一"的哲学思维，从事物运动过程中的各种内部关系及其与周围事物的联系方面整体把握其变化，较多地运用辩证逻辑的基本原则，侧重从生命现象反映整体功能变化，动态地研究其内部及其与外在环境的相互关系，进而了解生命活动的机制和规律。如见外在疾病，有肉眼可观的病变，要考虑到其内在病理机制，即所谓司外揣内、从外知内、以表知里。"有诸内者，必形诸外"，因此，对于外科疾病的诊治，不能孤立地看待，而要整体审查，四诊合参，避免头痛医头、脚痛医脚。

《疡科心得集·疡科调制心法略义》提到："向使内无郁热蕴蓄于中，外无湿热侵袭于内，则肌肉流畅，气血和平，疽何从做乎？"中医学认为，人体的局部与整体是辩证统一的。人体某局部的病理变化，往往与全身脏腑、气血、阴阳的盛衰有关，也就是说通过调整机体的脏腑、气血、阴阳（正气）的盛衰，可达到治疗机体局部病变的目的。外科疾病虽然表现在局部，但要重视全身整体的变化，治疗疾病时应将全身整体与局部处理相结合。由于人体是一个完整的统一体，因此，外科疾病虽然绝大多数发于皮、肉、筋、骨之某一局部，但与脏腑有着密切的联系。正如《外科启玄·明疮疡大便秘结论》所说："凡疮疡，皆由五脏不和，六腑壅滞，则令经络不通而所生焉。"脏腑功能失调，可以导致疮疡的发生，辨证施治是至关重要的。

例如，下肢溃疡的局部创面一般以去腐生肌法治疗，但也要辨病辨证。如臁疮，多合并下肢静脉曲张，静脉血液回流障碍，下肢血流瘀滞，瘀血稽留于络脉之中，肌肤失养；继而郁久化热，加之湿性下趋，湿热下注，经络阻隔，热盛肉腐而成。瘀滞所致溃疡，治疗应"化瘀生肌"。闭塞性动脉硬化形成的溃疡，是由于脉络闭阻，下肢缺血肌肤失养而成，在治疗中应以"补虚生肌"为主，局部忌用腐蚀性强的药物。

局部外治疗法，是中医外科独特的疗法，与内治法配合运用常能收到奇效。疮疡早期辨证使用外用药，即可得以消散。脓肿形成及时切开引流或火针穿刺排脓，使毒邪排出。溃疡形成，运用去腐生肌中药，促使创面愈合，如创面过大，使用点状植皮术，加速创面愈合。

（二）提出外科三焦辨证理论

对于感染性疮疡疾病，张庚扬进一步发挥清代名医高锦庭"按部求因"的辨证方法，善以部位辨证为主，按疮疡疾病发生的上、中、下部位进行辨证，亦称为"外科三焦辨证"，既符合外科疾病辨证规律又便于临证掌握。

外科疾病总的发病机制是气血凝滞，营气不从，经络阻塞，脏腑功能失调。郑钦安在《医理真传》中指出："三焦之气，分而为三，合而为一，乃人身最关要之府。若一气不舒，则三气不畅，此气机自然之理。"三焦具有通行元气、水谷和水液的功能，其功能实际概括了全身的气化作用，故三焦的病理变化反映了上、中、下三焦所涉及脏腑的病理变化。张庚扬即在三焦气化上探取化机，深得和调阴阳之道。

从三焦功能看，"上焦如雾"，上部者，属于阳位，阳气有余，阴精不足，卫阳固护，营阴内守，营卫互相为用，始自上焦，宣达布散于全身。上部多为风温、风热致病，其特点是一般来势迅猛，常见症状为发热恶风、头痛头晕、面红目赤、口干咽痛、舌尖红而苔薄黄、脉浮而数，局部红肿宣浮、忽起忽消、根脚收束、肿势高突、疼痛剧烈，溃疡则脓稠而黄，如头面部的疖、痈、丹毒、淋巴结炎等疾病，善用牛蒡解肌汤加减治疗。

"中焦如沤"，中部者，包括胸、腹、腰、背，是五脏六腑所居之处，也是十二经所过部位，是人体气机升降出入的枢纽，也是气血化生、运行、转化的部位。发于中部的外科疾病，绝大多数与脏腑功能失调关系密切。七情内伤、五志不畅可致气机郁滞，过极则化热生火，或由于饮食不节、劳伤虚损、气血郁阻、痰湿凝滞而致脏腑功能失和。多属气郁火郁，常伴见呕恶上逆、胸胁胀痛、腹胀痞满、纳食不化、大便秘结或硬而不爽、腹痛肠鸣、小便短赤、舌红、脉弦数，如乳痈、搭背、缠腰火丹等疾病，多用柴胡清肝汤加减治疗。

"下焦如渎"，下部者，指臀、二阴、股、胫、足，其位居下，阴偏盛，阳偏弱，阴邪常袭。以寒湿、湿热多见，由于湿性趋下，故下部疾病者多夹湿邪。发病特点：起病缓慢，缠绵难愈，反复发作。常见症状：患部沉重不爽，二便不利，或肿胀如绵，或红肿流滋，或疮面紫暗，腐肉不脱，新肉不生。如臁疮、股肿、下肢丹毒等疾病，俱属湿火、湿热，应用萆薢渗湿汤加减治疗。

张庚扬提出，"外科三焦辨证"既与内科三焦辨证相联系，又具有鲜明的外科特点，对临床应用具有指导作用。同时，张庚扬强调"外科三焦辨证"须结合局部及全身症候、病史等，全面分析病情，审别病因，不能单纯拘泥于发病部位，要与阴阳辨证、脏腑辨证等其他辨证方法相结合，才能达到更好的诊疗效果。

（三）疮疡早期，以消为贵

张庚扬善用消法，使疮疡疾病早期得以消散。消法，是指运用不同的治疗方法和方药，使初起的肿疡得以消散，而不致邪毒结聚成脓，此法主要用在肿疡早期未成脓阶段和非化脓性肿块疾病。消法的应用有严格的适应证，主要应用在各病早期，尚未化脓的阶段，因此应用时要首先判断是否已成脓。若脓成用之，则易致毒散不收、气血受损、迁延难愈。然而对于不同致病因素和不同的临床症状，又要具体情况具体分析，如表邪所致者要及时解表，里实者通里，热毒蕴结者清热，寒邪凝结者温通，痰凝者祛痰，湿阻者理湿，气滞者行气，血瘀者和营化瘀，等等。对于不同体质的患者，肿疡所属的经络部位不同，又要选加不同的引经药物。其具体治法又可分为清热解毒、活血化瘀、理气解郁、通里攻下、温经散寒、清热利湿等。

（1）清热解毒：疖、疔、痈等证，大凡有实火、热毒为患，症见局部焮红灼热，可伴发热、口渴、舌红、苔黄、脉数等症，急予大剂清热解毒之品，如黄连解毒汤、五味消毒饮等，药用金银花、连翘、紫花地丁、蒲公英、野菊花等。

（2）活血化瘀：周围血管病之股肿、脱疽、雷诺病等早期，往往可见舌紫、有瘀斑，伴有明显瘀血症状，多选用活血化瘀之法，方选桃红四物汤、少腹逐瘀汤、活血散瘀汤等，药用当归尾、桃仁、红花、川芎、丹参等。

（3）理气解郁：外科常见的甲状腺肿瘤及乳腺疾病，多由气血失和，凝滞局部所致，症见结块难消、皮色不变、推之活动，且随喜怒变化而消长，证属肝郁气滞痰凝，治宜以疏肝理气为主，并可适当联用活血化瘀药。逍遥散、金铃子散等为常用方剂。

（4）温经散寒：常用于脱疽、流痰、附骨疽等证属阴寒凝滞，血脉不通者，症见局部皮色苍白暗淡、皮温较低、舌淡、苔白、脉细缓等，代表方如阳和汤，常用药物有附子、麻黄、桂枝、白芥子、川芎等，该法的主要作用是使寒凝之邪得以消散。

（5）清热利湿：主要是应用清热、利湿之药物使停留在局部的湿热之邪得以消散，由于湿性重着、黏滞，因此湿邪致病以下部多见，如下肢丹毒、下肢血栓性浅静脉炎等，代表方剂为萆薢渗湿汤。各病机之间是互相转化的，因此以上各法之间又常夹杂使用。

张庚扬对于炎症性疮疡疾病，使用清热、行气、化湿等法治疗，即使不用抗生素也能使炎症消散。例如急性淋巴结炎，常发生在头面部，尤以颈部多见，因口腔部炎症引起，多以风热辨证，使用牛蒡解肌汤加减治疗，配合外敷金黄膏，得以消散。丹毒，在头面部者，以风热毒蕴辨证，使用普济消毒饮加减；在下肢者，以湿热毒蕴辨证，使用萆薢渗湿汤加减，配合金黄膏外敷治疗，取得较好的疗效。急性化脓性乳腺炎早期，治以疏肝解郁、清热解毒、通乳散结，使用"乳痈一号（橘叶散加减）""乳痈二号（瓜蒌牛蒡汤加减）"治疗，配合乳房按摩、金黄膏外敷等，得以消散。肿块性疮疡疾病，使用温通、和营、祛痰等法治疗。乳腺囊性增生病之肝气郁结型，治以疏肝解郁、活血止痛、软坚散结，使用"乳痛灵胶囊（逍遥散加减）"；冲任失调型，治以调和冲任、补益肾阳、软坚散结，使用"乳痛安胶囊（右归饮加减）"，配合化核丸治疗，病情得以缓解。

（四）治疗疮疡，强调扶正固本

扶正固本在外科中用途广泛，清代医家张山雷在《疡科纲要·论外疡补益之剂》中说："如虚损流痰及腰疽肾俞流注等证，皆为气血俱衰，运化不健，痹着不行，非得补益之力，流动其气机，则留者不行，着者不去。"补法要根据虚证原因，辨气血、脏腑，而有针对性地进行应用。气血虚弱者，宜补养气血；脾胃虚弱者，宜健脾和胃；肝肾不足者，宜补养肝肾。而外科所用的补法，即补益气血、扶助正气、托毒外出、扶正固本。如疮疡溃后气血亏少，则脓无化生之源，脓液不生，毒邪不出，变证则起，宜用补托之法。又如疮疡之阴证，症见局部暗红漫肿、平坦下陷、根脚散漫不束，难消、难溃、难敛，系因毒气方盛、正气亏虚而不能托毒外达，故应急用补托法，常用托里消毒散加减。

对于糖尿病足（坏疽），张庚扬认为其发病肇始于消渴。体质素虚，阴阳失调，阴虚火毒炽盛，热灼津血，血行失常，瘀阻下肢脉道，瘀阻日久，脉络闭塞，筋骨皮肉失去气血之荣养，热腐成脓，故坏死感染，遂成本病。该病为本虚标实，故益气养阴、补益气血应贯穿治疗的全过程。消疽合剂 1 号，即针对气阴两虚型坏疽，方中重用黄芪，最多可用至 60g。

治疗周围血管病的常用方剂"顾步汤"（黄芪、石斛、当归、牛膝、地丁、人参、甘草、金银花、蒲公英、菊花），具有益气养阴、和营清热的作用。适用于脱疽热毒伤阴证，症见皮肤干燥、毫毛脱落、趾甲增厚变形、肌肉萎缩、趾甲呈干性坏疽，口干欲饮、便秘溲赤，舌红，苔黄，脉弦细数，等等。其中黄芪、人参是益气养阴的要药。

"补阳还五汤"（黄芪、当归、赤芍、地龙、川芎、红花、桃仁），具有补气、活血、通络的作用。主要用于治疗半身不遂，正气亏虚而致血脉不利者，目前临床中也用于治疗糖尿病合并周围神经病变。方中重用黄芪大补脾胃元气，使气旺以促血行，黄芪最多可用至 120g。

黄芪为补气生血、升阳举陷、益卫固表、托毒生肌、利水退肿之要药，用途广泛。"补中益气汤"中黄芪与白术、升麻、柴胡、当归等配伍，调补脾胃、益气升阳，治疗脏器下垂、脱肛等症。"内补黄芪汤"中黄芪与麦冬、熟地黄、人参、白芍、肉桂等配伍，补益气血、养阴生肌，共使气血充盛，促其腐去肌生，用于治疗痈疽溃后，气血皆虚，患处作痛，伤口不愈。"玉屏风散"，黄芪与防风、白术等配伍，能补益卫外之阳气而固表止汗。"防己黄芪汤"，黄芪与防己、白术等配伍，具有补气和利水之功用，适用于气虚脾弱之水肿、小便不利。疡科多用生黄芪，取其补气升阳之功时多炙用。

（五）善用活血化瘀通络之法

外科疾病的发病机制，早在《内经》中即已指出："营气不从，逆于肉里，乃生痈肿。"《医宗金鉴·痈疽总论》指出："痈疽原是火毒生，经络阻隔气血凝。"气血凝滞，营气不从，经络阻塞是外科所有疾病总的发病机制。当人体为外感六淫邪毒、情志内伤、外伤等致病因素所害，破坏了气血正常运行，局部气血凝滞，或阻于肌肤，或留于筋骨，或致脏腑失和，即可引发外科疾病。对于不同因素所致的血瘀又有不同的活血之法，如气虚所致的血瘀宜用益气活血法，气滞所致血瘀宜用行气活血法。血在脉管中的运行有赖于气之推动，气为血之帅，气虚则无力推动血行，从而导致血瘀。因此，对于此类血瘀证多应用理气药，如木香、白芍、延胡索、当归等，应用"气中血药"香附更可以取得较好的治疗效果。例如，肝郁气滞血凝所致的肿块坚硬或结块肿痛、不红不热者，用逍遥散或清肝解郁汤加用活血化瘀药，屡获良效；寒邪阻滞经络所致的寒凝血瘀、经络不通者，多采用温经通络、活血化瘀法，如独活寄生汤、阳和汤，常用药物为附子、肉桂、桂枝、独活、羌活、桑寄生等；因热致瘀者，还需加用清热凉血药，如生地黄、牡丹皮、玄参、赤芍等。张庚扬在多年临床实践中，灵活运用活血化瘀通络之法治疗疮疡疾病，常能取得明显的疗效。如对于脱疽的治疗，张庚扬在熟读经典，总结前人经验的基础上，研制出了"通脉散"系列，主要应用破血逐瘀之虫类药物来打通瘀结之实，收效颇好。

张庚扬认为，气滞血瘀是疡病发病的病理基础，因此运用活血化瘀药可使气血调和，在疡病的治疗中具有重要意义。根据多年临床实践，张庚扬总结疡科临床常用的活血化瘀法常有如下几种：益气活血法、清热活血法、温通活血法、活血利湿法、行气活血法、通下活血法、活血养血法、活血破瘀法等。

此外，张庚扬提出在运用活血化瘀通络法时应注意：①重视临床辨证论治，不同疾病或疾病在不同阶段出现气滞血瘀，经络阻塞的临床表现均各有其特点，临床上在根据病情，辨证论治，灵活运用。②重视调和气血，"气为血帅，血随气行"，治血用行气，治气以行血。调气时要用活血药，活血时不忘理气。③根据发生的部位灵活用药，灵活运用王清任之法，瘀血在上焦时，用通窍活血汤加减；在膈下时，用膈下逐瘀汤加减；在少腹者，则用少腹逐瘀汤加减。瘀血重时，应用虫类破血药效果更好，如水蛭、蜈蚣、壁虎、地龙、全蝎、穿山甲、土鳖虫等。

（六）博采众长，锐意进取

张庚扬对于各种疮疡的治疗善用清热解毒药和凉血活血药。阳证疮疡多是由于外邪入侵所致。外邪入侵则为毒，清热解毒药，如金银花、蒲公英、连翘、野菊花等均属常用方药之列；外邪入里化热，伤津耗血，导致血热血瘀，用凉血活血药，如玄参、赤芍、丹参等。此外，对于下肢的病变，如丹毒、静脉曲张、血栓性浅静脉炎，以及足部溃疡、痛风等表现在足部的疾病，还善用清热利湿药物。这些清热利湿类药物的应用源于部位辨证，即外科三焦辨证，因湿性重浊趋下，因此发于下肢的疾病往往夹杂湿邪，加入清热利湿药每可获效。阴证疮疡，多从脾肾论治，因肾为先天之本，脾为后天之本。先天之本固然重要，决定了人的体质，导致某些疾病的患病倾向性增高，但后天之本同样重要，脾主运化、主生血统血。基于以上这些理论，张庚扬治疗阴证疮疡往往从脾肾入手，或益气健脾，或调肾之阴阳。

同时，张庚扬重视学习全国中医外科各专家治疗疮疡疾病的经验，促进临床和研究。如中医外科名家顾伯华教授、崔公让教授、李竞教授、唐汉钧教授等，都对中医外科的发展作出巨大的贡献。张庚扬博采众长，学习各家所长，丰富了治疗手段，开阔思路，促进科研工作的开展。

随着糖尿病发病率不断增加，糖尿病足坏疽已成为老年常见病、多发病。从20世纪70年代开始张庚扬带领外科进行糖尿病足坏疽的研究，在继承前人经验的基础上，积极探索，不断创新。经多年临床研究，提高了治愈率，降低死亡率及截肢率。1995年"中西医结合治疗重症糖尿病足坏疽临床研究"成果被评为全国"九五"重大科技成果，获天津市科技进步三等奖。

糖尿病足坏疽在中医文献中属于"消渴""脱疽"的范畴，根据其临床病情分为气阴两虚坏疽型、湿热毒盛坏疽型、气血两虚坏疽型三型。张庚扬根据临床实际，首次提出"轻度、中度、重度"的"糖尿病足坏疽病情程度分类标准"，用于指导临床施治。张庚扬指出辨证施治、扶正祛邪是全身疗法的重要环节。针对三种证型分别施以相应的扶正祛邪之法，扶正即通过益气养阴、滋阴降火、气血双补等法以固其本；祛邪即指解毒、和营（化瘀通脉）、托毒外出。张庚扬研制消疽合剂1~3号中药制剂，并提出用虫类药以加强活血通络的作用。大剂量胰岛素的应用，解决了糖尿病患者并发坏疽感染在治疗上的难题。由于组织坏疽感染或创伤使机体发生应激反应，在应激过程中体液因素较为突出，又相当复杂。其中肾上腺素、胰高血糖素、肾上腺糖皮质激素等，对胰岛素均有抵抗作用，这就表明只有阶段性加大胰岛素用量，才能降低高血糖状态，减少组织损伤，故在临床中针对此类患者应用胰岛素的剂量较内科大。在感染得到控制的过程中，要密切观察患者临床表现并监测血糖下降情况，及时调整用量，防止低血糖的发生。积极处理局部病变组织是保证伤口趋向愈合的关键，强调重视坏死组织的清除，通畅引流，清除脓腐；外用中药改善局部血流，促进肉芽组织健康生长，促进肉芽颗粒上皮化，使伤口愈合顺利进行。否则即便全身情况已经纠正好转，若不积极处理局部，还会出现严重的中毒症状及其他并发症，丧失时机而导致治疗的失败。

对于"血栓闭塞性脉管炎""闭塞性动脉硬化""深静脉血栓形成"等血管闭塞、栓塞性疾病，张庚扬学习前人活血化瘀、疏通经络的治疗方法，在临床中不断探索新剂型，与同道一起研制以壁虎、全蝎等虫类药为主的"复方通脉散"用于临床，取得较好的疗效。

四、临证经验

（一）血栓性浅静脉炎

血栓性浅静脉炎，中医学称之为"赤脉""青蛇毒""恶脉""黄鳅痈"等。《医宗金鉴·外科心法要诀》称本病为"黄鳅痈"，谓："此证生在小腿肚里侧，疼痛硬肿，长有数寸，形如泥鳅，其色微红，由肝、脾二经湿热凝结而成。"张庚扬认为此病外由湿邪为患，遇热而蕴结，遇寒而凝滞，遇内湿相合则困脾生痰，是病之标；经脉受损，气血不畅，络道瘀阻，为病之本。故活血化瘀、通络止痛为祛邪关键，利湿消肿为其标。活血化瘀、通络止痛法的常用药物有当归、赤芍、川芎、丹参、桃仁、红花、鸡血藤、王不留行、乳香、郁金等。使用时尚需审视气血阴阳的虚实及水湿、湿热、寒湿、痰浊等邪实程度，配合相应的药物，更应视发病部位的三焦属性选用配属药物，以取得良好疗效。以清热利湿法治疗发于上肢者，加用桑枝、黄芩、牛蒡、栀子、生地黄等；发于下肢者加用牛膝、黄柏、苍术、萹蓄、萆薢、薏苡仁、猪苓、茯苓、泽泻等；发于胸腹壁者，加用柴胡、黄芩、山栀子、生地黄、天花粉、白芍、黄连、连翘等。外治也很重要，常用的疗法有箍围疗法，选用金黄膏外敷；溻渍疗法，方用当归尾、白芷、羌活、独活、桃仁、红花、海桐皮、威灵仙、生艾叶、生姜等湿敷。

（二）下肢深静脉血栓形成

下肢深静脉血栓、中医学称之为股肿，以肢体肿胀、疼痛、局部皮温升高和浅静脉怒张为主要表现。清代医家唐容川在《血证论·肿胀》中指出："瘀血流注，亦发肿胀，乃血变成水之证。"清代医家吴谦所著《医宗金鉴·痈疽辨肿歌》曰："产后闪挫，瘀血作肿者，瘀血久滞于经络，忽发则木硬不红微热。"较明确地指出了本病的病因和发病特点。本病概因瘀血阻滞、脉络不通、营血回流受阻，水津溢于脉外，留驻于肌肤腠理，发为肿胀。张庚扬指出，血瘀脉阻湿聚为本病之病机。西医学认为血流缓慢、静脉管壁结构改变和血液成分变化是静脉血栓形成的三大因素。而外伤、手术、分娩、肿瘤等可直接诱发本病，目前临床中并不少见，应引起高度重视。

从临床表现可初步判断深静脉血栓形成的部位，如以小腿及踝部肿胀为主，疼痛较重，腓肠肌有挤压疼，多为小腿深静脉血栓形成；如突然发生整个下肢肿胀，甚至臀部也肿胀，以胀痛为主，多为髂股静脉血栓形成。初起为小腿深静脉血栓形成，逐步发展成整个下肢深静脉血栓形成的，称为混合性深静脉血栓形成。

此病的治疗，早期应以清热利湿为主，后期则要健脾利湿，活血化瘀应贯穿治疗的全过程。若局部疼痛拒按，疼痛剧烈，则可以加用三棱、莪术、水蛭等破血逐瘀之品。疾病早期，水湿内停，蕴于肌肤腠理，故肢体肿胀，应当重视清热利湿，本病多发于下肢，常用的药物有牛膝、黄柏、苍术、萆薢、薏苡仁、猪苓、茯苓、泽泻、防己、厚朴等。若患者热重于湿，可以选用四妙勇安汤，以其量大力足直折其势。疾病后期，脾气不健，水湿内停，蕴于下焦，故当重视健脾益气，常用的药物有黄芪、太子参、党参、白术、山药、莲子、白扁豆等。

本病常用的外治疗法：急性期可用芒硝加冰片外敷，用芒硝500g、冰片5g共研成粉状，混合后装入纱布袋中，敷于患肢小腿肚及小腿内侧，待芒硝结块干结时，重新更换，发病后连用数日，可减轻患肢疼痛等症状。慢性期可用中药煎汤外洗患肢，选用当归、丹参、桃仁、红花、川牛膝、赤芍、川芎等煎煮取液，采取热溻法。严重者应采取中西医结合治疗。发病后期可使用弹力绷带、弹力袜等，以压迫浅静脉，促进静脉血回流。

张庚扬指出，对于本病要以预防为主，如血液黏稠度增加，长期卧床的患者应适当服用活血化瘀中药。术后患者，特别是骨科手术、妇科手术及盆腔手术后的患者，应慎用止血药，抬高下肢，鼓励患者做足背屈活动或对小腿进行按摩，尽早下地活动以利静脉回流。如已形成深静脉血栓，应卧床休息，抬高患肢，不要进行剧烈活动，以防血栓脱落引起肺栓塞等并发症。

（三）下肢慢性静脉性溃疡

瘀、湿、虚三部曲是下肢慢性静脉性溃疡（臁疮）病机演变过程的最好概括。张庚扬认为，下肢慢性静脉性溃疡按照发病部位当属中医"臁疮"的范畴，概因各种原因引起小腿筋脉横解，青筋暴露，血行不畅，留于脉络，发为瘀血；血脉不通，气血津液运行不畅，瘀滞于下，溢出脉络，聚于肌肉、腠理，发为湿邪；血脉、经络运行不畅，局部肌肤失于气血津液之荣养，致肌肤腠理紫黑、痒痛不适、溃水淋漓。瘀、湿、虚夹杂，以血瘀为本，湿、虚为标，共同构成下肢慢性静脉性溃疡（臁疮）的病机。总结多年诊治下肢慢性静脉性溃疡（臁疮）的临床经验，将其归纳为内治三部曲疗法和综合外治法。

1. 内治三部曲疗法

（1）活血化瘀法：适用于臁疮内治法的始终。在臁疮的发展过程中，瘀血贯穿始终，因此活血化瘀是臁疮的主要治法之一。主要药物有丹参、川芎、乳香、桃仁、红花、牛膝、鸡血藤等，可配以木香、川楝子等行气止痛之品，以治其本。

（2）清热利湿法：适用于臁疮初期，局部发痒，焮热漫肿，继而溃破，脓水淋漓，主要药物有萆薢、生薏苡仁、黄柏、茯苓皮、车前子等淡味渗利之药，可配以赤芍、金银花、牡丹皮、玄参、土茯苓、白花蛇舌草等清热解毒凉血之品，用于下肢慢性静脉性溃疡（臁疮）湿热毒盛期。

（3）益气活血法：适用于臁疮后期，溃疡日久不愈，疮口下陷，边缘似缸口，疮面肉色晦暗，脓水淋漓；疮口周围皮肤紫暗或灰黑，僵硬不和。方选补阳还五汤加减。局部红肿者，加金银花、黄柏；疮周皮肤发凉者，加桂枝、制附子；疮周皮肤作痒者，加苍术、苦参、白鲜皮；肝肾不足者，加枸杞子、山药、山茱萸；皮肤硬结者，加三棱、莪术、白芥子。

2. 综合外治法

瘀滞是下肢慢性静脉性溃疡的重要病机，针对其采取综合外治疗法，如抬高患肢、加压疗法及手术疗法等。

（1）缠缚疗法：即加压疗法，是利用宽弹力绷带自肢体远端向近端加压缠缚，以达到减少静脉反流、促进回流、增加腓肠肌泵功能及减轻瘀血和水肿的目的。应用要点：缠缚起点为足跖趾关节处，压力大小由远端向近端逐渐降低。严重感染及踝肱指数 < 0.7 为禁忌证。

（2）溻渍疗法：是通过湿敷、淋洗、浸泡对患处产生的物理作用，以及不同药物对患部的药效作用而达到治疗目的的一种方法。依据臁疮病机，不同阶段选用不同的药物：血脉瘀滞阶段，选用当归、丹参、桃仁、红花、川牛膝、赤芍、川芎等煎煮取液，采取冷溻法；湿热下注阶段，选用马齿苋、黄柏、大青叶等煎煮取液，采取冷溻法；气虚阶段，选用当归、白芷、血竭等煎煮取液，采取热溻法。

（3）点状植皮术：当溃疡较大无法彻底清创或创面无法完全被新鲜肉芽组织覆盖时，选用此法。皮片约呈绿豆粒大小，来源于自体腹部皮肤或大腿内侧皮肤，受皮区常规消毒后，将所取皮片均匀地种植于疮面，皮片间距及距离疮面边缘距离约0.5cm，网眼纱固定，凡士林纱条外敷保湿，无菌敷料固定。

（4）祛腐疗法：隶属掺药范畴，适用于后期创面腐肉难脱，具有提脓祛腐的作用，能使疮疡内蓄之脓毒早日排出，腐肉迅速脱落。常用九一丹、八二丹、七三丹、五五丹，或糜蛋白酶、生肌止痛膏等。

（5）生肌疗法：隶属掺药范畴，具有解毒、收敛、促进新肉生长的作用，掺敷疮面能使疮口加速愈合。适用于凡腐肉已脱、脓水将尽时。常用生肌散、珠母粉、生肌象皮膏等。

（6）其他外治法：包括以手术治疗曲张浅静脉、交通静脉、深静脉等。

（四）慢性难愈合性创面

中医药的外治法丰富多彩、手段多样，但局限于历史因素及现实因素，很多外治手段已经失传或难以延续应用，张庚扬在挖掘古籍、继承古法的基础上，结合西医学，创新性地提出了各种改良的治疗方法，包括祛腐清创术、蚕食清创术、箍围疗法等。

（1）箍围疗法：适用于局部创面周围红肿热痛显著者。要求常规消毒对应创面周围皮肤区域，以箍围药物外敷创面周围红肿处，敷药范围要超过整个色红、肿胀、发热的范围约1cm，药剂厚1~2mm，不要太厚，以免影响创面周围皮肤透气性，外用无菌敷料固定。注意：①如果创面周围有水疱，只要疱液清晰无污浊，可先消毒后低位剪开小口引流，不要将水疱表皮揭除，再予箍围治疗；②过敏者慎用。

（2）蚕食清创术：适用于糖尿病足溃疡Ⅱ~Ⅳ级创面处于祛腐期或生肌早期，创面坏死组织及腐肉较少、组织较软化，但难以脱落者，或患者生命体征不稳定，全身状况不良，预知难以承受一次性清创者。

（3）祛腐清创术：适用于糖尿病足溃疡Ⅲ~Ⅳ级创面，病变侵及筋膜、肌腱、关节、骨组织，有大量坏死腐肉组织难以脱落者，或Ⅱ级创面处于祛腐期，引流不畅易于恶化者。予去腐减压、开张邪路、通畅引流，尽量保护已不健康但尚未完全失活的组织。予局部麻醉或神经阻滞麻醉。对于不同程度坏死的伤口，清创方式及深度各有侧重。

（五）脱疽

验案举隅：杨某，女，69岁。

主诉：左足底溃烂1个月。

现病史：患者1个月前无明显诱因出现左足底溃烂、流脓水、疮周红肿，外口约2cm×2cm，内腔约4cm×3cm，软组织腐烂呈败絮状，分泌物质稠、恶臭难闻；双侧股动脉、腘动脉搏动均减弱，足背动脉搏动微弱，左足较右足明显；左下肢汗毛脱落，皮肤变薄、干燥脱屑。饮食尚可，睡眠不安，二便调，趾甲增厚，舌暗、苔薄，脉弦细。

辅助检查：血糖：12.6mmol/L。心电图示：左前束支传导阻滞，陈旧性广泛前壁心肌梗死。血白细胞 10.05×10^9/L，中性粒细胞 0.75×10^9/L，淋巴细胞 0.3×10^9/L。肝、肾功能正常。既往史：患者近 2 年来曾发作"急性心肌梗死"数次，有冠心病病史 2 年；糖尿病病史 5 年。平素嗜食油腻肥甘等物。

西医诊断：糖尿病合并左足坏疽。

中医诊断：脱疽（气血亏虚，气滞血瘀证）。

治则：益气养血，理气活血化瘀。

处方：①西医予降血糖、扩血管、改善血液循环、改善心功能、降低心脏负荷及抗炎、抗感染治疗。②中药内服：黄芪 30g，党参 20g，紫花地丁 30g，连翘、丹参、熟地黄、当归、白芍、牡丹皮各 15g，川芎 10g、红花 10g、牛膝 10g，合欢皮、夜交藤、酸枣仁、甘草各 10g。每日 1 剂，水煎服，早晚分服。③局部创面治疗：常规消毒，先以蚕食法逐日清创，剪除腐烂组织，但坏死组织即剪即生，用五五丹撒于创面，外敷生肌象皮膏纱条，无菌敷料包扎，每日换药 1 次。

二诊：初诊 40 天后，创面坏死组织已基本脱落，可见新鲜健康肉芽生长，内皮缓慢生长，并向中央爬行。停用五五丹，牛碱性成纤维细胞生长因子（贝复济）外用，以促进肉芽生长、加速创面愈合。

三诊：初诊 60 天后，创面基本愈合。

参考文献

［1］张伯礼. 津沽中医名家学术要略（第二辑）［M］. 北京：中国中医药出版社，2011.

［2］赵恩俭. 津门医粹：天津市名老中医学术经验选编［M］. 天津：天津科学技术出版社，1989.

［3］张伯礼. 津沽中医名家学术要略［M］. 北京：中国中医药出版社，2008.

［4］李庆和，张伯礼. 天津中医药大学人物志［M］. 天津：天津科学技术出版社，2018.

［5］张庚扬，王军. 中西医结合疡科学［M］. 武汉：华中科技大学出版社，2009.

［6］张庚扬. 外科临床实习指南［M］. 北京：科学出版社，2005.

［7］张庚扬. 糖尿病足防治［M］. 天津：天津科技翻译出版公司，2004.

执笔者：王刚　牛文晶　郭燕玲

整理者：李德杏

资料提供者：李云平　矫浩然

妇科

张吉金
——医术系救人之道，医德乃立人之本

一、名医简介

张吉金，1937 年出生，女，汉族，教授、主任医师、硕士生导师，天津哈氏妇科流派第四代传承人，院级最高学术委员会委员，学术职称评定专家，天津中医药学会理事，天津中医药学会妇科专业委员会副主任委员，天津中医药学会妇科专业委员会副主任委员学术顾问，天津市名中医师带徒导师，全国中医临床特色技术传承骨干人才培训导师。

张吉金乃西医出身，后投身中医，受教于当代名医哈荔田教授，得其亲传，为哈氏妇科流派第四代传承人。张吉金汇通中西，从事医、教、研工作 60 余载，具有丰富的临床经验和实践能力。精通妇科，创制"补肾八法"的学术理论并以此为指导，运用补肾调经法治疗女性内分泌失调性疾病，如月经不调、异常子宫出血、不孕症等，疗效满意；擅长研究妇科疑难杂症、奇症和急症，传承了哈氏流派的理论精华，成功研制多种治疗异常子宫出血、子宫肌瘤、卵巢囊肿和盆腔炎的中成药，如清热固经汤、消癥丸、散结丹和银红丸等，这些药物广泛应用于临床，疗效颇佳。张吉金科研成果斐然，"中医药治疗功能性子宫出血的临床研究"获天津市卫生局科技成果奖；"康宫丸预防剖腹产术后无乳症临床观察""消癥丸治疗子宫肌瘤的临床研究""益肾软坚法治疗子宫内膜腺型增生疗效机理研究"等项目先后被国家中医药管理局资助，后获市局级科技成果二等奖。除医疗和科研工作外，张吉金还积极参与著作编写和论文撰写工作，主编及参编著作 10 部，发表论文 50 余篇。

二、名医之路

（一）书香世家，幸学医道

张吉金出身书香世家，早年因家庭变迁，父亲早逝，幼时生活贫困。张吉金立志通过勤学本领，改变生活状态，学生时代一直表现优秀。中学时期，由于学习成绩优异，连续获得奖学金。毕业后，被保送至天津市卫生学校（现天津医科大学）医疗系，当时保送名额仅有 2 名。

在天津市卫生学校学习期间，张吉金勤奋好学，系统学习了解剖、病理、生理等西

医内容且因学习成绩突出，被推举为学习委员。当时考试采取抽签口试问答形式，张吉金常为首个报名者，因知识掌握良好，不仅能流利回答抽中的试题，对于未在考试题库中的"题中题"也能对答如流，常能提前完成考试。

1958 年 8 月毕业后，由于成绩优异，张吉金被分配到天津中医学院（现天津中医药大学）。入职伊始由天津中医学院魏永言校长（第一任校长）亲自讲课，张吉金深感中医之奥妙。适值一附院引入西医以辅助老中医兼急诊抢救，故进入市中医医院（现天津中医药大学第一附属医院）任职。

入职后恰逢麻疹大流行，遂将张吉金急调到儿科，以配合中医进行临床抢救工作。此次防治麻疹工作中，当时西医尚无抗麻疹病毒的有效药物，发病率与死亡率都很高，患儿大部分以急诊入院，表现为高热、咳嗽，甚或昏厥。但经老中医运用清热解毒中药或方剂，如金银花、连翘、桑叶、菊花、紫草、羚羊角粉、紫雪散、至宝丹等，患儿很快热退、症减，大大降低了并发症发生率，降低了死亡率。小儿服中药困难，老中医便亲自喂服，他们的仁术、仁心，张吉金都看在眼里、记在心里。防治麻疹工作结束后，张吉金决定留下来，与老中医合作，将工作与学习中医相结合。

1958 年，为了系统学习中医，张吉金进入天津和平区业余医学院中医专业进行学习（夜大）。在职学习期间刻苦钻研，不断努力，系统地学习了中医理论知识。这段经历为其职业生涯奠定了坚实的基础。

（二）转益多师，博采众长

1958~1959 年张吉金在院轮科，1960 年定岗于女内科（妇科前身）。在此期间，受到了诸多著名中医的指导。通过与这些经验丰富的老中医共同学习，张吉金深刻领略到了其精湛医术和高尚品德。

最初得到津门名医李曰伦、顾小痴、丁蔚然等的培养与教育，在与他们共同临床的过程中，学到各位名家的学术特色，并有幸拜师于名医李曰伦（张锡纯弟子）。李老善用经方治疗各种疑难杂症，如用养脾护根汤（即胃关煎，《景岳全书》）治疗脾胃虚寒证，风引汤（《金匮要略》）治疗高血压眩晕，固冲汤（《医学衷中参西录》）治疗"崩漏"，等等，方小药精，疗效卓著。后又师从名医顾小痴，顾小痴在临床中治方严谨、用药精辟，在治疗妇科病时灵活运用四物汤，对于四物汤中当归、川芎的取舍，赤芍、白芍，生地黄、熟地黄的辨证选择及四物汤加减等问题均有独到的见解。张吉金还曾拜师于丁蔚然教授，丁教授调经善从肝论治，强调女子以肝为先天，灵活运用逍遥散合四物汤加减治疗妇科病。通过广泛求学，学识渐增，张吉金自己在理论与学术水平上均有了较大提高，不仅向前辈们学到了高超的医术，更继承了他们高尚的医德。

（三）投身医学，两度支边

1965 年张吉金在顾小痴教授介绍下，与哈孝廉教授喜结连理（哈氏妇科流派第四代传承人，哈荔田教授之子）。婚后不足半年，张吉金即响应国家号召，跟随医疗队前往河北易县，与农民同吃、同住、同劳动，一方面为劳动人民看病，另一方面培训赤脚医生，医疗队后期合并入"四清运动"工作队，为农村医疗储备做出巨大贡献。

1968 年，张吉金夫妇再次响应毛主席"626"指示支援天津对口地区——内蒙古自治区乌兰察布市。工作期间为当地人民看病，缓解就医困难，解决了没有医生的难题，同时大力培养当地医生，提高当地医生的医疗能力，改善农村医生少、医术水平低的现状。为了支援内蒙古自治区乌兰察布市，张吉金舍小家为大家，与丈夫分居 1 年，分别就职于不同地区，直至 1969 年方才回津。

在两次支边工作中，张吉金一方面积累了大量临床经验，另一方面了解到农村地区医疗水平低，农民就医难，这为她在今后的医疗工作中多从患者角度出发奠定了基础。

（四）中西汇通，大医之路

1970 年，张吉金开始跟随哈荔田教授出诊。哈荔田教授重视中西医结合，张吉金也受其影响。1972 至 1973 年学习西医前沿及先进技术，于天津医学院附属医院（现天津医科大学总医院）进修西医妇科学，学习手术操作及先进诊疗方案。1983~1984 年为融会贯通中医治疗，张吉金参加了国家卫生部组织的"全国师资进修班"。该进修班旨在培养名中医，授课教师为罗元恺、哈荔田、夏桂成、韩百灵等国医大师。张吉金不断提高业务能力，为后来成为中西医结合的名医奠定了基础。张吉金虽然跟随老中医出诊，但在中医诊疗的同时不忽视西医诊疗。在为患者看病时，先明确诊断，再予中西医结合治疗。例如，对于闭经患者，先随时检查患者是否妊娠，再进行给药，保证用药的安全准确；在治疗月经病时，除辨舌脉外，张吉金还根据体温变化调整用药，在此基础上创制出补肾调经法，与现代补肾调周理论不谋而合。

（五）拜入名师，德艺双馨

1970 至 1989 年，张吉金始终跟随哈荔田教授出诊，深受哈老影响。哈荔田教授作为著名教育家，重视人才培养，每次出诊后均对病案进行详细讲解。张吉金认真记录学习，整理的病案近 1 米高。在哈荔田教授的影响下，张吉金谨记辨病整体观、治病中西医结合、遣方用药尊古不泥古等思想，并在此基础上形成了具有个人风格的补肾八法。哈荔田教授注重学习习惯的培养，总是要求张吉金多读书，读到好的书籍便推荐学生阅读，并赠送医书。这种学习不辍的思想鞭策了张吉金多年，《奇效医述》一书至今被其珍藏。哈荔田教授临终前一晚仍在读的《中药临床应用》（广东人民出版社）一书，亦被其收藏。

受哈荔田教授及哈氏家族医训影响，张吉金医德高尚、不求名利。哈老晚年每周三于家中义诊，不收取费用，有的患者带礼物求诊，均回以同价值礼物。张吉金受哈老影响，对于急于求诊的患者也于家中诊治。曾有一位后辈学生因妊娠恶阻、水米不进，慕名求诊，虽未到张吉金出诊时间，她得知后邀来家中诊治，仅用 4 付药后症状大减。张吉金不仅关爱后辈，对素未谋面的患者也关心负责，做到"一视同仁"。曾有一名年轻女患者因功能失调性异常子宫出血，一直追随张吉金诊治；后该患者外地求学，但每次求诊时张吉金仍认真负责，并通过微信等现代手段网诊帮助患者，解决了患者求名医难的问题。张吉金至今仍铭记哈氏医训"医术系救人之道，医德乃立人之本"，并将其作为座右铭时时鞭策自己。

三、学术理论精粹

张吉金为哈氏流派第四代传承人，在继承众师经验，特别是哈氏妇科的精髓后，结合个人多年临床实践经验，总结出以下学术观点。

（一）妇科补肾八法

肾是中医学藏象学说中的一个重要内容，古人把肾喻为脏腑的根基。肾的功能极其广泛，其中藏精、主生殖的功能与女性生理特点有着密切联系，尤其是女性月经及胎产都与肾的功能息息相关，其生理病理又可相互影响。肾气虚衰又为女性经、带、胎、产等疾病的重要环节，凡先天不足、孕育过多、多产失血、寒热失调、手术创伤或大病久病等，均可造成肾阴亏耗、肾气虚弱、冲任损伤，导致月经不调、崩漏、闭经、带下、不孕、滑胎等多种疾病的产生。张吉金根据多年临床实践，提倡以补肾八法治疗妇科病。

1. 补肾调经法

补肾调经法常用于月经先期、月经后期、月经先后不定期、月经过少等。

张景岳言"经水不调，病多在肾"。月经的产生和竭绝，与天癸的至与竭关系密切，天癸由肾产生，肾主藏精、为元气之根。只有肾气旺盛、肾精充沛才能促使天癸发挥其生理功能，使任通冲盛，月经信期而至。《医学正传》言："月经全凭肾水施化，肾水既乏，则经血日以干枯。"故哈氏有云"调经养血莫如滋水养火"，肾为水火之脏，是产生月经的本源，滋水养火亦即滋补肾阴肾阳，使阴阳调和而达到养血调经的目的。张吉金在此基础上提出补肾调经法，经后重补肾阴，经前重补肾阳，并自拟哈氏调经1号方，方用当归、白芍、熟地黄、女贞子、枸杞子、菟丝子、酒苁蓉、鹿角霜、酒萸肉、煅石英、山药、太子参。张吉金每于经后（排卵前）运用此方，其中熟地黄为君，辅以山药、女贞子、枸杞子，补肝肾、益精血；少佐紫石英，意在从阳治阴，火中补水；菟丝子、酒萸肉酸敛补肾以固封藏；太子参健脾益气，以滋化源；当归、白芍养血活血调经；鹿角霜一味为血肉有情之品，柔润而填补奇经。全方重在补肾填精、滋阴养血。调经2号方，方用山茱萸、菟丝子、酒苁蓉、巴戟天、淫羊藿、鹿角霜、金樱子、仙茅、槲寄生、麦冬、枸杞子、太子参，经前期阳气渐盛，阳长阴消，此时当补肾助阳，故此方中大剂温补肾阳之品，维持阳长。循时应用调经1号、2号方，以期达到补肾调经之目的。此外，张吉金常针对具体情况进行在临证加减。肾阴亏损，封藏失职者，精易走泄，常加补肾固精之品，如续断、槲寄生、菟丝子、山茱萸、五味子等以酸敛固肾。肾阳虚者，常兼见肢冷畏寒、小腹冷痛等表现，治疗中宜加仙茅、淫羊藿、胡芦巴、石楠叶、补骨脂、艾叶等以温补肾阳。肾气虚者可见腰膝酸软、倦怠无力，据"精能化气"之旨，常选用鹿角霜、巴戟天、狗脊之品补肾填精。

2. 补肾摄血法

补肾摄血法常用于肾虚崩漏、经间期出血、经期延长等，尤适用于崩漏，为哈氏特色疗法。

崩漏一病，其因多端，病机复杂，气血同病，累及多脏。张吉金认为崩漏发病，总归冲任损伤，失于固摄。然冲任之本在肾，肾失封藏，冲任固摄失司，则胞宫藏泻无度，故有"崩漏病本在肾，病位在冲任"之说。且血热、血瘀为重要病机，因此张吉金将崩漏的病机归结为肾虚为本，血热、血瘀为标。古人概括崩漏治疗大法为塞流、澄源、复旧3个步骤，张吉金在临证中则倡导塞流与澄源同用，澄源与复旧并举，提出补肾摄血法。经血暴下，兼见脾肾亏损者，常用补肾益气、固冲止血之法，用固冲汤合二至丸及续断、桑寄生、山茱萸、熟地黄、杜仲等药，并善用潜纳固涩之品，如黑芥穗、海螵蛸、炙龟甲、五味子等药，增强补肾固摄之力；血热者，多选用清热固经汤去牛膝加山茱萸、生地黄、墨旱莲等补肾之品，以益肾清热止血；血瘀者，在补肾药的基础上予四物汤合失笑散加茜草、三七等药，以补肾化瘀止血。此即塞流与澄源同用。经西医学研究证实，在澄源及复旧阶段，应补肾益气，以促进月经周期恢复，才能使崩漏得到彻底治疗。故每于复旧之时常强调两补脾肾。冲任二脉之固摄，得益于先后天脏腑气血滋养，肾为先天、为气血化生之根本，脾胃乃后天、为气血生化之源泉，故常于方中添加狗脊、山药、续断、槲寄生、鹿角霜等药温补脾肾，加强统摄之力，以固经漏之源。

3. 补肾通经法

补肾通经法常用于肾气不足所致闭经。

冲任通盛，血海满盈，月事始能按时而下，月经虽源于血，实则根于肾，肾水不足，太冲不盛，则难以推动月汛应期而至。肾气不足，精不化血，或肾阴亏虚，精血不足，冲任不盛，血海无余，无血可下而致经行量少；肾阳虚衰，血失温运，迟滞成瘀，血行不畅则导致月经后期，甚则闭经。其在外虽表现为经水涩滞、不通，实为真虚假实之证。张景岳谓"欲以通之，无如充之，但使血消则春水自来，血盈则经闭自至"，故张吉金创立补肾通经法，以补为通，通补兼施，并自拟经期方，配合补肾调经之1号方、2号方循时使用。经期方用当归、赤芍、熟地黄、川芎、枸杞子、菟丝子、牛膝、北刘寄奴、盐杜仲、净山楂、山药、莪术、乌药、醋香附、鸡内金、益母草。大量补肾药补肾填精，以充血海，配合四物汤及益母草、北刘寄奴等品养血活血通经。香附乃血中之气药，行气通经兼能和血，气行则血行，是哈氏妇科善用的气分药。诸药合用，旨在补肾通经，以补为通，因势利导，使经血有源、血来通畅而无滞涩之弊。

4. 补肾调肝法

补肾调肝法常用于围绝经期综合征、经前期综合征等。

肝藏血、主疏泄，情志因素容易导致气血失调而发生妇科病。肾精赖肝血化精不断补充，两者相互依存，相互资生，生理上相辅相成，病理上亦相互影响。傅青主有云"夫经水出诸肾,而肝为肾之子,肝郁肾亦郁矣,肾郁而气必不宣,前后之或断或续",并创立定经汤。张吉金在此基础上运用补肾调肝法治疗肝郁肾虚型妇科病,如月经过少、先后不定期、痛经、围绝经期综合征等,疗效显著。在月经先后不定期的治疗中,张吉金在傅氏定经汤的基础上加入气分药川芎、郁金行气活血,川楝子、香附、枳壳理气行滞,淫羊藿、覆盆子、枸杞子、鹿角霜、酒萸肉增加补肾益精之功,全方补肾疏肝,疏肝郁而解肾郁,使肝气条达舒畅、疏泄得当,则冲任气血运行通畅,肾气肾精充足,月经按时而至。

此外,张吉金运用定经汤治疗肝郁肾虚型痛经亦收效颇丰。此类痛经患者常有经前乳房胀痛、经行腹痛、不喜按揉、胁肋胀痛、腰膝酸软、经血夹有血块等症。痛经与肝肾关系密切,肝主疏泄,平素情绪抑郁易导致木郁,肝气郁结,气机不畅故出现经前乳房胀痛、小腹疼痛、不喜揉按等症。气血运行不畅,血液凝滞则经血夹有血块;肾主藏精,外府不充,故腰膝酸软。予定经汤合金铃子散,疏肝解郁,补肾益气,理气活血止痛,使冲任气血通畅,效果显著。常用山茱萸、当归、生地黄补肾养血。兼血瘀证可加刘寄奴,兼寒证可加荜茇、藁本,另可酌加细辛、白芷。

肝为女子之先天,肾为经水之源泉,故哈氏妇科强调调肝勿忘补肾,"调肝四法"中养肝一法也是基于"调经养血莫如滋水养火"提出,通过滋补肾阴肾阳,使阴阳调和,以达养肝血、经自调的目的。

5. 补肾扶脾法

补肾扶脾法常用于脾不统血之崩漏及多囊卵巢综合征肾虚夹痰证。

多囊卵巢综合征是常见的妇科内分泌疾病,常表现为月经稀发、无排卵、肥胖、多毛、痤疮等。痰湿型是其最常见的证型,约占44.2%。清代医家许豫和在《恰堂散记·又录名言》中述:"肥腴之人,阳气不足,痰湿多盛,肥人体质偏寒,以火(阳气)为宝。"肥胖患者多阳气不足,寒湿内盛,气化不利,水湿内停,聚湿生痰。明代医家王纶在《名医杂著》中曾言:"痰之本,水也,源于肾;痰之动,湿也,主于脾。"哈氏妇科认为脾肾两虚是发病根本,痰湿是发病关键,肾精不足则月经乖常,肾阴阳亏虚则卵泡无法正常发育、排出,使得卵巢呈多囊样改变。此外,肾阳不足则无法温煦脾土,脾虚失于运化,使得水液停聚、化生痰湿。痰阻冲任、胞宫,而致月经稀发,痰湿泛溢肌肤则致形体肥胖。遂张吉金据此提出补肾扶脾法,并自拟补肾化痰方治疗肾虚夹痰型多囊卵巢综合征。方用皂角刺、石菖蒲、巴戟天、淫羊藿、枸杞子、菟丝子、丹参、苍术、胆南星、炒决明子、鹿角霜、龟甲、净山楂、粉葛、麸炒薏苡仁、茯苓、山药、炒白术。补肾益气药与滋肾填精药同用,以达到阴中求阳、阳中求阴、阴阳互资之效,脾阳源于肾阳,补肾从而扶脾。此外,张吉金认为先天之所得肾精、肾气,需要后天脾胃化生水谷精微之充养,故在补肾的同时稍佐茯苓、白术、山药健脾益气,提升补肾扶脾之疗效。

6. 补肾助孕法

补肾助孕法主要用于肾虚证之不孕者。

《妇科切要》云：妇人无子，皆由经水不调。而经水出诸肾，故不孕日久，其根源在肾。肾藏精而系冲任，乃孕育之本源，故张吉金提出补肾助孕法，主张种子之前，当先调经，经调则子嗣至，在调经的基础上分型辨证补肾。肾精亏虚者，冲任不盛，月经常不能适期而至，难于摄精受孕，常用菟丝子、杜仲、槲寄生、续断、石楠叶、肉苁蓉补肾填精，使肾强精充，以通冲任。肾阳虚者，常见月经量少、色淡，腰膝酸冷，性欲淡漠，便溏溲清等症，此属肾阳虚衰，化源不足，冲任虚寒，胞宫失煦。多用淫羊藿、肉桂、仙茅、狗脊、鹿角霜、巴戟天、紫石英等温肾散寒，补益命门，以暖宫助孕。肾阴虚者，多见月经先期、量少，形体消瘦，此因肾阴亏虚，冲任血海匮乏，胞宫失养而致不孕，多用女贞子、墨旱莲、熟地黄、山茱萸、石楠叶、枸杞，滋肾阴而养肝血，以达滋水涵木、补肾助孕之效。

7. 补肾安胎法

补肾安胎法常用于治疗胎动不安、滑胎。

哈氏妇科认为，导致胎漏、胎动不安的原因有多种，但总不外乎脾肾虚损、气血不足、冲任失固这几个方面。肾主封藏而系胎元，肾虚则冲任不固，胎失所系，可致胎漏、胎动不安。《女科经纶》引女科集略云："女子肾脏系于胎，是母之真气，子所赖也。"故张吉金提出安胎以补肾益气固冲任为要。晚清医家张锡纯所创制的寿胎丸是"从肾论治"胎漏、胎动不安的典范。张吉金在临证中，以寿胎丸为基础方，并重用菟丝子，肾旺自能荫胎，菟丝子为补肾安胎第一要药；联合炒杜仲、续断、桑寄生，阴中求阳，水中补火，守而能走。肾虚胎漏者，选用山茱萸、枸杞子、阿胶、鹿角胶之类，滋肝补血、益肾填精，以期安胎止血，二胶同用以达到"阳生阴长，生生不息"之功；肾阴亏虚，出血量多者，责之阴不敛阳，宜加女贞子、墨旱莲之品，滋肾阴，潜浮阳；胎动不安者，多伴腰酸腹坠，腰为肾之外府，腹坠多因冲任不固，故多用杜仲、狗脊、补骨脂、巴戟天、鹿角胶等药，补肾培本、固摄冲任。

8. 补肾软坚法

补肾软坚法常用于治疗崩漏之肾虚夹瘀证。

崩漏一病，临床有表现为"崩闭交替"者，漏下数月，子宫内膜异常增厚，诊断性刮宫病理常回报不同类型的子宫内膜增生，符合"癥者，有物可征也"的特点，属于癥瘕范畴。历代医家概括本病病因为"虚""热""瘀" 3 个方面，三者可独立或复合成因，互为因果。此类型患者属瘀阻冲任，旧血难去，新血难安，冲任受损，经血失于统摄，子宫藏泻无度而出现月经周期、经期、经量的严重紊乱，发为崩漏。但究其本源，经水出诸肾，月经的规律性与周期性又总赖于"肾－天癸－冲任－胞宫轴"的调控。故肾虚为本，血瘀为标。张吉金对于肾虚血瘀型崩漏，创造性地提出补肾软坚法，并依法创制"二甲丸"，方用醋鳖甲、淫羊藿、菟丝子、山茱萸、枸杞子、熟地黄、穿山甲、莪术、皂角刺、海藻、昆布、生牡蛎、半枝莲、山慈菇。本方重用咸寒之醋鳖甲、穿山甲软坚散结，共为君药，牡蛎相须为用，直入冲任，补涩兼施，标本同治。淫羊藿、菟丝子、枸杞子、熟地黄、山茱萸五味同用，肾阴肾阳并补，为臣药，佐以夏枯草、莪术、皂角刺、海藻、昆布增强软坚散结之功效。诸药合用，以达益肾软坚散结之功。该方补消兼施，祛邪不伤正，补肾与软坚同用，俾肾气强壮、冲任调和、癥结消散，则经水自调。

肾是"肾－天癸－冲任－胞宫轴"的根基，肾虚则会影响生殖轴的生理功能，引发妇科病。张吉金在临证中以补肾立法，从而达调经、摄血、通经、调肝、扶脾、助孕、安胎、软坚之效，并灵活运用于妇科疑难杂症的辨治之中。其创立的调经1号方、2号方、经期方、补肾化痰方、二甲丸，立法遣方精妙，在临床应用中均疗效显著。张吉金在补肾之中，兼顾肾与其他脏腑间的关系，注重整体观念，不但继承了哈氏妇科的学术思想，还加以创新和发展。此法于1999年获国家中医药管理局科研基金项目——"益肾软坚法治疗子宫内膜腺囊型增生功血临床观察和机制研究"，张吉金为课题负责人。

（二）提倡中西医结合，病证互参

哈老强调，融西医诊断于中医辨证之中，并依据中医理法方药引进治疗，这无疑是当前中西医结合的一个有效结合点，应予倡导。张吉金认为中医与西医虽是两个截然不同的理论体系，即中西医从两个不同角度对人体的生理、病理、疾病发生发展过程和诊治进行研究，两者各有其特点。中医认识疾病是按照中医的四诊八纲、气血津液、脏腑经络确定疾病的病因病机，得出疾病的证型，从整体观念辨证看待一切，强调个体的特异性，注重于内，对整体病机做出辨证分析，从而得出论治依据。实践证明中西医各有其长处和短处，若互相结合、取长补短、充分发挥各自优势，疗效可大大提高。如在疾病诊断上，月经过多、崩漏，常以益气健脾、补肾固冲或清热化瘀法治疗，虽取得一定疗效，但有时疗效不甚理想，此时则应审因辨病，常需辨清是否属于异常子宫出血（内分泌失调），抑或是生殖器肿瘤、盆腔炎、宫内节育环反应、血液系统凝血机制障碍等原因，以中医治病求本的原则，结合中药药理研究，进行针对性治疗，效果更佳。又如不孕症，常以补肾调冲法治疗，但其病因颇多，需分清内分泌失调、排卵障碍、子宫发育不良、输卵管梗阻、子宫内膜异位症或免疫因素等不同原因。此外，仍要结合西医学诊查手段，找出原因，从而进行针对治疗。在治疗疾病方面，如异常子宫出血，中医辨证以补虚（肝肾阴虚、脾肾阳虚）、泻实（血热、血瘀），按出血期和非出血期分阶段治疗。出血期，中西医均以急则治其标为原则，中医以清热化瘀止血为主，西医以止血、抗炎为主；非出血期，则辨病与辨证相结合。例如，青春期异常子宫出血多属子宫内膜萎缩症，证多属肝肾不足；治以调养肝肾、恢复月经周期。围绝经期或育龄期异常子宫出血，多为子宫内膜不规则增生或腺囊（瘤）型增生，辨证为肾虚夹瘀，治以益肾软坚法，疗效较佳。又如产后恶露不绝，西医学认为主要是由于子宫复旧不全，产后胎盘或胎膜残留，多为瘀血停滞，治以化瘀止血法。产后感染，多为邪毒侵入型，予清热解毒、活血化瘀法辨证施治。但也不可都对号入座，临床中有病无证或有症无病者，往往需要舍证从病或舍病从证。

多年来，张吉金将中西医学理论和医疗实践相结合，以"衷中参西"的思想对疾病进行诊断与治疗，在临床实践中把辨证与辨病有机结合起来，进行综合诊断，通过必要的和现有的检查手段明确诊断，又在疾病发展过程中灵活应用辨证施治，使整体与局部相结合，病证互参，提高了诊断的准确性，疗效的可靠性和研究的先进性、科学性。

四、临证经验

验案举隅 1：益肾软坚法治疗崩漏

张某，女，47 岁。1990 年 3 月 9 日初诊。

主诉：月经周期紊乱 2 年，阴道出血 20 天，量多 7 天。

现病史：患者月经规律，经期 4~5 天，周期 26~28 天，量中，色红，无血块，痛经（－），末次月经为 1990 年 2 月 17 日。2 年前无明显诱因出现月经周期紊乱，经期 7~20 天，周期 20~60 天，量多（每日用 6~10 片卫生巾），伴血块，痛经（－），经期腰酸，双下肢浮肿、头晕、多梦。曾于外院行诊断性刮宫术，病理报告为子宫内膜单纯性增生。患者平素情志抑郁，有乳腺增生病史，口服孕激素后症状加重，经多种治疗无效。20 天前再次出现阴道出血，近 7 天血量增多，遂前来就诊。

刻下症：月经量多，色鲜红，有血块，两乳胀痛，腰痛，大便干结，舌红、苔黄腻，脉沉弦。

辅助检查：行诊断性刮宫术，病理报告提示子宫内膜单纯性增生。血常规：白细胞计数 5.64×10^9/L；红细胞计数 4.63×10^9/L；血红蛋白 120g/L。

既往史：否认高血压、冠心病、脑血管病及其他慢性病史，否认肝炎、结核等传染病史及接触史，否认外伤、输血史，预防接种史不详。

个人史：生于天津，长期居住天津，否认地方病及传染病接触史，否认烟酒嗜好。

过敏史：否认药物过敏史、食物过敏史及其他接触物过敏史。

月经史：14 岁初潮，经期 7~20 天，周期 20~60 天，量多，色鲜红，夹有血块，无痛经，末次月经为 1990 年 2 月 17 日。

婚育史：25 岁结婚，爱人年长 1 岁，现体健。孕 2 产 2，1964 年 4 月 5 日顺产 1 子，1969 年 2 月 1 日顺产 1 女。平素工具避孕。

家族史：父母体健，否认家族遗传病史。

西医诊断：异常子宫出血－排卵障碍。

中医诊断：崩漏（血瘀夹热证）。

处方：炙龟甲（先煎）30g，生牡蛎（先煎）30g，生地黄 15g，樗白皮 15g，贯众炭 15g，女贞子 15g，墨旱莲 15g，炒蒲黄 15g，炒黄芩 10g，牡丹皮 10g，茜草 10g，刘寄奴 10g，三七粉（冲服）3g，丹参 10g，川芎 10g，柴胡 10g，鳖甲（先煎）30g。共 3 剂，每日 1 剂，水煎服，早晚饭后温服。

二诊（1990 年 3 月 13 日）：患者诉月经量已极少，色红，无血块，腰酸痛，气短，舌红、苔黄腻，脉沉。此诊基本血止，则补肝肾、复冲任，以固经漏之源；且脾为后天之本，补益脾胃，补后天以滋先天；兼予理气化瘀，以清经漏之流。此即"间者并行"

之法，气顺血和，自无经血泛溢之虞。处方：桑寄生 15g，续断 20g，鳖甲（先煎）30g，柴胡 10g，党参 15g，焦山楂 15g，白术 10g，茯苓 10g，陈皮 10g，苏梗 10g，厚朴 10g，枳壳 10g，佩兰 10g，芥穗炭 10g，佛手 10g，炮姜 6g，砂仁 6g，甘草 6g，木香 6g。共 3 剂，每日 1 剂，水煎服，早晚饭后温服。

三诊（1990 年 3 月 16 日）：患者月经已停，两乳胀，胃脘胀满，腰痛，舌淡红、苔黄、脉弦细。妇科检查提示子宫增大，如孕 50 天大小，右宫角突出，质稍硬，有压痛。病理提示为子宫内膜单纯性增生。遂以益肾理气、软坚散结法为主。处方：柴胡 8g、郁金 10g、青皮 10g、陈皮 10g、川楝子 10g、炙鳖甲（先煎）10g、穿山甲 15g、女贞子 15g、墨旱莲 15g、桑寄生 15g、海藻 15g、昆布 30g、生牡蛎 30g、甘草 6g。共 14 剂，每日 1 剂，水煎服，早晚饭后温服。

按语： 异常子宫出血为子宫内膜单纯性增生最常见的临床表现，中医学多将其归属为"崩漏"范畴。哈氏医学认为崩漏为病，虽可有虚、实、寒、热四种证型，但本质上还是虚证或虚中夹实证，发病总因冲任损伤，不能制约经血所致。但冲任二脉需赖脏腑气血的滋养，始能发挥其固摄经血的作用，其中特别是先天肝肾及后天脾胃更为重要。如叶天士说："夫奇经，肝肾主司为多，而冲任隶属于阳明，阳明久虚，脉不固摄，有开无阖矣。"故有冲任隶属肝肾，又隶属阳明之说。因此，肝、肾、脾胃功能失调，冲任失约，经血失固，乃为崩漏发生的主要机制。

本例患者因肝郁气滞，瘀阻冲任，而致崩漏，兼日久化热，故就诊时表现为明显热证（如下血量多，色鲜红）。急则治其标，给予清热固经汤加减凉血止血。然本例究其原因，为血瘀之故，张山雷曰："血色紫瘀，成块成片者，当用行滞消瘀之法。"故全方以刘寄奴、丹参、赤芍、柴胡，疏肝理气，行滞消瘀；重用鳖甲化瘀软坚，即"坚者消之"之意；炒黄芩、炒牡丹皮、茜草、生地黄、蒲黄凉血止血；以二至丸补益肝肾，滋阴止血。处方遵《内经》"甚者独行"之旨，以大队攻逐之品，荡积破瘀，疏通地道，以使冲任通畅、新血归经，而漏下自止。

（1）温、清、补、泄四法治崩漏：治疗崩漏，首当控制出血，之后则须调整周期。

塞流虽然是"急则治标"的措施，但它是治疗崩漏的第一关，特别是在大出血的情况下，如不迅速止血，就有发生虚脱，危及生命之虞，故叶天士说："留得一分自家之血，即减少一分上升之火。"但止血并非一味固涩，必须根据证情的寒热虚实，或温而止之，或清而止之，或补而止之，或泻而止之，并宜注意虚实之兼夹，寒热之错杂，而权衡常变。

清而止之，用于崩漏的热证。崩漏的热证常与肝肾阴虚，相火亢盛，扰动血海有关，故《内经》指出"阴虚阳搏谓之崩"，张山雷更强调："崩中一证，因火者多，因寒者少，然即属热，亦是虚火，非实热可比。"因此，治疗崩漏属热者，宜用清滋之品，如牡丹皮、生地黄、白薇、地榆、炒黄芩、白茅根之类，至于苦寒降泻之黄连、黄柏、栀子等，则宜慎用，以免苦寒伤阴之弊。并且在清热凉血的同时，往往还需参之以滋水涵木法，以使肝木得养，藏血守职。

温而止之，用于崩漏之属虚寒者。崩漏之寒证临床较为少见，故沈尧封说："崩证热多寒少。"但若素体脾肾阳虚，冲任不固，也可导致崩漏的发生。另如患崩过服凉药，冰伏阳气，或血去过多，气随血耗，真阳无权，等等，均可表现为虚寒证候，见四肢不温、面白神疲、纳少便溏、血色淡薄，或有少腹冷痛、喜温喜按等症。崩漏之属于虚寒者，不宜用辛滑燥热之品，如温阳不宜肉桂、附子，养血不赖当归、川芎，而拟用鹿角胶、巴戟天、狗脊、菟丝子，以及党参、黄芪等药温阳益气，水中补火为当，此即张介宾所谓"善补阳者，于阴中求阳"之旨。

补而止之，用于崩漏之肝肾、脾胃阴阳气血失调，功能衰弱，冲任亏损的证候，一般以肝肾两虚或脾肾两虚多见。肝肾两虚多有精血亏损，虚火妄动、冲任不固的表现，如腰膝酸软、头晕目眩、倦怠乏力，或见潮热颧红，出血量多、颜色鲜红或淡红，脉弦细或细数，等等。治以滋补肝肾、调和阴阳为主，用药如女贞子、墨旱莲、川续断、桑寄生、杜仲、山茱萸等，龙骨、牡蛎等潜纳之品亦可酌用。虚热明显者，则兼予清热凉血；兼夹瘀滞者，则佐以活血化瘀。均可依据病情参合应用。

泻而止之，用于崩漏之因于气滞血瘀者。崩漏一证虽然本质属虚，但在发病过程中，往往有气滞血瘀。其形成原因，或为气虚运行迟滞，血脉涩滞，或为寒性收敛，气血缩而不行，或为热灼血液成块，或为气郁血滞，或为离经之血阻于胞脉，等等。其共同表现为下血有块、少腹胀痛不欲按揉、舌有瘀斑、脉沉细或弦细涩等，治宜活血化瘀以"通因通用"。常用刘寄奴、赤芍、茜草、泽兰、益母草、延胡索、乳香、没药、三棱、莪术等药。临床须依据致瘀的不同原因，以及主症、兼症关系的不同，或以化瘀为主，或以化瘀为辅。

止血塞流虽然是急则治标的方法，但因是针对出血原因止血，仍含有治病求本的意义，所以塞流与澄源是相辅相成进行的。而在出血基本得到控制以后，则依据发病时出血程度的不同，在辨证论治、澄本清源的同时，继续酌加胶类（阿胶、鹿角胶）、炭类（棕榈炭、侧柏炭、祁艾炭等）、酸敛类（五味子、五倍子、山茱萸等）、介类（龙骨、牡蛎等）等止血药，以巩固疗效，防止复发。

澄源之后就要调理善后，培养气血，以促早日恢复健康，此即所谓复旧。古人强调调理脾胃，李东垣所说"下血症须用四君子补气药收功"就是这个道理。崩漏证的善后调理应重视肝肾、脾胃，特别是脾肾两脏的作用。因肾为先天，是气血化生之根本；脾为后天，是气血化生之源泉；肝主疏泄，为调节血流之动力。三脏功能调和，不仅气血充沛，且运行调畅。所以，临床根据具体情况，或脾肾并补，或肝肾两滋。

哈氏医学认为崩漏一证虽然本质属虚，但在发病过程中，往往有气滞血瘀。女子"七七，任脉虚，太冲脉衰少，天癸竭"（《素问·上古天真论篇》）。该患者年近七七，肾气已衰，冲任不调，脉不固摄，有开无阖，故发为经期紊乱、经量过多；肾虚气弱，肝脾不调，瘀血内结，继而蕴结生热，故呈月经有血块、舌红、苔黄腻、脉沉弦。哈氏妇科认为"急则治其标"，故治宜活血化瘀"通因通用"。因而，在经期侧重清热化瘀止血，药用炒黄芩、炒牡丹皮、茜草、生地黄、蒲黄等。患者兼有宫体增大而压痛，病理报告亦示子宫内膜单纯性增生。对于子宫内膜病变，应首选孕激素治疗，然本例患者有乳腺增生病史，口服孕激素后症状明显加重，故寻求其他治疗方法。哈氏流派本着"缓则治其本"的原则，待经血既尽，续以滋肾理气、软坚散结为主，药用女贞子、墨旱莲、穿山甲、昆布、柴胡、川楝子等。如此分期辨证，灵活施治，标本兼顾，故而收到良好的效果。

（2）守正创新，确立益肾软坚法：随着现代病理学的发展，人们更加关注子宫内膜病变及其预后转归。孕激素口服是目前子宫内膜增生的首选治疗方案。然而，对于有孕激素禁忌证的患者来说，则急需寻找更加安全有效的其他疗法。哈氏医学守正创新，在止崩四法的基础上，结合现代病理学研究，确立益肾软坚法，用以治疗子宫内膜单纯性增生所致异常子宫出血。

该病属于中医学"崩漏"范畴。哈氏流派认为，因其子宫内膜异常增厚，符合癥瘕"癥者，有物可征也"的特点，所以也属于"癥瘕"的范畴。冲任损伤，不能制约经血，胞宫藏泻无度，经血从胞中非时妄行则成崩漏。肾与女子的月经有密切关系，如《素问·上古天真论篇》所言："女子七岁，肾气盛，齿更发长；二七而天癸至，任脉通，太冲脉盛，月事以时下，故有子。……七七，任脉虚，太冲脉衰少，天癸竭，地道不通，故形坏而无子。"表明肾气盛则天癸至而任脉充盛、月事以时下。肾藏精，精可化血，血又为月事来潮之物质基础，诚如《女科经纶》引虞氏之说"月水全赖肾水施化"，《傅青主女科》"经水出诸肾"。而崩漏是月经的期、量发生严重紊乱的病证，且崩漏的病情复杂，无论病起何脏，"五脏之伤，穷必及肾"，可见肾气受病是崩漏之根本。哈氏流派认为本病多表现为"崩、闭"交替，女子肾气足，冲任通盛，子宫藏泻有常，月经才有周期性、规律性。若肾虚，冲任不足，子宫当藏不藏，当泄不泄，日久瘀滞，故其发病之本为肾虚，标证多为血瘀。基于此而确定补虚与祛邪兼顾的益肾软坚治疗大法。

（3）"澄源、复旧"创新方：哈氏妇科流派第四代传承人张吉金基于益肾软坚法创制二甲丸。二甲丸由淫羊藿、菟丝子、山茱萸、枸杞子、熟地黄、穿山甲、莪术、皂角刺、海藻、昆布等组成。方中淫羊藿味辛、甘，性温，补肾壮阳益精气，《本草备要》云其"补命门，益肾气，坚筋骨"；菟丝子味辛、甘，性平，双补肾阴肾阳，"治男女虚冷，添精益髓"；熟地黄、枸杞子、山茱萸养血滋阴，填精益髓。五味同用，肾阴肾阳并补，使肾的固藏开合功能正常，冲任气血如期到达胞宫，则经血可按时而下。穿山甲、莪术同具活血通经之功，能去恶血陈凝、攻瘀通络，皂角刺可增强上述诸药的作用。方中用鳖甲、半枝莲、海藻、昆布软坚散结，乃遵《内经》通因通用反治之法也，达化瘀止血、止血而不留瘀之效。全方配伍，气血兼顾，升降同用，清化兼施，又寓攻于补，使逐瘀而不伤正，补肾而不留瘀，则冲任得固，气血和平而其病自愈。

本例患者使用二甲丸软坚散结。现代研究提示，二甲丸具有孕激素样作用，通过调节子宫内膜雌激素受体及孕激素受体含量，抑制子宫内膜增生；可改善子宫内膜局部血液循环状态，抑制纤凝；还可通过影响雌激素受体及孕激素受体表达水平来调节 bax 以及 bcl-2 的表达以促进子宫内膜细胞凋亡，从而改善子宫内膜增生状态。此外，益肾软坚法可调节下丘脑－垂体－卵巢轴的功能，促进排卵，有"复旧"之效。

张吉金临床体会：崩漏之属于气滞血瘀者，治宜活血化瘀为主，然在其他证型的出血阶段，适当参以活血化瘀之品，可起到化瘀生新的作用，否则补不兼行则滞，涩不兼通则瘀，清不兼行则凝。但当出血得到控制后，即不宜继续使用活血化瘀药物，而需转予澄源复旧，调理肝肾脾胃。

验案举隅2：补肾扶脾法治疗多囊卵巢综合征

患者，女，18岁。2019年4月4日就诊。

主诉：月经稀发2年。

现病史：患者自初潮以来，月经周期错后，约40~60天1行。近2年月经稀发，1年仅行经3~4次，且量少，色红，夹有血块，质地黏稠。末次月经2018年10月2日。现已停经半年余。平素嗜食油炸滋腻之物，少气懒言，不喜运动，腹满便溏。

体格检查：体重指数：35kg/m^2；黑棘皮症，多毛；舌淡胖、苔白腻，脉濡。

辅助检查：性激素检查示：卵泡刺激素5.4mIU/ml，促黄体生成素5.8mIU/ml，雌二醇46.1pg/ml，孕酮0.6ng/ml，睾酮0.94ng/ml，催乳素13.4ng/ml。B超示：子宫内膜厚0.5cm，双卵巢多囊样改变。

西医诊断：多囊卵巢综合征。

中医诊断：闭经（肾虚夹痰证）。

治则：补肾填精，健脾化痰。

处方：加味血府逐瘀汤。桃仁10g，红花10g，当归10g，川芎10g，生地黄10g，赤芍15g，北柴胡10g，枳壳10g，桔梗10g，牛膝10g，甘草6g，菟丝子15g，杜仲15g，狗脊15g，北刘寄奴15g，鸡内金15g，山楂15g。共7剂，水煎服。

二诊（2019年4月12日）：患者月经仍未来潮，B超示子宫内膜厚0.9cm，诉小腹有轻微下坠感，在前方基础上增加桃仁、红花用量至15g，再加鸡血藤15g、牡丹皮15g，增强活血通经之力。

三诊（2019年4月16日）：患者诉擦拭可见少量血迹，予经期方补肾通经，助血流通畅。

四诊（2019年4月20日）：患者经期结束，行经4日，量少，色红。予补肾化痰为法治疗。处方：皂角刺15g，石菖蒲10g，巴戟天15g，淫羊藿15g，枸杞子15g，菟丝子20g，丹参15g，苍术10g，龙胆草10g，炒决明子10g，鹿角霜10g，龟甲15g，净山楂15g，粉葛15g，清半夏15g，陈皮6g，茯苓10g，泽泻10g。共14剂，水煎服。嘱患者增强运动，调整生活习惯。

五诊（2019年5月7日）：患者自诉便溏较前好转，体质量有下降趋势，效不更方，故再予前方14剂巩固。

六诊（2019年5月21日）：患者诉升学将近，学业压力增大，作息不规律，双侧乳房胀痛，小腹坠，脉有沉弦之象，故去淫羊藿、巴戟天、菟丝子，加柴胡15g、香附

10g、川楝子 10g。

七诊（2019年5月28日）：患者诉体质量下降5.8kg，月经来潮，经量较前增多，故再予经期方以助血行通畅，待经期结束，予补肾化痰方14剂，如此循时治疗半年余。

八诊（2020年1月4日）：复查性激素：卵泡刺激素4.81mIU/ml，促黄体生成素3.95mIU/ml，雌激素36.3pg/ml，孕酮0.1ng/ml，睾酮0.6ng/ml，催乳素19.73ng/ml。B超示双附件未见明显异常。

随访半年，患者顺利升学，体质量未见增长，月经恢复至35~40日一行。

按语：本案患者就诊之时，虽已停经半载，但非气血壅滞之实证，而属肾虚痰阻，无血可下，是为本虚标实，故不可一味应用活血化瘀攻下之剂，张吉金应用补肾通经之法，在血府逐瘀方的基础上加以大队补肾之品，与活血药同用，以补为通，通补兼施。肾虚痰湿者，经血易黏滞夹块，血流不畅，故血下之时，再予经期方助血下行，无留瘀滞涩之弊。急则治其标，缓则治其本。经行结束，故应缓调脾肾，建立周期，予补肾化痰方补肾祛痰、健脾利湿、活血通络。本案患者适逢升学考试，压力大，肝郁克制脾土，加重脾虚之象，故在方中加入气分药疏肝行气、宣畅气机，遂其条达之性，以解郁结之气。张山雷云：滋养肝肾，培植真阴，亦当少加气分药，并辔而驰，始有捷效，否则滋腻适以增壅，利未见而害已随之。后患者月经可自然来潮，故循时调方，月经期用经期方补肾活血调经，非经期应用补肾化痰方，脾肾同调，如此反复调治，巩固周期，月经恢复如常。

参考文献

［1］张伯礼. 津沽杏林三杰［M］. 北京：中国中医药出版社，2012.

［2］范梦笑，吴林玲，董希露. 张吉金治疗多囊卵巢综合征证治思想与验案举隅［J］. 国际中医中药杂志，2022，44（8）：941-943.

［3］刘润馨，闫颖. 浅谈张吉金教授"补肾八法"在临证中的应用［J］. 天津中医药，2022，39（4）：415-419.

执笔者：闫颖　张晗

整理者：赵宏杰

资料提供者：哈孝廉　张吉金

金季玲

——妇科名家，补肾为要

一、名医简介

金季玲，女，1946 年 6 月 10 日出生，汉族，浙江杭州人。天津中医药大学第一附属医院妇科主任医师、教授、博士生导师。曾任陕西中医学院妇科教研室主任及附属医院妇科主任，天津中医学院第一附属医院（现天津中医药大学第一附属医院）妇科主任。主要学术职务：中华中医药学会第四届委员会副主任委员，第五届委员会顾问；第二届中华中医药学会妇科教学名师；世界中医药学会联合会妇科分会第一届、第二届委员会理事，第三届委员会常委理事；天津市中医药学会第二届中医妇科专业委员会主任委员；第四批全国老中医药专家学术经验继承工作指导老师；天津市名中医；2012 年全国名老中医药专家传承工作室专家；国家中医药管理局"优秀中医临床人才研修项目"指导老师；国家自然科学基金评审专家；中华医学科技奖第二届评审委员会委员。主持或参与国家级、省市级、厅局级科研项目 10 余项，发表学术论文 100 余篇，以主编、副主编、编委出版著作 10 余部。

二、名医之路

金季玲自幼学习刻苦，学习成绩名列前茅，出于对医学的热爱，高中毕业即报考了陕西中医学院（现陕西中医药大学），从此走上了学习、继承、发展中医的道路。大学期间，金季玲努力刻苦学习基础知识，熟读四部经典，为自己今后中医事业的发展奠定了坚实基础，打下了深厚的中医功底。因其学习成绩优秀，大学毕业后留校任教，从事中医妇科学的教学和妇产科临床工作。在老一辈专家姜伟君、李易男、张文阁、马桂文等的帮助指导下，金季玲的教学和临床水平不断提高，并取得了良好的成绩，受到学生和患者的一致好评。由于妇产科临床的需要，金季玲又系统学习了西医妇产科的理论和技能，因而不仅能运用中医的方法为患者辨证施治，还能用中西医结合的方法处理急危重症患者。金季玲有强烈的事业心和进取心，谦虚好学，在工作之余博览群书，在国家高考恢复后即以优异成绩考入南京中医学院（现南京中医药大学），成为首届硕士研究生，并师从中医妇科名家夏桂成教授、陈丹华教授，这是金季玲成才之路的一个新的起点，为今后事业的发展奠定了基础。研究生学习期间，金季玲不仅对中医的基本理论、中医经典的学习得到升华，还对导师的学术思想有了深刻认识，为形成自己的研究方向奠定了良好基础，特别是对夏桂成导师提出的"周期疗法调理月经"这一新观点，逐渐有了明确的认识，最终完成研究生毕业论文《肾阴肾阳消长转化与排卵关系的探讨》，并在此理论的指导下，形成自己的学术思想，至今仍指导着临床实践，收到良好的治疗效果。

1982 年金季玲研究生毕业，获医学硕士学位，并担任陕西中医学院妇科教研室主任及附属医院妇科主任职务。1986 年调至天津，在天津中医药大学第一附属医院妇科工作至今，在此期间，也曾得到名老中医顾小痴等医院老一辈专家的指导，从中获益良多。

金季玲热爱中医事业，从踏入中医学院大门开始，就立志要为中医事业的发展贡献一切，从医 50 余年，如今 78 岁高龄仍然活跃在临床一线，孜孜不倦，不断求索。金季玲认为中医乃博大精深之学，非一门一派，一经一典所能涵盖，需勤读巧思用心于临床方可，遂致力于学问，精研古籍，《黄帝内经》《伤寒论》《温病条辨》《金匮要略》无不涉猎，妇科诸书，尤以《傅青主女科》《景岳全书·妇人规》最为精读。对罗元恺、哈荔田、朱小南、韩百灵、刘奉五等当代妇科名家的著作悉心研读，特别是在 3 年研究生学习阶段，深受夏桂成、陈丹华导师学术思想的影响，至今仍不断学习导师的著作，如《月经病中医诊治》《不孕不育与月经周期调理》等，并和自己的临床实践相结合。在 50 余年的从医历程中，金季玲始终得到领导的关怀和老一辈专家的教育指导，并通过长期的临床实践，学术水平得以不断提高并取得了可喜的成绩。

金季玲从医 50 余年，在临床与科研方面均取得了丰硕的成果，年门诊量破万人，主持、参加多项国家级、省市级、院级科研项目，发表学术论文百余篇，以主编、副主编、编委出版论著十余部。2012 年被评为天津市名中医，同年底成立金季玲全国名老中医药专家传承工作室，在天津中医药大学妇科教研室闫颖主任的带领下，对金季玲学术思想、临证经验进行了系统的整理、总结、提炼，将金季玲临证疗效良好的疾病进行用药频谱统计，以金季玲临床验方为基础成功申请了多项国家级、天津市级继续教育项目，金季玲的学术思想及临床经验已成为全科室的学术指导，带动了整个学科的发展。

三、学术理论精粹

（一）经典启迪，临床思辨

在金季玲从事中医妇科医教研工作的过程中，一直都手不释卷地研读中医经典著作，精通中医妇科理论，并将经典理论与自己的临床实践相结合，从而使自己的诊疗水平不断提高，尤以《傅青主女科》（以下简称《女科》）对其学术思想的形成和确立影响最为深远，其中《女科》中重肾补肾的学术特点，对金季玲的临证有重要指导意义。

1. 肾在妇科生理病理中的重要作用

金季玲深通《女科》调经、种子、安胎之道，临证中灵活运用《女科》补肾之法，在辨证的前提下，师承夏桂成教授，制定了一套颇有特色的补肾调周法。以补肾、平衡阴阳、调理月经周期为本，以经后期与经前期为例。经后期血海由空虚而渐复，子宫藏而不泻，金季玲在治疗上以滋肾养血为主，体现了《女科》中"经原非血也，乃天一之水，出自肾中""经水出诸肾"的思想。肾精充足，不断化生阴血，血海满溢，月经才能按时来潮；经前期是月经周期中的第二个消长期，阳气逐渐旺盛以温煦胞宫，为孕卵着床做准备，金季玲在治疗上以助阳为主，兼以滋肾理气，常以温肾丸化裁，与《女科》治疗月经后期的温经摄血汤中续断温补肾阳、肉桂温阳祛寒有异曲同工之妙。金季玲在种子、安胎方面同样遵循《女科》补肾之法，以调补肾之阴阳为治本之念，临床中收效良好。

2. 补肾八法

肾在女性生理病理中发挥了重要作用，基于"经水出诸肾"的学术思想，金季玲将《女科》中补肾八法灵活变通，发展为温肾气、滋肾阴、补肾阳、填肾精、纳肾气、固肾关、平肾冲、通肾窍补肾八法，将补肾之法渗入调经、助孕、种子的治疗中，临床屡获奇效。

（1）补精生血：精可以化生血液，肾精足则血充，精亏则血衰，因此《女科》常用益肾补精法生血，正如《女科》所云："补精以生血"。其列六剂转气汤，故选用山茱萸、山药等补精之品，旨在生血。

（2）血中补阴：与补精生血相辅相成，精可以化生血液，而补血同样又能生精，书中云："补血以生水。"所列两地汤、养精种玉汤、加减四物汤等都以四物汤为基础，稍佐益肾添精之药，正为血中补阴之意。

（3）养阴收敛：肾主闭藏，在阴精亏损，固藏失职所致诸证中，《女科》往往在养阴的同时加入具有固涩作用的菟丝子、五味子、山药等，如定经汤、加减当归补血汤。

（4）滋阴清热：《女科》言"虚火宜于补中清之"。在书中所列清热方剂中，以滋水为主，因"水气得旺，则火气自平"，即所谓"壮水之主，以制阳光"。如清海丸、清经散、润燥安胎汤、息焚安胎汤、清骨滋肾汤，分别选用了生地黄、熟地黄、沙参、麦冬、玄参、五味子等滋肾养阴药，达水足火息之目的。

（5）温润填精：在补肾阳方面，书中善用温润填精之品，对于刚燥劫津之药，用之十分谨慎，如所喜用的菟丝子、巴戟天、补骨脂、杜仲等味，既能补阳，又不耗阴，两全其美。以温胞饮、温土毓麟汤等为代表方剂。

（6）气中补阳：所谓气中补阳，是在补气药中加入温润助阳之品，实质是脾肾同补，使肾阳得到较快的恢复。书中的化水种子汤、援土固胎汤、安奠二仙汤、健固汤、并提汤等，均以参、术加入温润助阳药，其用意在"补后天之脾，正所以补先天之肾"。

（7）补血助阳：如宽带汤，与景岳毓麟珠相似，是益肾、调补奇经阳气的一种有效方法，也是妇科补阳的特点。方中除用助阳之巴戟天、补骨脂、杜仲、肉苁蓉等外，又用了补血之熟地黄、白芍、当归等，目的是使肾阳得补而带脉得舒。

（8）阴阳兼顾：《女科》继承了前人"治阴不忘阳，治阳不忘阴"的经验，在补阳方中加入滋阴药，补阴方中加入助阳药，如温肾止呕汤、并提汤、援土固胎汤等。

（二）补肾调周，调经之本

1. 补肾调理月经周期是调经之本

肾为先天之本，主藏精气，肾中精气具有促进生殖器官成熟、维持生殖机能的功能。肾为藏精之脏，人体生殖器官的发育成熟及生殖能力的具备，均有赖于肾中精气，所以肾气是女性生理活动的根本。肾的精气包含肾阴、肾阳两个方面，所谓的肾气盛，包含着肾阴、肾阳的充盛调和，彼此相互依存、相互制约、互为消长，以维持人体阴阳的动态平衡，完成其主生殖的生理过程，同时形成了月经周期规律。

金季玲师从夏桂成教授，继承和发展了夏桂成教授关于月经周期中各个时期变化的研究思路，即女性月经周期的变化，就是肾阴、肾阳消长转化的结果：经后期是一个阴长阳消的过程，阴长到"重"的阶段就会转阳（排卵），排卵后阳长阴消，阳发展至"重"的阶段就会转阴（排经），开始一个新的月经周期。金季玲将此理论与临床实践相结合，认为月经病多与月经周期中肾之阴阳的动态平衡遭到了破坏、消长转化失常有关，并制定了颇有特色的补肾调周法。将月经周期分为四个阶段，月经期是月经周期中的第一个转化期，此期血海由满而溢，子宫泻而不藏，呈现重阳转阴的特征，正如《血证论·男女异同论》所云："经血者，血之余也。……月有盈亏，海有潮汐。女子之血，除旧生新，是满则溢，盈必亏之道。女子每月则行经一度，盖所以泄血之余也。"据此，金季玲认为，应泄之经血排出，当彻底、干净，留得一分瘀则影响一分新生。因此，对旧周期遗留之物须荡涤，新周期所生的一切须扶植，治疗上以"通、泻"为要，药物多用丹参、赤芍、五灵脂、川芎、益母草等活血之品。经后期，是月经周期的第一个消长期，此期血海由空虚而渐复，子宫藏而不泻，呈现阴长的动态变化，阴长是为了奠定物质基础、推动月经周期的演变，阴是指肾水、天癸、阴精、血气等，在经后期用药上金季玲特别注重血、阴、精的不足及其间关系的失调，以"补虚"为本，以"养血而养阴，养阴而养精"为治疗关键，以滋肾养血为主，为排卵和月经奠定物质基础，常以六味地黄合四物汤加减。经间期正值两次月经的中间，是重阴转阳、阴盛阳动之际，也是月经周期中的第二个转化期。经间期不仅指时间概念，而且指必须具有丝状带下等临床症状，经间期的转化是否顺利，是否有良好的排卵活动，其先决条件就在于阴分水平具备与否，若重阴失常，出现不足、有余、失调，都会影响转阳的顺利和氤氲乐育之气的产生，以及产生后的程度和范围。因此经间期以"转化不利"为关键，在治疗上，必须以"促""调"为法，治疗上的"促排卵"即在重阴的前提下，加强冲任气血活动，因势利导，推动转化，排出卵子，采用补肾活血行气法，在经后期方中加丹参、红花、川芎等活血药。经前期是月经周期中的第二个消长期，阳气逐渐旺盛，以温煦胞宫，为孕卵着床作准备。若未受孕，阳长至"重"而转阴，月经来潮。治疗上以助阳为主，兼以滋肾理气，常以温肾丸化裁。金季玲对月经周期的各个时期不同阶段的生理、病理特点有其独特认识，其"补肾调周法"较传统的调经理论更具有精确性，更能体现调整月经周期中阴阳动态平衡理念，顺应月经周期中阴阳消长转化规律，因势利导，以推动月经周期的正常转化，达到规律月经周期、协调气血阴阳的目的。

2. 阴阳兼顾的治疗原则

肾为"水火之宅"，"火为水之主，水为火之源"，二者相互依存，相互制约，即所谓"阴阳互根"。"孤阴不生""独阳不长"，所以金季玲在补肾治疗中常阴阳兼顾，"善补阳者，必于阴中求阳，则阳得阴助而生化无穷；善补阴者，必于阳中求阴，则阴得阳升而泉源不竭"（《景岳全书·新方八阵·新方八略引》）。经后期常在滋肾养血的基础上佐温补肾阳药，而在经前期，又常在补肾阳的基础上佐以滋补肾阴药。女性经、孕、产、乳都是以精血为用，治疗要处处照顾精血，因此临床用药在补阳时很少应用附子、肉桂等辛热刚燥之品，而多用温而不燥之味，如肉苁蓉、菟丝子、巴戟天、紫河车、淫羊藿、鹿角霜等。此外，金季玲在补肾的时候，还强调平补、滋补、清补、温补之不同。平补法以益气填精药为主，药物大都性味平和，无寒热之偏，适用于肾气虚而无明显阳虚或阴虚证候者。滋补法以峻补肾精为主，多选用血肉有情之品，再酌加滋肾阴之味，适用于肾精亏损的证候。清补法是补肾方中加入滋阴清热泻火药，性味偏于甘寒或苦寒、咸寒，具有滋阴生津、清热泻火的作用，适用于阴虚津亏或阴虚火旺、阴虚阳亢的证候。温补法在益肾气、填肾精的基础上加入温助肾阳药，适用于肾阳不足、命门火衰的证候。在临证上，常用温肾气、滋肾阴、补肾阳、填肾精、纳肾气、固肾关、平肾冲、通肾窍、暖肾府等法益火壮水，补阴益气，来治疗肾虚而致的妇科疾病。

3. 补肾兼顾心肝脾

金季玲重视肾在女性生理病理中的重要作用，同时也注重肾与心、肝、脾的相互作用。金季玲认为月经、胎孕均有赖于肾中精气充足，而肾之精气化生又需要肝、心、脾三脏的协同作用，只有脾土强健，肝木条达，心火不亢，肝肾同源、脾肾相资、心肾相济，肾才能发挥其正常主生殖、主月经的功能。若心、肝、脾病变波及肾，或肾的病变影响心、肝、脾，导致冲任失调，引发妇科病，则应心、肝、脾、肾同治。

肝肾同居下焦，有经络相互贯通。肝藏血，肾藏精，精、血同属一类，皆属阴精范畴。肾水是肝血化生之源，肾精充足则肝血旺盛，血属阴类，靠阳气的温煦，特别是命门真火的温煦才能生化不竭。肾精是肝血化生的物质基础之一，肾阳则为肝血生生不息的动力来源。肾精可以化生肝血，肝血亦可营养肾精，肾精、肝血相互资生，荣枯相系。肝体宜柔润，肝阳忌亢张，而肾阴即有滋润肝体、潜敛肝阳的作用。若肾不养肝，水不涵木，则可以引起肝阳上亢。肝主疏泄与肾司封藏二者对立统一、相反相成，肝疏泄失常可以影响肾的封藏功能；肾精不藏，肝血不足亦可致肝郁不疏。肾不滋肝，肝肾阴亏，治疗当滋肾养肝。阴虚肝郁，或肝阳上亢、肝风内动，当滋肾疏肝、滋阴潜阳息风。金季玲对肝肾同病者常采用滋养肝肾、滋肾平肝、补肾疏肝、温养肝肾、滋阴息风等法。

肾为"先天之本"，脾为"后天之本"，肾与脾是相互资助、相互依存的。肾的精气有赖于水谷精微的培育和充养，才能不断充盈和成熟，而脾转化水谷精微则必须借助于肾阳的温煦。如果肾阳不足，不能温煦脾阳，或脾失健运，不能运化水谷精微补充肾精，金季玲多采用温肾健脾、温补脾肾、健脾补肾等法治疗。

心主血脉与神明，若心血充足在心气的推动下则可达于胞脉、充于子宫，参与化生月经的功能。血脉充盈则胞宫气血旺盛，有助种子育胎。心主神，肾藏志，心气下通于肾，心肾相交，神明清晰，血脉流畅，月事如期。心在上焦，属火；肾在下焦，属水。心中之阳下降至肾，能温养肾阳；肾中之阴上升至心，则能涵养心阴。心火和肾水就是互相升降、协调，彼此交通，保持着动态平衡。若肾水不足，心火失济，则心火偏亢，或心火独炽，下吸肾水，则肾阴暗耗，以致肾水亏于下、心火亢于上而心肾不交。此外，尚有"心火旺、肾阳虚""心气虚、肾阳虚""心气虚，肾阴虚"等心肾不交证。对于肾阴不足，心火亢盛者，金季玲多采用滋阴降火、交济心肾法；对于"心火旺，肾阳虚"者，用泻心火、助肾阳之法；对"心气虚，肾阳虚"者，用养心气、补肾阳之法；对"心气虚、肾阴虚"用益心气、滋肾阴等法。

（三）辨证分期治疗异常子宫出血

异常子宫出血属中医学崩漏的范畴，好发于青春期和围绝经期，主要是冲任损伤，不能制约经血所致。导致冲任损伤的原因有血热、气虚、血瘀、肾虚之别。《素问·阴阳别论篇》云："阴虚阳搏谓之崩。"是言崩漏的病机，责之于阴虚。

金季玲对崩漏的治疗采取"急则治其标，缓则治其本"的原则，并在治疗中融"塞流、澄源、复旧"三法于其中。塞流即是止血，须在适当的方剂中加入相应的止血药；澄源是在出血基本控制后，详审病机，辨证施治；复旧即调理善后，恢复机体功能，调整月经周期，达到治病求本的目的。

1. 出血期

出血期"急则治标"，止血以塞其流，以化瘀止血为原则，金季玲自拟化瘀固冲汤。药物组成为仙鹤草、花蕊石、茜草、阿胶、海螵蛸、蒲黄炭、三七粉、芥穗炭、棕榈炭、贯众炭、女贞子、墨旱莲、制鳖甲、煅牡蛎。方中茜草行血止血，海螵蛸收敛止血，二药相伍，一行一止，通涩兼用，相反相成，共收止血而不留瘀之妙；女贞子、墨旱莲滋补肝肾，清热凉血止血，二药配伍，补肝肾养阴血而不滋腻，于"养阴之中行止崩之法"。以上四药，融止血、活血、清热于一炉。"血遇黑则止，炭药通于肾"，金季玲止血时惯用炭药，蒲黄炭活血止血，芥穗炭既能引血归经又能除冲任伏热，贯众炭凉血止血，棕榈炭固涩止血，为防止止血留瘀之弊，又加入三七粉、花蕊石以化瘀止血。阿胶补血、止血、滋阴，与蒲黄、三七粉等活血化瘀药配伍，活血又能补血，止血又不留瘀。鳖甲、牡蛎为软坚散结之品，既可消胞中癥积（增厚的子宫内膜），又有滋阴潜阳之效。诸药合用，共收活血化瘀、固冲止血之效。本方虚实兼顾，祛瘀而不伤正，止血而不留瘀。临床可根据患者具体病情辨证施治加减用药。阴虚热象明显者，酌加生地黄、牡丹皮等以滋阴清热；气虚明显者，酌加党参、白术、炙黄芪等益气之品；肝郁气滞者，酌加香附、柴胡以疏肝理气。

2. 血止后

血止后澄源、复旧，根据青春期、生育期及围绝经期的不同分别采用相应的治法。

（1）青春期及生育期采取补肾调周法：顺应月经周期中阴阳消长、气血盈亏的不同变化予以补肾调周治疗。

①经后期：以滋肾填精、促卵泡发育为治疗大法，少佐助阳之品，促进阴长至重。方药：采用归芍地黄汤合二至丸加减，女贞子、当归、白芍、山茱萸、枸杞子、阿胶、淫羊藿、墨旱莲、熟地黄、山药、菟丝子。方中当归、白芍、阿胶滋阴养血，归芍相配，滋阴润而不燥；女贞子、墨旱莲合为二至丸，补肾滋阴、清热止血；山茱萸、熟地黄取六味地黄"三补"之意，滋补肾阴；菟丝子、枸杞子平补肾之阴阳，酌加一味补阳药淫羊藿，取"阳中求阴"之意。全方共奏滋补肾阴、清热养血之效。

②经间期：以滋肾助阳、行气活血、促排卵为治疗大法，在经后期方中加温肾助阳、行气活血之品，促使阴阳顺利转化，酌情加用巴戟天、肉苁蓉、茺蔚子、丹参、香附等。

③经前期：以平补阴阳、促进黄体成熟为大法。常用菟丝子、肉苁蓉、淫羊藿、巴戟天、山茱萸、女贞子、当归、白芍、墨旱莲。菟丝子、肉苁蓉、山茱萸甘平温润，补而不燥，女贞子、墨旱莲补肾滋阴，当归、白芍滋阴养血，淫羊藿、巴戟天温肾补阳，与众多滋阴药相配使用，减缓燥烈之性，达到平补阴阳之效。兼心肝火旺者，加柏子仁、合欢皮、山栀子、黄芩、牡丹皮等；肝郁气滞者，加柴胡、郁金、香附等；脾气不足者，加党参、白术、茯苓、黄芪等。

此类患者多为中学生，学业繁重，用脑过度，精神紧张，因而除药物治疗外，金季玲在诊疗中常配合心理疏导，减轻患者心理负担，嘱其保持愉快情绪、改变学习方式、合理安排作息时间、注意经期卫生等。

（2）围绝经期采用补肾养阴、活血化瘀、软坚散结法：金季玲认为肾（阴）虚血瘀是围绝经期异常子宫出血最主要的病因病机。方药：两地汤合二至丸化裁，女贞子、白芍、地骨皮、三棱、莪术、阿胶、墨旱莲、麦冬、玄参、生地黄、夏枯草、制鳖甲、浙贝母。方中女贞子、墨旱莲合为二至丸，具有补肾滋阴、清热止血的作用；生地黄、地骨皮养阴清热凉血；麦冬、玄参滋阴壮水；白芍、阿胶滋阴养血止血。以上六味药组成为两地汤，可大补肾水、滋养阴血。围绝经期异常子宫出血患者，由于子宫内膜受单一雌激素的刺激，缺乏孕激素的拮抗与保护，内膜持续增生或增生过长，借助妇科B超检查，观察到本病患者的子宫内膜多有增厚的现象，这与中医学胞中瘀血的病机相一致。因此，加入三棱、莪术活血化瘀，再加鳖甲、夏枯草、浙贝母等软坚散结消癥之品以消散胞中瘀血、抑制子宫内膜过快生长增厚、防止崩漏复发。若夜寐差者，加远志、酸枣仁；头晕、气短、乏力者，加党参、白术、黄芪。

（四）中医综合疗法治疗常见病及疑难病

中医外治法作为内治法的补充治疗方法，临床在治疗很多妇科疾病发挥了重要的不可替代的作用，金季玲应用外治法治疗常见妇科病如下。

1. 盆腔炎性疾病后遗症

盆腔炎性疾病后遗症为盆腔炎性疾病失治误治，病程迁延而致，或在不洁性交、分娩、流产、盆腔手术等诱因下直接发展为慢性盆腔炎症。中医病因病机认为多由行经、产后胞脉空虚，湿热之邪侵入胞宫，邪瘀互结于胞中，致冲任损伤，带脉失约，脏腑功能失调，气血运行不利，经络受阻，从而导致腹痛、腰痛、痛经、不孕等症。金季玲认为，其病理实质为瘀血，故治宜以活血化瘀为主，佐以清热解毒、行气止痛。金季玲运用中药 – 中药灌肠＋离子导入 – 针灸 – 穴位敷贴"四联疗法"治疗盆腔炎性疾病后遗症，具有症状改善快、病程短、临床有效率高、复发率低的特点。同时强调心理疗法和外治法对于治疗妇科病的重要性。

（1）内治法：中药主要以桂枝茯苓丸为基础随症加减，药用丹参、赤芍、白芍、桂枝、茯苓、牡丹皮、大血藤、败酱草、薏苡仁、延胡索、川楝子、木香、续断、白花蛇舌草、重楼、乌药、吴茱萸。若妇科检查发现炎性包块，加三棱、莪术；小腹冷痛者，加小茴香；腰骶酸痛者，加桑寄生；热盛者，加黄芩、黄柏。同时金季玲认为，本病初起与"湿热瘀血"有关，然久病多易伤及脾肾阳气，阳虚生内寒，从而形成湿热瘀血与阳虚寒凝交错的复杂病机。因此，在辨证方中少佐补肾助阳药，扶助阳长，可增强气血活动，提高免疫功能，达到较好地控制症状、巩固疗效之目的。

（2）外治法：主要采用清康灌肠液保留灌肠并配合离子导入，药物由赤芍、牡丹皮、三棱、莪术、穿山甲、皂角刺、黄柏、败酱草、紫花地丁、牛膝等组成。灌肠时需将药液加温至40℃左右，以灌肠袋置入100ml左右药液进行深部灌肠。灌肠后用DC-Z Ⅱ型直流感应电疗机进行导入，每日1次，每次20分钟，10次为1个疗程。经期停用。金季玲在长期观察中发现，由于本病存在长期炎症刺激，局部组织粘连，纤维组织增生，包块形成，抗生素不易进入，故中药保留灌肠配合离子导入中药，温度略高于体温，能使血管扩张，又促进药物吸收，且能使有效药物成分以离子的形式直接作用于病变部位，利用药物的渗透作用使有效成分不经胃和小肠的破坏，直接被肠黏膜吸收。更重要的是，药物在病变区产生的离子堆要比口服经血液循环到达的药物浓度高，更加强了消炎、消肿、松解粘连的作用，以加快疗效。

中药熏蒸属于热疗之一，治疗盆腔炎性疾病后遗症疗效显著，熏蒸热药通过对流和热传导的方式直接作用于病变部位，随着温度的变化，在热力的刺激下，血管扩张、血流加快，可提高分子的扩散性能，促进药液的转运，增加药物的溶解度。同时盆腔局部血液及淋巴循环加快，组织营养状况得到改善，局部代谢废物、炎性渗出物及致痛物质被快速清除，局部肿胀、疼痛得到缓解和消除。此外，持续的温热作用使血管渗透性增强，有利于炎症的吸收、消散。

2. 子宫内膜异位症

子宫内膜异位症患者之痛经多以下腹坠痛为主，亦有外阴坠痛。此类患者行妇科检查时多能触及阴道后穹窿结节、子宫骶韧带结节或增粗。后穹窿敷药、中药灌肠＋离子导入等综合疗法可以使药效直达病所，有利于改善症状，临床往往收到较好的疗效。

（1）后穹窿敷药：金季玲根据其病位偏下的临床发病规律，采用后穹窿敷药的方法治疗，以解除患者病痛。早年应用七厘散加黄酒调成糊状，放棉球上贴于阴道后穹窿，隔日1次，经期停用，1个月为1个疗程。七厘散具有活血散瘀、消肿止痛作用，将七厘散直接敷于后穹窿病变部位，具有穿透力强、作用快、药力发挥直接等优点，有利于局部结节消散。

随着中药制剂技术的不断更新，目前中药颗粒剂的应用越来越广泛，且患者使用方便。金季玲即应用中药颗粒剂，将其粉末喷于阴道深部后穹窿的部位，使药力直达病所。

（2）中药保留灌肠＋直流电离子透入＋艾慈灸：金季玲在应用中药汤剂治疗的同时，辅以中药保留灌肠加直流电离子透入。以少腹逐瘀汤加减浓煎至100ml，空针抽取药液，温度36~40℃，导尿管插入肛门20~25cm，缓慢注入肠内，然后用直流感应电疗机的正负两极分别置患者腹部及腰骶部，电流设置在耐受阈内。每次治疗20分钟，每日1次，经期停止治疗，10天为1个疗程。

由于本病的病灶主要在盆腔内，故保留灌肠加直流电离子透入，可使药液直接通过直肠、结肠吸收，到达前面的盆腔组织，并使病灶局部保持较高的药物浓度，促进局部的气血运行，使盆腔内微环境因素直接得以改善。

临床中应用直流电离子透入疗法时，需将两块电极板分别放在患者小腹及骶尾处，湿凉的感觉会影响治疗效果。金季玲选用艾慈灸敷贴在患者小腹及骶尾处，其主要由灸热体（含还原铁粉、水、食盐、炭粉）、艾绒远红外布、磁体、底布、控温贴等组成。具有温经散寒、舒筋活血、消肿止痛的作用，温度范围40℃~70℃，持续时间≥6小时。不仅解决了患者怕凉的弊病，而且增加了温经活血之力。

（3）针灸治疗：金季玲早年即应用针灸治疗子宫内膜异位症所致痛证，常取关元、子宫、足三里、地机、三阴交、太冲穴，并配合耳穴压豆，取皮质下、内分泌、交感、神门、肝、肾、内生殖器、庭中。从行经前5天开始，以王不留行埋压，每日按压3~5次，每次30分钟，每2天换埋药1次，两耳交替治疗共5次，每2个月经周期为一疗程。

（4）中药足浴：子宫内膜异位症痛证患者，疼痛明显者，金季玲鼓励患者采用中药足浴方法，药物组成为当归20g、附子15g、小茴香15g、吴茱萸15g、蜀椒10g、细辛10g、柴胡15g、香附10g、五灵脂10g、牛膝15g、延胡索15g、鸡血藤15g，煎煮取汁1000ml，浸泡双足，自月经第3~5天开始，直到本次月经干净，连用3个月经周期为1个疗程。

3. 外阴白色病变

关于外阴白色病变的病因，历代医家多有论述。《医宗金鉴·妇科心法要诀》曰："妇人阴痒，多因湿热生虫，甚则肢体倦怠，小便淋漓。"历代医家也认为其病因多为湿热，治疗均从清热祛湿着手。金季玲则认为本病的发生，是内因与外因合而为病的过程。金季玲认为本病的内因与肝肾关系密切，肝藏血、主疏泄，肾为先天之本、主藏精、主生殖。肝肾精亏，气血不能濡养局部，则黏膜色素减退、表皮变薄、干燥易裂、失去弹性，发为本病。这一理论，在历代著名医著中亦有相关论述，如《诸病源候论·妇人杂病诸候》曰："肾荣于阴器，肾气虚……为风邪所乘，邪客腠理，而正气不泄，邪正相干，在于皮肤故痒。"《灵枢·经脉》谓"肝足厥阴之脉……过阴器""肝脉络于阴器"等。本病病发于外阴，为肝经循行部位，肝肾同源，肾开窍于二阴，故女阴病多责之于肝、肾，肝阴不足，肾精亏损，阴部肌肤失于濡养，可致外阴白色病损。金季玲认为内在肝肾精亏，阴血亏损，此时若饮食不洁或起居不慎，风、热、湿、燥等外邪易趁机客于人体，其中尤以风、燥、湿邪与本病的关系最为密切。风邪致病善行而数变，燥邪致病干燥且易伤津液，湿性具有重浊、趋下的特性，因此本病的外在主要表现常为外阴奇痒，患者常坐卧不安，外阴常因搔抓而溃烂或局部表皮增厚、失去弹性，严重者亦可出现小阴唇萎缩，阴道口挛缩狭窄，严重影响日常生活。

金季玲认为，本病的内因主在肝肾精亏，故内治法重在调补肝肾之气，方用知柏地黄丸加减，常用知母、黄柏、牡丹皮、熟地黄、山茱萸、山药、泽泻、茯苓、枸杞子、生地黄、制何首乌、菟丝子、麦冬、肉苁蓉、石斛等药，全方滋阴补肾、清肝止痒。同时，结合本病的特点，以"标本兼治"为原则，运用内外合治法方能达到最好的治疗效果。外用药以清热祛湿止痒为主，常用外用药蛇床子、地肤子、苦参、黄柏、何首乌、补骨脂、地锦草、马鞭草、白鲜皮，全方重在清热利湿、祛风止痒，外用药物煎服后加沸水放置，温度40℃左右盆浴熏蒸泡洗20分钟左右，一日2~3次，可以在很大程度上缓解外阴瘙痒症状。

4. 产后缺乳

中医学认为乳汁的化生与五脏六腑及经脉气血的盛衰有关，尤其与肝、脾、肾及冲任二脉的关系更为密切，最易受肝之疏泄功能和冲任二脉气血盛衰的影响。产后缺乳，其主要病机无非虚实两端：虚者乃素体气血亏虚或产时失血，以致气血虚弱，乳汁化生乏源；实者为平素抑郁，加之产后情志不遂，肝失疏泄，气机不畅以致乳脉闭塞；或素体肥胖痰湿内盛，加之产后过食膏粱厚味，使脾失健运，聚湿成痰，痰气阻滞乳脉、乳络，遂至缺乳。《妇人大全良方》言"乳汁乃气血所化"，产后血液盈亏直接影响乳汁分泌，而气为血之帅，血为气之母，二者同为化生乳汁的源泉，缺一不可。金季玲根据多年临证经验，认为产妇产时失血过多，气随血耗，气血虚弱者临床较为多见。气血虚弱，则乳汁化生乏源；气虚推动无力，乳脉阻滞不通，则乳汁流出不畅。

（1）中药内服：金季玲临证治疗以补气养血通络为大法，自拟下乳汤，由当归、党参、白术、炙黄芪、王不留行、漏芦、通草、路路通、天花粉、穿山甲组成，以猪蹄汤煎煮。随症加减：气血虚弱者，可酌加鹿角霜；肝郁气滞者，可酌加柴胡、合欢皮。

（2）按摩：在服药的同时，指导患者按摩。①用一手掌从乳房根部将乳房托起，用另一手大鱼际向乳头方向推数次；②用双手在乳头部轻轻做捻法半分钟；③双手大鱼际推摩胸部2~3分钟（从外向乳头方向）；④双手交替在腰部做摩法（顺时针）以腰部皮肤有温热感为宜。

（3）刮痧：嘱家属为产妇刮痧治疗；产妇俯卧位，用刮痧板沿正中线，即督脉，从上到下刮痧，时间为2分钟，力度以产妇能接受为准；后沿正中线旁开一寸半，即膀胱经第一侧线，从上到下刮痧，两侧共2分钟；重点刮拭乳房在肩胛骨上的投影点，约为天宗穴处，并同时刮拭脾俞、胃俞两侧共6分钟。治疗后嘱产妇避风寒，多喝汤汁以促进循环。

四、临证经验

（一）月经病

验案举隅1：月经后期

张某，女，24岁，未婚。2008年10月3日初诊。

主诉：月经错后2年。

现病史：患者15岁月经初潮，既往月经周期32天，经期5~6天，量中，无痛经，末次月经为2008年7月28日。患者2年前无任何诱因出现月经错后，2~3个月一行，经量较既往略减少，色红，4天净。近2年身体亦逐渐发胖，体重增加约10kg。

刻下症：神清，精神可，月经停闭2月余，毛发浓密，面部痤疮明显，自觉神疲倦怠，纳差，舌胖淡、苔薄，脉沉。

既往史：既往体健，否认内科病史。

辅助检查：2008年9月性激素检查示：雌二醇130pmol/L，促黄体生成素306IU/L，卵泡刺激素27IU/L，孕酮、催乳素、睾酮正常。血糖和胰岛素正常。2023年9月妇科彩超示：双侧卵巢多囊性改变（内均可见每个切面卵泡大于12个）。

西医诊断：多囊卵巢综合征。

中医诊断：月经后期（肾虚痰湿证）。

治法：补肾化痰。

方药：苍术10g，白术10g，陈皮10g，茯苓12g，半夏10g，香附10g，枳壳12g，天南星10g，淫羊藿12g，山茱萸12g，何首乌15g，枸杞子12g。共14剂，水煎服。嘱患者监测基础体温。

二诊（2008年10月16日）：基础体温升高2天，带下量少，无透明白带出现，未诉其他不适。继服前方加仙茅10g、菟丝子10g。10付，水煎服，每日1剂。

三诊（2008年10月25日）：用药后患者月经来潮，但经量较少，出血点滴，遂以原方加益母草15g、丹参15g、泽兰12g、当归10g，共7剂。

四诊（2008年10月22日）：经行5日净，月经量可，现正值月经后期，以原方加山药12g、黄精15g、熟地黄10g、女贞子12g、墨旱莲15g，共7剂。

五诊（2008年10月29日）：患者近日有少量稀薄透明白带，基础体温呈高相，以原方加菟丝子15g、肉苁蓉12g、川芎10g、香附10g，共7剂。

以五诊方调服5个月经周期巩固疗效。2009年2月28日查B超提示可见优势卵泡，性激素六项检查中各激素水平均在正常范围。

按语： 多囊卵巢综合征属于中医学闭经、月经后期、不孕、崩漏等范畴。金季玲根据多年临床实践，认为肾虚和痰凝是本病的两大重要病机，补肾化痰为其治疗大法，用补肾药和苍附导痰汤加减治疗。《叶天士女科诊治秘方》苍附导痰汤，以二陈汤为基础健脾祛湿、和胃化痰，苍术、白术健脾燥湿，香附、枳壳理气行滞，天南星燥湿化痰。全方健脾燥湿、行气消痰，以疏通经脉，顺气活血调经。尤其重视在治疗的同时，提醒患者注意饮食方式，多食蔬菜、水果等素食，少食荤腥肥腻，多加强体育活动，控制体质量，以配合治疗，有助于提高疗效。

多囊卵巢综合征是妇科常见病及多发病，严重者可能导致子宫内膜癌，年轻患者可致不孕症，以中医药辨证论治可达到较好的临床疗效。此为多囊卵巢综合征的典型病例，在临床应用广泛。

验案举隅2：崩漏

黄某，女，18岁。2011年4月2日初诊。

主诉：经血非时而下1年余，加重1个月。

现病史：患者13岁初潮，平素月经周期30天，经期5~7天。末次月经为2011年3月2日，至今未止。1年前因高三学习压力较大，出现月经不规律，常非时而下，血量时多时少，色红，质稠。曾于当地医院就诊，予中药口服调理，症状稍有缓解，近1个月因学习劳累病情加重。

刻下症：阴道出血量稍多、色红、质稠，伴口干，腰膝酸软，五心烦热、夜寐不安，纳可，二便调，舌红少苔、有裂纹，脉细弦。

辅助检查：血常规示：白细胞计数 4.7×10^9/L，红细胞计数 3.79×10^{12}/L，血红蛋白119g/L，血小板计数 151×10^9/L。妇科彩超示：子宫附件未见明显异常（子宫内膜厚0.5cm）。

西医诊断：异常子宫出血。

中医诊断：崩漏（阴虚血热证）。

治法：滋肾清热，化瘀止血。

处方：茜草10g，海螵蛸20g，女贞子10g，墨旱莲20g，三七粉（冲服）3g，芥穗炭10g，棕榈炭10g，仙鹤草15g，阿胶（烊化）6g，鹿衔草15g，煅牡蛎（先煎）30g，炙鳖甲（先煎）15g，炒牡丹皮20g。共6剂，水煎服，每日1剂。嘱患者监测基础体温。

二诊（2011年4月7日）：基础体温呈低相，今日阴道出血止，烦热稍减。仍腰膝酸软、夜寐不安、口干，舌红少苔、有裂纹，脉细弦。治宜滋肾填精。处方：女贞子10g，墨旱莲20g，生地黄15g，炒牡丹皮10g，地骨皮15g，麦冬10g，玄参15g，阿胶（烊化）15g，当归15g，山茱萸15g，枸杞子15g，肉苁蓉15g，炙鳖甲（先煎）15g。共7剂，水煎服，每日1剂。

三诊（2011年4月14日）：基础体温呈低相，阴道无血，透明拉丝白带增多，失眠减轻，时有手足心热，腰膝酸软，舌红苔薄、有裂纹，脉细弦。治以滋肾助阳、行气活血。处方：守上方去生地黄、牡丹皮、地骨皮、制鳖甲，加白芍10g、菟丝子15g、丹参15g、香附15g。

四诊（2011年4月19日）：基础体温呈上升趋势，寐转佳，偶有手足心热、腰酸。舌红苔白、有裂纹，脉细弦。治以平补阴阳。处方：菟丝子15g，淫羊藿10g，巴戟天15g，女贞子10g，墨旱莲20g，当归15g，白芍15g，枸杞子15g，山茱萸15g，炙鳖甲（先煎）15g，麦冬15g，玄参15g，续断15g。共7剂，水煎服，每日1剂。

五诊（2011年5月7日）：患者服药后于2011年5月2日月经来潮，现量少，仍按上述调经方法继续调理3个月，月经基本规律，基础体温呈双相，随访半年无复发。

按语：本例患者尚处于青春期，肾气未盛，天癸未充，加之高考时期精神紧张，学习劳累，耗伤肝肾之精血。肝肾精血亏虚，水亏火旺，虚热内生，扰动冲任血海，则经血非时而下，量多色红；虚火上炎，灼伤阴液，故口干；腰为肾之府，肾虚则腰膝酸软；出血日久气随血脱，气血两虚，故见头晕、乏力、心悸；舌红苔黄、脉细弦，均为肾阴虚之象。出血期治以滋肾清热、化瘀止血，目的在于壮水之主以培肾之元阴，肾水充足则虚火自敛，冲任血海安宁，出血自止；配合心理疏导，消除发病诱因。血止后根据月经周期阴阳消长转化规律，调补肾中阴阳，使其达到阴平阳秘的状态，从而恢复卵巢的排卵功能。

验案举隅3：闭经

王某，女，24岁，未婚。2011年3月20日初诊。

主诉：月经不能自主来潮2年。

现病史：13岁月经初潮，既往月经错后，周期1~3个月，经期3~4天，量少，色深红，夹血块。自2009年6月始月经停闭不行，予黄体酮肌内注射后，月经可来潮，停药后月经仍停闭不行，末次月经为2010年10月5日。2011年2月20日妇科彩超提示：双侧卵巢多囊样改变（子宫内膜厚0.6cm）。自2009年至今体重增加超过10kg，平素嗜食肥甘厚味。

刻下症：月经不能自主来潮2年，现已9个月未行，面部及背部痤疮明显，大便黏滞不爽，偶有腰酸。舌红苔白厚腻，脉弦滑。

辅助检查：2011年2月20日B超示双侧卵巢多囊样改变。性激素检查示：睾酮1.4ng/ml。

西医诊断：多囊卵巢综合征。

中医诊断：闭经（痰湿证）。

治法：补肾调周，化痰通经。

处方：苍术 10g，香附 10g，枳壳 15g，半夏 15g，胆南星 6g，柴胡 6g，当归 10g，白芍 10g，熟地黄 15g，何首乌 15g，枸杞子 15g，山茱萸 15g，葛根 15g，巴戟天 15g，紫河车 6g，麦冬 20g。共 14 剂，水煎服，并嘱患者监测基础体温。

二诊（2011 年 4 月 4 日）：基础体温低相，月经仍未潮，未诉其他不适。处方：苍术 10g，香附 10g，枳壳 15g，半夏 15g，胆南星 6g，当归 10g，白芍 10g，熟地黄 15g，何首乌 15g，枸杞子 15g，山茱萸 15g，葛根 15g，巴戟天 15g，紫河车 6g，麦冬 15g，黄精 20g。共 14 剂，水煎服。

三诊（2011 年 4 月 18 日）：基础体温升高 3 天，月经未潮，大便调。处方：苍术 10，香附 10g，枳壳 15g，半夏 15g，胆南星 6g，菟丝子 15g，淫羊藿 10g，巴戟天 10g，肉苁蓉 15g，当归 10g，白芍 10g，熟地黄 15g，何首乌 15g，鹿角霜（先煎）10g，黄精 20g，香附 15g，柴胡 6g，紫河车 10g，丹参 15g，火麻仁 10g。共 14 剂，水煎服。

四诊（2011 年 4 月 28 日）：患者月经来潮，量少，色红，夹血块，停止服用 4 月 18 日方，改服经期方。处方：当归 10g，白芍 10g，熟地黄 10g，何首乌 12g，桃仁 10g，红花 10g，赤芍 10g，丹参 15g，益母草 30g，泽兰 10g，牛膝 10g，鸡血藤 15g。共 5 剂，水煎服，每日 1 剂。

五诊（2011 年 5 月 3 日）：患者阴道血净，基础体温低相。继服初诊方。

继续以上法治疗半年余，患者月经可自行来潮，经期 5~6 天，周期 50~60 天，体重较前减轻，痤疮明显好转。

按语：此病案为痰湿阻滞型多囊卵巢综合征，患者形体肥胖，嗜食肥甘厚味，面部及背部痤疮明显，大便黏滞不爽，均为痰湿之征。结合脉证，辨为痰湿阻滞证。患者嗜食肥甘厚味，导致脾气不通，运化失常，聚而成痰，痰湿下注，壅滞冲任，故月经后期直至月经停闭不行；湿困脾阳，则形体肥胖；脾不能运化水湿，则大便黏滞不爽、舌红、苔白厚腻、脉弦滑均为痰湿内盛之象。对于痰湿阻滞型多囊卵巢综合征的患者，虽以苍附导痰汤为基本方，但仍需以补肾为主，按照肾中阴阳消长转化的规律辨证用药。金季玲在临证中反复强调"经水出诸肾"，月经的产生与肾阴密切相关，肾阴充盛，才能够化生阴血，月经方可来潮，故本例治以补肾调周、化痰通经为主。方中苍术、白术、胆南星与香附、枳壳合用以达到健脾行气，化痰燥湿，使脾运痰消，经脉畅达，经血可行，同时仍以患者基础体温为参照，在月经周期的不同阶段，酌情使用不同的中药，帮助患者恢复自身排卵，建立正常的月经周期。

（二）妇科杂病

验案举隅 1：不孕症

涂某，女，30 岁，已婚。2013 年 7 月 12 日初诊。

主诉：月经延后 10 年余，未避孕 2 年未孕。

现病史：患者近 10 余年月经延后，平素经期 7 天，月经周期 40~90 天，量中，经色暗红，夹血块，无痛经。末次月经为 2013 年 6 月 19 日。患者自 2 年余以未避孕，性生活正常而未孕。素日自觉腰溶溶如坐水中，乏力，中西药间断治疗效果欠佳。多次行妇科彩超检查，提示：子宫附件未见明显异常。2013 年 6 月 22 日性激素：雌二醇 70.8pg/ml，孕酮 0.17ng/ml，卵泡刺激素 8.05mIU/ml，促黄体生成素 6.24mIU/ml，催乳素 80ng/ml，睾酮 0.56ng/ml。

刻下症：自觉腰凉，乏力，纳寐可，二便调。舌淡暗，脉弦细。

辅助检查：2013 年 6 月 22 日性激素：雌二醇 70.8pg/ml，孕酮 0.17ng/ml，卵泡刺激素 8.05mIU/ml，促黄体生成素 6.24mIU/ml，催乳素 80ng/ml，睾酮 0.56ng/ml。

西医诊断：原发性不孕。

中医诊断：月经后期，不孕症（肾阳虚证）。

治法：补肾填精，温阳暖宫。

处方：熟地黄 15g，制何首乌 15g，枸杞子 10g，山茱萸 10g，菟丝子 15g，肉苁蓉 15g，巴戟天 10g，粉葛根 10g，当归 10g，白芍 10g，紫河车 6g，阿胶（烊化）10g，鹿角霜（先煎）10g，麦冬 15g，制黄精 15g，砂仁（后下）10g。

二诊（2013 年 7 月 26 日）：患者月经仍未来潮，基础体温高相，月经将潮，口舌略感干燥，舌红苔白，脉细滑。阴已转阳，血海满盈，胞宫经血待泻。治以温补肾阳；佐以滋阴。处方：菟丝子 15g，淫羊藿 10g，巴戟天 10g，肉苁蓉 15g，当归 10g，白芍 10g，熟地黄 15g，香附 15g，制何首乌 10g，鹿角霜（先煎）10g，麦冬 15g，沙参 15g，阿胶（烊化）10g，山药 15g，石斛 15g，砂仁（后下）10g。

三诊（2013 年 8 月 9 日）：患者于 7 月 28 日月经来潮，量中。为巩固疗效继治疗，补肾、调冲任、促排卵治法不变，随证加减。后经调治月经周期恢复正常。

四诊（2013 年 11 月 29 日）：基础体温持续高相已 20 天，尿妊娠试验阳性。患者求子心切，要求保胎治疗。予补肾安胎。后随诊检查为宫内妊娠。

按语：《素问·上古天真论篇》言："二七而天癸至，任脉通，太冲脉盛，月事以时下，故有子。"《金匮要略》曰："妇人少腹寒，久不受胎。"《格致余论》又言"女不可为母，得阴气之塞者也"等。金季玲认为不孕症主要由肾虚、肝郁、痰阻等导致，可根据不同体质予补肾、疏肝、导痰治疗。本案因先天肾气不足，后天脾失健运，脾肾阳虚，精血亏少，月经错后，经久不孕，"子脏冷无子"；久不受孕，继发肝气不舒，忧郁寡欢，胎孕不受。初诊用熟地黄滋补肝肾，枸杞子、山茱萸味甘性平，滋补肝肾，三药共用能滋补肝肾，补冲任不足，冲任足则血海充盈，血海充则月经调和；菟丝子、鹿角霜、肉苁蓉以补阳益阴，阴阳双补；巴戟天、紫河车以补肾阳；砂仁和胃健脾；当归味甘、辛，性温，归心、脾、肝经，活血调经；阿胶味甘性平，补血、滋阴、润燥；白芍味酸、甘，养血调经。全方滋补肝肾、益气养血。二诊为经前期，阴已转阳，血海满盈，胞宫经血待泻。治以温补肾阳，佐以滋阴，阴中求阳，用淫羊藿、鹿角霜、巴戟天、肉苁蓉、菟丝子补肾助阳；然"善补阳者，必于阴中求阳，则阳得阴助而生化无穷"，故加石斛、麦冬、沙参、阿胶、白芍、当归等滋阴益精血之品；然久病及肝，肝气郁结，香附"专属开郁散气";在补肾的同时要重视脾的运化,脾胃乃后天之本。正如李中梓说:(脾胃)"犹兵家之饷道也,饷道一绝,万众立散。"肾所藏之先天之精还需要后天之精的不断充养,砂仁乃"醒脾调胃要药",配以山药共助脾之健运。综观全方补肾为主,健脾、疏肝共见,在调理月经的同时促进卵泡发育以助孕,患者坚持中药治疗,最终受孕,药到病除。

验案举隅2:围绝经期综合征

卢某,女,49岁,已婚。2013年1月11日初诊。

主诉:烘热汗出、失眠、胸闷3年。

现病史:患者47岁绝经,绝经后未行激素替代治疗,阴道无异常出血及排液。患者3年前出现烦躁易怒,胸闷,失眠,时有烘热汗出,全身乏力,腹胀,食欲不佳,大便稀。

刻下症:烘热汗出,烦躁易怒,胸闷,失眠,乏力,腹胀,食欲不佳,大便稀。舌淡、苔薄白,脉弦细。

西医诊断:围绝经期综合征。

中医诊断:绝经前后诸证(肾虚肝郁证)。

治法:补肾疏肝安神。

方药:生地黄10g,熟地黄15g,牡丹皮10g,泽泻10g,茯苓12g,山茱萸15g,枸杞子12g,鳖甲(先煎)15g,当归10g,白芍10g,柴胡10g,香附10g,合欢皮15g,酸枣仁15g,柏子仁15g,白术10g,山药15g,莲子心6g,砂仁(后下)6g。共7剂,水煎服,每日1剂。

二诊(2013年1月18日):服药后诸症减轻,时感胸闷,舌淡苔白,脉细弱。继服前方加瓜蒌10g。

三诊(2013年1月24日):患者时有烘热汗出,仍寐差,舌淡苔白,脉细弦。继服前方加浮小麦30g、龟甲10g以滋阴潜阳敛汗。

继宗前法治疗2个月而获效。

按语:绝经前后诸证是指女性在绝经期前后,围绕月经紊乱或绝经出现的明显不适证候,如烘热汗出、烦躁易怒、潮热面红、眩晕耳鸣、心悸失眠、腰背酸楚、面肢浮肿、情志不宁等证。在西医学中称为围绝经期综合征,又称绝经综合征,是女性绝经前后性激素波动或减少所致的一系列以自主神经系统功能紊乱为主,伴有神经心理症状的一组症候群。《素问·上古天真论篇》曰:"女子七岁,肾气盛,齿更发长;二七而天癸至,任脉通,太冲脉盛,月事以时下,故有子……七七,任脉虚,太冲脉衰少,天癸竭,地道不通,故形坏而无子也。"说明断经乃女性正常的生长发育、生殖与衰老的自然规律。此阶段大部分女性都可以较为平稳地度过,但是部分女性由于体质因素,或因产育、疾病、社会环境、精神因素等致肾阴阳失衡而发病。《金匮要略·妇人杂病脉证并治》指出:"妇人脏躁,喜悲伤欲哭,像如神灵所作,数欠伸。"肾为先天之本,肾的阴阳失调常常影响到其他脏腑。例如,肝肾同居下焦,肝肾同源,肾水不足以涵养肝木则导致肝肾阴虚或肝阳上亢；肾水不能上济于心，心火亢盛则扰动神明，而致心肾不交；肾阳虚衰不能温煦脾阳会导致脾肾阳虚；如果患者脾肾阳虚则无力运化水液，水液内停酿成痰饮；阳气虚弱无力行血，易导致肾虚血瘀。本病的根本原因在于肾之不足，其发病可表现在心、肝、脾、肾四脏。金季玲抓住其根本原因——肾虚，并根据患者的临床表现予以加减用药，调整脏腑阴阳平衡。本案患者绝经后出现烦躁易怒、胸闷、失眠，时有烘热汗出，全身乏力，腹胀，食欲不佳，大便稀。以其绝经后肾阴亏虚，阴不维阳，虚阳上越，故头面时有烘热汗出；肾水不足以涵养肝木，烦躁易怒；肾水不足不能上济心火，导致失眠；脾气虚，则运化无力，导致腹胀、食欲不振、大便稀。方中熟地黄甘温，入肝肾而功专养血滋阴；生地黄味甘、苦，性寒，入心、肝、肾经，养阴凉血清热，合白芍酸甘化阴，滋养阴血，佐柴胡、牡丹皮凉血；泽泻、茯苓利水渗湿，其中茯苓尚可健脾补中、宁心安神，泽泻可清泻肾火；枸杞子甘平，归肝、肾经，滋补肝肾、益肝明目；山茱萸味酸、涩，性微温，归肝、肾经，补益肝肾；白芍苦酸寒，入肝经，生用清热凉血，白芍与当归合用，当归辛温，走而不守其性开，白芍酸寒，守而不走其性合，辛而不过散，酸而不过收，一开一合相互为用，养血最佳，血得养则肝自和，有平肝之效；香附辛微苦平，入肝、三焦经，利三焦，解郁结，专治气结为病，可疏肝解郁、调经止痛；牡丹皮辛苦微寒，入心、肝经，清热凉血，且能通血脉中热结；酸枣仁甘酸平，入心、肺、肝、胆经，养心宁神，又能养阴；合欢皮安神解郁；柏子仁甘平，养心安神；莲子心清心祛热；柴胡苦平微寒，归肝、胆经，疏肝解郁；鳖甲咸平，入肝、脾二经，滋阴清热，软坚散结；腹胀，食欲不佳加砂仁理气宽中，健脾化湿；白术配合茯苓健运脾胃；山药补脾养胃，益肺生津，补肾涩精。全方共奏滋补肝肾、疏肝解郁之功。二诊加瓜蒌理气，三诊加浮小麦止汗固表、龟甲养阴。临床上绝经前后诸证发病率并不低，发病率与就诊率的较大差异提示应该加强健康教育的力度，关注女性身心健康，让更多的女性能在医生心理疏导和药物治疗的帮助下更加平稳地度过这段生理时期。

验案举隅3：妇人腹痛

苏某，女，38岁，已婚。2013年8月19日初诊。

主诉：下腹痛10余年，加重3个月。

现病史：患者月经周期28~30天，经期5~7天，量中，色暗，夹血块，末次月经为2013年8月7日。患者自2003年人工流产术后间断出现下腹痛，时轻时重，间断治疗，效果不显著。近3个月下腹痛加重，遂前来就诊。

刻下症：下腹痛，自觉腹部凉而喜温，伴腰骶冷痛，得温痛减，遇寒加剧，带下量中。神疲乏力，纳谷不香，寐安，二便调。舌暗红、苔白，脉沉弦。

妇科检查：子宫压痛，双侧附件片状增厚、压痛。

辅助检查：妇科彩超示盆腔积液1.8cm。血常规正常。

西医诊断：盆腔炎性疾病后遗症。

中医诊断：妇人腹痛（阳虚寒凝证）。

治法：温阳祛寒化湿，活血化瘀止痛。

处方：丹参15g，赤芍15g，白芍15g，茯苓15g，乌药15g，当归15g，莱菔子15g，桂枝10g，没药10g，延胡索10g，川楝子10g，砂仁（后下）10g，陈皮10g，胡芦巴10g，吴茱萸10g，小茴香6g，炮姜6g，木香6g。共7剂，每日1剂，水煎服，分2次服。嘱患者避风寒，劳逸结合，节饮食，勿食寒凉之品。

二诊（2013年8月26日）：患者腹痛减轻，时感乏力，纳差，舌暗红、苔白，脉沉弦。效不更方，于前方加鸡血藤30g。继服治疗3月，经期停服中药。同时结合中药灌肠＋离子导入中医综合疗法治疗。

2个月后随访，腹痛已愈，诸症好转。

按语：盆腔炎性疾病后遗症的发病多因经期、产后及术后血室正开，摄生不慎，感染湿热毒邪，治疗不彻底或因体质虚弱病情迁延，湿热余邪留恋于冲任胞宫胞脉，耗伤正气而发病。该病属于中医学"带下病""妇人腹痛""痛经""不孕症""癥瘕"等范畴。其病因病机多与湿、热、瘀密切相关，而以血瘀为关键。本案患者素体阳虚，失于温煦，水湿不化，寒湿内生，寒湿阻滞胞脉，血行不畅，"不通则痛"。以温经祛寒化湿、活血化瘀止痛为治疗大法。以桂枝茯苓丸合少腹逐瘀汤为基本方加减治疗。桂枝茯苓丸出自《金匮要略·妇人妊娠病脉证并治》，原方主治"妇人素有癥病，经断未及三月，而得漏下不止"。该病除有子宫和附件区压痛外，多有片状或条索状痞块，甚至可触及囊性包块，正适合用桂枝茯苓丸活血化瘀，缓消癥积。少腹逐瘀汤源于清代医家王清任《医林改错》，具有活血祛瘀、温经止痛之功，适用于寒凝血瘀证。方中桂枝、小茴香、没药、延胡索、乌药、胡芦巴、吴茱萸性味多辛温，用以温通血脉、行瘀消滞；白芍、赤芍、丹参等活血祛瘀止痛；鸡血藤活血化瘀，尚能清热解毒，为治肠痈的要药；茯苓淡渗祛痰，以助消癥之功，并能健脾益胃、扶助正气；陈皮、木香、砂仁、川楝子等理气醒脾，以助纳运。全方共奏温经化瘀、散寒除湿、理气健脾之功，使瘀血得散，寒湿得除，腹痛得止。

参考文献

[1] 梁晶，金季玲."调周法"治疗月经病经验[J].河北中医，2014，36（1）：9-10.

[2] 朱颖.金季玲教授采用调理月经周期法治疗肾虚型月经过少-月经后期-闭经的经验[C]//中华中医药学会.第十次全国中医妇科学术大会论文集.天津中医药大学第一附属医院妇科，2010：2.

[3] 赵力.夏桂成"调理月经周期法"体悟.安徽中医学院学报[J].2009，28（4）：40-42.

执笔者：闫颖　毕富玺

整理者：阚湘苓

资料提供者：金季玲

儿科

邱世源
——注重中医辨证，服务津门儿童

一、名医简介

邱世源（1937~2001），男，汉族，中国共产党党员，天津市人。天津中医学院第一附属医院（现天津中医药大学第一附属医院）儿科主任医师。天津中医学院（现天津中医药大学）优秀共产党员，天津市"九五"立功奖章获得者。中国老教授协会会员，《人民论坛》杂志编委。

邱世源刻苦钻研，勤奋好学，1963年毕业于天津中医学院，同年分配至山西省儿童医院工作，一直从事儿科临床一线工作，将中医辨证论治与西医临床密切结合，灵活运用于儿童重症肺炎的救治，并取得较好的临床疗效。1974年调回天津中医学院第一附属医院，回到家乡津门，全身心投入儿科临床工作中，并带领下级医师一起钻研学习，将其在西医临床工作的十多年经验与大家分享，强调诊疗疾病，要明确诊断、辨证论治、中西医并重，做一名合格的儿科临床医生。

在40年的从医过程中，他刻苦钻研中医药的宝库，在中西医结合治疗小儿肺炎、重度营养不良、小儿腹泻等方面取得了突出成绩。特别是在小儿呼吸系统疾病方面，他以高超的诊疗技术和显著的临床疗效，在患者中享有很高的威望。外感高热是儿科常见病之一，多为外感风热所致，临床常见卫气同病。邱世源集多年临床经验，以疏表清热、卫气同治为法则，自拟疏解清热饮加减治疗小儿外感高热，效果显著。

二、名医之路

（一）认真学习，刻苦钻研

邱世源无论多么忙碌，每天都会抽1~2小时的时间读文献，图书馆的期刊、报纸等都是他学习的资源，虽然临床很忙碌，但是对于每次门诊的疑难问题，邱世源都会记录下来，研读经典，认真分析，用中医的辨证思维去分析病情。正是邱世源这样对中医的挚爱，前来就诊的患儿也越来越多，每天慕名而来的患者挤满了诊室。但邱世源总是以饱满的热情耐心细致地诊查每一位患者，经常过了下班时间才能走。据不完全统计，连续8年年门诊量超万人次，其中2次年门诊量超2万人次。他兢兢业业，任劳任怨，全心全意为患儿服务，从不计较个人得失，以淳厚的品质、高尚的职业操守，感染着周围的人们，以精湛的医术治愈了成千上万的患儿，被患儿家长誉为"邱一包"。

（二）中西汇通，辨证论治

邱世源毕业后，被分配到山西省儿童医院工作。初入临床虽是西医院，但是他时时都会在学习西医临床的同时，运用中医辨证思维。在《山西医药》发表论文《中西医结合抢救 36 例危重小儿肺炎的疗效观察与体会》（1964 年）、《中西医结合治疗小儿危重肺炎 113 例的临床观察体会》（1965 年），在《上海中医药杂志》发表论文《小儿肺炎的分型治疗》（1965 年），在院刊发表《小儿腹泻的临床体会》《重温伤寒论对仲景组方的探讨》。在西医院工作的数年中，邱世源运用中医辨证思维和中西医结合的临床诊疗思路，不仅取得了较好的临床疗效，而且也积累了更丰富的临床经验。

（三）回归津门，服务儿童

1974 年邱世源调入天津中医学院第一附属医院，回到家乡津门，全身心投入儿科临床工作，带领下级医师一起钻研中医药宝库，并将其在西医临床工作的宝贵经验与大家分享，强调诊疗疾病，要明确诊断，辨证论治，中西医并重，做一名合格的儿科临床医生。1998 年被评为学院优秀党员，并荣获天津市"九五"立功奖章。

三、学术理论精粹

邱世源作为首届天津中医学院本科生，系统学习中西医知识，刻苦钻研中医经典，在校期间广学博采，得到多名中医大家的指导。本科毕业后，在山西省儿童医院工作期间，他和西医临床一线同道交流甚广，但邱世源始终坚持中医为本、西为中用，学习西医是为了更好地发展中医。

他刻苦钻研中医药的宝库，在中西医结合治疗小儿肺炎、重度营养不良、小儿腹泻等方面取得了突出成绩。特别是在小儿呼吸系统疾病方面，他因高超的诊疗技术和显著的临床疗效，在患者中享有很高的威望。小儿外感高热是儿科常见病之一，多为外感风热所致，临床常见卫气同病。他集多年临床经验，以疏表清热、卫气同治为法则，自拟疏解清热饮加减治疗小儿外感高热，疗效甚佳。

（一）"疏表清热、卫气同治"，治疗儿科外感病

小儿外感，系外邪袭表，郁遏肺卫，又因小儿"纯阳之体"的生理特点与"病之传变迅速"的病理特点，表邪易于入里、从热化，故而在治疗小儿外感病时，应注重生理病理兼顾，双路径祛邪——疏表清热、卫气同治，以达祛邪要速、防其传变之效。在选方用药上，注重经方化裁，善用桂枝汤、小柴胡汤、桂枝柴胡汤、麻黄汤、半夏泻心汤等，临床疗效颇著。

（二）"湿、热"病邪，需辨轻重、主次

外感六淫病邪，"暑湿之邪"易袭小儿，又因小儿"脏腑娇嫩、行气未充"，湿热之邪侵袭，小儿脏腑功能薄弱，尚不能化解，而致病邪缠绵于小儿之身。临证常见湿热

之病有湿重于热、热重于湿两种类型，湿热同病者临证较多，但在选方用药时，需明辨"湿、热"二邪的轻重、主次。湿重于热者，选择三仁汤加减；热重于湿者，选择甘露消毒丹加减；肝胆湿热蕴郁不解者，则有的放矢选择茵陈蒿汤加减治疗，体现病邪与病位的同步辨证。

（三）儿童疑难杂症，离不开辨证论治

临床小儿疾病因病邪不同、病位不同、小儿脏腑功能盛衰不同等诸多因素，导致临证纷繁复杂，如郁证、发热、川崎病等疾病。邱世源临证遇此类患儿，将中医的四诊信息进行系统整理，从病因找其发病之源，从脏腑寻其发病之位，从发病过程探其发病之理，进而将三焦、卫气营血、经络辨证进行梳理，再从八纲辨证求其治法，将中医学整体观念、辨证论治运用得灵活自如。

四、临证经验

（一）《伤寒论》经方化裁治疗儿科常见病

验案举隅1：罗某，男，3岁半，3月6日初诊

家长述患儿平素易感，三五天就要就诊一次，常见于背部汗出受凉后，轻则鼻流清涕，重则当晚发热40℃，寻西医治疗后汗出肢凉症缓。如此反复已近2年。诊见身体消瘦见骨感，双眼色蓝，面色萎黄，鼻流清涕，头汗出似洗，四肢欠温，易哭闹，大便臭秽，舌淡红、有齿痕、舌尖红，苔薄、根腐腻苔，指纹浅红夹蓝、过风关。

辨证：营卫不和，脾失健运证。

治法：调和营卫，健脾益气。

处方：柴胡6g，黄芩6g，太子参10g，法半夏6g，桂枝6g，白芍12g，生姜2片，大枣3枚，炙甘草6g。6剂，每天1剂，水煎，分2次温服。另外将当天药渣复水煲1000ml，擦拭胸腹背脊及四肢，擦拭后上床睡觉，每晚1次，连续擦拭6天。

二诊：服药6剂后，四肢转暖，纳食增但仍不旺，易汗出已缓解，流鼻涕停，偶见有1~2声单咳，无痰，舌淡红嫩、苔薄，指纹浅红、过风关。守上方加减，调和营卫、益气固表。

处方：柴胡6g，党参10g，桂枝6g，法半夏6g，白芍12g，防风5g，白术10g，黄芪15g，麦芽15g，生姜3片，大枣3枚，炙甘草6g。6剂，服用方法如前。

三诊：前后用药12剂，咳已停，知饥索食，面色转红润，四肢暖和，很少哭闹，能和其他儿童玩耍。效不更方，守上方15剂。另服龙牡壮骨颗粒，每天3次，每次1包，以资巩固。

上个月随访，小孩体重增加5kg，已上幼儿园中班，一切正常。

按语：患儿外感初起，如失于辛散解表，多酿成凉遏留邪，此不可解表，又难于和里，补之则碍邪，清之则伤胃，可选用柴胡桂枝汤，既可以疏泄肝胆、调和营卫，又可健脾和胃、补益气血。运用本方时可根据体质的不同选择性配伍用药。气虚不固者，可

合玉屏风散；血虚者，加当归、熟地黄以补血；纳食不旺者，加入健胃之麦芽、谷芽、神曲之属；食滞者，加厚朴、山楂、陈皮以行气消滞。药随证变，权宜加减使用，尤以治疗内伤、外感之发热，功效喜人。邱世源认为，本方高热可治，低热能平，尤其对于幼儿及老年体弱者，有病可治，无病时偶然用1~2个疗程，往往亦可增强体质。

验案举隅2：余某，男，4岁

因低热咳嗽6天来诊。患儿6天前患感冒恶寒发热，在外院治疗后，仍有低热、咳嗽、动辄汗出、纳差、大便偏干、舌淡红、脉浮缓。

辨证：营卫不和。

治法：调和营卫。

处方：桂枝6g，炒白芍6g，甘草3g，生姜1片，大枣3枚，杏仁4g，莱菔子8g。3剂。

二诊：患儿热退，汗止，咳嗽大减，纳渐增，大便通。守上方加太子参8g、茯苓8g。再服5剂巩固疗效。

按语：桂枝汤原文："太阳中风，阳浮而阴弱，阳浮者，热自发，阴弱者，汗自出，啬啬恶寒，淅淅恶风，翕翕发热，鼻鸣干呕者，桂枝汤主之。"桂枝汤为仲景群方之冠，具解肌发表、调和营卫之功，为治疗太阳中风之首方。本例患儿低热、咳嗽、动则汗出、纳差、大便干、舌淡红、脉浮缓，证属于营卫不和，故用桂枝汤调和营卫，加杏仁、莱菔子肃肺利便，故咳嗽自止。

验案举隅3：赵某，男，16岁

患病毒性感冒，高热持续不退，体温39.6℃，并与恶寒交替出现，类似疟证。特邀会诊。经仔细询问得知，夜晚发热更甚，身疼痛，无汗，头痛，眩晕，口苦，咽干口渴，呕恶不欲食，胸胁满闷。舌红苔黄，脉弦数。

辨证：邪客少阳之半表半里，正拒邪入而发热，邪进正退则恶寒，正邪交争所以寒热往来如疟。然口渴苔黄反映少阳与阳明并病。

治法：和解少阳，兼清阳明之热。

处方：柴胡16g，半夏14g，党参6g，炙甘草6g，黄芩10g，生姜8g，大枣7枚，桔梗10g，枳壳10g，连翘10g，生石膏30g，板蓝根16g，玄参14g。

服药3剂，汗出热退，体温降至38℃。又服2剂，寒热不发，脉静身凉而病愈。

按语：本案寒热往来为邪在少阳。少阳居于半表半里之间，为三阳之枢机。伤寒邪传少阳，正邪交争，正胜则热，邪胜则寒，故见发热与恶寒交替出现。更有口苦、咽干、眩晕、胸胁满闷、呕恶不欲食等证，则为少阳病无疑。其身痛、无汗之症，为邪热壅盛，气机不利所致。治疗以和解少阳、斡旋气机为主，兼以清解气分热毒。方以小柴胡汤和解少阳枢机，恢复肝胆出入之机转，从而鼓正祛邪。枳壳、桔梗，一降一升，斡旋上下；石膏、连翘、板蓝根、玄参，消气分之热毒，彻邪外出。诸药共伍，能和畅气机，宣通内外，调达上下，疏利三焦。服之则使少阳和畅，枢转气活，自能鼓邪热随汗外出。本方用于外感发热不退，邪入少阳者，屡获效验。

验案举隅4：吴某，女，9岁

因发热，咳嗽气喘3天来诊。患儿3天前出现发热、咳嗽、气喘，服感冒药后汗出热不解，咳嗽加重，伴气喘，痰多黏稠，不易咯出，纳差，大便干结，小便黄，苔薄黄，脉浮数。

辨证：邪热壅肺，肺失清肃。

治法：清宣肺热。

方药：炙麻黄6g，杏仁4g，甘草3g，生石膏（先煎）20g，大贝母10g，炙桑白皮8g，苏子10g，莱菔子6g。3剂。每日1剂，水煎服。

二诊：患儿热退，咳嗽大减，痰少，大便已通。原方去炙桑白皮，加茯苓、焦薏苡仁各10g，再进5剂。

按语：麻杏石甘汤原文："发汗后，不可更行桂枝汤，汗出而喘，无大热者，可与麻黄杏仁甘草石膏汤。"又如"下后，不可更行桂枝汤，若汗出而喘，无大热者，可与麻黄杏仁甘草石膏汤。"该患儿服药后汗出热不解，说明邪热已入里迫肺，肺失清肃，故见喘息；热灼肺津，炼液为痰，壅闭于肺，故痰多黏稠，不易咯出；大便干结、小便黄、苔薄黄、脉浮数，均为里热的表现。故用麻杏石甘汤清宣肺中郁热而定喘，加大贝母、苏子、炙桑皮、莱菔子降气化痰。

验案举隅5：王某，男，6岁

发热，咳嗽，痰多气粗来诊。患儿素体肥胖，昨日贪凉后晚间始发热，微恶寒，无汗，咳嗽，痰多气粗，呕出黏痰，腹胀，大便稀溏量少，其味酸臭，苔黄腻，脉滑数。

辨证：外感痰食互结，中焦气机痞塞。

治法：疏风解表，降逆消痞。

方药：淡豆豉8g，薄荷（后下）3g，制半夏8g，炒黄芩5g，川黄连2g，淡干姜2.5g，茯苓10g，甘草3g，大枣3枚。3剂。每日1剂，水煎服。

二诊：患儿汗出热退，痰少咳减，不呕吐，腹胀消，大便正常，治当健脾化湿。处方：茯苓10g，炒白术8g，薏苡仁10g，炒扁豆8g，制半夏6g，橘红5g，炒枯芩6g，莱菔子5g，甘草3g，大枣3枚。5剂。

按语：半夏泻心汤原文："伤寒五六日，呕而发热者，柴胡汤证具，而以他药下之，柴胡证仍在者，复与柴胡汤。此虽已下之，不为逆，必蒸蒸而振，却发热汗出而解。……但满而不痛者，此为痞，柴胡不中与之，宜半夏泻心汤。"该患儿本有痰食内结，加之外感风寒，导致寒热错杂之邪痞塞中焦，脾胃升降失和，故出现发热、咳嗽痰多、腹胀、肠鸣下利、恶心、呕吐等证，故治以淡豆豉、薄荷轻清达表，使邪从汗出，并用半夏泻心汤苦降辛开，加茯苓健脾利湿，因有外感表邪，故弃用人参，以防闭门留寇。二诊诸症悉解，即以健脾化湿善其后。

（二）辨证治疗湿热、湿温病

验案举隅 1：刘某，男，10 岁

发热恶寒 1 天，以"上呼吸道感染"收入住院治疗。经用解热镇痛、抗感染、激素疗法和物理降温等治疗 3 天后，发热持续不退，体温稽留在 38℃左右。症见发热不恶寒（体温 39.5℃），汗出热不退，伴面红，胸痞欲呕，口渴不欲饮，饮食纳差，小便黄。大便已 3 日未下，苔边白、中间黄腻而燥，脉滑数。

辨证：湿热内蕴，已经化燥。

治法：清热化湿，佐以通下。

处方：藿香 10g，法半夏 10g，白豆蔻 6g，生薏苡仁 15g，厚朴 10g，通草 10g，滑石 10g，淡竹叶 10g，金银花 10g，大黄（后下）6g。

药服后三小时许大便始下，至次日凌晨发热已退，体温降至 37℃，胸痞欲呕等症减轻。服完 3 剂后，再以原方去大黄，服 2 剂后胸痞欲呕、口渴等症消失，小便由黄转白，大便如常。已有思食之感，唯精神较差，遂停药并嘱注意调理，观察 2 天后痊愈出院。

按语：薛生白《湿热病篇》云："湿热证，始恶寒，后但热不寒，汗出胸痞，舌白，口渴不引饮。"本患儿病始发热恶寒，后但热而不寒，伴汗出热不退、胸痞欲呕、口渴不欲饮等症，故属湿热证。病初邪在卫表，阳气为湿所遏，故有恶寒之感，后病邪入于里，留滞中焦，湿热壅遏，助长热势，故但热而不寒；湿热留恋不去，故发热持续难退，湿热熏蒸，致汗出而热不退，湿蔽清阳，而致胸痞欲呕；热盛伤津，湿邪内蕴而化燥，故致口渴不欲饮。其大便 3 日未下，苔中间黄腻而燥，则是湿热化燥，热邪燥结肠胃，腑气不通之征。治疗除以清热化湿之常法外，还佐用了通腑攻下之变法。湿温（热）证用通下，前人也有明示，如薛生白曾指出："若大便数日不通者，热邪闭结肠胃，宜仿承气微下之。"章虚谷也曾指出湿热证的攻下征是"舌苔必老黄色或兼燥"，本证正与之相符，佐以通下是恰到好处。

验案举隅 2：解某，女，5 岁

患儿主因间断发热 16 天，于 5 月 15 日由门诊收入院。患儿于 16 天前无明显诱因出现发热，体温 38~40.2℃，恶寒，咳嗽，于我院儿科门诊服中药汤剂，配合静脉滴注头孢噻肟钠 3 天，身热暂退 2 天，复起。于外院查血常规示：白细胞计数 10×10^9/L，考虑上呼吸道感染，予肌内注射双效西林 2 日未效。患儿仍发热，体温 38~40℃，咳嗽有痰。于 6 天前手足心开始起红斑，掌趾硬肿；2 天前周身红色丘疹，渐增多，口唇发红、干裂，口腔黏膜弥漫性发红，颈部淋巴结肿胀、数枚、直径 1.5cm、稍压痛。近 1 周于外院查血常规示：白细胞计数 7.9×10^9/L，血小板计数 296×10^9/L，诊为"口角炎""过敏性皮疹"，口服病毒合剂、罗红霉素（罗力得）、氯雷他定（息斯敏）及肌内注地塞米松，诸症未消，为进一步诊治今就诊于我院。

入院时患儿发热，体温 39℃，不恶寒，咳嗽，有痰，无口渴及关节肿痛，周身散在红色斑丘疹，无水疱、结痂，手足掌趾潮红硬肿，双眼球结膜轻度充血，口唇紫红干裂

肿胀，颈部淋巴结肿痛，纳呆，恶心、未吐，大便干燥，小便色黄。

体格检查：精神反应弱，周身散在红色斑丘疹，球结膜轻度充血，颈部淋巴结肿大数枚，直径 0.5cm~1.5cm，轻度压痛，口唇红肿干裂。咽充血，双侧扁桃体Ⅱ度肿大，口腔黏膜弥漫性充血。心肺未闻异常。腹软无压痛，肝脾未及。舌红、苔黄腻，脉浮数。

实验室检查：心电图示：T_{avF} 低平。心功能示：心肌顺应性轻度下降；综合心电示心肌损伤。心脏彩超示室间隔运动幅度降低。

西医诊断：皮肤黏膜淋巴结综合征。

中医诊断：湿温（湿热并重证）。

治法：清热化湿，凉营解毒。

处方：甘露消毒丹加减。白豆蔻 6g，藿香 9g，茵陈 15g，炒栀子 9g，石菖蒲 10g，熟大黄 6g，六一散 15g，厚朴 15g，连翘 12g，半夏 10g，木通 6g，龙胆草 15g，黄芩 10g，赤芍 10g，柴胡 9g。

配合静脉滴注清开灵及丙种球蛋白、阿司匹林对症治疗。服药 2 剂，患儿热退，服药 5 剂，患儿无热，咳嗽明显减轻，纳增，无恶心，大便调。体格检查见周身皮疹基本消退，颈部及颌下淋巴结肿大较前明显减轻，口唇肿消，仍干裂，双球结膜充血消失。手足掌趾潮红，无明显脱皮。舌红、苔薄黄，脉数。复查心电图较前明显好转。

继服 2 剂，患儿偶咳，有痰，无胸闷憋气，纳可，便调。体格检查见淋巴结肿大明显减轻，口唇淡红稍干，咽充血，扁桃体Ⅰ度肿大，手足掌跖潮红、微见脱屑，周身皮疹已退，舌红无苔，起芒刺，状如杨梅。脉数。拟清热凉血、活血、益气养阴法，处方：金银花 15g，连翘 10g，赤芍 10g，川芎 10g，桃仁 10g，红花 10g，丹参 15g，沙参 10g，麦冬 10g，黄芪 15g，生地黄 30g，牡丹皮 15g，玄参 10g，山楂 10g，甘草 6g。

谨守此方，治疗 1 个月，患儿诸症消失，复查心电图、运动实验及心脏彩超等均无异常。故于 6 月 27 日好转出院。

（三）疏化清解治疗反复呼吸道感染

验案举隅：秦某，男，3 岁 8 个月，2 月 1 日初诊

患儿平素面黄形瘦，纳差便干。2 年前曾患肺炎，以后经常感冒，每月至少发病 1 次，冬春季节尤为频繁。诊时流涕咳嗽，晨起、夜间为重，时觉脐周腹痛。舌淡、舌苔薄黄，脉浮细弱。

西医诊断：反复上呼吸道感染。

中医辨证：脾失健运，肺失宣肃，卫外不固。

治法：疏解清化，调理脾胃。

处方：藿香 5g，羌活、独活各 3g，柴胡、前胡各 5g，枳壳 5g，桔梗 6g，半夏 5g，川芎 3g，陈皮 5g，云苓 5g，川厚朴 5g，赤芍 5g，升麻 3g，葛根 3g，六神曲 5g，甘草 3g。

7 剂。煎汤分次频服，每 2 日 1 剂。

二诊（2月5日）：咳止纳增，腹痛消失，大便尚结，脉细无力。守上方加熟大黄3g，继以调理。

次年3月6日，患儿家属代诉，以上方调服2个月，胃纳大开，体质渐壮。共服药40余剂，近1年未患感冒。

按语：小儿反复呼吸道感染，多为脾虚肺弱所致。本案脾失健运，肺失宣肃，痰湿内阻，卫外不足。方中云苓、半夏、川厚朴、陈皮之类，健脾化痰，燥湿和胃；羌活、桔梗、柴胡、葛根等味疏解清化，宣肺护卫。

（四）茵陈蒿汤加减治疗黄疸

验案举隅1：刘某，男，14岁

春节期间过食肥甘，又感受时邪，因而发病。症见周身疲乏无力，心中懊侬，不欲饮食，并且时时泛恶，小便短黄，大便尚可。此病延至两日，则身目发黄，乃到某医院急诊，考虑"急性黄疸型肝炎"。给中药六包，嘱每日服一包。服至四包，症状略有减轻，而黄疸仍然不退，乃邀诊治。此时，患儿体疲殊甚，亦不能起立活动，右胁疼痛，饮食甚少，频频呕吐，苔黄腻，脉弦滑数。

辨证：肝胆湿热蕴郁不解之证。看之似虚，实为湿毒所伤之甚。

处方：柴胡12g，黄芩8g，半夏10g，生姜10g，大黄6g，茵陈（先煎）30g，生山栀10g。

上方服3剂，即病愈大半。又服3剂，后改用茵陈五苓散利湿解毒，乃逐渐痊愈。

按语：湿热相蒸发生黄疸，在治疗上有汗、清、下之别。本案发黄，湿热并重，而兼里有结滞，故选用茵陈蒿汤治疗。因有右胁疼痛、频频呕吐，涉及肝胆气机不利，故又加柴胡、黄芩、半夏、生姜以疏利肝胆，和胃止呕。凡湿热郁蒸，热大于湿而发黄者，均可用"茵陈蒿汤"治疗。必须注意的是：茵陈蒿宜先煎，大黄、栀子则后下，以发挥其退黄作用。由于湿热黏腻，胶结难解，治疗时还可用一味茵陈蒿煎汤代茶，时时呷服，更为理想。本证如出现周身乏力，切不可认为体虚而误用补益气血之品。湿热一退，肝能疏泄条达，则体力自可恢复。

验案举隅2：刘某，男，17岁

缘于暑天入水捕鱼，上蒸下渍，即感寒热。继而出现身黄、目黄、溲黄（三黄症候）。黄色鲜明如橘子色。胸腹热满、按之灼手，心烦，口渴不欲饮食，恶心，脘痞，便秘，舌边尖红少津、舌苔黄腻，脉沉弦而数。

辨证：湿热蕴蒸之阳黄。

治法：因其大便秘结、小溲黄为热结于里，涉及阳明胃肠之气分，尚未郁结在血分，故用苦辛寒之法。仿《温病条辨》"杏仁石膏汤"加味。

处方：茵陈蒿（先煎）30g，杏仁（后下）12g，生石膏30g，炒栀子12g，黄柏10g，半夏5g，生姜汁（另兑）10ml，枳实10g，连翘12g，赤小豆15g。

服药后，黄疸明显消退，寒热诸症均解。此方加减进退20余剂，诸症悉愈。化验肝功能，恢复正常。

按语：本案黄疸，其色鲜明如橘子色，伴身热、心烦、口渴、尿赤、舌质红、苔黄腻、脉弦数，属湿热郁蒸，而热大于湿。治疗当以宣通三焦湿热为法。杏仁石膏汤为吴鞠通所创之方，乃杂合茵陈蒿汤、白虎汤、半夏泻心汤加减化裁而成。能宣上焦，宣肺清热；又开中焦，和胃降逆；达于下焦，利湿清热。本方用治湿热黄疸而三焦不清者，服之即效。

（五）辨证论治儿科杂病

验案举隅 1：廖某，女，17 岁

患者所患之病颇奇，经常发生幻觉，自称一身分裂为二人，互相争执不休，思想怪诞，不可理喻。某医院诊为"焦虑症"，经多方求治，病情一直未见转机，现已无法正常上课学习。刻下症：心烦，彻夜不眠，闭眼即觉两小人站立床前，迭迭争吵，互相指责。头目眩晕，四肢发麻，皮肤作痒。舌红无苔，脉大而数。据其父母诉：该女性格内向，素来寡言少语，其情绪无端发生紧张焦虑。

辨证：心肝火旺，风动痰生，上冲神明，以致神不守舍。

治法：清心肝之火，镇肝潜阳，安神定志。

处方：珍珠母 30g，龙齿 20g，麦冬 20g，玄参 16g，茯神 12g，川石斛 30g，紫贝齿 12g，生地黄 16g，白芍 20g，牡丹皮 10g，水牛角（包煎）1.5g，黄连 10g，竹茹 20g，浙贝母 15g，海浮石 15g。另予羚羊角粉、珍珠粉、朱砂粉、琥珀粉各 3g，和匀，用上方汤药分 3 次送服。

服药 3 剂后，能缓缓入睡，精神状态逐渐好转。又服 3 剂，夜能睡眠 7~8 个小时，紧张焦虑不安等症状日趋好转，幻觉现象偶有发作，唯肢体仍有发麻，为肝风入络之象。改用羚角钩藤汤，服至 6 剂，肢体麻木消失。

按语：心藏神、肝藏魂，若情志不遂，气郁化火，心肝火旺，动风生痰，上扰神明，则神魂不守，可出现幻觉。尤与肝脏最为相关，因"肝藏血，血舍魂"，肝血不足，或邪热扰血，均可使肝不藏魂而发生幻觉。至于头目眩晕，四肢发麻，皮肤作痒，则为火亢动风之象。故治宜凉肝清心、息风化痰。《类证治裁》云："夫肝主藏血，血燥则肝急……凡肝阳有余，必须介属以潜之，柔静以摄之，味取酸收，或佐酸降，务清其营络之热，则升者伏矣。"故方中用珍珠母、龙齿、紫贝齿等"介属"潜阳安神；朱砂、琥珀镇心安神；玄参、麦冬、石斛、茯神养心安神；犀角地黄汤凉营血，清心肝；黄连、浙贝母、竹茹、海浮石以清热化痰息风。诸药合用，则使心火降，肝火平，风息而痰化，神能守舍则愈。

验案举隅 2：刘某，女，17 岁

患者正值经行之际，因家庭琐事而与父母争吵，遂胸胁满闷、时欲太息。不顾行经而赌气下水劳动，以致发生每次行经之际，先寒后热，寒多热少，有如疟状。兼见脘腹胀满，倦怠乏力，不欲饮食，强食则嗳腐吞酸。经色赤黑而暗。苔厚腻，脉濡滑。

辨证：肝气郁结，夹有饮食停滞。

治法：疏肝平胃，消食导滞。

处方：柴胡16g，黄芩8g，半夏14g，党参10g，苍术12g，厚朴10g，陈皮10g、焦三仙30g，炙甘草4g，生姜10g，大枣5枚。水煎服，于每月行经之时服3剂。两月而瘥。

按语： 脾胃消化饮食水谷，需赖肝木之气疏达相协。《素问·五常政大论篇》云："土得木而达。"唐容川在《血证论》中则进一步指出："木之性主于疏泄，食气入胃，全赖肝木之气以疏泄之，而水谷乃化。"充分说明了肝木与脾土之间木能疏土的生理关系。本案患儿病起于情志不遂，使肝气郁结不疏，肝木不能疏脾土，则使脾呆而不运，食气不消，故在经行寒热往来之时伴见脘腹胀满、纳呆、嗳腐吞酸等症。此肝郁夹食之证，故投柴平煎以疏肝解郁、运脾和胃消食。本方原载于《内经拾遗方论》，用治湿疟，症见身痛重、寒多热少、脉濡等。邱世源则根据"疟发少阳"，枢机不利，造成湿困脾呆，饮食停滞之病机，将本方用于"肝郁夹食"，临床每见胸胁胀满疼痛、食则胃脘胀甚、嗳腐吞酸、寒热往来、苔厚腻，脉弦滑等症状。方中小柴胡汤疏理肝胆气机；平胃散燥脾中之湿，消导胃中之食。尤其苍术一味，燥湿理气，运脾和胃，为治脾胃湿困食停之要药。因其食滞较为突出，故加焦三仙等品消食导滞，可化食积。

验案举隅3： 李某，男，9岁

患儿主因间断发热1个半月余，于7月3日以"发热待查"收入院。

患儿1个半月前开始出现发热，体温波动在38~39.5℃，且伴腹痛。并于发病5天后在外院住院治疗。查B超示脾大，骨髓象符合感染且有吞噬血细胞现象，诊为"病毒相关噬血细胞综合征"。经静脉滴注头孢噻肟钠（凯福隆）、丙种球蛋白等治疗，于入院第8天体温恢复正常，腹痛消失。10天后痊愈出院。出院后3天即出现低热及腮部肿大，于外院诊为"腮腺炎"。经治疗1周左右，腮腺肿胀消失，但仍间断出现发热，体温波动在37.3~38.9℃，无咳嗽，无盗汗，无皮疹及关节肿痛。发热以午后为著，偶伴上腹疼，遂于2周前来我院就诊。经口服中药汤剂治疗3天后热退并维持1周余，4天前始无明显诱因再次发热，体温高达39℃，伴恶寒、头痛、咽痛及阵发性腹痛、恶心呕吐。患儿无流涕、咳嗽，遂来我院再诊，查血常规示白细胞11.4×10^9/L，并于外科除外急腹症后为进一步诊治收入院。入院时患儿发热，微恶寒，伴上腹及脐部疼痛，偶伴恶心呕吐，无咳，无流涕，无呕血、黑便等。纳呆，小便短赤，大便稍干。

体格检查： 体温38.9℃，脉搏132次/分，呼吸20次/分，血压13/8kPa。神清，精神可，发育正常，营养中等，呼吸稍促，面色苍黄，周身无皮疹、出血点及黄染，右枕后及双侧颈前各触及1~2个黄豆大小淋巴结，活动无触痛，无粘连，头无畸形，结膜未见明显苍白，巩膜无黄染，鼻腔通畅。双侧鼻旁窦无压痛，外耳道无溢脓，乳突无压痛，口唇无发绀，口腔黏膜光滑，咽充血、双侧扁桃体Ⅰ度肿大，未见脓性分泌物。颈软，气管居中，胸廓对称，双侧叩诊音清，双肺呼吸音清，心界不大，心音有力，心率132次/分，律齐，未闻杂音。上腹部及右下腹有轻度压痛，无反跳痛。肝右肋下1.5cm，质软边锐，脾左肋下 2cm，质软，肠鸣音正常。脊柱关节无畸形，无关节肿痛，四肢活动自如，生理反射存在，病理反射未引出。

辅助检查：血常规示：白细胞 $12.5 \times 10^9/L$，中性粒细胞 78.3%、淋巴细胞 15.8%、血红蛋白 118g/L。腹平片：未见异常。胃 B 超示：胃炎。腹部 B 超示：脾大。血嗜异性凝集试验（－）。血片分类示：异常淋巴细胞 11%。

中医诊断：发热（邪伏膜原）。

西医诊断：传染性单核细胞增多症。

治法：开达膜原。

处方：达原饮加减。槟榔 10g，草果 9g，大黄 6g，厚朴 10g，连翘 12g，青蒿 15g，荆芥穗 9g，大青叶 15g，柴胡 9g，川黄连 6g，玄参 10g，水牛角（包煎）1.5g，清半夏 10g，甘草 6g，黄芩 9g，滑石（包煎）15g。

配合静脉滴注氨苄西林抗感染。

7 月 5 日：患儿晨起体温 38.6℃，未诉明显腹痛，大便 1 次为稀水便、量少，纳呆。体格检查见咽部扁桃体Ⅱ度肿大，可见少许灰白色假膜，以左侧为著，较易剥落。余体格检查较前无明显变化。血常规示：异常淋巴细胞 11%。因患儿苔黄腻、高热、腹痛、稀水便，为热结旁流所致，故予大承气汤。处方：大黄 5g，芒硝 6g，厚朴 6g，枳实 6g。

7 月 8 日：患儿体温呈下降趋势，但仍波动在 37~38.2℃。未诉明显腹痛，纳呆，便调。体格检查见浅表淋巴结较前无明显增大。口腔黏膜双上智齿处可见一溃疡，咽充血，扁桃体Ⅱ度肿大，无明显分泌物。心肺未闻异常。肝脾同前。邱世源认为患儿舌红苔黄腻、脉滑数为湿热所致，疫邪之毒远甚于一般湿热，瘟疫之邪伏藏阻遏于膜原之间，故临床以发热、寒热往来为特点，治疗当以芳香逐秽、清热利湿为法。处方：薄荷（后下）6g，藿香 9g，豆豉 10g，炒山栀 9g，连翘 10g，川厚朴 15g，黄连 3g，炒黄芩 12g，青蒿 15g，滑石 15g，粉牡丹皮 10g，半夏 10g，金银花 15g，竹叶 5g，通草 5g，猪苓 10g，青黛 5g，甘草 6g。

7 月 16 日：患儿体温稳定 4 天，一般情况良好，体格检查见舌淡红、苔薄白、脉滑数，考虑患儿有心肌损伤，今中药改以益气养心之生脉散加味。处方：党参 10g，麦冬 10g，五味子 6g，丹参 6g，连翘 12g，甘草 6g。

8 月 2 日：患儿无不适主诉，好转出院。

按语：本病患儿中医辨证亦按温病辨证为湿热阻于膜原。故治疗亦以清热利湿法为主，但不同之处在于：一是本例发病季节为夏季暑湿当令，暑多夹湿，热邪与湿邪均较重；二是本例患儿临床有腹痛、恶心呕吐及大便干燥之腑实证，且热势较前例高，症状较前重；三是本例患儿病情后期合并心肌损伤。这说明本例患儿之湿热之邪应属"瘟疫之邪"，邪气重，致病情重，且瘟疫之邪内舍于心，损伤心之气阴，出现变证。故治疗方面重在芳香逐秽、清热利湿，并适时辅以通腑泄热、辛凉透表，由此使湿热之邪一因清热利湿、清心利尿，由小便而清；一因通腑泄热由大便而下；一因辛凉透表由皮肤而解。在疾病后期，邪毒已祛，心肌损伤，则转为益气养心、活血通脉为主。

验案举隅 4：王某，男，10 岁

患儿主因发热 10 天，伴咳嗽、口腔溃烂，4 月 19 日入院。

患儿于 10 天前突然发热，体温波动于 37~40.2℃，恶寒，咳嗽，到我院门诊就诊，服中药汤剂未见效，3 天后仍高热，并且口腔咽部黏膜出现弥漫性充血疱疹，口唇潮红、皲裂，见杨梅舌，足底皮肤发硬，就诊于外院，以"发热原因待查"收入院，曾用吉他霉素、丁胺卡那、"先锋"等抗生素治疗无效。4 月 17 日查血常规：白细胞计数 2000/mm³，中性粒细胞 65%，淋巴细胞 35%，血小板计数 21.23/dl。胸片、肝功能未见异常。于昨日颈部淋巴结肿大明显，今晨起胸腹部出现淡红色丘疹，压之褪色，双手指尖、足趾可见少许脱屑，遂自动出院来我院就诊。

诊时症见：患儿发热，体温波动于 37~40.2℃，恶寒，咳嗽，无痰，无口渴，无鼻塞，四肢关节不疼，纳呆，大便稍稀、每日 2 次，小便调。

体格检查：体温 37℃，脉搏 80 次 / 分，呼吸 20 次 / 分，血压 12/8kPa。神清，精神反应可，发育正常。胸腹部皮肤可见淡红色丘疹，颈部淋巴结肿大直径约 1.5cm 数枚，稍有压痛。颈软无抵抗，咽充血，双侧扁桃体Ⅱ度肿大，口腔黏膜疱疹散在。双肺呼吸音清，心界无扩大，心音有力，律齐，未闻及病理性杂音，腹软无压痛，肝脾未及。脊柱四肢无畸形活动自如，双手指、足趾尖少量脱屑。生理反射存在，病理反射未引出。舌质红、苔黄腻，脉浮。

辅助检查：血常规：白细胞计数 2000/mm³，中性粒细胞 65%，淋巴细胞 35%，血小板计数 21.23/dl。心电图示：心律不齐，不完全右束支传导阻滞。胸片未见异常。血类风湿乳胶凝集试验（−），抗链球菌溶血素"O"（−），C 反应蛋白（＋）。红细胞沉降率：33mm/h。肝功能：丙氨酸氨基转移酶 84.8IU/L，天冬氨酸氨基转移酶 172.20IU/L，乳酸脱氢酶 621.00U/L，羟丁酸脱氢酶 454.5U/L。

中医诊断：风温（卫气同病）。

西医诊断：皮肤黏膜淋巴结综合征。

治法：疏风解表，清气凉营。

处方：金银花 15g，连翘 15g，牛蒡子 10g，生石膏 30g，知母 10g，大青叶 20g，薄荷（后下）5g，桔梗 12g，荆芥穗 10g，豆豉 12g，半夏 12g，杏仁 10g，青蒿 10g，草果 9g，槟榔 10g，大黄 6g，牛膝 10g，厚朴 15g，枳壳 12g，紫草 9g，麦冬 10g。配合阿司匹林等治疗。

4 月 23 日：患儿热退，时咳，纳可，便调。皮疹增多，呈多形性红斑样皮疹，融合成片。浅表淋巴结同前。黏膜充血不明显，余大体同前。查动态心电图未见异常。考虑表邪已渐解，故中药拟清气凉营为主，佐以透表，处方：生石膏 30g，知母 15g，生地黄 30g，玄参 15g，薄荷（后下）10g，青蒿 15g，牡丹皮 15g，连翘 15g，桔梗 10g，炒栀子 10g，赤芍 10g，黄芩 15g，金银花 15g，川黄连 5g，鲜芦根、白根各 30g，枳壳 10g，甘草 6g。

4 月 25 日：患儿无发热恶寒，偶有咳嗽痰少、口渴。体格检查：神清，精神反应

可，面部皮肤脱屑，口唇潮红、肿胀，咽充血，口腔黏膜溃疡消退，周身皮疹减退，浅表淋巴结肿大、直径约 0.5~1.0cm，活动无压痛，双手足情况如前。指、趾尖可见皮肤脱皮。舌红、苔黄，脉滑。考虑患儿此时发热及皮疹已退，气阴耗伤，故治疗以养阴益气为主，清解余热为辅，予竹叶石膏汤加减。处方：竹叶 6g，生石膏 25g，半夏 6g，麦冬 12g，党参 9g，沙参 9g，扁豆 9g，甘草 6g。

4 月 30 日：患儿无明显不适主诉。体格检查：面部及前臂点片状脱屑，双侧扁桃体无肿大，周身浅表淋巴结约大小 0.5cm。实验室检查：心电图示窦性心律，T_{aVF} 低平。心功能：心脏前负荷增高，心肌顺应性下降。心脏彩超示：室间隔运动幅度减低，心脏结构未见异常。综合心电图示心肌损伤。考虑为邪热损伤心之气阴，血脉瘀阻而致。故中药拟清热养阴、活血通脉法。处方：杭白芍 10g，麦冬 15g，生地黄 30g，金银花 15g，连翘 15g，黄芩 15g，玄参 15g，丹参 10g，桃仁 10g，红花 10g，甘草 6g。

5 月 30 日：患儿无不适，纳可，便调。体格检查：神清，精神反应可，咽充血，双肺呼吸音清。心音有力，律齐。腹软，肝脾未及。舌淡红、苔薄黄，脉滑。复查血常规：白细胞计数 $3.2 \times 10^9/L$，血小板计数 $234 \times 10^9/L$。尿常规未见异常。心电图示：大致正常心电图。普萘洛尔试验（+）。动态心电图示窦性心动过速。心脏彩超：游离腱索（左室内）；心动过速。心功能未见明显异常。血生化全项（−），血 C 反应蛋白（−），红细胞沉降率：33mm/h。今日好转出院。

按语：皮肤黏膜淋巴结综合征又称川崎病，是一种以全身血管炎性病变为主要病理改变的急性发热性出疹性疾病。临床以不明原因高热、多形红斑、球结膜充血、草莓舌及颈淋巴结肿大、手足硬肿为特征。中医辨证属"温病"范畴，为温热毒邪入侵，蕴于肺胃，熏蒸肌肤，内迫营血所致。邱世源认为，治疗本病应注意四点：一是初期疏风解表清热为主，但勿忘固护阴液，"留得一分津液，便得一分生机"；二是邪在气营阶段，以清气凉营为主，勿忘清透泄热，即遵叶天士"入营犹可透热转气"之法，使邪热由营分转出气分；三是后期以固护津液为主，勿忘活血通脉。因本病常累及心脏，导致心脉瘀阻，故在养阴的同时配以活血通脉之药，其效更佳；四是根据病情，灵活变通，同病异治。

验案举隅 5：刘某，男，8 岁

5 个月前因感冒见发热、咳嗽、流涕、头痛、呕吐，继而出现荨麻疹，曾到当地医院进行治疗，疹退后出现间断发热，初期 2~3 日发热 1 次，以后每天均有发热，体温自上午 11 时开始上升，高达 39℃以上，持续 4 小时左右，多能自行缓解，体格检查除咽部稍红外，未见其他阳性体征。又到天津某医院就医，未能确诊而来我院住院治疗。实验室检查：血、尿、便常规未见异常，红细胞沉降率 12mm/h；抗链球菌溶血素"O"1：400，嗜酸性粒细胞计数 22/mm³，IgG 1407mg/dl，IgA 71mg/dl，IgM 138.6mg/dl；HbsAg（−），大便隐血试验未见异常；血、尿、咽拭子各培养 3 次均无细菌生长，十二指肠引流、肝脾 B 型超声、脑血流图、心电图均无异常，体温 39.3℃时血涂片未找到疟原虫。曾给予青霉素、氨苄西林、卡那霉素、红霉素等交替静脉滴注，未见明显效果，现改用中医治疗。

刻下症：高热，午前体温上升，多达 39℃~39.5℃，有时达 40℃以上，无恶寒、流涕、咳嗽等症。面色㿠白，咽微红，纳呆，食少，溲赤，舌偏红、苔白，脉数。

中医诊断：发热（风热内闭经络证）。

治法：清解透络法。

处方：忍冬藤 20g，丝瓜络 8g，佩兰 8g，茯苓 6g，菊花 6g，桔梗 6g，陈皮 10g，山豆根 10g，银柴胡 12g，甘草 3g。每日 1 剂，水煎服，共 4 剂。

二诊：发热较前减轻，体温在 38.5℃左右，口渴，咽干，纳呆，舌红、苔薄白，脉细数。证属气血两亏之证，治宜益气养阴，投以沙参、玉竹、扁豆、天花粉、青蒿各 8g，忍冬藤、白茅根各 15g，知母、地骨皮各 10g，银柴胡、牡丹皮、胡黄连、炒麦芽、鸡内金各 6g，嘱服 15 剂。

三诊：发热间隔时间延长，约 6~7 日发热 1 次，体温 38℃~38.5℃，面色㿠白，胃脘不适，纳少，吐白痰，大便溏、每日 2 次，舌淡红，脉数。改上方为白术、茯苓、陈皮、川厚朴、白芍、功劳叶、玄参、连翘各 6g，鸡内金、地骨皮各 9g，焦三仙 15g，甘草 3g。服 15 剂后，体温恢复正常，停药观察两周，未见复发，嘱其出院。

半年后追访，该患儿除 1 次感冒外，体温均在 37℃以下，无其他不适。

按语：本证乃由疹出不畅，风热之邪不得外透，内伏经络而致。正如叶天士所云："初为气结，在经；久则血伤，入络。"邪热久郁不去，耗气伤阴，形成正虚邪恋之象，正气不支，故病久不愈。日中为阳气旺盛之时，正气借天阳之助，欲祛邪于外，邪正相争，故而发热；日西阳气渐衰，正不达邪，高热自退。根据《内经》"急则治其标"之原则，首先采用清解透络之法，外散其邪；随即投以益气养阴之品，扶助正气，增强患儿抗病能力。最终正复邪却，患儿康复出院。

参考文献

[1] 李翰卿，张泮生，安邦煜，等. 中西医结合治疗小儿重症肺炎 113 例临床观察体会 [J]. 山西医学杂志，1965（1）：41-47.

[2] 安邦煜，刘治泰，邱世源. 小儿肺炎的分型论治 [J]. 上海中医药杂志，1965（4）：10-11.

[3] 安邦煜，邱世源. 中西医结合挽救 36 例危重小儿肺炎的疗效观察与体会 [J]. 山西医学杂志，1965（2）：55-60.

[4] 邱世源. 重温"伤寒论"对仲景组方用药的探讨 [J]. 天津中医学院第一附属医院院刊，1984：76-79.

执笔者：李瑞仕

整理者：吴妍

资料提供者：邱岚（女儿） 孙希焕 郝瑞芳 袁志毅 冯兆才

张效霖

——传承中医，发展儿科

一、名医简介

张效霖（1937~2023），汉族，天津市人。著名中医学家、中医儿科学家。1958年毕业于天津市卫生学校，1962年毕业于天津医学院（现天津医科大学）临床医学进修学院，1972年毕业于天津卫生局主办的"西学中"班。自1958年来天津中医药大学第一附属医院参加工作，在儿科临床耕耘40年，强调"调理脾胃"在儿科疾病治疗中的重要性，对小儿脾胃病、呼吸道易感儿、小儿心肌炎等疾病的诊治，具有独到临床经验，疗效显著。

张效霖是一位资深的中医儿科专家，她在中医理论和临床实践方面都有着很高造诣。她强调调理脾胃在儿科疾病治疗中的重要性，认为脾胃功能对于儿童的健康有着至关重要的影响。除了临床治疗外，张效霖还注重理论研究。经过多年的临床实践总结，相继有数篇论文发表，如《祖国医学谈小儿保健》《脾胃论在儿科的运用》《中药心复康分解剂型CVB3的感染心肌细胞保护作用观察》《益气养阴，活血化瘀法治疗小儿病毒性心肌炎的临床研究》《抗感至宝口服液防止小儿反复呼吸道感染的临床研究》，参与医学专著《中医纲目》儿科部分章节的编写工作。其中"益气养阴，活血化瘀法治疗小儿病毒性心肌炎的临床研究"获1992年国家中医药科技进步三等奖，"抗感至宝口服液防止小儿反复呼吸道感染的临床实验研究"获1994年天津市卫生局科技进步三等奖，"暑热宁治疗小儿夏令感冒发热的临床与实验研究"在1994年通过市局级专家鉴定。这些成果展示了她在中医儿科领域的独特见解和治疗经验。张效霖张有着独特的治疗经验，临床疗效显著，自1995年至2001年连续七年年门诊量超过万人次。她独特的治疗经验和研究成果为中医儿科治疗做出了重要贡献。

二、名医之路

（一）尽心尽责，创立儿科

在20世纪90年代初，我院搬迁至鞍山西道时，在张效霖的领导下，创立了儿科病房，为儿科病房的建设做出了卓越的贡献，

在儿科病房建立初期，她从零做起，承担着巨大的挑战和压力。医护人员缺乏、临床水平不足、患者病源不足的难题都摆在了她的面前。但她勇于担当，毅然接受创建病房的艰巨任务，全身心投入到儿科病房的创建工作中，从管理到诊疗再到教学工作，每

一个环节都亲力亲为、任劳任怨，为了早日完成儿科病房的建设，加班加点，积极发现问题，努力解决问题，为周边的儿童提供了更好的诊疗环境。

在日常的病房诊疗工作中，她还积极聘请外院的儿科专家，定期查房，指导临床疑难杂症的诊疗与护理，为年轻的医护人员提供了宝贵的学习机会。这些努力不仅全面提升了儿科的临床诊疗水平，更为我院儿科后来的稳定与繁荣奠定了坚实的基础。尤其是在儿童重症肺炎的住院诊疗中，采用中西医结合的方法，缩短了疾病的治愈时间，减轻了患儿的用药痛苦，这种方法一直采用至今，减少了心力衰竭、电解质紊乱等危重症的发生。

在跟随李少川主任门诊学习的同时，张效霖创立了儿童肾病综合征的专病门诊，秉持中西医结合理念，拓展了治疗方法，使一些重症肾炎的患儿在中医院得到了更好的诊治，减少了本病大量应用激素而产生的副作用，使很多家长更加信服中医的疗效。

作为儿科行政副主任，她用自己的智慧和汗水，为儿科的发展倾注了无尽的心血。她深知沟通的重要性，因此始终坚持与年轻大夫们保持密切的交流和互动。每当年轻大夫们无论在生活上还是工作中遇到疑难问题或者困惑时，她总是耐心地为他们答疑解惑，帮助处理生活和工作中的问题。她的话语总是那么温暖而有力，让年轻大夫们感受到无尽的支持和鼓励。她不仅是年轻大夫们的导师，更是她们心灵的抚慰者。在年轻大夫们遇到挫折和困难时，她总是能够及时发现并给予积极的鼓励。用自己的经历和经验告诉他们，只要坚持下去，就一定能够取得成功。

作为医护之间的桥梁，她深知医护之间的矛盾和摩擦对于医疗工作的影响，因此总是积极化解矛盾，确保团队的和谐与稳定。她善于倾听，能够准确理解医护双方的需求和想法，从而找到最佳的解决方案。

（二）举贤让位，慧眼识金

在张效霖担任儿科科室行政副主任的第二年，医院里来了一位年轻的中医儿科学博士——马融。在当时那个博士学位稀有的年代，马融作为医院入职的第一位全日制中医儿科学博士，受到了张效霖的重点关注。在经过一段时间的工作调研后，张效霖进一步发现马融具有突出的管理能力和极大的发展潜力。他不仅仅在临床方面能力过硬，年纪轻轻便积累了丰富的临床经验，对于各种儿科疾病诊查准确、疗效明显，能够迅速缓解，甚至解除患儿的痛苦、不适，因此很快便在门诊上得到广大患儿及患儿家属的赞扬；同时在科研学术方面，他也常常提出自己独到的见解与创新可行的思路，在研习经典、继承中医学术精华的同时，宗古而不囿古，深入挖掘中医经典，结合临床实践大胆创新，逐渐开始形成了独具一格的学术风格。对于如此青年才俊，张效霖慧眼识人。她深知，一个科室的发展离不开新鲜血液的注入和年轻人才的培养，她看到了马融身上所具备的潜力和能力，也看到了他对于儿科事业的热情和执着。因此，张效霖不以名利为重，而是从科室整体未来发展、青年人才的培养可能性着眼，大胆打破惯例，不惧流言蜚语，主动向医院、科室提出退位让贤的想法，举荐年轻的博士任儿科副主任一职。这一决定在儿科科室乃至医院中引起了不小轰动，但张效霖不为所动，悉心完成行政事务交接，实现医院儿科科室管理工作的顺利过渡。她坚信，只有让年轻人有机会施展才华，科室才能不断焕发出新的生机与活力。她用自己的行动诠释了什么是真正的医者仁心和大局观念。

在马融接过副主任的重任后，他并没有辜负张效霖的期望，凭借自己的专业知识和临床经验，带领科室团队不断攻克难题，创建儿童脑病专科，拓展了儿科病种，从而提高了儿科门诊量。而后在马融的带领下，实现了儿科的第三次腾飞。而张效霖，虽然不再担任行政管理工作，但依然坚守在临床一线，连续数年门诊量超万号，用自己的医术和经验为患儿解除痛苦，使孩子们身心得到更好的康复。

她积极推广中医特色疗法，将中医儿科学发扬光大。她深信，中医的博大精深能够为儿科事业带来新的突破和发展。在张效霖和马融博士的共同努力下，我院中医儿科日益发展，成为了全国儿科领域的佼佼者。他们带领团队不断开展科研项目，探索新的治疗方法和技术，扩大诊疗范围，为患儿们提供更加优质、高效的医疗服务。他们的成果和贡献得到了业内的广泛认可和赞誉，也为我院赢得了荣誉和声誉。如今，我院中医儿科已经排进了全国前三的行列，马融主任也已成为了中医儿科学的带头人。这一切都离不开最初张效霖的远见卓识和无私奉献。古人云："千里马常有，而伯乐不常有。"正是她的智慧和广阔的胸怀，才为中医儿科事业的发展注入了新的活力和动力。

（三）传承发展，业绩斐然

张效霖不但自己苦心钻研中医，也积极进行儿科人才的培养工作，为了培养更多掌握中医特色疗法的年轻大夫，为她们提供了丰富的进修机会。通过参加国内外知名医院和专家的培训课程，年轻大夫们能够深入了解中医理论和临床实践，掌握最新的治疗技术和方法。同时，还鼓励她们积极发表文章，分享自己的经验和心得，为儿科中医事业的发展贡献力量。

儿童作为社会的未来和希望，其健康成长一直备受关注。然而，在疾病治疗过程中，许多儿童因中药味苦难闻而拒绝服用中药。针对这一问题，张效霖提出了一系列创新的解决方案，旨在解决患儿服药困难的问题，同时增加了更多的中医诊治方法。

针对儿童服用中药困难的问题，张效霖研发了多种成药。这些成药不仅方便患儿服用，而且剂量准确，药效稳定。通过精心挑选药材、科学配伍和精细加工，确保了成药的安全性和有效性。此外，还针对不同年龄段和病情的儿童，研发了多种剂型，如颗粒剂、糖浆剂等，以满足不同患儿的需求。除成药外，张效霖还遵循"良工不废外治"的思想，积极推广膏药贴敷和针刺治疗等中医特色疗法，这些疗法具有操作简便、副作用小等优点，尤其适合儿童患者。通过贴敷膏药，既可直接作用于穴位，又可以使药物通过皮肤吸收，提高治疗效果。此外，开展了儿童的针四缝治疗，以调节患儿的气血运行，增强患儿机体免疫力，从而达到治疗疾病的目的。

在治疗疑难杂症方面，张效霖充分发挥中医学整体观念和辨证论治的优势。通过仔细询问病史、观察病情变化、分析病因病机，为每位患儿制定个性化的治疗方案。在治疗过程中，注重调整患儿的身体状态，改善其体质，从而达到治病求本的目的。

张效霖在诊疗过程中全心全意为患者考虑，始终将患儿的需求放在首位，用心倾听她们的声音，关注她们的感受。在治疗过程中，注重与患儿及其家长的沟通，及时解答她们的疑问，注重患儿及家属的心理建设。同时，还为患儿提供温馨舒适的就诊环境，让她们在轻松愉快的氛围中接受治疗。

此外，她还注重与家长的合作，共同关注患儿的成长和健康。带领儿科医生定期举办健康讲座和亲子活动，向家长普及中医养生知识和儿童保健常识，帮助她们更好地照顾孩子的身心健康。

通过以上一系列措施，成功地推动了中医儿科的发展。正是有了像张效霖这样一代又一代无私奉献的前辈，我院才能不断发展和壮大。她们的精神将永远激励着我们前行，为儿科的辉煌与繁荣贡献自己的力量。

三、学术理论精粹

张效霖提倡辨病与辨证相结合，临床不拘于一方一法，无寒热、温补的派别之见，对脾胃学说广泛应用，进行了长期的实践与探索，尤其注重对著名中医理论"内伤脾胃，百病由生"进行了深入的技术探索。

张效霖认为，脾胃处于中焦，是气血生化之源泉，也是人体气机升降出入的枢纽。脾胃调理不当，会导致五脏受病，病症纷至沓来。因此，与脾胃有直接或间接关系的各脏腑疾患都可以通过调治脾胃来改善。只有当脾胃居恢复常，其他脏腑的损伤才能得到改善。对于慢性病要时刻注意顾护脾胃，张效霖总结出"脾胃调治十法"应用于临床。在此之前，李东垣的治疗方法偏于"温补升阳"，侧重于详细治疗脾，而较为略治胃。叶天士创造了"清养胃阴"的治疗方法，弥补了李氏之不足，形成了"温补升阳"及"清养胃阴"两大调理脾胃的法门。张效霖在长期的医疗实践中推崇"扶正培本"的理念，尤其强调脾胃是后天之本的学术思想，认为先天不足可以通过后天的补充来改善。在临证治疗中，强调脾胃的重要性，并通过长期的实践与探索总结出了"脾胃调治十法"，为临床治疗提供了重要的指导。同时也借鉴了李东垣的学术思想，注重"以胃气为本"，强调脾胃对健康的重要影响，并与肝肾等脏腑密切关联，以达到治疗的最佳效果。

在张效霖的治疗理念中，调理脾胃法被广泛应用于小儿厌食。厌食通常与脾胃功能失调有关，因此通过舒解清化、调理脾胃的方法来改善消化系统的功能，可以有效缓解小儿的厌食情况。这包括重视饮食的健康、营养，避免过食油腻和刺激性食物，以及合理的饮食时间和节奏，以帮助小儿恢复健康的胃肠功能。再如，对于小儿呼吸道反复感染的问题，张效霖主张以清除中焦湿热的方法调理脾胃治疗。其机制系呼吸道感染常伴随着体内湿热的积聚，通过清热解毒、祛湿化痰的治疗方法，帮助小儿清除体内湿热，调理脾胃系统，提高机体的免疫力和抵抗力，从而减少呼吸道感染的发作频率。而对于小儿夏令感冒所致发热问题，张效霖推崇以益气养阴、活血化瘀的方法进行治疗。夏令时节，气候炎热，容易导致小儿体内湿热的产生。通过益气养阴药物的调理，可以提升小儿体内的阳气，增强机体的抵抗力。同时，活血化瘀的治疗方法也有助于缓解小儿的发热症状，促进病毒的消除。此外，对于小儿病毒性心肌炎的治疗，张效霖主张采用活血化瘀的治法。病毒性心肌炎常伴随着血液循环不畅、心脏供血不足的问题，因此通过活血化瘀的治疗方法，可以改善小儿心脏的血液循环，促进心肌的康复。同时，益气养阴的治疗方法也能提供心脏所需的营养和支持，加速愈合。

综上所述，张效霖的治疗理念强调了脾胃的重要性，并针对不同疾病的情况提出了相应的调理方法。无论是在小儿厌食、呼吸道感染、夏令感冒，还是病毒性心肌炎的治疗中，从调理脾胃入手，结合清化、活血、益气等法门，均能够有效地改善小儿的病情，使其恢复健康。这种综合兼顾的治疗方式也体现了张效霖对于脾胃学说的深入研究和临床实践的经验总结。

1. 消食导滞法

在张效霖的调脾十法中，消食导滞法被用于治疗因喂养不当、饮食过量或肥甘无节等所致脾胃功能失调、胃肠积滞。证候表现为不思饮食、口臭、呃逆、脘腹胀满，有时伴有呕吐或腹泻，排泄物呈酸臭不消化的食物状，舌红、苔黄厚腻，脉滑，食指指纹暗滞。消食导滞法的常用方药是保和丸，可以根据具体情况加减。保和丸是具有理气和中、开胃消食作用的中药方剂，可以调和脾胃、促进消化、消除胃肠积滞。通过消食导滞之法，可以减轻小儿的胃肠不适感，改善食欲，促进食物的消化吸收，使胃肠功能恢复正常。消食导滞法作为调脾十法的首要方法，旨在恢复脾胃的正常消化功能，为后续的调治打下了基础。张效霖重视此法主要是因为脾胃的消化功能是整个脏腑系统的关键，尤其在小儿生长发育阶段，保持良好的脾胃功能对于维持健康至关重要。通过消食导滞法，可以加强脾胃的运化功能，促进消化吸收，从根本上解决脾胃功能失调所导致的问题，达到调理脾胃、促进小儿健康生长的目的。

2. 清热泻脾法

治脾十法中的第二法是清热泻脾法，适用于小儿心、脾、胃三经长期积热，内蕴之火逐渐郁结，熏灼口舌的情况。当小儿复感邪毒并伴有内蕴之火时，可以导致唇、舌、颊内及齿龈等部位溃烂和疼痛，口水增多、口臭、口渴，甚至出现发热、烦躁、拒食、尿少、尿赤、大便干燥等实热证候，舌红、脉弦滑、食指指纹紫滞。清热泻脾法的常用方药是清热泻脾饮，可以根据具体情况进行加减。清热泻脾饮是一种能够清热解毒泻火和调理脾胃的中药方剂，具有清热化痰、泻火解毒、健脾益胃的功效。通过清热泻脾，可以清除小儿体内的积热，减轻口腔溃疡和疼痛症状，促进消化系统的正常运行。清热泻脾法作为治脾十法中的第二法，侧重于清热解毒泻火和调理脾胃功能。在小儿的热毒病邪较重、病情较实的情况下，通过清热泻脾的治疗方法，可以清除体内热毒、调理脾胃、促进血液循环、加速溃疡愈合，为后续的治疗奠定基础，达到调理脾胃、促进小儿身体健康的目的。

3. 清热利湿法

在治脾十法中，清热利湿法适用于治疗小儿脾胃湿热，加之饮食不节或外邪侵袭所致湿热邪毒侵入肝胆，胆汁外溢，潴留在血液中，使肌肤出现黄疸的情况。湿邪常侵犯脾，热邪常侵犯胃，湿热二邪聚集于肝胆，表现在脾胃的症状上。患儿的证候表现包括黄疸色泽明显、恶心呕吐、纳差、腹胀、便秘等，舌红、苔黄腻、脉滑数。清热利湿法的常用方药是茵陈郁金保和汤，可根据具体情况加减。茵陈郁金保和汤是一种能够清热解毒、利湿化痰的中药方剂，能够清除小儿体内湿热、促进湿邪排出、调和肝胆、恢复脾胃的功能。通过清热利湿，可以改善黄疸，缓解恶心呕吐、纳差、腹胀和便秘等症状，调理消化系统，提高小儿的食欲和促进排泄功能。

4. 通腑降浊法

在治脾十法中，通腹降浊法适用于治疗胃肠实热里证。六腑是传化之腑，有承接胃肠的功能，应当通畅下行，如果出现阻塞或逆流则会引发疼痛。这种病情可见发热、口渴、口苦、口臭、牙龈肿痛、呕吐、便秘等症状，舌红、舌苔黄、脉数。通腹降浊法的常用方药是承气汤，可以根据具体情况进行加减。承气汤是一种能够通腑降逆、化积止痛的中药方剂，具有促进胃肠蠕动、通畅气机，改善胃肠功能的作用。使用通腑降浊法，可以缓解肠胃积滞，减轻腹胀、腹痛、便秘、呕吐等症状，恢复肠道正常的排泄与消化功能。通腑降浊法是治脾十法中的第四法，主要针对胃肠实热里证的病证，通过使用承气汤等中药方剂进行治疗，能够改善胃肠道的顺畅性，消除积热阻滞的症状，促进胃肠蠕动，恢复小儿正气。

5. 和胃化痰法

在治脾十法中，和胃化痰法被用于治疗湿痰上泛，痰阻气机，所致咳嗽和喘息。脾虚容易生湿，湿盛又会困扰脾胃，导致脾运失常。水湿和饮食不化凝结成痰，由于脾虚引起水液代谢障碍，进而引发咳喘，痰积则表现为体形肥胖，但其根源在于脾。因此，需要以健脾行气、利湿化痰法处理，常用的方剂是二陈汤加味。二陈汤是一种能够健脾行气、利湿化痰的中药方剂，具有化湿止咳、行气化痰的功效。通过调理脾胃功能，促进湿气的代谢与排出，减轻痰液的积聚以改善相关的咳喘症状。处方可以根据湿痰的具体情况进行调整。和胃化痰法侧重于调理湿痰上泛、痰阻气机的情况。通过使用二陈汤加味等中药方剂，可以改善脾胃功能，促进湿之代谢与排出，减轻湿痰的积聚和咳喘症状。

6. 健脾养胃法

在治脾十法中，健脾养胃法被用于治疗脾胃虚弱引起的胸腹胀满、食欲不振、呕吐、腹泻或便秘。常用方剂是四君子汤加减。脾胃虚弱是指脾胃功能低下，无法正常消化吸收营养，而致胸腹胀满、食欲不振、呕吐、腹泻或便秘等症状。这些症状是由于消化系统功能降低，湿气聚集、气机不畅所致。四君子汤是一种常用的中药方剂，具有健脾养胃、升清止泻的功效。通过调理脾胃功能，促进消化吸收，改善胃肠道运行状态，缓解胸腹胀满、饮食不思、呕吐、腹泻或便秘等症状。

7. 健脾养血法

在治脾十法中，健脾养血法被用于治疗脾虚所致气血亏损。脾是水谷之海，主管气血的生成与运行。脾虚则无法充分运化，进而导致气血不足，出现相关症状。表现为面色萎黄、乏力、心悸、头晕、腹胀、便溏等症状，舌淡、苔白、脉细。此外，脾虚还会降低统血能力，导致血液外溢，形成紫癜、鼻衄、尿血等出血性疾病。同样，脾虚还会降低脾脏对心血的供应，导致心血不足，出现心悸、易惊、气短、面色无华、无力、盗汗等症状，脉数或结代或细弱。常用方剂是归脾汤加减。归脾汤是一种具有养血健脾的中药方剂，可以改善脾脏功能，促进气血的生成与运行。通过促进脾健运，调理脾脏功能，促进气血的生成与运行提高气血质量与循环效率，缓解气血亏损症状。

8. 益血养阴法

益血养阴法适用于胃阴不足或脾胃阴虚所致热性疾病或久病脾胃虚弱的情况。由于饮食减少，脾胃无法有效消化营养物质，导致阴液的生成不足，或者由于胃热过盛而损伤胃阴，胃失濡养，从而导致消化吸收功能的紊乱。主要表现为胃部隐痛或灼热疼痛，食欲不振，口干唇燥，舌红，少苔或无苔少津，脉细，指纹呈淡红色。常用方剂是沙参麦门冬汤加减，这是一种能够益血养阴的中药方剂，通过滋补胃阴、调理脾胃功能，促进阴液的生成，使胃得到濡养，从而改善胃阴不足和脾胃阴虚所引发的症状。

9. 温中降逆法

温中降逆法被用于治疗胃寒引起的呕吐症状，适用于小儿因日常胃肠虚弱，中气不足，且乳母过食生冷导致乳汁寒薄，或者小儿过食凉性瓜果导致胃寒气反，升降功能受阻而发生呕吐。主要表现为呕吐、呕吐物清淡且有臭味，神疲乏力，四肢不温，喜暖恶寒，大便稀薄或不化，舌淡而润，脉沉细无力。常用方剂是吴茱萸汤加减。吴茱萸汤是一种能够温中降逆的中药方剂，通过温补脾胃，促进胃气的运行和消化功能，降逆止呕，从而缓解胃寒引起的呕吐症状。

10. 温阳健脾法

在治脾十法中，温阳健脾法被用于治疗脾肾两虚之水肿，适用于脾阳不足、气化无力，津液失于调控而溢于肌肤，引发水肿。此外，肾主一身之水，具有温化、调节、输布津液和排泄尿液的功能。肾阳虚无法温养脾土，影响脾运化水湿的功能，同时也导致肾无法温化水湿，失去分清化浊的功能，使湿浊滞留，导致水肿程度加重。主要表现为全身或肢体水肿，胸腹胀满，精神疲乏，胃中有寒感，四肢不温，尿量减少，大便稀薄，舌胖胀、淡白，苔白，脉沉细无力。常用方剂是实脾饮加减。实脾饮是一种能够温补阳气、健脾的中药方剂，通过温脾阳、提高气化功能，调节肾脏功能，促进水湿的运化和排泄，从而改善脾肾两虚引起的水肿症状，同时还可以调整舌苔白、脉沉细无力等体征。

四、临证经验

（一）提出"内伤脾胃，百病由生"，注重调护小儿脾胃

验案举隅： 健脾化积法治疗小儿厌食症

李某，男，5岁。1987年3月5日初诊。节气：雨水。

主诉：不欲饮食3个月余。

现病史：患儿近3个月来不欲饮食，稍食则易呕吐痰水，夹杂食物残渣。腹部胀满，饮食减少，不欲饮食，饭后易呕，胸下闷，夜间熟睡后口角流涎，大便稀溏。每日2~3次，小便正常，睡眠可，舌淡红、苔腻，脉滑。

刻下症：腹部胀满，饮食减少，不欲饮食。

辅助检查：微量元素均正常。胃肠道彩色多普勒显示：积气积便。

既往史：否认高血压、冠心病、脑血管病及其他慢性病史，否认肝炎、结核等传染病史及接触史，否认手术外伤、输血史，预防接种史不详。

个人史：生于天津，长期居住天津，否认地方病及传染病接触史。

过敏史：否认药物过敏史、食物过敏史及其他接触物过敏史。

家族史：父母体健，否认家族遗传病史。

西医诊断：消化不良。

中医诊断：小儿厌食症（痰食互结证）。

治法：消痰化积，运脾开胃。

处方：茯苓10g，陈皮6g，炒枳壳6g，炒白芍10g，木瓜10g，法半夏10g，炒莱菔子10g，焦槟榔6g，乌梅10g，焦三仙各10g，鸡内金10g，延胡索10g，竹茹5g，蜜桑白皮10g，炙甘草6g。7剂，水煎，每日1剂，分2次温服。

二诊（1987年3月12日）：饮食明显增加，腹部胀满减轻，无呕吐流涎，大便已成形。守上方去延胡索、蜜桑白皮，加炒白术10g、苍术10g。7剂，用法同上。

1个月后随访，患儿饮食、二便皆正常。

按语： 张效霖认为治疗小儿厌食症，应重视脾胃的调治，临床可根据脾胃虚实的不同，分为实证、虚证、虚实夹杂证三大类进行辨证施治。虚证是指脾失健运证、脾胃气虚证、脾胃阴虚证。脾失健运证治以运脾和胃、消食化积为主；脾胃气虚证治以健脾益气、止汗渗湿为主；脾胃阴虚证治以滋脾养胃助运为主。实证包括乳食积滞证、痰食互结证、肝胃不和证。乳食积滞证治以健脾和胃、消食导滞为主；痰食互结证治以消痰化积、运脾开胃为主；肝胃不和证治疏肝理气、健脾和胃为主。虚实夹杂证包括脾虚肝旺证和脾虚痰浊证。脾虚肝旺证治以健脾和胃、疏肝理气为主；脾虚痰浊证治以健脾调胃、消积化痰为主。张效霖强调，儿科医生在临床工作中要尽量做到辨证准确、治病求本，用药兼顾兼证，做到病、症、证三者统一，同时也要注意患者自身特点，做到因人而异。

厌食一证，《幼科发挥》记载："胃者主纳受，脾者主运化。脾胃壮实，四肢安宁；脾胃虚弱，百病蜂起。"张效霖认为病变主要位于脾、胃、肝，因脾主运化升清，胃主

受纳水谷，肝主疏泄条达，脾输布水谷精微于全身。若脾失健运，胃失受纳，脾胃失于调和，则发生厌食。《幼幼集成》记载："小儿之病，伤食最多；故乳食停滞，中焦不化而成疾者。"小儿饮食不能节制，若饮食过度，嗜好甜腻、油炸、生冷食物，引起食物停聚胃脘，致脾胃受损，升降运化功能失职，发生厌食。《赤水玄珠》记载："不能食者，由脾胃馁弱，或病后而脾胃之气未复，或痰客中焦，以故不思食。"脾喜燥恶湿，若运化功能失职，水湿停聚，不能正常输布全身，故而凝聚成痰。痰阻中焦，胃失和降，极易造成痰食互结，可出现脘痞、呕吐痰涎、纳呆等症，即为厌食。《血证论》记载："食气入胃，全赖肝木之气疏泄之，而水谷乃化。"肝主疏泄，调畅全身气机，调节脾胃升降功能及胆汁的排泄。小儿肝常有余，若家长过度宠溺，或肆意因琐事而生气，或家长打骂责备，致使肝郁气滞、肝脾不和，胆汁排泄失常，发生肝木乘土之象，临床可出现腹部胀满疼痛、嗳气、呕恶等症状，甚则厌食。

本例患儿厌食已近3个月，脾虚则湿困，水湿内停中焦而生痰，脾气不升，不能运化水谷，宿食痰饮停聚胃脘则脘腹胀满；水湿上泛则呕吐痰涎；脾阳不振、运化失职则大便稀溏。治以消痰化积、运脾开胃。方中茯苓、木瓜、法半夏、炒莱菔子、陈皮健脾燥湿化痰，焦三仙、鸡内金消食化积，竹茹止呕，延胡索行气活血，炒枳壳、焦槟榔理气宽中，化痰消积。二诊时腹部胀满减轻，故去延胡索、蜜桑白皮，加炒白术、苍术以健脾燥湿。

（二）擅长从肝论治儿科疾病，组验方泻青散

验案举隅1：小儿夜啼

游某，女，5岁。1976年7月29日初诊。节气：大暑。

主诉：突发惊恐号哭2日。

现病史：患儿2日前因地震后临建棚不便返回楼内午睡，母亲在其熟睡后离去一小时许，再返回家见其惊惧号哭，面红赤，直至夜间不能入睡，劝慰后入睡片刻即又惊醒哭闹不停，口述害怕。次日赴某医院治疗，症状不减，故来我院就诊。体格检查不合作。

刻下症：患儿烦躁不安，依偎母亲怀抱。大便数日未行，舌红苔黄，脉弦滑。

既往史：否认脑血管病及其他慢性病史，否认肝炎、结核等传染病史及接触史，否认外伤、输血史，预防接种史不详。

个人史：生于天津，长期居住天津，否认地方病及传染病接触史。

过敏史：否认药物过敏史、食物过敏史及其他接触物过敏史。

家族史：父母体健，否认家族遗传病史。

西医诊断：儿童恐惧症。

中医诊断：小儿夜啼。

治法：清肝镇惊，安神养心。

处方：羌活6g，防风6g，龙胆草6g，青黛3g，栀子10g，熟大黄5g，当归10g，川

芎 5g，血珀（冲服）2g，7 剂 . 水煎，每日 1 剂，分 2 次温服。

复诊 3 次后诸证大减，纳佳，大便畅，予保和散和脾胃善其后。半年后随访，其病未再复发。

按语：此症系肝之阳气太过，突然受惊，惊则气浮所致。故以清肝镇惊之剂，药证相符。小儿夜啼应明确病因，辨证论治。历代医家对夜啼之因大多归纳为寒、热、惊、虚 4 个方面。有文献将夜啼分为客忤、躽啼两个小类，现均归为夜啼。《冯氏锦囊秘录》指出夜啼的四大病因"寒热惊虚"，具体病因需要依据兼夹的病邪与病理要素再加细分，如寒痰内结见"啼时，口多涎沫，腰曲拘挛面青泻青"；热证见面红尿赤，"其候面赤唇红，恍惚壮热，小便色赤。手足动摇，咂口弄舌，憎热燥闷，重则胸突头反也"；惊时，虎口无纹，"多撼，手足张惶，紧抱父母，四顾恐怖者……其候虎口无纹，而色变易不常也"。又提出简易辨别啼哭原因的方法，"无泪为痛、多泪为惊"，但此法缺乏验证，仅供参考。《幼幼集成》提出脏寒、心热、神不安、拗哭四证，为鉴别夜啼与普通啼哭提供鉴别思路。《灵枢》云："随神往来者谓之魂……心有所忆谓之意。"提出肝藏魂、主疏泄、脾藏意、主运化。肝脾不敛导致夜啼，肝魂不归本位，外散则惊。幼儿神气怯弱，神智意识尚未发育完全，五脏娇嫩。惊则伤神，恐则伤志，所以见小儿啼哭、遗尿，甚至夜啼不止。但只将夜啼因素归于心肾是不充分的。《素问》有云："五脏化液心为汗、肺为涕、肝为泪、脾为涎、肾为唾。"惊吓会导致心肝受扰，魂魄受惊，魂出而不入，气机不续，故发作夜啼。因小儿具有脏腑娇嫩、形气未充、生长迅速的生理特点和容易发病、传变迅速、脏腑清灵、易于康复的病理特点，遂在汗、吐、下、和、温、清、补、消治疗八法的基础上设立符合小儿特点的方剂及外治法。寒者温之，有当归散、六神散、万金散、雄麝散、理中丸、钩藤散、五君子汤等；热者清之，有柴胡清肝散、碧玉散、导赤散、生脉散、朱砂安神丸、人参黄连散等；惊者镇之，有安神丸、蝉花散、龙齿散、雄黄散、五味子汤、外熏方、花火膏（外用涂儿唇）等；虚者补之，有陈氏十二味异功散、四君子汤、五味异功散、七福饮、秘旨安神丸等；积者消之，有保和丸、和胃饮、消食丸等。张效霖认为，小儿神气怯弱，突受惊吓，惊则气乱，以致心无所倚，神无所归，血无所统，故夜间啼哭；且惊吓会导致心肝受扰，魂魄受惊，魂出而不入，气机不续，故发作夜啼，肝在液为泪即为佐证。故用泻青散治疗。脾藏意、主运化，喜润恶燥，喜静。心有所忆为意，意识是人能自主思考的表现，部分孩子好动恶静，除了小儿纯阳之体阳气涌动外，脾阴相对不足也是重要原因，故后期运用保和散和脾胃。

验案举隅 2：小儿抽动障碍

李某，男，8 岁。1981 年 3 月 9 日初诊。节气：惊蛰。

主诉：不自主挤眼，摇头，手足乱动半年余。

现病史：患儿半年多前出现不自主挤眼、摇头、手足乱动。平素烦躁易怒，纳呆，便干，尿黄，舌红苔黄，脉弦。曾经多方检查未发现异常，诊为"局部抽搐症"、服西药不显效。近日病情加重，尤以安静时发作频繁，不能自控，来我院就诊。

刻下症：患儿不自主挤眼、摇头、手足乱动，烦躁易怒。

既往史：否认脑血管病及其他慢性病史，否认肝炎、结核等传染病史及接触史，否认外伤、输血史，预防接种史不详。

个人史：生于天津，长期居住天津，否认地方病及传染病接触史。

过敏史：否认药物过敏史、食物过敏史及其他接触物过敏史。

家族史：父母体健，否认家族遗传病史。

西医诊断：小儿抽动障碍。

中医诊断：抽动症。

治法：镇静安神，平肝息风。

处方：羌活10g，防风10g，龙胆草10g，青黛3g，栀子10g，当归10g，川芎6g，柴胡5g，生龙骨20g，生牡蛎20g，大黄（后下）5g，3剂. 水煎，每日1剂，分2次温服。

三诊时，患儿手足乱动明显减轻，偶有挤眼，经他人提示后可控制，予泻青丸4剂以巩固疗效。1年后追访，其病未犯，诸证平和。

按语： 此证为实热内结，火郁则扰动厥阴肝风，风火相煽，肝血不足，筋脉失养所致，选用泻青丸平息肝风，重用当归、川芎养血补肝，加用生龙骨、生牡蛎增强平肝镇惊之功，柴胡疏肝解郁、引药入经。《素问·至真要大论篇》云："诸风掉眩，皆属于肝。"肝体阴而用阳，主藏血，喜条达而主疏泄，其声为呼，其变动为握，为风木之脏。风为阳邪，风性轻扬、善行而数变。小儿肝常有余，若肝气不畅，肝郁化火，引动肝风，风邪上扰，伤及头面，故可见伸头缩脑、张口噘嘴、皱眉眨眼等症状。尽管现代医家对小儿抽动障碍病机的阐述不尽相同，但大多认同本病病位在肝。小儿心智不成熟，情绪波动较大，或因哭闹引动内火，或受外界环境压力所致，肝脏疏泄失常，肝气郁结，肝阳上亢，导致肝风内动。若家长对孩子过于宠溺，任其所为，一旦稍有不顺，便抑郁难解，易肝郁化火，热极生风而致肝风内动，抑或父母抱望子成龙之心态，对孩子施加过多压力，或减少孩子的游戏时间，均不利于孩子的成长。

验案举隅3：小儿带下

王某，女，4岁。1985年8月17日初诊。节气：立秋。

主诉：阴道有分泌物2年。

现病史：患儿阴道有分泌物2年，外院诊为"阴道炎"，经服西药治疗不显效，近日来阴道分泌物增多、色黄，来我院就诊。

刻下症：患儿一般情况佳，纳可，便干，溲黄，外阴红赤、阴道有黄色分泌物，舌红苔黄，脉弦滑。

既往史：否认脑血管病及其他慢性病史，否认肝炎、结核等传染病史及接触史，否认外伤、输血史，预防接种史不详。

个人史：生于天津，长期居住天津，否认地方病及传染病接触史。

过敏史：否认药物过敏史、食物过敏史及其他接触物过敏史。

家族史：父母体健，否认家族遗传病史。

西医诊断：阴道炎。

中医诊断：带下病。

治法：清利湿热，疏肝利胆。

方药：羌活6g，防风6g，龙胆草6g，青黛3g，栀子10g，当归10g，川芎6g，苍术10g，黄柏10g，大黄3g，3剂，水煎，每日1剂，分2次温服。

三诊时，患儿服药后诸羔皆除。

按语： 带下症，古有五色带之名，尤以白带多见。临床表现为阴道分泌物量多，带下色白或色黄、质稀或稠如涕如脓、味腥，且连绵不断。古有《神农本草经》称"白沃""赤沃""赤白沃"，《针灸甲乙经》称"赤沥""白沥""赤白沥"。沃者，湿润、浇灌之意；沥者，漉也，湿漉漉之貌，借以形容带下津津常润，本属不多亦不秽恶的正常性状。若带色异常，则为病。张效霖经过长期的临床诊疗，认为带下症主要为湿邪所困，湿为阴邪，易耗损阳气、阻遏气机，气机不畅则影响脏腑功能。傅青主认为："夫青带乃肝经湿热，不知水为肝木之所喜，而湿实肝木之所恶，以湿为土之气故也。以所恶者合之所喜必有违者矣。肝之性既违，则肝之气必逆。"张效霖认为，该证由素体湿盛，而复感湿邪，湿邪内蕴，郁而化热，湿与热互结，流注下焦所致。该案患儿体胖，纳佳，喜食肥甘，则易化生湿热，脾胃运化失职则湿热蕴结于肝胆。肝脉绕阴器，湿热下注，而致外阴红赤、带下黄稠。故选用泻青方加减以清利湿热、舒利肝胆而获效。

验案举隅4：习惯性擦腿

马某，女，3岁。1985年3月6日初诊。节气：惊蛰。

主诉：有意摩擦外生殖器半年余。

现病史：家长述患儿每晚睡前双腿交叉，用力移动，有意摩擦自己外生殖器，面赤汗出，已半年余，经说服、打骂及多方治疗均不收效，故来院就诊。

刻下症：患儿发育营养佳，平素任性急躁，纳可，便干，舌红苔黄，脉弦滑。

既往史：否认脑血管病及其他慢性病史，否认肝炎、结核等传染病史及接触史，否认外伤、输血史，预防接种史不详。

个人史：生于天津，长期居住天津，否认地方病及传染病接触史。平素嗜食肥甘厚味、辛辣刺激之品及甜食。

过敏史：否认药物过敏史、食物过敏史及其他接触物过敏史。

家族史：父母体健，否认家族遗传病史。

西医诊断：习惯性擦腿。

因家长来诊信心不足，要求服用中成药，投以泻青丸3袋，嘱每日2次，每次2丸。

服药3日后，家长来院告之，孩子昨晚睡前双腿虽交叉，但不用力，无汗出，纳增，便畅。继服泻青丸 1 周, 其病尽瘥。

按语: 习惯性擦腿又称情感交叉腿综合征, 主要表现为摩擦会阴部。小儿可将两腿并拢或交叉内收, 或利用桌子或椅子角摩擦外阴。女孩一般表现为两腿交叉上下擦动, 摩擦时出现面红、眼神凝视、额头或全身出汗等现象; 男孩多表现为伏卧于床上磨蹭, 或与女孩症状类似。如分散其注意力, 患儿可停止动作。西医学认为本病属于小儿心理疾病, 发病年龄一般为 1~5 岁, 其中以 1~3 岁儿童居多, 临床上多见于女孩。目前病因尚不完全清楚, 有的认为是婴幼儿生长发育时期出现的短暂性行为问题。而从中医学来讲小儿乃稚阴稚阳之体, 阳常有余, 阴常不足, 具有 "脾常不足, 肝常有余" 的特点, 故在致病因素的作用下易出现脾胃运化失常则无以运化水湿及乳食, 导致湿邪停聚, 日久生热, 湿热蕴结于下焦, 流连于此则发病。若肝火上炎, 可有烦躁、怕热、口渴、手足心热等症。该患儿平素嗜食肥甘厚味、辛辣刺激及甜性食品, 易化火生热, 蕴结下焦。同时因家长长期忙于工作, 不能与患儿密切沟通, 患儿年龄尚小内心强烈需要慰藉。此症临床表现为肝经之病, 追问患儿任性急躁、大便不畅, 乃为肝失调达, 肝郁化热所致, 故选用泻青丸清泻肝热则诸证豁然。

张效霖认为, 以上病案四则虽病各异, 见症不一, 但病因病机均属肝经实热, 故采取同一治疗法则, 随证加减, 故奏其效, 体现了中医学异病同治的治疗特点和 "治病必求其本" 的基本原则。泻青丸一方, 组方严谨, 配伍精练。若能辨证无误, 用之效佳。

(三) 儿科肺系疾病的临床治疗经验

验案举隅 1: 肺炎喘嗽

张某, 女, 3 岁。1992 年 11 月 17 日初诊。

主诉: 发热、咳嗽 5 日, 伴喘息 1 日。

现病史: 患儿 5 日前因受凉后出现发热, 体温最高达 38.6℃, 咳嗽, 有痰, 流黄涕, 自服药物。症状未见缓解, 并出现呼吸喘促, 故来我院儿科就诊。

刻下症: 咳嗽, 喘息, 有痰, 流黄涕。

体格检查: 咽部充血, 扁桃体Ⅱ度肿大; 双肺呼吸音粗, 右肺底可闻及湿性啰音。舌红、苔黄, 脉数。

既往史: 否认脑血管病及其他慢性病史, 否认肝炎、结核等传染病史及接触史, 否认外伤、输血史, 预防接种史不详。

个人史: 生于天津, 长期居住天津, 否认地方病及传染病接触史。

过敏史: 否认药物过敏史、食物过敏史及其他接触物过敏史。

家族史: 父母体健, 否认家族遗传病史。

西医诊断: 支气管肺炎。

中医诊断: 肺炎喘嗽 (风热闭肺证)。

治法: 辛凉宣肺, 化痰平喘。

处方: 蜜麻黄 5g, 麸炒杏仁 9g, 瓜蒌 9g, 生石膏 (先煎) 20g, 青黛 5g, 白果 9g,

黄芩 6g，浙贝母 9g，冬瓜仁 9g，鱼腥草 9g，桔梗 9g，桑白皮 9g，甘草 6g，3 剂，每日 1 剂，水煎服，分 2 次服下。

二诊时发热已退，二便正常。咽稍红，双肺呼吸音粗、可闻及轻微湿性啰音，舌尖红、苔薄黄，脉平。予原方去生石膏、桔梗，加炙枇杷叶 9g、苏子 9g。继服 3 剂后，病愈。

按语： 肺炎喘嗽是小儿常见的肺系疾病之一，以发热、咳嗽、痰壅、气急、鼻煽为主要症状，常伴不乳，或精神萎靡，或口吐白沫等症，重者涕泪俱闭、面色苍白、发绀。肺炎喘嗽的病名首见于《麻科活人全书》。全年皆可发病，以冬春两季为多，好发于婴幼儿。本病包括西医学所称支气管肺炎、间质性肺炎、大叶性肺炎等。肺部听诊可闻及中细湿啰音，或可闻及管状呼吸音。

肺炎初期，多为外邪侵于肺卫，致肺气闭塞，失于宣降而引起。症见发热、咳喘、有痰、有汗或无汗、口渴欲饮、呼吸急促、舌尖红、苔白、脉浮数。药予麻黄、杏仁、石膏、浙贝母、桑白皮、黄芩、桔梗、甘草等。恶寒重者加桂枝、荆芥、防风；痰黏白如沫者加干姜、细辛；热重者可重用石膏；喘重者加用白果、地龙止咳平喘。

此患儿正是由于不慎感受外邪而致肺气闭塞，失于宣降，气逆而上引起肺炎咳喘。方中麻黄宣肺以平喘解表，石膏清泄肺热，配杏仁宣肺气而止咳平喘，冬瓜仁清化痰热，青黛、鱼腥草、黄芩清肺泄热，白果止咳平喘，桔梗开宣肺气，浙贝母、桑白皮泻肺平喘，瓜蒌清热祛痰兼润肠通便，因肺与大肠相表里，取上病下取之意。全方共奏辛凉宣肺化痰平喘之功效。

验案举隅 2：哮喘

张某，男，7 岁。1984 年 3 月 10 日初诊。节气：惊蛰。

主诉：咳嗽气喘 1 日。

现病史：患儿素有哮喘史，昨夜受风寒后出现恶寒发热、咳嗽气喘难以平卧，遂来我院就诊。

刻下症：患儿咳嗽气喘，喉中有水鸡声，痰出清稀，发热恶寒，纳差，舌淡、苔薄白，脉滑。

既往史：哮喘病史。否认脑血管病及其他慢性病史，否认肝炎、结核等传染病史及接触史，否认外伤、输血史，预防接种史不详。

个人史：生于天津，长期居住天津，否认地方病及传染病接触史。

过敏史：否认药物过敏史、食物过敏史及其他接触物过敏史不详。

家族史：父母体健，否认家族遗传病史。

西医诊断：支气管哮喘。

中医诊断：喘证（风寒闭肺证）。

治法：解表散寒，温化水饮。

处方：蜜麻黄 6g，芍药 10g，桂枝 9g，细辛 2g，干姜 6g，陈皮 10g，茯苓 10g，清半夏 9g，紫菀 10g，款冬花 10g，苦杏仁 10g，五味子 10g，甘草 6g。3 剂，水煎，每日 1 剂，分 2 次温服。

二诊：咳嗽已稀，恶寒发热已解，喉中痰声少，睡卧安宁。效不更方，再进 3 剂。

三诊：咳喘已平，唯肺脾气虚，拟补中益气丸常服以补益肺脾。

按语： 患儿受风寒后出现恶寒发热，为太阳表证；咳嗽气喘难以平卧，喉中有水鸡声，此为内有水饮之邪，水饮泛滥，干犯肺胃，致肺失宣降、胃气上逆。故治以解表散寒、温化水饮，予小青龙汤加减治疗。蜜麻黄发汗、平喘、利水，配桂枝则增强通阳宣散之功；芍药与桂枝配伍，调和营卫；干姜、细辛散寒化饮；五味子敛肺止咳；清半夏降逆化痰；蜜紫菀、蜜款冬花、杏仁止咳祛痰；茯苓健脾祛湿；陈皮理气宽中、燥湿化痰；甘草和中兼调和诸药。《素问·太阴阳明论篇》云："犯贼风虚邪者，阳受之则入六腑，阴受之则入五脏。入六腑则身热，不时卧，上为喘呼。"其中"喘喝""喘鸣""上气""喘呼"即指哮喘。张仲景在《金匮要略》中言："咳而上气，喉中水鸡声，射干麻黄汤主之。"上气是指喘息不得卧的临床表现，即为"喘证"，而"喉中水鸡声"指喉中痰鸣的"哮证"。张效霖认为患儿素有痰邪内伏阻滞肺系，复感风寒邪气，邪从肺外合于胃中肺脉入侵肺脏，宣降功能失调则发为喘咳。治疗当从肺胃入手，祛邪扶正，先治其标，迅速解除患儿喘咳不适，再补肺健脾、培土生金，扶助患儿正气，减少哮喘复发。

验案举隅 3：慢性扁桃体炎

患儿，男，9 岁。1996 年 2 月 21 日初诊。

主诉：反复扁桃体肿大 4 年余。

现病史：家属诉患儿近 4 年来扁桃体反复肿大，咽喉疼痛，偶有痒感，口气重，鼾声明显，无咳嗽，纳可，二便可。

刻下症：双侧扁桃体Ⅲ度肿大，咽红，心脏及双肺正常，舌红、苔黄腻，脉滑。

既往史：否认脑血管病及其他慢性病史，否认肝炎、结核等传染病史及接触史，否认外伤、输血史，预防接种史不详。

个人史：生于天津，长期居住天津，否认地方病及传染病接触史。

过敏史：否认药物过敏、食物过敏史及其他接触物过敏史。

家族史：父母体健，否认家族遗传病史。

西医诊断：慢性扁桃体炎。

中医诊断：乳蛾（表邪壅闭证）。

治法：疏风解表，清热利咽。

处方：金银花 10g，连翘 10g，黄芩 12g，鱼腥草 15g，射干 10g，牛蒡子 10g，麦芽 10g，山楂 10g，鸡内金 10g，板蓝根 10g，薄荷（后下）6g，蒲公英 12g。7 剂，水煎服，每日 1 剂，分 2 次服。

二诊：服药后诸症减轻，体格检查示双侧扁桃体Ⅱ度肿大，咽稍红，舌红、苔薄黄腻，脉滑。原方去板蓝根、山楂，加黄芪 10g、白术 8g、防风 6g。7 剂，用法如前。

三诊：服药后诸症减轻，体格检查示双侧扁桃体Ⅱ度肿大，较二诊减小，舌红、苔黄，脉滑。

处方：金银花 10g，连翘 10g，黄芩 10g，板蓝根 12g，苦杏仁 10g，桔梗 10g，甘草 3g，蒲公英 12g，紫花地丁 12g，射干 12g，牛蒡子 12g，生地黄 12g。7 剂，用法如前。

随后家属携带患儿因其他病来诊，家属代诉慢性扁桃体炎未复发。

按语：《太平圣惠方》言："肺脾壅滞，风邪热气，搏于经络，蕴蓄不散，上攻于咽喉。"初诊时，张效霖主方用银翘散加减以疏风清热，加用薄荷清风消肿，增强利咽之力；麦芽、山楂、鸡内金健脾消食以化食热。二诊时，加玉屏风散调补肺脾、固本培元，增强抵抗力。在疏风清热的同时健脾益气，健脾则痰无以化生，益气固表，使之不易感受外邪。三诊时，患儿仍打鼾，加用紫花地丁清热解毒、消散痈肿，取五味消毒饮之意；生地黄清热凉血，清除浮游之火，达到实火与虚火并祛的效果。

张效霖认为小儿脏腑形气未充，肺脏娇嫩不足、卫外不固，再加上小儿脾常不足，脾胃生理功能未发育充分，因而小儿易患肺系疾病及脾胃系疾病，但以肺系疾病发病率最高。其根本原因在于肺脾不足，治病必求于本，在疾病的治疗中除解表外也要兼以扶正。在临床的治疗中，更要注重患儿自身症状，依据疾病的临床表现和病性选用相应的药物。

参考文献

[1] 李庆和，张伯礼. 教苑英华——天津中医药大学人物志［M］. 天津：天津科学技术出版社.

执笔者：杜春雁　史志伟　张鹏　王云海

整理者：阚湘苓

资料提供者：沈阳

陈宝义

——学验俱丰，津沽名医

一、名医简介

陈宝义，1940年8月出生，汉族，中国共产党党员，天津市人。天津中医药大学第一附属医院儿科主任医师、教授、研究生导师。天津市名医，享受国务院政府特殊津贴专家，当代著名中医儿科专家。曾历任医院儿科组副组长、儿科主任（儿科教研室主任）。天津市中医药学会副秘书长，儿科分会主任委员、常务理事。全国第二批老中医药专家学术经验继承工作指导老师，国家中医药管理局"优秀临床人才研修项目"指导老师，"十一五"科技支撑计划名老中医临证经验、学术思想传承研究全国百名专家。2010年立项建设全国第一批名老中医药专家传承工作室。

二、名医之路

陈宝义自幼时起就对中国医学史上的扁鹊、华佗、张仲景、孙思邈、李时珍、叶天士等名医非常崇敬。1957~1962年在天津中医学院（现天津中医药大学）学习期间，师从津门名医田乃庚、高季培、吴郁儒、孙抱存、王士福等，成为中医学院的大学生，圆了他的岐黄之梦。入学以后，历代名医的行医故事、医学成就和对中医药发展的伟大贡献，成为激励他努力学习的前进动力。他以仲景"勤求古训、博采众方"作为自己的座右铭，对于中医经典的学习尤为深入，大学期间和同学们组成了经典著作学习小组，不但在课堂上精益求精、孜孜以求，在茶余饭后仍然自由讨论、互相启发。受限于当时的历史条件，在校学生很难接触到医学类的书籍、杂志等，但他不畏困难，尽其所能搜集医学资料并认真研读，其中的艰辛可想而知。一旦获得，则反复捧读，百看不厌。特别是通过对近代名医论著、医案的学习，开拓了自己的视野。他特别推崇张锡纯、丁甘仁、蒲辅周等名家的临床辨证论治经验，这也奠定了他的学术和临证理论基础。

毕业后，在天津中医学院第一附属医院（现天津中医药大学第一附属医院）儿科从事临床工作，跟随全国著名儿科专家李少川教授和陈芝圃老中医继续学习。同时对院内各科名医专家陆观虎、赵寄凡、董晓初、周肇五、柴彭年、陈芳洲、顾小痴、穆云汉等的医疗经验和特长也都认真学习，博采众长，学为己用。这为他今后机圆法活，学贯中西，精于儿、内、妇各科临床奠定了深厚的基础。

1968年医院接到了上级下达的中医药治疗烧伤和战伤止血成品的研究任务，临时组建医院战备科研组。陈宝仪奉调参与其中，在工作中勤学好问、取长补短，逐渐培养了先进的科学思想和科研思路。1974年他参加全国儿科医师进修班，在天津市儿童医院进修学习西医1年，期间还到北京儿童医院、北京友谊医院、北京市中医医院等地观摩学习，对临床医疗水平的提高和视野的开阔受益颇深。学习归来后，奉命重新组建儿科。于1974~1980年任医院儿科组副组长，1980~1997年任儿科主任（兼任天津中医学院儿科教研室主任），成为医院儿科及教研室从无到有、发展壮大过程中承上启下的关键人物。在儿科重新组建过程中，他特别重视人才梯队的建设，强调高水平、高学历人才对科室发展的助推作用，逐步使研究生成为儿科医疗、教学和科研工作的中坚力量，也使儿科自创建伊始至今一直是医院中研究生比例最高的科室之一。1990年，医院迁至新址，新大楼交付使用后，在他的主持下，医院恢复设立中医儿科病房，固定床位数达到30余张，使当时天津中医学院第一附属医院儿科成为具备门诊、急诊、病房的综合性科室，在全国居于领先地位。历经十余年的发展，儿科门诊成立了小儿癫痫、肾病、心肌炎、免疫、儿童保健等专病专科，为临床、教学和科研的良好发展打下了坚实的基础。在儿科恢复建立后，年均门诊量每年均有不同程度的提高，呈现爆发性的增长，年门诊治疗人次仅次于专科医院，而居全市综合医院之首，收治患儿遍及全国十余个省市，在国内享有盛誉。1995~1997年，我院儿科先后成为天津市重点发展学科和国家中医药管理局重点专科。

1980年，率先开展中医药治疗小儿病毒性心肌炎的临床研究，创建小儿心肌炎专科。1985~1990年承担国家中医药管理局重点课题"运用中医药治疗小儿病毒性心肌炎的临床与实验研究"。1992年，"益气养阴、活血化瘀法治疗小儿病毒性心肌炎"获得国家中医药管理局科技进步成果三等奖，这是国内首次以中医药治疗小儿病毒性心肌炎的部级获奖项目。1995年，以陈宝义经验处方为基础研制的三类中药新药"玉丹荣心丸"取得新药证书，为2002年版国家基本药物目录中唯一治疗病毒性心肌炎的中成药、国家三类新药及国家新药保护品种。该药由上海玉丹药业有限公司推广应用至全国，获得了广大患者的好评。

在近50年的临床医疗实践中，陈宝义始终注重理论与实践相结合，不断探索疑难病症和危急重症的治疗规律和有效方药。除病毒性心肌炎外，对小儿高热、哮喘、抽动障碍、肾病综合征等小儿危急重症的诊治亦有深入的研究和独到的经验。1990年起，承担天津市卫生局课题"小儿高热的系列用药研究"，先后开发出"消食退热糖浆"（天津市达仁堂制药二厂生产）、暑热宁合剂、抗病毒合剂等系列中成药。1995年，"暑热宁合剂治疗小儿夏令感冒发热的临床与实验研究"获天津市级科技成果。此外，陈宝义还研制出10余种儿科中成药院内制剂，如通脉合剂、心复康合剂、安心律胶囊、清热导滞丸、清肺合剂、小儿止嗽合剂等，既在一定程度上解决了患儿服用中药困难的问题，又丰富了医院制剂的品种，创造了良好的社会和经济效益。

他善于将传统中医药学理论、西医学发展成果与个人临证经验总结提炼，形成个人风格明显的医学观念和临床思维。在《中医杂志》《中医药学报》《中国中西医结合杂志》等核心专业学术期刊先后发表论文30余篇，编著出版了《病因病机学说》《中医纲目（儿科分卷）》《病毒性心肌炎的中西医诊断和治疗》等中医学专著。

陈宝义于 1991 年被收录于国家中医药管理局主编的《中华名医特技集成》。1992 年成为享受国务院政府特殊津贴专家。1991~2007 年兼任天津市中医（药）学会副秘书长、儿科分会主任委员；1998~2007 年兼任天津市中医药学会常务理事。1995 年被确定为全国名老中医药专家学术经验继承非指导老师。1996 年被评为天津市高等学校教学楷模。1997 年获天津市"九五"立功奖章。2006 年成为"十一五"国家科技支撑计划课题"名老中医临床经验、学术思想传承研究"的百名专家之一。2010 年首批入选国家级名老中医传承工作室。

三、学术理论精粹

（一）对病毒性心肌炎的认识

陈宝义倡导以益气养阴、活血化瘀法治疗病毒性心肌炎。病毒性心肌炎为西医学病名，根据临床表现和病理改变将其归属于温病范畴，是由温热疫毒之邪内侵，毒热伤心所致。

气阴损伤作为病理特点贯穿疾病始终。"热伤气""热伤阴"，是温热性疾病的基本特征。病毒性心肌炎常因邪热销烁气津，耗伤阴液，损伤心肺之气阴，以致血运无力，而变生诸证。心脉瘀阻是其病理变化的基本转归。

中医学理论认为"心主血脉"，通过心之收缩、调控，推动血流营周全身。这种收缩调控就是心的功能。"宗气"积于胸中而行血脉，宗气的任何变动都可能导致心功能下降。《内经》有"宗气不行，血为之濡""虚里大动，宗气泄也"的论述。"宗气"就是心功能的具体体现。

在心肌炎的全过程中，热毒伤及心之气血阴阳，最终表现为宗气不足，血运无力，心脉瘀阻，从而出现胸闷憋气、心前区刺痛、心中动悸不宁、脉结代和心脏扩大等血瘀心脉的表现。

气阴损伤、心脉瘀阻基本上反映了心肌炎病理改变的主要特点。气阴损伤为本，心脉瘀阻为标，"本虚标实"为病毒性心肌炎的基本特征，据此陈宝义率先提出益气养阴、活血化瘀治疗病毒性心肌炎的治疗法则。运用该法治疗病毒性心肌炎有效率达 95%。

（二）临证思维

1. 精于辨证论治，重视病症结合

陈宝义认为辨证论治是中医学的核心和精髓，作为一名医生，必须掌握辨证论治的思路和方法。要防止不讲辨证论治，只是认为某药治疗某病的倾向。所以必须在树立辨证论治思想和掌握辨证论治体系方面下功夫，强调要审证求因，据证立法，以法系方，据方用药。在辨证论治的具体运用上，特别强调三个方面：一是要掌握正确的辨证方法；二是要抓主证，执简驭繁；三是注重辨证与辨病相结合。

（1）掌握正确的辨证方法：中医的辨证方法包括八纲辨证、六经辨证、病因辨证、

卫气营血辨证、三焦辨证、气血津液辨证、脏腑辨证及十二经脉辨证等。从各个不同方面掌握疾病的辨证规律，相互补充、相辅相成。在临床遇到具体病症时，正确运用这些辨证方法，是非常重要的。陈宝义认为要根据疾病自身规律和发病特点选择不同的辨证方法。例如，外感疾病要以卫气营血辨证为主，融会六经辨证、六淫辨证、三焦辨证等，形成统一的外感辨证体系；而内伤杂病则以脏腑辨证为主，再结合病因辨证、气血津液辨证、十二经脉辨证等，以藏象理论为指导进行统一辨证。八纲辨证是最基本的，是各种辨证方法的总纲，贯穿于其他辨证体系之中。在辨证体系确立的情况下，应对患者的年龄、体质、病因、病位、病性、邪正关系、标本缓急等方案进行全面分析，从而得出对疾病正确的认识，为治疗疾病提供可靠的依据。

（2）抓主证，执简驭繁：陈宝义认为，机体的每一种病理变化，其外部都反映出一系列症候群，其中必然有起决定性和主要作用的证候，而其他证候都是随着这种证候的产生而产生，随着这种变化而变化的，前者就是主证，后者是次证、兼证。医者必须善于在错综复杂的病症中抓住主证，并兼顾次证、兼证，分层次、分步骤、有条不紊地进行治疗，这样才能执简驭繁，收到事半功倍的效果。例如，有一位重度药物过敏的患儿，来诊时患儿重度营养不良，水泻完谷不化，每日 10 余次。同时，又是重度肺炎，电解质紊乱，菌群失调，生命垂危。在众多的证候中，他认为解决腹泻固其阳气是关键。腹泻一止，则中气恢复，脾胃健运，生化之源不断，则营养不良等一系列问题即可迎刃而解。随机给予温阳益气、固摄止泻法进行治疗。1 个月后，患儿腹泻明显好转，各种症状也随之减轻。随后据证治疗 3 个月，而告痊愈。

（3）注重辨证与辨病相结合：陈宝义在全面继承中医学精华、对中医学理论和儿科临床进行深入研究的同时，还不断吸收和借鉴西医学知识和相关学科成果，掌握医学发展的前沿动态。他认为，中医学和西医学各有所长，不可偏废。西医学从形态、生理、病理的角度客观地描述了疾病的性质、发病过程、转归预后等方面；中医学在整体观念的指导下以辨证论治的方法全面地认识疾病和治疗疾病，但在对微观的"病"的认识上不免过于笼统。陈宝义强调中医辨证与西医辨病相结合。他认为，随着现代科学的发展，中医应学习西医的一些先进的理论和方法，借助各种先进的仪器与检测手段，把疾病病因、病理、病性、病位及预后转归研究清楚，有利于疾病的早发现、早诊断，防止误诊、漏诊，从而提高医疗质量。例如病毒性心肌炎的患儿，很多都没有特异性的临床表现，如果不经过西医学的各项检查难以早期发现，以致误诊、漏诊。又如隐匿性肾炎、腹痛等病，都不是仅仅靠中医四诊所能确诊的，必须借助西医的检测手段。一旦明确了诊断，对疾病的认识就更具体，治疗的针对性就更强，这也是对辨证论治的提高。同时，辨证与辨病相结合也是观察疗效的需要，因为判断某些疾病是否痊愈，不能仅靠临床症状的消失，还要看各种实验室检查数据是否正常，如心肌炎患者的痊愈，不仅要求临床症状、体征正常，还要求心肌酶、心电图等实验室检查指标正常。可见，只有将宏观辨证与微观辨病有机地结合起来，探索疾病的证治规律，才切合临床实际。

2. 善用经方，师古创新

陈宝义对伤寒、金匮学说的造诣极深，临证善用经方。他认为经方配伍法度严谨，药专效速。但用经方辨证识病贵在准确，故他一贯秉持"有是证，用是药"的原则。常用小青龙汤温化寒痰，治疗表寒里饮之咳喘证；用小柴胡汤和解表里，治疗小儿长期发热、顽固性头痛；以半夏泻心汤调和阴阳，顺其升降，治疗小儿秋季腹泻；用三甲复脉汤滋阴潜阳复脉，治疗心肌炎、期前收缩；用桂枝芍药知母汤清热疏风通络，治疗风湿热；用大承气汤治疗阳明腑实，实热内结证；用麻杏石甘汤清热宣肺平喘，治疗小儿肺炎、咳喘。他强调经方要灵活应用，重在法活机圆，避免机械套用，认为仲景"观其脉证，知犯何逆，随证治之"的方法，即是灵活变通使用经方的原则。他善于对经方加减化裁，师古而不泥古，大大扩大了原方的适用范围，施于临床疗效显著。现举数例，以窥一斑。以大柴胡汤加芥穗、青蒿，治疗小儿急性扁桃体炎、肠伤寒、败血症，患者临证表现为寒热往来、腹胀纳呆、便秘等。以吴茱萸汤配霍连汤治疗宿食中阻，胃热呕吐；配当归、白芍治过敏性紫癜；配丁香治疗虚寒腹痛、呕吐诸证；配川芎、细辛、柴胡、僵蚕治疗顽固性头痛。以小柴胡汤合二陈汤加香附、苏梗疏利气机，解郁化痰，治疗郁证、癔症；配合茵陈蒿汤治疗肝胆湿热之黄疸、胸胁胀满等。

3. 不拘于"小儿纯阳"之说，临床擅用温药

多数医者认为小儿为"纯阳之体"，不宜使用温热药。陈宝义认为，小儿"纯阳之体"是指小儿如初升之太阳，生机旺盛，发育迅速，并非盛阳。小儿"稚阴未充，稚阳未长"，阴阳都不足，故临床只要辨证准确，温药即可大胆使用。他认为平和之剂，用于小恙之体，虚者调养可也。若为危急重症，非汗、下、温、清等品不可拯危救难。温药之用，本是八法之一。温法之用，关键是"有是证用是药"，同时，更要在观念上对温药治病的利弊有足够的认识，用其利而限其弊，所谓"毒药治病，五谷养人""以平为期"。临床上，陈宝义常用羌活、苏叶、芥穗、防风等治疗外感风寒高热证；用桂枝汤治疗长期低热、腹泻、腹痛、体弱易感儿。用吴茱萸汤治疗胃寒呕吐、神经性头痛等症；用苓桂术甘汤治疗顽固性呕吐、胃肠神经官能症、眩晕等；用麻黄附子细辛汤加桂枝治疗缓慢性心律失常、房室传导阻滞等；用附子理中汤治疗久泻不愈、肾病综合征、血小板减少性紫癜等。他总结小儿临证用温药的经验，只要没有明显的热证表现，即可用温热药。但要温而毋燥，一方面要掌握尺度，用量适中，中病即止；另一方面要适当配以养阴药，如附子、细辛配生地黄，不仅可制约其温燥之性，又可补阴以配阳，疗效更好。

四、临证经验

（一）心肌炎

心肌炎可归属于中医学"胸痹""心悸""怔忡""虚劳"等病证范畴。疫毒伤心、气阴损伤和心脉瘀阻既是心肌炎的基本特点，也是整个病程中最常见的三个证型。因

此，清热解毒、益气养阴、活血化瘀是临床治疗最基本的常用治疗方法。此外，针对不同的变证还可以选用滋阴潜阳、宁心安律、温阳复脉、护阴和阳等治疗方法。

1. 常证

（1）清心解毒法：治疗目的在于肃清余邪或控制反复感染，以减轻心肌的持续损害。适用于疫毒留恋不解，内侵伤心之病毒性心肌炎急性期，或因反复感染而致病情迁延者。此类患者临床常见低热不退或反复发热，伴有咽痛、咳嗽、皮疹、肌痛、乏力、气短、心悸等，舌红、苔薄黄，脉滑数或细数无力。体格检查可见心音低钝，安静时心率快；心电图可见窦性心动过速、ST-T 改变、期前收缩频发、一度或二度 I 型房室传导阻滞；血清心肌酶水平异常。病程多在 1 个月以内，一般不超过 3 个月；病情迁延而伴有反复感染者可超过 3 个月。

临床中常予清心解毒汤（金银花、连翘、野菊花、大青叶、栀子、生地黄、玄参、赤芍、黄连、黄芪、甘草等）加减治疗，可适当配伍养阴益气和凉血化瘀之品。

验案举隅：急性心肌炎之热毒壅滞证

于某，女，12 岁。2009 年 2 月 9 日初诊。间断胸闷憋气 20 余天。

初诊：患儿 20 余天前患"感冒"后出现胸闷憋气，偶感心慌，活动后明显，无头晕、心前区不适及明显乏力。曾于某医院查心电图及血清心肌酶检查示一度房室传导阻滞，P-R 间期 0.24~0.26 秒，肌酸激酶同工酶 MB 29μ/L，予营养心肌治疗 1 周，疗效不明显，故前来我院门诊就诊。现症见患儿间断胸闷憋气，偶感心慌，活动后明显，咽干不适，纳食尚可，二便调。

体格检查：精神可，咽部红肿充血，心音有力，心律齐，心率 85 次/分，双肺呼吸音清，腹软。舌红苔黄，脉数。

辅助检查：心肌酶增高；心电图提示 P-R 间期 0.24 秒；动态心电图可见一度房室传导阻滞及二度 I 型房室传导阻滞；超声心动图正常。

西医诊断：急性心肌炎，房室传导阻滞。

中医辨证：热毒壅滞。

此为热壅心脉，气血不畅之证。治以解毒散瘀，予清心汤加减。处方：野菊花 15g、大青叶 15g、贯众 10g、连翘 10g、金银花 10g、丹参 10g、生山楂 15g、益母草 10g、甘草 5g。每日 1 剂，水煎 150ml，分 2 次口服。

二诊（2009 年 2 月 23 日）：患儿症状明显减轻，偶有胸闷憋气，无心慌发作，咽稍红。心电图示 P-R 间期 0.16~0.18 秒，心肌酶恢复至正常水平。继予上方治疗 1 个月。

随访 6 个月余，未见复发。

按语：心肌炎所致房室传导阻滞，无论是初发，还是病情反复波动、迁延不愈，几乎均与外感邪毒有关，而邪毒化热，热毒壅滞于心，势必造成脉络不畅，血行瘀阻；反之，心脉不畅，又可妨碍热毒之散解，形成恶性循环，易使病情迁延，难以从速康复。清心汤中，野菊花、大青叶、贯众、连翘、金银花清心解毒，丹参、生山楂、益母草活血化瘀，全方共奏解毒散瘀之功。

（2）益气养阴法：适用于以心气、心阴虚损为主的心肌炎急性期或恢复期。临床常见面色苍白，倦怠乏力，胸闷气短，心悸多汗，食欲不振，或有烦躁，舌红少苔，脉虚数或结代。体格检查可见心音低钝，心动过速；心电图以各种心动过速、频发期前收缩或联律、ST-T改变为主，或有房室传导阻滞。病程多数在3~6个月；部分患儿病情迁延，病程可在6个月以上。

治疗重在补益心气、养阴复脉。但此时由于"宗气不行，血为之涩"，使心搏无力，血运滞涩，故亟须配伍活血化瘀之品以达到强心复脉的目的。临床中常用养心复脉饮（黄芪、沙参、麦冬、五味子、玉竹、黄连、丹参、赤芍、桂枝、炙甘草）及心复康合剂（炙甘草、玉竹、五味子、山楂、大青叶、丹参、降香）。

验案举隅：急性心肌炎之热毒壅滞，气阴两虚证

申某，男，13岁。2009年10月26日初诊。胸闷、乏力1周。

初诊：患儿1周前发热，同期突然出现胸闷、头痛、乏力、大汗、面色苍白，活动后加重，未诉心慌、心前区疼痛，无晕厥发作，无抽搐，无恶心呕吐。曾于外院查心电图示窦性心动过速，多导联ST-T改变。诊断为"急性心肌炎"，以营养心肌治疗1周，治疗后胸闷减轻，但仍感明显乏力，故来我院就诊。诊时症见患儿乏力倦怠，活动后气短、汗出，少气懒言，纳食尚可，二便正常。

体格检查：精神稍弱，面色少华，咽红稍充血，双侧扁桃体Ⅱ度肿大；心音低钝，律齐，心率90次/分，未闻及杂音；双肺呼吸音清，腹软。舌红苔薄黄，脉数。

辅助检查：心肌酶检查示天门冬氨酸氨基转移酶56μ/L，羟丁酸脱氢酶213μ/L，乳酸脱氢酶262μ/L，肌酸激酶656μ/L，肌酸激酶同工酶MB 61μ/L；肌钙蛋白T 0.96mg/ml；柯萨奇B组病毒IgM抗体（-）；心电图示窦性心律不齐，$ST_{II、III、aVF}$上移0.25mV，ST_{V4-V6}上移0.3mV，$T_{II、aVF、V4-V6}$倒置；心脏彩超示左心负荷增大，室间隔运动幅度减低。

西医诊断：急性心肌炎。

中医辨证：热毒壅滞，气阴两虚。

此为热毒壅滞于心，耗伤心之气阴所致。治以清心解毒、益气养阴。处方：野菊花12g，连翘12g，苏叶12g，大青叶12g，贯众12g，赤芍12g，炙黄芪15g，北沙参15g，生地黄20g，五味子6g，玉竹15g，丹参15g，厚朴12g，炙甘草15g。每日1剂，水煎服150ml。另予痰热清注射液静脉滴注10日。

二诊（2009年11月7日）：患儿偶感乏力，活动后无汗出，未诉心慌、胸闷、憋气等症，纳食尚可，二便调。体格检查见面色可，咽红，心音仍低钝；复查心电图仍可见多导联ST-T改变。中药守上方去苏叶，加川芎12g。另予黄芪注射液静脉滴注20日。

三诊（2010年2月23日）：患儿体力明显恢复，无乏力，无胸闷憋气，纳食尚可，二便调。体格检查见面色可，咽稍红，心音较前有力，双肺呼吸音清，腹软；复查心电图、心肌酶、心脏彩超均正常。

随访 3 个月，患儿无明显不适症状，心电图始终正常。

按语：本例患儿属急性心肌炎，在发热的同时出现胸闷、乏力、大汗、面色苍白等心系症状，符合热毒耗气伤阴的发病特点。陈宝义认为，急性心肌炎的发病是由于温热疫毒之邪内侵，耗伤气阴，心肺气阴损伤，以致血运无力，变生诸证。其病机特点为毒虚并重，故治以标本兼顾，以清心解毒、益气养阴为法，既要肃清热毒，又要补气滋阴，并辅以活血之品，达到祛邪匡正的目的。

（3）化瘀通脉法：适用于以心脉瘀阻、阴血亏虚为主要病机的心肌炎各期和后遗症。临床常见面色苍白或暗滞，口周青暗，胸闷憋气，心前区不适或疼痛，心悸乏力，舌紫暗或有瘀斑，脉弦细或结代。检查可见心音低钝，心律不齐，心界扩大；心电图以 ST-T 改变、频发期前收缩或联律、重度房室传导阻滞及窦房阻滞；X 线示心影扩大；超声心动图可见心腔扩大。病程多数在 6 个月以上，常为迁延型心肌炎，或为慢性阶段，或为后遗症，有明显心脏扩大或心律失常者病情多数较重。活血化瘀对于改善心肌供血，提高心脏泵血功能，使扩大的心脏回缩，都有较好的疗效。对于重度心律失常，化瘀通脉法也显示了一定的治疗作用。常用通脉逐瘀汤（黄芪、丹参、赤芍、当归、桂枝、生地黄、枳壳、柴胡、瓜蒌、降香、甘草）及通脉合剂（姜黄、三七、当归、赤芍、山楂、降香、丹参、川芎）。

验案举隅：心肌炎后遗室性期前收缩之心脉瘀阻证

郑某，男，11 岁。1993 年 8 月 20 日初诊。患心肌炎 2 年余。

初诊：患儿既往诊断心肌炎 2 年余。就诊时表现为偶有长出气、心悸，无其他明显不适，纳食尚可，二便正常，舌淡红、苔薄白，脉结代。体格检查精神好，呼吸平稳，咽部轻度充血，双肺呼吸音清，心音有力，律不齐，可闻及频发期前收缩，每分钟约 10~15 次，腹软。近数十次查心电图均提示频发室性期前收缩。超声心动图、心肌酶检查均正常。

西医诊断：心肌炎后遗室性期前收缩。

中医辨证：气血留滞，心脉瘀阻。

患儿患病日久，气血留滞，心脉瘀阻，发为心悸。治以活血化瘀、养心通脉。因患儿家庭原因，服用中药汤剂存在困难，先予成药通脉合剂（当归、三七、赤芍、姜黄、山楂、降香等）口服，每次 25ml，每日 2 次。

二诊（1993 年 11 月 25 日）：服药约 3 个月后，自觉症状消失，期前收缩明显减少，每分钟约 2~3 次。继服上药 7 个月后期前收缩消失。

随访 1 年，仅患感冒时偶发期前收缩，平素心电图正常。

按语：气血留滞，瘀血痹阻心脉是心肌炎后遗症的基本病机改变之一。本例有心肌炎病史，持续室性期前收缩 2 年未愈，应用通脉合剂活血化瘀、养血通脉治疗半年余，期前收缩消失。反推其理，概因心肌受损，气血留滞，心脉不畅，属于"久病入络"范畴，故单用活血化瘀之药即收效。许多研究结果表明，丹参、益母草等活血化瘀中药具有改善心脏微循环、促进心肌细胞再生等作用，这些作用有利于消除心肌遗留病灶，促使疾病痊愈。

2. 变证

心肌炎的临床表现轻重悬殊，个体差异明显，导致临床证候变化多端。在基本治疗原则的基础上，还要依据变证的不同特点，立法选方，随证治疗。

（1）理气化痰、宽胸宣痹：部分心肌炎患儿常有比较明显的"喘大气"症状，或面色黄白，或胸闷气短，或胸部刺痛，舌暗苔腻，脉弦滑，多由于心脉阻滞，肺气不宣，宗气运行不利，气郁生痰，内阻心肺，致痰气互结，胸痹不宣。临床常用舒心通脉饮（苏叶、厚朴、瓜蒌、半夏、茯苓、陈皮、降香、丹参、川芎、甘草等）治疗，亦可依照半夏厚朴汤、瓜蒌薤白半夏汤化裁。可适当配伍柴胡、砂仁、薤白、沉香等理气之品，胸痛明显或脉律慢而不整者可配伍桂枝、太子参温阳益气复脉。

（2）益气复脉、育阴潜阳：安静状态下心率加快是心肌炎常见而重要的体征，因此快速性心律失常在心肌炎中多见。可表现为室性期前收缩频发或联律、窦性心动过速、阵发性室上性心动过速、房性期前收缩频发、心房扑动或紊乱性房性心动过速，其主要原因多为心之气阴损伤、心火亢动。常用益气生脉饮（太子参、麦冬、五味子、生地黄、白芍、桂枝、丹参、黄连、炙鳖甲、甘草等）、加味复脉汤（炙鳖甲、生牡蛎、紫石英、生地黄、玄参、麦冬、丹参、白芍、桂枝、苦参、甘草等）。临床应用要注意协调心阳与心阴、心阳与肾阴之间的平衡，所谓"心火之下，肾水承之，亢则害，承乃制"，肾阴亏损是导致心阳亢动失其制约，从而引发心律失常的重要病理基础。相关脏器彼此影响，相互关系失其和谐，常常是重症阶段导致病情复杂缠绵难愈的重要原因。

（3）益气养血、温阳复脉：病程迁延或病情急重，心气暴损或心血久耗，以致心阳不振，心脉瘀阻，每易出现缓慢性心律失常。临床多表现为窦性心动过缓、窦房阻滞、窦性停搏、重度房室传导阻滞，严重时可表现为心力衰竭或心源性休克，频现心阳暴脱的危急重症。常用加味归脾汤（炙黄芪、太子参、茯苓、白术、丹参、当归、川芎、降香、桂枝、淫羊藿、甘草等）、温阳复脉饮（炙黄芪、太子参、丹参、生地黄、白芍、桂枝、淫羊藿、细辛、制附子、麻黄、甘草等）及参附龙牡救逆汤（西洋参、麦冬、五味子、山茱萸、白芍、制附子、丹参、生龙骨、生牡蛎、甘草等）。温阳复脉法的辨证要点在于心阳衰弱，脉象缓慢、迟涩。部分患儿常需较长时间治疗调整方能获效。因此，处方用药时要协调好阴阳之间的关系，加麦冬、玉竹、山茱萸、枸杞等品，意在"补阴以配阳"，亦可免其化燥。

验案举隅：心肌炎后遗房室传导阻滞之瘀阻心阳证

丁某，男，5岁。2009年9月25日初诊。心律不齐2年余。

初诊：患儿2年前因"咳嗽1周伴发热1天"就诊时，体格检查发现心律不齐，伴胸闷憋气、乏力，偶有头晕、心悸，查心电图示窦性心动过缓，二度Ⅰ型房室传导阻滞，心肌酶CK-MB 29U/L，予以抗感染、营养心肌治疗1个月余，症状明显好转。以后，反复查心电图，均示"窦性心动过缓，二度Ⅰ型房室传导阻滞"，无胸闷憋气、头晕胸痛、乏力汗出等症，间断服用营养心肌药物治疗，效果不显，遂来我院就诊。就诊时患儿形体瘦弱，面色略苍白，精神可，咽稍红，双肺呼吸音清，心音稍低，律不齐，心率58次/分，腹软，手脚凉，舌淡胖、苔白腻，脉濡缓无力。

辅助检查：心电图示窦性心动过缓，二度Ⅰ型房室传导阻滞；心脏彩超未见明显异常；心肌酶正常。

西医诊断：心肌炎后遗房室传导阻滞。

中医辨证：心脉瘀阻，心阳不振。

治以益气温阳、活血复脉。处方：黄芪10g，制附子10g，党参10g，炙麻黄10g，桂枝10g，淫羊藿10g，熟地黄15g，山茱萸10g，丹参15g，当归10g，郁金10g，炙甘草6g。每日1剂，水煎服，每日1次。

二诊（2009年10月25日）：治疗1个月，患儿四肢渐温，心率升至66次/分，心电图转为一度房室传导阻滞，继予原方化裁调治半年，心率始终维持在64~76次/分，心电图恢复正常。

按语： 患儿心肌炎后2年余，遗留缓慢型心律失常，二度Ⅰ型房室传导阻滞，其基本病机为心肾阳虚，脉运涩滞，心阳虚损，日久及肾，心肾阳虚，使心脉失于温煦鼓动，气血运行不利，血脉涩滞不通，遂发本证。治疗上宜以益气温阳、活血复脉为法，应用自拟温阳复脉饮加减。方中党参、黄芪、炙甘草补气温阳；桂枝、附子、麻黄、细辛、淫羊藿补心肾而助阳气，散寒结而通经脉；熟地黄、山茱萸滋补肾阴，意在阴中求阳；丹参、郁金、当归、活血养血复脉。诸药相配，共奏温阳益气、活血复脉之功。

（二）小儿发热

小儿发热是儿科临床常见病之一，小儿形体脏腑娇嫩，卫外能力弱，对外界环境的适应能力和抗病能力均较成人差，罹病之后极易出现发热。临床中虽常以表、热、实证多见，但由于小儿气血未充、营卫俱弱，表邪易于内传而使病情加剧，每易出现表里同病，甚至惊厥昏迷，变证迭现。所以积极治疗小儿发热，防止病情传变，是非常必要的。陈宝义认为小儿发热的病因复杂，不能一见发热就妄投寒凉，要详审病因，明辨病理，对因论治，方能效若桴鼓。陈宝义论治本病，在临床实践的基础上总结出了小儿发热治疗八法。

（1）辛温解表法：适用于秋冬或初春乍暖还寒之际，外感风寒，病在肺卫的表证，常表现为发热骤起、恶寒无汗、鼻塞流清涕、咳嗽咽痒、痰多清稀、头痛体痛、呕吐纳呆、腹胀腹泻、苔薄白或腻、脉浮弦或滑。

常使用辛温疏解类药物治疗，以疏风散寒、解表退热，可予葱豉桔梗汤、杏苏散、荆防败毒散等方加减。葱豉桔梗汤为辛平微温的轻剂，可用于冬春季节普通感冒发热，病情轻微且无里证者；杏苏散为辛温平剂，兼有宣肺理脾、化痰止嗽的功效，对于治疗风寒外感兼见肺失宣肃、脾胃不和者较为适宜；荆防败毒散为辛温重剂，可用于秋冬季节较大儿童症见身热无汗、恶寒体痛之外感风寒重证。

小儿风寒在表极易内传化热，或因素有内热复感风寒，从而形成"外寒内热"之证，此时在相应方剂中加入适量连翘、黄芩、栀子或生石膏，可收表里双解之效。

（2）辛凉解表法：适用于四季外感风热之肺卫表证，症见发热重恶寒轻、汗出不畅、鼻塞流涕、咽红疼痛、咳嗽有痰、口渴烦躁、便秘、面赤舌红、苔薄白或黄、脉浮数。举凡上呼吸道感染，多种传染病的初期和发疹性传染病需要清解透发者均可治从此法。治疗常以辛凉疏解类药物，疏风清热，解表利咽，宣肺化痰。通常以银翘散、桑菊饮为基本方加减化裁。鉴于辛凉解表法的适用范围广泛，临床之际不能刻舟求剑，必须依据不同疾病和病情需要灵活选方化裁。例如，以扁桃体炎、咽炎、喉炎为主时，可以银翘散为主方加生地黄、玄参、射干、果榄、蝉蜕清热利咽；烂喉丹痧加大青叶、生石膏、知母、牡丹皮清热透疹，凉血化斑；腮腺炎或淋巴结炎加柴胡、僵蚕、生石膏、蒲公英、重楼、山慈菇、浙贝母，或宗李东垣普济消毒饮化裁，清热解毒，散结消肿；肺热痰盛之咳嗽喘促，可宗桑菊饮或银翘散加黛蛤散、前胡、瓜蒌、浙贝母、枳壳、炙麻黄、生石膏，宣肃肺热、化痰止咳；婴儿烦躁惊悸或高热痉厥，可加钩藤、僵蚕、羚羊角，或另服紫雪散、泻青丸，清热镇痉息风，或加针点刺十井、十宣以宣泄身热。

（3）和解清热法：适用于外感表证失于疏解，内传少阳的半表半里证，湿蕴热郁之邪伏膜原证，或表邪未解里证已成的表里合病。迁延数日高热不退，汗出身热不解或寒热往来，烦躁口苦，呕吐纳呆，胁痛腹胀，大便秘结，舌红、苔黄厚腻，脉弦数或滑数。治疗常以和解清透为主，可依病情选用小柴胡汤、大柴胡汤、达原饮、蒿芩清胆汤、柴葛解肌汤、秦艽鳖甲汤、清骨散等方加减化裁。大柴胡汤具有和解清热、表里双解的功效，临床时用于发热迁延时日，表邪未解里实已成，多有退热的卓效；清骨散具有和解清热、凉血化瘀的功效，用于表邪已解，营热血瘀，发热缠绵不退者。

验案举隅： 急性化脓性扁桃体炎之少阳阳明合病

潘某，女，14岁。2009年4月8日初诊。发热4天。

初诊：患儿4天来持续发热，体温最高达39.5℃，汗出热不解，烦躁，口干渴，咽痛，不咳，恶心，伴有呕吐2次，腹胀，纳差，大便4日未行。

体格检查：精神可，面色红赤，咽充血，扁桃体Ⅰ度肿大、可见脓性分泌物，心音可，律齐，双肺呼吸音清，腹胀软，脐周轻度压痛，无反跳痛，无肌紧张。

辅助检查：血常规示：白细胞计数13.2×10^9/L，中性粒细胞73.8%，淋巴细胞23.5%，单核细胞2.7%。

西医诊断：急性化脓性扁桃体炎。

中医辨证：少阳阳明合病。

发热汗出，烦躁口渴，邪热已由表及里，辨为少阳阳明合病。治以清热和解，消导通降，方拟大柴胡汤加减。处方：柴胡10g，黄芩10g，半夏10g，白芍10g，枳壳10g，厚朴10g，知母10g，青蒿10g，大黄6g，荆芥穗6g，甘草6g。水煎200ml，口服，每日

1剂。

二诊（2009年4月10日）：服药2剂后，患儿热退，呕吐止，咽痛逐渐消失，纳食增，大便通畅，无腹胀。体格检查：咽稍红，扁桃体仍有肿大，未见脓性分泌物，腹平软，无压痛。予口服保和散消导理气和中，以善其后。

按语：本证是小儿高热的常见证型，因小儿固有脾常不足的生理特点，加之乳食不知自节，冷热不知自调，多易伤脾，脾失运化，升降不调，食滞内停，积久化热；幼稚之体，卫外不顾，易感外邪。表邪内传于少阳，阳明腑实，少阳阳明合病而发为本证。临床典型表现为高热不退，或寒热往来，汗出不解，面色红赤，烦躁口渴，呕吐，食少纳差，胁痛腹胀，大便燥结，舌红苔黄腻，脉弦或滑数。治以清热和解、消导通降、本法常用于治疗外感夹食、表里合病之高热，宗大柴胡汤之法，取其下、和之效，方中柴胡、黄芩、知母、青蒿清热泻火；枳壳、厚朴、大黄消导利气，通下热结；荆芥穗解表透邪；半夏、白芍和中降逆。呕吐明显者加生姜。此法的应用重在和解，兼舒表清热、通便泻实，而达到表里双解的作用。高热持续不退，超过5~7天，舌红苔厚者用之，每每取效。

（4）和中清热法：适用于外感表证内兼食滞，胃肠型感冒及肠道感染初期。可有发热、手足心热、呕吐、口臭、纳呆、腹胀、腹痛、便秘或腹泻，舌红苔黄厚腻，脉滑数。治疗以消食导滞、和胃清热为主，可依病情选用藿连汤、保和汤、藿香正气散、葛根芩连汤、凉膈散、大承气汤加减化裁。藿连保和汤可用于外感夹食或宿食中阻的发热呕吐；藿香正气散适用于夏秋季节外感风寒，湿郁中阻，胃肠不和而症见发热恶寒、呕吐腹泻、腹胀腹痛者；葛根芩连汤则适用于夏秋季节湿热蕴郁，表里俱病的肠道感染初期；凉膈散重在清热泻实，适用于表邪内传化热，里实已成而表邪未净的表里合病。

验案举隅：功能性低热

施某，女，4岁。2005年7月20日初诊。低热伴纳呆1个月余。

初诊：患儿1个月前无明显诱因出现低热，午后尤甚，体温波动在37.3~38℃，咽部不适，手足心热，时有腹痛，不吐，纳呆，大便干，舌红、苔黄厚，脉滑数。

体格检查：咽稍红，腹胀。

辅助检查：血、尿、便常规无异常；大便隐血试验（-）；腹部B超与胸部X线均无异常。

西医诊断：功能性低热。

中医辨证：食积发热。

此为食积日久，郁而化热。法当清热和中、消导通降，方拟藿连保和汤加减。处方：藿香10g，黄连3g，厚朴10g，清半夏10g，焦三仙30g，广陈皮10g，柴胡10g，连翘10g，荆芥穗10g，云苓10g，炒枳壳10g，甘草6g。水煎150ml，每日1剂，分2次口服。

二诊（2005年7月22日）：偶有低热，咽不痛，手足心热，偶有腹部不适，余无不适，纳增，大便不畅。舌红、苔薄黄，脉滑数。守上方加麦冬15g继服。

三诊（2005年7月29日）：服药4剂后，未再发热，食欲正常，大便调，舌淡红、苔薄白，脉滑。

按语：《证治准绳·幼科·宿食》曰："小儿宿食不消者。胃纳水谷而脾化之，儿幼不知撙节，胃之所纳，脾气不足以胜之，故不消也。"小儿为稚阴稚阳之体，脏腑娇嫩，脾常不足，常因饮食不节而致乳食内停，壅塞脾胃，脾胃运化功能失调，乳食停滞不化易化内热而致食积发热。其患病之因乃饮食不节，郁积发热。若积食消，则发热自退。《幼幼集成》云："夫饮食之积，必用消导。消者，散其积也。导者，行其气也。"食积发热的治疗，采用清热和中、消导通降之法，方拟藿连保和汤加减，即藿连汤合保和散加减，健脾清热和中，消导通降。保和汤能和胃、消食、导滞；藿香善理中州湿浊，快胃醒脾，能清脾胃之湿浊；黄连苦寒，入脾胃经，能除胃中食积之热；配以枳实、厚朴、焦三仙，以增消积、行气导滞之功。考虑小儿此时体虚易感，故加入荆芥穗、柴胡以防外感。二诊时，诸症状明显改善，方药对症，但发热日久，津液耗伤，加入麦冬以养胃阴。

（5）清暑化湿法：适用于濡暑盛夏之季暑热夹湿，蕴结气分的暑证或湿温证。可见高热稽留或身热不扬，汗出而热不解，神倦困乏，呕吐纳呆，胸满腹胀，面垢，舌红、苔白腻厚浊，脉濡数或弦缓。治疗以芳香宣化、淡渗通阳、清热化湿为主，可依病情选用新加香薷饮、三仁汤、藿朴夏苓汤、甘露消毒丹加减化裁。新加香薷饮用于夏季暑热伤表，身热无汗，湿重者加藿香、佩兰，热重者加黄连、石膏或选用暑热宁（院内制剂，每次20~30ml，每日3次）；三仁汤适用于湿阻三焦，氤氲气分之湿温证，治疗重在宣达气机、淡渗通阳；甘露消毒丹则适用于湿邪弥漫三焦，湿热并重之湿温证。

验案举隅：急性上呼吸道感染，暑湿兼寒

李某，男，11岁，1996年8月24日初诊。发热1天。

初诊：近日天气酷热，患儿1天前户外运动后周身大汗，贪凉于空调冷风下直吹，继而暴食冷饮，随即出现高热、恶寒、身痛、无汗、头晕困重，时有呕恶，脘腹胀痛、扣之如鼓，大便1次、质稀如水。舌红、苔薄腻，脉滑数。

体格检查：体温39.7℃，咽部轻度充血，心音可，律齐，双肺呼吸音清，腹胀。

西医诊断：急性上呼吸道感染。

中医辨证：暑湿兼寒。

此为小儿夏令感冒，立法为清暑散寒解表，兼以和中。处方：香薷10g，藿香10g，薄荷（后下）6g，豆豉10g，柴胡10g，葛根10g，黄芩10g，黄连3g，大青叶10g，半夏6g，厚朴10g，生姜2片，六一散10g。每日1剂，水煎200ml，温服。

二诊（1996年8月25日）：服药1剂后，大汗出，无恶寒，热退泻止，仍有恶心纳呆、舌红苔黄腻。外寒已解，渐成入里化热之势，守上方减薄荷、柴胡，香薷减为6g，加生石膏20g、知母10g以清气分实热。

三诊（1996年8月27日）：再服2剂，诸症平和。

按语： 此案为小儿夏令感冒，暑热内蕴，复感风寒束表，湿热困阻中焦，气机升降失和，故而症见高热、恶寒、身痛、无汗、头晕困重、时有呕恶、脘腹胀痛、大便质稀。方中香薷发汗解暑、行水散湿、温胃调中，为"夏月之麻黄"，专治夏季感寒饮冷之头痛发热、恶寒无汗；藿香、半夏、厚朴、生姜解表化湿，理气和中，此即为藿香正气散之方中真意；薄荷辛凉，疏散风热，豆豉虽属辛温，但辛而不烈，温而不燥，配入辛凉解表方中，增强辛散透表之力；柴胡、葛根解肌散寒发表；虽为表证，但里热已显，为表里并受之病，故其法亦宜表里双解，以黄芩、黄连清其里热。复诊热退、泻止、无恶寒，但见大汗出，外邪已由卫分直入气分，故减薄荷、柴胡、香薷等辛散解表之属，加石膏、知母以清气分实热，因而取效。小儿外感热病，如辨证精准，则其效如神，经由此案可见一斑。

（6）清气泄热法：适用于表邪已解，邪热壅郁肺胃的气分热证。可见高热不退，烦躁，口渴欲饮，汗出身热不减，面赤、舌红、苔白或黄厚，脉滑数。治疗以辛凉重剂清气泄热为主，可依病情选用白虎汤、竹叶石膏汤、玉女煎、黄连解毒汤等加减化裁。银翘白虎汤用于邪在肺胃的气分实热证，表邪已解或表邪未净者均可使用；竹叶石膏汤多用于热邪稽留日久或疾病的恢复期，气阴已伤，余邪留恋而低热缠绵不退者；加味玉女煎是与桂枝芍药知母汤的合方，用以滋阴清热、宣痹通络，临床治疗湿热稽留关节，热痹而身热持续不退。加味黄连解毒汤用以清热凉血解毒，可治疗疮疡痈肿或皮肤烫伤，毒热内壅引起的发热。

（7）凉肝清热法：适用于表邪内传，涉及心、肝二经，或表证未解内兼肝胃实热等证。可见发热日久不退，或以夜热为主，夜卧不宁，烦躁惊惕，瘈疭抽搐，小便赤涩，面赤、舌红、苔黄腻，脉弦滑数。治疗以清热凉肝、息风镇痉为主，可依病情选用泻青丸、加味犀角地黄汤加减。加味泻青汤具有解表清热、凉肝镇惊的功效，用于外感风寒、内兼里热，或肝经实热所致的发热惊风；加味犀角地黄汤兼具清营凉血、和解退热的功效，用于温热重证热入营血，发热持续不退或夜热为甚者。

（8）清营透热法：适用于温毒内传，气营两燔或热入营血证。可见高热日久不退，或入夜热甚，烦躁嗜睡，斑疹红赤，瘈疭抽搐，舌绛红、苔少，脉弦细数。治疗以清气凉营或清营凉血为主。临床多以清瘟败毒饮、清营汤加减。清瘟败毒饮用于气营两燔证，治疗重在清气凉营；清营汤用于热入营血证，治疗重在清营凉血。临床治疗时，若高热不退、瘈疭抽搐，可加紫雪散、安宫牛黄丸。

（三）抽动障碍

抽动障碍又称"多发性抽动症"，是近年来儿科较为常见的疑难病，多见于5~12岁儿童，临床以慢性、波动性、多发性的运动肌（头、面、肩、肢体、躯干等肌肉）快速抽动，交替出现，伴有不自主的发声和言语断续，甚至口出秽语、咒骂等为特征。目前西医学对其病因尚未清楚。陈宝义认为中医文献中虽无明确记载，但据其临床表现可纳入"肝风""瘈疭""痉病""慢惊"等病证范畴。根据中医理论，究其发病机制为正虚为本，风痰为标，脾虚痰伏，肝风内动，风痰鼓动，横窜经络。痰生怪证，而痰则由脾虚而生，"脾为生痰之源"。小儿脏器娇嫩，固有"脾常不足"的生理特点，易被饮食所伤。脾胃受损则运化失常，津液不能输布而水湿相聚成痰。反之，痰湿内阻，易于困脾，致使中焦升降失常，气机受阻，更加重了痰浊的滋生。"诸风掉眩皆属于肝"，风"善行而数变"，各种抽动症状皆与肝有关。脾虚则肝旺，小儿素体"肝常有余"，肝风内动，扰动伏痰，风痰窜动则见抽搐瘈疭，变化无常，痰阻气道则喉间痰鸣怪叫。由此可见，脾虚痰伏，风痰内扰是"抽动障碍"的主要病理机制。据此陈教授提出健脾化痰、息风镇惊的治疗法则，以缓肝理脾汤化裁，常用药物为党参、云苓、白术、桂枝、羌活、柴胡、杭白芍、川芎、枳壳、僵蚕、半夏、炙甘草。方中重用党参配云苓、白术，健脾益气扶正，以绝生痰之源；桂枝温阳散风；羌活、僵蚕息风镇静；川芎入肝经，为血中气药，活血通络、行气缓肝；枳壳降气化痰通络；半夏健脾化痰；杭白芍、甘草酸甘化阴，配柴胡柔肝缓急。诸药合用，扶正祛邪，标本兼顾，刚柔相济，使肝气条达，脾气健运，则风痰自消。若肢体抽动明显，加木瓜、伸筋草舒筋活络；若颈项部抽动明显，加葛根升津柔筋；摇头甚者加天麻、钩藤疏肝息风；痰热内盛者加石菖蒲、胆南星、栀子以清热化痰；抽动剧烈者加全虫、蜈蚣搜剔风邪，开痰行滞，但用量不宜过大，中病即止。在临证中，陈宝义特别强调，本病的治疗要以扶正为主，扶正以祛邪，反对一见风证就以风治风，大量堆砌风药、虫类药，那样或许能取一时之功，但久则攻伐正气，使正气益虚，病更深重难治。

陈宝义在临床治疗中，观察到"抽动障碍"的患儿发病多与精神紧张、学习负担过重，常受批评，家庭不和睦，情绪压抑，看电视、玩游戏机时间过长，过度疲劳等因素有关。某些患儿常存在上呼吸道的慢性病灶，每因感冒而病情复发或加重，因此在治疗中，给患儿适当的心理治疗，解除患儿思想上的压力，并嘱咐家长配合治疗，给患儿营造一个宽松良好的家庭环境、学习环境，不责骂孩子，不体罚孩子，适度安排好学习、休息、娱乐时间，并积极治好呼吸道的慢性感染病灶，对本病的顺利康复都是非常重要的。

验案举隅：抽动障碍，土虚木亢

唐某，男，13岁，2006年1月20日初诊。面部肌肉抽动1年余。

初诊：患者1年多前诱因不明出现面部肌肉抽动，表现为眨眼、弄鼻，甚至频频吐舌，服氟哌啶醇治疗2个月后症状好转，1个月前因停药再次出现频繁眨眼、吸鼻、喉中时时发出吭吭异声，无肢体及其他部位抽动，无头痛呕吐。

体格检查：心音有力，律齐，双肺呼吸音清，神经系统检查未见异常。舌淡、苔薄白，脉弦细。

西医诊断：抽动障碍。

中医辨证：脾虚痰盛，风痰内扰。

治以健脾化痰、息风通络法，方用缓肝理脾汤加减。处方：党参15g、云苓15g、白术 15g、半夏 10g、柴胡 10g、杭白芍 15g、羌活 10g、防风 10g、川芎 6g、陈皮 10g、胆南星 6g、石菖蒲 10g、甘草 6g。水煎 150ml 分服，每日 1 剂。

二诊（2006 年 1 月 27 日）：服药后，眨眼、吸鼻均有所减轻，偶发异声，无其他不适主诉，守上方加郁金 10g、瓜蒌 10g 通络化痰。

三诊（2006 年 2 月 5 日）：服药后无明显面部抽动，无异常发声，余症平和，守上方去柴胡、羌活、防风，加黄芪 15g 以健脾益气。

四诊（2006 年 2 月 12 日）：未发抽动，诸证平和。继续服用半个月余，病情稳定未见复发。随访 1 年无复发。

按语：本例患儿有多组肌肉抽动且伴喉中发声，其病程持续 1 年余，应属发声和多种运动联合抽动障碍，临床常称为 Tourette 综合征、抽动 - 秽语综合征、多发性抽动症等。中医学文献中虽无"抽动障碍"这一病名的记载，但据其临床表现可隶属于"肝风""瘿瘕""痉病""慢惊"等病证范畴。陈宝义认为，本病病程长，多以正虚为本、风痰为标，脾虚痰伏，肝风内动，风痰鼓动，流窜于经络为其主要病理机制。故本病的治疗要以扶正为主，辅以祛邪，勿一见风证，就以风治风，大量堆砌风药、虫类药。临床常用缓肝理脾汤加减治疗。方中党参配茯苓、白术健脾益气扶正，以绝生痰之源；杭白芍、甘草酸甘化阴，配柴胡以柔肝缓急；川芎入肝经，为血中气药，又能活血通络与行气缓肝；羌活、防风能疏散肝经之热；陈皮、半夏、胆南星、石菖蒲，能健脾、清热、化痰开窍。诸药合用，扶正祛邪，标本兼顾，刚柔相济，脾气健运，使肝气条达，风痰自消。用药半个月后抽动已明显减轻，风药中病即止，遂减柴胡、羌活、防风等祛风之标药，加黄芪以健脾益气、固本化痰，切中病机。

（四）小儿哮喘

哮喘是儿科常见的呼吸系统疾病，临床表现为发作性痰鸣气喘，发作时以喉间有水鸡声、呼吸困难、不能平卧为特征。本病常因气候变化、情绪波动、饮食改变或接触异物而诱发，常反复发作，难以根治。历代医家对哮喘的论述颇多，治疗原则也不尽一致。陈宝义论治本病，辨证用药有其独到之处。他根据多年的临床经验认为，本病的病因病机是内因顽痰内伏，与肺气不足和脾气虚弱有关；外因寒温失调或异物刺激引动伏痰，痰气交阻于气道，肺气郁阻，升降不利而发病。顽痰内伏是本病的病机关键。故治疗上要注意化痰降气，在疾病的不同阶段，根据邪正盛衰变化，分别治之。

1. 发作期

平素内有伏痰，在外因的作用下，发为哮喘，是哮喘发作期的基本病机。根据外部诱因不同，哮喘的辨证大体上可分为风寒、邪热两大类。在外感受风寒之邪，内束于肺，引动伏痰而发病，症见咳嗽气喘、喉间哮鸣音、咳痰清稀色白、鼻塞流清涕、寒热无汗、口不渴、苔白、脉浮紧。治以温肺散寒、豁痰平喘法，以小青龙汤为基础方加减使用。若喘甚加地龙、枳壳；痰多者加半夏、礞石。若素体痰火内盛，或因六淫化火而致的痰火哮喘，则治以清肺化痰定喘法，以麻杏石甘汤加苏子、葶苈子、半夏、礞石。

2. 缓解期

小儿肺脏娇嫩，脾常不足，肺为水之上源，脾胃为水谷之海，若肺气虚衰，则治节无权，水液失于输布，液凝为痰；脾气不足，则运化失司，聚湿为痰。痰湿不化。气机阻滞、肺失清肃，均是痰饮产生的内在原因。所谓"脾为生痰之源，肺为贮痰之器"即为此意。痰饮内生得不到及时治疗，日久变为顽痰。所以，对于哮喘的患者，平素注意避免痰饮内生，及时清除顽痰是必须遵循的法则。因此，对于哮喘缓解期的小儿，运用温化痰饮、培土固肺法，以六君子汤合三子养亲汤酌加温阳之品化裁使用，以温化痰饮、调补脾肺，达到内化痰饮以固正气，外拒诱因以避发病，内外并重、标本同治的目的。

陈宝义对于小儿哮喘的认识，基于内外因并重，以内有伏痰为其基本病机，不论在发作期还是缓解期，都从祛除痰饮入手，并且结合小儿"脾常不足"的生理特点，以健脾益气的方法从根本上杜绝痰饮的生成之源，抓住了本病的关键所在，体现了《内经》"治病必求于本"的精神。

验案举隅：哮喘发作期之寒哮

李某，男，7 岁，2010 年 1 月 16 日初诊。间断咳喘 2 年余，近 2 日咳喘发作。

初诊：患儿近 2 年以来反复发作咳喘，每于冬季发作更加频繁。曾应用抗生素、平喘药物，以及麻杏石甘汤、定喘汤等中药治疗，取效不速，发作时间每达 1 周。近 2 日感寒后咳喘再发作，夜间明显，痰多涎沫，纳佳，便调。患儿平素易感，形体偏胖，面色㿠白。

体格检查：神清，精神可，咽不红，心音有力，律齐，双肺听诊可闻及少许哮鸣音。舌淡红、苔薄白湿滑，脉滑。

西医诊断：哮喘发作期。

中医辨证：寒饮射肺。

患儿平素面白体胖，此为素体脾虚失健，水谷不能化生气血，反酿生痰浊，饮伏于肺，于冬季感寒，触动伏痰，痰气交阻于气道而发咳喘，属寒饮射肺的哮喘，方拟小青龙汤合射干麻黄汤加减以温肺化饮。处方：麻黄 6g、细辛 3g、干姜 6g、炙甘草 6g、杏仁 10g、桃仁 6g、白果 10g、款冬花 10g、葶苈子 10g、半夏 10g、瓜蒌 20g、胆南星 6g、石韦 10g、五味子 6g、射干 10g、辛夷 10g、防风 10g。水煎 150ml，口服，每日 1 剂。

二诊（2010 年 1 月 20 日）：服药 3 剂后，患儿喘息止，偶有咳嗽，双肺听诊哮鸣音消失。继以原方 4 剂以善其后。

三诊（2010 年 1 月 25 日）：患儿服药 4 剂后，咳喘止。

按语：患儿面色㿠白，形体肥胖，此为痰湿内盛体质。入冬屡感风寒，致咳喘反复发作，医者常以麻杏石甘汤或定喘汤，配合西药治疗，往往取效缓慢，待寒邪入里化热后，痰去热清而发作止。本次发作，患儿痰湿内盛，又复感风寒，触动伏痰，痰气交阻，气机滞涩，肺失宣降，以致咳嗽气喘。其证属寒饮射肺，应遵《金匮要略》中所云"病痰饮者，当以温药和之"，故以小青龙汤合射干麻黄汤加减温肺化饮。方中麻黄、细辛、干姜外则辛散风寒，内则温肺化饮、止咳平喘；杏仁、桃仁、白果可润肠通便，取"肺与大肠相表里"之义，且杏仁、白果亦能降肺气治咳喘；射干消痰利咽，降逆行气，开肺化痰；五味子收敛肺气，以防劫散之药耗伤正气；半夏、瓜蒌、胆南星温化寒痰；葶苈子泻肺平喘、下气利水以祛肺中痰饮；款冬花辛温，但温而不燥，既可化痰，又可润肺，以制麻黄、陈皮、半夏之燥；辛夷、防风辛温解表，以防复感风寒之邪；现代药理研究表明石韦具有镇咳、祛痰、平喘的作用；炙甘草既能调和诸药，又可益气和中。

执笔者：胡思源　刘虹　魏剑平

整理者：李德杏

骨伤科

邱德久
——振兴中医骨伤，叶氏伤科第二代传承人

一、名医简介

邱德久（1941~2009），天津市人，主任医师，副教授，中国共产党党员。师从叶希贤，从医42年。曾任天津中医药学会骨伤专业委员会主任委员、终身理事，兼中华医学会天津分会常务委员、骨伤分会副主任委员。致力于中医骨伤临床、科研、教学42年。在运用中医手法及与中药相结合辨证治疗跌打损伤疾患方面，颇有专长。尤其对骨关节及软组织损伤、骨折、膝关节伤筋等疾病的治疗，临床经验丰富，疗效显著。

邱德久1965年毕业于天津中医学院（现天津中医药大学），师承名医叶希贤，是叶氏伤科第二代传承人。从事骨伤科临床工作、学院课堂教学、毕业生实习带教、外院进修以及国际友人的教学。1984~1993年任天津中医学院第一附属医院（现天津中医药大学第一附属医院）骨伤科主任。1998年任天津市卫生技术考试题库编辑委员会委员，2002年1月被聘为天津市医学会医疗事故技术鉴定专家库成员。

邱德久主编或参编多部医学专著，如《全国中医自学考试大纲》《北方医话》《中医学解难骨伤科分册》《腘窝伤筋治验》，《"手法总论"译释》被收入《中华医学会天津分会优秀论文》。

二、学术理论精粹

邱德久为津门叶氏伤科第二代传承人，在全面继承传统中医伤科理论和技能基础上，极为重视手法施术的发展以及与辨证内治法的配合应用，结合西医学解剖、影像学新技术方法，丰富了中医伤科的理论体系，提高了临床疗效，并重视总结临床经验，其主要学习思想如下。

（一）伤科辨证重在审因

邱德久在伤科临床工作40余年，认为骨伤科不只是"捏骨拿环"，而是要运用中医学的基本理论辨证论治跌打损伤疾患，不论内服、外敷药物，手法，功能锻炼，均不例外。邱德久认为辨证之前最重要的是要仔细调查病因，详细了解伤病发生的原因，依据病因予以分类。古代医家张仲景的《金匮要略》和陈无择《三因极一病证方论》都强调

疾病的起因，具有重要意义。如伤科临床常见的腰痛，多数患者有不同程度的外伤史，或由退行性病变引起，表现为腰部活动困难，现代影像学检查多提示腰部椎体有不同程度的骨质增生，但若患者有受凉（风寒之邪入侵）病史，由单纯外邪引起，如用治疗腰部损伤的按摩手法，则效果截然不同。单纯扭伤者会取得立竿见影的效果，但由风寒引起者效果不明显，因此辨证审因是诊治伤科的重要因素之一。

邱德久强调询问病因要"过细"。如腕部摔伤造成的桡骨下端骨折有伸直型、屈曲型，要问清楚受伤的时间、暴力的大小、受伤的体位、摔伤时是手心还是手背着地，诊断清楚后再对证给予整复手法、夹敷固定治疗。

中医学讲"正气存内，邪不可干""卒然逢疾风暴雨而不病者，盖无虚，故邪不能独伤人"。邱德久认为伤科疾病同样如此。为什么有人在摔伤后会出现骨折？为什么搬动同样的重物有人会出现腰或肩的伤筋？为什么同样长时间工作在电脑前，有人会出现颈椎病？颈椎病出现的症状也因人而异？其中的奥妙是内因不同。若肾虚骨质不坚固，轻微摔伤就会造成骨断裂；若平素气血耗损，筋脉失养，不耐疲劳，稍事劳动就会出现伤筋；若督脉虚损，颈部有慢性损伤而出现颈椎病的症状。在治疗过程中，损伤的内因应当引起足够重视，否则很难奏效。

（二）重视四诊在伤科中的运用

邱德久认为中医学无论何科，诊断治疗疾病的根本大法是"辨证论治"，"辨证"即是根据临床患者所反映的症状和医生所诊察到的各种情况进行由此及彼、由表及里、去伪存真地辨别，再分门别类地进行归纳。针对疾病的性质，运用汤液、醪醴、膏摩等方法给予治疗，即为"论治"。那么我们如何获取、搜集患者的全面情况呢？就是要运用"四诊"，即"望""闻""问""切"，正确而巧妙地运用此四者即可达到"望而知之谓之神""闻而知之谓之圣""问而知之谓之工""切而知之谓之巧"。

中医的"论治"有其特点，要求我们治病必求其本。治疗有逆治和从治，还要因人因地而制宜，这些治疗的基本指导思想，如何运用于临床，它的根据是什么呢？是根据我们运用"四诊"得到的各种情况，从中分析其主要矛盾和次要矛盾，抓住主要矛盾，运用我们的"政策"和"策略"使矛盾迎刃而解，将人体从疾病的痛苦中解救出来。解决矛盾的过程即是辨证论治的过程。因而中肯地解决我们伤科的各种矛盾，就必须运用好"四诊"进行调查研究。

邱德久认为在中医学书籍中论述内科的"四诊"较多，但对伤科的"四诊"只是轻描淡写，在古典医籍《内经》中有关伤科的"四诊"经文更是难寻，因而我们只能根据历代医家在《内经》指导下发展起来的四诊内容指导我们的临床，分述如下。

1. 望诊

当我们开始接触患者时，首先是用双目进行观察，此即为"望诊"，包括望患者的体态、行动、表情等，中医学的望诊对于色泽尤为重视。《素问·脉要精微论篇》曰："夫精明五色者，气之华也"，指五脏之精皆上华于颜面，故辨其色泽能测知病情。《灵枢·五色》又指出"青黑为痛，黄赤为热，白为寒"的五色主病，具体到某一患者，我们还要根据《灵枢·五色》记载以"察其浮沉，以知浅深，察其泽夭，以观成败，察其散抟，以知远近，视色上下，以知病处"。对于外伤患者，首先应观察其神志色泽，如果表现为神气萎顿，色泽晦暗，为病情较重；如形羸色败，夭泽不然，必为危候；如出现唇青面白，皮肤颜色苍白，是为失血之候，即所谓"有疾音容俱转变，无疴色脉自调匀"。

《伤科补要》指出："凡视重伤，先解开衣服，遍观伤之轻重。"即我们临床不仅要观察患者色泽，还要全面观察患者的体态和行动。如遇腰部损伤的患者，身体多向患侧倾斜，且用手支撑着腰部，缓步而行。对于骨之疾病，也可以望而得之有用的资料。《望诊遵经》云："且骨者髓之府，髓者骨之充，其候在耳，其主在肾。诊之之法，盛则见其筋骨劲强，衰则见其形容伛偻，骨损则见其骨痿，不能起床，骨极则见其齿动，不能久立。见于痹则骨重而难举，见于病则肢伸而不屈，其行而振掉，立不能久者，则知骨之将惫，发无润泽，肉不相亲者，则知骨之先亡。"通过观察人的行动，则知骨的病情轻重。

肢体关节活动的异常，也可反映内在脏器的功能盛衰。《素问·脉要精微论篇》云："背者，胸中之府，背曲肩随，府将坏矣，腰者，肾之府，转摇不能，肾将惫矣；膝者，筋之府，屈伸不能，行则偻附，筋将惫矣；骨者，髓之府，不能久立，行则振掉，骨将惫矣。"《灵枢·邪客》云："肺心有邪，其气留于两肘，肝有邪，其气留于两胁，脾有邪，其气留于两髀，肾有邪，其气留于两腘。"从而说明骨关节疾病和其所主内脏有密切关系。

在伤科的望诊中，不但要望全身情况，而且要望其受伤后的局部情况。如望见头部有凹陷，同时伴有七窍出血，判定为颅骨骨折；如见到四肢瘫痪，精神尚清，多为脊柱骨折合并脊髓损伤；如出现牙齿不齐，开口困难，多为下颌骨骨折或颞颌关节脱位；如望见颈肩部前倾，偏侧倾斜，缺盆处出现肿胀，多为锁骨骨折；脊柱骨折的患者，其局部肌肉板滞，伤骨之处出现驼峰样畸形；如腕关节摔伤后出现"餐叉样"畸形，为桡骨下端伸直型骨折；如上臂骨折后，伤肢之手掌指关节过度伸展，指间关节屈曲而手功能丧失，为合并神经、血管损伤；如系髋关节处出现骨折，伤肢外观短缩，呈外旋位；外旋之下肢的外踝，如能全部触及床面，为囊外骨折（股骨颈基底骨折或粗隆间骨折），如此外踝不能触及床面，为囊内骨折（股骨颈骨折）。

对于脱臼患者，我们首先看到关节明显畸形，如下颌关节脱位，多固定在张口位或向一侧倾斜。肩关节脱位出现方肩。如系小儿桡骨头半脱位，肘部多无肿胀，伤肢轻微屈下垂，处于旋前贴胸位。如系髋关节脱位，望之就更为明确。如系髋关节后脱位，伤肢短缩，呈内收、屈曲并向内侧旋转，在仰卧位，患肢膝部正落在健侧大腿上；如系前脱位，患肢短缩、屈曲并外旋，外踝与床面接触，伤肢变长。临床如能细心观察患者的举止动静，从中获得的可供诊断的素材是极为丰富的。

2. 闻诊

闻诊在《内经》中有所记载，《素问·脉要精微论篇》中指出："声如从室中言，是中气之湿也，言而微，终日乃复言者，此夺气也，衣被不敛，言语善恶，不避亲疏者，此神明之乱也。"此为闻其病者的声音来协助诊断疾病。伤科在此闻声音而判断疾病思想的指导下，通过听其筋骨的移动声来判断疾病。如《伤科补要》指出："骨若全断，动则辘辘有声，如骨损未断，动则无声，或有零星败骨在内，动则淅淅之声"。这就告诉我们，用手触摸伤骨之局部，听到骨质相碰的声音，如清脆而短，是为横行骨折；如音低而长，是为斜形骨折；如骨擦音散乱，是为粉碎性骨折；也有些骨折有明显畸形，但无骨擦音，此为骨裂或青枝骨折（例如小儿三大骨折类型）。

在伤筋疾患中，闻诊也有其作用。如伤筋之后出现肿胀，多可触而听到捻发音；如筋伤日久，离其原位，关节活动时多可听到"咯嘚""咯嘚"的筋动声；如膝关节活动到一定的角度发生弹响声，多为半月板损伤。

在伤科听其呻吟声和啼哭声，也有助于对疾病的诊断。如小儿不能述其病情，当发生骨折时，扣及病变的小儿多啼哭声高。例如小儿锁骨青枝骨折，临床多不易明眼看出，因小儿锁骨青枝骨折多无明显畸形，锁骨上窝小儿时期不明显，肿胀也不易发现。此刻我们从腋下抱起患儿时，多出现啼哭声，即提示我们锁骨有发生骨折的可能。

《儒门事亲》一书中指出："两膝髌屈伸有声，剥剥然……此筋湿也，湿则筋急，缓者不鸣，急者鸣也。"这告诉我们，膝关节疼痛，活动时有弹响，如无外伤劳损，为受到湿邪侵袭之故。

另外，通过闻声音还可以判断我们的治疗效果，整复脱臼的一瞬间，如听到"咯嘚"一声，是为整复成功。在整复骨折对位良好后，再实行摇摆触碰手法，移动断端，骨擦音不明显或消失，说明骨折整复比较成功。

3. 问诊

早在两千多年前的《内经》中，问诊就受到了重视，如《素问·征四失论篇》云："诊病不问其始，忧患饮食之失节，起居之过度，或伤于毒，不先言此，卒持寸口，何病能中。"这就告诉我们，"临病人问所便"（《灵枢·师传》）。邱德久强调不要单纯依靠"一诊"来诊断疾病，要耐心细致地全面询问，从而探取与辨证施治有关的资料。内科学中有"十问歌"，在伤科的临床有其一定的指导意义，但在伤科不能完全胜任其诊断任务，因为伤科疾患多是受外力侵袭而造成的疾病，一定要问其受伤的部位，即人体哪一部位因外力而遭到损伤，这就给触诊指明了部位。还要追问患者受伤时的体位和暴力之大小，如一患者从高处掉下，要问此"高"有多高。如较高，所形成的暴力就比较大，损伤必然严重。患者掉下来的体位也要问清，如头部着地，要考虑颅骨的损伤或颈椎的骨折脱位。如足跟着地，要考虑跟骨骨折、下肢骨折、脊柱骨的压缩性骨折等。不同的体位造成不同部位的损伤，暴力传达的方向不同，造成的损伤也不同。

对伤后的肢体功能如何也要问清，多数骨折和脱位在伤后功能立即丧失，伤筋患者的肢体功能只有部分受损。还要问其伤后是否发生昏迷，以测知损伤的程度和损伤是否涉及脏腑气血。询问受伤的时间，如受伤的时间已超过两周，视为陈旧性损伤。陈旧性脱位，整复困难，预后不良。如受伤时间短，为新鲜性损伤，治疗比较容易，例如新伤骨折，在一两个小时之内就可得到整复治疗，往往可获得一次整复成功，因其肿胀不甚，疼痛不严重，骨痂也会生长顺利，而愈合快，愈后良好。

对于陈旧性损伤，还应问其疼痛和麻木之有无。一般新伤伤血之证多为刺痛，伤气之证多为窜痛。久伤，气血受阻而出现麻木。如伤后疼痛逐步加重，甚而难以入睡，为病势加重；如伤后疼痛逐步减轻，是病势不重的表现。

临床有一些损伤性疾患，还应询问患者职业，如慢性腰痛、腰背痛患者，体力劳动者多发生在腰部，脑力劳动者损伤多分发于颈、胸部。在特殊工艺工作的患者，由于特殊姿势下长时间工作，也会导致不同部位的慢性损伤。如口腔科医务人员多发生颈部的慢性损伤，导致颈椎病。

除此之外，还应问明患者的治疗经过，对于施治也有一定作用。腰部损伤患者经过反复暴力按摩，日久不愈，除考虑原有损伤外，还应考虑人为的损伤。如我们再妄用手法，势必造成患者的长期痛苦。

通过问诊，使我们更加全面地了解患者的病史、病况，有助于确诊，也有助于我们精细辨证，不致漏诊。

4. 切诊

切诊在内科多指切脉而言，而在伤科，切诊包括更为重要的内容，即摸诊，最后我们叙述一下切诊在伤科的运用。

切脉在伤科也有其临床价值，可以观察气血虚实、寒热的变化。主要运用于伤科的脉象有十二种，即浮、沉、迟、数、滑、涩、弦、细、代、芤、洪、濡。这些脉象在伤科的主病是：浮脉，多见于新伤瘀肿，疼痛剧烈时出现；沉脉多在内伤气血，腰脊损伤疼痛时见到；迟脉在瘀血凝滞证中见；数脉在损伤后发热时见到；滑脉在胸部挫伤、血实气壅时见到；涩脉见于血亏津少、经脉失养、气滞血瘀的陈伤患者；如经络热盛，伤后血瘀生热，则见洪脉；如伤后失血，或伤口出血过多，为芤脉；如劳损患者，气血两虚，多见濡脉；久伤不愈，体质转弱，气血不足，多现细脉；如伤后以疼痛为主，多见弦脉，胸胁内伤也见弦脉；如伤后疼痛严重，脉气不能相接时，有时出现代脉。

邱德久认为在切脉的过程中，应脉证合参。如伤后瘀血停积，为实邪积于体内，脉象应为弦洪有力，如反见沉细脉，多为恶候。如失血过多的患者，脉应沉细或脉涩，反见洪大之脉，亦为恶候。如伤后伤势不甚严重，而脉象模糊不清，多预后不良。如果伤势较重，脉象却和缓有神，预后良好。如伤在上肢，血脉有所阻滞，不要误认为是全身的病理变化，所以诊脉要细心，要结合全身情况才能得出正确的诊断。

切诊在伤科，除切脉外，还应包括更为重要的另一方面，就是"触""摸"，也叫触诊或扣诊。此种诊断方法在伤科有特殊的意义，《医宗金鉴·正骨心法要旨》指出："手摸心会。"医生凭借所掌握的解剖知识和临床经验，用手法仔细触摸所伤之处，骨质折断的形态和移位方向，或所伤之筋的筋歪、筋滚、筋肿等，从而达到"知其体相，识其部位，一旦临证，机触于外，巧生于内，手随心转，法从手出"。

在临床的具体运用中，我们对所伤之处从轻到重、由远及近触摸可以准确找到压痛点，如果压痛比较明显，而且呈刺痛，多表示其内有骨折的发生。如属完全性骨折，还可触到异常活动。如压痛面积大，而每个压痛点压痛程度差不多，多为伤筋之候。在脱臼患者中，当触到患者伤肢时，手下有弹性固定之感，然后再"细细"触摸其"杵"的位置，可以告诉我们脱位的方向。

在触摸所伤之处时，还要体会局部皮肤的温度。一般新伤皮肤如有瘀热，为实证，如触摸所伤之处有肿胀，且温度不高，或皮温低于正常皮温，为气血受阻，或是陈旧性损伤，或有宿疾夹杂，更应结合其他"几诊"来综合判断，防止漏诊。正如《灵枢·论疾诊尺》云："审其尺之缓急、大小、滑涩，肉之坚脆，而病形定矣。"告诉我们，临床诊断疾病不仅要切脉，还要结合触摸、望闻之诊，才能正确诊断疾病。

摸诊在临床上，除用我们医者之双手触摸、挤压、叩击、扪及、旋转、屈伸之外，还要借用皮尺进行测量，也有助于诊断。如膝关节的半月板、侧副韧带之陈伤，必然导致大腿肌肉萎缩，此时用皮尺在大腿等部位进行周径测量，对临床诊断膝关节疾病有一定意义。肢体的长度同样可用量法进行对比，如肱骨干骨折伴有重叠移位，此伤臂的长度定比健侧上臂短缩，因而摸诊也包括量法这一重要内容。

摸诊在伤科中运用非常广泛，但是也要慎重。触扪伤处，不要用力过猛，也不要任意摇动骨折的伤肢，尤其在近关节处的骨折，用力摇动会使骨折移位加大，也会使骨折端刺伤经脉，加重损伤。

触摸所伤的部位，还要注意其邻近的有关组织是否有损伤。如踝关节损伤，要仔细触摸所伤肢关节外，还要耐心触摸胫腓骨和第5跖骨基底部是否同时发生损伤。检查触摸要依次进行，以免发生遗漏，同时要精神集中，不要反复无效触摸，这样会给患者增加痛苦。

我们在伤科临床中，如能耐心、细致地进行望、闻、问、切，然后认真思考，从这四方面得到的资料反复印证，去伪存真，才能得出正确的诊断。一个疾病如果单靠一方面取得的情况臆造诊断，治疗上就会出现很大的错误。

随着现代科学技术的发展，除了运用古人与疾病做斗争的经验去诊断疾病外，还要结合X线片及西医学的一些骨科检查法，会使我们的诊断更加确切，更能指导我们临床进行治疗。但是，在运用中医辨证治疗骨伤科疾患中，不要被X线片上静止的、固定的指征所束缚。例如腰部外伤患者，我们给予拍摄腰椎正侧位片，显示腰椎椎体骨质增生，此时我们把一切腰痛症状不加分析地都归于骨质增生，使其长期服用"骨刺丸""增生丸"之类，以致贻误病机，使患者难于解除疾病之痛苦。如果我们运用中医学的"四诊"，仔细检查病情，就可能会发现因外伤而引起的"筋出槽""骨错缝"，运用手法使之恢复原位，即可在短期内解决患者腰部的痛苦。

邱德久认为运用四诊检查疾病，只是一个调查的过程，我们把各方面情况收集在一起，进行分析研究，这个研究就要使用一切可能的和必要的诊察手段，将诊察得来的各种材料加以去粗取精，去伪存真，进行由此及彼、由表及里的思索，从而构成了我们对疾病的诊断，然后再对症下药或施术，这就使中医学四诊灵活运用于我们伤科的临床中。

（三）对《医宗金鉴·正骨心法要旨》"手法总论"译释

清朝吴谦等人所著《医宗金鉴》，其中卷87至卷90为《正骨心法要旨》，该卷首冠以"手法总论"，是伤科医生的临证指南，学习好手法，掌握好手法，运用好手法，必须深入研究此部分内容。

此论言简意赅，不能一目了然，初学者也不能深领其意。为了发扬光大中医学的传统治疗方法，特将此文予以粗浅的详释，管见所及，谬误之处在所难免，望同道们予以批评指正。

1. 原文

夫手法者，调以两手安置所伤之筋骨，使仍复于旧也。但伤有重轻，而手法各有所宜，其痊可之迟速，及遗留残疾与否，皆关乎手法之所施得宜，或失其宜，或未尽其法也。盖一身之骨体，既非一致，而十二经筋之罗列序属，又各不同。故必素知其体相，识其部位。一旦临证，机触于外，巧生于内，手随心转，法从手出，或拽之离而复合，或推之就而复位，或正其斜，或完其阙，则骨之截断、碎断、斜断，筋之弛、纵、卷、挛、翻、转、离、合，虽在肉里，以手扪之，自悉其情，法之所施，使患者不知其苦，方称为手法也。况所伤之处，多有关乎性命者，如七窍上通脑髓，膈近心君，四末受伤，痛苦入心者，即或其人元气素壮，败血易于流散，可以克期而愈，手法亦不可乱施。若元气素弱，一旦被伤，势已难支。设手法再误，则万难挽回矣，此所以尤当审慎者也。盖正骨者，须心明手巧，既知其病情，复善用夫手法，然后治自多效。诚以手本血肉之体，其宛转运用之妙，可以一己之卷舒，高下疾徐，轻重开合，能达病者之血气凝滞，皮肉肿痛，筋骨挛折，与情志之苦欲也。较之以器具从事于拘制者，相去甚远矣。是则手法者，诚正骨之首务哉。

2. 译文

我们讨论一下什么叫手法，是以医者的双手放置在受伤的筋或骨的部位，使其恢复成旧有的状态，达到治疗目的。但是受伤的疾病有重有轻，不同的损伤疾病，有各种不同的适宜手法。这些损伤性疾病，病程的长短和是否遗留残疾，都和手法运用得恰当与否有密切关系。如果遗留一些问题，那就是手法运用不适当，或是未能全部运用正确的手法。

大概身体各部分骨骼、关节外形都不一样，而十二经筋的排列秩序也不相同，因而平素就应熟悉人体各部位骨骼的形态、肌筋走行方向，一旦诊疗损伤性疾病，才能做出相应的诊断。术者用灵巧的双手按于伤者的关键部位，施用手法，虽然接触在表皮，但治疗作用发生在受伤的筋骨。施术者手法运用的得当、巧妙来源于正确的诊断。或者牵引断骨而使其复位，或是推动脱臼的关节复位，或治疗软组织损伤的筋跳槽，完成一切损伤性疾病的治疗。不论是横行、斜形、粉碎性骨折，还是筋的松懈、起皱纹、弯曲、痉挛、翻转、离位、粘连等疾病，虽然这些疾病都包裹在肉里，医者用双手仔细触摸伤处，就会明白肉里的真实情况，对伤情做出比较正确的诊断，再用灵巧的双手在患处施以力量适宜。患者没有明显痛苦的推拿、按摩，达到治疗目的才称之为手法。

有些情况具有特殊性，如受伤部位和人体性命关系密切，例如人体头部的七窍和脑髓相通，膈肌和心脏距离很近。四肢受伤，其局部的损伤会导致内脏继发一系列病理变化。身体强壮的人，受到损伤，瘀血容易吸收，可以很快恢复，运用手法也要正确。假如是平素身体虚弱的人，受到损伤后，身体的抗病能力是低下的，如再误用错的手法，造成不良的后果，是很难挽回的。所以我们在运用手法以前，必须做出正确的诊断。

一位临床正骨科医生，必须全面掌握本科理论知识，手法运用熟练，既要做到仔细诊断，又要善于运用各种手法，临床上才能取得满意的效果。

确实，医者用有"灵感"的双手，它有弯曲、转动作手法之功妙，可以卷曲、舒展，可以提高送下，有快有慢，可用力轻，可用力重，能使离开，又能使其闭合。能触到患者气血凝滞的病处，消除肌、皮的肿胀，缓解疼痛，解决因骨折和其他损伤而引起的痉挛，和解决患者想要解决的病痛，比较起来，用器械、工具去固定的单纯治伤方法，较用手法治疗是有一定差距的。

所以说，用手法治疗损伤性疾病，确实是正骨科的首要任务。

3. 对"手法总论"的认识

《医宗金鉴·正骨心法要旨》卷首"手法总论"仅用数百字即阐述了"手法"的意义和作用，其含义非常广泛，用译文的形式很难将原文旨意讲述明白，特将该文主要内容，分成5个方面评述。

（1）说明了手法的含义：历代民间所传，中医骨科治病要"捏一捏"，我们临床上的术语是"手法"。那么什么是手法呢？"手法总论"告诉我们，是医者用其双手，安放在所伤的筋骨部位，使其恢复原来的解剖状态，就是手法。

（2）说明了手法的重要性：答案在"手法总论"的最后一句，"是则手法，诚正骨之首务哉。"这就明确指出了运用手法治疗跌、打、损、伤疾患是正骨科的首要任务。如骨折、脱臼不使用手法整复，虽有灵丹妙药，亦很难发挥其应有的作用，软组织的扭挫伤，虽然用药物进行治疗，没有手法的辅助治疗，也很难根治。损伤性疾患恢复的程度、速度、是否遗留残疾和运用手法的正确与否，有着非常密切的关系。

（3）运用手法必须了解正常的人体解剖：邱德久认为，此论中叙述了"盖一身之骨体，既非一致，而十二经筋之罗列序属，又各不同。故必素知其体相，识其部位"。此处明确指出了人体各部位的骨骼有长骨、短骨、扁平骨，每块肌肉各有其起止端和走行方向，各部位的关节有其不同的功能。平素伤科医生对人体骨骼、关节、肌肉的正确解剖必须熟悉，了如指掌，当发生损伤后，才会运用手法使其恢复正常。例如，具体在桡尺骨远端这个部位，从前后看，桡骨下端关节面向尺侧有一个倾斜度为20~25°角，桡骨茎突较尺骨茎突长1~1.5cm。从侧面看，桡骨下端关节面向掌侧有一个倾斜度为10~15°角。在桡骨下端发生伸直性骨折时，这些正常解剖关系就会发生明显的改变。对手法整复的要求是不仅对位要好，而且要恢复这些解剖关系，否则就会遗留残疾或影响功能。因而，熟悉人体正常解剖，临床应用手法治疗损伤性疾病才能取得卓越成效。

（4）发挥此论，提出了运用手法的要求：①运用手法前做出正确的诊断。此论指出运用手法之前，必须利用望、闻、问、切，仔细了解受伤的原因、受伤的体位、受伤的部位，再对局部触摸，了解骨折的类型、断端移位的方向。筋肉的损伤经过触摸，对其翻、转、离、合，要达到手摸心会，然后再施手法。不仅如此，还要对患者伤势的轻重、体质的强弱，做到全面了解。筋骨的外在损伤会造成人体气血和脏腑功能紊乱，甚而伤及重要脏器。治疗上我们要局部和整体兼顾，对体质虚弱的患者要使用轻巧的手法，避免用力过猛，否则引起不可挽回的恶果。②运用手法使患者不知其苦。手法操作时，用力要轻重适当，如整复脱臼时不够慎重，而用力过猛粗暴，就加重了局部筋肉的损伤，甚至造成关节附近的骨折。运用手法要达到清朝胡廷光在《伤科汇纂》里提出的要求："上髎不与接骨同，全凭手法及身功，宜轻宜重为高手，兼吓兼骗是上工，法使骤然人不觉，患加知也骨已拢。"在软组织损伤的治疗中，手法的运用也要用力恰当。深层肌筋的扭伤，理筋时手法力量可稍大一些，表浅的部位用力要轻，否则用力过大会加重损伤。如果用力不能达于肌筋，在皮肤上来回磨蹭，起不到治疗作用，反而损及皮肤。③动用手法须"心明手巧"。在施手法之前，要充分了解病情，从而做出施行手法的计划，心中有数，达到"心明"。在手法具体操作时要精力集中，动作要敏捷熟练。熟练敏捷的手法来源于刻苦的锻炼，高超的手法适用于伤处，就会达到"机触于外，巧生于内，手随心转，法从手出"，得满意之疗效，实为"手巧"之功。

（5）结合现代发展，指出了手法的具体作用。①舒筋活络，活血祛瘀，消肿止痛。医者灵活的双手在施行手法时，可以"卷舒""高下急徐""轻重开合"来梳理因扭挫伤后肌筋出现的弛、纵、卷、挛、翻、转、离合，使筋疏络通，血活瘀祛，从而消肿止痛。②整复移位。论中原文提到"能达……筋骨挛折"。手法可以使骨折达到理想的对位，脱臼满意整复，筋理顺回"槽"，从而达到"正其斜，或完其阙"。③宣通散结，剥离粘连。筋骨损伤，日久或失治，气血凝滞，肌筋粘连、硬结，使关节功能受到限制，运用适当的手法，剥离粘连，使郁结消散，筋舒络活，从而恢复肢体的功能，原文也曾指出"能达病者之血气凝滞"。

（四）按摩术的源流及临床应用

按摩术是正骨科治疗软组织损伤手法的总称，其中包括很多具体的手法，例如揉、捏、分、理、弹、抻、摇、转等，临床根据不同的病症，辨证选用其中几种方法，即可达到治疗跌打损伤的目的。

1. 历史源流

在古代，人类完全依靠双手与大自然做斗争，因此发生创伤的机会非常多，一些扭挫伤发生后，对其进行自我揉搓，伤势得以缓解，人们开始认识到，按摩可以解决伤损之痛。又通过了长期的斗争实践，使之条理化、规律化，这样就形成了按摩疗法的雏形。

随着人类社会发展，按摩疗法也有所进展。到了周秦时代，《周礼》已有了"按摩医"的记载，两汉时期，按摩术已成为中医学中重要的治疗方法之一，在《内经》中已有多处记载了按摩的应用。如《素问·血气形志篇》云："形数惊恐，经络不通，病生于不仁，治之以按摩。"按摩到了明代得到长足发展，被列为十三科之一，又由于封建制度的束缚，按摩术只用于治疗小儿疾患。清朝按摩疗法也得到了相应的发展，清朝统治者善骑射，跌打损伤甚多，随之按摩疗法也就发展起来了，当时官方编撰的《医宗金鉴》就有《正骨心法要旨》一节，其中对"手法治疗"的简单扼要的阐述，说明了当时按摩术已经有了很高的造诣。中华人民共和国成立前夕，按摩术颇受人民群众喜爱，在民间广为流传。中华人民共和国成立后，按摩术如逢甘露，得到了发扬和提高。在中西医结合的方针指引下，广大医务人员共同努力，使按摩术成为治疗百疾沉疴的重要手段。

2. 治疗作用

邱德久运用按摩术治疗损伤疾患达 20 余年，深深体会到按摩术在正骨科的临床上有非常重要的作用。邱德久认为，就其作用而言，狭义的按摩，通过"按其经络，以通郁闭之气，摩其壅聚，以散瘀结之肿"。广泛应用按摩术，临床治疗效果更为明显。按摩术在骨伤科临床上有如下几方面作用。

（1）舒筋活络，宣通气血：对伤损之处进行按、揉、捏，使筋舒络活，气血宣达，有祛瘀生新之功，所伤之筋肉得以很快修复，气血流畅，通则不痛，也有止痛之效。踝关节挫伤，多为踝关节外侧筋肉受伤，气血瘀滞，肿胀作痛，如正确运用按捏，理顺肌筋，就会使肿胀很快消退，伤损之筋肉得以修复，踝关节迅速恢复功能。

（2）理顺肌筋，分离粘连：由于扭、闪、搓、晃，而至"筋出槽"，运用灵巧的理筋手法使筋归槽，伤损自愈。临床上常见到的背痛，压痛点如在小菱形肌处，患侧之肩关节活动多有挛痛，细触伤处，有肌纤维剥离，运用理筋手法使之归位，疼痛大减，患侧肩部活动恢复自如。如果筋跳日久不能归其位，在异位上气血瘀滞而发生粘连，就要运用分筋手法使粘连松解，气血舒畅，再用理筋手法，也可缓解症状。

还有些损伤疾患，因为过度牵拉和扭曲，使某些肌筋发生痉挛，可运用弹拨手法使肌筋理顺，粘连松解而缓解痉挛，在关节附近的肌筋粘连需要配合摇法。大腿的内收肌损伤就是一例，由于牵拉而致使疼痛，触之肌筋板强，为痉挛之征，如顺其肌筋的走行方向弹拨，会使肌筋理顺而痉挛消失。

（3）矫正畸形，合骨缝：闪挫会使人体骨之连接发生错缝（非脱臼），影响关节活动功能。由于肌筋受损，导致肢体变位而发生畸形，可用捏、揉、转、抖等法，理顺肌筋，合对骨缝，从而使人体恢复正常。腰椎间盘突出症的治疗，就是运用此法，其症因纤维环破裂，髓核突出，压迫脊神经根而造成腰腿疼痛，继而椎体错缝，腰肌痉挛，脊柱代偿性侧弯，必先用捏、揉使痉挛缓解，再运用转、搬、抖等法，使椎体对位，合骨缝，髓核随之还纳，而脊柱畸形得到矫正。

3. 对术者的要求

邱德久常说运用手法之术者，必须"心灵手巧"，很多有关按摩的古籍中反复强调这方面，如《医宗金鉴》云："须心明手巧，既知其病情，复善用夫手法。然后治自多效。"《伤科补要》自序中云："既惯心矣，又借手敏，高明之士。"

医者本身还要具备一定的基本功，这样手法才能运用自如。术者本身要有一定的身体素质，有力气，有耐力，这样施术时才能节律调匀，精神集中，否则手法忽强忽弱，精神涣散，杂乱无章，难以使按摩奏效。手和腕耐力也要练好基本功。拇指要练"推"，中指要练"镇"，三指要练"捏"，手背要练"擦"，手掌要练"拍"，基本功熟练，按摩施术才能协调而圆滑。

按摩治疗损伤疾患，是非常有效的治疗措施，但是运用好按摩术要有一定的理论基础，需要掌握中医学经络系统；按摩虽是一种治疗手段，但也离不开经络学说的指导。《医门法律》云："凡治病不明脏腑经络，开口动手便错。"在治疗中配合指针按摩就更离不开经络，腰痛患者多按压委中穴；落枕之症，多按压肩颈、天宗穴。做到熟知经络，手法纯正，临床运用手法治疗损伤病症就会得心应手。

施术时，应精神集中，不宜嬉笑无常。体位也要适宜，患者所坐或卧之凳和床，应高矮适度，否则术者难以施术，也不便于力量和姿势的发挥。术者在不正常的姿势下经久操作，也会造成损伤。患者在舒适的体位下接受按摩，也可使肌筋松弛，同时也可缓解疼痛。按摩卫生更应注意，术者不应指甲过长，患者接受治疗时，不应过饥过饱。局部皮肤应清洁，还应充分裸露，这样会使按摩的效果更为显著。

4. 施术的前提

邱德久认为，手法运用之适宜，关乎效果的成败，在施术前应注意以下两点。

（1）知其体相，识其部位：患者就诊，叙述明白后，医者必须进行细致的检查，确定其受伤部位，而且还要清楚伤处正常的筋骨位置，然后通过灵巧的手法治疗，在治疗过程中需要用力量。在临床治疗上，或用指腹、指尖、掌根，适于患者伤处，施以适宜力度，用多大的力量须因人因情况而异。一是观察患者的气血盛衰，如体质虚弱，要用"小力"。二是观其伤损的程度，伤重者非"大力"不能纠正者，一定要用点力气，否则难以奏效。三是观察伤损的部位，如在腰膝肌肉丰满，肌腱强壮，"小力"不能触其筋、腱，施术不起作用。肩部、手指等处肌肉受伤，大力按摩会使伤势加重。腰部急性扭伤，患者活动困难，腰肌板硬，压痛多在腰椎的一侧或两侧，在伤损之处做治疗，用双手拇指在痛处做向中间推挤，再做下推上滑，此法如软弱无力，必然无效，因而要使足力气，手法干脆利落，可收桴鼓之效。如系肩部的伤筋疾患，手法运用必须柔和，通过揉肩、捏拿、分筋、理筋以舒筋活络，方能奏效，如用大力按摩，集中其力突击一点会使伤痛加重，肿痛加剧。

（2）观伤处皮肉条件：虽有"骨错缝，筋出槽"，而瘀肿甚重，皮肤发亮，有溃破之势，按摩手法或可缓行，也可运用"小巧"之力，否则"手法再误，则万难挽回矣"。

5. 辨证施术

按摩治疗各种损伤疾患，必须要因人、因伤损部位、因伤损之新陈而辨证施法。膝关节挫伤，局部肿胀是滑囊受损之故，如乱施捏揉，使滑膜渗出加剧，则肿胀更为明显，很难清退。指间关节挫伤，受累关节疼痛肿大，如大力按摩会使肿胀加重，瘀滞不散，遗留关节粗大，万难消散。如用小巧之力，顺抻其指，再理顺受挫关节两侧至肌筋，则可使肿痛消散，关节迅速恢复功能。所以《医宗金鉴》在手法释义中又说："临证之权衡，一时之巧妙，神而明之。"

按摩的各种方法用于治疗跌打损伤之疾，对于一些与跌打损伤症状类似的疾患，使用按摩不能达到预期的效果。如因神经系统疾病而造成的疼、麻、运动障碍，病如脊髓空洞症、小儿麻痹后遗症、进行性肌营养不良症等，妄用按摩，延误病机，是不能解决问题的。

在临床上常见到西医学的诊断，如"增生性脊柱炎""颈椎综合征""半月板破裂症""肱骨外上髁炎"等，如我们一看有什么炎症、破裂之词就随之而言，不能用按摩治疗，这是形而上学的观点。对于这些患者也应进行仔细的、全面的检查。局部进行触摸，如果有"骨错缝、筋出槽"等，运用按摩治疗，仍然可取得满意疗效。如腰椎增生性脊柱炎的腰痛患者，持许多医院的X线片和诊断，要求中医给予"增生丸"治疗。其中有一部分患者，在第1腰椎横突、第3腰椎横突两侧压痛，触之有筋核样物，有的柔软，有的质硬，对此施以按摩，可使腰痛缓解。因椎体偏歪，而形成骨错缝，旋转复位也可解决疼痛问题。有的还夹杂韧带的劳损等，通过按摩，再配合中药辨证论治，可有效治疗腰椎增生性关节炎。

邱德久认为，有些损伤疾患运用按摩治疗效果不满意者，是因为对损伤后所造成的所有病理变化没能全部解决，只解决一部分，疼痛就缓解一部分，全部解决，症状才能全部消除。因为人体关节、肌肉、肌腱是互相维系的，如有肌腱损伤而导致关节错动，关节的轻度变位也会使肌筋发生扭曲、拉长等变化，这样必须两者同时解决，方能使疾患痊愈。临床见到几例桡骨茎突腱鞘炎，通过按揉使腱鞘消退，疼痛缓解，再用力推动第一掌腕关节，会使疼痛大减，拇指功能恢复更快。在桡骨茎突腱鞘里面有伸拇长肌和伸拇短肌两个肌腱通过，两条肌肉一端附着于前臂，另一端附着于第1掌骨，路经第1掌腕关节和桡腕关节，如第1掌腕关节错缝，会使拇长短肌肌腱拉长，在腱鞘部位发生肿胀，治疗上就要按揉肌腱，也要推按在大多角骨远方高起之第1掌骨近端，使此鞍状关节合缝，肌腱不再被拉动，再用按摩舒理肌筋，使疗效倍增。在临床上按摩要有全局观点，既要看到关节，也要照顾到受影响的筋、肉，这也说明我们中医学传统的成套按摩手法，是有一定的临床意义的。

四、临证经验

（一）重视手法施术

"夫手法者，调以两手安置所伤之筋骨，使仍复于旧也。"历代民间所传，中医骨科治病要"揿一揿"，我们临床上的术语是"手法"。那么什么是手法呢？《医宗金鉴》"手法总论"中告诉我们，是医生用其双手，安放在所伤的筋骨部位，使其恢复原来的解剖状态，就是手法。"手法总论"中说："是则手法者，诚正骨之首务哉。"这就明确指出了运用手法治疗跌打损伤疾患是正骨科的首要任务。如骨折、脱臼不使用手法整复，虽然有灵丹妙药，亦很难发挥其应有的作用。软组织的扭挫伤，虽然用药物进行治疗，没有手法辅助治疗也很难根治。损伤性疾患恢复的程度、速度、是否遗留残疾和运用手法与否有着非常密切的关系。

1. 手法的技巧

（1）熟知"体相"。《医宗金鉴》云："故必素知其体相，识其部位。"王清任所著《医林改错》对历代解剖的错误之处给予了修改，也是很大的进步。邱德久认为现代解剖学更加进步，从事骨伤科的医务工作者更应了解"筋""骨"在体表的投影，这样才能达到"知体相，识部位"。

例如，肩关节周围炎在临床上的压痛点有7个，肱二头肌腱长、短头，肩峰下滑囊，冈上肌腱，肩胛骨内侧缘上、中、下三点。其具体部位和体表投影如下。①肩峰：自锁骨干向外触摸，则发现锁骨的外端向后与肩峰成斜面相接，肩峰尖在肩锁关节微前。如将手放于椅上，因三角肌松弛而肩峰更较明显。②喙突：肩胛骨的喙突为三角肌的前缘所覆盖，将肘关节屈曲使肩后伸，在锁骨外侧前下部可触及，瘦人更明显。③肩胛冈：相当于第3胸椎平面，起自肩胛骨的脊柱缘，向外终于肩峰。肩胛骨的脊柱缘及下角在上肢下垂时极易摸到，在伸手向前时，因背部肌肉（前锯肌、菱形肌）收缩，而不易摸到。④肱骨大结节：突出于肩峰之外，为肩部最外的骨点。⑤肱骨小结节：位于喙突外侧2.5cm处而微低，置指尖于该处，旋转肱骨时即可觉其在指下滚动。⑥结节间沟：在大结节与小结节之间，沟内有5cm的腱鞘。⑦肩胛骨内侧缘：肩胛骨的脊柱缘从上至下有三点，即肩胛骨内上角、中点、下角，分别为提肩胛肌、小菱形肌、大菱形肌抵止端。⑧上臂后侧痛点：为冈上肌、小圆肌抵止端、大圆肌肌腹。

（2）手法功效：①舒筋活络，活血化瘀，消肿止痛。医生灵活的双手，在施行手法时可以"卷舒""高下即徐""轻重开合"来梳理因扭挫伤后肌筋出现的弛、纵、卷、挛、翻、转、离合，使筋舒络通，血活瘀祛，从而消肿止痛。②整复移位。③宣通散结，剥离粘连。筋骨损伤日久或失治，气血凝滞，肌筋粘连、硬结，使关节功能受到限制，运用适当的手法，剥离粘连，使瘀结消散，筋舒络活，从而恢复肢体的功能。《医宗金鉴》

原文也曾指出"能达病者之血气凝滞"。

例如，腰椎间盘突出的手法也应辨证运用，所以要了解十步手法的每个作用：揉背有理筋、松弛肌肉紧张的能力；封腰有促使突出之间盘部分还纳之能力；放通可松弛肌肉紧张，减少疼痛；搬按为整复突出之间盘还纳准备条件；牵抖拉紧后纵韧带，迫使突出间盘还纳。斜搬拉紧腰椎后纵韧带，使可退缩之突出物得以整复，以缓解神经根的压迫；搂叠减少紧张，术后两下肢有轻松感；宣泄使腰椎间隙有所扩张，加快间盘缩回之时间；压牵加宽椎间隙，有容纳还回间盘之余地；起伏此法能宣减腰肌紧张，并能松弛关节。

（3）手法的原则：邱德久强调整体观念是伤科临床的治疗原则，具体指出"局部与整体并重""外伤与内损兼顾""固定与活动统一"。在伤科疾病的诊治过程中，正确运用"四诊八纲""辨证施治"以外，再用"整体观念"这个原则指导治疗，会取得非常满意的疗效。

人体是由脏腑、经络、皮肉、筋骨、气血、精与津液等共同组成的一个整体。人体的生命活动主要是脏腑功能的反映，脏腑功能活动的物质基础是气血、精和津液。脏腑各有不同的生理功能，通过经络联系全身的皮肉、筋骨等组织，构成复杂的生命活动。它们之间保持着相对的平衡，互相连接，互相贯通，互相依存，互相制约，不论在生理活动和病理变化上都有着不可分割的关系。伤科疾患影响筋肉、气血、脏腑、经络的功能变化，因而局部症状是伤筋动骨的具体反映，而全身症状则是经络、气血、脏腑病理变化的体现。所以说，伤科疾患的发生、发展与转归和筋骨、气血、脏腑的病理变化有着极其密切的关系，我们只有掌握了它们的病理机制，才能运用整体观念处理伤科疾患。

机体的筋骨、经络、脏腑、气血、津液等在损伤后发生了一系列的病理变化，从伤科疾病的开始到痊愈，是这些病理变化的转愈过程。因而我们在临床治疗中，必须掌握这些组织的功能作用，以及发生病理变化而出现的特征，才能进行有效治疗。诚然，伤科疾患是伤筋、动骨，我们要了解每一个疾病的症状、特征，做出明确的诊断，施以恰当的手法，使局部症状解除，以利于筋骨的修复，使它们发挥"骨为干，筋为刚"的作用。人体是一个有机的整体，筋骨和内脏、气血有着千丝万缕的关系，它的损伤必然波及脏腑气血的功能变化，脏腑气血的功能失调，也会影响筋骨疾病的恢复。反之，患者气血盛衰及体质情况也会影响我们手法的实施，因而在治疗伤科疾病中，不仅要治疗局部损伤，也要注意整体的病理变化。

2. 手法的"公式"

致伤的内外因＋受伤的具体部位＋触摸受伤部位的具体体现＋熟练的手法＝最后结果（显效）。总之，辨证审因，慎用手法，内外兼治，是取得疗效的关键所在。

3. 手法的禁忌

"手法者，诚正骨之首务哉。"在伤科中，手法治疗是重要的治疗方法之一。手法在

《医宗金鉴》一书中归纳为摸、接、端、提、推、拿、按、摩八法。邱德久认为针对骨折、脱位、软组织损伤的不同类别、不同症状需要不同的手法，其施术者必须熟练掌握手法技巧，治疗时才能"心明手巧"。运用手法，术者要有一定的基本功，具备一定的力量、力度，适当运用才能解除患者的病痛，同时应注意施术时精神集中。术者在深入了解病程的全过程中，除了运用西医学的化验、X线摄片、CT、磁共振外，要运用摸法对伤处"仔细触摸"，明白伤处"解剖"位置的细微变化，做到"心知肚明"，运用手法才有针对性。

（二）伤科尤重内外兼治

随着社会的发展、现代诊断技术的提高，一些疾病如眩晕、肢体麻木等转到了伤科治疗，被诊断为颈椎病（椎动脉型、交感型、神经根型），我们独特的推拿疗法通过纠正局部解剖位置的细微变化，取得相应的疗效，但内在症状不容忽视，应根据患者的症状辨证施药。例如颈性眩晕就有气血亏虚、肾虚肝旺、肝阳上亢等不同的证型，对证给予滋养气血、益肾柔肝、清肝胆湿热等中药内服，配合手法治疗，疗效显著。张景岳曾指出："眩晕一证，虚者居其八九"，所以眩晕多为肾阴亏耗不能涵木之故，在伤科治疗椎动脉型颈椎病有着重要的指导意义。

（三）肩凝症治疗经验

肩凝症（肩周炎）是肩关节周围软组织发生的一种范围较广的慢性无菌性炎症反应，引起软组织广泛性粘连，限制肩关节的活动。活血舒筋手法于1954年由已故老中医叶希贤创立，并在临床上取得了非常明确的疗效。活血舒筋手法包括摇臂、叩揉、捏拿、大旋、运肩、活肘、舒筋、双牵、活络。

活血舒筋手法作用主要是舒筋活络，祛风散寒，止痛，行气活血，滑利关节。摇臂、叩揉、捏拿、活肘、舒筋等手法配伍使用可舒筋活络，祛风散寒，缓解肩部疼痛；摇臂、捏拿、大旋、运肩、活肘、双牵、活络等手法配伍使用可行气活血，滑利关节，使患肩恢复到正常活动度。

邱德久继承了活血舒筋手法治疗肩凝症的学术经验，加入自己的临床心得，并规范了每一步骤的操作规范，录制了视频资料，进一步提高了临床疗效和安全性，更加便于学习和推广。

（四）说案论病

验案举隅1：温化和络法治腰骶宿伤兼寒邪侵留

陈某，女，42岁。1984年11月15日初诊。

现病史：5年前右腰骶部扭伤，休息1个月余好转，日常工作需要经常涉水冒风，或感寒劳作于野外，常感腰骶部酸胀疼痛，或延及两臀部大腿外侧。后习惯性腰损伤多次发作，2日前搬动重物之际，骤然扭伤右腰骶关节。

刻下症：腰骶部肌肉板硬，仰俯及转侧欠利，遇劳及寒凉为甚，脉沉细涩，舌紫，苔白腻。

辨证：陈伤已久，宿瘀未化，复为风寒湿邪侵留。

治法：温化和络。

处方：制草乌（先煎）3g，细辛 3g，桂枝 6g，生麻黄 6g，怀牛膝 9g，川续断 9g，苍术 12g，白术 12g，桃仁 12g，红花 6g，防风 9g，路路通 12g，云苓 12g。

按语： 凡临床出现损伤未彻，迁延日久，每遇风寒湿邪，引动沉疴，合而为病，发为酸痛、沉重、活动不利一系列证候表现，谓之损伤兼邪，往往其证反复发作，因节气交变而诸症见增，终致肌筋板滞，关节活动受限或挛缩。尤为遇风寒甚者，视体质强弱，可与麻桂温经汤加减，祛邪通络，活血息痛，每每获得良效。

验案举隅 2：祛风活络法治愈颈项伤筋

张某，女，26 岁。1985 年 10 月 7 日初诊。

现病史：户外作业风寒外袭，同时颈项部肌肉扭伤，颈胸椎转侧困难，右上肢酸楚。

刻下症：颈椎转侧不利，颈肩部肌筋板滞，牵拉右上肢酸痛，头部右侧放射疼痛直达颠顶，舌色淡，苔薄白，脉浮略濡。

治法：宣散祛风活络。

处方：粉葛根 15g，炒牛蒡子 9g，炙僵蚕子 9g，白蒺藜 12g，羌活 6g，防风 6g，川芎 6g，藁本 6g，红花 3g，桑枝 9g，路路通 9g。

按语： 本案属风袭经隧，局部气血郁阻，以致肌筋板滞，转侧不利。治风必先治血，风有一分未除，血有一分未充，病机便有一分不祛。又痛连颠顶，属太阳经为寒邪所侵，加藁本、羌活引药力直达，乃收全功。

验案举隅 3：手法联合方药治愈桡骨远端骨折

李某，女，66 岁。1988 年 10 月 26 日初诊。

现病史：摔倒时右腕部着地，肿痛不能活动，经某卫生院拍摄 X 线片及治疗，复位仍不满意，于伤后 2 日来诊。

刻下症：右腕部肿胀，短臂石膏托外固定，右手指肿胀色青。自带 X 线片显示右桡骨下端横断骨折，骨折断端重叠移位约 1cm，远折段向背侧桡侧移位，下尺桡关节间隙增宽并纵向移位。

诊断：右桡骨远端骨折并下尺桡关节脱位。

手法整复：患者取平卧位，伤肢外展，屈肘前臂中立位。助手双手握患肢肘部，术者一手握患腕，手部拔伸约 3 分钟，另一手拇指和其他四指分别按压远近折断，并反向推按。同时掌屈尺倾远折端，矫正桡骨掌背侧移位，并与骨折上、下端尺桡骨间隙夹挤分骨，使骨折断端复位。在拔伸下再用力叩握桡骨远端，使脱位下桡尺关节紧密复位。伤肢以前臂甲板固定，背侧用超腕板，长侧置分骨垫，尺侧夹板不超腕关节，桡侧板远端置平垫固定腕，手于微掌屈及尺倾位。完成固定后，摄 X 线片示骨折对位对线良好，下桡尺关节已复位。

治法：祛瘀行气，和络止痛。

处方：当归尾 12g，丹参 9g，制乳香、制没药各 6g，香附 9g，桃仁 12g，桑枝 9g，延胡索 6g，三七粉（冲服）1.5g。

按语：桡骨远端骨折合并下桡尺关节脱位，系常见的骨伤科病证，骨折为直接外力或间接传达暴力所致，按作用力方向不同可分成不同类型。治疗当具体分析受伤机制，辨证施治，不可拘泥于常规的整复方法。邱德久治疗骨折的特点是先矫正骨折重叠移位，即矫正侧方移位，最后矫正下桡尺关节脱位。骨折重叠及侧方移位矫正后，桡腕关节面恢复正常角度。为矫正下桡尺关节脱位之关键。

验案举隅 4：清热化湿、凉血活血治疗热痹

闫某，男，16 岁。1990 年 4 月 28 日初诊。

现病史：患者于 1 个月前突发高热，后经对症治疗后热退，近 3 天出现两下肢疼痛、麻木，并有少量红斑，下肢胫骨前侧浮肿，伴有心慌心悸。查血沉为 80mm/h，诊为风湿热伴结节性红斑。

刻下症：膝关节疼痛，轻度肿胀，心肺基本正常，双侧胫骨前侧有轻度指凹性水肿。双侧膝关节前侧及内侧可见少量散在性红斑。活动不便，口苦咽干，口渴，不欲饮水，大便正常，小便短赤。舌质暗红，苔黄厚腻，脉弦滑数。

辨证：湿热下注，瘀毒凝滞。

治法：清热化湿，凉血解毒。

处方：苍术 10g，黄柏 10g，牛膝 15g，薏苡仁 20g，连翘 10g，威灵仙 15g，桑枝 20g，连翘 10g，土茯苓 12g，生地黄 15g，牡丹皮 10g，紫草 10g。

按语：此例发热后下肢疼痛、浮肿、麻木，为湿邪阻滞所致。初期发热，口苦咽干，口渴不欲饮，舌质红，舌苔黄腻，脉弦滑略数，均系内有蕴热，湿热互结。湿邪阻滞经络而使气血运行不畅，瘀血凝滞而发皮下瘀斑。湿热下注为本病的主要病机，三妙丸有清热燥湿之功，为治湿热下注之主方。配薏苡仁以加强祛湿之功，用土茯苓清热解毒，以清余热，生地黄、牡丹皮、紫草，凉血活血以化瘀斑，桑枝、威灵仙活血通络，兼祛风湿之效。用药共 10 余剂，即获满意之效果。

验案举隅 5：补阳还五汤加味治疗痿证

马某，男，45 岁。1995 年 7 月 8 日初诊。

现病史：2 周前醉酒后，右下肢蜷缩一夜，次日清晨苏醒后，发现右小腿外侧麻木不仁，大脚趾亦不能活动。经当地医院诊为右腓总神经瘫。

刻下症：右小腿外侧、右足背外侧皮肤感觉减退，右腓骨小头处轻触痛，叩击痛，右踝关节背伸力弱，右第一足趾背伸不能，右小腿肌肉轻度萎缩。舌淡胖，苔薄白，脉沉细弱。

辨证：气虚血瘀，经脉痹阻。

处方：补阳还五汤加味。黄芪 120g，赤芍 20g，川芎 20g，当归 20g，地龙 20g，红花 15g，桃仁 15g，丹参 20g，甘草 10g。

二诊：服上方 15 剂后，右下肢知觉明显恢复，已有温热感，站立及行走时间延长，脉沉弦，舌淡红，苔薄白。

处方：黄芪 20g，赤芍 15g，川芎 20g，当归 20g，丹参 20g，苁蓉 20g，牛膝 15g，枸杞子 20g，菟丝子 20g，甘草 10g。

按语：腓总神经瘫病，每因外伤或局部神经压迫引起，以临床症状看，多属中医"虚损""痿证"范畴。所谓虚损者，简而言之，就是指人体正气虚损，包括形之亏损和功能虚衰两方面，在治疗上则以补虚益损、扶正固本为主。根据上述辨证，便拟定补气养血、活血通络的治疗原则，采用补阳还五汤之"气为血先"的思想，指导临床治疗而取效。

执笔者：杨光

整理者：王蕾

资料提供者：王为民

推拿科

陈志华
——继承创新，腹推圣手

一、名医简介

陈志华（1940~2017），男，主任医师，津沽脏腑推拿第三代传承人，当代著名推拿专家，师从于推拿大师胡秀章先生。曾任天津中医药大学第一附属医院骨伤推拿科主任、教研室主任、最高学术委员会委员，天津市高级职称晋评委员，天津市中医药学会推拿专业委员会主任委员，天津市医疗事故鉴定委员会委员，天津市中医杂志编委等职务。陈志华凭借腹部按摩享誉海内外，尤其擅长运用腹部按摩治疗消化系统、泌尿系统、神经系统功能性内科疾病，先后治疗了脊髓疾病、脑血管疾病、前列腺肥大、尿潴留等疑难杂症，均收到了良好疗效。发表论文 10 余篇，曾获得中华中医药学会优秀论文奖，参编著作 6 部，多次获得天津市卫生系统科研先进工作者、先进个人，院级科研奖励等荣誉。

二、名医之路

1940 年，陈志华生于天津市河北区一个职工家庭。1948 年先后就读于陈家沟子小学、河北区第十五小学，1956 年就读于天津市第三十九中学，1958 年就读于天津市第十八中学，1960 年高中毕业后，因童年时代就崇尚医术，立志学医，遂在天津中医学院（今天津中医药大学）师带徒班学习。在校园的日子里他上午系统学习中、西医理论，刻苦钻研四部经典，最后熟读成诵，下午便跟随胡秀章学习临床操作技能。经过 5 年的学习，陈志华凭借优异的成绩，毕业后留在天津中医学院第一附属医院（今天津中医药大学第一附属医院）按摩科工作。

由于陈志华勤奋爱学，颇得胡秀章真传，很好地传承了津沽脏腑推拿。从住院医师、主治医师、副主任医师、主任医师，他以严谨、认真的工作和治学态度为取得辉煌成绩打下了坚实的基础。

1965 年 9 月贯彻国家将医学带到农村去的政策，陈志华跟随天津卫生工作队赴兴隆、承德支援，一干就是一年，受到当地工作单位的一致好评，1966 年 9 月，陈志华调回天津中医学院第一附属医院按摩科，跟随胡秀章扎根临床、教学工作。1968 年调到天津中医学院第一附属医院骨伤科，转年率先开展外伤性截瘫的科研工作，十年磨一剑，通过科研、临床上的不断验证，屡获奇效，同时陈志华运用脏腑推拿技术服务于众多国家领导，其医术得到认可。1974 年，陈志华经石学敏介绍加入中国共产党。从此陈志华便以共产党员身份要求自己，无论是做临床，还是科研、教学工作，时刻保持高标准、严要求。1979 年，陈志华为针灸进修班讲针灸经典著作及针灸课，同时带领团队开展小儿肌性斜颈的科学研究，其治疗小儿肌性斜颈有效率为 97.5%，历时 5 年的不断探索，已攻克此医学难题。1984 年开展椎动脉型颈椎病的科学研究，1989 年，陈志华再次挑战疑难杂症先天性马蹄足的科研、临床研究，20 余年转瞬即逝，陈志华勤勤恳恳，不断耕耘，无论是学术影响力还是临床、教学方面都是屈指可数的专家，1987 年被医院委派到加蓬，1990 年陈志华被医院委派到南斯拉夫，1992~1995 年先后两次公派至德国工作，将脏腑推拿技术带出国门。

三、学术理论精粹

陈志华师承内功推拿大师胡秀章先生，继承和发展了内功推拿，特别是腹部推拿。胡秀章认为津沽脏腑推拿在形成发展的过程中受中国传统道家文化的影响颇深，腹部的核心推拿方法源于古法腹部按摩，通过手法对经脉进行刺激来"调气"正是古法腹部按摩的关键，也是津沽脏腑推拿的理论核心。陈志华在继承胡秀章"腹部推拿"理论思想的基础上，又对冲脉理论进行了创新与总结。他明确了津沽脏腑推拿的主要施术部位是伏冲之脉，并指出伏冲之脉的主要病候表现，以及伏冲之脉的推拿操作方法。同时，陈志华将颤法融入津沽脏腑推拿手法之中，增加施术的柔和与渗透。他还进一步扩大了津沽脏腑推拿的治疗范围，特别是在脊髓疾病、脑血管疾病、前列腺肥大、尿潴留等疑难杂症方面应用脏腑推拿，效若桴鼓，屡获奇效。

（一）应用手法注重腹部与脏腑、经络的关系

1. 腹部与脏腑的关系

陈志华认为，五脏六腑就其所居处的位置而言，脾、肝、肾及胆、胃、小肠、膀胱、大肠、三焦均居于腹中，而位于胸中的心、肺两脏及腹中的小肠、大肠通过经络构成表里关系。《内经》云："有诸内，必行诸外。"因此，脏腑发生病变必有相应的症状和体征表现于腹部。肠位于腹部中央，脐窝又名神阙，内与脏腑一气相通，在人体占有重要位置，脏腑有病，亦可有相应的症状和体征表现在脐部。脾胃位居腹部，为人体元气生化之源，元气是健康之本，若脾胃之气受到损伤，必然造成元气衰惫，使阴阳平衡遭到破坏，脏腑经络、气血营卫等相互关系失调而诸病丛生。脾胃的升降出入失常，则清阳之气不能上升和敷布，后天之精不能归藏，饮食清气无法进入，脏腑组织无气以养，浊阴之气不能下降，废浊之物不能排出，从而变生诸病。由此可见，腹部与脏腑，尤其与脾胃的关系极为密切。大量临床实践证明，腹部推拿的确可对脾胃的功能产生影响。陈志华常以腹部按法作用于上脘、中脘、下脘等穴，可以健运脾胃，畅中调气；以腹部揉法施于神阙穴，则引达调节脏腑气机，温通血脉，祛风散寒；推按关元穴则具有温补

元气、调气回阳的作用。综合运用即可通过补脾胃，调气机，进而取得治疗脏腑及与其相连属的器官组织疾病的目的。这也正是腹部推拿对治疗以胃肠为主的消化系统疾患具有卓著疗效的道理所在，正所谓"后天之本在脾，调中者摩腹"。

2. 腹部与经络的关系

腹部与十二经脉、奇经八脉有着密切的联系。如手太阴肺经起于中焦，下络大肠，还循胃口，上膈属肺；手阳明大肠经下膈，属大肠；足阳明胃经下膈，属胃，络脾；足太阴脾经入腹，属脾，络胃等。所以疾病发生后，又必然表现于相关联的经脉。陈志华所创之腹部推拿多施手法于神阙、气海、石关、肓俞及气冲等穴。神阙、气海为任脉位于腹部的穴位；石关、肓俞为足少阴肾经位于腹部的穴位，又是冲脉寄附于足少阴肾经的穴位；气冲虽隶属于足阳明胃经，但又为冲脉之起始部，冲脉上行于头，下达于足，贯穿全身，为气血之要冲、五脏六腑之海、十二经之源。由此可见，腹部推拿虽仅作用于冲任，但其正是通过任冲之脉直接影响冲、任、督三脉的功能，进而对五脏六腑、十二经脉的气血起到调节灌注之功，通过疏通气血、扶正祛邪、平衡阴阳，达到治疗全身疾病的目的。

3. 腹部与背部的关系

冲、任、督三脉"一源而三歧"，冲、任二脉分布于腹部，以督脉为其分支；督脉分布于背部，以冲、任为其分支。三脉本为一源，加以分支连接，更加强了腹背部脉气的相互联系。任脉居于腹部正中，其经亦布于腹部；冲脉以足少阴经为主干，并受纳足阴明的脉气，夹脐布于腹两侧；督脉居于背部正中，其络在背部"左、右别走太阳"，使督脉与足太阳经相通，从而构成了腹部的冲、任、足少阴经、足阳明经与背的督脉、足太阳经的横向性联系。加之带脉环绕背腹一周，束腰如带，进一步沟通了腹、背的脉气联系。

腹部之募穴为脏腑之气集聚于体表的部位，背部之俞穴为脏腑之气输注与体现的部位。《难经本义·六十七难》曰："阴阳经络，气相交贯，脏腑腹背，气相通应。"因此，腹部募穴与背俞穴之间的关系，亦是腹背存在横向性功能联系的具体说明，而腹部神阙穴与背部命门穴的相对应位置，更充分体现了这一点。《厘正按摩要术》曰："脐通五脏，真气往来之门也，故名曰神阙，与肾附于脊之十四椎相对，如南、北极是也。"

由此可见，人体的腹部和背部、体腹和体表，包括体腔内的脏腑器官与体表的腹部、背部之间，均存在着横向性的功能联系。故陈志华治疗脏腑疾患时，在行腹部推拿的同时，多施术于背俞穴，以俞募相配，腹背相通，达到调节脏腑、疏通经脉之气、治疗疾病之目的。

（二）深研伏冲脉之于人体的重要性

1. 伏冲脉的部位

伏冲脉的名称，源于《内经》。《灵枢·岁露论》云："入脊内，注于伏冲之脉。"指出伏冲脉位于脊内。张景岳云："伏冲之脉，即冲脉之在脊内，以其最深，故曰伏冲"。《灵枢·百病始生》曰："其着于伏冲之脉者，揣之应手而动。"那么，揣按在何部位方能出现"应手而动"呢？《素问·举痛论篇》云："寒气客于冲脉，冲脉起于关元，随腹直上，寒气客则脉不通，脉不通则气因之，故揣动应手矣。"这又指出伏冲之脉位于腹部，"伏冲者，伏行于腹部之冲脉"（张志聪）。其所以有以上两种说法，源于冲脉循行分布的特点，冲脉起于胞中，其行主干又分前、后两支，后支入脊内，一与督脉相并上行，如《灵枢·五音五味》云："冲脉、任脉，皆起于胞中，上循脊里。"前支循腹夹脐，与足少阴肾经相并上行，如《素问·骨空论篇》云："冲脉者，起于气街，并少阴之经，侠脐上行，至胸中而散。"由此可见，伏冲脉的分布部位，即是冲脉分布于体腔深部的主干部分。

2. 冲脉的作用

冲脉是奇经八脉在津沽脏腑推拿的应用代表，向上可达头部，向下可至足部，贯穿全身，为总领诸经气血的要冲。《灵枢·逆顺肥瘦》曰："其上者，出于颃颡，渗诸阳，灌诸精。""其下者，注少阴之大络，出于气街，循阴股内廉，入腘中，伏行骭骨内，下至内踝之后。""属而别其下者，并于少阴之经，渗三阴其前者，伏行出跗属，下循跗，入大趾间，渗诸络而温肌肉。"由此可知，冲脉之气血可渗灌到十二经脉，因此被称为"十二经脉之海"。冲脉从胞宫而起，随足少阴经向上，为十二经之根本、三焦原气之所出，乃是人体正常生命活动的动力源，又被称为"血海"。中医学认为腹部的募穴为人体脏腑之气汇聚之所，背部的俞穴则是人体脏腑之气输注之处，冲脉所经之地亦在腹和背，所以冲脉具有沟通人体脏腑阴阳表里之气的重要作用。

3. 伏冲脉的病候

（1）逆气里急：由于伏冲脉即为冲脉分布于腔深部上行的主干部分，而《素问·骨空论篇》云："冲脉为病，逆气里急"，又主要表现在伏冲脉所分布的部位上，那么"逆气里急"也必然为伏冲脉的病候。"逆气"指逆气（冲气）上冲，"里急"指胸腹内紧迫成拘急疼痛或绞痛等。李东垣曰："凡逆气上冲，或兼里急，或作躁热，皆冲脉逆也。"《脉经》卷二云："冲脉也，动苦少腹痛，上抢心，有瘕疝。"说明逆气里急是冲脉发生病变所表现出的症状，而导致逆气里急的病机，正如叶天士所说："凡冲气攻痛，从背而上者，系督脉主病，治在少阴；从腹而上者，治在厥阴，系冲任主病，或填补阳明。"将逆气里急的病机责之于肾和肝；至于"填补阳明"则是由于"冲脉者，起于气街，并足阳明之经，夹脐上行"（《难经·二十八难》）与"胃脉四道，为冲脉所逆"（李东垣）的缘故。张锡纯说："冲气上冲之病至多……是以肾虚之人，冲气多不能收敛而有上冲之弊，况冲脉之上系原隶阳明胃腑，因冲气上冲，胃腑之气亦失其息息下降之常，或亦转而上逆，阻塞饮食，不能下行，多化痰涎，因腹中膨闷，嗳气，呃逆连连不止，甚则两胁疼胀，头目眩晕，其脉则弦硬而长，乃肝脉之现象也。盖冲气上冲之征，固由于肾脏之虚，亦多由于肝气恣横，素性多怒之人，其肝气之暴发，更助冲胃之上逆。"他认为逆气里急的病机除了主要责之于肾和肝外，还认为是肾、肝、冲、胃四者统一体的因果关系。不仅如此，《灵枢·四时气》云："腹中常鸣，气上冲胸，喘不能久立，邪在大肠……小腹控睾，引腰脊，上冲心，邪在小肠……善呕，呕有苦，长太息，心中憺憺，恐人将捕之，邪在胆，逆在胃……饮食不下，膈塞不通，邪在胃脘……小腹痛肿，不得小便，邪在三焦。"以上说明，导致逆气里急之病机是多方而来的，换而言之，任何脏腑发生病变均有可能出现逆气里急的症状，这是由于"冲脉者，五脏六腑之海也，五脏六腑皆禀焉"的缘故。

（2）体重身痛：《灵枢·百病始生》云："是故虚邪之中人也……留而不去，则传舍于伏冲之脉，在伏冲之时，体重身痛。"此言当邪之留著于伏冲之脉时，患者出现身体困重疼痛的主观感觉。这是由于冲脉的循行分布"上自头，下自足，后自背，前自腹，内自溪谷，外自肌肉，阴阳表里无所不涉"（张景岳），同时冲脉通会于十二经脉，为总领诸经气血的要冲，有"十二经之海"和"血海"之称。故当邪气留著于伏冲之脉，使经脉中的气血运行不畅，而致体重身痛。另据《素问·痿论篇》云："冲脉者，经脉之海也，主渗灌溪谷，与阳明合于宗筋，会于气街……故足痿不用也。"说明痿证的形成与伏冲之脉亦有一定的关系。此外，由于冲脉为"血海"，所以伏冲之脉又与女性月经、胎产等生殖系统诸病有关。《素问·上古天真论篇》云："二七而天癸至，任脉通，太冲脉盛，月事以时下，故有子。"又说："七七任脉虚，太冲脉衰少，天癸竭，地道不通，故形坏而无子也。"张锡纯用以治疗月经、胎产诸病颇有实效的理冲汤（丸）、安冲汤、固冲汤及温冲汤等方，均以"冲"字命名，"是以女子不育，多责之冲脉……冲脉无病，未有不生育者。"

（3）揣之应手而动：《灵枢·百病始生》云："其着于伏冲之脉者，揣之应手而动。"此言邪气留著于伏冲之脉，用手揣按腹部可获得"应手而动"的客观体征，即"指下气动即是病"之谓。诚然，正常的人体亦可触及伏冲脉（腹主动脉）的搏动，但其搏动必应手均匀和缓，而当邪气留著于伏冲脉时，则使其脉气的搏动发生异常，如《素问·举痛论篇》云："寒气客于冲脉，冲脉起于关元，随腹直上，寒气客则脉不通，脉不通则气因之，故揣动应手矣。"伏冲脉的异常变化与五脏、五色、脉象等全身情况有着重要的关联。如《难经·十六难》云："假令得肝脉，其外证：善洁，面青，善怒；其内证：脐左有动气，按之牢若痛；其病：四肢满，闭淋，溲便难，转筋。有是者肝也，无是者非也。假令得心脉，其外证：面赤，口干，善笑；其内证：脐上有动气，按之牢若痛；其病：烦心，心痛，掌中热而哕，有是者心也，无是者非也。假令得脾脉，其外证：面黄，善噫，善思，善味；其内证：当脐有动气，按之牢若痛；其病：腹胀满，食不消，体重节痛，怠惰嗜卧，四肢不收，有是者脾也，无是者非也。假令得肺脉，其外证：面白，善嚏，悲愁不乐，欲哭；其内证：脐右有动气，按之牢若痛；其病：喘咳，洒淅寒热，有是者肺也，无是者非也。假令得肾脉，共外证：面黑，善恐欠；其内证：脐下有动气，按之牢若痛，其病：逆气，小腹急痛，泄如下重，足胫寒而逆，有是者肾也，无是者非也。"这又说明导致伏冲脉出现异常搏动，使其失去冲和之象的原因，可由多方面所引起。

（4）伏冲之脉在腹部按摩中的应用：腹部按摩法是医者运用手法作用于患者腹部一定的穴位或部位上，通过经络系统用以治疗脏腑及其与脏腑相连属器官组织疾病的方法。《素问·调经论篇》曰："按摩勿释……移气于不足，神气乃得复。"在腹部按摩法中，按法是其最主要的方法。这是因为按摩手法的效应在于"得气"，而腹部按法所产生明显发热的感觉，也正是腹部按摩所取得治疗效果的关键所在，如《素问·举痛论篇》云："寒气客于背俞之脉则脉泣，脉泣则血虚，血虚则痛，其俞注于心，故相引而痛。按之则热气至，热气至则痛止矣。"然而，这种"按之则热气至"的得气感觉，并非按在身体上的任何部位皆能获得，如《素问·举痛论篇》云："寒气客于夹脊之脉，则深按之不能及，故按之无益也。"只有按压在伏行于腹部冲脉的前支（伏冲之脉），方能获得有热气来至，且沿两股下行，其势宛如热汤浇灌之状。《灵枢·百病始生》云："其着于伏冲之脉者，揣之应手而动，发手则热气下于两股，如汤沃之状。"明代《按摩经》云："指下气动即是病，随手重切向下攻，上中下脘俱按到，呼吸二七把手松，两腿宛如火来烤，热气走到两脚中。左右有动石关穴，此是积聚在内横，一样按法往下送，淤气下降病觉轻。肓俞穴动肾气走，抬手热气散如风，一样按摩三五次，腹中轻快病无踪，是寒是火随气降，七疝原来是肾经。盘脐有块俱是气，按住犹似石块形，重按轻揉在指下，朝夕按摩要费功，按来按去气血散，脏腑调和病不生。脐下二指名气海，按之有动气脉横，丹田不通生百病，体衰身懒气力空。小腹不宜按摩法，曲骨动脉名气冲，一连按动三四次，小腹淤气往下行。"以上所言的穴位，是腹部按摩所运用的主要穴位。其中：上脘、中脘、下脘、神阙和气海穴，是任脉主干位于腹部的穴位；石关、肓俞穴，既是足少阴肾经位于腹部的穴位，又是冲脉寄附于足少阴肾经的穴位；气冲穴虽隶属于足阳明胃经，但又为冲脉之所起始部。这说明腹部按法所按压的部位，是在冲脉主干位于腹部前支（伏冲之脉）和任脉主干位于腹部的穴位上进行。其所以选用任脉的穴位，则是由于冲、任、带脉"一源而三歧"（滑伯仁）的缘故。腹部按摩正是通过伏冲之脉直接影响冲、任、带三脉的功能，进而对十二经脉的气血产生影响，以疏通经脉，行气活血，扶正祛邪，平衡阴阳，达到治疗脏腑及其与脏腑相连属器官组织疾病之目的。

（5）层按伏冲：冲脉是津沽脏腑推拿的灵魂所在，冲脉的后行分支即冲脉之伏行于脊内者，又称为"伏冲之脉"。层按法是操作者左手全掌附着于腹部，以食指掌指关节吸定在腹部特定穴位，如上脘、中脘、关元等，右手掌根或小鱼际在左手背部按压，随受术者呼吸徐徐上升或者下降，做不同力度、不同深浅层次的按压，在不同层面的升降变动中，实现补泻的方法。层按手法施用于腹部，通过手法产生的不同压力作用在伏冲之脉来调节全身气血。层按法以"五层气体，四种导疗"的理论方法为指导，根据疾病虚实及证型不同，辨证选取不同的穴位及按压层续，从而实现手法的补泻效用。"五层气体"即津沽脏腑推拿根据病邪侵犯机体的深浅程度不同，将层按法在腹部的施术深度分为5层，由浅入深分别是皮肤层、气血层、经络层、腰肾层、骨骸层。"四种导疗"即根据不同按压层级的变化，而产生的攻（法）、散（法）、提（法）、带（法）几种补泻方法。

层按腹部穴位，刺激伏冲之脉，可获得热流涌动下肢甚或扩散至腹部及全身的得气感。其作用原理为通过深层按压腹部冲脉，作用于脊内，鼓荡十二经脉之海的精气，犹如海水倒灌入江河湖泊，其力道充沛，作用广泛，以十二经凝聚之气调节周身气血，荣养五脏六腑。因为冲脉与任、督同起于胞中，联络带脉，能禀受、输布先后天精气，精气注入少阴经，并通向少阳经脉及太阳经脉，可以说是贯穿全身的重要经脉。从前文冲脉功能的溯源可知，冲脉不仅是联系十二经脉的枢纽，统领十二经脉，贯通全身上下、前后、左右的重要通道，而且五脏六腑与各经脉的气血都汇聚于冲脉，同时冲脉亦可推动气血渗灌至周身各处，从而起到调养五脏六腑、肌骨筋脉的作用。

四、临证经验

验案举隅 1：颈性眩晕

张某，女，53 岁。1983 年 2 月 16 日初诊。

主诉：阵发性头晕，项部钝痛 2 年余。

现病史：患者 2 年来头晕、项部钝痛不适阵作，眩晕欲仆 10 余次，时伴有恶心欲吐。

刻下症：晨起突觉头晕，项部钝痛不适，转颈时眩甚仆倒，伴恶心欲吐，耳鸣，颈部活动受限。

体格检查：颈椎 3~6 棘突两侧压痛，右侧为甚，头部向右侧转动时眩晕加重。

辅助检查：X 线检查示颈椎生理前突变浅，6~7 椎间隙变窄，且 3~5 间的钩椎关节有增生突入椎间孔，以右侧尤为明显。脑血流图描记波形为转折，重搏波隐见，上升时间左 0.2 秒，右 0.20 秒，主峰角 1000，波幅左 0.046，右 0.026，波幅差 43%。

西医诊断：椎动脉型颈椎病。

中医诊断：眩晕（经脉瘀阻证）。

治法：疏经活络。

治疗：①推抹前额：患者取仰卧位，医者坐倚于床头，用双手拇指交替从印堂穴推至神庭穴 3 分钟。②按揉头部：拇指按揉百会、太阳、风池、风府、瞳子髎、攒竹、玉枕各 1~2 分钟。③提捏肩井：双手拇指和其余 4 指置于受术者颈肩部两侧，拇指伸直，4 指微曲，指腹相对，吸定于肩井结处皮肤，相对用力捏而提起皮肤及皮下组织，拿而提起，着力持取，使手下肌肤隆起并持续 2~3 秒，迅速放手，受术者先感到肩部挛急酸胀后紧张感、重压感消失，随之呼气放松。

治疗结局：推拿治疗 12 次后，患者临床症状基本消失，颈椎生理前突恢复，颈部活动正常且无头晕恶心欲仆之状。脑血流图示波形为转折，重搏波隐见，上升时间左右均为 0.20 秒，主峰角 80，波幅左 0.06，右 0.053，波幅差 1%。从而恢复了正常的生活和工作，随访至此无复发。

按语：推拿治疗本病，一方面通过手法的挤压和摩擦，可促使局部血液循环加速，组织代谢增强，以改善组织的营养，有利于病变部位炎症的吸收，另一方面通过手法的牵拉，可调整钩椎关节的骨赘与横突孔内椎动脉之间的关系，从而减轻椎动脉所受到的刺激和压迫，使脑供血得以改善，脑血流图亦发生相应的变化。

验案举隅2：粘连性肠梗阻腹痛

患者，男，35岁。1986年11月2日初诊。

主诉：腹痛伴便秘2个月余。

现病史：患者2个月前行"阑尾炎"手术后出现腹痛、腹胀、纳呆、便秘等，诊断为"粘连性肠梗阻"，建议再行手术治疗。患者顾虑手术，遂来我科就诊。

刻下症：患者表情痛苦，站立和行走时，腰部不能直起，腹痛，腹胀，纳呆，时有呕恶，大便2~3日一行，有时需借助开塞露。舌质红、舌边略带青紫瘀斑，脉弦紧。

体格检查：右下腹部压痛。

辅助检查：无异常。

西医诊断：粘连性肠梗阻。

中医诊断：腹痛（气滞血瘀证）。

治法：调和气血，散寒止痛。

治疗：①层按石关穴、肓俞穴：患者取仰卧位，双手按于石关穴、肓俞穴，缓慢下按约1.5分钟，至手下有明显搏动感，保持此按压力量及层次停留2分钟，受术者下肢会有酸胀、凉、麻等感觉，然后缓慢上抬约1.5分钟。②揉腹：继续取仰卧位，以神阙为中心，单掌虚叩于腹部的神阙穴，以掌心为悬提中心，通过腕关节宛转环旋，使整个手掌边缘依次按压在神阙穴周围，持续顺时针或逆时针做循环揉动的动作。频率为15次/分，操作1分钟，患者神阙穴局部有热感。

治疗过程及结局：治疗3次后，患者腹痛、腹胀、呕恶明显减轻，饮食增加，矢气增多，大便1~2日一行，可自行排出。10次治疗后，患者腹部快然，诸症基本消失。继续巩固治疗10次，诸症完全消失。1年后随访无复发。

按语：患者阑尾炎术后出现腹痛、便秘症状，乃为外伤所致，以气滞血瘀，不通则痛为主要病机。《备急千金要方》记载石关宜治"大便闭，寒气结，心坚满"。石关、肓俞为足少阴肾经穴，是冲脉寄附于足少阴肾经的穴位，而层按法以按至应手为基准，正是按压至冲脉的深层分支，即伏冲之脉。陈志华认为，伏冲之脉为气血之要冲，腹部按摩施术于伏冲之脉，可直接调整冲脉气血。冲脉为五脏六腑之海、十二经脉之海，通过冲脉可直接影响五脏六腑、十二经脉的气血，进而达到行气化瘀、活血止痛的治疗目的。从解剖位置看，右石关穴实为有形脏腑（胃囊部位），可激荡胃腑冗杂壅塞之气。石关穴中央是建里穴，在有形脏腑脾胃附近，石关又叫食关，所以按此穴浊气不易上冲，相当于关上门，这也是它和肓俞配合治疗脾胃病，可以调理气机，防止气机逆乱的原因。以神阙穴为中心旋揉腹部，可达到温阳祛寒的作用。

验案举隅3：失眠

隋某，女，37岁，1996年1月12日初诊。

主诉：乏力伴睡眠障碍2个月余。

现病史：患者2个月前人工流产后，出现神疲乏力、肢倦、失眠多梦，伴头痛，易惊，心悸健忘，不思饮食，曾经口服西药及中药汤剂治疗，效果不佳，遂就诊于我科。

刻下症：神清，精神弱，形体消瘦，面色少华，语言低微，乏力，肢倦。舌淡，边有齿痕苔薄白，脉沉细无力。

西医诊断：失眠。

中医诊断：不寐（心脾两虚证）。

治法：补脾益气，养血安神。

治疗：①按腹：患者取仰卧位，医者位于患者左侧。双手按于中脘穴，持续按压5分钟。②揉腹：于上腹部行掌揉法，操作5分钟。③指揉足三里穴：用拇指按揉足三里穴1~2分钟。④推揉头部：医者坐椅于床头，用双手拇指交替从印堂穴推至神庭穴3分钟，继用拇指揉头维穴1~2分钟。⑤拇指按揉背俞穴：患者取俯卧位，医者位于患者右侧，用拇指按揉心俞、膈俞、肝俞、胆俞、脾俞、胃俞、肾俞穴。⑥拇指禅推：从心俞推至肾俞穴5分钟，每日2次。

治疗过程及结局：治疗6次后开始好转。经20次治疗后，基本恢复正常，每日睡眠7~8小时。且睡眠质量较好，随访半年无复发。

按语：患者因术后气血俱损，脾气虚弱，气血生化之源不足，血不养心，以致心神不安，而成不寐。中脘穴属任脉，胃之募穴，八会穴之腑会，具有调理中焦、补益中气的作用。层按中脘穴，可健运脾胃，同时可作用在伏冲之脉上，加大了气血生化输布的力度。《灵枢·决气》云："中焦受气取汁，变化而赤，是谓血。"心与脾有着密切联系，通过健脾益气，从源头上补充亏空，从而充养心气，助心行血。配合指揉足三里，增强健脾作用。推揉头部印堂穴至神庭穴，配合按揉背俞穴，具有调和阴阳、镇静安神的作用。

参考文献

［1］王金贵. 王金贵津沽脏腑推拿心法［M］. 北京：中国中医药出版社，2017.

［2］石学敏. 中华推拿奇术［M］. 天津：天津大学出版社，2018.

［3］天津中医学院. 中医学解难（推拿分册）［M］天津：天津科学技术出版社，1987.

执笔者：李华南　张玮　刘书芹　包安　陈英英

整理者：赵健

皮肤科

姜相德

——皮肤名家不拘一法，变通化裁轻灵效捷

一、名医简介

姜相德，生于 1937 年 12 月，辽宁省金州人，主任医师、教授、硕士研究生导师。1975 年调入天津中医学院第一附属医院（现天津中医药大学第一附属医院），1976~1979 年，在天津第五期西医离职学习中医班学习。曾担任医院皮肤科主任，医院最高学术委员会委员。兼任中华中医药学会天津分会综合学科学会委员兼秘书，《中国中西医结合皮肤性病学杂志》编辑委员会委员，天津市中西医结合学会皮肤病专业委员。

1998 年，姜相德主持课题"银屑灵涂膜剂治疗银屑病临床与实验研究"荣获天津市科技进步二等奖。曾主编《现代中医皮肤病学》《皮肤科疾病诊断与治疗》，审校译著《临床皮肤病学指南》（美国 Daridh.FranRel 编著），并参加《中国疡医大全》《中医纲目》等著作的编写工作。

二、学术理论精粹

姜相德治学严谨，对中医药传统理论知识精益求精。在治疗皮肤病中，以常见病、多发病、疑难病为主，尤其擅长银屑病的治疗研究，针对其发病特点，依据中医学对银屑病的辨证论治理论和法则，合理组方，运用清热解毒。凉血化斑中药内服，外用纯中药新剂型——银屑灵涂膜剂，综合治疗，效果显著。

（一）银屑病的治疗

1. 审证求因，溯本清源，治病求之于本

银屑病是一种顽固性且易复发的皮肤病，其发病原因较复杂，西医学认为，该病与遗传、感染、免疫功能紊乱、代谢障碍、内分泌障碍、精神因素有关。本病由血分伏热，复感寒、湿、热、燥、毒等外邪，郁于肌肤而发病。因此治疗大法以清热凉血、养血润燥、解毒化斑为主。若久病经络阻隔，气血凝滞则加活血化瘀、理气通络法。姜相德根据临床不同特点，将本病分为血热、血虚、血瘀、血燥、冲任不调、风湿痹阻、湿热蕴毒、热毒伤饮等八型。由于辨证精当，本正源清，故治疗每获奇效。

2. 详于辨证，病证互参，不拘一方一法

姜相德认为银屑病的病机为血分有热，复感外邪，搏于肌肤所致。但其诱发原因及病症表现不一，还需病症互参，详于辨证。须辨明病之久暂，病之进退，脏腑之虚实，气血之盛衰，风湿热毒燥诸外邪之偏盛。要辨证施治，使其治各得其所，且不可墨守成方。常见辨证如下。

（1）血热证：初发或复发不久，皮损发展迅速，常见丘疹、斑丘疹、大小不等的斑片，色鲜红，覆有银白色鳞屑，刮除后有点状出血，偶见同形反应，伴有不同程度瘙痒，心烦口渴或口干，便秘溲黄，舌质红、苔黄，脉弦数。本型相当于寻常型银屑病进行期。治以清热凉血，解毒化斑。方用土槐饮加减，药用生槐花、土茯苓、生地黄、紫草、大青叶、赤芍、丹皮、僵蚕、蚤休、马鞭草、佛耳草、鬼箭羽等。

（2）血虚证：病程迁延日久，皮损较薄，常为斑片状或皮损泛发周身，色淡红或淡褐，鳞屑较少，伴轻度瘙痒，面色无华，头晕少眠，舌质淡红、苔少，脉沉细。本型相当于寻常型银屑病静止期。治以养血润燥，清热解毒。方用克银方加减，药用当归、丹参、生地黄、金银花、白鲜皮、鸡血藤、麦冬、玄参、甘草等。

（3）血瘀证：病程较长，皮损厚硬，呈斑块状，色暗红，覆有银白色鳞屑，伴有不同程度瘙痒，全身症状不明显，舌质暗或有瘀斑、苔薄，脉沉涩。本型相当于寻常型银屑病静止期。治以养血活血润燥。方用养血润肤饮加减，药用当归、首乌、白芍、桃仁、红花、三棱、莪术、生地黄、玄参、麦冬、天冬、蝉蜕等。

（4）冲任不调证：皮疹反复不愈，颜色暗红或淡红，在经期、妊娠、临产、产后发病或加重，并伴有周身不适、心烦口干，或头晕腰酸，舌质红或淡红、苔薄，脉滑数或沉细。本型相当于寻常型银屑病进行期。治以养血补虚，调摄冲任。方用二仙汤加减，药用当归、仙茅、淫羊藿、巴戟天、菟丝子、女贞子、墨旱莲、黄柏、知母、生地黄、熟地黄、柴胡、郁金等。

（5）风湿痹阻证：皮损暗红，呈肥厚斑块状，伴类风湿关节炎症状，其关节症状往往与皮肤症状同时加重或减轻。这种关节炎可同时发生在大小关节，以手、腕及足等小关节为多见，尤以指（趾）关节，特别是指（趾）末端关节最普遍。关节肿胀、疼痛、遇冷加重，畏寒，舌质淡、苔白，脉沉缓。本型相当于关节病型银屑病。治以祛风散寒，除湿止痛。方用独活寄生汤加减，药用独活、桑寄生、络石藤、秦艽、怀牛膝、威灵仙、防己、忍冬藤、鸡血藤等。

（6）湿热蕴毒证：患者的基本皮损上出现密集的针头至粟粒大小的浅在性无菌性小脓疱，舌质淡红、苔白腻。本型相当于脓疱型银屑病。治以清热解毒除湿。方用五味消毒饮合黄连解毒汤加减，药用金银花、野菊花、蒲公英、紫花地丁、土茯苓、生薏苡仁、板蓝根、茵陈、木瓜、草河车、白术等。

（7）毒热伤营证：患者多因内服或外用药物使用不当致皮损不断扩大，甚至全身泛发红斑，伴烦热口渴，心慌，尿黄，便干，舌红苔黄，脉滑数。本型相当于红皮病型银屑病。治以清热凉血，解毒化斑。方用清营汤加减，药用生地黄、金银花、连翘、赤芍、丹皮、紫草、生石膏、玄参、麦冬、知母、水牛角粉等。

3. 善调情志，巧运枢机，做好心理治疗

银屑病的发生、发展与精神抑郁、过度紧张、思虑烦恼关系密切，尤其短期的紧张与精神压力可诱发本病，长期烦恼则会导致本病不愈。姜相德认为，七情为病，五志可以化火。肺之合皮荣毛，主心。心绪烦扰，则心火上扰于华盖；气郁不疏，则肝气化火，木火刑金；或惊恐伤肾，则肾水不能上济；或忧伤思脾，脾土不能生金，皆使肺气失宣，皮毛失其濡养，而发皮损。姜相德强调注意调理情志，使患者充满乐观情绪，做好患者心理治疗。

4. 变通化裁，古方新意，用药轻灵效捷

银屑病的顽固性和易复发性给患者造成烦恼和不便，但不妨碍全身健康和危及生命，有些患者不经治疗也可缓解。但若一味追求近期疗效，滥用免疫制剂及皮质激素等药，或用强刺激药外涂，采取所谓"以毒攻毒"的办法，虽可一时缓解，但药物毒性往往导致严重副作用甚至危及生命。姜相德认为慢性病宜缓，用药宜轻灵，在临床中慎用解毒药物，反对峻烈刺激而致故病未愈，新病复起，治疗时间需 2 个月左右。姜相德还注意挖掘整理，使古方赋予新意，用现代药理作用阐释常用方剂的功效内涵。例如，增液汤能对环核苷酸的双相调节发挥作用，其中生地黄有肾上腺皮质激素样作用，使表皮细胞内 DNA 的合成率由亢进转为降低。对伴有糖尿病的患者合用玉女煎降糖，以改善表皮糖原代谢障碍；对有咽喉感染史的患者合用清咽汤，清除感染灶，以减轻病灶对皮损的影响。

（二）荨麻疹的治疗

1. 对病因病机的认识

姜相德认为，本病病因复杂，病机变化多端，归纳其要旨，一是禀赋不耐，正如《儒门事亲》中提及："凡胎生血气之属，皆有蕴蓄浊恶热毒之气。有二岁而发者，有三五岁至七八岁而作者，有年老而发丹瘭隐疹者。"说明禀赋不足，气血虚弱，卫气失固，使人体对各种因素敏感而发病。西医学研究证明，荨麻疹患者细胞免疫功能显著抑制，尤其是急性荨麻疹患者，荨麻疹与个体的免疫功能关系密切。二是六淫入侵，荨麻疹具有"风候"的特点，"风为百病之长，善行而数变""无风不作痒"，风邪常与寒邪、热邪、湿邪相兼而致病。三是饮食不当，《证治要诀》说："有人一生不可食鸡肉、獐、鱼、动风等物，才食则丹随发，以此见得系是脾丰。"有人因食鱼腥海味、辛辣等物而发病。是由于湿热内瘀，化热动风而致。西医学研究证明，荨麻疹者血变应原阳性率很高，胃部幽门螺杆菌感染与荨麻疹发病关系密切。四是情志所伤。紧张、焦虑等情志因素，致脏腑功能失调，阴阳偏亢，营卫失和而发此病。

2. 辨病与辨证相结合

姜相德将西医辨病与中医辨证相结合，并将荨麻疹分为不同的证型。

（1）胆碱能性荨麻疹：胆碱能性荨麻疹属中医卫表不固型。症见多汗，汗后见针头大小或豆粒大小的风团，发热恶寒，微自汗，舌淡苔薄，脉沉细。治宜固表欲汗、祛风止痒。方用玉屏风散加减。

（2）热性荨麻疹：热性荨麻疹属中医风热型。症见皮损呈红热风团，遇热则剧，微热口渴，心烦，舌苔薄黄，脉浮数，治宜清热祛风。方用消风散加减。

（3）寒性荨麻疹：寒性荨麻疹属中医风寒型。症见皮损呈风团，瓷白色或黄色，风吹加剧，得暖则轻，自觉畏寒恶风，口不渴，舌苔白，脉浮缓。治宜疏风散寒。方用麻黄桂枝汤加减。

（4）慢性荨麻疹：慢性荨麻疹属中医气血两虚型。症见每日发疹不休，纳呆，失眠乏力，面色苍白，气喘，舌体胖嫩质淡，脉细弱。治宜补气养血。方用八珍汤加减。

3. 辨证施治

临床辨证主要依据"望、问、切"所得临床资料，根据患者见风痒将此病分型为风热证、风寒证、风湿热证、血虚生风证。姜相德细心筛选中药并自创经验基础方：①君药：生黄芪 15g，防风 6g，炒白术 10g。②臣药：赤芍 10g，丹皮 10g，鸡血藤 15g。③佐药：白鲜皮 10g，地肤子 10g。④使药：生地黄 10g，郁金 10g。

中药药理研究表明，黄芪提取物有显著的免疫增强作用。主要是诱导淋巴细胞产生 γ-干扰素介导，从而促进 NK 细胞活性等。白术也有增强机体免疫功能的作用，白术多糖可以帮助恢复淋巴细胞增殖功能，纠正 T 细胞亚群分布紊乱的状态，可使低下的 IL-2 水平显著升高。白术对消化系统也有一定的影响，具有抗溃疡的作用。玉屏风散能抑制 IgE 的产生，抑制肥大细胞释放生物活性介质，从而对荨麻疹起到治疗作用。玉屏风多糖显著促进小鼠腹腔的巨噬细胞吞噬功能、相关迟发型超敏反应以及溶血素抗体生成：同时玉屏风多糖可恢复模型组动物脾细胞 IL-2 及消化道和呼吸道的 IgA 分泌量，明显改善模型组动物免疫低下状况。姜相德基于中医"治风先治血，血行风自灭"的理论，方中加入了赤芍、牡丹皮、鸡血藤而发挥凉血活血作用。牡丹皮提取物丹皮酚有抗菌、抗炎、抗过敏及免疫调节作用。地肤子与白鲜皮均有清热燥湿、止痒的功效，临床疗效明显。地肤子水提取物可抑制单核巨噬系统的吞噬功能及迟发型超敏反应，具有止痒作用。姜相德基于中医"七情致病"理论认为情绪对皮肤病影响显著，调节情绪很重要，因此又在方中加入了郁金。郁金有"行气解郁，清心凉血"的功效，可以舒缓情绪，且有类激素作用。方中的地黄功效为"清热凉血，养阴生津"。生地黄水提取液有类激素作用；可通过促进机体淋巴母细胞的转化，增加 T 淋巴细胞数量，对免疫力低下的患者作用明显。

此外，姜相德根据患者证候的不同在自创基本方的基础上随证加减。风热证者，加金银花、连翘、牛蒡子等；风寒证者，加桂枝、白芍、生姜、大枣等；风湿热证者，加苍术、黄柏、苦参等；血虚生风证者，加当归、党参等。大便稀薄者，加白扁豆；口干、咽痛者，加板蓝根或马勃。

三、临证经验

1. 银屑病理论阐发

银屑病是一种原因不明且易复发的慢性红斑鳞屑性皮肤病，俗称牛皮癣，属于中医"白疕""松皮癣""干癣""疕风""蛇风"等范畴。好发于头皮、躯干及四肢伸侧，亦可累及其余各部皮肤。本病临床表现多样，可分为寻常型、脓疱型、关节病型和红皮病型。寻常型为临床最多见，其中斑块状银屑病又是寻常型中最常见的一种，约占90%。典型皮损为界限清楚的暗红色斑块或浸润性红斑，上覆多层白色鳞屑，刮去鳞屑可见到淡红色发亮的薄膜，刮去薄膜后有点状出血，称为薄膜现象和点状出血现象。斑块状银屑病病程缓慢，可持续多年，甚至终生反复发作。严重者皮损扩展、融合，可形成巨大的增生肥厚性斑块，顽固难愈。

银屑病迁延难愈，且易复发。中医学认为其多由素体蕴热，复感风寒、风热之邪，蕴结于皮肤而发病；或体内热盛，七情内伤，心火内生，火热炽盛外溢肌肤而发病；或食肥甘厚腻伤及脾胃，脾胃运化失司，致使湿热蕴积而发病；或外邪入里，郁而化热，内外和邪，蕴于血分，血热生风而发病；或素体虚弱，气血不足，病久耗伤营血，血虚而生风化燥，肌肤失养而成；或病久气血运行不畅，因气血瘀滞，久瘀化燥而肌肤失其濡养，反复不愈。中医古籍对于银屑病病因病机的论述主要包括血热、血燥、血瘀、血虚、风湿、湿热等。随着对银屑病的深入研究，现代中医学家对本病又有了新的认识，目前公认的基本证型包括血热证（常见于进行期，皮损以炎症为主）、血瘀证（常见于静止期，皮损以增生为主）、血燥证（常见于退行期，以皮肤屏障功能障碍为主）、热毒炽盛证（常见于红皮病型或泛发性脓疱型）、湿热蕴结证（常见于局限性脓疱型）和风湿痹阻证（常见于关节病型）。各医家多从清热凉血、活血化瘀论治，亦有不拘于血分辨证，注重风、湿、热诸邪致病者。

姜相德接诊的寻常型银屑病患者大部分并非初诊，多为经过长时间中西医治疗效果不佳或病情反复的顽固案例。患者就诊时已不是疾病初起的血热证，常为患病日久，病情迁延，邪热内伏，耗伤正气和阴液，造成气血亏虚。尤其热壅血络，耗伤营阴，阴血亏虚，生风化燥，炼血成块，见血燥之证，皮损鳞屑减少，皮肤干燥皲裂，并见口咽干燥等症状。毒热煎熬日久，营血亏虚，血脉运行不畅，则瘀阻经络，转为血瘀。气血瘀滞于体表经络，肌肤失于濡养，见气血不足，出现暗红色斑块等表现。加之本病治疗之初，医者多沿袭传统的治疗方法，如清热、解毒、凉血等，所用药物大多苦寒，久用易损伤正气及脾胃，脾胃不健，纳运失常，从而既造成气血生化乏源，又使水湿内生，日久湿热成瘀，热瘀互结，阻于经络。瘀血既是病理性产物，又是致病因素，如此循环往复，致使本病缠绵难愈。正如《内经》所言"邪之所凑，其气必虚"，本病呈斑块状表现时，常为本虚标实，虚实夹杂之证。

姜相德认为斑块状银屑病最主要的证候特点是阴虚、血热、血瘀兼而有之。根据这种证候特点，姜相德在组方时充分考虑到滋阴对疾病治疗的关键作用。姜相德观察到斑块状银屑病皮损多为大片状红色斑块，系红色丘疹、斑片逐渐融合、增厚而形成，斑块之上常可见多而厚的鳞屑，皮损干燥，这些特点反映出患者营阴内耗，津液已伤，肌肤失养。由于血热日久，热邪耗伤阴液，尤其热壅血络，耗伤营阴，单纯使用清热、凉血、解毒法治疗，会伤阴更重，不利于疾病的恢复，因此以滋阴为立法之首，以具备养阴滋阴之效的药物为君。同时，在斑块状银屑病的病因病机中，血热是贯穿始终的重要因素，血热内蕴，热壅血络而发红色斑块，所以姜相德在治疗时并非单纯运用滋阴法治疗，同时运用了凉血药。本型银屑病为毒热煎熬日久，气血瘀结，以致经脉阻塞而常有血瘀之证，姜相德在滋阴凉血的同时也未忘化瘀药的使用，组方时以凉血、化瘀药物为臣。斑块状银屑病病程长，易复发，给患者的生活带来了极大的困扰，患者常伴情志不畅、忧虑抑郁，姜相德常遣疏肝解郁之药为佐，以调畅气机、身心共治。综上所述，姜相德紧扣病机关键，在多年的临床实践中以滋阴、凉血、化瘀为核心立法，取得了满意疗效。

2. 银屑病用药经验

姜相德经过多年临证实践，总结提炼出以滋阴、凉血、化瘀为法的基础方药，组成如下：生地黄 30g，玄参 20g，北沙参 20g，麦冬 20g，炒槐花 10g，茜草 10g，赤芍 10g，丹皮 10g，丹参 10g，鬼箭羽 10g，郁金 10g，甘草 10g。

（1）君药：君药为生地黄、玄参、北沙参、麦冬。生地黄清热凉血、养阴生津，尤其善清血分热毒；玄参滋阴凉血、解毒散结；北沙参、麦冬相配，具有清肺凉胃、养阴生津之良好效用。四味合用，共奏滋阴凉血之效。

①生地黄：味甘、苦，性寒，归心、肝、肺经，具有清热凉血、养阴、生津功能，尤善清血分热毒，对于血热毒盛所导致的皮肤病，包括银屑病等，均有良好疗效。《神农本草经》曰其："逐血痹，填骨髓，长肌肉。"《珍珠囊》曰其："凉血，生血，补肾水真阴。"

②玄参：味甘、咸、微苦，性寒，入肺、胃、肾经，具有清热养阴凉血、泻火解毒、软坚散结的功效，又可佐制寒凉之药，恐其过盛而伤阴。用于热病伤阴、舌绛烦渴、温毒发斑、痈肿疮毒等症。《本草纲目》曰："滋阴降火，解斑毒，利咽喉，通小便血滞"。

③北沙参：味甘，性凉，归肺、胃经，具有滋阴生津、清热凉血之功。《饮片新参》谓其："养肺胃阴，治劳嗽痰血。"

④麦冬：味甘、微苦，性微寒，归心、肺、胃经，具有养阴生津、润肺清心之功。用于津伤口渴、心烦失眠、内热消渴、肠燥便秘等。

（2）臣药：臣药为槐花、茜草、赤芍、丹皮、丹参、鬼箭羽。槐花、茜草在凉血的同时能够活血祛瘀，赤芍、丹皮、丹参、鬼箭羽与之并用，共奏凉血、活血、化瘀之效。

①槐花：味苦，性微寒，归肝、大肠经，具有凉血止血、清肝火功能，善清泄大肠之火。大肠与肺相表里，槐花能泄金之气，故能疏皮肤风热。《日华子本草》谓其："治皮肤风并肠风泻血、赤白痢。"

②茜草：味苦，性寒，归肝经。功效凉血止血、活血祛瘀。《日华子本草》谓其："治疮疖，泄精，尿血，扑损瘀血。"《珍珠囊》谓其："去诸死血。"

③赤芍：味苦，性微寒，入肝经，具有清热凉血、祛瘀止痛功效。用于温热病热在血分，身热、发斑疹及血热所致吐血、衄血等证。《神农本草经》谓其："主邪气腹痛，除血痹，破坚积。"

④丹皮：味辛、苦，性凉，可凉血热、行血滞，既能佐助君药凉血清热，又能防止热与血结留瘀。叶氏云其："入血直需凉血散血。"

⑤丹参：味苦，性微寒，归心、心包、肝经。功能活血祛瘀、安神宁心、止痛。昔人有"一味丹参，功同四物"之说。

⑥鬼箭羽：味苦，性寒，具有活血散瘀、通经功效。《植物名实图考》谓其："治肿毒。"

（3）佐药：佐药为郁金。郁金为佐，入肝经，能行气解郁。银屑病患者大多由于疾病的困扰而心情不舒，导致肝郁气滞。郁金，味辛、苦，性寒，入心、肝、胆经，具有活血止痛、行气解郁、凉血清心功效，在凉血活血的同时可疏肝解郁，使患者心情舒畅，从而有助于疾病的恢复。《本草备要》谓其："行气，解郁……泄血，破瘀。凉心热，散肝郁。"

（4）使药：甘草为使药，味甘，性平，归心、肺、脾、胃经，能益气补中、清热解毒、缓急止痛、调和药性。首载于《神农本草经》，有"众药之王"的记载。甘草为使，调和诸药。

（5）加减应用：在滋阴、凉血、化瘀为主的方药基础之上，姜相德常根据患者病情变化随证加减，以期达到最佳疗效。例如：兼有风邪者，加防风、蒺藜、威灵仙等增强祛风之力；热毒炽盛者，加土茯苓、蒲公英、白花蛇舌草、板蓝根等清热解毒；瘙痒剧烈者，加白鲜皮、地肤子、苦参等燥湿止痒；皮损紫暗不消，血瘀显著者，可加三棱、莪术、桃仁、红花等祛瘀生新。

3. 银屑病验案举隅

姚某，男，53岁。2012年10月26日初诊。

主诉：周身红斑、脱屑反复发作5年，加重1年。

现病史：患者5年前于感冒后头皮、躯干、四肢陆续出现大小不等的红色斑点，斑点逐渐扩大并增多，瘙痒不著，于外院诊为"银屑病"，予以抗生素等药物治疗，皮损逐渐消退。后反复发作，多为冬季、劳累及感冒后发作。1年前，上呼吸道感染后周身皮损逐渐扩展并增厚，伴轻微瘙痒，外院治疗效果不佳，为求进一步诊治来我院就诊。

专科检查：头皮、腹部、腰背部、四肢伸侧、双手背可见大小不等红色斑块，界清，部分皮损融合成大片状，头皮、背部红色斑块表面可见干燥白色鳞屑，以钝器轻刮可见薄膜现象和点状出血现象。未见水疱、脓疱、渗液、结痂。纳欠佳，寐可，大便略干欠畅，小便可。舌质红，边有瘀点，苔薄黄，脉沉细。

西医诊断：寻常型银屑病。

中医诊断：白疕（血燥兼血瘀证）。

治法：滋阴养血，凉血化瘀。

处方：①生地黄30g，玄参20g，北沙参20g，麦冬20g，炒槐花10g，茜草10g，白花蛇舌草10g，野菊花15g，紫花地丁10g，赤芍10g，丹皮10g，三棱10g，莪术10g，郁金10g，甘草10g。14剂，水煎服，每日1剂，分2次温服。②外用院内制剂黄连膏、紫草膏、水杨酸硫黄软膏，每日2次，涂搽于皮损处。

二诊（2012年11月9日）：患者四肢、双手背红色斑块较前变平，头皮、腰背部鳞屑减少，未诉瘙痒。纳可，二便可，寐可。舌红、边有瘀点，苔薄黄，脉沉细。守上方加鬼箭羽10g，14剂，煎服法同前；外用药同前。

三诊（2012年11月23日）：患者周身红色斑块均较前显著变平，腹部皮损中央消退呈弧形，四肢皮损分散呈岛状，头皮仍可见白色鳞屑。纳可，二便可，寐欠安。舌红、边有瘀点，苔白，脉沉。守原方加首乌藤10g，14剂，煎服法同前；外用药同前。患者用药2周后自行按方取药，再服14剂。

四诊（2012年12月21日）：患者腹部、四肢、双手背可见散在暗红色斑点、斑丘疹，头皮和腰背部暗红、红褐色斑块变平略高于皮面，未见明显鳞屑。纳可，二便可，寐可。舌红暗，苔白，脉沉。守上方去三棱、莪术，加鸡血藤10g，14剂，煎服法同前；外用药同前。患者用药2周后自行按方取药，再服14剂。

五诊（2013年1月11日）：患者头皮可见散在暗红斑片，伴少许白色鳞屑，腰部后侧可见散在红褐色斑片及斑丘疹，腹部、背部、四肢、双手背可见褐色色素沉着斑。纳可，二便可，寐可。舌红暗、苔白，脉平。予院内制剂白疕丸治疗，每次1丸，每日2次，继续服用2个月巩固疗效。

六诊（2013年3月8日）：患者周身红斑消退，遗留淡褐色色素沉着斑。至此皮损基本痊愈停药。

按语：寻常型银屑病是临床常见的皮肤病之一，病程长，易复发，不仅给患者带来身体上的不适，还给患者的生活造成极大的困扰。本病易迁延反复，中医治疗本病多采用清热凉血、活血化瘀等法，所用药物以苦寒为主，久治极易耗伤阴血、损伤正气。姜相德经过多年临床实践，以卫气营血辨证为纲，兼顾皮损特点及发病部位，切中病机关键，针对寻常型银屑病患者阴虚、血热兼血瘀的证候特征，以滋阴、凉血、化瘀为基本治法遣方用药，君臣佐使分明，辨证加减得当，取得了满意疗效。

参考文献

［1］张秉新，姜相德. 姜相德辨治斑块状银屑病经验举隅［J］. 江西中医药，2022，53

（6）：19-21.

［2］田丽娜，姜相德，陈宏. 姜相德中医中药治疗荨麻疹临床经验方［J］. 云南中医中药杂志，2014，35（12）：4-6.

［3］姜相德，李进，王素文，等. 银屑灵涂膜剂治疗银屑病的实验研究［J］. 天津中医，2002（5）：39-41.

［4］姜相德. 中西医结合治疗皮肤病点滴体会［J］. 天津中医学院第一附属医院院刊，1984（Z1）：86.

［5］李津津. 姜相德治疗银屑病经验［J］. 江西中医药，2010，41（9）：30.

执笔者：刘梦　刘宸序

整理者：赵宏杰

资料提供者：张秉新

男科

刘鸿玺

——博采众家之长，创立中医男科

一、名医简介

刘鸿玺，出生于1938年6月2日，河北省故城县人，中国农工民主党党员，农工党天津市委委员，天津中医药大学第一附属医院农工支部主任委员，曾任政协天津市第六届至第十届委员会委员。曾发表《补肾壮阳法治疗特发性少精症的临床研究——附对头发、精浆中微量元素的实验观察》等论文30余篇，参编《中医纲目》《金元四大家医学丛书》《诸病挟湿论》3部中医专著，完成科研成果"育灵一号治疗男性不育症临床观察与实验研究"，并获天津市科技进步三等奖。

二、名医之路

刘鸿玺出生于一个工人家庭，父亲早年因病无法劳动，家境贫寒。因此刘鸿玺从小就立志要学医救百姓于水火。初中时，时局动荡，刘鸿玺随父母辗转，但学医的决心并未因此磨灭，他利用业余时间，在集市购买医学书籍，于僻静无人之处郎朗诵读，并将经典原文牢记在心。

刘鸿玺深知读书的意义，认为一本书，只读一遍，其真正价值是不可能理解透彻的，往往很多地方会被忽略。特别是经典著作及各家各派的代表著作要反复精读，这是古往今来所有有建树的医家卓有成效的途径之一。取法乎上，得法乎中，取法乎中，得法乎下。对经过千百年流传下来的医典精品，应该认真读、重点读、细读、精读。刘鸿玺每得一医书，便如获至宝，必废寝忘食，先精读然后快读，如此数十年如一日，上至《内经》《难经》《神农本草经》《金匮要略》，以及晋唐以后各家学说，下至明清医家及近代医林著作，莫不博览精研，颇具心得。

刘鸿玺天资聪颖，勤勉好学，于1960年考入天津中医学院（现天津中医药大学）中医系，师承天津温病学派名医陈芳洲，深得其传。求学期间，博采众家，勤求古训，孜孜不倦，深受陈芳洲的赞誉和喜爱。毕业后悬壶津门，惠及民众。后于1974年来天津中医学院第一附属医院（现天津中医药大学第一附属医院）工作，并于1989年创立天津市唯一一家男科专科门诊。刘鸿玺将温病学派思想与男科紧密联系起来，并以高超的医术和医德对待就诊的每一位患者。刘鸿玺致力于中医内科工作，培养专科生、本科生、研究生及进修医生众多，在治疗心脑血管疾病及呼吸系统疾病方面，尤其诸证夹湿方面，探索出一套治疗方法与制剂，形成系统的治疗体系。自创建男病科以来，他研制了男科系统用药，如"育灵一号""痿证一号""固精一号""液化一号""前列腺一号液"等。同时引进"中药保留灌肠电离子渗透法"，对性功能障碍、不孕症、前列腺肥大、前列腺炎、内分泌系统疾病、呼吸系统疾病尤有专长，临床疗效显著。年门诊量超万人次。

三、学术理论精粹

（一）肺肾同源，提壶揭盖

刘鸿玺早期跟随陈芳洲学习，对肺病的诊治有了深刻的认识，并将慢性前列腺炎的病机与肺病有机结合起来，重视脾脏津液代谢在前列腺疾病发生发展中的作用。他认为慢性前列腺炎的病机为脾肾阳虚，导致体内水液代谢异常，久而生湿，在治疗时调理脏腑应侧重调理肺、脾、肾三脏，上宣肺，中运脾，下温肾，调畅三焦气机，则清升浊降，湿邪自除，水火既济则精关易固。肺主气，为水之上源，在肺气闭阻、肃降失职，影响其他脏器气化失司的情况下，可出现喘促胸满、小便不利、浮肿等症，治疗应先宣发肺气，气得宣，则小便得利，此乃"提壶揭盖"之法。刘鸿玺常用右归丸加桔梗、瓜蒌、白术等，瓜蒌、桔梗宣肺气，使水液得以宣散，下焦水液代谢通畅，正为"提壶揭盖"之意；白术、山药、山茱萸健脾温中，脾脏运化水液有力，中焦水液代谢不易停滞；熟地黄、鹿角胶、杜仲、肉桂、附子下温肾阳，肾气足则水液气化有力，又佐以"提壶揭盖"之法，更加强了下焦湿浊排泄，如此清升浊降则湿浊易除。多数慢性前列腺炎患者自感会阴、小腹、大腿内侧疼痛，此乃"通则不痛，痛则不通"，因湿热瘀滞日久，致使体内气机不畅，瘀血阻络，继而发病。刘鸿玺认为，当出现此类情况时，不能一味温补，应攻补兼施，"男子为阳，以通为用"。遂在温补脾肾阳气同时用石菖蒲、郁金疏肝解郁，调畅气机，气行则血行；莪术活血破瘀，辅以山药缓急止痛，同时能够益肺气，健脾和运，兼有固护肾精之功。

（二）注重微观与宏观辨证相结合

刘鸿玺认为慢性前列腺炎须微观辨证与宏观辨证相结合，发挥现代中医诊治特色。在临床辨证时，应在微观层次上认识机体的结构、代谢和功能特点。本病在微观辨证方面主要包括前列腺指诊以及前列腺液常规检查。有研究证实，前列腺指诊和前列腺液常规参数与慢性前列腺炎的中医证型具有相关性，通过指诊检查以及参考前列腺液的各项指标初步判断具体中医证型。如阴虚火旺型患者的前列腺大小相对于其他证型而言偏小；气滞血瘀型患者的前列腺质地明显较硬；湿热下注型与气滞血瘀型患者的前列腺压痛较明显；阴虚火旺型和脾肾阳虚型患者的卵磷脂小体数量较多，等等。因此，刘鸿玺在患者就诊初期进行肛门指诊及前列腺液常规检查初步判断疾病证型；随即通过问诊了解患者日常生活习惯，如酗酒、吸烟等不良嗜好以及性生活频率，在此基础上询问患者具体症状，以患者自身症状及舌象、脉象为主，如湿热下注型表现为滑数脉，黄厚腻苔；气滞血瘀型表现为弦涩脉，舌暗紫苔薄白；最后将微观辨证（肛门指诊和前列腺液常规）与宏观辨证（传统四诊）得出的结果相结合，明确诊断并建立个体化治疗方案。随时观察患者舌苔、脉象及实验室检查，调整方药，以期达到最佳临床效果。

（三）治痿重在调肝活血

根据肝的经络循行及生理功能，其与阴器经络相连，能疏泄及调节血量参与阴茎勃起，故针对肝郁血瘀型阳痿患者，应治以疏肝活血、畅通脉络。《证治概要》曰："阴茎以筋为体，宗筋亦赖气煦血濡，而后自强劲有力。"刘鸿玺临证治疗肝郁血瘀型阳痿时尤为重视气血理论，认为气血是人体各脏腑经络运行的物质基础及动力，气能行血，血能载气，气顺血行，疏肝与活血相互联系，治疗时应同时进行。相关研究表明，活血药物对阴茎血管内皮具有修复调节作用，能很好地改善血管内皮损伤导致的血管性阳痿。而血瘀之证除由肝郁导致者外，亦可由其他病理产物发展而来，如湿、热、痰、浊等，故疏肝活血的同时应随证治之，清热、利湿、化痰、祛浊等对症治疗。肝郁得疏，瘀血得除，则诸病理产物皆去，肝之气血通畅，宗筋气通血充，功能正常，阴茎勃起有度。

依据疏肝活血原则，刘鸿玺自拟活血方，处方：生白芍、当归各 15g，枳实、川芎、桃仁、红花各 10g，柴胡、生甘草各 6g。本方着重疏肝理气活血，治疗男科气滞血瘀证型疾病。本方以四逆散为底方，《伤寒论》言："少阴病，四逆，其人或咳，或悸，或小便不利，或腹中痛，或泄利下重者，四逆散主之。"原方主治肝郁阳气不能外达而致的四肢逆冷，兼见木火刑金所致咳嗽、木郁乘土而致腹痛、泻利等证。选择四逆散为底方原因有二：其一，当代社会环境下的男性生活工作压力较大，久之肝气郁结而出现情志抑郁、善太息、两胁胀痛、咽喉异物感、脉弦等表现，且研究表明，男性在心理压力下，身体应激调控使血管收缩因子增加而舒张因子减少，影响阴茎充血而致勃起功能障碍。其二，男科疾病患者出现四肢怕冷症状，实则为肝经不通，阳郁厥逆而致，符合四逆散少阴阳郁证型。方中柴胡疏肝解郁主升，枳实破气消积主降，一升一降，理气解郁，升清降浊，六腑通调；生白芍养血敛阴行于血分，与柴胡行于气分相配，气血同调，理气活血，符合肝体阴用阳特性；生甘草调和诸药，与生白芍配伍可清除血痹，且具有缓和痉挛、缓急止痛的作用；生甘草与枳实又有健脾功效。全方共奏疏肝理脾之效。川芎为"血中之气药"，气为血之帅，故其行气活血之力较强；当归补血活血，活血而不伤正；桃仁、红花活血散瘀，通经活络；四药皆入肝经，合用可行气、补血活血、散结而不伤正。全方疏肝理气活血，气血同调，使气顺血畅。

（四）提壶揭盖，攻补兼施

刘鸿玺认为，慢性前列腺炎的病机为脾肾阳虚，导致体内水液代谢异常，久而生湿，在治疗时调理脏腑应侧重调理肺、脾、肾三脏，上宣肺，中运脾，下温肾，调畅三焦气机，则清升浊降，湿邪自除，水火既济则精关易固。肺主气，为水之上源，在肺气闭阻，肃降失职，影响其他脏器气化的情况下，可出现喘促胸满、小便不利、浮肿等症，治疗应先宣发肺气，肺气得宣，则小便得利，此乃"提壶揭盖"之法。刘鸿玺常用右归丸加桔梗、瓜蒌、白术等，瓜蒌、桔梗上宣肺气，使水液得以宣散，下焦水液代谢通畅，正为"提壶揭盖"意；白术、山药、山茱萸健脾温中，脾脏运化水液有力，中焦水液代谢不易停滞；熟地黄、鹿角胶、杜仲、肉桂、附子下温肾阳，肾气足则水液气化有力，又佐以"提壶揭盖"之法，更加强了下焦湿浊排泄，如此清升浊降则湿浊易除。多数慢性前列腺炎患者自感会阴、小腹、大腿内侧疼痛，此乃"通则不痛，痛则不通"，因湿热瘀滞日久，致使体内气机不畅，瘀血阻络，继而发病。刘鸿玺认为，当出现此类情况时，不能一味温补，应攻补兼施，"男子为阳，以通为用"，遂在温补脾肾阳气的同时用石菖蒲、郁金疏肝解郁，调畅气机，气行则血行；莪术活血破瘀，辅以山药缓急止痛，同时能够益肺气，健脾和运，兼有固护肾精之功。

（五）阴阳双补，用药宜缓

《女科正宗·逛嗣总论》中说："男精壮而女经调，有子之道也。"精壮指的就是男子的精子质量以及男性性功能。肾主一身之精，主生殖，肾精不足则生殖功能下降；大多数医家认为男性少、弱精子症的主要病因大概以肾阴不足，阴精亏损为主。但是一味地补充肾之阴精，效果并不理想，《景岳全书》中云："善补阳者，必于阴中求阳，则阳得阴助，而生化无穷。""善补阴者，必于阳中求阴，则阴得阳升，而泉源不竭。"阴阳双补，才能够起到事半功倍的效果。刘鸿玺以此为根据治疗少弱精子症，从肾为生精之本出发，填精益髓，阴阳双补，自拟十子生精方。方中阴阳兼顾，滋阴而不腻，补阳而不为过。由于精子的生理特性，短期服药难以见其成效，刘鸿玺建议不宜采用大剂量滋补药物，过于补充人体之阴阳，以期短时间内见其成效，这种思想不仅不能达到预期效果，而且易导致阴阳失调，事倍功半。

四、临证经验

（一）阴阳双补，生精育子

验案举隅1：弱精症（肾阴虚型）

患者，男，31岁，已婚3年，备孕1年，但至今未育，配偶激素水平显示正常，检查输卵管畅通，排卵正常，遂来我科刘鸿玺处就诊。查精液常规，精液量3ml，密度15.11×10^7/ml，A级精子20%，B级精子0%，C级精子0%，D级精子80%，患者自诉由于工作性质，易接触带有辐射的设备。刻下症：口干，手足心热，勃起正常，饮食正常，寐安，二便可，舌红苔薄白，脉沉细数。刘鸿玺运用四诊合参，中医辨证为肾阴虚型弱少、弱精子症，遂用自拟育精汤加减治之，方药组成为熟地黄15g，当归6g，黑豆10g，制何首乌10g，桑螵蛸10g，杜仲15g，山药10g，山萸肉10g，菟丝子10g，鱼鳔10g，巴戟天10g，覆盆子10g，车前子10g，牡丹皮10g，泽泻10g，丹参10g，每日服用1剂，分2次服用，嘱患者忌烟酒、辛辣食物，按时休息。后每周来院就诊，刘鸿玺随症加减。服用2个月后，测精液常规，密度提高到40×10^7/ml，A级精子25%，B级精子 16%，C 级精子 33%，D 级精子 26%，遂嘱患者继续服用本方。半年后，查精液常规各项均在正常范围内，遂停止服药，后得知配偶孕有一子。

按语：刘鸿玺据"口干，手足心热，舌红苔薄白，脉沉细数"辨证为肾阴虚型少弱精子症，遂用育精汤加减治之。方中熟地黄、黑豆、制何首乌、丹皮、泽泻补肾填精，当归引药下行，与丹参共奏活血化瘀之功，山药、鱼鳔益气健脾，菟丝子、车前子、覆盆子生精益肾；然滋阴不宜过于滋腻，遂在方中加入巴戟天、山萸肉、杜仲。本方阴阳双补，益肾填精，恢复肾之生精功能，能够有效提高精子成活率。

验案举隅 2：弱精症（证型不明）

患者，男，28 岁，已婚 1 年半，备孕半年，至今未育。曾查精液常规：精液量 3ml，pH 7.2，液化时间：30 分钟，密度 55.36×10^7/ml，A 级精子：10.5%，B 级精子 12.3%，C 级精子 26.5%，D 级精子 50.7%。在其他医院治疗月余，效果不明显，遂来刘鸿玺处就诊。患者自述身体无任何异常，纳可，二便可，寐安，舌淡苔白腻，脉滑。刘鸿玺遂予自拟育精汤加减治之，组成为熟地黄 15g，当归 6g，黑豆 10g，制何首乌 10g，桑螵蛸 10g，山药 10g，山萸肉 10g，菟丝子 10g，川芎 10g，巴戟天 10g，覆盆子 10g，生黄芪 30g，炒白术 10g，鸡内金 15g，丹参 10g。嘱患者每日服 1 剂，忌烟酒和辛辣食物，服药 1 个月余，精子活力达到正常标准，后得知育有一女。

按语：临床多数弱精子症的患者并无自感身体不适，舌苔、脉象均不宜明确诊断具体证型，但肾主一身之精，生精功能正常与否与肾有着直接的关系。刘鸿玺基于此理论基础，基本确定临床大部分少弱精子症均与肾之阴阳不足有关。育精汤阴阳双补，恢复肾之生精功能，同时在方药中加入白术、生黄芪等健脾益气的药物，调理脾胃，加强运化功能，充养先天，故《傅青主女科》云："脾为后天，肾为先天；脾非先天之气不能化，肾非后天之气不能生。"体现了脾肾同调的思想原则。

（二）以通为用，中西贯通

验案举隅 1：精浊（脾肾阳虚型）

陈某，32 岁，以"失眠，小腹痛，睾丸痛，尿频尿急 6 个月"为主诉就诊。患者 6 个月前大量饮酒后出现小腹痛、睾丸痛并伴尿频尿急。近期食欲、睡眠及精神状况较差，尿频且尿量较多，怕冷，易汗出，舌淡苔黄，脉细数。男科体格检查：阴茎及睾丸发育良好，睾丸无压痛、肿大，Valsalva（−）；肛诊前列腺质地较硬，中央沟消失，轻微压痛；前列腺液常规：卵磷脂小体（++），白细胞计数：每高倍视野 8~12 个。根据四诊配合微观辨证，中医诊断为精浊，脾肾阳虚证。西医诊断为慢性前列腺炎。遂予右归丸加减：熟地黄 15g，山药 10g，山茱萸 10g，枸杞子 10g，瓜蒌 10g，桔梗 15g，炒白术 15g，杜仲 12g，石菖蒲 10g，当归 6g。水煎服，早晚各 1 剂，嘱患者禁食辛辣油腻之物，同时配合针灸及灌肠治疗，10 次为 1 个疗程。针刺主穴为中极、关元、气海、阴陵泉、三阴交、百会、神庭、太溪、太冲，每次留针 40 分钟，清康灌肠液灌肠。治疗半月后，疼痛症状明显减轻但仍有发作，尿频症状好转，睡眠质量及精神状态恢复，舌质淡苔薄，脉数，肛诊示前列腺压痛消失，前列腺液常规：卵磷脂小体（+++），白细胞计数每高倍视野 6~8 个。又治疗 1 个月余，痊愈。随访半年未复发。

按语：刘鸿玺将微观辨证与宏观辨证相结合，明确诊断，以便建立个体治疗方案；同时注意情志因素对于本病的影响，在理法方药以及辅助治疗手段上具有鲜明特色，既体现了不拘泥于传统，将中医辨证与西医学检查相结合的创先思维，又体现出其在处理疾病时的整体观念，值得借鉴。

验案举隅 2：精浊（湿热夹瘀型）

王某，35 岁。主诉：尿频、尿急，会阴部坠胀感 2 年余，加重 1 个月。患者 2 年前无明显诱因出现尿频、尿急，初期未予以重视，病情反复，于外院完善前列腺液常规等检查后诊断为慢性前列腺炎，症状稍缓解后即停药，发作期自行服用抗生素，初期可缓解，停药后饮酒、食辛辣厚味等易诱发，1 个月前自觉上述症状加重，并出现尿分叉，伴会阴部坠胀感、阴囊潮湿，少腹部疼痛不适，大便不成形。患者神志清楚，精神欠佳，心情易烦躁，夜寐不安、易醒，舌质暗红，苔黄腻，脉弦细。前列腺液常规提示：白细胞计数（++），卵磷脂小体：少量，pH 6.8。尿常规未见异常，前列腺液细菌、支原体、衣原体培养：无菌生长。西医诊断：慢性前列腺炎。中医诊断：精浊（湿热夹瘀证）。治宜清热利湿、活血化瘀。方药组成：土茯苓 10g，黄柏 6g，败酱草 10g，延胡索 15g，莪术 15g，三棱 15g，王不留行 15g，乳香 10g，没药 10g，山药 20g，薏苡仁 30g，茯苓 15g，柴胡 10g，车前子 15g，煅龙骨 30g，煅牡蛎 30g，桃仁 6g，甘草 6g。服药 14 剂后复诊，患者诉会阴部坠胀感、阴囊潮湿明显减轻，少腹部疼痛稍缓，仍有尿频、尿急，夜寐欠佳，舌质暗红，苔薄黄，脉弦。前方加全蝎 5g，去煅龙骨、煅牡蛎，加炒酸枣仁 20g，合欢皮 10g，再服 14 剂后，患者诉上述症状均有所好转，无特殊不适，舌质稍暗，苔薄黄，脉稍弦。前方去延胡索、地龙，再服 14 剂，巩固疗效。

按语：本案患者以尿频、尿急，会阴部坠胀感 2 年余，加重 1 个月为主诉，可见典型的尿频、尿急，少腹部疼痛等症状，结合辅助检查，辨病为慢性前列腺炎，根据患者临床症状和舌苔脉象可辨证为湿热夹瘀证。慢性前列腺炎临床多见复合证型，应抓住肾虚、湿热、瘀滞 3 个基本病理环节，分清主次，权衡用药。刘鸿玺认为，湿热、瘀、虚互为因果，相互影响，早期以邪实为主，治以清利湿热祛瘀，后期肾虚兼血瘀，补虚不忘祛瘀。部分患者初起血瘀征象不明显，但酌情加用活血化瘀药后，往往可收获确切疗效，病久者在辨证论治基础上，可放心使用活血化瘀类药物，能有效促进炎症吸收，使祛瘀贯穿治疗全程。

（三）善用虫药，配伍得当

验案举隅 1：阳痿（肝气郁结型）

王某，男，36 岁。初诊以阴茎勃起硬度降低半年余为主诉。患者半年前因工作变更，事务繁忙，压力过重，不思性事，阴茎勃起硬度降低，常中途疲软，难以完成性生活，与妻子关系不睦。半年前到某医院就诊，治疗数月症状未见明显改善。后被某诊所中医诊为"肾虚精亏"，予六味地黄丸等治疗 1 个月，仍未见改善，遂来就诊。

刻下症：患者烦躁焦虑，易怒，坐卧不宁，时叹息。自述除勃起困难外，晨勃近 1 个月未出现，烦躁失眠，时有胸胁胀痛、胸闷嗳气、腹胀等症状，二便调，舌红，苔白，脉弦。

辅助检查：性激素六项（－）；视听刺激勃起检测：勃起硬度Ⅲ级，间断性勃起状态。

中医诊断：阳痿（肝气郁结证）。

处方：僵蚕 15g，蝉蜕 9g，柴胡 12g，枳实 9g，白芍 12g，甘草 9g，薄荷 9g，郁金 15g，刺蒺藜 12g，贯叶金丝桃 6g。10 剂。

二诊：患者自诉服药后第 4 天出现晨勃，期间未行夫妻生活，睡眠质量可。但前日与家人争吵，病情加重。刻下见情绪急躁，胁肋灼痛感，口苦咽干，头痛，小便黄，便秘，舌红，苔薄黄，脉弦数。此乃肝郁化火，郁火下袭所致。故在原方基础上加生大黄 6g，栀子 12g，淡豆豉 12g。10 剂。

三诊：患者自诉服药期间性生活 1 次，中途虽有阴茎疲软，但可完成性生活。但仍感腹胀，食欲不佳，二便调，舌红，苔白稍腻，脉弦按之力减。实邪渐去，虚象显露。更方如下：蝉蜕 6g，僵蚕 9g，柴胡 12g，枳实 6g，白芍 15g，甘草 6g，刺蒺藜 12g，茯苓 15g，炒白术 15g，党参 15g。10 剂。

四诊：患者自诉服药期间性生活 2 次，中途未见疲软，勃起硬度较为满意，其他症状消失。继用三诊方，因患者熬药不便，加白蜜制成丸剂。

按语："足厥阴之别……经胫上睾，结于茎。"刘鸿玺认为，男子生殖功能既赖足少阴肾经之调节，亦和"环阴器"的足厥阴肝经联系密切。肝主疏泄，能够协调各脏腑功能，木气过旺，郁而不达，发为本病。临床中，神志失常引发阳痿的问题日显突出。治疗上，选用"薄荷－郁金－僵蚕－蝉蜕"组合以宣达开郁，通畅宗筋，更加刺蒺藜、贯叶金丝桃增强疏肝之力。其次，还要顾护胃气。患者三诊虚象显，增四君子汤以补益脾胃。盖脾胃乃气血生化之源，血充则宗筋有所养，而伸缩有力。

验案举隅 2：阳痿（肝郁脾虚血瘀型）

莫某，男，37 岁。患者诉阴茎举而不坚 2 年，房事插入后立即疲软，偶有晨勃，性欲低下，伴四肢逆冷、腰酸，偶有头痛。无高血压、高血糖等病史。否认阴茎、睾丸外伤及手术史。体格检查：阴茎、睾丸、附睾发育正常。生化常规示：总胆固醇 5.99mmol/L，低密度脂蛋白 3.43mmol/L，甘油三酯 2.35mmol/L，尿酸 450μmol/L，血性激素检查全套未见异常。症见：形体稍胖，面色黧黑，神疲乏力，舌偏淡紫有瘀点，舌下脉络粗，苔薄腻，脉弦细。平素郁郁寡欢，食纳尚可，寐差，偶有便稀。西医诊断：勃起功能障碍。中医诊断：阳痿，辨为肝郁脾虚血瘀之证。治以疏肝、健脾、化瘀通络。处方：活血方加减。生白芍、生黄芪、生白术、百合、当归各 15g，枳实、川芎、五味子、桃仁、红花各 10g，仙鹤草 30g，柴胡 8g，生甘草 6g。7 剂，常规煎服，并嘱清淡饮食，减肥减压，适度锻炼，每天做提肛运动 200 下。

二诊：患者面色明显改善，诉神疲乏力、头痛好转，睡眠、大便较前改善，但小便次数及量较少，少腹胀满，舌稍紫，苔白厚，脉弦。守方微调：前方去红花、生黄芪，加红景天、茯苓各15g，泽泻10g，7剂继服，嘱患者减肥，适当运动，放松心情。

三诊：患者诉勃起明显改善，可完成正常性生活，腰酸、头痛症状已无，神疲乏力基本消除，饮食、睡眠、二便已正常，小便情况好转，舌淡红、苔薄白，脉细。于上方去泽泻、生白术，加绞股蓝30g，党参15g继调。

之后续用上方加减调护月余，患者谨遵医嘱锻炼。

按语： 本案患者平素情志异常，气滞血瘀，瘀阻血脉而出现诸多瘀象，另肝气郁滞，肝经不通，阳气内郁，出现四肢逆冷表现。活血方中，四逆散疏肝解郁，肝气畅达，则阳气外通、气畅血行，川芎、当归、桃仁、红花活血散结，气血同调。神疲乏力、便溏、脉弦细，为脾气虚之象，配伍生黄芪，益气活血，拟"气为血之帅"之意，同时与生白术健脾益气，补脾之虚；仙鹤草取其收涩之意，防活血太过而致血溢脉外，且具补虚之功；以五味子补肝肾疗腰酸，发挥肝藏魂、肾藏志之功；百合安神。二诊患者瘀血症状稍改善，故去红花、生黄芪，加红景天益气活血，另小便次数及量较少，少腹胀满，苔变厚，考虑膀胱气化失司，开关失调，水湿不得出，湿聚成饮而致，故以泽泻、茯苓利水渗湿，如虞抟《医学正传》中所言："治湿不利小便，非其治也。"三诊去泽泻、白术，加党参、绞股蓝调护正气，且绞股蓝对血尿酸有不同程度的降低作用。因病程较久，故方不离法，调护月余，瘀血除，气血通，宗筋得养，勃起正常。

（四）首益先天之肾，兼顾后天之脾

验案举隅： 精癃（痰瘀互结，肝郁脾虚，肾虚湿热型）

患者，男，65岁。主诉：尿频、尿后淋漓2年，加重1年。既往史：2年前开始出现尿频，排尿不畅，尿线变细、分叉，夜尿2~4次，每于饮酒后症状加重，未予系统治疗。近1年诸症状加剧，每晚夜尿4~5次，尿等待时间延长；高血脂1年。辅助检查：泌尿系超声：前列腺体积增大（47mm×35mm×31mm），前列腺特异性抗原（PSA）：0.2ng/ml。刻诊：耳鸣，口干、口苦、口中异味，眼睛干涩，腹部痞满不痛，腰膝酸痛，入睡可，但眠浅易醒，多梦，小便黄且尿急，溺后淋漓，前列腺胀痛，偶见分泌物，阴囊潮湿，大便黏腻不成形，日1次。舌质暗红，舌下脉络稍粗，苔黄腻，脉弦数。中医诊断：精癃（痰瘀互结，肝郁脾虚，肾虚湿热）。以化痰祛瘀，健脾疏肝，益肾祛湿热的整体治疗思路。处方：萆薢30g，知母12g，黄连6g，黄柏12g，刘寄奴15g，生黄芪30g，佩兰10g，柴胡10g，郁金10g，栀子10g，丹皮10g，生山楂30g，炙草决明30g，泽泻15g，乌梅30g，炒白芍30g，茯苓10g，枳壳10g，厚朴10g，鸡内金15g，炒白术10g，炙甘草3g。7剂，日1剂，水煎服，分早晚2次温服。

二诊：药后平妥，口干、口苦、口臭症状消失，饮食正常，腹无痞满，小便色不甚黄，未见尿痛、分泌物，但仍有尿频，尿后淋漓，大便成形，余无明显改善。遂于上方去佩兰、黄连、萆薢、枳壳、厚朴、乌梅、白芍、玄胡、茯苓，加白茅根30g，蛇床子

30g，虎杖 30g，桑螵蛸 15g，益智仁 12g，五味子（碎）6g，金樱子 12g，茯神 15g，首乌藤 30g，合欢花 30g，生磁石 30g，加大清热利湿、化痰祛瘀，收敛安神的功效，继服 7 剂。

三诊：药后平妥，尿频、尿急、尿后淋漓及尿分叉症状均减轻，阴囊处无潮湿，纳眠可，耳鸣减轻，腰部仍有隐隐酸痛，还有阳痿早泄的不适表现。上方去知母、白茅根、蛇床子、栀子、丹皮、茯神、首乌藤、合欢花，加杜仲 15g，菟丝子 20g，淫羊藿 20g，雄蚕蛾粉 15g，韭菜籽 15g，加大滋阴温阳的功效，佐以疏肝，继服 7 剂。

按语：此病例中患者病来已久，加之年龄愈大，气虚津亏，导致"瘀"贯穿整个疾病过程。病在发展过程中，以肾虚为本，以痰瘀互结为标，故治疗时必须培补肾之阴阳，以养正气；活血祛痰，以软坚散癥瘕；再针对次要兼证对症治疗。方中刘寄奴、生黄芪共为君药。刘寄奴功用活血兼利水，为治前列腺诸证之要药，既能缓解增生，更能通利排尿；生黄芪培补正气，补五脏之虚，得刘寄奴之通性，使补而不滞，且利水之功又助寄奴畅达小便。草薢为臣，《本草纲目》言本品"能治阳明之湿而固下焦"，知其能分清别浊，减少尿浊和分泌物；化阳明之湿能消精室之肿；苦平之药性可缓解尿频、尿痛等不适。知母、黄柏助草薢清下焦湿热以缓尿频；茯苓、鸡内金、炒白术健脾益气，化痰行水，且鸡内金善消有形郁积，更针对徵瘕增生；枳壳、厚朴运转中焦，既消痞满，又助水气运化；柴胡、郁金、栀子、丹皮畅肝气，清肝火，上治口苦、耳鸣诸症，下利湿热，减缓尿频；乌梅、炒白芍、延胡索缓解前列腺胀痛；针对次要兼证以生磁石重镇耳鸣，茯神、首乌藤、合欢花解郁安神；生山楂、炙草决明、荷叶、泽泻四药合奏化浊降脂之功，控制降低血脂和血液黏稠度；黄连、佩兰减少口中异味。二诊中虽加减诸药，整体治疗思路不变，白茅根助草薢清热利尿；蛇床子对男性阳痿，阴囊湿痒具有特异性，配杜仲、菟丝子、淫羊藿、雄蚕蛾粉、韭菜籽培补肾阴肾阳，强腰壮阳；桑螵蛸、益智仁固精缩尿；夏枯草疏肝散结、血竭尤善下焦解毒散结；虎杖、三棱、莪术、血竭、乳香、没药、蜈蚣、全蝎，草木药配合虫类药，活血通络之力殊大，且蜈蚣、全蝎解毒之功，可对前列腺癌起到未病先防的效果，姜教授将大量活血之品入水丸，以缓活血之峻，使得绵缓之药力渗透于慢性增生，渐消"增生癥瘕"。

执笔者：赵玉

整理者：刘晓芳

当代中医才俊

名中医篇

针灸推拿科

王金贵

——只有言之有理，才能行之有效

一、名医简介

王金贵，男，1965年3月生，汉族，中共党员，主任医师，教授，博士研究生导师、博士后合作导师。国家中医药领军人才"岐黄学者"、享受国务院特殊津贴专家、全国优秀中医临床人才、天津市有突出贡献专家、天津市名中医、天津市高等学校教学名师、天津市优秀科技工作者，国家级非物质文化遗产"津沽脏腑推拿"第四代传承人。现任天津中医药大学第一附属医院党委副书记、院长，兼任全国中医、中药学专业学位研究生教育指导委员会委员。

王金贵一直致力于中医内外兼治伤科、内科、儿科疾病的医疗、教学及科研工作，在全国中医多学科交叉融合领域做出了突出贡献。他从医30余载，始终秉承"诸科旁通，医理贯之"的"杂合以治"诊疗理念，专于方药、通于针灸推拿（以下简称"针推"）。主持承担课题52项，牵头制定、修订国家级诊疗方案、指南、技术操作6项，以第一完成人获得省部级科技奖励11项，以第一申请人取得国家授权专利6项，主编出版专著22部，其中4部获得省部级著作奖。

二、名医之路

（一）主要成长经历

王金贵1988年于天津中医学院（现天津中医药大学）毕业后进入第一附属医院工作，至今已30余年。在其30余载的从医历程中，他已由一名年轻的小大夫变成了一位睿智从容、被患者亲切称赞为"全能型专家"的名中医。一路走来，始终不变的是他对中医事业的深沉热爱以及孜孜不倦的求学态度。

1. 儿时萌生学推拿

天津是近现代武术之乡，武术拳种多，奇功异效，奥妙各异，风格独特，特别是清末著名爱国武术家霍元甲、民国武术宗师韩慕侠等一系列名家的出现，更是近代天津精武文化发展的缩影。而这一精武背景也为正骨推拿的发展孕育了土壤，众多武术行家都在习武的摸爬滚打中练就了"捏胳膊拿环"（旧为伤科代称）的技能。特别是滨海一带，即便是巷子里的普通百姓也都掌握几手脱臼复位的绝活。

王金贵出生在滨海新区的塘沽地带，同大多数男孩一样，他从小也喜欢踢球运动。而小伙伴间的打斗，少不了磕碰，脱臼、伤筋是常有的事。而每次最吸引他的，不是复位后小朋友能够重新嬉笑玩闹，而是大人"捏胳膊、拿环"那流畅的手法以及瞬间的成就感。从此，在他幼小的心灵里逐渐萌生了一个清晰的念头"我要学会'拿环'。"在家人的鼓励下，他学习并掌握了几手简单的推拿手法。

2. 少年矢志中医学

王金贵儿时长期对武术及正骨的痴迷热情，到了青少年时期并没有减少。除了每日雷打不动地练习拳脚外，他还参加了校运动队，坚持每天锻炼身体。而在这期间，发生了震惊中外的唐山大地震，则彻底坚定了他矢志从医的念头。

在那场大灾难中，夺去了京津唐地区 20 余万人的生命，更有 10 余万人遭受了重伤，滨海一带也被地震殃及。地震后，一批北京、天津的骨伤专家前往灾区救治地震中受伤的伤员，他们不畏辛苦、救死扶伤，冒着频频余震危险战斗在灾区一线。少年的王金贵看到因为髋关节脱位而痛哭流涕的七尺男儿，经专家妙手施治，神奇般恢复直立行走；因下肢腿骨折而绝望的老人，在专家的紧急救治下，重铸生活信念，自此真正坚定了他毕生从医的信念。为了实现自己的人生理想，在家人的鼓励下，高考时他毅然报考了天津中医学院（现天津中医药大学）。

步入大学，王金贵真正开始了对中医的系统学习，而这五年的中医专业学习奠定了他初步的中医理论基础。他除了日常的课业学习外，还熟读《医学三字经》《汤头歌诀》《药性赋》等著作，并利用假期背诵经典和为亲戚朋友看病。经过 5 年的专业学习，他以优异的成绩毕业，分配到了天津中医学院第一附属医院，正式开始了业医之路。

3. 而立喜获名医助

常怀感恩之心，是王金贵的做人准则。他常说，如果没有医学路上的贵人相助，他难有今天成绩。

隋卓琴老师是他刚入医院工作时的第一位带教老师。隋老是天津脏腑推拿名家刘希曾的徒弟，在脏腑推拿方面深得刘希曾真传，造诣深厚。王金贵跟随隋老不但系统学习了脏腑推拿的理论知识，更掌握了伤科、小儿推拿的基本操作，因此他一直称隋老为其从事中医推拿的引路人。

王金贵从医路上的第二位"贵人"是陈志华教授。陈志华是医院推拿科创始人胡秀章的高足，也是胡老的继任者。陈老不但继承了胡氏腹部推拿，同时对于伤科推拿又有自己独到的见解。王金贵与陈老真正的交集是在德国斯图加特工作那年，这个机缘巧合也让陈老记住了这位年轻上进的后生。有一次，诊所来了一位慢性腰痛急性发作的男性患者，仔细询问患者病史后，陈老有意要考一考他，就问他治疗这位患者应该从哪个角度入手。年轻的王金贵稍加思考后，提出了从风邪论治腰痛的观点。他引用《医宗金鉴·杂病心法要诀》腰痛篇的观点，腰痛急性发作特点与风邪的善行而数变吻合，治疗局部腰痛可兼顾祛风。陈老觉得这个年轻人说得不无道理，就让他按照自己的想法去治。果然几次推拿配合中药小续命汤加减治疗后，这位患者痊愈了。因此，陈老从心里喜欢这个善于思考而且知识渊博的年轻人。

还有一位被王金贵称为亦师亦友的"贵人"，就是他的博士研究生导师刘公望教授。刘老是天津市名中医，享受国务院特殊津贴专家，被公认是中医学院的"百科全书"。他方脉功底深厚，博览群书，无论是中医经典还是各家理论，无不涉猎。在刘老师的影响以及指导下，王金贵从内、妇、儿到伤科的角度对中医临床400余首方剂逐一进行了临床验证。常言道，"背熟汤头三百首，未曾辨证已知方"，这些中医理论功底的积累也为王金贵日后以中医综合疗法，内外兼治、涉及多专科疾病的全方位运用打下了良好的基础。

王金贵终生难忘的"贵人"还有他的共同博士研究生导师石学敏院士。他在石院士醒脑开窍针刺法的指导下，创新性地提出了"通督疏经"针刺法治疗慢性软组织损伤，进一步强化了在软组织损伤疾病治疗过程中的针推结合，也促进了他后来"针推方脉，杂合以治"思想的确立。同时，时任推拿科副主任并主持工作的他在科室管理方面还大刀阔斧地进行了医疗方式改革，改变了以往唯手法万能的历史，形成了中医综合治疗的格局，推拿科床位也从30张猛增至100张（现已220张）。而这段历史也让石院士对这个小伙子刮目相看，笑谈"看他的冲劲，仿佛看到了自己年轻时候的影子"。也是在石院士的鼓励以及支持下，王金贵从科室的年轻大夫一跃成为全院当时最年轻的科主任。

（二）成功经验

纵观中医各科，名家往往专注于一点，逐渐形成自己的理论体系。推拿学科也不例外，传统推拿医生多将追求手法娴熟、创新、种类繁多作为目标。然而不惑之年的王金贵，却没有将视线过多集中在此，而是将目标定在了推拿的学术理论高地。

在伤科推拿方面，他改变了传统"西医诊断，中医治疗"的模式，将中医时相性辨证施术理论贯穿到现代软组织损伤疾病治疗始终，并提出了以手法为主导，多种中医外治疗法结合的"君臣佐使"配伍方案，创新性地提出了慢性软组织损伤的"时相性辨证施术"理论。在小儿推拿方面，他针对小儿生理、病理的特殊性，提出了小儿推拿"核心特定穴"的治疗法则，并总结出以"体质脏腑辨证"为依据，"五行生克制化"为治则的小儿推拿理论方法体系。在脏腑推拿方面，则是在坚持"大中医"理论指导下，总结出了以"通脉调气"为理论基础的"津沽脏腑推拿"体系。提高临床疗效的同时，更促进了学科理论体系的完善。而上述种种，都与他植根中医，坚持中医理论指导的锲而不舍的精神密不可分。

随着理论功底不断深厚，临床水平不断提升，王金贵也因其突出的成绩，在不惑之年获评天津中医药大学首批中医师带徒导师。在这批专家里不乏石学敏、张伯礼、阮士怡等中医大家，而他却是其中最年轻的一位。尽管如此，他依旧保持着严谨学风，注重积累传承向发挥创新的转变，教学相长，时常与徒弟因为学术问题讨论到很晚。

进入不惑之年的他，另外一个重要改变就是矢志要当一名"杂病郎中"，这是他对自己的戏称，但在患者眼里他却是一名"全能型"的专家。《黄帝内经》言："夫道者，上知天文，下知地理，中知人事。"做中医是个慢功夫，只有广知博学，才能领会中医的真谛，才能在临床中活学活用，充分发挥中医药的作用。2012年他考取了国家中医药管理局第三批优秀中医临床人才研修项目。这是他从医人生的第二次转折，他通过名家讲座，逐渐对传统经典方剂由既往的临床实践验证，升华为思辨哲学的深刻认识。他广泛求访全国中医名家，在筑牢中医思维的同时，也增强了他对"内外兼治"更深一步的认识，是其后期对现代疑难杂症突破的关键。

在此期间，他师从全国名老中医黄文政教授，也进一步提升了他的中医临床思维能力。重视"气血调节"是黄老的治病特色。王金贵在其启发下，一方面将气血平和引入到疾病的治疗中；同时，又与脏腑推拿结合，通过脏腑推拿调气通脉提高临床疗效。王金贵多年来秉承师法，每获良效。而他的门诊患者也由以往单一的颈腰腿病患者，发展到各个病种的患者，帕金森、脊髓侧索硬化等临床疑难病患者也慕名前来就诊。自此，王金贵也从一名针灸推拿医生，逐渐成为"针灸熨拓煎丸之法无所不备"的临床"杂病"知名专家。

晚清著名学者杨守敬曾说，"天下有博而不精者，未有不博而精者也。"王金贵兼容并蓄，不断探索，用行动展示着新时代"名中医"风采。他对全科知识的"博"，离不开其审证求因，辨证精确，方法独到，既严绳墨，又独辟蹊径的从医态度，亦离不开长期以来他对中医信念执着的追求与不断学习的态度。而其对专科知识的"精"，则源于其在"博"的基础上，去伪存真，博采众长。

在"博与精"辨证的"杂医"路上不断求索，也逐渐让其向"名医"蜕变。他接诊的一位痉挛性斜颈患者，颈项板滞抽搐数月余，曾前往北京多家三甲医院治疗无效，遂来本院就诊。王金贵在细查患者病情后，通过对疾病的分析，认为患者属于"土不荣木"，又夹杂了外风的诱因而引动肝风，肝风内动发为痉证。遂先以桂枝加葛根汤加玉真散投石问路。服几剂汤药后，患者症状虽略有改观，但是仍然痉挛抽搐。他仔细分析，认为外风虽除，但内风引动的血虚并未解除，遂在原方基础上，又重用了白芍并配合全蝎、蜈蚣以平肝息风止痉。服毕几剂汤药，患者的痉挛震颤得到了有效遏制。同时，他又配合针灸调节十二正经气血，以推拿调节气街四海，患者经3个月的治疗后终获痊愈，患者的父亲喜极而泣，并赠送匾额"金研医道，贵至精诚"。

对于经方的信手拈来，源于他持之以恒的经典背诵；对于中药的布阵得法，源于他经久不变的"进与病谋"；对于手法的应用有神，则源于他长期以来的手随心动。通过不断努力和临床多年的锤炼，王金贵实现了从"杂医"向"名医"的蜕变，成为国家中医药领军人才"岐黄学者"、享受国务院政府特殊津贴专家、全国优秀中医临床人才、天津市有突出贡献专家、天津市名中医。

（三）阶段性成就

王金贵从医 30 余载，始终秉承"诸科旁通，医理贯之"的"杂合以治"诊疗理念，专于方药、通于针推。

在伤科领域，王金贵提出"时相性辨证施术"的原则，形成以推拿手法为君的中医杂合以治方法体系，成为国家《腰椎间盘突出症中医综合治疗方案》首席制定者；内科领域，他总结出以"通脉调气"为理论基础的津沽脏腑推拿理论方法体系，荣获"国家级非物质文化遗产"及全国首批"中医药特色诊疗项目"；儿科领域，他总结出以"体质脏腑辨证"为基础，以"五行生克制化"为治则的小儿推拿理论方法体系，连续担任"十二五""十三五"国家规划教材《小儿推拿学》主编。

在教学领域，王金贵承担了天津中医药大学本科课程《推拿治疗学》《中医学导论》，硕士研究生课程《中医名家学术思想与传承》，博士研究生课程《推拿临床最新研究进展》，于 2018 年荣获"天津市高等学校教学名师"称号。他坚持创新教学改革，主持中医药高等教育学会临床教育研究会课题 1 项、天津市高等学校科技发展基金项目 1 项、天津市虚拟仿真实验教学项目 1 项、天津中医药大学教育教学改革研究课题 5 项。其撰写的教学论文一篇获得全国中医药高等教育学会临床教育研究会优秀论文、一篇获得中医药教育科学研究论文优秀奖。他还积极参与教材编写，在中医养生、基础实验、脏腑推拿等领域担任国家规划教材主编 7 部、副主编 9 部，并且作为总主编主持编写"全国高等中医药院校推拿学专业系列教材"（10 本）。

在科研领域，王金贵主持承担课题 46 项，其中主持国家级课题 6 项、省部级课题 8 项，牵头制定、修订国家级诊疗方案、指南、技术操作 5 项。特别是其制定的国家科技支撑计划《腰椎间盘突出症中医综合治疗方案》，被国家中管局推选为"多学科一体化诊疗模式规范化应用示范方案"。同时，他以第一完成人获得省部级科技奖励 11 项，以第一申请人取得国家授权专利 6 项，主编出版专著 16 部，其中 4 部获得省部级著作奖。

三、学术理论精粹

（一）司外揣内，杂合以治

王金贵认为中医传统治法多种多样，各有所长，有以扶正为长者，有以祛邪为长者，有以调整脏腑，或阴阳，或气血为长者，又均有自身的局限性，但离不开中医诊治的病机特点。特别是伤科、内科、儿科的疑难杂症大多属于久病入络而经脏受邪，或病机传变而错综复杂，所以针对不同疾病的治疗，单一的施治手段多半不能适应病情变化，必须采取多个手段方法"杂合"配伍，内治、外治相辅相成，方药、推拿、针灸等疗法并用，方能取得良好的治疗效果。

1. 伤科疾病

伤科疾病多属于中医痹证范畴，《素问·痹论篇》云："风寒湿三气杂至，合而为痹也。"在此基础上，王金贵精研《内经》及各家学说，学而不泥，总结风寒湿邪由外向内传变的规律，提出了他的理论与方法"久痹穷及肝肾"：初痹邪闭脉中，经气无所行，气机不畅，以致由气滞血，加重痹证；日久不治或失治误治，久痹入脏，穷及肝肾。对于这种虚实夹杂之证，他提出了"针推熨拓治其标，口服煎丸治其本"的治疗方法。

（1）针推熨拓治其标：伤科疾病无论初痹、久痹都存在局部经络之邪实，采用口服中药治疗不能迅速直达病所，而采用外治疗法，针对性强，正如《理瀹骈文·略言》中所说："外治之学……所以与内治并行，而能补内治之不及者此也。"故而王金贵提倡以针灸、推拿、熏蒸、湿敷等外治法解决局部在其表、在其经的实邪。

（2）口服煎丸治其本：虽然伤科疾病多以局部病变为主，但究其根本还是身体整体情况的局部体现，"治病必求其本"，且久痹必入脏，多为虚实夹杂，存在肝肾亏虚、气血不足之证，尤其是老年患者的痹证，久病入里损及肝肾，属本虚标实，当补其不足。因而王金贵重视从整体来考虑患者的病情，推崇薛己"十三科一理贯之"的学术思想，善于运用中药方剂，尤其是各类经方、古方，以及特色药物治其本虚，配合外治疗法解决各种久痹顽疾。

2. 内科杂病

对于常规疗法束手无策的内科疑难杂病，王金贵多采用内外兼治。在中医传统脏腑经络理论的指导下，针对不同疑难杂病证候表现辨证分析，立足于"久病入络"的学术思想，以内服汤药与推拿等外治疗法协同配合，他总结出"以针推引其经，方药调其脏"这种"联合疗法"出奇制胜，目前在治疗帕金森、痉挛性斜颈等运动障碍疾病，多发性硬化等脱髓鞘疾病，亚急性联合变性、运动神经元病等西医的难治之症中发挥了重要作用。

（1）针推引其经：内科疑难杂症多是缠绵难愈的慢性疾病，具有相当长的病程，《灵枢·百病始生》曰："是故虚邪之中人也，始于皮肤……稽留而不去，息而成积，或着孙脉，或着络脉"，由于络脉是气血运行的通道，且联络脏腑，能够深入体内深隐之所，所以成为病邪深入久伏久羁之处，如叶天士在《临证指南医案》一书中所提"肝络""脾络"等。而这些络脉中所客之邪难于用寻常药物进行针对治疗，最终因实致虚、因虚致实，虚实错综复杂，更加重了其难治性。王金贵针对药物难以直达病所这一难题，提出以针推引经透络，作为"引经药"帮助中药发挥作用。同时，运用腹部推拿具有补而不滞、泻而不伤的特点，广泛用于虚实夹杂的复杂病情，弥补中药处方个别单味药重复使用而产生耐药性的不足，同时可以有助于平衡中药之四气五味，以更好地发挥药效。

（2）方药调其脏：由于久病入络病因病机的复杂性，病位的广泛性和多层次性，所以，它的临床症状也是多种多样的。虽然久病入络之邪多为痰、瘀，但对于心脑血管疾病、消化系统疾病、泌尿系统疾病以及神经系统疾病，"久病入络"所客脏腑不同。王金贵施以理气、化痰、祛瘀之法的同时注意根据脏腑不同选择不同的药物性味。正如《证治心传》所言，"邪犯上焦、心肺、头目、清窍，则宜轻清之品，不宜重味，药过病所，反伤中下。郁结之病，治从轻宣柔润，不宜苦重、大热、补涩之品，非徒无效，而反增病也。"轻药恐有药不及病所之忧，重药尚有药过病所之虑，王金贵擅以轻重搭配，灵活选用中药。他还提出，处方不能面面俱到，对症添药是简单拼凑，什么都治的结局便是什么都治不好，遣方用药必须谨守病机，抓准主证，精准治疗，方能奏效，更多兼证应施以针推，才能标本兼治。

3. 小儿疾病

小儿脏腑娇嫩、形气未充，易受病邪损害，若治疗及时、方法得当，常能随拨随应、迅速康复；否则，又会迅速传变、易虚易实、易寒易热。因此，王金贵提出"急则遣方用药，缓则小儿推拿"，盖因《素问·五常政大论篇》中云"无毒治病，十去其九，谷肉果菜，食养尽之，无使过之，伤其正也"，若用药太过则伤其正，所以急病则先以药投之，中病即止，而后辅以推拿调之。

（1）急则用药，以防传变：小儿体质特殊，"脾常不足"，由母及子，其肺常虚，卫外不固，受邪为病。因此，叶天士在《幼科要略》中说："襁褓小儿，体属纯阳，所患热病最多。"王金贵总结临床所见，小儿确实好发热病，故而多应用卫气营血、三焦辨证。又因小儿体质易虚易实、易寒易热，发热的传变也极为迅速，王金贵提出，急则用药，用中药甚至西药，快速阻断病情，以防传变。

（2）缓则推拿，改善体质："热则寒之""上焦药用辛凉，中焦药用苦辛寒，下焦药用咸寒"，所以小儿热病每多因用寒药而伤脾胃，后天之本不固，又容易再次感染发病。因而，需中病即止，转而使用小儿推拿以调之，正是利用小儿推拿"平和而缓补，稳进而易用"的特点。加之小儿"肝常有余"，由母及子，肝火易生心火，一旦病邪所侵，多半从阳化热。因而，在急病有所缓解的阶段，应当针对"肝常有余，脾常不足；心常有余，肺常不足"进行调整，改善小儿体质，避免复感。

（二）由道而术，各司其属

1. 伤科疾病

王金贵始终坚持中医整体观念、辨证论治的原则，改变以往软组织损伤疾病"西医诊断、中医治疗"的空间性以证分型的固有模式，以"恒动观"把握和总结颈腰椎病等软组织损伤疾病发生发展时相性规律，并根据20余年的临床经验与科研成果验证，创新性提出"时相性辨证施治""手法适时应用"理论。

（1）时相性辨证施治：该理论巧妙地将中医传统思维"藏象学说"及"辨证论治"的理论相结合，运用两种思维模式平行观察现代软组织损伤疾病自始至终的发展过程，总结归纳出现代软组织损伤疾病在发展过程不同阶段必然出现的有内在联系的相对固定的症状体征，依据内在关联症状，"由表知里"，准确把握疾病发展演变规律，确立了现代软组织损伤疾病发病的三个递进阶段，分别为"瘀血阻滞—经络瘀阻—筋脉挛急"，打破传统"空间性辨证＋中医外治法"的固定证型模式，抓住疾病发展过程中证型的变化规律，同时结合多年临床观察研究明确不同中医外治疗法的功用、优势与不足；遵循"外治之理即内治之理，外治之药亦即内治之药，所异者法耳。医理药性无二，而法则神奇变幻"（《理瀹骈文·略言》）的理念，将经筋膏摩疗法、通络储药罐疗法、辨证中药湿敷疗法等 10 余种不同的中医特色外治疗法合理应用到软组织损伤的不同病理阶段，"君、臣、佐、使"处方式配伍，保证每项外治疗法各有侧重、各有突出，最终实现"杂合以治，各得其所宜"，有机契合疾病发展规律，在明显提升临床疗效和缩短疗程的同时，大大减少了有效医疗资源的浪费。

（2）手法适时应用："时相性辨证施治理论"根据现代软组织损伤疾病的病程发展，将其辨证地划分为瘀血阻滞期（急性期）、经络瘀阻期（缓解期）和筋脉挛急期（恢复期）三期，根据各期病变局部的不同特点选用适宜的手法。

剧烈疼痛是慢性软组织损伤疾病急性期最大的特点。中医认为在发病的初期即急性期实证居多，常因邪阻而致筋脉瘀阻、气血运行不畅，此期的病理特点主要是炎症、水肿，此病程阶段病机为血瘀阻塞，经脉不通，治疗应以行气活血、散瘀止痛为主，禁用整复类推拿手法，随着疼痛逐渐减轻，可适当使用㨰、按、揉等放松类手法，并配合中药湿敷、熏蒸、中药敷贴等疗法，以活血化瘀止痛，促使局部血液循环加快，促进炎症、水肿的消退吸收，有效改善瘀血阻滞而致的疼痛，诸法合用，共达止痛之功。缓解期的特点是自觉疼痛消失，活动受限，活动时引起疼痛。病理分析此期软组织充血、水肿基本消失，但损伤尚未恢复，中医认为此病程阶段病机为瘀血凝滞、脉络受阻，治疗应舒筋活血、温经通络，在继续保持血液循环通畅的前提下，采用软组织松解手法，如弹拨法、擦法、㨰法、按揉法等，配合针刺、牵引、通络储药罐及功能锻炼等治疗方法来解除软组织的痉挛和压迫，改善脊柱、关节等的活动度。恢复期特点是疼痛基本消失，但病变部位仍僵直，活动欠灵活。病理分析此期软组织损伤基本恢复，但位置发生变化，小关节错缝并紊乱，此病程阶段病机为病邪渐去，正气渐复，经脉挛急，关节不利，即筋骨尚未完全恢复正常，治疗则侧重理筋整复，滑利关节，推拿手法以理筋整复的运动关节类手法为主，恢复紊乱的错位关节和力学平衡，配合针刺、足浴和松筋易骨导引操，以促进筋骨的功能和位置恢复，巩固疗效，有效改善久坐、久行导致的腰痛等慢性软组织损伤疾患，防止复发，提高生活质量。

2. 内科杂病

王金贵始终坚持在中医理论指导下传承和发展脏腑推拿，兼容并蓄，学古而不泥古。古法腹部按摩重视气血，认为"人身以气血为本，气血不足则人弱，气血不畅则人病，气血停止则人死，按摩治病之原理就是行气血、通经络"；津沽民间捺穴疗法也尤其重视调气，认为"人有气则生，无气则死，气能养人，气能害人"。他将二者加以融汇创新，形成"津沽脏腑推拿"，并且挖掘、丰富了其理论体系，结合其自身的临床体会，提出"调气通脉、调畅三焦"的学术思想。他认为，脏腑推拿治疗以调畅气机，调节贯通经脉气血为主，并畅通三焦，促进气化功能，最终达到平衡阴阳、补虚泻实、调整脏腑的目的。"调气通脉、调畅三焦"学术思想在指导推拿辨证治疗功能性内科疾病中发挥了重要作用。

（1）调冲通脉，顺畅气机：王金贵深谙中医气机升降的基本规律，认为"百病皆生于气"，许多疾病的发生都是由于脏腑经脉气机失调所致，气机平调是中庸之道，亦是治疗大法、核心理念，调畅各脏腑的紊乱气机正是脏腑推拿的优势所在。五脏之中，脾胃居于中，脾气主升，胃气主降；肝在左而肺居右，肝气主升，肺气主降。王金贵认为肝气疏泄有度，肝升肺降，形成龙虎回环，可畅达胸中气机；脾胃之气有升降调节作用，可斡旋气机，升清降浊，气机得顺。《彭子益医书合集》中指出："中气如轴，四维如轮，轴运轮行，轮运轴灵。"这是从五脏整体的角度看待气机转输，王金贵充分考虑五脏的整体性，以五行生克制化为指导原则，在局部出现问题的情况下，灵活施治，调畅气机。

王金贵善用奇经八脉，奇经以满为功，以通为用，腹部推拿恰以"冲脉气血充足、脉道通利"为要，通过手法施用于冲脉来调节全身气血。冲脉是联系十二经脉的枢纽，脏腑经络的气血都汇聚于此。《灵枢·逆顺肥瘦》曰："夫冲脉者，五脏六腑之海也，五脏六腑皆禀焉。"王金贵认为腹部推拿作用于冲脉，通过深层按压于伏冲之脉，可以鼓荡十二经脉之海的精气，犹如海水倒灌入江河湖泊，其力道充沛、作用广泛。王金贵在临床中以"五层气体，四种导疗"指导推拿治疗的层次与补泻，善用腹部推拿调节伏冲之脉，调畅冲、任、督、带脉，从而调节十二经脉气血，荣养五脏六腑，平衡阴阳，达到"调气通脉"治疗内科杂病的目的。

（2）以阳入阴，三焦气化：《史记·扁鹊仓公列传》中记载："夫以阳入阴中，动胃缠缘，中经维络，别下于三焦、膀胱，是以阳脉下遂，阴脉上争，会气闭而不通。"王金贵认为津沽脏腑推拿长于调畅气机，可以通过调气来调动人体之气而助阳，阳气可蒸水化气，气能载津，阳长则津液可随气布化，从而达到滋阴之效。气是构成人体和维持生命的基本物质，气的运动变化是人体生命活动的体现。《难经》提出"三焦者，原气之别使也，主通行三气，经历于五脏六腑"，三焦主通行宗气、营气、卫气，总司人体气化。《素问·灵兰秘典论篇》言"三焦者，决渎之官，水道出焉"。三焦具有纳化水谷、升清降浊及调节水液气化代谢的功能。王金贵认为三焦是人体各种气机的统领，三焦不畅则致清气不升，浊气不降，气机阻滞，脏腑失和，上下不通，表里不通，经络不通，引起气滞、湿阻、热郁、水停脏腑等病机变化。正如《中藏经》载："三焦者，人之三元之气也。号曰中清之腑，总领五脏六腑，营卫经络，内外左右上下之气也，三焦通则内外左右上下皆通，其于周身灌体，和内调外，营左养右，导上宣下，莫大于此也。"

王金贵认为三焦有形，为流气之所；三焦无形，可气化万千，都是从不同角度对三焦功能的论述，整合在一起才是对三焦完整的认识。脏腑推拿核心之一就是调畅三焦气机，恢复三焦气化。王金贵在临床中总结出"宣上""畅中""渗下"的治疗法则。在治疗中，首先是开中焦之气，即"畅中"，中焦是沟通上下、承上启下的关键所在。继而开下焦之门，即所谓"渗下"，给浊气、水湿之邪等以出路，使中焦水湿不碍脾。最后才是开上焦之气，即是"宣上"，开胸顺气，恢复肺气宣发肃降，亦有助于下焦通利。

三焦在局部各行其是，而在整体又相互影响，共同完成水谷精液气血的吸收、输布、排泄过程。"畅中、渗下、宣上"依次施用，则可恢复三焦气化的功能，使三焦通行元气、运行水谷和通行水液的作用正常，疾病得愈。

3. 小儿疾病

王金贵在儿科治疗上也有其独到之处，形成了以"脏腑体质辨证"为依据，"五脏生克制化"为原则的小儿推拿理论方法体系。他率先提出了小儿推拿"核心特定穴"思想，科学提炼古今临床文献中应用频次较高的特定穴作为小儿推拿治疗的基本组方，结合小儿体质特点和"五脏生克制化"指导辨证选穴。他指出小儿推拿用穴如同用药，需"君臣佐使"分清主次，以核心特定穴为君，纲举目张，用穴少而精，形成个性化治疗方案，提高患儿依从性，从而增强临床疗效。

（1）脏腑体质辨证——固护中州：王金贵提出治疗小儿疾患，首先要明晰小儿生理发育的特征，小儿体质形成受先天因素和后天因素影响。先天禀赋因素正是决定小儿不同体质类型的基础，新生儿体质主要取决于父母，正如《幼科发挥·胎疾》所言："瘦、长短、大小、妍媸，皆肖父母也。"胎儿与母亲一脉相承、息息相关，《格致余论·慈幼论》有云："儿之在胎，与母同体，得热则俱热，得寒则俱寒，病则俱病，安则俱安。"小儿体质有别，明代万全在宋代钱乙"脏腑虚实辨证"的基础上提出小儿"五脏之中肝有余，脾常不足肾常虚""心常有余而肺常不足"的观点。王金贵对明代万全的观点最为推崇，正如《幼科发挥》中所言："肝常有余，脾常不足者，此却是本脏之气也。盖肝乃少阳之气，儿之初生，如木方萌，及少阳生长之气，渐而壮，故有余也。肠胃脆薄，谷气未充，此脾所不足也。"王金贵认为小儿先天体质或寒或热或虚或实，皆可通过调节脾胃来改善。脾为后天之本，固护中州是治疗小儿疾患的根本大法。在治疗小儿杂病时，无论手法与用药往往皆从调理脾胃入手，如小儿抽动症、小儿汗证、小儿夜啼等，或扶土抑木，或培土固金，或固本调神，通过调理脾胃每能获效。

王金贵亦强调脾为气血生化之源，主运化水谷，小儿脏腑娇嫩，后天发育完善需依赖脾胃化生的气血、运化的水谷精微来濡养脏腑，促进生长发育。而小儿脾胃成而未全，全而未壮，成长迅速，生机蓬勃，水谷需求量大，常常饥饱无度，极易损伤，所以固护中州也是为了避免寒热损伤脾胃而影响小儿生长。他在小儿疾患遣方用药上重视选用轻清之品，方小量小，中病即止，且避免寒性之品伤及脾胃；或先以健脾益胃之药投之，而后针对性治疗，以防脾胃受损；或佐以健脾和胃之山药、山楂等以保胃气，护中州。

（2）五脏生克制化——纲举目张：王金贵将"生克制化"理论在小儿推拿的临床治疗中加以发挥，提出根据脏腑五行属性，以五脏为中心，五行生克制化为原则，灵活运用核心特定穴治疗以维持小儿五脏之间协调平衡。《黄帝内经素问集注·卷一》有云："五脏合五行，各有相生相制，制则生化。"王金贵亦强调小儿体质不同于成人，不可单纯地"虚者补之，实者泻之"，要注意小儿"心、肝常有余"，故心与肝可泻不可补，在手法运用上，心经与肝经只用清法。当小儿出现肝阴虚时，则需通过揉上马来"滋肾水以涵肝木"从而益肝血；而小儿心气不足时，不可简单地"虚则补其母"直接补肝，亦需通过滋肾阴来益肝木以生心气。同时他指出小儿"肾常虚"，故肾可补不可泻，小儿肾火旺时可根据表里关系通过清小肠利膀胱以泻肾火。

基于此，王金贵提出了核心特定穴的概念。他继承了明代周于蕃的学术思想，有别于某些现代小儿推拿选穴十余个，手法花哨繁琐，而是多采用独穴、双穴治病，精准治疗。最初王金贵采用文献计数方法分析小儿常见疾病推拿相关特定用穴规律，工作量大，且结果单一，但是随着计算机技术的进步，运用中医传承辅助平台，基于关联规则和复杂系统熵聚类算法对小儿常见疾病推拿核心特定穴进行挖掘分析，将各流派相同疾病相关推拿处方纳入数据库，总结小儿常见疾病常用穴应用规律，筛选小儿推拿核心特定穴，科学提炼古今小儿临床文献中应用频次较高的特定穴，化繁为简，同时在"五脏生克制化"原则指导下将核心特定穴整理归纳为五大系统，并形成临床治疗的核心特定穴组方，以精准的五经穴为首，少量配合辅穴，减少无用功，纲举目张，为临床治疗预防小儿疾病提供优选治疗方案，提高了临床效率和疗效。

四、临证经验

痉挛性斜颈是临床上最常见的局灶型的肌张力障碍，以一种不自主、持续性的颈肌收缩引起的头颈部运动和姿势异常为特点。王金贵自20世纪90年代末期开始应用推拿、中药、针灸治疗该病，取得了满意疗效，并积累了一定经验。王金贵认为痉挛性斜颈属于中医学"痉证"的范畴，结合文献研究和临证经验，从脏腑、气血津液辨证施治。

1. 风为标，虚为本

《素问·至真要大论篇》中说："诸暴强直，皆属于风。"将痉证与"风"联系起来。《类证治裁》中所言"痉证，病在筋也，筋者血之所荣，伤于邪则成痉"，认为痉证更多是因血不荣筋造成的。张景岳也认为痉证乃气血不足，如他在《景岳全书·痉病》中言："其病在筋脉，筋脉拘急，所以反张。其病在血液，血液枯燥，所以筋挛。……凡此之类，总属阴虚之证。盖精血不亏，则虽有邪干，亦断无筋脉拘急之病，而病至坚强，其枯可知。故治此者，必当先以气血为主，而邪甚者，或兼治邪。若微邪者，通不必治邪。盖此证之所急者在元气，元气复而血脉行，则微邪自不能留，何足虑哉！"

王金贵认为此证病位在筋脉，与肝密切相关，津液不能涵木，以致肝风上逆而成痉证，而其本质在于气血不足。正如宋代陈无择在其《三因极一病证方论》中论述："夫人之筋，各随其经络束于身，血气内虚，外为风寒湿热之所中则痉，原其所因，多由亡血，筋无所营，故邪得以袭之。"又如明代虞抟在其《医学正传》中言："虚为本而风为标耳。"

2. 解痉治标，扶正治本

王金贵指出了痉证内外合病，本虚标实的病机特点。所以治疗的关键，在于补益气血，养血柔筋，平肝解痉。首先腹部推拿之层按法于上脘穴，伏冲之脉，指按气冲穴。因肝开于上脘，按此穴可平肝调气止痉；冲脉、胃经多气多血，可改善全身气血、濡润诸经。指按气冲，通调气血，促使气血布散输布，濡养周身。王金贵强调，胃经与冲脉，一阴一阳，濡养宗筋，共同维持十二经脉气血阴阳的平衡。如《素问·痿论篇》曰："治痿者，独取阳明何也……冲脉者……与阳明合于宗筋，阴阳总宗筋之会……皆属于带脉，而络于督脉。故阳明虚则宗筋纵。"

基于以上宗筋与带脉关联，从经络辨证出发，王金贵立足于带脉"总束诸脉"的作用，从《素问·痿论篇》"阳明虚则宗筋纵，带脉不引，故足痿"逆向思维，提出"带脉过引，发为痉证"的观点。他认为带脉与其他经络病变一样，有虚实两端，虚则带脉不引，发为痿证；实则带脉过引，发为痉证。对于宗筋即经筋，《内经》有对于经筋有"筋""筋膜""宗筋"等称谓，而"宗筋主束骨而利机关也"中的"宗筋"指的还是经筋。阳明虚，气血不足则经筋失养，带脉固束不利，发为痿证；而带脉过于管束，则发为痉证。王金贵治疗此证亦从带脉、宗筋入手，通过拨按带脉，使带脉约束有常，则诸经通利，气血运行正常，濡润宗筋，则筋脉关节得养，骨骼肌肉滑利。

以"治痉独取宗筋"为治疗原则指导针灸，故针灸"六合"，及针刺宗筋所聚之处——十二经合穴，起到调节宗筋的作用，从而缓解肌肉韧带的痉挛症状。手法轻推两侧胸锁乳突肌以治标，缓解颈肌痉挛，同时恢复颈部痹阻之阳气，使津液得以布散，挛缩之筋脉得以濡养而舒缓。

王金贵常言推拿手法祛风滋阴效果较差，仅靠推拿，难速见功，必配合方药以达目的。此证可以配合补益气血汤药，如桂枝加葛根汤、十全大补汤、逍遥散，补气血调营卫，元气得复，血脉得行，经筋得养，痉病自除，这是治本之法。

此外，王金贵指出痉挛性斜颈初起时，容易被当作颈椎病处理，患者往往多处求治，每每落空。大凡痉挛性斜颈患者，都会觉得此病难以痊愈，于是往往合并躯体性焦虑。患者来诊时可能已四处求医，多方治疗未果，加之恐惧，最终不得不选择手术，所以在治疗的同时，应嘱患者调整心态，积极接受治疗。

验案举隅 1：痉挛性斜颈

李某，男性，28 岁，未婚，加拿大多伦多大学化学博士，初诊时间：2015 年 3 月 16 日。

主诉：颈项板滞抽搐 2 个月余。

现病史：患者自述 2 个月前，于国外留学期间行化学实验时发生小事故，后出现颈项板滞酸痛、局部轻度水肿等症状，遂至当地医院就诊，查颈椎 CT、颅脑 CT、核磁共振成像（MRI）均未见明显异常，后口服非甾体抗炎药治疗，治疗后症状无明显好转。1 个月前无明显诱因出现颈项不自主向右侧抽动，幅度逐渐增大，后于当地医院就诊，予颈托固定治疗后自觉症状无明显缓解，并呈进行性加重，故患者前来就诊。初诊时，患者双侧颈项板滞抽搐，颈肩部肌肉酸痛，颈项右侧偏斜，偶有痉挛僵硬及不自主抽动，颈项部活动明显受限，并间断伴有一过性头晕及四肢麻木症状，否认脚踩棉絮感，自述平素时有汗出，语声低微，手脚苍白，纳少，夜寐差，二便调。舌淡红苔白，脉细。

查体及检查：可见患者颈椎坐位时无法静止，活动检查及颈椎专科检查无法完成，胸锁乳突肌梭状肥大明显，双上肢肌力均Ⅴ-级，生理反射正常，病理反射未引出。肌电图示：右胸锁乳突肌、双斜方肌、双颈夹肌紧张，可见少量纤颤电位。

中医诊断：痉证。

中医辨证：气血两虚证。

西医诊断：痉挛性斜颈。

处方：

（1）推拿手法治疗：①采用津沽脏腑推拿的核心手法层按法，取中脘穴，手法以带法之补中带泻法为主；②以左手拇指迎住巨阙穴，右手拇指于建里穴行捺补法；③以气海穴为中心迭揉腹部；④揉捺两侧承满至天枢一线；⑤拨按带脉；⑥捺调期门、章门、血海、三阴交穴；⑦指按气冲穴；⑧颈部局部施以揉法、捺法，以松解双侧头夹肌、胸锁乳突肌、斜方肌；同时点按手三阳经在颈部外侧的穴位，如天容穴、水突穴、扶突穴、天牖穴等，指力由轻到重，以泻法为主。每日治疗1次，总治疗时间20分钟。

（2）中药治疗：治以祛风化痰，定搐止痉。方选玉真散合桂枝加葛根汤加减：葛根20g，桂枝12g，白芍12g，天麻10g，羌活10g，炒麦芽10g，防风10g，制天南星12g，生姜3片，大枣4枚，炙甘草6g。7剂，水煎服，日1剂，并嘱患者注意颈项部保暖，平日以卧床休息为主。

二诊：治疗1周后，患者自觉颈项部板滞、酸痛症状较前稍缓解，并诉服中药后有微微汗出之感，颈项仍向右侧偏斜，并伴有无自主抽动症状，程度较前无明显缓解，近日未诉明显头晕及四肢麻木症状，纳少，寐欠安，二便调。舌淡红，苔白腻，脉细。

推拿手法治疗同前。中药在原有基础上，加用止痉散，以加强祛风止痉的作用，全蝎、蜈蚣磨粉以1：1比例混合，于每剂汤剂中加入1.5g，日1剂。此外，加用针灸治疗，直刺双侧十二经合穴，手法以泻法为主，每次留针15分钟。

三诊：依前法继续治疗2周后，患者头项部扭转、倾斜角度较前减小，抽搐频率明显减少，且胸锁乳突肌梭状肥大基本消失，颈项部肌肉松弛，无明显酸痛症状。

四诊：依前法治疗2周后，患者自述服药后汗出较明显，颈项部向右倾斜、抽搐旋转症状较前缓解，胸锁乳突肌梭状肥大较前明显减小。故中药、针灸仍依前法治疗，推拿手法方面，停用拨按带脉之手法，并将层按带法调整为补中带泻法，另外加用颈部手动牵引3~5次，幅度由小到大，隔日治疗1次。

推拿手法依前法治疗。调整方药以增强疏肝健脾之功，方选逍遥散加减：柴胡12g，白芍12g，当归10g，茯苓10g，炒白术10g，炙黄芪10g，党参12g，薄荷6g（后下），全蝎研末、蜈蚣各1g（研末冲服），炙甘草6g，生姜3片，枣4枚。并嘱患者仍需注意颈项部保暖，可适当练习颈椎导引操，以增加颈项部肌肉锻炼。

五诊：经过近3个月的治疗后患者痊愈，头部活动基本自如，无明显倾斜、抽搐症状，长时间低头伏案工作后仍偶有胸锁乳突肌轻微痉挛症状，休息后可消失。暂停推拿及口服中药治疗，嘱患者避风寒、适劳逸，适当加强颈项部功能锻炼。

按语： 本案西医诊断为痉挛性斜颈，属中医学"痉证"范畴。此证病位在筋脉，与肝密切相关，津液不能涵木，以致肝风上逆而成痉证，而其本质在于气血不足。所以治疗的关键，在于补益气血，养津柔筋，平肝解痉。《素问·痿论篇》指出"阳明虚则宗筋纵，带脉不引，故足痿"。王金贵基于此提出"带脉过引而发痉证"，在治疗本案时，运用津沽脏腑推拿以层按法之补中带泻法以及拨按带脉之手法来松弛"过引"带脉，缓解筋脉挛急之症；此外，层按法还能作用于深部的伏冲之脉，从整体上具有通调经络、行气活血的作用，使脏腑功能协调，脉道通利，气血活畅，帮助协调神经系统及肌肉韧带功能。胃经与冲脉共同维持十二经脉气血阴阳的平衡，《素问·痿论篇》曰："治痿者，独取阳明……冲脉者……与阳明合于宗筋，阴阳总宗筋之会……皆属于带脉，而络于督脉，故阳明虚则宗筋纵。"阳明虚，气血不足则经筋失养发为痿证，所以"治痿独取阳明"，宗筋主束骨而利机关，基于此他提出"治痉独取宗筋"。在针灸治疗时以此为治疗原则，通过泻法针刺宗筋所过之十二经合穴，起到调节宗筋、缓解肌肉韧带痉挛症状的作用；此外，此疑难之证单靠外治之法疗效有限，还需同时配合方药内治，方能显效。此证在标以风为患而致痉，实属"外风引动内风"之范畴，故方剂上选桂枝加葛根汤合玉真散加减，以祛风化痰、定搐止痉。另外基于辨证施治，整体调节，在整个诊疗过程中又加止痉散以加强治疗患者颈项部痉挛之症状；配合手法治疗的同时，又在后期选用逍遥散加减，达肝脾同治、气血同调之效，以缓筋急，增强患者体内正气，促进疾病康复。故以上内外诸法并用，疗效颇佳。

验案举隅 2：肌萎缩侧索硬化

苏某，男，65 岁，已婚，退休，初诊时间：2012 年 8 月 16 日。

主诉：四肢麻木、无力 1 个月，加重 1 周。

现病史：患者自诉 1 个月前无明显诱因出现四肢麻木，无力，双下肢行走困难，休息后可稍缓解，故未予系统诊治。1 周前上述症状加重，遂就诊于天津某医院，查 MRI 示：颈胸段脊髓信号异常。肌电图示：肱三头肌、三角肌、股二头肌、腓肠肌可见神经源性损害，正中神经、腓总神经传导速度（NCV）减慢，可见纤颤电位。考虑肌萎缩侧索硬化，予以营养神经、激素冲击治疗后，症状较前稍好转。但停止治疗后症状反复，并呈进行性加重，故前来就诊。初诊时，患者四肢麻木、僵硬，不能久坐，双下肢行走困难，偶见肌束颤动，面色不华，肢倦无力，易汗，气短，形寒肢冷，纳呆，小便频数，大便溏，舌红体胖，边有齿痕，苔薄白，脉沉弱。

查体及检查：双下肢肌张力增高，肌力 3 级，四肢腱反射亢进，双侧霍夫曼征阳性，双侧髌阵挛、踝阵挛阳性，双侧巴宾斯基征可疑阳性，无共济失调，无括约肌功能障碍，无感觉障碍。

西医诊断：肌萎缩侧索硬化。

中医诊断：痿证。

中医辨证：脾肾阳虚。

处方：

（1）推拿手法治疗：①采用津沽脏腑推拿的核心手法层按法，取伏冲之脉、关元穴，手法以提法为主，操作后使患者双下肢有温热感为宜；②在神阙穴施以旋揉法，以患者局部有热感为佳；③拨按带脉；④以左手拇指迎住巨阙穴，同时以右手拇指捺补建里穴；⑤指按气冲穴；⑥捺扫背部双侧脾俞至大肠俞。

（2）中药治疗：治以温肾健脾方选附子理中汤加减：制附子10g，干姜15g，炒白术10g，党参15g，黄芪20g，龙眼肉15g，淫羊藿15g，桂枝9g，炙甘草6g。7剂，水煎服，日2剂，另予制马钱子磨粉，每日0.5g冲入汤剂中同服，并嘱患者平日以卧床休息为主。

二诊：治疗1周后，患者自觉倦怠、乏力、短气等症状有所好转，但四肢力量差及形寒肢冷等症状较前仍无明显变化。故在推拿治疗上延长层按中脘及旋揉神阙的操作时间，并以下肢及局部有温热感为宜；中药加强温肾作用，方用附子理中汤合肾气丸加减：加熟地黄24g、山药12g、山萸肉12g、茯苓9g、泽泻9g、丹皮9g。同时加用针灸治疗：直刺十二经合穴，加双侧肩髃、臂臑、手三里、合谷、伏兔、上巨虚、下巨虚、丰隆、解溪、内庭等穴，手法以补法为主，每次留针15分钟。

三诊：依前法治疗2周后，患者自述四肢麻木无力感较前缓解，可稍微久坐，并可自行短距离缓行，检查四肢肌力Ⅵ-级，故继续依前法巩固治疗1周。

四诊：患者自述四肢无力感又有所缓解，但诉困倦乏力、大便溏薄症状有所反复。考虑患者目前正处于病情恢复期，应注意顾护脾胃，故于手法上调整层按带法为补中带泻法，旋揉法亦以神阙穴为中心进行操作，同时停用拨按带脉法；针灸继续同前法治疗；中药去熟地黄、山药、山萸肉、茯苓、泽泻、丹皮，并将黄芪加至30g、炒白术加至20g。

五诊：患者依前法继续治疗2周后，自述四肢力量进一步增加，久坐及行走较前有明显改善，困倦、乏力、便溏等症状也基本消失，此时测四肢肌力Ⅳ级。考虑患者目前症状逐渐好转，故可暂停治疗，同时嘱其在家中积极进行功能锻炼以进一步恢复肌肉力量。

随访：治疗后1个月随访，患者症状稳定，并经过自行锻炼，肌肉力量有所改善。

按语：本案属于中医痿证范畴，临床表现上主要为四肢痿废无力、迟软等，恰恰与痉证的肌肉筋脉挛急强直相反。本案辨证为脾肾阳虚证，故以层按提法作用在伏冲之脉、关元穴，旋揉神阙穴，迎巨阙穴，捺补建里穴为主，首先以"带脉不引而发痿证"的理论入手，调补脾肾，关元穴、神阙穴温补肾阳，建里穴温补脾阳，先后天同补。中医认为脾主四肢，而患者症状又以四肢为主，捺补建里穴正是从脾阳论治，配合捺扫背俞穴重在温补督阳，调节一身之阳气。而拨按带脉，意在紧固带脉，增加带脉的固摄作用。而《内经》中又有"宗筋主束骨利关节""治痿独取阳明"之论述，明确指出了"宗筋"和"阳明"在痿证治疗中的作用，故在初诊疗效欠佳之时，加用针刺补益宗筋及阳明经脉，以加强四肢肌肉力量。气冲穴为足阳明胃经的重要腧穴，对于下肢气血运行不畅有着调整作用。若气血不足，可引阳明经之气血蓄灌入下肢循行的冲脉当中，有效改善下肢麻木症状；若气血逆乱，可以促使气血有序运行。此外，在中药的应用方面，针对脾肾阳虚之辨证，以附子理中汤为基本方，在治疗过程中辨证加减，可起到从整体内在调节的作用；同时，在病症恢复后期，考虑到患者久病后有脾胃受损之证候，故在手法及中药中都加大益气健脾，顾护脾胃的力量，以进一步促进疾病康复。

参考文献

［1］王金贵. 王金贵津沽脏腑推拿心法［M］. 北京：中国中医药出版社，2017.

［2］张伯礼. 津沽中医名家学术要略（第4辑）［M］. 北京：中国中医药出版社，2018.

［3］王金贵. 视频+图解津沽小儿推拿［M］. 北京：人民卫生出版社，2017.

执笔者：李华南　张玮　包安　陈英英　刘书芹

整理者：吴妍

王舒

——针灸求真，科研探秘

一、名医简介

王舒，男，1965年生，中共党员，山东菏泽人，医学博士，教授、主任医师，博士研究生导师，博士后合作导师。师从石学敏院士，毕业后一直在天津中医药大学第一附属医院从事针灸临床和科研工作，曾任针灸部副部长和老年病研究室主任，针灸研究所所长，2000年曾赴德国斯图加特从事医疗及教学工作。享受国务院特殊津贴专家，第九届中国青年科技奖获得者，第七届全国优秀科技工作者，国家教育部新世纪优秀人才，国家教育部"针刺治疗脑病研究"创新团队带头人，中国针灸学会第五、六届理事会副会长，《中国针灸》副主编，中国民族医药学会针灸分会第一、二届理事会会长。现任天津市中医药研究院附属医院副院长，国家中医针灸临床医学研究中心副主任，国家中医药管理局脑病针刺疗法重点研究室主任，天津针灸学会会长，《中华针灸电子杂志》副总编。

王舒始终坚守在针灸科研一线岗位，紧扣时代脉搏，秉持初心，针对针灸行业问题，开展针刺治疗中风、高血压、偏头痛等疾病的基础与临床研究、针刺手法规范化及量效规律研究，取得多项成果，且在针灸学科发展、针刺技术推广方面做出了突出贡献。作为负责人主持国家级课题7项；作为负责人及主要研究人员完成省部级课题20项；获各级科技奖励27项；发表论文100余篇，其中SCI收录16篇，参编论著10部；参加WHO传统医学ICD-11的制定；已培养博士研究生46人，硕士研究生86人。

王舒立足国家针灸临床医学研究中心建设，辐射带动全国针灸发展，为天津针灸连续多年引领全国做出卓越贡献。在石学敏院士的指导下，他带领针灸团队，2019年申报并获批首批国家中医针灸临床医学研究中心（全国针灸界唯一），通过中心行业引领，推进中医针灸领域的创新突破和普及推广；充分发挥本学科作为国家中医临床研究基地、全国针灸重点专科协作组组长单位的优势，组建全国中风病协作联盟，带领108家针灸协作组成员单位等，完成国家中医药管理局相关诊疗方案及临床路径的制定，通过协同网络推广针刺适宜技术，形成成熟推广模式。

针灸团队建设成绩突出，王舒作为带头人的国家教育部"针刺治疗脑病"创新团队2015年通过验收，成绩优异获滚动资助；在石学敏院士的指导下，他具体负责落实学科及专科的建设任务，本学科已相继成为国家教育部、国家中管局重点学科、国家中医临床研究基地（中风）、国家临床重点专科等建设单位。

王舒积极引领团队在国内外开展广泛的学术交流，组织中国·天津国际针灸大会 10 余届，担任 7 届国际针灸大会同声翻译，为针灸学科的国际交流与合作搭建了重要平台，在学术推广方面，他赴美国、德国、瑞士、加拿大、肯尼亚、白俄罗斯等 10 余个国家讲学及参加学术交流。

二、名医之路

1. 紧扣时代的脉搏，攻坚克难，耕耘育桃李，把科研教学与国家健康需要结合起来

王舒扎根针灸科研一线岗位 30 余年，以针灸医学科研促进国民健康为己任，时刻注意跟踪国际前沿水平研究，围绕"卡脖子"难题，加强科研攻关，矢志不渝。在石学敏院士的指导下，围绕国家健康需求，针对临床和针灸行业中亟须解决的问题，开展了一系列临床和机制研究，特别是在针刺治疗中风病、高血压、偏头痛等脑血管病方面有较深入的研究，并采用多种前沿技术揭示针刺作用及机制，形成脑梗死恢复期中医药综合防治方案、有效针刺降压治疗方案，研究影响针刺效应的关键因素，证实经穴作用的相对特异性，优化临床针刺刺激参数获得最佳治疗效应，他主持的多项研究课题达到国际领先水平。作为负责人主持国家级课题 7 项，其中 973 计划课题、国家科技支撑计划课题、科技部中医药行业专项各 1 项，国家自然科学基金课题 4 项，作为主要研究人员参研国家级课题 3 项；作为负责人及主要研究人员完成省部级课题 20 项。获各级科技奖励 27 项，其中获国家科技进步二等奖 1 项、天津市科技进步一等奖 1 项、中华中医药学会科学技术一等奖 1 项、中国针灸学会科学技术二等奖 1 项、中国针灸学会科学技术三等奖、天津市自然科学二等奖 1 项、国家教育部科技进步二等奖 1 项、天津市科技进步二等奖 8 项；参加 WHO 传统医学 ICD-11 的制定。

学术引领促成长，通过科研攻关，他带出了一个团结协作、朝气蓬勃的针灸队伍，针灸团队携手攻坚，在 2011 年获得教育部"长江学者和创新团队发展计划"创新团队殊荣，值得一提的是，本团队是当年入选的 97 个创新团队中，唯一一家涉足中医领域的团队，这一荣誉充分体现了团队在针灸领域的卓越成就与影响力。随后在 2015 年 8 月，团队凭借出色的表现顺利通过验收，并荣获滚动资助，为针灸学科的长足发展培养了可持续发展的人才力量。

诲人不倦育新苗，对学生而言，王舒是学业上的严师，生活中的慈父。他默默地传道解惑，倾囊相授，为针灸事业培养了一批接班人。自 1996 年成为硕士研究生导师，2002 年成为博士研究生导师以来，王舒共培养了国内、外博士 46 名，硕士 86 名，其中包括来自美国、德国、埃塞俄比亚、泰国、巴西、韩国等国家的 18 名留学生。在人才培养过程中，王舒从中医针灸学自身发展的需要出发，摸索出一套适合未来中医发展需要的高级人才培养模式，其培养的博士、硕士研究生已经成为临床和科研骨干，具备独立科研能力和较高的外语水平。

2. 兢兢业业建专科，殚精竭虑强学科，为天津针灸连续多年引领全国做出贡献

在石学敏院士的指导下，王舒全面负责针灸学科的建设任务，带领团队致力于针灸学科的建设和推广，取得了显著成果。通过多年的深耕细作，针灸学科在各个层面上取得了显著的成绩，先后成为国家教育部重点学科、国家中医药管理局重点学科、国家中医临床研究基地（中风病）、国家中医药管理局重点专科、原卫生部国家临床重点专科（针灸专科）建设单位等，确立了天津针灸在全国领先的地位。

为了加强医学科技创新体系建设，打造一批临床医学和转化研究的高地，以新的组织模式和运行机制加快推进疾病防治技术发展，建设国家针灸临床医学研究中心是国家对针灸学科发展的重大战略决策及重要里程碑，也为该学科的发展提供了难得的历史机遇。通过中心建设中的行业引领作用，可以推进中医针灸医学领域的创新突破和普及推广。在时代的机遇和挑战下，王舒作为申报团队负责人承担着历史性的责任，在石学敏院士及大学、医院各级领导的支持下，他组建团队筹备国家针灸临床医学研究中心申报工作。因是国家层面首批中医类试点，没有前期经验可循，他迎难而上，主动担当，潜心研究中心的规划和建设思路，与十几名骨干成员夜以继日工作，经常吃住在医院。他首先系统梳理了针灸学科半个多世纪的成就，又集思广益、重点考察了北京、上海等国家临床医学研究中心，虚心请教中医针灸界资深学者，采纳适合国家临床医学研究中心建设好的经验做法，致力于打造成为国际化的针灸临床医学研究和转化推广中心以及行业引领研究和培训中心，形成了建设国家针灸临床医学研究中心的初步思路和方案。

医院为申报团队设立了专门的办公地点，王舒与团队成员集体办公，亲力亲为，经过团队半年多的共同努力，于 2017 年 12 月完成了国家针灸中心的建设和规划方案，在正式提交的最后一天，王舒带领申报团队依然在完善建设方案，通宵达旦，充分利用宝贵的时间，逐字逐句修改，务求尽善尽美，不负党和组织的重托，最终形成了较为系统完善的国家针灸中心的建设方案，上报国家科技部。建设申请在通过初审后，王舒依然干劲十足，以饱满的工作热情继续投入到下一步的国家医学临床研究中心的答辩准备工作当中，继续以高标准和严要求完成了答辩材料的准备工作，期间经过 100 余版本的修改完善，经历了多个日夜的加班加点，最终形成了完整的答辩文件。2018 年 8 月 28 日，石学敏院士带领王舒等骨干成员顺利完成了中心答辩。2019 年 5 月国家中医针灸临床医学研究中心正式获批、落户天津中医药大学第一附属医院，确立了天津针灸学科在全国针灸学领域的领军地位，目前在全国范围内建立了涵盖 200 余家成员单位的三级网络架构体系。王舒作为国家针灸临床医学研究中心的副主任，全面负责国家针灸中心的顶层设计，一直致力于针灸临床大数据研究、多中心临床研究、数据管理平台建设、针灸标准化研究等国家重点任务。目前，中心建设工作正在积极稳步推进，已取得阶段性成效。未来针灸中心的建设，将立足于行业引领，服务于国家"健康中国"需求和"一带一路"战略，建设成为针灸新技术发源地、成果产出地、人才聚集地和培养地，打造成国际化的针灸临床医学研究和转化推广中心。

3. 传承院士学术思想，深耕特色技术推广，促进针灸国际学术交流

王舒在"传"与"承"中探求导师石学敏院士独特的学术思想，勤勤恳恳，秉持初心，毫不懈怠，在临床实践和科学研究中发扬导师创立的针灸技术，促进针灸国内外学术交流。在石学敏院士的带领下，充分发挥本学科作为国家中医临床研究基地、全国针灸重点专科协作组组长单位的优势，在全国组建了中风病协作联盟，带领108家针灸协作组成员单位等，完成相关诊疗方案及临床路径的制定及验证工作，并将针刺适宜技术通过协同网络推广，形成了"技术—学术""三级医院—基层社区""国内—国际"具有特色的"天津针灸"成熟推广模式。2008年参加中共组织部、团中央组织的"第八批博士服务团"赴甘肃工作，帮助当地提高诊疗水平。

王舒一再强调，外语是使中医走向世界的重要途径，一定要重视外语水平的提高。他具有扎实的外语基础，精通英语，1997年11月担任了世界针灸联合会成立十周年学术大会专家讲座的翻译工作，连续参加了7届中国·天津国际针灸学术会议的文字翻译及同声传译工作，为大会的顺利进行提供了有力支持。他还积极领导团队，致力于在国内外开展广泛而深入的学术交流活动，参与组织中国·天津国际针灸大会10余届，有效促进了针灸学科的国际交流与合作。此外，他还曾前往赴美国、德国、瑞士、英国、葡萄牙、肯尼亚、澳大利亚、日本、法国、新加坡等10余个国家应用英语课堂授课及参加学术交流，为推动针灸学科的国际化发展贡献了自己的力量，使"天津针灸"的璀璨光芒闪耀国际。

三、学术成果

1. 针刺治疗中风病研究

中风病，以其高发病率、高致残率和高死亡率，已成为威胁我国成年人健康的主要疾病，给家庭和社会带来了沉重负担，这向科研人员发起了严峻挑战。针灸以其独特的优势在治疗脑卒中后遗症方面被寄予厚望。然而，针灸治疗中风病的研究仍存在一些问题，例如试验设计欠严谨、选穴缺乏规律性、缺乏高质量循证证据、机制研究不完善等。以上这些因素限制和影响了针灸疗法的推广与应用。

王舒及其团队面对这些挑战，采取了基础研究与临床研究相结合的策略，在基础医学方面，王舒及团队运用PET-CT、激光共聚焦显微、基因芯片、蛋白质组学、代谢组学、膜片钳等技术，从脑葡萄糖代谢、形态学、神经生化、蛋白质、分子、细胞等水平系统揭示针刺治疗中风的机制。同时在临床研究方面，王舒及团队采用循证医学方法，对针刺治疗脑梗死进行有效性和安全性评价，分别从中医证候、神经功能评估、终点指标进行评价，获得了针刺可降低缺血性中风病死率、复发率，恢复神经功能，改善心理障碍，降低残障程度的临床证据，建立了针灸治疗的综合性临床疗效评价体系及一套基于循证证据、具有示范性的脑梗死恢复期中医药综合防治方案，为脑梗死针刺治疗指南、临床诊疗路径的制定提供了参考标准及高水平循证证据。为针灸治疗中风病提供了

有力的循证支持，深入挖掘了针灸治疗中风病的效应规律及作用机制。近年来针刺治疗中风病的方向及成果如下。

（1）搭建临床研究数据管理平台：为增强针灸临床研究的系统性和规范性，王舒团队在天津市科学技术局的支持下，成功搭建了基于 Web 的多中心临床研究数据管理平台。该平台以数据管理为核心，集成了 eCRF 构建、字典管理、数据录入、数据核查、数据审核与锁定、数据存储、研究人员权限设置等功能，可实现数据采集、数据清洗的全流程动态管理，并形成数据报告。该系统平台具有可重复使用性，避免了资源浪费，可供后续更多科研项目的搭载，服务于国家中医针灸临床医学研究中心的针灸临床研究。自 2020 年底平台顺利搭建至今，本平台共搭载临床研究课题 12 项，系统内录入病例数已达 11477 例，制定数据库相关 SOP6 项，编制培训手册 3 份，极大地提升了针灸研究的效率和质量。

（2）构建首个针灸治疗中风病的队列：近年来，注册登记研究因其真实性、可信度高以及结论更贴近临床等特点，已成为临床研究中的重要方法。从 20 世纪 70 年代国外的首个牛津郡社区卒中项目（OCSP），到国内 2018 年北京天坛医院的王拥军团队进行的中国国家卒中登记研究均取得了丰硕成果，然而针灸干预中风病的注册登记研究一直是国内外研究领域的空白。

为了更准确地反映针灸治疗中风病的实际效果，王舒带领团队依托国家中医针灸临床医学研究中心网络协作单位，在真实医疗环境下登记了全国 29 家医疗机构收集的 5000 余例针灸干预中风病患者信息，构建了针灸治疗中风病的前瞻性队列，并建立了数据库，全面挖掘真实医疗环境下针灸干预中风病的防治规律，为针灸治疗中风病提供了强有力的真实世界证据。

（3）针灸治疗中风后吞咽障碍的研究：王舒及其团队通过查阅并整理前期文献，深入探索石学敏院士创立的"通关利窍"针刺法，结合前期临床研究中存在的证据质量问题，在天津市科技创新平台重大专项的立项支持下，设计并开展了一项前瞻性、随机、假针刺对照、多中心的 RCT 研究。该研究以主观量表评分结合客观仪器检查（纤维软式喉镜和吞咽造影）评估治疗后患者的吞咽功能以及吞咽过程的安全性、有效性，同时评估患者的生活质量、日常生活能力和神经功能缺损程度，并从治疗师和患者不同角度对治疗结局进行评估，结果发现"通关利窍"针刺法的潜在优势可能包括提高环咽肌开放能力、促进分泌物感知和清除能力、增加吞咽有效性和安全性等。在研究过程中，优化了"通关利窍"针刺法治疗中风后吞咽障碍的相关术语和定义、治疗原则、腧穴组方、操作步骤与要求等内容，形成了可供推广的技术规范草案。共发表了 24 篇论文，其中国内期刊发表 21 篇（中文核心期刊 9 篇、科技核心期刊 8 篇、其他中文期刊 4 篇），SCI 期刊发表 3 篇。培养 5 名科研人才。

（4）针灸治疗中风病的机制研究：王舒不仅关注针灸治疗中风病的临床疗效，而且重点关注针刺治疗中风病的作用机制，以便为针灸的治疗提供强有力的理论支持。针刺发挥作用的量效关系一直是针灸界关注的重点领域。

王舒聚焦于针刺量效这一关键问题，引进了针刺机械手和膜片钳技术等交叉学科的先进技术，开展了一系列针刺干预实验性脑梗死/再灌注的量效关系及细胞电生理研究。在研究电针刺激参数的选择时，他采用了两因素、三水平的正交设计，这种高效、快捷、经济的研究方法促使针刺量效关系的研究取得了丰硕的成果。这些成果为"醒脑开窍"针刺法治疗缺血性脑血管病的临床推广和普及提供了有力的实验依据，也为针刺量效关系研究提供了新颖的设计思路，同时为针刺领域的医工结合研究提供了范例。该研究成果共发表了18篇论文，其中5篇被SCI收录，并荣获2023年第九届中国针灸学会科学技术奖基础类二等奖。

（5）中医综合治疗方案：王舒深入研究石学敏院士的"醒脑开窍"针刺法以及石氏中风单元的研究成果并整合优化，形成中风病恢复期的中医综合治疗方案，该方案结合了"醒脑开窍"针刺法、丹芪偏瘫胶囊以及中医推拿治疗，有效发挥中医综合调节之长，为中风恢复期患者神经功能的恢复提供了有力保障。

王舒主持的"十一五"国家科技支撑计划项目，采用前瞻性队列研究方法，对缺血性中风病恢复期中医综合治疗方案的有效性（包括死亡率、复发率、日常生活能力等方面）、安全性及卫生经济学进行了全面评价。最终，基于循证证据，建立了可供推广的、针对缺血性中风恢复期的中医综合治疗新方案。

综上所述，王舒从针灸科研平台建设、针灸研究方法学探索、方案整合优化等多个维度，为针灸治疗中风病的进一步深入研究奠定了坚实的基础。

2. 针刺治疗高血压研究

高血压是目前世界上对人类身心健康危害最大的疾病之一，其临床管理在全球仍然面临挑战。针灸降压效果确切，但前期关于针刺降压的临床研究不够深入，缺乏关于针刺降压长期疗效的观察，针刺方案缺乏针对性、规范统一性，以及缺乏针刺最佳刺激参数方面的研究。在石学敏院士的指导下，王舒带领其团队查阅古籍，全面评估了不同频率针刺手法治疗高血压的近期和远期疗效，优化了临床针刺治疗高血压的刺激参数，突出了针刺降压优势，拓展了针灸适宜病症。

处方分别选用足阳明经人迎穴或足厥阴经太冲穴为主穴，辅以曲池、合谷、足三里。人迎穴作为头气街与胸气街的连接处，可调整人体气机，使气血在脉内脉外运行，营卫之气相会相通，从而调节脏腑气血，起到降压作用。太冲穴为肝之原穴，具有平肝潜阳、行气解郁之功，古今论述皆认为其为治疗高血压的要穴。经过深入研究，证实了针刺可促进血压达标，减少降压药物的使用，从而可延缓高血压导致的靶器官损害及心脑血管事件的发生，为针刺治疗高血压提供了高质量循证证据。并发现在调节24小时血压水平方面，对于人迎穴而言，120次/分的捻转频率显示出明显的相对优势。对于太冲穴，60次/分的捻转频率则呈现出相对优势。这些发现为我们在临床实践中选择合适的捻转频率提供了重要的参考依据。

此外，王舒率领的团队还深入探究针刺降压的内在机制。他们充分运用了生物化学、蛋白质组学等先进的分子生物学技术手段，从肾素－血管紧张素－醛固酮系统以及延髓差异蛋白等多个维度，初步揭示了针刺过程中不同捻转手法降压作用的分子机制。同时，初步构建了针对大鼠延髓的蛋白质组数据库，并通过对比分析，绘制出不同频率捻转手法针刺不同经穴所产生的蛋白质组差异表达图谱。这一系列研究不仅有助于我们进一步理解高血压的潜在发病机制，还为我们揭示了不同频率捻转手法在降压效应中的影响机制。此外，研究还表明，针刺对 SHR 大鼠的血压调节与血浆 RAAS 系统存在密切关系，并与高血压状态下诸如延髓神经脱髓鞘损伤、线粒体功能障碍、氧化应激亢进以及 Rho 信号通路异常等病理机制紧密相关。这些发现对于指导临床针刺治疗高血压具有重要的理论价值和实践意义。

本研究成果使更多的高血压患者了解针灸降压优势，为众多的原发性高血压患者提供了有效的针刺治疗方案，给患者带来了更多的治疗选择，使更多高血压患者获益。应用于本市多家医院，效果显著，吸引本市许多高血压患者慕名前来接受针灸治疗。本技术成果通过天津市针刺降压委员会举办的学术会议，以及"醒脑开窍"学习班与"针刺治疗高血压"天津市继续教育项目进行了技术推广，使针刺降压技术在百余家天津市各级医院得到了广泛应用。成果经天津市科学技术评价中心鉴定，于 2019 年获得天津市科学技术进步二等奖。

3. 针刺治疗偏头痛研究

偏头痛是第二大常见的神经系统失能性疾病，关于偏头痛的治疗普遍存在预防性治疗不足、镇痛药物使用过度等情况。我国偏头痛的患病率为 9.3%，因偏头痛造成的成本超过 470 亿美元。而且，偏头痛患者患中风的危险性会增加。针刺镇痛在我国有悠久的历史，偏头痛是世界卫生组织推荐的针刺适应证。石学敏院士认为偏头痛的根本病机为"清阳失衡，脑络闭阻"，创立"醒脑开窍，平衡通络"针法，临床显示本针法治疗偏头痛可收到较好效果。

关于针刺治疗偏头痛的研究，还有一段鲜为人知的国际交流历史背景，国外偏头痛发病率比较高，法国 MA 公司的首席执行官 David Picard 及董事长 MarcVasseur 对针刺治疗偏头痛的研究比较感兴趣，欲寻找一位针灸方面的中国一流科学家，经外交部推荐，于 2003 年 8 月先后两次从法国到中国拜访石学敏院士，并聘任石学敏院士为 MA 公司的科学顾问，为他们提供针灸方面的专业指导及开展科研合作。与"法国－新加坡分子针灸技术研究所"的合作项目：《分子针灸——偏头痛项目》就此启动，法国诺贝尔奖获得者乔治·查帕克（George Charpak）同时作为本项目的科学顾问，石学敏院士指定王舒为本项目的中方实施负责人。

分子针灸的研究项目是由法国 Daniel Cohen 领导的 Genset 公司下属的 MA 公司（Molecular Acupuncture）主持开发的国际合作项目，法国—新加坡分子针灸公司的主要任务就是阐释针灸疗法的分子机制，其成果将有助于产业化开发。研究首先从偏头痛入手，以针刺为治疗手段，在新加坡、韩国、日本等地（并未包括中国）收集患者，进行临床疗效评价及机制研究，这是法方的最初设想。此后石院士回访了设在法国和新加坡的公司总部及实验基地，随着双方的不断接触和交流，石学敏院士提出希望以天津中医药大学第一附属医院为基地，在中国大陆进行偏头痛病例的收集工作。石院士这一建议使我们成为这一重大国际合作项目的重要参与者。王舒带领团队按照国际标准进行了针刺治疗偏头痛的临床试验，MA公司首席执行官毕大为（David Picard）多次来我院就项目的执行进行讨论和交流，研究取得了较好进展。

在此工作基础上，王舒于2005年6月到2008年5月申请并承担了天津市科技攻关计划重点科技攻关专项项目（项目编号05YFGDSF02300），以探索针灸治疗偏头痛的近远期疗效与安全性。结果显示，与偏头痛特效药舒马曲坦相比，针刺既可获得与舒马曲坦治疗急性发作性偏头痛的同等疗效，又可预防偏头痛的复发且无不良反应，体现了针刺治疗偏头痛的独特优势。其作用机制可能与针刺可特异性调节血浆中SP、ET-1和β-内啡肽等神经血管活性肽含量，提高偏头痛模型大鼠5-HT、NO和血清Mg^{2+}为主的神经递质及化学物质，以及调节膜内外G蛋白信号传导机制以改善颅内血管的收缩功能相关。

通过以上课题研究获得了针刺治疗具有治疗急性期和慢性偏头痛的近期与远期疗效的结论，并初步明确了针刺治疗偏头痛的作用机制，为偏头痛的临床治疗提供更为权威可靠的依据，同时对针刺临床治疗规范化、标准化和针刺作用机制的研究有着示范作用，为针灸适应病谱研究提供了重要依据。该课题于2012年荣获天津市科技进步二等奖。

4. 经穴特异性及针刺量效关系研究

王舒在针灸治疗临床常见病、疑难病研究方面成果斐然。他秉着严谨的治学态度与孜孜不懈的研究精神，带领针灸研究者不断探索治愈多种临床常见病、疑难病的有效方法，深受学界赞誉，使天津针灸深入人心。对于针灸临床研究，王舒不仅着眼于疾病疗效，还在石学敏院士的理论基础上，对于手法量学以及经穴特异性进行深入的研究。

王舒认为，针刺治病的过程就是在明辨虚实、确定穴位的基础上优选穴位、运用各种手法予以补泻的过程。针刺疗效的取得与提高，依赖于精准的选穴与适宜的手法，即明确经穴效应特异性及最佳针刺参数的选择。

2006年，王舒在石学敏院士的指导下，作为课题组核心成员承担了我国针灸领域的第一个973计划项目"基于临床的经穴特异性基础研究"的"经穴特异性效应及其关键影响因素研究——基于醒脑开窍针刺治疗脑梗死的研究"（课题编号：2006CB504504），从针灸最佳适应证之一脑梗死切入，在团队34年研究的基础上，根据中医经络腧穴理论，选用醒脑开窍针刺法主要针刺方案，采用提插频率的快、中、慢与针刺时间的长、中、短进行正交设计，研究不同参数刺激不同穴位后脑的特异性反应；同时采用循证医学方法进行多中心临床研究，以明确醒脑开窍组方与非经非穴治疗脑梗死的经穴特异性。利用主成分-因子分析等多元统计分析方法，解决各公因子的加权求值问题，建立针灸效应的综合评价模型。研究结果证实针刺经穴后可激活并增强病变部位及相关部位的脑代谢而发挥效应；在同等刺激轻度及相同刺激参数下，经穴较非经非穴更易获得良好效应，即轻刺激便可获得效应；经穴更易反应针刺的量学规律，同时也更具有个体特异性，其特异性主要表现在不同经穴的效应不同，即不同经穴对不同效应指标的作用优势不同；不同经穴有各自的最佳针刺范围，最佳针刺参数。以上研究结果初步解决了国外学者关于经穴效应特异性的质疑。该课题还建立了提插手法最佳刺激参数体系和针刺效应综合评价体系，并提供了针刺手法控制仪样机，完善针刺量效关系研究平台，本课题的研究结果和成果为申报并被批准为国家中医药管理局针刺量效关系三级实验室奠定了重要基础，并于 2011 年获得教育部科学技术进步二等奖。

在前面课题的基础上，王舒对经穴特异性进行了深入探索研究，并于 2012 年主持承担了国家"973 计划"课题"经穴效应循经特异性规律及关键影响因素研究"——"针刺手法对经穴效应循经特异性的影响特点及分子机制"（课题编号：2012CB518505）。王舒在石学敏院士的"活血散风"针刺降压法基础上，对针刺手法量学进行进一步研究，揭示不同频率捻转手法刺激不同经脉经穴后对降压效应的影响。应用前瞻性随机对照研究方法，以轻中度高血压为研究载体，纳入轻中度原发性高血压患者，分组有人迎低频组、人迎高频组、太冲低频组、太冲高频组、人迎无手法组、太冲无手法组。各组根据设计方案分别完成 60 次针刺治疗，在治疗前、治疗 30 次、治疗 60 次以及 3 个月随访共 6 个时点，长达 6 个月的临床观察，评估患者 24 小时动态血压、中医主症积分、生活质量、左心功能、大脑中动脉血流速度，探索不同频率捻转手法对高血压患者经穴效应循经特异性的影响。

研究结果发现针刺捻转频率是不同经脉经穴高血压治疗效应的重要影响因素；不同捻转手法针刺经脉作用特点不同，激发治疗效应特点亦不同；高频率的捻转手法作用于人迎穴为代表的足阳明经对血压指标的改善更全面且起效快，有平稳改善中医主症积分、生活质量评分的趋势，而低频率捻转手法可改善 24 小时及日间收缩压和舒张压，对大脑中动脉血流速度、中医主症积分、生活质量评分有改善趋势；高频率的捻转手法作用于太冲穴为代表的足厥阴经主要改善日间收缩压水平，对大脑中动脉血流速度有改善趋势，而低频率手法可较全面改善血压水平，并有改善血压平稳性的趋势。

王舒以针刺的捻转频率为切入点，从多种效应指标角度观察不同手法的作用特点，阐明针刺手法与选穴循经特异性的交互作用，为针灸临床合理选择适宜经脉经穴以及最佳针刺操作提供科学依据，丰富了循经特异性的科学内涵。

四、成果范例（代表性论文摘要总结）

代表性论文 1：醒脑开窍针刺法对局灶性脑缺血再灌注损伤大鼠大脑皮层形态学的影响

研究背景：脑缺血 / 再灌注损伤已被证实会引发包括白细胞激活和黏附分子表达在

内的炎症反应，这些反应通常导致神经元损伤加剧。研究目的：通过光学和电子显微镜观察大鼠局部脑缺血／再灌注损伤模型的脑皮质病理学及超微结构变化，研究"醒脑开窍"针刺法的干预效果。实验方案及设计：采用随机对照实验设计，运用光学和电子显微镜分别观察假手术组、MACO模型组、非穴位组和"醒脑开窍"针刺组在缺血1小时、再灌注24小时后受损侧的皮质脑形态和超微结构变化。结果显示，脑缺血／再灌注导致大鼠脑中的神经元、胶质细胞和毛细血管受损。"醒脑开窍"针灸在脑缺血／再灌注诱导后的3小时内产生了显著的治疗效果，促进神经元结构恢复，细胞间质水肿减轻，毛细血管数量增多。在每个相应的时间点，"醒脑开窍"组比非穴位组展现更好的神经元结构和细胞间质水肿的改善情况。结论，"醒脑开窍"针灸在大鼠局部脑缺血／再灌注后对皮质脑神经元形态和超微结构具有保护作用。

代表性论文2：电针人中对大鼠局灶性脑缺血损伤后运动皮质兴奋性及神经功能的影响

研究目的：本研究旨在探究电针刺激DU26（人中）穴位对局部脑缺血损伤后皮层兴奋性和神经功能的影响。方法：采用随机对照实验设计，将30只雄性Wistar大鼠随机分为对照组、MACO组和MCAO+DU26ES组，每组10只。MCAO+DU26ES组在DU26穴位与左肩非穴位区域之间施加直流连续方波电脉冲刺激（2Hz，3mA），每次10分钟，每天2次，而对照组和MCAo组未接受任何治疗。3天后记录经颅电刺激诱发的运动诱发电位（MEP），分析起始潜伏期和峰对峰振幅，并评估神经功能缺陷。结果：在等强度超阈值刺激下，MCAO组受损侧的潜伏期显著长于对照组（$P<0.05$），两侧的振幅显著减少（$P<0.05$，$P<0.05$）；MCAO+DU26ES组两侧的潜伏期趋于缩短，振幅趋于增加，与MCAO组相比；所有组中健康侧与受损侧在潜伏期和振幅上没有显著差异（$P>0.05$）。接受电针刺激DU26（人中）的大鼠的神经评分显著高于MCAO组（$P<0.05$）。结论：电针刺激DU26（人中）可以提高运动皮层的兴奋性，并促进MACAO损伤后的运动功能恢复。

代表性论文3：探索电针人中穴关于改善大脑中动脉闭塞模型大鼠运动功能的最佳刺激参数

研究背景：临床研究中电针刺激参数的选择尚未统一。本研究观察了不同刺激参数下电针刺激人中（DU26）穴位对大鼠中动脉阻塞损伤后运动功能恢复的影响。研究方法与结果：研究结果表明，人中穴电针刺激的最佳刺激参数为低频率和轻微电流（2Hz，1mA），这显著提高了皮层兴奋性和传导功能，并促进了中动脉阻塞大鼠模型的运动功能恢复。频率比电流或相互作用的影响更大，并在电针疗法中发挥了关键作用。结论：本研究确定了人中穴位电针刺激的最佳参数，即低频率和轻微电流，这对提高运动皮层兴奋性和促进中动脉阻塞后运动功能的恢复具有重要意义。

代表性论文 4：探索不同频率的电针刺激水沟穴位对局灶性脑缺血大鼠运动功能恢复的影响

研究目的：探究不同频率的电针刺激水沟（GV26）穴位对局部脑缺血大鼠运动诱发电位（MEPs）潜伏期和波幅的影响。研究方法：50只健康雄性 Wistar 大鼠随机分为五组：对照组、模型组、2Hz 水沟组、50Hz 水沟组和100Hz 水沟组，每组10只。除对照组外，所有大鼠均通过 MACO 法诱导局部脑缺血损伤。对照组未接受任何治疗。使用 Zausinger 6点神经功能评分法评估行为缺陷后，水沟组的大鼠接受了 2Hz、50Hz 或 100Hz（强度1mA）的针刺和连续波刺激，每天2次，每次10分钟，持续3天。对照组和模型组未进行任何干预。治疗开始后72小时测量 Zausinger 6点神经功能评分和 MEPs。研究结果：三个水沟组的神经功能评分显著高于模型组（$P<0.05$）。模型组 MEPs 的潜伏期和波幅在两侧之间没有显著差异（$P>0.05$）。模型组梗死侧的 MEPs 潜伏期显著长于对照组（$P<0.05$），振幅显著减少（$P<0.01$）。经过3天的电针治疗，2Hz 水沟组受影响侧的潜伏期显著缩短（$P<0.05$），振幅显著增加（$P<0.05$）。结论：低频电针刺激水沟（GV26）穴位可以促进局部脑缺血损伤后大鼠的运动功能恢复。

代表性论文 5：中医综合治疗脑卒中患者血管病死亡率及复发率

目的：本研究旨在确认中风患者的长期疗效，并确定使用中医综合疗法后死亡、血管事件复发和不良预后（复发或死亡）的预测因素。方法：本研究为回顾性医院队列研究，对2008年全年入住针灸科住院病房的所有中风患者进行了1年的回顾性随访。主要观察指标包括血管事件复发、死亡或两者兼有，同时从医疗记录中收集风险因素数据，并使用多元回归模型分析预测因子。结果：研究共纳入了405名患者。1年内，死亡率为11.11%，23.70% 的患者发生了复发性血管事件，30.86% 的患者预后不良。多元 logistic 回归分析显示，既往中风和高龄是1年内死亡的预测因素，而复发性血管事件与颈动脉病变、糖尿病史和既往中风有关。此外，高龄、糖尿病史和既往中风也是预测长期不良预后的因素。结论：年龄、既往中风、颈动脉病变和糖尿病史对1年内的3种不同结局（死亡、血管事件复发和不良预后）有不同的影响。这些发现为未来中医医院中风患者住院登记研究的规划提供了重要数据。

代表性论文 6：基于正交实验设计探索针刺内关穴治疗脑梗死的最优参数

背景：针灸中的个体差异和不可重复性不仅限制了针灸的发展，也影响了穴位的特异性。方法：本研究使用提插控制机器仪器来控制针深、提插频率和针灸持续时间。在内关（PC6）穴位使用不同刺激参数观察了量化针灸的效果。使用 1Hz、2Hz 或 3Hz 的频率和5秒、60秒或180秒的持续时间来观察脑血流量和梗死体积恢复比例。结果显示，内关穴位的刺激频率为 1Hz 且持续时间长达180秒或 2Hz/3Hz 且持续时间长达5秒/60秒时，显著增加了脑血流量并减少了梗死体积比例。结果显示频率与持续时间的相互作用在量化针灸治疗中起着至关重要的作用。结论，针刺参数在提插频率 1Hz，持续时间

180 秒或提插频率 2Hz/3Hz，持续时间 5 秒 /60 秒时，为针灸治疗脑梗死的最佳参数。

代表性论文 7：探索遥测植入手术对针刺血压的影响及其机制

研究目的：本研究旨在探究无线电遥测植入手术对大鼠血压（血压）、肾素 – 血管紧张素 – 醛固酮系统（RAAS）、降钙素基因相关肽（CGRP）和内皮素 –1（ET-1）的影响。方法：实验组包括 6 只自发性高血压大鼠（SHRs）和 6 只成功植入遥测器的 WKY 大鼠，对照组则包括 6 只 SHRs 和 6 只未进行植入手术的同龄、同重、血压正常的 WKY 大鼠。使用尾袖法监测每组大鼠的血压，并通过 ELISA 测定血浆中 PRA–Ⅰ、PRA–Ⅱ、ALD、ET-1 和 CGRP 的含量。结果：植入手术后，SHRs 和 WKY 大鼠的收缩压（SBP）和舒张压（DBP）没有显著的品系差异。但是，两种大鼠的肾素显著增加，血管紧张素和醛固酮的差异被抑制。SHRs 和 WKY 大鼠的 CGRP 和 ET-1 总体上呈现下降趋势。结论：这些结果表明，尽管无线电遥测被认为是一种高效可靠的血压测量技术，但我们必须注意手术本身对血压调节因子的影响。植入手术后，动脉血压的降低或循环血量的减少可能会刺激肾素的分泌，随着血压和局部血流的增加，CGRP 水平降低。ET-1 的降低可能是一种保护性抑制。

代表性论文 8：探索大电导钙激活钾通道参与电针水沟穴抑制大鼠脑缺血 / 再灌注损伤作用机制

研究目的：本研究旨在探讨大导电量的钙激活钾通道（BKCa 通道）过度激活和表达在脑缺血 / 再灌注损伤后延迟神经元死亡中的作用。同时，研究了电针对 BKCa 通道的调节作用及其潜在机制。研究方法：建立了大鼠脑缺血 / 再灌注损伤模型，模型大鼠在水沟（GV26）穴位接受 1mA 和 2Hz 的电针治疗，每 12 小时一次，共 6 次，持续 72 小时。研究结果：在脑缺血 / 再灌注损伤的大鼠中，电针后脑皮层的缺血变化得到缓解。此外，脑皮层中 BKCa 通道蛋白和 mRNA 的表达降低，神经功能得到明显改善。这些变化在非穴位（水沟左侧 5mm 处）的电针后并未发生。结论：电针治疗水沟穴位可改善大鼠脑缺血 / 再灌注损伤后的神经功能，并可能与 BKCa 通道蛋白和 mRNA 表达的下调有关。

代表性论文 9：探索不同频率针刺对高血压患者的疗效：24 周临床观察结果

研究目标：本研究旨在探究针灸捻转频率的操作参数是否会影响人体 ST9 和 LR3 穴位上的血压。研究设计及方案：采用随机对照试验设计，将 120 名高血压患者被随机分为 4 个治疗组。分别在 ST9 或 LR3 穴位上施加 120 次 / 分或 60 次 / 分的扭转频率。在 12 周内，患者每周接受 5 次针灸治疗，并进行 12 周随访。通过动态血压监测仪评估结果。研究结果：在 ST9 穴位维持 120 次 / 分的捻转频率能整体改善血压（24 小时舒张血压、平均收缩血压、平均舒张血压、日间舒张血压、夜间收缩血压和夜间舒张血压）。ST9 穴位采用 60 次 / 分捻转改善了 24 小时舒张血压、日间收缩血压、日间舒张血压和平均舒张血压；而 LR3 穴位采用 120 次 / 分的捻转频率没有显示出任何降压效果，但在 LR3 穴位采用 60 次 / 分的捻转频率改善了日间收缩血压和日间舒张血压。结果表明，针灸对血压的影响、降压效果的起始、发生以及持续时间，都依赖于同一穴位上针刺操作的频率。结论：针刺捻转频率参数的变化对不同穴位具有其特异性，为针灸效果的重要因素之一。因此，未来在临床上需要密切关注这一点。

代表性论文 10. 电针疗法改善阿尔茨海默病 SAMP8 小鼠模型中淀粉样蛋白 - β 的清除率

背景：阿尔茨海默病（AD）是一种以记忆丧失和认知障碍为特征的神经退行性疾病。淀粉样 β 蛋白（Aβ）是触发 AD 进程的关键因素，减少大脑中 Aβ 的沉积被认为是治疗 AD 的潜在目标。在临床和动物研究中，电针已被证明是 AD 的有效治疗方法。近年来，越来越多的证据表明，脑淋巴系统在清除 Aβ 中发挥重要作用。目的：本研究旨在探索电针是否通过脑淋巴系统改变 Aβ 的积累，并改善认知障碍。方法：将 7 个月大的 SAMP8 小鼠随机分为对照组（Pc）和电针组（Pe），与之年龄相匹配的 SAMR1 小鼠作为正常对照组（Rc）。Pe 组的小鼠在百会（GV20）和印堂（GV29）接受 10 分钟刺激，然后在水沟（GV26）雀啄 10 次。电针持续治疗 8 周，每周一至周五每天 1 次，周六日停止。电针治疗后，使用 Morris 水迷宫（MWM）测试评估认知功能；进行 HE 和 Nissl 染色观察大脑组织形态；应用 ELISA、增强对比 MRI 和免疫荧光等方法，分别探索电针对于 Aβ 积累、脑淋巴系统功能、星形胶质细胞反应性和 AQP4 极化的影响机制。结果：这种电针方案可以改善认知功能并减轻大脑组织的神经病理损伤。电针治疗可能减少 Aβ 积累，增强脑淋巴系统的脉管内流，抑制星形胶质细胞的反应性，并改善 AQP4 极性。结论：电针治疗可能通过改善脑淋巴系统的清除性能，减少大脑中 Aβ 的积累，从而缓解认知障碍。

执笔者：沈燕　张丽丽　张亚男　韩林　刘丹　李礼

赵强

——为天地立心，为立民立命

一、名医简介

赵强，1968 年生，主任医师，硕士研究生导师，享受国务院政府特殊津贴专家。任中国民族医药学会针刀分会副会长、中华中医药学会推拿专业委员会常委、天津中医药学会推拿专业委员会副主任委员、美国西北健康大学客座教授。曾获得"全国先进工作者""全国五一劳动奖章""全国卫生系统先进工作者""天津市劳动模范""天津市十佳医务工作者""天津市卫生行业第一届人民满意的好医生"等称号。荣获中华中医药学会科学技术进步三等奖，天津市科学技术进步二等奖、三等奖。

自 1991 年起至今，他长期从事推拿临床、科研与教学工作，多年来坚持走科学发展的创新之路，针对骨关节病提出了"五体辨证、筋骨并重"的新理论及"补益、通经、活血"的治疗法则，创立了以推拿为主的"综合单元疗法"，率先提出了针刀治疗的"分层整体松解理论"，创立了"按揉理筋拔伸手法"，推动了中医治疗骨关节病的创新发展。

二、名医之路

赵强出生在一个普通工人家庭，年幼的他受父母的影响，从小心里就埋下了"为天地立心，为生民立命"的志向。儿时熟识背诵的名言警句"勿以恶小而为之，勿以善小而不为"更是感召着他，要为更多人的健康服务。1986 年，赵强考入天津中医学院（现天津中医药大学）。1991 年 9 月，年仅 23 岁的他进入到天津市中医药研究院附属医院推拿科工作，自此踏上了从医之路。

从医 30 年来，赵强始终满怀一腔赤诚，勤奋耕耘于临床，为患者服务。他每天早来晚走，完成门诊治疗后还会继续到病房巡视，晚上七八点钟回家是常态。由于推拿科的工作繁重，体力消耗较大，无论寒冬盛夏，他的衣服总被汗水浸透。虽然患有家族遗传性高血压，但他丝毫不把自己的病放在心上，始终认真对待每一位患者，身体力行诠释着医者仁心。

从一名普通医师成长为一位德技双馨的中医专家，赵强始终坚持学习与创新。过去在人们眼中，推拿科属于"边缘科室"，有膀子力气的人都能干。担任科主任后，赵强不忘初心，带领科室走科学发展的创新之路。他把科室的发展方向定位为治疗中老年人的骨关节病，围绕推拿治疗退行性骨关节病进行了生物力学效应、骨细胞代谢、细胞生物力学及细胞电生理方面等多维度的深入研究。他提出"五体辨证分期"理论，以推拿手法为主结合针灸、穴位拔罐、艾灸、膏摩的综合疗法治疗不同时期的骨关节疾病；根据"脏腑功能失调，水湿不运，痰浊渐生"的认识，提出以手法为主配合膏摩、针灸"运周推腹疗法"以内病外治法解除脏腑疾患，有效提高了临床疗效，为许多患者解除了痛苦。2013年，赵强创立的"按揉理筋拔伸手法"荣获中华中医药学会首批中医特色诊疗项目；2017年，他又在推拿科引进、推广针刀技术，提出了"分层整体松解理论"，并向科室年轻医师手把手地传授针刀技术，很快使科内全体医生都掌握了这一技术，并服务于患者。

2020年9月，赵强从天津市中医药研究院附属医院推拿科主任调至天津中医药大学第一附属医院担任副院长。职务和荣誉并没有改变他的初心，用特色针灸、推拿为患者消除病痛，始终是他心目中最重要的人生使命。不管工作多忙多累，他坚持每周出两次门诊，在为患者服务的路上乐此不疲。虽然出诊时间少，但他对每次出诊都格外珍惜，即使到了下班时间，也总能看到他仍在不停地忙碌着。负责全院门诊工作以后，他把解决患者看病难问题和为更多患者提供高质量的医疗服务作为目标，经过仔细调研，制定出台了一系列满足患者所急、所需的措施，力求实实在在地解决患者困难。

风雨行医路，情系医患缘。三十载辛勤付出，无不体现着赵强对医疗事业的忠诚和对患者浓浓的牵挂。他用无私奉献诠释着大医精诚和医者仁心，不负"健康所系，性命相托"的誓言。

三、学术理论精粹

中医学认为人体是由皮肉筋骨、气血津液、脏腑经络构成的一个统一整体，人的正常生命活动依赖于它们彼此间的相互联系、相互依存，并保持相对的平衡状态。当机体遭受外界损伤时，就会破坏这种气血津液和脏腑经络的相对平衡。正如《正体类要·序》中所言："肢体损于外，则气血伤于内，荣卫有所不贯，脏腑由之不和，岂可纯任手法，而不求之脉理，审其虚实，以施补泻哉？"那么人体不同部位的损伤、不同程度（深、浅、轻、重）的损伤和不同方式（急、慢、内、外）的损伤对脏腑功能的影响是不同的。赵强近年来通过个人体悟与临床实践，提出了"五体辨证、筋骨并重"的中医治疗骨关节病的新思路以及"补益、通经、活血"的治疗法则，整合中医传统治疗方法，创立以推拿为主的"综合单元疗法"和关于骨关节病治疗及后期康复的"均衡理论"。

（一）五体辨证总纲

所谓五体辨证是根据中医学基本原理，据五脏与五体、气血、经络的相互关系，归纳出的一种辨证方法，可以用来指导推拿学科临床常见疾病的辨证和施治。根据五体辨证方法所述，人体是由脏腑经络与四肢百骸构成的一个有机整体，五脏之肺、脾、肝、肾、心与五体之皮、肉、筋、骨、脉分别相对应。五体之皮、肉、筋、骨依次由表及里分层构成四肢百骸，脉行其中而濡养之，五脏与五体通过经络相合属，经行于四肢百骸而络于五体。这样人体就形成一个以五脏为本，六腑为属，纵行之经络为经线，环绕之五体为纬面，气血为媒，四肢百骸为用，表里互动的有机整体。不同脏腑功能发生紊乱或盛衰变化时可引起不同五体的变化。同样，当机体遭受外界损伤时，利用中医五体辨证的方法，就可以通过损伤部位所行的经络所属和所伤的深浅（皮、肉、筋、脉、骨）所合，来判断它所影响的主要经络、内脏，有针对性地运用针灸、推拿以及各类中医内服、外治方法。

（二）筋骨并重理论

伤科疾病中很大一部分是伤筋动骨。中医所讲的筋，范围比较广，"筋，束骨而利机关，主全身之运动"，"机关"可以理解为关节，也就是说与关节活动有关的就是筋，包括现在讲的关节囊、韧带、肌腱等。古代有十二经筋的名称，配合十二经脉，多起于四肢、爪甲之间，终于头面，内行胸腹空廓，但不入于脏腑。《内经》中说："诸筋者皆属于节。"所以筋的主要功能是连属关节，人体的俯、仰、屈、伸等一切动作需筋来支持运动。骨是立身之主干，《内经》言："骨为干。"又说："骨者髓之府，不能久立，行则振掉，骨将惫矣。"所以骨的主要功用是支持人体，保护内脏免受外力损伤。筋束骨、骨张筋，筋与骨的关系殊为密切，因而在治疗上需要筋骨并重。

1. 按揉理筋拔伸法治疗颈椎病

赵强结合筋骨并重理论以及临床经验提出了"按揉理筋拔伸法治疗颈椎病"的特色方法，该方法是针对颈椎病的病理特点，运用坐位拔伸法，达到筋骨同治、预防复发目的的一种手法。

《证治准绳》中说："颈项强急之证，多由邪客三阳经也，寒搏则筋急，风搏则筋弛。"《类证治裁》载："肩背痛，不可回顾，此手太阳经气郁不行。"《内经》说："脉弗荣则筋急。"可见颈椎病的发病与三阳经经气郁闭，气血不行，进而导致"筋"的功能异常有关。《灵枢·本脏》所谓"血和则筋脉流行，营复阴阳，筋骨强劲，关节清利。"《引书》记载："项痛不可以雇（顾），引之。……令人从前举其头。"因此对该病的治疗应以"行气活血、通经活络、理筋整复"为基本原则。按揉理筋拔伸法需掌揉项背部手足三阳经，并点按其经穴，由轻而重，自浅入深，力透经络所在皮部、经筋，达到行气通络、活血荣筋的目的，再施以坐位拔伸法，纠正"筋出槽""骨错缝"，恢复筋骨平衡，达到消除现有症状和有效预防复发的效果。

传统推拿手法注重通过穴位刺激和旋转扳法以达到恢复颈椎生理位置和减轻椎动脉受压的目的。但当颈神经根受到激惹颈、肩部肌肉张力增高或痉挛时，处于持续痉挛和紧张状态的颈肌容易使颈椎处于失稳状态，这时若使用旋转扳法等手法稍有不当，不仅不能减轻椎动脉受压，更会加重局部肌肉紧张程度，使椎动脉供血不足进一步加重。

按揉理筋拔伸法不仅强调临床疗效，更重视的是手法的安全性和可操作性。它针对患者颈部肌肉张力增高的表现重用理筋手法，以按揉法、揉法作用于患者颈肩部，充分松解局部肌肉，然后对有"筋结""筋聚"等病理现象的局部使用弹拨法，以行气活血、消瘀散结。通脉法以弹拨手法作用于局部，以组织深部产生热感为度，使筋"得热则柔""热至而寒化",缓解颈部寒瘀互结、气血闭阻的症状。在患者颈部充分放松的前提下,以独创的"前坐位拔伸法"调整椎体间解剖位置,改善颈椎力学失衡。此方法优于传统的颈椎旋转类手法,既可避免反复旋转颈部所造成的颈椎小关节面磨损及关节囊的松弛所导致的颈椎失稳,又充分利用患者自身重力进行拔伸,恢复颈椎关节生理位置,使颈动脉机械性压迫引起的相关症状得到更安全有效的治疗。

2. 屈膝点按叩揉法治疗膝关节病

屈膝点按叩揉法是在中医筋骨理论指导下,针对膝关节病理生理特点,在屈膝体位下运用点按、叩揉等手法,调节经络脏腑功能,达到标本兼顾、筋骨并治目的的一种手法。

《张氏医通》有云:"膝痛无有不因肝肾亏虚者……筋骨失养,不荣则痛。"《素问·脉要精微论篇》又云:"膝者筋之府,屈伸不能,行则偻附,筋将惫矣。"可见该病与肝肾亏虚、筋骨失养、气血凝滞等因素有关,《灵枢·本脏》所谓"血和则筋脉流行,营复阴阳,筋骨强劲,关节清利",因此对该病的治疗应以"补肝益肾、舒筋通络、活血化瘀"为基本原则。屈膝点按叩揉手法通过脏腑辨证、经络辨证,将手法运用得当,经络穴位与筋骨并治,标本兼顾。该手法有补益肝肾、强筋健骨、舒经通络的功效,通过掌揉下肢三阴经、少阳经、阳明经,由轻而重,自浅入深,力透经络所在皮部、经筋,以达到通经、行气、解痉的目的。在屈膝的基础上,以点按、叩揉等手法刺激膝周经穴,疏通经络,激发经气,改善下肢气血运行,加强气的温煦和卫外作用,达到散寒祛邪,濡养和滋润血液的效果。

3. 整体分层针刀技术治疗脊柱关节病

整体分层针刀松解术在中医经筋理论指导下,着眼于恢复脊柱、腰骶、骨盆、上下肢整体力学平衡,松解肌肉、韧带、筋膜、关节囊等"筋"的紧张、挛急,其治疗由核心向外周分层次展开。

经筋是十二经脉的附属部分,是十二经脉之气"结、聚、散、络"于筋肉、关节的体系,具有联络四肢百骸、主司关节运动的作用。脊柱关节病的发生多因诸伤劳损、外邪侵袭,损伤腰部筋肉,反复积累形成"筋结",阻遏经脉气血,导致腰部及下肢经筋"不通则痛""不荣则痛"。整体分层针刀松解术治疗重点在手足三阳经循行区域,依经筋走行特点,整体分析躯干、上下肢筋肉紧张、挛急的分布情况,选取肌肉在关节结聚的部位或"筋结"明显的部位定点取穴。通过针刀松解筋肉,解除"筋结",调畅经络气血,改善经筋"联络四肢百骸、主司关节运动"的功能。

如针对腰椎疾病,他提出首次针刀为本病的核心层,即腰骶部脊柱区域,松解关节突关节、椎间孔附近肌肉、韧带、筋膜、关节囊等,直接缓解对神经根的刺激。第2次针刀为周围层,松解核心层周围相关的肌肉、筋膜,并沿足太阳经筋走行,调节由核心层肌肉、韧带、筋膜向下肢后侧的力学传导路径。第3次针刀为外周层,沿足少阳经筋走行,松解躯干外侧肌肉、筋膜,并调节由骨盆传递向下肢外侧的力学传导路径。通过针刀治疗缓解躯干及下肢肌肉、韧带、筋膜僵直，减轻对神经、血管的刺激，同时改善软组织张力，调理腰骶、骨盆、下肢软组织力学平衡，从而改善腰椎病症状。

应用中医筋骨并重理论逐步开展整体分层针刀技术，扩展了骨关节保守治疗方案的干预措施，依托筋骨并重的核心思想，将解剖学中的筋－骨具象化，形成了独特的弓弦系统，将针刀治疗技术进一步推广发展。

4. 通经调脏推腹法治疗单纯性肥胖

赵强根据中医对单纯性肥胖"脏腑功能失调，水湿不运，痰浊渐生，以致身体肥胖"的认识，提出以手法为主，配合膏摩、针灸的综合治疗方法——"运周推腹疗法"。

肥胖的主要病因有嗜食肥甘厚味、好逸恶劳、情志不畅等，其发病与脾胃关系密切。《素问·至真要大论篇》云："诸湿肿满，皆属于脾。"脾的健运与否，直接影响体内水液代谢与输布，是肥胖发生的基础因素。而胃为水谷之海、后天之本，推腹法是根据肥胖的病因，以健脾和胃、化浊通经为法。因肝、脾、胃、大小肠等脏腑均寄居腹部，且任脉、足阳明胃经和足三阴经均在腹部循行，而带脉横行腹部，绕身一周，故腹部为全身经脉之枢纽，是治疗的重心。

通经调脏推腹法通过推、揉、摩等不同的补泻手法在腹部的操作，一可直接刺激腹部脏器，调节胃肠蠕动，改善胃肠功能和内脏的供血；二可通过经络腧穴，疏肝健脾，化痰祛浊，促进腹部脂肪代谢，加快肠内废物排出。"肥人多寒湿，而火能生土，则土自生气，气足则痰自消，此为治痰之正法也"，气虚是肥胖的主要病机，正是由于脾肾之气不足，脾的运化失常，引起津液的输布、排泄障碍。可取腹部中脘穴健脾和胃、温中理气、化痰降逆；关元穴益气回阳、培元固本、助气行水；天枢穴疏通大肠气机、加强胃肠蠕动、促进脂肪代谢；足三里穴补中益气、健脾和胃、温脾阳、助运化、消积滞；丰隆穴通腑化浊开窍、行气活血降脂；三阴交、阴陵泉益气健脾、通利下焦。诸穴配合可抑制单纯性肥胖患者的食欲，减缓胃蠕动、加快肠蠕动，从而控制食物摄入、加快体内脂肪代谢，并调整体内水液代谢，从而达到健康减肥的目的。

四、临证经验

验案举隅 1：中医综合疗法治疗双踝关节骨性关节炎

林某，女性，68 岁。初诊时间：2018 年 4 月 21 日。

主诉：双踝关节内外踝局部肿胀伴活动受限 1 个月。

现病史：因双踝骨性关节炎 10 余年于我院推拿科住院治疗。患者曾于 2008 年因双踝关节韧带断裂就诊于天津某骨科医院行内固定手术治疗，术后恢复尚可。此后患者双踝关节逐渐出现疼痛、肿胀症状，考虑为双踝关节骨性关节炎，间断行热敷、微波等保守治疗，症状时有反复。

刻下症（四诊资料）：患者双踝关节内外踝局部肿胀明显，皮温稍高，皮色略红，伴压痛，双踝关节跖屈、背伸及左右侧屈活动均受限。纳可，夜寐尚可，小便调，大便干，舌紫暗，苔薄白，脉沉细。

既往史：2008年因双踝关节韧带断裂就诊于天津骨科医院行内固定手术治疗，术后恢复尚可。双踝骨性关节炎10余年。

辅助检查：①双踝关节DR检查回报：双侧外踝内短条状金属致密影，结合病史考虑为术后改变，双踝关节退行性变，双内踝下方致密影，考虑钙化，双侧跟骨骨刺。②双踝关节MR平扫回报：左踝关节：左外踝内条状伪影，结合临床考虑为术后改变，左距骨穹窿部软骨损伤2级伴软骨下水肿、囊性变，左踝及足骨质增生，左踝距腓后韧带显示欠清，左侧胫骨后肌腱、踇长屈肌腱及趾长屈肌腱腱鞘积液，左踝关节滑膜炎并踝关节积液，左踝周围软组织水肿；右踝关节：右外踝内条状伪影，结合临床考虑为术后改变，右踝距骨穹窿部关节软骨软组织损伤2级伴软骨下水肿、囊性变，右踝及足骨质增生，右踝距腓后韧带显示欠清，右侧胫骨后肌腱、踇长屈肌腱、趾长屈肌腱及腓骨长、短肌腱腱鞘积液，右踝关节滑膜炎并踝关节积液，右踝周围软组织水肿。

西医诊断：双踝关节骨性关节炎。

中医诊断：骨痹。

中医辨证：筋脉瘀阻。

治法：化瘀止痛，补肾活血，舒筋理气。

住院期间予患者双踝关节针灸、推拿、中药熏蒸等治疗，并配合中药饮片内服、双踝关节针刀治疗以缓解肿痛症状、改善关节功能。

推拿治疗处方：患者取仰卧位，放松下肢。先用一指禅推法、揉法、拿捏法作用于踝部10分钟，动作要轻柔。然后点按踝部的照海、解溪等穴位10分钟，要有一定的力度，以患者能忍受，局部产生酸胀感为度。接着术者双手托住踝部进行拔伸牵引并使踝关节向各方向做运动。最后用搓法放松踝部及小腿肌肉。每日1次。

中药内服处方：当归20g，香附10g，白芍10g，桃仁10g，红花10g，秦艽10g，牛膝15g，地龙20g，杜仲10g，狗脊10g，鸡血藤10g，威灵仙10g，桑寄生10g。水煎服，每日1剂，早晚分服。

中药熏蒸处方：桂枝、桑枝、伸筋草、透骨草、川芎、赤芍、细辛、黑顺片、独活、羌活、制川乌、防风、青风藤、海风藤、生艾叶各30g，煎煮后踝关节局部熏蒸治疗，每日1次。

针刀闭合松解术治疗：以双踝关节内外踝及双踝关节背侧定点，行表面麻醉，后以3号0.8尺寸针刀针在双踝关节表面麻醉部位所选施术点进行松解，术毕局部按压针刀口止血，后以清洁消毒敷料覆盖针刀口，再以弹力绷带固定双踝关节。每周双踝关节各行针刀治疗1次。

经2周综合治疗，患者双踝关节肿痛症状较入院明显缓解，行走活动较前灵活，达到了较好的治疗效果。

按语：踝关节骨性关节炎是常见骨科病，表现为踝关节疼痛、活动受限，患者日常生活会受到严重影响，属中医学"骨痹"范畴。多因外伤或劳损，造成局部脉络受阻，血溢脉外而成瘀血，肝肾精亏，命门虚则元气不足，风寒湿之邪气乘虚入络，血脉中瘀痰凝滞，经脉痹阻不通，血不能荣养筋骨，日久痰浊瘀痹阻于经络，表现为踝关节肿痛、屈伸活动不利。故对于骨痹的治疗多从虚、邪、瘀论治，内虚而标实，内虚施方多用内治方法治疗，以口服扶正、祛邪和祛瘀通络药物为主，补益肝肾、扶养正气以固本，散寒除湿驱风以祛邪，温经化瘀行气以通络，祛邪而不伤正。

此病例充分体现出中药熏蒸治疗、中药饮片内服、针灸、推拿等中医传统治疗手法配合针刀松解术治疗退行性骨关节病等的优势。其中，中药内服补肾活血以调理内在脏腑气血，同时针灸、推拿、中药热敷以舒筋通络止痛。另外，针刀治疗以舒筋理气。治疗过程中蕴含了中医传统的辨证思想，也契合现代解剖学与生物力学的核心观点，具有临床创新性和推广性。

验案举隅2：通经调脏推腹法结合中药治疗胃癌全胃切除术后反流性食管炎

王某，女，50岁。初诊时间：2019年5月15日。

主诉：进食后胸骨后疼痛，有闷堵感3年，加重1个月。

现病史：自诉3年前无明显诱因，反复出现进食后胸骨后疼痛，有闷堵感，平素不欲饮食，少食后即饱胀，晨起及晚餐后至睡前反酸较重，平素时有嗳气并呕吐清水，腹部畏寒，得温则舒，四肢不温。

刻下症（四诊资料）：现见患者形体消瘦（体重47kg），不思饮食，偶有呕吐清水痰涎，反酸、嗳气，常不得平卧，大便秘结，小便正常，睡眠尚可，舌质淡紫，苔薄白腻，脉沉细弱。查腹部柔软无压痛、反跳痛，肝脾不大，双肾区无叩痛，沿左侧脾经循行腹内斜肌肌腹触及3个柔软筋膜下结节，胸背部膈俞、脾俞、胃俞穴明显压痛。

既往史：胃癌Ⅲ期行全胃切除术3年，术后病理：胃小弯低分化腺癌，大小约3cm×2cm，侵及浆膜层，未累及邻近器官，淋巴结（11/19）。术后行FOLFOX4方案化疗6个周期，顺铂腹腔灌注化疗2个周期，定期复查均未见明显复发转移。

辅助检查：①查胃镜提示：食管广泛糜烂，反流性食管炎。②病理提示：慢性浅表性胃炎，伴淋巴滤泡增生；反流性食管炎。③PET-CT检查提示：未见转移病灶。

西医诊断：胃癌全胃切除术后反流性食管炎、腹痛。

中医诊断：吞酸。

中医辨证：脾胃虚寒。

治法：温中补虚，益气温阳。

推拿操作方法：①用两掌叠按法，按神阙穴以手下有脉搏跳动和患者不感觉痛为宜，持续1分钟。②双手指并拢，左手掌置于右手指背上，右手掌指平贴腹部，用力向前推按，继而左掌用力向后压，一推一回，由上而下缓慢推动，持续1分钟。③摩腹时，取仰卧位，单掌按于腹部，以肚脐为中心顺时针方向旋转摩动50圈。④以右手中指点按中脘、下脘、关元、两侧天枢穴，每穴持续压1分钟。⑤合掌由上运周推腹到小腹做3~4次，再从左向右推3~4次。⑥合掌顺时旋转摩腹50圈。⑦分掌下推腹10次。每日

1次。

中药内服处方：党参20g，炙黄芪15g，炒白术10g，茯苓15g，怀山药15g，全当归10g，白芍10g，木香10g，砂仁（后下）6g，炮姜炭6g，吴茱萸6g，炒薏苡仁20g，炒扁豆15g，煅瓦楞（先煎）30g。水煎服，每日1剂，早晚分服。

患者治疗2周后食欲明显增加，饱胀感减轻，未再呕吐清水痰涎，嗳气反酸及腹部冷痛等症状显著好转。继续治疗2个月，患者体重增至60kg，诸症消除。

按语：胃癌全胃切除术后反流性食管炎可归于中医学"嘈杂""吐酸""食管瘅"等范畴。《景岳全书》曰："吞酸嗳气……病在脾胃。"可见，该病与脾胃关系密切，其病位主要在食管和脾胃，与肝胆等亦密切相关。食管通达咽喉至胃腑，《难经集注》称食管为"胃之系"，胃以通降为顺，故食管亦以通降为和。脾胃升降相因，运化有序，则谷纳作馨。本例患者治疗过程中，选择通经调脏推腹法斡旋中焦，调理脾胃运化功能，助脾升胃降。同时，中药内服以温中补虚、益气温阳，二者结合很好地发挥了中医杂合以治的特色。

执笔者：李华南　刘书芹

整理者：王蕾

心血管科

毛静远

——潜心临床重教研，传承创新铸团队

一、名医简介

毛静远，1962 年生，主任医师，二级教授，博士研究生导师，天津中医药大学第一附属医院原院长。第二届全国名中医，首批岐黄学者，享受国务院政府特殊津贴专家，第六、七批全国老中医药专家学术经验继承指导老师，国家中医药管理局首批"全国优秀中医临床人才"，教育部创新团队、国家中医药传承创新团队带头人，冠心病国家中医临床研究基地执行负责人，国家中医药管理局高水平中医药重点学科、国家中医优势专科（心血管科）带头人，入选"第六届国之名医·卓越建树"榜单，首批天津市海河医学学者，天津市名中医，天津市有突出贡献专家，天津市优秀科技工作者，天津市"十五"立功奖章获得者，荣获"第十六届天津市高等学校教学名师奖"。现兼任中华中医药学会心血管病分会名誉主任委员、中国医院协会中医医院分会副主任委员、中国医师协会中医师分会副会长、世界中医药学会联合会心血管病专业委员会副会长、天津市中医药学会副会长及《中华心力衰竭和心肌病杂志》（中英文）、《中西医结合心脑血管病杂志》副总编辑等职。曾任中华中医药学会心血管病分会主任委员，中国中西医结合学会心血管疾病专业委员会副主任委员，中华中医药学会介入心脏病学分会副主任委员，世界中医药学会联合会介入心脏病专业委员会副会长，中国医师协会中西医结合医师分会心血管病学专家委员会副主任委员，中国医师协会中西医结合医师分会心脏介入专家委员会副主任委员，天津市中医药学会心血管病专业委员会主任委员，天津市心脏学会副会长等职务。

在中、西医学基础方面拥有厚实的积淀，对内、外、妇、儿、皮肤等学科均有广泛把握，临床精于心血管病的中医及中西医结合诊疗，聚焦冠心病、心力衰竭、心律失常、高血压、原发性低血压、肺动脉高压等疾病开展中医证候、理法方药、临床评价及标准规范研究。既有扎实的中医理论功底和实践积淀，又掌握心血管病现代进展及诊疗技术。强调临床辨治须谨守病机、据情变通、因人施治、顾全平衡，总结出"主症辨病，兼症辨证"的病证结合辨治要旨，并在相关共识指南中予以推广应用。善于从临床中发现问题，重视科研为临床服务。揭示了冠心病"阳微阴弦"病机的现代内涵，基于真实世界总结中医药辨治稳定性冠心病患者的病、证、症 - 疗效 - 用药规律；探索了阴阳气

虚转化及与心脏舒缩功能的相关性；研制了心力衰竭急慢分期、阴阳分型辨治方案并进行评价；提出了中西医结合药动学研究思路并付诸实践；总结了理气化痰活血治疗微血管性心绞痛、养阴息风通络抑制室性早搏、益气养血防治原发性低血压、平衡阴阳清化痰瘀治疗高血压、宣肺化瘀通脉改善肺动脉高压等具有良好临床疗效的特色方药。

主持"十一五"（首席）、"十二五"、重大新药创制等国家级、省部级课题15项，作为第一完成人获省部级一等奖2项、二等奖4项、三等奖6项；授权发明专利4项；作为第一作者或通讯作者发表论文300余篇，其中SCI收录35篇，作为主编出版著作3部，作为副主编出版著作7部。主持制定了《慢性心力衰竭中医诊疗专家共识》《中药新药用于慢性心力衰竭临床研究技术指导原则》《中成药治疗心力衰竭临床应用指南》《慢性心力衰竭中医诊疗指南》《基于临床流行病学调查的冠心病心绞痛中医证候诊断建议》《中成药治疗冠心病临床应用指南》等行业规范。

2020年主持教改课题"聚焦卓越医生培养构建三融合两促进中医临床实践教学模式的研究"成功立项天津市普通高等学校本科教学质量与教学改革研究计划重点项目；牵头负责研究生课程——"中医名家学术思想传承与实践"被评为"2021年教育部课程思政示范课程"及"天津市高校课程思政示范课程"；作为副主编参编了国家卫生健康委员会"十四五"规划教材《中医内科学》、全国中医药行业高等教育"十四五"规划教材《中医内科学》。

二、名医之路

毛静远1978年考入山西医学院（现山西中医药大学）中医大学班，5年本科期间，得益于贾得道、王世民、吕景山、朱进忠、顾金城、王淑恒、张美鸾等良师大家的教导，在宋首民、梁应正、孙德仁等同学朋友的鼓励帮助下，从四部经典到医史各家学说，从古代汉语到医学英语，从解剖组胚到三理一化，从中药、方剂、针灸到临床课程，无不精心钻研，全面把握，为后来的学习、工作奠定了扎实的中西医理论基础。在1年的中西医院实习中，毛静远认真参加内、外、妇、儿、皮肤等各科中西医临床实践，合理规划时间，夜以继日地坚持在临床，一方面勤学苦练，把所学知识与临床实践融会贯通，把握技能（如查体、针灸及胸、腹、腰、肝、骨髓穿刺等），充实自己；一方面在各科中西医专家的悉心指导下，不断学习—请教—实践—揣摩—总结，打下了良好的中西医临床实践能力基础。此外，他还特别注重相关知识的拓展，不但参阅中西医专业相关书籍和杂志，并对哲学、逻辑学、系统论、控制论、信息论、思维科学方法、医学研究方法等也进行了较广泛的学习，记录了大量卡片、笔记，为后来的科研工作奠定了知识、思维和方法学基础。

1984年大学毕业后，毛静远被分配到吕梁地区人民医院（现吕梁市第一人民医院）工作，他利用医院规定新职工半年内没有处方权的时间，先后主动要求去中药房、西药房短暂工作，通过处方了解了全院各科医生的基本情况；半年后先在中医科工作，后参加了医院中西医结合科的组建，收治过呼吸、消化、泌尿、内分泌、神经、心血管等多种内科疾病及结核性胸膜炎、结核性脑膜炎、流行性乙型脑炎等患者，经科室日常工作及全院病例讨论的历练，赢得了科室及院领导和同志们的一致认可。

1986 年，毛静远考取天津中医学院（现天津中医药大学）硕士研究生，在伊永禄教授的指导下主修中医内科学心血管病专业，期间根据自己的学习体会，提出建立中医临床研究生知识结构模型；参加了第二届"全国中医研究生学术研讨会"，提出"同证异治"的论治观；根据冠心病危险因素相关文献资料和临床体会，受经典启发提出"阴虚是冠心病发生、发展的始动因素"的学术见解，研究把握了冠心病患者心脏舒缩功能与阴阳气的动态关系；参加研究生辩论赛，取得优胜团队和最佳辩手的表彰；在学期间先后发表论文 3 篇，并开始为《国外医学——心血管疾病分册》译文。

1989 年，毛静远硕士研究生毕业后，留天津中医学院（现天津中医药大学）第一附属医院工作，先后在伊永禄、阮士怡教授等的指导下，在内科部从事临床工作，因工作能力较强，得到同事的一致肯定。1992 年，毛静远调入急症部，在伊永禄教授及卢绍强主任、罗莉主任等专家的指导下，作为主治医师负责 ICU 的日常工作，熟练掌握了心电监护系统及呼吸机的使用，建立了相关工作规范，参与实施针灸治疗心律失常及危重症抢救研究，协助张伯礼教授团队进行舌诊图像采集，得到了大家的认可。

1995 年，因有内科学外语教学需要被调回内科部，先后在王化良主任、赵汝菊主任的领导下担任心血管组主治医师。在此期间，受中西药物合用较为普遍的实践启发，开始关注中西药物相互作用的问题，由此切入中药药代动力学等问题的思考和探索，并得到后来成为中国工程院院士的刘昌孝教授指导，形成了中西医结合药动学的研究思路。

1997 年，毛静远接时任院长石学敏教授指示，利用半年的业余时间编译了近 40 万字的《中医基础》《中国医学史》英文讲义，并被派往挪威进行中医教学工作，为中医药在海外的推广传播做出了一份努力，为医院赢得了荣誉。

毛静远回国后，一直保持追踪国内外心血管研究新进展，认识到医院在心血管疾病现代诊疗技术方面的欠缺。1999 年，在石学敏院长的支持下赴中国医学科学院阜外医院进修，见识了著名心血管内外科专家的临床思维和诊疗水平，学习了包括冠心病、心律失常、先天性心脏病等疾病的介入诊疗技术，并经常进入手术室观摩各种心外科手术，在恢复室了解学习术后康复相关技术。2000 年医院决定分立心血管病专科并任命毛静远为科主任后，积极创造条件开展了心血管疾病介入诊疗工作。2001 年赴日本进修，进一步提升了现代心血管疾病诊疗技术能力和水平。2003 年，他认识到自身的不足，怀着强烈的愿望开始攻读博士学位，师从张伯礼教授。在张伯礼教授和刘昌孝教授共同指导下完成学位论文的同时，参与了张伯礼教授主持的芪参益气滴丸对心肌梗死二级预防研究的论证、设计和实施等，深切感受到用研究思维和方法解决临床问题的乐趣，进一步领悟了科学研究的思维要义，不仅提高了独立从事临床和基础研究的能力，更见识了科学大家的胸怀、格局和担当，为后期主持国家项目及进一步发展打下了良好的基础。2004 年，毛静远获得全国首批优秀中医临床人才项目资助，得到了宝贵的再学习深造机会。班主任孙光荣教授精心安排每一次的集中培训，全国各专业领域的名家前来授课，可谓群英荟萃，其作为学员受益良多；"拜名师"阶段，张伯礼教授再举荐拜师王永炎教授、任继学教授等老前辈，学会了应用"模糊数学"方法精准解决疾病"复杂"问题的诀窍，得到提出新病机、创立新治法的启发。在优才班的学习经历，毛静远不仅聆听了名师大家的传道解惑，还结识了诸多的同道好友，既增加了知识、提高了能力，更拓宽了眼界、提升了见识。

在学习和工作的成长过程中，毛静远自述有幸遇到很多良师益友，能够拜名医大家门下，他们博学笃行的科学精神、关爱患者的专业精神、服务事业的奉献精神，均成为促使他再进步的榜样力量和无形底蕴，无论是个人业务能力，还是带领团队的能力，均得到显著提升，为后来成长为天津市首批海河医学学者、首批岐黄学者、第二批全国名中医打下了基础。

三、学术理论精粹

（一）顺应时空变化，把握证候特点

中医诊疗疾病是一项系统工程，从四诊信息采集，到证候类型辨别，再到理法方药确定，辨证论治思想贯穿诊疗过程始终，而其中又以"证"最关键。毛静远强调，辨证是决定治疗方法的前提和依据，只有明察证候特点，才能准确辨证，论治时方能知常达变，左右逢源。诚如《神农本草经》所论："欲疗病，先察其源，先候病机。"将证候置于具体的时空大环境中进行考察，有助于精准把握疾病的中医证候特点，提高疾病的辨证诊疗水平。

在张伯礼教授的启发和指导下，毛静远对 1970~2010 年发表的冠心病中医证候相关文献进行全面检索，结果发现冠心病中医证候特征随着时代变迁具有动态变化，血瘀、痰浊等实性证候随时代的发展而逐渐增多，气虚、阴虚等虚性证候则逐渐减少。不同地域之间冠心病中医证候分布存在差异，比如东北地区多见气虚血瘀证，华北地区多见痰瘀互结证，华东地区多见痰阻心脉和气虚血瘀证，华中地区多见气虚血瘀及气阴两虚证，华南、西南和西北地区多见痰阻心脉证。为准确把握冠心病中医证候的时代特征，毛静远联合全国 23 个省市自治区的 40 家三级中医医院或中西医结合医院 200 余位专家同道，开展了多地域、大样本的临床流行病学横断面调查。完成 8129 例冠心病患者调查结果提示：冠心病中医证候多属本虚标实、虚实夹杂的复合证型，本虚以气虚为主，标实以血瘀、痰浊为主，同时可兼见阴虚、气滞、阳虚等证候要素。证候类型则以气虚血瘀、气虚痰瘀、气阴两虚血瘀、痰瘀互结最为多见；关联规则提示，气虚、血瘀、痰浊之间的关联度最强；就严重程度而言，血瘀、痰浊（标实证）表现程度重于气虚、阴虚（本虚证）。

（二）重视病证结合，追求精准辨治

《赵锡武医疗经验》中有"有病始有证，而证必附于病，若舍病谈证，则皮之不存，毛将焉附"的论述，强调了辨病和辨证的重要性。明代李中梓在《医宗必读·辨治大法

论》指出："病不辨则无以治，治不辨则无以痊，辨之之法，阴阳、寒热、脏腑、气血、表里、标本先后、虚实缓急七者而已。"强调了辨病与辨证相结合的重要性。毛静远认为，西医学背景下，病证结合是将西医的病与中医的证相结合，既考虑了疾病定位的特异性和发生发展规律，又表达了辨证定性的灵活性和阶段性特征，体现了中医整体观念与辨证论治思想。在心系疾病中，西医辨病，能够明确疾病的基本病因病理，判断患者心脏功能状况和预后；中医辨证，能在辨病基础上，从整体审视全身功能状况，详查心脏病变与他脏的相互影响。辨病有助于把握疾病发展的基本变化规律，辨证则侧重了解疾病某一阶段的病情状态。病证结合综合考虑了疾病因人、因地、因时等因素所表现出的不同证候来确立治法方药，能够更准确地对病情做出判断，从而选择最恰当的中医和中西医结合治疗措施，在实现个体化治疗的同时，提高了论治水平，使疗效最大化。

在病证结合理论指导下，结合疾病主症与客观理化检查结果，可对"病"进行明确诊断及危险度分层；在辨病基础上，对具有证候诊断意义的特征性条目进行定量分析，则可明确其证候要素及所占权重值，这些特征性条目多是主症之外的伴随症状，虽对疾病诊断并无大益，却是中医精准辨证的关键因素。方证相应是辨证论治的必然要求，法随证立，方随法出，有是证而用是方，方与证之间存在着高度的契合关系。方证相应不仅仅指方和证简单的"对号"，还表现为同一证候因程度不同而致方药在剂量、配伍上的不同变化，即同一组四诊信息由于表现程度不同，对应的方药用量也会有所不同。毛静远指出，构建"主症辨病，兼症辨证"病证结合定量评价体系，可以有效指导方证的量化相应，达到精准辨治，从而提高临床疗效。

（三）辨清标本虚实，慎审轻重缓急

《金匮要略·脏腑经络先后病脉证第一》云："虚虚实实，补不足，损有余，是其义也。"毛静远认为心系疾病多由年老体衰，或劳思过度，或久病体虚而致病，正所谓"邪之所凑，其气必虚"，心气虚损则感召内外之邪，故心系疾病多见本虚标实、虚实夹杂之证。本虚可为气、血、阴、阳之虚，标实则以血瘀、痰浊、气滞、热蕴、寒凝、水饮为主。由于心系疾病常迁延日久，气血阴阳常相互损及、演进相兼为病，毛静远主张在临床实践中要权衡阴阳的偏盛偏衰，辨清标本虚实，强调顾护本虚基础，注重痰瘀热邪标实之变。治疗时应把握"急则治其标，缓则治其本"的原则，明确本虚与标实的侧重，分清缓急，辨识轻重，谨守病机，虚则补之，实则泻之，扶正祛邪，补泻适度，调和阴阳，以平为期。失代偿的急性加重期多表现为本虚不支，标实邪盛，甚至阴竭阳脱，常需要住院治疗，积极固护气阴或气阳以固本，有效地施以活血、利水、化痰、解表、清里以治标，必要时需急救回阳固脱。代偿的慢性稳定期则多表现为本虚明显，标实不甚，可在门诊调养，补益气阴或扶阳固本，重在调理脾肾，顾护先天、后天，酌情兼以活血化瘀、化痰利水治标。

（四）善于审症求因，明察痰瘀热变

心系疾病以本虚标实、虚实夹杂的证候最为多见，毛静远在临床实践中，注重结

合患者临床表现，察色按脉，审辨阴阳，推求病因病机，排除假象干扰，力求准确辨证、精准用药。例如，很多心系疾病的患者除胸痛、胸闷、心悸等主症外，还常伴有气短乏力、神疲懒言、口燥咽干、手足心热、潮热盗汗、心烦失眠、舌红苔少、脉细数等表现。审症求因，这些症状多由于患者罹病日久，年老体衰，气血亏虚，阴液耗伤，或因五志过极、劳损过度，气血阴液暗损亏少，机体失去濡养推动所致。同时由于阴不制阳，阳热之气相对偏盛，故表现出一派虚热干燥不润、虚火躁扰不宁的证候。相关文献及流行病学调查显示，血瘀、痰浊等冠心病标实证素较前明显增多，或因素体阴虚内热，或因瘀血与痰浊从阳化热，或因用药不当均会形成痰瘀与热邪相裹结之势，痰热瘀结已成为冠心病很常见的中医证候，临床辨治当明察痰、瘀、热孰轻孰重，谨慎用药。随着病情的发展，痰瘀之邪和热邪也有轻重的不同演变，用药应适时而变，把握清热和祛瘀化痰的时机，勿使病邪反复。

（五）提出分期辨治，主张用药平和

在把握心力衰竭中医证候特征及用药规律的基础上，毛静远提出了气虚为主，再分阴阳的证型分类方法，将其中医证型概括为气虚血瘀、气阴两虚血瘀、阳气亏虚血瘀三种基本证型，均可兼见痰饮证。结合心力衰竭可分为急性加重期和慢性稳定期的特点，集成建立了心力衰竭中医分期辨治方案，并进行了方案的临床评价研究。2014 年，在前期工作基础上，由毛静远牵头执笔和国内中西医同行一起制定了《慢性心力衰竭中医诊疗专家共识》，通过冠心病中医临床研究联盟、中国中西医结合学会心血管疾病专业委员会、中华中医药学会心病分会、中国医师协会中西医结合医师分会心血管病学专家委员会联合发布，并且在行业内进行了推广，相关内容先后被《慢性心力衰竭中西医结合诊疗专家共识》（2016）、《心力衰竭合理用药指南》（2016）、《中药新药用于慢性心力衰竭临床研究技术指导原则》（2017）、《心力衰竭分级诊疗技术方案》（2019）、《中成药治疗心力衰竭临床应用指南》（2021）、《慢性心力衰竭中医诊疗指南》（2022）等国家及行业指南或方案所引用，规范了心力衰竭的中医辨治和研究，产生了较大的学术影响。

毛静远非常推崇徐灵胎先生的观点："用药如用兵，处方如布阵。"药之于人，损益皆备，若处方调度不精，用药不审，盲于冲锋于前，不顾其后，定得败北，草菅人命。人体所产生的机体失衡是相对而言，如同天平，稍予增损即能补偏救弊，使之平衡，如果重剂猛攻猛打，往往会造成人为的阴阳失调，顾此失彼。心系疾病的治疗大多数是长期的、慢性的过程，不可求一方一药而全其功。毛静远在临证时强调谨守病机，据情变通，灵活施治，顾虑周全，无论祛邪还是扶正均应补泻适度，阴阳调和，以平为期，以和为贵，切勿乱用重剂猛剂。

四、临证经验

（一）治疗心力衰竭经验

毛静远认为心力衰竭的基本中医证候特征均为本虚标实、虚实夹杂。本虚是心力衰

竭的基本要素，决定了心力衰竭的发展趋势；标实是心力衰竭的变动因素，影响着心力衰竭的病情变化，本虚和标实的消长决定了心力衰竭的发展演变。结合临床实践中的体会，毛静远总结心力衰竭用药原则为"泻实不忘虚，养阴不滋腻，温阳须适度，活血不宜凉，利水不攻逐，苦寒不过度，以平为期"，尤其强调谨守病机，据情变通，灵活施治，顾虑周全。不同类型心力衰竭的中医证候特征、演变规律存在较多差异，即使是同一类型心力衰竭，其病因病机也并不完全相同，在辨治时既要把握共性，又要注重个体差异。

1. 射血分数降低的心力衰竭（HFrEF）

（1）证候特征：本虚以气虚为主，常兼阴虚、阳虚；标实以血瘀为主，常兼痰、饮等，每因外感、劳累等加重。心力衰竭的中医基本证候特征可用气虚血瘀统驭，在此基础上可有阴虚、阳虚的转化，常兼见痰、饮。HFrEF 中医证型可概括为气虚血瘀、气阴两虚血瘀、阳气亏虚血瘀 3 种基本证型，均可兼见痰饮证。

（2）辨证施治：针对 HFrEF，毛静远认为应在西医学规范化治疗的基础上辨证加载中医药：表现仅为气虚者，多以生黄芪、刺五加为用，酌情配用太子参、党参、人参等；表现为气阴虚证者，其阴虚多因疾病本身阴损及气或气损及阴的病理演变所致，或因利水（利尿）伤阴而成，因此在选择养阴药物时多应用麦冬、山萸肉、黄精等不致碍胃的药物，少用生地、熟地等滋腻之品；表现为阳气虚证者，益气温阳是其治疗常法，常用淫羊藿、补骨脂、菟丝子等，附子、桂枝亦是可用之药，但须注意用量适度。《黄帝内经》谓"少火生气，壮火食气"，壮火虽指邪热，但温药过度也可食气、耗气；心力衰竭危证，阴竭阳脱之际，急救回阳固脱可力挽狂澜，而慢性心力衰竭，不需回阳救逆，投予重剂不但欲速不达，而且易致中毒。心力衰竭者血瘀多为因虚致瘀，非"得热而煎熬成瘀"，是偏阳气虚不能温运之"寒瘀"，故宜温通，活血药物的选择常以丹参、红花、当归、川芎等药性温和、无明显寒凉偏性者为主，少用凉血的丹皮、赤芍，久病入络者常选用地龙、全蝎、水蛭，极少用破血的三棱、莪术。心力衰竭患者常见水饮证，水饮多是阳气亏虚、脾肾失用的病理产物，治当温化利水，用茯苓、泽泻、猪苓、葶苈子、冬瓜皮、车前草（子）等即可，具攻逐作用的甘遂、大戟之类，利少弊多，不用为当。

结合临床实践中的体会，毛静远认为感受外邪，或外邪入里化热，是心力衰竭常见的诱发、加重因素。心力衰竭患者气虚体弱又易感外邪，临床症见咳喘痰多、胸闷胀满、大便不通，此时应酌情应用解表清肺，甚或通腑泄热之法，药用荆芥、防风、桑白皮、杏仁、全瓜蒌、葶苈子、黄芩、鱼腥草等。但同时应当注意，心力衰竭患者体质多弱，正气亏虚，此时的外感、邪热均在正气内虚的基础上发生，解表、清里应在扶正的基础上应用，或短暂使用，中病即止，不可过剂久用。

2. 射血分数保留的心力衰竭（HFpEF）

（1）证候特征：毛静远早年便开始关注心脏舒张功能异常，认为 HFpEF 本虚以阴虚为主，日久损及气、阳，标实以血瘀、痰浊、热蕴多见，或兼水饮，临床上各种证素间常互为因果，恶性循环。《素问·阴阳应象大论篇》云："年四十，而阴气自半也，起居衰矣。"随着年龄增长，人体的物质基础——阴精逐渐耗乏，而 HFpEF 好发于高龄、女性患者，阴精更易损伤，滋养不足，甚或阴不涵阳，虚热内生。同时，西医治疗 HFpEF 常用利尿剂，尿多更易伤阴，使阴虚更甚。如阴虚日久，必会损及气、阳，而见气阴两虚、阳气亏虚之证，甚有阳虚欲脱之证。血瘀、痰浊、热蕴、水饮既是病理产物又是致病因素，其与气血阴阳虚损互为因果，从而影响心力衰竭的形成、演变与预后。

（2）辨证施治：针对 HFpEF 的治疗，毛静远在临证用药时常以养阴活血、化痰清热为基本大法，注重补虚泻实以调和阴阳。

①重视养阴：以虚实论，HFpEF 正虚为本，邪实为标；以气血阴阳论，阴虚为本，阳虚为标。因此，治疗时尤其应重视养阴，阴虚时固宜养阴，然即使在阴虚不显，以气虚、阳虚为主要表现时，也应时刻注意是阴损及气、阳，治疗不忘阴中求阳；而邪实则多是在本虚的基础上发生，故泻实同时，亦当顾护本来不足之阴。在具体用药上，毛静远主张养阴务须顾护脾胃。HFpEF 患者多年老体衰，常伴脾胃虚弱，故养阴药多用麦冬、黄精、山萸肉等不致碍胃的药物，常加用鳖甲以滋阴潜阳、软坚散结；兼气虚者常用太子参、生黄芪；兼阳虚者可用淫羊藿、补骨脂、菟丝子，用药剂量适度，慎用附子等大辛大热之品，以防耗津伤阴。

②攻邪有度：HFpEF 患者的标实证以血瘀、痰浊、热蕴多见，或兼水饮，极易互相胶着。在治疗上，活血药常用丹参、红花，丹参性微寒，尚可清心除烦、养心安神；红花性辛温，与丹参配伍，协同增效；血瘀甚者可加地龙、全蝎、水蛭等虫类入络之品，地龙尚具平喘、利水、消肿之功。化痰药常选用半夏、瓜蒌皮、陈皮等，急能化痰，又可以理气散结。清热药常选用黄连、黄柏、竹叶等，配伍半夏辛开苦降，清化痰热，调理中焦气机，但须注意苦寒伤胃，用量不宜过大。兼水饮者常加茯苓、泽泻、葶苈子、冬瓜皮、车前草以利水渗湿。久病、血瘀、痰饮必兼气滞，故常加枳壳以理气行滞，既防滋阴碍脾，又助行气活血化痰，正如《济生方·痰饮论治》所云："人之气道，贵乎顺，顺则津液流通，决无痰饮之患。"

3. 病案举隅

验案举隅 1：患者，男，72 岁，2018 年 7 月 7 日初诊。

主诉：胸闷、气短、乏力间作 15 年，加重 1 个月余。

现病史：15 年前间断出现胸闷、气短、乏力，每于活动后加重，查冠状动脉造影：冠状动脉三支 + 左主干病变，曾于 2005 年行冠状动脉搭桥手术，1 个月前患者无明显诱因上述症状加重，伴口干、口渴，双下肢水肿，曾服温阳利水类中药，胸闷、气短未见缓解，口干、口渴益甚，烦躁，颜面浮肿，遂就诊于我科门诊。

既往史：患高血压 30 年，平素服用厄贝沙坦 150mg/ 次，每日 1 次，未系统监测血压。

刻诊：胸闷、气短、乏力间作，活动后加重，口干、口渴，烦躁，颜面浮肿，双下肢水肿，纳可，夜寐欠安，小便少，大便干，每日一行。

查体：血压 140/60mmHg，心率 63 次/分，律齐，双肺未闻及干、湿啰音，双下肢水肿（＋）。舌质暗，苔少薄黄，脉沉涩。心脏超声：全心增大，左室射血分数 41%。目前服药：阿司匹林肠溶片 0.1g/次，每日 1 次；辛伐他汀钙片 40mg/次，每日 1 次；酒石酸美托洛尔片 12.5mg/次，每日 2 次；呋塞米 20mg/次，每日 1 次；螺内酯 20mg/次，每日 1 次。

西医诊断：心力衰竭，心功能Ⅲ级（NYHA 心功能分级），冠心病，心绞痛，冠状动脉三支＋左主干病变，冠状动脉旁路移植（CABG）术后，高血压病 2 级（极高危）。

中医诊断：心力衰竭。

中医辨证：阴虚血瘀兼痰饮。

治疗：维持原西药治疗方案；中药治以养阴活血、化痰利水。处方：黄精 15g，生地 15g，麦冬 20，玉竹 15g，竹叶 10g，地龙 10g，川牛膝 10g，丹参 15g，炒枳壳 10g，车前草 15g，葶苈子 15g，茯苓 15g，瓜蒌皮 15g。14 剂，水煎服，每日 1 剂。

2018 年 7 月 18 日二诊：患者精神好，胸闷、气短好转，偶有乏力，稍有口干、口渴，烦躁消失，纳可，夜寐安，颜面下肢肿消，小便增加，服药当日负平衡大于 2000ml，大便调，每日一行。查体：血压 135/65mmHg，心率 71 次/分，律齐，双肺未闻及干、湿啰音，双下肢水肿（－）。舌淡红、苔白，脉细。患者口干、口渴改善，表明津液上承，阴液来复；胸闷、气短明显好转，小便量增及舌脉变化提示痰瘀渐消。效不更方，原方继服 14 剂。

2018 年 8 月 1 日三诊：患者近半个月无明显心前区不适，舌淡红、苔薄白，脉细。病情相对平稳，阴阳渐趋平衡。

按语：心力衰竭病情虽有轻重缓急之分，但多归咎于体内阴阳失衡。临床中心力衰竭患者常心气、心阳之不足，故历代医家常以"阳气虚衰"立论，心阴受损往往被忽视，殊不知阴阳互根互用，心阴是心气推动、心阳温煦功能的物质基础，而且本病常见于老年人，《格致余论》云："人生至六十、七十以后，精血俱耗。"故心力衰竭患者多伴有精血亏虚、阴液暗耗的表现。在心力衰竭的辨治中经常应用真武汤之辈，但需牢记《素问·阴阳应象大论篇》谓"壮火食气，少火生气"的警示，应知温药过度可助邪化热，煎熬阴液；西医治疗心力衰竭则多用利尿剂以减轻和控制体液潴留，但使用不当或有伤阴之弊。在心力衰竭论治过程中，辨别阴阳为首要。只有在辨明阴阳的基础上，结合脏腑及气血津液等其他辨证，同时兼顾痰饮、瘀血等病理产物的祛除，知犯何逆，随证治之，方能效如桴鼓。本案患者为老年男性，心力衰竭病程日久，中西利尿剂叠进，又继服温阳药，使得阴液进一步受损，口干、口渴、大便干均为阴液亏耗之象，舌暗、脉沉涩为瘀血之征，下肢颜面浮肿、小便少、烦躁、苔薄黄提示痰湿内停且有化热之倾向，故患者辨为阴虚血瘀兼痰饮证。本方用黄精、玉竹、麦冬、生地以养阴生津，《本经逢原》称其"使五脏调和，肌肉充盛，骨髓坚强，皆是补阴之功"。用丹参、川牛膝、地龙活血祛瘀，茯苓、车前草、葶苈子、瓜蒌皮化痰利水，枳壳理气宽胸，竹叶清心除烦，全方虚实兼顾，补泻兼施，补虚不敛邪，攻实不伤正，共奏养阴活血、化痰利水之功。二诊时患者诸症悉减，小便量增，舌、脉亦较前好转，提示正气来复，实邪渐去，疾病向愈。

（二）治疗冠心病经验

《金匮要略·胸痹心痛短气病脉证治第九》曰："夫脉当取太过不及，阳微阴弦，即胸痹而痛，所以然者，责其极虚也。今阳虚知在上焦，所以胸痹、心痛者，以其阳微阴弦故也。""阳微阴弦"被历代医家奉为胸痹心痛中医病机的经典阐释。时至今日，生活环境以及饮食习惯较仲景之时已有明显变化，以冠心病为代表的心系疾病"阳微阴弦"中医病机具有了新的时代内涵。

1. 证候特征

（1）阴虚是冠心病发生的重要病理基础：《素问·阴阳应象大论篇》云"年四十，而阴气自半也，起居衰矣"，提示人随着年龄增长，生长壮老，阴气有自然耗乏的规律，到 40 岁左右时，阴气之耗乏已趋明显。世界卫生组织（WHO）早年确定的冠心病诊断标准将男 40 岁或女 45 岁作为冠心病的诊断依据之一，提示冠心病主要发生于 40 岁以上的人群，提示其发生与人体阴精的耗乏有关。西医学研究表明，高血压、糖尿病、高脂血症、A 型性格等是易患冠心病的主要因素，而这些疾病均以阴虚为主要病理改变。冠心病发病后，可以有阴阳气血不足及寒凝、痰阻、血瘀等诸多证型，但心肝肾之阴的不足，却为其发生的病理基础。

（2）气虚血瘀是目前最常见的证候表现形式：通过对 1970~2010 年国内发表的冠心病中医证候相关文献的分析，发现冠心病的基本病机特点为本虚标实，本虚以气虚、阴虚为主，标实以血瘀、痰浊、气滞多见，血瘀、痰浊等实性证素随时代的发展而逐渐增多，气虚、阴虚等虚性证素则逐渐减少。8129 例冠心病患者流行病学调查结果提示，冠心病中医证候多属本虚标实、虚实夹杂的复合证型，证候类型以气虚血瘀最为多见，气虚痰瘀、气阴两虚血瘀、痰瘀互结亦不在少数。

（3）气损及阳是本虚证重要转归途径：气血阴阳相互依存，气虚之甚易发展为阳虚，阴虚至甚亦会导致阳失阴配而上亢，甚至出现阴不敛阳、阴竭阳脱之变。气、阴虚日久，必会损及阳，而见阳虚或阴阳两虚之证，甚可有阳虚欲脱之险。冠心病在气虚、阴虚的基础上发病，其病之初以气虚、阴虚或气阴两虚为主，随损及阳而病情加重。

（4）痰瘀热变是标实证重要转归途径：相关文献及流行病学调查显示，标实以血瘀、痰浊最为多见，且随时代变迁痰瘀有动态增多之势。痰有寒痰与热痰之分，临床实践提示痰浊热化越来越多见。血瘀日久亦多夹热，瘀与热互相搏结，互为因果，导致病情不断发展变化，即如《温热逢源》所云："热附血而愈觉缠绵，血得热而愈形胶固。"本虚与标实之间亦可相互影响，相互转化。

2. 辨证施治

冠心病患者本虚系禀赋不足、年迈肾衰、内伤劳倦等引起心之气血、阴阳亏虚，以气虚、阴虚为主；标实则为痰浊、血瘀、气滞、热蕴的形成，痹阻气机，阻遏胸阳，闭塞心脉，以血瘀、痰浊最为多见。证候类型以气虚血瘀证最多见，故治疗上以益气活血为主，辅以养阴、温阳、化痰、清热、理气、固脱等法。毛静远临证体悟，冠心病虽多以气虚血瘀证型为主，然而在临床中，由于受个人体质、环境因素、气候变化以及病情演变等多方面影响，冠心病患者的证候类型呈现多样化，而且在治疗中，药物对疾病的干预也会影响疾病证型的发展。例如瘀热俱甚之人可用凉血活血之药，如丹皮、赤芍；热轻瘀重之人可用丹参、红花、当归、姜黄等温经活血药；热重痰轻者可选黄连、黄柏、栀子、知母、地骨皮等苦寒清热，或甘寒清热药，化痰可用瓜蒌、陈皮等清热化痰药；痰重热轻可用半夏、胆南星、莱菔子等化痰药。清热药其性偏寒，易冰伏其邪，化痰祛瘀药其性偏温燥，易伤津助热，在临床治疗中不能仅拘泥于一法一方，应贯彻"辨证施治，随证治之"的思想，在治疗过程中随患者证候变化动态辨证，调整用药，这样才能充分发挥中医药治疗冠心病的特色和优势。

3. 病案举隅

赵某，女，72岁，退休，2018年9月24日初诊。

主诉：间断胸闷、胸痛间作2年，加重1个月。

现病史：2年前患者间断出现胸闷、气短伴胸痛，每于劳累后症状加重，含服硝酸甘油后症状可迅速缓解。患者于我院住院治疗，冠状动脉造影示"冠脉单支病变、右冠状动脉严重狭窄"，于右冠状动脉植入支架2枚，诊断考虑"冠心病、经皮冠状动脉介入治疗（PCI）术后、不稳定型心绞痛"，给予抗血小板聚集、调脂、扩张冠状动脉血管等治疗。初期症状曾有所改善，近1年来因体弱易于感邪每致症状反复，平常规律口服硫酸氢氯吡格雷75mg/次，每日1次，阿托伐他汀20mg/次，每日1次，单硝酸异山梨酯缓释片60mg/次，每日1次等药。1个月前患者无明显诱因上述症状加重，且时常感到焦虑，遂来就诊。

刻诊：神疲倦怠，间断胸闷、气短，伴胸痛、心慌、汗出，情绪激动及劳累后均可加重，口干欲饮，纳少，双下肢沉重，寐差，夜梦多，小便调，大便干，2日一行。

查体：形体肥胖，血压131/69mmHg，心率62次/分，律齐，双肺未闻及干、湿啰音，心脏各瓣膜听诊区未闻及明显病理性杂音，双下肢未见水肿。舌紫暗、苔微黄腻，脉弦滑。

辅助检查：超声心动图示：左室射血分数（LVEF）59%，左心房前后径（LA）33mm，左室舒张末期前后径（LVEDD）49mm，右心房左右径（RA）34mm，右心室前后径（RV）15mm，肺动脉收缩压（PASP）24mmHg。

西医诊断：冠心病、PCI术后、不稳定型心绞痛。

中医诊断：胸痹。

中医辨证：阴虚血瘀痰热。

治法：养阴活血，清热化痰。

维持原西药治疗方案基础上予中药处方：山萸肉15g，麦冬20g，黄精15g，丹参20g，地龙15g，鳖甲（先煎）15g，黄连10g，瓜蒌20g，半夏12g，枳壳12g。14剂，水煎服，每日1剂。

二诊（2018年10月7日）：患者服药2周后，自觉心中舒适，胸闷、胸痛、心慌及汗出明显减轻，口干欲饮、咽干、睡眠较前改善，便干较前改善，日一行，舌暗红，苔腻略减，脉弦滑。查体：双肺未闻及干、湿性啰音，双下肢水肿（-）。心电图示：窦性心动过缓，心率55次/分。患者痰热、血瘀渐轻，气机调畅，气血冲和，阴液得复，则诸症渐轻，且阳入于阴则寐。效不更方，原方继服2周。

三诊（2018年10月21日）：服药后患者未诉明显胸闷、气短、胸痛、心慌等不适，口干、咽干缓解，纳寐可，二便可。舌暗红苔薄，脉弦。患者痰热、血瘀之实证已除，维持在病理状态下的阴阳平衡，则病情好转。原方继服2周。

后电话随访：患者病情稳定，自行服用原方已有1年余，至今未再住院治疗。

按语：本例冠心病患者在西药规范治疗后仍反复发作心绞痛，活动耐量明显下降，并因此焦虑、担忧。患者高龄、久病，口干欲饮、咽干，为心阴耗伤、阴津亏耗之象。舌紫暗为血瘀之象，亦由阴虚脉络不利，血行迟滞而致。体形肥胖，为素为痰湿之体，痰湿困脾则脾失健运，而见胸闷、纳少、下肢沉重等症。痰郁而生热，痰热、瘀血互结为患，则见苔微黄腻。其心悸、不寐仍为阴虚水不济火，虚火及痰热扰动心神而致，正如张锡纯云："心者火也，痰饮者水也，火畏水刑，故惊悸至于不寐也。"久病、少动则"气不周流"，气血失于冲和，五脏失于濡养，在肝则失于疏泄，气机失畅、情志失调而为焦虑。辨治时紧紧抓住阴虚血瘀痰热这一核心病机，不仅患者的临床症状明显减轻，其生存质量也得以明显改善。

（三）治疗心脏X综合征（微血管性心绞痛）经验

心脏X综合征是指具有典型劳累性心绞痛症状、心电图和（或）平板运动试验阳性，而冠状动脉造影正常并可除外冠状动脉痉挛的一组临床症候群，又称为微血管性心绞痛。中医学并无此病名，但就该类患者有典型胸痛的临床表现而论，可归属于中医学"胸痹""心痛"的范畴。

1.病因病机

（1）情志不遂是重要发病原因：生命活动靠气的正常升降出入运动，人体之气以通为贵。《素问·六微旨大论篇》谓："故非出入，则无以生长壮老已；非升降，则无以生长化收藏。是以升降出入，无器不有。"着重强调了气机通畅对人体正常生理活动的重要意义。若情志不遂，气机不畅，则妨碍气血正常运行和影响心主血脉藏神的动能活动，所谓"百病生于气"。《灵枢·口问》指出："心者，五脏六腑之大主也……故悲哀忧愁则心动。"心脏X综合征患者多因家庭、社会因素诱发情志不遂在先，疾病发作后又生恐惧，加之疾病长期不能被明确诊断和正确治疗，症状反复发作，常常导致肝气郁结，气机不畅。

（2）气滞痰阻血瘀是主要病机：心脏 X 综合征患者多见胸痛、胸闷、脘腹胀闷，舌紫暗有瘀斑，脉弦、滑、涩等象，提示辨证分型以气滞痰阻血瘀型为主。随着病情的动态发展，在气滞痰阻血瘀基础上，又可兼见一些本虚证，临床还可见到神疲乏力，自汗，倦怠懒言，舌苔少津，脉虚、细、缓等症状，但标实证比例大于虚实夹杂证。气滞、痰阻、血瘀三者又可相互转化，痰浊内生，壅于脉中，血行不畅即为瘀，有形之邪，阻于体内，易郁遏气机，气机不畅，而气机不畅又可导致痰浊、血瘀。

2. 辨证施治

气滞痰阻血瘀是心脏 X 综合征的主要证候表现，故确定理气化痰活血作为其主要治法。对于气滞治疗，《血证论》谓："肝属木，木气冲和条达，不致遏郁，则血脉得畅。"反之，情志不遂即可致"气留不行，血壅不濡"，故疏肝理气颇合病机；对于痰浊治疗，《景岳全书》提出"善治者，治其生痰之源"的论述，《医宗必读》云"治痰不理脾胃，非其治也"；对于血瘀治疗，王清任指出："气通血活，何患不除。"气顺、痰消、血活则血脉得通，胸痹心痛自愈。治疗上多采用理气化痰活血方（柴胡、瓜蒌皮、薤白、当归、丹参、红花、川芎、延胡索、茯苓、白术、陈皮、枳壳）。方中柴胡、瓜蒌皮、薤白理气解郁宽胸，为君药；当归、丹参、红花、川芎、延胡索行气活血化瘀，为臣药；以茯苓、白术、陈皮健脾化痰，为佐药；枳壳调理气机，为使药。诸药相伍，理气而不伤气，化痰而不刚燥，活血而不损血，共奏理气化痰活血之功。

通过随机对照研究进一步评价理气化痰活血法治疗心脏 X 综合征的临床疗效，结果显示理气化痰活血法在改善患者心绞痛症状及中医证候、提高患者运动耐量的同时，尚能抑制血管壁的炎性反应，保护血管内皮功能。

3. 病案举隅

张某，男，58 岁，工人，2016 年 10 月 24 日初诊。

主诉：心前区疼痛间断发作 1 个月余。

现病史：患者 1 个月前无明显诱因出现心前区疼痛，每次发作持续 30 分钟左右，舌下含服硝酸甘油后 3 分钟左右症状可缓解，患者曾就诊于某医院，查心电图提示 ST 段水平下移 0.1~0.5mV，运动平板试验阳性，超声心动图未见心脏结构异常，2016 年 9 月 30 日冠状动脉造影：未见明显冠状动脉狭窄。经对症治疗，症状较前稍改善，但仍间断发作。

刻诊：心前区疼痛间断发作，时有胸闷、心慌，平素性情急躁，纳少，寐欠安，二便调。舌质暗、苔薄黄，脉弦滑。

西医诊断：心脏 X 综合征。

中医诊断：胸痹。

中医辨证：气滞痰阻血瘀。

治法：理气化痰活血。

处方：柴胡 10g，瓜蒌皮 15g，茯苓 12g，白术 12g，陈皮 12g，薤白 10g，当归 12g，丹参 15g，红花 15g，延胡索 15g，枳壳 10g。7 剂，水煎服，每日 1 剂。

二诊（2016 年 10 月 31 日）：患者诉心前区疼痛较前减轻，胸闷、心慌缓解，遂投原方继服 7 日。

三诊（2016 年 11 月 7 日）：患者未诉心前区疼痛，偶有胸闷，纳可，寐欠安，在原方基础上加夜交藤、酸枣仁各 15g。半年来患者病情稳定，心前区疼痛及胸闷、心慌症状未发。

按语：本病可归于中医学"心痛""胸痹"等范畴，其病位在心，与肝脾关系密切，气滞痰阻血瘀是本病的主要病机。治疗当随气滞、痰阻、血瘀之轻重，随症加减，是案以柴胡、瓜蒌皮、薤白理气宽胸解郁；茯苓、白术、陈皮健脾化痰；当归、丹参、红花、延胡索行气活血；枳壳调理气机。诸药共奏理气化痰活血之功。

（四）治疗高血压经验

高血压是以体循环动脉压升高为主要临床表现的心血管综合征，是冠心病、脑卒中及肾损害的重要危险因素，属于中医学"眩晕""头痛"等病范畴，与心、肝、脾、肾四脏相关。

1. 病因病机

高血压多发于中年以上人群，天癸渐衰，肝肾渐亏，肾水不足，水不涵木，肝阳上亢，"无虚不作眩"，而出现头痛、头晕、目眩，甚至黑矇、晕厥，属于临床常见病、多发病。该病辨证以阴阳为纲，注重虚实两端，基本病理变化分为虚证、实证及虚实夹杂证，虚者为常为肾气亏虚、清窍失养，实者为风、痰、瘀、热扰乱清空，虚实夹杂则为阴不制阳、阴虚阳亢及兼夹风、痰、瘀、热证。常见临床证候表现为肾气亏虚、阴虚阳亢、肝火亢盛、痰瘀互结。肾气亏虚之眩晕兼见胫酸膝软或足跟痛，耳鸣或耳聋等症状；阴虚阳亢之眩晕可兼见腰酸膝软、面色潮红、五心烦热等症；肝火亢盛之眩晕兼见头痛、急躁易怒、面红目赤等症状；痰瘀互结之眩晕兼见头昏、形体肥胖、面色晦暗、胸闷胸痛等症。

2. 辨证施治

毛静远在治疗高血压时，注重补虚泻实，调整阴阳，虚者当补益肾气、调和阴阳；实证当平肝潜阳、清肝泻火、化痰行瘀。既要重视西药的降压疗效，也善用中药的调理功效，常将西药的直接降压比作治标，中药的滋补调理视为治本，两者应当扬长补短，协同增效。比如对于阴虚阳亢型的高血压，毛静远善用六味地黄丸加减进行治疗，临床效果颇佳。六味地黄丸被誉为"补阴方药之祖"，费伯雄在《医方论》中说："此方非但治肝肾不足，实三阴并治之剂。有熟地之腻补肾水，即有泽泻之宣泄肾浊以济之；有萸肉之温涩肝经，即有丹皮之清泻肝火以佐之；有山药收摄脾经，即有茯苓之淡渗脾湿以和之。药止六味，而大开大合，三阴并治，洵补方之正鹄也。"本方配伍具有"三补""三泻"的特点，肝脾肾并补，重在滋补肾阴。"三泻"为清泻肾浊、渗脾中湿热、清泄虚热，用意妙绝。如《医方集解》所云："古人用补药必兼泻药，邪去则补药得力，一阖一辟，此乃玄妙，后世不知此理，专一于补，必致偏盛之害矣。"对于肾气亏虚证者，常加用淫羊藿、菟丝子、巴戟天、补骨脂、狗脊等。肝火亢盛者，常用龙胆泻肝汤合天麻钩藤饮化裁。痰瘀互结者常以血府逐瘀汤合半夏白术天麻汤化裁为治。

3. 病案举隅

何某，女，63岁，2019年6月15日初诊。

主诉：间断头晕、头痛4年余。

现病史：高血压病史4年余，最高血压曾达180/110mmHg，服用非洛地平缓释片治疗，血压控制在130~140/70~90mmHg，但患者仍时觉头晕头痛，偶有胸闷，心慌，咽干，手足心热，盗汗，纳少，寐安，二便调，舌暗红、苔薄白，脉弦细。

西医诊断：高血压3级。

中医诊断：眩晕。

中医辨证：肝肾阴虚血瘀证。

治法：滋养肝肾，活血化瘀。

处方：熟地黄20g，山萸肉12g，山药15g，丹皮10g，茯苓12g，泽泻10g，女贞子15g，墨旱莲15g，淫羊藿10g，天麻20g，地龙10g，丹参20g，红花20g，陈皮12g。7剂，水煎服，每日1剂。

二诊（2019年6月22日）：患者服药后诸症缓解，诉仍烦热明显，偶有头痛，加地骨皮20g、川芎10g，7剂，水煎服，每日1剂。

三诊（2019年6月29日）：患者诸症明显改善，以上方为基础加减调理1个月余好转，监测血压130/70mmHg左右。

按语：该高血压患者中医辨证属肝肾阴虚、水不涵木，发为眩晕。阴不敛阳，故有盗汗等症状。舌暗红，提示伴有血瘀。治以六味地黄丸滋补肝肾，并加二至丸增强滋养之功，配天麻平肝定眩，以地龙、丹参、红花活血化瘀。淫羊藿温补肾阳，取"阴无阳则无以生"之配伍。佐以陈皮理气健脾，顾护后天。地骨皮甘寒清润，善清虚热。川芎"上行头目"，活血行气止痛效佳，如李东垣言"头痛须用川芎"。诸药合用，配伍合理，标本同治，患者诸症得以改善。

（五）治疗心律失常经验

1. 治疗期前收缩（早搏）经验

（1）病因病机：期前收缩（早搏）归属中医学"心悸""怔忡"等范畴，《金镜内台方议》云："心中悸动，因脉结代，故知为真阴气虚少，阳气虚败。"气分阴阳，滋阴涵阳，其阴分滋养阴液、濡养心脉，阳分护卫机体、充肤泽毛。阴精不足，生化乏源；阴血亏虚，无以濡养，阴虚是心悸发生的始动因素。早搏发作时，心脏异常收缩舒张，变化无常，突现突止，与风"善行数变"的特点相似，明代李用粹云："阴气内虚，虚火妄动，心悸体瘦，五心烦热，面赤唇燥，左脉微弱，或虚大无力者是也。"论述了机体阴虚火旺，虚火妄动生风、内扰于心的表现，突出阴虚动风病机的重要性。毛静远亦在临床诊疗过程中不断思索求证、总结经验，认为本病基本病机为阴虚失养、虚风妄动、痰瘀阻络，其中阴虚为发病之本。

（2）辨证施治：基于早搏的病机与证候特点，毛静远在辨治早搏过程中将调和阴阳、攻补兼施作为基本治则，针对阴虚失养、虚风妄动、痰瘀阻络的基本病机制定了养阴、息风、通络的主要治法，以"熟地黄–全蝎–丹参–陈皮"为养阴息风核心处方，临证化裁以清热、化痰、活血等剂。《景岳全书·本草正》记载"阴虚而神散者，非熟地之守不足以聚之，阴虚而火升者，非熟地之重不足以降之……"熟地黄味厚气薄，可补五脏真阴，兼益后天之阳，性味纯正，形神兼补，滋而不腻，实乃益阴佳品；《雷公炮制药性解》有云："蝎之主疗，莫非风证，肝为巽风，宜独入之。"全蝎味辛性平，息风并可通络，与熟地相伍，一阴一阳，一润一燥，共奏养阴息风、通络止痉之效。丹参性苦微寒，活血祛瘀，凉血清心，养血安神，虽补血之力不足，但活血之功有余；复加陈皮，辛温理气，燥湿化痰，使"补而不觉滞，益而不恋邪"。四药组合，养阴息风为基、血瘀痰浊并祛、理气化湿兼顾、养心通络效佳。

早搏患者多兼夹他病，病机演变迅速、证候多变复杂，《内经》云："阴平阳秘，精神乃治。"阴阳失和，则阴虚、血瘀、痰浊、热蕴等相生相化，相互搏结。对于阴虚明显者，熟地可增至30g，酌情配伍山茱萸、麦冬与白芍；气虚明显者，酌加太子参、党参、黄芪；阳虚明显者，酌加刺五加、淫羊藿；风动显著者，酌加地龙、首乌藤、天麻、细辛以平息内风。兼夹气滞者，灵活配伍苦杏仁、郁金、桔梗、川楝子以疏肝理气；兼夹血瘀者，酌情加用丹参、赤芍、当归、红花以养血活血；兼夹痰浊者，配以陈皮、半夏、瓜蒌皮、石菖蒲、远志；阴虚火旺、热象明显者，酌加知母、生地、牡丹皮、地骨皮等以清心宁神。

2. 治疗阵发性心房颤动经验

（1）病因病机：毛静远认为，阵发性心房颤动虽病位在心，但亦与其他脏腑关系密切，尤以肝、肾、脾、肺为著。肝者，五行属木，体阴而用阳，主藏血，主疏泄，与心火呈母子关系。久病耗血伤阴，阴亏于下，而厥阳独行于上，心火合肝阳后愈炽，过剩之阳化为内风。肾者，居于下焦，为上、中二焦之根荄，主纳气。生理状态下口鼻吸入天地清气与水谷精微之气相合而成宗气，聚于胸中，摄纳于肾，可辅助心肺运行气血。若先天禀赋不足、平素强力劳作或久病累及下焦，则肾之精气阴阳不旺，肾纳气功能受损，宗气无以为根，失于摄纳，导致气不归原，则浮于心胸。脾者，五行属土，后天之本，气血生化之源，其性喜燥恶湿。若脾失健运，气血生化失源，心神不养等；若脾为湿困，则水道不通，痰浊内生，蒙蔽清窍。肺者，朝百脉，主治节。若肺气不足，宣降失司，则水液输布失常，水饮停聚于胸膈，使心阳不展。脏腑功能失健、气血津液输布失常，都会对阵发性心房颤动的发生发展产生重要影响，瘀血痹阻心脉，心神失养是导致该病发生的直接原因。

（2）辨证施治：毛静远在治疗阵发性心房颤动过程中将调和阴阳、补泻兼施作为治疗原则。

①滋阴养血、益气温阳：毛静远以滋阴养血作为阵发性心房颤动阴虚证患者的主要治法，并在六味地黄丸的基础上化裁用药，以熟地黄、山茱萸、山药补益肝脾肾，滋养真阴，充实血脉。人体真阴充沛，则浮越于上的阳气得以制约，内风可息。此外，充养阴血之品还可制约处方中辛温耗散药物之性，防止攻伐太多耗伤人体正常津液。

毛静远以益气温阳作为阵发性心房颤动阳虚证、气虚证患者的主要治法，并以刺五加为代表药物。《雷公炮炙论》对刺五加的记载为"阳人使阴，阴人使阳"，可见其在调整阴阳平衡中具有一定优势。因本品具有补益心脾、温补阳气、强健筋骨等功效，如患者可见神疲乏力、肢冷畏寒、自汗短气甚或中气下陷诸症时，可将刺五加与白术、山药等药物相配，以达健脾益气、扶正固脱之功效。

②活血化瘀、化痰散结：《素问·至真要大论篇》曰："结者散之，留者攻之。"毛静远在治疗以瘀血闭阻心脉为病机的阵发性心房颤动患者时，常以活血化瘀为基础治法，并且根据不同兼夹证选取对应治法。对于气机失畅、血行受阻而为瘀滞者，在活血化瘀的基础上理气散结，取气为血帅、气行血行之义，气机通达则散瘀之力提升；对于痰湿阻络者，应化湿涤痰通络，条达气机，祛瘀通滞；痰浊属阴，非辛温不能化，火热属阳，非寒凉不能泻，对于痰浊与火热相搏者，应当祛痰与清热并举。

③滋阴潜阳、平肝息风：《素问·至真要大论篇》曰："诸风掉眩，皆属于肝。"所以毛静远在治疗以阴虚风动为病机的阵发性心房颤动患者时，常以滋阴潜阳、平肝息风为基本原则。因肝肾阴亏，阴不制阳者，应以滋养下焦肝肾真阴为主；因营血亏虚，脏腑经络失养而动风者，应以养血和营为主，取"治风先治血，血行风自灭"之义。在补虚滋养的基础上可适当加入虫类之品潜镇肝阳、息风通络。

（3）用药特点

①养阴活血并用：毛静远治疗阵发性心房颤动之血瘀证时不是一味辛温攻散，而是多以熟地黄、当归、丹参等养阴活血之药相配使用。熟地黄可补血滋阴、生精填髓。《本草从新》称其为"壮水之主药"，足可见其滋阴之力。当归可补营血亏虚，为补血要药，有养血活血止痛之功。丹参可活血化瘀、通经止痛、清心除烦、凉血消痈。《名医别录》记载丹参功能养血，并且去心腹痼疾结气；《妇人明理论》有云："一味丹参散，功同四物汤。"丹参的养血作用可见一斑。

老年阵发性心房颤动患者多病程日久，病情反复，气阴耗伤，导致脉道不充，血行无力而致瘀；同时气滞、血瘀、痰浊等实性病邪阻滞脉道，又会进一步阻碍血流运行，导致脏腑失养，气血运化功能受阻，则进一步加重气血亏虚的程度。因此毛静远在临床治疗中多用养阴活血之药，使得补虚与祛邪兼施，并且祛邪不伤正气。

②善于行滞通脉：脾为后天之土，气血生化之源。《灵枢·决气》曰："中焦受气取

汁，变化而赤，是谓血。"可见人体中气血的生成、水液的代谢与脾运化水谷、输布精微的生理功能密不可分。若脾失健运，则为"生痰之源"，脾气不旺会导致运化水湿无力，水饮内停，进而积聚为痰，阻滞气血，导致瘀阻血脉，血行不畅。气血津液得温则行，遇寒则凝，因此一般的痰饮、水湿遇温性药物则消散、转化，但痰热为相兼致病，痰饮属水为阴，热邪属火为阳，若性味单一恐难去除根本。

毛静远善于根据不同致病因素的瘀滞选用对应用药，例如营血亏虚，脉道干涩而致血瘀者选用熟地黄、山茱萸、麦冬、牡丹皮、丹参等养阴润燥、活血散瘀；痰浊与瘀血相互搏结者选用半夏、陈皮、丹参、全蝎等活血化瘀、化痰散结；火热与痰浊搏结，耗损阴液同时结聚坚实者选用半夏、牡丹皮、黄连、全蝎等清热凉血、化痰散结；元气与津液俱亏，血脉不充者选用熟地黄、麦冬、山茱萸、太子参等益气养阴。

③善以虫类药物息风通络：全蝎作为虫类药物的代表可平肝息风、镇惊通络，毛静远常将其与熟地黄、山茱萸等滋阴养血药物配合使用，既可增强处方滋阴潜阳之效力，又可避免年老、久病、体虚之人动血耗血，以达到祛邪不伤正的目的。虫类药物性猛善走，可下潜于血络之中搜风剔络、攻毒散结、散瘀定痛，毛静远在临床治疗中常将其与化痰药、活血化瘀药、理气药等相配伍，提升处方攻瘀散结的效力，应用于痰瘀互结、痰热互结、痰热瘀结等积聚性病证中具有较好的效果。

④善以理气药物相配：《素问·阴阳应象大论篇》有云："味归形，形归气；气归精，精归化。"饮食与药物进入人体后最终要以气化的形式参与到物质与能量转化的过程中。而气化又可分为气化太过与气化不及，且二者都会影响气机的升降出入，造成气逆、气滞、气郁、气闭等病变，促使瘀血、痰浊等病理因素的产生。因此毛静远辨治阵发性心房颤动善以理气药为辅，将其与祛湿化痰药、活血化瘀药等配合使用，并将其作为中医治疗疾病整体观、运动观的具体体现。

部分患者久病体虚，突然投以补剂唯恐影响中焦运化功能，病机从气虚发展演变成为气郁、气滞。毛静远将以枳壳为代表的理气药与滋阴养血药合而为用，有"补而不滞，益不恋邪"的思想蕴含其中。《血证论·阴阳水火气血论》曰："运血者，即是气。"可见气具有推动血行的作用，并且理气药大多属芳香之品，可开郁散结，因此在治疗气滞血瘀、痰瘀互结、瘀热互结、痰热瘀结等相兼为患的瘀阻病证时，将理气药与活血化瘀药配合使用往往具有更佳的效果。

3.病案举隅

李某，男，58岁，2019年5月8日初诊。

主诉：心慌间作2年余，加重伴憋气1周。

现病史：患者2年前无明显诱因出现心慌、汗出，于外院诊断为"心房颤动伴快速心室反应"。此后症状间断出现，发作频率每年2~4次，发作时心率90~110次/分，口服西药可转复为窦性心律（60~80次/分），平常规律服用酒石酸美托洛尔片12.5mg/次，每日2次。1周前患者无明显诱因自觉心慌加重，伴憋气，于外院查心电图示心房颤动，心脏彩超示左房前后径 45mm，右房内径 46mm，左室舒张末期前后径 46mm，左室射血分数 59%，二、三尖瓣轻度反流，各室壁厚度及运动未见明显异常，予口服盐酸胺碘酮片 0.2g/ 次，每日 3 次；华法林钠片 2.5mg/ 次，每日 1 次。就诊当日患者再次出现心慌、憋气，于外院查心电图示心房颤动，监测国际标准化比值 2.66，建议行导管消融术，患者拒绝，为求中医治疗求治于本院门诊。

刻诊：神清，精神可，口唇紫暗，心慌间作伴憋气，夜间可平卧，平素易乏力出汗，汗多而黏，时有口干口苦，纳可，小便调，大便质黏。舌红、苔黄腻少津，脉细结。

查体：血压 115/88mmHg，心率 76 次 / 分，律绝对不齐，双肺未闻及明显干、湿啰音，双下肢不肿。

西医诊断：阵发性心房颤动。

中医诊断：心悸。

中医辨证：阴虚痰热血瘀。

治法：养阴活血，化痰清热。

处方：熟地黄 15g，山茱萸 12g，麦冬 20g，丹参 20g，牡丹皮 15g，全蝎 3g，黄连 15g，淡竹叶 10g，清半夏 10g，陈皮 12g，枳壳 12g。7 剂，水煎服，每日 1 剂。

二诊（2019 年 5 月 15 日）：患者诉心慌未作，憋气较前好转，舌红、苔微黄腻少津，脉弦细。查体：血压 132/82mmHg，心率 61 次 / 分，律齐。调整盐酸胺碘酮片用量为 0.2g/ 次，每日 1 次；调整中药处方：原方改熟地黄 20g，加栀子 10g。7 剂，水煎服，每日 1 剂。

三诊（2019 年 5 月 21 日）：患者诉近 1 周心前区不适、憋气未作，舌红、苔微黄腻少津，脉细。查体：血压 124/76mmHg，心率 59 次 / 分，律齐。复查心电图示窦性心动过缓，查电解质在正常范围内。中药效不更方，原方继服 7 剂。

四诊（2019 年 5 月 28 日）：患者欣然来诊，诉近 1 周心前区不适、憋气未作，舌微红、苔白少津，脉细。查体：血压 112/83mmHg，心率 59 次 / 分，律齐。西药用法同前；调整处方：减丹参至 15g，余药不变。7 剂，水煎服，每日 1 剂。患者诊疗期间恢复窦性心律，心率波动于 49~58 次 / 分。

五诊（8 周后）：患者情况稳定，静息时心率 49 次 / 分，停酒石酸美托洛尔片。之后患者间断口服上述中药汤剂，面色渐红润，未再出现神疲乏力、心前区不适及心慌、胸闷憋气等症。

按语：该病患年近六旬，脏腑之气渐亏，加之平素熬夜为常，故易耗伤阴血。此外，喜嗜食辛辣，易损伤脾胃，内生痰湿，日久郁而化热，进一步耗损阴津。患者阴津耗损，虚热内生，故而心悸、乏力；阴虚灼津为痰，故口干、汗多而黏、大便质黏；口唇紫暗，为瘀血内生；舌红苔黄腻少津，脉细结，为阴虚痰热血瘀之象。首诊方中以熟地黄滋阴补肾，补不足之本；山茱萸补养肝肾，并能涩精；麦冬养阴清热，益胃生津；三阴并补，共为君药。配伍丹参入心肝血分，活血化瘀，兼以除烦；半夏、黄连以清热化痰、和胃降逆；陈皮增强化痰之力，取气行则血行、气顺则痰消之意，共为臣药；佐以牡丹皮清泄相火，并制山茱萸之温涩；与枳壳合用防熟地黄、山茱萸、麦冬滋腻，且防诸药寒凉太过之弊；竹叶清热生津，顾护伤津之体。全蝎性善走窜，通行经络，以助活血化瘀。全方紧扣病机，共奏养阴活血、化痰清热之效。二诊时患者舌红、苔微黄腻少津，脉弦细，痰热渐消，阴虚之本显现，故原方加熟地黄至20g、栀子10g以滋阴降火。四诊时患者舌微红、苔白少津，脉细，血瘀减轻，故减丹参15g。该患者以养阴活血、化痰清热法治疗后，房颤发作次数显著减少，生活质量明显提高，且未见明显不良反应。

（六）治疗低血压经验

1. 病因病机

《灵枢·口问》云："故上气不足，脑为之不满，耳为之苦鸣，头为之苦倾，目为之眩。"《灵枢·海论》记载："髓海不足，则脑转耳鸣，胫酸眩冒，目无所见，懈怠安卧。"毛静远辨治原发性低血压虽有虚、实之分，但以虚为主，病变涉及五脏，尤重心、脾、肾。肾为先天之本，内藏真阴真阳，若先天禀赋不足，体质薄弱，精血不足，髓海空虚则头晕、健忘；肾阳虚衰，失于温养则畏寒肢冷、腰膝酸软。脾为后天之本、气血生化之源，若后天饥饱不调，食有偏嗜以致脾胃损伤，化源不足，脏腑经络失于濡养则神疲乏力、少气懒言；脾气虚弱，运化失司，水湿内停，阻滞中焦，清阳不升，则眩晕短气。心藏神、主血脉，若烦劳过度，忧郁思虑，劳伤心脾，气血亏虚，失于濡养则肌肉渐削、面色不华；耗伤心神，气机郁结，血行迟缓，心失所养，则心悸失眠。

2. 辨证施治

（1）辨证要点：五脏相关，气血同源，在原发性低血压的发生发展中相互影响，往往同时出现多个脏腑的虚损证候，使临床辨证较为繁杂。《杂病源流犀烛·虚损痨瘵源流》曰："五脏虽分，而五脏所藏无非精气，其所以致损者有四，曰气虚，曰血虚，曰阳虚，曰阴虚。"故毛静远临床辨治原发性低血压多以气、血、阴、阳为纲，阴血亏虚、充养不足或阳气虚衰、推动无力是导致原发性低血压病发生发展的根本原因。

《医方集解》记载："气与血犹水也，盛则流畅，虚则鲜有不滞者。"元气亏虚，气血相失，亦可导致气血津液运行输布失常，从而兼夹标实之证。《医论三十篇》曰："气不虚不阻，病中满者，皆因气虚之故。"元气亏虚，无力行气则留为气滞；《证治汇补》云："湿乃津液之属，随气化而出者也，清浊不分，则湿气内聚。"元气亏虚，失于温煦气化，不能化湿行水，则痰饮水湿内生；《读医随笔·承制生化论》曰："气虚不足以推血，则血必有瘀。"元气亏虚，无力推动血行，血行不畅亦可停为血瘀。随着经济发展，激烈的社会竞争、沉重的生活压力及饮食结构的变化亦推动气滞、痰浊、血瘀、热蕴等实证夹杂越来越多，故辨证时还需注意有无兼杂病证。

（2）治则治法

①从虚论治，以补为法：《素问·至真要大论篇》云："劳者温之，损者益之。"针对原发性低血压以"虚"为主的核心病机，毛静远临床治疗多以"补"为法，以生黄芪、

太子参、当归、炒白术、陈皮、枳壳为基础方，其中黄芪气薄味厚，补五脏虚损，助推血脉运行；太子参甘润微苦，补气益血，健脾生津，与黄芪相配益气补虚共为君药；当归味甘而重，专能补血，气轻而辛，又能行血，补中有动，行中有补为臣药；白术、陈皮健脾祛湿、理气和胃，土旺则能健运，气血生化有源，共为佐药；复加枳壳为使，疏导气机，以防气滞、痰浊等病理产物蓄积兼夹。诸药合用，补虚为主，疏导为辅，共奏益气养血之效。

《素问·至真要大论篇》曰："谨察阴阳所在而调之，以平为期。"临证运用还需根据气虚、血虚、阴虚、阳虚的偏颇灵活调整用药。如心血亏虚较甚，症见心悸短气、健忘不寐者，可加用酸枣仁、远志、龙眼肉等养心安神；气阴耗伤明显，症见神疲乏力、咽干口渴者，可加用党参、麦冬、黄精等益气养阴；心阳不足，症见惊悸怔忡、胸闷汗出者，加用桂枝、炙甘草等补助心阳，生阳化气；脾肾阳虚，症见畏寒肢冷、腰膝酸软、五更泄泻者，可加用肉桂、淫羊藿、补骨脂等温补脾肾；阴虚火旺，症见心烦耳鸣、潮热盗汗者可加用熟地黄、山茱萸、黄柏等育阴清热。

②补虚泻实，标本兼治：对于虚实夹杂者，治应补中有泻，补泻兼施，防止因恋邪而进一步耗伤正气。兼有血瘀，舌质暗和（或）有瘀斑者，可加用丹参、红花活血化瘀；气郁不畅，症见嗳气胸闷、心烦口苦者，可予柴胡疏肝散疏肝解郁，调畅气机，常用柴胡、白芍、香附、黄芩等；痰热互结，症见口干口苦、心胸闷痛、舌苔黄腻者，可选小陷胸汤清热化痰，药用黄连、半夏、瓜蒌皮等。

（3）用药特点

①益气养血为主：《素问·调经论篇》曰："人之所有者，血与气耳。"气与血作为构成人体的物质基础，在生命活动中有着极其重要的意义。《濒湖脉学》记载："脉乃血脉，气血之先，血之隧道，气息应焉。"脉作为血液运行的通道，脉压的形成与气血冲和密切相关。一方面，气血作为物质基础，充盈脉道，低血压患者多先天禀赋不足，复因劳倦、思虑以致元气衰少，气不生血，气血两虚；另一方面，气血以动态运动的形式而存在，气为血之帅，气行则血行，气虚则血脉推动无力，气血失和，血气虚弱，从而导致血压降低。故毛静远临床治疗原发性低血压常借鉴"归脾汤"思路，以"黄芪－当归"为益气养血的核心药对。

②重视理气药的应用：毛静远治疗原发性低血压以补虚药使用最多，其次为理气药，理气药虽不居主导地位，但其广泛配用恰是毛静远辨治思路上整体观和运动观的体现。气贵流通，若气机运行失畅则易导致气滞、气逆等证，或产生瘀、痰、湿、积等病理产物。枳壳药性苦、辛、酸、温，归脾、胃、大肠经，具有行气开胸、宽中除胀之效，可治疗气滞兼证，推动气机运行以祛除瘀血、痰饮等有形实邪，正如张景岳所云："凡病为虚为实，为热为寒，至其变态，莫可名状，欲求其本，则止一气字足以尽之矣。"《素问·六微旨大论篇》亦强调："出入废则神机化灭，升降息则气立孤危。故非出入，则无以生长壮老已；非升降，则无以生长化收藏。"气为一身之本，气机运动是生命活动的基本特征，而益气养阴用药多以补益为主，略显滋腻，适当配伍理气之品，使

补而不滞、滋而不腻。

③化瘀多选养血活血之品：毛静远治疗原发性低血压血瘀证多选当归、丹参、川芎等养血活血之品。当归，味甘、辛、温，归肝、心、脾经，具有补血调经、活血止痛、润肠通便之效，《景岳全书·本草正》记载："当归，其味甘而重，故专能补血；其气轻而辛，故又能行血；补中有动，行中有补，诚血中之气药，亦血中之圣药也。"丹参，味苦，微寒，归心、心包、肝经，具有活血调经、祛瘀止痛、除烦安神之效，《本草汇言便读·山草类》记载："丹参，功同四物，祛瘀以生新。"川芎，味辛、温，归肝、胆、心包经，有活血行气、祛风止痛之效，为血中气药，《本草新编·卷之二》记载："川芎性散而能补，是补在于散也……川芎于散中能补，既无瘀血之忧，又有生血之益。"

《景岳全书》曰："凡人之气血犹源泉也，盛则流畅，少则壅滞。故气血不虚则不滞，虚则无有不滞者。"气血不足，推行无力，血行缓滞则易致血瘀；同时，瘀血停滞，瘀阻脉道，进一步影响血的运行，脏腑经络无以充养，则进一步导致血虚；加之原发性低血压多反复发作、病程日久，其血瘀证属单纯实证者较少，多表现为气虚血瘀、阴虚血瘀等夹杂证候。对此，毛静远活血、养血并用，祛瘀而不伤正。

3. 病案举隅

张某，女，35 岁，职员，2021 年 8 月 11 日初诊。

主诉：间断心悸、气短、乏力 6 年余，加重 1 天。

现病史：患者于 6 年前无明显诱因开始出现间断心悸、气短、乏力，每于劳累或情绪波动后加重，休息后缓解。曾于附近诊所间断服用中药汤剂，自诉症状无明显缓解。1 日前患者熬夜后自觉上述症状较前加重，遂就诊于我院门诊。

现症：患者神疲倦怠，间断心悸、气短，自觉周身乏力，劳累后加重，休息后稍缓解。头晕偶作，体位改变或者久立时偶发黑朦，否认摔倒、昏厥等不适。平素性情急躁，纳差，食欲不振，寐安，小便可，大便质软成形，一日一行。无服用扩血管药物史，无心脏病、肿瘤、慢性肝病史。

查体：血压 88/56mmHg，心率 71 次 / 分，律齐，各瓣膜听诊区未闻及病理性杂音。舌质暗红，边有齿痕，苔薄黄，脉沉细。

辅助检查：心电图示窦性心律，ST-T 段未见明显缺血性改变。

西医诊断：原发性低血压。

中医诊断：心悸。

中医辨证：气阴两虚兼痰热。

治法：益气养阴，清热化痰。

处方：太子参 15g，麦冬 20g，茯苓 12g，当归 12g，丹参 20g，红花 20g，赤芍 15g，全蝎 3g，烫水蛭 3g，瓜蒌皮 15g，栀子 9g，麸炒枳壳 10g。水煎服，日 1 剂，共 7 剂。

二诊（2021 年 8 月 18 日）：患者诉服药后心悸、气短、乏力症状缓解，频次减低。近 1 周头晕未作，体位改变后偶发黑朦。查体：血压 92/62mmHg，心率 84 次 / 分，律齐。

舌暗红、苔薄黄，脉细。继原方加天门冬 15g、山茱萸 12g。水煎服，日 1 剂，共 7 剂。

三诊（2021 年 9 月 1 日）：患者症状较前明显好转，未诉有特殊不适。查体：血压 104/71mmHg，心率 75 次 / 分，律齐。舌红、少苔，脉细。守原方去太子参、麦冬，加牡丹皮 15g、黄连 10g。水煎服，日 1 剂，14 剂。

此后复诊均以上方为基本方加减，2 个月后患者血压稳定，症状消失。后续电话随访 1 年，血压一直稳定在正常范围内，症状未复发。

按语： 本例为原发性低血压患者，可归属于中医学"心悸""虚劳"等病证范畴。患者病程较长，五脏皆有受损，脾首当其冲，盖脾为后天之本。脾虚则生化无权，气血化生乏源，不能濡养心脉则心悸，不能充养四肢肌肉则倦怠乏力，气虚下陷则见呼吸不利、气息短促。气血不能循经上达脑络，且脾虚水湿运化无力，聚而成痰，上泛脑络，故见头晕、黑矇。故治疗当以补益为要，兼活血通络、清热化痰。方中太子参、麦冬以补气生津、养血益脉，配伍茯苓补脾益气，当归补血活血，充益气血生化之源。再加丹参、红花、赤芍活血，全蝎、水蛭通络，瓜蒌皮、栀子清热化痰。佐以枳壳疏利气机，防补而留滞及其他病理产物蓄积。本方标本施治，故效果显著。复诊可见患者本虚之证好转，标实之候见轻，复加天门冬养阴生津、巩固疗效，山茱萸补益肝肾阴血，脾肾同调，以先天滋后天、以后天养五脏。三诊患者诸症好转，一派气血冲和之象。然观其舌脉象，仍有虚火存之，故再加丹皮、黄连清虚热、泻伏火。

参考文献

［1］沈绍功．心血管病名医验案集［M］．北京：台海出版社，2008．

［2］张开滋．临床心力衰竭学［M］．长沙：湖南科学技术出版社，2014．

［3］周华．中医心脏病学［M］．北京：人民卫生出版社，2016．

［4］毛静远，张伯礼．名中医诊治冠心病临证思想集要［M］．北京：中国中医药出版社，2017．

［5］张伯礼．津沽中医名家学术要略（第四辑）［M］．北京：中国中医药出版社，2018．

［6］毛静远．对《金匮要略》胸痹病的认识［J］．国医论坛，1989（6）：4-6．

［7］毛静远．阴虚与冠心病初探［J］．中医药研究，1998（5）：3-4．

［8］毛静远．心力衰竭的中医辨证治疗要点［J］．中国中西医结合杂志，2008，12：1063-1064．

［9］毛静远，牛子长，张伯礼．近 40 年冠心病中医证候特征研究文献分析［J］．中医杂志，2011，11：958-961．

［10］毛静远．中医药在心力衰竭治疗中的应用研究述评［J］．中西医结合心脑血管病杂志，2015（1）：3-5．

整理者：郝丽梅　毕颖斐　王贤良

张军平

——在平凡工作岗位上认真践行医者使命的人民医生

一、名医简介

张军平，1965 年生，甘肃省平凉市人。天津中医药大学第一附属医院主任医师、教授、博士研究生导师。中共中央组织部国家"万人计划"领军人才、人力资源和社会保障部新世纪百千万人才工程国家级人选、教育部全国优秀教师、跨世纪优秀人才、原卫生部中青年突出贡献专家、国家中医药管理局岐黄学者、第七批全国老中医药专家学术经验继承工作指导老师，享受国务院政府特殊津贴专家、优秀归国留学人员、天津市名中医。

张军平习医勤勉，中西并重，1987 年考入天津中医学院（现天津中医药大学）中医内科学专业硕士研究生，师承阮士怡教授，毕业后于北京中医药大学攻读中医内科学博士学位，师从王永炎院士及张伯礼院士，后赴日本进行血管细胞生物学的留学研究。学成归国后，他曾在严重急性呼吸综合征（SARS）疫情中毅然投身于一线战场，开展中医药的会诊救治和科学研究工作；曾任天津中医药大学医疗科研处处长，负责全校的科学研究工作；曾任天津中医药大学第一附属医院副院长，负责医院的管理、临床与科研等工作。业医期间，张军平修医德、行仁术，衷中参西，沉淀出具有系统性、创新性的诊疗理念与思路。他倡导中西协同干预常见慢性病和部分疑难病症；构建了以"防 – 治 – 康 – 管"为核心、以"病 – 证 – 时"理念为指导的慢性病综合防治体系；提出"血 – 脉 – 心 – 神"一体观指导心系慢性病的治疗；创立"平心四合"法方药治疗缺血性心脏病；创立"解毒护心、益气养阴、清透伏邪"法则治疗病毒性心肌炎；优化了病毒性心肌炎的中西医结合诊疗方案；建立了缺血性中风病证结合的证候诊断标准与疗效评价体系。张军平始终坚持中西医结合，扎根于临床实践的同时投身于中医药的科研事业中，带领团队主持参与多项科研项目并获得多项科研成果。

二、名医之路

（一）成长经历

张军平于 1982 年考入甘肃中医学院（现甘肃中医药大学）医疗系。在学期间，他认真学习中医经典，汲取西医学知识，打下了扎实的中西医学功底。1987 年本科毕业后，他以优异成绩考入天津中医学院（现天津中医药大学）中医内科学专业硕士研究生，并如愿以偿成了阮士怡教授的学生。1990 年硕士研究生毕业后，张军平被分配到天津中医药大学第一附属医院工作，协助阮士怡教授开展了心血管内科临床工作，积极响应阮士怡教授"研究中医"的号召，全身心地投身于中医药的科学研究工作中。1997 年考入北京中医药大学攻读中医内科学博士学位，师从王永炎院士和张伯礼院士，在学期间顺利通过"日本笹川医学奖学金制度"的考试，于 1999 年 4 月前往日本东京都老人综合研究所神经生物学部门学习，以特别研究员的身份与山本清高教授合作从事血管细胞生物学的研究，2003 年 1 月学成回国，这些丰富的科研经历与中医大家、生命科学前辈的指导，夯实了他探索中医药现代化的基础。

2003 年，SARS 在国内肆虐，人民的生命安全面临着极大的威胁，刚从日本留学归来的张军平不顾被感染的风险，毅然全身心地投入到中医药救治 SARS 的一线战场，并参与 WHO 和国家中医药管理局 SARS 中医药救治科研总结工作。SARS 结束后，张军平调入天津中医药大学担任医疗科研处处长一职，协助校领导主持全校的科学研究工作。2007 年 3 月调回天津中医药大学第一附属医院任副院长，先后分管了医院的科研、教学、医疗、护理、药学及技术部门等工作；在科学研究方面，带领团队开展了中医药防治动脉粥样硬化性疾病、高血压、病毒性心肌炎、缺血性脑卒中、慢性心力衰竭等疾病的临床与科研工作。

（二）成才经验

1. 业精于勤

随着人民生活水平的提高，缺血性心脏病的发病率逐年升高，张军平发现即使运用血运重建术开通了狭窄的血管，但患者仍可出现胸闷、胸痛，甚至伴发失眠、焦虑、恐惧等症，由此他逐渐认识到，"狭窄"与"缺血"和"斑块稳定"以及与真实世界的心血管预后之间均不是简单的线性因果关系。缺血性心脏病不能仅解决"狭窄"和"斑块"的问题，应该进一步拓展到血液、心肌、内皮功能及微循环状态中去。在面对此临床实践中的矛盾现象和治疗挑战时，张军平基于中医基础理论、疾病自身病理进程及西医学模式，提出"血－脉－心－神"一体观理论假说，并在此指导下形成平心四合法方药干预缺血性心脏病方案，有效地改善了此类患者的临床症状。

2. 衷中参西揭示医学奥秘

无论是临床还是科研，张军平始终秉持着衷中参西的理念。倡导巩固中医思维，强调诊疗全过程的中医思维指导，融合中西两种手段全方位为患者服务。做临床时，张军平将疾病的中医病因病机与西医学机制联系，辨病与辨证同用。如对动脉粥样硬化性疾病，注重经方、验方的应用，如桂枝汤、佛手散、封髓丹、柴胡类方等，善用刺五加、山慈菇、漏芦、玄参、百合等活血解毒之品，也善用海藻、昆布、夏枯草、浙贝母、瓜蒌、卷柏等软坚散结类药物；同时结合现代药理药化成果，如心绞痛患者常酌加含有秋水仙碱的山慈菇、百合，可有效缓解心绞痛症状，失眠患者注重酸枣仁的双向调节作用，常嘱患者就寝前 4~5 小时服用。

（三）主要成果

张军平倡导中西协同干预常见慢性病和部分疑难病症，对冠心病、病毒性心肌炎、慢性心力衰竭、糖尿病心脏病、缺血性脑卒中等疾病展开了较为系统的研究，提高了临床疗效。从慢性病全周期调护角度出发，依据慢性病各阶段特点，构建了以"防－治－康－管"为核心、以"病－证－时"理念为指导的慢性病防治体系，示范性提出"血－脉－心－神"一体观理念指导心系慢性病分阶段论治，创立"平心四合"干预法则，开展了活血解毒法方药干预动脉粥样硬化性疾病、育心保脉法方药治疗慢性心力衰竭、宁心安神法方药干预双心综合征等研究；总结了病毒性心肌炎中医证候演变规律和证治特点，创立了"解毒护心、益气养阴、清透伏邪"法则，优化了病毒性心肌炎中西医结合诊疗方案。建立了缺血性中风病证结合的证候诊断标准与疗效评价体系。带领团队先后获省部级科技进步奖 30 余次；主持和参与 973 项目、国家科技支撑计划、国家自然科学基金项目等 45 项；主编学术专著 15 部，作为副主编参编著作 2 部，发表高水平学术论文 500 余篇，其中"中国精品科技期刊顶尖学术论文"（简称"F5000"）2 篇、SCI 收录 60 余篇，累计影响因子达 240 分。

三、学术理论精粹

（一）"血－脉－心－神"一体观

1."血－脉－心－神"一体观辨治体系

"血－脉－心－神"一体观认为缺血是关乎血（血液成分、血液功能等）、脉（管壁斑块、舒缩功能、微血管密度等）、心（心肌细胞数量、缺氧耐受度）、神（神经－内分泌激活）多维度的复杂事件。缺血性心脏病是由于血中痰浊等病理产物的堆积，损伤脉道，壅于心脉，最终导致心体失养。可见，血、脉、心三者病变在病程上具有高度的时间序贯性，而神的病变可通过影响气机变化作为致病因素与三者并行存在，亦可继发于心体失养之后的"心藏神"功用丧失，导致神机失调而延续疾病病程。随着缺血性心脏病的进展，血、脉、心三者病变是同时存在的，三者在病位上构成空间二维结构；神依附于血脉，藏于心，神之病变可发生于血、脉、心病变各阶段，每二者之间交互加重，与前期基础病变或神的病变共同构成空间多维性，此即时空整体性。

"血－脉－心－神"一体观继承和发展了中医整体观念与辨证论治的理念，以精气、藏象、五脏神学说为支点，将宏观与微观相结合，充分体现了疾病发展的时空整体性，突破了过分关注"狭窄""斑块""血栓"等血管长期失稳态后的中间标志和单纯从"血液－血管"治疗心血管疾病的局限性，弥补了当前疾病治疗中藏象分离、形神分离、结构功能分离的不足。"血－脉－心－神"一体观有助于我们厘清疾病的纵横发展脉络，层次性制定该病的长治久调方案，达到疾病"防、治、康、养"的序贯结合，因此后期将"血－脉－心－神"一体观应用于心力衰竭、扩张型心肌病、心律失常等多种心血管疾病治疗中，构成了独特的中医心血管相关疾病的理论体系。

2. 基于"血 - 脉 - 心 - 神"一体观辨治缺血性心脏病

"血 - 脉 - 心 - 神"一体观是缺血性心脏病全程的治疗理念，其具有空间整体性与时间序惯性的特点，血脉的"凝""壅""塞""闭"的病理状态是该病最直观的表现，但心、神的隐匿损伤亦至关重要。心体失养、神不安位可能在疾病发生之初即隐匿存在，相互影响，加重损伤。"血管 - 血液"病变加重心体失养和神不安位，依据疾病不同阶段病机侧重点的不同，从而辨证施治。

（1）血失清宁、脉失畅达为病之初始：血脉病变是缺血性心脏病的发病基础，或血病及脉，或脉病及血，血脉共病，最终导致心之体用受限。血脉病变总不离"虚、痰、瘀、毒"的递进演变，血脉失和以脾肾功能亏虚为根本，因虚血气不能尽化而痰涎日多，随气升降，壅遏脉道；痰夹瘀血，窠囊渐成，发酵蕴毒，损伤脉络，而衰其气化、弥散之能，更因"毒瘀"作乱，乖戾善变，胶着结于脉管，使脉道闭塞的风险加剧。

缺血性心脏病起病之初治疗不应局限于浊脂、痰浊本身，而应以培元固本为主，佐以清源，祛除痰浊致病的根源，解除全身脉道壅塞，故以益肾健脾法以利血脉，达固本清源、内清外柔之效，从扶养先后天角度来恢复机体的内环境稳态，使津精化之有常，则血清脉坚，痰瘀不生。临床常以桑寄生、酒黄精、生地黄、女贞子、墨旱莲等滋补肾阴、填补精血；仙茅、淫羊藿、肉苁蓉、烫狗脊、桑螵蛸等温补肾气、助阳化气。

至斑块初成，病机以热毒内蕴、脉损痰阻为主。病至于此，正气受损，邪气益盛，痰、瘀、毒相互搏结，腐筋伤脉，形成不可逆的脉络损伤，治以活血解毒。临床可在辨证论治基础上酌加连翘、玄参、黄连、白花蛇舌草、皂角刺、半枝莲、漏芦、苦参等清热解毒之品，或以四妙勇安汤、黄连解毒汤等经验方加减化裁以加强清热解毒之功效。研究表明，活血解毒法方药可抑制炎性反应、抑制斑块内血管新生、调节基质金属蛋白酶，从而稳定易损斑块。

（2）心脉痹阻，邪淫于心为病变核心：瘀毒胶结形成斑块的主要成分，其痹阻心脉而发心痛，甚则戕害性命，即处于缺血性心脏病急性、危重阶段。淫邪泮衍，从血脉传溜入脏，邪淫于心，则耗伤心气，损伤心络，导致心失所养，心络不通，发为猝痛。此时虽通过药物或血运重建术解除了血脉失和的大部分问题，但心之本体自身的适应性改变、再灌注损伤、微循环障碍可长期存在，为大邪已去，微邪深伏，正气中伤阶段。因此，此阶段的治疗应畅通脉道，兼顾心、血、神，在活血化瘀、通脉解毒的同时，注重心体自身的保护与修复。临床中急性期以标实为主，采用中西医结合治疗快速缓解胸痛症状。急性疼痛缓解后以活血化瘀方药作为辨证基础方，常用川芎、桃仁、红花、丹参、穿山龙活血化瘀，赤芍、当归、鸡血藤养血活血；酌情加人参、黄芪补益心气；柴胡、枳壳、瓜蒌、薤白行气豁痰宽胸；桂枝、薤白温通心阳，酌加干姜、附子增强温阳之效。

（3）心神失养，邪气微伏贯穿全程：心神失养，邪气微伏贯穿缺血性心脏病各个阶段，"神"可通过神经 - 内分泌 - 免疫网络兼夹在血、脉、心病变的各个阶段，表现为心气亏虚，神志不定，兼夹残留的血瘀、痰浊之邪。故治以扶正气、透伏邪、防复发，血、脉、心、神同调，形神兼顾，且以血、脉、心体功能恢复为治疗常态，以调神、摄神为防止复发、促进疾病长期缓解的点睛之法，主张补肾填精、育心保脉养神的治疗法则。心本乎肾，通过补肾填精之法以怡养心体，固护脉道，修复损伤，恢复其自身稳态；通过育心养神之法调摄飘忽之神。临床常用党参、黄芪、五味子以养心体，薤白、桂枝、附子以助心力，茯苓、瓜蒌、香加皮以强心用；以枸杞子、女贞子、桑寄生、夏枯草等保脉药物保护血管功能与结构的完整性，维持血管稳态；同时配伍郁金、生牡蛎、酸枣仁、玫瑰花、佛手花、合欢花等解郁安神之品。

（二）"防 - 治 - 康 - 管"干预慢性病全周期

1. 理念起源

慢性病的概念广泛，常见的生活习惯病、冠心病、癌症等都可以归于慢性病的范畴。因此，慢性病的病因复杂，其发生是长期病理改变累积所致。病情的潜在性进展与阶段性复发让临床治疗陷入两难：慢性进展的隐匿性容易令患者放松对疾病的管理，导致依从性下降；而针对复发阶段的短期治疗又使得患者的生活质量难以提高。除此之外，慢性病的病变进程往往累及多个组织、脏器，极具复杂性。

在治疗过程中，有些慢性病是针对病因治疗的，是可以痊愈的；有些是针对慢性病的危险因素去干预的，是可以缓解的；还有一部分慢性病，目前病因病机尚不清楚，只能对症处理赢得时间，寻求有效的治疗方法。所以临床上有三种情况：第一，如慢性胃肠炎、高脂血症等疾病可以治愈；第二，某些复杂疾病，尤其是一些生活习惯性疾病，如冠心病、糖尿病等，在中医药干预治疗的过程中，遵循"明天不比今天坏"的原则，应用中医药干预手段帮助患者建立抵抗疾病的能力，提高战胜疾病的信心，控制疾病进展；第三，一部分疾病医学上认识不清，如艾滋病、癌症等，疾病发生时，患者非常痛苦，家属同样担心焦虑，作为医生应该体谅患者心情，充当一个心理治疗师的角色，除对症治疗外还应安抚患者的不良情绪。

针对慢性病的治疗，要充分认识到治疗的局限性与疾病的复杂性，同时要保持对生命的敬畏，尽力而为。按照患者经济富裕程度、家庭背景等，用适当的医疗方式去治疗疾病，用通俗去管理患者。

因此，张军平以中医未病先防、既病防变、瘥后防复为主线，构建了以"防 - 治 - 康 - 管"为核心环节的中医慢性病防治体系，从预防、治疗、康复、健康管理入手，对慢性病患者进行全病程管理。

2. 学术之精

（1）防——以治未病理论为指导，着眼于脾肾，贯穿全程：治未病是中医药预防疾病的重要理念，在疾病发生发展的各个阶段以及急性疾病的慢性化均存在未病之脏腑和已病之脏腑，应当将治未病的理念贯穿到疾病的整个发展过程当中，针对危险因素进行饮食、运动及药物的干预，把握疾病的传变状态，做好疾病全时程的防护。慢性病之防应重视脾肾，这是治未病的一个着眼点和抓手。正气存内，邪不可干，通过健脾培补后天之本，进而滋养先天，提高机体的抗病能力，促进患者的康复，改善患者的易损状态，从而阻抑慢性病的发生与发展。

以冠心病为例，初始之病理改变在于脾肾亏虚，运化不及，痰浊、瘀血内生壅遏脉道成脉中聚、脉中积，积聚成斑，发为动脉粥样硬化。故在冠心病潜证阶段以益肾健脾为治法，采用自拟之补天方以治其本，其组方为槲寄生 15g、怀牛膝 20g、川续断 15g、山茱萸 15g、仙茅 10g、淫羊藿 10g、当归 15g、夏枯草 15g、川芎 20g、丹参 30g，全方共奏补益脾肾、养血通络之功，用以改善因年老、饮食劳倦等导致的脾肾亏虚，补益人体正气，防御外邪入侵，清除已经内生的病理产物。

（2）治——以平为期，构建"病–证–时"治疗体系：在中医药防治慢性病过程中，以平为期，以多维度序贯辨治方案为重点，使患者在患病状态下提高生活质量，处于相对平衡的健康稳态。构建慢性病的防治体系是中西医融合的结合点。规范慢性病危险因素、发病因素、诱发因素、加重因素和终归结局的标准，在这一过程中寻找中西医共同语言，分清疾病的阶段，明确辨病、辨证，做到精准医疗。

基于此，张军平提出了"病–证–时"辨治体系。"病"包括西医的病和中医的病，同一疾病，如合并病变，可能存在着"间者并行，甚者独行"，治疗时要分清主次。"证"是中医证型，"但见一证便是，不必悉具"指出证是可变的，这种变化是客观存在的，有规律的。证具有交叉性，基于慢性病的复杂性，在防、治、康、管不同阶段会出现不同的证型；同时还具有非典型性，有些疾病处于亚健康阶段，不能明确诊断，无病可辨，但中医可以通过辨证予以适当的康复手段与养生方法等先病而治。"时"是慢性病发生发展的时序性，包括危险因素、诱发因素及终归节点。

同样以冠心病的诊疗实践为例，根据"病–证–时"诊疗体系，结合患者的特征对冠心病进行分阶段辨治。当早期危险因素出现，导致"易损血液"，此时处于疾病早期，乃气血失和、痰浊内生所致。中医治疗以调气和血为主，临床以自拟方血脉宁加减治疗，改善血液状态，方用川芎 15g、当归 15g、赤芍 15g、夏枯草 12g、鸡血藤 12g、忍冬藤 12g、郁金 15g、玄参 12g、牛膝 15g、绞股蓝 12g。随着"易损血液"的逐步发展，出现了"易损脉道"，表现为血脉错极，脉道失畅，此阶段为脉气不盈，痰浊依附而成瘀。此阶段的患者以自拟畅脉稳斑汤加减治疗，其药物组成包括西洋参 6g、桂枝 10g、黄连 10g、僵蚕 6g、蝉蜕 6g、漏芦 6g、夏枯草 15g、昆布 15g、法半夏 6g、瓜蒌 15g、延胡索 10g、百合 12g、山慈菇 6g。畅脉意在使脉道畅达，运用活血、化痰、软坚之法，从而散脉中之积聚，重在治；稳斑则意在稳定易损斑块，运用清热、解毒、通络之法，重在防。病变至后期，血脉不能充盈而影响心肌的灌注，心脏组织缺血乃至出现坏死、梗死，"易损心脏"形成，此为痰浊阻滞，痰瘀互结，心体失养。该阶段的辨治分期以心为要，育心保脉法为此阶段的主要治法，以育心保脉方为主方，药物组成包括黄芪 30g、丹参 15g、附子 6g、炒白术 15g、太子参 18g、桂枝 12g、葶苈子 15g、香加皮 6g。"育"具有"抚育""养育""培育"之义，育心就是养心、培心，以保留和维持其生长生发之性、主司血脉之能；"保"具有"保护""保养"之义，保脉可寓为通过促进内膜修复以及促进滋养血管网重建等机制，以维持脉道的正常生理功能。

（3）康——融合序贯理念，形神并调，多维康复：慢性疾病进入康养阶段，重点在于防病之源，养护正气，以求正气内存，邪不可干。由于中药汤剂煎煮费时、口感差、不便于携带等问题，慢性病患者难以坚持长期服用中药，易造成治疗中断，不利于病情康复。"丸剂，缓也，力久缓，祛风冷，缓消积聚坚证；又可调营卫、补脾胃，以缓补之"。因此张军平提出汤–丸序贯治疗，依据病情的轻重及疾病所处阶段，对中药剂量和剂型进行改变。针对脏病、久病，虚实夹杂者，用丸剂或膏方舒缓而治疗，以缓攻补，可以达到较佳的临床疗效。

慢性病的康复过程需要贯彻整体观念，除了重视机体功能的改善及生活质量的提高，还应注重自然因素，有选择性和合理诱导患者利用这些因素对人体的良性作用加以调节机体，扶助正气。可依据患者的不同体质状况，在治疗阶段积极控制危险因素，提高患者的依从性，进行系统规范的中药辨治。在康复阶段运用八段锦、太极拳等中医传统运动疗法，适量、分期开展功法调理，达到气血调和、脏腑协调的功效，使患者恢复生活功能，提高生活质量。康复过程在关注患者，尤其是老年患者生理变化的同时需注重其心理状态的改变，综合运用多种中医内外治法，配合药物干预、生活方式干预、情志调节、健康教育等手段，制定个体化方案，进行全方位、多角度的中医康复，以期恢复社会职能。

（4）管——多"管"齐下，防治结合：慢性病的管理重在中西医结合，取其所长。以"治未病"思想为指导，发挥中西医的优势，调整机体状态，并向慢性病的"防、治、康、管"为一体的健康医学模式转变。

在患者管理方面，重视对患者生活方式和情志行为的的管理。慢性病患者除需长期服药外，还须培补自身正气，提高防病抗病能力。因此，不同阶段的人们都应追求积极健康的生活方式，保持清淡饮食，保证充足的睡眠，适度运动、劳逸结合，从而进一步管理危险因素。同时制定了具有中医特色的情志评价量表，根据评估结果进行相应的心理干预，引导家属参与、关爱、鼓励和帮助患者，共同战胜疾病。另外可以利用线上平台，进行中医养生、保健知识科普，借助线上平台建立健康档案，对患者分类全程管理。

在方案管理方面，以病证结合、局部与整体相结合、传统四诊信息与西医学指标相结合、近期效应与中远期疗效相结合等为评价原则，以证候积分、理化检查、生活质量、远期生存率等为综合疗效评价指标。

在档案管理方面，记录每位患者的就诊视频及就诊病历信息，设置用来采集病历资料的纸质版与电子版的专人专档，进行分类管理，建立数据库，旨在借助完整的就诊资料，对患者进行实时追踪，全程监管，了解病情发展情况，反馈用药效果，以便及时调整治疗方案，制定随访计划。

（三）"病 – 证 – 时"理念指导动脉粥样硬化性疾病诊疗

1. 理念起源

动脉粥样硬化是一个长时程的、动态的、以血管失稳态病变为基础的系统性疾病，是多种心脑血管疾病的共同病理基础。动脉粥样硬化性疾病的病理演变是一个连续的而非匀速的递进性过程，在生命的早期阶段即已开始，并贯穿始末，终致血管由稳态走向失稳态。基于"未病""已病""病瘥"等不同阶段的病证连续干预方能从根本上解决其发生、复发和高风险等问题。但目前临床对该病"防 – 治 – 康 – 管"链的认识仍处于脱节阶段，对各阶段的病证总体特征把握仍较模糊、片面，违背了中医思维的时空整体性。

基于此，张军平在"病 – 证 – 时"理念的指导下，从中医治疗学角度切入，以动脉粥样硬化为研究载体，从显性可见的斑块"形成 – 易损 – 破裂"演变轨迹阐述，总结了基于"病 – 证 – 时"的动脉粥样硬化三期分治规律，构建了聚焦该病时空整体性的病证连续干预方案。

2. 学术之精

（1）斑块形成阶段——脾肾亏虚为痰浊内生之本：动脉粥样硬化性疾病早期往往表现为脂浊、痰浊之邪充斥机体，壅滞血府，导致血行滞缓，脉道失柔，而脉之弱处，正乃脂浊外渗之所，为疾病的可逆性阶段，其治不应局限于脂浊本身，而应着眼于脉弱和脂生的真正源头，脉之弱在于脾肾亏，脂之生在于痰瘀浊。肾为先天之本，《素问·阴阳应象大论篇》云："年四十，而阴气自半也，起居衰矣。"明确指出肾气随年龄的增长而逐渐衰减；脾为后天之本，饮食失节或自然衰老所致脾胃运化失司，水谷不能尽化，致使痰浊内生，从而导致动脉粥样硬化的发生发展。"正气存内，邪不可干"（《素问·刺法论篇》），从脾肾切入，益肾以固护元气，维持其生长升发之性；健脾以强壮中州，促进其化浊生血之能，脾肾同治，补益先后天之本，以减少内膜薄弱环节的产生，阻断有形实邪产生的源头，使血清脉坚，最终达到延缓斑块形成的目的，临床多采用益肾健脾方药。

（2）斑块易损阶段——阴虚毒瘀内扰致斑块失稳易变：易损斑块的生物学主要包括炎症因子浸润、较大的脂核形成以及纤维帽降解变薄等，提示我们从不同角度寻找消除影响斑块稳定性的因素。张军平提出易损斑块及其所致的急性心脑血管疾病，其中医病机以阴虚毒瘀为主：阴虚是易损斑块的主要病理机制，是病之本；热毒和瘀血是易损斑块发展和恶化的病理基础，是病之标。

热毒贯穿其中，又是致病因素，既是病理产物，是斑块易损和破裂的关键因素。阴虚则热，日久则热聚成毒，结于脉道局部，致使炎症细胞在斑块内大量浸润，热毒日久耗伤阴液，加重阴虚；阴虚则血运不畅，血液稠浊，易于成瘀；热甚伤血，热与血结，亦可致瘀。瘀血日久不除，既可致新血不生，阴津难复，又可酝酿成毒，形成毒瘀胶着结于络脉，相互加重，致使斑块易损难消。

基于对易损斑块的中医病机认识，张军平从阴虚毒瘀立论，选用具有滋阴清热、活血解毒功效的四妙勇安汤加味以稳定易损斑块。研究表明，四妙勇安汤通过调节脂质代谢、抗氧化、抑制斑块内炎症反应，增加斑块表面纤维帽厚度、减少斑块内巨噬细胞和脂质含量，起到稳定易损斑块的作用。

（3）斑块破裂阶段——瘀血阻于脉络致心损神伤：斑块破裂使得大量组织因子暴露于流动的血液，氧化修饰的低密度脂蛋白是诱导内皮细胞和单核细胞表达高水平组织因子的元凶之一。斑块处聚积的泡沫细胞、血小板以及释放的大量的血栓素及血小板激活因子，加剧斑块破裂并诱使血栓形成，大量的组织因子启动了这一内源性凝血机制，致使血栓形成。

血为气母，血能载气，血瘀于络，可致气机阻滞，即"血瘀必兼气滞"；气为血帅，气机郁滞，可致脉络血运不利；因而形成血瘀气滞、气滞血瘀的恶性循环。血为气母，血能养气，恶血不可濡养滋润机体，阻滞体内，久结不散，势必影响新血生成，即瘀血不去，新血不生，终致脏腑失于濡养。综上，血瘀可致气滞或气虚，使得脉络瘀阻、心损神伤，法当以育心保脉、养血调神为主，张军平常选用理气活血之当归补血汤、黄芪桂枝五物汤、桃红四物汤、血府逐瘀汤加减。

张军平通过动物实验研究，从免疫及血小板的黏附聚集角度切入，明确了理气活血之法方药分别干预气滞血瘀证和气虚血瘀证心肌梗死大鼠发挥心肌保护效应的机制。

（四）解毒护心、益气养阴、清透伏邪法治疗病毒性心肌炎

1. 理念起源

病毒性心肌炎是中医药临床治疗有效的优势病种之一，中西联合干预，中医药的优势在于辨证论治，掌握疾病的动态演变规律。与西医学的常规治疗相互补充，在抗病毒与调节免疫方面形成合力。张军平组织一线工作的心血管病专家，广泛征求意见，通过《病毒性心肌炎中医证候学专家咨询问卷》，形成了病毒性心肌炎的中医证候学专家共识，并探究其诊治规律，结合临床诊治经验，提出病毒性心肌炎乃素体虚弱、邪毒乘虚侵心所致。邪毒伏藏，遇感引动，既伤心体又伤心用，耗伤心之气阴，运血无力而致瘀血阻络。认为邪毒伏藏是病毒性心肌炎的关键环节；邪毒侵心是病毒性心肌炎的病变核心；气阴损伤是发病基础，是病变的必然结果，亦是疾病反复的根本病机。

张军平突破既往"热毒损心"立论的局限，根据邪毒蛰伏心脉、伤气耗阴阻络的证候特点，创立了"解毒护心、益气养阴、清透伏邪"法，并据此组方选药，优化了病毒性心肌炎的中医诊疗方案。

2. 学术之精

（1）邪毒伏藏是病毒性心肌炎的关键环节：病毒性心肌炎多因素体虚弱、温热或湿热毒邪，或其他六淫邪气，从皮毛、口鼻或胃肠而入，酿生热毒，热毒煎熬阴血，伤心之体用，使心气不足，运血无力，停积为瘀。湿浊中阻，脾胃升降失职，津液失布，聚而为痰，伏痰内结，日久滞气碍血，亦致瘀血。人之气阴耗损，无力抗邪，加之治疗不

及时或不彻底，可致外邪蛰伏，潜生体内。若外感风邪或遇其他诱因引动伏邪，可致疾病反复发作，缠绵难愈。多数患者在临床症状出现前曾有感染病史，或近期虽无感染迹象，但追溯病史可知其幼时易感风邪，致病病毒侵入人体后并未刻下即作，伺机伏而待发，这与"伏邪为病"不谋而合。

温热或湿热毒邪侵袭内伏是病毒性心肌炎的主要致病因素，故治疗上应当重视"透邪外达"之法，即给邪气以出路，即：若因风热侵袭而发病，伴肺卫表证者，治宜解表清热、疏邪清心，方选银翘散加减。伴湿邪者，佐加宣肺理气、解郁散湿药，如杏仁、桔梗、藿香、白芷等，助湿邪从表解散。伴思虑过多、苔厚腻者，可选小柴胡汤合升降散加减以和解升降、疏利气机，气清方能清宣郁热，酌加蝉蜕、僵蚕、淡豆豉、柴胡等。对于邪伏血分，可遵叶天士"入血就恐耗血动血，直须凉血散血"的原则，"散血"内含透邪之意，可选用赤芍、牡丹皮、丹参等。清透伏邪的同时勿忘扶正，应时刻顾护心之气阴，以防疾病反复。临证多合用生脉散、小建中汤、补中益气汤等加减，常选配芦根、天花粉、石斛、升麻、桂枝、玄参、射干、山豆根等。

（2）邪毒侵心是病毒性心肌炎的病变核心：通过回顾和前瞻性研究，病毒性心肌炎以热毒证和气阴两虚证多见，其中热毒证多见于急性期患者，且儿童较为多见。温热邪毒消灼心阴，耗伤心气，故上呼吸道感染后，多见心悸、胸闷、气短等症，动则尤甚，此即叶天士所谓："温邪上受，首先犯肺，逆传心包。"治疗当以祛邪为要，以解毒护心为法，可选用银翘散加减，酌加金银花、连翘、黄芩、淡竹叶、芦根、蒲公英等清热解毒之品。治疗时强调祛邪务要彻底，不应过早弃用清热解毒之品。

临证应重视对咽喉的诊察，咽喉乃肺胃之门户，寒热表现极易显现，故但见咽喉微红、红肿或咽后壁淋巴滤泡增生，即于方中加入射干、金果榄、山豆根、玄参、锦灯笼等清热解毒之品；对咽干、咽痒、咳嗽不停、说话声音嘶哑等慢性咽炎者，应加入玄参、麦冬、木蝴蝶、橘核、牛蒡子、生地黄等养阴利咽之品，及时消除咽部感染，杜绝疾病复发。

（3）气阴损伤是病毒性心肌炎恢复期的根本病机：通过对病毒性心肌炎的中医证候研究，气阴两虚证多见于慢性期和恢复期患者，且成人较儿童多见，随年龄的增长呈增多趋势。小儿患病虽发病容易、传变迅速，但其脏气清灵，易趋康复；而成人较儿童相比病因复杂，常有宿疾，故病情易于迁延或反复发作，而转为慢性。心之气阴损伤，临床常见倦怠乏力、面色苍白、胸闷、气短、多汗、心悸等症，当以益气养阴为根本治法，方可选生脉散或炙甘草汤加减，酌加野菊花、连翘等清热解毒，丹参、赤芍等活血化瘀。若心气虚较甚，常选用炙甘草、黄芪、西洋参、太子参等；若阴虚偏重，常选用麦冬、北沙参、玉竹、枸杞子等。

气阴两虚与病毒性心肌炎的免疫失调机制关系密切，现代研究证实，益气养阴类中药能改善机体的免疫状态，提高抗病能力。总之，益气养阴法为病毒性心肌炎恢复期的根本大法，对改善患者血液循环状态，增强心肌收缩力，提高患者体质，防止病情复发有重要意义。

四、临证经验

验案举隅 1：调和肝脾、活血解毒法治疗冠心病

姜某，女，67 岁，2018 年 4 月 22 日初诊。

主诉：心前区及后背间断疼痛 7 年余。

现病史：患者 7 年前因心前区疼痛于当地医院行冠状动脉造影提示：前降支近中段狭窄 95%，回旋支中段狭窄 50%；右冠状动脉远段狭窄 50%，并于前降支近中段置入支架 1 枚，患者病情好转后出院，后规律服用降脂、抗血小板等药物，间断出现心前区及后背疼痛，伴胸闷憋气、心悸、气短，活动后加重。

刻下症：患者心前区及背部疼痛，每日发作 1~2 次，每次发作 5~10 分钟，时有胸闷憋气，劳累后加重，休息后可缓解，情绪易激动，头晕头痛，记忆力下降，眼干不适，口干、口苦、口臭，时有胁肋部、胃脘部疼痛，易腹胀，腰酸腰痛，白天时有烘热，无汗出，自觉时冷时热，夜间足冷，纳少、不能进食生冷，寐欠安，夜尿 3~4 次，大便不成形，每日 1 次，舌红、苔黄腻，脉弦滑。血压 140/80mmHg，心率 79 次 / 分。

既往史：高血压病史 21 年余，血压最高达 170/100mmHg，服用硝苯地平控释片 30mg/ 次，每日 1 次，血压控制稳定。高脂血症病史 10 余年，服用阿托伐他汀 10mg/ 次，每日 1 次。

辅助检查（2018 年 3 月 22 日）：冠状动脉造影：前降支近中段支架 1 枚，支架内通畅；回旋支近段次全闭塞，右冠状动脉远段狭窄 70%，中段狭窄 75%。化验示：甘油三酯 3.3mmol/L，高密度脂蛋白 1.06mmol/L，低密度脂蛋白 1.41mmol/L，总胆固醇 2.8mmol/L。

西医诊断：冠状动脉支架植入术后；高血压 2 级；高脂血症。

中医诊断：胸痹心痛。

中医辨证：肝脾失和，毒瘀阻络。

治法：调和肝脾，活血解毒。

处方：畅脉稳斑汤加减。北柴胡 12g，白芍 15g，桂枝 6g，黄连 9g，法半夏 9g，醋延胡索 10g，葛根 20g，炒僵蚕 6g，蝉蜕 6g，片姜黄 10g，白芷 10g，扁豆衣 10g。14 剂，每日 1 剂，水煎分早晚 2 次口服。

二诊（2018 年 5 月 6 日）：患者心前区疼痛较前好转，每周发作 2~3 次，持续时间约 3 分钟，头晕头痛、口干口苦、烘热感均较前减轻，仍时有胸闷憋气，舌红、苔黄腻，脉弦滑。处方：北柴胡 12g，白芍 15g，桂枝 6g，黄连 9g，法半夏 6g，醋延胡索 12g，扁豆衣 10g，焦山楂 30g，瓜蒌 15g，薤白 10g，香附 10g，巴戟天 9g，烫狗脊 15g。14 剂，每日 1 剂，水煎分早晚 2 次口服。

三诊（2018 年 5 月 20 日）：患者复查肝肾功能、血脂及尿常规均无异常，诉偶发心前区不适，每次仅几秒不适感，常于劳累后诱发，不影响日常活动，舌红、苔白稍腻，脉弦细。处方：北柴胡 6g，白芍 15g，桂枝 6g，黄连 6g，法半夏 9g，醋延胡索

12g，丹参 15g，当归 12g，生地黄 15g，山萸肉 30g。两日 1 剂，水煎分早晚 2 次口服，继服 2 周。

按语： 本例患者病机较为复杂，除具有肝郁脾虚、毒瘀阻络之外，尚有肝肾亏虚之证。治病必求于本，抓主病主症。稳定型冠心病具有血、脉、心、神共病的特征，患者初诊时以胸痛为主诉，这是血失清宁、脉失畅达的表现，以疏肝和胃、活血解毒治法使其稳定。若大邪已去，正气将复，疾病处于康养阶段，此期的重点是育心保脉，以平为期，血、脉、心、神共调。初诊予桂枝、白芍调畅营卫，助心之营血运行有道，蝉蜕、僵蚕、姜黄调气机之升降，柴胡、半夏、黄连疏肝和胃、散痰瘀之结，葛根通经活络、生津止渴，白芷、扁豆衣健脾除湿，全方共奏疏肝和胃健脾、调气机、和营卫之功，使肝气疏、脾胃健、气血和合，运行无阻。现代药理研究表明：柴胡总皂苷具有抗氧化应激、抗焦虑抑郁、抑制炎症反应、保护心肌的作用，黄连中的小檗碱具有一定的抑菌、调控血脂、抑制平滑肌细胞增殖、改善血管内皮功能等功效。二诊时患者诸症减轻，继以调和肝脾为主，加大祛痰化瘀之功，去葛根、僵蚕、蝉蜕、片姜黄、白芷辛散之品，加焦山楂助脾胃运化且有化瘀之功，瓜蒌、薤白增加祛痰宽胸作用，延胡索、香附行气活血止痛，另加巴戟天、烫狗脊以补肝肾之虚。三诊时患者心绞痛发作较前已明显减少，且程度很轻，时间很短。继予疏肝调营卫为主，加丹参、当归活血化瘀以通脉，生地黄、山茱萸补肝肾之阴，由每日 1 剂改为两日 1 剂，继服 2 周。

验案举隅 2： 通脉安神法治疗冠心病合并睡眠障碍

刘某，男，81 岁，于 2022 年 3 月 2 日初诊。

主诉：间断心前区疼痛伴入睡困难 5 余年。

现病史：患者 2017 年因"急性心肌梗死"于冠状动脉前降支置入支架 1 枚，术后规律冠心病治疗，期间无明显诱因出现入睡困难，并进行性加重，服用艾司唑仑片 2mg 助眠，睡眠时长 2~3 小时。

刻下症：入睡困难，伴头晕昏沉，健忘恍惚，偶有胸背隐痛、胸闷不适，双下肢无力，腰背酸痛，耳鸣，胃脘部不适，纳差，寐差，二便调。舌暗红、苔白腻，脉弦细，血压：130/86mmHg，心率 88 次 / 分。

既往史：否认其他病史。

辅助检查：冠状动脉造影示（2022 年 2 月 3 日）：冠状动脉右优势型，回旋支：50%~70% 狭窄，左前降支：70% 狭窄，右冠状动脉：40%~50% 狭窄；心电图（2022 年 3 月 2 日）示：$V_1~V_3$ 导联异常 Q 波伴 T 波倒置。

西医诊断：冠心病，冠状动脉支架植入术后，陈旧性心肌梗死，睡眠障碍。

中医诊断：胸痹心痛，不寐。

中医辨证：肝气郁结，心神不宁证。

治法：行气通脉，宁心安神。

处方：五神安位方加减。炙黄芪 15g，当归 9g，桂枝 15g，白芍 15g，丹参 15g，黄连 10g，法半夏 10g，郁金 10g，姜厚朴 6g，石菖蒲 10g，菊花 10g，玫瑰花 6g，佛手花 6g。14 剂，水煎服，每日 1 剂，早晚温服。

二诊（2022 年 3 月 16 日）：患者自诉入睡困难好转，睡眠时间延长至 4~5 小时，但仍服用艾司唑仑助眠，心前区疼痛发作次数减少，头晕减轻，耳鸣减轻，仍胃脘部不适，双下肢仍无力，腰背酸痛，纳欠佳，寐欠安，二便调，舌暗、苔白微腻，脉弦细。处方：炙黄芪 15g，当归 9g，桂枝 9g，白芍 12g，丹参 15g，黄连 6g，法半夏 10g，郁金 10g，姜厚朴 6g，石菖蒲 10g，菊花 6g，玫瑰花 6g，佛手花 6g，淫羊藿 10g，仙茅 10g。14 剂，水煎服，每日 1 剂，早晚温服。

三诊（2022 年 3 月 30 日）：患者诉入睡困难好转，睡眠时间延长，艾司唑仑改为半片服用，偶有心前区疼痛，无腰酸腿软，未诉其他不适。纳可，寐尚安，二便调，舌淡红、苔薄白，脉弦。处方：炙黄芪 15g，当归 9g，桂枝 9g，白芍 12g，丹参 15g，黄连 6g，法半夏 10g，郁金 10g，姜厚朴 6g，石菖蒲 10g，菊花 6g，玫瑰花 6g，佛手花 6g，淫羊藿 10g，仙茅 10g。14 剂，水煎服，每日 1 剂，早晚温服。

按语：血失清宁，脉失畅达，心体受损，神不安位符合冠心病合并睡眠障碍的病机演变规律。血贵调和，脉贵通利，气血充畅则心体得养，心神安宁。"通脉"旨在保护血管内皮功能，调和血、脉、心的功能稳态，"安神"则为保护中枢神经元，以安定神明，调控全身精神、心理活动。本案患者为老年男性，年过八旬，气血运行失常，血脉失和导致脏腑功能紊乱，阴阳失调，神不安位，发生术后睡眠障碍。初诊时患者以间断心前区疼痛伴入睡困难为主症，兼有双下肢无力、腰背酸痛、耳鸣、胃脘部不适、纳差等症，结合患者舌脉表现，诊断为胸痹心痛、不寐，证属肝气郁结、心神不宁，以行气通脉、宁心安神为治法，予五神安位方加减治疗。本方由当归补血汤、桂枝汤和五花芍草汤（由玫瑰花、佛手花、绿萼梅、白扁豆花、厚朴花、白芍、甘草组成）加减而成，其中，当归补血汤合桂枝汤补气养血、调和营卫、通畅气机，使五神脏安，各司其职；佐以五花芍草汤加减轻清芳化，调拨气机，携诸药直达清窍。全方畅气机、通血脉、补气血、清郁火、安心神合用，通补清兼施，双心同调。现代药理研究表明，厚朴花挥发油主要成分桉叶醇类和 d-柠檬烯具有抗氧化及抗炎活性，玫瑰花中的乙醇提取物具有镇静催眠和中枢抑制的活性。二诊时患者睡眠及心绞痛症状有所减轻，但仍留有胃脘部不适、腰腿酸痛乏力的症状，故在原方基础上加淫羊藿、仙茅补肾阳、强筋骨，同时减轻菊花及黄连用量，防止寒凉伤中。末次就诊时患者睡眠情况已明显改善，助眠药也减量服用，心绞痛症状也趋于稳定，腰腿、胃脘症状皆有所减轻，故继服原方，以巩固疗效。

验案举隅 3：育心保脉、温阳利水法治疗慢性心力衰竭

王某，女，68 岁，2021 年 5 月 14 日初诊。

主诉：心慌气短伴下肢水肿间断发作 2 年余，加重 7 天。

现病史：患者 2 年间心慌气短伴下肢浮肿间断发作，期间于某三甲医院就诊，查脑

钠肽 496ng/L；心脏彩超示：左心扩大，左心室舒张功能降低，射血分数 56%，诊断为心力衰竭，予强心、利尿等对症治疗后症状好转出院，出院后未规律服药。7 天前无明显诱因心慌气短症状加重，下肢水肿明显。

刻下症：间断心慌伴胸闷气短，偶有胸痛。夜间可平卧，双下肢水肿，腰酸乏力，偶有气喘，腹中胀满，反酸，四肢不温，纳差，寐差，多梦易醒，大便日行 2~3 次、稀溏不成形，小便难。舌淡红、苔白腻，脉左沉弦、右弦细。血压 100/63mmHg，心率 63 次/分。

辅助检查（2021 年 5 月 13 日）：心脏彩超示：左心房前后径 47mm，左心室舒张末径 60mm，射血分数 51%；左心扩大，左心室舒张功能降低；脑钠肽 110ng/L。

既往史：冠心病史 10 余年，于左前降支及右冠各植入支架　枚，服用阿司匹林肠溶片 100mg/次，每日 1 次，阿托伐他汀钙片 10mg/次，每日 1 次，琥珀酸美托洛尔缓释片 47.5mg/次，每日 1 次。

西医诊断：心力衰竭；冠状动脉支架植入术后。

中医诊断：心力衰竭。

中医辨证：心阳不足证。

治法：育心保脉，温阳利水。

处方：育心保脉方加减。玉竹 15g，丹参 15g，炙黄芪 15g，赤芍 15g，炒白术 15g，党参 30g，白豆蔻 15g，桂枝 6g，焦山楂 15g，枳壳 6g，香加皮 6g，葶苈子 15g。14 剂，水煎服，每日 1 剂，早晚分服。

同时服用西药沙库巴曲缬沙坦 50mg/次，每日 3 次；托拉塞米 20mg/次，每日 1 次。

二诊（2021 年 5 月 28 日）：患者诉服药后心慌、胸闷气短及双下肢水肿较前减轻，四肢不温稍减，偶感背后沉重及心前区隐痛，仍有腰酸乏力、腹中胀满、反酸，纳可，寐尚安，大便尚调，小便可。舌淡红、苔白稍腻，脉左弦、右弦细。处方：茯苓 20g，猪苓 20g，白芍 30g，白术 30g，党参 30g，葶苈子 20g，桂枝 6g，丹参 20g，刺五加 6g，萆薢 20g，扁豆衣 10g，红花 10g。继服 14 剂，水煎服，每日 1 剂，早晚分服。

三诊（2021 年 6 月 11 日）：患者自觉心慌伴胸闷气短明显好转，胸痛未作，双下肢水肿消失，仍腰酸乏力、四肢欠温，未诉其他不适。纳可，寐安，二便调。舌淡红、苔白，脉沉细。脑钠肽 35ng/L。处方：茯苓 20g，白术 15g，党参 30g，白芍 15g，玉竹 15g，杜仲 20g，桑寄生 15g，刺五加 10g，绞股蓝 10g，香加皮 6g，葶苈子 15g，淫羊藿 10g。继服 14 剂，水煎服，每日 1 剂，早晚分服。

按语：中医学认为心力衰竭的病因病机为心病日久，气血阴阳俱虚，运血无力，或气滞血瘀，心脉不畅，血瘀水停。临床表现多为本虚标实，虚实夹杂，以气血阴阳俱虚为本，以浊毒为标。张军平教授继承发展阮士怡国医大师学术思想，临床使用"育心保脉"法对心力衰竭患者进行治疗。"育心保脉"法中"育"即培育、养育的含义，"育心"包括通心阳、化胸中痰滞以及培心气，通过养心体、助心力、强心用以滋养心之气血，助心之生发，强心之功能，以恢复心的正常功能；"保脉"包括调气舒脉、清热和脉、化浊保脉，恢复脉道的正气，畅通血脉。本案患者病属心力衰竭，证属心阳不足。久病血脉瘀阻，心体受损，心中阳气不足，不能推动营血及津液运行，致使血瘀水停，瘀血阻络则出现胸闷、胸痛之症，凌心射肺则见心悸、气喘之症，泛溢肌肤则见肢体水肿之症。患者初诊时心力衰竭与胸痹心痛症状并见，以心力衰竭症状为重，故予以育心保脉、温阳利水之法，以求温复心中阳气，恢复心之气化，消体内泛溢之水饮。方中玉竹、丹参养阴而不伤正；党参、赤芍活血而不伤血；桂枝温通心阳复气化，助心气以行血脉；白术健脾燥湿，辅以白豆蔻、山楂、枳壳化湿行气，行滞消胀；香加皮、葶苈子利水消肿。葶苈子提取物可通过抑制肾上腺素－血管紧张素－醛固酮系统过度激活而防止心室重构。香加皮中含有多种强心苷类成分，能提高心肌收缩力和左心室收缩压，所含杠柳毒苷具有强心、利尿、消肿作用，可用于对抗心力衰竭。二诊时，患者心阳渐复，胸腔积液亦减，心慌、胸闷及下肢水肿减轻，四肢不温稍减，但仍存在腰酸乏力、腹中胀满、反酸的症状，念其时节正值暑月，不免有暑湿之弊，治当原法进退，辅以利湿化暑之用。方中桂枝以固护心阳，加刺五加、扁豆衣、萆薢健脾祛湿，图纳食复健，缓身困之痹。猪苓、茯苓利水渗湿，使膀胱气化得利，水行有道。三诊时患者诸症均有好转，仍腰酸乏力及四肢欠温，故两方相合，阴阳同调，选用茯苓、玉竹、党参、白术平补阴阳、养护心体；香加皮、葶苈子继行利水之效；桑寄生、淫羊藿、杜仲、绞股蓝益肾健脾、强壮腰膝，可起到扶正固本的效果。全方三脏共治，平补平泻，以育心之体、保脉之功，巩固疗效。

验案举隅4：益气养阴、解毒护心法治疗病毒性心肌炎

杨某，男，17岁，2020年11月16日初诊。

主诉：间断胸闷憋气2个月余。

现病史：患者于2018年12月因感冒后出现心前区不适，就诊于当地三甲医院，诊断为病毒性心肌炎，予抗病毒、改善心肌代谢等对症治疗后症状缓解。2个月前因受凉后诱发胸闷憋气，伴心慌、乏力，于当地医院就诊，予辅酶Q10、益心舒胶囊治疗，症状未见明显缓解。

刻下症：胸闷憋气间作，常因天气、情绪不佳时诱发，咽痛，咳嗽，偶有心慌，乏力，无胸痛、头晕等不适，纳可，寐安，大便偏干，小便调。舌嫩红、少苔，边有齿痕，脉弦细。血压118/77mmHg，心率77次/分。

辅助检查（2020年11月14日）：心脏彩超：左心扩大，室壁运动稍减低，二尖瓣轻度反流；心电图：ST-T改变，电轴左偏，左束支传导阻滞。心肌酶示：肌酸激酶（CK）237U/L、肌酸激酶同工酶（CK-MB）36U/L。

西医诊断：病毒性心肌炎。

中医诊断：胸痹。

中医辨证：气阴两虚证。

治法：益气养阴，解毒护心。

处方：玉竹30g，丹参30g，炙黄芪30g，绞股蓝10g，干石斛10g，赤芍15g，刺五加6g，连翘30g，玄参30g，木蝴蝶6g，金果榄6g，甘草10g。14剂，水煎服，每日1剂，早晚分服。

二诊（2020年11月30日）：患者自述服药后诸症好转，现偶有胸闷憋气，无心慌，口干欲饮，饮后不解，咽部不适减轻，纳差，寐欠安，多梦，大便调，小便量多。舌红苔黄，点刺舌，边有齿痕，脉沉数。处方：西洋参（另泡兑服）10g，炒白术20g，当归10g，茯苓15g，黄连6g，酒黄精15g，白芍15g，连翘15g，桂枝6g，玄参30g，丹参15g，夏枯草10g，木蝴蝶3g，金果榄10g。14剂，水煎服，每日1剂，早晚分服。

三诊（2020年12月14日）：患者自述口干及咽部不适感缓解，偶有胸闷憋气，无心慌。纳尚可，寐尚安，二便调。舌淡红苔薄微黄，脉弦数。处方：西洋参（另泡兑服）10g，炒白术15g，当归10g，茯苓10g，黄连6g，酒黄精15g，白芍15g，连翘15g，桂枝6g，玄参30g，丹参15g，夏枯草10g，木蝴蝶3g，金果榄10g。14剂，水煎服，每日1剂，早晚分服。

按语：本案患者为青少年，曾因感受外邪，侵犯心脏，导致心体受损，邪气藏于心之络脉，后感邪即易诱发；邪气痹阻心脉，心之气血运行不畅，导致胸闷憋气，心体失于濡养，虚而成悸，表现为心慌，结合患者舌脉表现，诊断为胸痹病之气阴两虚证，故治以益气养阴、解毒护心。方中炙黄芪补益一身之气；玉竹、石斛、绞股蓝益气养阴，以育心肌；丹参活血，动摇久伏之邪，赤芍、玄参清血中郁热，连翘清热解毒，四者共用，以解久伏之邪；酌加木蝴蝶、金果榄清咽利喉，甘草调和清、养之性，全方主以益气养阴，解毒护心，清补兼施，诸症兼顾。现代药理研究表明：丹参及其活性成分具有抗凝、降脂、抗血栓形成、抗炎、抗氧化应激、降压、保护心肌细胞、减少心肌细胞凋亡率、保护血管和促进血管扩张、改善线粒体功能障碍和微循环、防治心室肥大等作用，玉竹当中的总皂苷可保护由缺氧缺糖造成的心肌细胞损害，并具有正性肌力作用。二诊时患者胸闷憋气明显缓解，心慌症状消失，但口干、舌红起点刺等阴虚火旺症状较明显，虚火扰心而寐差，故用西洋参增强益气养阴之功效，加四君子汤健脾益气，加桂枝、白芍调和营卫，辅助丹参通利血脉，加黄连、夏枯草清亢奋之虚火。三诊时患者阴虚火旺证候有所缓解，小便量恢复正常，舌头已无齿痕，故在原方基础上将炒白术、茯苓减量，余药同前。该患者年龄尚小，加之有病毒性心肌炎病史，故平素需比常人更注意避风寒、节饮食、养心体，谨防外邪再次诱发本病。

参考文献

［1］张军平. 阮士怡教授学术思想研究［M］. 北京：中国中医药出版社，2012.

［2］张军平. 病毒性心肌炎中西医结合诊疗实践［M］. 北京：中国中医药出版社，2014.

［3］张军平. 四妙勇安汤防治心血管疾病的研究与实践［M］. 北京：中国中医药出版社，2016.

［4］张军平. 国医大师阮士怡临证访谈拾粹［M］. 北京：华夏出版社，2019.

［5］张军平. 国医大师阮士怡医案精粹［M］. 北京：华夏出版社，2019.

［6］张军平. 医门问津：传承岐黄瑰宝，创新发微医理［M］. 北京：华夏出版社，2021.

［7］张军平. 医门问津：补肾软坚法方药研究与实践［M］. 北京：华夏出版社，2023.

［8］张军平. 医门问津：国医大师阮士怡集［M］. 北京：华夏出版社，2023.

［9］张军平. 国医大师阮士怡临证传承录［M］. 北京：中国中医药出版社，2023.

［10］张军平. 医门问津：慢病与心法［M］. 北京：华夏出版社，2024.

执笔者：范新彪　严志鹏　孙夕童

整理者：刘晓芳

王保和

——传承易水脏腑病机学派，拜学津门中西汇通精髓

一、名医简介

王保和，1964年生，汉族，河北省保定市易县（古易州）人。天津中医药大学第一附属医院副院长，医学博士，主任医师，教授，博士研究生导师，博士后合作导师，天津市名中医。任中华中医药学会第七届理事会理事、中华中医药学会中药临床药理分会第五届主任委员，世界中医药学会联合会伦理审查专业委员会、中药上市后再评价专业委员会副主任委员，天津市中西医结合学会第二届中药临床药理专业委员会主任委员，国家药监局新药审评专家、中药品种保护审评委员会审评专家、中医药循证评价重点实验室第一届学术委员会委员。承担科技部、国家自然科学基金、天津市等多项重大课题，获中华中医药学会科技进步三等奖3项，中华中西医结合学会科技进步二等奖1项，三等奖1项，四川省科技进步一等奖1项、天津市科技进步三等奖3项。培养博士后2人、博士研究生45人、硕士研究生53人、留学生2人，国家名中医传承工作室师带徒12名。发表学术论文100余篇，主编学术专著1部，参编教材、著作8部。

王保和长期从事中医心血管领域的临床及评价研究，以临床研究指导临床实践，承担"973"计划"高血压从肝论治的作用机制及证治规律研究"，深入挖掘肝开窍于目与肝藏血主疏泄理论，从脑血管轴－肝本体－眼底微循环发展肝调节气血、疏泄气机基本病机，为高血压分型论治提供依据；承担国家自然科学基金等课题对心力衰竭中医理论进行探索，创立阴阳互根与气阴两虚，喘证、心悸、痰饮、水肿与三焦辨证治疗心力衰竭的病机与临床治疗新方法。

二、名医之路

（一）幼承庭训，家教正明

1964年7月3日出生于位于冀中平原的河北省满城县，王保和父母亲都有强烈的爱国情怀和为人谦和厚道的做人原则，为王保和取名亦含此意；成长过程中父母的教诲及示范作用为王保和树立良好的价值观奠定了基础。

（二）踏入医门，愿做良医

1981年王保和考入张家口医学院中医系，担任班团支部书记，为成为优秀中医大夫，他刻苦学习、熟读经典，常到附属医院对照学习以提升临床实践能力，见习时经历

多名老中医带教；1983年，王保和到保定地区中医院实习，学习了肝病名医杜本盛眼诊、舌诊等特殊诊法、活血清热利湿治疗肝硬化，内科名医孙荣章疏肝解郁治疗冠心病，儿科名医号称"小儿侯"侯国栋调理脾胃、照护后天治疗儿科疾病等，为后期临床奠定了良好的基础。

（三）术以辅仁，勤学修业

1984年7月，王保和毕业分配到张家口涿鹿县矾山镇医院，医院只有18人，他既要在门诊值班，还要背起药箱下乡出诊，骑上自行车翻山越岭做计划免疫，抢救各种各样外伤、电击伤、有机磷中毒、肺源性心脏病、风湿性心脏病的患者。他自己刻苦钻研，同时还向医院老中医及中西医结合专家虚心请教，学会了许多内科杂病的有效疗法；1987年王保和调回易县中医院，加入了由老中医王杰院长担任会长的易水学派研究会，在王院长的带领下经常和医院几位医师讨论易水学派的辨证特点及临床优势特点，奠定了易水学派脏腑病机理论传承基础，为易水学派早期传人。1988年他考取天津中医学院中医内科学硕士研究生，师从中西医结合大家王鸿烈教授、张伯礼教授，从1989年10月开始跟随张伯礼教授跟诊抄方，深受张伯礼教授"贤以弘德、术以辅仁"做人及学习医术的教诲，以及冠心病从肝脾论治、重视湿浊痰饮相间为病、中医辨证结合临床药理等学术思想影响，并跟随张伯礼教授系统学习了中西医结合治疗心血管疾病、中医舌诊、血液流变学、临床科研方法；1991年毕业后分配到天津中医学院第二附属医院急诊科，学习中西医结合危重症治疗；1992年参加了由王永炎院士、张伯礼教授承担的国家"八五"攻关项目"中风病高危因素调查"独立研究病例500余份；1994年到天津市第一中心医院跟随著名中西医结合急救医学专家王今达、崔乃杰、王家泰学习危重症急救医学，深受王今达教授"菌毒并治"学术理论和神农33治疗脓毒血症中西医结合临床优势的影响；后跟随心血管专家陈东升、刘书坤、刘克强学习心内科1年，进一步扎实了临床基础；回院后担任急诊、CCU主治医师，1998年晋升副主任医师，1997年担任医院科教部主任，负责医院的科研教学工作，并入选医院领导班子后备干部；2001年考取张伯礼教授博士研究生，博士毕业论文"丹酚酸B抗心肌缺血再灌注损伤机理及临床药理学评价"获天津市优秀博士论文；2002年承担国家863计划课题"创新药物与中药现代化"，率先开展中药I期临床试验，达到全国中医院领先水平。

（四）勇担重任，全面提升

2003年严重急性呼吸综合征（SARS）期间，王保和参加医院赴海河医院抗SARS医疗队，进入红区工作18天，并获"天津市抗SARS先进个人"；2004年参加天津市首届卫生系统高级管理干部学习班；2006年参加中央组织部博士服务团副团长赴甘肃奇正藏药支边1年，受到中央组织部、团中央、天津市委组织部的考核表扬；2007年10月担任天津中医药大学科研处副处长，负责由张伯礼院士主持的天津市现代中药大品种群二次开发研究；2008年承担科技部"十一五"国家科技重大专项"心脑血管疾病临床试验平台建设研究"2010年担任天津中医药大学第二附属医院副院长，又先后承担

"十二五""十三五"国家重大科技专项、"973计划"课题"肝藏血主疏泄藏象理论研究"、国家自然科学基金等10余项科研课题研究工作，2004年晋升为主任医师、二级教授，2005年聘为博士研究生导师、博士后合作导师，2015年担任国家中医药管理局重点学科中药临床药理学学科带头人；2022年5月调任天津中医药大学第一附属医院副院长，2022年11月在新冠疫情关键时刻受医院委派带队赴国展方舱医院工作1个月。

（五）弘扬传统，传承创新

王保和2015年获评天津市第一届中青年名医；2020年获评天津市第三届名中医，第六、七批全国老中医药专家学术经验继承工作指导老师；2022年获评全国名老中医药专家传承工作室建设项目专家、天津市名中医传承工作室建设项目专家。作为易水学派诞生地易县培养出来的中医，王保和数十年来深受易水学派学术思想的影响，多年来谨守张元素在《内经》脏腑理论指导下，以脏腑寒热虚实以言病机的学说，将脏腑的生理、病理、辨证和治疗各成体系，又相互联系，辨证灵活，以常达变，结合临床，形成了自己独特的经验。2019年推动易水学派研讨会的召开，在中华中医药学会、天津中医药大学、河北省中医学会的帮助下，推动易水学派召开了4届研讨会，荟萃了张伯礼院士，路志正、孙光荣国医大师，全国名中医陈宝贵等京津冀众多中医名家，取得了良好的学术研究与推广效果；同时王保和还积极参加了河间学派的学术研究会议，为中医药传承创新做出了不懈的努力。

三、学术理论精粹

王保和幼承庭训，束发之际耳濡易水先贤张元素之事迹，推崇备至，故踔厉奋发有志于医，其后考入医学院校，系统学习中西医学知识，刻苦钻研中医。王保和始终坚持中医为本、西为中用，临床注重脏腑辨证，用药重视人体内神机变化以及气机升降，不仅跟随国医大师张伯礼学习，还与韩冰、孙兰军等名医大家也交往甚密，虚心求教于良师贤友，受益甚多。他业医四十载，遥承易水学派学术理论和用药心法，又结合自身临床科研经历和临证经验，开创性地提出其学术思想，其中以"调神养心""扶正化浊"最为卓著。

（一）调神养心

中医强调"形神一体"，注重"形与神俱"。其中，"形"指人的形体结构和物质基础，包括躯体、脏腑、经络、官窍以及生命物质精、气、血、津液等；"神"指生命活动的主宰和总体现，包括意识、思维等精神活动。在正常的生命活动中，神对人体生命活动具有重要的调节作用，不仅主宰人体生命活动和精神活动，还可调节精、气、血、津液和脏腑功能，因此，神是机体生命存在的根本标志，其盛衰是生命力盛衰的综合体现，故而《素问·移精变气论篇》云："得神者昌，失神者亡。"同时，神是需要依附于形体而存在的，它由精、气、血、津液等物质所产生，故而《神灭论》载"形存则神存，形谢则神灭"。因此，形与神俱则生，形与神离则死，二者既相互依存，又相互制约，是一个统一的整体。

基于以上中医理论和临床认识，王保和在心血管疾病诊疗过程中以"调神"为核心，重视"神"对心系病证的影响。基于肝、脾、肾三脏在心系病证中发挥的不同作用，王保和提出"疏肝理神以达其心""健脾益神以补其心"和"补肾固神以壮其心"。此外，心藏神，主神明，因此神志精神失常类病证多由"通脉养心"来调理，故而提出"通脉养心以安其神"。

1. 通脉养心以安其神

王保和认为心主血脉，主神明，因此心系疾病的主要证候特征不仅表现为血脉运行障碍，还有神志精神活动的异常。心的主要生理功能是主血脉，即心气有推动血液在脉管内运行以营养全身的功能。心主血脉功能的正常运行有赖于心气的充足和血液的充盈。神是一切生命活动的主宰，而神的功能活动所需要的物质，又靠心运送来的血液供给，所以心在神的功能活动中具有重要作用，因此中医认为心藏神，主神明。血液是神志活动的主要物质基础，心脏运行血液以营养周身各脏腑组织，心的功能正常，各脏腑组织得到充分的营养供给，神的功能方有保证。如果心的功能失常，则周身脏腑组织缺乏营养不能维持正常的功能活动，那么神的功能也必然会受到影响，甚至可导致死亡，故而《灵枢·平人绝谷》载："血脉和利，精神乃居。"心系疾病若血运失常，常常表现为阳气鼓动无力，引起胸痹心痛和脉之短、代、细、涩；若血不养心，引起惊悸、怔忡、脉结或代；若气血阴阳亏虚，心神失养，轻者可造成失眠、多梦、健忘，重者则神志涣散、谵妄、神昏，甚至发生猝死。

根据心神的关系，在心系病证并见神志精神病证之时，王保和对于血运失常所致者重在"通脉"，对于血不养心或气血阴阳亏虚导致心神失养者重在"养心"，临床中秉持"通脉养心以安其神"的治疗原则诊治胸痹心痛、惊悸、怔忡、不寐等病证，其中以生脉饮合炙甘草汤治疗心阴亏虚型心系病证最具特色。

《顾氏医镜》曰："劳心过度，则心血日耗。"《素问经注节解》言："善动多虑，其血易亏。"王保和认为现代中青年长期高负荷的学习工作，常常思虑过度，尤易暗耗心血，以致心阴、心血皆不足。心之阴血亏虚则心脉失养，而致胸痛的发生。心阴血亏少，无以制阳，心阳偏盛，心火独旺，临证可出现心烦、心悸、不寐等表现。此外，《医学举要》曰："火则刑金亦伤肺。"心肺同居上焦，心火偏盛则乘肺，肺伤则宣发肃降失职，上焦无以行"雾露之溉"，以致心肺阴虚更甚。因此，王保和在治疗心阴亏虚型心系病证时不仅重视养护心阴，亦强调清补肺阴，常用炙甘草汤合生脉饮联合治疗。

在用药方面，王保和提出心阴亏虚型心系病证其遣方用药宜清补而非滋补。他认为太子参、麦冬、沙参、百合之属，善清补气阴而不滋腻助邪，又借其偏凉之性，可清心肺阴虚所生之内热。因此，王保和将生脉散作为心阴亏虚型心系病证的常用方，并将生脉散中人参改用太子参，取太子参甘平之性，以防人参温燥伤阴，佐以麦冬养阴润肺清心，五味子收敛心气兼益气生津，共奏益气养阴生津之效。现代药理研究发现太子参具有保护心肌、降血脂、降血糖、抗应激等作用。王保和使用改良之后的生脉饮联合炙甘草汤治疗心阴亏虚型心系病证，临床疗效颇佳。

2. 疏肝理神以达其心

王保和认为中医肝之概念并不同于西医，除解剖概念外，更重视其功能概念，肝体阴用阳，即以藏血为体，以疏泄为用，疏泄功能至关重要，疏泄失机可直接导致气血津液运行失常以及神志活动异常，从而诱发心系病证。肝主疏泄，畅达气机，和调气血，对情志活动发挥调节作用。肝气疏泄，气机调畅，气血调和，则心情开朗，心境平和，情志活动适度。此外，肝内贮藏充足的血液，能够化生和濡养肝气，维护肝气充沛及冲和畅达，使之发挥正常的疏泄功能。若肝血不足，可致肝气虚弱，出现疏泄不及的病证。若肝气郁结或亢逆，疏泄失职或太过，则可导致情志活动的异常。另一方面，情志异常也可影响肝气疏泄，造成肝气郁结或亢逆。

在国家"十二五"期间，王保和以高血压为切入点探究"肝藏血主疏泄"的科学内涵。通过观察高血压病理状态下中医证候、神经内分泌指标、眼底、舌和桡动脉血管状态以及器官微循环开放程度，发现"肝藏血，主疏泄"的调控中枢在皮层、边缘系统的特定功能区，借助"脑 – 内分泌 – 血管轴"，通过调节 5– 羟色胺、血管紧张素 Ⅱ 等神经内分泌活性物质，进而动态调整肝脏和外周循环血管开放度，最终达到动态调节器官血流灌注量的效果。高血压状态下，肝脏和外周血管平滑肌为疏泄功能的效应器官，其调节作用由大脑皮层、边缘系统的特定功能区调控。然而，边缘系统在高级心理功能和情绪反应中起重要作用。因此，精神情志因素对"肝藏血，主疏泄"功能有深远的影响。

结合科研和临床经验，王保和认为当代人生活在一个快速变化、充满机遇和挑战的社会环境中，现实生活中紧张的工作节奏、繁忙的学业、激烈的岗位竞争，使越来越多的人心理压力增大、心理困惑增多。如果这些心理问题得不到及时缓解，长期精神情志不畅，可使肝失疏泄，肝血亏耗，容易出现肝气郁结。肝气郁滞则津行不畅、血行不利，津液停于脏腑经络聚而成痰，血郁滞于脏腑经络化为瘀血，气血瘀滞或痰瘀交阻于心胸则胸阳不运，心脉痹阻，发为胸痹心痛。气郁日久也易化火生痰，痰火扰心，心神失宁而心悸或不寐。若长期情志不遂，肝气郁结，气郁化火，风阳扰动，亦可发为眩晕。若肝经火旺，肝藏血受损以致心阴血不足，阴不制阳则心火炽盛，发生心肝火旺，临床可见心烦口苦、急躁易怒、心悸不寐、舌红诸症。因此，王保和认为心系病证亦需从肝论治，"疏肝理神"有助于心脉通达，心神和畅，即"疏肝理神以达其心"，其中以解郁助眠方治疗肝气郁结或肝火上炎型心因性失眠最具特色。

王保和结合多年临床经验，对心因性失眠有独到见解，指出该病多责之于肝，主张从动态把握病机发展，将"肝气郁结"视为病程起点，采用疏肝解郁安神的治疗原则；将"心肝火旺"视为病程转折点，采用疏肝泻火、除烦安神的治疗原则，临床疗效甚佳。他认为肝为刚脏，内寄相火，体阴而用阳；若情志不遂则肝气易郁、肝火易亢、肝血易伤，故为不眠，诚如《症因脉治·内伤不得卧》所言："肝火不得卧之因，或因恼怒伤肝，肝气怫郁，或尽力谋虑，肝血所伤。肝主藏血，阳火扰动血室，则夜卧不宁矣。"

肝气郁结型心因性失眠患者常表现为出入睡困难、睡中易醒、醒后难再眠，心烦急躁、焦虑不安、情绪低落，胸闷气短，头晕头痛，胁肋胀痛，咽中不适，如物梗阻，时嗳气、善太息，纳谷不香，舌淡红、苔薄白、脉弦等症状。王保和秉"木郁达之"之理，总结出疏肝理气、解郁安神的"解郁助眠方"（柴胡 10g，郁金 10g，陈皮 15g，枳壳 15g，降香 6g，当归 10g，栀子 10g，白芍 12g，酸枣仁 12g，柏子仁 12g，合欢皮 12g，首乌藤 12g，炙甘草 10g），作为肝气郁结型心因性失眠的主方，亦为心因性失眠的基础方。以《素问·脏气法时论篇》中"肝欲散，急食辛以散之，用辛补之，酸泻之""肝苦急，急食甘以缓之"为指导，取辛散的柴胡、郁金以疏肝理气、行气解郁。《本草汇言》言郁金："其性轻扬，能散郁滞，顺逆气。"酸敛的白芍养血敛阴、柔肝止痛；甘缓的炙甘草益气补脾、调和诸药。陈皮、枳壳行气健脾；辛散药中加活血降气的降香，升中有降，调畅气机；栀子、当归养血活血，补肝血、防血瘀；酸枣仁、柏子仁、合欢皮、首乌藤养心益肝、解郁安神。《神农本草经》云："合欢，味甘平。主安五脏利心志，令人欢乐无忧。"全方疏肝不忘健脾、解郁兼顾养心，气血双补、体用兼顾。临床疗效确切，效果满意。

此外，王保和常言"医者当会变通，用药前必先明理，做到知犯何逆"，若患者肝气郁结日久化火，呈现心肝火旺，临床症见不寐多梦、急躁易怒、头晕胀痛、目赤耳鸣、口干口苦、两胁胀痛、便干溲赤、舌红苔黄、脉弦数。治以疏肝泻火，除烦安神。在解郁助眠方的基础上可加用龙胆草、黄芩、茵陈清肝火；栀子、知母、莲子心泻心火；辅以生地黄、玄参泻热不伤阴，共奏泻火养阴、透达肝郁之效。大便秘结者，可少予大黄、枳实、厚朴、麻子仁等泻热导滞、润肠通便。

3. 健脾益神以补其心

易水学派名医李东垣在《脾胃论·脾胃盛衰论》载"百病皆由脾胃衰而生"，王保和服膺于易水学派，传承其内伤脾胃论的学术思想，认为虚损类心系病证多与脾胃虚损有关。李东垣在继承《内经》《难经》观点的基础上，提出脾胃为元气之本和气机升降之枢，将脾胃功能与元气直接联系起来，认为人体周身之气均靠胃气以滋养，赖胃气以化生。心肺居于上焦，只有脾胃之气上升，元气才能充沛，心肺才得元气充养。若脾胃虚损，元气不生则心失所养，即"胃气不升，元气不生，无滋养心肺，乃不足之证也"（《内外伤辨惑论·辨阴证和阳证》）。

王保和继承李东垣内伤脾胃论的学术思想，注重调理脾胃论治心系病证，结合多年临证经验指出脾胃与心之间的病理关联如下：①心脾血虚所致心神失养证：心藏神，脾主思，血是神志活动的重要物质基础，故用神过度，长思久虑，则易耗伤心血，损伤脾气，以致心神失养，神志不宁而见心悸健忘、失眠多梦，以及脾失健运而见纳少、腹胀、便溏、消瘦等；②脾胃气虚所致之心气不足证：宗气可贯心脉以行血气，推动脉中血液的运行，是血脉正常运行的重要条件之一，而脾胃所化生的水谷之气是宗气的重要来源。若脾胃虚衰，水谷之气化生不足，导致宗气亏虚、心气亏少，无力推动血行，进而瘀血内停，痹阻心脉，不通则痛，可出现胸闷心痛、纳差、短气、乏力等症，正如《医林改错》云："元气既虚，必不能达于血管，血管无气，必停留而瘀。"③脾胃虚寒所致之心阳亏虚证：若中焦脾胃阳虚，寒邪凝滞，可见心下痞塞；子病及母，导致心胸阳气受损，阳虚不能化饮，阴寒之邪上犯心胸，寒凝心脉，阻遏心阳，气机不展，可见胸闷心痛、四肢不温等症。

基于以上理论认识，王保和秉持"健脾益神以补其心"的治疗原则，提出补脾养血安神、补中益气活血、温中散寒宣痹等治法，临证疗效显著。

心神失养证治宜补脾养血安神，临床常表现为不易入睡，多梦易醒、心悸健忘、神疲食少，伴头晕目眩、面色少华、四肢倦怠、腹胀便溏、舌淡苔薄、脉细无力等症，方用归脾汤加减。归脾汤原载于宋代严用和的《济生方》，其后随后世医家临证实践而不断扩充，方中黄芪甘温，补脾益气；龙眼肉甘平，既补脾气，又养心血，共为君药。人参、白术皆为补脾益气之要药，与黄芪相伍，补脾益气之功益著；当归补血养心，酸枣仁宁心安神，二药与龙眼肉相伍，补心血、安神志之力更强，均为臣药。佐以茯神养心安神，远志宁神益智；更佐理气醒脾之木香，与诸补气养血药相伍，可使其补而不滞。炙甘草补益心脾之气，并调和诸药，用为佐使。引用生姜、大枣，调和脾胃，以资化源。诸药配伍，心脾得补，气血得养，诸症自除。本方为补益心脾之常用方，王保和临床以气短乏力、心悸失眠，心系病证发作伴随饥饿感、得食则缓、舌淡、脉细弱为辨证要点。

心气不足证治宜补中益气活血，临床常表现为胸闷心痛、劳累后加重，心悸，神疲，气短乏力，面色萎黄，纳差，大便溏，舌紫暗、苔白，脉涩无力等症，方宗四君子汤合冠心Ⅱ号方加减。《伤寒绪论》言："气虚者补之以甘。"四君子汤甘温补中益气。盖脾胃之气健，则五脏之气足，心气复盛，瘀血得行，血脉得通。冠心Ⅱ号方（丹参、川芎、赤芍、红花、降香）为中医名家郭士魁所创，具有活血化瘀、理气止痛之功，为治疗胸痹心脉瘀阻的常用方。现代研究表明，此方具有抗心肌缺血损伤、抑制心肌细胞凋亡、抗氧化、抗血小板聚集等作用。临证中若患者气虚明显，加黄芪20~30g以增强补气之效；若血瘀明显，可加桃仁、元胡等以增强活血化瘀之功。

心阳亏虚证治宜温中散寒宣痹，临床常表现为胸闷心痛，得温痛减，遇寒加重，胃脘痞满，食少腹胀，面色白，四肢不温，舌淡、苔白，脉弦紧等症，方宗理中丸合枳实薤白桂枝汤加减。理中丸以人参、干姜为君，温中健脾、助阳散寒，正合《内经》"虚则补之""寒淫所胜，平以辛热"之理。枳实薤白桂枝汤方中瓜蒌、薤白通阳散结、豁痰宣痹，共为君药以散心脉阴寒凝滞。枳实、厚朴助瓜蒌、薤白泄浊通滞，又可除中焦脾胃之痞塞。桂枝温通经脉、助阳化气、平冲降逆，既可温通痹阻之心脉，又可降中焦虚寒上逆之寒邪。现代研究表明，枳实薤白桂枝汤具有改善血流状态、改善心肌缺血状态、抑制心肌梗死、抵抗心脏缺血再灌注损伤等作用。临证中若患者阳虚明显，可将桂枝与肉桂合用等以增强温阳散寒之力。

4. 补肾固神以壮其心

王保和认为肾藏精，为五脏阴阳之本，肾与心在生理上相互资助和相互为用，病理上二者可互相影响，因此心病日久可累及肾，肾之不足也会波及于心。心五行属火，位于上，肾五行属水，居于下，生理情况下心火下降，以资肾阳，温煦肾水（肾阴），使肾水不寒；肾水上济，以滋心阴，制约心阳，使心火不亢，二脏阴阳水火升降互济，即为"心肾相交"。心与肾的阴阳水火升降互济失常，若肾阴虚于下而心火亢于上的阴虚火旺，临床可见心烦失眠、眩晕耳鸣、腰膝酸软、五心烦热等症状；若心阳虚并见肾阳虚证，临床可见心悸怔忡、腰膝酸冷、肢体浮肿、小便不利、形寒肢冷等症状，甚则"水饮凌心"；若肾精亏损，精不养神导致心神失养证，临床可见失眠、健忘、头晕目眩、面色无华、倦怠、乏力等症状。

根据心肾的关系，在心系病证并见肾阴阳虚损病证之时，王保和遵循"治病求其本"，通过培补肾阴、肾阳以强壮心阴、心阳，填补肾精以固神全身，临床中秉持"补肾固神以壮其心"的治疗原则诊治胸痹心痛、心律失常、心力衰竭等病证，其中尤以加味麻黄附子细辛汤治疗窦性心动过缓最为特色。

王保和认为窦性心动过缓患者除心悸不适外，多伴随畏寒怕冷、倦怠、乏力等一系列气阳两虚之象，其发病的根本病机为心肾阳虚、阴寒内盛。肾阳久亏，不能温煦机体，久之心阳亏虚、阴寒内生；心阳亏虚则无力推动心血运行，血脉凝滞而为瘀，瘀阻则发心悸，甚则胸痹心痛。故窦性心动过缓的主要发病机制为心肾阳虚、阴寒内盛，治疗上应以益气温阳散寒为治则，可用麻黄附子细辛汤温阳散寒，使阳气得养，使脉率恢复正常。药理研究表明，麻黄中含有麻黄碱，可以兴奋心脏、增强心肌收缩力；附子对心脏具有正性肌力作用，能促进心肌收缩力、提高心率，其有效组分乌头原碱有效增强心肌细胞兴奋性与传导性，从而对抗缓慢性心律失常；细辛具有强心、抗心肌缺血作用，可兴奋 β 受体、提高心率。因此，麻黄附子细辛汤可有效改善缓慢性心律失常。

用药方面，王保和临证遣方用药以益气温阳药为主，根据病情酌加活血之品，佐以滋阴药物，主次分明，条理清晰。麻黄附子细辛汤为主方以振奋心肾阳气，常常配伍人参、白术、茯苓、黄芪、炙甘草、桂枝、肉桂、杜仲、山萸肉等益气温阳药物以加强疗效，其中人参、白术、茯苓、黄芪健脾益气；炙甘草、桂枝通阳复脉；肉桂散寒助阳通脉；杜仲、山萸肉补益肝肾。在益气温阳药的基础上，酌加活血药物，可促进心血恢复正常运行，如丹参、牡丹皮、红花、赤芍、川芎、当归等药物。再佐以滋阴药物，既可阴中求阳，又避免了单独使用温阳药造成药性偏颇，以防机体阴阳失衡之弊，如太子参、麦冬、枸杞子、山药、女贞子、墨旱莲等。据此诊治，临床效验颇丰，多得患者赞誉。

（二）扶正化浊

浊邪是临床疾病常见的致病因素之一，现代医家系统梳理和总结浊邪的性质及致病特点，形成了独具中医特色的浊邪理论，用于研究浊邪发生、发展、传变、转归以及防治。王保和善用浊邪理论指导临证诊疗，强调浊邪致病在疾病中的影响，提出浊邪是导致冠心病的重要病理因素，并根据浊邪的致病特点从浊、痰、瘀"三元论"解析冠心病的病机。

王保和认为浊是一类具有浑浊不清、黏滞重着、病程较长、程度较深特性的物质，既是病理产物又是致病因素。《格致余论》曰："或因忧郁，或因厚味，或因无汗，或因补剂，气腾血沸，清化为浊。"提示"浊"的产生有多方面的原因。《叶天士医案精华》云："惊惶忿怒，都主肝阳上冒，血沸气滞瘀浊。或因饮食劳倦，困脾碍胃，气机失调，清阳不升，浊阴不降。"指明浊之形成与肝、脾二脏密切相关。《杂病源流犀烛》云："劳倦积伤，胃中虚冷，阴浊上干。"说明饮食劳倦失宜都可以导致体内生"浊"。另外，《张氏医通》云："其饮有四……始先不觉，日积月累，水之精华，转为浑浊。"因汗液、二便不通，亦或肾蒸化水液无力，泄浊功能异常，导致浊阴或水湿无以出路，内困日久而成"浊邪"。

浊邪的存在可导致痰、瘀、毒等病理产物的产生，相兼为病，加重病情。浊邪变化多端，可侵及全身多个脏腑、四肢百骸，同时又会随体质及环境因素寒化、热化，从而出现种种变局。浊邪困扰清阳、阻滞气机，可以导致津液停聚，形成痰浊；浊邪胶结，阻碍气血运行，更可加重气血瘀滞，形成瘀浊。浊邪伤人正气，蕴结成毒，或化热生毒，形成毒浊，更可耗血动血、败坏脏腑。

基于以上理论认识，王保和在冠心病的治疗方面以"扶正化浊"为纲目，以"通瘀浊""祛痰浊""解毒浊"为法则开展诊疗工作，其中"通瘀浊"重疏肝理气，"祛痰浊"功在健脾利湿，"解毒浊"须攻补兼施。

1. 疏肝理气以通瘀浊

《丹溪心法·六郁》云："气血冲和，万病不生，一有怫郁，诸病生焉。故人身诸病，多生于郁。"王保和认为情志怫郁则伤肝，肝失疏泄，肝郁气滞，甚则气郁化火，灼津成痰。气滞或痰阻可使血行失畅，脉络不利，而致气血瘀滞，或痰瘀交阻，引起胸阳不运，心脉痹阻，而发胸痹心痛。因此，对于瘀浊所致胸痹心痛病，首在"疏肝理气以通瘀浊"。在治疗方面，王保和擅长使用芳香开痹类药物疏肝理气，以祛瘀化浊。

王保和指出心系病证的治疗当顺应心之生理，临证应善用芳香类药物，通达心阳，散邪开窍，畅行气血，切合君主温煦、清明、通畅之性；同时，芳香药物芬芳轻扬，气重于味，温通而不滋腻，清宣而不扰神，解肝郁而畅脾胃，并能直达上焦，载药入心，增助药势。王保和基于心脏温煦、清明、通畅之性，肝气升发、行散之机，结合阳微阴弦的胸痹之理，总结出芳香开痹基础方（木香6g、香附10g、降香15g、檀香10g、桂枝12g、川芎10g、丹参15g、当归10g、黄芪30g、人参6g、石菖蒲10g），以期借其清温宣散之性，达扶正祛邪之功。木香能行善通，《日华子本草》言其"治心腹一切气"；香附行肝气、疏肝郁，调血兼开郁结；檀香、降香宣畅胸膈气机而定胸胁之痛。诸香合用，攻补兼施，共奏宣通散邪之效。加用桂枝助阳化气；川芎、丹参行血止痛；黄芪、人参、当归扶正达邪;《本草新编》言:"凡心窍之闭,非石菖蒲不能开,徒用人参,竟不能取效。是人参必得菖蒲以成功,非菖蒲必得人参而奏效,盖两相须而两相成,实为药中不可无之物也。"故予理气泄浊之石菖蒲开散心胸烦闷。全方借芳香药物轻清上行、辛温通达、辛散走窜之力,得宣阳达邪、疏肝理气、畅行气血之功;大队芳香之品,虽味薄但气厚,引药入心,辛香不燥,心阳畅达,浊阴自散。王保和芳香开痹基础方专为阳微阴弦之胸痹所设,然患者体质相异,病因有别,疾病阶段亦不同,遣方用药当灵活化裁,故而临证之时芳香开痹方多佐以活血,兼以行气,辅以温阳,配以养阴,临证用之多见效验。

2. 健脾利湿以祛痰浊

《景岳全书·杂证谟·痰饮》云:"痰涎之化,本由水谷,使脾强胃健,如少壮者流,则随食随化,皆成血气,焉得留而为痰。唯其不能尽化,而十留其一二,则一二为痰矣;十留三四,则三四为痰矣;甚至留其七八,则但见血气日削,而痰证日多矣。"指明痰的形成与脾胃运化功能失常有关。此外,外感湿邪留滞体内,七情内伤致气郁水停,恣食肥甘厚味,痰湿内生,血行瘀滞则"血不利而为水"等。此类病理因素均直接或间接影响脾胃运化功能,与痰浊的形成密切相关。

王保和认为痰饮为浊物实邪,而心神性清净。故痰浊为病,随气上逆,尤易蒙蔽清窍,扰乱心神,壅塞心脉,使心神活动和血行失常,出现头晕目眩、失眠健忘,心悸怔忡等病证。痰浊阻滞气机日久,气血运行不畅,瘀血内停,痰浊与瘀血相互搏结于心脉,心脉痹阻,可见胸闷心痛、气短痰多等症。痰浊内蕴日久,郁而化热,可兼见口苦、咽干、心烦、多梦等症。痰浊与风、火相合,蒙蔽心窍,扰乱神明,可出现神昏谵妄,或引起癫、狂、痫等疾病。基于以上理论认识,王保和提出"健脾利湿以祛痰浊"的治法,临证疗效显著。

痰浊内阻患者临床常表现为胸闷心痛、气短痰多、肢体困重、食少腹胀、口苦、寐差、梦多、大便黏腻、舌紫暗、苔腻、脉弦滑等症,王保和使用温胆汤合瓜蒌薤白半夏汤加减。温胆汤由二陈汤加枳实、竹茹等变化而来,健脾化痰燥湿,理气和中,祛内蕴之痰浊,以绝生痰之源。研究指出温胆汤在冠心病的治疗上能有效地改善患者的疗效、血脂指标、血液流变学指标。瓜蒌薤白半夏汤中瓜蒌与薤白通阳散结、豁痰宽胸,半夏既可通阳泄浊,又可燥中焦之痰浊。研究发现,两方合用可以显著改善患者症状,减少心绞痛发作次数。临证中王保和常配伍桂枝、丹参、桃仁、红花、元胡等以加强活血行瘀之效;食欲不振者,可加桑叶、荷叶、焦三仙以醒脾开胃,痰浊内蕴之人,常兼有高脂血症等疾患,王保和亦善用此药组治疗以化浊降脂;痰热明显者,可加黄芩、黄连以增强清热燥湿化痰之力。

3. 攻补兼施以解毒浊

王保和认为毒浊之成因有内外之分,其含义广泛,外袭之毒浊多骤笃,内生之毒浊多疴痼。历代医家多对外袭之毒浊论述详尽,然内生之毒浊其理论虽多由近代学者提出，但其理论已日趋完善。内生之毒浊作为现代疾病的重要致病因素，具有渐缓积聚的特征，相关学者将其概括为因内、外伤致脏腑气血运化失常而蕴积内生之邪气，是以机体升清降浊失司为主要病机而酿生之具有浊秽疴痼特性，并具有因果双重性的致病因素。

王保和认为内生之毒浊可分为脂浊、血浊和湿浊。脂浊来源于饮食水谷，当人体长期贪食膏粱厚味之品，损伤脾胃运化，膏脂不能完全被运化输布而停聚体内，导致体脂过剩，则为脂浊，又可称为膏浊。现代社会人们常常无节制地进食高脂肪、高糖分、高热量等食品，加上精神紧张，缺乏运动，导致患有脂浊疾患的人群数量呈现上升趋势。血浊是因血液变稠凝聚，并且血液成分发生变化，引起机体循环功能障碍时，则为血浊。血浊常不仅与先天禀赋有关，还与后天生活方式和习惯密切相关，如红细胞增多症、血小板增多、血液黏稠度增加等。湿浊为津液代谢异常，不归正化，停积而成。湿邪重浊黏腻，每于病位留滞，阻碍阳气活动，积湿可成浊，即为湿浊。湿浊相对湿邪更加稠厚浓重、胶结浑浊，湿相对易化而浊尤其难除，湿浊往往是湿邪的进一步发展，如高尿酸血症、高糖血症等。

王保和认为无论何种毒浊，络脉是毒浊结聚之所，又是毒浊进一步化生并侵袭之处。现代研究络脉类似西医的"微循环"。络脉的分布非常广泛，外达皮肤腠理内到脏腑骨髓、五脏六腑、五官九窍，其功能为调节气血循环。西医学认为微循环的基本功能是实现血液和组织液的物质交换，不但供给细胞血液、能量和营养物质，同时祛除对人体有害的物质。所以，络脉无论在分布上还是功能上均与西医"微循环"有相似之处。西医学认为高血压合并心脑肾并发症的发病机制与血流变学改变、炎症因子、凝血－纤溶指标异常、微循环障碍等密切相关。各种刺激炎症因子，损伤血管内皮，形成斑块、血栓，发生血流动力学改变，血液黏稠度增高，血流缓慢等导致动脉硬化，外周组织器官长期供血不足、斑块或血栓脱落等引发合并症。中医学认为毒浊等病理产物积聚于脉络，脉络失养，甚或毒损脉络而致各种变证。因此，王保和提出"攻补兼施以解毒浊"的治法，施用于冠心病的治疗，临床颇验。

王保和认为以毒浊为患的冠心病患者临床表现：早期以眩晕、头痛、眼干、耳鸣、身体困乏等清阳不升之症，大便秘结、小便短赤等浊阴不降之象；中期毒浊化火，常表现为血压顽固不降、急躁易怒、头重如裹、失眠等症，此期多舌紫暗或淡暗，苔薄黄或黄腻，脉多弦滑；晚期毒损脉络，损伤心络则出现心悸、胸痛、胸闷、憋气等症；损伤肾络，则出现腰酸、腰痛、小便不利等症；损伤脑络则出现神昏、记忆力下降、精神欠佳、手足麻木等症，此期患者多舌紫暗，舌下脉络迂曲，舌下有瘀点、瘀斑，舌苔黄腻，脉多弦滑或弦涩。在治疗方面，王保和"攻补兼施"，以活血化痰为基本的治疗原则，佐以清热解毒、芳香化浊、通腑泄浊之法。以半夏白术天麻汤加减，配伍活血化瘀药丹参、降香、赤芍、桃仁、红花，行气化痰药枳实、瓜蒌、薤白等为基础方；加砂仁、苍术、石菖蒲、佩兰、草豆蔻等芳香化浊之品，黄连、栀子、玄参、丹皮、菊花等清热解毒之属，正所谓浊宜芳化，毒宜清解。药物配伍方面，以柴胡、葛根、川芎配伍枳实、厚朴、大黄或茯苓、白术、泽泻等，一方面恢复其气机的升降，另一方面通过通利大小便达到通腑泄浊、前后分消的作用；草豆蔻、槟榔、厚朴同用，《温疫论》曰："槟榔能消能磨，除伏邪，为疏利之药，又除岭南瘴气；厚朴破戾气所结；草果辛烈气雄，除伏邪盘踞。"三味药相配宣透伏邪，辟秽祛浊。王保和分期治疗毒浊为患型高血压，秉持"有是证用是方"，临床效如桴鼓。

四、临证经验

（一）调神养心

验案举隅 1：通脉养心以安其神——阴虚痰瘀互结型胸痹

孙某，女，60 岁，2018 年 5 月 24 日初诊。

主诉：间断胸闷胸痛半年余，加重 1 天。

现病史：患者诉半年前无明显诱因出现胸闷胸痛，劳累及情绪激动后加重，休息后可缓解，无头晕头痛、恶心呕吐、发热、咳嗽咳痰等伴随症状，当时未予重视，此后间断发作，进行性加重。1 天前，患者自觉胸闷胸痛较前加重，余症同前，遂就诊于当地医院，查冠状动脉 CT 血管造影，诊断为冠心病，为求中医治疗，故前来就诊。

刻下症：自发病以来，患者神清，精神一般，乏力，腰膝酸软，口干，心烦寐差，食欲尚可，大小便正常。舌暗红、苔白厚、质干有裂纹，脉弦滑、尺弱。

理化检查：检查心电图示：S-T 段压低（Ⅱ、Ⅲ、aVF 导联）。

中医诊断：胸痹。

中医辨证：肝肾阴虚，痰瘀互结。

西医诊断：冠心病，心绞痛。

治法：化痰滋阴，活血通痹。

处方：瓜蒌 15g，薤白 15g，半夏 6g，丹参 15g，赤芍 10g，降香 6g，延胡索 10g，桑叶 10g，荷叶 10g，女贞子 10g，墨旱莲 10g，太子参 10g，百合 10g，生地黄 6g，木香 10g。7 剂，日 1 剂，水煎，分早晚温服。

二诊：患者胸闷胸痛程度较前缓解，仍口干，上加天花粉 10g 以生津止渴。

三诊：患者症状较前大减，发作次数及程度均明显好转，效不更方，继服 7 剂。

四诊：患者 1 周内胸闷胸痛未再发作，已无明显不适，上方酌减化痰祛瘀药物用量后，制作丸药，连服 3 个月以巩固疗效。嘱患者适寒温、节饮食、调情志，不适随诊。

按语：患者为中老年女性，肝肾阴虚，故而腰膝酸软；肾阴精不足，肝疏泄不利，以致阴亏无以充养，血瘀失于调畅，心脉失荣，血行瘀阻；阴虚内热，故而口干、心烦失眠，进则煎灼津液，炼液成痰，痰浊、瘀血互结，终为心脉痹阻，胸痛为病，结合舌脉，辨证为肝肾阴虚、痰瘀互结之证。患者处于发作期，邪实痹阻心脉，故祛邪为要，化痰行瘀以通痹，方中瓜蒌、薤白、半夏祛痰通痹，桑叶、荷叶醒脾化痰，丹参、赤芍、降香、延胡索活血行瘀；女贞子、墨旱莲平补肝肾以治本，太子参、百合、生地黄补中兼清，既可除阴虚之内热，同时又可防祛痰活血药物耗气伤阴；佐木香以行气健脾，既妨碍胃，又助祛痰。稳定期宜徐图补正，以图全功，故以丸药缓剂长期口服，方证相合，故诸症可愈。

验案举隅 2：疏肝理神以达其心——心因性失眠

患者，女，56 岁。

主诉：失眠 2 年余，加重 1 个月余。

现病史：患者 2 年前无明显诱因出现入睡困难，间断服用"朱砂安神丸""安神补脑液"等药物（具体用量不详）；服后症状稍有缓解。1 个月前，因工作压力、生活不规律等原因失眠症状加重，且多梦易醒，平素情绪急躁易怒。

刻下症：入睡困难、多梦易醒，心烦急躁，时有心慌，偶有胸闷气短，善太息，口苦口干，纳差，腰膝酸软，潮热盗汗，无头晕头痛、无恶心呕吐，二便可，舌红苔薄白，脉弦细数；

中医诊断：不寐。

中医辨证：肝郁气滞，心肾不交。

治法：疏肝解郁，交通心肾。

处方：柴胡 10g，郁金 10g，陈皮 15g，枳壳 15g，当归 10g，栀子 10g，白芍 12g，酸枣仁 12g，合欢皮 12g，首乌藤 12g，黄连 6g，肉桂 10g，远志 9g，炙甘草 10g。7 剂，水煎服，每日 1 剂，分 2 次服。嘱规律早睡，放松心情，清淡饮食，适当运动。

二诊：患者夜梦减少，睡眠质量明显提升，口苦症状消失，纳差，心慌、胸闷气短较前缓解，但仍入睡困难，伴有口干、乏力，舌淡红、苔薄白，脉弦细。前方去栀子，黄连改为 3g，加麦冬 15g、生地黄 15g、党参 15g。水煎服，7 剂，每日 1 剂，分 2 次服。

三诊：患者诸症明显好转，未诉其他不适，效不更方，续原方 7 剂以固疗效，后诸症悉愈。

按语：患者为中年女性，平素急躁易怒，肝气失于畅达，此次失眠加重存在着工作压力等明显情志诱因，且无药物、疾病影响属心因性失眠。其胸闷气短、善太息、脉弦等为典型肝气郁结表现。王保和认为肝的疏泄功能在心肾相交中发挥着极为重要的作用。《辨证录》言："心欲交于肾，而肝通其气；肾欲交于心，而肝导其津，自然魂定而神安。"肝郁日久则化火，以致心火上扰，肾水下耗，患者表现出心烦急躁、口苦口干、腰膝酸软、潮热盗汗、舌红苔薄白，脉弦细数等心肾不交的症状。辨证为肝郁化火，心肾不交。治以疏肝解郁、交通心肾的"解郁助眠方"合交泰丸加减。二诊时患者口苦症状消失，舌质由红转淡且无脉数之象，仍口干且伴乏力。减清心肝火的黄连、栀子，加生地黄、麦冬、党参益气养阴。由此，肝气得疏，心火得降，肾水得滋，脾土得养，夜寐得安。

验案举隅 3：健脾益神以补其心——从脾胃论治胸痹

郑某，女，65 岁，2018 年 8 月 27 日初诊。

主诉：间断胸痛、胸闷憋气 1 年余，加重 3 天。

现病史：患者自诉1年前无明显诱因出现胸痛、胸闷憋气，休息后缓解，就诊于当地医院，经冠状动脉造影，诊断为"冠心病"。平素不规律口服"阿司匹林""氯吡格雷"等药物治疗，控制效果不佳，仍间断发作。3天前患者因劳累后出现胸痛、胸闷憋气加重，遂来本院就诊。

刻下症：胸痛、胸闷憋气，劳累后加重，休息后缓解，气短，不伴汗出，胃脘胀痛，纳差，呃逆，口干，口苦，寐差，大便干，舌暗红、苔黄腻，脉弦滑。

既往史："慢性胃炎"病史4年余，间断口服"奥美拉唑"治疗；否认高血压、糖尿病等慢性史。

查体：血压140/85mmHg，胸部听诊：双肺呼吸清音，心脏律齐，心率80次/分，未闻及病理性杂音。

辅助检查：心电图：非特异性S-T段改变。心脏彩超：主动脉硬化、左室舒张功能减低、主动脉瓣反流轻度、二尖瓣反流轻度。

西医诊断：冠心病；慢性胃炎。

中医诊断：胸痹（痰瘀互结证）；胃痛（痰瘀互结证）。

治法：和中理气，祛痰行瘀。

处方：温胆汤合瓜蒌薤白半夏汤加减。陈皮15g，半夏10g，枳壳10g，竹茹10，瓜蒌15g，薤白15g，黄芪15g，柴胡10g，郁金10g，丹参15g，降香6g，元胡10g，桃仁10g，火麻仁15g，黄连6g，甘草6g。7剂，日1剂，水煎服，早晚分温服。

二诊：患者自诉服上方7剂后，胸痛、胸闷憋气较前有所缓解，胃脘胀痛减轻，仍有口苦，偶有呃逆，纳差，寐可，大便已不干。故在原方基础上去火麻仁以减润肠通便之力，加黄芩10g以增强清热燥湿化痰之效。

三诊：患者症状较前大减，食欲较差，故去黄芩以防苦燥伤胃，加山药10g以健脾养胃。

四诊：患者已无明显不适，上方制作丸药以巩固疗效。嘱患者适寒温、节饮食、调情志，不适随诊。

按语：患者为老年女性，素有脾胃病，脾胃失和，运化失司，脾虚无力转输布散津液，痰湿内蕴，日久阻滞气机，影响血行，与脉中瘀血搏结，痹阻心脉，而成胸痹之痰瘀互结证。方中陈皮与半夏和中理气、燥湿化痰；痰瘀日久，郁而化热，故用竹茹、黄连清热化痰；柴胡、郁金调畅气机，使气行则血行，并合枳壳理气宽中以除胀满；脾胃病久，气血乏源，正气亏虚，故加黄芪以补气；瓜蒌、薤白通阳散结豁痰以宽胸；丹参、降香、川芎、元胡、桃仁活血行瘀以通心脉；便秘可使心脑血管疾病发病率显著增加，可直接影响心绞痛的治疗效果及预后，甚则诱发心肌梗死，故加火麻仁以润肠通便；诸药合用，共奏和中豁痰行瘀之功，方证相合，故诸症可愈。

验案举隅4：补肾固神以壮其心——窦性心动过缓

患者，女，42岁，2018年9月5日初诊。

主诉：间断心悸 1 年余，加重伴头晕 1 个月。

现病史：患者诉 1 年前工作期间无诱因突然出现心慌不适，经休息后症状消失，此后心慌间断发作，未予重视和治疗，1 个月前患者出现心慌加重，伴汗出、头晕，不能自制，遂就诊于本院门诊。

刻下症：患者间断心悸，劳累后加重，时有头晕，腰酸常发，平素畏寒，纳可，眠差，夜梦多，大小便正常，舌质淡红、苔薄白，脉沉细。

查体：双肺呼吸音听诊正常；心脏听诊：心律齐，心率 35 次 / 分，各瓣膜未闻及杂音；门诊血压 100/60mmHg。

辅助检查：心电图：心率 37 次 / 分，窦性心动过缓；心脏彩超未见异常，射血分数：62%；甲状腺功能 5 项未见异常。

中医诊断：心悸

中医辨证：气阳两虚。

治法益气温阳散寒。

处方：麻黄 9g，细辛 3g，炮附子 9g，桂枝 10g，黄芪 30g，丹参 15g，合欢皮 10g，盐杜仲 10g，牛膝 15g，山药 10g，太子参 15g，麦冬 15g，枸杞子 15g，炙甘草 10g。14 剂，水煎内服，每日 1 剂。

二诊（2018 年 9 月 15 日）：患者精神状态佳，诉服药后心慌发作次数减少，平时自测心率在 43 次 / 分左右，无头晕，腰酸偶发，睡眠稍好转，纳可，便调，舌质淡红、苔薄白，脉沉。心脏听诊：心律齐，心率 42 次 / 分，各瓣膜未闻及杂音；门诊血压 100/60mmHg。予原方不变，14 剂，水煎内服，每日 1 剂。

三诊（2018 年 10 月 3 日）：患者诉昨日突然出现一过性眼前发黑，伴头晕，心慌明显好转，睡眠改善，舌质红、苔薄，脉沉细。心脏听诊：心律齐，心率 45 次 / 分；门诊血压 105/60mmHg。予原方基础上加当归 15g、熟地黄 15g 以滋补阴血，14 剂，水煎服，每日 1 剂。

四诊（2018 年 10 月 17 日）：患者诉服药后未再发作眼前一过性黑矇，心慌发作次数明显减少，无头晕，腰酸症状消失，怕冷症状亦好转，寐安，舌质淡，苔薄白，脉沉。心脏听诊：心律齐，心率 49 次 / 分，各瓣膜未闻及杂音；门诊血压 100/70mmHg。上方原方不变，14 剂，水煎服，每日 1 剂。

期间患者多次复诊，病情变化不著，处方用药随证加减，心率维持在 56 次 / 分左右，嘱患者继服中药巩固疗效，随诊。

按语：患者为中青年女性，中医诊断为心悸，患者平素体弱，气力不足，阳气亏虚，故辨证为气阳两虚，基本病机为气阳两虚、阴寒内盛。气阳两虚，心失所养，故患者出现心慌不适；气阳两虚，心血运行迟缓，机体各脏腑、组织、器官不能得到充沛的血液供应，故患者见头晕，甚至出现一过性眼前黑矇等症。心肾既济的关系，决定着心肾在生理上紧密相连，病理上相互影响，心阳不足，心火不能下炎温煦肾水，肾无心之火则水寒，故患者出现腰酸等阳虚之症；心阳不足，机体不得温煦，故患者症见畏寒怕冷。肝主藏血，气阳两虚，不能鼓动心血流归于肝，肝血不足，心神失养，故患者出现寐差多梦；气阳两虚，无力鼓动脉搏，故患者脉呈沉细之象。麻黄附子细辛汤为治疗太阳与少阴同病的中医经典名方，患者证属气阳两虚，上方麻黄用量9g，炮附子用量9g，细辛用量3g，配伍等剂量麻黄、炮附子，取轻清宣散之意，表里同散，散表寒的同时温里阳，佐以细辛外散表寒，内助温阳。《黄帝内经》有云："味厚则泄，薄则通。"结合患者整体情况，三药用量轻，轻清宣散，疏通阳气，温阳散寒，直指病机。方中麻黄、细辛、制附子散寒温阳，麻黄、细辛走表，使温中有散，不至温补太过，细辛兼能入里助附子温阳，温少阴之里、心肾之阳，阳气充足，则机体得温，三药共用，直指病机，药用之妙哉。现代药理研究表明，麻黄细辛附子汤能为心动过缓的患者提供有效的心率支持，改善患者的低心率状态。桂枝温经散寒、温通心脉，以行心血，可减轻患者心悸不适；黄芪补气升阳，加丹参活血祛瘀，以防生瘀之弊；杜仲、牛膝补益肝肾，缓解患者腰酸症状；山药、太子参、麦冬、枸杞子用以滋阴，寓在阴中求阳；合欢皮安神助眠；炙甘草复脉定律的同时，又可调和诸药，一举两得。全方在益气温阳药的基础上，酌加活血之品，少佐滋阴之药，共奏佳效。

（二）扶正化浊

验案举隅1：疏肝理气以通瘀浊——芳香开痹法治疗胸痹

周某，男，40岁。

主诉：间断胸闷、肩背隐痛2个月余，加重1周。

现病史：患者平素体健，2个月前无明显诱因感胸闷憋气，肩背隐痛，紧闷不适，运动后症状稍有缓解，患者未予重视。2个月以来，上述症状间断发生，1周前，因工作原因上述症状加重，并伴有心悸气短等症，遂就诊于我院心内科。

刻下症：胸闷不舒，肩背隐痛，善太息，情绪不遂时易诱发或加重，运动后稍可缓解，无头晕头痛、恶心腹痛等不适，纳可，入睡困难，二便调。舌暗红、边有齿痕、苔黄微腻，脉弦滑。

辅助检查：心电图未见明显异常。

中医诊断：胸痹。

中医辨证：气滞心胸。

治法芳香开痹，行气化浊。

处方：木香6g，香附10g，降香15g，桂枝12g，柴胡10g，郁金10g，陈皮15g，半夏10g，酸枣仁12g，合欢皮10g。7剂，每日1剂，水煎，早晚分服。嘱适当运动，调节情绪。

二诊：患者服药后，胸闷症状减轻，肩背不适明显好转，仍寐差，上方去桂枝，加当归10g、夜交藤12g，7剂，水煎服。嘱加强运动，规律作息。

三诊：患者胸闷、肩背不适症状消失，睡眠好转，无明显其他不适，效不更方，继服7剂，后诸症悉愈。

按语：患者胸闷不舒、肩背隐痛等不适常因工作压力等原因而诱发或加重，且运动后不重反轻，结合既往史及辅助检查，尚不足以诊断为冠心病，当为功能失常性疾病，属"胸痹"范畴。王保和常言："阳微者，非独阳虚也。"患者胸阳不振，心气失于舒展，以致血行不畅，心脉不和。然究其根本当属情志不遂所致肝气怫郁，胸阳不宣，胸膈气机运转乏力，气留而不行，血壅不濡，发为胸闷、隐痛，故用木香、香附、降香、桂枝等芳香之品以通为补，开达郁遏之气机，助君主恢复辛温通达、烛照万物之能。患者苔黄微腻、边有齿痕，说明郁遏之气机已影响津液代谢输布，加以陈皮、半夏健脾化痰助胸阳达邪。本案患者以情志不遂为病因，且脉弦滑、善太息、入睡难，故配以柴胡、郁金理气解郁，杜绝起病之源；以酸枣仁、当归、合欢皮、夜交藤等濡养心血，改善睡眠。此方专为肝气郁而胸阳闭所致胸痹而设，芳香辛散之品配以养血安神之味，共奏宣阳达邪、止痛安神之效。

验案举隅 2：健脾利湿以祛痰浊——疏利三焦法论治心力衰竭

辛某，女，73 岁。

主诉：双下肢水肿 3 年，加重伴喘咳 2 日余。

现病史：患者自诉 3 年前无明显诱因出现双下肢水肿、喘息、呼吸困难，动则加重，曾于天津市某专科医院住院治疗，被诊断为扩张型心肌病（心功能 III 级），经强心、利尿、扩血管等治疗后好转出院，出院后规律口服"地高辛、呋塞米、螺内酯"等药物，病情稳定。2 日前患者感受风寒，出现下肢水肿加重，胸闷，憋气，伴喘息，咳嗽，咳白黏痰，易咯，无发热，无胸痛。为求中医诊治，遂来就诊。

刻下症：患者神清，精神可，双下肢水肿，畏寒，喘息，胸闷憋气，咳嗽，咳白色黏痰，易咯，纳差，夜寐不安，大便 2 日未行，小便量可，舌淡暗、苔白润，脉濡滑。

查体：双肺呼吸音清，双下肺可闻及少许湿啰音，即刻血压 150/90mmHg。

西医诊断：扩张型心肌病，心功能不全（心功能 III 级）。

中医诊断：喘证（外寒内饮证）；水肿（脾肾阳虚证）；咳嗽（风寒袭肺证）。

处方：五苓散加减。猪苓 10g，茯苓 15g，白术 10g，泽泻 15g，桂枝 10g，葶苈子 10g，麻黄 9g，桑白皮 10g，黄芪 30g，丹参 15g，降香 12g，荆芥 10g，防风 10g，桔梗 10g，杏仁 10g，炙甘草 6g，生姜 3 片，大枣 5 枚。7 剂，水煎，早晚温服。

二诊：患者服药后畏寒、咳嗽、咳痰等明显缓解，仍喘息时作，胸闷憋气，双下肢水肿较前减轻，纳差，大便 2 日一行，小便尚可，舌暗红、苔白润，脉濡滑。于前方去桔梗、杏仁、荆芥、防风，加陈皮、枳实、厚朴、莱菔子各 10g，继服 7 剂。

三诊：患者外感症状已缓解，仍时有喘息，胸闷憋气，双下肢水肿减轻，四肢不温，纳欠佳，大便日一行，舌暗红、苔白，脉沉弦，于前方去麻黄、桂枝，加肉桂 10g、菟丝子 10g、桃仁 12g、红花 10g，继服 7 剂。

四诊：患者服药后诸症均较前缓解，且无其他不适，原方续服 14 剂，后以四诊方去葶苈子，加女贞、墨旱莲各 10g 续服收功。

按语：此例患者属外感引动内伤的典型案例。患者年老体衰，素体脾肾阳虚，肾阳虚，三焦气化失司，水道失于疏利，水饮内停，此为患者发病的凤根。外感风寒，引动内饮，饮邪泛溢肌肤，则水肿；饮停上焦，肺闭水停则出现咳喘；胸阳不展则胸闷憋气；饮停中焦，脾失健运，则纳差、大便不畅。在治疗中王保和教授以五苓散为基础方进行加减，病初起，患者外感症状明显，故以桂枝配伍麻黄、防风、荆芥以辛温解表，麻黄同时具有利水的作用；葶苈子、桑白皮相配泄肺平喘、利水消肿，配伍麻黄宣降肺气；桔梗、杏仁一升一降，止咳平喘；黄芪强心利尿，配伍丹参、降香活血化瘀，扩张血管，延缓心力衰竭。黄芪与葶苈子配伍后可显著改善上焦水饮内停的心肺功能。病症初起，由外感引发，外感症状明显，急则治其标，故配伍大量辛温解表、宣肺平喘药。二诊时患者外感症状明显缓解，则去桔梗、杏仁、荆芥、防风，仍存在纳差、大便不畅等症，故以陈皮健脾化痰，枳实、厚朴、莱菔子通腹泄浊，从而前后分消、通利水道。三诊时患者表证已基本全无，故去麻黄、桂枝；缓则治其本，故加肉桂、菟丝子温补肾阳，助三焦化气行水，加桃仁、红花增强活血化瘀的作用。后期以丸药治疗时，去葶苈子大寒泄肺之品，加女贞子、墨旱莲滋补肝肾，以防久病伤阴。

验案举隅3：健脾利湿以祛痰浊——痰瘀互结型胸痹

患者，女，72岁，2017年11月23日初诊。

主诉：胸闷憋气1年余，加重1周。

现病史：患者诉1年前无明显诱因发作胸闷憋气，曾在社区医院就诊，给予复方丹参滴丸等药物治疗，治疗效果欠佳。后对疾病未予重视，服药不规律，此后间断发作，并未予以系统检查及治疗。1周前，患者因情绪激动后胸闷憋气加重。

刻下症：胸部闷痛，乏力，口苦口干，平素性情急躁易怒，体胖痰多，纳差，寐安，大便溏，舌质暗红、苔薄黄，左脉弦滑、右脉濡滑。

既往史：否认高血压、糖尿病病史。

查体：血压130/80mmHg；听诊：心肺（−），心率75次/分，律齐。

辅助检查：心电图示 V_1、V_2、V_3、aVL 导联 ST 段压低。

西医诊断：冠心病，心肌缺血。

中医诊断：胸痹。

中医辨证：痰瘀互结证。

治法活血化瘀祛痰为主，疏肝解郁化热为辅。

处方：瓜蒌子15g，薤白15g，半夏10g，丹参15g，黄芪30g，桃仁15g，红花10g，降香6g，柴胡10g，郁金10g，白芍15g，丹皮15g，栀子15g，川楝子15g，川芎10g，甘草6g。7剂，每日1剂，水煎服。

二诊：患者胸痛明显减轻，仍时有胸闷憋气，略见口干、口苦，纳差，寐安，二便可，舌质暗、苔薄黄，脉濡滑。原方去丹皮、栀子、白芍，加白扁豆15g以和胃化湿，7剂，每日1剂，水煎服。

三诊：患者胸痛基本消失，胸闷憋气等症状明显减轻，效不更方。

后虽数次就诊，病情无较大变化，基本治法不变，随症稍事加减。随后作丸药服用以巩固疗效。

按语：患者性情急躁，善抑郁，郁怒伤肝，忧思伤脾，肝脾失调，气血运行不畅，因而症见胸闷憋气。久病则生痰瘀，痰瘀互结阻滞经脉，故见胸部痛闷、乏力、纳差。患者性情急躁易怒兼有口苦，舌质暗红、苔薄黄，左脉弦滑、右脉濡滑，结合症状及舌脉分析，在痰瘀互结的基础上还兼有肝郁化热的征象。故选用瓜蒌子、薤白、半夏通阳散结、宽胸祛痰；丹参、桃仁、红花、降香活血祛瘀通经；柴胡、郁金、川芎、川楝子疏肝行气解郁；白芍柔肝缓急止痛；丹皮、栀子清肝经郁热。全方共奏化痰活血、解郁疏肝之效。二诊时，患者诸症皆减，郁热之象不明显，考虑久服苦寒之品碍胃，故去丹皮、栀子、白芍，加白扁豆以化湿和胃，改善患者食欲。

验案举隅4：攻补兼施以解毒浊——从浊毒论治冠心病

患者，女，64岁，2019年5月30日初诊。

主诉：间断胸闷憋气3年余，加重伴阵发性心前区疼痛半个月。

现病史：患者3年前无明显诱因出现胸闷憋气间断发作，未引起重视，期间未系统诊治。半个月前患者因情绪激动出现胸闷憋气发作频繁，同时伴阵发性心前区疼痛，疼痛性质为压痛，持续时间3~5秒不等，活动后加重，经休息后可缓解。期间未行治疗，现患者为求进一步系统诊治，遂前来就诊。

刻下症：患者间断胸闷憋气频发，伴阵发性心前区疼痛，夜间尤甚，时感头胀头痛、颈项发紧，性情急躁，焦虑不安，体胖，纳可，眠差，多梦，二便调。舌质紫暗，可见瘀斑，舌底脉络迂曲、增粗，舌体胖大，苔白腻，脉弦滑。

既往史：否认高血压、糖尿病病史。

过敏史：否认食物、药物过敏史。

查体：听诊：心肺（－），心律齐，心音有力，心率65次/分，各瓣膜未闻及杂音；血压130/85mmHg。

心电图示：窦性心律，心率65次/分，V_1、V_2、V_3、V_4导联，T波倒置。

西医诊断：冠心病。

中医诊断：胸痹。

中医辨证：痰瘀互结证。

治法：泄浊豁痰祛瘀。

处方：瓜蒌仁15g，薤白15g，半夏10g，陈皮15g，桑叶10g，荷叶10g，丹参15g，赤芍15g，延胡索10g，降香10g，桃仁15g，红花10g，黄芪15g，葛根15g，夜交藤30g，炙甘草10g。7剂，水煎内服，每日1剂。

二诊：患者服药7剂后诉心前区疼痛发作次数较前减少，仍感胸闷憋气，偶有头胀头痛、颈项发紧，纳呆，睡眠改善，二便调，舌质紫暗，有瘀斑，舌体胖大，苔厚腻，脉滑，血压 130/75mmHg。上方加白扁豆 15g 以化湿和中，7 剂，水煎内服，每日 1 剂。

三诊：患者服药后诸症缓解，心前区疼痛未发，胸闷憋气发作减少，无头胀头痛，食欲好转，寐安，二便调，舌质紫暗，可见瘀斑，舌体胖大，苔薄白，脉弦。前方去夜交藤，余不变，7 剂，水煎内服，每日 1 剂。

四诊：患者病情平稳，心前区疼痛未发，胸闷憋气等症较前明显好转，无其他不适，继服前方，7 剂，水煎内服，每日 1 剂。

之后患者多次复诊，病情变化不大，治疗遵泄浊豁痰祛瘀法则，处方随症加减。服药至 2019 年 10 月 17 日，患者复诊时诉症状完全缓解，自觉已无不适，嘱患者继服原方 7 剂巩固疗效，适寒温、调饮食、畅情志，随访。

按语： 患者为中老年女性，冠心病诊断明确，中医辨病属胸痹病，辨证为痰瘀互结。患者平素性情急躁易波动，症见胸闷胸痛，时感头胀头痛，乃因情志因素所致。王保和指出，情志不舒，气机失调，气血津液不得输布，堆积体内，日久生浊，浊邪进一步化生毒浊，侵袭心脉，心脉受损，气机失调，心气不能推动血液正常运行，因而症见胸闷胸痛，终而发为胸痹；浊邪上扰，头部清窍被蒙，清阳不至，故见头胀头痛等不适。患者舌质紫暗，有瘀斑，舌底脉络迂曲、增粗，胸闷胸痛症状夜间加甚，均提示为血瘀之象；舌体胖大，苔白腻为痰盛的表现，综合在脉则体现为弦滑之象。结合患者症状和舌脉，病证实属痰瘀互结。方中瓜蒌、半夏、薤白化痰散结、通阳行气导滞，其中薤白还有"治胸痹之要药"之美誉，三药合用，共奏清化痰浊之功；陈皮理气化痰、通痹止痛，缓解患者胸闷憋气症状；桑叶、荷叶化浊降脂；丹参、桃仁、红花、赤芍活血化瘀止痛，其中丹参可祛瘀血、生新血，古代医家赞其有四物汤之用，临证中屡次强调丹参在治疗冠心病中的重要作用，现代药理研究亦证明丹参中的丹参酮能有效地保护心脑血管；延胡索、降香活血行气止痛，曾有医家喻延胡索"专治一身上下诸痛"，两药共用以缓解患者胸痛不适；黄芪补气升阳、生津养血，使心血得充、心阳得养，心阳、心血充沛，则可鼓动心气运行血液，加快浊邪的排出；葛根通经活络，用以减轻患者头胀头痛、颈项发紧症状；夜交藤养血安神，调节患者睡眠，藤类药物，具有通经活络之功，顾名思义，亦可疏通血络，改善血流不畅的状态；炙甘草调和诸药。诸药合用，共奏泄浊豁痰祛瘀之功，处方随症加减，故病可愈。

执笔者：高立冬

郭利平

——师从大家，愿为良医

一、名医简介

郭利平，男，1965年5月7日出生于内蒙古杭锦后旗，汉族，共产党员，天津市中医药研究院主任医师、二级教授、博士研究生导师。现任天津市中医药研究院党委书记。历任天津中医药大学附属保康医院院长、天津市滨海新区中医医院院长、天津中医药大学副校长、天津市中医药研究院院长。担任国家重点研发计划"中医药现代化研究"重点专项专家组成员，享受国务院政府特殊津贴专家，第七批全国老中医药专家学术经验继承工作指导老师，天津市中医经典传承和西学中高级人才研修项目指导老师。任中华中医药学会内科分会第八届委员会常务委员、天津市中医药学会第七届理事会副会长、天津市中医药学会第三届内科专业委员会主任委员。2003年荣获天津市委市政府"抗击非典突出贡献奖"，2004年获"全国百篇优秀博士学位论文奖"，2013年获天津市五一劳动奖章，2016年获天津市教育系统优秀共产党员，2021年被评为天津市最美科技工作者，2023年被评为天津市名中医。

郭利平以中医心病、老年病为主要研究方向，秉持"传承精华，守正创新"理念，擅长运用中医思维，从湿热论治冠心病、从肝论治高血压、从脾论治糖尿病、从任督二脉论治颈椎病等疾患。治疗中既提倡"古为今用"，擅长使用瓜蒌薤白类方、泻心汤类等古代经典名方加减辨证论治；也强调"洋为中用"，常将最新现代科技研究成果运用于临床，提倡清热益气法治疗脾瘅、清热利湿结合益气活血法治疗胸痹等，以精湛的医术、高尚的医德、新发展理念为中医药事业贡献着自己的力量。

二、名医之路

（一）师从大家，立良医之志

郭利平于1983年考入内蒙古医学院（现内蒙古医科大学）中蒙医系中医学专业，开启了中医学的学习生涯。在本科学习期间，通过对汤头歌、伤寒论、内经名句等的学习与背诵，他逐渐对中医药产生了浓厚的兴趣与爱好，立下了行医救世之志。1988年，一次偶然的机会，郭利平在《健康报》上看到了一篇题为"拓冠心病治疗新路"的文章，介绍阮士怡教授首创"益肾健脾，涤痰散结"法治疗冠心病疗效显著。他很受鼓舞，暗下决心要报考研究生随阮士怡教授学习。同年9月终遂所愿，以优异的成绩考上了天津中医学院（现天津中医药大学）硕士研究生，成为国医大师阮士怡教授的学生，攻读中医内科硕士学位。在阮士怡教授的指导下，郭利平更加刻苦地学习专业知识，积极参与科学研究和临床实践，顺利完成了硕士毕业论文《"益肾健脾，涤痰散结"法对动脉粥样硬化兔主动脉平滑肌细胞增殖影响的实验研究》。在此期间，郭利平有感于家乡人民缺医少药的痛苦，逐渐开始利用所学在返乡期间为家乡患者服务，既减轻了他们的痛苦，又积累了一定的经验，并在家乡赢得了不错的声誉。至今仍有不少家乡患者不辞辛苦、不畏路途遥远到天津就诊。

1991年硕士研究生毕业后，郭利平被分配到天津中医学院第一附属医院内科工作，有机会继续随阮士怡教授科研与临床，参与了阮士怡教授运用"益肾健脾，涤痰散结"大法治疗冠心病和延缓衰老的一系列临床和实验研究，肯定的临床疗效和显著的实验结果进一步激发了他对中医药的浓厚兴趣，更坚定了他从事中医药事业的决心。边工作边学习，同时还得到了王竹英、王化良、郝文洁等诸位前辈的悉心指导，受益良多。

郭利平有感于自身所学尚有不足，为进一步加强基础理论和专业学习，提高创新能力，1999年他又考入天津中医学院博士研究生，在职攻读中医内科博士学位，师从中国工程院院士张伯礼教授。在张院士的言传身教下，他更坚决地立下了投身中医药事业发展的决心。他多次谈到，多年前，学校买了一台用全血检测血小板聚集性的新仪器，为摸索实验条件，建立基础数据库，需要新鲜血液进行反复测试。当时，张院士主持这项测试，先后8次抽取自己的血用来测试，让作为学生的他们至今仍感动不已。在张院士的悉心指导下，他有幸参与了张院士任首席科学家的国家973项目"方剂的关键科学问题研究"，并在此基础上完成了博士毕业论文《丹酚酸B预适应的心脏细胞保护作用及机制研究》。该论文荣获教育部、国务院学位委员会2004年度全国百篇优秀博士学位论文奖，而整个项目也成为我国中医药现代化的标志性成果。

郭利平曾谈道："我深知我所取得的一些成绩完全得益于二位导师的辛勤培养与关爱，恩师不仅传授我医学知识和科研方法，还教我做人的道理，使我形成了良好的为人处世风格。"

（二）不畏疫情，尽中医之责

2003年严重急性呼吸综合征（SARS）横虐期间，郭利平作为一名医务人员，不负历史使命，主动请缨，毅然决然加入中医医疗队，深入"红区"，开辟中医病区，与患者面对面运用中医药进行诊治，零距离接触进行救治，取得了显著疗效，并发表了相关论文。个人荣获天津市委、市政府授予的"抗击非典突出贡献奖""中医药防治SARS工作先进个人"。

在新冠肺炎疫情战斗中，郭利平作为天津市中医研究院附属医院带头人，坚持人民至上、生命至上，全力以赴做好疫情防控工作。一是坚决贯彻落实中央、市委关于新冠肺炎疫情防控的系列指示精神，认真落实市卫健委党委工作部署，迅速建立联防联控机制，确保"七个到位"，未发生一例院内感染事件。二是集中所有优势资源，长期坚持多点支援、疫情防控、医疗救治"三线作战"模式。三是全面、精准、有效落实疫情防控"二十条"和"新十条",第一时间调整病区结构,优化人员配置,紧急购置设备,重新组建收治新冠肺炎患者综合内科病区 14 个,采取多项措施迅速提升救治能力,全力保障危急重症患者应收尽收,床位使用率高达 110%,患者满意度创近年最高,得到市指挥部和市卫健委的高度肯定。四是高度重视,积极部署猴痘疫情防控工作,制定了有关工作流程,增开猴痘病毒核酸检测项目,组织全院医务人员进行猴痘诊疗方案及防控方案的专题培训达千余人次,提高诊断与识别能力。

(三)科技驱动,创中医之新

2003 年非典后至 2005 年,郭利平被天津中医学院派遣到日本铃鹿医疗科技大学东洋医学研究所担任主任研究员,进行有关脑神经细胞再生方面的科学研究,建立了乳鼠脑微血管内皮细胞、神经干细胞、胶质细胞等的培养方法,为后续攻关人员的研究工作奠定了基础。2005 年被遴选为天津中医药大学博士研究生导师。

自 2007 年起,郭利平历任天津中医药大学附属保康医院院长,滨海新区中医医院院长,天津中医药大学副校长,天津市中医药研究院院长、党委书记。虽然职位在变化,但是郭利平做好一名中医药工作者的初心始终不渝。他在做好医院管理的同时,坚持面向人民生命健康,用科技服务民生,用科技推动中医药事业发展,至今已主持、参与完成国家级、省市级重点项目 30 余项。其中,主持并完成国家重点基础研究项目(973 计划)子课题 1 项、国家自然科学基金项目 2 项、高等学校全国优秀博士学位论文作者专项基金 1 项、天津市自然科学基金 1 项。荣获国家科技进步二等奖 2 项、天津市科技进步二等奖 4 项、中华中医药学会科技三等奖 2 项、中国中西医结合学会科学技术三等奖 1 项,发表学术论文百余篇,因表现突出,于 2021 年被评为"天津市最美科技工作者"。

郭利平常教导学生说,"人生的价值在于奋斗、在于创造、在于奉献。我必须以勤奋的理念去实现人生的价值,促进中医药事业的腾飞。"在带领学生进行科学研究时,经费不足,他会毫不吝惜地自掏腰包;实验时间不够,他会牺牲陪伴家人的时间;实验结果不及预期,他会帮助学生一遍又一遍地查找问题、分析问题……他说:"我们的工作是为人民健康服务。只要对实验有好处,对人民健康有帮助,我们个人多付出点又算得了什么呢?"面对心肌细胞培养难度大、低效、不稳定等情况,面对一次次的培养失败,他毫不气馁,在虚心向人请教、认真查找文献的同时,也跑遍了周围大大小小的实验室,培养细胞的成功率直线提升。"勤奋"二字体现得淋漓尽致。负责指导的病理老师在多年后无不自豪地说:"郭利平在当年培养的心肌细胞是最好的!"

(四)竭尽所能,传中医之道

无论身份、地位如何变化,郭利平服务患者的赤诚之心从未改变。至今他仍坚持每周两个半天的门诊,年服务患者人次逾五千人。遇到行动不便的患者,他会走出诊室,主动下楼到患者面前诊治;遇到是否参加义诊的询问时,他总会毫不犹豫地答应;遇到挂不上号的患者,他总会体谅患者的难处,为患者申请加号,哪怕汗水早已湿透了他的衣襟，哪怕原本上午半天的门诊早已从清晨持续到了下午……记得有一次在北京参加中医药专场宣传服务活动，活动结束收拾完现场已近午夜，他顾不得擦拭身上的汗水和尘土，坚持连夜赶回天津，他说："明天一早还有很多预约的患者在等我……"

郭利平担任滨海新区中医医院学科带头人以来，积极发挥优势，整合医院资源，大力培养人才，努力提高诊疗水平，将中医内科建设成为滨海新区医学发展学科。他促进中医内科分为内分泌科、呼吸内科、老年病科等科室，使病床数、诊疗能力大幅提升。内分泌科、呼吸内科还成为了市级中医重点专科。担任中医药研究院院长、书记之后，他继续发挥原有国家级、市级重点学科、专科优势，补短板、强弱势、固优势，努力推动学科、专科发展，实现新的跨越和腾飞。

郭利平坚持临床带教，已培养硕、博士研究生 60 余人，多已成为各单位的骨干人才。目前郭利平还担任第七批全国老中医药专家学术经验继承工作指导老师、天津市中医经典传承和西学中高级人才研修项目指导老师等任务，致力于培育更多的中医药继承人，为中医药事业的薪火相传贡献毕生精力。

三、学术理论精粹

郭利平以中医心病、老年病为主要研究方向，擅长运用中医思维，从湿热论治冠心病、从肝论治高血压、从脾论治糖尿病、从任督二脉论治颈椎病等疾患。秉持"传承精华，守正创新"理念，注重整体观念，强调辨证与辨病结合施治。治疗中既提倡"古为今用"，坚持使用古代经典名方加减辨证论治；也强调"洋为中用"，坚持运用现代科技研究成果服务广大患者。

（一）冠心病从湿热论治

冠心病隶属中医学胸痹范畴。对于冠心病的认识，郭利平认为湿热内蕴、痰瘀交阻是其主要病机。《素问·痹论篇》曰："胸痹者，脉不通。"说明胸痹病机在于瘀血阻络，不通则痛。心脉瘀阻日久，又易于化热，常出现瘀热并见之证。隋代巢元方在《诸病源候论·心痛病诸候》说："气不得宣畅，壅瘀生热，故心如悬而急，烦懊痛也。"《成方便读》言："血瘀之处，必有伏阳。"同时，血瘀还可致水湿、痰浊内生，《诸病源候论·诸痰候》载："血脉壅塞，饮水结聚而不消散，故成痰也。"所以，痰湿蕴结可导致血液瘀滞，而血瘀又可导致机体内生痰湿，互为因果，甚至郁而化热，最终湿热痰瘀交互为患，日久痰湿可内伤脾胃，热可耗气伤阴，瘀血更致气郁气虚，病机往往趋向复杂。

在辨证论治方面，郭利平首重辨舌。心开窍于舌，因此舌诊是冠心病的重要辨证方面。郭利平临床中认为舌诊为湿热证诊断的重要依据，而且以舌苔的变化更加明显，所以舌苔是临床辨证的最重要指征。冠心病湿热证舌苔变化以黄厚、黏腻、垢浊为基本特征，其中以黄厚苔或淡黄腻苔居多。舌质的变化多以暗红、绛红为特征，因为湿热为患，舌质不似一般热证之红活，临证也有舌质淡红者。舌下络脉多有增粗、迂曲、延长，颜色紫暗。临证中由于湿热的程度不同，在舌苔和舌质上反映也不同，应根据苔色黄的程度和舌质红的程度进行综合判断。

其次，心主血脉，脉诊也是冠心病的重要诊断依据，郭利平在临证经验的基础上，常以濡数脉和滑数脉为冠心病湿热证的主要脉象，但由于冠心病患者往往合并症较多，所以脉象也以兼夹脉居多，临床中还需要根据患者具体病情体会把握，正如《湿热病篇》中对外感湿热的脉象的描述，"湿热之证，脉无定体，或洪或缓，或伏或细，各随证见，不拘一格，故难以一定之脉，而拘定后人之眼目也。"临证中应四诊合参，患者的临床症状也是诊断的重要依据，如湿热证冠心病患者除有胸闷、胸痛、气短、心悸等症状，常伴有脘痞腹胀、头目不清、健忘、疲倦乏力、寐差多梦、口干口苦或口黏、饮水不多或渴不欲饮、小便色黄或热、大便秘或溏而不畅等表现。

针对冠心病湿热证的病机特点，郭利平制定了清热化湿、活血宽胸的治疗大法，并结合三焦辨证要旨，辨别湿热的偏重，根据湿重或热重的不同，或清热或泻热，或利湿或燥湿，灵活化裁，临床中取得了满意的疗效。

基本方：葛根15g，黄芩15g，黄连15g，茵陈15g，石菖蒲15g，瓜蒌12g，半夏10g，石见穿12g，丹参15g，泽泻30g，茯苓12g，陈皮10g。

随证加减：热甚心烦者加败酱草15g、生石膏30g、知母15g以清热除烦；湿重者加白豆蔻10g、苍术15g以化湿燥湿；舌质紫暗、脉涩明显者加郁金15g、益母草15g以活血化瘀；胸痛重者加延胡索15g、降香15g、预知子15g活血理气；兼有自汗、气短、乏力者加党参10g、白术10g以益气健脾；脘痞胀满、恶心者加鬼箭羽15g、竹茹10g以消痞除胀降逆；夜寐不安者加枣仁30g、合欢皮12g、夜交藤30g以解郁安神定志；便秘者重用瓜蒌至30g，加郁李仁30g以润肠通便；腰膝酸软者加杜仲15g、桑寄生15g以补肾壮骨；阴虚舌红少苔者加女贞子15g、墨旱莲15g以滋阴补肾。

（二）高血压从肝论治

中医学对于高血压的认识多在眩晕、头痛、中风等病证中描述，《素问·至真要大论篇》提出："诸风掉眩，皆属于肝""头为诸阳之会，与厥阴肝脉会于颠，不能上逆……厥肝风火乃能上逆作痛"。郭利平认为气机升降失常、气血逆乱当为高血压本因，五脏之重，首当责肝。肝体阴而用阳，体现了肝藏血和主疏泄的关系，肝脏功能正常，人体气机得以传输畅达，血脉得以畅通，血量得以充沛，血压才会稳定。然"肝体常不足，肝用常有余"，肝体和肝用之间的动态平衡一旦被打破，阴阳失调，疾病就会发生。《素问·六节藏象论篇》载："肝者罢极之本，魂之居也；其华在爪，其充在筋，以生血气……"说明肝能助心生血。因肝在五行中属"木"，禀春朝少阳生发之气，有助于脾与心的生血功能，血液运行和贮存，肝为调畅气血的重要脏器。肝与心二者在生理、病理上是相互影响的，血液生化于脾，贮藏于肝，通过心而运行于全身。若肝不藏血，则心无所主，血液的运行必会失常。肝性属"木"、肾性属"水"，五行生克制化关系为"水能滋木，故有肾（水）之精以养肝（木）"的理论，此即所谓肝肾"母子相生""乙癸同源"。郭利平认为高血压不同程度涉及肝气、肝火、肝阴、肝阳、肝风等肝脏病理的各个方面，病变规律初期多因肝气郁结，气郁血逆；郁久化火，可致肝火上炎，肝阳上亢；中后期阴血耗损，累及肝肾而致肝肾阴虚，甚或阴阳两虚（包括气阴两虚），阳浮于上，肝风内动，症状错综复杂。西医学研究表明，肾脏既是血压调节的重要器官，同时又是高血压损害的主要靶器官之一。所以在治疗过程中应以肝为主导并重视对肾的影响。郭利平治疗高血压提出在脏腑辨证的基础上，根据不同肝脏病理，分别予以疏肝、清肝、平肝、柔肝、益肝之法，以恢复肝用为主，顾护他脏如心、脾、肾，达到调节血压的目的。

常用药物：柴胡、香附、川楝子、元胡等以疏肝解郁，条达气机；夏枯草、龙胆草、黄芩、栀子、桑白皮等以清泻肝火；天麻、钩藤、石决明、磁石、珍珠母等以平肝潜阳；当归、生地、丹皮、玄参、白芍等以养阴柔肝；桑寄生、山萸肉、女贞子、墨旱莲、杜仲等以补益肝肾；若引动肝风者，可予龟甲、鳖甲、蜈蚣、生龙骨、生牡蛎等息风止痉。临证时还须兼顾他脏、辨别兼夹证，同时加入现代药理研究证实有降压作用的药物，如罗布麻、槐米、鬼箭羽、青果、豨莶草等。

（三）糖尿病从脾论治

就解剖而言，早在《素问·太阴阳明论篇》中就言："脾与胃以膜相连耳，而能为之行其津液。"其后《难经·四十二难》曰："脾重二斤三两，扁广宽三寸，长五寸，有散膏半斤。"这些数据折合成现在的计量，基本上和西医学的脾脏一致。清代唐宗海在《中西汇通医经精义》中言："脾居中脘，围曲向胃。""西医脾形，另有甜肉。"《医林改错》直接视胰为脾，"脾中有一管，体象玲珑，易于出水。故名珑管，脾之长短与胃相等，脾中间一管，即是珑管。"就病理生理而论，糖尿病是由于胰岛素分泌绝对或相对性不足所引起的蛋白质、脂肪、水和电解质等代谢紊乱，中医认为这些物质代谢过程就是人体饮食水谷的消化和水谷精微的吸收、转输、气化过程，具体由脾所主，脾主运化升清。关于消渴与脾之关系，《素问·奇病论篇》中有记载："帝曰：有病口甘者，病名为何？何以得之？岐伯曰：此五气之溢也，名曰脾瘅，夫五味入口，藏于胃，脾为之行其精气。津液在脾，故令人口甘也。"现代研究表明，脾虚患者胰腺功能下降。中医脾阴虚、脾阳虚可分别与西医胰腺之内、外分泌功能失调相对应。

郭利平本着中医"治未病"的思想，对糖尿病的治疗重点放在早期阶段，以控制其进一步发展。糖尿病前期证候一般的临床症状为：食欲旺盛而耐劳程度减退，实验室检查一般血糖偏高但无尿糖，应激状况下血糖明显升高出现糖尿病。中医古代文献干预糖尿病前期的证据早在《黄帝内经》中便有记载。明代张景岳注："瘅，热也。五殊五气之所化也。瘅者，劳也，病也，多谷也，热也。"脾瘅病因为"肥美之所发"，病机为"肥者令人内热，甘者令人中满"，中焦壅滞，郁而为热。热为关键，虚为导向，脾瘅转归"转为消渴"。近年来研究表明：脾瘅发病的病因，禀赋薄弱的先天遗传因素是其发病的内在条件，饮食不节、情志失调、劳欲过度、外邪侵袭等后天环境因素是发病的外在条件。脾虚内热与脾气郁遏为脾瘅的基本病机，核心病机是脾虚内热。郭利平认为清热益气法能调畅中焦气机、解除脾气郁遏，是治疗脾瘅的基本大法。

基础方：金银花 12g，黄芪 15g，黄连 15g，黄精 15g，玄参 12g，生地 12g，丹参 15g，苍术 15g，石菖蒲 15g，香附 10g，佛手 12g，水红花子 15g，青果 12g。

随证加减：失眠心悸者酌加远志 15g、夜交藤 12g、酸枣仁 20g 以养心安神定志；胸闷、憋气者加瓜蒌 15g、桂枝 10g、预知子 15g 以理气宽胸、通阳散结；皮肤瘙痒者酌加苦参 12g、地肤子 15g、白鲜皮 15g、紫草 15g 以祛湿止痒；口渴多饮酌加地骨皮 15g、石斛 15g、葛根 15g 以养阴生津止渴；夜尿频多者酌加鹿衔草 15g、川续断 15g、桂枝 10g 以温阳化气；瘀血明显者酌加益母草 15g、郁金 15g、泽兰 15g 以活血化瘀；视物模糊者酌加密蒙花 10g、楮实子 15g、菊花 15g、决明子 15g 以清肝明目。

（四）交感神经型颈椎病从任督二脉论治

交感神经系自主神经系统的重要组成部分。人体在正常情况下，功能相反的交感神经和副交感神经处于相互平衡制约中，在这两个神经系统中，当一方起正作用时，另一方则起负作用，共同平衡协调和控制身体的生理活动，这便是自主神经的功能。如果自主神经系统的平衡被打破，那么便会出现各种各样的功能障碍。这被称为自主神经功能紊乱症或自主神经失调症。因为自主神经是贯通全身的，因此自主神经的症状也是遍及全身的，除去其所主内脏器官的活动之外，还会出现头痛、头晕、低热、畏寒、高血压、低血压、呕吐、便秘、腹泻、失眠、耳鸣、腰痛、肥胖、消瘦、肩周炎、目眩、手脚发痛、肌肉跳动、胸部有压迫感等症状。这些症状不是单独出现的，而是若干症状汇合后出现的，这便是自主神经失调的症状的特征之一。郭利平认为当今科技迅猛发展改变了人类的生活习惯，尤其是电脑和智能手机的问世之后，虽然在生活效率方面给人们带来了极大的便利，但是同样也给人们带来了很多的健康问题，尤其是自主神经失调症，这其中又以交感神经型颈椎病最为突出。除去有先天性的体质因素之外，其中多数因素是由心理因素和长期错误的坐姿习惯导致的。随着患者群体逐年上升，必须引起足够的重视。郭利平认为既然交感神经丰富的分布与脊柱相关，这正与中医的任督二脉覆盖相合。督脉循行于背部正中线，能统督一身阳经。《素问·骨空论篇》云："督脉者，起于少腹以下骨中央，女子入系廷孔，其孔，溺孔之端也。其络，循阴器，合篡间，绕篡后，别绕臀，至少阴与巨阳中络者，合少阴上股内后廉，贯脊属肾，与太阳起于目内眦……络肾；其男子循茎下至篡，与女子等；其少腹直上者，贯脐中央，上贯心，入喉，上颐环唇，上系两目之下中央。"《难经·二十八难》曰："督脉者，起于下极之俞，并于脊里，上至风府，入属于脑。"《灵枢·营气》云："其支别者，上额，循颠，下项中，循脊入骶，是督脉也。"李时珍曰："督乃阳脉之海。"任脉统任全身阴经任脉循行于胸腹前面正中线，能统任诸阴经。《素问·骨空论篇》曰："任脉者，起于中极之下，以上毛际，循腹里，上关元，至咽喉。"《灵枢·五音五味》曰："冲脉、任脉皆起于胞中，上循脊里，为经络之海。其浮而外者，循腹上行，会于咽喉，别而络唇口。"李时珍曰："任为阴脉之海。"郭利平认为，经络瘀滞、气血不和是交感神经型颈椎病发生发展的重要因素。经脉通则气血畅，气血畅则四肢、百骸方得濡养，疾病方可痊愈。故治疗交感神经型颈椎病应以通为补。郭利平在辨证论治的基础上以自拟葛藤通督汤为基础进行加减化裁，并以藤类药和动物药为主。藤类药如鸡血藤、钩藤、络石藤、青风藤、海风藤、大红藤等；动物药如蜈蚣、地龙、白僵蚕等。郭利平表示：中医本有取类比象之说，尤其以中药之中的应用最为广泛，以上药物取其形而用其意也。

基础方（葛藤通督汤）：葛根 20g，红藤 12g，海风藤 12g，桑寄生 15g，川续断 15g，牛膝 12g，杜仲 12g，丹参 15g，郁金 15g，蜈蚣 1 条，桂枝 10g，威灵仙 12g，红景天 6g，狗脊 12g。

随证加减：头痛或偏头疼，头晕头胀，面热烦躁者加天麻 10g、钩藤 15g、生石决明 30g、川芎 10g 以平肝潜阳、息风定痛；畏光流泪、视物不清者加密蒙花 10g、菊花 10g、楮实子 15g 以滋肾清肝明目；若交感神经麻痹出现瞳孔扩大、眼睑下垂、眼球下陷者加炙黄芪 30g、白术 10g、柴胡 10g、升麻 9g 以益气健脾、升阳举陷；咽喉不适或有异物感者，加半夏 10g、厚朴 10g、射干 10g、预知子 15g 以化痰理气、消瘰散结；鼻塞或异味者加杏仁 10g、苍耳子 10g、辛夷 10g 以宣肺气、通鼻窍；耳鸣、听力下降者可酌加黄精 15g、生地 15g、石菖蒲 15g 以益肾化浊聪耳。心悸、胸痛者加瓜蒌 15g、元胡 15g、桂枝 10g 以豁痰活血、宽胸除痹；心律不齐、心动过速或过缓者可酌加炙甘草 10g、苦参 15g、防风 10g、桂枝 10g、附子 10g、川黄连 15g、八月札 15g 以益气温阳、息风燥湿、散结复脉。胃肠功能紊乱见腹胀、腹痛者可加佛手 10g、玫瑰花 10g、鬼箭羽 15g 以理气除胀、活血止痛；呕吐者加半夏 10g、竹茹 10g、旋覆花 30g 以化痰和胃降逆；便溏、腹泻者可酌加白术 10g、藿香 15g、山药 30g、补骨脂 10g 以温阳祛湿、健脾止泻；便秘干燥者加火麻仁 30g、郁李仁 30g、瓜蒌 30g 以润肠通便；肢体麻凉、疼痛或水肿者加制附子 10g、桑枝 15g、地龙 15g 以温阳通络或青风藤 12g、冬葵子 15g、泽兰 12g 以通络利水消肿；皮肤干燥、汗出异常者加生黄芪 15g、鹿衔草 15g、白芍 12g、玄参 15g 以升阳固表、调和营卫；尿频、尿急、淋漓不尽者加萹蓄 12g、瞿麦 12g、败酱草 15g、萆薢 12g 以利尿通淋；失眠、多梦者加酸枣仁 20g、合欢皮 15g、生龙齿 30g 以镇静安神、解郁定志；出现共济失调者加女贞子 15g、墨旱莲 15g、千年健 15g、山茱萸 15g、龟甲 20g、全蝎 10g、猫爪草 15g 以滋肾益督、柔肝息风。

四、临证经验

验案举隅 1：清热化湿、活血宽胸法治疗冠心病

李某，女，61 岁。2011 年 4 月 8 日初诊。主诉：胸痛、气短 20 天。

现症：胸痛、胸闷、心前区明显不适感，活动后气短、心悸，伴恶心、纳差、口臭、口干，腰膝酸软，小便色黄，大便一日一行，质黏。舌质暗红，舌苔黄厚腻，脉滑数。

心电图检查示：心肌缺血。

中医诊断：胸痹。

中医辨证：湿热瘀阻。

治法：清热化湿，活血宽胸。

处方：瓜蒌薤白半夏合葛根芩连汤加减治疗。瓜蒌 15g，薤白 10g，厚朴 10g，半夏 10g，大腹皮 15g，丹参 15g，鸡内金 10g，莱菔子 15g，延胡索 15g，郁金 15g，葛根 15g，黄芩 15g，黄连 15g，败酱草 15g，蒲公英 15g，竹茹 10g。7 剂，水煎服，日 1 剂。

二诊（2011 年 4 月 15 日）：患者胸痛、胸闷、心前区不适感明显减轻，心悸、恶心均消失，精神转佳。遂上方去竹茹、大腹皮，加桑寄生 15g、杜仲 15g，继服 14 剂，以巩固疗效。

三诊（2011 年 4 月 29 日）：患者胸痛、胸闷、心前区不适感基本消失，舌淡苔薄白，复查心电图缺血较前改善。予通脉养心丸口服防止复发。

按语： 该患者属典型的冠心病湿热证，郭利平教授谨守病机予以清热化湿、活血宽胸的治疗大法，并结合三焦辨证特点，治疗效果明显。患者恶心，故加竹茹降逆和胃，并佐用莱菔子、厚朴，以增理气宽胸之力。并有口臭、口干、小便色黄、大便黏腻等表现，乃加败酱草增加清热化湿之功，药后症状逐渐减轻，随症加减，疗效显著，后期邪实已去，气阴不足，故以通脉养心丸益气养阴、化瘀通脉以巩固。

验案举隅 2： 温阳育阴法治疗心动过缓

尹某，女，54 岁，2012 年 6 月 7 日初诊。

主诉：心悸、气短持续 7 年，加重伴乏力、头晕、胸部不适 20 天。

现病史：患者于 7 年前，因劳累后出现心悸、气短等症状，曾就诊于当地医院，查心电图示：窦性心律，心率为 36 次 / 分，考虑"窦性心动过缓"。后上述症状持续存在，常于劳累、遇凉后症状加重。患者未规律诊治，偶自服参松养心胶囊治疗，症状稍缓解。20 天前偶感风寒，自觉心悸、气短较前加重，伴乏力、头晕、心前区不适，精神委顿，颜面不荣，畏寒，肢冷，纳差，寐安，二便调，舌质暗淡、苔薄白，脉沉迟。心电图检查示：窦性心律过缓，心率为 44 次 / 分，偶发室性早搏。血压 100/50mmHg。

中医诊断：心悸。

中医辨证：心肾阳虚，心脉痹阻。

治法：温阳益气，养心通脉。

处方：麻黄细辛附子汤合生脉散加减。党参 10g，麦冬 15g，五味子 10g，淫羊藿 10g，茯苓 15g，丹参 15g，降香 15g，三棱 15g，莪术 15g，白茅根 15g，桂枝 10g，附子 10g，细辛 3g，水红花子 15g，八月札 15g，石菖蒲 15g，藿香 15g，生黄芪 15g，柴胡 10g，升麻 9g。日 1 剂，水煎分服。

连服 7 剂后，心悸、气短、头晕症状减轻，胸部不适缓解，自觉心动次数较前增多，纳食较前见好。原方去淫羊藿、石菖蒲、广藿香，加红景天 6g，继服 7 剂，心率增至 48~51 次 / 分，血压升为 120/60mmHg，症状平稳。

后以此方增损，用 56 余剂后，心率维持在每分钟 62 次，无心悸、气短，头晕、胸部不适之感。

按语：郭利平教授谨守病机，在治疗心肾阳虚所致的窦性心动过缓时，采用温肾阳以助心阳、温阳育阴以防阳脱阴竭之法，用麻黄细辛附子汤合生脉散化裁，使肾阳得复，心阳得煦，心血运行通畅，心率恢复正常。郭教授在此方中并没用麻黄，而用了桂枝、淫羊藿。桂枝能上补心阳之虚，而温养血脉之寒。此患者因偶感风寒，心悸、气短、乏力较前加重，故桂枝在此方中又有助卫实表、发汗解肌、外散风寒之功。淫羊藿增强温补肾阳之效。这体现了郭教授用药之严谨，而不拘泥于经方。加生脉散、生黄芪，既能补益心气、鼓舞心阳，又能以其甘温润之性制约附子、细辛等的辛燥之性；佐以少量柴胡、升麻鼓动中焦阳气生发，取补中益气汤升提之妙。"久病成虚，因虚致瘀"，故辅以丹参、降香、三棱、莪术、水红花子、预知子行气活血、调理气血。辛温之品恐伤及血分，故佐以白茅根凉血，石菖蒲、藿香化湿浊醒脾胃，合用甘淡平和之品云茯苓，增强健脾之效。全方共奏温补心肾、益气养阴活血之效，收效甚佳。

验案举隅3：扶正祛邪、宽胸顺气法治疗室壁瘤

杨某，男，54岁，2011年5月27日初诊。病史：既往有陈旧前壁心肌梗死病史9年，于2002年1月突发心肌梗死，前壁大面积梗死，电击复苏，介入支架1个，球气囊2个，经过1个月的治疗基本康复。平素服用酒石酸美托洛尔25mg/次，每天2次；单硝酸异山梨酯缓释片20mg/次，每天2次；阿司匹林100mg/次，每天1次。2009年病情复发，冠状动脉造影检查示：前降支与对角支支架近侧100%闭塞，中间支开口狭窄80%，右主干近端狭窄20%、中端狭窄80%~90%。2009年6月4日行冠状动脉搭桥术治疗，出院后体质虚弱，早搏、短气等症状频繁出现。2009年8月25日复查心脏彩超示：冠状动脉搭桥术后，左心室壁节段性运动异常，左心室收缩功能减低，二尖瓣轻中度反流，三尖瓣轻度反流。2011年5月12日复查心脏彩超示：冠状动脉搭桥术后，左心及右心房增大，左心功能减低，左心室壁节段性运动异常，心尖部室壁瘤形成，二尖瓣、三尖瓣轻度关闭不全，主动脉硬化。

现症：患者胸闷、憋气，时有心前区绞痛，动则喘甚，烘热汗出，面色晦暗，时有眩晕，腰膝酸痛，乏力，口干欲饮，纳呆，多梦易醒，大便不畅，一日一行，夜尿3~4次，舌红、苔薄黄、有裂纹，脉沉。查血压115/90mmHg。

中医诊断：胸痹。

中医辨证：心肾阳虚，痰瘀痹阻。

治法：温阳益气，化痰逐瘀。

处方：党参10g，麦冬15g，丹参15g，降香15g，郁金15g，茯苓15g，红景天6g，桑寄生15g，益母草15g，知母15g，生石膏30g，败酱草15g，牛膝15g，杜仲15g，淫羊藿10g，瓜蒌15g，黄连10g，炙甘草10g，香附10g，楮实子15g，水红花子15g，威灵仙15g。14剂，每天1剂，水煎分服。

二诊（2011年6月10日）：患者诉服药后眩晕、胸闷、憋气、气短、乏力均明显

减轻，睡眠好转，腰膝酸痛大减，晨起阵咳，痰量少、色白，舌暗红、边有齿痕，脉沉细。原方去杜仲、楮实子、炙甘草、生石膏、败酱草，加款冬花 15g，紫菀 15g，生甘草 10g，桂枝 10g，松节 15g，苦参 15g。水煎服，每天 1 剂。

三诊（2011 年 7 月 8 日）：患者服药后疗效明显，偶有胸骨压榨感，偶憋气，仍干咳，纳可，寐安，二便调，舌红、苔薄黄、有裂纹，脉沉。上方减威灵仙、知母，加女贞子 15g、墨旱莲 15g、射干 15g。水煎服，每天 1 剂。

后以此方增损，患者陆续服用汤剂调理。2014 年 3 月 11 日复查心脏彩超示：室壁瘤消失，左心室壁节段性运动异常，二、三尖瓣轻中度反流。患者自我感觉良好，继续服用药物以巩固疗效。

按语：心居胸阳之位，为阳中之太阳，如日照当空，心气充足则胸阳足、阴霾自散，心气不足则如乌云密布、阴邪弥漫，久则气滞血瘀，故出现胸闷憋气、时有心前区绞痛、脉沉之象；气血不足不能上荣头面，故面色晦暗；心肾不交，肾阳亏虚，故腰膝酸软，夜尿增多；阳气不足以行水，聚而成痰，痰湿困脾，运化乏源，故乏力、纳呆；痰湿阻滞，清阳不升，故时有眩晕；阳损及阴，虚火内动，扰动心神，引起多梦易醒；痰湿血瘀日久化热伤阴，故烘热汗出、口干欲饮。郭利平教授治以扶正祛邪、宽胸顺气，予自拟经验方。方中党参、麦冬益气养阴，补心肺之气阴；丹参、降香、郁金、益母草行气活血，既除乏力，又消胸闷、心痛；茯苓健脾补中、宁心安神、利水渗湿；淫羊藿能益精气，乃手足阳明、三焦、命门之药；黄连清热燥湿；知母清热除烦、生津止渴；败酱草清热活血化瘀；桑寄生、牛膝、杜仲补肝肾、强筋骨；瓜蒌宽胸散结；香附行气导滞；女贞子、墨旱莲滋补肝肾、滋阴养血；水红花子清热活血、健脾利湿。全方共奏补气温阳、清热化湿、化痰逐瘀之功。

验案举隅 4：化痰除瘀，清热利水法治疗高血压

患者，女，61 岁，2015 年 5 月 8 日初诊。

现病史：近 1 年来血压不稳，最高达 170/90mmHg，近 5 个月以来时有头晕、头胀发作，如坐舟船，时自测血压 140/95mmHg，但未予重视，10 日前上述症状加重，故诊于总医院，诊断考虑为"高血压"，予降压治疗，服用坎地沙坦酯片 8mg/ 次，1 日 1 次。服药后头晕、头胀症状仍时有反复，未系统监测血压。近 1 周头晕、头胀症状反复发作，进行性加重，故就诊于我科门诊。

现症：头晕、头胀间断发作，情绪波动及体位变化时更易诱发，每次持续数十分钟至数小时不等，头脑不利，情绪易激动，纳呆，寐差多年，入睡困难，需服安眠药物方可入眠，多梦易醒，大便 1 日 1 行，多不成形，小便可，舌淡红、苔薄白腻，脉沉滑。

查体：血压 145/95mmHg，心率 71 次 / 分。

西医诊断：高血压。

中医诊断：眩晕。

中医辨证：痰瘀互结，湿热内蕴。

治法：化痰除瘀，清热利水。

处方：瓜蒌 15g，薤白 10g，半夏 10g，水红花子 15g，预知子 15g，黄芩 15g，夏枯草 15g，桑白皮 15g，石菖蒲 15g，丹参 15g，郁金 15g，益母草 15g，青礞石 15g，泽泻 15g，茵陈 15g，红藤 15g，泽兰 15g，虎杖 15g。7剂，水煎服，日1剂。嘱患者清淡饮食，减少情绪波动。配合服用坎地沙坦酯片，8mg/次，1日1次。

二诊（2015年5月15日）：患者诉头晕、头胀症状仍时有发作，但程度较前减轻，持续时间较前减少，仍情绪时有不稳，易怒，纳呆，食后腹胀，左胁疼痛，寐差，入睡困难较前好转，可停服安眠药物，但仍多梦易醒，大便不成形，舌红、苔白腻，脉沉滑。查体：血压 140/95mmHg，心率 72 次/分。服药后患者湿热得清，痰瘀渐解，故清气上行，头晕、头胀则减，患者纳呆、腹胀满、胁胀痛、易怒，与其痰瘀互结、肝胃不和相关。故前方加川芎 15g、佛手 12g 疏肝理气、活血止痛。10剂，水煎服，日1剂。

三诊（2015年5月25日）：患者诉头脑不利大减，未见明显头晕症状，偶有头胀发作，平时自行监测血压为 120~135/85~95mmHg，现常有头项紧紧之感，自诉因外出未带降压药物，故已停服坎地沙坦酯片 6 日。纳渐佳，脘腹不适消，胁胀满大减，未见明显入睡困难，仍多梦易醒，眠轻浅。大便渐可成形，小便可。舌淡红苔白，脉沉细。查体：血压 130/90mmHg，心率 70 次/分。患者湿热已去，痰瘀大渐，故去茵陈、石菖蒲、黄芩，加牛膝 15g、刺蒺藜 15g、生牡蛎 15g 缓解头项不适、加强安神之功效。10剂，水煎服，日1剂。

四诊（2015年6月4日）：患者诉精神佳，头晕、头项紧等症状未见发作，偶有头胀，双侧风池穴处明显，纳可，寐欠安，多梦，日渐困倦，二便调，舌淡红、苔薄白，脉沉细。查体：血压 130/80mmHg，心率 70 次/分。自诉自测血压控制平稳。前方减薤白、泽泻，加夜交藤 30g、酸枣仁 20g 加强安神助眠之功效。14剂，水煎服，日1剂。患者停服坎地沙坦酯片。

五诊（2015年6月18日）：患者诉已无头晕、头胀等不适症状，血压控制平稳，纳可，寐大安，大便调，小便不利。舌淡红、苔薄白，脉沉。查体：血压 130/85mmHg，心率 69 次/分。考虑患者小便不利，上方加冬葵子 15g 通下利水，继服巩固疗效。

按语：患者寐差多年，耗伤阴精，正气虚损。气为血之帅，气行则血行，气虚推动血液无力则成血瘀，肥甘厚腻，瘀而化痰，痰瘀互结，肝火上亢，发为眩晕，从西医学研究的角度考虑，长期的动脉硬化可导致血压升高，二者相互作用，动脉硬化的形成又与血瘀、痰饮密不可分。在眩晕的治疗过程中，郭利平指出要权衡气虚、血瘀、痰阻，本虚和标实的轻重，本案中患者痰瘀互结，夹湿夹火，故在首诊中当以化痰除瘀为先，清热利湿为辅，驱邪外出，以瓜蒌、薤白、半夏为君，加青礞石、石菖蒲以祛痰，再以水红花子、预知子、丹参、郁金、红藤散瘀化结，加以茵陈、黄芩、泽泻、虎杖清热利湿。二诊时患者痰瘀之势减，肝火上炎之征显，故加川芎、佛手疏肝理气、和胃止痛，郭利平未用健脾之品，而是治以降肝火、疏肝理气，仍以化痰祛瘀为主。三诊时患者湿热已除，故减茵陈、黄芩，加入牛膝强筋壮骨、滋肾养肝，引诸药下行，再予生牡蛎重镇安神、潜阳补阴，滋患者之久虚。四诊时再减化痰、清热之品，恐清热化痰日久有耗气、伤阴之势，又再加酸枣仁、夜交藤安神以助眠，平调阴阳。五诊时患者诸症、皆消，阴阳已调。

验案举隅 5：健脾益气，养阴清热，祛湿化浊法治疗消渴

唐某，男，74 岁，2015 年 11 月 4 日就诊。

主诉：口渴舌燥，伴心慌 2 个月余。

现症：胸闷气短，心悸心慌，乏力，夜间口渴难耐，需大量饮水，食欲旺盛，多食易饥，心烦失眠，大便干结，小便频数。舌质紫红、苔白腻花剥，脉细数。

查体：心电图提示心肌缺血。空腹血糖 7.1mmol/L、餐后 2 小时血糖 6.8mmol/L。

西医诊断：糖尿病前期（空腹血糖受损）。

中医诊断：消渴。

中医辨证：阴虚燥热兼见湿郁。

治法：健脾益气，养阴清热，祛湿化浊。

处方：黄芪 15g，沙参 15g，麦冬 12g，五味子 10g，黄精 15g，玄参 12g，生地 12g，丹参 15g，水红花子 15g，远志 15g，枳壳 15g，厚朴 15g，地骨皮 15g，石斛 15g，黄连 15g，郁金 15g，石菖蒲 15g，瓜蒌 30g。7 剂，水煎服。

二诊（2015 年 11 月 11 日）：患者口渴大减，偶发心悸，乏力减，仍食欲旺盛，寐差，大便少、不干，夜尿频数，舌质红、苔白，脉滑数。空腹血糖 6.5mmol/L。方药调整如下：黄芪 15g，黄精 15g，玄参 12g，生地 12g，丹参 15g，水红花子 15g，远志 15g，地骨皮 15g，石斛 15g，全瓜蒌 30g，鹿衔草 15g，益母草 15g，黄连 15g，郁金 15g，桑螵蛸 15g，金樱子 15g，酸枣仁 20g，琥珀粉（冲服）2g。7 剂、水煎服。

三诊（2015 年 11 月 18 日）：患者晨起略感口渴，心慌、心悸消失，食欲可，睡眠尚可，大便顺畅，小便 2~3 次 / 夜，舌红苔白，脉滑。空腹血糖 5.8mmol/L。再次调整方药如下：黄芪 15g，党参 10g，白术 10g，茯苓 15g，五味子 15g，黄精 15g，生地 12g，丹参 15g，水红花子 15g，远志 15g，预知子 15g，地骨皮 15g，石斛 15g，鹿衔草 15g，益母草 15g，郁金 15g，石菖蒲 15g，女贞子 15g，墨旱莲 15g。14 剂，水煎服。随访血糖正常。

按语：该患者属典型的阴虚燥热证，郭利平教授谨遵消渴之辨证特点，从脾论治，兼顾肺肾，予以健脾益气养阴、清热除烦止渴的治疗大法，治疗效果明显。患者大便干燥不行，合用增液承气汤调肠通腑，小便频数加黄精、桑螵蛸、金樱子以补肾固摄。食欲旺盛者加黄连以泻胃火，益母草、丹参、水红花子合用为郭教授化瘀活血之常用药对，远志、石菖蒲、瓜蒌为宁神定志、祛湿化浊之佳品。患者服药后症状逐渐减轻，之后随症加减，巩固疗效。

验案举隅 6：清热利湿、理气活血法治疗失眠

患者，女，56 岁，2014 年 12 月 3 日初诊。

主诉：失眠 5 年余，加重 5 天。

现病史：患者平素性情温和，体形偏胖，嗜食油腻，既往高血压病及冠心病病史 7 年余。5 年前无明显诱因出现失眠，每晚睡眠时间约 2 小时，入睡困难且需服用地西泮方能入睡，伴见胸闷、心悸、脑鸣、耳鸣、盗汗、腰痛，时有烘热汗出、颠顶痛，偶可见双手麻木。曾就诊于当地多家医院，服用中药及西药治疗，均未见明显好转。就诊时查血压 150/90mmHg，心率 50 次/分。舌体胖大、质暗淡、苔白滑，脉沉缓。

中医诊断：不寐。

中医辨证：湿热瘀血互结。

治法：清热祛湿，活血化瘀。

处方：茵陈 15g，厚朴 10g，石菖蒲 15g，水红花子 15g，瓜蒌 15g，枣仁 20g，夜交藤 30g，刺五加 15g，丹参 15g，降香 15g，郁金 15g，苦参 15g，防风 10g，益元散 15g，白术 10g，卷柏 15g，鹿衔草 15g，藁本 10g，桂枝 10g。水煎服，每天 1 剂。

服用 7 剂后患者失眠症状大减，可有夜间持续入睡 6 小时，但其间仍有 3 晚未能入睡，心悸、胸闷症状缓解，头痛似有加重。遂去水红花子、降香、白术，加蚕沙 15g、车前草 15g、川芎 10g、白芷 15g、细辛 3g、刺蒺藜 15g，嘱其调情志、避劳累。又服 7 剂后每晚均可入睡，头痛亦明显缓解，因自身原因返回老家，于家中续服此方 10 余剂，回访患者失眠再未发作。

按语： 患者失眠日久，古云"顽疾多瘀血"。瘀阻心、脑之脉络，气血运行不畅，卫气出入失常，阴阳失交，故失眠，瘀血内停，损伤心阳，致心阳亏虚，加重气血运行不畅，如此致失眠反复不愈。患者体型丰腴，平素嗜食肥甘，故内生湿热，阻滞脾胃运化，致精血生化乏源，气血亏虚，上不能营养心神及脑髓，故出现失眠、脑鸣、耳鸣、颠顶痛。湿碍气血运行，致气血瘀阻、湿瘀互结，从而致使失眠久作不能缓解。综合分析，故辨证为湿热瘀血互结之证。方中茵陈、石菖蒲、厚朴三药均入脾胃经，善行、气清、热利湿，除脾胃湿热，解脾胃湿蕴；苦参、防风、益元散清热燥湿，进一步祛邪外出，内外疏通，给邪气以出路；刺五加、白术健脾益气；瓜蒌宽胸散结，丹参活血祛瘀止痛，降香理气行血，郁金行气活血，共奏活血祛瘀、行气通络之效，使瘀血得行、气滞得散；水红花子、卷柏主入心经，活血行气，乃郭利平教授临床经验用药，在治疗心脉瘀阻方面屡试不爽；桂枝温通心阳，助阳化气，使瘀得温得行，血脉通畅；枣仁、夜交藤入心经，是临床治疗不寐的经验用药。纵观本方，湿气尽除，瘀血得散，阴阳交通，心脉通畅，失眠得治。顽固性失眠涉及心、脾、肾等多个脏腑，病因多属虚实夹杂，尤其易受现代生活环境及饮食因素影响，多湿多瘀者常见，故不可拘泥于古方，应结合临床实际，四诊合参，把握病因、病机所在，辨证论治。

执笔者：刘震

樊官伟

——守正创新，矢志岐黄

一、名医简介

樊官伟，男，中共党员，博士，教授，博士生导师，博士后合作导师，天津中医药大学第一附属医院副院长，天津市中医方证转化研究重点实验室主任。国家高层次人才特殊支持计划人选、享受国务院政府特殊津贴、百千万人才工程国家级人选、科技部中青年科技创新领军人才、国家有突出贡献中青年专家、首届青年岐黄学者、天津市首届杰出青年、全国百篇优秀博士论文提名奖获得者、科技部创新人才推进计划重点领域创新团队骨干、教育部"中医药防治心血管疾病研究"创新团队骨干和天津市创新人才推进计划重点领域创新团队骨干，第十四届天津青年科技奖获得者。担任中国中西医结合学会第六届心血管病专业委员会循证医学组副组长、中国药理学会中药与天然药物药理专业委员会委员、世界中医药联合会老年医学专业委员会常务理事、中国中西医结合学会第六届心血管病专业委员会心力衰竭学组委员、中华中医药学会中医药防治重大疾病基础研究平台专家委员会青年副主任委员、天津市中西医结合心血管专业委员会常委等。

樊官伟从事科学研究 20 余年，在中医药防治心血管疾病基础和临床研究中积累了丰富的经验。围绕冠心病、心力衰竭、高血压等疾病，将西医学研究方法与传统中医证候辨识相结合，以"疾病－证候－药效表型－靶点网络－分子机制"为导向关联，成功构建了病－证－方相结合的中医药多维关键技术体系，在中医药防治心血管疾病临床评价研究、病证结合模式下的心系疾病证候生物学研究、临床有效方剂与经典名方的作用机制及临床转化研究方面，形成稳定的研究方向，取得一系列突破性成果，在全国居于领先水平。承担了国家重大新药创制、公益性行业专项、国家自然科学基金、教育部博士点基金、天津市杰出青年科学基金等项目，参与国家"973"、国家科技支撑计划、重大新药创制等项目；发表论文 160 余篇、参编著作 4 部；申请发明专利 25 项（授权 18项），4 项转让企业；获得省部级科技进步特等奖 1 项、一等奖 3 项、二等奖 3 项及全国百篇优秀博士论文提名奖等。学术成果获得国内外同行广泛认可。

樊官伟深知培养社会主义建设者和接班人是教育的根本任务，他十分注重人才培养，并将立德树人融入教育全过程，为国家和世界中医药现代化事业输送优秀人才。近年来，共培养博士研究生 10 人、硕士研究生 35 人，其中 11 人获得研究生国家奖学金、3 人赴海外攻读博士或博士后。由于多年来在科研育人方面取得的突出成绩，被评为

2020 年天津中医药大学"优秀教学管理者"荣誉称号，2022 年荣获天津市优秀青年研究生指导教师称号。

二、个人取得荣誉

2011 年：全国百篇优秀博士论文提名奖、天津市科技进步一等奖（第 10）、天津市优秀博士论文获得者。

2013 年：教育部科学技术进步一等奖（第 3）

2015 年：中华中医药学会科技进步一等奖（第 5）

2016 年：天津市南开区十大杰出青年提名奖

2017 年：天津市"131"第一层次人选

2018 年：天津市中青年科技创新领军人才、天津市科技进步二等奖（第 2）、中华中医药学会科技奖

2019 年：科技部中青年科技创新领军人才、国家百千万人才工程、天津市科技进步特等奖（第 3）、天津市青年科技奖（第 1）

2020 年：国务院政府特殊津贴获得者、天津市科技进步二等奖（第 4）

2021 年：青年岐黄学者、天津市科技进步二等奖（第 1）

2022 年：国家"WR 计划"科技创新领军人才

2023 年：天津市科技进步二等奖（第 1）

三、学术成果精粹

樊官伟先后师承张伯礼院士、高秀梅教授，矢志为祖国医药振兴贡献力量。2008 年他天津中医药大学博士毕业后，进入天津中医药大学中医药研究院，从事心血管药理的教学与研究工作，2017 年起先后任天津中医药大学第一附属医院实验中心主任、副院长。20 余年来，樊官伟始终坚守"以人民健康为中心"的奋斗初心，用坚定的理想信念、过硬的党性修养和"做事先做人，万事勤为先"的行为准则，深耕中医药现代化研究领域，担当起新时代中医药事业守正创新、传承发展的使命，在重大科研攻关、中医药人才培养等方面做出了突出贡献。近年来，樊官伟带领的研究团队取得一个又一个突破性成绩，得到同行专家的充分肯定和高度评价，主要学术创新及贡献如下。

（一）阐明了临床治疗心血管疾病不同治法有效方剂的作用特点，从多角度认识方剂发挥治疗作用的复杂模式，为理解方剂治疗作用和临床合理用药提供了证据

中医理论认为"药有个性之特长，方有合群之妙用"，配伍是方剂实现增效减毒、整合调节作用的主要途径，而方剂配伍规律也是中医药理论的主要组成部分。因此，方剂配伍规律研究不仅要阐明方剂的药效物质基础和作用机制，更重要的是探索创新中药研究的方法和理论，为我国传统中医药理论的发展提供科学依据。樊官伟团队以临床有效的方剂为研究对象，从多靶点、多途径和多环节的角度研究具有活血化瘀、益气养

阴、益气温阳、益气活血功效方剂配伍的科学性和有效性，以期诠释方剂配伍规律及科学内涵，为中药新药创制提供理论和技术支撑；并基于临床－基础－临床的新药研发策略，开展了复方新药的研发。

1. 针对射血分数降低心力衰竭终末环节开展临床治疗心血管疾病有效方剂配伍规律研究，明确不同治法有效方剂的作用特点和临床定位，从多角度认识方剂发挥治疗作用的复杂模式，为理解方剂治疗作用和临床合理用药提供依据

（1）明确丹红注射液（活血化瘀）通过 COX/PGI$_2$ 途径发挥血管舒张作用，并通过抑制炎症反应、减轻心肌纤维化和促血管新生等发挥心血管保护效应［J Cardiovasc Pharmacol.2013，62（5）：457–65，Sci Rep.2017，7（1）：15427；J Ethnopharmacol.2016，194：559–570；Front Pharmacol.2018（9）：692］；并在临床研究中证实其可通过动员 EPC 抑制炎症反应减轻 PCI 导致的内皮损伤，进而改善冠心病患者心绞痛症状（Phytomedicine.2019（61）：152850），其机制与促进 EPC 的增殖、改善血流恢复（Front Physiol.2018（9）：991；Front Pharmacol.2019（10）：1080）及激活 Akt/ERK1/2/Nrf2 信号通路，调控心肌细胞自噬和凋亡相关［J Cell Mol Med.2016，20（10）：1908–1919］，该研究内容被中国工程院院士黄璐琦教授正面评价和引用，并作为主要成果获得中华中医药学会科学技术进步一等奖（第5）。

（2）明确参附注射液（益气温阳）通过 NO–cGMP 途径发挥内皮依赖性血管舒张作用，并通过抑制心肌纤维化和代谢重构改善心脏功能［PLOSONE，2013，8（10）：e78026；eCAM.2017；2017：7083016］，并通过蛋白质组学与代谢组学、转录组学联合分析，证实参附方对脂肪酸代谢、葡萄糖代谢等心力衰竭能量代谢关键通路具有显著调节作用，这为参附方作用机制的阐释提供重要线索，并为参附方的临床合理用药提供实验依据。该研究内容获得了国家重大新药创制项目——以经典方为基础的创新中药配伍优化及成药性评价关键技术研究（2019ZX09201009-007）的资助（负责人）。

（3）明确参麦注射液（益气养阴）的内皮非依赖性血管舒张作用，并通过抗氧化和改善能量代谢发挥心血管保护效应［J Ethnopharmacol.2019（237）：9-19；中草药，2016,47（2）:281-289］。明确了人参皂苷 Rg3 能够显著改善多种原因引起的心功能损伤，改善线粒体功能，减少胶原纤维合成，缓解病理性心室重构［Drug Deliv.2017；24（1）：1617–1630］。并应用分子对接和基因沉默技术，筛选并鉴定 FoxO3a 为 Rg3 的主要效应靶标［J Control Release.2019（317）：259–272］。

（4）明确芪参益气方（益气活血）通过调控能量代谢和血小板功能发挥心血管保护作用。研究明晰了芪参益气方中"君药"益气组分在调节自噬及线粒体自噬方面和改善线粒体形态和功能作用显著；"臣药"活血组分在抗凋亡方面和调节线粒体能量代谢方面作用突出；含有"使药"降香组分的芪参益气方表现出相对较强的心脏保护作用，且优于去降香组分的芪参益气方和单独的降香组分，其潜在作用机制可能是通过协助活性成分经肠道吸收入血从而增强其保护心肌的作用。并进一步通过对细胞活力、细胞核个数以及心肌细胞线粒体功能多个指标的评价，从芪参益气方中筛选出抗心肌细胞缺氧复氧损伤的四个活性单体，分别是来源于"君药"黄芪的黄芪甲苷、毛蕊异黄酮，来源于"臣药"丹参的丹参素以及来源于三七的人参皂苷 Rb_1。以原方中的浓度分别按"君药"黄芪甲苷、毛蕊异黄酮，"臣药"丹参素、人参皂苷 Rb_1 进行组合，并与芪参益气方中相应的益气活血组分在保护线粒体功能及抗细胞凋亡、调节细胞自噬、线粒体自噬等方面进行对比，结果提示"君药"单体组合调节自噬及线粒体自噬的作用显著；"臣药"单体组合抗细胞凋亡的作用明显，与相应组分的作用机制相一致。初步揭示了芪参益气方中益气活血组分抗心肌细胞缺氧复氧损伤的物质基础。（J Ethnopharmacol.2018，219：288-298；Drug Des Devel Ther.2020，14：4735-4748）该部分研究成果获得天津市科学技术进步二等奖（第 1）。

以上研究证实活血化瘀、益气温阳、益气养阴、益气活血方剂均能够发挥心血管保护作用，但作用途径和机制不同：活血化瘀治法主要通过影响内皮 COX/PGI_2 环节和抑制炎症因子释放发挥心血管保护作用；益气温阳治法主要通过影响 eNOS 系统和能量代谢调节发挥心血管保护作用；益气养阴治法主要通过内皮非依赖途径及抗氧化和改善能量代谢途径发挥保护作用；益气活血治法主要通过调控能量代谢和血小板功能发挥心血管保护作用。明确了活血化瘀、益气养阴、益气温阳、益气活血治法在心血管疾病不同病理环节的作用特点和机制研究，为揭示中医"同病异治"的科学内涵提供了借鉴。将为指导临床更加合理、有效地进行中药复方的使用，发挥其临床优势有着重要的指导意义。

2. 对射血分数保留心力衰竭（HFpEF）开展多层次联合研究，从文献计量学、系统生物学以及队列研究入手，开展临床和基础研究，探索 HFpEF 潜在治疗策略及靶点，为 HFpEF 的中医药防治提供科学策略

（1）通过文献计量学分析，发现近 10 年 82 个国家和地区的 3606 个学术机构在 507 种学术期刊上发表与 HFpEF 相关的论文 2878 篇，其中 90% 是临床研究，10% 是基础研究，一定程度上说明基础研究的进展难以匹配临床需求。HFpEF 的病理生理学研究集中在"舒张性功能障碍""纤维化"和"炎症"三个领域，主要合并症研究为"房颤""高血压""糖尿病"和"肺高压"。此外，RAAS 系统抑制剂和 NO-cGMP-PKG 通路调节剂治疗效果不佳，而新型降糖药 SGLT2i 临床疗效，研究潜力巨大。

（2）基于《冠心病回顾性数据库》明确 HFpEF 的中医病理基础为心气亏虚，心阳不振；核心病理过程是心血瘀阻；痰浊和水饮为病理产物，随病势形成"虚-瘀-水"的病理演变模式。通过对临床常用指标回归分析发现高密度脂蛋白胆固醇是 HFpEF 的潜在指标；此外，肺高压是 HFpEF 的重要合并症；Meta 分析提示益气活血法是中医治疗HFpEF 的潜在方法，其作用机制及临床应用值得进一步研究。

（3）基于前期基础，明确益气活血法代表方芪参益气方通过激活 NO-cGMP-PKG 通路和降低 eNOS 解偶联抑制 HFpEF 心肌炎症和免疫细胞募集，减轻 CD_8^+、CD_4^+T 细胞和

CD1b$^+$/CD1c$^+$ 单核细胞的浸润，降低炎症因子水平，逆转内皮细胞黏附因子表达升高和 EndMT 的发生，为 HFpEF 治疗提供新证据（Phytomedicine.2021，91：153633）。该部分研究内容获得国家自然科学基金面上项目的资助（项目编号 82274436，负责人）。

（二）基于心血管疾病重要靶点——雌激素受体的中药新药开发研究

流行病学研究显示，女性在围绝经期后心血管事件显著增加，这与雌激素水平降低密切相关，临床多使用激素替代疗法，但有可能出现阴道出血、乳房痛等副作用，最具争议的一点是其可能升高罹患乳腺癌等妇科癌症的危险性，加重血栓性疾病的潜在风险，因而限制了临床使用。植物雌激素是一类植物来源的物质，能够与哺乳类动物或人类的雌激素受体（ER）结合，表现出雌激素激动和抑制双重效应，具有防治心血管疾病、骨质疏松，改善围绝经期潮热和盗汗等症状的作用。日前，植物雌激素的研究成为国际研究的热点，而中药是植物性雌激素庞大的候选库。

1. 针对心血管疾病关键作用靶点——雌激素受体，构建了来源于中药的植物雌激素研究平台技术体系，并首次明确了活血化瘀中药丹参脂溶性成分丹参酮ⅡA的雌激素样效应

（1）构建了以生物活性和分子靶标为导向的中药植物性雌激素研究平台和技术体系，明确活血化瘀中药（丹参）和补肾中药（补骨脂、杜仲）的雌激素样效应机制。采用以雌激素样作用和雌激素受体选择性激活为导向的中药活性成分分离、分析及鉴定技术，从常用活血化瘀中药丹参、补肾中药补骨脂、续断、杜仲中发现具有雌激素样活性的化合物包括黄酮类、木脂素类、香豆素类、二苯乙烯类、环烯醚萜类等多种结构类型，首次报道环烯醚萜类、苯乙醇苷类、蒽醌类亦为具有雌激素样活性的天然化合物类型。并揭示了不同雌激素活性成分的雌激素受体亚型选择性激活特征和作用特点（Phytomedicine.2010，17：126–131），为基于雌激素受体的药物开放提供了借鉴，4个相关专利已经实现转让企业。

（2）首次明确了活血化瘀中药丹参脂溶性成分丹参酮ⅡA转录激活雌激素受体，经由 ER 信号途径介导抗炎和血管舒张效应，提示其可作为潜在的选择性雌激素受体调节剂用于相关疾病的治疗（J Steroid Biochem Mol Biol.2009，Feb；113（3–5）：275–80），该研究成果被 Current pharmaceutical design、Current drug metabolism、Diabetes obesity&metabolism、Foodand Chemical Toxicology 等引用 156 次（google scholar179 次），并在美国芝加哥召开的第 1、2 届类固醇研究会议上进行学术交流，在雅典召开的第 1 届 Hellenic-Chinese 健康会议上做了大会报告，受到国内外同行学者广泛关注；进一步研究发现在以 ERβ 表达为主的心脏微血管内皮中，TanⅡA 通过促进 ERK1/2 的磷酸化和［Ca^{2+}］i 而促进内皮细胞 NO 产生和 eNOS 表达，并且可通过 ER 途径影响主动脉环的舒张，丰富了其心血管保护作用的内涵［J Cardiovasc Pharmacol.2011；57（3）：340–347］；同时在 LPS 诱导的炎症细胞模型中，证实 TanⅡA 的抗炎作用是 TLR4-MyD88-NF-kB 通路依赖性的，并且可调控 miRNA147、miRNA155 等的相关表达；同时可通过改善线粒体功能和调节 TLR4-HMGB1/CEBP-β 通路调控巨噬细胞的极化发挥抗炎作用（Inflammation.2016，39（1）：375-84；Inflammation.2019，42（1）：264-275），并针对此，构建了 ROS 敏感型丹参酮ⅡA 水凝胶，注射 MI 大鼠后心脏功能得到显著改善，降低了梗死面积，并伴有抑制炎症因子（IL-1β、IL-6 和 TNF-α）的表达［ACS Appl Mater Interfaces.2019，11（3）：2880-2890］，为后续研究提供了指导。

以该研究内容为主的博士学位论文获得教育部全国百篇优秀博士论文提名奖和天津市优秀博士学位论文奖；获得天津市科学技术进步特等奖和高等学校科学研究优秀成果奖科学技术进步一等奖，获得授权专利 4 项，为丰富中药内涵和新药开发提供了借鉴。同时研究内容被中国工程院院士、原国际癌症大会主席汤钊猷教授，美国亚利桑那大学 GeorgT.Wondrak 教授正面评价引用。

2. 研究发现不同功效的中药雌激素样作用效应不同，配伍使用可以降低临床风险

活血化瘀的丹参、补肾助阳的补骨脂和杜仲均具有雌激素样活性，但不同成分在 ER 表达阳性的细胞中作用不同，丹参、杜仲及补骨脂酚在 ER+ 乳腺癌细胞与雌二醇效应不同，而补骨脂的双豆素类成分由于受体的选择性表现与雌二醇相同效应，丹参酮与补骨脂、杜仲配伍，可以降低补骨脂长期使用造成乳腺增生等风险（专利：201010237797.9）。前期药效学研究证实丹知青娥方能有效调节去势大鼠的雌激素缺乏效应（BMC Complement Altern Med.2016，16：181），并通过降低脂肪酸合成，增加脂肪酸氧化来调节肝脏脂质代谢［Exp Physiol.2016，101（11）：1406-1417］；在此基础上，开展了基于临床 - 基础 - 临床的组分中药新药研发探索——丹知青娥方治疗围绝经期综合征合并高脂血症的临床前实验研究，并探讨其成药性，以期为后续同类研究提供示范。临床 RCT 的研究结果显示：丹知青娥方服用 8 周可明显减轻围绝经期潮热盗汗次数、血管舒缩症状，提高生活质量，并可降低患者血中高甘油三酯水平，服用 8 周并没有引起乳腺、子宫内膜增生的风险。此研究也为开发具有雌激素调节作用的复方中药提供了依据［Menopause.2012，19（2）：234-244；Menopause.2016，23（3）：311-23］，为临床用药提供了指导。

3. 基于临床 - 基础 - 临床的现代创新中药研制策略，新药研发成功并获得临床药物试验批件

上述研究显示活血化瘀的丹参、补肾助阳的补骨脂和杜仲在原有药理作用的基础上均具有雌激素样活性，但不同成分在 ER 表达阳性的细胞中作用不同，丹参、杜仲及补骨脂酚在 ER+ 乳腺癌细胞与雌二醇效应不同，而补骨脂的双豆素类成分由于受体的选择性表现出与雌二醇相同的效应。针对激素替代疗法在使用中可能增加子宫内膜癌等风险及患者获益风险比的系统分析，结合中医理论和临床形成了丹参与补骨脂、杜仲配伍（丹知青娥方），经临床 RCT 研究（72 例）得到了确证，该复方能改善围绝经期综合征患者血管舒缩症状和生理症状，有潜在降脂作用［Menopause.2012，19（2）：234-244］；药效学研究证实其能有效调节去势大鼠的雌激素缺乏效应（BMC Complement Altern

Med.2016,16:181），并通过降低脂肪酸合成，增加脂肪酸氧化来调节肝脏脂质代谢［Exp Physiol.2016，101（11）：1406-1417］；在此基础上，开展了基于临床 - 基础 - 临床的组分中药新药研发探索——丹知青娥方治疗围绝经期综合征合并高脂血症的临床前实验研究（获得国家重大新药创制项目支持 -No.2012ZX09103-201-046），研究成果已经与企业签订了合作协议。进一步的临床 RCT 研究（389 例）结果显示：丹知青娥方可明显改善生存质量 MENQOL 总积分、社会心理维度、生理维度，并减轻潮热盗汗次数、血管舒缩症状，提高生活质量，此研究也为开发具有雌激素调节作用的复方中药提供了依据（Menopause.2016；23（3）：311-23），为临床用药提供了指导。目前已经获得药物临床试验批件（2018L03028）。

发表的研究结果得到路透社关注：（http：//www.health.am/gyneco/more/chinese-herb-hot-flashes-a-bit/）；被北美更年期协会声明："围绝经期相关血管舒收症状的非激素类管理" Nonhormonal management of menopause-associated vasomotor symptoms：2015 position statement of The North American Menopause Society 引用［Menopause.2015，22（11）：1155-72］；研究结果作为中药复方干预围绝经期综合征临床证据被 JAMA.2016；315（23）：2554-2563 所引用；作为典型案例写入《中药现代化二十年》；并获得天津市科学技术进步特等奖；并积极开展产学研合作，相关成果已经被军事医学科学院、华润三九医药有限公司进行了转化应用，为中药新药开发提供技术支撑。

（三）融合多组学与生物信息学、大数据分析、化学与生物工程等多学科技术，围绕临床心血管疾病防治关键环节和中医药领域重大科学问题开展一系列交叉创新研究

中医药作为我国传统医学的重要组成部分，具有独特的理论体系和治疗方法。多学科交叉通过引入现代科学的观念和方法，突破传统观念的局限性，加深对中医药理论的认识，借助实验手段对中药的药效成分以及其作用机制进行研究，可为中医药的疗效提供科学的验证与解释。通过多样化的研究手段，推动中药现代化与国际化，使中医药在国际上获得更广泛的认可与应用。同时，多学科交叉有助于促进中医药基础研究中的创新与发现。通过整合不同学科的思维和方法，可以发现中医药中新的有效成分和疗效，探究中医药的新应用领域，为中医药的研究和发展提供新的思路和途径。通过跨学科的合作，可以整合传统医学知识与现代科学技术，为中医药的传统经验提供科学的解释，以及为传统经验的创新与扩展提供新的思路与支持，为中医药在现代科学背景下的研究与应用开辟新的道路。

1. 中医药与数据科学交叉研究

樊官伟团队依托健康医疗大数据平台，开展了"天津地区射血分数保留的心力衰竭发病、预后与疾病分型特征及中西医治疗作用的回顾性临床研究"。研究整合多来源的医学知识信息，构建以患者电子病历诊疗数据为主，整合临床表型信息及分子信息的多源异构病历网络。利用二、三级医疗机构就诊数据，对射血分数保留心力衰竭（HFpEF）患者的发病特征、总体预后等相关内容进行综合分析；基于真实世界诊疗数据，梳理心脑血管相关疾病患者中西医疗法的应用情况（中药汤剂、中成药、西药的应用种类、剂

量、次数等），比较进行各疗法干预后的治疗效果，并分析中西医疗法对 HFpEF 疾病发病、预后等特征的可能影响；整合多来源的医学知识信息，构建融合临床表型信息及分子信息的异质网络，分析 HFpEF 的疾病分型、临床表型及疾病特征。通过初步分析为后续系列研究假说的提出做铺垫，在此基础上，在天津市医疗大数据中心平台上建立了天津地区 HFpEF 研究队列，为后续更多研究工作奠定了基础。

2. 中医药与生物信息学交叉研究

随着基因组学、代谢组学、蛋白质组学、转录组学等生物信息学技术的不断发展与完善，樊官伟团队为从系统水平发现方剂药效物质的多靶点、多途径作用进行了长足的探索，并形成了成熟的研究体系。樊官伟团队既往运用网络药理学研究思路与多组学分析，从复杂疾病网络调控的角度深入解析了芪参益气滴丸、复方丹参滴丸、丹红注射液、参附注射液等在临床研究中获得循证依据的有效方剂，干预心血管相关疾病的病理环节、作用机制和物质基础。此外，基于代谢组学揭示了元胡止痛口服液改善痛经小鼠代谢紊乱的作用机制，指认了 25 个与痛经原发性表型显著相关的血浆内源性生物标志物；运用药物 – 疾病 – 靶点 – 时间的蛋白组学分析揭示了芎归方在脑缺血损伤急性期、亚急性期、慢性期调控不同的靶标群和作用机制。相关研究论文发表于高水平国际期刊，近 3 年发表 SCI 论文 40 余篇，研究成果获得中华中医药学会科技进步一等奖和天津市科技进步二等奖。

3. 中药学与组织工程学交叉研究

樊官伟团队针对中药单体理化性质缺陷借助组织工程材料进行改造，发掘中药学与组织工程学交叉研究学科新增长点。①明确 Rg3 负载的 PEG–b–PPS 纳米粒靶向 FoxO3a，通过抑制氧化应激、炎症和纤维化进程改善心肌缺血再灌注损伤（J Control Release.2019，317：259–272）。②明确丹参酮ⅡA 微米纤维支架调控炎症反应和巨噬细胞表型，提高局部浸润 M2 型巨噬细胞比例，促进内源性干细胞募集和血管化，抑制纤维包裹，增加支架内部细胞外基质沉积。③基于 TanⅡA 经 TLR4 - HMGB1/CEBP - β 通路发挥抗炎作用，构建 ROS 敏感型丹参酮 IIA 水凝胶，显著改善心脏功能，降低梗死面积。④制备可注射导电缓释 AST 纳米水凝胶系统，增加间隙连接蛋白 43 表达，抑制左心室重构，促进梗死边缘区血管新生和抗凋亡。以上研究为提高中药单体生物利用度、缓释性及靶向性提供了新思路。

（四）教学育人成果

樊官伟自 2008 开始进行研究生教育和培养工作，潜心耕耘，力行科研育人，收获累累硕果。

1. 科学研究有机融入教育教学

樊官伟多年来深耕于中医药心血管方向的科学研究领域，并在本专业学生的教育教学中，发挥优势，注重学科交叉，多年来一直致力于把其他学科的先进技术手段引入中医药研究领域。2009 年作为访问学者在米兰大学血栓和动脉粥样硬化药理学实验室学习和工作，在工作中积极引入和实施学习到新技术与新思路，并与国外实验室建立了良好的合作关系，同时与国内著名高校研究机构建立合作平台，联合攻关，为中医药的发展贡献力量。樊官伟的所有付出，都在客观上有力推动了科学研究融入教育教学，对新时代中医药人才培养起到了重要作用。

2. 引导学生参与研究性学习

西汉戴圣在《礼记·学礼》中有云："亲其师，信其道。"作为研究生导师，樊官伟用爱心和耐心引导学生开展研究性学习，走上科学研究道路。同时非常重视学生对学科前沿动态的关注，平日里只要看到最新研究进展，都第一时间与学生们分享。2015 年以来，坚持每周组织开展研究生 Seminar 学术研讨会，积极拓展研究生的知识领域，提高科研能力，为他们顺利完成研究生学习提供了很多指导和帮助。

樊官伟真诚关心和爱护学生，不仅在思想上、学习上、生活上给予关心，更体现在实际行动上。他关心学生的思想，经常和学生们谈理想、谈人生，用他对党对祖国的热爱，对理想的执着追求和对人生的智慧感悟引导激励着每一位身边的学生。他用自己对科研事业兢兢业业的追求，带领着身边的研究生们在科学之路上不懈努力，勇攀高峰。经常教育学生要做好科研，必备的能力之一就是参与实验室建设。身教重于言传，樊官伟积极参与实验室的日常管理与建设，参与中医药联合实验室、方剂学教育部重点实验室及天津市现代中药重点实验室－省部共建国家重点实验室培育基地建设工作，为产学研基地建设做出实际贡献。

3. 激发学生科学精神、创新意识

在科学研究中，樊官伟善于学习，勇于创新。深知在科技日益发展的今天，中医药面临着重大的挑战和机遇，如何继承与发扬祖国的中医药事业成为当代中医药工作者的社会责任。作为研究生导师，他非常注重对学生科学精神和创新意识的培养。樊官伟先后主持了国家重大新药创制项目、公益性行业专项、国家自然科学基金、教育部博士点基金、天津市杰出青年基金等项目，参与国家 973、国家科技支撑、重大新药创制等项目 20 余项。他指导的学生通过参与老师的科研项目，逐渐理解并形成中医药科学研究的思路与方法。

为不断培养提升学生的创新意识，樊官伟推荐学生们积极参加学术活动，学习交流。学生们先后参加 2019 年京津冀中西医结合论坛、第十二届全国中药与天然药物药理学术会议、中华中医药学会心血管分会、中国国际心力衰竭大会、第十四届东方心脏病学会议、中国生物物理学会线粒体生物学分会等。在樊官伟的指导下，学生们还积极参与科研实践活动，在第十一届中国中医药实验动物科技交流会上提交论文"基于心血管疾病动物模型的丹红注射液作用机制研究进展"。

4. 培养学生科研、创新能力

樊官伟在教学工作中求真务实，精益求精，承担了研究生《组织与细胞培养》《药理学研究进展》及非洲留学生班英文授课等 8 门课程，总计 257 学时，指导硕士研究生35 名，博士研究生 10 名。其中获得研究生国家奖学金 11 人。多年来，课题组的本科实习生和硕士、博士研究生的工作都获得了老师们的一致好评，带教研究生赴国外攻读博士后。所指导的研究生主持的课题获批 2020 年天津中医药大学研究生科研创新项目。樊官伟指导的学生主持的"基于 Marker 理念和 JS 技术条件下的老年人合理用药移动互联平台"项目在 2020 年第六届中国国际"互联网＋大学生创新创业大赛"中获校赛一等奖、参加市赛路演并获三等奖。由于多年来在科研育人方面取得的突出成绩，樊官伟被评为2020 年天津中医药大学"优秀教学管理者"荣誉称号，2022 年荣获"天津市优秀青年研究生指导教师"称号。

（五）创新团队，建设学术梯队

樊官伟 2017 年牵头组建了天津市中医方证转化研究重点实验室，目前担任实验室主任。同时也是组分中药国家重点实验室、科技部创新人才推进计划重点领域创新团队骨干、教育部"中医药防治心血管疾病研究"创新团队骨干和天津市创新人才推进计划重点领域创新团队骨干。近年来，伴随着学校事业的快速发展，该创新团队从无到有，从弱到强，建设培养了一支由硕士、博士研究生，讲师，教授组成的多层次人才队伍，研究领域涉及中药化学、中药药理、分子生物学、临床研究等多学科。近年来，团队注重注入新生力量使人才梯队建设更加完善，先后引进了多位博士，为团队持续发展提供了支撑保证。

团队不仅拥有院士、杰出青年等高水平领军科学家，同时也有一批具有良好发展空间的年轻科研人员，平均年龄 35 岁。团队注重青年人才的培养，敢于让青年学者挑重担，除了各自的工作任务之外，分别从科学研究、教育教学、学科建设、实验室管理、研究生管理、学术学风管理等方面安排专任岗位和专人负责。在青年学者的发展上，鼓励青年学者建立自己的品牌与风格，实现团队内的学术自由和百花齐放。为了青年人才的发展，团队也在科研项目申报、仪器设备、实验空间等方面给予了大力支持。作为支部书记，樊官伟在开展日常工作的同时，注重基层党建，通过"不忘初心，牢记使命"主题教育，加强团队文化与党建工作，将中央精神与每个人的具体工作结合起来，一方面提高各自思想认识和政治站位，另一方面提升业务能力，进一步坚定了团队对中医药事业的热爱，希望能够为中医药事业的发展做出各自的贡献。

执笔者：倪晶宇

肾病科

杨洪涛

——筚路蓝缕，书写新章肾病科发展蓬勃壮大的领路人

一、名医简介

杨洪涛，主任医师，博士研究生导师，博士后合作导师，天津中医药大学第一附属医院肾病科主任。现任国家中医药管理局重点学科及重点专科负责人；国家中医药管理局中医肾病（病理）三级实验室主任；兼任中华中医药学会肾病分会主任委员，中国中西医结合学会肾脏疾病专业委员会副主任委员，《中国中西医结合肾病杂志》副总编辑。先后获评全国优秀中医临床人才、天津市首届中青年名中医、天津市名中医、第六批全国老中医药学术经验继承工作指导老师。以肾脏病为主要研究方向，在中医、中西医结合防治原发性肾脏病及糖尿病肾脏疾病等继发性肾病方面经验丰富。主持和作为课题主要成员承担国家、省部级科研课题近 20 项，已发表学术论文 200 余篇，其中 SCI 论文 30 余篇，出版著作 6 部。获中国中西医结合学会科学技术奖 2 项，中华中医药学会科学技术奖 4 项，天津市人民政府科技进步奖及天津市五一劳动奖章等其他奖项若干。近 5 年主持国家科技部"十三五"重点研发计划"中医药现代化研究"重点专项 1 项（已结题，2019~2022），国家自然科学基金面上项目 4 项（2 项在研），2022 年获评杨洪涛全国名老中医药专家传承工作室，入选首批中华中医药学会名医名家科普工作室。

二、名医之路

（一）少年立志，问道岐黄

杨洪涛的家乡位于河南省禹州市，在 20 世纪 70 年代的特殊时代背景下，河南中医学院（现河南中医药大学）门诊部迁至禹州，医师们传播了中医文化，使禹州人民对中医有了深厚的情感，更在幼年的杨洪涛心中种下了一枚小小的中医种子。恢复高考后，对于学习中医的渴望激励着他夜以继日地复习备考，终被河南中医学院录取，开启了他的中医学习之路。大学期间他熟读经典，勤于实践，秉承着"宁涩勿滑"的读书原则，为之后的临床工作奠定了良好基础。1985 年于河南中医学院中医系毕业，获学士学位。后工作于河南省禹州市中医院，期间跟诊了多位老中医，在 80 年代经济条件有限、手术治疗手段不发达的大背景下，跟诊过程中前辈以麻黄宣痹汤配合针灸，用简、便、效、廉的方法为众多患者解除了颈腰椎疾患的事例，给他留下了深刻印象。1987 年杨洪

涛考取天津中医药大学中医内科学专业硕士研究生，师从全国名老中医黄文政教授，重点研习肾脏病学相关知识。

1990年杨洪涛硕士研究生毕业后，于天津中医药大学第一附属医院肾病科工作至今。分别于1993年、1998年及2004年晋升为主治医师、副主任医师、主任医师，自1998年开始，每年均参加中华医学会和中国中西医结合肾脏病专业委员会学术年会，并多次赴欧洲、日韩、中国香港等地区参加国际肾脏病学术交流及学习班。于2000年及2006年任肾病科副主任及主任，2004年考取天津中医药大学中医内科学博士研究生，师从曹式丽教授，2007年获中医内科学博士学位。

（二）投身事业，博采众长

2008年他积极申报并入选国家中医药管理局第二批"全国优秀中医临床人才"研修项目，并师从于国医大师张琪、邹燕勤、张大宁与全国名中医黄文政等多位中医名家，他利用业余时间拜访全国各地名老中医药专家，侍诊、求师、省身未曾停顿。在优才学习期间对导师的学术思想和临证经验进行了深入的研究，并通过实践探索出：慢性肾脏病虽虚实并见，然以阴阳辨识，总以阳虚见证居多，而温扶阳气用药首选附子为帅。因此在继承黄文政教授疏利少阳法、曹式丽教授辛通畅络法的同时，将温阳法与二者结合应用，拓展了二法的内涵。在优才学习过程中其进一步提升了自身中医理论素养及运用中医药防治肾脏病的临床能力，顺利结业并获得了"优秀学员"称号。同时其经过不懈地努力先后获得了"全国优秀中医临床人才""天津市首届中青年名中医""天津市名中医"等多项称号，在2017年被评为全国老中医药专家学术经验继承工作指导老师，在2020年被推选为中华中医药学会肾病分会主任委员。

（三）筚路蓝缕，书写新章

2000年左右，杨洪涛在长期从事血液透析的临床工作中看到，彼时的尿毒症患者唯有依靠血液透析才能维持正常的生活，可医院当时透析床位非常有限，存在机位少、一机难求的情况；而部分患者虽能够进行血液透析治疗，但长期的血液透析的高昂花费，让诸多家庭捉襟见肘，一个疾病毁掉一个家庭的残酷现状深深刺激着杨洪涛的内心，他决心要身体力行地去改变这一现状。一次偶然的机会，他了解到我国香港地区实行的"PD first"政策并深受启发，腹膜透析相较于血液透析"简便效廉"的优势正好适合当今现状，想到这他心中大受鼓舞。但现实往往是残酷的，彼时大陆地区腹膜透析的发展仍处在萌芽之中，鲜有医院开展此项技术。如何搞？怎么搞？能不能搞好？出了问题谁来负责？科室与医院上下质疑反对的声音不绝于耳，是保守谨慎还是大胆创新发展，经过长时间的思想斗争，最终"一切为了患者"的信念战胜了一切。2002年他力排众议为我院主持引进腹膜透析技术，于2003年成立腹膜透析中心，成为全国首家腹膜透析与中医药相结合的临床基地。中心创建初期面临着重重困境，那时的他从零开始亲力亲为、全年无休地投身于腹膜透析中心建设。尤其成为科室主任后，他举全科优势力量着力进行腹膜透析治疗的发展，有力地促进了肾病科腹膜透析手术水平、中心患者管理水平的长足飞跃，不仅提高了腹膜透析科研水平，而且将中医药治疗创造性地引入到透析患者的透析相关并发症治疗中，为中医透析中心的蓬勃发展持续助力。

在腹膜透析中心成长过程中，杨洪涛注重腹膜透析人才梯队的建设，为了进一步与国际接轨，在担任肾病科主任期间，定期外派医护人员到北京、台湾、香港等地及美国、意大利、瑞典等国家进修，定向培养腹膜透析专业人才，同时其充分发挥中医药自身优势，展开了中医药对腹膜透析相关并发症治疗的探索，形成了中医药治疗腹膜透析相关并发症的理论体系，提高了透析患者的生存质量。正所谓十年磨一剑，2011年作为全国中医界唯——家入选单位，我院腹膜透析中心获原卫生部"全国腹膜透析培训示范中心"殊荣。现已成为天津地区腹膜透析SOP培训的实地操作培训基地，跻身全国十大腹膜透析中心之列，是中医领域最大的腹膜透析中心，目前登记的长期透析患者人数已逾800人。围绕中西医结合腹膜透析相关基础及临床研究，申报并获准立项国家自然科学基金20余项，同时以肾病科牵头发起的"全国中医腹膜透析联盟"为依托，开展中医药干预腹膜透析适宜技术的研发、评价、推广，以及腹膜透析中医药治疗临床指南的制定。从2003年到2021年的十余载，在杨洪涛的带领下腹透中心取得了优异的成绩，发扬了中医药特色，提升了腹透治疗质量、生存质量以及管理水平。

三、学术理论精粹

（一）衷中参西，继承创新

1. 病证互参，整体认知

中西医结合最早可追溯至早期的中西医汇通思潮，此后经历了诸如中西医能否结合、中西医如何结合等质疑，目前仍存在着许多问题与争议。在此问题上，杨洪涛指出，中西医虽为不同体系的医学理论，但其着眼点均为认识人体的生理病理规律，二者均以治愈疾病、维持健康为目的。因此临证时要摒弃门户之见，善于发挥二者的优点，以提高临床疗效。在多年的临床中，他坚持以中医理论为指导，在辨证论治的同时适当吸纳西医在诊断及化验方面的特长，以扩展中医传统的四诊内容，增加辨病辨证依据；并可用化验指标的变化来验证用药的有效性、监测疾病的进展。与此同时，杨洪涛指出，西医的辨病长于对疾病发病整体规律的认识，而中医辨证更注重于分析患病过程中某一阶段病位、病因、病性、病势的变化及机体的反应。因此，强调西医辨病与中医辨证相结合，既要强调辨证论治以改善患者当前的状态；又要立足长远，结合疾病的发病特点及进展规律，来理解当前临床表现在整体病程中所处的阶段，进而制定出更具针对性的治疗方案。

在急、慢性肾炎的发病过程中，异常的免疫反应是重要的病理生理学改变，因此控制免疫反应及抗炎治疗对于控制病情有十分积极的作用。现代药理研究已证实，祛风湿类中药对于免疫的抑制作用较强，其代表药物有雷公藤、青风藤、昆明山海棠等。杨洪涛将此理念引申到肾小球疾病的治疗上，临证常选用青风藤、络石藤、威灵仙等祛风湿通经络之品，在减少蛋白尿方面屡获良效。对于炎性细胞浸润，他认为此属中医"热毒"

范畴，因此治疗上常选用白花蛇舌草、蒲公英、败酱草之属。对于在肾病综合征时由于血中抗凝血酶的丢失、凝血因子的增多、高脂血症等因素所导致的机体高凝状态，其认为当属中医"瘀血"范畴，常用水蛭、地龙、土鳖虫、丹参等活血化瘀通络之品来改善机体的高凝状态，预防肾静脉血栓形成。

高血压与肾脏疾病的发展关系密切，血压持续升高可使肾小球囊内压增高，产生蛋白尿；同时长期高血压造成肾小球结构上的不可逆性损害，可导致肾小球硬化而造成肾功能衰竭。对高血压肾损害及慢性肾炎存在肾小球硬化的患者，他提出"瘀血顽痰阻于肾络"的病机认识，总结出"活血化瘀、软坚散结"的治疗方法。在治疗上取"咸以软坚""辛以行散"之意，酌情选用一些活血软坚之品，如夏枯草、生牡蛎、僵蚕、半夏、地龙、土鳖虫等，以期延缓肾小球硬化的进一步加重。

对于糖尿病肾病而言，肾功能受损与体内长期高血糖环境密不可分，因此治疗上他强调及时调整降糖方案以实现对血糖的平稳控制，从根本上减轻肾脏的损伤；在中医辨证选药方面，基于糖尿病肾病"阴虚为本、燥热为标、瘀血为患"的病机特点，加用生地、葛根、山药、黄连、丹参、鬼箭羽等药以增强养阴清热、活血化瘀之力。

2. 继承创新，灵活辨治

疏利少阳法是黄文政教授针对慢性肾炎提出的代表性治法，其内涵是指疏通少阳三焦气机、通调三焦水道，配合健脾益肾、清利湿热、活血化瘀诸法，使精微得以封藏，浊邪得以排泄，最终达到恢复人体内环境动态平衡的目的。在师承黄文政教授学术思想的过程中，杨洪涛逐渐认识到少阳枢机不利在慢性肾炎病程中发挥着重要作用，是该病发病及进展的病机关键。少阳居于半表半里之间，是人身阴阳气机升降出入的枢纽。三焦有通行元气、运化水谷、运行水液的作用，为元气、水谷、津液运行的通路。若少阳三焦枢机不利，则气化功能受阻，脏腑升降功能异常，造成水液输布、排泄障碍，产生水液潴留、精微外泄等病理改变，慢性肾炎诸症随之而生。在临床实践中，他十分重视疏利少阳法的使用。结合多年的诊治经验，认为对于慢性肾炎没有明显寒证表现（畏寒肢冷、舌淡苔白滑、脉象沉细）者，可将疏利少阳法列为常规治法施用，临证选用柴胡、黄芩为主药来实现对少阳三焦的整体疏调作用。

在重视疏利少阳的基础上，他指出三焦气化功能正常发挥离不开肾阳的温煦作用；肾阳不足，温煦失职，少火式微，难以生气，亦会造成三焦气化不及，湿浊瘀毒停留。因此，将温补肾阳与疏利少阳相结合，使寒痰瘀血得以消散，三焦通路得以通利。临证时常选用附子、淫羊藿、杜仲、巴戟天、菟丝子等药壮少火以生气。

肾间质纤维化、肾小球硬化是多种肾脏病进展过程中的主要病理改变，亦是导致慢性肾脏病迁延难愈的重要原因。在肾脏疾病发生发展过程中，络气瘀滞、络气虚滞是疾病由功能性向器质性病变发展的早期阶段，络脉瘀阻是疾病较为严重的病理阶段，肾络病证贯穿始终。辛通畅络法是曹式丽教授基于"络以辛为泄"原则创立的治疗大法，指运用辛味药的宣通行散作用来治疗络脉痹阻不通病证的方法。肾络病证指络中营卫气血津液运行、输布、渗化失常，瘀滞痹阻的状态。肾脏病慢性进展过程中产生的湿、痰、浊、瘀，结于脏腑阴络，胶着难解，一般药物难达病所；而辛味药物能散能行，走窜通络，既能透达络邪使之外出，又能引药入络以达病所。因此，对于慢性肾脏病络气郁滞病机，临床表现为腰痛、水肿、麻木、血尿等，可以辛味通络之品流气畅络。常用药物有辛香通络之降香、乳香、檀香；辛温通络之麻黄、细辛、桂枝；辛润通络之当归尾、桃仁、旋覆花等。

对于病久络脉瘀阻者，凝痰败瘀混处络中，草木之物难以奏效，须用虫类药物通络，取其剔邪搜络、散结化积之功。常用药物有水蛭、土鳖、地龙、蜈蚣等，取其入肾络而祛瘀散结，畅通肾络而恢复肾元。

杨洪涛在传承曹式丽教授学术观点的基础上，基于多年的临证经验，又丰富了其内涵，"藤蔓之属，皆可通经入络"（《本草汇言》），杨洪涛提出用青风藤、威灵仙、络石藤等以祛风除湿通络。而现代药理研究表明祛风湿类药物大多具有抗炎、抑制成纤维细胞积聚等作用，对肾间质纤维化、肾小球硬化有较好的防治作用。此外他还将温阳法与辛通畅络法巧妙结合，借阳气发散、推动之力以增强辛通畅络之效应。

杨洪涛在治疗过程中结合不同疾病表现，继承前辈经验，在辨证基础上，灵活使用疏利少阳、辛通畅络等治法，并将温阳法与二者相结合，拓展了二法的内涵；在诊疗过程中视疾病之虚实适时调整补虚、泻实的力度，达到减轻症状、延缓进展、改善预后的治疗目的。

3. 中西并用，优势互补

慢性肾功能衰竭（简称慢性肾衰竭）是临床常见的难治病症，至今尚无针对病因病理从根本上改善和恢复肾功能损害的办法。中医认为慢性肾衰竭的病因一是邪盛，即血中蕴毒；二是正虚，即免疫力下降。因此在慢性肾衰竭的治疗上，运用中药扶元固本，并用西医的降压、透析等现代科学的快速手段祛除病邪，是常用中西医结合的治疗方案。

杨洪涛指出，在慢性肾衰竭的进展过程中，常有可逆性的诱发因素存在，如果能够积极地寻找并及时加以纠正，可使大部分患者的肾功能得到一定程度的恢复。临床上常见的可逆性因素有各种感染、有效血容量不足、高血压及心力衰竭、尿路梗阻、肾毒性药物等。中医药在防治这些可逆性因素造成的影响方面，具有整体调节的优势，常可取得较好的疗效。

慢性肾衰竭患者由于免疫功能紊乱、蛋白质热量摄入不足、营养失衡等因素，极易发生感染，但其临床症状常常不明显。因此在感染发生时可根据其不同的感染部位及性质进行辨证论治，不仅能取得良好疗效，还可以减少抗生素的耐药和毒副作用。在未感染之时，可嘱患者服用玉屏风散，以增强抵抗力。

各种原因引起的失水、失钠、钠盐摄入过少、出血等均可使患者的有效血容量不足而造成肾小球滤过率下降，导致肾功能急剧恶化。此种肾功能不全，不是由肾实质损害所致，是可逆的，只要及时补充血容量，提高胶体渗透压及联合利尿剂，改善血容量不足状态，待水肿消退后肾功能可迅速恢复。针对上述情况，杨洪涛常以温肾利水、疏利三焦法治之，方用真武汤合柴苓汤加减，疗效良好。

（二）肾阳为根，重视阳气

1. 阴阳之要，阳主阴从

阴阳是中国古代哲学的一对范畴，是对自然界相互关联的某些事物或现象对立双方属性的概括。自《内经》始，阴阳学说已被广泛应用于医学问题及人与自然关系的阐释，"阳化气，阴成形"，人体中具有推动、温煦、兴奋、升举等特性的事物及现象统属于阳，而具有凝聚、宁静、抑制、沉降等特殊的事物及现象统属于阴。在阴阳的关系上，《素问·生气通天论篇》提出的"阳气者若天与日，失其所则折寿而不彰""凡阴阳之要，阳密乃固""阴平阳秘，精神乃治"等观点，更倾向于强调阳气的主导地位。阳气在内促进人体的生长发育，推动精血津液的生成及运行输布，使摄入的物质化为能量以供生命活动所需；并将浊气排出体外，以维护脏腑功能的协调稳定与周身气机的通畅；在外固护体表，使人体顺应自然界气候及天气的变化，而减少外邪的侵袭。杨洪涛十分重视阳气在生命活动中的推动作用，他认为阳气运行不畅或阳气亏虚一方面会导致脏腑功能减弱，进而使精血津液化生不足，湿浊瘀血等病理产物留存体内；另一方面会使卫外功能减弱，机体不能适应外界的变化，六淫邪气趁机侵犯人体，疾病丛生。因此在治疗上强调时时固护阳气，要顺应阳气的生发特性，恢复阳气的正常输布。

2. 阳虚阳郁，治有不同

阳气贵在流通，以发挥其推动、温煦、防御之功用。阳气运行不畅之阳郁，常表现为四末不温，而无其他阳虚表现，杨洪涛常用四逆散以升发阳气、舒畅气机。对于因湿阻气机而致阳郁者，常仿"通阳不在温，而在利小便"之法，选用淡渗之茯苓、猪苓、泽泻、滑石等导湿下行，则水湿得排，气机得通，阳气自达。依据阳气亏虚程度，轻者，选用甘温之黄芪、党参即可；甚者，可用淫羊藿、巴戟天、杜仲、菟丝子等温肾助阳之类；对于体内阴寒内盛，阳气衰微者，参芪之属难以起效，常规温肾之品亦难奏功。针对此种表现，杨洪涛大胆选用附子，常可使沉寒痼冷得以祛除，并可从一定程度上改善患者的阳虚体质。

3. 审证施治，擅用附子

在阳虚证的治疗上，历代医家十分重视附子的使用。但附子药宏力专，其性峻猛，无数医家望而却步，使附子难尽其用。在准确辨证的前提下，杨洪涛将其应用于多种内科疾病的治疗中，所谓"用得其宜，与病相会，入口必愈，身安寿延"（《本草经集注》）是也。在参阅古今医家临证应用附子的经验基础上，结合多年诊疗经验，总结出附子适应证。

附子症：神疲，面色白或晦暗，嗜卧欲寐，畏寒，四肢厥冷，尤其下半身或膝以下清冷，尿清，便溏等。

附子脉：脉微弱，沉伏，细弱。其中双侧尺脉沉细无力、右尺为甚，是应用附子的要点。

附子舌：凡舌淡胖苔薄白或水滑或白腻，边有齿痕，或舌色虽暗但舌质较嫩，多有津液，即舌无热象者，均为附子的使用指征。

在附子剂量的控制上，他注重循序渐变，因人、因时、因地而异。初始多由小量起用，最大可用至70g。患者初诊，辨证属附子证，最初剂量予15~20g。若服药1周内未出现口干咽燥，舌体、口周麻木疼痛等不适，可以5~10g逐步追加剂量，直至临床症状得到明显改善。在附子剂量增加过程中，应密切关注患者的症状改变，若出现明显燥热表现或有外邪兼夹为患，可暂时减少附子用量或保持原剂量不变，必要时少佐以潜阳或清热之品。当患者在某剂量出现口干咽燥，舌体、口周麻木表现时，则此前最贴近中毒量的就应是该患者的极量。在治疗过程中舌淡胖质嫩，舌苔薄白、白腻、水滑转为正常舌象，双侧尺脉逐渐有力，提示起到治疗作用，可考虑减量使用。撤减附子时，杨洪涛强调逐步撤减，如骤然停用，必会造成阳虚阴盛，寒邪复至的恶果，从而使已稳定的病情反复，得不偿失。

4. 合理配伍，固护阳气

慢性肾脏病尤其是晚期患者病情复杂，非一般轻灵药物能取效，附子药峻性强，可速达病所，复其阳气。临证时，他常以附子、肉桂、干姜合用，同补三焦之阳气；加用熟地，一则防温热之性太过灼伤阴血，二则取阴中求阳之意，使阳得阴助而生化无穷。附子辛热，为"壮火"之属，经云"壮火食气"，因此常以黄芪、太子参等补气之品与附子同用。

对于肾病日久肾络瘀滞闭阻不通者，将附子与地龙、土鳖虫、水蛭、僵蚕等活血通络药合用，可增强温通络脉之功用，促进瘀血及早排出。少阳三焦枢机不利是慢性肾脏病基础病机之一，在用柴胡、黄芩疏利气机的同时，据证酌加附子，可借其辛散之性使枢转之力大增，以使邪去正复。而对于畏寒肢冷、口苦便秘并见者，可将附子与大黄配伍使用，以附子之辛热去大黄寒凉之性，以助阳泄浊通便。附子与茯苓、泽泻、车前子等合用，可增强后者利水消肿之功。

患者阳虚之成因，绝非一途，禀赋差异、饮食不节、起居无常、病情迁延、各类药物应用不当皆可成为导致阳虚的因素。故在应用温阳药物的同时，杨洪涛十分强调对患者生活方式的指导，配合药物治疗，才可使机体阳气渐复，病邪难侵。

（三）溺毒内蕴，温肾化浊

1. 肾虚浊停，温肾化浊

慢性肾功能衰竭是指各种肾脏病晚期，据慢性肾功能衰竭的临床演变过程，可将其分属于"关格""癃闭""水肿""虚劳"等疾病范畴。杨洪涛认为，本病的形成，存在虚、浊、瘀、毒四大病理机制，其中虚是主要病机，且以肾虚为主，兼及肝、脾、肺。随着病情进展，由于阴损及阳或阳损及阴，以致出现气阴两虚及脾肾阳虚等证，在正虚的同时夹瘀浊毒等实邪。水湿内蕴体内，日久化浊，浊腐成毒，毒滞成瘀，湿、浊、毒、瘀相互交结，蕴结于内，出现三焦阻遏、阴阳乖乱、气血耗伤等诸多病理变化，并形成恶性循环。

杨洪涛认为肾为五脏之本，而肾中阳气乃为一身阳气之根本。肾中阳气衰亏，则余脏腑之功能低下，湿浊瘀血内生。因浊毒内停，患者常表现为恶心呕吐、食欲不振、倦怠乏力、口中氨味、皮肤瘙痒等症，对此应以祛邪为主，采用降逆泄浊之法以缓解病情。基于此，他提出温肾化浊法，即在温扶肾阳的基础上，佐以利湿祛浊、化瘀通络，以标本同治，直中病机。临证时，常用萆薢、土茯苓降泻湿浊，以苏叶、黄连、半夏、砂仁之辛开苦降，以恢复脾胃之升降功能；用丹参、土鳖虫、地龙以活血化瘀通络，同时合用茵陈、蒲黄炭、大黄炭、生牡蛎以增强化瘀降浊之力；并用淫羊藿、杜仲之辛温，以温阳化气，促进浊邪的排出。

2. 消补并用，创立新方

慢性肾脏病进展到透析阶段，多属正气不足，邪实留恋，遣药组方时必须慎重。因为益气之品多属甘温，有助热之嫌；养阴之品多有滋腻，有生湿恋邪之弊，且甘温、滋腻又易阻遏气机。而通腑泄浊、活血化瘀之品多具有苦寒辛通之性，用之不当易于伤阴耗气。所以配伍用药时必须遵循祛邪而不伤正、扶正而不留邪的组方原则。杨洪涛针对腹膜透析患者虚实夹杂的病机，结合多年临床经验，创立扶肾颗粒。扶肾颗粒由黄芪、当归、淫羊藿、陈皮、半夏、熟大黄、丹参、鬼箭羽8味中药组成。方以补益脾肾、益气养血之黄芪、当归、淫羊藿为君药，以补益气血、温肾助阳；以和中降浊之陈皮、半夏为臣药；另活血化瘀、祛邪解毒之熟大黄、丹参、鬼箭羽共为佐使，诸药合用，既能补充诸脏之不足以扶正，又能清除体内的湿浊、瘀血等病邪以祛邪，融"和""消""补"三法为一体，共奏温阳化浊之功。

肠道功能紊乱是尿毒症患者的常见并发症之一，也是影响腹膜透析者透析效能以及腹膜透析导管稳定性的重要原因。肠道功能紊乱的患者可表现为不同程度的饮食减少、腹胀、腹痛、大便秘结或腹泻等，甚至可出现肠梗阻、腹膜炎等严重情况。通过对我院304例规律腹膜透析并存在肠道功能障碍患者病情资料的回顾性分析，证实扶肾颗粒在纠正腹膜透析患者肠道功能障碍、改善中医证候、维持营养状态、维持超滤水平、保护残余肾功能等方面疗效确切。

营养不良亦是尿毒症患者常见的并发症，在运用扶肾颗粒的同时，杨洪涛建议此类患者应摄入高热量、高纤维素饮食，并强调低蛋白饮食配合 α-酮酸治疗，多法并用以提高患者营养状态。

综上，扶肾颗粒可从改善中医证候、保护残余肾功能、纠正肠道功能障碍、改善营养不良及延缓腹膜纤维化等方面提高腹膜透析患者的生存质量、延长透析年限。

3. 因势利导，逐邪外出

除内服中药之外，他基于"因其重而减之"的治疗思想，使用结肠透析配合中药保留灌肠法，一则通利大便，给邪以出路；二则使药物从肠道进入人体，借助肠壁的生物膜特性，依据渗透及扩散原理，一方面使灌肠中药透过肠壁进入血液循环发挥作用，另一方面将血中的毒素吸附到结透液中，促进毒素从肠道排出。灌肠中药多以生大黄、生牡蛎、丹参、制附子、蒲公英等为主。

在长期临床实践中，杨洪涛倡导中西医结合，在中医理论指导下，吸取西医学长处，并将之应用于慢性肾脏病诊治中；临证重视师承，在灵活运用疏利少阳、辛通畅络法的同时，将温阳法与之相结合，拓展了二者的内涵；强调时时固护阳气，擅长运用附子治疗多种内科疾病；针对慢性肾衰竭的溺毒内停的病机特点提出温肾化浊法，并创立扶肾颗粒；将中医药广泛应用于腹膜透析患者的治疗，提高透析充分性，改善了生存质量；将外治法（皮肤熏蒸、结肠透析）应用于慢性肾衰竭，丰富了慢性肾衰竭的治法，临床疗效显著，可为同道借鉴学习。

四、临证经验

（一）说案论病

1. 病症互参，整体认知在治疗慢性肾脏病中的应用

验案举隅： 健脾益肾，祛风通络法治疗膜性肾病

刘某，男，35岁，2020年6月10日初诊。

主诉： 发现蛋白尿伴双下肢水肿8个月余。

现病史： 患者8个月前因体检发现蛋白尿就诊于某医院，查24小时尿蛋白定量为4.52g，抗磷脂酶 A_2 受体抗体滴度为32RU/ml，同时行肾脏穿刺检查，肾电镜报告显示：特发性膜性肾病（Ⅱ期），考虑为"特发性膜性肾病"。予利妥昔单抗治疗（具体用量及疗程不详）；厄贝沙坦片150mg/次，每日2次口服；阿托伐他汀钙片20mg/次，每日1次口服，经治疗后好转。后因为劳累及感冒病情出现反复，查24小时尿蛋白定量3.06g，血清白蛋白23.5g/L。

刻下症： 活动后双下肢水肿，周身乏力，无胸闷、短气，纳可，寐安，尿中多泡沫，大便日行一次，质偏稀，舌红苔白腻，脉弦细。

辅助检查： 血压156/95mmHg，心率85次/分；24小时尿蛋白定量3.95g，尿量3L；肾功能：血尿素氮7.11mmol/L，血肌酐105.9μmol/L，血尿酸268.3μmol/L；血清白蛋白20.4g/L。

西医诊断： 特发性膜性肾病（Ⅱ期）。

中医诊断： 水肿。

中医辨证： 脾肾亏虚，风湿瘀内蕴。

治法： 补脾益肾，祛风通络兼以活血。

处方： 黄芪30g，防己15g，麸炒白术15g，冬瓜皮30g，泽兰15g，蝉蜕10g，僵蚕10g，青风藤50g，土鳖虫20g，鬼箭羽20g，穿山龙30g，薏苡仁30g，败酱草30g，金樱子30g，芡实30g，覆盆子30g。14剂，每日1剂，水煎分早晚2次温服。

二诊（2020年6月24日）： 患者双下肢浮肿减轻，尿中泡沫较前减少，纳可，寐安，大便调，舌红苔白，脉弦细滑。2020年6月16日外院查24小时尿蛋白定量2.3g，尿量2L。处方：前方青风藤改用60g，加当归15g、桃仁10g、红花10g。14剂，每日1剂，

水煎分早晚 2 次温服。

三诊（2020 年 7 月 7 日）：患者下肢浮肿已不明显，现活动后偶有踝部水肿，余未诉明显不适，舌红、苔薄黄，脉弦细。查尿常规：尿蛋白（++），尿潜血（±），尿红细胞计数 6.4 个 /μl、1.15 个 /HP，尿比重为 1.018。处方：前方去当归，加三七粉（冲服）3g。14 剂，每日 1 剂，水煎分早晚 2 次温服。

四诊（2020 年 7 月 21 日）：患者 1 周前感冒，现乏力，咳嗽、偶咯痰，稍咽痛，余未诉明显不适，舌红苔黄腻，脉弦滑。2020 年 7 月 18 日外院查 24 小时尿蛋白定量 2.71g，尿量 2.1L；在我院查尿常规：尿蛋白（++），尿潜血（±），尿比重 1.008。处方：金银花 10g，苦杏仁 10g，蝉蜕 10g，青风藤 50g，土鳖虫 20g，苍术 10g，黄柏 10g，薏苡仁 30g，姜半夏 10g，穿山龙 30g，鬼箭羽 20g，败酱草 30g，芡实 30g，覆盆子 30g。14 剂，每日 1 剂，水煎服。后患者未诉明显不适，继续当前治疗方案，经过治疗后 24 小时蛋白尿逐渐减少，至 2021 年 6 月 15 日患者随诊，查 24 小时尿蛋白定量 0.21g，尿量 2.6L，尿常规未见异常，血清白蛋白 45g/L，抗磷脂酶 A_2 受体抗体 3.2RU/ml。嘱患者定期复诊。

按语：本案患者初诊辨病为"特发性膜性肾病"，故选用了辨病靶药：青风藤、蝉蜕、僵蚕；中医辨证为脾肾亏虚、湿瘀内蕴，用健脾祛湿通络法，故选用膜性肾病基本方加减，应用补气健脾药黄芪、麸炒白术，健脾祛湿药薏苡仁，活血通络药土鳖虫、鬼箭羽、穿山龙。该患者主要症状为水肿、蛋白尿，故用防己黄芪汤加冬瓜皮、泽兰以利尿消肿，用金樱子、芡实、覆盆子以收涩蛋白，减少蛋白尿。二诊时患者水肿及尿蛋白定量均改善，同时未出现瘙痒皮疹等副作用，故将青风藤用至 60g 以增强祛风通络之功，同时根据患者的主要症状体征判断该患者处于"水肿期"，故加用当归、桃仁、红花等活血通络之品，以增强宣通肾络之功，延缓疾病进展。三诊时，患者病情持续改善，尿常规提示稍有血尿，故仍以前方去当归、加活血止血之三七粉治疗。四诊时患者外感，故随症治疗，用金银花、苦杏仁以祛风解表、宣肺止咳，苍术、黄柏、薏苡仁、姜半夏清热祛湿化痰，再用蝉蜕、青风藤、土鳖虫、穿山龙、鬼箭羽、败酱草、芡实、金樱子祛风通络以治疗基础病。后患者病情持续稳定，遂以膜性肾病基本方治疗，最终取得良好的临床效果。

2. 重视阳气——温阳法在临床中的应用

验案举隅：运用大量附子治疗慢性肾炎

张某，女，57 岁，2007 年 7 月 13 日初诊。

主诉：体检发现镜下血尿 20 余天。

现病史：患者 20 余天前，例行体检发现尿检异常，口述结果：尿潜血（+++），尿蛋白（+），遂来就诊。

刻下症：劳累后腰酸沉不适，平素畏寒喜温，大便溏，每日一行，余无特殊不适，双下肢未见浮肿，饮食、睡眠均可。舌质暗红，苔薄黄，舌边齿痕，脉沉细，双尺无力。

辅助检查：血压 130/85mmHg，尿常规：尿潜血（+++），镜检：红细胞 45 个 /μl。

尿相差镜检提示肾性红细胞。肾功能检查正常。

西医诊断：慢性肾炎。

中医诊断：血尿。

中医辨证：肾阳亏虚兼血瘀。

治法：温运肾阳，兼以活血。

处方：柴苓汤合金匮肾气丸化裁。柴胡15g，黄芩10g，石韦15g，白茅根30g，生侧柏叶30g，茜草30g，生地榆30g，青风藤15g，山茱萸12g，山药15g，云茯苓15g，丹参30g，地龙15g，附子（先煎20分钟）15g，白术10g，甘草10g。7剂，每日1剂，水煎服，早晚分服。忌食生冷。

二诊（2007年7月20日）：患者服药后3天开始出现腹泻，每日1~2次，无腹痛，舌淡暗苔白，边有齿痕，脉沉细，双尺无力。查尿常规：尿潜血（++），镜检：红细胞20个/μl。中药前方改附子（先煎30分钟）为30g，加磁石（与附子同煎）30g，余药同前，继服。

三诊（2007年8月7日）：患者腹泻止，仍有四末发凉，大便溏。舌淡暗苔白边有齿痕，脉细双尺无力。查尿常规：尿潜血（++），镜检：红细胞20个/μl。中药前方改附子为40g（先煎1小时），守方继服。

四诊（2007年9月14日）：四末渐温，但仍畏寒，大便渐成形，舌淡暗，苔白，边有齿痕，脉细，双尺无力。查尿常规：尿潜血（+），镜检：红细胞20个/μl。中药易方为六味地黄汤合四逆汤加减：熟地25g，山茱萸15g，山药15g，泽泻15g，云茯苓15g，苍术30g，砂仁10g，薏苡仁30g，生侧柏30g，茜草30g，青风藤15g，地龙15g，丝瓜络20g，附子（先煎1小时）50g，干姜30g，炙甘草15g。煎服法同前。

五诊（2007年12月20日）：患者服前方后患者病情稳定，每周复诊，附子量最大增至60g，持续1个月余，患者畏寒症状明显缓解，大便已实，尺脉渐有力，但同时开始出现舌尖麻、咽微痛等症状，可知药已至极量，遂开始逐步减药，幅度为每周减10g，干姜量亦随附子量递减，至今仍维持附子剂量为10g，现患者已无明显畏寒，大便调畅，每日一行，舌质淡暗，苔薄白，脉细，双尺渐有力。查尿常规：尿潜血（±），镜检：红细胞（0~1）个/HP。血压110/80mmHg。病情已稳定，阳虚不显，停用附子，改用参芪地黄汤加二仙汤加减，巩固疗效，以善其后，嘱患者定期复查。随访至今，该患者病情未有反复。

3. 疏利三焦，圆机活法

验案举隅： 疏利三焦法治疗复杂尿路感染

患者王某，女，63岁，2020年11月9日初诊。

主诉：间断排尿不适6年余，加重半年。

现病史：患者6年前曾因尿频尿急、小便淋漓涩痛，间断于当地卫生所就诊，考虑"尿路感染"，于对症消炎治疗（具体药物不详），症状稍有缓解，后反复发作。半年前因受凉后症情较前加重，自服头孢地尼、左氧氟沙星片等后未见好转。

刻下症：尿频尿急、小便淋漓涩痛，小腹遇凉后时有坠胀感，乏力，偶腰部不适，纳可寐安，夜尿频，2~3次/日，大便尚调，舌红苔黄偏滑，脉细。

理化检查：尿常规示：尿白细胞（++），尿白细胞284个/μl，尿潜血（+++），红细胞612.3个/μl，尿蛋白（+）。

西医诊断：复杂泌尿系感染。

中医诊断：劳淋。

中医辨证：脾肾亏虚，湿热蕴结。

治法：疏利三焦，清热利湿。

处方：柴胡15g，黄芩10g，小茴香15g，肉桂6g，萆薢30g，土茯苓30g，半夏10g，生薏苡仁30g，白茅根20g，小蓟30g，血余炭30g，三七（冲服）3g，萹蓄15g，赤芍15g，车前草15g，女贞子15g，墨旱莲30g。14剂，水煎服。

二诊（2020年11月23日）：患者诉尿频、尿急等较前明显好转，仍自觉排尿困难，神疲乏力，偶腰痛，大便调，舌红苔黄，脉沉细。尿常规提示白细胞（+），白细胞51.14个/μl，红细胞（++），红细胞64.90个/μl，尿蛋白（+），尿比重1.022。效不更方，前方基础上：去小茴香、肉桂，加冬葵子30g，黄芪30g，当归15g。14剂，水煎服。

三诊（2020年12月8日）：患者偶尿频，乏力，腰痛稍缓解，咽干微红，口腔生疮，舌淡红，苔黄，脉弦细。尿检提示白细胞（-），白细胞51.14个/μl，红细胞（±），红细胞20.59个/μl。疗效显著，继续在前方基础上加减：去赤芍，加砂仁6g，黄柏15g，肉桂6g，杜仲15g。14剂，水煎服。

四诊（2020年12月22日）：患者诸症已缓，小便尚调，食欲可，夜寐安，大便正常，舌淡红苔薄，脉弦细。尿检提示：白细胞（-），白细胞51.14个/μl，红细胞（±），红细胞10.5个/μl，尿蛋白（±）。继服前方，21剂，水煎服。

此后该患者每3个月复查1次，各症状均好转，间断随访未再反复。

按语：患者为老年女性，患淋证日久，脾肾亏虚，湿热蕴结肾与膀胱，少阳三焦枢机不利，加之久用抗生素药性寒凉，更伤气阴，湿热未净、下焦阳虚寒凝已成，证至劳淋之途，属本虚标实，寒热并存，缠绵难治。治以疏利少阳、益肾清利为主，予柴胡、黄芩疏达少阳三焦，小茴香、肉桂温复下焦兼除胀，小蓟、茅根凉血止血，血余炭收敛止血，三七化瘀止血，患者脉细加女贞子、墨旱莲滋养肝肾，兼清热止血，萹蓄、车前草、赤芍清热利窍通淋，萆薢、土茯苓、半夏、生薏苡仁利湿解毒降浊，虽患者年老且伴有乏力等虚象，但急性期避免应用大量益气固肾药物，以防闭门留寇之患，延误病情。二诊时患者症状较前明显改善，但仍有湿热余邪，故守前方，加冬葵子以清热利尿，添黄芪、当归以益气生血，助患者乏去。三诊时患者咽干微红，口腔生疮，考虑虚火上炎，治以降心火益肾水，予封髓丹加减，并用肉桂助其引火归原，配杜仲以强壮腰脊。四诊时效不更方，稳固药效。

4. 经方活用，尊古不泥古

验案举隅： 麻黄桂枝各半汤治疗瘙痒

刘某，男，45岁，初诊日期：2013年9月13日。

主诉：患慢性肾功能衰竭7年，腹膜透析7年，周身瘙痒1周。

现病史：患者7年前出现乏力，查血肌酐1700μmol/L，于天津中医药大学第一附属医院行腹膜透析置管，术后规律腹膜透析，病情平稳。近1周患者因周身瘙痒不适入住我院。

刻下症：周身瘙痒，夜间双下肢蚁行感，倦怠乏力，口苦，纳呆，寐差，无尿，大便可，舌红、苔薄黄，脉微沉。

辅助检查：肾功能示肌酐：1228.50μmol/L，尿素：21.48mmol/L。血清钙：2.18mmol/L，血清磷：1.48mmol/L，免疫反应性甲状旁腺激素：2.3pg/ml。

结合舌脉，辨证为脾肾亏虚，兼见浊毒郁表。根据急则治其标的原则，首应透邪外出，解毒利湿。予桂枝麻黄各半汤加减。处方：麻黄10g，桂枝10g，白芍10g，炒苦杏仁10g，生黄芪15g，炒白术10g，防风10g，白鲜皮30g，苦参10g，地肤子30g，甘草6g。每日1剂，水煎服。

患者自诉服用2剂后瘙痒症状较前好转，但仍存在双下肢蚁行感，辨证认为气血阻滞，经络不通，因此原方酌减麻黄、桂枝，增予祛风通络之品。处方调整如下：麻黄6g，桂枝6g，白芍10g，炒苦杏仁10g，防风10g，赤芍15g，地肤子30g，白鲜皮30g，苦参10g，土鳖虫10g，蝉蜕10g，僵蚕10g，大黄炭20g，甘草6g。每日1剂，水煎服。患者自诉服用4剂后皮肤瘙痒及双下肢蚁行感明显减轻。

按语： 慢性肾功能衰竭属于中医学"关格""癃闭""虚劳"范畴，肾病迁延日久易累及他脏，导致脾失健运，肾失开阖，湿浊蕴结于内，三焦气化疏利失常，瘀血阻滞经络，湿浊之邪郁积化热成毒，因此杨洪涛教授认为，本病的病因病机是本虚标实，肾脾阴阳衰惫是本，浊邪内聚成毒是标。尿毒症患者表现的皮肤瘙痒，或有霜样析出，多是浊毒外溢肌肤、透达不畅所致。桂枝麻黄各半汤本治疗太阳病阳气怫郁在表，不得越出的身痒，尤在泾言："身痒者，邪盛而攻走经筋则痛，邪微而游行皮肤则痒也。"二者的病证虽有不同，但出现了相似的病机变化及症状，杨洪涛教授运用桂枝麻黄各半汤治疗尿毒症身痒，恰是体现了中医"异病同治"的治疗法则。方中麻黄使浊毒从表而解，与杏仁相伍宣中有降；桂枝、芍药养血和营；黄芪、白术扶正透邪；防风、白鲜皮、苦参、地肤子祛湿止痒；大黄炭泻火解毒，清利湿热；土鳖虫、僵蚕、蝉蜕通经活络。全方合用标本兼治，共达解毒利湿透邪之效。

（二）遣方用药

杨洪涛从医30余载，在长期慢性肾脏病的临床诊疗中，形成了独特的用药思路与配伍规律，积累了大量治疗慢性肾脏病行之有效的方法。下面仅以自拟经验方，临床经验对药、角药，管窥其临床遣方用药特色。

1. 自拟经验方——扶肾颗粒

杨洪涛结合慢性肾衰竭患者久病损络、易瘀易滞的病机变化特点，确立了健脾益肾、祛瘀降浊的针对性中医治法，并据此基于祛邪不伤正、扶正不助邪的组方原则，针对病变的病机虚实，形成自拟经验方——扶肾颗粒（黄芪、当归、淫羊藿、陈皮、半夏、丹参、熟大黄、鬼箭羽）。方中以补益脾肾、益气养血之黄芪、当归、淫羊藿组药为君药；以和中降浊之陈皮、半夏组药为臣药；另活血化瘀、祛邪解毒之熟大黄、丹参、鬼箭羽组药共为佐使，诸药合用，既能补充脾肾等脏之不足以扶正，又能清除体内的湿浊、瘀血等病邪以祛邪，从而达到扶正祛邪、标本兼治之目的。

（1）和中降浊：慢性肾衰竭可属中医癃闭、关格、水肿等病证范畴，此阶段的病机多为脾肾衰败，湿浊瘀毒潴留，脾虚健运不及，肾虚气化无权，水液代谢失衡，湿浊内停，聚而成毒，壅滞三焦，枢机不利，而见恶心呕吐、呃逆、口黏纳呆、脘闷腹胀、便秘或腹泻、舌苔黄腻或水滑等。此时，益气则壅滞气机，养阴则滋腻碍胃，有助湿之嫌，使湿浊胶结难解。方中半夏、陈皮一辛一苦，取其辛开苦降、理气健脾、降逆止呕之功，目的在于使湿邪能去，浊毒得下，祛邪以扶正，使病情得以逆转。

（2）活血消瘀：慢性肾衰竭患者久病多瘀，湿热毒邪留滞体内，或热伤血络，血溢脉外，或湿热阻滞气机，气滞血瘀，而瘀血内停，与湿热交阻，使病情加重。扶肾颗粒对血瘀证的治疗体现在：①补气以化瘀：气为血帅，气行则血行，气虚则无力推动血液运行，血停为瘀，故以黄芪补肺脾之气以化瘀；②泻火以消瘀：火热之邪灼伤脉络，迫血妄行，使离经之血积于体内化瘀；③活血以消瘀：瘀血为离经之血积于体内而成，而瘀血又可加重出血或阻滞血行，从而导致新的瘀血生成，形成恶性循环。《素问·至真要大论篇》曰："留者攻之。"故活血化瘀则瘀血去，新血生。

（3）补正祛邪：肾病日久，损伤各脏腑功能，尤以脾肾虚损为主。加之复为六淫所伤，情志、劳累等因素，致使正气虚衰，浊邪壅滞引发诸症，正虚邪实贯穿病变始终，正虚主要责之肺、脾、肾三脏，肺虚则易于外感；脾虚则中焦运化无力，水湿内停；肾虚则下焦气化无权，正气不行，使邪滞得以居之。患者常出现头晕乏力、气短、纳差、便溏、腰膝酸软、水肿、尿少等脾肾虚弱的症状。故当扶助正气以祛邪外出，标本兼治，可得良效。

2. 对药、角药在慢性肾脏病中治疗的应用

对药是中药配伍中最基本的模式，是在中医基础理论指导下，通过合理的配伍，将两味中药有机结合，发挥其相须、相使或相反相成的作用，以提高疗效或减轻毒副作用，达到治疗目的。角药则是将三味中药联合配伍而成，可独立成方或联合应用，具有相辅相成或互相制约的作用，形成"三足鼎立""互成犄角"之势，以达到协同增效、减毒增效之功。

（1）蝉蜕、僵蚕：蝉蜕、僵蚕是治疗蛋白尿、血尿时的常用药对。蛋白尿、血尿持续不解，属"精微下泄"范畴，多因气的升提不及、下降过多所致，因此，治疗上常用蝉蜕、僵蚕升提清阳，临床常有较好疗效。此法出自升降散，因血尿、蛋白尿表现以气

升不及为主，故去掉降气之大黄、姜黄，保留升阳作用。僵蚕可"清化而升阳"，蝉蜕能"清虚而散火"，二者合用轻清化浊以升阳气。

（2）青风藤、威灵仙：青风藤、威灵仙同属祛风湿药，二者均可祛风湿、通经络。杨洪涛认为风邪为患贯穿于肾脏病的始终，因此临证之时十分重视祛风法的使用。常规的祛风解表药只能祛除肌表之风邪，肾病日久风邪停留于阴络之中，难以剔除，造成蛋白尿持久不消，他常选用青风藤、威灵仙之辛以通络，祛除深伏脉络之风邪。

（3）小蓟、白茅根：小蓟味甘、苦，性凉，入心、肝经，善清血分之热而凉血止血，并有散瘀之效，故有凉血不留瘀的特点；茅根味甘性寒，归肺、胃、膀胱经，不仅能凉血止血，还可清热利尿，对湿热下注膀胱之血尿尤为适宜。他常合用二药治疗血尿，镜下红细胞计数较多者，可加用生侧柏叶、苎麻根以增强凉血止血之功。

（4）柴胡、黄芩：柴胡、黄芩为疏利少阳之主药，柴胡可解表退热，黄芩能清热泻火，二者合用疏解半表半里之邪；柴胡还可升举阳气，黄芩可泻火降浊，二药相伍，升清降浊，可治疗由湿热内蕴阻滞三焦引起的气机不利。杨洪涛常用之以疏通三焦通路、畅达三焦气机，配合益气、固涩诸法，共同恢复三焦气化功能。

（5）丹参、地龙：味丹参，味苦、性微寒，归心、心包、肝经，功效活血调经、祛瘀凉血，性微寒而势缓，能祛瘀生新；地龙味咸、性寒，归肝、脾、膀胱经，可清热息风、通络利尿。对于血尿、蛋白尿顽固不消者，杨洪涛认为此由络脉瘀阻所致，因此常选用丹参、地龙以活血化瘀通络，祛除伏于络脉之瘀，瘀去则血能归经、精微输布通畅，血尿、蛋白尿自消。

（6）金樱子、芡实：金樱子、芡实合用，即水陆二仙丹（《洪氏经验集》），方中金樱子酸涩而平，可固精缩尿止带；芡实甘涩而平，可益肾健脾、固精止带，二药相伍，对蛋白尿可起到标本兼治的作用。临证之时，杨洪涛常将此方用于蛋白尿的治疗中，临床效果显著。实验证实，水陆二仙丹能减轻阿霉素肾病大鼠病理损伤、降低蛋白尿，且在改善营养状况、调节脂肪代谢方面有良好作用。

（7）菟丝子、覆盆子、五味子、枸杞子、车前子：菟丝子、覆盆子、五味子、枸杞子、车前子为五子衍宗丸之主药，可滋阴助阳，固精止遗，原为治遗精、阳痿、不育所设。据其肾精亏虚不能封藏的特点，杨洪涛将之引申于蛋白尿的治疗。菟丝子补肾助阳，覆盆子、枸杞子补肾固精，五味子之酸收以固精，车前子之利湿以祛邪，五药合用，补泻兼施，对治疗肾虚为本、湿热为标的蛋白尿、血尿效果良好。

参考文献

［1］杨洪涛. 膜性肾病中西医结合基础与临床［M］. 天津：天津科学技术出版社，2022.

［2］杨洪涛，李成文. 肾病医案［M］. 北京：人民卫生出版社，2022.

［3］姜晨，焦书沛，杨洪涛. 扶肾颗粒对腹膜透析相关性腹膜炎患者1年预后的影响［J］. 中国中西医结合杂志，2020，40（11）：1333-1338.

［4］雷洋洋，杨波，裴明，等．扶肾颗粒联合灌肠治疗腹膜透析患者胃肠功能障碍46例［J］．中国中西医结合外科杂志，2018，24（4）：441-446．

［5］杨洪涛．中药结肠透析在慢性肾脏病中的应用和地位［J］．临床肾脏病杂志，2016，16（6）：324-326．

［6］张琳，杨洪涛．杨洪涛中医药治疗膜性肾病经验［J］．辽宁中医杂志，2018，45（7）：1370-1372．

［7］杨波，李洁，赵岩茹，等．杨洪涛经方化裁治疗腹膜透析并发症经验举隅［J］．中国中西医结合肾病杂志，2015，16（8）：663-665．

［8］李洁，杨洪涛，杨波．扶肾颗粒基于"和、消、补"中医三法防治腹膜纤维化的组方分析［J］．中国中西医结合肾病杂志，2014，15（8）：737-738．

［9］裴明，杨洪涛．杨洪涛运用温阳法治疗痛症经验［J］．中华中医药杂志，2014，29（1）：161-163．

［10］姜晨，杨洪涛．杨洪涛运用中医药在腹膜透析治疗中的经验［J］．中国中西医结合肾病杂志，2014，15（4）：287-289．

［11］裴明，杨洪涛．杨洪涛杂病治验举隅［J］．中医药学报，2013，41（4）：121-122．

［12］杨波，杨洪涛．"见血休止血"浅析［J］．山东中医杂志，2007（10）：662-663．

［13］李静，姚亚宏，苗蓓亮，等．杨洪涛"疏利少阳、益肾清利"法治疗劳淋经验探幽［J］．中国中西医结合肾病杂志，2023，24（6）：474-476．

［14］吴若曦，许玉培，尚宗杰，等．杨洪涛基于"治血四法"治疗肾性血尿经验［J］．陕西中医，2023，44（1）：96-99．

［15］苗蓓亮，于丽，曹兴龙，等．基于"病-证-症-势"辨治特发性膜性肾病［J］．中医杂志，2022，63（2）：173-176．

［16］杨波，乔延恒，李洁，等．杨洪涛运用祛风通络法治疗慢性肾脏病经验举隅［J］．中国中西医结合肾病杂志，2021，22（2）：103-105．

［17］占婧，于群，杨波．杨洪涛治疗肾性蛋白尿对药、角药经验举隅［J］．中国中西医结合肾病杂志，2021，22（1）：4-6．

［18］付宝慧，纪越，李静，等．桂枝麻黄各半汤治疗尿毒症性瘙痒的网络药理学作用机制［J］．中药新药与临床药理，2021，32（11）：1675-1684．

［19］安然，杨洪涛．杨洪涛运用麻黄桂枝各半汤治疗慢性肾功能衰竭瘙痒症经验［J］．河南中医，2016，36（4）：578-580．

［20］于雷，杨洪涛．杨洪涛治疗慢性肾衰竭的经验［J］．中国中西医结合肾病杂志，2016，17（6）：475-476．

执笔者：杨波　裴明　吴若曦

整理者：曾丽蓉

王耀光

——中医才俊，内科名家

一、名医简介

王耀光，1963年生，汉族，出生于河北省邯郸市，中共党员，医学博士，天津中医药大学第一附属医院肾病科教授，主任医师，博士研究生导师，中医内科学国家级精品课主讲教师。天津市名中医，第一批全国优秀中医临床人才，第六批全国老中医药专家学术经验继承工作指导老师，全国名老中医药专家黄文政教授传承工作室负责人、全国名老中医药专家王耀光传承工作室指导老师。天津市名中医传承工作室指导老师，北京中医药大学第一批中医临床特聘专家，天津市南开区第15届政协委员。师承黄文政、张大宁、薛伯寿、吕仁和、张伯礼等多位名中医，从事中医临床及教研工作30余年，在以中医药为主治疗急慢性肾炎、慢性肾脏病、糖尿病肾病、乙型肝炎病毒相关性肾炎、肾盂肾炎、非感染性尿道综合征以及内科杂证方面疗效显著，近年来致力于中医药抗肾纤维化和中医药防治继发性肾小球肾炎（乙型肝炎病毒相关性肾炎、肾间质纤维化、糖尿病肾病）的研究。

二、名医之路

（一）青年立志，砥砺求学

王耀光家风淳厚，年幼时即深受家庭影响，父母之爱为之深远，一直都十分重视对孩子们的教育，最终家中三兄弟均不负众望考入理想大学。王耀光崇尚传统，爱好读书，1981年9月，王耀光考入河北医学院中医系，开始了他的求学之路、中医之路，怀揣对中医的热忱和救死扶伤的信念，结交了很多志同道合的师友，常一起钻研苦学，探讨医理奥妙，受益良多。王耀光在美好充实的大学时光里打下了扎实的中西医基础，如今时时回忆起那段日子，仍十分感念。毕业后王耀光被分配到河北省邯郸钢铁有限责任公司职工医院，在那里工作两年，每于接诊患者后常常自省，不满足于现状，经常与同事感慨专业知识还需更进一步，恰逢天津中医学院（现天津中医药大学）有硕士招生名额，于是他积极备考，把握机会，终以优异成绩于1988年9月考入天津中医学院，攻读中医内科肾病专业，3年后成功取得医学硕士学位。毕业后顺利入职天津中医学院（现天津中医药大学）第二附属医院肾内科，工作期间坚守仁心仁术，深得患者与科室同事信赖，历任主治医师、副主任医师、肾内科主任，肾内科学科带头人。1999年6月，原天津市卫生局专家委员会向王耀光颁发"天津市卫生局优秀青年专业技术人员"证书，表示对其在任职期间工作能力的认可。

（二）东瀛留学，刻苦进修

2000 年是千禧年，代表着一个世纪的结束，更是寓意着新世纪到来的美好开端，这一年王耀光暂时告别熟悉的祖国家乡，远赴国外留学。2000 年伊始，王耀光萌生东渡日本留学再度深造的想法，希望能学习日本在当时较为先进的西医肾病学科知识及分子细胞生物学等相关实验技术，并于 2000 年 6 月开始了他的日本留学生活，他先后在东京女子医科大学和千叶大学医学部学习。2001 年 12 月，王耀光结束了异国他乡之旅，含泪分别友人，毅然踏上归乡之路，2002 年 1 月调入天津中医药大学第一附属医院肾病科，任肾病科行政副主任，后于 2002 年 9 月晋升主任医师。

（三）把握机遇，深化功底

2003 年王耀光以优异成绩入选国家中医药管理局第一批优秀中医临床人才，曾先后师从全国名老中医黄文政，国医大师张伯礼、吕仁和、薛伯寿、张大宁教授，积极利用医院工作之余往返京津两地，在向中医大家学习的过程中始终保持好学求知的精神，并于 2007 年 10 月获"全国优秀中医临床人才"称号。2003 年 9 月至 2004 年 3 月，王耀光前往北京解放军区总医院肾内科进修，系统学习了肾穿刺和肾脏病理技术。2005 年 9 月至 2008 年 6 月期间，王耀光攻读天津中医药大学博士学位，2008 年 7 月，由天津中医药大学授予"'131 人才工程'青年名医"称号。

（四）薪火传承，任重道远

王耀光作为黄文政教授的国家级学术经验传承人，于 2013 年 1 月被国家中医药管理局授予"第四批全国老中医药专家学术经验继承工作优秀继承人"和"第四批全国老中医药专家学术经验继承工作优秀结业论文获奖者"称号。并于 2017 年开始至今每年承办黄文政教授学术传承班国家级继续教育项目，包含专家报告、交流论坛等形式，每年参会同道几百人次，业界反响热烈。他组织带领工作室成员及研究生进行规范的数据采集和处理，采用多种临床研究方法，对黄文政教授临床辨治经验进行深度挖掘和分析，传承老师学术思想，包括脉证分析、遣方策略、常用药物（单味药、对药、角药）等，并整理收集黄文政教授相关的 5 部书籍。王耀光这期间作为编委参与编纂《肾衰尿毒症临床治疗学》《当代名老中医典型医案集（第二辑）·内科分册》《当代名老中医经验方汇粹（上下册）》等书籍。并担任主编系统归纳总结黄文政教授的学术经验，编著《名老中医黄文政肾病证治精粹》一书。

名师指引，传道解惑，薪火相传，领悟医道之理，2012 年王耀光被天津市卫生局评为"天津市中青年名中医"，2020 年 12 月天津市卫生健康委员会向王耀光颁发"天津名中医"荣誉证书，其诊治疗效广为流传，深得患者认可，2022 年成立王耀光天津市名中医传承工作室和全国名老中医药专家传承工作室。

（五）为医数年，存乎一心

"夫医者，非仁爱之士，不可托也"，王耀光在学术上为人谦逊，治学方面崇尚淡泊明志，宁静致远，医术方面追求精益求精。

1.疫情当先，肩负重担

2003年严重急性呼吸综合征（SARS）肆虐时期，王耀光主动请缨要求到一线红区参加救治，同年7月被评为"天津市抗击非典先进个人"，同时荣获天津市原卫生局和天津中医学院（现天津中医药大学）颁发的"天津市中医药防治SARS工作先进个人"称号。2019~2021年新冠疫情防控期间，外地患者寻医问药之路较为艰难，王耀光也主动为外地患者提供联系方式、微医等互联网问诊渠道。

2.研修医书，灵活变通

王耀光研习古书古方，尤其重视对四部经典的研读，认为中医必须回归经典，"欲致其高，必丰其基；欲茂其末，必深其功。"王耀光熟背经典条文，认为临证之时方知经典之可贵，同时不可死读书，要善于思考，融会贯通，需结合患者实际情况，窥探其机制奥妙，临床遣方不拘一格，曾笑谈"处方如下棋"，要懂得"排兵布阵"。曾诊一摔伤后长期胁肋疼痛患者，该患者自述不慎于卫生间摔倒，胁肋部磕碰台阶处，未见外伤瘀血表现，影像学检查提示未见骨折，王耀光观其诉说过程中时有敲打胸口动作，询问其原因，得知患者自觉敲打后胁肋部疼痛好转，联想到《金匮要略·五脏风寒积聚病脉证并治第十一》中有云："肝着，其人常欲蹈其胸上，先未苦时，但欲饮热，旋覆花汤主之。"故予旋覆花汤加减，五剂即愈。熟读经典，灵活变通，方可信手拈来。

除此之外，王耀光还重视针灸外治法的应用，尤善于运用彭静山教授眼针疗法，同时注重针药并用治疗疑难性肾病及内科杂病。曾遇一幻肢痛案，该男子10年前因工伤导致右臂截肢，然术后10年始终自觉右臂尚在且前臂每日疼痛数十次，遍寻名医无可医治，王耀光参考《灵枢·官针》所载原文"巨刺者，左取右，右取左也"，以眼针治疗，收效甚佳。

3.医患和谐，疗效保证

王耀光德医双馨，对疗效的把握及对患者的认真负责使得其门诊量常年居医院前列，2012年王耀光被医院授予"优秀医生"称号，贴心为患者考虑，曾自拟肾病综合征防治歌诀：

> 肾综可治也可防，早期诊断莫彷徨，
> 眼睑浮肿尿有沫，赶紧验尿别错过，
> 三高一低可诊断，水肿蛋白血脂变，
> 西医激素免疫药，中医阴阳分两边，
> 宣肺补肾又健脾，严重水肿可攻瘀，
> 再加食疗冬瓜鱼，防寒勤测多休息。

患者亦十分感恩王耀光的辛苦付出，曾有患者治愈后不远万里发来感言："万里长城永不倒，医德医风您最好。万水千山总是情，千言万语感恩情。"患者免于疾病所苦，医患融洽，实乃医者之幸。

4. 热心公益，积极议政

王耀光多年来积极投身大大小小的义诊活动，应邀参加多种公益活动，提供健康咨询，2014年被原天津市卫生局聘为"天津市健康教育专家"，2015年被天津市中医药管理局聘为"天津市中医药文化与科普宣讲团宣讲专家"。2017年当选天津市抗衰老学会第一届健康教育与管理专业委员会常务委员。2017年9月当选民族医药学会科普分会常务理事。他多次应邀参加医学科普论坛、健康教育类节目的录制，如在天津公共频道《百医百顺》、北方网《健康大讲堂》录制公众科普节目，创建微信公众号为患者提供生活饮食调养注意事项，在今日头条、《大众医学》上受邀撰写多篇科普文章。

王耀光作为天津市南开区第15届政协委员，积极参政议政，围绕南开区中医药发展的实际，平均每年为南开区政协提出相关政协提案1~2项。

三、学术理论精粹

王耀光基于黄文政教授三焦网络学说及历代医家的论述，在温法与"肾主气化"理论指导下，提出了温肾化气法这一基本治法。

《黄帝内经》中提出"肾为阴中之少阴""肾主水"，而"肾者，主蛰，封藏之本"，内寄相火，"相火为肾中之火，宣布一身之火也"（《医宗金鉴》），温煦全身；内含元阳，张景岳论曰"阳动而散，故化气"，助一身之气化，将肾阳与相火统一起来，并提出"阳气充足，则阴气全消，百病不作。阳气散漫，则阴邪立起，浮肿如水之症即生"，肾阳不能气化，则水肿、痰饮等阴证出现，也如《诸病源候论》中所言"肾气虚弱，不能藏水，胞内虚冷，故小便后水液不止，而有余沥"的小便清长之症，肾阳不足，清阳难升而浊不能随小便排出。故王耀光根据对临床的观察，遵循"治主当缓、治客当急"的原则，总结出温肾化气的治疗大法，着眼于肾，在治疗中重视恢复肾气的温暖及运行顺畅，温肾以助气化，顺应肾脏的生理功能，亦温煦全身，如大禹治水，为王道之法。主要应用于慢性肾衰竭、肾性贫血、慢性肾炎、肾病综合征等疾病，起到调节尿量、减少尿蛋白的作用，并可以调节血肌酐、血钾等物质代谢，进一步可以改善肾间质纤维化。此法谨守病机，随证变化。

根据肾主骨生髓、化髓充脑、肾中内藏生殖之精等特点，发展出温肾定志、温肾固涩、温肾益精等治法。"肾藏精，精舍志"，人的意识藏于肾精，"志"为意志、记忆，慢性肾脏病肾精亏虚，髓海不足，《神农本草经疏》言"肾气者，固当留其精而泻其粗也"，肾主藏精泄浊，《诸病源候论》中指出"肾虚不能制于肥液，故与小便俱出也"，蛋白质、红细胞等精微物质流失是肾失封藏的主要体现，另外可见尿有浊沫、夜尿频多、遗精滑泄。病机是清浊不分，精微下注，故遵循《素问·至真要大论篇》"散者收之"，使用温肾藏精、固摄精微之法，临床中常用水陆二仙丹、金锁固精丸、桑螵蛸散等，常用药有金樱子、芡实、五味子、桑螵蛸、分心木、山萸肉、沙苑子、菟丝子等。

《素问·水热穴论篇》曰："肾者，胃之关也，关门不利，故聚水而从其类也，上下溢于皮肤，故为胕肿。"肾主水，肾阳衰微，气化失常，水液泛溢肌肤，发为水肿，《景岳全书·肿胀》曰："水肿等证，以精血皆化为水，多属虚败，治宜温脾补肾，此正法也……温补即所以化气，气化而痊愈者，愈出自然。"可见温肾利水，通利三焦，是肾病水肿治疗大法。阳气通则水饮自化，三焦通利则水肿可除，遣方时常用五苓散类方，如真武汤、甘姜苓术汤等，又如肾气丸方及后世医家以此为基础创制的时方均有应用，如张锡纯所拟加味苓桂术甘汤，《医宗金鉴》所载桂附地黄汤，再如《景岳全书》中张景岳所拟巩堤丸。吴瑭在《温病条辨》中除提出新的辨证体系——三焦辨证，根据"气化则湿亦化也"，还创制了温肾化湿的鹿附汤，"湿久不治，伏足少阴，舌白身痛，足跗浮肿"的论述恰可阐述慢性肾脏病初期湿邪内停日久流入下焦，更加损伤肾阳的病机。

因肾易受风邪侵袭、肾络易瘀、易生癥瘕等特点，故慢性肾脏病的标实除水湿之外，还会出现风邪扰肾，水湿蕴久化热，进而成毒，水不利则为血等情况，痰浊、热毒、瘀血等病理产物随即产生，均在肾阳不足气化减弱的基础上，阻滞气机运行，进一步减弱肾的气化。慢性肾脏病脾肾亏虚，常卫表不固，易有外邪侵袭，风邪扰肾，气机失常，又可导致慢性肾脏病病情的加重，如桂林古本《伤寒杂病论》中言"风为百病之长……中于项，则下太阳，甚则入肾"，故对于本病而言防治外感尤为重要，温肾益气，扶正培元，采用肺脾肾同调，常用玉屏风散，黄芪健中气、补肾元，《本草通玄》有言"脾胃一虚，肺气先绝，必用黄芪益卫气而补三焦"，防风治内外风，以祛风散寒胜湿，《本草通玄》中言"黄芪得防风，其功愈大，乃相畏而相使也"，认为防风可以制黄芪，白术助黄芪健脾补气燥湿，"卫气者，所以温分肉，充皮肤，肥腠理"（《灵枢·本脏》）。叶天士论："经主气，络主血……久则血伤入络。"慢性肾脏病久病，肾络易瘀，《读医随笔》曰："病久气血推行不利，血络之中必有瘀凝。"《医学衷中参西录》曰："因气血虚者，其经络多瘀滞。"气虚不能推动，则瘀血凝滞，瘀血又使气机阻滞，二者相互影响，阻滞水液运行，在微观上出现免疫复合物沉积、肾小球血管内皮炎症、肾小球硬化、肾间质纤维化等瘀血、癥瘕之象，可遵《素问·阴阳应象大论篇》"血实宜决之"，运用温肾活血、消瘀除癥的治法，灵活选方，使用活血化瘀类方剂进行治疗，如桃红四物汤、桂枝茯苓丸等，临证随证化裁。慢性肾脏病日久，逐渐肾阳衰微，肾络瘀阻，不能分清别浊，水液、废物代谢失常，湿浊、热毒瘀阻中焦、下焦，代谢废物蓄积于体内，出现恶心、呕吐、水肿、皮肤瘙痒等浊毒内蕴的邪实表现，肾虚与浊毒互为因果、相互夹杂，脏腑受浊毒损伤之后，正虚更甚，脏腑功能失常，正虚则浊毒更加难以排出，进一步耗伤人体正气，使正气更虚，形成恶性循环。故治疗当使用温肾泄浊，补泄相合，以达到改善症状、推陈致新的目的，方用真武汤合苏叶黄连汤化裁或合用国医大师张大宁的"茵陈失笑散"加减。故临床中审证求因、审证求机，常寒热并举、补虚与泄实灵活使用。

金匮肾气丸方为公认具有温阳利水、温肾化气作用的重要方剂，也于桂枝、附子等药之外加入生地、山萸肉等滋肾敛阴之品，如《医宗金鉴》所言："意不在补火，而在微微生火，即生肾气也。"另一个温肾化气法常用基本方剂真武汤也体现了"温肾滋肾"重要性，见"腹痛，小便不利，四肢沉重疼痛，自下利"时，虽肾阳虚弱、气化不利、水饮内盛，但仍应于附子、生姜、白术等温肾化气利水药物中加入芍药，以固护肾中真阴。此两方均为仲景"阴中求阳"思想的重要体现，另如《景岳全书》右归丸、巩堤丸等也体现了温阳为先、温肾与滋肾并举。阴中包含津、液、血、精等物质，除真武汤的白芍、肾气丸的地黄外，还有滋脾肾之阴的玄参、麦冬、黄精等；平补肺肾津液的太子参、沙参等；养肝肾阴血的枸杞子、功劳叶、桑椹等；因肾阴阳两虚而出现脱发、耳鸣等症时加用女贞子、墨旱莲、首乌藤，慢性肾脏病久病，肾精亏虚则血的化生失常，出现肾性贫血，故在温肾化气的基础上当填补肾精、补血养血，常用熟地、山萸肉、补骨脂、当归、鸡血藤等药，故当明晰兼证，随证治之。

四、临证经验

（一）说案论病

验案举隅 1：自拟血尿方加减治尿血

殷某，女，51 岁，2022 年 4 月 16 日初诊。

主诉：发现尿潜血 3 个月余，加重 1 周。

现病史：患者 3 个月前查体无明显诱因发现尿潜血，尿潜血（±~+），因症状不显未予诊治；1 周前患者自觉体倦乏力，遂 2022 年 4 月 16 日前来就诊。

刻下症：神清，精神可，小便色黄，偶有灼热，纳尚可，寐欠安，大便调，舌红苔少，脉弦细。

既往史：既往体健，否认其他内科病史。

辅助检查：尿常规（2022 年 4 月 16 日）：尿潜血（++）、尿蛋白（±）、尿红细胞计数 43 个/μl、细菌 468.2 个/μl；尿酶三项示：微量白蛋白 84.19mg/L、尿微量总蛋白 0.28g/L，尿相差镜检示：红细胞 57000 个/ml、白细胞 5000 个/ml、肾小球性红细胞占比 90%。

西医诊断：血尿。

中医诊断：尿血。

中医辨证：湿热下注，气阴两虚。

治法：凉血止血，清热利湿，益气养阴。

处方：小蓟 30g，藕节 30g，小通草 10g，茜草 10g，白茅根 30g，仙鹤草 15g，生龙骨（先煎）30g，黄芪 30g，白术 20g，墨旱莲 20g，地榆 30g，炒白扁豆 10g。

14 剂，水煎服，每日 1 剂，早晚分 2 次温服，每次 150ml。

二诊（2022 年 6 月 23 日）：患者于 2022 年 5 月 18 日复查尿常规示：尿潜血（+）、尿蛋白（-）、尿红细胞计数 26.1 个/μl、细菌 341.7 个/μl；尿酶三项示：微量白蛋白 25.13mg/L、尿微量总蛋白 0.14g/L，尿相差镜检示：红细胞 58000 个 /ml、白细胞 2000 个 /ml、肾小球性红细胞占比 90%。患者排尿灼热较前减轻，自诉平素膝关节疼痛不适，纳可，寐尚安，偶有便血，舌红苔薄黄，脉弦。

处方：小蓟 30g，藕节 30g，小通草 10g，茜草 10g，白茅根 30g，仙鹤草 15g，生龙骨（先煎）30g，鸡血藤 30g，片姜黄 10g，秦艽 20g，青风藤 15g，忍冬藤 15g，盐杜仲 20g，炒槐花 30g，麸炒枳壳 20g。

14 剂，水煎服，每日 1 剂，早晚分 2 次温服，每次 150ml。

三诊（2022 年 7 月 19 日）：患者复查尿常规示：尿潜血（+）、尿蛋白（-）、尿红细胞计数 11.3 个 /ml、细菌 321.6 个 /μl；尿酶三项示：微量白蛋白 16.95mg/L、尿微量总蛋白 0.05g/L，尿相差镜检示：红细胞 17000 个 /ml、白细胞 1000 个 /ml、肾小球性红细胞占比 80%。患者膝关节不适近 1 个月未作，小便色微黄，纳可，寐安，大便调，舌红苔薄，脉弦。

处方：小蓟 30g，藕节 30g，小通草 10g，茜草 10g，白茅根 30g，仙鹤草 15g，生龙骨（先煎）30g，黄芪 30g，白术 20g，地龙 10g，蝉蜕 12g，金樱子肉 20g，芡实 20g，盐补骨脂 10g。

14 剂，水煎服，每日 1 剂，早晚分 2 次温服，每次 150ml。

四诊（2022 年 8 月 13 日）：患者复查尿常规示：尿潜血（±）、尿蛋白（-）、尿红细胞计数 6.3 个 /ml、细菌 53.1 个 /μl；尿酶三项示：微量白蛋白 12.57mg/L、尿微量总蛋白 0.03g/L，尿相差镜检示：红细胞 4000 个 /ml、白细胞 1000 个 /ml。患者诸症好转。故嘱患者规律复查。

按语：该患者为中年女性，肾性血尿，既往无肾病史，中医辨病为尿血，辨证为湿热下注、气阴两虚证，王耀光认为该患者尿血乃湿热浸淫下注伤络所致，兼有损伤气阴，治法应以清热凉血止血、益气养阴为主。方中小蓟、藕节为治疗尿血常用药对，取小蓟饮子清热凉血通淋之意；血热多易致瘀，瘀则气滞，气滞则不通，故以小通草、茜草、白茅根、地榆四药以凉血化瘀兼理气，使血行顺畅；同时，以仙鹤草、生龙骨起收涩之功，诸药合用以达到凉血止血的目的。王耀光认为，血热易伤阴耗气，患者舌红少苔脉弦细，多有气阴损伤，故以黄芪、白术、墨旱莲、炒白扁豆以益气养阴、扶正祛邪。二诊时患者较前病情好转，各指标均有所下降，故效不更方，仍以尿血方加减化裁。患者自诉关节疼痛，故以鸡血藤、片姜黄、秦艽、青风藤、忍冬藤等药以活血通经、活络止痛，并加单味杜仲以强筋壮骨、补虚扶正；加之患者便血，以槐花、枳壳二药取槐花散之意凉血止血，对症治疗。三诊时患者湿热之象减轻，潜血明显减少，故应用原方基础上加用黄芪、白术、金樱子肉、芡实、盐补骨脂等补脾益肾，巩固疗效；加用地龙、蝉蜕等虫类药以通络利水。

验案举隅 2：玉屏风散化裁治尿浊

王某，男，39 岁，2023 年 5 月 26 日初诊。

主诉：泡沫尿间作 2 年，加重 1 周。

现病史：患者 2 年前发现泡沫尿，期间辗转多处治疗，未见明显好转，1 周前自觉尿中泡沫增多，遂前来就诊。

刻下症：神清，精神可，乏力，无口干口苦，泡沫尿，大便可，纳可，寐欠安，舌淡有齿痕，苔薄黄，脉沉弦。

既往史：既往体健，否认其他慢性病史。

辅助检查：24 小时尿蛋白定量：7.63g/24h，尿常规示：尿蛋白（+++），尿潜血（+）。

西医诊断：慢性肾炎。

中医诊断：尿浊。

中医辨证：脾肾气虚，肾不固精。

治法：治以补脾益肾，清热固涩。

处方：生黄芪 60g，炒白术 10g，防风 10g，地龙 10g，蝉蜕 10g，覆盆子 10g，山药 20g，炒僵蚕 10g，金樱子肉 20g，麸炒芡实 10g，莲须 10g，诃子肉 10g，黄精 10g，当归 10g，炒白扁豆 10g，沙苑子 10g，炒栀子 10g，荷叶 10g，牡丹皮 10g，赤芍 10g。

14 剂，水煎服，每日 1 剂，早晚分 2 次温服，每次 150ml。

二诊（2023 年 6 月 11 日）：患者尿中泡沫较前减少，乏力较前好转，复查 24 小时尿蛋白定量：4.58g/24h，尿潜血（++）。

处方：生黄芪 70g，炒白术 20g，防风 10g，地龙 10g，蝉蜕 10g，覆盆子 10g，沙苑子 20g，炒僵蚕 10g，诃子肉 10g，白果仁 10g，黄精 20g，丹参 20g，泽兰 20g，茜草 20g，鬼箭羽 10g，烫水蛭 3g。

28 剂，水煎服，每日 1 剂，早晚分 2 次温服，每次 150ml。

三诊（2023 年 6 月 28 日）：患者尿中泡沫较前明显减少，乏力较前好转，复查 24 小时尿蛋白定量：1.88g/24h，尿潜血（+）。

处方：生黄芪 70g，炒白术 10g，防风 10g，地龙 10g，蝉蜕 10g，炒僵蚕 10g，金樱子肉 20g，麸炒芡实 20g，莲须 10g，补骨脂 10g，益智仁 10g，烫水蛭 6g，山药 20g，诃子肉 10g，白果仁 10g，杜仲 20g。

28 剂，水煎服，每日 1 剂，早晚分 2 次温服，每次 150ml。

服药后患者尿中泡沫较前进一步减少，乏力感减轻，复查 24 小时尿蛋白定量：1.61g/24h，尿潜血（-），嘱患者注意休息，定期复诊。

按语： 患者为中年男性，尿液检查可见大量蛋白尿，中医诊断为尿浊，辨证为脾肾亏虚，肾不固精证。王耀光认为，患者自诉乏力，舌淡有齿痕，兼有大量蛋白尿，是脾肾亏虚，精微失于固摄而失泄的典型表现。全方以玉屏风散合金锁固精丸为底方化裁，以求扶正固精。王耀光治疗慢性肾病尤善用黄芪，黄芪用于治疗尿浊常取 60g 左右，可观察患者耐受程度灵活增加剂量，对于大量蛋白尿患者，王耀光黄芪用量最多达到 120g，收效甚佳。王耀光认为，慢性疾病多存在瘀血阻络，故应用炒栀子、赤芍、丹皮、荷叶以清热活血、通利脉道。二诊时患者蛋白尿病情较为好转，但潜血较前严重，此时患者必有瘀血留存以致迫血妄行，故王耀光去收涩补益之品如金樱子、芡实之辈，予泽兰、茜草、鬼箭羽、烫水蛭以破血消癥，同时活血不留瘀。三诊时患者病情趋于稳定，于前方基础加用补骨脂、益智仁等药以温肾化气，巩固疗效。

验案举隅3：化浊解毒法论治肾衰竭

关某，女，58岁，2022年8月3日初诊。

主诉：发现血肌酐升高1周。

现病史：患者1周前体检发现肌酐升高，血肌酐：267.55μmol/L。

刻下症：神清，精神可，双下肢无浮肿，腰膝酸软，纳寐尚可，大便干，小便色深，尿中少许泡沫，余未诉明显不适，舌淡暗苔薄白，脉弦细。

既往史：既往体健，否认糖尿病、高血压、冠心病等慢性病史。

辅助检查：尿常规：尿潜血（＋），尿蛋白（＋）；肾功能：肌酐：263.72μmol/L，尿素：23.19mmol/L，肾小球滤过率：16.55ml/（min·1.73m^2）。

西医诊断：慢性肾衰竭。

中医诊断：肾衰病。

中医辨证：脾肾亏虚，浊毒内蕴。

治法：补益脾肾，泄浊解毒。

处方：黄芪30g，土茯苓30g，煅牡蛎20g，炒槐花30g，炒枳壳10g，泽兰20g，枇杷叶20g，地肤子10g，大黄炭20g，茵陈10g，五灵脂10g，蒲黄炭20g，佩兰20g，丹参20g，地龙10g，蒲公英10g。

14剂，水煎服，每日1剂，早晚分2次温服，每次150ml。

二诊（2022年8月21日）：患者仍有腰膝酸软，尿中少许泡沫，大便次数增多，便质偏稀，舌淡暗、苔薄白，脉弦细。

处方：黄芪30g，丹参15g，土茯苓15g，鬼箭羽10g，
酒大黄6g，肉桂6g，桃仁10g，绵萆薢10g，
煅牡蛎30g，鸡血藤30g，女贞子20g，墨旱莲20g，
炒槐花30g，炒枳壳20g，泽兰20g，炒白扁豆10g。

14剂，水煎服，每日1剂，早晚分2次温服，每次150ml。

三诊（2022年9月17日）：患者腰膝酸软较前稍减轻，尿中偶有泡沫，大便尚可，舌淡暗苔薄白，脉弦细。复查肾功能：血肌酐254.5μmol/L，尿素：20.9mmol/L，肾小球滤过率17.67ml/（min·1.73m^2）。

处方：黄芪60g，煅牡蛎30g，鸡血藤30g，女贞子20g，墨旱莲20g，熟地黄10g，黄精20g，当归20g，菟丝子20g，沙苑子20g，炒槐花20g，炒枳壳20g，泽兰20g，丹参30g，土茯苓30g，鬼箭羽10g，酒大黄6g，肉桂6g，桃仁10g，萆薢10g。

14剂，水煎服，每日1剂，早晚分2次温服，每次150ml。

后患者定期复诊，腰膝酸软好转，血肌酐波动在210~230μmol/L，肾小球滤过率波

动在 19~21ml/（min·1.73m²）。患者后续治疗延续攻补兼施、补肾利湿、活血泄浊解毒治疗思路，肾小球滤过率、尿蛋白定量长期保持稳定。

按语： 患者为中老年女性，血肌酐升高 1 周，伴尿蛋白（+）、尿潜血（+）、肾小球滤过率降低，舌淡暗、苔薄白，故辨病为肾衰病，辨证为脾肾亏虚、浊毒内蕴，初诊王耀光以茵陈失笑散加减，茵陈失笑散为张大宁教授所创验方，具有补肾活血、利湿解毒之效，临床对于慢性肾衰竭患者降低血肌酐、尿素氮，减轻肾脏负担疗效确切，王耀光以此为基础结合患者病情同时兼顾补脾祛湿、解毒泄浊、化瘀利水。二诊延续初诊活血泄浊思路，鉴于患者出现泻下症状，易同为活血泄浊但泻下之力较缓之桃核承气汤加减，老年女性泻下伤阴，阴血不足，故加女贞子、墨旱莲取二至丸之意滋阴，予鸡血藤活血补血通经，兼以白扁豆健脾止泻。三诊肌酐已明显下降，提示治疗思路有效性，但患者偶有大便稀溏，此为患者久病体虚所致，予熟地黄、黄精、当归等滋肾养阴补血药，菟丝子、沙苑子等温肾固精药大补肾精，以扶正固本、固精泄浊兼施。

（二）遣方用药

1. 常用药对

药对是临床诊治开药时基本同时出现的药物的配伍形式，在疾病的治疗中能起到相辅相成的作用。王耀光在临床治疗中总结了常用的药对，对于疾病的治疗颇有疗效。金樱子、麸炒芡实这个药对实则取水陆二仙丹之意，益肾滋阴、收敛固摄。肾病多以脾肾亏虚为本，脾为气机枢纽，肾主封藏。脾肾亏虚则无力固藏精微物质，表现为蛋白尿。该组合补肾固精，用于治疗慢性肾脏病出现尿频、蛋白尿等症。

王耀光在治疗慢性肾脏病尤擅运用虫类药，如僵蚕－蝉蜕就是常用药对用以破坚攻积、解痉通络息风、活血化瘀，僵蚕、蝉蜕源自升降散可升清降浊、活血化瘀。临床根据尿蛋白轻重情况，三药搭配使用。茵陈－五灵脂药对源自茵陈失笑散，有利湿化瘀之效。茵陈苦泄，善于利湿热，则湿浊邪毒从小便而出；五灵脂苦泄甘温，善于活血化瘀而使血行正常，化瘀泄浊，配上茵陈，共奏利湿化瘀泄浊之功。在慢性肾脏病病程中，往往表现为虚实夹杂，气血运行失常，湿热瘀毒并存。槐花，苦降寒凉，凉血止血、清热泻火；枳壳辛行苦降，行气破气，两药合用，行气止血清热，用槐花、枳壳以调理气血运行，气血运行则三焦通畅，则湿热瘀毒之邪可从下焦而出。土茯苓－地肤子药对则有利湿泄浊之效。土茯苓甘淡，通利关节、利湿泄浊。地肤子苦寒，清利湿热，可增强土茯苓利湿泄浊之功。该组合常用于慢性肾脏病逐渐发展时期，出现水液代谢异常、浊毒内盛、高尿酸血症。石菖蒲－萆薢药对常用于慢性肾脏病伴高尿酸血症，源自萆薢分清饮。中医认为尿酸属浊邪，应以泄之。萆薢长于利湿邪、化浊邪；石菖蒲辛香苦温，助萆薢泄浊之力。两药共奏化湿泄浊解毒之力。

2. 针药并用

王耀光从事临床 30 余年，在与肾脏功能有关病症的诊断中首创了疏利三焦针法，疗效颇丰。该针法是由王耀光借鉴了彭静山先生的成功经验，并在黄文政教授"疏利少阳三焦"理念的基础上，根据本人的临床体会，整理而得出的针灸诊疗方法，主要针对癃闭、淋证和小便频数等病症，王耀光指出其病机总属三焦气机失畅，气化功能失职，故在诊断上，用以结合对症的中医结合疏利三焦的针刺方法，并依据临床变化取眼部周围穴位及身体上的穴位。对于尿道综合征，眼针选穴以肾区、肺区、下焦、膀胱区为主，体针选穴以百会、列缺、足三里、中脘、下脘、关元、阴陵泉、三阴交、太冲为主。足三里、太溪、太冲这三个穴位采用补益手法，其余穴位平补平泻，病情浅深决定进针的深浅，一般留针半小时左右。配穴根据患者病情选取，气机不通者取合谷；汗闭或汗多者配复溜；气虚寒凝者加气海；肾阴偏虚者配太溪；大便阻塞，迟迟不下者配支沟、天枢；情绪不稳定者配四神聪、印堂、神门；兼有四肢水肿者可加水分、石门；对于癃闭，眼周穴位取膀胱区、中焦区、肺区、下焦区；体针取列缺、关元、足三里、阴陵泉、百会、三阴交、龙门、太溪补法，其余平补平泻，双侧直刺，留针20分钟即可；对于尿频，眼针治疗则是眼周穴位取上焦区、肾区、下焦区、中焦区，1周2~3次，加针灸取中极、关元、水分、三阴交、照海、气海、列缺、印堂等穴位。对于临床的疑难杂症，王耀光运用针刺治疗效果极佳。对于不寐的患者，王耀光认为其病机总属肝火扰心、心神失养，治以清心除烦、疏肝解郁、养血安神，施以眼针结合中药汤剂疗法。眼针取上、中、下焦三区及心区，1周2~3次，加针灸取神庭、印堂、神门、内关、三阴交、照海穴。王耀光还曾遇到暴盲患者，除了予以中药治疗外，又对患者进行了眼针治疗，取眼睛的上焦区、下焦区、中焦区、肝区进行针刺，眼针过后，视力已完全恢复如初。

3. 升提法用药

升提法是中医学的一个治法，利用有升发清气功能的中药，可以治疗气机的下陷。王耀光面对临床疑难杂症一般从三焦、脾胃、阴阳等角度用升提法治疗。他认为气机升降失调是下陷类疾病的病机，特别是脾胃中气下陷，故临床上多应用黄芪、山药、白术等药组方以补气健脾，其思路也是参考李东垣之补中益气汤。王耀光还指出气机升降与出入的主要通路为三焦，故唯有使三焦畅通，则气机方可行。如果三焦枢机受损，气化功能就会受到损伤，各脏腑功能失调，气机紊乱。以上均可使气机因为升举无力而导致下陷，故王耀光参考黄文政"疏利少阳三焦"理论，再加上临床经验总结认为可以分为上、中、下三部分：上气下陷者，以心脏、肺脏为主，常用桔梗、荆芥、羌活、薄荷等辛散轻扬之品治疗，取其"治上焦如羽，非轻不举"之意。中气不足者以脾、胃两脏论治，用补中益气汤化裁治疗，配合炒薏苡仁、佩兰、白扁豆兼以化湿健脾。下气虚者，则以肾、膀胱两脏为主，多用举元煎化裁再配以杜仲、菟丝子、沙苑子等温肾固涩之药。同时王耀光认为若长期使用黄芪升提，会导致阴液受损，最终致阴阳关系失衡。为避免阳过盛或燥热伤津，一般王耀光在方药中会添加二至丸，既可使肝肾之阴损补足，又可将阳盛所伤之阴滋补，两药合用相辅相成从而达到阴阳协调和之功。风药多用于升提，但其药性偏燥，容易损伤阴液，临证之时多添加熟地黄、山药等药以充所伤之津。

（三）望闻问切

中医诊治，望闻问切，四诊合参。王耀光认为中医治疗关键在于辨证论治，而临床上辨证论治又以舌象为主。而且根据舌诊内容与临床其他见证，结合闻、问、切这三诊，进行辨证，就更能增强辨证论治的正确性。舌诊过程一般分为望舌质和望舌态这两个方面。当然，除了舌质和舌态，舌苔和舌体同样重要。舌为心之苗，脾之外候，苔由胃气所生。一般气虚体质的人，舌体边缘可见牙齿的痕迹，也就是齿痕舌，一般若兼自汗者则可用玉屏风散，兼中气不足、内脏下垂症状者则用补中益气汤；血虚患者的舌色淡白，舌苔薄白而润，可用当归养血汤以补血；痰湿患者的舌象表现为舌苔色黄而黏腻，颗粒紧密胶黏，如黄色粉末布满舌面，可用陈皮、枳实、佩兰、半夏等祛湿；湿热患者的舌头上一般蕈状乳头偏大，舌尖到舌中部都有红点，晨起会觉口干口苦，一般用三仁汤以清热祛湿；血瘀患者可见舌尖、舌头两侧出现很多黑色或青色的瘀斑或瘀点，且舌下两条络脉充血怒张明显，说明体内有严重的瘀血，其次若发现舌尖突然偏了也可提示体内瘀血的存在。故舌质颜色变青紫色，或舌头方向改变，都提示体内有瘀血，治疗上加上丹参、益母草、牛膝等药物即可。阳虚患者舌色白，苔腻，中部较厚，体内阳偏虚，且面白肢冷，一般肾阳虚用金匮肾气丸，脾胃阳虚则用附子理中丸；阴虚患者则见舌色红，舌苔薄而少，体内阴虚火旺，且脉搏跳动快，治疗以六味地黄丸为主。

参考文献

［1］冷方南. 肾衰尿毒症临床治疗学［M］. 北京：人民军医出版社，2011.

［2］姚乃礼. 当代名老中医典型医案集（第二辑）·内科分册［M］. 北京：人民卫生出版社，2014.

［3］姚乃礼. 当代名老中医经验方汇粹［M］. 北京：人民卫生出版社，2014.

［4］王耀光. 名老中医黄文政肾病证治精粹［M］. 山西：山西科学技术出版社，2021.

［5］张婧，王奕祺，王耀光. 师承薛伯寿教授经验以三焦辨证指导糖尿病肾病治疗体会［J］. 天津中医药，2020，37（4）：398-401.

［6］万颖颖，王耀光. 王耀光从三焦论治癃闭经验［J］. 天津中医药，2019，36（10）：946-950.

［7］王钰涵，杨思齐，祝昌昊，等. "疏利少阳三焦"治疗肾脏病学术思想传承与发展［J］. 天津中医药，2023，40（6）：731-738.

［8］王天蒙，赵晰，王钰涵，等. 基于疏利少阳法探讨慢性肾脏病继发高血压中医诊疗［J］. 天津中医药，2023，40（5）：596-600.

［9］王钰涵，刘欢，祝昌昊，等. 基于"肾主气化"理论探讨经方在慢性肾脏病中的临床运用［J］. 天津中医药，2023，40（4）：456-460.

［10］杨思齐，张婧，赵晰，等. 基于"温肾化气，利湿泻浊"理论探讨肾性贫血的辨治［J］. 天津中医药，2024，41（2）：186-190.

［11］刘欢，王钰涵，杨思齐，等. 浅析"温肾化气"的理论基础及临床应用［J］. 天

津中医药，2023，40（11）：1406-1410．

[12] 赵晰，祝昌昊，王耀光．基于温肾化气法论治膜性肾病 [J]．中医杂志，2023，64（16）：1707-1710+1728．

[13] 刘欢，王钰涵，张婧，等．基于三焦网络学说总结叶类中药治疗慢性肾脏病的临床应用 [J]．天津中医药，2023，40（7）：940-947．

[14] 张诗元，赵景峰，王耀光．膜性肾病的中医药诊疗研究进展 [J]．中国城乡企业卫生，2021，36（12）：60-62．

执笔者：赵晰

整理者：郝征

肿瘤科

贾英杰

——师古审今，黜浊培本

一、名医简介

贾英杰，1960年生，男，天津人，祖籍河北省霸州市。医学博士，博士研究生导师，全国名中医，第六、七批全国老中医药专家学术经验继承工作指导老师，国务院特殊津贴专家，天津市中医肿瘤研究所所长，天津中医药大学第一附属医院首席专家，天津中医药大学第一附属医院肿瘤科学术带头人。

学术职务：中国抗癌协会肿瘤传统医学专委会前任主任委员、中国抗癌协会中西整合前列腺癌专委会主任委员、中国抗癌协会针灸专业委员会名誉主任委员、中国民族医药学会肿瘤分会副会长、中国医药卫生事业发展基金会中医肿瘤专家委员会副主任委员、世界中医药联合会肿瘤专业委员会副主任委员、世界中医药学会联合会肿瘤经方治疗研究专业委员会第三届理事会副会长、天津市医疗健康学会副会长、天津市抗癌协会副理事长、天津中医药学会肿瘤专业委员会主任委员、天津市抗癌协会肿瘤传统医学专业委员会前任主任委员，《中草药》《中国中医基础医学杂志》《天津中医药》《中医肿瘤学》《肝癌》《药品评价研究》《河北中医药》等杂志编委。

贾英杰潜心研究中医肿瘤40余载，将"选择了学医就是选择了奉献"作为座右铭，年逾花甲，仍然每周定期出诊和查房，以青囊之术解病患之苦，一贯坚持"中医为体，西医为用"，他以中医理论为依托，宗岐黄、汲百家，发皇古义，融会新知，结合时世特点，在大量临床实践和实验研究基础上，逐渐形成自己的专病特色，创新性地提出恶性肿瘤"癌浊"病机概念和"黜浊培本"治癌新理论，衷中参西，为中医肿瘤学科注入新的理论认识及治疗思路。并倡导"带瘤生存"的治癌理念，治疗上强调"始终扶正，时时祛邪，以平为期"的治癌法则，以"立体治疗"为多学科承载工具、"五大关系"为处方用药思路、"动态辨治"为肿瘤全程管理理念，指出中医药参与的中西医结合多学科综合诊疗模式是我国恶性肿瘤最佳诊疗模式。

二、名医之路

1. 幼承庭训，匠心筑梦

贾英杰，幼承庭训嗜书道，其父酷爱中医，家中珍藏着《中草药》《医生手册》等书籍，上面有父亲密密麻麻的手记，并常带领孩提时的他诵读《黄帝内经》等中医经典著作，也是在那时中医的种子在他心里发芽，那是父亲最热忱的希冀。然而年少的贾英杰却承受风木之悲，父亲因患白血病辞世，因父亲常年在北京工作，与父亲为数不多的相处时光成了陪伴他一生的回忆，也是他不断前行的动力。

为遵父亲遗愿，贾英杰更加坚定地选择了中医之路。1978年，18岁的他参加高考，成功考入天津中医学院（现天津中医药大学），先后担任78级三班的生活委员、班长，他总是愿意尽己所能帮助同学，深受同学们的信任。

贾英杰清晰地记得大学的第一堂课，是张大宁老师（第二届国医大师）讲授的《中医基础理论》，这也是他正式的中医启蒙，那时多媒体还未普及，张老用自己制作的纸质图形生动地描绘了阴阳的动态变化，给贾英杰留下了深刻的印象。阴阳、五行、四诊、八纲，经过系统的中医知识学习，更加坚定了他内心对中医学的敬畏和喜爱。自此，他常与明月相伴，勤学好问，他说："那时候最幸福的求学时光，就是沉浸在图书馆里，一抬头已经天黑了。"教育者常言兴趣是最好的老师，果真如此，他对中医知识的学习热情令他在求学筑基阶段打下了坚实的基础。他的《中医基础理论》考试取得了99分，位列年级第一。

大学高年级时，魏玉琦教授讲授的《温病学》课程，将其深厚的理论知识及丰富的临床经验倾囊相授，为贾英杰后来在肿瘤治疗尤重舌诊及卫气营血辨证奠定了深厚的基础。在五年的中医系统学习和精阅《黄帝内经》《伤寒论》《金匮要略》等大量经典著作后，贾英杰于1983年毕业，入职天津中医药大学第一附属医院，开始了新的篇章。

2. 初披白褂，耳濡目染

贾英杰最先工作的科室是急诊科，在牛元起教授的带领下，科室大夫逐条背诵《伤寒论》，并将伤寒经方运用到胆石症、热证等疾病的临床治疗中，一个个鲜活有效的病例，对初入职场的贾英杰产生了不小的冲击，也对中医治疗临床疗效产生了坚定的信心，更为六经辨证思维的树立打下了丰厚的基础。

贾英杰回忆说："我刚上班的时候一家人住9平方米的房间，一张床、一个柜子就基本没有落脚的地方了，休息的时候，我就从图书馆借阅书籍回家看，坐在小马扎上，床就是我超大的写字台。"他用幽默的语气平淡带过当年的辛酸。他说："我这个人对物质的要求非常低，也不爱看电视，当时也没有电视，多少年也没有这个习惯，几十年前早餐就是馒头加点咸菜，现在还是馒头加点咸菜，还有小米粥，还能吃一个鸡蛋，挺好。"对他而言，精神品味、学问追求远远高于物质享乐。

3. 承建科室，深耕肿瘤

后来，贾英杰分配到大内科肿瘤组，在中华人民共和国第一代中医肿瘤专家王文翰主任的带领下开启了几十年的中医肿瘤临床生涯。王文翰对肿瘤病的治疗颇具匠心，倡导癌症扶正祛邪、化瘀清热、软坚散结的治法对贾英杰影响颇深，是贾英杰中医肿瘤学科的启蒙老师，王文翰主任研制的化坚丸、化核丸、五海丸等中成药效用广泛，为后来贾英杰研制消岩汤提供了组方思路。

贾英杰1996年被任命为肿瘤科二级科的主任，指导陈军、张运两位住院医师，主管床位20余张；1997年任天津中医学院（现天津中医药大学）第一附属医院内科部副部长、党支部副书记。管理和临床并行之余，仍不忘以临证为基础的学习。他记忆犹新，当时遇到了一位恶性肿瘤发热患者，用常规办法治疗效果不明显，带着内心巨大的疑问，他查阅文献，翻遍整个图书馆，找出来27篇与癌性发热相关的文献，回到他的"超大写字台"前，他迫切想知道"癌"和"瘤"的定义是什么，为什么癌性发热这么难治，他在获得了办法之后，既为患者解决了痛苦，也将这些答案整理成论文并发表。

正是源于临床体悟，也深深感念癌症患者的痛苦，在时代的推动和院领导的支持下，2001年9月11日天津中医学院（现天津中医药大学）第一附属医院肿瘤科正式成立，贾英杰担任科主任。贾英杰担任肿瘤科主任以来，日毕躬身笃行，20余年从未间断。他侍患若亲，常说"温暖就是开给患者的最好处方"。当时肿瘤科大夫不足10人，就是通过对每位患者真诚、负责的态度，在患者中形成了良好的口碑，也赢得了患者的信任。他选择了一条"错位发展"之路，主张以西医学治疗的"短板"、束手无策的肿瘤并发症为"着力点"，找准中西医结合治疗肿瘤"切入点"，充分发挥中医药的特色和优势。带领团队研发新药，创新技术，实现中医药与现代诊疗技术的完美结合，研发的通治方"消岩颗粒"配合现代技术增效减毒、"健脾利湿化瘀方"缓解前列腺癌内分泌耐药进程、"软坚止痛膏"外敷解决轻中度癌痛、"夏黄颗粒"解决阿片类止痛药物相关便秘。上述创新药物在解决了临床"痛点"问题的同时，也产生了极大的社会效益，造福了广大肿瘤患者。

二十年栉沐风雨，在贾英杰的带领下，历经四代人的共同努力，如今的肿瘤科已经发展成为国家中医药管理局重点专科，国家临床重点专科，国家中医药管理局区域中医（专科）诊疗中心建设单位，原卫生部癌痛规范化治疗示范病房，全国首批CINV规范化管理示范病房，癌症相关性疲乏（CRF）规范化诊疗病房全国首批优秀单位，全国前列腺癌协作组组长单位、前列腺癌中医标准化研究组长单位，天津市中医肿瘤研究所，中国抗癌协会中西整合前列腺癌专业委员会主委单位，天津市中医药学会肿瘤专业委员会主委单位，天津市抗癌协会肿瘤传统医学专业委员会主委单位，天津市卫生健康委员会中医药重点学科。拥有全国名中医工作室1个，国家中医药管理局分子生物学三级实验室1个，天津市中医药科研二级实验室1个，门诊10间，年门诊量超10万人次，开放四个病区191张床位，年出院人数7000人次。2015年搬入新院区进一步扩大学科规模；目前，肿瘤科已成为天津乃至全国较大的中西医结合肿瘤诊疗中心和基地之一。

贾英杰将始终"选择了学医就是选择了奉献"作为自己的座右铭，以"崇尚生命至重"时刻警醒自己，他把自己视作与患者一体，"急患者之所急、苦患者之所苦"。行医40年来，将大医精诚之精神镌刻于心，施之于行，待患者"皆如至亲之想"。2012年，一位家住天津蓟县的小姑娘来找贾英杰救治其母亲，因患者不良于行，贾英杰驱车百里到家中为其母亲诊治。但患者就诊时已处于恶性肿瘤终末期，很快不治身亡，贾英杰感念小姑娘家中贫困，便鼓励并资助她完成学业。贾英杰常说："看到他们就想起我的亲人，我一定尽全力去认真对待每一位患者。"贾英杰也常为经济困难的患者"垫钱治病"，被患者亲切地称为"垫钱哥"。数十年来，受贾英杰救治的患者不计其数，无一不被其医德医术所折服。

贾英杰说："被病痛折磨的人，最需要温暖。"他须臾不敢忘记"夫医者，非仁爱之士不可托也；非聪明达理不可任也"。他在精进医术的同时，也始终把患者记挂在心上，常会感到"性命所托"那份沉甸甸的责任。年轻时的他口袋里常放着一个小本子，记录着患者的姓名、住址、电话，以及治疗、检查和服药等各种情况。他常念患者不易，从不为患者开大处方、贵处方，他说："发自内心的真诚，带给患者关爱和温暖以及精益求精的医术就是我为患者开得最好的处方。"他的手机24小时开机，只为患者可以第一时间联系到他。

4. 业贵专精，继承创新

行医二十五载之后，贾英杰深感肿瘤之难治。犹记得那天下午，贾英杰出完门诊，张伯礼院士约他到办公室交谈，张院士说："学科的发展需要人才，肿瘤科需要人才。"在张院士的激励和关心下，为了能更好地为患者服务，为中医肿瘤的现代化贡献一份力量，他选择继续深造，于2012年取得中医学博士学位。攻读博士期间，贾英杰博览群书，广采百家之长，融会贯通，对于恶性肿瘤患者的诊疗，已臻化境。

他坚信，对患者好的，就是有用的，就值得我们学习和借鉴。他常融汇中国传统儒释道文化于平素诊疗之中，他认为，中医是道，而不是单纯几个方子几百种药，他说："在搭脉的瞬间，是一种与患者身心的沟通和共鸣，这是只有自己能体会到的莫可名状的东西。"他认为通过西医先进技术获得的信息和检查结果来补充和拓宽辨治思路，给我们更多参考，在不背离中医理论和辨证论治原则的前提下，应摒弃门户之见，精诚合作，以达到治疗目的。多年来，贾英杰一贯坚信继承与创新并举，形成中医药多途径、多手段、多方法治疗恶性肿瘤的"立体疗法"模式。他常说："我是有限的，我这一生只能看有限的一些患者，但是我治疗肿瘤的经验和思想、治癌法则可以留在世间。"他带领团队出版了《贾英杰学术思想》《肿瘤诊疗心得等》学术著作，主编了《中西医结合肿瘤学》等教材，愿惠及后生学者。

5. 传道授业，杏林春暖

贾英杰常告诫弟子们"中医是一条漫长的修行之路"。修道、修德、修善良、修真诚，这是一生的课题。中医人要修医者之道，敬畏事业，博雅自律；仁爱奉献，救死扶伤。赵献可云："有医术，有医道。术可暂行一时，道则流芳千古。"外科学鼻祖裘法祖教授说："德不近佛者不可为医，术不近仙者不可为医。"贾英杰常亲切地称呼学生们为"孩子们"，他对孩子们有以下几点建议和要求：做一个思想上不知疲倦的人；善于在临床中发现问题；珍惜临床中的点滴疗效，在脑勤的基础上，做到手也要勤。修行或修为到一定境界就会获得中医的灵感，灵感要靠长期的临床实践、主动思考和不断的经验积累，靠热爱和博闻广识，也要有予知微的能力。

贾英杰经常与学生们交流，他说："中医，是从临床里面走出来的，一位大医应该经典理论伴随一生。首先要建立合理的知识结构，其次还要掌握独立研究的方法和技能，再次还要学会写论文，人在专业领域上呈螺旋式上升。我们不仅要尊经典为师，还要拜临床为师。做学问，心要静，也要追量，量变达到质变；而且需要建立科研的转化思维，把自己的思路做成一个产品推广给大家，才能惠泽众人。"

贾英杰恪守严谨的从医治学精神，重视人才培养，为鼓励优秀的中医肿瘤学子，贾英杰将科研获奖奖金全部募捐出资创立了"贾英杰励志奖学金"。又考虑到学生们求学年久，给予每一位同学每个月生活上的补助。心系中医肿瘤事业的传承、创新和发展。他扎根中医高等教育近四十个春秋，传道、授业、解惑，桃李天下，育才四方，其所推崇并践行的"奉献精神、主人翁精神、自主学习精神"，灌溉后人，其泽甚远。不遗余力，培育后学，共培养硕、博士研究生百余人，他以德高医粹仁医品行，严谨慎独治学作风，敏捷独特的前沿视角，以及虚怀若谷的长者风范深深地影响着一代人。身负青囊，剑指远方，推动着我国中医肿瘤事业的蓬勃发展。

6. 乐善淡泊，仁者爱人

贾英杰待人处世谦卑和善，对待患者的疑问总是耐心回答。有一次，一位乳腺癌患者在和贾英杰叙述病情的时候，不由得声泪俱下，感叹为什么她这么不幸，贾英杰设身处地地开导患者保持积极乐观的心态；有数次贾英杰的手刚一搭脉，患者的眼泪紧跟着就下来了……每当这种时候，贾英杰总是开导患者，他那浑厚而坚定的声音，就是给患者最好的定心丸，一剂经验良方给予无数患者重燃生命的希望。他希望每一位患者能够过得舒服、自由，作为一个人而不是患者，有尊严地活着、高尚地活着。有好多老患者跟随贾英杰十几年，他们说："看到贾主任，我就踏实了。"

贾英杰，就是这样一位日夜践行大医精诚理念的学者，一位为了中医肿瘤事业发展的学科带头人，一位培育年轻医教研人才的教师，一位解除患者病痛的医生，所谓"夫仁人者，正其谊不谋其利，明其道不计其功。"兢兢业业，努力工作，勤求古训，融贯中西，征伐癌魔，为患者撑起一片蓝天，就是贾英杰的毕生追求。

三、学术理论精粹

贾英杰临证数十载，衷中参西，他以中医理论为依托，宗岐黄、汲百家，发皇古义，融会新知，一贯坚持以"中医为体，西医为用"，在大量临床实践和实验研究基础上，逐渐形成自己的专病特色。创新性地提出恶性肿瘤"癌浊"病机概念和"黜浊培本"治癌新理论，在中西医结合治疗肿瘤中独树一帜、凝炼出自己的学术特色。

（一）守正创新，提出癌浊病机概念，成就"黜浊培本"治癌理论

贾英杰师古不拘泥，指出时代更替、生活方式转变，人之体质亦发生变化，因此，每个时代有不同的疾病特征。今营养过剩而不好动者多，常如《灵枢·逆顺肥瘦》所述：

"广肩腋项，肉薄厚皮而黑色，唇临临然；其血黑以浊，其气涩以迟。"贾英杰意识到"浊邪"在癌瘤发生发展中至关重要。在当今代谢性疾病发病率逐年攀升的时代背景下，"肿瘤是一种代谢性疾病"的观念又重新被提出，加之临证发现多数肿瘤患者舌苔偏腻、面色晦暗少华，呈现"污秽""浑浊"之象，以王永炎院士为代表的现代中医学提倡从浊论治代谢性疾病。

"浊"源于《内经》，盛于今世，《黄帝内经》关于"浊"的论述可见于多个篇章中，更有《灵枢·阴阳清浊》专篇论之。贾英杰认为清浊是与寒热、阴阳、气血等同样重要的"元概念"。然而浊的概念在后世却渐为人所淡化，其本身所具有的学术价值无形中渐被埋没。贾英杰认识到以浊立论乃辨治今病之需，深谙人体正虚为本，浊毒瘀间杂为标，杂糅增益，酿生污秽痼瘤之癌浊，以此绳愆纠谬，以补前贤之未备，并救今世之所弊，集诸贤之所述。故复盘前期，从浊之视角创新性地提出"癌浊"病机新概念，即在本元亏虚的基础上，加之致癌因素的长期刺激，脏腑功能失衡，三焦气化失司，浊邪内生，与毒、瘀、痰等相搏结，变生癌浊，久踞虚所，气涩血浊，发为癌瘤。癌浊具有伏藏性、噩耗性、胶结性、流注性，是形成癌瘤的核心病机要素，亦是导致恶性肿瘤发生发展的致病因素和病理产物。癌浊病机概念为"黜浊培本"理论提供理论依据。

（二）执古御今，结合当今治癌理念，升华"黜浊培本"深层内涵

癌浊非朝夕而成，胶结黏腻，经年累月，病程漫长，伏浊深藏，且暗耗人之气血。癌浊虽难以尽除，切勿犯虚虚之戒用虎狼之药猛攻，强调要量患者正气强弱，时时罢黜癌浊。取字于古，汉代蔡邕《对诏问灾异》载"圣意勤勤，欲清流荡浊，扶正黜邪"和汉代应劭《风俗通·正失·宋均令虎渡江》载"今均思求其政，举清黜浊，神明报应，宜不为灾"。其本意为扶助正道，祛除邪恶，贾英杰将其运用到恶性肿瘤的治疗中，提出"罢黜癌浊、培植本元"的思想，即"黜浊培本"。

1. 癌浊诊断精要

贾英杰认为临证诊断癌浊主要通过察色、观舌、切脉、详问二便4个方面判断。

（1）察色：《灵枢·邪气脏腑病形》曰："十二经脉，三百六十五络，其血气皆上于面而走空窍。"《灵枢·本脏》载："视其外应，以知其内脏。"《灵枢·五色》云"常候阙中……冲浊为痹，在地为厥"和"沉浊为内"，望面部色泽可知气血之盛衰、邪气之所在。患者面垢眵多、面如蒙尘或面色萎黄、色浊而散或面色黧黑、色浊而夭，皆为癌浊之象。

（2）观舌：舌为心之苗，又为脾之外候，脏腑之精气上荣于舌，病则变见于舌。贾英杰提出："舌质反映正气的强弱，舌苔是把握正邪变化的风向标。"患者舌质红或舌边尖红，为癌浊之热毒在气分；舌质红绛，甚或绛紫、光绛，舌体少津为癌浊之热毒渐盛入于营血分，舌暗，或有瘀点、瘀斑为癌浊之瘀象。

（3）切脉：肿瘤患者脉象变化多端，病期不同，脉象亦不同。早期因气血瘀滞、癌浊壅盛，多见弦滑之脉。瘤体增长扩散、局部破溃，也常出现脉数大无力或洪脉或芤脉

等病情进展之象，此多因脉府气血虚弱，而癌浊搏结所致。晚期患者体虚、正气不足，气血两亏、脏腑虚损，脉象多沉细无力。

（4）问二便：了解患者二便的情况不仅可以明确患者的消化功能和水液的盈亏、代谢情况，也是临床指导用药的关键所在。明代张介宾在《景岳全书·传忠录·十问》中指出："二便为一身之门户，无论内伤外感，皆当察此，以辨其寒热虚实。"贾英杰认为"大便乃脏腑之信使"，临证详问大便以明病证，随证加减用药。湿浊盛者，大便溏或黏滞不爽；热毒壅盛者，大便秘结；湿浊与热毒俱盛者，大便干结而黏滞不爽。肿瘤患者癌浊不盛之时，三焦气化尚可，小便多如常；而癌浊壅盛之时，其人尿少涩滞不舒而兼见尿色浑浊并有四肢浮肿甚或腹部胀满如鼓，多由癌浊弥漫三焦，气机逆乱，肺失宣降，脾失健运，肾失气化，肝失疏调，水液内停所致。若见尿浊，伴形寒怯冷，腰膝酸软者，为肾阳虚而气化失司。

2. 黜浊培本的应用要点

（1）截断癌浊，循证而治：《黄帝内经》云"上工治未病"，叶天士亦言"务在先安未受邪之地，恐其陷入耳"。贾英杰临证治病往往药先于证，倡导截断癌浊，先证而治，重在芳香化浊，解毒化斑不厌早。浊环境的形成是癌瘤形成的首要因素，若能在疾病早期截断浊环境的形成，阻断"浊""毒""瘀"胶结之势，便能先安未受邪之地，从而起到截断病势的作用。浊为阴邪，其性胶黏，易阻气机，芳香之品既可辛散又可温化，梳理气机、温化阴寒浊邪，畅达中焦，恢复运化升降之功，因此可谓截断疗法之核心，常用佩兰、木香、砂仁、蔻仁、草果、石菖蒲、陈皮等，芳香温化，浊邪自除。同时多配合川芎、莪术等解毒祛瘀之品，使毒瘀浊邪得散，遏制浊环境的进一步发展，从而达到截断病势、延缓病程的作用。

（2）疏利三焦为纵，调燮脾胃为横："疏利三焦，治取中州"，是贾英杰恶性肿瘤辨治提纲挈领的原则。《中藏经》云："总领五脏六腑、营卫经络、内外左右上下之气也；三焦通，则内外左右上下皆通也，其于周身灌体，和内调外，荣左养右，导上宣下，莫大于此者也。"由此可见，三焦是气、血、津、液、精生发之所和运行通道，为纵。《灵枢·小针解》云："浊气在中者，言水谷皆入于胃，其精气上注于肺，浊溜于肠胃，言寒温不适，饮食不节，而病生于肠胃，故命曰浊气在中也。"《脾胃论》云："元气之充足，皆由脾胃之气无所伤，而后能滋养元气。"浊生中焦为浊之源，又中焦脾胃为三焦之枢，升降斡旋气机，为横。对体质尚佳者，祛邪亦是扶正，积之始成，正虚不甚，治当调三焦并以攻邪为主；对体质虚弱者，治疗当虚实兼顾，补虚为主，治取中州以调理脾胃为要。临证常选柴胡、莱菔子二药，柴胡为疏利三焦之要药，可通行祛邪、推陈致新，然虑其性升散，恐劫肝阴，故中病即止，不可久用重用；配莱菔子以降气导滞，升中有降，调燮中州以健脾和胃。临证不可一味单用或过用补虚之品致虚不受补、滋腻碍胃，要以脾胃升降有序、气机调畅为度。

（3）黜浊五法与培本三法

1）基于"癌浊"的病机概念，罢黜癌浊为关键，且强调攻邪祛浊而不伤正，立"黜浊五法"

①一法：芳香化浊，调燮中州。芳香化浊法尤其在围化疗期胃肠功能障碍治疗中可充分发挥主导作用。化疗前常用五味异功散加鸡内金、檀香、砂仁等以芳香化浊和胃消导；化疗后脾虚难化，食积不化，宜消胀除满、祛食积而行脾，常用大腹皮、山楂、神曲、鸡内金、砂仁、半夏等芳香醒脾、调燮中州，青蒿、竹茹和解枢机，芳香淡渗，三花饮（玫瑰花、代代花、佛手花）芳香行气、疏肝解郁、行气止痛。临证时应不忘调理气机，气机条达，气血运行通畅，则癌浊自除，多酌加乌药、枳实、大腹皮、佛手、木香等芳香理气之品，而苦寒药有败伤脾胃、助湿化浊之虞，不宜多用。

②二法：解毒清浊，消癥化积。用药时可遵"早用""重用""众用""专用"四个原则，罢黜癌浊当"药重于病"，以抑制其鸱张之势并防其内陷，常用天南星 - 铁包金、半枝莲 - 半边莲、郁金 - 姜黄等药对及猫爪草、白头翁、金银花、连翘、青蒿、虎杖等单味药。

③三法：化瘀散浊，畅达血脉。此法用药多辛苦而温，具有活血化瘀、温经散寒之功，用于瘀血凝结、气脉阻塞、寒浊稽留之证。临证治疗当寓温于通、寄散于补，痛有定处、瘀浊互结者，用血府逐瘀汤化裁以活血行气、散瘀止痛；久病气血耗伤加之经脉瘀阻者，合用三棱、莪术等化瘀软坚之品，以期养血和血、化瘀散浊。

④四法：通腑泄浊，疏利三焦。此法以肺癌应用居多，癌浊上壅于肺，肺与大肠相表里，肺失宣降便秘者多用宣白承气汤、麻子仁丸等以肃肺泄浊；癌浊中阻，肠燥便秘，腐秽难下者，多用增液汤达滋阴清热、润燥泄浊之功；癌浊夹湿，蕴结下焦，开阖失司，多选三仁汤合小承气汤达利湿泄浊之能。常配伍理气药，以促腑气通、阳明降、糟粕除，多用枳壳、厚朴、炒莱菔子等宽肠理气之品，综合癌浊轻重、大便溏结合正气强弱三方面斟酌大黄的用药时机与剂量。

⑤五法：淡渗利浊，畅达水源。此法用药多甘淡而平，具有利水消导、调摄二便、排浊渗毒之功。治水不忘调血行气，临证多用猪苓、茯苓或五皮饮加减配伍车前草、泽泻等淡渗之品以辨别清浊，或用当归芍药汤、桂枝茯苓丸、血府逐瘀汤等方配伍乌药、川芎等增渗利血浊之功、发逐邪涤水之效。

2）癌症患者"正虚"为本，故培植本元是基础，且要求扶正安元而不滋腻，立"培本三法"

①一法：补益气血，旺气磨积。正气旺则有力鼓动气血运行，推陈生新。临证重用生黄芪为君药扶助正气，初始量以 30g 为宜，后根据病情渐加，以知为度，剂量常增至 60~90g，最多可用至 150g。常以圣愈汤合黄芪生脉散为底方，补气的同时配合滋阴之品，既要化生有力，也要化生有源，以恢复脏腑功能。

②二法：健运脾胃，燮理中土。从中焦立法，常用茯苓、白术、薏苡仁、党参等益气健中；根据脾胃运化特点，寓通于补，常用木香、香附、厚朴、陈皮等调气运中、升清降浊，使气血得以化生输布。

③三法：滋补肝肾，阴阳相生。其要点有二：其一，须重视脾胃与肝肾同补，肾主藏精为先天之本，脾主运化为后天之源，先后天相互助益，必当深知先后天之关系。肾虚者，若邪气清浅，可予滋补肝肾之法，配伍调理脾胃之品。若邪气盛，补肾不如补脾，此时当从脾胃入手，五谷得后天脾胃之运化，可化生精微藏于肾中，营养周身。其二，提倡滋补肝肾以平补为主，谨守阴阳互根之理，力求增一分元阳，复一分真阴。常用生地黄、续断、杜仲、桑寄生等平和之品以补肝肾、填精血。

（三）药专力宏，把握遣方量效关系，凝练"黜浊培本"用药精华

1. 巧用大黄建奇功

大黄始载于《神农本草经》，列为攻下之品，实为将军之药，其可推陈致新，故名将军、川军。贾英杰认为"承气本为逐邪而设，非专为结粪而设"之论，认为瘀、痰、湿、浊、热、毒等有形、无形之邪均可随大黄之下，由魄门而去，此实乃张仲景"随其所得而攻之"思想的具体运用。

贾英杰参古创新，结合临床实践发现，肿瘤患者常具有癌浊等有形实邪相互搏结、互为依存的特点，而大黄能够开魄门、逐癌浊。大黄本为泻下通便药，但其功用远不止泻下一项，更兼有清热、凉血、解毒、逐瘀、荡浊等作用。然大黄虽功用甚广，但因其药性峻猛，常常为医家所畏，不能使之药尽其用。其在治疗肿瘤及其并发症、放化疗不良反应方面经验丰富，尤善活用大黄，根据患者不同症状、舌脉，灵活辨证，随症加减，有热者清其热、有瘀者逐其瘀、有毒者泻其毒、有浊者荡其浊，终使三焦畅达，气机宣通。

（1）开魄门，逐癌浊，不厌早：大黄善行气而入血分，唐容川在《血证论·吐血》中曰："大黄一味既是气药，又是血药，止血不留瘀，尤为妙药。"下瘀血汤即以大黄为君药，诸家本草俱称大黄可下瘀血，凡瘀血滞留之证皆可用之。热、毒等无形之邪，可随瘀、浊等有形之邪由魄门一扫而去，此实乃"随其所得而攻之"的具体运用。且运用大黄不厌其早，以防毒瘀鸱张，癌瘤无制。

逐癌浊亦有缓下和峻下之别，需根据癌浊的轻重、大便的溏结、正气的强弱综合考虑大黄的具体运用。①缓下：温病有"下不厌早"之说，若癌浊弥漫、大便微结或正常，且正虚不甚时，宜缓图之，在方中稍佐生大黄5g，取"缓下"之意，徐徐泻下癌浊，时时清理门户，防止毒瘀鸱张。久病癌浊入络，少量大黄可缓中搜络，防止癌浊蔓延、流窜。②峻下：若癌浊内盛，燥屎内结，则重剂大黄，直捣病所，急下以截断传变，可用至30~90g，以去菀陈莝，将癌浊、燥屎一并泻下，防止癌浊流窜而生他变。③生大黄和熟大黄并用：运用重剂大黄时，常生大黄、熟大黄同用以防伤胃之虞。魄门为驱逐癌浊之通道，大黄一味最能开魄门。

（2）醒脾胃，安五脏，补虚调气：正气亏虚是肿瘤发生发展的根本因素，诸医家力倡扶正之法。然瘀血不去，新血不生，补虚非但无益，恐更增壅遏之势。肿瘤患者经抗肿瘤治疗后，常脾胃呆滞。少量大黄可醒脾胃、通腑气、消谷气、安五脏、除腹胀、调

气血，常大黄一投，矢气一转，脾胃健运，三焦通利，确有立竿见影之效。脾胃为气血生化之源，脾胃健则气血得以化生，贾英杰临证常取大黄䗪虫丸"缓中补虚"之意，寓补于动之中，体现了"不补之中，有真补者存焉"。

2.重剂黄芪起沉疴

黄芪乃补气之圣药，"旺气莫过于黄芪，盖黄芪为补气诸药之长"，贾英杰认为重病还需重剂医，非重剂不足以撼重病，运用时大刀阔斧，游刃有余，每获良效。黄芪长于补虚，补而不滞。临证时贾英杰常以黄芪挂帅为君，鼓舞气血，培育本元，以30g投石问路，继则"渐加，以知为度"。贾英杰运用黄芪经验总结如下。

（1）癌因性疲乏：癌浊易阻碍气血运行，"正虚之处，便是留邪之所"，正气亏虚是癌因性疲乏的根本。患者常见一派气虚羸弱之象，尤其是接受放疗、化疗和手术的患者或者晚期患者，临床多表现为气短、乏力。受《血证论》"盖人身之气，生于脐下丹田气海之中。……蒸其水，使化为气"之启发，重视"阴中求阳"，在用重剂黄芪时，伍以生脉散、生地、石斛等养阴之属，使生气之源泉不绝，这也体现了贾英杰"黜浊培本"的学术思想。

（2）手足综合征：化疗致手足综合征的根本病机为"气虚血瘀"，化疗后药毒直中脾胃，脾胃一损，气虚血弱，营卫失和，运化失司，浊邪内生，浊滞血脉而为瘀，筋脉失于濡养导致肌肤麻木、感觉迟钝。基于以上病机，贾英杰选用黄芪桂枝五物汤和补阳还五汤加减，虽黄芪桂枝五物汤本为"血痹"而设，补阳还五汤本为"半身不遂"而设，然论病机则均属"气虚血瘀"，两方又均重用黄芪为君以甘温补气。在治疗手足综合征时，黄芪常用60~120g，再取黄芪桂枝五物汤调和营卫之法和补阳还五汤活血通络之妙，在大量补气药中佐以少量活血通脉和调和营卫之品，气旺则血行，活血而又不伤正，共奏补气活血通络之功。麻木经年不愈者，同时配合动物药，如全蝎、蜈蚣、蕲蛇之属，每每奏效。《素问·太阴阳明论篇》曰："四肢皆禀气于胃，而不得至经，必因于脾，乃得禀也。"中焦健运，气血生化有源，加之活血通脉之法，由是则四末得濡养，手足麻木可愈。

（3）化疗后顽固性口腔溃疡：本病与免疫功能低下密切相关，属中医学"口疮""狐蜜病"范畴。多为气阴两虚所致，治疗上分为发作期和缓解期，急性期标本兼治，双管齐下，常用黄芪30~60g、生地黄30g、黄连10g、莲子心12g益气养阴、托毒生肌兼清心火。缓解期治本为主，用黄芪、生地以益气养阴，配合健脾和胃之法以运中土，如此何虑溃疡再起。无论急性期还是缓解期均重用黄芪，生地以益气养阴，急性期兼清心火，缓解期健脾和胃。

（4）肿瘤术后创口久不愈合：贾英杰认为脱毒生肌、养血活血为治疗本病的要法。黄芪是传统疮药，善治"久败疮"，贾英杰常用黄芪60~90g托毒生肌为君，当归20g养血活血为臣。对于创口渗液清稀色白者，常配合完带汤，以健脾益气、升阳化浊。贾英杰指出口腔溃疡经年不愈和创口久不愈合，均是大气下陷的局部表现，贾英杰重用黄芪实则是取"补中益气汤"之意。

四、临证经验

（一）辨治肺癌：欲求南风，须开北牖

贾英杰强调肺癌的治疗当首辨虚实两端，实证阶段多见痰浊壅肺之证，常以千金苇茎汤合小陷胸汤为基础方，虚证阶段多见气阴两虚之证，常以黄芪生脉散为基础方。临证重视温病思维，参三焦辨证与卫气营血辨证之法，尤重治取中州，并善调燮气机之升降，灵活运用"欲求南风，须开北牖"之法，使腑气通，肺气宣。

验案举隅1：张某，男，64岁，2020年5月4日初诊。

主诉：间断咳喘半年余，加重伴周身乏力1个月。

现病史：2019年10月患者因咳喘查胸CT示：右肺门占位性病变，考虑肺癌可能性大。气管镜取病理示：鳞癌。患者无手术指征，于2019年11月至2020年2月行吉西他滨卡铂化疗4个周期，后因严重白细胞减少而停止。

刻下症：时感乏力，咳声重浊，痰白黏稠难咯，胸中痞塞，夜间作痛，脘腹胀闷不舒，纳呆食少，寐安，大便黏腻难解，三日一行，小便可，舌暗红、苔白腻，脉濡。

西医诊断：肺恶性肿瘤。

中医诊断：肺积。

中医辨证：三焦气滞，癌浊内阻。

治法：疏利三焦，黜浊培本。

处方：全瓜蒌30g，冬瓜子15g，郁金10g，姜黄10g，清半夏10g，陈皮10g，苦杏仁10g，葶苈子10g，厚朴20g，莱菔子20g，大黄10g，枳壳20g，鸡内金30g，砂仁6g，佩兰10g。

14剂，每日1剂，水煎分早、晚2次口服，未进行其他药物治疗。

二诊：患者胸中始觉舒，咳、喘、痰诸症好转，纳始馨，大便觉爽，唯感乏力懒言，腻苔较前已消大半。前方大黄改为5g，加生黄芪30g。14剂，服法同前。

三诊：患者胸中畅然，纳寐俱馨，仍稍感神疲乏力，舌淡红略暗，腻苔基本已去，二诊处方基础上去大黄、苦杏仁、佩兰、厚朴，生黄芪改为60g，加太子参10g、当归10g、川芎10g。续服14剂后乏力症状基本消失，无其他不适。

后患者继续服用中药汤剂并配合口服盐酸安罗替尼胶囊，每2个周期复查胸部CT，疗效评价为部分缓解，未出现高血压等不良反应，无明显不适症状。

按语：该患者化疗后药毒损伤脾胃，脾胃运化失常，癌浊丛生，阻于三焦，气机升降失调，气血运行不畅，故见上、中、下三焦郁滞之证，加之脾胃受损，气血化生无源，故见虚证。初诊方中苦杏仁、葶苈子、枳壳、厚朴、莱菔子宣降肺气、通行腑气，畅运三焦，配伍大黄荡下癌浊。方中平胃散合鸡内金、砂仁、佩兰，醒脾开胃、芳化癌浊，此方荡下癌浊与芳香化浊并行，旨在截断癌浊来路，并给癌浊去路。大黄配伍郁金、姜黄，通达气血，并使瘀血从魄门而出。二诊时患者胸中始觉舒，咳、喘、痰诸症

好转，纳始馨，大便爽，可见三焦气机已畅，故减大黄至5g，以徐徐清理余浊。患者唯感乏力懒言，考虑肺脾气虚，加生黄芪30g以培育本元。三诊时胸中畅然，纳寐俱馨，仍稍感神疲乏力，舌淡红略暗，腻苔基本已去，提示邪气已去，正气仍虚，去大黄、苦杏仁、佩兰、厚朴，生黄芪改为60g，加太子参10g、当归10g、川芎10g，以培土生金、阴中求阳。贾英杰运用黜浊培本法动态辨治该患者，初诊以疏利三焦、罢黜癌浊为主，二诊黜浊、培本并重，三诊以培育本元为主、罢黜癌浊为辅，攻补有度，病势向愈。

验案举隅2：王某，男，62岁。2021年6月5日初诊。

主诉：咳嗽2年加重1周。

现病史：患者于2019年6月主因"咳嗽数月未愈"就诊于天津市人民医院，查胸部CT提示右肺结节影，未进一步诊治。2020年10月初因"痰中带血"就诊于天津医科大学总医院，支气管镜取病理示：低分化鳞癌。后转至天津市肿瘤医院于2020年10月23日行右肺癌根治术。术后行TP（紫杉醇＋卡铂）方案化疗4个周期，并序贯局部放疗，末次化疗时间为2020年12月25日，末次放疗时间为2021年4月23日。

刻下症：神志清楚，咳嗽，咳黄稠痰，口干咽燥，牙龈肿痛，神疲懒言，倦怠乏力，纳差，大便干结，小便色黄，舌绛、苔黄厚、有裂纹，脉沉细数。

西医诊断：肺癌。

中医诊断：肺癌病。

中医辨证：热毒伤津，气阴两虚。

治法：通腑泄浊，泄热解毒。

处方：大黄30g，厚朴30g，枳壳10g，苏子15g，葶苈子15g，桑白皮15g，瓜蒌30g，郁金10g，姜黄10g，白花蛇舌草15g，预知子15g，杏仁15g，射干15g，浙贝母10g，前胡15g，炙麻黄10g。

7剂，水煎服，每日1剂，早晚各1次，嘱患者避寒热、调情志、节饮食。

二诊：患者诉咳嗽，牙龈肿痛基本缓解，咳痰减少，食欲缺乏，望舌红苔黄，切脉沉细无力。考虑患者中焦虚弱，不可攻伐太过，故将前方去厚朴、枳壳、炙麻黄，加入炒莱菔子15g、鸡内金15g。7剂，每日1剂。

三诊：患者诉症状去其大半，现症见四肢乏力，时有咳嗽，纳食欠佳，大便正常，舌红苔白，脉沉细。治以益气健脾，养阴润燥。改方药为：陈皮10g，半夏10g，莱菔子15g，枳壳10g，川芎10g，鸡内金15g，砂仁6g，香附10g，白芍10g，天花粉15g，麦冬15g。连服7剂后患者自觉甚好，效不更方，又服7剂。

四诊：患者诉纳食转佳，乏力明显改善，拟原方去莱菔子、枳壳、半夏、天花粉，加入黄芪30g、太子参15g、五味子10g、生地10g、玄参15g。

后复诊时以此方为基础临证加减，随访一般状态良好，未诉明显不适。

按语：本案患者所患为肺癌，西医病理诊断为右肺低分化鳞癌，因其放疗为热毒，故初诊时症见咳吐黄稠痰、牙龈肿痛、大便干结、小便色黄为热毒炽盛之象；口干咽燥、神疲懒言、倦怠乏力当属气阴两虚，贾英杰据"急则治标"理论，以通腑泄浊为主法，重用大黄，使病邪随大便而出，配合理气之品畅达气机，通腑作用加强。二诊时不适症状稍缓，舌苔由厚转薄，但此舌苔虽退，为邪之假退，法当续攻，一攻到底，故继用大黄。考虑患者体质较差，恐攻之太过，去其理气之品，使其攻伐之力减弱。三诊时患者舌色转浅，为毒浊、瘀浊渐解之佳兆，故加入健脾和胃之品，补其生化之源。四诊时患者毒热之邪已消，当以"缓则治本"，投补气滋阴润燥之品以益气养阴、扶正培本，后经用药，患者临床症状基本痊愈。

贾英杰认为中医所见肺癌以中晚期居多，邪气深藏下焦，故宜开宣疏利者十之二三，宜通降逐邪者十之七八，因此临证治疗多采用通腑泄浊法。吴鞠通云："逐邪者，随其性而宣泄之，就其近而引导之。"本案患者患病日久，放、化疗所致毒热与肠腑浊气相互胶着瘀滞，单纯宣肺化痰，虽可减轻症状，但难成釜底抽薪之势。大便干结不通时，咳喘症状加重，此类似《素问》"阳明之逆"。肺和大肠相表里，经脉循行相联系，倘热结大肠，里热壅盛，可致肺气不得宣肃，阳明腑气不降，其气上逆则咳喘，如治其根本，则当去其毒浊，故贾英杰采用上病下治，初诊时通腑泻浊以降肺气，使病邪随大便而走；复诊时通腑润肺润燥生津、补气培本。贾英杰在临床中发现肺癌患者毒瘀越重，便秘越常见，临床最应注重询问患者大便情况，凡便难者恒加大黄，使患者保持大便通畅，能明显提高疗效，但使用时要注意掌握攻邪分寸，此通腑之法用之得当，常能以四两拨千斤，临床如审证察机，效如桴鼓。

验案举隅3：张某，男，58岁，2021年11月18日初诊。

主诉：咳嗽伴咯血1年余，加重1周。

现病史：2020年7月因无明显诱因出现咳嗽、发热，查胸部CT提示：右肺上叶团片影，其内可见空洞，炎性病变？占位？纵隔内多发淋巴结。期间未予系统检查及治疗。后为进一步明确病情，2021年3月行病理穿刺，结果显示：肺腺癌。免疫组化：TTF-1（+），NapsinA（+），P40（-），CK5/6（-），Syn（-），CD56（-），Ki-67核抗原细胞阳性率＜10%。患者放弃行相关抗肿瘤治疗，自行口服中药汤剂。

刻下症：神清，精神可，咳嗽咳痰，痰量多色黄易咯出，伴咯血，血色鲜红，偶有发热，体温最高38℃，周身疼痛不适，右侧胸部尤甚，纳少，寐差，小便调，大便干结，舌红苔黄腻，脉弦数。

西医诊断：肺癌。

中医诊断：积病，肺癌。

中医辨证：痰浊阻肺，热伤肺络。

治法：凉血止血，黜浊培本。

处方：瓜蒌30g，炒冬瓜子30g，黄芩10g，浙贝母10g，白花蛇舌草30g，芦根30g，大黄20g，生薏苡仁15g，黄芪30g，蛇六谷15g，半夏10g，炒莱菔子30g，干鱼腥草15g，炒紫苏子10g，葶苈子10g，仙鹤草30g，金银花20g，佩兰15g。

21剂，每日1剂，水煎，分早、晚2次口服。

二诊：患者咳嗽较前减轻，咯吐黄痰量多，伴咯血，血色鲜红，胸部疼痛较前减轻，偶有发热，纳食少，夜寐欠安，小便可，大便干结难下，舌红苔黄腻，脉弦数。前方加茜草15g、炒枳壳30g。28剂，煎服法同前。

三诊：患者偶有咳嗽，咯吐黄痰较前减少，痰中偶有血丝，色鲜红，无胸痛，热势减退，纳尚可，夜寐安，二便调，舌红苔黄微腻，脉弦。前方去金银花，加川芎10g。28剂，煎服法同前。

四诊：患者咳嗽较前明显减轻，偶咯黄白痰，纳可，寐安，二便调，腻苔基本已除，脉弦。前方去黄芩、枳壳、川芎，加石见穿15g、铁包金15g、半枝莲15g、半边莲15g。28剂，煎服法同前。

后随访患者神清，精神可，无咳痰咯血，纳可，寐安，二便调。

按语： 本案患者58岁，形体壮实，平素嗜酒，既往无基础疾病史，因个人意愿，确诊后未行相关抗肿瘤治疗，以"咳嗽咯血"为主诉前来就诊。贾英杰认为，癌浊生于中焦，损伤脾胃升降之能，气机通调失常，上逆于肺，癌浊久踞肺内虚所，致肺通降之能失司，气血运行失常，故而出现咳嗽、咳痰、咯血等症状。治疗时见咳不止咳，而以宽胸散结，疏利气机为主要治则，旨在恢复肺肃降之能，中焦枢纽之功，气机得以通调，则陈气宿血可去，癌浊罢黜有路，优质气血得以化生。本病属上焦，癌浊毒邪阻于肺络，因患者形体壮实，正气尚足，故一派实证之象。其中，痰浊壅肺，以热化、燥化居多，故见发热，且热象偏高；肺朝百脉，主司宣降输布，宣降失司，气机不畅，故见咳嗽、咳痰剧烈，津液输布失常，与癌浊互结可见咯吐大量痰液；浊毒壅盛日久化热，损伤肺络，直陷营血，发为咯血、胸痛；癌浊凝痰，聚于中焦，困顿脾胃，可见纳少、食欲欠佳；癌浊聚于下焦，肺与大肠相表里，肺失输布，腑气不通，水液通调失常，肠道津亏，故见大便干结。舌红、苔黄腻、脉弦数等均是癌浊壅盛、火热蕴结之象。法当宽胸散结，黜浊培本，凉血止血。首诊方用小陷胸汤合千金苇茎汤为底方开宣逐邪，清上焦癌浊，配以金银花、鱼腥草等清营解毒，芦根清热生津，仙鹤草凉血止血，半夏止咳化痰，苏子、葶苈子、莱菔子清肺肃肺、分消走泄，配合生薏苡仁解毒散结，大黄祛瘀泄浊，佩兰芳香化浊，给邪以出路；黄芪益气固本，防癌浊之邪泛滥为患。上药合用，以达宽胸散结、清热凉血、解毒散结、黜浊培本之功。二诊时，患者咳嗽、发热、胸痛均较前有所缓解，但患者痰量仍较多，伴咯血、大便干结，且舌苔仍然黄腻，提示热邪浊毒仍盛，应继续守方微调，不可因上焦症状缓解而立刻停药更方，加茜草凉血止血，并加枳壳与前方大黄、炒莱菔子等增强疏利气机、通腑泄浊之效。三诊时热势减退，咳嗽减轻，咯痰、咯血量减少，纳食尚可，大便好转，腻苔转微，提示上焦入营血之邪渐除，腹气得通，去金银花，加川芎以散瘀化浊，助力化生优质气血。四诊时患者诸症较前明显缓解，痰色由黄转为黄白相间，咯血量明显减少，偶有血丝，提示浊毒已衰大半，继以清浊邪为主，故去黄芩、枳壳、川芎，加石见穿、铁包金各15g以止血镇痛、解毒黜浊，半枝莲、半边莲各15g以增强化瘀清浊之力。

验案举隅4：周某，男，68岁，2023年8月15日初诊。

主诉：喑哑2个月余，恶心呕吐1周。

现病史：患者2023年7月初因"喑哑近1个月"就诊于天津某三甲医院，查胸部CT示：左肺上叶尖后端恶性占位，纵隔淋巴结增大，转移？遂于天津市肿瘤医院气管镜取病理示：（左肺固有上叶尖段咬检）非小细胞癌，免疫组化结果支持腺癌，基因检测提示驱动基因阴性。2023年7月行化疗联合免疫治疗，药用培美曲塞+顺铂+信迪利单抗治疗2个周期，末次治疗时间为2023年8月1日。

刻下症：干咳有痰难咳出，恶心呕吐，皮肤瘙痒，起皮疹，纳差，寐欠安，大便2~3日一行，小便可。舌淡暗，少苔少津，脉沉弦略数。

西医诊断：肺癌。

中医诊断：积病，肺癌。

中医辨证：气虚血瘀证。

治法：益气养阴，黜浊化瘀。

处方：瓜蒌30g，冬瓜子30g，桑白皮15g，姜黄10g，炒紫苏子10g，葶苈子10g，射干6g，生黄芪90g，猫爪草15g，麸炒枳壳15g，党参15g，五味子6g，麦冬15g，当归20g，丁香10g，降香10g，芦根30g，锦灯笼10g。

14剂，日1剂，水煎温服，早晚各200ml。

二诊：患者纳尚可，恶心呕吐较前好转，皮肤瘙痒好转，寐欠安好转，大便一日一行/日，小便可。舌暗红，苔白，少津，脉沉弦细数。复查血常规示：白细胞2.06×10^9/L，血小板107×10^9/L，余未见异常。前方去桑白皮、葶苈子、射干、猫爪草、芦根、锦灯笼。14剂，煎服法同前。

三诊：患者音哑较前明显好转，皮肤红疹完全消失，偶有恶心，纳食尚可，大便日行2~3次，舌淡胖苔白，脉沉细。前方去丁香、降香，加太子参15g、苏子15g、茯苓15g、炒白术15g。14剂，煎服法同前。

四诊：患者乏力，胸闷不舒，咳嗽不著，纳可，寐安，二便调。舌淡暗有齿痕苔白，脉沉细。前方去射干、苏子、白术。加川芎20g、香附10g、槲寄生15g、续断15g。28剂，煎服法同前。

后定期随访，患者病情稳定，纳可、寐安、二便调。

按语：患者患肺恶性肿瘤，本属亏虚之体，经药毒（化疗、免疫治疗）损伤，正虚尤甚，此时不耐攻伐，总体治疗以"培本"为主，"黜浊"为辅。患者药毒伤中，脾胃受损，故见恶心呕吐；药毒浸淫肌表，可见皮肤瘙痒；药毒入体化热，久而炼液为痰，以致阴津不足，见干咳少痰；舌淡暗，少苔少津，脉沉弦略数，为一派阴虚之象。药毒、痰瘀杂糅，异化浊瘀阻遏，三焦气机不畅，属于肺癌虚实夹杂偏虚证阶段。故治以益气养阴，黜浊化瘀。方用消岩汤合生脉散加减。方中瓜蒌、冬瓜子、桑白皮，取意小陷胸汤以化痰宽胸散结，导浊而出；紫苏子、葶苈子以降气化痰；丁香、降香以降胃之逆气；黄芪、党参、五味子、麦冬、芦根以益气养阴，增润津液，兼顾肺胃，培土生金使生化有源；姜黄、当归活血消瘀而不伤正；射干、锦灯笼利咽解毒而治其喑哑；猫爪草化痰解毒消痈，现代药理具有明确抗肿瘤作用，枳壳增其理气之力，诸药合用，共奏益气养阴、黜浊化瘀之功。二诊时患者诸症好转，气血亏虚为本，气机逆乱为标，故去桑白皮、葶苈子、射干、猫爪草、芦根、锦灯笼等药。三诊时患者病情好转，需进一步培植后天之本，故增加茯苓、白术等健脾之品。四诊时患者喑哑完全好转，益气养血而治疗皮疹好转，此时需要"守方"，故酌加培植本元之石斛、槲寄生等品。综上，在肺癌化疗阶段，药毒攻伐，中土易受损，应治从健脾运中，药毒峻猛，耗伤正气，销蚀阴血，应治从健脾养血，同时正气虚损，陈气宿血截留于体内日久化瘀，应同时配以活血化瘀之品，以求黜浊生新。黜浊与治中相合，以助机体化生优质气血，以达"阴平阳秘"之期。

（二）辨治前列腺癌：守方微调，缓治图本

贾英杰长期致力于前列腺癌的研究，在治疗上提出"补肾不如补脾"和"守方微调，缓治图本"的治疗理念。

验案举隅 1：王某，男，64 岁，2020 年 2 月 25 日初诊。

主诉：乏力伴恶心呕吐 1 周。

现病史：2018 年 8 月 18 日患者主因"血尿"于天津市肿瘤医院查总前列腺特异性抗原（tPSA）18.46ng/ml，游离型前列腺特异性抗原（fPSA）2.13ng/ml，fPSA/tPSA 0.12。后行膀胱镜检查，膀胱内未见肿物，8 月 25 日查前列腺磁共振（MRI）平扫＋增强示：①前列腺右侧外周带异常信号结节，考虑前列腺癌。②前列腺增生。2016 年 9 月 1 日行机器人辅助腹腔镜下前列腺根治切除术＋盆腔淋巴结根治性切除术，术后病理示：前列腺腺泡腺癌，伴右叶导管内癌；Gleason 评分 9 分（预后分组 5）；肿瘤侵出前列腺腺叶，神经可见癌累及，可见脉管浸润。上下尿道断端及四周切缘均未见癌累及，双侧精囊腺未见癌累及，区域淋巴结未见癌转移。免疫组化：P504S（＋），P63（部分＋），34βe12（部分＋），PSA（＋），AR（＋），Syn（－），CD56（－）。术后口服比卡鲁胺＋注射亮丙瑞林以内分泌治疗。2019 年 5 月复查前列腺特异性抗原（PSA）0.6ng/ml，后行放疗 28 次，2019 年 7 月 25 日复查 PSA3.05ng/ml。2019 年 11 月 19 日复查 PSA 31.50ng/ml，2020 年 1 月于天津市肿瘤医院查发射型计算机断层扫描（ECT）示：左侧髂骨病变，查盆腔 MRI 示骨转移不除外，后行化疗 2 个周期。

刻下症：患者神清，精神弱，周身乏力，恶心、偶有呕吐，腰背部疼痛，纳呆，食后腹胀，夜寐差，小便频，大便溏，舌暗苔白腻，脉沉涩。

西医诊断：前列腺癌。

中医诊断：癃闭。

中医辨证：脾虚湿困。

治法：健脾利湿，化浊解毒。

处方：生黄芪 30g，补骨脂 15g，王不留行 15g，姜黄 10g，川芎 15g，清半夏 15g，厚朴 15g，乌药 10g，莱菔子 30g，延胡索 15g，白芍 15g，茯苓 15g，萹蓄 15g，砂仁 6g。

14 剂，每日 1 剂，早晚各服 1 次。

二诊：患者周身乏力减轻，恶心，食欲渐增，食后腹胀，小便频，大便溏，舌暗苔白腻，脉沉涩。前方改黄芪为 60g，加车前草 15g，继服 14 剂。

三诊：患者乏力较前减轻，偶有恶心，无呕吐，腰背部疼痛减轻，食后腹胀，小便频，大便溏，舌暗淡苔白腻，脉沉细涩。前方改黄芪为 90g，去莱菔子，继服 14 剂。

四诊：患者活动后乏力，腰背部疼痛较前减轻，进食后腹胀较前减轻，小便次数较前减少，大便软，舌暗淡苔白微腻，脉沉细涩。前方改黄芪为 60g，去厚朴，继服 14 剂。复查 PSA 25.33ng/ml。

五诊：活动后乏力，腰背部疼痛较前减轻，食后偶有腹胀，小便频较前减轻，大便软，舌暗淡苔白，脉沉细涩。加陈皮 15g、枳壳 10g、刺五加 15g，改茯苓为 15g，去乌药、萹蓄、砂仁，继服 14 剂。

六诊：患者神清，精神尚可，偶有乏力、腰背部疼痛，纳寐尚可，小便频较前减轻，大便软，舌暗淡，苔薄白，脉沉细涩。复查 PSA 12.48ng/ml，考虑患者诸症渐缓，继服前方。

按语：肾虚是前列腺癌发病的内在因素，邪毒外侵，侵袭人亏虚之处，发病之初，疾病隐匿，日久邪毒蕴结导致气机不畅，瘀血、痰浊等浊邪内生，内外合邪，浊毒胶结，最终发为前列腺癌。该患者经历手术、内分泌治疗、放疗后进一步损伤正气，而后化疗药物直中脾胃，脾胃虚弱，运化失司，湿邪内生，湿凝成浊，浊毒相合，呈癌浊内蕴之势。正气不足、脾胃虚弱则见乏力、纳呆，运化失司则见恶心呕吐、食后腹胀、小便频，气机不畅、气血不足则见腰背部疼痛，癌浊内蕴则见大便溏、舌暗苔白腻，脉沉涩。脾虚湿困、癌浊内蕴发为此病，治以健脾利湿、化浊解毒。二诊时患者正气渐复，改黄芪为 60g，加车前草以治疗小便频。三诊时患者气机得畅，继续扶正抗癌，加黄芪 90g，去莱菔子。四诊时患者正气得复，气机升降有司，改黄芪为 60g，去厚朴。五诊时患者气机升降有序，湿邪渐去，加陈皮 15g、枳壳 10g、刺五加 15g，改茯苓为 15g，去乌药、萹蓄、砂仁。六诊时患者诸症见缓，守方继服。

验案举隅 2：张某，73 岁，2020 年 11 月 26 日初诊。

主诉：发现前列腺占位 8 月余，伴乏力 1 周。

现病史：患者于 2020 年 3 月体检时发现 PSA 为 36.8ng/ml，后经穿刺确诊为前列腺癌，并于 2020 年 5 月 4 日行前列腺癌根治术，术后病理示腺癌，Gleason 评分为 7 分，病理分期：pT3bN0M0。术后规律行"比卡鲁胺片 1 片（每日 1 次）+ 醋酸戈舍瑞林缓释植入剂 3.6mg（每月 1 次）"内分泌治疗至今。

刻下症：乏力，烘热汗出，五心烦热，焦虑烦躁，抑郁，记忆力减退，偶有胸闷，纳可，寐差，小便频数，尿急，尿失禁，大便难、需用开塞露助便，舌暗红，苔白厚腻，脉弦细数。

西医诊断：前列腺癌。

中医诊断：积聚。

中医辨证：癌浊蕴结。

治法：滋肾益阴健脾，罢黜癌浊。

处方：黄芪60g，川芎15g，郁金10g，姜黄10g，白花蛇舌草30g，王不留行30g，清半夏10g，盐补骨脂15g，麸炒枳壳30g，炒莱菔子30g，大黄30g，浙贝母15g，淡竹叶15g，石韦15g，炒鸡内金15g，当归20g，芦荟3g，太子参15g，炒桃仁10g。14剂，水煎300ml，日1剂，早晚分服。

二诊：患者全身乏力好转，烘热汗出，纳可，寐差，尿失禁，仍需用开塞露助便，舌暗，苔白腻，脉细数。一诊方去清半夏，加决明子15g，黄芪改为90g，芦荟改为6g，太子参改为30g，14剂，煎服方法同前。

三诊：患者乏力明显好转，烘热汗出明显改善，仍寐差易醒，偶咳嗽咳痰，觉双手肿胀口黏，纳可，尿失禁有所改善，大便每日1~2次、成形，舌暗，苔白，脉数。二诊方去炒桃仁、浙贝母，王不留行、莱菔子均改为15g，加炒酸枣仁10g、制远志10g、百合15g，14剂，煎服方法同前。

四诊：患者诸症皆减，舌淡暗，苔薄白，脉数。效不更方，原方继服。

后定期复诊，随证加减用药，随访至2021年3月5日，复查PSA、睾酮均正常，未出现新发病灶，病情稳定。

按语：患者为老年男性，疾病分期为早期，故西医行手术和术后内分泌治疗。虽然手术和内分泌治疗损耗机体部分气血津液，但病期尚早，正气尚充，故中医治以培育本元兼罢黜癌浊。患者疲乏较甚，故黄芪用至60g以大补元气；烘热汗出明显乃津液亏损之象，故佐太子参以健脾生津；郁金、白花蛇舌草解毒抗癌黜浊；川芎、当归、桃仁养血活血、化瘀黜浊；"六腑以通为用"，大黄用至30g，并佐芦荟增强通便力度；大黄、枳壳、莱菔子三药配伍以行气通便、通调三焦气机；淡竹叶、石韦通利小便以止遗。方中大黄与黄芪配伍使用，甘苦并进，寒温并用，升降相因，攻补结合，体现黜浊与培本兼顾理念。

验案举隅3：患者，男，73岁，2019年5月30日初诊。

主诉：发现PSA升高2个月余，伴潮热汗出10日余。

现病史：患者于2019年3月12日体检查总前列腺特异性抗原（tPSA）：10.037ng/ml，游离前列腺特异性抗原（fPSA）：0.927ng/ml，2019年4月8日行穿刺活检示：前列腺腺癌，格里森（Gleason）评分：4+4=8分，免疫组化：P504S（+），34βE12（−），骨扫描检查示：胸骨、右侧锁骨，第8、11胸椎，第3~5腰椎骨质代谢异常，考虑骨转移可能性大。2019年4月19日开始行多西他赛化疗6个周期，并规律联合内分泌治疗"比卡鲁胺+醋酸戈舍瑞林缓释植入剂"，2019年5月30日复查tPSA 0.25ng/ml、fPSA 0.07ng/ml、血清睾酮（T）：15ng/dl。

刻下症：潮热汗出，活动后明显加重，五心烦热，易怒，纳欠佳，食欲减退，寐欠佳，易醒，尿频，夜尿每日 2 次，大便干，每日一行，舌暗红、苔白厚，脉弦数。《中老年男子睾酮部分缺乏症状自我测量表》（ISS）评分：39 分。

西医诊断：前列腺癌，中老年男子睾丸酮部分缺乏。

中医诊断：积聚。

中医辨证：肝郁肾虚兼血瘀。

治法：解郁安神，益肾调气，解毒化瘀黜浊。

处方：柴胡 10g，姜黄 15g，猫爪草 15g，清半夏 10g，麸炒枳壳 30g，姜厚朴 30g，炒莱菔子 30g，刺五加 10g，石韦 30g，淡竹叶 15g，黄柏 10g，炒鸡内金 15g，鸡血藤 15g，透骨草 15g，川芎 30g，大黄 10g，柏子仁 15g，合欢皮 15g。14 剂，水煎服，每日 1 剂，分早晚 2 次温服。

二诊：患者潮热汗出较前减轻，活动后加重，额后部汗出明显，纳欠佳，寐欠佳，易醒，小便调，大便质软，每日 2 行，舌暗红、苔白，脉弦数，ISS 评分：31 分。前方去大黄，加生地黄 30g、黄芪 30g，14 剂，煎服法同前。

三诊：患者时有潮热、汗出，较前减轻，纳欠佳，食欲不振，寐欠佳，易醒，二便调，舌红、苔薄白，脉弦滑，ISS 评分：28 分。前方去合欢皮、生地黄、半夏，加连翘 15g、旋覆花 10g、神曲 15g，生黄芪增至 60g，14 剂，煎服法同前。

四诊：患者偶有潮热，食欲好转，纳可，寐尚可，二便调，舌暗红、苔白，脉弦滑，ISS 评分：25 分。前方去旋覆花、神曲、竹叶、柏子仁，加丹参 6g、红花 10g，14 剂，煎服法同前。

后续患者规律随访，守方继服，病情平稳，未诉明显不适。

按语：本案为前列腺癌晚期患者，肾精虚衰，化疗、长期内分泌治疗耗损肝肾精血，水不涵木，肝疏泄失司，肝气郁滞，郁久致瘀。本病证属肝郁肾虚，肝郁症状为主，故以柴胡疏肝散加减，方中柴胡、清半夏、麸炒枳壳、川芎疏肝理气、豁浊气以还清，猫爪草、姜黄解毒清浊，大黄、厚朴、炒莱菔子轻下热结、消痞除满，石韦、淡竹叶、黄柏淡渗利浊、泻火滋阴，柏子仁、合欢皮养血止汗、安神解郁，鸡血藤、透骨草化瘀黜浊，全方重在解郁安神、益肾调气以培本，兼解毒清浊、活血化瘀以黜浊。二诊时患者大便质软，故去大黄减轻黜浊力度，宜加大培本力度，故加用生地黄、黄芪以补益肾阴、摄精补气。三诊时患者诸症改善，食欲不振较为明显，故去合欢皮、生地黄、半夏滋腻碍胃之品，加用连翘、旋覆花、神曲以行气和胃健脾，调畅中焦气机，重用黄芪以补气升阳、生津养血止汗，固护中焦脾胃而无敛邪之虞。四诊时患者食欲好转，余未诉明显不适，故加用丹参、红花以化瘀黜浊。黜浊培本贯彻治疗始终、灵活施用，取其良效。

（三）辨治胰腺癌：一清到底，荡除癌浊

胰腺癌是预后最差的恶性肿瘤之一，因其恶性程度极高，起病隐匿，进展迅速，生存时间短，被称为"癌中之王"。贾英杰强调胰腺癌多以本虚浊蕴、木郁土壅为核心病机，治疗常从肝脾入手，顾护脾胃，疏肝理气，运土达木。临证还总结出"湿浊"是胆胰疾病的第一病理要素，常易热化，结合"六腑以通为用"，提出治疗胰腺癌法当"清利"，一清到底，荡除癌浊。

验案举隅：张某，女，68岁，2021年11月1日初诊。

主诉：恶心呕吐1个月余，加重1周。

现病史：2021年9月无明显诱因出现胃脘部胀痛，未予重视，自行口服兰索拉唑1周后缓解。1个月前患者无明显诱因出现恶心，食入即吐。查上腹部彩超示：①胰腺尾部体积增大（考虑占位性病变，建议进一步检查）；②肝左叶多发低回声区（较大约1.8cm×1.1cm，占位待排？）。11月15日查上腹部增强CT示：①胰腺体尾部乏血供占位（边界不清，周围脂肪间隙模糊，病变与腹腔干、脾动脉分界不清，脾静脉未见显影），考虑胰腺癌；②肝内多发结节，腹腔内及腹膜后多发肿大淋巴结，考虑转移。行肿瘤组织穿刺取病理示：（胰腺肿瘤）导管腺癌，高—中分化，可见包绕、侵犯神经。患者拒绝行手术及放、化疗等抗肿瘤治疗。近1周恶心呕吐症状加重，遂来就诊。

刻下症：神清，精神弱，性情急躁，消瘦，目睛黄染，口干，气短，时有胸闷憋气，周身乏力，恶心呕吐，纳少，食欲欠佳，胃脘部胀痛，视觉模拟评分（VAS）2分，寐欠安，入睡困难，药物助眠，大便少，质干，小便黄，舌暗红、苔黄厚，脉弦数。

西医诊断：胰腺癌。

中医诊断：积聚病。

中医辨证：癌浊中阻，肝郁气逆。

治法：黜浊安中，疏肝降逆。

处方：柴胡10g，香附10g，陈皮10g，川芎30g，枳壳30g，郁金10g，姜黄10g，青蒿10g，黄芩10g，茵陈15g，佩兰15g，砂仁（后下）6g，大黄6g，白花蛇舌草30g，石见穿15g，车前草15g，茯苓15g，白术15g，鸡内金10g，生姜6g，半夏10g，生黄芪30g。14剂，每日1剂，水煎分早、晚2次口服，未行其他药物治疗。

二诊：患者恶心呕吐好转，纳食转馨，双目黄染渐轻，腻苔已去大半，大便转调，日1次，周身乏力未见明显缓解，寐欠安。前方减砂仁、鸡内金，黄芪改为60g，加当归15g、党参10g、白芍15g。28剂，每日1剂，煎服法同前。

三诊：患者双目无黄染，无恶心呕吐，苔转薄白，腻苔俱消，乏力渐缓解，寐转安，二便调。前方去大黄、枳壳、陈皮、香附，加熟地黄20g、生地黄20g。28剂，每日1剂，煎服法同前。

2022年1月10日电话随访，患者精神、纳食俱佳，无周身乏力，寐安，二便调。

按语：本案患者年近古稀，胰腑为患，横逆肝胆，胆汁外溢，肝失疏泄，化燥伤

阴，阴虚生热，蒸腾营阴，营热鸱张，久结生毒，故见性情急躁、目睛黄染、口苦口干；木旺乘土，土壅木滞，中土失运，气血发运，津失输布，癌浊内生，故见消瘦乏力、心悸失眠、舌红苔厚；木火刑金，升降失调，气机逆乱，则见胸闷气短、脘腹胀痛；气不行血，浊滞脉中，气郁血涩，则见疼痛不移；癌浊下注，煎熬阴液，兼夹热毒，水涸舟停，则见大便干结，脉弦数。首方投以柴胡疏肝散为基，意在达木荣肝，理气运中。方中配以佩兰、砂仁芳香化浊；黄芩、白花蛇舌草、石见穿解毒清浊；大黄通腑泄浊；车前草、茯苓淡渗利浊；青蒿、茵陈清透虚热、利胆退黄；黄芪、生姜、半夏、鸡内金醒脾运脾、和胃安中。全方共奏黜浊培本、荣木运土之功。二诊时患者诸症好转，提示癌浊嚣张气焰已得遏制，故加当归、党参、白芍以安抚营血，益气固中。三诊时患者癌浊渐去，正气尚虚，去理气通腑之品，以防伤阴之弊，加熟地黄、生地黄，二黄同用，补血生津，养血润燥，全方渐成圣愈汤以培本调中，扶正抗邪。如此五行圆容，六气调和，收效甚佳。

（四）辨治乳腺癌：调达气机，治取中州

乳腺癌是严重威胁女性健康的恶性肿瘤之一，其发病率位居女性恶性肿瘤的首位，被称为"粉红杀手"。乳房胀痛、乳房肿块、乳房皮肤异常、乳头溢液、乳头或乳晕异常等是乳腺癌的典型症状。随着医疗水平的不断提高，手术、放疗、化疗、内分泌治疗、靶向治疗等治疗方法和综合治疗策略的普及，乳腺癌已成为疗效最佳的实体肿瘤之一，死亡率逐渐下降。贾英杰认为乳腺癌术后调理是关键，此阶段也是中医药治疗的优势阶段。在动态辨治指导下，运用"调达气机，治取中州"之法，中医药可全程参与乳腺癌的治疗。

验案举隅： 患者，女，35岁，2020年10月10日初诊。

主诉：乏力1年，加重半个月。

现病史：患者于2019年6月查体发现右乳肿物，遂行钼靶检查示：右乳占位，考虑恶性肿瘤。2019年7月至2019年12月于天津市肿瘤医院行新辅助化疗，方案为AC-T，并于2020年1月行右乳全切术+淋巴结清扫，术后病理示：右乳腺"浸润性癌"，化疗反应Ⅱa，系线处皮肤（－）、乳头（－）、中下、中外、中内（－），区域淋巴结：腋尖0/6，肌间0/2，腋下0/10(4枚淋巴结内无纤维化，不除外转移癌成分化疗反应所致)，术后行放疗25次，末次放疗时间为2020年4月4日，内分泌治疗使用戈舍瑞林联合来曲唑至今。

刻下症：乏力、自汗，双手晨僵，双侧膝关节不适，纳可，寐欠安，偶有入睡困难，二便调，舌暗红、苔白，脉沉弦数。

西医诊断：乳房恶性肿瘤——浸润性乳腺癌。

中医诊断：虚劳。

中医辨证：气虚血瘀。

治法：益气养阴，理气活血。

处方：生黄芪 30g，川芎 15g，当归 10g，郁金 10g，姜黄 10g，浙贝母 10g，生地黄 15g，枳壳 20g，白芍 15g，红景天 15g，太子参 15g，麦冬 15g，五味子 10g，柏子仁 15g，猫爪草 15g，鸡内金 15g，橘叶 10g。7 剂，水煎服，每日 1 剂，早晚分服。服药后诸症大减，效不更方，上方随证加减继服。

二诊：患者乏力好转，盗汗，双手晨僵，关节不适，纳可，寐尚可，小便可，大便每日 2~3 次，舌红、苔薄白，脉沉弦略数。上方去生地黄、浙贝母，将枳壳改为 10g，黄芪改为 60g，加生白术 20g、茯苓 15g、知母 15g。

三诊：患者乏力减轻，汗多，双手晨僵，膝关节不适，纳可，寐安，二便调，舌红、苔白，脉沉细，上方去知母、当归，加山药 15g、柴胡 6g。

四诊：患者乏力、胃脘嘈杂不适、膝关节不适减轻，双手晨僵好转，二便调，舌暗红、苔白，脉沉细。上方去柴胡、红景天，调生白术为 30g，加木香 10g、党参 15g。

患者以此方为基础，后复诊时随证加减，坚持服药，病情稳定，未诉其他明显不适。

按语：患者经乳腺癌手术后，正气内虚，气血两亏，故以乏力症状为主。且患者自觉盗汗，此乃阴虚生内热，晨僵则提示患者气血运行不畅，故辨证属气虚血瘀证，治以益气养阴、理气活血。气虚以补气为主，故用生黄芪 30g 挂帅为君，以补气培本；气为血之帅，血为气之母，气能行血，故用川芎活血行气，补血而不滞，当归性润，补血和营，两药配伍共凑补血、活血、行气之功，且当归性润可防川芎性燥，而川芎行散之力可除当归滋腻之弊；郁金行气解郁、活血疏肝，姜黄活血行气、通经止痛，一寒一温配伍使用共奏活血化瘀、行气止痛之效；川芎、当归、郁金、姜黄为臣药，共奏活血化瘀之功。加生地黄、浙贝母以清热，枳壳、橘叶以理气，畅运中焦，使补而不热，补而不滞；白芍敛阴止汗，红景天补气养血，同时加入太子参、麦冬、五味子养阴益气，因唐宗海在《血证论》中言气、水本一家，补水可生气，太子参、麦冬、五味子滋阴之品可使补气之源不绝，配合黄芪更好地发挥补气作用，且养阴可治虚热，缓解盗汗症状；柏子仁养心安神，猫爪草软坚散结，鸡内金开胃同时避免猫爪草伤胃。二诊时，患者乏力好转，每日大便 2~3 次。故上方去生地黄、浙贝母，减少清凉之品，将枳壳改为 10g，减少理气之品以调大便。患者乏力症状减轻，且无助热伤阴之象，故黄芪加量为 60g 加大补气之力，同时加生白术 20g、茯苓 15g 补脾益气、淡渗利湿，知母 15g 以滋阴。三诊时，患者乏力减轻，汗出，双手晨僵，膝关节不适，纳可，寐安，二便调，舌红、苔白，脉沉细。上方去知母、当归，加山药 15g、柴胡 6g。四诊时患者乏力、胃脘嘈杂不适、膝关节不适减轻，双手晨僵好转。上方去柴胡、红景天，将生白术改为 30g，加木香 10g、党参 15g，加大补气健脾之力，使中焦健运，气机调达。

（五）辨治食管癌：祛瘀化浊，培元通络

食管癌为痰、气、瘀、毒胶结酿浊，壅塞成瘤为害。早期病势尚浅，正气尚存，病属气滞痰凝，当以理气化痰为要，达到截断来势、未病先防之功；后期及恶病质期癌瘤

深伏于络脉，整体属"本元亏虚"，局部"痰瘀互结，气机阻膈"，当明辨虚实，施以祛瘀化浊、培元通络等法，使邪去正安为度。

验案举隅： 王某，68岁，2022年11月24日初诊。

主诉：噎膈1年余。

现病史：患者2021年10月因进食不畅且有梗阻感就诊于天津市某医院，查胃镜示：食管癌。遂于2021年11月4日行食管癌切除术，术后病理示：腺癌。术后口服卡培他滨，停药时间2022年10月30日；于2022年8月24日、9月15日行特瑞普利单抗治疗；2022年10月11日复查PET-CT示：①符合"食管癌术后"改变，术区吻合口壁稍厚，代谢不高，建议随诊复查；右侧锁骨上窝、纵隔内吻合口前方及上气管两侧旁多发肿大淋巴结，代谢增高，考虑转移；两肺多发实性微小结节，部分代谢增高，考虑转移；纵隔内下气管两侧旁及右侧肺门稍大淋巴结，代谢增高，不除外转移，密切随诊；残胃旁混杂密度结节，代谢不高，考虑术后包裹性积液可能，建议随诊复查。②甲状腺右叶稍低密度结节，代谢增高，不除外恶性病变，建议结合超声，必要时穿刺活检。

刻下症：周身乏力，自汗，进食不畅，咳唾白痰，质黏稠，有梗阻感，寐安，二便调，舌暗红、苔白，脉沉弦。

西医诊断：食管恶性肿瘤。

中医诊断：噎膈。

中医辨证：痰凝气滞，瘀结阻膈。

治法：降气涤痰，化瘀宽中。

处方：瓜蒌15g，川芎20g，桑白皮15g，半夏15g，柴胡10g，丁香10g，白芍15g，旋覆花（包煎）10g，浙贝母15g，生薏苡仁15g，陈皮10g，代代花10g，生黄芪30g，鸡内金15g，降香10g，神曲15g。14剂，水煎服，日1剂，早晚分服。

二诊：患者乏力较前好转，自汗好转，时有口干，进食不畅好转，咳唾痰涎好转，寐安，二便调，舌暗红、苔白，脉沉弦。去降香、神曲，加党参15g、太子参15g。14剂，水煎服，日1剂，早晚分服。

三诊：患者诸症好转，寐安，二便调，舌淡红、苔白，脉沉细。倍黄芪60g。14剂，水煎服，日1剂，早晚分服。

后患者定期于我院门诊辨证调理，随访3个月，症状、体征稳定，未诉明显不适。

按语： 本案患者属噎膈，患者正气先虚，三焦代谢失常，不良嗜好长期刺激，癌浊内生，痰气交阻于食管，日久发为癌瘤。癌瘤耗正，加之药毒攻伐，使正气更虚，中州败馁，故见乏力、自汗等一派虚象。而进食梗噎、舌暗红、脉沉弦为内有瘀滞、痰气交阻之象，此时痰气阻于胸膈，邪气闭阻脉络，为癌浊已成之势。一诊用丁香、降香、旋覆花等行气通络之品，宽中降气，直达病所，以黄芪益气扶正。并取小陷胸汤清热化痰、宽胸散结之功；痰气得消，瘀血得去，元气得复。二诊时，考虑患者进食不畅减轻，阻隔得开，盖因黄芪补气固表，故自汗好转，然芳香攻伐之品，易伤阴血，另一方面，患者津液输布恢复，须补气阴、健脾胃之品以助化生优质气血，故予双参合用，以求扶正之功。祛痰与生血并用，养阴与调气同施。三诊时，患者诸症减轻，药证相合，效不更方，守方继服，以涤余邪。患者病虽属晚期，法当遵《卫生宝鉴》中"养正积自除"之意，但观患者属痰瘀胶结伏络之象，《血证论》言："瘀血不去，新血且无生机，况是干血不去，新血断无生机。"此时若妄投以补益之剂，有留滞痰瘀、壅遏邪气之弊，故初诊即用行气化痰之品，以开滞气、除痰浊、化瘀血。然毒根伏藏日久，非一时所能化也，故始终将调气化痰祛瘀法贯穿治疗始末，随证加减。在临证诊治过程中，应适时权衡攻补二法，攻邪而不伤正，补益而不留滞，方可收获良效。

参考文献

[1] 李小江. 贾英杰学术思想研究 [M]. 北京：中国协和医科大学出版社. 2023.

[2] 贾英杰，李小江. 肿瘤诊疗心得 [M]. 北京：人民卫生出版社. 2017.

[3] 王超然，肖贤，孔凡铭，等. 贾英杰运用"治血五法"论治恶性肿瘤经验 [J]. 现代中西医结合杂志，2023，32（13）：1811-1814，1819.

[4] 王晓群，廖冬颖，徐竞一，等. "黜浊培本"内涵及在恶性肿瘤辨治中的应用 [J]. 中医杂志，2023，64（6）：545-549.

[5] 吴敏，黄敏娜，刘云鹤，等. 贾英杰从三焦"黜浊培本"辨治肺癌经验 [J]. 中华中医药杂志，2023，38（2）：683-686.

[6] 王晓群，徐竞一，廖冬颖，等. "从浊论积"辨治恶性肿瘤学术思想 [J]. 中华中医药杂志，2024，39（2）：792-795.

[7] 王孟超，欧妍，王晓群，等. 贾英杰运用通腑泄浊法治疗恶性肿瘤经验 [J]. 中医杂志，2023，64（16）：1637-1640.

[8] 肖贤，王晓群，赵林林，等. 贾英杰运用黜浊五法论治肿瘤经验 [J]. 中医杂志，2022，63（1）：12-16.

[9] 王晓群，李玉婷，赵林林，等. 贾英杰"黜浊培本"治疗恶性肿瘤学术探讨 [J]. 中医杂志，2021，62（7）：568-571.

[10] 牟睿宇，李小江，贾英杰. 贾英杰治疗晚期前列腺癌经验 [J]. 中医杂志，2020，61（15）：1314-1317.

[11] 张莹，贾英杰，张潇潇. 贾英杰运用大黄治疗恶性肿瘤经验 [J]. 江西中医药，2020，51（6）：34-35.

[12] 邓仁芬，姚杨，李小江，等. 贾英杰"守方微调"治疗前列腺癌经验 [J]. 中医杂志，2019，60（20）：1724-1727.

[13] 陈倩倩，李小江，孔凡铭，等. 贾英杰论恶性肿瘤治疗中的五大关系 [J]. 中医杂志，2019，60（15）：1273-1276.

[14] 王晓群，王潇，田雨鑫，等. 贾英杰运用大黄治疗恶性肿瘤经验 [J]. 中医杂志，2019，60（12）：1018-1020.

［15］陈倩倩，李小江，孔凡铭，等．贾英杰调气运中法治疗恶性肿瘤经验［J］．中医杂志，2019，60（5）：373-375，390.

执笔者：孔凡铭　王晓群

整理者：李德杏

风湿免疫科

刘维

——首创"毒痹论"，扶正解毒治疗疑难病

一、名医简介

刘维，女，1962 年 10 月生，满族，天津市人，中共党员，医学博士，主任医师，教授，博士研究生导师。首批国家中医药领军人才——岐黄学者，国家卫生计生委突出贡献中青年专家，第六批全国老中医药专家学术经验继承工作指导老师，天津市名中医，天津市优秀科技工作者，天津市三八红旗手。

行政职务：天津中医药大学第一附属医院内科教研室主任、天津中医药大学第一附属医院内科第三党支部书记、风湿免疫科行政主任。

学术兼职：中国中西医结合学会风湿性疾病专业委员会主任委员，中国中药协会风湿免疫病药物研究专业委员会主任委员，中华中医药学会风湿病专业委员会副主任委员，世界中医药学会联合会中医药免疫专业委员会副会长，国家中医药管理局重点专科专病"燥痹"协作组组长，中华中医药学会内科分会常务委员，天津市中医药学会风湿病专业委员会主任委员，天津市中西医结合学会风湿免疫类疾病专业委员会主任委员，天津市医学会风湿病学分会副主任委员，中华中医药学会科学技术奖励评审专家，《中华中医药》《天津中医药》期刊编委等。

刘维 1985 年毕业于天津中医学院（现天津中医药大学）。5 年中医专业系统学习奠定了坚实的中医理论基础，毕业后于天津中医学院方剂教研室任教。1987 年考取硕士研究生，师从已故津沽名老中医王云翿教授，作为王老关门弟子，在应用"和解法"治疗内科疑难杂病及情志病方面尽得其传，硕士毕业后任天津中医学院第一附属医院内科医师。1993 年赴天津外国语学院（现天津外国语大学）进修英语，开拓国际视野。1996年于北京协和医院进修风湿免疫学基础与临床，学成归院后创立天津中医学院第一附属医院风湿科，作为学科带头人，带领其团队，逐渐将科室发展为国家中医药管理局重点学科、专科。2003 年考取博士研究生，师从中国工程院院士张伯礼教授，进一步学习科研思路方法及中医内科临证经验。2009 年评为国家中医药管理局全国优秀中医临床人才，师从国医大师路志正教授及石学敏院士，在从脾论治疑难病和风湿病、针灸治疗风湿病等方面颇得真传。在 30 余年的从医过程中，不断跟随名医前辈学习，经过大量临床实践、读书思考、科学研究，学术水平逐渐提高，最终提出以"毒痹论"为理论核心的中

医学术观点，成为一名优秀的中医及中西医结合临床和科研专家。经过近 30 年的努力，刘维所创立的天津中医药大学第一附属医院风湿免疫科，现有床位近 100 张，形成集临床、教学、科研、技术创新、指南制定于一体的大型中西医结合风湿病综合诊疗中心，处于全国同行业领先水平，在 2021、2022 年度《中医医院学科学术影响力评价研究报告》中均位列全国第二名。

刘维领衔国家重点研发计划，国家自然科学基金，"十五""十一五""十二五"攻关等国家级、省部级课题 30 余项。获得省部级以上奖励 10 余项，其中包括国家科技进步二等奖 1 项。发表包括 SCI 在内的学术论文数十篇；填补天津市新技术空白项目和申请发明专利多项。

主持制定《痛风中西医结合临床诊疗指南》《反应性关节炎中医临床诊疗指南》《成人斯蒂尔病中医临床诊疗指南》，以及未分化关节炎、狐蛊病（白塞病）、类风湿关节炎、系统性红斑狼疮等风湿病中医药标准化临床诊疗指南。

刘维入选全国老中医药专家学术经验继承工作指导老师、天津中医药大学博硕士研究生导师、首批"名医师带徒"导师；担任国家教育部中医内科学精品课程主讲教师，承担了天津中医药大学本科、七年制、硕士、博士、留学生的教学工作。所在团队的"中医内科学"获国家教育部线下一流课程，及 2022 年春夏学期智慧树网"双一流高校精品课程（专业课）"荣誉；学术经验成果汇编成专著、教材 30 余部，培养硕、博士研究生 100 余人，外籍硕士研究生、博士后 4 名。培养学术传承人多名。其作主编或副主编的代表性专著有《中医内科学·风湿分册》、《中西医结合临床风湿病学》、《中医风湿病学临床研究》、《风湿病中医临床诊疗手册·干燥综合征》、《中西医结合风湿免疫病学》、《养生名著选读》、《中医内科学》（"十二五"规划教材）、《中西医结合内科学》（"十二五"规划教材）、《中国风湿病图谱·类风湿关节炎分册》、《内科危重病中西医结合诊疗对策》等。

二、名医之路

（一）学医之肇始

刘维出生于天津市，幼时自身体质羸弱，经常服用中药，由此对疾病和药物的认识相对于同龄人更加深刻，因为中医药独特的疗效，也逐渐对中医产生了浓厚兴趣。年少时，她目睹多位亲人在中壮年时期相继离世，深刻地体会着那种疾病缠身却束手无策的无力感，这也加强了她学医的决心。也正是因为从小坚定的学医信念，所以在医学道路上无论遇到多大的挫折，她都从未产生过放弃的想法。

（二）初识风湿病

刘维从天津中医学院毕业后留校任教，在方剂教研室工作。后报考了天津中医学院第一附属医院王云翮教授的研究生，毕业后留在附属医院内科工作，看到了大量的内科杂病患者通过中医治疗取得了很好的疗效，从而树立了她对中医的坚定信念，对今后的成长至关重要。

真正让刘维对风湿病产生触动的是在临床中接触到了几位系统性红斑狼疮患者，她们都非常年轻漂亮，但因疾病进展非常迅速，中西医药物治疗效果并不理想，最后离世。刘维开始积极查阅和学习风湿病的相关中外资料，在这个过程中深感英文方面的欠缺，于是又在1993年赴天津外国语学院进修1年。这也为今后中西医结合之路奠定了基础。

（三）进修学习

20世纪90年代，在医院和科室的大力支持下，刘维被选派到北京协和医院学习风湿免疫病学。结业归院后，主持成立了天津中医学院第一附属医院风湿科并担任科主任，由此开启了风湿病的中西医结合之路。

为了在学术道路上精益求精，刘维在2003年考取了张伯礼院士的博士研究生。跟师期间不仅提高了内科临床业务能力，更是在中西医科研思路与方法方面得到显著提高。后来刘维在编著第一本专著《中西医结合风湿免疫病学》时，张院士百忙之中逐字逐句批改，不仅让她在学术上受益匪浅，也被张院士的治学精神深深感染。后来在国家中医药管理局"全国优秀中医临床人才"研修项目中，刘维师从国医大师石学敏院士，丰富了针灸治疗风湿病的学术体会；同时师从国医大师路志正教授，每周定期去北京广安门医院跟诊，在从脾论治疑难病和风湿病方面收获颇丰。

（四）提出"毒痹论"

"痹"泛指病邪闭阻，气血不利，或脏器不宣所导致的各种病证。传统治痹多从风寒湿论治，临床效果因人而异。刘维在多年临证中发现风寒湿等仅为痹病诱因，而随着社会环境与生活方式的改变，痹病反复发作、难以根治，其核心病机应责之于毒。毒邪致病具有暴烈、迁延、复杂多变、内伤脏腑等特点。风湿病中医治疗的核心便是从毒论治，中西医并重。从而21世纪初刘维在全国率先提出"毒痹论"，相关论文在《中国中医基础医学杂志》发表。

"毒痹论"丰富了风湿病的理论体系，是中西医结合治疗风湿病的核心理念。同时从毒论治风湿病使得临床治疗效果显著提升，也得到了业界认可。在"毒痹"理论的基础上，进一步在临床上扩展、延伸、应用，建立"病证结合"治疗风湿病的临床方法。形成一整套系统的、可重复的方法体系，对于临床具有实际意义。此外，刘维又提出了"扶正解毒法"治疗系统性红斑狼疮，采用中药汤药联合西药免疫抑制剂，取得了十分显著的疗效，并显著减少了不良反应，充分发挥了中西医结合增效减毒的特色优势，其相关成果获得国家及省部级等多项奖励。

（五）制定风湿病指南

从提出"毒痹论"的中医治疗新思路，到建立"病证结合"的风湿病诊疗新体系，刘维在临床上和科研上取得了很大的成果。之后又进行制定指南的工作，对成果进行大范围的推广，让更多的患者得到更好的救治。

针对"中西医结合从毒论治风湿病"这一方向，刘维先后申请了国家自然科学基金面上项目、国家科技支撑计划立项课题、国家科技支撑计划重大疑难疾病中医防治项目等多项课题，完成科技成果鉴定4项，填补天津市新技术空白项目7项，获得包括国家科技进步二等奖在内的多项科研奖励。完成了科技部"十五"攻关项目"类风湿关节炎治疗方案研究"，系统地进行了类风湿关节炎中医证候、中医辨证论治及疗效评价的规范化研究，制定了中医证候诊断、中医证候分级量化标准、中医疗效评价标准，初步建立了中医痹证（类风湿关节炎）病名的定义、诊断、疗效判断标准、证候及辨证的模式。并承担了天津市科技攻关计划重大科技项目"内科疾病单元疗法构建及基础研究–干燥综合征单元疗法构建及基础研究"，初步形成干燥综合征（燥痹）定义、诊断、疗效判断标准、证候及辨证的规范。在反复的临床探索、系统的证据检索、证据质量及等级评价，综合全国各地全家建议的基础上，完成了"十指标中医诊疗评价体系"的创立（以类风湿关节炎为范例），并完成了干燥综合征、反应性关节炎、成人斯蒂尔病、未分化关节炎等疾病的"中医标准化研究及临床诊疗方案"、从毒论治风湿病的"减毒增效临床方案"（以扶正解毒法论治系统性红斑狼疮为范例），均为中医的临床应用提供了规范化的指导。带领学术团队完成反应性关节炎、成人斯蒂尔病、免疫系统紊乱等疾病的国家中医药管理局中医药标准、中医药"治未病"诊疗标准制定工作。作为负责人完成了类风湿关节炎、系统性红斑狼疮中医标准化诊疗方案、临床路径的制定修订工作，推动了中医、中西医结合医学国际标准化的进程。

在上述科研成果、临床路径、诊疗方案等工作基础上，逐步进行中西医结合治疗风湿病的标准建立，刘维已主持完成《痛风及高尿酸血症中西医结合诊疗指南》《狐蜮病中医药标准化临床诊疗指南》《中医内科临床诊疗指南——成人斯蒂尔病》《中医内科临床诊疗指南——反应性关节炎》《中医治未病实践指南——未分化关节炎》《青藤碱治疗类风湿关节炎临床用药指南》《燥痹（干燥综合征）中医诊疗方案》等。

此外，刘维还参与完成《类风湿关节炎病证结合诊疗指南》《骨关节炎病证结合诊疗指南》《高尿酸血症和痛风病症结合诊疗指南》《系统性红斑狼疮中西医结合诊疗指南》《强直性脊柱炎中西医结合诊疗指南》等。制定指南为中西医结合规范化治疗风湿病建立了标准，对临床工作具有重要的指导意义。

（六）医学科普

在制定和推广专业指南的同时，刘维非常重视受众更广的科普工作，每年都会在百忙之中抽出大量的时间和精力投身于科普工作。她曾说："在医学层面上，科普工作可以提高民众对疾病的认知，从而对疾病可以早发现、早治疗，避免复发。也可以使临床医生掌握最新、最有效的治疗手段从而更好地为患者服务。"

刘维作为天津市风湿病中西医结合科普教育基地负责人、天津市健康教育巡回专家，主持2022年天津市科学技术普及重大项目1项："从毒论治"痛风及其重要并发症的临床应用及作用机制研究重大科技成果科普化项目。以"天津市风湿病中西医结合科普教育基地"为依托，建立科普团队，开办"刘维话健康"视频号及抖音号，开办"刘维患友之家"公众号。

刘维带领团队每年定期在天津电视台、安徽卫视等媒体，通过《百医百顺》《健康直播间》《大医说》《健康大问诊》等栏目进行科普教育活动。同时还在喜马拉雅开办科普栏目；在《健康报》《每日新报》《天津日报》等传统纸质媒体发表多篇科普文章；通过开办"健康大讲堂""学者论坛"定期在院内分别对患者和医学生进行医学知识科普。

她带领学会委员单位及团队连续20年于每年WHO世界关节炎日举行大型健康科普活动；连续5年在"4·20痛风日"进行痛风及高尿酸血症科普活动，目前已形成系列。连续20年在天津电视台进行电视节目科普。每年利用主题党日深入社区、郊县、河北周边地区进行多次科普活动；从天津出发深入云南省宁蒗县等边远地区，进行义诊、科普宣传系列活动。

（七）投身抗疫

天津奥密克戎新冠肺炎疫情发生后，刘维主动参加了天津防治新冠肺炎中医专家组，在张伯礼院士的指导下，对新冠肺炎患者进行视频会诊，发挥中医药在抗疫中的特色优势。

新冠肺炎属于中医"瘟疫"范畴，基本病机为疫毒外侵，肺经受邪，正气亏虚。病理性质主要是湿、热、毒、虚、瘀。以解热毒、化湿毒、祛瘀毒为治疗核心。西医学认为免疫系统是新冠发病过程中的重要一环。中医药在治疗新冠肺炎的着眼点是调整人体阴阳失衡，激发和恢复人体本来就有的免疫力以清除病毒，也就是扶正祛邪。

在抗疫过程中，张伯礼院士带领全市中医专家组成员，逐一讨论奥密克戎新冠肺炎患者的病情演变特点，分析其中医证候特征。期间，刘维作为执笔人撰写学术论文《境外输入新冠病毒奥密克戎变异株感染患者的中医证候特征》并正式发表，为天津市中医药防控奥密克戎新冠肺炎贡献自己的力量。

三、学术理论精粹——毒痹论

（一）"毒痹论"产生背景

《黄帝内经》中就将"毒"作为一种"强烈的致病因素"进行阐述。如《素问·征四失论篇》曰："诊病不问其始，忧患饮食之失节，起居之过度，或伤于毒……何病能中。"《素问·五常政大论篇》曰："少阳在泉，寒毒不生……阳明在泉，湿毒不生……太阳在泉，热毒不生……厥阴在泉，清毒不生……太阴在泉，燥毒不生。"《素问·五常政大论篇》王冰注云："夫毒者，皆五行标盛暴烈之气所为也。"

"痹"最早出现在长沙马王堆汉墓出土帛书中，《足臂十一脉灸经》中有"疾痹"的记载。《素问·痹论篇》提出"风寒湿三气杂至，合而为痹也"。外邪入侵在古代作为痹病发病的一个重要原因。

随着社会变迁,"古今异轨"导致痹病发病复杂化,病情反复难愈。其一,气候变暖,社会进步,人民生活水平提高,取暖改善,风寒之邪避之有方,而夏季使用空调导致空气流通不畅,感受湿热毒邪者增多,为其外因;其二,饮食结构改变,膏粱厚味致湿热浊毒内生,且现代社会竞争激烈,忧郁焦虑导致气机郁结,阻滞脉络,瘀毒乃生,为其内因;其三,更有各种环境毒邪,如大气、水源污染,农药、化肥、房屋装修、电磁辐射、噪声等理化毒素刺激或由病毒微生物诱发痹病者大有上升趋势,可视之为不内外因。痹之发病,多因外邪引动内邪,合而为病。根据多年临证,刘维逐渐体会到当今痹病之所以缠绵不愈,反复发作,难以根治,终因一个"毒"字作祟,因此提出"毒痹论"。

(二)毒痹相关概念阐释

何谓毒?《康熙字典》云:"恶也。一曰害也。"《说文解字》释:"毒,厚也。害人之草,往往而生。"段玉裁在《说文解字注》中云:"往往犹历历也。其生蕃多,则其害尤厚。"引申意为聚集、偏盛,即邪气的聚集、偏亢可成毒邪,危害人体。尤在泾在《金匮要略心典》中曰:"毒者,邪气蕴蓄不解之谓。"据上述之论,凡风、寒、暑、湿、燥、火,亦或瘀血、痰浊等邪蕴结难解或致病暴烈者皆可谓之"毒"。毒邪侵淫人体,造成诸多危害,导致脏腑、经络、营卫、气血之间关系失常,引起人体阴阳失衡,诸病蜂起。毒邪致病具有暴烈、迁延、复杂多变、内伤脏腑等特点。因此,"毒"可泛指对机体生理功能有不良影响的物质,有外来之毒和内生之毒:外来之毒如细菌、病毒、各种污染等;内生之毒系机体新陈代谢中产生的废物堆积、停滞,久积不去,所滋生之物。

何谓痹病?"痹病"病名,首见于《扁鹊心书·痹病》。痹病按病因可分为风痹、寒痹、湿痹、热痹;按病变部位,可分为五体痹(皮痹、肌痹、脉痹、筋痹、骨痹)和五脏痹(肺痹、心痹、肝痹、肾痹、脾痹),历代医家对此阐述丰富。"痹"泛指病邪闭阻,气血不利,或脏器不宣所导致的各种病证。历代文献或称痹病,或称痹证(症),其基本概念是相同的,近年来趋向称为痹病,西医学中的风湿病与之基本相符。《中藏经·论痹》云:"痹者闭也,五脏六腑感于邪气,乱于真气,闭而不仁,故曰痹也。"指因正气虚弱,卫外不固,触冒风、寒、湿、热等邪气,日久内生痰浊、瘀血、毒热,正邪相搏,纷乱失衡使经络、肌肤、血脉、筋骨,甚至脏腑的气血痹阻,失于濡养,而出现肢体疼痛、肿胀、酸楚、麻木、重着、变形、僵直及活动受限等症状,甚则累及脏腑的一类疾病。其特点为病势缠绵,迁延难愈。

《素问·痹论篇》有"风寒湿三气杂至,合而为痹也""所谓痹者,各以其时重感于风寒湿之气"之论,历代医家治痹亦多从风、寒、湿论。刘维基于多年临证中对毒、痹二者之探究,发现风、寒、湿等仅为痹病诱因,而随着社会环境与生活方式的改变,痹病反复发作、难以根治,其核心病机应责之于毒,其中包括风毒、湿毒、热毒、寒毒、浊毒、瘀毒、痰毒等,诸毒交错为患令病情复杂多变,直至深入骨髓,侵犯脏腑,形于肢节。

（三）痹病病因从毒论

回溯痹病相关论著，虽"风寒湿为痹病病因"这一经典理论影响甚广，然仍有医家对其病因提出了许多独到的见解，邪毒致痹即其中之一。《中藏经·论脚弱状候不同》便有关于毒邪致痹的描述："风寒暑湿邪毒之气，从外而入于脚膝，渐传于内者，则名脚气也。"所言脚气虽由感受风寒暑湿引起，但渐传于内，人体自身正气不能驱逐的毒邪才是实质的致病因素。

"人生本天亲地，即秉天地之五运六气以生五脏六腑"（《本草问答·卷上》），正常时风寒暑湿燥火并不会对人体造成损伤。而风寒暑湿如何成毒而致痹？孙思邈在《备急千金要方·论风毒状第一》中云："论得之所由，凡四时之中，皆不得久立久坐湿冷之地，亦不得因酒醉汗出，脱衣、靴、袜，当风取凉，皆成脚气。""凡常之日，忽然暴热，人皆不能忍得者，当于此时必不得顿取于寒以快意也，卒有暴寒复不得受之，皆生病也。"又云："世有勤功力学之士，一心注意于事，久坐行立于湿地，不时动转，冷风来击，入于经络，不觉成病也。"简言之，长期处于湿冷之处，或骤冷骤热，均可致风寒暑湿热蕴结人体成毒致痹。今人常以空调取凉，或暴热下顿取于寒，或久处湿冷环境，风寒湿热渐积体内，形成风毒、湿毒、寒毒、热毒等阻滞经络。故毒为痹病发生之外因。

《中藏经·论脚弱状候不同》最早论及人体因内伤七情而产生邪毒之气，故而为痹，曰："喜怒忧思、寒热邪毒之气，流入肢节，或注于脚膝，其状类诸风、历节、偏枯、痈肿之证。"现代社会竞争激烈，忧郁焦虑纷繁困扰，导致气机郁结，阻滞脉络，瘀毒乃生，此为痹病内因之一。

不良的膳食结构导致人体阴阳失衡，毒邪内生。《外台秘要·卷第十一·叙菜等二十二件》曰"酒有热毒""醋咸并伤筋骨"，今人饮食失当，阴阳不平，膏粱厚味等致湿热浊毒内生，亦为痹病发生不可忽视的内因。

此外，更有各种环境毒邪，如大气、水源污染，农药、化肥、房屋装修、噪声、电磁辐射等理化毒素，因其刺激诱发痹病者逐年增多，此亦致痹之重要病因。

而临证所见痹病，多因外邪引动内邪，内外因合邪，蕴毒为痹。

（四）痹病病机从毒论

《素问·刺法论篇》云："正气存内，邪不可干。"《素问·评热病论篇》曰："邪之所凑，其气必虚。"《医学心悟·痹（鹤膝风）》认为，痹病由"三阴本亏，恶邪袭于经络"所致。人体正气不足，营卫失调，风寒湿热毒邪由此乘虚侵袭，合而为痹。《外台秘要·卷十三·白虎方五首》云："白虎病者，大都是风寒暑湿之毒，因虚所致，将摄失理，受此风邪，经脉结滞，血气不行，蓄于骨节之间。"巢元方在《诸病源候论·脚气疼不仁候》中认为痹病由"风湿毒气与血气相搏，正气与邪气交击"而致。邪壅经络，邪不得散，血不得行，津不得布，津血停留，化生痰浊瘀血，阻滞关节，不通则痛。日久痰浊、瘀浊相互搏结，蕴结成毒，浊毒流注全身，导致恶性循环。毒邪传变可由皮肤深入肌肉、血脉、筋骨，也可由表入里，还可以在脏腑间传变。

毒邪顽劣难驯，或致病迅猛、传变快速，或病势绵延、羁留消灼。故毒邪致痹反复发作，有突然发病，病势重、病程长者；亦有病情阶段性缓解，而余毒未尽，蛰伏体内，伺外邪杂至或正气虚弱则毒邪复炽，陈疴再犯。尤其久病入络之毒，颇难搜剔，为患更甚。如《中藏经·论脚弱状候不同》所述"从外入足，入脏""本从微起，渐成巨候，流入脏腑，伤于四肢、头项、腹背"。毒邪传变可自皮肤至肌肉、血脉、筋骨，久之遍及头项、腹背、四肢；可由表入里，由经络入脏腑，并可在脏腑间传变，即"内舍其合也"。可见毒邪正是痹病如此复杂难愈之病机关键。

（五）痹病临床表现从毒论

痹病主要临床表现为肢体疼痛、肿胀、酸楚、麻木、重着、变形、僵直及活动受限等，甚则累及脏腑。对于疼痛、麻木，《诸病源候论·卷十三·脚气疼不仁候》曰："风湿毒气与血气相搏，正气与邪气交击，而正气不宣散，故疼痛，邪在肤腠，血气则涩，涩则皮肤厚，搔之如隔衣不觉知，是名为痹不仁也。"而痹病常见之肿胀，《诸病源候论·诸肿候》释之："肿之生也，皆由风邪寒热毒气，客于经络，使血涩不通，壅结皆成肿也。"《证治汇补·卷之三·体外门》亦云："结阳肢肿，大便秘结者，热毒流注也。"

痹病患者常见的发热、斑疹，更与毒难脱干系，正如《诸病源候论·患斑毒病候》所言："斑毒之病，是热气入胃，而胃主肌肉，其热夹毒，蕴积于胃，毒气熏发于肌肉。"

各种常见结节，古籍描述为风痰，《痰疬法门·痰总论》曰："风痰者，风湿之毒，伏于经络，先寒后热，结核浮肿。"

痹病亦常见眼证，如眼睑红肿、赤眼生翳等，《诸病源候论·时气毒攻眼候》曰："肝开窍于目，肝气虚，热毒乘虚上冲于目，故目赤痛，重者生疮翳、白膜、息肉。"此为从毒解析痹病之具体临床表现。

若视整体而言，如《金匮翼·风缓》所述："风寒湿毒，与气血相搏，筋骨缓弱，四肢酸疼痒痹。"李用粹在《证治汇补·卷之三·体外门》中曰："凡流走不定，久则变成风毒，痛入骨髓，不移其处。或痛处肿热，或浑身壮热。"沈金鳌在《杂病源流犀烛·诸痹源流》中则提出："或由风毒攻注皮肤骨髓之间，痛无定所，午静夜剧，筋脉拘挛，屈伸不得，则必解结疏坚，宜定痛散。或由痰注百节，痛无一定，久乃变成风毒，沦骨入髓，反致不移其处。"亦可将痹病临床症状从阳毒、阴毒分论，如《诸病源候论·时气阴阳毒候》所言："若病身重腰脊痛，烦闷，面赤斑出，咽喉痛，或下利狂走，此为阳毒。若身重背强，短气呕逆，唇青面黑，四肢逆冷，为阴毒。"痹病蝶疮者，如《金匮要略·百合狐蜮阴阳毒病脉证治第三》言："阳毒之为病，面赤斑斑如锦纹，咽喉痛、唾脓血""阴毒之为病，面目青，身痛如被杖，咽喉痛"。

综上，毒之于痹病其临床表现可谓密切相关。痹病初起，风寒湿热或痰浊瘀血阻滞经络关节，症见关节肌肉疼痛、肿胀、重着、酸楚、麻木。日久正气更虚，湿浊瘀血相互搏结，蕴结成毒，浊毒流注筋骨、走窜经脉，深入骨骱，可见筋脉拘挛、血脉滞涩、骨节疼痛。毒邪深重则真骨侵蚀，关节僵硬，屈伸不利，活动受限。毒入血脉，凝结而成痰核、结节、痈疽等，即"脾肺风毒，攻注皮肤，瘙痒，手足生疮，及遍身瘖瘰，发赤黑靥子"（《金匮翼·风瘙痒》）。毒易伤正败体，导致身热，骨节蹉跌，血脉受累或毒伤脏腑，故而有"风毒入人五内，短气，心下烦热，手足烦疼，四肢不举，皮肉不仁，口噤不能言"（《备急千金要方·论风毒状》）、"脚弱，举体痹不仁，热毒气入脏，胸中满塞不通，食即呕吐"（《备急千金要方·论风毒状》）等内脏受累之症，更有甚者出现"心下急，气喘不停，或自汗数出，或乍寒乍热，其脉促短而数，呕吐不止者，皆死"（《备急千金要方·论风毒状》）等危重症状。故曰，导致痹病患者躯体残疾、寿命缩短之关键为"毒侵骨髓，毒蚀五脏"。

（六）痹病治疗从毒论

从毒治痹之方实非鲜见。《金匮要略》即以升麻鳖甲汤治疗毒蕴血脉之阴阳毒证，其方重用《神农本草经》称"主解百毒"之升麻以透邪解毒，更用鳖甲行血散瘀并引药入阴分以搜毒。《备急千金要方》犀角汤亦属其中典型，以治热毒流入四肢，历节肿痛。后世因此方发蒙解缚而立清热解毒治法，代表方为犀角地黄汤。此外，《备急千金要方·论风毒状》载大鳖甲汤："治脚弱风毒，挛痹气上，及伤寒恶风，温毒，山水瘴气，热毒，四肢痹弱。"《备急千金要方·论杂风状》载大八风汤："主毒风顽痹弹曳，手脚不遂，身体偏枯，或毒弱不任，或风入五脏，恍恍惚惚，多语善忘，有时恐怖，或肢节疼痛，头眩烦闷，或腰脊强直不得俯仰，腹满不食，咳嗽，或始遇病时卒倒闷绝，即不能语，使失喑，半身不随不仁沉重，皆由体虚，恃少不避风冷所致。"皆倡从毒论治痹病。明清以降，从毒治痹之方益增，如《普济方》卷十五所载海桐皮散、酸枣仁散、野葛散、槟榔散、薏苡仁散、五加皮散、天麻虎骨散等治肝风毒流注脚膝筋脉疼痛之众方，又如《医方集解》所载治湿热毒流注关节之防己饮、当归拈痛汤。古籍所谓肠风、脏毒之临床表现与结缔组织病消化道小血管炎相似，以槐花散治之，亦是着眼于毒。

与风寒湿热、痰浊、瘀血相比，"毒"是痹病治疗中的难点。治疗之前则首要分清"毒"之种类。《素问·五常政大论篇》就提出了"寒毒""湿毒""热毒""清毒""燥毒"的概念。《金匮要略》中则有"阴毒""阳毒"之分。根据临床观察和文献记载，导致痹病的常见毒邪主要有以下几类，分以述之。

1. 风毒

临床表现：发病急骤，迁延不愈，关节肿痛游走不定或皮疹瘙痒无度，项强，或可见恶风发热，舌苔薄白，脉浮或浮缓。

治法：疏风解毒。

方剂：祛风败毒散加减（《寿世保元》）。

药物：僵蚕、蝉蜕、姜黄、羌活、独活、荆芥、薄荷、连翘、蜂房、秦艽、青风藤、海风藤、全蝎等。

2. 湿浊毒

临床表现：面部晦浊，眼红肿湿烂，肢体关节重着酸楚，肿胀弥漫，肌肤麻木不仁，汗液垢浊，大便臭秽，舌苔腐腻，脉濡缓。

治法：祛湿消毒。

方剂：甘露消毒丹加减（《医效秘传》）。

药物：土茯苓、滑石、茵陈、黄芩、石菖蒲、贝母、木通、藿香、豆蔻、薏苡仁、萆薢、白花蛇舌草等。

3. 寒毒

临床表现：形寒怕冷，四肢不温，骨节疼痛剧烈，屈伸不利，拘挛，遇冷加重，局部皮肤或有寒冷感，呕吐清水，或腹中冷痛，大便稀溏，水肿，舌淡苔白，脉沉弦。

治法：散寒祛毒。

方剂：去毒丸加减（《圣济总录》）。

药物：天雄（或乌头）、附子、肉桂、防风、细辛、白芥子、淫羊藿，蕲蛇、甘草等。

4. 热毒

临床表现：发热，烦躁，面红目赤，关节红肿热痛，斑疹鲜红，口渴喜冷饮，便秘、溲赤，舌红绛、苔燥黄，脉数。

治法：清热解毒。

方剂：清瘟败毒饮（《疫疹一得》）合黄连解毒汤加减（《肘后备急方》）。

药物：石膏、知母、黄连、黄芩、黄柏、栀子、水牛角、冰片、碧玉散、重楼、半枝莲、升麻、大黄等。

5. 燥毒

临床表现：口干，龋齿，眼干目赤，泪少或无泪，眼内磨砂感，鼻干，皮肤干裂或脱屑，干咳，心烦，大便干结，舌红少苔，脉细数。

治法：滋阴解毒。

方剂：保金宣毒饮（《杂症会心录》）合三甲复脉汤加减（《温病条辨》）。

药物：沙参、麦冬、百合、贝母、石斛、生地、天花粉、白芍、牡蛎、鳖甲、龟甲、炙甘草等。

6. 瘀毒

临床表现：关节疼痛日久，痛处不移，入夜尤甚，或关节皮肤紫暗，肌肤甲错，结节瘰疬、面色暗黑，舌紫暗有瘀斑，脉弦涩。

治法：解毒活血。

方剂：解毒活血汤加减（《医林改错》）。

药物：柴胡、当归、生地、赤芍、桃仁、红花、枳壳、益母草、鬼箭羽、莪术、水蛭、土鳖虫等。

临床中从毒论治痹病，疗效显著。清热解毒法立方的清痹方治疗痹病60例，有效率达93.3%，且3年X线随访结果表明，该法能控制痹病病情进展，阻止关节破坏进程，无不良反应，为毒痹论治提供了有利的临床证据。

经总结分析，采用清热解毒、活血通络法为主组方，对胶原诱导的大鼠模型进行实验观察，并设空白对照组及阳性对照药甲氨蝶呤组，结果证明解毒通络组与空白组比较功效显著，与甲氨蝶呤组相当，能明显降低模型大鼠的关节炎指数、炎症因子、X线评分等各项指标。而较之风寒湿热、痰浊、瘀血，毒更为治痹之难点，其暴戾性、顽固性、多发性、内损性和依附性，令痹病更为繁杂难治。因此，从毒论治痹病常不局限于清热解毒，还包括化湿解毒、疏风解毒、滋阴解毒等。

如治疗痹病痰瘀痹阻证，当以涤痰化瘀之属，如以苦参"消肿毒、消痰毒"（《滇南本草·第一卷》），全蝎"却风痰毒"、僵蚕治"湿痰喉痹，疮毒瘢痕"（《万病回春·药性歌》）。《本草纲目·菜部》载白芥"御恶气遁尸飞尸，及暴风毒肿流四肢疼痛（弘景）"，故以其化痰通络、消肿散结；益母草则擅消瘀解毒，如《本草汇言·益母》所云："益母草，行血养血，行血而不伤新血，养血而不滞瘀血……功能行血而解毒也。"

若痛风晚期，迁延失治，浊毒痹阻之证，治当以化浊解毒、祛湿通络之土茯苓、山慈菇、萆薢之属，其中土茯苓"利湿祛热能入络，搜剔湿热之蕴毒"（《本草正义·土茯苓》），山慈菇"散坚消结，化痰解毒，其力颇峻"（《本草正义》）；而萆薢主"风、寒、湿、周痹"（《神农本草经》）。

而燥痹是由燥邪损伤气血津液而致阴津耗损，日久阴损及气，形成气阴两虚。日久燥盛成毒，或阴虚化热，热蕴成毒，此为证治机要。临床观察376例燥痹患者，结果示阴虚热毒证患者数超过1/4。因此燥痹临证论治，若在滋阴润燥之上，酌情配以清热解毒之法，则往往明效大验。

毒亦贯穿系统性红斑狼疮始终，侵犯脏腑官窍，加之体内邪毒壅盛，本病常伴正气不足，用扶正解毒法攻坚克难，此法既可减轻脏器损害，亦可提高生活质量，尚能减少疾病活动频次。

痹病初起形于经络关节，但病变根本桎于全身，其病理关键在毒。须当抓住毒之主线，明辨虚实寒热，方可控制病情。无论从理论或是临床层面而言，以毒论痹病，都将会丰富和完善痹病学内容。

（七）理论扩展延伸——干燥综合征的"虚瘀毒论"

干燥综合征是一种侵犯外分泌腺尤以唾液腺和泪腺为主的全身性自身免疫病，可引起多脏器损害，属中医学"燥证""燥痹"范畴。刘维在临床实践中逐渐体会到，本病多由"阴伤气耗，血瘀毒蕴"所致，在"毒痹论"的基础上提出干燥综合征"虚瘀毒论"。

1. 阴虚为本，燥热为标

干燥综合征以口干、眼干为主要表现。《素问·阴阳应象大论篇》谓"燥胜则干"，指出了燥邪伤阴的特点。然燥邪伤阴又有病位的不同。肺为娇脏，喜润恶燥，燥伤肺阴，肺窍失宣，则鼻干咽燥，皮肤干燥皲裂；肺失濡润，宣降失常则干咳少痰，胸闷短气；虚热内蒸则手足心热，潮热；热迫津液外泄则盗汗。此皆为燥热内盛、肺阴受损之象。

过食辛辣、香燥之品致脾胃之阴伤。《素问·至真要大论篇》有阳明燥热之气伤阴的论述，如："岁阳明在泉，燥淫所胜，则雾雾清暝。民病喜呕，呕有苦，善太息，心胁痛不能反侧，甚则嗌干面尘，身无膏泽，足外反热。"口为脾窍，涎为脾液，脾胃阴津受戕，津液不能上承则口干咽燥，吞咽干涩，食以水送。胃失濡养，失于和降，则呃逆干呕、口苦纳呆、脘胁疼痛。此皆为燥伤脾胃、胃阴亏损之象。

久病伤阴或天癸渐竭、冲任空虚致肝肾之阴受损。《类证治裁·燥证论治》云："燥有外因、有内因……因于内者，精血夺而燥生。"提示肝肾精血亏虚是内燥的关键。肾主水生精，肾阴亏损则津不上承，口干咽燥，阴虚内热则低热时作，小便短赤。肝肾同源，若阴血不足，目失濡润则双目干涩，视物模糊，或月经亏少或闭经。肝主筋，肾主骨，肝肾之阴不足，筋骨失于荣养则关节疼痛，屈伸不利。此皆为肝肾之阴耗损之象。另外，舌质红、少苔或无苔、舌干燥有裂纹、脉细数均为阴虚燥热之表现。

2. 阴伤气耗，气阴两虚

干燥综合征初期以阴伤为主，久病必损及气，致气阴两伤。有心肺气虚者，如《黄帝素问宣明论方·伤寒门》云："燥干者，金肺之本。肺藏气，以血液内损，气虚成风则皲揭，风能胜湿，热能耗液，皆能成燥。"干燥综合征中晚期常见干咳无力、心悸、失眠、气短喘息、动则更甚，均为肺气虚损的表现。也有脾胃之气受损者，表现为四肢乏力、肌肉萎缩、举步不健。还有肾气不固者，出现夜间口干尤甚、夜尿频数等。正如《医门法律·伤燥门》云："燥盛则干。夫干之为害，非遍赤地千里也，有干于外而皮肤皲揭者；有干于内而精血枯涸者；有干于津液而荣卫气衰，肉烁而皮著于骨者。随其大经小络，所属上下中外前后，各为病所。"指出了本病阴伤气耗、气阴两虚的病理特征。

3. 津涸血涩，瘀血阻络

《灵枢·邪客》云："营气者，泌其津液，注之于脉，化以为血。"即"津血同源"。干燥综合征以阴虚为本，燥热为标，日久津伤气耗，津血亏乏，脉道失充，则血行滞涩；气为血帅，气虚血滞则瘀血内停。《血证论·瘀血》云："内有瘀血，故气不得通，不能载水津上升。"因燥致瘀、因瘀致燥，形成恶性循环，导致本病缠绵难愈，症见皮肤瘀斑瘀点、肌肤甲错、两目暗黑、女子经血瘀滞、关节肿痛不移、舌质紫暗或有瘀斑、脉细涩，此皆为津涸血涩、瘀血阻络的表现。

4. 燥蕴成毒，毒损脏腑

燥热日久，煎灼津液，或受化学品毒害，伤津酿燥，久之皆可酝酿成毒，内伤脏腑，外干九窍，出现口燥舌糜、目赤多眵、咽喉红肿、颈项恶核、发颐、低热、溲赤便结，甚则面目黄疸，形体消瘦，关节肿痛变形，皮下瘀斑，甚则高热不退，喘促憋闷，神昏谵语。正如《证治准绳·杂病》所云："阴中伏火，日渐煎熬，血液衰耗，使燥热转为诸病，在外则皮肤皴裂，在上则咽鼻生干，在中则水液虚少而烦渴，在下则肠胃枯涸，津不润而便难，在手足则痿弱无力。"可见，燥之既成，盛则成毒，毒盛益燥，形成恶性循环。

综上，阴虚为本，阴虚气耗，气阴两虚；因虚致瘀，瘀血阻络；燥蕴成毒，毒损脏腑。燥瘀搏结，燥盛成毒，毒盛益燥，毒之为患，难以驱除，终致虚瘀毒交结为患，形成本病病机核心。以此为依据对干燥综合征进行辨证论治，具有临床指导意义。

四、临证经验

（一）类风湿关节炎

刘维认为类风湿关节炎之所以外侵肢节、内犯脏腑、病情缠绵、久治不愈，多因毒邪、瘀血为患，因此治疗中在辨证论治的基础上，也非常重视"解毒""和血"两法的应用，并时时注意顾护脾胃。

1. 从毒论治

（1）风毒

临床表现：关节疼痛肿胀游走不定，时发时止，恶风，或汗出，或头痛，晨僵，舌质淡红、苔薄白，脉滑或浮。

治法：祛风解毒。

用药：秦艽、僵蚕、蝉蜕、蜂房、青风藤、海风藤、羌活、独活等。

（2）寒毒

临床表现：关节冷痛，触之不温，遇寒加重，得热痛减，关节拘急，屈伸不利，畏寒，口淡不渴，舌体胖大，舌质淡、苔白，脉弦或紧。

治法：散寒解毒。

用药：附子、乌头、细辛、淫羊藿等。

（3）湿浊毒

临床表现：肢体关节重着酸楚，肿胀弥漫，肌肤麻木不仁，汗液垢浊，大便臭秽，舌苔腐腻，脉濡缓。

治法：利湿解毒。

用药：土茯苓、石菖蒲、贝母、藿香、薏苡仁、萆薢、白花蛇舌草等。

（4）热毒

临床表现：关节红肿热痛，发热，口渴喜冷饮，便秘、溲赤，舌红绛、苔燥黄，脉数。

治法：清热解毒。

用药：石膏、水牛角、冰片、碧玉散、重楼、半枝莲、升麻、大黄等。

在类风湿关节炎发病过程中，往往多种毒邪相兼为患，如湿热毒、寒湿毒、风湿毒等，临证时需随证加减。

2. 重视瘀血，巧用血分药

（1）养血活血：当归、赤芍、川芎、鸡血藤等。

（2）活血通络：地龙、丹参、茜草、桃仁等。

（3）破血行瘀：三棱、莪术、水蛭、鬼箭羽等。

（4）搜剔通络：全虫、蜈蚣、蕲蛇、乌梢蛇等。

3. 顾护脾胃

（1）化湿和胃：砂仁、豆蔻、佩兰、藿香、苍术、薏苡仁等。

（2）健脾和胃：炒白术、党参、木香、焦三仙、焦槟榔、鸡内金、大枣、炙甘草等。

4. 医案选介

验案举隅： 李某，男，61岁。2013年7月23日初诊。

主诉： 四肢关节肿痛伴乏力8个月。

病史及查体： 该患者2012年11月24日无明显诱因出现四肢关节肿痛乏力伴头晕、失眠，左耳根疼痛，眼睑肿胀，周围性面瘫、复视，后于天津医科大学总医院确诊为"格林-巴利综合征、类风湿关节炎"。给予丙种球蛋白联合甲泼尼龙冲击治疗，病情平稳后出院。出院后口服泼尼松、醋氯芬酸肠溶片、甲钴胺、神经妥乐平、维生素 B_1、维生素 B_6 等。2013年7月23日，患者症状反复。

现症： 四肢关节肿痛乏力，胸部束带感及足底感觉障碍，并伴有背部僵硬感、双上肢肌肉疼痛、掌指关节及近端指间关节疼痛屈伸不利握拳不实、肘关节疼痛，左下肢肌肉萎缩，久行后小腿酸胀麻木，盗汗，心悸，纳可，寐欠安，二便尚调。舌淡暗、苔白，脉弦。

西医诊断： 格林-巴利综合征，类风湿关节炎。

中医诊断： 痿证兼痹病。

中医辨证： 邪郁少阳。

治法： 和解少阳，扶正祛邪。

处方： 小柴胡汤加味。柴胡15g，黄芩12g，党参12g，半夏10g，川芎15g，枳壳12g，杜仲15g，牛膝15g，狗脊15g，石菖蒲12g，首乌藤15g，白花蛇舌草30g，生龙骨（先煎）30g，生牡蛎（先煎）30g，甘草6g。

14剂，日1剂，水煎服。同时予泼尼松20mg/次，每日1次（5天后减为10mg/d，2周后停用）；醋氯芬酸肠溶片100mg/次，每日2次；甲钴胺0.5mg/次，每日3次等治疗。

之后以此方随证加减，患者病情逐渐稳定。

2014年2月26日随访患者，自诉无明显不适，除查类风湿因子略高外，其他实验室指标均正常。

按语：格林－巴利综合征的病因和发病机制尚未明确，但目前一致认为其属于迟发性自身免疫性疾病，多表现为进行性上升性对称性麻痹、四肢软瘫，以及不同程度的感觉障碍。本案患者以四肢关节肿痛、瘫软乏力为主症，肿痛为实，瘫软乏力则为虚，在四肢同一病位，虚实并见，唯有和解一法。《伤寒论》中言："少阳之为病，口苦，咽干，目眩也""少阳中风，两耳无所闻，目赤，胸中满而烦者，不可吐下，吐下则悸而惊"。少阳热郁，循经脉循行上犯清窍，故多见咽、耳、目等官窍表现。又易见心悸、不寐、胸满等诸多症状，概因少阳位处半表半里，正邪交争于此，邪不得出于表，亦不得入于里，影响范围广泛。本案患者兼见耳根疼痛、面瘫、复视、心悸等，与少阳病相符，故应以和解少阳为法。柴胡、黄芩、党参、甘草、半夏是为小柴胡汤，疏利三焦，和解少阳；杜仲、牛膝、狗脊强筋健骨以治痿，白花蛇舌草利湿解毒以消肿止痛，寒温并用以和四肢关节肌肉；川芎、枳壳调和气血；又复以龙骨、牡蛎、首乌藤、菖蒲安眠调神，诸药共奏扶正祛邪、安内攘外之功，而获良效。临床上格林－巴利综合征合并类风湿关节炎者极为罕见，治疗颇为棘手。刘维通过辨病与辨证相结合，更是继承导师王云翮教授学术思想即"百病多兼少阳"，运用"和解法"治之而获效。

（二）强直性脊柱炎

刘维认为强直性脊柱炎多由于禀赋不足，肾虚督空，风寒湿热等邪侵袭人体，痹阻筋脉骨节而发。临床中刘维常将本病分为寒、热二大类型，治疗上以独活寄生汤加减为主。

1. 肾虚督寒证

临床表现：腰骶、脊背、臀部疼痛，僵硬不舒，牵及膝腿痛或酸软无力，畏寒喜暖，得热则舒，俯仰受限，活动不利，甚则腰脊僵直或后凸变形，行走坐卧不能，或见男子阴囊寒冷，女子白带寒滑，舌暗红，苔薄白或白厚，脉多沉弦或沉弦细。

治法：补肾强督，祛寒除湿。

推荐方药：独活寄生汤合斑龙丸加减。鹿角片、菟丝子、补骨脂、独活、桑寄生、杜仲、牛膝、细辛、秦艽、茯苓、肉桂、防风、川芎、人参、甘草、当归、赤芍、熟地黄、黑顺片等。

2. 肾虚督热证

临床表现：腰骶、脊背、臀酸痛，沉重、僵硬不适，身热不扬、绵绵不解，汗出心烦，口苦黏腻或口干不欲饮，或见脘闷纳呆，大便溏软，或黏滞不爽，小便黄赤或伴见关节红肿灼热焮痛，或有积液，屈伸活动受限，舌质偏红，苔腻或黄腻或垢腻，脉沉滑、弦滑或弦细数。

治法：补肾强督，清热利湿。

推荐方药：独活寄生汤合四妙散加减。苍术、牛膝、黄柏、薏苡仁、土茯苓、萆薢、独活、桑寄生、杜仲、细辛、秦艽、茯苓、防风、川芎、甘草、当归、赤芍、水牛角等。

3. 医案选介

验案举隅： 吴某，女，30 岁。2011 年 9 月 20 日初诊。

主诉： 下腰痛 7 个月。

病史： 患者 2010 年 2 月长途驾驶后出现下腰部疼痛，翻身尚灵活，未影响睡眠，晨僵 30 分钟，颈部疼痛，小关节无疼痛，未经治疗，3 个月后症状缓解。2011 年 5 月感寒后症状复发，下腰部持续性疼痛，腰脊部位感觉僵硬、疼痛，活动受限，曾多处就医，应用非甾体抗炎药等药物，疗效欠佳。8 月份症状持续加重，左髋关节剧烈疼痛，翻身困难。

刻下症： 双侧骶髂关节持续性疼痛，腰背部僵硬，翻身困难，影响睡眠，晨僵持续 1 小时以上，双髋关节、下肢疼痛，下床时足跟痛，无发热，疲乏感明显，少气懒言，腰膝酸软无力，畏寒，喜暖，纳可，便调。

查体： 指地试验无法完成，枕墙距 10cm，椎旁压痛（+），4 字试验（+），胸廓活动 3cm，Schober：弯腰 4cm，左 2cm，右 3cm。舌淡暗、苔白，脉沉。

辅助检查： 9 月 13 日查骶髂关节 CT 示：双侧骶髂关节炎 Ⅱ 级，考虑强直性脊柱炎可能性大；实验室检查：抗核抗体（+），人类白细胞抗原 –B27（+），血沉 >23mm/h，类风湿因子 –IgM 15IU/ml，C 反应蛋白 1.2mg/L。

西医诊断： 强直性脊柱炎。

中医诊断： 痹病（脊痹）。

中医辨证： 肝肾亏虚。

治法： 培补肝肾，通络止痛。

处方： 独活寄生汤加减。独活 15g，寄生 10g，秦艽 10g，防风 10g，狗脊 15g，肉桂 10g，细辛 3g，鸡血藤 15g，白芍 15g，杜仲 10g，当归 12g，白芥子 10g，牛膝 15g，熟地 15g，炙甘草 10g。每日 1 剂，水煎服。

患者服上药 14 剂后复诊，诉腰背疼痛减轻，可弯腰，双髋关节疼痛，下肢酸痛乏力，行走困难，寐可，二便调，舌暗、苔薄白，脉沉细。

证属肝肾不足，继予滋补肝肾药为主。原方去白芥子，肉桂减为 6g，加清水半夏 10g。每日 1 剂，水煎服。

治疗 3 个月后患者诸症减轻，已无腰背、足跟疼痛，但弯腰活动仍受限，双髋关节轻微疼痛，无僵硬感，纳寐可，二便调，舌暗苔薄白，脉沉有力。继续服用中药汤剂，随症加减治疗。

4 个月后，患者病情稳定，无明显不适症状。随访半年，病情稳定，未复发。

按语： 患者素体肝肾亏虚，风寒湿邪乘虚而入，寒邪深侵入肾，督阳不化，伤骨损筋，病属督寒。《备急千金要方·治诸风方》中言："夫腰背痛者，皆由肾气虚弱，卧冷湿地当风得之。不时速治，喜流入脚膝为偏枯、冷痹、缓弱疼重，或腰痛、挛脚重痹，宜急服此方（独活寄生汤）。"由上文可知，独活寄生汤所治病证与本案强直性脊柱炎的病机高度一致。故本案以独活寄生汤加减治之而取效。方中独活、桑寄生、细辛、秦艽、防风祛风散寒，除湿止痛；肉桂、党参、甘草补气助阳，芍药、地黄、当归、鸡血藤补血活血，又内含八珍汤之意，气血一旺，痹着自开；复以狗脊、杜仲、牛膝补肾壮骨，白芥子化痰，各药合用，是为标本兼顾、扶正祛邪之良剂也。方证既已对应，又何虑痼病不去！

（三）痛风

刘维认为痛风本虚标实，以脾肾两虚为本，以风寒湿热、痰浊、瘀血闭阻经络骨节为标。病位在骨节，与脾、肾两脏密切相关。在痛风急性期以"湿热瘀毒蕴结"为主，在慢性期以"湿浊内蕴"为主，晚期则以"脾肾两亏，痰瘀互结"为关键病机。临证中分而治之，以局方"秦皮散"为基础加减化裁，效果显著。

1. 急性期：湿热蕴结证

临床表现：局部关节红肿热痛，发病急骤，病及一个或多个关节，多兼有发热，恶风，口渴，烦闷不安或头痛汗出，小便短黄，舌红苔黄或黄腻，脉弦滑数。

治法：清热利湿，通络止痛。

方剂：秦皮痛风汤（经验方）。

药物：秦皮、滑石、黄连、土茯苓、萆薢、金雀根、泽泻、炒苍术、川黄柏、川牛膝、茵陈、当归、虎杖、威灵仙、山慈菇、忍冬藤等。

2. 慢性期：湿浊内蕴证

临床表现：或仅有轻微的关节症状，或只见高尿酸血症，或见身困倦怠，头昏头晕，腰膝酸痛，纳食减少，脘腹胀闷，舌质淡胖或舌尖红，苔白或黄厚腻，脉细或弦滑等。

治法：健脾化浊，祛湿通络。

方剂：秦皮化浊汤（经验方）。

药物：秦皮、黄连、土茯苓、萹蓄、萆薢、黄芪、防己、当归、白术、砂仁、白蔻仁、薏苡仁、车前子、威灵仙、甘草等。

3. 晚期：脾肾亏虚证

临床表现：关节疼痛，经久不愈，时常反复发作，甚至关节肿大变形，腰膝酸软，神疲乏力、气短懒言，面色无华，皮下囊肿或痛风石，舌淡、苔白，脉细无力。

治法：调补脾肾，活血化痰。

方剂：秦皮扶正汤（经验方）。

药物：秦皮、黄芪、白术、茯苓、黑顺片、鸡血藤、当归、陈皮、半夏、桃仁、红花、白芥子、甘草等。

4. 医案选介

验案举隅： 赵某，男，28岁。2014年10月21日初诊。

主诉： 双膝关节、第一跖趾关节肿痛间作2年。

病史及查体： 2012年第1次出现左足第1跖趾关节疼痛明显，入夜加剧，后逐渐出现多关节肿痛间作，以双膝关节、双侧第一跖趾关节为重。2013年4月15日于某医院查肾功能：血肌酐92μmol/L，尿酸649μmol/L，考虑痛风，间断服用双氯芬酸钠缓释片及秋水仙碱片控制症状。2014年5月份出现症状加重，活动受限。

刻诊： 双侧膝关节及第1跖趾关节交替肿痛，活动受限，纳寐可，二便调。舌红、苔黄腻，脉弦滑。

西医诊断： 痛风

中医诊断： 痹病。

中医辨证： 湿热瘀毒。

治法： 清热化湿，解毒通络。

处方： 秦皮散加减。秦皮20g，萆薢30g，车前子（包煎）20g，泽泻20g，黄连10g，防己10g，海桐皮20g，防风15g，忍冬藤30g，甘草6g。

日1剂，水煎2次取汁300ml，分早、晚2次服，7剂。嘱忌饮酒，忌食生冷辛辣、海鲜腥膻之品，多饮水。

二诊： 2014年10月29日。患者右膝关节肿痛明显好转，下肢仍乏力，纳可，寐安，二便调，舌质红、苔黄腻，脉弦滑。初诊方加木瓜20g、伸筋草20g、川芎10g。14剂。

三诊： 2014年11月12日。患者未诉明显不适，纳寐可，二便调，舌质红，苔黄腻较前减轻。复查血尿酸286.4μmol/L。二诊方基础上加荷叶10g、牡丹皮10g，去防己、海桐皮。14剂。

四诊： 2014年11月26日。患者右膝关节肿痛大减，乏力，运动时稍欠力。纳寐可，二便调，舌质红、苔白腻，脉弦细。原方继予14剂。

五诊： 2014年12月10日。患者右膝关节肿痛消，可承受适量运动，纳寐可，二便调，舌红苔白。复查肾功能：血尿酸345.6μmol/L。嘱严格遵循痛风饮食注意事项。上方继服14剂。

随访1年，患者痛风未发作，血尿酸正常。

按语： 西医学认为痛风是由体内尿酸盐结晶沉积在关节等处引起的反复发作性的炎性疾病。刘维认为其急性期中医核心病机为湿热瘀毒、痹阻经络，治疗当以清热化湿、解毒通络为大法。《圣济总录》中"秦皮散"，原方"治眼昏晕，不以年月深浅，恐变为内障"，乃为眼科著名方剂，方中集祛风药、清热药、利湿药等于一体，药达15味。刘维认为方中秦皮、黄连、车前子、防风只此4味便已具清热解毒、祛风通络之能，是为本方之核心药队，其所治虽为目疾，然其功用却正合痛风之内在病机。故本案中刘维以此4味为基础，根据病情，入防己、萆薢、泽泻以利浊毒；增海桐皮、忍冬藤以解毒通络止痛，复虑苦寒清热解毒之品过多，加入甘草，以顾护脾胃，达到攻邪不伤正的目的。7剂之后，已获显效。二诊、三诊、四诊随证加减，终收全功。

（四）干燥综合征治疗经验

刘维在"毒痹论"的基础上，提出燥痹（干燥综合征）的"虚瘀毒"论，本病多由燥邪损伤津液而致阴津耗损，日久阴损及气，形成气阴两虚；况津血同源，阴虚血涩，瘀血痹阻，阻塞脉络；日久燥盛成毒或阴虚化热，热蕴成毒，形成虚、瘀、毒交互为患，从而导致脉络损伤，窍道闭塞，脏腑受累。因而，在干燥综合征的治疗中，主要针对虚、瘀、毒三个病理关键环节进行辨证施治。其中对瘀、毒的治疗，上述已详，不再赘言。而刘维对干燥综合征"阴虚"的治疗，则提出本病"滋阴需分三焦"，根据病位不同，所选药物亦有所甄别。病位在上焦注重心肺，病位在中焦注重脾胃，病位在下焦注重肝肾，同时注意气血的维护。

1. 病在上焦，重在养阴润肺

病在上焦，病变部位多涉及心、肺，治以生津润肺、滋养心阴。常用的滋阴药物多归肺经，性味多为甘、微寒，质地较为轻清，即是"治上焦如羽"的体现。代表方剂如沙参麦冬汤、清燥救肺汤等。药如桑叶、南沙参、麦门冬、百合、天花粉、桑叶、川贝、天冬、五味子、阿胶等。

2. 病在中焦，重在养阴护胃

病在中焦，病变部位多涉及脾、胃，治以养阴护胃、健脾生津。热盛伤津，可用辛凉重剂退其热、存真阴。中焦胃肠阴液受伤，既不能用滋腻碍胃之品，也不能用药过于清灵，否则无法达到中焦。而应使气机升降之枢纽恢复正常功能，用平和之药滋补脾胃之阴液，可选用入脾、胃、大肠经药物，性味以甘、苦、寒为主，质地较为厚重，但又不宜过于滋腻，以防阻滞气机，此乃"治中焦如衡"之意。代表方剂如益胃汤、麦门冬汤等。药如石斛、白芍、玉竹、知母、麦门冬、黄精、芦根、玄参、北沙参、冰糖、炙甘草等。

3. 病在下焦，重在滋阴填精

病在下焦，耗伤真阴，阴液耗损，病变多涉及肝、肾，治以滋阴填精。邪气久居下焦，肝肾阴液受损，阴血大伤，成肝肾阴虚之证。故应用咸寒之品滋养阴津为急务，多以甘润咸寒之品滋填阴精、敛液固脱。急则用大剂滋阴之品如大定风珠等填补肝肾，则阴复阳留。缓则用咸寒为主，以填补肝肾之精，方如加减复脉汤等。所谓"留得一分阴津，便多一分生机"。常用滋阴药物多归肝、肾二经，性味以甘、咸、寒为主，多为质重、性质沉降或血肉有情之品，使之直趋下焦而填补真阴，取"治下焦如权"之意。方剂如三甲复脉汤等。药如天冬、地黄、玄参、女贞子、墨旱莲、龟甲、山萸肉、乌梅、鳖甲、枸杞、桑椹等。

4. 医案选介

秦某，女，50岁。2011年2月17日。

主诉：口、眼干20年，加重伴低热1个月。

病史及查体：患者20年前出现口干、眼干，于中日友好医院做相关免疫学检查及唇腺活检，诊断为干燥综合征，予糖皮质激素、甲氨蝶呤、来氟米特片等治疗，症状略减轻，近1个月出现间断低热。

现症：间断低热，最高温度37.6℃，口干，进食需饮水送下，眼干，视物欠清，干咳少痰，猖獗性龋齿，纳可，寐安，大便干，小便调，舌质红、苔少而干，脉弦细数。

西医诊断：干燥综合征。

中医诊断：燥痹。

中医辨证：阴虚热毒。

治法：清热解毒，滋阴润燥。

处方：五味消毒饮合沙参麦冬汤加减。金银花20g，菊花15g，蒲公英10g，紫花地丁10g，北沙参20g，麦冬20g，桑叶20g，玄参20g，赤芍15g，芦根30g。日1剂，7剂，水煎服。

二诊：2011年2月26日。患者间断低热，体温最高37.6℃，口干渴欲饮水，口角皲裂，舌红、苔少而干，脉弦细。前方增量至北沙参30g、麦冬30g、玄参30g，加生石膏20g、竹叶10g、百合20g。7剂，日1剂，水煎服。

三诊：2011年3月17日。患者发热渐退，体温不高于37.0℃，口干渴较前好转，仍眼干，视物欠清，舌质红苔少薄白，脉弦细。

按语：此案病久伤阴，不能濡润，阴亏热甚，久而成毒发热，故辨为阴虚热毒之证，治疗中以五味消毒饮合沙参麦冬汤加减而收功。五味消毒饮方出《医宗金鉴》，功擅清热解毒，治疗各种疗毒、痈疮疖肿。五味消毒饮虽原为外科方剂，然刘维抓住本方所治乃为"热毒内蕴"之证，故用以解本案干燥综合征之热毒。未用白虎汤，则因其清热有余，解毒不足也。沙参麦冬汤方见于《温病条辨》，为吴鞠通从叶天士《临证指南医案》下氏案中摘出，用于治疗燥伤肺胃阴分，或热或咳者。干燥综合征以阴虚为本，肺胃阴液不足。故以本方滋养患者之阴虚，取沙参、麦冬清养肺胃，桑叶清宣燥热。五味消毒饮与沙参麦冬汤两方直中本案阴虚、热毒两大病机靶心，古方新用，外剂内用，故而取效。

参考文献

［1］张伯礼. 津沽中医名家学术要略（第四辑）［M］. 北京：中国中医药出版社，2018.

［2］刘维. 中西医结合风湿免疫病学［M］. 武汉：华中科技大学出版社，2009.

［3］刘维. 风湿病学科建设体会［J］. 天津中医药，2003（5）：16-17.

［4］刘维，刘滨，王熠，等. 针灸治疗类风湿关节炎120例疗效观察［J］. 中国针灸，

2003（10）：13-14．

[5]刘维，王慧，杨晓砚，等．清痹片治疗类风湿关节炎随访[J].天津中医药，2004（3）：196-198．

[6]刘维，王慧，杨晓砚，等．蒿芩清胆汤治疗系统性红斑狼疮活动期临床观察[J].中国中西医结合杂志，2006（5）：448-450．

[7]刘维．毒痹论[J].中国中医基础医学杂志，2007（1）：15．

[8]刘维，于海浩，吴沅皞．毒痹论续[J].中华中医药杂志，2013（3）：718-721．

[9]刘维，丁园园．从三焦论治干燥综合征[J].中国中医药信息杂志，2013（3）：87-88．

[10]刘维．从"亢害承制"论系统性红斑狼疮因机治要[J].中华中医药杂志，2013（7）：2004-2007．

[11]辛瑜，吴沅皞．刘维应用清热化湿、解毒通络法治疗痛风经验[J].河北中医，2017，39（8）：1129-1132．

[12]刘维，吴沅皞，卡玉秀，等．中医药治疗痛风的研究进展[J].中草药，2023，54（23）：7895-7906．

[13]刘维，赵文甲，吴沅皞．从毒论治痛风疗效及安全性的系统评价[J].辽宁中医杂志，2020，47（3）：34-38．

执笔者：张博
整理者：李德杏
资料提供者：刘维

内分泌科

吴深涛

——医者贵在愈难病，医术精益再求精

一、名医简介

吴深涛，男，1959 年 8 月生，朝鲜族，黑龙江人，天津中医药大学第一附属医院内分泌科主任医师，医学博士，教授，博士研究生导师，天津市名中医，第六批全国老中医药专家学术经验传承工作指导老师，吴深涛全国名老中医药专家传承工作室指导老师，天津中医药大学第一附属医院首席专家。主要从事内分泌代谢疾病的中西医结合临床诊疗、科研及教学工作。担任中华中医药学会糖尿病专业委员会副主任委员，中国医师协会中西医结合内分泌专家委员会副主任委员，世界中医联合会糖尿病专业委员会副会长，世界中医联合会内分泌分会副会长，中国糖尿病防治康复促进会副会长，天津市中医药学会糖尿病专业委员会名誉主任委员，天津市中西医结合学会内分泌专业委员会副主任委员，加拿大安大略中医学院客座教授。曾荣获天津市中医药防治 SARS 工作先进个人、首批"全国优秀中医临床人才"、天津市卫生系统跨世纪优秀青年技术人才、天津市"131 人才"中青年名医、天津市五一劳动奖章、天津市第四届"人民满意的好医生"等荣誉称号。

二、名医之路

吴深涛于 1978 年考入黑龙江中医学院（现黑龙江中医药大学）而始涉中医学，学习中有感于中医学之深奥而兴趣与日俱增，学业亦渐入佳境。因偏爱临床 1983 年毕业后即回到家乡黑龙江省牡丹江市中医医院，从事中医内科临床一线工作。本科阶段的扎实的专业知识为其临床工作奠定了基础，吴深涛很快在同级别医师中崭露头角，时任牡丹江市青年联合会常委、医务界别组负责人。经 4 年临床工作之磨炼，虽然也取得了相当大的进步、得到了广大患者的认可，但也经历了临床诸多难重之症的罔效和无奈，方痛感自身学识之浅薄，故而，已是医院和学科骨干的他毅然决然地决定进一步攻读硕士研究生，进行深入实践探索。1987 年吴深涛考取黑龙江中医学院（现黑龙江中医药大学）中医内科专业硕士研究生，师从郑玉清教授，进行糖尿病的中医药防治研究，毕业课题率先提出中医药干预糖尿病，对糖化血红蛋白的临床意义进行深入研究，在 1990 年顺利获得医学硕士学位。后经艰苦努力于同年考取黑龙江中医学院（现黑龙江中医药大学）

中医内科专业博士研究生，终有幸得以成为心中仰慕已久的我国著名中医肾病学专家、国医大师张琪先生的博士研究生，从事中医肾病的临床研究。从师3年余不仅尽得恩师传精湛之医术，而且恩师高尚的医德，活人无算却低调谦逊，遣方用药无不体恤病家之仁心，深植其心中。1993年在获得医学博士学位后来到天津中医药大学第一附属医院工作至今，一直牢记恩师"精益求精，担负起疗百病、起沉疴，造福于民"之教诲。1998年吴深涛在医院支持下组建内分泌代谢病科，担任科室主任，经全科同仁共同努力，内分泌代谢病科从无到有，从弱小到逐渐壮大，现已成为国家中医药管理局重点专科，天津市中医优势重点专科，天津市中医内分泌联盟牵头单位，目前是天津市最大的内分泌代谢疾病中医、中西医结合临床诊疗中心。

吴深涛以"医者贵在愈难病"为己任，为了进一步提高用中医药解除更多疑难杂症的能力，2003年吴深涛考入第一批全国优秀中医临床人才研修项目学习班，在人到中年之际又专门拜师学习，先后师从路志正、吉良晨、薛伯寿、吕仁和等多位国医大师、中医名家。近4年的时间，他风雨无阻地往返于京津待诊修习，得到名师耳提面命，这些宝贵的求学经历和对名家经验的继承，使吴深涛在临床中逐渐形成了自己的特色。艰辛付出博取百家换来的是以精湛医术解决了大量疑难患者之疾苦，临证过程中运用《伤寒杂病论》对比分析方法、辨病辨证有机结合及"随证治之"三大诊疗思想，坚持审证谛确，辨治精当；学术思维上强调"思求经旨，以演其所知"，擅诊以内分泌代谢病为主的常见病、多发病和疑难危重症；更是提出了糖尿病"由浊致毒"的病理机制并创化浊解毒之治法方药，丰富了中医"内毒"理论，得到国内外学者的一致认可。已故著名中医大家吉良晨先生赋题康熙送御医黄运之诗："神圣岂能在，调方最近情，存诚慎药性，仁术尽平生。"作为吴深涛的座右铭，时刻激励他行医治学之路。

吴深涛恒以"大医精诚"作为行医之准则，危难之时勇于担当，一心赴救，以生命济危急。2003年"严重急性呼吸综合征（SARS）"肆虐，吴深涛作为学科带头人主动率先进入"红区"，期间在颈椎病复发及感冒发热时，仍以虚弱之躯冒着风险坚持完成中医救治SARS患者的任务，并总结了一系列中医药治疗非典的理论及有效方剂，荣获"天津市中医药防治SARS工作先进个人"荣誉称号。

作为内分泌与代谢病科学术带头人，吴深涛多次应邀赴美国、加拿大、韩国、日本、俄罗斯等国家进行医疗讲学和学术交流，开阔了视野，丰富了临床经验。并于2015年开办国际医疗项目，收治来自俄罗斯、乌克兰、西班牙、保加利亚、哈萨克斯坦、塞尔维亚等各国患者，累积百余人次，现天津中医药大学第一附属医院内分泌科国际诊疗项目在欧洲地区已有相当的影响力，为发展"一带一路"建设，弘扬祖国医药及扩大天津中医药在世界的影响做出了一定贡献。

"神圣岂能在，调方最近情。存诚慎药性，仁术尽平生"，吴深涛恒以此为座右铭，博极医源，精勤不倦，始终追求大医精诚之境界，为中医学的继承和发展而奋斗。

三、学术理论精粹

（一）现代病证的核心机制——内毒蓄损

吴深涛认为，就疾病的成因而言，凝聚的先贤智慧的古之三因说仍具有相当大的指导意义和实用价值，但时代的发展对疾病成因的影响是巨大的，甚至会改变原有的疾病谱，并赋予许多疾病现代病机特征，是在现代疾病的研究中不可忽视的关键因素。如现代科学技术发展带来的副作用，使人们更加关注毒性因子在病变中的重要作用。这些毒性因子病因病理学的特征从中医学而论当属内生之毒邪，而究其病机特性则突出了毒邪的内蓄渐损之性。

吴深涛认为目前于内毒之认识，从病因而论多主毒由邪生（从化），究其实质不外乎邪盛为毒、积久蕴毒，即毒为邪之渐。内毒作为一独立之邪气，虽从实物性上具有其存在的相对性，但就其客观性而言是绝对存在的，是融抽象与实物为一体并具有其自身特异性的病机及传变规律。

1. 内毒——毒邪内涵之延伸

"内毒"一词最早见于桂林古本《伤寒杂病论·平脉法下》："寸口脉洪数，按之弦急者，当发瘾疹；假令脉浮数，按之反平者，为外毒，宜清之；脉数大，按之弦直者，为内毒，宜升之，令其外出也；误攻则内陷，内陷则死。"仲景虽开毒分内外之先河，然其意尚限于瘾疹类外现之毒，而内毒之内涵得以延伸与丰富则经历了漫长的历史过程。

（1）毒之演变：毒之记载始于先秦，《广雅》谓："毒，犹恶也……害也。"为医所用肇始《黄帝内经》以示病害之意。《内经》虽从药性至病因、邪性等扩展了毒的概念，但其内涵未离外毒和毒即邪之泛义。至《诸病源候论》始从病因病机对毒予以较系统论述，提出了"中诸物毒，随其性质而解"的排毒、解毒观，可谓奠定内毒理论之基石。而《中藏经》提出的"蓄其毒邪，浸渍脏腑"之"毒邪"论则已寓内毒观，以及孙思邈在《备急千金要方》中首创清热解毒法方，并有黄连丸、黄连解毒汤等问世。这些虽促进毒邪内涵向狭义之毒和内毒的转变，但后世之用仍主于"夫痈疽疮肿之所作也"之范畴。内毒之定义尚无确切共识，然其实质研究一直在不断地深化并演变为中医学认识疾病的一种思维方式。

（2）"本原之毒"，内毒深化的突破口：周慎斋认为"气血凝滞，毒之所由发也"，近人所论内毒多指从化于痰、湿、瘀、火等邪气的邪毒，应称其为附生之毒，而"邪盛为毒"、为病暴烈沉疴观则使内毒往往成了他邪之急危重变的代名词，导致其临床应用及研究亦多集中于毒损之"久病入络"或邪毒弥漫等病证的终末阶段。但诸多解毒之法方药提高慢性病证疗效的临床和科研之事实亦证实内毒不只是附生于痰、火、瘀等其他邪气的甚盛之毒，还客观存着与诸邪气并列生变，为病渐缓又具有其特异性病理规律的"本原之毒"。

正如瘀基于血、痰基于水，本原之毒亦有其自身的成毒基原——瘀浊。因浊源于谷，正化则如"浊气归心，淫精于脉"而养正气；异化则生浊瘀内，而浊易腐秽生毒之特性决定了其"由浊致毒"的病机规律。吴深涛概括为：脏腑失和酿内毒，成毒基原浊为主。本原之毒和附生之毒两者源异而归同，其毒性与部分痰、瘀等邪气盛甚或久积阶段产生之毒性（如内毒素等）具有交叉或重合性，且本原之毒亦可与痰、火、瘀等邪气互生相兼为患，此亦是施以解毒之法方药都能取效的共同病理基础。

2. 内毒病机之传变规律

本原之毒的病机发展是由浊致毒、由内而外的传变过程，其病变多由脏及末，耗损气血，内蚀脏腑，外溢肌肤、流注肢节。可归纳为：气机壅涩—浊瘀邪生—蓄蕴血分—酿毒内损，其传变则循气—血—脉络期之演变规律，故临证当分气分期、血分期、脉络期，并结合脏腑辨证论治。

3. 内毒之特征表现

近人所论内毒言病机多，谈表现少，而论特异性症状者更少。然而无论是无形之毒还是有形之毒，既然是独立而客观存在之邪气，内毒必然有其特异性表现，尚待深入研究和总结，吴深涛通过长期临床实践和研究分析将其归纳为外损肌肤、内蚀脏腑、易攻手足、病险势甚、元气衰败五点。

4. 内毒之辨治思维

五脏六腑、经络百骸无处不生毒，亦无处不排毒，治当因势利导。毒成则以化浊解毒、疏通气血为要，使其既能借便、溺、汗、吐等排毒之径而出，亦能浊化毒解于内或益元气以适应性平衡。系统论治当以气—血—脉络为主线，结合脏腑辨证，并据毒性、部位及兼邪不同而圆机活法，毒势衰减则适时以扶其生生之气，修复毒损为要。

内毒兼杂他邪之机制，及其为病无形之特点，决定其防治需辨病辨证相结合，传统、现代相协调，临证除需辨识毒损脏腑脉络等部位与所兼邪气不同而施治之，内毒之治还需注意防毒扩散、内陷及因补而滞等，如辛散和散结之品或有使蕴结之毒邪因元气虚陷得以弥散之嫌，临证当慎之。

（二）适应性平衡，中医药疗效的核心机制

吴深涛认为随着科技的发展，人们对疾病观察的手段更加多样和精确，对疾病的认识亦不断深入，但是人体是一个多变量相关联和动态开放的非线性系统，决定了疾病生变的多因关联性和复杂性。比较而言，在指标、病灶的改变上中医不如西医，但在改善症状和状态方面，特别是功能失调性疾病的治疗领域则中医明显优于西医。这是由于与西医学病因、病理及作用靶点明确的还原性思维不同，中医学是从系统关联的整体观认识疾病，其承制相因思维融天人合一、环境因素、脏腑间的奉承和制约关系，以及药物之七情和合等因素，调整恢复脏腑生理功能，从而赋予其异病同治、同病异治等思维方式和治疗手段的多样性，以及中药复方个体化配伍等非线性复杂作用机制，亦成就了其辨治后即使指标未变、病灶未除却症状消失状态明显改善这一疗效特性，而其核心机制则是中医药所特有的适应性平衡。无论是西医主于对抗治疗还是中医侧重自我修复，现今多数慢性病仍只是缓解病痛从而能带病生存。而同样是带病生存，中医药在提高生存质量方面所具之优势已广为人瞩目，而此优势则正是基于中医药的适应性平衡机制。吴深涛认为该机制可分为两类，一是部分修复性平衡：如某些冠心病经中医药治疗后其血管堵塞的面积、程度与症状、体征同时明显改善，说明患者可能被修复部分病灶或建立了侧支循环；二是未修复性平衡，即主要指标及病灶无变化但症状、体征等状态显著改善。两者均属于病理适应性再平衡，是一种病情延缓、稳定或改善的相对健康状态，其发展及预后则取决于适应性平衡的能力和持续时间等。适应性平衡的具体作用机制虽尚不明确，但极有可能是通过神经－内分泌－免疫系统之间的信息通路和相互反馈调节来实现的，因而也应是机体进一步自我修复和康复的重要基础。

中药的作用从宏观上讲是恢复"阴平阳秘"之衡态，具体而言则首先发挥适应性平衡作用而非对抗和破坏为主，是助人体各系统针对病理因素的影响，调节人体功能以适应病理变化，使各系统由失衡状态到构筑新的平衡状态。适应性调节是平衡的基础，平衡是适应性的结果和发展。而如何使适应性平衡由相对健康之平衡达至完全康复的平衡则应是现代中医学不懈追求之目标。

（三）化浊解毒，糖尿病防治之新理念

糖尿病由于其与人类现代生活方式的密切关系，及其发病率的迅速上升和各种严重并发症而日益引起人类的着重关注。吴深涛在长期临证过程中，提出了糖尿病"浊毒内蕴"中医病机新理论，认为浊毒是糖尿病特别是胰岛素抵抗的启变要素并贯穿糖尿病病变之始终，总结出了糖尿病早期脾不散精，临床期浊瘀血分，由浊致毒，以及并发症期毒损脉络的中医病机阶段理论，并创化浊解毒疗法，为进一步丰富糖尿病的中医病机理论，开拓有效疗法和方药，提供了实践与理论之基础。

（四）糖尿病之浊毒的内涵及成因

糖尿病之浊毒的本质是体内气机不调致水谷代谢失常，不化精微反生壅滞之气瘀积于血分而化生血浊，因不能及时排解则阻滞脏腑气机而损伤其功能，继于化热耗气伤阴的过程中又酿生毒性为害，而生成之浊毒内蕴血分则再损脏腑气血，成为病机的变转因子而贯穿其病机的全程。有时甚至在糖尿病相当的阶段中，浊毒是作为病变之本而主导着病机的变化，并影响着糖尿病病理变化的规律性。

1. 血浊内瘀——糖尿病及胰岛素抵抗之启动因素

西医学认为胰岛素抵抗是多数 2 型糖尿病发病的始动原因，而血浊生成于糖尿病之始。血糖、脂肪本为人体之水谷精微，代谢之常则"变化而赤是为血"。若失常异化则"清浊相干"转为壅滞之气留瘀于血分而成为浊邪，如血中升高之糖、脂质等都是构成瘀浊的基础物质，不能及时代谢则阻滞脏腑气机，与血之相搏则成血浊，血浊一旦形成，则极易蕴热或化热耗气伤阴津并在这一过程中渐酿生毒性为害。可见由于血浊内瘀

是糖尿病形成之病机中的启动因素，也使其成为胰岛素抵抗的主要启动因素，继续发展则又是持续高血糖状态并产生毒性的病理基础。

2. 浊毒的生变，现代病因使然

血浊内瘀则易化热耗气伤阴进而酿生毒性，这是由浊邪胶着黏滞之性决定其蕴于体内极易酿生浊毒。现代研究认为胰岛素抵抗的主要原因有：肥胖和缺乏运动、一些胰岛素拮抗作用的激素、药物、高脂饮食等。从而导致了多种体内代谢的异常，如高血脂、高血压、代谢综合征等，上述的原因中许多因素不仅属于中医浊邪范畴如肥胖及脂代谢紊乱等，而且其发病机制与中医血浊内瘀，由浊生毒的病理过程基本一致。此外，现代自然界所生之病毒和环境毒邪积久对于胰腺的伤害也是一重要的使然因素，如已知和未知的病毒感染、基因缺陷、化学污染以及农药对食物的污染等毒因，与当今人类糖尿病发病率的显著上升密切相关。因此浊毒之成因不仅是数食甘美，七情失调，亦有外界毒邪合而为害，可见上述诸多因素也决定了今人罹病亦多易浊毒为患。

（五）浊毒在糖尿病病变中的演变规律及特点

1. 演变规律——由浊致毒，浊毒内蕴

初为血浊内瘀，继则酿生毒性，而浊毒内蕴过程对于机体是一种慢性、渐进性的损害而使机体处于慢性中毒状态，如同从胰岛素抵抗至糖毒、脂毒性的产生过程。因此从病程而论，糖尿病早期阶段的病机多单纯以血浊内瘀或瘀生浊热之邪而耗气血、伤阴津。但因浊邪本为害清之邪气，加之其黏滞之性与毒相类，黏滞于血分必渐瘀败腐化而酿毒性。此后的阶段多浊毒内蕴，且两者常相生相助为虐。

临床表现可分为：①隐匿阶段：以壅滞之气化生血浊为主要病理变化，此阶段临床症状往往不显。②显现阶段：此阶段病理变化为浊毒内蕴或化热，多伴伤阴而临床开始显现包括"三多一少"在内的各种症状。③变异阶段：高血糖的毒性作用是引发多种并发症的重要因素，随浊毒所伤不同脏腑经络而变证多端。

2. 糖尿病并发症之机制——毒损脏腑脉络

（1）虚实夹杂为并发症期浊毒为患的病机特点：正常状态下的机体代谢具有及时和有效地排出毒性物质和解毒之功能，使机体免受其害。当机体的解毒、排毒能力下降，则浊毒易停滞于内，也就是说浊毒之蓄聚，有其正气内虚之基础。而作为浊毒之邪，不仅具有浊瘀胶着壅滞的特点，亦因毒而其性烈善变，多直中脏腑。由浊致毒，浊毒内蕴是糖尿病形成和进一步发展过程主要的病机因素，虽然浊毒单纯地从其属性而言多为实邪，可以表现为实证，但基于许多患者病初即已正气内虚，或浊毒内蕴血分后化热化燥必耗气津伤阴血，或因阴损及阳，导致阳虚或阴阳两虚，而表现为寒热错杂之证，决定了此期患者临床以虚实夹杂之证更为多见的病机特点。

（2）浊毒兼杂他邪是产生并发症的核心所在：脏腑因浊毒损伤后，则易再生浊酿毒去耗损气血阴阳，形成其浊毒的因果循环的演变规律。再者，浊毒积甚可常与其他病邪相兼为恶。如临床可见毒伤肌肤，或毒损肾络，或热毒犯脑，或毒损心脉，或毒害目络，或毒侵经络等，浊毒的生变也是糖尿病病机转变尤其是各种并发症发生发展的重要因素。

（六）化浊解毒法实践与研究之启示

吴深涛在提出糖尿病由浊致毒、浊毒内蕴病机理论的基础上，经大量临床实践总结出化浊以断酿毒之源；解毒以阻浊毒内蕴；扶正以助化浊解毒等法，早期以健脾运化、升清化浊为主，中晚期则以清利解毒为主。特别是化浊解毒扶正之主方，适时应用常可达血行津布、热清浊化毒解之功，具有降糖和改善胰岛素抵抗的作用，尤其对于改善糖尿病脂代谢紊乱方面更有良好疗效。化浊解毒方是以古方——升降散与大柴胡汤化裁。升降散见于清代杨栗山的《伤寒瘟疫条辨》，由僵蚕、蝉蜕、姜黄、大黄（制用蜂蜜、黄酒以助升降之性）组成，"盖取僵蚕、蝉蜕，升阳中之清阳；姜黄、大黄，降阴中之浊阴，一升一降，内外通和，而杂气之流毒顿消矣"。

四、临证经验

验案举隅 1：糖尿病

胡某，男，47 岁，职员，2021 年 11 月 12 日初诊。

主诉：发现血糖升高半个月余。

病史及查体：患者于半个月前体检时发现血糖、血脂偏高，空腹血糖 7.2mmol/L，甘油三酯 2.78mmol/L，糖化血红蛋白 6.2%，中度脂肪肝。后就诊于天津某医院，经相关检查后诊断为 2 型糖尿病。患者未用西药治疗，以期中药改善化验指标及症状，故前来就诊。

刻诊：患者周身乏力，晨起觉口干，口苦，多饮，多食，小便调，大便黏腻不爽，夜寐安，舌红、苔黄腻，脉弦滑。

西医诊断：2 型糖尿病。

中医诊断：消渴病。

中医辨证：浊毒内蕴。

治法：化浊解毒。

处方：化浊解毒汤化裁。柴胡 20g，黄芩 15g，枳壳 20g，黄连 20g，半夏 15g，白芍 30g，干姜 10g，熟大黄 10g，僵蚕 10g，玄参 20g，丹参 20g，赤芍 20g。14 剂，日 1 剂，水煎 300ml，早晚分服。

二诊：2021 年 11 月 26 日。患者诉服药后诸症好转，口干、口苦症状缓解，大便通畅，无腹痛、便溏等症。查空腹血糖 5.9mmol/L，舌红、苔黄，脉弦细。诸症缓解，药已中的，上方加红曲 20g 以降低胆固醇，继服 14 剂，煎服法同前。

三诊：2021 年 12 月 10 日。患者诉诸症好转，期间自己检测空腹血糖保持在 5~6mmol/L，余无明显不适，故上方加鬼箭羽 20g 以活血通络，继服 14 剂，煎服法同前。

其后随访患者血糖平稳。

按语： 此乃消渴病证属浊毒内蕴者，患者周身乏力，口干、口苦，多饮，大便黏腻不爽，舌红、苔黄腻，脉弦滑，此乃糖尿病高血糖毒性和脂毒性所致，亦为糖尿病浊毒内蕴之明证，故处以化浊解毒方以升清降浊，化浊解毒，使浊毒得以清化，脾胃枢机得利，气机升降有序，诸症缓解，血糖下降。

验案举隅2：糖尿病周围神经病变

曹某，女，50岁，2018年6月10日初诊。

主诉：血糖升高6年伴双下肢间断麻木疼痛4个月。

病史：患者因双下肢麻木疼痛先后于外省市各大医院辗转住院治疗，中西药物遍试时有小效，停即复发愈渐加重，痛不欲生。经同道介绍专程来津求诊。

刻诊：神清，精神弱，双足袜套样感，双足底及足趾麻木、疼痛、怕凉，双足背、踝部及双小腿处对称性刺痛、蚁行感，坐位及站立位时疼痛明显，夜间痛剧而无法入睡，伴手指震颤，背部及臀部时发接触性、触电样疼痛感，口渴欲饮，纳呆，胃脘部有瘙痒感，视物模糊，乏力消瘦，大便干，2~4日一行，小便调，舌红、少苔，脉弦细。

查体：下肢瘦削。

辅助检查：糖化血红蛋白6.70%。糖尿病周围神经检查：上下肢周围神经源性损害。下肢动脉彩色多普勒检查：双下肢动脉硬化斑块形成。肝、肾功能大致正常。

西医诊断：痛性糖尿病周围神经病变，糖尿病周围血管病变。

中医诊断：消渴病痛痹。

中医辨证：寒毒顽痹。

治法：兴阳散寒，活血剔络。

处方：乌头桂枝汤合黄芪桂枝五物汤加减。制川乌（先煎）7g，干姜15g，桂枝35g，炙甘草15g，赤芍35g，黄芪60g，陈皮15g，烫水蛭（后下）6g，醋莪术15g，醋乳香15g，当归30g，川牛膝20g，怀牛膝20g，穿山龙50g，刺五加30g，木瓜30g，烫狗脊30g，盐杜仲30g，天麻15g，北沙参25g。

先行1剂，水煎服。后以此方化裁每3日一调方，二诊、三诊后渐增制川乌（先煎）剂量至45g。

四诊：2018年6月18日。患者服药后始有小效，痛势似减，夜可小睡片刻。效不更方，上方制川乌（先煎）加至60g，加徐长卿30g、炒酸枣仁50g、白芍30g。2剂，水煎服。

五诊：2018年6月20日。患者痛减至患处可触，诉夜间可连睡1小时，欣喜不已。调整前方剂量：制川乌（先煎）70g、干姜20g、川牛膝40g、炙甘草20g，另加黑顺片（先煎）20g、法半夏30g、鸡血藤60g。4剂，水煎服。治疗期间双足袜套样感、双足底和足趾麻木疼痛及冷感减轻，夜间可间断睡眠近4小时。

六诊：2018年6月24日。患者诸症继续缓解，予以上方加全蝎6g、蜈蚣2条、土鳖虫 10g、炒僵蚕 10g。以剔络中之寒毒，5 剂，水煎服。治疗期间双足背及双小腿处对称性刺痛、蚁行感始有缓解、复查肝、肾功能均为正常。

七诊：2018 年 6 月 29 日。患者双足袜套样感、足底和足趾麻木疼痛、怕凉症状均再减，坐位及站立位时的疼痛减轻，背部及臀部接触性、触电样疼痛感亦明显缓解。

但近日患者自觉乏力，此乃毒去正虚，改予人参散化裁。处方：太子参 30g，炙甘草 20g，细辛 9g，麦冬 20g，桂枝 30g，丹参 20g，干姜 15g，制远志 20g，制吴茱萸 10g，蜀椒 10g，制川乌（先煎）25g，黑顺片（先煎）10g，鸡血藤 70g，黄芪 70g，木瓜 30g，白芍 60g，牛膝 30g，天麻 15g。5 剂水煎服。

上方化裁扶正为主，仍每 3 日一调方，八诊、九诊渐减制川乌之量。

十诊：2018 年 7 月 11 日。患者诸症继续缓解，夜寐尚安。前方中制川乌、天麻减量，加徐长卿 30g、石斛 30g、赤芍 30g、川芎 25g、薏苡仁 30g、穿山龙 50g。2 剂，水煎服。

十一诊：2018 年 7 月 13 日。患者诸症显缓，又现双下肢伸直时牵拉神经产生的放射痛，属血不养筋，继以前方化裁，续减制川乌并加大当归剂量以养血柔筋，5 剂，水煎服。

十二诊：2018 年 7 月 18 日。患者神清，精神可，虽尚有夜间轻痛，但已可连续睡眠，双下肢伸直时放射痛已明显缓解，背部及臀部接触性、触电样疼痛感消失。复查肝、肾功能仍正常。患者谓似重获新生顺利出院。

按语：本案之痹痛重笃苛瘤令患者苦不堪言。吴深涛指出其病机是寒邪冰彻结聚成毒、深伏脉络、凝滞气血、衰败元阳。前期寒毒瘤结，虽有正虚然邪盛为急，非大辛大热之药难以撼动瘤根。患者以疼痛为主要表现，故处以乌头桂枝汤驱散重笃之阴霾，伸展衰败之元阳，制川乌由 7g 逐渐加量直至 70g，伍以黑顺片、法半夏相反相成、相激相荡而见著效。针对寒毒蕴结、气血凝滞，除用草木类活血行气药外，亦伍虫类药搜风剔络。查体时见患者下肢瘦削，审症求因，分析此乃阳气虚馁、不灌四末，故合用黄芪桂枝五物汤扶正导阳、通经活络以行气血。后期寒毒渐退，以扶正为要，患者自觉乏力，此乃寒毒蕴结、衰败阳气，脾主四肢，中阳虚损则四肢痿痹不用，故以《备急千金要方》人参散化裁以温健中阳、散寒止痛。本案因用大剂量制川乌、黑顺片，故每 3 日一调方，且期间数次查肝、肾功能均为正常。虽得益于大剂毒药攻邪，然切不可猛浪行事，宿邪胶着难化王道无近功。制川乌的使用宜从小量起始，不知者可逐渐加量以知为度，同时需定期复查肝、肾功能。此外可伍以干姜、甘草以增效减毒。

验案举隅 3：糖尿病下肢溃疡

王某，男，67 岁，退休，2019 年 8 月 22 日初诊。

主诉：口干、口渴间作 20 余年，伴左足跟破溃 2 个月余。

病史及查体：患者糖尿病病史 20 余年，平素皮下注射门冬胰岛素 30 注射液治疗，血糖控制尚可。2 个月前因车祸致左足跟外伤，经外科止血、缝合治疗后伤口难以愈合，曾多次于外科住院治疗，伤口仍有破溃。遂求治于中医。

刻诊：患者神倦乏力，疮口颜色灰白，麻木不知痛觉，双下肢肿胀，疮口未见化脓，周围干燥，触之发凉，舌淡暗、苔薄白，脉沉细。

辅助检查：双下肢动脉彩超示双下肢动脉硬化闭塞症。

西医诊断：2 型糖尿病性下肢溃疡。

中医诊断：消渴病脱疽。

中医辨证：阳虚寒凝，浊瘀阻络。

治法：温阳润通，托毒生肌。

处方：阳和汤合当归四逆汤、补阳还五汤化裁。麻黄 10g，白芥子 15g，甘草 10g，熟地 45g，鹿角胶 20g，炮姜 10g，桂枝 30g，生黄芪 60g，赤芍 30g，川芎 15g，当归 20g，牛膝 20g，鸡血藤 30g，水蛭 6g，地龙 20g，桃仁 20g。7 剂，日 1 剂，水煎 300ml，早晚分服。

二诊：2019 年 8 月 30 日。患者诉服药后伤口处发热，有微痒，神疲乏力稍好转，但双下肢仍肿胀不消，舌脉同前。予上方加生黄芪至 120g、制附子 10g、茯苓 20g、炒白术 20g、益母草 30g、防己 20g。14 剂，日 1 剂，水煎 300ml，早晚分服。

三诊：2019 年 9 月 15 日。患者自觉下肢皮温升高，疮口皮色亦转红润，少许肉芽生出，时觉疮口处发痒，且有麻木疼痛之感，双下肢水肿较前减轻。效不更方，上方继服 14 剂，煎服法同前。

其后随访患者半年，皆以上方化裁进退，溃疡伤口愈合如初。

按语：吴深涛认为糖尿病下肢血管病变及溃疡发生的病机主要在于阳不导气、寒凝血瘀、浊毒内蕴，治疗应针对这一病机施以温阳润通、消瘀化浊之法。重用生黄芪，使气帅血行，托毒生肌；寒凝痛甚者加川乌、草乌等大辛大热之品，以毒攻毒，破寒凝、散阴霾；并加入藤类及虫类药，以引经通络、破血逐瘀。

验案举隅 4：早期糖尿病肾病

袁某，女，40 岁，职员，2018 年 9 月 16 日初诊。

主诉：口干、口渴间作 4 年，伴尿频、尿浊半年。

病史及查体：患者 2 型糖尿病病史 4 年余，近 1 年来因工作压力加重，降糖药物服用不规律，血糖波动较大，空腹血糖最高达 17mmol/L。半年前患者出现腰部酸痛，夜尿频数、小便浑浊，心烦不寐等症并逐渐加重。现患者时有腰痛，夜尿 5~6 次，小便泡沫多，心烦不寐，疲劳纳呆，双下肢无力消瘦，口干苦而不欲饮，舌暗红、苔白微黄而干，脉沉弦。

辅助检查：空腹血糖:9.7mmol/L；尿常规：尿糖（++），尿蛋白（++），尿潜血（+）。

西医诊断：2 型糖尿病性早期肾病。

中医诊断：消渴病肾病。

中医诊断：心肾不交，肝木失养兼有浊瘀。

治法：交通心肾，清肝化浊。

处方：白茯苓丸化裁。白茯苓 20g，黄连 10g，萆薢 15g，天花粉 30g，太子参 25g，熟地黄 30g，玄参 20g，覆盆子 20g，石斛 15g，磁石 25g，蛇床子 15g，丹参 25g，川芎 12g，鸡内金 25g。7 剂，日 1 剂，水煎 300ml，早晚分服。

二诊：2018 年 9 月 25 日。患者服用上方 3 剂即尿频大减，服用 7 剂后已减至每夜 2 次，腰酸痛、心烦不寐、口苦乏力等症状亦有缓解，舌暗红，苔白，脉沉弦。查空腹血糖：8.2mmol/L，尿常规：尿糖（++），尿蛋白（+）。上方去川芎、黄连，加芡实 25g、山萸肉 20g。14 剂，日 1 剂，水煎 300ml，早晚分服。

三诊：2018 年 10 月 22 日。患者服药后自觉初诊症状明显减轻，夜尿 1 次或无，口苦消失，夜寐转安，舌红、苔薄白，脉沉细少弦。查空腹血糖：7.3mmol/L，尿常规：尿糖（+），尿蛋白（−）。予上方继服 14 剂，煎服法同前。

后随访患者 2 个月，症状基本消失，血糖控制良好，尿常规正常，并逐渐减少降糖西药用量，改服中成药长期维持效果良好。

按语：此患者所患为早期糖尿病肾病，症状表现以夜尿频繁合腰酸乏力为主，伴有口干、口苦、烦躁、尿浊等，证属心肾不交，肝木失养兼有瘀浊。故治以交通心肾、清肝化浊之法，方选王肯堂治疗肾消之白茯苓丸加减。全方补益脾肾，并融养阴、清热、利湿、化瘀于一体，扶正祛邪，既疗肾脏之疾患，又治消渴之病源，契合病机，故见捷效。

验案举隅 5：终末期糖尿病肾病

患者，男，54 岁，2020 年 7 月 23 日初诊。

主诉：血糖升高 5 年余，血肌酐升高 2 年，伴倦怠乏力。

病史及查体：患者 5 年前发现血糖升高，测空腹血糖 8~9mmol/L、餐后 2 小时血糖 12~13mmol/L，服用二甲双胍片，0.25g/ 次，每日 3 次，阿卡波糖片，50mg/ 次，每日 3 次，治疗后患者血糖控制欠佳，遂逐渐调整为胰岛素治疗。2 年前患者血肌酐升高，中、西药物均遍试，时获小效，但普遍顽固性居高不下，经他医介绍特来求治。目前降糖方案为：门冬胰岛素 30 注射液早 20IU，晚 16IU，平素空腹血糖控制在 6~7mmol/L，餐后 2 小时血糖控制在 12mmol/L 左右。

刻诊：精神萎靡，倦怠乏力，面色晦暗，胃脘时胀，眼肌瞤动，大便偏干，依赖开塞露辅助通便，舌暗红、苔薄白，脉弦。血肌酐：172μmol/L（正常范围 44~115μmol/L）。

西医诊断：糖尿病肾脏疾病。

中医诊断：消渴病肾病。

中医辨证：毒瘀互结，脾虚浊瘀。

治法：益气化浊，活血解毒。

处方：益气解毒活血汤加减。连翘 20g，葛根 15g，熟大黄 10g，大黄炭 20g，桃仁 20g，红花 10g，生地黄 20g，当归 15g，赤芍 20g，川芎 30g，柴胡 15g，炒枳壳 20g，生甘草 10g，黄芪 70g，陈皮 15g，荷叶 15g，紫苏叶 15g。7 剂，每日 1 剂，水煎分早晚 2

次口服。

二诊：2020年7月30日。患者症状稍有改善但仍大便不畅。上方熟大黄加至15g以增解毒泻下之力，当归加至30g以助润肠通便，加积雪草50g清热解毒，去陈皮、紫苏叶，14剂，服法同前。

三诊：2020年8月13日。患者症状进一步缓解，现大便每3日一行，舌红少苔、舌苔根黄，脉弦细。腑气仍欠通畅，上方化裁：熟大黄改生大黄（后下）15g助通降腑气，黄芪加至90g以益气托毒，加紫苏叶10g理气化浊，去赤芍，红花减量至7g，连翘减量至15g，14剂，服法同前。

四诊：2020年8月27日。患者2020年8月26日于天津医科大学总医院复查血肌酐：125μmol/L（正常范围44~115μmol/L）；24小时尿蛋白：812mg/24h（正常范围30~150mg/24h）；尿白蛋白排泄率：尿微量白蛋白：187.06mg/g，尿肌酐：68.1mg/dl，尿微量白蛋白肌酐比：274.7mg/g（正常范围0~30mg/g）；血常规：红细胞：4.21×10^{12}/L（正常范围$4.3~5.8 \times 10^{12}$/L），血红蛋白：129g/L（正常范围130~175g/L）。余未见明显异常。患者诉近日严格控制饮食，血糖控制尚可，但大便仍欠畅。舌红体瘦，苔薄微腻。上方生大黄（后下）加至20g，14剂，服法同前。

患者服药后病情稳定，时发呕恶，继以上方加枇杷叶15g清胃降逆，2020年12月24日患者复诊，查血肌酐：102μmol/L；24小时尿蛋白：576mg/24h；尿白蛋白排泄率：尿微量白蛋白：154.07mg/g，尿肌酐：47.5mg/dl，尿微量白蛋白肌酐比：324.4mg/g。患者欣然，诉大便通畅，胃胀呕恶亦减，舌红苔黄，上方加石莲子50g清心益肾以资巩固。

后患者继续服用中药汤剂，血肌酐虽有所波动，但多在正常范围内，大便1~2日一行，无须开塞露辅助排便，眼肌瞤动彻底缓解，精神状态转佳，生活质量得到明显改善。

按语：患者罹患糖尿病10余年，苦于血肌酐居高不下，惧怕难逃透析。病久虚实夹杂，精神萎靡，胃脘时胀，此脾虚失运，为本；面色晦暗，大便偏干，血肌酐等毒素水平居高不下，舌暗红，此"瘀""毒""浊"互结，为标。"初为气结在经，久则血入络"，处方守王清任解毒活血汤法不变，配合当归补血汤扶正托毒而获效。吴深涛认为，生大黄走而不守，主峻下泻其浊；熟大黄守而不走，主缓下解其毒；大黄炭，炭者入血，尤善吸附血络之毒，促其由血分转出而排解。三者不仅可单用，亦可合用治之。此外以大剂黄芪伍以当归，气血双补，扶正以助托毒外出。但患者胃脘时胀，故用大剂黄芪时须用陈皮、紫苏叶理气宽中以防其壅滞脾胃。用本方治疗5个月后，患者血肌酐由172μmol/L降至正常范围（102μmol/L），诸恙渐释，可见此方疗效之确切。

验案举隅6：亚急性甲状腺炎

患者，女，52岁，2022年4月21日初诊。

主诉：发热、颈痛9个月余。

病史：患者2021年7月因颈前疼痛、发热查动态红细胞沉降率（ESR）15mm/h，C

反应蛋白（CRP）0.24mg/L；游离甲状腺功能检查：游离三碘甲状腺原氨酸（FT$_3$）4.10pmol/L、游离甲状腺素（FT$_4$）13.33pmol/L、超敏促甲状腺素（HTSH）4.418μIU/ml；甲状腺彩色多普勒超声：甲状腺弥漫性病变。诊断为亚急性甲状腺炎，采用激素冲击治疗，予醋酸泼尼松片口服，45mg/次，每日1次，后随病情逐渐调整剂量。药后发热、颈痛缓解，然减量或停药时症状即反复，迭治数月仍无法撤药，伴心悸、多汗及咽痛、体重增加，遂前来就诊。

刻诊：口服醋酸泼尼松片，2.5mg/次，每日1次，减药或停药则持续低热，体温约37.5℃，伴颈咽部疼痛、焦虑、心悸；舌暗红、苔白浊，脉弦。

西医诊断：亚急性甲状腺炎。

中医诊断：瘿病。

中医辨证：湿热蕴毒。

治法：清热解毒化湿。

处方：土茯苓30g，秦皮20g，金银花15g，连翘20g，车前草20g，夏枯草20g，鱼腥草25g，当归15g，地骨皮20g，白芍20g，麸炒白术20g，葛根15g，丹参25g，北柴胡15g。14剂，每日1剂，水煎分2次服。嘱患者继续口服醋酸泼尼松片，2.5mg/次，每日1次。

二诊：2022年5月5日。患者症状未见明显好转，且新现便溏，大便每日3~4次，舌淡、苔白干，脉沉细弱。此为阳虚毒滞之证，治以扶阳败毒。处方：熟地黄20g，黄芪20g，连翘20g，桑白皮15g，黄芩10g，鱼腥草20g，马齿苋30g，蜂房20g，蝉蜕（后下）6g，荆芥穗10g，防风10g，肉桂6g，芦根25g，甘草25g，薏苡仁30g，炒牛蒡子30g，川芎15g。14剂，煎服法同前。嘱患者继续口服醋酸泼尼松片，剂量同前。

三诊：2022年5月19日。患者诉药后颈、咽疼痛明显减轻，故于服药1周后自行停用激素。复查ESR：16mm/h，FT$_3$：4.28pmol/L，FT$_4$：12.23pmol/L，HTSH：3.884μIU/ml；甲状腺彩色多普勒超声：甲状腺弥漫性病变。现时觉低热、微恶寒，时自汗，吞咽时仍有咽痛，心悸未作，情绪改善，大便已成形，日1行，舌质略暗、苔白，脉小弦。此为邪自里出表，余毒留恋于半途，治以疏和少阳、清热解毒，方以自拟柴胡解毒饮化裁。处方：北柴胡20g，桂枝15g，黄芩15g，刺五加30g，甘草10g，虎杖30g，赤芍20g，枇杷叶15g，肉桂6g，金银花20g，徐长卿（后下）25g，连翘20g，牛蒡子20g，玄参20g，板蓝根20g，芦根30g，延胡索20g。14剂，煎服法同前。嘱患者停服激素。

四诊：2022年6月9日。患者颈部及咽部症状已基本消失，但近2日又出现泄泻，大便每日4~5次，自诉用艾灸止泻。现自觉微热、恶风，伴自汗，舌淡、苔白，脉细。此时毒热已挫，脾虚湿浊始现，治以益气健脾、升阳除湿，方以升阳益胃汤加减。处方：太子参20g，麸炒白术20g，黄芪15g，黄连7g，陈皮12g，茯苓20g，泽泻15g，芦根25g，羌活15g，独活15g，北柴胡15g，白芍20g，干姜10g，清半夏12g，白茅根25g，青蒿20g。14剂，煎服法同前。

五诊：2022年6月23日。患者诉微热、恶风基本消失，体温正常，现乏力、自汗，泄泻已止，但大便仍不成形，日 1 行，舌淡红、苔薄白，脉弦细。在四诊方的基础上黄芪增至 30g，加桂枝 15g。14 剂，煎服法同前。

六诊：2022 年 7 月 7 日。患者无发热颈痛，乏力减轻，偶有自汗，活动后较明显，大便已成形，日一行，舌淡红、苔薄白，脉弱。以白虎加人参汤合玉屏风散化裁善后。处方：生石膏 30g，知母 20g，甘草 10g，太子参 20g，黄芪 15g，防风 10g，炒白术 20g，浮小麦 30g，酒萸肉 20g，煅赤石脂（先煎）20g。14 剂，煎服法同前。

2022 年 10 月随访，患者诉颈痛及发热未反复，汗出、乏力较前缓解，纳寐可，未再服用激素。复查 ESR：15mm/h，CRP：0.30mg/dl，FT_3：4.08pmol/L，FT_4：12.02pmol/L，HTSH：3.731μIU/ml，均未见明显异常。

按语：此案患者口服激素已 9 个月余，发热、颈痛等仍有反复，虽甲状腺功能及炎症指标无异常，但症状顽固胶着，迭治不效，属内毒之临床表现。结合患者病情及药后反应，先后予以清热解毒、和阳败毒、扶正托毒等法。四诊时患者发热及颈咽部主要症状已基本消失，此时毒热已挫，浊毒得消，激素终得停撤，然脾虚湿浊始现，其泄泻为清气趋下，其发热为阴火上冲，故用李东垣升阳益胃汤以甘温除热。后续治疗辨证调方。回顾治疗全程，和阳与化浊并用，疏木与培土相使，解毒之法贯穿始终，最终毒去病解。

验案举隅 7：痛风

吴某，男，43 岁，2019 年 11 月 14 日初诊。

主诉：左足大趾隐痛间作 3 月，加重 10 天。

病史及查体：患者 3 个月前痛风发作，发作时左足大趾疼痛，查血尿酸（血清尿酸）600μmol/L，口服非布司他片 80mg/ 次，每日 1 次，治疗后症状缓解，血清尿酸降至 440μmol/L，后因饮食不节致疼痛间作，至今按原剂量规律口服非布司他片。10 天前患者因食用海鲜后左足大趾隐痛又发，复查血清尿酸 522μmol/L，今为求综合治疗就诊。

刻诊：左足大趾隐痛，未见肿胀、发热及关节畸形。平素寐差，入睡难，纳少，大便溏，每日 1~2 次。舌淡、苔白润，脉濡。既往 2 型糖尿病病史 5 年，现口服盐酸二甲双胍缓释片 0.5g/ 次，每日 1 次，空腹血糖 7~8mmol/L，餐后 2 小时血糖 9~10mmol/L。

西医诊断：痛风性关节炎、2 型糖尿病。

中医诊断：浊毒痹（缓解期）、消渴病。

中医辨证：气滞浊瘀。

中医治法：芳香化浊，淡渗利湿。

处方：芳淡渗浊饮化裁。土茯苓 50g，百合 35g，佩兰 20g，车前草 30g，吴茱萸 10g，苍术 15g，薏苡仁 30g，黄连 6g，茵陈 35g，秦皮 25g，虎杖 15g。14 剂，日 1 剂，早晚分服。西药非布司他片原量继服。

二诊：2019 年 11 月 28 日。左足趾关节隐痛较前缓解，纳可，大便已成形，每日 1 次。血糖平稳，空腹血糖 5.5~6.8mmol/L，餐后 2 小时血糖 7.1~8.0mmol/L。舌淡，苔润，脉濡。予前方加龙胆草15g。14剂，服法同前。嘱停服非布司他片，下次就诊前复查血清尿酸。

三诊：2019年12月12日。昨日患者复查血清尿酸398μmol/L，左足趾偶有隐痛，大便每日1次。舌淡、苔白，脉小滑。治以祛痰化瘀、清热解毒，投以上中下通用痛风方。处方：胆南星12g，黄柏10g，苍术15g，六神曲15g，川芎15g，桃仁20g，白芷15g，龙胆草15g，防己20g，虎杖20g，威灵仙15g，桂枝20g，红花10g，土茯苓40g，百合20g。14剂，日1剂，频服。

四诊：2019年12月26日。患者服药5剂后左足趾关节隐痛消失，至今未发，昨日复查血清尿酸344μmol/L，状态平稳，食欲、体力可，夜寐好转，入睡较前容易，大便每日1次。舌淡、苔薄白，脉濡。前方去白芷，加败酱草30g、砂仁（后下）5g。14剂，服法同前。嘱停服非布司他片。

患者半年后陪同家人就诊时诉其自觉控制饮食，已停服非布司他片，血尿酸控制在313~345μmol/L，痛风至今未再复发。

按语：吴深涛认为，本案从病变阶段来看，虽属浊毒痹之缓解期，但综合舌脉分析，病机为中焦气机升降失司、浊瘀初结，为潜伏期常见，施以芳香化浊之法。三诊时凭脉而论，浊瘀去而痰象显，为防化热，故转投上中下通用痛风方以祛痰化瘀、清热解毒，随证转方，渐收全功。

参考文献

［1］吴深涛，章清华，刘弘毅，等．内毒蓄损与"生生之气"失衡——现代病证的核心机制［J］．中医杂志，2016，57（23）：1985-1988．

［2］吴深涛．内毒论［J］．中医杂志，2017，58（15）：1265-1269．

［3］吴深涛．适应性平衡：中医药疗效的核心机制［J］．中医杂志，2015，56（22）：1891-1894．

［4］吴深涛．糖尿病中医病机新识［J］．中国中医基础医学杂志，2005，（11）：13-16．

［5］吴深涛，王斌，章清华，等．论糖尿病从"脾不散精"到"浊毒内蕴"之病机观［J］．中医杂志，2018，59（22）：1920-1924．

［6］吴深涛．内毒论［M］．北京．中国中医药出版社．2023．

［7］马运涛，吴深涛．吴深涛治疗糖尿病下肢溃疡经验管窥［J］．中华中医药杂志，2016，31（12）：5087-5089．

执笔者：马运涛

整理者：郝征

心身科

颜红
——心灵使者，大美仁医

一、名医简介

颜红，1955年生，天津市名中医，第二届天津市人民满意的"好医生"，第七批全国老中医药专家学术经验继承工作指导老师，天津市卫生健康委员会"天津市中医药专家学术经验继承工作"导师天津中医药大学首批"名医师带徒"导师。从事医疗工作40余年，擅长中西医结合治疗抑郁症、焦虑症、强迫症、恐怖症、疑病症及顽固性失眠、头痛、自主神经功能紊乱、围绝经期综合征、心理障碍等各种心身疾病。在继承中医学的同时提出独特创新的学术思想，她认为神志病病因病机立论多端，初期以气郁、夹痰、夹瘀等实证为主，日久则虚实夹杂，本实标虚，治疗上提出"脏腑辨证、分期论治"，临床开展"三位一体"特色疗法等中医优势技术，其学术思想和特色诊疗经验在中医药治疗神志病领域被广泛推广。

二、名医之路

（一）医路漫漫，仁心仁术

颜红祖籍浙江慈溪，出身于书香门第，童年随父母定居天津，家族中没有从医者。由于与天津名医董晓初毗邻，经常看到许多患者慕名前来请董晓初先生把脉诊病，于是其父母萌生了让她学习中医的想法。1978年，颜红以全年级第一的优异成绩被天津中医学院（现天津中医药大学）录取，开始了学医之路。

初入中医大门，年轻的颜红当时对中医学的认知可以用懵懂来形容，入学后上的第一节课是由张大宁教授讲授的《中医基础理论》，其中"阴阳""五行"等词汇让她犹堕云雾中。但她深知做学问需要勤奋和坚持，学医更需如此。后来，通过孜孜不倦地学习，她感受到了中医学的博大精深，逐渐成长为立志将一生献身于中医事业的人。颜红在学医的道路上有幸得到众多天津名师名家的点拨，加之她刻苦钻研、勤加思索，每年的学习成绩都名列前茅。

1983年本科毕业后，颜红开始了行医生涯。她在前辈的指导下迅速成长为中医底子扎实、西医专业技术强的青年骨干，先后在肾病科、内分泌科、急诊科工作，积累了丰富的多学科临床经验，为后期临床工作奠定了坚实的基础。

1998 年，颜红受时任院长石学敏院士的委派，担任心身科主任。当时心身医学在国内刚刚起步，各大综合医院少有心身学科。石学敏院士高瞻远瞩，对颜红说："以后心身医学必有大发展，我们要在这个领域体现中医的特色，把这个学科做大做强。"自此，颜红兢兢业业、勤奋耕耘，为心身科的发展壮大做出了卓越的贡献。

（二）治学讲究"博学、慎思、明辨、笃行"

在治学的道路上，颜红推崇"博学""慎思""明辨""笃行"的古训，并遵古训严格要求自己。在接触心身医学之前，肾病科、内分泌科、急症科都是颜红曾经工作过的科室，她经常对自己的学生说，在做好一名心身科医生之前必须成为一名优秀的内科医生，内科功底将为今后开展心身医学奠定坚实的基础。颜红对于中医经典的学习也有执着的追求，她十分推崇仲景方，在工作之余经常反复研读《伤寒论》《金匮要略》。但颜红并不是一味守旧之人，在研读经典的基础上还经常查阅最新的文献和研究进展，珍惜每次学习的机会。颜红好问，凡事总会问个为什么，平时在参加科内疑难病例讨论时，她总能够从患者纷繁复杂的症状中抓住核心问题，往往令主管医生恍然大悟。她在带教时也告诉学生："学则须疑，你们提不出问题证明没有思考。"颜红善于思考，在临床中遇到棘手的患者时她都会记录下来，回去后再反复琢磨，加以总结和反思。她发现过去遇到的一些疑难杂症，现在看来应该属于心身疾病，如果能够懂得一些心身医学的知识，这些患者应该可以获得更好的治疗效果，每每想起便引以为憾，也更加坚定了她在心身医学领域耕耘的决心。

颜红善于"明辨"，一方面在做学问上明辨，学习中医也要"取其精华，去其糟粕"，由于时代的局限性，古人有许多掺杂主观臆想的成分，于是她大力提倡去腐创新，对古人治疗神志病的方法加以思辨、择善从之。另一方面在为人处世上明辨，她经常说"行医是个良心活"，每当看到有庸医招摇撞骗、恶意吹嘘虚假疗效欺骗患者的时候，她都义愤填膺，在教育学生时强调："'医术'和'医德'二选一的话，我选择'医德'为先。医术是可以通过学习提高的，而医德是成为一个好医生的根本。"颜红始终坚持知行合一，在临床工作中坚持实践，带领学科发展。作为科主任，面对科室发展的种种困难，她事必躬亲、以身作则，站在长远的角度审视学科的发展。即使现在已退休，她仍然坚守在临床、教学的第一线，为心身医学发展贡献力量。

（三）传授精于勤，丹心育桃李

作为心身科曾经的学科带头人、现在的学术带头人，颜红深知团队的力量才是无止境的。在完成繁重的临床工作同时，颜红一直非常重视教学和科研工作，她强调年轻人是心身科的未来和希望，不仅培养了大批硕士研究生，还致力于培养青年专业人才，为心身科的发展做出了巨大贡献。

（四）爱心托举希望，助学传递温暖

作为一名教育工作者，颜红淡泊名利，不忘教育初心，把毕生所学毫无保留地传授

给学生，同时不忘母校的谆谆教诲。她以助学行动回报母校恩情，将爱心传递给接受资助的学生。自 2013 年至今，颜红先后资助多名天津中医药大学贫困生完成学业，其中有数名大学生已毕业走上工作岗位，累计资助 30 余万元。但颜红始终低调地做着自己认为该做的事，不图回报，不为扬名，直到 2019 年天津中医药大学党委联系到医院党委，身边的同事们才知道颜红的善举。

（五）阶段性成就

颜红不断在临床工作中总结经验、提炼精华，提出自己的学术理论。她首先提出郁证病机的气郁神伤理论，开创"三位一体"特色疗法，研发多种中药制剂协定处方，从而达到多层次、多靶点整体调节机体功能，广泛应用于临床，获得了令人满意的临床疗效。其保持中医优势，突出中西医结合，安全、无毒副作用的综合治疗方案填补了天津市中西医结合治疗心身疾病的空白。

除了临床工作以外，颜红还承担天津中医药大学本科生、硕士研究生、留学生及外院进修生的课堂教学及临床带教工作，已培养硕士研究生 30 余名，其中包括 2 名留学生。作为天津中医药大学首批"名医师带徒"导师，培养继承人 1 名；作为心身科学术带头人、天津市卫生健康委员会"天津市中医药专家学术经验继承工作"导师，培养徒弟 3 名；作为第七批全国老中医药专家学术经验继承工作指导老师，培养继承人 2 名；作为天津市中医经典传承高级人才研究项目指导老师，培养继承人 2 名；作为天津市南开医院优秀青年人才培养项目指导老师，培养继承人 1 名。通过言传身教，不但将学术传承下去，更是将自己的治学态度以及大医精诚的精神传承下去。

三、学术理论精粹

传统中医学历来重视心理因素对于疾病的影响，《素问》中就提出："百病生于气也，怒则气上，喜则气缓，悲则气消，恐则气下，惊则气乱，思则气结。"可见心身医学所提倡的心身同治有着深厚的文化基础和经验积累。由于心身疾病和精神类疾病的发病机制仍不明确，因此对于此类疾病仍为症状学的诊断和治疗。颜红在临床实践中较推崇仲景方，40 余年的临床工作为其积累了丰富的临床经验，在继承中医学的同时提出独特创新的学术思想，提出神志病诊疗单元的长程治疗理念，不仅可改善患者的临床症状，而且通过治疗帮助患者提高生活质量、恢复社会功能，体现"心身同治"的整合医学理念。

（一）神志病病机为气郁神伤，虚实夹杂

颜红根据神志病患者的不同病程、不同时期的临床表现提出以下观点：在神志病发展过程中，初起以气机郁滞为主，渐次或交叠可见气郁化火、痰湿凝聚、气滞血瘀、气血亏虚，最终导致精津耗损、髓海不足、心神失养。临证常见肺、肝、脾失衡而致的郁病证候。

颜红以"神伤"概括五脏神的病理变化，提出神志病病位在肝，涉及脑、胆、心、脾、肾、肺等多个脏腑，以气机郁滞为始、脏腑虚损为本；病证初起多实，久则由实致

虚，由气及血，导致虚实夹杂，或为虚损之候。因此神志病的病机可归纳为气郁神伤，虚实夹杂。在临床治疗神志病时，颜红根据"气郁神伤"理论，重用理气安神，同时兼以活血、化痰之法。行气、活血、化痰，使气、血、痰蕴结得散，以调五脏气机，从而五脏平和，神有所藏及所泄，神机得化，病症得治。

（二）治疗抑郁症，振奋阳气

1. 温通心阳，益气活血

心为君主之官，主血脉与主神明的功能均依赖于阳气的推动。若心阳不振，坐镇无权，则阴寒邪气乘虚上犯。临床见情绪低落、胸痛、心悸，伴气短，甚则精神萎靡症状者，善用桂枝、甘草辛甘化阳。正如前人称桂枝"温心阳，如离照当空，则阴霾全消，而天日复明"。佐以丹参活血通脉。心阳虚较重者则加附子以消阴邪，胸痛明显者则以薤白辛温通阳、宣痹止痛。

2. 温散表寒，宣肺开郁

阳气不振轻者，颜红认为当从肺论治。肺主气，司呼吸，在志为悲，肺的宣发肃降功能失调则气机郁滞，临床见情绪低落、悲伤忧虑、兴趣缺失、短气神疲等症状者，常用细辛、麻黄、升麻等辛温发散药物，通过宣阳开郁、振奋阳气，使精神得以调畅。现代药理学研究表明，此类药物中所含化学成分具有兴奋中枢神经的作用，由此扩大了中药的运用范围。

3. 温运脾阳，补中益气

脾为后天之本、生化之源，脾胃之阳气犹如釜底之薪，为腐熟水谷动力之源。若脾阳不足、阳衰土败，则土湿水寒。临床见情绪低落、少言懒语、迟钝乏力等症状者，应治以补中益气之法，方用附子理中丸甘温补中。附子走而不守，配干姜守而不走，能够温脾阳、祛寒邪、扶阳气。同时应注意在温阳的同时还应补脾运脾，脾贵在运，清代张志聪云："凡欲补脾，则用白术；凡欲运脾，则用苍术；补运相兼，则兼而用之。"脾阳温煦，气机畅达，运化水谷精微疏布五脏及脑神，则形神得藏。

4. 温补肾阳，扶助正气

肾主骨生髓，髓通脑。抑郁症病程缠绵日久，可见阳气渐衰，心肾亏虚而致髓海不足，脑络空虚，神机运转失常，可见情绪低落、思维迟钝、记忆力下降，甚则缄默不语等认识功能缺损症状，颜红辨为"少阴之为病，脉微细，但欲寐也"。善用金匮肾气丸温补肾阳、填补肾精。若见阳虚水泛、四肢沉重、清阳不升、头眩短气症状，则用真武汤温肾助阳、化气行水之法。对于老年抑郁症症见低动力者，均可用附子、肉桂、巴戟天、山萸肉等振奋阳气、温经散寒，并佐以理气之品，水火既济，效如桴鼓。现代研究发现淫羊藿、巴戟天、肉桂等温肾阳药能够提高多种激素、单胺类神经递质浓度及其受体敏感性，上调海马组织神经营养因子水平，提高海马神经细胞的可塑性和再生性，达到抗抑郁的作用。

5. 温阳不忘行气

叶天士认为郁病病机为"气之升降开阖枢机不利",故治疗郁病应考虑肝失条达,疏泄失常为先。另外,阳气失于升发,气机不能升降,枢纽不利,应"斡旋全身气机以调畅",治以温阳开郁法。颜红以温阳法临床治疗抑郁症低动力症状时,四诊合参、辨证论治,在温阳的同时不忘疏肝理气,以柴胡、香附、木香等疏肝行气,补而不滞。

6. 温阳不忘顾阴

在临床应用温阳法时,须知"万物负阴而抱阳,冲气以为和",因此温阳时不忘顾护阴气,避免阴亏无以制阳。如附子配磁石,附子能温能散、走而不守,一方面,磁石可预防附子发散太过,另一方面,磁石制约附子炎上之火,防止其扰动心神,加重阴伤。正如祝味菊所言"附子兴奋,配以磁石,则鲜僭逆之患"。

(三)创立神志病诊疗单元

颜红根据多年临床经验,借鉴西医学管理模式,突出中医诊疗特色,创立了神志病诊疗单元,制定了规范的"诊断 – 治疗 – 随访"流程,并将之应用于临床。

1. 辨证诊断,舍脉从证

神志病在古代文献里的记载缺乏系统性,并不集中,多散在于各个段落,且症状多样,病机复杂。常见的相关病名有郁证、百合病、脏躁、梅核气、不寐、心悸怔忡等。因此颜红主张症状学诊断神志病,以患者主诉作为中医诊断标准,辨证治疗,同病异治、异病同治,体现了颜红独特的治疗思路。在临床辨证中,当脉证不符时,舍脉从证,以缓患者之所苦为先,先治标后治本,以提高患者的治疗依从性。

2. 投药之先,宜畅怀开导之力

临床中,颜红注重对患者的心理疏导,使患者在服用药物的同时调整心态,在充分了解疾病的同时建立起战胜疾病的信心,更好地面对疾病,从而积极配合医者治疗,加强治疗依从性。例如首先"告之患者以其败",指出其致病的主要原因,加强与患者家属和亲友的沟通,以收到事半功倍的效果;其次,"语之以其善",帮助患者正确认识事物,使其找到生活平衡点;再次,"导之以其所",告诫患者家属和亲友,给患者多些关爱,使患者病情好转;最后,"开之以其所苦",帮助患者树立信心,鼓励其从不良的精神状态中解脱,真正地战胜疾病。

3. "三位一体"特色疗法治疗神志病

颜红遵循中医"形神合一"、整体观念等理论,经过不断地深入探索研究和临床实践创新,首创"针灸 – 中药敷贴 – 离子导入"三位一体综合疗法治疗神志病,本疗法继承和发扬传统中药、针灸技术,并结合现代物理疗法新技术,对治疗神志病、防治亚健康状态具有深远的实践意义和广阔的应用前景。

颜红认为,抑郁、失眠、焦虑等神志病是精神紧张、心理压力大、不良生活习惯、体质、社会环境等诸多因素造成脏腑功能紊乱，气血运行失常，形不养神，神不摄形，形神不能互养，两者互为因果，形成恶性循环。机体内在稳态被破坏，因涉及各系统功能失调，故采用"针灸－中药敷贴－离子导入"三位一体综合疗法实现多方位、多层次、多靶点调节，达到改善患者体质、调摄精神和提高生存质量的目的。

4. 研发协议处方，辨证辨时

颜红治疗神志病以经方为主，辨证论治，遣方用药，灵活加减，研发了系列协议处方，根据患者具体情况辨证辨时服用，白天重在调神，夜间重在安神，其简便廉效的特点使其在临床中得到广泛应用。

5. 发挥中医优势，中药干预减副增效

颜红在积累多年内科诊治经验的基础上，提出中药干预减副增效理论，辨证论治，提高西药疗效，减轻或预防西药常见的不良反应及副作用，颜红强调中西医结合治疗神志病，师古而不泥古，优化治疗方案，体现个体化治疗。

如针对抗精神病药物所致高催乳素血症，颜红考虑责之肝肾不调，气郁痰阻，兼有瘀血，针对此类情况，治疗主症的同时加入炒麦芽、桔梗理气回乳，益母草、红花、三棱、莪术等活血化瘀。若长期月经未至，考虑肝肾不足，予熟地、山萸肉等，同时少佐活血化瘀药以滋补肝肾、补而不滞。针对肌张力增高，颜红考虑肝脾不和以致筋惕肉瞤，善用芍药、甘草对药酸甘化阴、调和肝脾，有柔筋缓急之效；针对震颤、口颊综合征、流涎等类帕金森症状，证属本虚标实，急则治标，辨证为肝风内动，遵循"治风先治血，血行风自灭"原则，予以镇肝熄风法加虫类药以搜剔脉中风疾；缓则治本，考虑"脾开窍于口，其华在唇，在液为涎"，予温阳化饮、健脾利湿之法，方用苓桂术甘汤加减。对于抑郁症合并认知功能障碍的患者，颜红认为"心主神明、肝藏魂、脾藏意"，辨证为肝郁气滞兼心脾两虚，谨守"气郁神伤"病机，以疏肝理气作为治疗大法，佐以健脾和胃、养心安神。临床中观察可知，抑郁症的认知功能障碍患者若一味补虚填髓往往起不到很好的疗效。颜红认为抑郁症认知功能障碍心脾两虚证的主要原因有二：一则为不通则虚，肝与心运行气血的功能减弱，气机郁滞，导致气血运行不畅，精微物质无法到达需要润养的脏腑，脏腑功能虚损，表现为虚证；二则为不足则虚，心脾生化乏源，无法将水谷精微转化为气血，表现为虚证。功能的正常运行则需要物质基础的支撑，而认知功能为神的功能体现，神需要气血的供养才可正常发挥作用，而气血的匮乏不仅源于不足，同时也源于不通。故治疗上以疏通为主，气血流通正常，脾胃功能逐步恢复，并在中药中加入健运中焦之物，帮助建立正常的气血运作。气血运行流畅之后，郁滞之处得以消散。由于脾因长期的郁滞状态，恐无法速生气血以荣周身，再少佐补益气血之品，同时轻宣郁热，恐因补益再次郁滞。故治疗大法在于通而不在于补，郁病患者本身气血流行不畅，一味补益只会让郁滞更为顽固，而通畅气机就可逐步恢复脾胃功能，此时再用补益之品稍助其一臂之力，物质基础充盛，神的功能就可体现。颜红治疗思路之明确，用药之精当，值得后辈学习与继承。

6. 随访机制

神志病的复发率较高，且易受社会环境、不良应激事件影响，故加强患者宣教，制定随访机制也是诊疗单元的重要部分。颜红通过"心的家园"患友会、卫生主题日宣传、社区讲课等形式指导患者怡情养性、修养身心，以保持情绪舒畅，提高治疗依从性，减少复发。

颜红将自己数十年的经验提炼为神志病诊疗单元向基层医院进行推广，获得了满意的临床疗效，通过讲座、联络会诊等方式提高综合医院对于神志病的识别率，提升基层医院医师对于神志病的诊疗水平。

四、临证经验

（一）说案论病

验案举隅1：清热解郁法（栀子豉方）治疗焦虑障碍

阎某，男，63岁。2016年1月19日初诊。

主诉：精神烦闷，焦虑心烦，多思多虑伴失眠2个月余。

现病史：2个月前患者因情志不遂而致焦虑心烦，未予重视，近日症状逐渐加重，遂前来就诊。

刻下症（四诊资料）：患者精神烦闷，急躁易怒，多思多虑，纳差，食后胃胀，呃逆，二便可，寐欠安。舌暗红、苔薄黄，脉弦。

既往史：体健。

辅助检查：精神科检查：意识清晰，定向力完整，接触可，仪表正常，感知正常，注意力下降，思维顺畅，记忆力下降，智力正常，自知力完整，情感焦虑，未引出幻觉妄想，无自杀、自伤行为。

西医诊断：焦虑障碍。

中医诊断：郁病。

中医辨证：肝郁化火。

治法：疏肝解郁，清心安神。

处方：淡豆豉10g，栀子15g，陈皮10g，枳壳10g，厚朴15g，半夏30g，鸡内金30g，赤芍10g，柴胡10g，当归10g，柿蒂10g，竹茹6g，煅赭石30g，铁落花（先煎）30g，丹参30g，鸡血藤30g。水煎服，日1剂。

二诊：2016年1月30日。患者服药后症状较前缓解，焦虑心烦减轻，未发胃胀、呃逆，仍食欲差，舌暗、苔白，脉弦。前方去柿蒂加焦神曲10g、代代花10g，继服。

三诊：2016年2月13日。患者诸症基本消失，纳寐均可，时有心烦可自行缓解。

按语：颜红认为焦虑障碍发病多因情志不遂，导致肝气郁结，郁久化火，上扰心神。临床常见情绪不宁、焦虑心烦、急躁易怒、胸胁胀痛、头晕、耳鸣等症状，以气郁化火实证为主，病位主要在肝和心。自拟清热除烦汤用于临床治疗广泛性焦虑障碍，取得了良好的临床疗效。

本案患者证机为肝气郁结，肝郁乘脾，日久化火。颜红以栀子豉汤为基础方，治以清热除烦、解郁安神，并随证加减，使患者病情快速、明显好转。《伤寒论·辨太阳病脉证并治》中提出"发汗吐下后，虚烦不得眠，若剧者必反复颠倒，心中懊恼，栀子豉汤主之。"此证的症状表现为明显的情志烦躁不安，"虚烦不得眠""反复颠倒，心中懊恼""心烦腹满，卧起不安""微烦"，栀子豉汤虽仅有两味药，但栀子苦寒，既可清透郁热、解郁除烦，又可导火下行；淡豆豉气味皆轻，既能清表宣热，又能和降胃气。两药相伍，既宣且降，可清宣胸膈郁热，为治疗虚烦不寐的良方。现代药理学研究表明，栀子豉汤可通过调节肠道菌群以达到抗抑郁的效果。气郁本易化火，但过用寒冷药物恐凝滞气机，故选用栀子豉汤颇具巧思，在宣畅气机、清热除烦之余，避寒凝气机之嫌。

验案举隅2：清热化痰法（化痰开窍方）治疗精神分裂症

楚某，女，40岁，2015年2月9日初诊。

主诉：凭空闻声伴咽堵、口苦半年余。

现病史：患者半年前因压力及情志不舒而出现情绪不稳定，易激惹，易怒，凭空闻声，自觉有人与自己说话，评论自己，时辱骂自己，行为怪异，其家属随即将其送往当地精神专科医院就诊，诊断为躁狂型精神分裂症，予丙戊酸钠、喹硫平、阿普唑仑等药物至今，患者凭空闻声略有缓解，但仍敏感多疑，咽堵、咯白痰，月经延期，故来我院寻求中药治疗。

刻下症：患者表情淡漠，时急躁，凭空闻声，敏感多疑，咽堵，有痰，口苦，手麻，夜寐尚可，大便干，纳可，舌暗、苔白腻，脉弦。

既往史：有精神病家族史。

辅助检查：①精神科检查：意识清晰，定向力完整，接触被动，不修边幅，感知正常，注意力下降，思维迟缓，记忆力下降，智力正常，自知力部分存在，情感敏感多疑，评论性幻听，无自杀、自伤行为。②心电图示正常心电图。

西医诊断：精神分裂症。

中医诊断：癫病。

中医辨证：痰蒙心窍。

治法：清热化痰，重镇安神，活血。

处方：青礞石（先煎）30g，菖蒲10g，郁金10g，厚朴15g，半夏30g，胆南星10g，浙贝母15g，莲子心6g，生龙骨（先煎）30g，生牡蛎（先煎）30g，桔梗10g，远志10g，沉香5g，浮小麦30g，大枣3枚，黄芩10g，酒大黄15g。水煎服，日1剂。

二诊：2015年2月16日。患者服药后幻听减轻，咽堵好转，月经未至，舌暗、苔白腻，脉弦。继服前方去龙胆草，加鸡血藤30g、冬瓜子30g以活血化痰、清热化痰。服药期间时发胸闷憋气，考虑痰气阻于胸，予瓜蒌、木香等宽胸行气化痰。患者服药3个月后未再发凭空闻声，月经正常。服药5个月后能问答切题，沟通顺畅，已回单位上班。

按语： 本案患者初诊时凭空闻声，易怒、易激惹，行为举止怪异，诊断为精神分裂症，多表现为精神抑郁，表情淡漠，沉默痴呆，语无伦次，喃喃自语，静而少动，多疑善虑，秽洁不知，甚或妄见、妄闻、妄想等，可有不同程度的认知功能障碍。在中医学中属癫病范畴，多由七情内伤致使气滞、痰结、血瘀，或由先天遗传致虚与脑神异常所致，以脏气不平、阴阳失调、神机逆乱为关键病机。

颜红以自拟化痰开窍方治疗本病，效果颇佳。该方重用青礞石，咸能软坚，为祛顽痰之要药，兼可平肝镇惊，治顽痰胶结，咳逆喘急，癫痫发狂，烦躁胸闷，惊风抽搐；黄芩能清理胃中无形之气；大黄能荡涤胃中有形之质；沉香为扎方之色，既能纳气归肾，又能疏通肠胃之滞，肾气流通则水垢不留，而痰不再作，且使礞石不黏着于肠，使二黄不伤及于胃，一举而三善备；加以菖蒲、郁金、远志化痰开窍；胆南星、浙贝母、半夏皆为化痰药，根据临床辨寒热而有所侧重；茯苓、百合合用为安神之常用药；莲子心清心安神、交通心肾；颜红认为痰郁日久必有血瘀，故每见病症日久者必酌情加活血药，稍佐鸡血藤化络中之瘀，该药苦而不燥，温而不烈，行血散瘀，较为和缓。在治疗过程中，颜红以礞石滚痰丸合甘麦大枣汤为主方，降火逐痰、养心安神，随症酌加宽胸、化痰之品，可快速改善症状，取得令人满意的疗效。

验案举隅3： 化痰平肝法（化痰开窍方）治疗抽动－秽语综合征

陈某，女，15岁，2013年4月17日初诊。

主诉：四肢抽动，亵词秽语，易激惹间作2年余。

现病史：患者2年前无明显诱因出现亵词秽语，四肢抽动，频繁眨眼、耸肩，易激惹，注意力不集中，吐涎。辗转就诊于多家医院，行脑电图及头颅CT检查均未发现异常，确诊为抽动－秽语综合征，因之前治疗效果不佳，遂来就诊。

刻下症：亵词秽语，频繁眨眼、耸肩，时四肢不自主抽动，易激惹，甚至打人毁物，注意力不集中，记忆力下降，吐白色涎沫，胸闷憋气，胃脘疼痛，泛酸，纳寐可，二便调，舌红、苔薄黄，脉弦滑。

既往体健，否认精神疾病家族史。

精神科检查：意识清晰，定向力完整，接触可，仪表正常，感知正常，注意力下降，思维顺畅，记忆力下降，智力正常，自知力部分存在，情感急躁易怒，未引出幻觉妄想，易激惹。

西医诊断：抽动－秽语综合征。

中医诊断：抽动。

中医辨证：痰火扰心，肝风内动。

治法：化痰平肝，安神清热。

处方：煅青礞石（先煎）30g，清半夏30g，茯苓30g，生龙骨（先煎）30g，生牡蛎（先煎）30g，鸡血藤30g，百合30g，浮小麦30g，石菖蒲10g，郁金10g，柴胡10g，远志 10g，胆南星 6g，大枣 3 枚，白芍 20g，钩藤 15g。水煎服，日 1 剂。

二诊：2013 年 5 月 16 日。患儿服药后秽语、吐涎、狂躁易怒及四肢抽动较前均减轻，偶觉周身乏力，头胀，纳寐可，二便调，舌淡暗、苔薄白，脉弦。前方加莲子心 6g、薄荷 10g、黄连 10g、沉香 5g。继服 14 剂。

三诊：2013 年 5 月 25 日。患儿四肢抽动、眨眼、耸肩等均进一步改善，急躁易怒、秽语减轻，头晕头胀缓解，注意力较前明显集中，纳可，二便可，舌红、苔薄黄，脉弦。继服前方，随症加减，5 个月后症状基本消失，随访半年未复发。

按语：颜红认为本病的主要病因为脾虚肝旺。脾虚生痰，肝旺生风，致痰浊流窜或上扰，故见肌肉抽动、裹词秽语。自拟化痰开窍方，全方重用化痰之品，辅以平肝、安神、清热。诸药相合，相得益彰，共奏消痰浊、解郁滞、通清窍之效。此外，颜红亦注重心身同治，重视强调个体和环境之平衡，嘱家长为患儿营造宽松温馨的家庭生活环境，避免其承受过重的学习压力，鼓励患儿适当放松，可行健身运动、聆听音乐等方式改善精神紧张，并嘱注意培养患儿健康的生活习惯，按时作息，饮食均衡，故取得满意的临床疗效。

验案举隅 4：温补脾肾法治疗难治性抑郁

刘某，女，81 岁，2016 年 11 月 25 日初诊。

主诉：情绪低落、兴趣下降、失眠健忘 4 年余。

现病史：患者因情志刺激后多思多虑、夜寐难安，后逐渐出现精神萎靡、情绪低落、兴趣下降、烦躁不安、喜独处、委屈易泣等症，就诊于当地精神科医院，考虑"抑郁发作"，予抗抑郁西药治疗后情绪较前平稳，服药 1 年后逐渐减药至维持剂量。

刻下症：患者自觉无明显愉悦感，兴趣低下，思维略迟缓，记忆力下降，嗜卧懒言，倦怠乏力，纳少，便溏，舌暗淡、苔薄白，脉沉迟。

既往史：冠心病史 20 余年，现服扩冠药物，症状较平稳。

精神科检查：意识清晰，定向力完整，接触被动，仪表不修边幅，感觉敏感，注意力下降，思维迟缓，记忆力下降，智力正常，自知力完整，情感低落，未引出幻觉妄想。

西医诊断：抑郁发作。

中医诊断：郁病。

中医辨证：脾肾阳虚。

治法：温补脾肾。

处方：生地 15g，山药 30g，山萸肉 10g，泽泻 30g，附子（先煎）5g，丹皮 10g，合欢花 10g，木香 10g，煅磁石 30g，桂枝 6g，干姜 6g，党参 10g，生麻黄 10g，细辛 3g，炒白术 20g，白芍 10g。日 1 剂，水煎服，分 2 次服用，并配以温灸足三里。

二诊：2016 年 12 月 8 日。患者自觉嗜卧懒言、神疲乏力较前缓解，纳可，早醒，二便可，舌暗、苔白，脉沉。前方加炙甘草 10g、紫贝齿 30g，继服 14 剂。

三诊：2016年12月23日。患者夜寐尚可，未诉明显不适，仍喜独处，舌暗、苔薄白，脉弦涩。因附子不宜久服，故去附子，加肉桂6g、丹参30g，治疗3个月后患者症状基本平稳，能主动与人沟通，可以从事简单的家务劳动。

按语：患者郁病日久，虚实夹杂，以虚为主。脾阳不振，气化无力，故见少气懒言、疲乏无力、腹泻纳差。肾阳不足，脑失所养，故见脑髓不充、健忘、兴趣低等症。方中生地补肝肾之阴，山萸肉补心、肝之气，山药补气、养阴、涩精，补中兼涩，补脾肺肾之精气，具有收摄阴阳，以成冲和之气的功效；丹皮清热泻火，泽泻淡渗利水，分消三焦之邪水；佐桂附微微生火，则少火得助，取阴阳相济、气化氤氲之妙，配磁石共奏温阳镇静安心神之功；合欢花、木香疏肝理气；党参、白术、白芍健脾益气、养血安神；麻黄、细辛、干姜辛温宣散、鼓舞阳气，配白芍以防耗气。全方治以温补脾肾之法，正如《医宗金鉴》中云："脾肾者，水为万物之元，土为万物之母，两脏安和，一身皆治，百疾不生。"

验案举隅5：疏肝固本法治疗老年抑郁症

王某，男，72岁，2015年3月5日初诊。

主诉：情绪低落伴心烦、周身不适半年余。

现病史：患者平素性格内向，半年前丧偶后逐渐出现情绪低落，悲观自责，家属带其于北京安定医院就诊，考虑抑郁症，予抗抑郁西药治疗，但患者自觉服用西药后胃脘不适，故未坚持治疗，症状逐渐加重。为求中医诊治，遂来就诊。

刻下症：患者神清，情绪低落，悲观自责，心烦紧张，周身不适，胸胁满胀，腰酸背痛，纳差，夜寐欠安，早醒多梦，小便清冷，大便排便不畅。舌暗淡、苔白，脉沉弦。

既往史：高血压病史30年，冠心病病史20余年，慢性胃炎病史8年，否认家族史。

辅助检查：①精神科检查：意识清晰，定向力完整，接触被动，仪表正常，感觉敏感，注意力下降，思维迟缓，记忆力明显下降，智力正常，自知力完整，情感低落、焦虑心烦，未引出幻觉妄想。②心电图示：窦性心律，广泛导联T波低平。③胃镜示：慢性萎缩性胃炎，十二指肠溃疡。

西医诊断：老年抑郁症。

中医诊断：郁病。

中医辨证：肾虚肝郁。

治法：固本疏肝。

处方：熟地10g，山萸肉10g，柴胡10g，香附10g，五味子10g，杜仲10g，枸杞子10g，当归10g，白芍10g，枳壳10g，合欢花10g，牛膝15g，石菖蒲10g，郁金10g，远志10g，柏子仁15g。水煎服，日1剂。

二诊：2015年3月12日。患者服药后夜寐好转，精神萎靡不振，周身不适减轻，胸胁胀闷缓解，纳食差，小便可，大便不畅，舌暗淡、苔少，脉沉弦。原方加鸡内金

30g、焦槟榔 10g、细辛 3g、生黄芪 30g 以健脾消食、振奋阳气。继服 14 剂。

三诊：2015 年 3 月 26 日。患者情绪较前平稳，心烦减少，未发胸胁胀满，纳可，夜寐好转，仍早醒，二便调，舌暗、苔薄白，脉弦。继服原方 1 个月后面露笑容，记忆力明显好转，自觉周身无明显不适。

按语：颜红认为老年抑郁症病位在肝、肾。其病机特点属本虚标实，肾精亏虚为本，气机郁滞为标。肝肾同源，肝为木脏，肾为水脏，木生于水，其源于癸。母实则子壮，水涵则木荣，若水不涵木则肝不得滋养而枯。肾阳不足，水中阳微，则五脏之阳气不能发，从而导致肝阳虚，以致肝用难展，疏泄无权，而发郁证。治法应从肾论治，固本疏肝，体用并举，此方补肾调气、解郁安神之功效，标本兼顾，使肾精得固，肝气条达，气机得畅，心神得安。

（二）遣方用药

颜红在辨虚实、辨三焦、辨脏腑的基础上，善用理气之品，注重和法，治疗用药理气不耗气，活血不破血，清热不损胃，祛痰不伤正，补而不燥，滋而不腻。正如《临证指南医案·郁》华岫云按语指出郁证治疗"不重在攻补，而在乎用苦泄热而不损胃，用辛理气而不破气，用滑润濡燥涩而不滋腻气机，用宣通而不揠苗助长"。颜红根据病情特点、气滞程度灵活运用理气药物。花类药较轻灵，用于气滞轻者，如合欢花、白梅花、玫瑰花、佛手花、厚朴花等；若气滞为甚则用柴胡、枳壳、厚朴等；气逆上冲者用旋覆花、沉香、柿蒂等；气郁横逆犯胃者用苏梗；气结者用枳实、青皮等破气之品。

病久伤及正气，会出现虚实夹杂证。根据"气郁神伤"理论，气郁日久即会造成神伤，故颜红极为重视安神之品，补虚安神主要用酸枣仁、柏子仁、夜交藤、菖蒲、远志等，重镇安神主要用煅龙牡、煅磁石、珍珠母等，若失眠日久则加朱砂冲服，但症状改善即止，不可久服。

由于神志病少见纯虚之证，颜红多在各种治法中佐以填精之法。如女性患病日久肾阴亏虚，不能化生经血；或老年患者肝肾亏虚，不能濡养筋脉，重在滋补肝肾，填精养血，效果显著。

参考文献

［1］高雅，沈莉，周博，等．"气郁神伤"理论浅析［J］．天津中医药，2016，33（7）：409-410．

［2］林锦，纪越，李谨言，等．基于数据挖掘对颜红教授治疗抑郁发作用药经验初探［J］．天津中医药，2022，39（3）：347-353．

执笔者：高雅

整理者：王蕾

儿科

马融

——大医精诚，造福婴童

一、名医简介

马融，1956年出生，汉族，山东章丘人。教授，主任医师，博士研究生导师，全国首位中医儿科学博士，著名中医学家，中医儿科学家、教育家。国务院政府特殊津贴专家，卫生部有突出贡献中青年专家，首届岐黄学者，全国老中医药专家学术经验继承工作指导老师，被天津市政府授衔"中医小儿神经内科专家"，天津市名中医，天津市教学名师，天津市优秀科技工作者，全国卫生系统职工职业道德建设标兵，全国卫生系统先进工作者，全国优秀医院院长，天津市五一劳动奖章获得者，天津市第二届十佳医务工作者。历任天津中医药大学第一附属医院院长，兼任国务院学位委员会学科评议组成员，中华中医药学会常务理事，中华中医药学会儿科分会主任委员，国家卫生和计划生育委员会儿童用药专家委员会副主任委员，中国中药协会儿童健康与药物研究专业委员会主任委员，中华中医药学会儿童肺炎协同创新共同体主席，世界中医药学会联合会儿科专业委员会副会长、中成药上市后再评价专业委员会副会长，国家药典委员会委员，国家食品药品监督管理局新药审评委员会委员，全国博士后管委会评审专家，中国中医药研究促进会医院管理委员会副主任委员，全国中医药高等教育学会儿科教学研究会副理事长等职。

马融幼承家学，1977年考入河北新医大学（现河北医科大学）中医系，硕士师承天津中医儿科奠基人李少川教授，博士拜入儿科泰斗江育仁教授门下，刻苦钻研，砥砺奋进，成为中国首位中医儿科学博士。毕业后于天津中医学院（现天津中医药大学）第一附属医院）开启济世救人生涯，将津沽儿科医学流派传承发扬，以其精湛的医术、高尚的医德、高瞻远瞩的格局，誉满全国。他牵头成立了中国中药协会儿童健康与药物研究专业委员会，前后担任中华中医药学会儿科分会主任委员等职，引领儿科行业发展，促进新药研发，为中国中医儿科事业的发展做出了突出贡献。马融在担任天津中医药大学第一附属医院院长期间，积极推动医院建设改革，成功完成了医院新院区的建设与发展，提高了医院的整体服务力及影响力，实现了医院的第三次腾飞。学术方面，他以中医儿科见长，尤以小儿脑病为专，几十载深研小儿癫痫，为无数患儿和家庭带来福音。他提出了"从肾论治小儿癫痫"，创立了癫痫四级辨证，并采用中西医结合方法提高了难治性癫痫的疗效；并提出了抽动症"气郁风动"、多动症"髓海发育迟缓"的核心病机理论，"实证易感儿"概念及"四时辨体捏脊"等诸多创新性的学术观点和临床诊疗方法。马融医、教、研并重，专研儿科领域难点重点问题，深入挖掘中医优势病种，促进儿童中药新药研发，牵头制定多项指南共识，主持完成数十项重点科研项目，并培养了一大批优秀硕士研究生、博士研究生、博士后和学术继承人，为中医儿科界输送了大量优秀人才。

二、名医之路

（一）继承家学，立志从医

马融出生于中医世家，五世业医 100 余年，其父马新云教授是中国中医学会儿科分会副会长、原天津中医学院建院元老，母亲杨玉英女士是原天津中医学院附属医院推拿科医生。马融自幼遵从父命熟读医籍经典，打下了扎实的中医功底。1977 年，马融考入河北新医大学（现河北医科大学）中医系，大学期间，他刻苦攻读，学习成绩优异，1982 年本科毕业后被分配到河北中医学院（现河北中医药大学）附属医院从事儿科医疗工作。

（二）尊拜名师，精研医道

对马融一生影响最深的有两位老师，第一位是他的硕士研究生导师李少川教授。在临床工作中，马融善于积累临床病案，并不断向新的目标攀登，深感精进医术的重要性，遂于 1984 年考取天津中医学院儿科硕士研究生，师从李少川教授，李老是儿科临床大家，经验丰富、临床疗效好，且于中成药研发造诣颇深。马融在跟师学习期间，深得李老真传，中医理论水平和临床经验都得到了较大提高，作为全国第一批老中医药专家学术经验继承人，其继承李老在 1979 年创立的小儿癫痫专病门诊，一直延续至今，并不断发扬光大，得到了全国同行的认可。另一位是他的博士研究生导师江育仁教授，马融 1987 年毕业获医学硕士学位，同年考取南京中医学院（现南京中医药大学）儿科博士研究生，师从儿科泰斗江育仁教授，1990 年毕业获医学博士学位，成为我国首位中医儿科学博士。读博期间，江老鼓励他积极申报科研课题，并出思路、凝炼创新点，使他在博士研究生期间中标原江苏省教育厅、卫生厅两项课题，毕业时通过成果答辩，获得原江苏省卫生厅科技进步二等奖，为他以后从事科研工作打下了很好的基础。

（三）悬壶津门，造福婴童

金陵学成，马融毕业后分配到天津中医学院第一附属医院工作，1996 年晋升为主任医师，1998 年晋升为教授，历任儿科副主任、主任，医院副院长、院长。他曾长期担任儿科主任，工作在临床第一线。他深入临床，总结经验，以儿童脑病、肺系病、肾病为抓手，继承发展津沽儿科医学流派，是天津儿科乃至全国儿科发展的领军人。马融在小儿癫痫、儿童注意缺陷多动障碍、抽动障碍等脑系疾病及小儿肺炎、反复呼吸道感染等肺系疾病方面积累了丰富的临床经验。尤其是对小儿癫痫病的研究，马融在继承前贤思想的基础上，重视西医学理论的应用，注重创新与发展，提出了一系列创新的学术思想及观点。首次提出小儿癫痫脑电图的虚证波、实证波和虚实夹杂波的新概念，建立了"从肾论治"小儿癫痫的学术思想，提出了"益肾填精"治疗大法，研发了中药院内制剂熄风胶囊和茸菖胶囊，临床应用近20年来，取得显著疗效。在控制或减轻癫痫发作的同时，可显著改善认知功能、提高注意力、增强记忆力；还可调节经期紊乱，治疗月经性癫痫。对于难治性癫痫，主张中西协同治疗，尤其针对早发性癫痫性脑病，提出了"胎痫"的概念，并采用益肾填精、温阳豁痰法治疗取得了一定的疗效。此外，在儿童注意缺陷多动障碍方面，他提出了"髓海发育迟缓"病机理论，开展了益肾填精中药的临床疗效及神经生化机制研究；在抽动障碍方面，提出了"气郁风动"核心病机，并以三焦辨证为纲，结合脏腑及经络辨证，建立了多维阶梯式综合治疗方案，牵头开展了中医临床诊疗指南的修订；在小儿肺系疾病研究方面，首次提出了"实证易感儿"的学术观点，创立了"四时辨体捏脊"新技术，开展小儿反复呼吸道感染中医治疗优化方案、中医"治未病"技术提高幼儿体质水平的研究，并通过麻杏石甘汤治疗小儿肺系疾病的临床量效关系示范研究，探索儿科中药量效关系研究的思路和方法，彰显了中医药在治疗儿科临床发病率高、影响大的肺系疾病方面的优势。

马融廉洁行医，恪尽职守，乐于奉献。他以辨证精准、疗效确切受到患者的欢迎，慕名就诊的患者遍及国内外。在天津，曾经发生过这样一段感人故事：2001年7月中旬，一名8岁儿童得了"肾病综合征"住在某医院，病情非常严重，浑身上下肿得像个大水泡，生命危在旦夕。7月24日上午，患儿转入天津中医药大学第一附属医院，马融立即在儿科组织了抢救小组实施抢救，他说："治病救人要紧，没有费用也要全力抢救孩子的生命。"患儿被专家组诊断为肾功能衰竭、原发性腹膜炎、肺部感染、体内菌群失调、真菌感染，如果再晚来2个小时就没救了。入院后的1周内，患儿共做了5次血透析，从体内排出积水10000ml。由于患儿不能自主排尿，体内的积水以每天500ml的速度增长着，透析、抢救、中药、西药，马融与胡坚、姜艾利、孙希焕等专家遣方用药，不断调整中药处方，日夜守护在患儿的床旁……到8月中旬，患儿终于脱离了生命危险，马融等专家用高超的医术把患儿从死神那里抢了回来。天津《每日新报》记者写出了"救救孩子"系列报道在报纸刊登，在天津引起极大反响。患儿的父亲流着眼泪对记者说："是天津中医药大学第一附属医院的医生将孩子从死神手里抢夺回来的，没有这么好的医生，儿子可能早已离他而去。"

（四）科教并重，引领行业

马融从临床寻找科研触点，用科研丰富临床思路，以行业发展为主旨，重视临床经验总结转化。鉴于儿童流感无统一的中医证候标准，牵头全国6大行政区域18家三甲医院，完成19217例儿童流感的临床流行病学调查，制订了中医证候分类及诊断标准；主持了小儿金翘颗粒、芩香清解口服液等中成药与西药奥司他韦对照治疗儿童流感的RCT研究，用科学的方法和有力的循证依据证实了中医药的疗效优势；他牵头制订了由国家中医药管理局及中华中医药学会发布的小儿癫痫、抽动障碍、流行性感冒中医诊疗指南；联合西医专家牵头制订了关于小儿急性上呼吸道感染、儿童肺炎、抽动障碍等多项指南或专家共识。主持科技部重大新药创制专项、国家自然科学基金等国家级课题 10 余项，省部级课题 13 项；获省部级奖励 26 项，其中主持项目获一等奖 2 项、二等奖 6 项；获国家发明专利 1 项。主编国家规划教材 6 部、学术专著 20 余部，发表高质量学术论文 200 余篇。培养硕、博士研究生 105 人，博士后 5 人。并担任多家杂志的副主编、编委。

马融打破学科界限，突破国家界限，团结世界各国中西医儿科同道，脚踏实地，开拓创新，造福儿童。积极应对国家突发重大传染病，如参与制订了原卫生部儿童手足口病诊疗方案、中医药治疗儿童甲型流感方案，投身严重急性呼吸综合征（SARS）的临床和科研工作，开展儿童新冠感染的培训讲座，均取得了突出成绩。作为国家卫生健康委员会儿童用药专家委员会副主任委员，在全国儿童专科医院进行中成药合理用药的宣教工作，并领衔行业开展儿童中成药综合评价工作，制定系列中成药治疗儿童优势病种的临床实践指南，制订了儿科领域 44 个中医临床优势病种清单及 22 个儿科优势病种中成药研发目录清单，并通过中华中医药学会发布，为促进儿童中药的合理应用及创新发展做出了重要贡献。此外，开创性地牵头成立了以中、西医儿科双主委为特色的中国中药协会儿童健康与药物研究专业委员会及涵盖中医、中西结合医师、药学专家、流行病学及经济学、相关企业研发人员等多学科人员的中华中医药学会儿童肺炎协同创新共同体，是中西医融合、多学科交叉融合的创新发展模式的大胆尝试，大大促进了中西医协作及与其产学研合作。借助这些平台，开展了 40 余项儿童中成药上市后再评价的顶层设计和临床研究，制订了多项中医、中西医结合诊疗指南或专家共识，开展了多项服务于临床医生、保障儿童健康的工作，对儿科学术的发展、儿童产品质量的提升做出了重大贡献，用自己的实际行动践行着为儿童健康保驾护航的初心！受到中华中医药学会、中国中药协会及业界的高度赞扬和认可！

（五）医管兼达，行为示范

马融不仅仅是一名学术型专家，同时也是一名卓越的管理者。2016 年任职天津中医药大学第一附属医院院长，在任期间，发挥表率示范作用，医院管理开拓创新取得成效。上任伊始，针对医院发展现状和在全国同类医院中所处位置，他提出了医院工作"三个转变"的发展战略，即：从单纯追求医疗数量向提高医疗质量转变；从医疗型医院向研究型医院转变；从粗放的、经验型管理向精细的、科学化管理转变。医院是高科技单位，具有专业性强、工作任务繁重、社会责任大等特点。马融任院长期间，把整个身心都扑在工作上，他视野开阔，统揽全局，勇于创新，为医院发展殚精竭虑，辛勤操劳。每天几乎工作 12 个小时以上，医院每个病区的情况他都了如指掌，每个角落都有他的身影，他的工作作风是抓得实，而且一竿子插到底。他提出了医院管理的"四个到位"，即"医疗服务到位、后勤保障到位、行政管理到位、文化建设到位"，确保了医院高效有序运行和健康稳定发展。他爱护医院的每一位员工，更关爱就诊的每一位患者，提出以"一流的医疗水平、一流的专家队伍、一流的研究平台、一流的诊疗设备、一流的文化环境、一流的服务管理"为发展目标。在他的带领下，医院用4年时间顺利完成了新院区的建设及开诊工作，成功建成北方地区最大的现代化中医医院，并取得了较好的社会效益，许多兄弟医院纷纷前来参观仿效。医院的各项业务指标突飞猛进，年门诊服务量从200万人次飙升到320万人次，居天津市首位，被中国医院管理协会授予"全国优秀医院院长"称号。正是在他的带领下，医院以高尚的医德、精湛的医术和优质的服务赢得了良好的社会声誉。许多患者家属感慨地说："把患者交给天津中医药大学第一附属医院，我们放心！"

三、学术理论精粹

马融业医40余年，以中医药防治小儿脑系、肺系疾病为主要研究方向，形成了独特的学术思想，积累了丰富的临床经验。在小儿癫痫研究方面历经5个阶段：①针对儿童癫痫脾虚痰盛、窍闭风动的病机特点，采用健脾益气、豁痰息风治疗方法，以减少癫痫发作次数、改善异常脑电图。②对癫痫伴认知障碍，提出"髓海空虚、风痰阻络"的病机，治以益肾填精、豁痰息风，抗痫增智并举。③对难治性癫痫，采用体质辨证、中西医融合辨证及动态辨证的方法，发挥中医药调节免疫、增强体质、改善机体内环境稳态的优势，开展中西医联合治疗，增强患儿对抗痫西药的敏感性，提高难治性癫痫治疗效果。④针对月经性癫痫多有雌激素升高、孕激素降低致癫痫反复发作的病理特点，提出益肾填精、活血调经的方法。⑤对癫痫用药疗程长，含毒性药材较多，开展抗痫中药的量－效－毒、时－效－毒关系研究。此类研究成果提升了癫痫的整体疗效，并在全国推广应用。此外，提出儿童抽动障碍"气郁风动"的核心病机，建立多维阶梯综合治疗方案；提出儿童注意缺陷多动障碍"髓海发育迟缓"的病机；提出"实证易感儿"概念，主张清泻肺胃法治疗实证易感儿，创立了"小儿四时辨体捏脊疗法"等诸多创新性学术观点。

（一）小儿癫痫

马融建立了中医药治疗小儿癫痫的多元化辨证体系和疗效综合评价方法；提出了益肾填精、豁痰息风、健脾化痰等抗痫十法；开发了熄风胶囊、茸菖胶囊、小儿定风汤剂等系列抗痫中药院内制剂和协议处方。

1. "痰伏脑络，气逆风动"病机理论

中医辨治癫痫多从风、痰、惊、瘀、虚几方面入手，马融根据多年临床经验，认识到痰是引起癫痫发作的最主要因素，结合中医及西医学对本病的认识，总结出本病的核心病机为"痰伏脑络，气逆风动"。

（1）痰伏脑络为癫痫的病理基础：痰的来源与肺、脾、肾三脏相关，肺失宣降，脾失运化、肾失温煦均可产生痰浊，尤其与脾肾关系密切。"脾为生痰之源"，小儿"脾常

不足"，加之饮食不知自节，冷暖不能自调，若喂养不当、调护失宜，或罹患疾病及用药不当等因素，均易损伤脾胃，脾胃运化无权，水湿内停，则生痰成饮。因此，小儿脾气虚弱是造成痰浊内生的关键。小儿"肾常虚"，肾精未盛，肾气未固，元神不足，肾之阴阳均较稚嫩。若遇早产、产伤、遗传、外伤、癫痫频发等因素，均易致肾精亏损，肾气不足，气化失职，水泛为痰；日久损及肾阳，温煦气化失常，则致顽痰不去。因此从肺治痰为治标之法，从脾治痰是正治之法，从肾治痰属治本之法。

（2）气机逆乱为癫痫发作的始动因素：气在人体中的运行是升降出入，发热、疲劳、睡眠不足、精神刺激、心理压力大、饮食不当、视听觉刺激等诱因触动，均可致气机逆乱。外感发热，肺气闭塞，影响气机出入；暴受惊恐，惊则气乱，恐则气下，影响气机升降；饮食过饱积滞内停，阻遏气机运行。气的升降出入失常，气机逆乱，阻滞脏腑，阴阳之气不相顺接，痰随气逆，蒙蔽清窍，发为昏仆；阻滞经络，引动肝风，发为抽搐。

（3）窍闭风动为癫痫发作的临床表现：癫痫以突然仆倒，昏不识人，口吐涎沫，两目上视，肢体抽搐，惊掣啼叫，喉中异声，片刻即醒，醒后如常人为典型表现。伏痰随逆气蒙蔽清窍则见神昏，横窜经络则抽搐，扰动其他脏腑则有感觉、运动、情感等相应症状出现。

（4）豁痰开窍、顺气息风为癫痫基本治法：气逆痰扰则痫作，气顺痰静则痫止，故顺气宜为先。气机调顺，痰邪自有出路，痰消风平则痫自止。若遇癫痫反复发作，日久不愈，尤其是难治性癫痫患儿，多为病久耗伤肾精，肾之阴阳不足，气化温煦失职，顽痰不化；或阴虚火旺，灼津耗液，使顽痰难消，则注意补肾培元化痰。

2. 儿童癫痫多元化辨证体系

癫痫辨证一直以来以病因辨证为主，马融经过多年的临床实践，在病因辨证的基础上，建立了包括发作类型辨证、脑电图辨证、症状辨证、病史辨证、诱因辨证、体质辨证等多元化的辨证体系，拓展了癫痫的辨证思路，丰富了小儿癫痫的辨证方法，举隅如下。

（1）诱因辨证：小儿癫痫发作诱因主要包括外感六淫、饮食不节、七情失调、劳倦过度4个方面，并且这些发作诱因具有复合性、叠加性、相对特异性的特点，临证中发现对于单个患儿可有2个或多个诱因相须为病，对于此类患儿，可合方或选用针对2个或多个诱因的处方进行治疗。

1）外感六淫须辨风热与湿热：在临证中发现外感六淫是小儿癫痫发作的主要诱因之一，且不同邪气可相兼为病，以风热、湿热诱发者最为多见。①风邪犯表：本病常因外感风邪，引动内风，触动风痰，风痰上涌，内蒙心窍，外闭经络而发病，治疗以疏风解表止痉为法，采用银翘散化裁治疗。②上焦湿热：外感湿热，同气相求，引动伏痰，蒙蔽心窍而发病，治疗以宣畅气机、清热利湿、化痰开窍为法，采用三仁汤化裁治疗，以宣畅气机、清热利湿截断内外相引之机，以陈皮、半夏、茯苓、天麻、石菖蒲化痰开窍醒神。

2）饮食不节须辨脾胃积热与脾胃气虚：饮食不节是小儿癫痫发作的主要诱因之一，当辨脾胃积热与脾胃气虚。①脾胃积热：小儿乳食过度，停滞中脘，趁一时痰热壅盛，遂致成痫，治疗以清热和胃止痉为法，采用凉膈散化裁治疗，意在用大黄、芒硝以泻代清，全蝎、天麻息风止痉。②脾胃气虚：若素体脾虚又伤饮食，脾胃运化失司，生痰阻络，上蒙清窍，癫痫发作，治疗以豁痰开窍为法，以六君子汤健脾化痰杜绝生痰之源，天麻、石菖蒲开窍醒神，防止痰涎蒙蔽清窍。

3）七情失调尤重惊恐神乱：七情失调是小儿癫痫发作的主要诱因之一，以惊恐诱发最为多见。小儿素体心肝火旺，偶被惊恐所触，惊则气乱，恐则气下，神气溃乱，引动伏痰，发为痫证，治疗以镇惊安神为法，采用柴胡加龙骨牡蛎汤化裁治疗，意在以小柴胡汤疏肝理气，龙骨、牡蛎平肝安神。

4）劳倦过度须辨脾气虚与心血虚：劳倦过度是小儿癫痫发作的主要诱因之一，劳则气耗，心脾气血亏虚，元神失控，发为痫证，治疗以健脾养心为法，采用百合麦冬汤化裁治疗，意在以黄芪、山药、茯苓等健脾益气，百合、麦冬益心气、养心阴。

（2）体质辨证：患儿的体质与癫痫发作有密切的关系。调节病理性体质在癫痫治疗中起着关键的作用，尤其在发作间期及缓解期。根据小儿不同年龄阶段的生理病理特点，可将癫痫患儿病理性体质分为以下几方面。

1）实性体质

①阳热质：小儿为"纯阳之体"，易从阳化热；癫痫发作本身及抗癫痫西药的副作用均可助长阳热。出现急躁易怒，多动冲动，攻击行为，强迫行为以及心烦、便秘、尿赤、夜卧不宁、脉弦数、舌红苔黄等临床表现。肺卫阳热质宜疏风解表清热，常予银翘散加减；肺胃阳热质宜以泻代清，给邪以出路，可予凉膈散化裁；肝经阳热质宜清肝泻火，可予泻青丸加减。

②湿热质：患儿多症见腹胀，口臭，大便黏腻不爽，夜卧不宁，磨牙，舌红、苔白厚或黄腻，或平素易患湿疹、腹泻。可选用三仁汤或甘露消毒丹加减。肠腑湿热质宜清利肠腑，可予葛根黄芩黄连汤化裁。

③痰湿质：患儿多形体肥胖、纳呆食少、口中黏腻，发作形式常为失神发作，对抗癫痫西药耐药。治宜予涤痰汤化裁以豁痰开窍、息风止痉。湿象明显者宜佐以芳香化湿或淡渗利湿药物。

④肝郁质：患儿多性格内向、沉默寡言、胆小敏感，易合并共患病，如抑郁、焦虑、双相情感障碍、精神病性障碍等，尤以学龄期及青春期患儿更为多见。对于此类患儿当以和解疏利为治法，可选用柴胡加龙骨牡蛎汤或柴胡疏肝散加减。

2）虚性体质：此类体质患儿一般有病程较长、服用多种抗癫痫药、认知损害、治疗困难的特点。患儿多精神弱或反应迟钝，虚胖或形体消瘦，倦怠食少，舌淡苔白，脉沉。其虚主要责之于心、肝、肺、脾、肾，肺虚不固质宜健脾补肺，予玉屏风散化裁；脾气虚弱质宜健脾益气，予健脾丸或参苓白术散加减；肾精亏虚质宜益肾填精，予河车八味丸化裁；心脾不足质宜甘淡养阴，予百合麦冬汤加减；肝肾阴虚质宜滋补肝肾，予六味地黄丸或大定风珠化裁。

（3）脑电图辨证：通过对320例癫痫患儿脑电图表现与中医证候关系的研究，首次提出了脑电图"实证波""虚证波""虚实夹杂波"的概念，临床参考脑电图辨证治疗小儿癫痫，取得了一定的疗效。

1）实证波：脑电图以尖、棘、快波单一出现或混杂出现为主。

西医学认为，尖波和棘波的形成是由各种原因导致神经元兴奋性异常增高而致；快波的形成主要由脑桥、延髓病变使中央脑及网状结构上行系统损害，导致功能亢进而致。这种神经元兴奋与抑制状态失衡、兴奋增强的现象与中医阴阳失调、"阳亢邪实"的状态极为相似，患儿临床亦多表现为"邪气盛""正气充"的实证证候，因此将此类波称为"实证波"。治疗主张采用抑制"兴奋"的攻实祛邪法，如平肝潜阳、豁痰息风、镇惊安神、清心泻火等，药用石菖蒲、胆南星、天麻、川芎、朱砂、黄连、铁落花、钩藤等。

2）虚证波：脑电图见单独慢波或以慢波为主。

慢波的形成多因大脑受损、神经元代谢降低、神经纤维传导速度减慢而致，反映了皮层功能低下。尤其小儿神经元发育尚未健全，突触间联系不完善，因此慢波特点更明显。这种功能低下与中医之虚证极为吻合，且患儿临床表现为一派"虚象"，因此将此类波称"虚证波"，主张采用补虚扶正为主，药用紫河车、生地、茯苓、山药、泽泻、丹皮、五味子、肉桂、熟附子等。

3）虚实夹杂波：脑电图以尖慢波、棘慢波、多棘慢波或实证波及虚证波混杂交替出现为主。

临床将这种混杂出现的脑电图波形称为"虚实夹杂波"，患儿多为素体虚弱、痰瘀难祛，或素体本佳，因发作日久不愈，邪气未去，正气已伤。临床表现既有风、火、痰、惊、瘀等实象，又兼肝、脾、肾等虚损，属虚实夹杂证，治疗宜攻补兼施、扶正祛邪，常用药有太子参、茯苓、清半夏、生龙骨、生牡蛎、生铁落、胆南星、石菖蒲、羌活、天麻、钩藤等。

3. 抗痫增智治儿童癫痫

（1）肾精亏虚为致痫之本，治痫必益肾填精

1）肾为先天之本，与遗传致痫密切相关：遗传因素为导致癫痫发作的主要因素，占10%~30%。中医认为其为"先天因素"，与先天之本肾密切相关。若先天禀赋不足，肾精亏虚，可致髓海不充，脑失所养；元气不充，元神之府失养，神无所主，故发为痫证。

2）脑髓由肾精化生，脑髓受损既是致痫之因，亦是痫作之果：孕产因素及脑外伤是癫痫常见的病因，其根本在于脑髓、脑络受损，脑失所养发为痫证。痫疾反复发作，更易损伤脑髓，从而形成恶性循环。脑髓由肾精化生，脑髓受损，必耗伤肾之精气，因此益肾填精充髓既可控制痫证发作，亦可拮抗痫证发作所致的脑损伤。

3）惊恐伤肾，因惊致痫与肾密切相关：暴受惊恐是小儿癫痫最常见的发病原因及诱因。先天之惊得之于胎中受惊；后天之惊与小儿"肾常虚"、神气怯弱、元气未充的生理特点有关。惊则气乱，若小儿暴受惊恐，气机逆乱，痰随气逆，蒙蔽清窍，阻滞经络，则发为癫痫；且惊恐伤肾，肾气耗伤，肾精受损，精亏髓空，脑失所养，发为痫证。

4）肾为阴阳之根，脏腑阴阳失和、气机逆乱致痫，久必及肾：风、痰、热、瘀、惊等多种因素均可导致脏腑阴阳失和，气机逆乱而致痫。肾为一身阴阳之根，各脏腑阴阳之本。癫痫反复发作，日久不愈，"久病及肾"，必耗损肾中精气，肾的阴阳失调，阴阳之气不相顺接，更易发为痫证。

5）肾精亏虚、脑神失养与癫痫之认知损害密切相关：由于癫痫本身所造成的脑损害及长期服用抗痫西药，患儿在学习能力、记忆力、注意力及智力方面都有不同程度的障碍。肾精在肾主志与伎巧及脑行使其"元神之府""精明之府"功能中有着重要作用，益肾填精，精足髓充则脑力健旺、反应灵敏。

（2）肾虚与风痰相互为患，治宜益肾填精与豁痰息风并举：历代医家均认为癫痫与风、痰关系最密切，风和痰不但为致痫之因，亦为痫作之症。风有动静，痰有聚散，故癫痫作止无常。而马融认为，肾虚与风痰相互为患加重癫痫。肾精亏损，髓海空虚，风痰之邪易随逆乱之气乘虚上扰清窍而发痫证；肾主水，肾精亏虚，气不化水，津液不得蒸腾气化，聚集为痰，可加重痰邪为患，上逆阻塞窍道，使阴阳不相顺接，清阳蔽蒙，而作痫病。认知损害与肾精亏虚、髓海失充密切相关；而风痰闭阻脑窍，或因久病必瘀、久病入络致痰瘀阻滞脑络，脑窍失养，脑神失充，亦可致学习、记忆等认知障碍。因此肾精亏虚、风痰闭阻为癫痫伴认知损害的病机关键，填精充髓、豁痰息风可抗痫与增智并举。

（3）针对病机，研制成药，效验简便

1）熄风胶囊：儿童癫痫的病机特点为肾精亏虚、风痰上扰、痰瘀阻络，故在豁痰息风的基础上，侧重顺气降逆、化瘀通络以止痫，据此研制了熄风胶囊。

方中紫河车益肾填精、补脑益智，可提高认知功能及调节机体免疫力，以达治痫之本；天麻平肝潜阳、息风止痉，辛润不燥，且有祛痰之功，一味兼具息风豁痰之长，为治痫之要药，更配以石菖蒲之辛香避秽、豁痰开窍以达治痫之标；方中借全蝎、蜈蚣走窜之性入脏腑、经络搜风剔痰以动制动，辅以川芎、郁金行气活血以助豁痰息风之力。诸药合用，共奏益肾填精、豁痰息风、化瘀通络之功，以达标本兼顾、扶正祛邪之目的。

2）茸菖胶囊（抗痫增智颗粒）：儿童癫痫伴认知障碍的病机主要为髓海空虚、风痰阻络，治疗着重益肾填精充髓，配以豁痰息风之品，抗痫增智并举，据此研制了茸菖胶囊。

方中鹿茸入冲、任、督三脉，填精充髓，补益肾气，转化阴阳；石菖蒲辛温芳香，豁痰理气，开窍宁神，两药合用，补益肾气，转化阴阳，豁痰开窍，同为君药。菟丝子可"固冲脉之力"，配合鹿茸补肾充髓、调补冲任；胆南星清热化痰、息风定惊，合天麻、全蝎、僵蚕息风止痉、化痰通络，共为臣药。清半夏燥湿化痰，陈皮理气健脾，茯苓健脾补中，配合石菖蒲、胆南星健脾顺气、涤痰开窍，共为佐药。用冰片者，一方面取其芳香走窜，开窍醒神；另一方面能有效促进药物透过血脑屏障，可引领其他药物直达病所，是为佐使药。炙甘草甘平，调和诸药。诸药合用，共奏补益肾气、调理冲任、转化阴阳、豁痰息风之功。

4. 从肾论治月经性癫痫

中医学治疗月经性癫痫研究较少，马融通过对月经性癫痫患者进行临床观察，并结合其发病机制，提出从肾论治月经性癫痫的新观点，采用补肾调经法治疗。

（1）月经性癫痫的病因病机：马融认为月经性癫痫属虚痫，病变部位在肾，常涉及心肝。病机关键为肾精亏虚，肾气不足，阴阳转化不利，风痰涌动，内扰神明，外闭经络。

1）肾精亏虚为致痫之本：小儿具有"肾常虚"的生理特点，肾精的充盈是小儿脏腑功能成熟完善、精神意识正常活动的物质基础，肾气的充盛是推动小儿生长发育及月经来潮的原动力。肾气充盛则髓海充足和月经调畅，肾气不足则会导致髓海不足及月经紊乱，上则表现为癫痫，下则表现为月经不调。若患儿先天禀赋不足，或胎产损伤，或惊恐伤肾，可导致：①肾精亏虚，精亏髓空，脑失所养，风痰随逆乱之气乘虚上扰清窍发为痫病。②肾精亏虚，肾气不充，天癸迟而不至，冲任失调，胞宫、胞脉、胞络失于滋养，出现月经不调等妇科疾病。③癫痫患儿素体先天肾气不足，反复发作进一步损伤肾气，导致冲任进一步失调，表现为月经紊乱；反之，月经紊乱亦可加重癫痫发作。故肾精亏虚为致痫之本。

2）肾阴阳转化不利为致痫之关键：小儿"肾常虚"，肾阴肾阳均未充盛；女性患儿进入青春期后肾气盛衰随月经周期性变化。月经后期血海空虚，肾阴增长，阴中有阳，"藏而不泻"；月经间期肾阴逐渐充盛，由阴转阳；月经前期肾阳增长，阳中有阴，肾阳渐趋充旺；行经期重阳则开，经血外排，"泻而不藏"，除旧生新，出现新的周期。

研究发现癫痫的发作与女性的月经节律有关，多于肾阴阳转化之时发作。《素问·阴阳应象大论篇》曰："重阴必阳，重阳必阴。"阴阳转化是阴阳运动的基本形式，发生于事物发展的物极阶段，是在量变基础上发生质变，而其中的"重"是事物阴阳总体属性发生转化的必备条件，故女性癫痫患者多于行经前后（月经来潮前后即 C1 型）和经间期（排卵前后即 C2 型）发作。

（2）月经性癫痫的临床表现：月经性癫痫患者临床表现为发病年久，屡发不止，多于行经前后、经间期发作，发作时以头晕昏仆、神识不清、四肢抖动为主，伴有记忆力、理解力下降，平素腰膝酸软、四肢发凉，脉沉迟。

（3）月经性癫痫的治法方药：马融认为，月经性癫痫患者以肾精亏虚为本，每因月经周期中阴阳转化不利而触发，治宜益肾填精、补肾调经为大法，使肾气充足，阴阳得以顺利转化，气机调顺以治其本；豁痰息风以治其标，使痰清风静而痫止。选方用药基于月经周期中阴阳消长转化的规律，使患者达到"阴平阳秘"的生理状态。①行经期：重阳转阴，以活血调经、息风止痉为法，选用五味调经汤化裁。②经后期：以滋阴补肾、息风止痉为法，选用六味地黄丸化裁。③经间期：重阴转阳，以阴中求阳，调理气血、息风止痉为法，选用归芍地黄汤化裁。④经前期：以温补肾阳、息风止痉为法，选用金匮肾气丸化裁。

5. 开展难治性癫痫的研究

儿童癫痫经过规范、系统的治疗后，有 70%~80% 的患儿临床发作可以得到控制，但仍有 20%~30% 的患儿效果不佳，此类患儿一般称之为"难治性癫痫"，其原因主要是对多种抗癫痫药物耐药，中药作为另一种途径的抗癫痫药物，具有协同抗癫痫、改善患儿偏颇体质、增强患儿对抗癫痫西药敏感性等作用。

儿童癫痫反复发作，日久不愈，多为病久耗伤肾精，肾之阴阳不足，气化温煦失职，顽痰不化；或阴虚火旺，灼津耗液，使顽痰难消。前者治以温肾助阳、豁痰定痫，以附子、细辛、肉桂和干姜等温热类药物进行治疗；后者治以滋肾清热化痰、息风止痉，以河车八味丸类化裁治疗。同时在临证中，马融应用甘淡养阴、固卫护营、疏风止痉等方法治疗小儿难治性癫痫，也颇有成效。

针对婴儿痉挛症这一类常见的儿童难治性癫痫，马融根据病机分为热、郁、虚三个阶段，并且根据各个阶段提出了泄热定惊、涤痰开郁、培补肾元三个治法，有效地拓展了婴儿痉挛症的治疗思路。针对胎痫（婴幼儿早发性癫痫性脑病）这一治疗难度较大的儿童难治性癫痫，创新性地提出其核心病机是禀赋异质、精不化气，主要体现在肾精"量不足"和"质改变"两个方面。认为养胎不慎、胎元受损是重要的致病因素，五脏脏气不平、气化失序、痰气逆乱是发病之始。治疗上以补肾培元为主，并且强调了动态辨证施治的方法，以防耐药。

（二）抽动障碍

针对儿童抽动障碍，马融在国内率先提出"气郁风动"为其核心病机，并以三焦辨证为纲，结合脏腑、经络辨证建立了多维阶梯综合治疗难治性抽动障碍的方案。

1. 病机以肝为核心

马融认为本病病位与五脏相关，但以肝为核心。《内经》云："诸风掉眩，皆属于肝。"肝失调达，气郁化火，炼液为痰，痰火相兼而风动，内风旋动，则出现各种不同的抽动症状；病情日久，消灼津液，肝肾阴伤，则迁延不愈，反复发作。"火本不燔，遇风洌乃焰"，凡病或新或久，皆引动肝风，风动而上于头目，目属肝，肝风入于目，上下左右如风吹，不轻不重，而不能任，故目连札也。无论何种因素导致肝的气机失调，均可触动肝风而形成本病。

2. 三焦分治

马融从临床实际出发，活用温病"三焦"概念，分上、中、下三焦审时区别用药，倡导三焦分治的治疗理念。

（1）治上焦如羽，非轻莫举，重在轻清宣散：基于"小儿为至阳之体""肺常虚"的观念，马融认为小儿肺卫不固，感受风邪，病在上焦者，多为"外风引动内风"，致气机郁滞不畅，经络不舒，易发多处肌肉风动抽掣，出现眨眼、扬眉、撅嘴、吸鼻子、摇头、耸肩、腹肌抽动、喉中异声等一系列风邪犯肺证抽动症状。此时若治肝而不治肺则不愈，故宣肺开表、引表达邪尤为重要，即佐金以平木。治上焦者，非轻莫举。方选银翘散加减，治以疏散风热、宣肺祛邪。风气留恋，重在轻清宣散，以发散郁热和黏滞之邪，不宜应用苦寒重坠之药。

（2）治中焦如衡，非平不安，重在和解疏调：中焦为气机升降之枢，清升浊降，非平不安，调理中焦重在调理肝脾之间的关系。小儿"肝常有余，脾常不足"，又脾主四肢，水谷清阳之气由脾输布，充养四肢，四肢的功能活动与脾有密切关系。因此，土虚木亢风动，则腹部及四肢抽动，可见甩手或跺脚等；肝气不舒，郁而化火，肝木乘土，土虚生痰，痰火风动，痰蒙心窍，则精神怪异，说脏话或伴有攻击行为。治疗重在调肝与理脾。土虚为主者，往往纳差厌食、倦怠乏力、面色萎黄、大便失调、易于外感等症状较为突出，应在健脾化痰的同时辅以平肝息风，方用二陈汤加减治疗；木亢为主者，除可见腹部抽动症状群和（或）四肢抽动症状群之外，还可伴有烦躁、易激惹等肝旺表现的精神症状群，应抑木扶土，方用天麻钩藤饮加减治疗。

（3）治下焦如权，非重不沉，重在涵养濡润：肾为先天之本，内藏元阴元阳，而小儿肾常虚，肾精未充，肾阴不足，因肝肾同源，故不能滋养肝木，筋失濡养；同时肝阴不能敛阳则肝阳易亢，肝风内动。脑为髓海，肾生髓，肾阴不足，无以生髓养脑。此类患儿除发声和运动症状之外，常合并多动障碍，临床可伴见神不守舍、注意力不集中、多动不宁等症状，或表现多种药物控制不明显或某类症状群容易反复发作。治疗宜滋肾养肝、息风止动，方选六味地黄丸合泻青丸加减，若是抽动频繁者，加全蝎、僵蚕之类以增息风止痉之力，或选用介石类药物以重镇息风，如风引汤加减，可见马融在此处药物的选择上倡导甘温滋润补益药或咸寒重镇之品，咸寒入肾，甘温益脾，益肝阴，补精血，滋水涵木。

（三）注意缺陷多动障碍

马融通过多年的临床实践，根据注意缺陷多动障碍（俗称"多动症"）患儿注意力及行为能力落后于实际年龄水平这一特点，结合中医学及西医学理论知识，提出了"髓海发育迟缓致儿童注意缺陷多动障碍"病机假说，认为本病病位在脑，其本在肾，首创"髓海发育迟缓"病机理论，据此确立了"益肾填精"治疗大法，率先在中医儿科临床诊疗中开展了儿童多动症的心理、行为、智力等临床评估，促进了儿童多动症临床诊断的系统化和规范化，研制出"益智宁神颗粒"，临床及实验研究均证实疗效肯定。

1. "髓海发育迟缓"病机理论

马融认为，多动症患儿出现与年龄不相适应的注意缺陷、多动等症状，主要因素在于其大脑皮层发育落后于实际年龄，病机根本为"肾精亏虚，髓海发育迟缓"。导致该病的原因一为先天禀赋因素，如胎儿早产、难产、产伤等；一为后天家庭、社会等不良因素的影响，但均与肾精不足密切相关。

因先天因素取决于先天之本即肾，以肾精为根本。若因早产、产伤、遗传等因素易致肾精亏虚，精亏髓空，脑功能失常，可出现学习困难、注意力不集中、记忆力下降及认知功能障碍等症。肾精亏虚，阴阳失调，水不涵木，肝阳偏旺，则可出现多动、冲动、任性、易怒、烦躁等症；肾水无以制心火，心肾不交，则心火有余，心神被扰，可见心烦、急躁、兴奋等表现。由于小儿肾精未充，肾气未盛，其精神、心理、性格发育尚未成熟，若受家庭、教育、社会环境等不良因素的影响，不能独立、正确地调整自己的心理状态，控制自己的行为，则易出现情绪不稳、冲动任性等异常精神行为表现。因此马融认为，"肾精亏虚、髓海发育迟缓"是多动症发病的关键。

2. "益肾填精，清心宁神"为其基本治法

基于儿童多动症"肾精亏虚，髓海发育迟缓，阴阳失调，阳动有余，阴静不足"的病机理论，马融确立了"益肾填精，清心宁神"治疗大法，研制出"益智宁神颗粒"。方中紫河车养血益精，熟地滋阴补血，二药合用益肾填精、生髓补脑、凝聚精神、增强注意力，以达治动之本，共为君药；石菖蒲开窍豁痰、理气活血，远志安神益智、解郁，二药合用宁心柔肝、开窍定志，以达治动之标，共为臣药；泽泻一可引诸药归肾，体现本方治肾为本的思想；一可泻热，佐制诸药之辛温，为佐药；黄连苦寒泻心肝之火热，交通心肾，为使药。诸药合用，共奏益肾填精、宁心安神、柔肝清火之功。临床适用于儿童多动症肾精亏虚、心肝火旺证。

综观全方君臣佐使，共奏益肾填精益智、宁心安神、柔肝清火之功，最终平衡阴阳，协调脏腑功能，使多动症患儿精气充足，脑神得养，智力提高，情绪稳定，学习效率提高。

（四）反复呼吸道感染

反复呼吸道感染是儿童时期的常见病、多发病，约占儿科门诊患儿的 30%。此类患儿常称为"易感儿"。马融首次提出了"实证易感儿"的概念及"易感非皆虚证，实证勿忘清泻"的学术观点，并创立了"小儿四时辨体捏脊"的特色疗法。

1. 易感非皆虚证，实证勿忘清泻

马融认为，脏腑功能失调为小儿反复呼吸道感染的前提，尤以肺、脾、肾三脏虚为主。但当今社会，易感并非皆"虚证"，"实证"患儿亦常见。小儿脾常不足，加之喂养不当，恣食肥甘厚味，"饮食自倍，肠胃乃伤"，故易酿生湿热。肺为娇脏，不耐邪热熏灼，肺主皮毛，湿热熏蒸于外，卫外不固，易感受外邪致病。因此，马融认为实热之邪

是"实证复感儿"发病的主要致病因素，临床以肺胃积热、胃肠积热为主，治宜清肺胃肠道之积热。偏肺胃热者，治以清肺利咽为主，予银翘散加减；而胃肠积热者治以清热通腑为主，予凉膈散化裁治疗。

2. 小儿四时辨体捏脊法

"小儿四时辨体捏脊法"是在传统捏脊方法的基础上，根据天人合一的中医时间学理论、五行理论和儿童体质特点及小儿四时疾病的发展规律，增加推拿相应的穴位达到防病治病、强身健体的一种疗法。

影响小儿发病与否主要有两方面的因素，即外界气候变化季节更迭和小儿自身体质的强弱。现代研究表明，不同疾病与发病季节有相关性，不同的体质对疾病的易感性亦不同。因此在小儿疾病的治疗上，应充分考虑发病的季节因素、体质因素，尽量采用小儿易于接受的治疗方法。为此马融在多年的小儿防病保健与治疗中，考虑"四时"气候节气及体质的影响，提出"已病辨证，未病辨体"的理论，并创立了"小儿四时辨体捏脊法"。即在常规捏脊疗法的基础上，增加四时取穴和辨体质取穴。①四时取穴：立春加揉按肝俞、肺俞；立夏加揉按心俞、小肠俞、脾俞、胃俞；立秋加揉按肺俞、大肠俞；立冬加揉按肾俞、膀胱俞。②辨体质取穴：痰湿质加揉按三焦俞、脾俞以健脾化痰；内热质加揉按肝俞、心俞、大椎以清热；气虚质加揉按脾俞以健脾益气；气阴两虚质加揉按肝俞、脾俞以益气养阴。

此疗法与传统捏脊疗法比较，更符合中医学"天人相应"的整体观念，更深入地认识疾病因季节、体质不同的发生规律，使防病保健更加有针对性。

四、临证经验

（一）从肾论治小儿脑病

验案举隅1：益肾填精法治疗虚痫

患儿，女，2岁7个月，2014年8月13日初诊。

主诉：间断性抽搐3个月（其中癫痫持续状态1次）。

现病史：患儿于3个月前（2岁4月龄）无明显诱因出现癫痫发作，表现为：意识不清，双眼眨动，伴或不伴点头，后双眼上翻或向一侧凝视，无面色及肢体改变，持续数秒，自行缓解后无明显不适。每天发作1~2次，最长1周未发作，就诊于天津市某医院，查视频脑电图（VEEG）示"发作时全导高幅棘慢波，多棘慢波"，脑磁共振成像（MRI）示"脑外间隙增宽"，诊断为"癫痫（肌阵挛）"，予托吡酯治疗，药后发作加重，每天发作5~40次。遂加丙戊酸钠，发作明显得到控制，有9天未发作。半个月前患儿无明显诱因于00：10寐中出现抽搐，表现为意识丧失、双眼上翻、牙关紧闭，四肢无明显强直抽搐，持续约10分钟，后自行缓解，间隔5小时后复于寐中抽搐，表现同前，持续40分钟，复诊于天津市某医院住院治疗，诊断为"癫痫（混合发作）、癫痫持续状态"，予抗感染、减轻脑水肿、抗惊厥等对症治疗，并加服左乙拉西坦，药后发作缓解。

1周前患儿出现一过性双眼上翻，每日1~2次，多于白天清醒状态或寐前发作。为求进一步诊治，遂来我处就诊。

现症：患儿智力、运动发育迟缓，服西药后脾气暴躁，易兴奋，形体偏瘦，手心热，平素易因积食致低热，余无明显不适。纳可，寐欠安、易辗转，二便调。舌淡红、苔白，指纹浅青，咽不红。

既往史：患儿为第1胎第1产，足月顺产，出生时健康状况良好。否认围产期异常史、家族史。曾对头孢类抗生素过敏。

辅助检查：①动态脑电图（2014年6月11日）：异常小儿脑电图，全导棘－慢波、多棘慢波伴阵挛发作，发作间期、睡眠期，于各导见中量高波幅尖－慢、棘慢、多棘慢波，呈阵发样发放。监测中临床发作一次，表现为双眼上翻，眼睑眨动，持续7~8秒，同期脑电图见全导高波幅棘慢、多棘慢波。②颅脑MRI（2014年6月11日）：脑外间隙增宽。③动态脑电图（2014年7月25日）：枕区慢波增多，发作间期睡眠期可见少量阵发性、弥漫性、高电位2~4Hz波内混有尖－慢、棘慢综合波。④尿代谢：未见异常。

现用药物：托吡酯25mg/次，每日3次；丙戊酸钠早上5ml、晚上4ml；左乙拉西坦早上125mg、晚上250mg；维生素$B_1$1片/次，每日3次；维生素$B_6$1片/次，每日3次。

西医诊断：癫痫；发育迟缓。

中医诊断：痫病（痰痫）；五迟五软。

治法：豁痰开窍，息风止痉。

处方：①中药予涤痰汤颗粒加减。石菖蒲10g，胆南星6g，天麻10g，川芎10g，陈皮10g，茯苓10g，羌活10g，煅磁石10g，炒僵蚕10g，炒枳壳10g，甘草6g，党参10g，白附片3g，全蝎6g。开水冲至150ml，分3次服，每日1剂。②西药托吡酯、丙戊酸钠、左乙拉西坦、维生素B_1、维生素B_6用法、用量同前。

二诊：2014年8月27日。患儿服药后仅2天未发作，余每日均发作2~4次，表现：点头，时伴双目上翻，无肢体改变，一过性缓解。现患儿无明显不适，纳少、寐欠安、易辗转、二便调，舌淡红、苔白，脉滑。中药继予上方颗粒剂减煅磁石、僵蚕、枳壳，加钩藤15g、细辛3g，开水冲至150ml，分3次服，每日1剂。外院将左乙拉西坦加量至250mg/次，每日2次，余西药同前。

三诊：2014年9月10日。患儿服药后发作较前明显减轻，共2种发作形式：①无诱因一过性点头，不伴肢体僵硬、抖动，每日发作0~4次。②思睡期双眼一过性上视，伴或不伴四肢一过性抽搐。平素患儿脾气急，可说简单单词，运动能力有进步，纳少，体重下降，二便调，寐安，舌淡红、苔白，脉平。查丙戊酸钠血药浓度43.9μg/ml；肝肾功能大致正常。中药继予上方加醋鳖甲6g，开水冲至150ml，分3次服，每日1剂。西药托吡酯由25mg/1次，每日3次，改为37.5mg/次，每日2次；丙戊酸钠、左乙拉西坦用法用量同前；停服维生素B_1、维生素B_6。

四诊：2014年9月27日。患儿服药后发作增多，每日均有发作，表现：睡醒后出现双目斜上视，偶伴低头、抖动，每日发作2次左右，无四肢抽搐及意识丧失。纳可，寐安，二便调，脾气急，语言发育落后，舌淡红、苔白，脉滑。中药继予上方，加服羊痫疯癫丸 1g/ 次，每日 2 次。西药用法用量同前。

五诊：2014 年 10 月 11 日。患儿服药后每日均有发作，表现为：①无明显诱因清醒状态下身体一过性抖动，不伴肢体僵硬，发作次数不清。②睡眠中双目上视，继而全身抖动，偶伴点头，每日发作 2 次。饭后或寐前患儿常长出大气，继而入睡，运动能力可，语言发育落后，纳少，脾气急，寐安，二便调。舌淡红、苔白，脉滑。中药易方为天麻钩藤饮加减，停用羊痫疯癫丸。天麻 10g，钩藤（后下）15g，石决明 10g，石菖蒲 10g，制远志 10g，龙骨（先煎）10g，牡蛎（先煎）10g，全蝎 3g，菊花 6g，炒酸枣仁 10g，白芍 15g，川楝子 10g，醋香附 6g，紫河车 3g。水煎 200ml，分 3 次服，每日 1 剂。西药丙戊酸钠增量至早上 5.5ml、晚上 4ml，托吡酯、左乙拉西坦用法、用量同前。

六诊：2014 年 11 月 8 日。患儿服药后发作略改善，2 种发作形式：①无明显诱因于清醒状态下一过性点头，仅吃饭发作，无持物落地，近半个月共发作 5 次。②无明显诱因于睡前出现意识欠清，眨眼，双目上视，伴嘴部咀嚼动作，偶摇头，伴喘大气，较前改善，持续 10 秒 ~1 分钟，自行缓解，每日均见。患儿脾气急，易咬人，摔东西，运动可，言语落后，手脚凉，纳可，寐安，二便调。中药易方为益智宁神汤。紫河车 6g，熟地黄 15g，石菖蒲 10g，制远志 5g，泽泻 10g，黑顺片（先煎）5g，细辛 3g，全蝎 3g，龙齿（先煎）10g，山药片 10g，茯苓 15g，党参 10g，粉葛 15g，石决明 10g。水煎 200ml，分 3 次服，每日 1 剂。西药用法、用量同前。

七诊：2014 年 11 月 22 日。患儿服药后发作改善，11 月 16 日、11 月 17 日、11 月 19 日于晚上 6 点吃饭时、11 月 21 日于下午、晚上进食时，出现一过性低头。每次午睡或晚上睡前出现眨眼，双目上视，一过性咀嚼动作，吸气，全身轻微抖动，偶低头，喘大气，服药后逐渐减轻。服药后偶有呕吐，呕吐物夹有黏痰，手脚冰凉缓解，脾气急，咬人，摔物。纳可，寐安，二便调。舌淡红、苔白，脉平。中药易方为柴胡加龙骨牡蛎汤调和阴阳。北柴胡 10g，桂枝 10g，龙骨（先煎）15g，牡蛎（先煎）15g，党参 15g，黄芩 10g，白芍 15g，炒僵蚕 10g，干姜 6g，大枣 3 枚，甘草 6g，煅磁石（先煎）15g，黑顺片（先煎）3g，细辛 2g，全蝎 5g。水煎 200ml，分 3 次服，每日 1 剂。西药加拉莫三嗪 12.5mg/ 次，每日 2 次，余药同前。

八诊：2014 年 12 月 6 日。患儿服药后症状改善。现仍 2 种表现形式：①一过性点头，多于吃饭时发作，不伴手中持物落地，近半个月发作 11 次。②无明显诱因于睡前出现眨眼，偶有眼球上翻，偶伴嘴部咀嚼动作，偶伴肢体抖动，每日均见，药后有改善，动作幅度均减小。偶有服药时呕吐，呕吐物为胃内容物及痰液，纳可，寐安，二便调。舌淡红、苔白，脉平。11 月 28 日于本院查肝肾功能大致正常。中药改为息风定摇汤加减。北柴胡 10g，地骨皮 10g，玄参 10g，盐车前子 10g，桑白皮 15g，燀桃仁 10g，天竺黄 10g，天麻 15g，竹茹 10g，伸筋草 10g，木瓜 10g，制远志 10g，粉葛 15g，石菖蒲 15g，全蝎 5g，清半夏 10g。水煎 200ml，分 3 次服，每日 1 剂。

九诊：2014 年 12 月 20 日。患儿 12 月 6 日至 12 月 12 日患感冒，症见流清涕，不伴咳嗽、发热，期间每日发作1~3次，多于进食午餐或晚餐时发作，表现为：意识丧失，一过性点头，可自行缓解。12月13日至12月20日未见点头发作，仍寐前出现眨眼，每日1~2次，表现为：意识欠清，双眼眨动，持续约10秒，自行缓解后入睡，入睡后有喘大气动作。

12月21日后发作次数又恢复感冒之前。近日纳差，余无明显不适。大运动可，但双下肢偏软，智力发育迟缓，寐安，二便调。舌红、苔白，脉平，咽不红。期间查血常规、生化全项均大致正常。

2016年4月27日于本院查颅脑MRI：未见异常；2016年5月11日于本院查脑电图：异常，可见大量高幅慢波夹杂有棘波尖波，持续或间断出现。中药交替使用柴胡加龙骨牡蛎汤、涤痰汤、息风定摇汤、风引汤等，效果均不明显。西药托吡酯减量至25mg/次，每日2次。

十诊：2016年12月3日。患儿服药后发作仍较频繁，每日均见。发作有2种形式：①点头、直视，双手握固，持续5秒缓解。②近1个月大发作12次，表现为点头、双手撑开，双目直视，伴持物落地，四肢抖动，后困乏，打哈欠，嗜睡，发作后哭闹，持续12秒缓解。纳差，挑食，寐安，易急躁，二便调。效果仍不显著。临床发作表现大体同前。中药给予柴胡疏肝散、固真汤、六味地黄汤、河车八味丸、桂枝加桂汤等交替使用。后于2017年8月26日中药易方为益智宁神汤加减。紫河车3g，熟地黄15g，石菖蒲10g，制远志5g，泽泻10g，黄连片5g，麻黄5g，沉香（后下）3g，全蝎3g。水煎200ml，分3次服，每日1剂。西药用法、用量同前。

十一诊：2017年12月2日。患儿服药后发作次数逐渐减少，3个月后发作停止。患儿纳少，寐安，二便调。舌红、苔白，脉平，咽不红。查肝肾功能正常。中药予上方减泽泻、黄连、麻黄，加天麻10g、山药片15g、黑顺片3g、肉桂10g、细辛3g，水煎200ml，分3次服，每日1剂。西药左乙拉西坦减量至早上250mg、晚上125mg，丙戊酸钠、拉莫三嗪用法、用量同前，停服托吡酯。

十二诊：2020年4月9日。患儿服药后2年余未发作，运动功能发育尚可，智力发育迟缓，语言落后，纳可，寐安，二便调。舌红、苔白，脉平，咽不红。中西药用法、用量同前。增加康复训练，重点是语言训练。

按语：本患儿素体有五迟、五软之证，且发病年龄较小、症状不重，仅有"点头，时伴双目上翻，无肢体改变，一过性缓解"，但经3种西药治疗后仍未缓解，属于难治性癫痫。加用中药后亦无改善，总体感觉药不及病所，有隔靴搔痒之嫌。加大药物剂量，增加使用镇惊安神、豁痰息风的药物种类，如涤痰汤、息风定摇汤、柴胡加龙骨牡蛎汤、风引汤等，患儿病情非但没有好转，反而由"小发作"变成"大发作"。陈复正在《幼幼集成》中曾明确指出："夫痫者，痼疾也，非暴病之谓。亦由于初病时误作惊治，轻施镇坠，以致蔽固其邪，不能外散，所以流连于膈膜之间，一遇风寒冷饮，引动其痰，倏然而起，堵塞脾之大络，绝其升降之隧，致阴阳不相顺接，故卒然而倒。病至于此，其真元之败，气血之伤，了然在望，挽之不能。犹认作此中之邪，无异铁石，非攻坚破垒，不足胜其冥顽，呜呼，以娇嫩亏欠之体，而犹入井下石，其司命慈幼之心哉。"因此，在治疗的第二阶段，诊断为"虚痫"，选用柴胡疏肝散、固真汤、六味地黄汤、河车八味丸、桂枝加桂汤等健脾益气、补肾疏肝的方剂交替使用，效果仍不显著，最后用自拟益智宁神汤而收工。

古人云"痫由痰致，痰自脾生"，故健脾助运、豁痰息风可治疗脾虚痰阻之癫痫病。但本例患儿先天禀赋不足（五软、五迟之病史），肾精亏乏，肾阴不足，损及肾阳，肾阳虚衰，失其推动和温煦五脏六腑之作用，则见机体功能减退，对外界的敏感性降低，故本患儿痫证发作症状虽不严重，但缠绵难愈，中西药治疗后，患儿症状无丝毫变化，说明患者对多药耐药。此儿辨证应为肾精亏虚，肾阳不足，温煦无力，中阳失运，升降失调，伏痰不祛，蒙窍阻络动风，发为痫病。治以温阳助运，开窍息风。自拟益智宁神汤选用紫河车、熟地黄、山药益肾填精；党参、白术健脾益气；石菖蒲、远志豁痰宁神；全蝎、天麻息风止痉；沉香调降逆气；附子、肉桂温肾阳，化顽痰；细辛搜剔络中伏痰，祛痰务净。此类患儿的治疗，不可单用健脾化痰，而要注重补肾。补肾精以促进生长发育，纠正五软、五迟；补肾阳温化顽痰，开窍息风。如此，才能达到抗痫增智之目的。

验案举隅2：熄风胶囊治疗胎痫

患儿，女，9个月，2011年5月18日初诊。

主诉：间断抽搐8个月余。

现病史：患儿于8个月前（生后4天）开始出现抽搐，表现为双目斜视，嘴角歪斜，双拳紧握，四肢间断抽搐，每次持续约几秒，可自行缓解，每日发作次数不等，轻时每日1次，严重时每天抽搐7次，就诊于当地医院，诊断为"新生儿惊厥"，予以"苯巴比妥30mg"口服后发作消失。8个月前（出生后18天）因抽搐再次入院，查脑电图正常，诊断"新生儿惊厥，先天性心脏病"，予中药治疗，仍间断发作，最长间隔时间2个月，发作形式类似，最后1次发作于1个月前，表现为喉间痰鸣，口周及鼻翼周围发绀，口吐白沫，伴低热，体温波动在38℃左右，发作后精神弱。为求进一步诊治就诊于我院儿科癫痫门诊。

现症：患儿发育适龄，精神尚可，纳少，二便调。

个人史：患儿系第3胎、第1产，足月，顺产，产程顺利，无脑缺氧、缺血，无窒息史。

既往史：先天性心脏病（房间隔小缺损）。

过敏史：对青霉素类抗生素过敏。

家族史：否认家族遗传病史及抽搐病史。

辅助检查：①心脏彩超（2010年9月6日，吉林大学某附属医院）：房间隔小缺损，直径1.9mm。②颅脑MRI（2010年9月6日，吉林大学某附属医院）：双侧脑室旁异常信号，考虑髓鞘发育过程中改变。③颅脑CT（2010年12月6日，吉林大学某附属医院）：

双侧额颞部蛛网膜下腔稍宽，建议复查。④ 24 小时脑电图（2010 年 12 月 7 日，吉林大学某医院）：清醒状态下双侧枕区以 2.0~3.5Hz 中波 δ 幅波为主，调幅欠佳，波形欠规整；波幅以中波幅为主，双侧同名导联欠对称，调幅欠佳；睡眠分期明确，浅睡期可见顶尖波及睡眠纺锤波。

曾服中药：郁金 15g，白矾 15g，朱砂 5g，雄黄 5g，蒲黄 5g，青黛 5g，滑石 5g，竹茹炭 5g。间断服用 1 个月余，药物效果不确定。

西医诊断：新生儿惊厥，先天性心脏病。

中医诊断：癫痫（胎痫）。

处方：熄风胶囊，1 次 1 粒，每日 2 次。保和散，1 次 1 袋，每日 2 次。

二诊：2011 年 10 月 5 日。患儿于 2011 年 8 月 3 日发作 2 次，表现为双目凝视，口唇抖动，颜面青紫，四肢抽搐，口吐涎沫，喉中发声，持续时间 2~3 分钟，自行缓解，缓解后乏力。现患儿流清涕，伴喷嚏，无咳，无发热，纳欠佳，寐安，大便稍干，1~2 日一行。舌淡红、苔薄白，指纹青。继予熄风胶囊。

三诊：2012 年 1 月 5 日。患儿服药后未见发作 4 个月余，吃奶量可，二便调，寐安，偶有睡眠肢体抖动，舌淡红、苔白，指纹紫。继予熄风胶囊。

四诊：2012 年 4 月 4 日。患儿服药后未作近 8 个月，现无明显不适，偶见脱发，但不严重，纳可，寐安，大便稍干，2 日 1 行。继予熄风胶囊。

五诊：2012 年 11 月 16 日。患儿服药后未见临床发作近 16 个月，现无明显不适，纳可，寐安，二便调，智力正常，语言运动正常。继予熄风胶囊。

2017 年 10 月 8 日电话随访：患儿服药后一直未见临床发作，家属于患儿 2 岁龄时自动停药，未继续就诊，已经开始上小学，未见异常。

按语：结合本案患儿的病例倾向于"良性新生儿惊厥"，又称"五日风"。1989 年国际抗癫痫联盟（ILAE）将其归属于全面性癫痫及癫痫综合征。但在 2001 年 ILAE 提出的建议中，又归纳为"可不诊断为癫痫"的一类，预后良好。对于新生儿惊厥的认识，可以从"胎痫"的角度阐释，分为胎中受惊和肾怯不全。《素问·奇病论篇》曰："人生而有病颠疾者，病名曰何？安所得之？岐伯曰：病名为胎病。此得之在母腹中，其母有所大惊，气上而不下，精气并居，故令子发为颠疾。"曹世荣在《活幼心书·卷中·明本论·痫病》中指出："胎痫者因未产前，腹中被惊，或母食酸咸过多，或为七情所泪，致伤胎气，儿生百日内有者是也。发时心不宁，面微黄，气逆痰作，目上视，身反张，啼声不出。"

对于病机，王肯堂旗帜鲜明地指出"此皆元气不足也"。患儿元阴不足，肝失所养，克脾伤心，久则化热化火，火盛生风，风盛生痰，风火相扇，痰火交结，发为此病。予熄风胶囊，治以镇肝息风止痉，疗效显著。方中以紫河车益肾填精治病之本，天麻、石菖蒲息风豁痰治痫之标的基础上，使用性善走窜之虫类药全蝎、蜈蚣息风止痉，搜风剔痰逐瘀，"以动制动"，并配以川芎、郁金行气活血以助豁痰息风之力。

马融经验：针对小儿癫痫强直－阵挛性发作，从肾立论，提出"益肾填精、豁痰息风"法应视为小儿癫痫强直－阵挛性发作的主要治疗方法，研制了熄风胶囊，并成为本院的院内制剂，在临床上广泛应用。观察其临床疗效，采取阳性药随机对照试验设计方法进行了熄风胶囊治疗小儿癫痫强直－阵挛性发作的疗效性评价研究，结果显示：熄风胶囊治疗组总有效率为93%，显效率为82%，明显高于苯巴比妥对照组（$P<0.01$），熄风胶囊减少患儿发作频率的效果明显优于苯巴比妥（$P<0.01$），二者均能减少患儿脑电图癫痫波的发放，但无统计学差异（$P>0.05$）。中医辨证分型疗效比较熄风胶囊治疗风痫效果较好，惊痫、痰痫次之，瘀血痫效果较差。

验案举隅3：益智宁神汤治疗注意缺陷多动障碍

患儿，女，6岁，2016年9月初诊。

主诉：注意力不集中1年。

现病史：1年前老师反映患儿注意力不集中，小动作较多，丢三落四较同龄儿童明显严重，外院治疗无明显疗效。就诊时神清，注意力不集中，小动作不多，脾气急躁，任性，纳少，寐欠安，入睡困难，二便调，舌淡红、苔薄白、脉滑。查智力正常。SNAP－Ⅳ量表：对立违抗0.78，注意力1.78，多动／冲动1.67，总分1.72。

西医诊断：注意缺陷多动障碍（混合型）。

中医辨证：肾精亏虚，水不涵木。

治法：益肾填精，清心宁神。

处方：益智宁神汤加减。紫河车9g，熟地黄15g，石菖蒲15g，远志6g，泽泻10g，黄连6g，生麻黄5g，酸枣仁10g，煅磁石（先煎）15g，生龙骨（先煎）15g，生牡蛎（先煎）15g。

上方根据症状不断调整服用3个月，老师反映患儿注意力较前明显集中，学习成绩有所提高，复查SNAP－Ⅳ量表：对立违抗0.625，注意力1.10，多动／冲动1.20，总分1.28。

按语：马融认为注意缺陷多动障碍为"髓海发育迟缓"，病位在脑，其本在肾，为"肾精亏虚，脑髓失养，阴阳失调"所致。方中紫河车，味甘、咸，性温，入肾经，养血益精；熟地黄，味甘，性微温，入肝、肾二经，滋阴补血，二者共为君药，益肾填精、生髓补脑，可以凝聚精神、增强注意力、提高认知功能和学习效率，以达治动之本。石菖蒲，味辛，性微温，入心、肝经，开窍豁痰、理气活血，治"健忘，心胸烦闷"；远志，味辛，性温，入心、肾二经，功可安神益智、解郁，二者共为臣药，宁心柔肝、开窍定志，以达治动之标。泽泻，味甘，性寒，入肾经，可佐诸药之辛温，并有引经入肾之用；黄连，味苦，性寒，入心、肝经，泻心肝之火热，以交通心肾，共为佐使药。诸药合用，共奏益肾、填精益智、宁心安神、柔肝清火之功，以其平衡阴阳、协调脏腑功能，使注意缺陷多动障碍患儿精气充足，脑神得养，情绪稳定，记忆力增强。

（二）重视调气的诊疗观

验案举隅1："少火生气"治疗婴儿痉挛症

患儿，男，7月龄，2014年11月8日初诊。

主诉：出现愣神 2 个月，加重伴间断性肢体抖动 1 个月。

现病史：患儿于 2 个月前疑因注射"百白破"疫苗后开始出现愣神（呼之不应），每日发作 1~2 次，持续时间约 5 分钟，可自行缓解，缓解后无不适，当时未予重视。后症状进行性加重，开始出现嗜睡，精神运动发育倒退，表现为追视差、对声音反应差、不主动抓物、精细动作差、少被逗乐。1 个月前（10 月 9 日 18：00）疑因注射"流脑"疫苗后出现一过性肢体抱球样抽搐一下，无面色改变等，缓解后有哭闹，遂 2014 年 10 月 15 日于外院就诊查脑电图（EEG）：全导痫样放电伴痉挛发作；醒、睡各期于各导见多量高波幅棘波、棘 – 慢波、尖 – 慢波，多以阵法样发放。脑核磁：双侧额、顶叶片状稍长 T2 信号；脑室、脑外间隙增宽；左侧上颌窦黏膜增厚。诊断为婴儿痉挛症，予以托吡酯口服（住院 3 天，出院后停药 1 周）、肌内注射氯硝西泮 0.5mg，治疗后症状未见明显好转。住院期间患儿每日均见发作，每天 3~4 次，每次 1~10 串，发作表现同前，均可自行缓解，缓解后有哭闹。10 月 28 日于另一医院就诊，诊断为婴儿痉挛症，予以托吡酯口服，药后未见明显缓解。

现症：患儿每日均有发作，每日发作 2~3 次，每次 8~15 串，清醒（次数多）、睡眠（次数少）时均有，表现为意识丧失，先出现双眼、头部摆动寻物样，后出现肢体抱球样抽搐，持续时间约 5 分钟，可自行缓解，缓解后有哭闹，时可入睡。患儿精神运动发育差，追视差，少逗乐，少被声音吸引，语言学习能力差，脾气急躁。偶有喘大气，偶有用手拨耳动作。纳可，寐安，二便调。舌淡红、苔白，指纹青。

西医诊断：婴儿痉挛症。

中医诊断：痫证。

中医辨证：少火不足，肝风内动，痰邪阻窍。

治法：温补少火，息风通络，豁痰开窍。

处方：自拟附子细辛汤。全蝎 5g，附子 3g，细辛 2g，石菖蒲 6g，炒僵蚕 6g，甘草片 6g，淡豆豉 6g。14 剂，水煎服，日 1 剂，早晚分服。嘱配合口服托吡酯 12.5mg/ 次，每天 2 次（患儿实际并未服用）。

二诊：2014 年 11 月 22 日。患儿服药后仅于 2014 年 11 月 10 日早晨清醒后无明显诱因发作 1 次，共发作 10 串，表现大致同前：意识丧失，双眼、头部摆动样动作后，出现肢体抱球样抽搐，持续约 5 分钟后缓解，缓解后啼哭入睡。于当地某医院行促肾上腺皮质激素每天 25 单位冲击治疗；现患儿流涕，咳嗽少痰，不易咯，昼重夜轻，不发热。纳寐可，大便不成形，5~6 次 / 天。舌淡红、苔白，指纹青。于前方加紫苏叶 6g，继服 14 剂，煎服法同前。嘱配合促肾上腺皮质激素每天 25 单位冲击治疗（2 周后停用），口服药补充钙、钾、维生素。

三诊：2014 年 12 月 6 日。患儿 25 天来未见发作（自 2014 年 11 月 11 日始），仍有流清涕、痰鸣等表现。纳可，寐时息粗，大便混有未消化奶液，4~5 次 / 天。舌淡红、苔薄白，指纹青。于前方中加荆芥 6g，继服 14 剂，煎服法同前。嘱配合口服托吡酯 25mg/ 次，每天 2 次；泼尼松 10mg/ 次，每天 1 次；补充钙、钾等。

后患儿平均 2 周复诊 1 次，均未见发作，于三诊后 2 周停服泼尼松（共服用 4 周），4 个月 9 天后减托吡酯为早上 18.75mg、晚上 25mg，11 个月后减托吡酯为 18.75mg/ 次，每天 2 次，并全程配合中药服用至 2016 年 4 月 9 日（此时药后未作 1 年 4 个月余）；马融在少火生气的理论基础上，守方微调，配合气虚加党参，气滞加净砂仁、炒莱菔子，皮肤瘙痒加蝉蜕、白鲜皮，芳香醒脾而加藿香、佩兰，安神益智加远志等；于 2018 年 2 月 7 日（药后未作 3 年 2 个月余）随访时，患儿一直未见临床发作，并可正常上幼儿园，且发育正常。

按语：此患儿乃先天禀赋不足，少火不充，生气乏源，日久以致痰邪内生，肝风内动，夹痰上扰，蒙蔽清窍，最终导致婴儿痉挛症发作。马融教授自拟附子细辛汤，其中石菖蒲以豁痰，防痰蒙清窍；加全蝎、僵蚕虫类药，取其善走行而疏风通络，少伍淡豆豉清心除烦；配伍附子、细辛用量尚小，其意不在补火，而在微微生火，少火得生，一方面生气以推动先天之生长发育，另一方面取"病痰饮者，当以温药和之"之妙，以祛在里之痰邪；最后配合甘草既可减附子、全蝎之毒，又可调和诸药为使药。本方精妙之处在于传统治疗癫痫所用息风通络、清心豁痰之法与"少火生气"理论相结合，既助元气之生成，又助痰气之运行。治疗时准确拿捏患儿病机及病情变化，及时予以药物加减；虚实兼治、温补并行最终方能收效。

其创新点在于突破传统平肝息风、镇静安神、健脾抑肝、补肾填精等治痫思想，重视小儿生长发育及生理特性，将中医学经典"少火生气"理论与之结合，相比于平冲降逆法的"降气"与和解少阳法的"调气"不同，"少火生气"理论更强调从气的"生成、推动、温煦"的角度，对于"婴儿痉挛症"这一疑难杂症的病因病机、处方用药等方面提出经验性诊疗方案；自拟"附子细辛汤"药味少、用量小，起到了小方治大病的作用；值得强调的是，此法没有脱离传统豁痰息风的治法，而是在其基础上强调了少火温补的作用，可谓画龙点睛。本研究丰富了中医药治疗婴儿痉挛症的理论思想，具有一定的临床应用价值。

马融教授认为，中医药治疗婴儿痉挛症应从其生理特质出发，重视少火的作用，充分激发体内"气"的作用，同时兼顾癫痫"标实"之证，息风豁痰开窍，共奏止痉之效；在用药方面提出应微升少火，以鼓动"气"的生成与运行；重视中药与西药的结合治疗，判断何时减停西药，有效控制疾病的同时减少服药不良反应，以期达到最佳疗效。

验案举隅 2：从肺论治抽动障碍

患儿，男，2 岁 7 个月，2018 年 6 月 26 日初诊。

主诉：眨眼、耸肩伴清嗓子 3 周，加重 1 周。

现病史：患儿 3 周前外感发热后出现清嗓子，其后出现眨眼，偶见抬肩及鼓肚子。1 周前因受到家长批评后症状加重，现主要以眨眼为主，常伴耸鼻子，频繁清嗓子、抬肩、歪脖子，以着急、紧张及思考时发作明显。语言、运动、认知发育正常，性格内向较敏感，不喜欢与人交流，脾气尚可。患儿平素易患湿疹，鼻出血，手足心热，纳可，寐安，大便干，二三日一行。咽红，舌淡红、苔薄白，指纹淡紫。耶鲁综合抽动严重程度量表示：运动抽动 14 分，发声抽动 9 分，缺损率 10 分，严重程度 33 分（中度）。

个人史：患儿为第三胎、第一产，足月，剖宫产（臀位），出生时健康。

家族史：其母有抽动障碍病史 15 年。

西医诊断：抽动障碍。

中医诊断：抽搐病。

中医辨证：外风引动。

治法：疏风解表，息风止动。

处方：银翘散加减。金银花 15g，连翘 12g，炒牛蒡子 10g，薄荷（后下）6g，桔梗 10g，枳壳 10g，莱菔子 10g，北柴胡 6g，荆芥穗 10g，黄芩 10g，芦根 15g，甘草 6g，菊花 10g，青葙子 10g，葛根 15g，全蝎 3g，芦荟 1g。14 剂，每日 1 剂，水煎分早晚 2 次温服。

二诊：2018 年 7 月 10 日。患儿眨眼、耸鼻明显好转，抬肩、歪脖子次数减少，清嗓子同前，咽充血，急躁易怒，大便稍干，一日一行。予上方减青葙子，加金果榄 10g、胖大海 10g、玄参 10g、射干 10g、佛手 6g。14 剂，每日 1 剂，水煎分早晚 2 次温服。

三诊：2018 年 7 月 24 日。患儿偶有眨眼、耸鼻，无抬肩、歪脖子，清嗓子次数略有减少，咽稍红，鼓肚子略多。仍易激惹，大便正常。予二诊方减芦荟、葛根，加姜黄 6g、玫瑰花 6g。28 剂，每日 1 剂，水煎分早晚 2 次温服。服药 1 个月后患儿耸鼻、鼓肚子消失，偶有眨眼、清嗓子，情绪较平稳。

按语：本例患儿以面部抽动症状为主，同时伴随发声抽动，病程小于 1 年，临床诊断为短暂性抽动障碍。其发作于外感后出现，风邪易侵袭头面，且患儿平素为肺胃热盛之体，邪气从阳化热，热盛生火，火盛生风，肝主风，外风引动肝风，则可见抽动诸症。故治疗疏风与清热并举，选用银翘散，加芦荟清热通便，菊花、青葙子清肝明目，葛根舒筋活络，全蝎搜风止痉，全方合用，一则疏散外风，祛除疾病的诱因；二则清除积热，改善患儿内热易感体质。二诊时患儿眨眼明显好转，故减青葙子；清嗓子较甚，咽充血，加金果榄、胖大海、玄参、射干以清热养阴、清喉利咽；加佛手以疏肝理气，缓解患儿肝气不舒之急躁易怒。三诊时患儿抬肩、歪脖子消失，故减疏风解肌之葛根；大便正常，故减苦寒之芦荟，避免长期使用损伤小儿脾胃；因患儿鼓肚子明显，加用姜黄行气通经；加玫瑰花，助佛手疏肝解郁。共治疗 8 周，患儿大部分抽动症状消失，仅偶有眨眼、清嗓子，情绪较平稳。全方虽未使用大量止痉之品，但仍收到了良好的效果，充分彰显了中医辨证论治的精髓。

参考文献

［1］马融．马融论治小儿癫痫［M］．北京：中国中医药出版社，2021．

［2］马融，刘振寰，张喜莲，等．中医儿科临床诊疗指南·小儿癫痫（修订）［J］．中医儿科杂志，2017，13（6）：1-6.

［3］马融，张喜莲.小儿癫痫"痰伏脑络，气逆风动"病机论［J］.中医杂志，2020，61（1）：79-81.

［4］马融，陈汉江，张喜莲，等.胎痫"禀赋异质，精不化气"病机探析［J］.中医杂志，2022，63（11）：1009-1012.

［5］马融.重视增智在儿童抗癫痫治疗中的作用［J］.江苏中医药，2007，39（9）：3-4.

［6］马融，张喜莲.髓海发育迟缓致儿童注意缺陷多动障碍病机假说探讨［J］.中华中医药杂志，2008，23（8）：737-739.

执笔者：张喜莲　陈朝远

整理者：赵健

胡思源

——知行合一，笃行不殆

一、名医简介

胡思源，1963 年生，汉族，吉林双辽人。主任医师，教授，博士研究生导师，天津市名中医，首批全国优秀中医临床人才。现为国家卫生健康委员会儿童用药专业委员会委员，国家药品监督管理局药品技术审评专家和古代经典名方中药复方制剂专家评审委员会委员，国家中药品种保护评审委员会委员。兼任中华中医药学会儿科专业委员会常务委员、中药临床药理专业委员会副主任委员，中国药学会中药临床评价专业委员会副主任委员，世界中医药学会联合会儿科委员会常务理事、临床研究数据监查与决策专业委员会副主任委员、伦理审查委员会常务理事，中国中药协会中西结合药物研究与发展工作委员会副主任委员、药物临床评价研究专业委员会副主任委员、儿童健康与药物研究专业委员会药物研究与评价学组组长;《中草药》《药物评价研究》《天津中医药》等期刊编委。

胡思源先后就读于长春中医学院（现长春中医药大学）和天津中医学院（现天津中医药大学），初入中医殿堂，就得到了国医大师王烈教授的授业解惑，后又师从"全国首批名老中医"李少川教授、"天津市名中医"陈宝义教授和"岐黄学者"马融教授，秉承了老师们古今相辅、持中参西、注重循证的学术思想。在长期临床与科研实践中，始终致力于小儿心肌炎及心律失常、功能性胃肠病、呼吸系统疾病、变态反应疾病等儿科常见疾病的中医药治疗、临床评价及预后转归研究。在学术思想上，承扬古今名家学术精华，倡导病证结合，推崇顾护脾胃，用药精炼，立法遣方合参现代药理，强调循证依据。先后主持"十一五""十二五""十三五"国家科技重大专项课题研究，其参研研究成果荣获国家科学技术进步奖二等奖 1 项、省部级科学技术进步奖 3 项，发明专利 2 项；主编出版《病毒性心肌炎的中西医诊断与治疗》《陈宝义中医儿科经验辑要》《儿科疾病中医药临床研究技术要点》《中药临床试验设计实践》专著 4 部，主审出版《儿科疾病临证经验与研究》1 部，发表论文 200 余篇；主持制定发布中华中医药学会团体标准 19 项；主持开展儿童中药临床试验近 100 项，迄今获批儿童中药新药上市 14 个品种，为中医药事业的发展做出了贡献。

二、名医之路

1981 年，胡思源考入长春中医学院中医专业，得到我国首位儿科国医大师王烈教授的授业解惑。王烈教授于21世纪50年代毕业于西医院校，后参加首届西学中班。在医疗实践中，他主张"辨证求源，西为中用"，认为中医在明晰患者病因、病位、病理、病性、病型的同时，也应运用现代医药学理论和技术来认识和诊治疾病，以提高辨证质量和治疗效果；他中西合参，首创"哮咳"病名，对于咳嗽变异性哮喘创造性地提出了"哮喘苗期""哮喘三期分治"理论，形成了独具特色的系列诊疗方案，并向全国推广；结合中药现代药理，研究多种验方及新药制剂，在儿童疾病的防治上发挥了重要作用，如王烈教授通过对白屈菜的系统研究，发现该药具有很强的止咳平喘、解毒抗炎作用，对于百日咳患儿疗效颇佳。王烈教授这种衷中参西的临证思路和屡试不爽的儿科效方，对胡思源影响颇深，常效法至今。

1986年，胡思源考入天津中医学院硕士研究生班，师从李少川教授。在临证方面，李少川教授尊古不泥古，在继承前人的经验基础上，对小儿诸多顽疾的认识和治疗多有创见，尤擅诊疗癫痫、肾病等儿科疑难病证。在遣方用药方面，李少川教授推崇顾护脾胃的学术观点，提出了"扶正祛痰治童痫""肾病治脾""疏解清化、调理脾胃法治疗呼吸道易感儿"等学术主张。在新药研发方面，李少川教授作为中医儿科界最早的原卫生部新药评审委员也有颇多建树。根据李少川教授经验处方开发研制的小儿豉翘清热颗粒在临床中应用广泛。胡思源深得李少川教授真传，在儿科疾病的诊疗中遵循"顾护脾胃"的学术思想，并形成了诸多独到见解。他所带领的儿童中药临床评价团队学术水平居于国内领先地位，也肇始于李少川教授的熏陶和传承。

2003年，胡思源入选国家中医药管理局第一批优秀中医临床人才研修项目，侍诊津门名医陈宝义教授。陈宝义教授为全国第二批老中医药专家学术经验继承工作指导老师，"十一五"国家科技支撑计划——"名老中医临证经验、学术思想传承研究"的全国百名专家之一，天津市名中医。他临证精于辨证，尤重在治法治则指导下灵活选药，在国内率先倡导"以益气养阴、活血化瘀法治疗小儿病毒性心肌炎"；他擅长将中药的功效主治、性味归经与现代药理相结合，配伍灵活，如治疗儿童心肌炎及早搏，常选择具有抗肠道病毒作用的虎杖、贯众，抗早搏作用的苦参、羌活等。受陈宝义教授宗法不宗方、善于结合药理的学术思想启示，胡思源临床治疗儿科疾病，亦合参现代药理，推崇循证运用中医药，每获佳效。

2005年，胡思源攻读天津中医药大学中医儿科博士研究生，师从岐黄学者马融教授。马融教授不仅诊治小儿神经精神疾病闻名遐迩，在儿童中成药循证评价中也颇多建树。对于癫痫，他研制出熄风胶囊、茸菖胶囊等系列医疗机构制剂，主持或指导多项国家自然科学基金课题研究以讲清楚、说明白中药的抗痫机制；对于儿童中药研发，他根据临床需求，主持儿童中药优势病种研发目录的制定，并组织国内儿科专家献方，促进人用经验的新药转化；对于中成药在儿童人群的合理应用，他推动儿童中药临床综合评价指标体系的构建，围绕"安全性、有效性、经济性、创新性、实用性、可及性"6个方面，组织开展单品种评价，为广大儿童患者临床合理应用验、简、便、廉的优质中成药及保障儿童健康做出了重要贡献。

胡思源在 35 年的临床和科研工作中，充分重视中医药的循证依据，其主审、主编的《儿科疾病临证经验与研究》《儿科疾病中医药临床研究技术要点》两书，以临床实践为基础，突出中医优势和儿科特色，对临床试验设计、实施与评价各关键技术环节，进行了深入浅出的阐述，为推动儿科临床研究规范化做出了突出贡献。在此思想指导下，胡思源认为针对患儿采取的任何干预措施，均需基于当前可获得的最佳研究证据。

三、学术理论精粹

（一）临证诊疗，倡导病证结合

在临床诊疗中，胡思源倡导病证结合模式。病，指西医的"疾病"；证，指中医的"证候"。其认为，西医疾病诊断主要用于判断预后和寻找中医药临床优势定位；而中医辨证主要是为了指导治疗，即如何确立治法、遣方用药。只有做出明确的西医疾病和中医证候诊断，才能准确判断患儿的预后转归，解决患儿的治疗需求。中医儿科医生必须掌握儿科常见疾病和专科特色疾病的国内外、中西医诊治新进展，才能适应这个行业、这个时代。

（二）立法遣方，推崇顾护脾胃

胡思源继承古今儿科名家的学术精华，在临证诊疗、立法遣方中，特别推崇顾护脾胃。其认为，小儿脾常不足，不仅脾胃系疾病要保证其升降运化功能的正常发挥，其他系统的疾病也要时刻关注脾胃功能，防止脾胃功能受损。例如，儿童热性疾病多见，常用苦寒之药，然胡思源常加用焦三仙等消食导滞药，以防苦寒损伤脾胃。再如，其治疗儿童遗尿时常于收涩止遗药中加山药、四君子汤以运脾除湿、升提止遗，补后天而实先天。藿连保和汤更是胡思源临床常用方剂，该方为古方藿连汤和保和散的合方，主要作用是芳香醒脾、运脾和胃，常应用于虚象不著的脾胃疾病，每获佳效。

（三）用药精炼，合参现代药理

胡思源崇尚经方学派，用药精炼、理法分明，反对不分主次、药味堆积的大处方。其主张在临证处方之时，既要秉持辨证论治的中医基本理念，又应合参现代中药药理研究结果，方能相得益彰。例如，治疗小儿便秘，胡思源总结出临床常用的蒽醌类药味，并根据作用的峻缓程度予以排序。慢性便秘，常用相对和缓的决明子、制何首乌、芦荟，而急性便秘，则常用番泻叶、大黄、虎杖等；对于小儿水样腹泻，根据止泻的作用强度，可选用蒙脱石、寒水石、滑石；对于急性心肌炎及早搏，可以选用具有抗肠道病毒作用的虎杖、贯众，抗早搏作用的苦参、羌活等；对于坏死性淋巴结炎、慢性血小板减少性紫癜，应用大剂量具有类激素样作用的炙甘草、生甘草。诸如此类，不一而足。

（四）成药选用，遵照循证依据

近年来，胡思源同时致力于儿童中药的临床评价研究。其认为，儿童中成药的临床应用，应依据循证证据，参考相关病种循证诊疗指南。在缺乏高级别循证证据时，应以人用经验、专家共识为基础。目前，儿童中成药存在着"四少一多"（品种少、剂型少、规格少、标识少和含有毒性药材多）的现象。其中，标识少主要是上市前没有经历临床研究阶段的原因。因此，应大力提倡开展设计合理、实施规范的儿童中药上市后再评价研究。

（五）治病求本，重视守法缓图

胡思源认为治病求本、守法缓图，就是应该时刻抓住疾病的主要矛盾，充分认识慢性病程中的基础病因、病理产物，综合判断以确立有效的治法方剂，治疗时切莫见症状稍有改善便急于更法易方或停止治疗，应求本守法、慢取缓图，使治疗实现由量变到质变的飞跃，以达到远期治病疗效。

四、临证经验

（一）从"毒、虚、痰、瘀"分期辨治儿童心肌炎

儿童心肌炎归属于中医学"心瘅""心悸""怔忡""胸痹"等范畴。胡思源在继承陈宝义老师的学术经验基础上，提出分期辨治儿童心肌炎。发病初期，主要为外感风热或湿热邪毒，侵入心体，伤及心用的结果。一方面，小儿先天禀赋不足、正气亏虚，无力抵抗邪毒侵袭，饮食失宜、情志失调等因素均可进一步诱发本病，致病情反复，逐渐加重；另一方面，若患儿毒邪未除，可进一步损伤心气心阴，致正气虚损。至疾病中期，病机变化主要是气血阴阳的消长失司。疾病后期，邪气深痼，以痰湿、瘀血为主要病理产物，因瘀生痰，因痰致瘀，痰浊、瘀血痹阻心脉，并与气血阴阳虚损互为因果。综上，胡思源认为在儿童心肌炎的疾病进展过程中，"毒、虚、痰、瘀"四种病理因素错综复杂，变化多端，胶结不解，并非独立出现，而是互为因果，贯穿于儿童心肌炎始终，虚实相互作用与转化，从而形成错综复杂的证候特点。

1. 初期邪毒侵心——祛邪以安正气

儿童心肌炎初期主要因邪毒入侵、累及于心，治疗时应重视祛邪以安正气，及时祛除邪毒，及早控制病情，避免心肌病变进展。临证时应注意顾护心脏，辅以益气养阴之品。

（1）疏风清热，解毒护心：小儿具有先天"肺常不足"的生理特点，娇嫩尤甚，卫外不固，风热毒邪从鼻咽而入，首犯肺卫，邪气化热入里，内舍于心，损伤心体，致心脉痹阻，心失所养。常起病急、病程短，多见发热、恶寒、咽喉肿痛、咳嗽、鼻塞流涕、心悸、胸痛等症状。

《温病条辨·中焦》言"逐邪者随其性而宣泄之，就其近而引导之"，因此胡思源认为临床治疗时以疏风清热、解毒护心为主，常选用银翘散加减，本方以"辛凉甘苦、芳香轻扬"之金银花、连翘为君，清热解毒；荆芥、薄荷、牛蒡子味辛性凉，共散上焦之热；淡豆豉、竹叶解心经郁热、除心经毒邪。现代药理研究发现，银翘散具有抗炎抗病毒、解热镇痛、调节免疫的作用。若风热毒邪，伤阴耗气，兼夹乏力气短之症，可予自

拟方清心汤（药物组成：野菊花、连翘、黄连、丹参、赤芍、生山楂、玉竹、黄芪、苦参、虎杖、贯众、炙甘草）加减以清热凉血、养阴益气。若邪热炽盛，滞于心脉而见胸痛，可加用苦参、丹参等清热凉血、解毒护心。若热邪久稽，痰热壅盛，肺失清肃，邪气逆传于心，出现心悸心痛、咳嗽、气喘、咯黄痰等症，常予麻杏石甘汤加减以化痰定喘、宣肺护心。

（2）清热利湿，解毒宁心：小儿先天"脾常不足"，功能稚弱，若饮食失宜，湿热邪毒自口而入，留滞于脾胃，脾胃之湿热邪毒可上注于心，致心脉痹阻。常见寒热起伏、头身困重、恶心呕吐、腹痛腹胀、心悸、胸闷气短、食欲欠佳、大便溏泄等表现。

胡思源认为临床治疗时以清热利湿、解毒宁心为主，常选用《伤寒论》经典名方葛根芩连汤加减，本方以葛根为君发表解肌、升阳止泻，以苦寒之黄连、黄芩为臣共奏清热化湿之功，常加用茯苓、陈皮、石菖蒲、郁金等化湿安神宁心。现代药理研究发现，葛根芩连汤具有抗炎、抗菌、增强免疫、改善心律失常、保护心肌等作用。若湿毒留恋不解，耗气伤阳，出现肢体倦怠、神疲乏力、食少纳呆者，可予自拟方藿连汤（药物组成：藿香、黄连、苦参、葛根、厚朴、郁金、山楂、丹参、甘草）合参芪丸加减以利湿解毒、益气温阳；肌肉酸痛者，可加用羌活、独活等祛湿通络之品；胸闷憋气者，可加用薤白、川芎等宽胸行气之品。

2. 中期气血阴阳亏虚——扶正以除邪实

儿童心肌炎初期经过一番治疗后，或邪气渐退、病情好转；或邪气未尽，病情加重，进入中期。本阶段是儿童心肌炎缠绵难愈、错综复杂的关键时期，以气血阴阳虚损为主，常与痰浊、瘀血同时兼见，故应重视扶正以除邪实，并根据临证需要适当加入化瘀祛痰之品。

（1）益气养阴，宁心复脉：由于儿童心肌炎患儿急性期以外感风热、湿热邪毒为主要表现，迁延日久最易耗气伤阴，因此气阴虚损证是临床中最常见的本虚之证。心气虚则无力鼓动血行，血流不畅，血运迟缓，致心神不宁、心悸怔忡；因气虚卫外不固，动则气耗，致自汗、乏力等症；心脏的活动依赖心阴的滋养，心阴虚则心失濡养，致心悸；阴液亏损，阴不制阳致虚火内扰，出现烦躁、潮热盗汗、口干乏津、脉细数等。

胡思源认为临床治疗时以益气养阴、宁心复脉为主，常选用《医学启源》气阴双补名方生脉散加减，方中人参（临床常用太子参）甘温补气、生津止渴为君，麦冬养阴清热、生津润肺为臣，佐以五味子酸敛，益气生津，三者相合，体现了"一补，一清，一敛，养气之道备也"的宗旨。现代药理研究发现，生脉散具有抗脂质过氧化、抗氧自由基的作用，可改善心脏功能，保护心肌。偏气虚者，加黄芪、西洋参、白术等益气养阴之品；偏阴虚者，加玉竹、百合等养阴润肺、清心安神之品；五心烦热者加黄连、栀子、白薇清热除烦。

（2）益气温阳，宁心复脉：儿童心肌炎病程日久，使心阳受损，温运失司，心动失常，出现心悸、怔忡不安等；阳气虚弱则温煦失职，故神疲乏力、畏寒肢冷；血行不畅则面色发白；阳虚卫外不固，故自汗。病情进展，心阳暴脱，宗气大泄者，可出现大汗淋漓、四肢厥冷、口唇青紫、呼吸微弱、脉微欲绝等。

胡思源认为临床治疗时应以益气温阳、宁心复脉为主，常选用桂枝甘草龙骨牡蛎汤加减，方中桂枝辛温、甘草甘温，二者相合以温振心阳、化气助阳；龙骨、牡蛎收敛心阳、安神定悸。现代药理研究发现，桂枝所含原儿茶酸可有效扩张血管，龙骨可提高机体免疫，其所含的碳酸钙可降低血管通透性。若畏寒肢冷者，宜加附子、干姜温中散寒；若心阳虚进一步发展，心阳暴脱，宗气大泄者，可予参附龙牡救逆汤加减以回阳救逆。

（3）益气养血，补血复脉：脾为气血生化之源，以"奉心化赤"，若湿热邪毒，伤及脾胃，致其化源不足，则心失所养；若儿童心肌炎患儿久病不愈，伤气耗血，气血无法互相化生，可出现气血两虚之证。气血双亏，则心脉失养，故出现心悸怔忡、神疲乏力、头晕、气短懒言等症；心气虚弱，气血亏虚，不能上荣于面，则出现面色苍白或萎黄；气虚卫外不固，肌腠疏松，故自汗。

胡思源认为临床治疗时以益气养血、补血复脉为主，常选用"滋阴补血，益气复脉之第一良方"炙甘草汤加减，方中炙甘草益气养心；麦冬、生地、阿胶、麻仁滋阴养血；桂枝、生姜温通心阳；人参、大枣补中益气养血；诸药合用，补益心气，调补心血，滋养心阴，温通心阳，使气血充足，阴阳调和，脉始复常。相关实验研究发现，炙甘草汤具有抗病毒、保护心肌细胞及抗心律失常的作用。

（4）滋肾助阳复脉：心肾存在表里相呼应的关系，心发生病变必然会波及肾脏。肾为先天之本，肾之精气含有肾阴、肾阳，儿童心肌炎患儿身体虚弱，久病及肾，阴损及阳或阳损及阴，形成阴阳俱损之证，可出现心悸怔忡、腰膝酸软、心脏扩大、进行性加重的表现，其中偏阴血亏虚者，可见形体消瘦、两颧潮红、潮热盗汗、眩晕耳鸣、失眠多梦、舌苔薄或无苔、脉疾数；偏阳气衰微者，可见面色苍白，肢体浮肿，动则喘促，神疲乏力，舌淡胖、苔白滑，脉微弱无力或沉细结代。

胡思源指出，临床治疗此证时，若偏阴血亏虚者，可选用生脉补精汤加减（药物组成：人参、五味子、麦冬、当归、熟地、鹿茸）。若偏阳气衰微者，可选用参芪益气汤加减（药物组成：人参、黄芪、白术、制附子、麦冬、五味子、陈皮、炙甘草）。此期患儿病情危重，若内生痰湿，水饮内停，痰浊壅盛，出现肢体浮肿、咳喘等症者，加白术、防己、茯苓、葶苈子等祛湿利水、止咳平喘之品；若瘀血阻滞络脉，心脉不畅，出现右胁下积块、舌质暗、脉涩等表现，加三七、川芎、丹参、桃仁、红花等活血化瘀、通利血脉之品。

3. 后期痰瘀阻络——以祛痰化瘀为宗

疾病后期，正气未复且余邪尚存，羁留日久，痰瘀互结，治疗上以活血化瘀、祛痰理气为主，并时刻注意维护机体正气，适当加入补虚扶正之品，以防病情反复。

儿童心肌炎病情迁延不愈，病至末期，久病入络，气血运行不畅，阻滞脉络，伤及脾肺，脾失健运则水之运化失常，肺脏宣降失司则水津之布散失常，水湿聚痰，痰浊内阻，炼血成瘀，瘀血内生，从而出现痰阻血瘀、痰瘀互结之证。临床可出现胸闷气短、憋胀或长出气，心前区疼痛，倦怠乏力，舌胖淡紫或有瘀斑、苔厚腻，脉弦涩或濡滑或结代等症状。

胡思源临证时以益气温阳、祛痰化瘀为治法，常选用自拟方温阳复脉饮加减（药物组成：炙麻黄、制附子、细辛、桂枝、淫羊藿、黄芪、丹参、生地黄、白芍、甘草等），应用时可加用半夏、陈皮、郁金、瓜蒌等理气化痰、畅通心脉之品。若患儿心痛不适，加元胡、没药、川芎、乳香等活血行气止痛之品；食少纳呆者，加焦三仙、砂仁等消食开胃之品。

（二）从"食、气、津"辨治儿童功能性胃肠病

1. 理气消食，运脾除痞，以治功能性消化不良

功能性消化不良多对应中医学中的"胃痞""积滞""胃脘痛"等病证。患儿临床表现不一，轻者出现餐后饱胀不适或早饱感，重者表现为上腹痛或烧灼感，常兼见反复发作的厌食、嗳气、恶心、呕吐、反酸等胃肠道症状。现代社会家长喂养不当、儿童乳食不节为功能性消化不良的常见诱因，由此造成乳食内积，脾胃气滞而发为本病。小儿"脾常不足"，消化较弱，乳食不节，易见早饱之象，其生长发育需求量大，过度喂养使乳食积滞，早饱更频，胃纳更少，由此恶性循环而造成厌食，严重时甚则变生"疳证"（蛋白质营养不良）。总的来说，凡病程短、病情轻者多为实证，出现变证者则为虚实夹杂或由实转虚证。

胡思源治疗本病，常以行气消食为先，运脾以除痞，正如《幼幼集成·食积证治》中所云"夫饮食之积，必用消导"的原则，临床用自拟藿连保和汤（广藿香、川黄连、焦三仙、清半夏、云茯苓、陈皮、连翘、川厚朴、苏梗、炙甘草）加减治疗，其中川黄连、焦三仙、清半夏、云茯苓、陈皮、连翘等药由儿科家庭常见方"保和丸"化裁而来，起到消食化滞和胃之功，由于食积最易造成气滞而出现餐后饱胀不适之感，故加广藿香、川朴、苏梗等药以理气运脾消痞。全方共奏理气消食、运脾除痞之功。

儿童为"纯阳之体"，食积易从阳化热，《仁斋小儿方论·积》言："亦有伤乳伤食而身体热者……伤积之明验，人未识也。"当临床兼见多种热证时，应灵活加减，如见腹部肤热，体温略高则重用连翘，并加石斛，前者擅透肌肤表热，后者长清胃热养胃阴，合用还可消积助运；若胃热及心，子病及母，兼见胸膈燠热或口疮溲黄时，分别合"栀子豉汤"以清宣燠热或"导赤散"以清心利尿；脾胃同居中焦，升降相因，食积化热，阻滞气机，导致清阳不升，浊阴不降，多见口臭、便秘、舌红苔厚腻之象，宜重用川黄连、川厚朴，并入菖蒲、白蔻仁、瓜蒌仁、决明子、制首乌等以泄热降浊、行气通便。功能性消化不良重者可见上腹疼痛或烧灼感（烧心、反酸），此乃"肝有余，脾不足"之木旺乘土之征，前者宜加佛手、白芍、制吴茱萸、醋香附等以疏肝和胃、行气止痛，后者宜重投川黄连，加川楝子、制瓦楞子、乌贼骨、白芷等以疏肝泄热、和胃制酸。若

见嗳气呕恶重，属胃寒者宜合"吴茱萸汤"加减以温胃散寒止呕，属胃热者则重用川黄连、半夏，加竹茹以清热和胃止呕。厌食重或变生疳证者，则分别投以党参、白术、石斛、玉竹等顾护脾胃气阴之品以消补兼施，或合用资生健脾丸或八珍汤以补为要。变证之临证，必权衡虚实轻重，切不可拘泥底方，以免犯"虚虚实实"之戒。

2. 着眼气病，分辨虚实，以治功能性腹痛

功能性腹痛隶属于中医学"腹痛"范畴，在学龄期儿童中有较高发病率，现代社会患儿学习负担重，家长管教严格，患儿对痛觉主观感受表达较差或惧言，易造成漏诊、误诊。

胡思源认为疾病发生发展皆与机体气机升降出入及气的虚实错杂密切相关，提出本病以气机失调为总的病机，病性不外乎虚实两端，临床以实证见多。实证系阴阳不相调适而致气滞为主，感邪后多见寒热错杂之象，主要涉及肝郁、食积及痰浊等儿童常见病理因素，无论肝郁、食积或痰浊均可造成脾胃气滞，肠腑气机不畅，即"不通则痛"；虚证则以脾胃虚寒为主，系患儿素体脾气虚弱，日久伤阳致使肠腑失却温养，即"不荣则痛"。对于实证，治以平调寒热、理气止痛为法，方用自拟腹痛方（佛手、白芍、制吴茱萸、川黄连、连翘、清半夏、香附、菖蒲、炒麦芽、炙甘草等）收效颇佳。此方内寓"保和丸、左金丸、芍药甘草汤"之方意。方中佛手、白芍一温一寒，寒温并用，缓中理气止痛，共为君药；制吴茱萸、川黄连、连翘、清半夏四药两辛两苦，辛开苦降，调畅中焦气机，共为臣药；炒麦芽、菖蒲、香附三药为佐药，旨在辅佐君臣，消除食积、痰浊、肝郁等儿童腹痛常见的病理因素，同时加强止痛之效；炙甘草用之调和诸药，且与白芍同用，取"芍药甘草汤"方意，增强缓急止痛之效，以之为佐使。对于虚寒证，则治以健脾温阳、缓急止痛，以四君子汤合黄芪建中汤加减（党参、炒白术、黄芪、白芍、桂枝、生姜、大枣、制吴茱萸、黄连、焦三仙、炙甘草等）治疗。

胡思源执简驭繁，认为气滞实证和虚寒证临床均以腹痛为主要表现，但前者痛势剧烈、疼痛拒按、大便难结、味臭，后者痛势绵绵、喜温喜按、大便溏，味淡。鉴于功能性腹痛常指任何与腹痛相关的功能性胃肠病，同一患儿可能罹患一种以上的功能性腹痛病，故临床上须灵活加减，常见的功能性腹痛的症状兼夹或突出：①呕恶，重用吴茱萸、黄连以止呕；②嗳腐，加鸡内金、焦槟榔以消食行气；③食少纳呆，重用石菖蒲，加石斛以健胃助运；④嘈杂吞酸，入海螵蛸、白芷以制酸止痛；⑤饱胀，重投白术，加枳实以健脾消胀。其他如出现肠易激综合征（腹泻型）痛泻症状，重用白术，加陈皮、防风以抑肝扶脾、缓痛止泻，仿《丹溪心法》"痛泻要方"之意；见头痛症状，加丹参、川芎以活血止痛；见儿童功能性便秘或肠易激综合征（便秘型）大便干结症状，加制首乌、决明子以润肠通便；见痛剧，重用佛手、加元胡以疏肝止痛；若各种症状影响患儿夜间正常睡眠，致失眠多梦，则加首乌藤、炒枣仁以宁心安神。

3. 增液润通，行气消导，以治功能性便秘

儿童功能性便秘，又称习惯性便秘、单纯性便秘，属于慢性便秘范畴。临床以便次

减少、粪质干硬、排便疼痛等表现为主，或伴有腹痛和大便失禁等症，严重时甚至可引起肛裂出血。本病在古籍中，称为"平素便难""常便难"，认为是"血不足"所致。

宗《内经》"大肠者，传导之官""大肠主津"之旨，胡思源认为，儿童功能性便秘的发生，与先天禀赋不足、素体阴津亏虚以及刻意憋便、糟粕积久化热、损伤阴津，有着密切的关系。基本病机为阴津亏损，肠燥失濡，糟粕内停，气滞不行。治疗当以增液润通为主，辅以行气、消导、软坚之法去除糟粕，从而达到标本同治的目的。临床常用自拟通便方（生白术、玄参、生地、火麻仁、郁李仁、制首乌、枳壳、厚朴、焦三仙、连翘、芒硝、炙甘草）加减治疗。

方中，重用生白术以健脾益气、生津润肠，玄参、生地滋阴增液、润肠通便，三药合用，"增水行舟"以治其本，共为君药。火麻仁、郁李仁、制首乌性质柔润，能润肠通便，共为臣药。枳壳、厚朴合用行气导滞，焦三仙、连翘消食散结，芒硝清热软坚，共为佐药。炙甘草调和诸药，以之为使药。诸药合用，能滋润肠腑而不伤正气，标本兼治而大便自调，共奏增液润下、行气消导之功。

当粪便阻滞较长，气机不通，发为腹痛，参照功能性腹痛气滞实证，合用腹痛方加减治疗；若见浊阴不降、浊气上逆发为口臭症状，伴舌苔厚腻之象，加鸡内金、槟榔以消食助运、行气导滞；肺与大肠相表里，患儿易招致外邪发为感冒（夹滞外感）或咳嗽咳痰，前者可加炙麻黄、荆芥、防风（风寒）或薄荷、银花、连翘（风热）等以疏散表邪，后者可加瓜蒌仁、杏仁、紫苏子、莱菔子等，四药兼入肺与大肠，止咳化痰又通便；若遇大便先干后稀甚至不成型，此为脾虚之象，则生、炒白术同用，并加党参、葛根、木香等，上药合用有"七味白术散"之意，可加强健脾之功；小儿"肝常有余、脾常不足"，若兼有痛泻或便质时干时稀，多为肝气乘脾或肝脾不调所致，可合痛泻要方以缓肝理脾，或合四逆散以调和肝脾；直肠、膀胱毗邻，积粪频繁刺激膀胱，患者或合并遗尿和尿频，投桑螵蛸、山药、乌药、益智仁等以补脾益肾、缩泉止遗；如遇大便干结严重，出现肛裂出血，少入槐花、白茅根、侧柏叶，仿"槐花散"之意，有清肠止血之功。

特别注意的是：若便结时间长，干结严重，长期不缓解，已影响患儿生活质量和身心健康（难治性便秘）者，理应速下以治其标，宜加大行气润通之力，故重用鲜生地、生白术、芒硝、制首乌、厚朴，合用决明子、虎杖速下宿粪以解除嵌顿之苦，待宿粪排出，再以通便方原方小剂量维持治疗较长时间，以图缓治，直到患儿建立正常的排便习惯。治疗时间至少4周，甚至更长时间。时间越久，越有利于患儿建立起正常的排便规律，但要注意安全性问题，含有蒽醌类成分的中药饮片，不宜大量或长期应用。

（三）儿科常见病证的诊疗与评价认识

1. 小儿急性上呼吸道感染的疾病分类

急性上呼吸道感染（简称"上感"），为外鼻孔至环状软骨下缘包括鼻腔、咽或喉部急性炎症的总称，炎症可波及邻近器官，属于部位诊断病名。主要病原体是病毒，可占90%以上，少数是细菌、支原体。由于免疫功能发育不成熟和病毒感染波及范围较广的原因，小儿特别是年幼儿罹患本病，不似成人可能以局部表现为主，常以普通感冒（即急性鼻炎）、急性咽炎等命名，一般均同时累及鼻、咽，概括称为上感，也称"急性鼻咽炎"。扁桃体、喉部也位于上呼吸道，但因急性化脓性扁桃体炎有抗生素特效治疗、婴幼儿急性喉炎有喉梗阻的危重风险，往往将其单列。因此，所谓小儿上感，主要指病毒和支原体所致者。

中医儿科学中的"感冒"，相当于上感。一般认为，其病因以风邪为主，常兼杂寒、热、暑、湿、燥诸邪。临床常见风寒、风热、暑湿兼寒等常证，以及夹痰、夹滞、夹惊兼证，也可表现为表里俱热证、外寒内热证等。胡思源认为，小儿感冒总以发热、恶风寒、头晕头痛、鼻塞流涕、咽干痒痛、咳嗽等肺卫症状为主，也可见恶心呕吐、腹痛、腹泻等胃肠症状，但属于兼夹证范畴。治疗上，应以疏风解表、辨证论治为主；临床定位，离不开改善症状（病情）和缩短病程，但因不同病毒的自然病程不一致，为平衡混杂因素，样本量宜适当扩大。

小儿上感，症状波及范围较广，常累及环状软骨之下的气管、支气管，若以上呼吸道症状为主，仍可诊断为上感，即中医儿科学中的"感冒夹痰"。小儿流行性感冒（简称"流感"），属于呼吸道传染病（中医学称"时邪感冒"）范畴。其轻症，主要表现为较重的全身感染中毒症状和呼吸道症状，大多属于上感范畴。因其为单一的流感病毒感染，更适合于评价缩短病程疗效。

2. 小儿胃肠型感冒疾病内涵与外延的认识

胃肠型感冒为我国常用的约定病名，国外也有"胃流感""肠感冒"等说法。该病有广义和狭义之分。广义上讲，凡外邪侵袭肺卫和脾胃导致的、同时具备上呼吸道症状和胃肠道症状者，均属于本病范畴。其中，以恶心呕吐、腹泻、腹胀腹痛等消化道症状为主，同时伴有发热、恶风寒，以及鼻塞流涕、咽干疼痛等呼吸道症状者，属于狭义的胃肠型感冒，即传统意义上的胃肠型感冒。从西医学认识，本病主要由病毒感染引起，常见致病病毒包括柯萨奇病毒、埃可病毒、诺如病毒、轮状病毒、腺病毒、冠状病毒、流感病毒等。因对轮状病毒肠炎、流感已具有比较深入的疾病认识，且常作为独立病种进行临床评价，有学者主张诊断时应将两病排除。本病多发于婴幼儿，一年四季皆可发病，以夏秋季节多见。

一般认为，胃肠型感冒的发病主因，为感受风、寒、暑、湿等外邪。病位在肺卫和胃肠，与脾、肝关系密切。胡思源认为，小儿感冒的致病主因为外感风邪，而胃肠型感冒则为感受湿邪。湿邪合暑、热、风、寒诸邪，经口鼻侵犯肺卫和脾胃，束表困脾，遂致本病。肺卫失宣，则发热、恶风寒、鼻塞流涕、咳嗽；阻碍中焦气机，升降失司，则泛恶、食欲不振，甚至呕吐、泄泻。其常见证候，主要包括外感风寒、内伤湿滞证，暑湿外袭、束表困脾证，邪犯少阳、肝胆郁滞证，外感湿热、邪阻膜原证等。对于本病，西医迄今缺少特效治疗方法，一般以对症支持治疗为主。运用中医药治疗本病，有据可循，疗效较好，多以辨证论治为主，常用藿香正气散、新加香薷饮、小柴胡汤、达原饮等经典方剂化裁。

3. 小儿腺样体肥大的致病因素与中医辨证

腺样体肥大是根据其解剖部位和病理性增生、肥大而命名的疾病。腺样体，又称"咽扁桃体"，位于鼻咽顶部与后壁交界处（即中医古籍所述"颃颡"），临床以其体积增大，伴鼻塞、打鼾、张口呼吸等为主要表现。中医学无"腺样体肥大"病名，根据其病因病机和临床表现，与"鼻窒""痰核""鼾眠""颃颡不开""窠囊"等疾病近似。

胡思源认为，小儿腺样体肥大的致病因素与小儿肺脏娇嫩，卫外不固，反复感受风、寒、热、毒等外邪有关。邪毒久伏颃颡，郁滞气血，内生痰浊，痰瘀互结，遂致腺样体肥大；痰瘀阻塞气道，迫隘咽喉，气流出入不利，故鼻塞、打鼾、张口呼吸、睡眠不安甚至呼吸暂停。其辨证宜执简驭繁，不外寒热两端。寒痰瘀阻证，多伴发流清涕、鼻痒、喷嚏、鼻黏膜发白等寒证；痰热瘀滞证，则兼见鼻塞、流浊涕、鼻腔干燥及发红、咽部及喉核红肿等热象。治疗上，应分别治以温肺散寒、化痰散结，清热化痰、解毒散瘀为法。临床常用药物包括：化痰散结的浙贝母、瓜蒌、夏枯草、陈皮、半夏、桔梗；散瘀、破瘀、活瘀的丹参、赤芍、丹皮、三棱、莪术、当归、桃仁、红花；清热解毒的山慈菇、黄芩、连翘、野菊花；散寒通窍的辛夷、苍耳子、白芷、麻黄；补肺固表的玉屏风散等。

4. 小儿急性咽炎和扁桃体炎及其临床评价认识

急性咽炎和扁桃体炎是儿科的常见病和多发病，均以咽部不适或疼痛、咽后壁淋巴滤泡充血肿胀和（或）腭扁桃体充血为主要临床表现。一般认为，急性扁桃体炎是急性咽炎的一部分，其既可单独作为一个疾病，也可并入咽炎。两病的病因都主要为感染性因素（病毒、细菌等），其中急性咽炎主要由病毒感染引起，急性扁桃体炎主要由 A 组 β 溶血性链球菌引起。无论是病毒感染，还是细菌感染所致，两病均呈自限性病程，预后大多良好，一般在 1 周内可愈，但部分患儿可继发细菌性中耳炎、下呼吸道急性炎症等并发症。两病的治疗，均不外乎镇痛、抗病毒、抗菌的咽局部治疗和全身系统治疗。

胡思源认为，从中医学角度，急性咽炎和扁桃体炎分属"急喉痹""急乳蛾"范畴，临床均常见外感风热、外感风寒、肺胃热盛及外寒内热等证候。其中，证属风寒、风热、外寒内热者，因症状波及呼吸道范围较广，多与病毒感染有关；证属肺胃热盛者，常局限在扁桃体或咽后壁，与细菌感染关系密切。中药常具有抗病毒、抗菌、抗炎、镇痛等多靶点作用，能够有效缓解咽局部乃至呼吸道症状体征，提高患儿生活质量。

针对急性咽炎和急性扁桃体炎的治疗中药，可分为咽局部治疗和全身系统治疗两类。咽局部治疗中药，多以即时缓解咽痛为研究目的，应以咽喉肿痛较严重者（WBS ≥ 4）为入选对象，病种选择可以比较宽泛，包括急性咽炎、化脓性扁桃体炎、疱疹性咽峡炎甚至流感、新冠病毒感染，均可以纳入。全身系统治疗中药，常以评价其改善咽局部症状体征（病情）及缩短病程等作用为研究目的，可以选择病毒性咽炎和卡他性扁桃体炎为适应证，考虑用一组患者同时评价两个病种；也可以选择化脓性扁桃体炎，但需要在抗生素治疗基础上加用中药，做加载设计。

定位于即时缓解咽痛症状的试验，可将吞咽痛起效时间／比例作为主要评价指标；定位于改善咽局部症状体征（病情）、缩短病程的试验，可选择吞咽痛的 WBS 评分或消失比例作为主要评价指标。其他指标，如吞咽痛和咽干不适消失时间／比例、吞咽痛起效时间／比例、吞咽痛起效持续时间，以及中医症状积分、中医证候疗效、单项症状消失时间／比例、并发症发生比例、旷课比例、合并使用抗生素情况及咽拭子细菌培养变化等，均可作为次要评价指标。

5. 小儿慢性咳嗽的中医药治疗优势及临床评价

儿科临床上，将咳嗽作为主要或唯一的临床表现、病程大于 4 周并且胸片未见明显异常的患儿，归属于慢性咳嗽范畴。小儿慢性咳嗽的病因复杂，主要包括咳嗽变异性哮喘、上气道咳嗽综合征、感染后咳嗽、嗜酸细胞性支气管炎、心理性咳嗽以及其他（如慢性感染性咳嗽）等。其发病机制尚未明确，常为多种因素共同作用的结果。小儿慢性咳嗽，大多症状表现不典型，临床确诊困难，若使用单靶点干预的西药治疗，效果往往不满意。因此，运用具有多靶点效应的中医药治疗，辨证论治，具有显著的临床优势。

胡思源认为，小儿咳嗽日久不愈是内外因共同作用的结果。内因是小儿脏腑娇嫩，抗病能力不足，或天禀异质，易于为邪气侵袭，且邪气内伏；外因则是反复受邪或乳食所伤，邪气久羁于肺，肺气宣降，遂致久咳不愈或反复发作。治疗上，对于天禀异质（过敏体质），干性咳嗽为主，无热象表现者，可予自拟敏咳汤（生麻黄、钩藤、秦皮、细辛、辛夷、地龙、五味子、黄芩等）化裁；有热象者，治用麻杏甘石汤合小陷胸汤加味。对于以湿性咳嗽为主，考虑为慢性感染的患儿，常用桑菊饮加止咳化痰药（前胡、桔梗、白前、浙贝母、瓜蒌、枇杷叶、百部），因其大多为支原体、百日咳杆菌持续感染，故联用大环内酯类抗生素。

咳嗽变异性哮喘和感染后咳嗽是儿科临床常见的慢性咳嗽，中医药治疗具有一定的临床优势。近年来，两病的中药临床评价项目逐渐增多。用于咳嗽变异性哮喘的中药，一般以短期治疗改善咳嗽症状为研究目的，以昼夜咳嗽积分或其改善率为主要评价指标。因咳嗽变异性哮喘是以咳嗽为临床表现的支气管哮喘，若以通过较长期治疗控制病情为主要研究目的，可能更符合咳嗽变异性哮喘治疗的临床实际，其临床评价与支气管哮喘无异。又因咳嗽变异性哮喘有发展成典型哮喘的可能，理论上可以把预防典型哮喘作为主要研究目的，但迄今尚无付诸实践案例。需要指出，包括咳嗽变异性哮喘在内的儿童哮喘临床诊断并不容易，一些诊断尚未明确的患儿进入研究，可能影响有效性评价，其诊断建议执行最新标准（肺功能异常必备）。

对于儿童感染后咳嗽的认识，首先是疾病的内涵问题。广义上讲，所有呼吸道感染后发生的咳嗽迁延不愈且影响患儿生活和学习，均可归于感染后咳嗽。但因不同病原微生物感染的症状表现、病理机制、预后和治疗不尽相同，将各种感染后咳嗽作为一种适应证做临床评价，混杂因素过多，难以得出可靠结论。因此，针对感染后咳嗽的临床评价，一般均限定在由病毒性上呼吸道感染引发者，也称"感冒后咳嗽"。因其病程的自限性，用于感染后咳嗽中药的研究目的，主要是缩短病程，加速咳嗽治愈，其次为改善咳嗽症状，一般以咳嗽消失率／时间、咳嗽症状积分或其与时间的药时曲线下面积为评价指标。

6. 小儿厌食、积滞与疳证关系的新认识

小儿厌食、积滞、疳证三病，均为小儿脾系疾病，既有区别又有联系。从病因上看，三者都与小儿脾常不足、喂养不当有关，也有相对独立的致病因素，如厌食因情志失调、病传药害，疳证因禀赋不足、疾病迁延而致；从症状表现上，以厌食为主者，即诊为厌食；以腹胀（腹部胀满或食后饱胀）为主者，即诊为积滞；以干瘦为主者，即诊为疳证；从治疗上，三病均以健脾消食为基本原则，可予参苓白术散合保和丸化裁，并加理气、醒脾、导滞之品；结合具体病因、兼夹症状，还可以酌加疏肝或柔肝、清化暑湿之品，也可以结合现代药理，选用一些对症治疗药味。

从中医疾病分类角度来看，多数中医儿科病证都是以症状命名的病证。临床上，可结合主诉做出中医诊断。由于存在多种致病因素、证候表现也不尽相同，以症状命名的病证可以涵盖多种西医疾病，一个具体证候可能涵盖一种疾病患者群。中医诊断和辨证的主要目的是治疗，同时做出西医诊断，可以协助判断预后。临床上，建议做出中西医双重诊断。

从中西医诊断角度，便可以准确理解三病之间的关系。厌食（进食障碍或喂养障碍、消化不良）、积滞（消化不良），病久可能导致疳证（营养不良），尤其是属于进食障碍的厌食；若厌食导致积滞，可由消化不良的厌食（俗称"积滞性厌食"）发展导致；而疳证是可以和厌食、积滞同时存在的，临床上可以做出西医联合诊断。

参考文献

［1］胡思源．病毒性心肌炎的中西医诊断与治疗［M］．北京：中国医药科技出版社，1998：22-29．

［2］朱中一，祝新璐，成天萌，等．胡思源从食、气、津论治小儿功能性胃肠病之经验［J］．江苏中医药，2022，54（4）：30-33．

［3］朱中一，胡思源．胡思源治疗儿童功能性腹痛的经验总结［J］．实用中医内科杂志，2021，35（9）：33-36．

执笔者：陈月月　胡本泽　朱荣欣

整理者：赵宏杰

李新民
——仁心仁术，励精笃行

一、名医简介

李新民，1964 年生，汉族，江西都昌人。主任医师，教授，医学博士，博士研究生导师，博士后合作导师，首批全国优秀中医临床人才，第九届国家卫生健康突出贡献中青年专家，第七批全国老中医药专家学术经验继承工作指导老师，天津市名中医，天津市教学名师。现任天津中医药大学第一附属医院儿科学科带头人、教研室主任，天津市中医儿科研究所、天津市中医儿科专科联盟、华北中医儿科专科联盟、国家区域（华北片）中医儿科诊疗中心及国家级一流本科课程《中医儿科学》课程负责人；兼任教育部高等学校中医学类专业核心课程《中医儿科学》课程联盟理事长，世界中医药学会联合会儿科专业委员会副会长，中华中医药学会儿科分会副主任委员、儿童肺炎协作创新共同体副主席、儿科流派传承创新共同体副主席、儿童健康协同创新平台委员会副主任，全国中医药高等教育学会儿科教育研究会副理事长及天津市中医儿科医疗质量控制中心主任委员、天津市中医药学会常务理事。历任天津中医药大学第一附属医院儿科主任、儿科党支部书记、儿科党总支书记及中国民族医药学会儿科分会副会长、中国中医药研究促进会综合儿科分会副会长、中国中药协会第一届呼吸病药物研究专业委员会副主任委员，天津中医药学会儿科专业委员会主任委员、名誉主任委员等职。先后获得省部级科技进步一等奖 2 项、二等奖 4 项、三等奖 10 项；授权发明专利 1 项。在《中医杂志》《中国中西医结合杂志》《Biomedicine&Pharmacotherapy》《Frontiers in Pharmacology》等刊物发表学术论文百余篇。担任全国中医药行业高等教育"十四五"规划教材《中医儿科学》及全国中医、中西医结合住院医师规范化培训教材《中医儿科学》主编。先后培养硕、博士研究生 80 人，其中博士研究生 17 人，硕士研究生 63 人，诸多学生已成长为学科骨干，为中医儿科事业的不断发展贡献力量。

二、名医之路

（一）勤奋刻苦，争做良医

李新民于 1982 年考入江西中医学院（现江西中医药大学），在傅少岩主任医师等名师的熏陶下，对中医儿科产生了浓厚的兴趣。于 1987 年以优异成绩考取天津中医学院（现天津中医药大学）研究生，师从李少川教授。李少川教授在治疗小儿癫痫、肾病、咳喘等儿科疑难病症方面方法独到，李新民从抄方学起，前后侍诊十六载，深得李少川学术思想精髓和真传。2004年至2007年攻读博士学位，导师为首位中医儿科学博士马融教授；同期被遴选参加首批全国优秀中医临床人才研修项目，跟随刘弼臣教授、陈宝义教授等名师学习，在医路上始终孜孜以求，精勤不息。

（二）锤炼五心，锻造本领

"医为仁人之术，必具仁人之心"。在工作中，李新民教授秉持"五心"，即：爱心、耐心、恒心、细心和信心。"面对患儿要有仁爱之心和足够的耐心；面对疾病要有攻克疑难杂症的恒心；面对病情变化观察要细心；让病患、社会和同行对我们充满信心"。知之非艰，行之唯艰。他用自己的实际行动锤炼"五心"，锻造本领，服务群众，赢得了患者和业内的一致赞誉。

（三）深耕临床，教研相长

李新民临证30年来，始终坚持在儿科临床一线，着重于小儿癫痫、肺系疾病及肾病的研究。①癫痫方面：在学术思想上，传承发展导师李少川教授"扶正祛痰治童痫"的学术思想，根据癫痫患儿证候特点，结合现代发作分类，总结出"顺气豁痰法治疗小儿精神运动性癫痫""健脾祛痰调气和中法治疗小儿腹型癫痫""从肝脾辨治失神发作"等论点，丰富了小儿癫痫证治体系。在科技成果上，从脑内 γ-氨基丁酸代谢、多药耐药基因等方面探讨了健脾豁痰法、益肾填精法治疗癫痫的异同以及中医药抗痫和改善认知功能的作用机制，已获省部级科技进步一等奖2项，二、三等奖共5项。在编撰工作上，负责制定的小儿惊风诊疗指南及参与制定的小儿癫痫诊疗指南均由中华中医药学会发布；负责完成中国中医药出版社、人民卫生出版社出版的《中医儿科学》《中西医结合儿科学》等多部规划教材中"癫痫""惊风"章节的编写；负责制定国家中医药管理局医政司组织的小儿癫痫中医诊疗方案及临床路径，并推广应用。②肾与免疫方面：在学术思想上，传承李少川教授"肾病治脾"的学术思想，以"疏解清化、健脾利湿"法为主治疗小儿肾病综合征，明显减少了肾病复发，提高了难治性肾病的完全缓解率。在科技成果上，从提高激素的敏感性、改善患儿免疫功能等方面探讨了中医药的作用优势，相关成果曾获省部级科技进步三等奖3项。③肺系疾病方面：率先开展了小儿肺炎湿热证的系列研究，并针对儿童肺炎支原体肺炎瘀血阻络及早期肺闭尤甚的病机特点，采用清宣通络法为主治疗，明显缩短了病程，减少了抗生素的使用。相关成果纳入了国家卫生健康委、国家中医药管理局颁发的"儿童社区获得性肺炎诊疗规范"及中国实用儿科杂志组织的"儿童肺炎支原体肺炎中西医结合诊治专家共识"，负责牵头制定儿童肺炎支原体肺炎中西医结合诊疗指南，并得到天津市自然科学基金及国家中医药管理局资助。参与"儿童病毒性肺炎中西医专家诊疗共识"的执笔工作。针对反复呼吸道感染，不断完善其证治体系，牵头完成国家中医药管理局医政司组织的"儿童反复呼吸道感染中医诊疗方案及临床路径"的制定及应用，相关成果获省部级科技进步奖2项，并纳入《中医儿科学》等教材。

（四）向险而行，勇挑重担

作为一名儿科医生，李新民救治患儿无数，在祖国和人民需要的时候总能率先垂范。2003年严重急性呼吸综合征（SARS）在全国肆虐，对人民群众身体健康和生命安全构成了严重威胁，作为一名年轻的主任医师，他积极响应组织号召，不顾个人安危，毅然奔赴红区抗击非典疫情，因其突出表现，获得"天津市抗击非典先进个人"荣誉称号。2022年1月8日，新冠病毒奥密克戎变异株突袭津城，他虽年近六旬，再次临危受命，深入一线，带领中医儿科专家组开展中医药救治工作，直至患儿全部痊愈出院。

（五）培养后学，为国育才

从教30余年，李新民始终把热爱党的教育事业同关爱学生的真情实感融为一体，全面关注学生的成长，关心学生的思想、学习和生活，是广大学生的良师益友，是其学业上的指路明灯。健康所系，性命相托，儿童是祖国的未来，他深知作为一名儿科医学教育工作者的使命所在，他用自己的实际行动和精湛技术，诠释着一名中医儿科医生的价值，加深学生对医者仁心、大医精诚的理解，增强学生对救死扶伤、全心全意为人民服务的价值追求，由此激发学生的求知热情和学习动力。为了让学生更好地掌握专业知识，他根据自身学科特点，创建了立体化教学模式；为了扩大学生视野，提高自学能力，他创建了互补式学习模式。敬业与奉献，是他教学工作的写照。为了收集临床典型病例，丰富教学资料；为了有效实施翻转课堂，做好线上、线下课堂的融合，他常常工作到深夜。还有定期的专题讲座、学生座谈会等，他从来没有休息日，他用敬业和奉献积极践行"四有好老师"的宗旨，为中医儿科人才的培养倾尽全力。

三、学术理论精粹

李新民从医30余年，精专儿科，擅长治疗小儿癫痫、抽动障碍、孤独症谱系障碍、肾炎、肾病、过敏性紫癜及儿童哮喘、肺炎、发热、反复呼吸道感染、湿疹、厌食等病证。传承著名儿科专家李少川教授脾胃学术思想及医疗经验，着重于小儿癫痫、抽动障碍、呼吸系统疾病及肾与免疫相关疾病的研究。①癫痫方面：根据小儿生理病理特点，结合不同发作类型的临床特征，不断丰富小儿癫痫证治体系。临床注重"扶正祛痰、调气醒神"法的应用，明显提高了难治性癫痫的疗效，同时发挥了中医药改善患儿认知功能的作用优势。②肾病方面：传承发展"肾病治脾"的学术思想，彰显中医药减少肾病复发、提高难治性肾病疗效的作用特点。对于小儿过敏性紫癜，突出从"肺脾论治"，明显缩短病程，减少复发，特别是早期采用中医药干预可显著减少过敏性紫癜肾脏损害的发生率，对紫癜性肾炎具有很好的疗效。③呼吸系统疾病方面：强调"多维辨证、精准施治"，从缩短病程、提高疗效（退热、化痰、止咳平喘）及减少抗生素使用等方面显示出中医药的独特优势。其中，立足小儿脾胃功能特点，针对病毒、细菌等不同病原导致的肺炎，较早系统地提出了小儿肺炎湿热证治规律；针对儿童支原体肺炎，总结出"病初肺闭尤应重视，活血化瘀贯彻始终，临床辨证勿忘湿热"之心悟。这些诸多相关成果被多部指南、行业规范、教材等引用。

（一）小儿癫痫

癫痫是多种原因造成的慢性脑功能障碍，导致神经元过度同步放电，引起反复的、自发的、不可预测的癫痫发作，同时对躯体、认知、精神心理和社会功能等多方面产生不良影响。中医将本病归属于"痫病""癫疾"等范畴，认为其病因与"惊、风、痰、瘀、虚"等因素相关，其病机复杂，与诸多脏腑密切相关。李新民传承业师治痫学术思想，认为"脾虚痰伏，痰气上逆"为其基本病机，临床注重"扶正祛痰、调气醒神"法的运用，在长期临床实践过程中，根据癫痫患儿不同发作类型的特殊表现，结合小儿生理病理特点，采用病证结合模式，分别总结其证治规律及用药特点，显著提高了临床疗效。

1. "顺气豁痰"法治疗儿童精神运动性癫痫

精神运动性癫痫是癫痫的一种特殊发作类型，以发作性运动障碍同时伴精神活动异常为其临床特点。患者在意识障碍的情况下，常有错觉、幻觉及自动症等。因多由颞叶病变引起，故又称颞叶癫痫。李新民根据其证候特点，认为"痰阻气逆"是小儿精神运动性癫痫的基本病机，痰浊动风或痰火壅盛为其主要病理演变。临床采用"顺气豁痰"法治疗，常用药物如石菖蒲、胆南星、枳壳、沉香、川芎、半夏、陈皮、青礞石、青果、神曲等。对于因惊致痫者，酌加琥珀、朱砂、远志；痰火壅盛者，酌加栀子、黄芩、代赭石；痰浊动风者，酌加钩藤、僵蚕、生铁落；正气亏虚者，酌加太子参、茯苓等。使气顺痰降，神清痫止。

2. "健脾祛痰、调气和中"法治疗儿童腹型癫痫

腹型癫痫是一种以发作性短暂腹痛为主要临床表现的癫痫。腹痛呈周期性反复发作，持续几分钟至几小时，起止突然，疼痛多在脐周，也可累及上腹部，常伴有恶心、呕吐、面色苍白等自主神经系统症状。发作期间可无意识丧失，但常有某种程度的定向力障碍、精神模糊等改变。脑电图异常改变以全脑或局灶性阵发性中高波幅 δ 波或 δ、θ 节律，伴尖波发放为特征。李新民根据其证候表现，认为本病病因主要责之于"痰、气、虚"三个方面，病位主要在"脾"，"脾虚痰阻，气机失调"为其病机关键。脾虚痰阻，中焦气机阻滞，故发腹痛；痰气上逆，蒙蔽清窍，则伴有意识障碍；痰气骤散，若气顺痰静，则发作自止。脾为生痰之源，脾健则痰去；治痰先治气，气顺痰自消。临床治疗采用"健脾祛痰、调气和中"法。常用药物如太子参、茯苓、陈皮、半夏、石菖蒲、胆南星、厚朴、枳壳、川芎、白芍、甘草等。方中以太子参、茯苓健运脾胃，菖蒲、南星、半夏祛痰醒神，厚朴、枳壳、陈皮行气化痰，川芎活血行气，芍药、甘草缓急止痛。意识障碍明显者，酌加郁金；下肢疼痛者，酌加独活、木瓜；痰热偏盛者，酌加黄芩、菊花、天麻、竹茹；痰瘀交阻者，重用川芎，酌加桃仁、红花、郁金等。使脾健气顺，痰去痫止。

3. 从肝脾论治小儿癫痫失神发作

失神癫痫是儿童时期较为常见的一种特发性全面性癫痫综合征，约占儿童癫痫的10%，多发于5~10岁儿童，主要表现为知觉和活动的突然丧失，起始和终止动作非常突然，常较局灶知觉损害性发作表现出较低复杂性的自动证，利用脑电图有助于正确判断。一般典型的失神发作预后较好，但部分难治性患儿，特别是不典型的失神发作，或伴有其他发作类型的患儿，往往需要联合用药，甚至缠绵难愈。

李新民根据多年临证经验并结合儿童生理病理特点，认为本病病因与"痰"关系最为密切，而痰之所生，缘于小儿脾常不足，加之饮食失节或他病影响，致脾胃虚损、运化失常，则饮聚为痰。痰阻气逆，上蒙心窍，心神被蒙，神明失司，故而出现愣神；痰浊横窜经络，引动肝风，则见抽搐；若痰降气顺，气机调畅，发作则止。清代儿科名医陈复正谓："从前攻伐太过，致中气虚衰，脾不运化，津液为痰，偶然有触，则昏晕卒倒，良久方苏。"病位主要在"肝、脾"两脏，兼涉心脉。脾主运化，为生痰之源，若脾失健运，不能运化水湿，则内生痰浊，痰阻气逆，上蒙心窍，致神志丧失；足厥阴肝经之脉，连目系，与督脉会于颠，肝经郁热，痰火上扰，蒙蔽清窍，致神志不清，两目直视。《小儿药证直诀》谓："肝有热，目直视，不搐。"而手少阴心经其支者"从心系，上夹咽，系目"，目受心神所支配，痰蒙心窍，故见愣神、双目凝视。"痰气逆乱"则是小儿癫痫失神发作的病机关键。

（1）痰阻气逆，清窍失司：临证多表现为发作性愣神，双目凝视，止后如常，面色少华，倦怠乏力，平素易感，食欲不佳，大便溏稀，舌质淡、苔白腻，脉濡滑或细软。此乃"脾虚痰阻，痰气上逆，清窍失司"所致，治疗当以"顺气豁痰，开窍定痫"为主，临证常以"涤痰汤"化裁，常用药物如胆南星、石菖蒲、天麻、枳壳、清半夏、陈皮、茯苓、太子参、羌活、川芎、甘草等。李新民指出，小儿脾常不足，需时时顾护脾胃，但小儿脾虚未必都需益气健脾，而要注意"运脾"，观钱乙异功散之陈皮，白术散之藿香、木香、葛根，益黄散之陈皮、青皮等，均有健脾助运之味。此外，益黄散中青皮，平肝以防克脾，抑其所不胜，亦有深意。观此方中胆南星豁痰定惊，石菖蒲开窍醒神，天麻平肝息风，太子参健脾益气，枳壳、陈皮、半夏、茯苓燥湿运脾、化痰和中即为此意。加羌活其意有四，一者引经报使，癫痫病位在脑，羌活归属膀胱经，而十二经脉中唯足太阳膀胱经可"入颅络脑"，羌活可引诸药直达病所；二者祛风制风，羌活辛温，辛者能行能散，可调达肢体、通利血脉，尤对失神伴肢体强直、抽搐诸症有针对性作用；三者风药胜湿，以健脾助运；四者疏卫护表，因脾虚可致土不生金，肺气不足，卫表不固，且感冒常导致发作反复，故可顾护太阳，防御外邪。配伍川芎一气一血，气血调达，气机和畅。

（2）肝经郁热，痰火上扰：针对部分癫痫失神发作，痰浊上扰，肝经郁热明显者，症见双目凝视、愣神，瞬间即止，止后如常，平素性情急躁，多动易怒，眼眵较多，大便干结，舌红苔黄，脉象弦数。治疗当以"清肝泻火，豁痰定痫"为主。临床中青少年失神癫痫、不典型失神癫痫、肌阵挛失神癫痫等相对多见。钱乙谓"肝有热，目直视不搐，得心热则搐。治肝，泻青丸主之"，常用药物如龙胆草、山栀子、黄芩、羌活、防风、柴胡、川芎、当归、石菖蒲、半夏、大黄等。若伴有强直阵挛，风证表现明显者，可加天麻、钩藤、全蝎、僵蚕、地龙；若痰火上扰明显者，可加青礞石坠痰下气、平肝镇惊。

（3）邪郁少阳，胆惊气逆：部分癫痫失神发作，特别是不典型失神发作，或伴有其他癫痫发作类型，除失神发作表现外，多伴有眼睑肌阵挛、面部肌阵挛、强直发作、强直-阵挛性发作等症，脑电图表现多呈不规则、不对称的棘慢波，或背景波异常，呈不典型失神表现，使用丙戊酸治疗多不理想。李新民认为此类患儿多因"邪郁少阳，胆经气逆"。少阳主枢，枢机不利，三焦气化失司，内生痰浊；顽痰内伏，郁而有热，痰热上蒙，清窍失司，心失所主，神明丧失。若痰降气顺，发作则止。临证治以"疏利少阳，镇惊定痫"之法，宗"柴胡加龙骨牡蛎汤"化裁。常用药物如柴胡、黄芩、半夏、龙骨、牡蛎、桂枝、茯苓、党参、生铁落、菖蒲、胆南星等。方中柴胡、黄芩、半夏疏利少阳气机，龙骨、牡蛎、生铁落镇惊定痫，菖蒲、胆南星化痰开窍醒神。若伴有肢体抽搐者可加全蝎、僵蚕；自动症明显者酌加钩藤、青礞石等。

4. 癫痫临证诊治心得

对于本病的整体治疗，李新民提出还需注意"病证结合""证体互参""中西联用""标本兼顾"。

（1）病证结合：病证结合中"病"的内涵包括中医的病及西医的病，通过中、西"辨病"可以提纲挈领，更好地把握疾病的共性和全貌，而"辨证"是对具体问题的具体分析，侧重把握疾病的个性与当前状态。西医的病证分类，包括癫痫失神发作、强直性发作、阵挛性发作等，通过对疾病不断地认识，对于中医病机特点的归纳十分有帮助。而中医的辨"病"，通过不同的分类标准，总结不同发作类型的共性，对于治疗疾病十分有帮助，每种疾病无论采取什么方法，都不能离开共性特征，而个性特征体现在证的变化，证的变化与病之间的结合互动，可以进一步提高辨证思维与临床疗效。

（2）证体互参：证指证候、体指体质，证候与体质要相互参考，尤其针对儿童癫痫的发病特点，在疾病休止期常无证可辨，此时要参考患儿体质因素，通过改善患儿体质，以减少癫痫发作。李新民在癫痫失神发作治疗的过程中，常强调注意患儿体质特点，如气虚质、痰湿质、内热质、瘀血质等。曾诊治1例失神发作患儿，伴肢体阵挛，长期应用丙戊酸钠、拉莫三嗪及中药汤剂进行治疗，发作控制仍不理想，李新民结合患儿体态偏胖、面色晦暗、颜面油腻感、大便不干、舌苔厚腻等症，考虑为内蕴湿热证，予甘露消毒丹加减化裁，癫痫发作很快得到控制，患儿体质亦明显改善。

（3）中西联用：通过西医的药理分析，并采用循证医学手段，能更好地提高临床疗效，对于失神发作患儿，丙戊酸常是首选，如出现全面强直阵挛发作，则优先选用丙戊酸，不能选择卡马西平等。同时通过了解药物的生物利用度、蛋白结合率、半衰期、血浆达峰时间等药代动力学特征，对于中药的添加、减量以及取得疗效后西药用量的减少等均有帮助。李新民曾采用柴胡加龙骨牡蛎汤为主联合小剂量丙戊酸 5~10mg/（kg·d）治疗失神发作 19 例患儿，总有效率达 94.7%，取得较好疗效。

（4）标本兼顾：《素问·标本病传论篇》谓："病发而有余，本而标之，先治其本，后治其标；病发而不足，标而本之，先治其标，后治其本。"金代张从正谓："急则治其标，缓则治其本。"儿童癫痫发作病性属"本虚标实"，痰、瘀、惊、风为其标，正虚脾弱为其本。邪实与正虚、发作期与休止期、长期治疗和当前治疗应认真权衡。但主要治疗包括：祛除病邪，调畅气机，恢复机体正常气化功能，使阴平阳秘，进而达到治疗目标。

（二）抽动障碍

抽动障碍是一种起病于儿童时期，以抽动为主要表现的复杂性神经发育障碍性疾病，具有突发、快速、反复、无节律的特征。本病病程长、病情易反复、症状表现多样、共患病复杂，严重影响患儿的身心健康。西医治疗本病多采用药物治疗、心理行为治疗及神经调控等方法，药物治疗虽疗效明确，但不良事件多，耐受性及依从性较差，且停药后易复发，临床应用受到限制。中医药治疗本病优势明显，不仅有较好的临床效果，且不良反应少，复发率较低。李新民根据多年临床经验，基于本病证候特征及儿童生理病理特点，从"气机理论"辨治小儿抽动障碍，不断丰富本病的证治体系，取得良好疗效。

1. 从肝之气机论治

肝为风木之脏，合春生之气，性喜条达而恶抑郁，具"贯阴阳，统血气……握升降之枢"之功；与胆互为表里，胆属少阳，主枢机升降。肝、胆能枢转、调控阴阳之气出入，故肝气条达、升发有常，则周身脏腑经络气机调畅。小儿肝常有余，因情志内伤或他病影响，即可导致肝失疏泄，如《杂病源流犀烛》所言："其性条达而不可郁，其气偏于急而激暴易怒，故其为病也多逆。"气逆而肝亢风动，此证患儿多伴情绪急躁易怒，病情随情绪变化而波动。高颠之上，唯风可到，风性主动，善行而数变，故患儿症状复杂多变，频繁有力，可见头面部抽动明显，兼见耸肩、甩手、踢腿、喉中异声、脉弦等表现。

小儿脏腑柔弱，易虚易实，虽为肝亢风动之证，予镇肝息风法恐伤其正气，且肝为刚脏，不可强制，李新民临证强调须"因势利导"，以和解之法，使肝气横逆之机得平，妄动之风得息，临证以小柴胡汤为基础方加减。常用药物如柴胡、半夏、黄芩，辛凉微苦、疏利气机；酌加钩藤、天麻、白芍、僵蚕，平抑肝阳、息风止痉；佐以桔梗、枳壳，调肺运脾、疏运气机，陈皮、神曲，理气健脾、扶土抑木、预护其虚。诸药同用，以和立法，主从肝、兼从肺脾，疏调气机以平肝之气逆，息肝之风动，而无拂逆肝性、耗损正气之弊。若抽动频繁有力，可加龙骨、牡蛎、磁石镇肝潜阳；兼见大便干硬者，常先予泻青丸清泻肝热，然不可久用，以防伤脾，肝热清后继予柴胡剂调治。

2. 从肺之气机论治

肺为相傅之官，主治节，与秋气相应，主收敛肃降。《素问·五脏生成篇》曰："诸气者皆属于肺。"肺主一身之气，维系人体之气的生成与运行。肺、肝经络相连，五行相制，《临证指南医案》云："思人身左升属肝，右降属肺，当两和气血，使升降得宜。"肝肺主气机升降的调节，肝肺升降相宜，则周身气机舒展，气血流行顺畅。《小儿药证直诀》言："凡搐者，风热相搏于内，风属肝。"小儿肺脏娇嫩，卫外功能薄弱，外风侵袭则首先犯肺，肺失宣肃，气血运行不畅，郁而化热，且金虚不能制木，肝气亢盛，故气机失调，内风妄动。此类患儿多表现为清嗓发声、眨眼吸鼻等头面部抽动为主，常因外感而加重或反复，既往多伴过敏性鼻炎、扁桃体炎、反复呼吸道感染等病史。

小儿为纯阳之体，外邪易从阳化热，故多见肝肺风热证。李新民常以辛凉、微苦之品疏散、清解肺肝之风热，辛凉助肺之宣发、疏肝以条达，微苦复肺之清肃、平肝之气逆，辛开苦降，协调金木升降，常以桑菊饮为基础方加减。常用桑叶、菊花、薄荷，"辛甘化风，辛凉微苦"，既能宣散风热以祛外风，又能清肺平肝以息内风；桔梗、连翘、前胡，辛散苦降、宣肃肺气；天麻、钩藤、白芍，平抑肝阳、息风止动；僵蚕、蝉蜕，宣透郁热、通络止痉；佐芦根宣通下源以降肺，全方用药轻灵，多走上焦，轻清宣透，疏散清解风热；升降并用，协调肝肺气机。

3. 从脾之气机论治

脾居中州，五行属土，脾升胃降，斡旋阴阳。《圆运动的古中医学》中言："中气如轴，四维如轮，轴运轮行，轮运轴灵。轴则旋转于内，轮则升降于外。"故脾胃乃气机升降之枢纽，中焦健运，气机斡旋以协同上下、通调内外。脾主肌肉四肢，小儿脾胃薄弱，饮食不节，或他病及脾，损伤脾胃，脾土虚弱，肝木乘之，则脾虚肝亢，气机逆乱，化为内风。此类患儿常见腹部抽动、面色少华、时有腹痛、纳欠佳、易积滞等表现，若脾虚水湿不化，聚而成痰，上蒙心神，则可见喉中痰声、口出秽语等。

脾胃虚弱，当以补益，然小儿运化力弱，纯补易壅碍气机，且"脾健不在补贵在运"。李新民针对脾虚肝旺证，治以疏运脾胃气机为主，佐以平肝息风，常以藿香正气散为基础方化裁。常用药物如藿香、苏叶、半夏、陈皮，辛温升举脾阳、燥湿运脾；茯苓、甘草健脾宁心；焦三仙消食醒脾开胃；桔梗、枳壳协调气机；再添钩藤、天麻、僵蚕、白芍，平肝柔肝、息风止痉。诸药合用，则脾阳得升，脾气得健，土不受木乘，反益肝木疏泄，更佐以平肝息风之品，则内风得平。

此外，婴幼儿五脏六腑成而未全，全而未壮，体质薄弱，脾虚症状突出，故用药尤须审慎，不可过剂。李新民每遇此类患儿，必强调健运脾胃及固护阳气的重要性，少用辛窜及重坠之药，多以质轻味薄之品，所谓"轻可去实"，同时注意辛温疏运脾胃，以运为补，常用方亦为藿香正气散加减。

（三）从肺脾辨治小儿过敏性紫癜

过敏性紫癜的传统中医治疗主要责之于"血热"和"气虚"，采用清热凉血、益气摄血诸法。李新民根据长期临床经验，结合儿童生理病理特点及证候表现规律，总结出小儿过敏性紫癜多因外感风热之邪，风热伤络而发病；或因脾胃积热，热迫血行，溢于肌肤，而为紫癜。紫癜迁延日久，往往影响中焦运化功能，脾失健运，湿浊内阻，气机不畅，血液运行不利，导致紫癜反复不已。提出从"肺脾辨治"小儿过敏性紫癜，丰富了小儿紫癜的辨治内容，提高了临床疗效。

1. 风热伤络证

症见皮肤紫癜，颜色鲜红，大小不等，或融合成片，或伴痒感，兼见发热流涕，咽部红肿，时有咳嗽，或伴腹痛、关节肿痛及尿血等症，舌质红、苔薄黄，脉浮数。此乃风热邪气灼伤脉络，热迫血行，血溢肌肤所致。治疗当以"疏风散热，凉血通络"法为主，方选吴鞠通"银翘散去豆豉加细生地丹皮大青叶倍玄参方"化裁，常用药物如金银花、连翘、薄荷、荆芥穗、牛蒡子、桔梗、枳壳、白茅根、芦根、赤芍、紫草、板蓝根、甘草等。皮肤痒甚者，可加地肤子、白鲜皮、蝉蜕；尿血者，可加小蓟、茜草、仙鹤草、藕节炭、三七粉；关节痛者，可加防己、木瓜、秦艽；腹痛者，可加木香、白芍。李新民临证强调：首先，"见血莫止血，血行瘀自散"，过用止血药物会造成血液凝滞而加重瘀血，临证应选用既能止血又有活血功效的药物，或在止血药物之中配以活血行血之品，达到止而不滞、活而不破之效。其次，虽血分有热，但寒凉、苦寒、咸寒药物皆不宜过用，一者，苦燥易伤阴血，使阴血耗伤；二者，小儿脾常不足，过用苦寒易伤脾胃，使生化乏源；三者，过用寒凉易使气机闭塞。前贤谓"寒则涩而不流，温则消而去之"，故用药应凉而不寒，以防血凝冰伏。再次，虽有风热表证，但只宜清（轻）解，不可发汗，《黄帝内经》有"夺血者无汗"，且血汗同源，故用药当慎用辛温，以免伤津动血。方中虽用荆芥穗，取其辛散之性，配伍在大队辛凉药味之中，既利透邪，又不过于寒凉，使气机闭塞，寒凝冰伏。若表郁不甚，血热较重，也可以荆芥穗炭代之，去其辛散之性，苦涩平和，功专止血。

2. 脾胃积热证

症见起病急骤，紫癜密布成片，色泽鲜红，兼见口臭纳呆，烦渴易饥，唇干口燥，胃脘不适，腹满便秘，甚则腹痛，恶心呕吐，或见关节肿痛、尿血等，舌质红、苔黄厚，脉滑数。此乃邪热客于脾胃，或脾胃素有积热，热迫血行，泛溢肌肤，而发紫癜。治以"清热泻脾，凉血化斑"法，方选钱乙"泻黄散"加减，药物用藿香、生石膏、栀子、防风、水牛角、紫草、赤芍、仙鹤草、白茅根、甘草等。恶心呕吐者，可加半夏；便血者，可加地榆炭、槐花炭；关节肿痛甚者，可加木瓜、牛膝；大便秘结者，可加大黄。李新民强调"治中焦如衡，非平不安"。"平"者，第一指祛除邪气，邪去正安。因阳明为多气多血之经，中焦乃邪正交争之激烈场所，非平定不能祛除邪气；第二指平衡而言，脾胃为气机升降枢纽，气机的升降出入无不赖中焦的枢机运化，故治疗当时刻认识脾胃的三对基本矛盾：脾主运化、胃主受纳；脾主升清，胃主降浊；脾喜燥恶湿，胃喜湿恶燥。观钱乙泻黄散，主要由藿香、栀子、生石膏、防风、甘草五味药组成：其中用生石膏、栀子来清泻脾胃邪热，而用藿香、防风，来疏散、升发脾阳，所谓风能胜湿，能顾护脾胃升发之气。再如李东垣清胃散中的升麻，也是同样道理，不仅仅是考虑小儿脾常不足之特征，更是兼顾脾主升清的生理特点。在临床实际应用中，脾胃热邪较重者，石膏、栀子用量可偏重；郁重者，藿香、防风的量可稍重，以升发脾阳，兼有"火郁发之"之意。方中水牛角、赤芍、丹皮、紫草、仙鹤草、白茅根等皆属凉血活血散血之品，然亦不可多用，以防冰伏，当中病即止。

3. 湿阻脾胃证

紫癜病程迁延，反复发生，疹点稀疏，色泽较淡，或伴瘙痒、关节肿痛、脘腹不适、镜下血尿等，兼见纳差便溏，面色萎黄，倦怠乏力，舌淡红、苔薄白，脉濡弱。此乃病程日久，影响中焦气机运化，脾失健运，湿浊困阻，气机不畅，血液运行不利，导致紫癜反复。治以"运脾化湿，调畅中焦"，方选不换金正气散加减，药用藿香、苏叶、桔梗、枳壳、厚朴、半夏、陈皮、紫草、蝉蜕、白茅根、甘草等。关节疼痛者，可加独活、木瓜、桑枝；腹痛者，可加白芍、木香；尿血者，可加小蓟、仙鹤草、藕节炭、三七粉；脾虚明显者，可加太子参；便溏者，可加炒薏苡仁。方中藿香芳香醒脾、行气化湿、辟秽和中，《本草正义》谓其"芳香而不嫌其猛烈，温煦而不偏于燥热，能祛除阴霾湿邪，而助脾胃正气，为湿困脾阳，怠倦无力，饮食不甘，舌苔浊垢者最捷之药"，最适合小儿稚阴稚阳之体。苏叶味辛性温，有理气和中之效；厚朴辛温而散，长于行气除满，气行则湿化，且其味苦兼能燥湿；陈皮、半夏辛行温通，理气和胃、燥湿醒脾，协厚朴燥湿与行气之力益彰；桔梗、枳壳辛开苦降，一升一降，疏运气机；紫草、茅根凉血活血，甘草调和诸药。使湿去脾健，气机畅达，胃气平和，升降有序，则紫癜自消。

通过从"肺脾辨治"，明显缩短了过敏性紫癜的病程，减少了复发，特别是早期采用中医药干预可显著减少过敏性紫癜肾脏损害的发生率，对紫癜性肾炎具有很好的疗效。

（四）小儿肺系疾病诊疗经验

肺炎是儿童的常见病与多发病，是导致全球儿童死亡的主要原因，不仅严重威胁儿童健康，而且消耗大量的医疗资源。李新民根据多年临证经验，总结小儿肺炎诸多证治心得，从缩短病程、提高疗效及减少抗生素使用等方面显示出中医药的独特优势。

1. 小儿肺炎喘嗽湿热证治

目前肺炎喘嗽的中医辨证分型中，按寒热虚实及病情轻重大致可分为 8 个证型，常证包括风寒闭肺证、风热闭肺证、痰热闭肺证、毒热闭肺证、阴虚肺热证、肺脾气虚证，变证包括心阳虚衰证及邪陷厥阴证。鲜少提及湿热证。然而，小儿肺炎初期，或治疗过程中，出现湿热闭肺证表现的患儿并不少见。究其原因，一方面缘其稚阴稚阳之体，脾常不足，感邪之后，脾失健运，不能正常运化水谷精微，湿浊内生，湿郁化热，加之外邪侵袭，肺失宣降，内外合邪，而见发热、咳嗽、喘息、泄泻等症；另一方面，患儿病程日久，或长期应用抗生素等药，导致脾气亏损，健运失司，水液运化功能失常，湿浊内生，同时外邪闭阻肺气，宣降失常，子病及母，肺热下移胃肠，湿与热结，而导致湿热蕴结于胃肠，出现发热、咳喘、大便稀溏、舌苔黄腻等湿热证候表现。且随着现代饮食习惯、生活环境的改变，亦促进了小儿湿热证候的发生。李新民在多年临床实践中总结发现，小儿肺炎喘嗽湿热证的发生与发病季节、年龄、病程长短、抗生素使用等多种因素相关，并归纳了儿童肺炎喘嗽湿热证的临床辨证要点为大便稀溏、舌苔黄腻。根据其临床证候表现，儿童肺炎湿热证治主要分为以下 3 种情况。

（1）湿热兼表证：临证主要表现为发热、咳喘、腹胀、纳呆、稀水便、舌苔黄厚、脉浮数或指纹浮紫，多见于婴幼儿及疾病初期。因小儿禀稚阴稚阳之体，脏腑柔弱，肠胃脆薄，脾胃运化功能尚未健全，而生长发育所需水谷精气却较成人更为迫切，故"脾常不足"的生理特点尤为突出。现代研究发现，1 岁以上婴儿的肠道微生物构成趋于成熟，接近于成人，而 1 岁前的肠道微生物构成具有明显的儿童特点，也体现了此点。因为脾常不足，感受外邪后脾虚失运，水湿内停，蕴而化热，湿热相互搏结，故可出现有表证的协热利。李新民指出，本证多见于疾病初期，强调"初期"，因为提及"湿热证"之时，一般病程相对较长，而本证不同，《伤寒论》第 34 条"太阳病，桂枝证，医反下之，利遂不止，脉促者，表未解也。喘而汗出者，葛根黄芩黄连汤主之"。从原文可以看出，本病是因桂枝汤证误下导致的协热下利，并不是处于病程较长的状态，而是处在病程初期。因此，葛根芩连汤大部分应用于婴幼儿、疾病早期，表现为发热、咳喘、稀水样便、苔黄腻等湿热兼表证候。临床辨治此证，李新民有以下 3 点体会。

第一，运用本方，若方证相应，大多起效迅速，一般 2 天左右即可热退、泻止，如果临床应用效果不明显，需要反思是否辨证准确，不要一概认为湿热之邪如油入面、难解难分，病程较长。这可能与小儿特殊的生理病理特点相关。一方面，与成人相比，儿童生机蓬勃，脏气清灵，随拨随应，对各种治疗反应灵敏，脏腑修复能力较强；另一方面，小儿禀纯阳之体，阳气旺盛，有助于化湿。辨证属于湿邪的腹泻，有时病程虽较长，若一旦见效，即很快痊愈，甚至一夜之间发生转机，效如桴鼓，这就是儿科的特点；第二，本方不宜长期服用，因多数患儿服用本方后湿热证很快缓解，此时应结合患儿证候表现，更易他方，随证施治。此外，在应用本方时，黄连用量不宜过大，一般 1~2g，最多 3g。这主要考虑小儿脏腑娇嫩，形气未充，其脾常不足，所以不能过量、长期服用苦寒之药，防止损伤脾胃；第三，要把握葛根芩连汤证的大便特征，是水样便，次数比较多，所谓"利遂不止"。

（2）湿热蕴肺证：本证病情多缠绵难愈，症见发热，咳嗽黄痰，喘促，腹胀，纳呆，便稀，舌红、苔黄厚腻，脉滑数或指纹紫滞。多见于肺炎中期，常与抗生素的应用导致耐药性增加有关，抗生素使用时间越长、种类越多，出现此证的可能性越大。现代研究认为，抗生素大多属于寒凉之品，小儿脾胃功能薄弱，长期大量使用常易损伤脾胃，脾主运化水湿，脾失健运，水湿内聚，蕴久化热，湿与热合，而见湿热证候。治以清热化湿、宣畅气机法，方选甘露消毒丹合三仁汤加减。甘露消毒丹出自《医效秘传》，主要功效为利湿化浊，清热解毒，用于湿温时疫，邪在气分。王孟英在《温热经纬》中曾提到"此治湿温时疫之主方也"，方中用于上焦的药物有薄荷、连翘、射干、贝母，针对中焦的药物有茵陈、菖蒲、豆蔻、黄芩等，针对下焦的药物有滑石、木通。三仁汤载于吴鞠通《温病条辨》，治疗湿热阻滞气分，偏于湿重于热者。方中针对上焦的药物主要有杏仁，以宣肺利气为主。针对中焦的药物有厚朴、豆蔻、半夏，治疗下焦的药物有薏苡仁、通草、滑石等。两方均有宣上、畅中、渗下功效，但甘露消毒丹里有黄芩、连翘、射干、贝母，清热解毒利咽的作用较好，而三仁汤中有杏仁、半夏、厚朴等，宣畅气机，利湿化浊作用较好。湿热内蕴证主要以脾胃病变为中心，但湿热交蒸，可充斥三焦，弥漫表里上下。湿不去则热不清，热不除则湿不化，故治疗此证时将甘露消毒丹与三仁汤合用，取宣畅三焦气机、清热祛湿并举之效。

（3）脾虚湿阻证：本证临床可见低热，咳嗽，倦怠乏力，脘痞腹胀，纳差，便溏，舌淡胖、苔薄腻，脉缓。多见于肺炎恢复期，脾胃受损，运化无权，湿浊留恋，阻滞中焦，气机升降失司，而见脾虚湿阻证。治以健脾化湿，方选参苓白术散加减。小儿"脾常不足""肺常不足"，而脾胃在儿童生长发育及疾病防护中具有重要作用。儿童时期肠胃薄弱，肺脏娇柔，且乳食不能自调，寒热不能自知，调摄稍有不慎则损及肺脾而病。本方具有利湿化浊、健脾益气之效，在健脾化湿、运脾行气的同时，也可培土生金，补益肺气。

2. 儿童肺炎支原体肺炎证治

肺炎支原体肺炎是我国 5 岁以上儿童最主要的社区获得性肺炎，部分重症及难治性肺炎支原体肺炎可遗留肺不张、支气管扩张、闭塞性支气管炎及肺间质纤维化等肺部后遗症，严重影响患儿生活质量。肺炎支原体肺炎属于中医学"肺炎喘嗽"范畴，小儿肺常不足，易感外邪，外邪袭肺，肺气郁闭，加之小儿脏腑娇嫩，传变迅速，外邪易入里化热，热邪熏蒸，炼液成痰，阻于气道，肺朝百脉，主治节之功能受阻，气血运行不畅，血停脉中，凝而成瘀；肺气郁闭则热不得宣透，热邪内蕴，又易炼血成瘀，瘀阻肺络，故临床可见热闭痰瘀互结，互为因果。这与临床中儿童肺炎支原体肺炎相较于其他病原引起的肺炎存在发热程度重、持续时间长，咳嗽以呛咳、少痰为主，病情缠绵，肺部改变以肺实变为主且多伴高凝状态的临床特点是一致的。针对儿童肺炎支原体肺炎以上病理特点，李新民总结提出儿童肺炎支原体肺炎具有"病初肺闭尤应重视、肺络瘀阻贯穿始终"的病机特点，由此提出"早期尤重宣肺开闭，活血化瘀贯彻始终"的治疗法则。据此研制了清宣通络方。由麻黄、杏仁、生石膏、金银花、连翘、郁金、白僵蚕、柴胡、葛根、甘草等药物组成。该方在银翘散和麻杏甘石汤基础上加入柴葛解肌汤的君药柴胡、葛根，以舒畅气机、外透郁热，两药合用，可疏解少阳、阳明二经之邪热，配合君药麻黄，可增加宣肺开闭功效；银花合连翘，轻清宣透、清热解毒、芳香辟秽，辛甘大寒之石膏，清而兼透，清肺而不留邪，使肺气肃降有权，同时加入了郁金、白僵蚕两药，郁金活血化瘀，白僵蚕通络以息风化痰，两者合用，则增强了化瘀通络的作用。此法所立之方，可宣畅气机、开达肺闭、活血化瘀、通经疏络，相较传统教材及临床所应用的银翘散合麻杏石甘汤，本方更长于解肌退热、化瘀通络，针对肺炎支原体肺炎患儿常见的瘀血阻络之证，能够缩短患儿发热时间，减少住院病程，增加临床治愈率，具有较好疗效。

同时，部分肺炎支原体肺炎，尤其是某些重症肺炎支原体肺炎或难治性肺炎支原体肺炎患儿在病程进展过程中，又可出现热势缠绵、咳痰不爽、倦怠乏力、脘痞腹胀、纳呆食少、大便黏腻不爽、舌红苔黄腻等湿热证候表现，故强调临床辨治勿忘湿热，须谨守病机，随证施治。

四、临证经验

验案举隅 1：癫痫

王某，男，14 岁，2020 年 3 月 21 日初诊。

主诉：发作性愣神 3 年余。

现病史：患儿于 2017 年 2 月无明显诱因出现愣神发作，表现为两眼发呆、反应差，无跌倒，持续约数十秒后发作缓解，不伴肢体强直及抖动，无发热，无口唇青紫及苍白，发作前有头痛，性质不清，发作后周身汗出，曾就诊于某院神经内科，完善颅脑磁共振成像及生化检查均未见明显异常，脑电图可见阵发性中高幅棘慢波，顶枕区 3~4Hz 棘慢波，考虑癫痫失神发作，予左乙拉西坦每次 0.25g，每日 2 次，治疗 9 月余，未见痫性发作。2018 年 1 月、5 月再次出现愣神发作，表现形式如前，药物剂量逐渐调整为每次 0.5g，每日 2 次。2018 年 12 月至 2020 年 2 月期间，患儿共出现 5 次愣神发作，伴见全身强直 – 阵挛发作，持续 1~3 分钟发作缓解，最后 1 次发作为入院前 1 周。患儿既往高热惊厥病史 2 次。胎产史、生长发育史未诉异常，智力发育正常。患儿平素时有头晕、头痛，时有烦躁，食欲欠佳，二便正常，舌质红、苔黄腻，脉弦滑。

西医诊断：失神癫痫。

中医诊断：痫证。

中医辨证：邪郁少阳，痰蒙清窍。

治法：疏利少阳，镇惊安神。

处方：柴胡加龙骨牡蛎汤化裁。柴胡 10g，黄芩 10g，清半夏 6g，枳壳 10g，桔梗 6g，天麻 10g，钩藤（后下）10g，龙骨（先煎）15g，牡蛎（先煎）15g，煅磁石（先煎）15g，焦神曲 10g，琥珀粉（冲服）0.5g，僵蚕 10g，全蝎 3g，白芍 10g，石菖蒲 10g，青果 10g，陈皮 10g，茯苓 10g，甘草 6g。7 剂，水煎服，日 1 剂。

二诊（2020 年 3 月 28 日）：患儿服药 1 周，未见痫疾发作，未诉头晕头痛，心烦较前改善，食欲好转，二便正常，舌脉同前。效不更方，继予前方。

三诊（2020年4月25日）：患儿服药1个月余，临床未见愣神发作，未诉头晕头痛，一般情况可，二便正常。继予前方治疗，后以本方为主加减治疗2年余，患儿临床未见痫疾发作，病情平稳，未诉不适，复查脑电图提示正常儿童脑电图。

按语：本患儿属青少年失神癫痫，病程较久，虽迭用西药，但控制不尽理想。其失神之由，考虑乃痰蒙心窍所致，而痰之所生，缘其少阳枢机不利，三焦气化失司，津液不布，凝而为痰。故治疗当以疏利少阳、祛痰开窍为主。宗柴胡加龙骨牡蛎汤加减。方中柴胡、黄芩、半夏疏利少阳、调畅气机，天麻、钩藤平肝息风，僵蚕、全蝎息风止痉，龙骨、牡蛎、磁石、琥珀镇惊安神，菖蒲化痰开窍，陈皮、茯苓、神曲健运脾胃，佐以枳壳、桔梗升降中州，使气机调畅、枢机条达、脾健痰祛，痫疾痊愈。

验案举隅2：抽动障碍

卜某，女，2岁，2021年12月30日初诊。

主诉：反复挤眉弄眼、噘嘴、耸肩、吸鼻子、清嗓子4周余。

现病史：患儿1个月前疑因感冒后出现频繁眨眼、吸鼻子，就诊于当地医院，考虑"鼻炎、结膜炎"，予口服"小儿柴桂退热颗粒"及"氯雷他定糖浆"治疗，症状未见改善，后患儿逐渐出现皱眉、噘嘴、耸肩、扭脖子、清嗓子，动作表现呈突然、快速、重复、不自主、无目的性，情绪兴奋及过度活动疲乏后症状加重，入睡后诸症消失，不伴意识障碍，家属为寻求中医药治疗遂就诊于我院儿科。发病以来，精神欠佳，倦怠少力，食欲较差，大便溏结不调（YGTSS耶鲁评分42分）。

查体：面色萎黄，形体偏瘦，咽不红，双肺呼吸音清，心音有力，心律齐，腹软，稍胀，无压痛、反跳痛及肌紧张，舌淡红、苔白略腻，脉滑。

西医诊断：抽动障碍。

中医诊断：小儿抽动症。

中医辨证：脾虚肝亢。

治法：疏运脾胃，平肝息风。

处方：藿香正气散合天麻钩藤饮化裁。藿香10g，苏叶10g，枳壳10g，桔梗10g，清半夏6g，陈皮10g，茯苓10g，姜厚朴6g，焦神曲10g，焦山楂10g，焦麦芽10g，天麻10g，钩藤（后下）10g，炒僵蚕10g，白芍10g，甘草6g。5剂，水煎服，日1剂，日3次服。

二诊（2022年1月4日）：患儿服药后挤眉弄眼、噘嘴、吸鼻子等症较前缓解，现患儿时有清嗓子，以吭吭声为主，无秽语，无咳嗽，无发热，舌脉同前。于前方加射干10g、浙贝母10g、牛蒡子10g、前胡10g，以清咽利喉、理肺平肝。14剂，水煎服，日1剂，分3次服。

三诊（2022年1月25日）：患儿抽动症状基本缓解，未诉不适，效不更方，守法继进，原方继服14剂，巩固疗效。电话随访半年，症状未见反复。

按语：小儿肝常有余，脾常不足，脾虚则肝亢，肝风夹痰气上扰，侵袭头面，则见颜面肌肉抽动，痰气客于咽喉，则见清嗓。故当缓肝理脾，扶土抑木。然小儿脾健不在补贵在运，故方以藿香正气散为主运脾和胃。方中藿香、苏叶、半夏、陈皮升运脾阳，顺脾之性，桔梗、枳壳升降相因，理气调中。脾胃互为表里，脾运胃纳，故加焦三仙开胃运脾。配以天麻、钩藤、白芍、僵蚕平肝息风，甘草调和诸药。因患儿年幼，脾本不足，故金石重坠、虫类搜剔之品应用较少，以防克伐胃气。脾土健运，肝风平息，气机调畅，抽动自止。

验案举隅 3：紫癜性肾炎

韩某，女，11 岁，2021 年 7 月 17 日初诊。

主诉：双下肢反复紫癜样皮疹伴尿检异常 4 个月余。

现病史：患儿于 4 个月前无明显诱因出现腹痛，病初以右下腹为主，性质不清，多于进食后疼痛明显，每次持续数分钟后缓解，家属未予重视，后患儿腹痛逐渐加重，以脐周为主，持续时间延长，甚者半小时以上，不伴恶心、呕吐，无腹泻，无发热，无皮疹及关节肿痛，就诊于某专科医院，查血常规"白细胞 14.4×10^9/L、中性粒细胞占比 84.6%、淋巴细胞占比 9.5%、血红蛋白 131g/L、血小板 232×10^9/L"，腹部 CT 示"腹部部分肠管内积液，肠壁略增厚，肠系膜根部多发小淋巴结，盆腔少量积液"，考虑"腹痛原因待查"，予静脉滴注拉氧头孢钠抗感染及对症支持治疗，患儿仍间诉腹痛。3 个月前，患儿双下肢出现散在红色皮疹，稍高出皮肤，压之不褪色，呈对称分布，伸侧多见，伴一过性右膝关节疼痛，尿常规示：尿蛋白（+++），尿潜血（+++），尿红细胞 141.9 个 /HP。查血风湿病抗体、生化全项、免疫功能、凝血功能等，均未见明显异常，诊断"过敏性紫癜、紫癜性肾炎"，予口服泼尼松（早上 20mg，中午 10mg，晚上 10mg）联合吗替麦考酚酯（0.5g/ 次，每日 2 次）治疗，患儿腹痛缓解，皮疹逐渐消退，复查尿常规尿蛋白波动于（+）~（++），尿潜血波动于（+）~（+++）。20 天前患儿因呼吸道感染致皮疹反复，双下肢踝关节处为主，伴茶色尿，尿中可见少量泡沫。尿常规示：尿蛋白（+）（0.3g/L），尿红细胞计数 16050 个 /μl，尿潜血（+++）。于某院住院治疗，予静脉滴注头孢呋辛钠抗感染联合口服泼尼松、吗替麦考酚酯治疗 2 周余，患儿尿蛋白转阴，仍可见镜下血尿，尿常规：尿潜血（+++），红细胞 140 个 /μl。

刻下症：周身未见紫癜样皮疹，未诉头痛、腹痛及关节肿痛，时诉咽干、咽痛，无发热，无咳喘，纳可，二便调。查体：神清，精神可，咽充血，双肺呼吸音清，心音有力，律齐，腹软无压痛，无关节肿痛，舌红苔薄黄，脉浮数。尿常规：尿潜血（+++），红细胞 348 个 /μl，尿蛋白（+）。

西医诊断：过敏性紫癜，紫癜性肾炎。

中医诊断：尿血。

中医辨证：风热伤络。

治法：疏风清热，凉血通络。

处方：银翘散加减。薄荷（后下）6g，荆芥穗炭 10g，连翘 10g，金银花 10g，枳壳 10g，桔梗 10g，射干 10g，浙贝母 10g，板蓝根 10g，黄芩 10g，清半夏 9g，柴胡 10g，白茅根 30g，小蓟 10g，仙鹤草 15g，蝉蜕 9g，瞿麦 10g，陈皮 10g，甘草 6g。7 剂，每天 1 剂，水煎服，分 3 次服。

二诊（2021 年 7 月 24 日）：患儿咽痛缓解，周身未见新出紫癜样皮疹，复查尿常规示尿潜血（++）、红细胞 90.5 个/μl，舌红苔薄黄，脉浮数，予上方去射干，7 剂，每天 1 剂，水煎服，分 3 次服。

三诊（2021 年 7 月 31 日）：患儿周身未见新出紫癜样皮疹，昨日偶有鼻塞、喷嚏，查体咽稍红，舌红苔薄黄，脉浮数，复查尿常规示：尿潜血（+）、红细胞 47.7 个/μl，予上方去荆芥穗炭，加荆芥穗 10g、豆豉 10g。7 剂，每天 1 剂，水煎服，分 3 次服。

四诊（2021 年 8 月 7 日）：患儿病情平稳，未诉明显不适，复查尿常规未见异常。效不更方，守法继进，予二诊方加减治疗 1 年有余，期间患儿紫癜未见反复，多次监测尿常规均正常，已停服泼尼松、吗替麦考酚酯。2023 年 5 月患儿来院查体，未见异常。

按语：小儿禀稚阴稚阳之体，肺常不足，卫外不固，易受外邪侵袭，"六气之邪，易从火化"，邪热郁于血分，内搏营血，灼伤脉络，络伤血溢，血不循经，溢出脉外，留于肌肤，积于皮下，故成紫癜。正如《小儿卫生总微论方·血溢论》谓："小儿诸血溢者，由热乘于血气，血得热则流溢……自皮孔中出。"综合患儿舌脉，四诊合参，辨证为风热伤络，治以疏风清热、凉血化斑之法。方中金银花、连翘、薄荷辛凉宣散、透邪外达，使邪从表散；射干、浙贝母、板蓝根清利咽喉；白茅根、仙鹤草、小蓟凉血止血，兼能散血；荆芥用炭，去其辛温之性，以防动血，而能疏风止血；瞿麦清热利湿；枳壳、桔梗升降相因、调畅气机；柴胡、黄芩、半夏和解少阳、转运枢机。诸药相合，气血同调，凉血止血之中寓理气活血之法，使止血而不留瘀、血行而瘀自散。

验案举隅 4：支气管肺炎

孙幼，女，9 月龄，2015 年 1 月 9 日入院。

主诉：发热伴咳嗽 3 天。

现病史：患儿 3 天前疑受凉后发热，体温 38.3℃，伴咳嗽，呈连声咳，有痰不易咯，无喘息，稍鼻塞流涕，大便呈水样便，每日 4 次，小便量可。体格检查：神清，精神反应可，咽充血，双肺部呼吸音粗，可闻及散在细小水泡音，舌质红、苔黄厚，指纹浮紫。

辅助检查：胸片示两肺纹理增多，沿支气管走行并伴行点片状高密度阴影。

西医诊断：支气管肺炎。

中医诊断：肺炎喘嗽。

中医辨证：湿热兼表，肺气郁闭。

治法：宣肺解表，清热利湿。

处方：葛根黄芩黄连汤加减。葛根 10g，柴胡 10g，黄连 2g，黄芩 10g，甘草 6g。2

剂，每日 1 剂，水煎，分 3 次口服。

二诊（2015 年 1 月 11 日）：患儿服药后热退，咳嗽减轻，痰黄黏，大便成形，每日 1 次，舌红、苔薄黄。改予麻杏甘石汤加减以清热化痰、宣肺开闭。药用麻黄 1g、杏仁 10g、生石膏（先煎）15g、清半夏 6g、瓜蒌 10g、炒紫苏子 10g、葶苈子 10g、芦根 10g、甘草 6g。3 剂后，诸症消失，临床痊愈出院。

按语：本例患儿病初外感表邪，肺气失宣，表证未解，热陷大肠，出现协热下利，形成湿热兼表证，故方选葛根芩连汤加减。方中葛根既能解肌表之邪热，又能升发脾胃清阳之气而和中止泻，黄芩、黄连苦寒清热，燥湿止泻，甘草为佐使药，和中缓急，调和诸药。在原方基础上加用柴胡，加强解表退热、升举脾胃清阳之气的功效。五药合用，外疏内清，表里同治，开宣肺气，清热祛湿。药后湿邪已去，转变为痰热壅肺，以麻杏甘石汤化裁取效。

验案举隅 5：肺炎支原体肺炎

患儿，女，5 岁，2019 年 3 月 17 日。

主诉：发热伴咳嗽半个月余。

现病史：患儿病初主因"发热伴咳嗽 5 天"入院，体温最高 39.5℃，咳嗽频繁，昼夜均咳，痰少，肺部体征不明显，胸片提示右下肺大片状淡云雾状阴影，考虑"肺炎"，予静脉滴注阿奇霉素治疗 3 天，效不显。完善胸部 CT：右肺下叶实变影，左肺下叶渗出性炎症；血常规：白细胞 11×10^9/L、中性粒细胞占比 70%；C 反应蛋白 74mg/L；降钙素原 1.0ng/ml；MP–IgM 滴度 1：160。考虑炎症进展，联合静脉滴注头孢曲松钠抗感染、甲泼尼龙抗炎治疗 3 天，患儿仍持续高热，夜间咳嗽频繁，伴气促，呼吸 35 次 / 分，精神较差，略烦躁，食欲差。复查血常规：白细胞 10×10^9/L、中性粒细胞占比 68%；C 反应蛋白 110mg/L；降钙素原 2.0ng/ml；经皮血氧饱和度 89%。抗生素调整为亚胺培南西司他丁钠，并给予丙种球蛋白支持治疗，继予甲泼尼龙抗炎，阿奇霉素抗感染，辅以面罩吸氧（4L/min）。2 天后患儿仍发热，体温波动于 37~39℃，咳嗽，有痰，伴腹胀，纳呆，大便黏滞，3 次 / 天，舌红苔黄腻，脉滑数。

西医诊断：重症难治性肺炎支原体肺炎。

中医诊断：肺炎喘嗽。

中医辨证：湿热闭肺。

治法：清热利湿，宣肺开闭。

处方：甘露消毒丹合三仁汤加减。藿香 10g，菖蒲 10g，茵陈 10g，杏仁 10g，豆蔻（后下）6g，薏苡仁 10g，连翘 10g，黄芩 10g，薄荷（后下）6g，浙贝母 10g、射干 10g、半夏 10g，厚朴 10g，泽泻 10g。5 剂，1 剂 / 天，水煎服。并嘱停用亚胺培南西司他丁钠，甲泼尼龙逐渐减停。

二诊（2019 年 3 月 21 日）：患儿服药 2 剂后热势下降，体温降至 38.5℃，继服 3 剂体温完全降至正常，夜间咳嗽减轻，有痰色黄，无喘促，无腹胀，精神状态好转，食欲改善，大便呈黄色质软。离氧状态下经皮血氧饱和度98%，舌红苔黄，脉滑数。证属痰热蕴肺，改予麻杏甘石汤加减，药用炙麻黄5g、杏仁10g、生石膏（先煎）25g、浙贝母10g、苏子10g、葶苈子10g、炙桑白皮10g、黄芩10g、紫菀10g、陈皮10g、半夏6g、甘草6g。1剂/天，水煎服。5天后，患儿咳止痰清，复查胸片炎症较前明显吸收，C反应蛋白、降钙素原炎性指标降至正常，MP-IgM滴度1：1280，临床痊愈出院。

按语： 该患儿系重症难治性肺炎支原体肺炎，虽联合多种抗生素并给予抗炎、免疫支持治疗等方法，仍疗效不佳，至会诊时病情危重。李新民通过辨证分析，考虑当时主要矛盾为"湿热闭肺"所致。而湿热的产生，一方面与小儿脏腑娇嫩、脾常不足有关；另一方面，考虑与长期应用抗生素关系密切。因湿热蕴阻于肺，邪留气分，气机壅遏。故予甘露消毒丹合三仁汤清热利湿，宣畅气机。方中藿香、菖蒲、豆蔻、薄荷芳香化浊，宣畅气机；黄芩、连翘、滑石、茵陈清热解毒；薏苡仁、泽泻、通草淡渗利湿；半夏、厚朴行气化湿；杏仁宣畅肺气，使气行湿化。诸药合用，宣上、畅中、渗下，清热兼与利湿，使肺闭开、湿热去。二诊时患儿体温降至正常，咳嗽为主，有痰色黄，腹胀好转，食欲改善，大便成形，结合舌脉，考虑湿邪已化，证候转化为痰热蕴肺证，及时改予麻杏甘石汤合苏葶丸化裁，方中炙麻黄、生石膏合用，辛凉宣泄，使肺闭开、邪热除；苏子、葶苈子降逆止咳；浙贝母化痰清热；桑白皮、黄芩清泻肺热；紫菀止咳化痰；陈皮、半夏顾护后天，健脾化痰，杜痰之源，甘草调和诸药。诸药并用，使热清痰化，肺气调畅，最终转危为安。

参考文献

［1］李新民.儿科名医临证精华［M］.北京：中国医药科技出版社，2023．

［2］李新民，马莉婷，孙丹，等.小儿肺炎喘嗽湿热内蕴证证治探讨［J］.中华中医药杂志，2018，11：5117-5121．

［3］李新民，马融，李少川.健脾祛痰调气和中法治疗小儿腹型癫痫临床观察［J］.中医杂志，1996（9）：550-551．

［4］李新民，李少川.顺气豁痰法治疗小儿精神运动性癫痫［J］.中医杂志，1991（4）：26-27．

执笔者：陈鸿祥

整理者：孔宪斌

骨伤科

王平

——中西并重，享誉骨科

一、名医简介

王平，男，1964年生，中共党员，天津中医药大学第一附属医院骨伤科学科带头人，骨伤科党总支书记，教授、主任医师、博士研究生导师，全国卫生系统先进个人、全国中医系统急救工作先进个人、国家中药保护品种评审专家、天津市劳动模范、九五立功先进个人、2008年天津市抗震救灾"五一劳动奖章"先进个人、天津市中青年名中医、天津市卫生行业"第九届"十佳医务工作者、天津市教委劳模创新工作室负责人、国家中药保护品种评审专家。现任中华医学会医疗鉴定委员会鉴定专家、世界中医药联合会骨伤专业委员会副会长、中华中医药学会骨伤科分会第六届委员会副主任委员、天津中医药学会骨伤专业委员会名誉主任委员、天津市中西医结合骨科专业委员会副主任委员、天津市卫生计生委骨科质控专家委员会委员、天津市中西医结合委员会风湿类疾病专业委员会副主任委员、《中国中医骨伤科杂志》编辑部第五届编辑委员会副主任委员。兼任美国明尼苏达州西北健康大学客座教授。

王平在临床治疗当中一贯坚持"治病求本"和"辨证论治"思想，在传统推拿的基础上推陈出新，将中医手法技术与美式整脊设备灵活地结合运用，逐步形成一套独特的治疗手法，使脊柱与关节疾病的治疗获得良好疗效。作为学科带头人，王平主持及参与国家、省部级课题20余项，其中获国家科技进步二等奖1项、省部级科技进步奖5项，完成教育部成果2项，发明国家级专利2项，主编专著7部，作为副主编参编教材4部，作为第一作者或通讯作者发表论文60余篇，研究成果作为"十年百项"向全国推广。

二、名医之路

王平1992年开始从事中医骨伤专业临床工作，传承津门叶氏伤科学术思想，师从邱德久主任医师。21世纪80年代赴天津医院骨科专业进修班，从事创伤骨病手术学习，21世纪90年代初，任天津中医学院第一附属医院院办副主任，期间赴日本四日市市立医院研修西医骨科学，师从骨科主任松蒲裕石先生，归国后任天津中医学院第一附属医院骨伤科主任。师从博士研究生导师、全国中西医结合骨伤专业主任委员会金鸿宾教授并取得硕士、博士学位。王平从事骨伤临床工作30余年，擅长因人、因病、因证合理运用针刺、手法、中药治疗脊柱相关性疾病，在疾病的治疗上强调筋骨并重，以"舒筋、正骨、通调"三联治疗法为基础，在临床上取得较好疗效。

王平曾受邀担任美国明尼苏达州西北健康大学客座教授，其与美国著名整脊专家贝格曼合作，引进美式整脊及国际脊柱手法矫正手法技术，出版专著并获填补天津市科研项目空白。形成中西并重，内外兼治骨伤专科整体学术思维。在与国内外同行学习互鉴中形成一定学术影响力，主持课题获原国家卫生部"十年百项"全国推广项目、国家级继续教育项目，合作课题作为主要研究者获国家科技进步二等奖，编写的教材获全国优秀教材二等奖。

（一）立志崇德，意志坚定

古人云："有志者事竟成"，可见立志与事业的成败有密不可分的关系。历代名医都以救世济民为一生的奋斗目标，王平也不例外。自从医以来，他立志要成为德才兼备、技术精湛的好医生，故刻苦研读了《黄帝内经》《伤寒论》《金匮要略》《医方集解》《温病条辨》等诸多中医经典，并且树立坚定志愿，数十年如一日，学而不厌，刻苦钻研，为其从医之路奠定了坚实的基础。此外，王平传承津门叶氏伤科学术思想，师从邱德久主任医师，在名师的指点和带领下不断积累临床经验，深入实践，将理论与临床融会贯通，从而得其精髓而日益成才，颇有造诣。王平认为精研经典、做好师承、临床实践三者缺一不可。只有将三者结合起来，才能成为一个完整的、全面的好医生。

（二）胆大心细，继承创新

任何一门科学都需要继承、创新两方面，历代卓有成就的医家如扁鹊、仓公、华佗、张仲景、孙思邈、张从正、朱震亨、刘完素、李杲、李时珍以及清代的温病学家均有师承，并精研经典，在学术上推演发扬，革新创造。王平从事临床科研工作30余年，对于骨伤类疾病颇有造诣，故深谙在继承中创新的重要性，因此他敢于挑战自己，攻克疑难重症，不断进步，形成独树一帜的"筋骨并重"治疗方法。王平胆大心细，善于思考，敢于提出独特见解。他结合自身丰富的临床经验，主张关节内外并治，对于关节外的治疗主要有中药离子导入、中药贴敷和推拿按摩，视患者具体情况辨证论治，适当调整药物和手法。其对关节内治疗有中药汤剂口服以调理全身及膝关节注射玻璃酸钠注射液。此外，他将传统推拿手法推陈出新，将中医手法技术与美式整脊设备相结合，形成了一套独树一帜的治疗手法，具有极好的治疗效果。

（三）医者仁心，医乃仁术

在重大自然灾害突发事件中，王平表现出中医临床工作者当仁不让、身先士卒的气魄。2008年5月12日，四川汶川发生8级地震，由王平领衔的医护骨干救援医疗队深入灾区，在救治地震伤员中，积极发挥中医中药优势。5月20日清晨，在抗震救灾一线的一名战士突然头部剧烈疼痛，大汗不止，情况危急，王平及救援队立即为患者进行了针刺治疗，并采取多重降压措施，使这名战士的情况得到缓解。5月25日青川发生强烈余震，此时有两名同事正处在危楼之中，面对混乱的场面，王平由3楼冲到7楼寻找自己的队员，把惊惶中的同事带出危楼。作为一名中医工作者，王平始终走在一线，在危难关头挺身而出，不畏艰险，不辞辛劳，用自己的实际行动诠释了什么叫作医者仁心。

王平从医30余年，负责天津市原卫生局叶氏伤科手法正骨传承。曾在德国慕尼黑康复医院临床工作，于日本四日市市立医院留学进修，在新加坡做访问学者。既有坚实的中医基础，又学习西方医学先进技术，融合国内外先进手法技术，为很多患者解除痛苦。曾有一位70岁老人就诊，诊断为神经根型颈椎病，疼痛难忍，甚至有轻生念头，经询问该老人内置心脏起搏器，还有高血压、糖尿病、冠心病、慢性胃炎等多种内科病，一般治疗效果欠佳，看到老人非常痛苦，王平决定应用轻巧旋提手法对其治疗，经过10次治疗，症状消除。除了精湛的医术外，王平更是时刻把患者挂在心上，其职业态度感动着病房里每位患者，让患者感受到了真正的关心和关爱。

（四）智慧养生，强健体魄

"养生"，又称"摄生"。养，有保养、调养、补养、养护之意；生，即生命。有学者指出，"养生"意为保健延年的方法，而养生的理论和方法就称作"养生之道"。王平认为真正的"养生"活动应是形神兼养，以达到养生、康健的人生目标。中国的养生文化始于道家，在儒、道、佛三家学说中不断完善发展。其主要的哲学思想有，一是强调天人合一，顺应自然。"夫四时阴阳者，万物之根本也。所以圣人春夏养阳，秋冬养阴，以从其根，故与万物沉浮于生长之门，逆其根，则伐其本，坏其真矣。"（《素问·四气调神大论篇》）。二是注重形神一体。形，指形体，即脏腑身形；神，指心理活动。"形与神具，而尽终其天年"（《素问·上古天真论篇》）。三是坚持生命动静统一的整体性，既要动以养形，又要静以养神。"动静互涵，以为万变之宗"（《周易外传》），要将动静有机结合。

王平非常注重中医饮食养生，认为人应当合乎常理地因时、因地、因人地去安排饮食，有助于人体能量与营养均衡发展。饮食平衡是饮食养生中的关键环节，人的饮食在养生保健时要顺应季节气候的变化特点，做到毋逆天时，勿失气宜。要根据人们的年龄、性别、体质等不同特点，来制定适宜的饮食原则，如阳虚质者宜适当多吃一些温阳壮阳的食物，以温补脾肾阳气为主题。此外，要注意饮食有节，不可暴饮暴食，否则影响脾胃气机升降，脾胃运化功能减弱，易伤胃气，出现胃痛、反酸、痞满等证。

王平提倡发扬中医传统养生功法，如五禽戏、八段锦、太极拳等传统养生运动项目。他强调中医传统养生功法在养生保健、运动医疗、康复训练中的重要性，使人们科学地运用传统养生功法，对人体的五脏起到调控的功效，使人体的脾胃气机升降有常，心肺气机运转畅达，使人体宗气充足，气血生化有源，从而达到强健体魄的作用，可预防日常生活中的关节肌肉损伤。

三、学术理论精粹

（一）尊崇古法，借新辨位

1. 欲合先离，离而复合

《医宗金鉴·正骨心法要旨》提出："或拽之离而复合，或推之就而复位。"在此理念指导下，书中载有颞下颌关节脱位的整复方法："凡单脱者，用手摘下不脱者，以两手捧下颏，稍外拽复向内托之，则双钩皆入上环矣。"王平在古法理念指导下，结合现代影像及治疗工具进行骨折及脱位的手法复位。例如在有重叠移位的骨折复位中，要想将离断的骨折端整复，需先进行牵引，在合适力度的牵引下，进一步行整复手法方能实现骨折断端的复位；对于肌肉发达或锯齿形骨折患者，单凭牵引不能完成复位，此时使用折顶手法，即加大骨折断端原有成角，靠拇指感觉，估计骨皮质对顶相接，骤然反折提拉，实现骨折复位；在行骶髂关节半脱位的矫正手法时，目的在于实现骶髂关节面的紧密结合，但操作时助手于头尾两端持续牵引，并借助美式整脊床使骶髂关节轻度屈曲，使骶髂关节面处于轻度分离失稳状态，在此基础上使用整复手法，实现离而复合。

2. 宗筋束骨，以筋为先

《素问·痿论篇》云："宗筋主束骨而利机关也。"《灵枢·脉经》曰："骨为干，脉为营，筋为刚，肉为墙……"这是中医经典著作中关于"筋、骨"的描述，强调"筋"对于骨结构的约束稳定作用。"筋"可以理解为关节制衡体系，包括关节囊、韧带、肌腱等，通过手法力学传递，释放异常集中的局部张力，解除骨结构承受的异常应力，减轻代偿增生和错位。调整扳动类手法除了作用于骨结构之外，骨结构周围软组织也随之调整，从而实现筋骨结构的稳定平衡。中医的理筋类手法更是将软组织平衡作为治疗的核心，通过筋束骨的原理进一步实现对骨结构错位的整复。在进行扳动类手法之前，要首先对软组织充分松解，缓解肌肉软组织痉挛，减轻其对于骨结构的过度代偿牵拉应力，使扳动手法更安全。如下尺桡关节分离复位难度虽不大，但易发复位丢失，尺桡关节的关节囊囊壁松弛状态，关节运动时缺少足够的支撑力，故王平在合骨垫小夹板固定后再行叩挤手法，术毕重新调整夹板松紧程度固定4周，经诊患者疗效满意，随访无复发。当"筋"受到损伤时，"束骨"功能下降，给予外在的辅助约束，完成"束骨"的功能，并利于损伤的修复，防止关节囊的松弛出现关节功能的下降。对于踝关节扭伤患者主张早期制动，佩戴踝部弹性固定支具，辅助"筋束骨"功能，给损伤的韧带关节囊以修复的时间。王平以"宗筋束骨，以筋为先"理念为指导，重视软组织对骨性结构的弹性固定、支持作用，提升了临床疗效。通过对众多患者的长期随访，更加验证了"筋束骨"理念的先进性。

3. 法从手出，手随心转

《医宗金鉴·正骨心法要旨》提出："一旦临证，机触于外，巧生于内，手随心转，法从手出，……法之所施，使者不知其苦，方称为手法也。"强调手法的灵活与技巧，灵活有技巧的手部操作方能称之为手法，其中涵盖了治疗类手法及诊断类手法，古代中医没有影像学支持，对于人体内部"筋、骨"信息如骨折、筋伤、脱位等诊断是困难的，只能通过触诊实现，然而触诊过程需要传承及大量经验积累；在触诊同时就已经大致完成诊疗方案的制定，甚至在触诊同时完成复位治疗，这种高效的方式大大减少了患者的痛苦。王平在继承叶氏伤科手法基础上，结合现代影像学诊断，博采中西方手法操作之长，在长达30年的临床实践中总结出了自己特有的指导思想及手法体系，即"尊崇古法，借新辨位"，借助现代解剖学知识、临床查体技巧及影像学检查甚至3D打印技术明确诊断，选择手法操作方式灵活轻快，心手合一。

（二）以形制器，因势取向

《易传》云："形而上者谓之道，形而下者谓之器。"部分手法操作需要借助器具，根据手法特点选择合适的辅助设备，即是"以形制器"的内涵，如为了使骶髂关节、腰椎及胸椎复位手法的操作更为安全和准确，王平借助美式整脊床进行整复；根据牵引下颈椎手法操作时的特点采用牵引器械辅助牵引复位；根据下尺桡关节易于复位丢失，予以夹板固定下复位，并保持夹板固定4周；各种支具固定装置的使用都强调了辅助器具的重要性。"因势取向"是手法操作前的设计，是对预置体位、密切接触区即发力点、施力方向、发力速度的预先规划，例如脊柱侧弯矫正时，在脊柱动态触诊基础上预置体位并预加载荷牵引，使患者脊柱处于失稳状态，造成一种"势"，在此状态下按照预先设计，在发力点按发力方向施加力达到预定速度，即可轻松完成整复。

（三）预置预载，以速取胜

手法技术的原则前提约定操作"界限"。每一个部位（运动单位）最大的活动范围即解剖学界限。主动活动的界限即生理界限，它应是人体能力可及且易误伤的。生理界限与解剖界限之间的运动，称之弹性界限，适于肌筋膜及韧带的被动活动范围，手法选择原则应符合界限的原则，生理界限当受到病因损害是不恒定的，而弹性界限往往是手法选择常用的区域。中医的"手摸心会"（动态触诊）关节功能限制障碍时，界限的评估是手法选择安全性最重要的前提条件。预置体位并施以预载荷可以将患者的被调整关节活动至生理界限极点，此时，关节处于失稳状态，易于被调整至正常状态。当完成预置体位、预载荷时，沿复位方向稍加闪动力即可，患者即可出现关节复位的"咔嗒"声。因为术者不能控制施力的大小，只能通过控制发力方向及带动患者肢体运动的速度来连接控制力的大小，"以速取胜"并不是强调快速、慢速，速度是为施力大小服务的，针对不同手法所需力量大小来决定速度快慢，一般来说在预置预载体位下，慢速即可完成整复。王平手法操作讲求体位、预载荷，不急于发力，寻找生理界限极点，预载荷是一个慢速的过程，当有锁定感时再施以适当的闪动力，完成整复手法。

（四）体位手型，前铺后善

体位既包括患者体位，也包括施术者体位。根据人体不同的解剖部位、患者不同的失稳状态，甚至是患者的身体状态来选择适当的体位，例如对于胸椎小关节紊乱的调整手法，令患者取坐位，双手十指交叉置于枕后，术者背对患者两上臂从患者手臂穿过，双手贴附于患者两胁肋部，患者骶骨与患者需要调整阶段胸椎部接触，嘱患者后仰，术者加以预载力，待感到锁定感，顺势发力上提，即可完成复位；对于高龄患者卧位，以缓解重力因素导致的发力过度。手法操作时的"手型"不单指手部姿态，而是全身发力点的统称，根据使用的手法选择合适的发力点及发力方式，王平常用发力部位，如大小鱼际、豌豆骨、拇指外缘、中指指尖、膝关节、肘关节、腹部，等等，发力点作为最后术者力量传递到患者的节点，发力点的适当选择是手法操作的关键步骤。同时王平强调施行手法前的诸多准备工作，如患部的理疗缓解痉挛状态、肌肉松解手法、患部的皮肤护理防止血肿等为动态手法做准备，复位手法完成后还需要有善后的处理，如支具外固定、外用活血化瘀类药物。

四、临证经验

（一）颈椎病

颈椎病是中医骨伤科临床上较为常见的一种疾病，是出现肩颈痛的主要病种，不仅影响患者正常的工作和生活，而且严重影响患者的生活质量和休息起居。近年来，由于低头伏案工作与体力劳动人群的所占比例上升，颈椎病已逐渐代替腰腿痛成为肌肉骨骼系统的主要疾患，且呈年轻化趋势。从中医学的角度认为，体弱或气虚引起的正气不足会导致体表不固，进而机体抵抗力下降，外邪易入侵以致病。因此，颈椎病的病因病机属于其中的"筋病""颈肩痛""眩晕"等范畴。

中医手法治疗具有悠久的历史和丰富的临床实践积累，可通过放松颈项部肌肉、解除局部痉挛、纠正关节错位与紊乱，调节颈椎内外源性结构稳定，调整动静态力学平衡，恢复"筋骨平衡"的生理状态。王平一直致力于手法治疗的传承与发展，在继承叶氏伤科手法的基础上，不断加强美式整脊技术的引进和交流，创立了颈椎病治疗九步手法，大大提高了颈椎病的好转率。

美式整脊技术是以局部解剖及现代生物力学为基础，以影像学变化为依据，加以手法杠杆力的定点施用，通过纠正颈部椎体小关节紊乱、颈椎微小错位等颈椎失稳状态，恢复颈椎骨性平衡及小关节解剖位置，解除或缓解神经根的受压情况。王平巧妙地将美式整脊技术与传统整复手法相结合，更加精准、轻巧地通过棘突或横突施力，让患者在特定的姿势下使其被矫正的某一脊柱处在最灵活的位置，之后用特定的手法在特定的方向及用力点上，通过一个很轻的瞬间爆发力将位置异常的脊柱推回到正常的位置上，更好地缓解患者疼痛、增加颈椎活动度，改善其生活质量和稳定情绪，值得在临床大力推广应用。

（二）肩凝症

肩周炎又称"冻结肩""肩凝症""漏肩风""五十肩"，属中医学"痹证"范畴，是由肩关节周围的肌肉、肌腱、关节囊及滑囊的退行性改变和慢性无菌性炎症引起，以关节内、外软组织广泛粘连、肩部疼痛、功能活动受限为主要临床特征的疾病。肩周炎每年的发病率为2%~5%，50~60岁为发病高峰年龄，女性发病率略高于男性。西医学认为，肩周炎是肩关节在周围软组织退行性变基础上，于肩部受到积累性劳损、寒凉、轻微外伤等多种因素，未及时治疗和正确的功能锻炼，致使肩关节粘连，出现肩部疼痛、活动受限而形成本病。

王平在学习继承叶氏"活血舒筋手法"过程中不断思考完善，通过推拿手法舒筋活络、祛风散寒、止痛、行气活血、滑利关节。其中，摇臂、叩揉、捏拿、活肘、舒筋等手法配伍使用可舒筋活络，祛风散寒缓解肩部疼痛；摇臂、捏拿、大旋、运肩、活肘、双牵、活络等手法配伍使用行气活血，滑利关节。同时，王平在传统"活血舒筋手法"基础上演变为三维动态牵伸回旋法治疗肩周炎，采用Optotrak Certus TM运动捕捉系统进行运动数据采集，在医用红外热成像技术基础上，通过光学仪器等系统设备可视化、客观地表达出不可见的瞬间肩部温度，采集色码温值，比较变化，客观地证明了该手法对肩部皮肤的作用，改善局部血流变化，最终改善肩关节周围肌群的粘连度，缓解疼痛。

（三）腰椎间盘突出症

腰椎间盘突出症主要是指椎体间的纤维环破裂和髓核突出压迫相应水平的一侧或两侧神经根所引起的一系列症状体征的综合征，好发于20~50岁的青壮年，是临床常见病、多发病。中医学多归于"痹证"范畴，正如《三因极—病证方论》言"风寒湿三气侵入经络，入于骨则重而不举，入于脉则血凝不流，入于筋则屈不伸，入于肉则不仁，入于皮则寒久不已"所示，以酸楚、疼痛、麻木、沉重、功能障碍为主要表现。

王平从事骨伤科临床工作30多年，擅长因人、因病、因证合理运用针刺、手法、中药治疗脊柱相关性疾病，他结合本病多方面病理基础，将传统中医技术与西医学诊断相结合，筋骨并重，内外兼治，主要从"舒筋、正骨、通调"三方面着手，运用针刺疗法，首要解决患者疼痛为首的主要症状，同时结合正骨手法，以通为用，再辅以口服中药，调其脏腑，荣其血气，以保守疗法解决具有手术适应证的腰椎间盘突出症，疗效显著。

（四）骨性关节炎

骨性关节炎属中医学"痹证"范畴，多因风、寒、湿合而为之，并与常年劳损及年老体弱肝肾亏虚密切相关，骨性关节炎是骨伤科门诊常见疾病，多发于中老年人，其发病部位多以膝关节及腰椎常见，与腰、膝关节活动范围大且负重多相关。本病治疗以通则不痛、治痹解结、柔筋消瘀为总则，以祛风止痛、活血化瘀、舒筋通络为治法。穴位贴敷属于中医外治法的范畴，为局部用药，药物透皮吸收，可直达病灶靶点，在骨关节炎治疗过程中效果显著。关节穴位贴中含天南星、白芷、延胡索三味辛温之品，其中白芷散寒祛风、消肿止痛，延胡索活血行气，天南星外用消肿散结，皮肤渗透性强，协白芷、延胡索入里，共行散、行、温之效。

王平在治疗过程中一直采取阶梯治疗的理念，他提出的阶梯治疗分为四步：保守治疗，介入治疗，微创手术治疗，开放手术治疗。①保守治疗：包括控制体质量、科学功能锻炼、口服外用中西药物、针刺、手法治疗、理疗等。②介入治疗：包括小针刀治疗、关节腔内外臭氧注射治疗、膝关节周围神经射频脉冲治疗等。③微创治疗包括膝关节镜清理术、关节镜下打孔微骨折技术、关节镜下检查术。④手术治疗包括胫骨高位截骨术、单髁关节置换术、全膝关节置换术等。临床上根据患者的病情及患者治疗诉求，可选择不同的治疗方案。王平始终认为要以最小的创伤达到最大的临床收益，给身体修复的机会，采用"阶梯治疗、筋骨并重"的理念，先保守再介入、微创、手术，其中每个环节都要重视"筋骨并重"，让患者获得最佳的治疗，这种治疗的理念不仅适用于首次就诊患者，对有些开放手术或微创手术后仍有症状缓解，也可以再行保守或介入治疗，其治疗理念及措施值得推广与传承。

（五）方药之长

王平在临床诊疗过程中，不仅重视手法，对药物的应用更是有自己独到的见解，其在叶希贤叶老伤科三期用药的基础上进一步发展，形成具有当今社会特色的用药规范。

1. 活血片

创伤早期主要病机为气滞血瘀，临床治疗多选用活血散瘀之活血片。活血片主要成分为当归、豆蔻、川芎、乳香、儿茶、三七、没药、大黄、木香、丁香、地黄、甘草、白术、红花、白芍、薏苡仁、山药、茯苓、芡实、莲子。活血片具有舒筋壮骨、活血止痛之功，常用于跌打损伤、骨折、气血瘀滞、肿胀疼痛等症。

2. 接骨丹胶囊

骨折是指骨的连续性以及完整性被破坏，是骨机械性能超负荷的结果。骨折愈合是一个十分复杂的生物学修复过程。如何促进骨折愈合，缩短骨折愈合时间，减少患者并发症的发生，是广大创伤骨科医生非常关心的问题之一。中医治疗骨折有着悠久的历史，且中药治疗骨折既经济且疗效确切，体现了中药治疗骨折的优势。接骨丹胶囊由红娘虫、血竭、威灵仙、续断、红花等八味药组成。红娘虫攻毒、通瘀、破积；血竭活血散瘀、定痛；威灵仙祛风除湿、通络止痛、消痰水、散癖积；续断补肝肾、强筋骨、调血脉、续折伤、止崩漏；红花，性温，味辛，活血通经、散瘀止痛。此方药克服了单味药的局限，符合中医辨证施治的原则，具有较大优越性，坚持了活血化瘀、消瘀接骨、理气活血、补益肝肾的原则，临床上治疗骨折具有较好疗效。

3. 荣筋片

荣筋片是其最具代表性的方药，由甘草、牛膝、白蒺藜、陈皮、杜仲、茯苓等组成。荣筋片为津门已故名老中医叶希贤创立，王平在其基础上加以创新发展及运用，该药在临床中已证实治疗骨质疏松症有较好的疗效，具有补益肝肾、强筋壮骨、健脾益气之功效。药物组成中杜仲补益肝肾、强筋壮骨，沙苑子、续断补益肝肾，肝肾精气足，则筋骨强；熟地养阴补血、填精益髓，精足则髓足。四药共奏补益肝肾、强筋壮骨之功而为君药。山药滋养脾胃、平补三焦，茯苓、陈皮行气健脾，合为臣药，共奏运化脾胃之功。荣筋片中佐药则为丹参、当归、鸡血藤，起到养血活血通络之功用。牛膝、蒺藜和甘草合为使药而共奏引经、调和诸药之效。全方肾气足，则精血足，精血足则髓足，髓足则骨健，共奏补益肝肾、强筋壮骨之效。

验案举隅 1：脉冲射频术联合旋提手法治疗神经根型颈椎病

患者，女，57 岁。

主诉：颈部及左侧肩背部、上肢外侧疼痛 2 周余。

现病史：患者 2 周前受凉后出现左侧肩背部伴左上臂外侧疼痛，就诊于外院心血管科门诊，排除心血管疾病后，未进一步诊治。后患者疼痛未见减轻，口服芬必得等止痛药物后未见缓解，遂就诊于我院骨伤科门诊，考虑"颈椎病"，为求进一步系统诊疗，由门诊收入我科。

入院时症见：颈部疼痛，左侧肩背部及左上臂外侧疼痛、左手麻木，得温而舒，纳可，疼痛影响睡眠，小便调，大便 2 日一行。

既往史及其他病史：高血压病史 30 年，现口服苯磺酸氨氯地平，5mg/ 次，每日 1次，血压控制在 140/90mmHg 左右，最高血压 160/90mmHg。糖尿病史 10 年，现口服阿卡波糖，50mg/ 次，每日 3 次，皮下注射门冬 30 胰岛素，早 24IU，晚 20IU，未系统监测血糖；冠心病史 8 年、心肌缺血 30 年，现口服单硝酸异山梨酯，20mg/ 次，每日 1 次，病情控制尚可；陈旧性脑梗死病史 8 年，现遗留左侧肢体活动不利伴麻木，现口服长春西汀，5mg/ 次，每日 3 次，病情控制尚可。

专科查体：颈椎僵直，颈椎肌肉紧张，C3/4 棘间至 C6/7 棘间左侧旁开 1.5cm 处压痛，左侧冈上肌、冈下肌、斜方肌中点、胸锁乳突肌压痛，左肩胛内缘压痛，左上肢皮肤感觉减弱；左臂丛神经牵拉试验阳性，右臂丛神经牵拉试验阴性，击顶试验阴性，左椎间孔挤压试验阳性，右椎间孔挤压试验阴性，左手握力 7.3kg，右手握力 10.7kg；颈椎活动度：前屈：20°，后伸：20°，左屈：20°，右屈：20°，左旋：30°，右旋：40°；左肱二头肌反射、右肱二头肌反射、左肱三头肌反射、右肱三头肌反射、左桡骨膜反射、右桡骨膜反射对称引出，左霍夫曼征、右霍夫曼征未引出。VAS 评分：9 分。

中医查体：神志清楚，语言欠清晰，呼吸均匀，痛苦面容，形体正常，毛发爪甲润泽，未闻及咳嗽太息，无痰涎及呕吐，未扪及瘰疬瘿瘤，皮肤无斑疹及疮疡，颈部疼痛，左肩背部及左上臂外侧疼痛，夜间痛甚，得温而舒，纳差，寐欠安，二便调，舌暗红苔白，脉弦紧。

中医辨证：患者素体虚弱，正气不足是疾病发生的内在根本。《灵枢·百病始生》云："风雨寒热，不得虚，邪不能独伤人。"气虚运血无力，血行缓慢，终致瘀阻络脉，外邪相引，致血行瘀阻，不通则痛。

中医鉴别诊断：本病中医当与"气滞血瘀型"颈椎病相鉴别："气滞血瘀型"颈椎病主要症状为肩背部及上臂疼痛，刺痛且痛有定处，入夜加重，活动受限，压痛明显，舌质紫暗，脉弦；而"风寒痹阻型"颈椎病肩背部及上臂疼痛，疼痛游走不定，夜间痛甚，得温而舒，舌暗红、苔白，脉弦紧。

西医鉴别诊断：本病西医与"腕管综合征"相鉴别：本案患者颈部疼痛，左侧肩背部及左上臂外侧疼痛、左手麻木，查体臂丛神经牵拉试验阳性，椎间孔挤压试验阳性，存在神经反射异常，影像资料示神经根受压明显；而"腕管综合征"是正中神经在腕管受压而表现出的一组症状和体征，属于周围神经卡压综合征中的一种。患者典型表现为手掌桡侧及桡侧三个半手指刺痛、麻木、无力或疼痛，存在手指麻木症状，查体可有正中神经叩击试验阳性、屈腕试验阳性，故可鉴别。

辅助检查：

颈椎正侧位 + 双斜位 X 线片（2018 年 12 月 5 日，本院）：颈椎关节病伴颈椎失稳、部分椎间盘退变、项韧带钙化。

颈椎 MRI（2018 年 12 月 11 日，本院）：①颈椎骨质增生、继发 C6/7 两侧椎间孔狭窄；② C4/5 至 C7/T1 椎间盘后突出、继发相应水平椎管不同程度狭窄。

生化检查及其他检查：血细胞分析（住院）、肝功能全项、血沉、D- 二聚体定量、血钙、血磷、血同型半胱氨酸测定回报均正常。甘油三酯 1.64mmol/L，糖化血红蛋白 8.7%。

西医诊断：颈椎病（神经根型），高血压 2 级，2 型糖尿病，冠心病，陈旧性脑梗死。

心电图：窦性心律，电轴左偏，心肌缺血。

中医诊断：项痹病。

中医辨证：风寒痹阻。

治疗方案如下。

诊疗经过：经组内讨论，入院检查无明显射频禁忌，拟局麻下行 C5/6、C6/7 左侧椎间孔脉冲射频术联合三氧注射治疗，并嘱患者介入前行相关体位练习。

（1）西医外治法——射频治疗

①确定责任节段：结合症状、体征、影像资料、红外热像四吻合病变节段：主要位于 C5/6、C6/7 左侧。

②拟行方案：综合患者临床情况，拟行 C5/6、C6/7 左侧椎间孔脉冲射频术联合三氧注射治疗。

③射频记录：患者取左侧卧位，颈部垫枕约 10cm，常规消毒、铺巾，DSA 机下透视确定病变椎间盘间隙并做标记，以 C5/6、C6/7 距脊柱正中线左侧旁开 2cm 为穿刺点，局部麻醉满意后用 10cm 长 7# 针垂直刺入皮肤，继续向前略向内进针，直至针尖触及骨样组织，再将针尖退出 0.5cm，针尖稍向外越过椎板外侧缘，继续进针，针尖一旦进入椎旁间隙会出现阻力消失，接近神经根时可出现异感，DSA 机下正侧斜位证实穿刺针头在靶点处，拔出穿刺针芯，连接电极及机器，分别进行感觉及运动刺激，确认射频范围内无运动及感觉神经，对病变处行脉冲射频治疗，分别行 41℃、480s、2Hz、脉宽 20ms 为 1 个周期的脉冲治疗，治疗满意后椎间孔区回抽无回血，疼痛液 3ml 神经阻滞，穿刺针通道处予 30μg/ml 浓度 3ml 三氧（复方倍他米松注射液 1ml，盐酸利多卡因注射液

5ml，氯化钠注射液 14ml），满意后，拔出电极连同穿刺套管针无菌敷料覆盖伤口。术后患者左上肢疼痛较前缓解，生命体征平稳，术后安返病房。

（2）中医外治法——针刺治疗

治法：疏通经络，调和气血，舒筋散瘀。

具体选穴：①督脉：百会、四神聪，镇静安神、清头明目。②足太阳膀胱经：玉枕、天柱（双侧），调畅气机、行气止痛。③足少阳胆经：风池（双）、完骨（双侧）调畅气机、行气止痛。④足厥阴肝经：太冲（左侧）调畅气机。⑤手阳明大肠经：曲池（左侧）、合谷（左侧）调畅气机。⑥经外奇穴：颈椎夹脊穴（双侧）行气止痛。

针刺手法：行捻转提插泻法留针 20 分钟，每日 1 次。

（3）中医外治法——颈椎牵引治疗

牵引重量：4kg，每次 30 分钟。

体位：平卧中立位。

方式：枕颌布袋，持续牵引。

（4）中医外治法——旋提手法治疗：根据叶氏伤科的理论，在突出整体观念、辨证论治的同时强调各种手法力度的相互运用，以轻而不浮、重而不滞、正骨理筋、动静结合为其手法特色进行施术，本病选用叶氏伤科的改良手法"悬提手法"进行治疗。以理筋、调曲、练功为治疗原则，达到舒筋通络、骨正筋柔的作用。

具体操作：患者取坐位，术者站在患者的一侧，采用拿捏、按揉等手法，先从患者的胸锁乳突肌及斜方肌上段开始松解，接下来拿捏风池穴 3~5 秒；再用擦法放松两侧的斜方肌，大、小菱形肌等颈肩部肌肉，同时择重取风池、天柱、肩井、肩贞等穴位进行点按。每日 1 次，每次 20 分钟。

①患者取端坐位，颈部自然放松，医者采用按法、揉法、擦法等手法放松颈部软组织，5~10 分钟。

②让患者的头部水平旋转至极限角度，最大屈曲，再旋转，达到有固定感。

③术者以右肘部托患者下颌，轻轻向上牵引 3~5 秒钟。

④嘱其放松肌肉，用左手拇指指腹定位在 C6 棘突左侧，右肘部用短力快速向上提拉，操作成功可以听到一声或多声弹响。

（5）中医内治法——中药汤剂

治法：散寒通络，行气止痛。

方药：葛根汤加减。粉葛 20g，荆芥 10g，秦艽 10g，升麻 6g，赤芍 10g，紫苏 10g，枳壳 15g，甘草片 6g，厚朴 15g，大黄 6g，火麻仁 10g。7 剂，水煎服，日 1 剂（餐后半小时），每次 150ml。

疗效评价：① VAS 评分由介入前 8 分降为介入后 2 分。②双上肢、颈肩部红外热像图是绝对温差值均较介入前减低。

出院医嘱：低枕平卧。避风寒，适当进行颈部功能锻炼。

验案举隅2：利用电外科能量平台联合整合手法技术治疗肩周炎

患者，男，85岁。

主诉：右肩关节疼痛5个月余，加重伴活动不利2个月。

现病史：患者自诉5个月前无明显诱因出现右肩关节疼痛，未进行系统治疗，2个月前无明显诱因右肩关节疼痛加重伴活动不利，就诊于其他医院，予口服祛风止痛胶囊及外用扶他林治疗，后症状未见明显好转。遂就诊于我院，患者为求进一步系统治疗，由门诊以"肩周炎"收入我科。

入院时患者症见：右肩关节疼痛，上举、外展、后伸功能活动受限，口干，纳可，寐欠安，二便调。

既往史及其他病史：冠心病10年、高血压15年，目前病情较平稳；否认其他病史及食物、药物过敏史。

专科查体：右肩关节无肿胀畸形，右侧冈上肌肌腱止点处压痛，右侧肱二头肌长头肌腱处压痛，右侧冈下肌压痛，双上肢皮肤感觉无明显减弱，左手握力Ⅴ级，右手握力Ⅴ级，右肩疼痛弧试验阳性；右肩关节活动度：上举100°、前屈80°、后伸10°、外展60°、内收15°、内外旋20°，左霍夫曼征、右霍夫曼征未引出。VAS评分：7分，JOA评分：17分。

中医查体：神志清楚，语言清晰，呼吸均匀，痛苦面容，形体正常，毛发爪甲润泽，未闻及咳嗽太息，无痰涎及呕吐，未扪及瘰疬瘿瘤，皮肤无斑疹及疮疡，右肩部疼痛活动受限、遇寒加重、得温则舒，日轻夜重，无明显视物模糊耳鸣，无脘痞腹胀，无恶寒发热，口干，纳可，寐欠安，二便调。

中医辨证：患者年过八旬，肝肾亏虚，筋脉失其濡养，气血运行不畅。《素问·上古天真论篇》言："六八阳气衰竭于上，面焦，发鬓颁白；七八，肝气衰，筋不能动；八八，天癸竭，精少，肾脏衰，形体皆极。"又因肩部受凉受，以致风寒之邪客于血脉筋肉，引起拘急疼痛。《素问·举痛论篇》曰："经脉流行不止，环周不休，寒气入经而稽迟，泣而不行，客于脉外则血少，客于脉中则气不通，故卒然而痛。"

中医鉴别诊断：肩周炎是一种慢性的肩部软组织的退行性炎症，临床特征是肩关节及其周围的疼痛和活动受限，甚至僵硬强直；而"肩关节脱位"则多有急性损伤史，使肩关节处形成方角，X线片可明确显示脱位的类型和位置，故可鉴别。

西医鉴别诊断：肩周炎属于软组织性疾病，急性期时以疼痛为主，后期则因炎性粘连而致肩关节活动受限，严重者疼痛为持续性或夜间痛为主；而"冈上肌肌腱炎"患者出现以肩峰大结节处为主的疼痛，并向颈、肩和上肢放射。肩关节外展至60°~120°时可出现活动受限及肩部明显疼痛，在冈上肌止点处的大结节处常有压痛，压痛点并随肱骨头的旋转而移动，故可鉴别。

辅助检查：

右肩关节正位 X 线片（2019 年 9 月 9 日，本院）：右肩关节骨质疏松。

右肩关节 MRI（2019 年 9 月 9 日，本院）：①右肩关节退行性改变。②右肱骨头局部骨髓水肿。③右肩峰三角肌下滑囊炎。④右冈上肌（腱）局部损伤。⑤右肩关节盂唇局部损伤。⑥右肩关节周围部分肌肉软组织略肿胀。

生化检查及其他检查：血细胞分析、尿常规、便常规、急症七项、风湿四项：正常。凝血四项、D- 二聚体定量：正常。肝功能：总蛋白 55.4g/L，白蛋白 34.2g/L。乙肝抗体、丙肝抗体、梅毒试验、艾滋病抗体：阴性。

胸部正侧位：主动脉迂曲硬化，余心肺膈未见明显异常。

多导心电图检查自动分析：正常心电图。

西医诊断：肩周炎（右侧）。

中医诊断：伤筋病。

中医辨证：肝肾亏虚，风寒痹阻。

治疗方案：

（1）西医外治法——电外科能量平台治疗

①患者取左侧卧位，常规右侧肩胛骨治疗区碘伏消毒 3 遍，取右肩胛冈下肌压痛点处行 1% 利多卡因注射液局部浸润麻醉，后使用针刀刀口线与右冈下肌肌纤维走形平行，刀体与背部皮面呈 90° 角，使刀锋直指并进达肩胛骨骨面上，行纵行疏通后，横行剥离，范围不超过 0.5cm。再连接电外科能量平台电极，予以 2W 进行病灶运动刺激，确认射频范围内无运动神经，予以 5W、7W 各 3 秒治疗。②取右三角肌下端痛点处使用针刀刀口线与三角肌肌纤维平行，刀体与皮面呈 90° 角，使刀锋直指并进达肱骨骨面上，行纵行疏通后，横行剥离，范围不超过 0.5cm。再连接电外科能量平台电极，予以 2W 进行病灶运动刺激，确认射频范围内无运动神经，予以 5W、8W、10W 各 5 秒治疗。③取右肱二头肌长头肌腱 3 处压痛点处使用针刀刀口线与肱二头肌肌纤维长轴平行，刀体与皮面呈 90° 角，使刀锋直指并进达结节间沟下端骨面上，行纵行疏通后，范围不超过 0.5cm。再连接电外科能量平台电极，予以 2W 进行病灶运动刺激，确认射频范围内无运动神经，予以 5W、8W、10W 各 5 秒治疗。④取右侧盂肱关节囊痛点处使用针刀刀口线与三角肌肌纤维平行，刀体与皮面呈 90° 角，使刀锋直指并进达肱骨骨面上，行纵行疏通后，横行剥离，范围不超过 0.5cm。再连接电外科能量平台电极，予以 2W 进行病灶运动刺激，确认射频范围内无运动神经，予以 5W、8W、10W 各 5 秒治疗。上述所有部位均注射浓度为 30μg/ml 三氧 5ml，无菌敷料外敷穿刺孔。

（2）中医术中手法辅助治疗——整脊手法（盂肱关节滑动手法）

体位：患者仰卧于床上。

手型：双手握于患者肱骨近端。

发力部位：双上肢复合发力。

发力方向：双手推力，沿上肢长轴的持续牵引力。

手法操作：术者站于患者右侧，右上肢外展，术者双手握于患者肱骨近端，助手牵引患者肱骨的同时，术者双手从前向后，或从后向前推挤肱骨近端，同时使患肩被动外展内收，前屈后伸活动。

（3）围手术期的中医辨证治疗

1）针刺治疗

针刺治法：通络止痛，调畅气机。

具体选穴：①手阳明大肠：臂臑、合谷。②手太阳小肠经：天宗、秉风、曲垣。③手少阳三焦经：肩髎、臑会。

针刺手法：行捻转提插泻法，留针20分钟，每日1次。

2）叶氏九步正骨手法

治法：舒筋通络，解痉止痛。

部位：右肩部。

手法：采用"叶氏九步正骨手法"中摇臂、叩揉、捏拿、大旋、运肩、活络手法，可以缓解右肩痉挛肌肉，改善损伤部位的血液循环，促进局部组织新陈代谢，改善肩关节的功能活动。

叶氏九步正骨手法操作如下。

①摇臂：患者取坐位，术者站于患者患侧，一手扶患者肩部，另一手扶患者手腕摇环形圆，使患者肩关节左、右旋转，其旋转范围由小渐大，反复各3~5次。

②叩揉：患者取坐位，术者站在患者之前外侧，约呈45°角，术者以一脚蹬在患者所坐之凳的外侧边缘上，将患者前臂放置在术者架起之腿上，然后以双掌上、下、左、右叩揉患者上肢肌肉，自患者肩部沿上臂顺揉至肘部，各反复2~3次。

③捏拿：A.术者与患者治疗姿势同上，术者拇指在前，余四指在后，双手自患者肩部沿上臂顺序交替捏拿至肘部2~3次。B.术者一脚放在凳上，并将患肢放在术者架起腿上，以两手拇指沿着患者肩胛骨内侧缘进行捏拿2~3次，然后以右掌按揉冈下肌3~5次。C.术者用双手对患者肘部至腕部的筋脉进行分理，然后用双手挤压腕部反复作旋转动作3~5次。

④大旋：患者取坐位，术者站在患者前外侧。A.术者以一手掌的尺侧推动患者前臂向后做环形转动，在患肢上举呈垂直位时，术者用另一手按压患者肩头，并颤压一下，此法操作2~5次。B.术者一手托住患肢腕部，另一手握住患手拇指，或术者用双手握住患者腕关节，双手同时用力，呈垂直式，将患肢上提过顶，进行牵引。

⑤运肩：患者取坐位，术者站在前外侧用一手放在患者肩上部，将患肢肘部放在术者肘上部，术者两手交叉相合叩揉病损肩胛部，前后旋转3~5次。

⑥活络：患者取坐位，双臂自然下垂，术者站在患者正前方，用双手分别握住患者两手尺侧三指，使患者两臂向上向外展牵拉2~3次。然后术者继续向外展并将患者双臂折回，术者以两肘尖点压患者两侧肩上部，并同时向外撑展上提双上肢2~3次，然后将患者双上肢伸直后做轻微颤抖3~5次。

（4）中医内治法——中药汤剂

治法：益气温经，和血通痹。

方药：黄芪桂枝五物汤加减。炙黄芪30g，白芍15g，当归20g，羌活10g，桂枝10g，陈皮10g，葛根30g，桑枝20g，秦艽10g，桃仁12g，川芎10g，甘草10g。7剂，水煎服，日1剂，分2次服，每次150ml。

疗效评价：

①右肩关节活动度：治疗前上举100°、前屈80°、后伸10°、外展60°、内收15°、内外旋20°，治疗后上举110°、前屈100°、后伸30°、外展80°、内收20°、内外旋30°。

②VAS评分：由治疗前7分降为治疗后1分。

③JOA评分：由治疗前17分升高为治疗后26分。

出院医嘱：避风寒，适当进行功能锻炼。

验案举隅3：靶点连续射频及脉冲射频联合叶氏十步正骨手法治疗双节段腰椎管狭窄症

患者，男，63岁。

主诉：腰痛伴右大腿、右膝关节疼痛，活动受限1周。

现病史：患者1周前劳累后出现右大腿、右膝关节疼痛，活动受限，偶有腰背部疼痛，自行外敷膏药（具体名称不详），家中休息后无明显缓解，现为求进一步系统诊疗，故于今日由门诊以"腰椎管狭窄症"收入我科。

入院时症见：腰部坠痛，右大腿、右膝关节疼痛，以右大腿前内侧为甚，偶有腰背部疼痛，活动受限，遇凉后加重，间歇性跛行，无痛行走距离100米，纳食好，睡眠正常，大便正常，小便调。

既往史及其他病史：既往体健，否认工业毒物、粉尘、放射性物质接触史，否认病疫区住居史，否认冶游史。

专科查体：腰椎侧弯，凸向右侧，腰椎生理曲度变浅；腰椎肌肉紧张，L1/2棘间至L4/5棘间及双侧旁开1.5cm处压痛，无放射痛，鞍区及双下肢皮肤感觉无明显减弱，仰卧挺腹试验阳性，俯卧背伸试验阳性，直腿抬高试验：左侧70°，右侧70°，加强试验左侧阴性、加强试验右侧阴性，左"4"字试验阴性，右"4"字试验阴性，左足踇背伸肌力Ⅴ级，右足踇背伸肌力Ⅳ级；腰椎活动度：前屈30°、后伸5°、左屈10°、右屈10°、左旋10°、右旋10°；双侧膝腱反射、跟腱反射均未引出，双侧巴宾斯基征未引出。双侧足背动脉搏动可触及，末梢血运好。双侧髌阵挛、踝阵挛未引出。VAS评分：8分。JOA评分：13分。

中医查体：神清语利，痛苦面容，面色少华，身体消瘦，形体偏胖，毛发花白，无痰涎壅盛，未扪及瘰疬瘿瘤，腰椎侧弯，腰部疼痛拒按，痛有定处，右大腿、右膝关节疼痛，以右大腿前内侧为甚，卧则减轻，负重则加重，遇寒加重，得温则舒，无明显视物模糊耳鸣，腹部未扪及肿块、积聚，舌淡暗、舌尖红、苔白，脉沉细。

中医辨证：患者长年劳作，腰部劳损日久，损伤腰部筋脉气血，气血运行不畅，不通则痛，故发为本证。《诸病源候论·腰痛候》："腰痛有五。一曰少阴，少阴肾也，十月万物阳气伤，是以腰痛（肾虚）；二曰风痹，风寒着腰，是以痛（肾着）；三曰肾虚，役用伤肾，是以痛（劳役）；四曰昏腰，坠堕伤腰，是以痛（闪挫）；五曰寝卧湿地，是以痛（湿气）。"患者舌淡暗、舌尖红、苔白，脉沉细，均为气滞血瘀之征，本病以疼痛为标、气滞血瘀证为本，治当标本兼治。

中医鉴别诊断：本病中医当与"风寒阻络证腰痹"相鉴别，本病以右大腿、右膝关节疼痛，以右大腿前内侧为甚为主症，卧则减轻，负重则加重，遇寒加重，得温则舒，伴面色少华，身体消瘦，舌淡暗、舌尖红、苔白，脉沉细，舌脉症均为气滞血瘀之证；而"风寒阻络证腰痹"以腰腿痛伴有沉重感，自觉四肢湿冷，患者喜暖恶寒，口多不渴，小便清长等为主症。苔白腻，脉沉迟，故可鉴别。

西医鉴别诊断：本病西医与"腰椎间盘突出症"相鉴别，本病以右大腿、右膝关节疼痛，以右大腿前内侧为甚为主症，多伴有间歇性跛行，局限性压痛，多无反射痛；直腿抬高试验、加强试验阴性；而"腰椎间盘突出症"系腰部疼痛剧烈，局限性压痛，反射痛，直腿抬高试验、加强试验阳性，结合影像表现故可鉴别。

辅助检查：

（1）腰椎正侧位X线片（2019年2月9日，本院）：考虑L1椎体压缩，骨折腰椎侧弯，腰椎骨质增生。

（2）腰椎MRI（2019年2月10日，本院）：①腰椎侧弯，失稳；②腰椎骨质增生，部分椎体信号欠均，考虑存在骨质疏松；③L1压缩性骨折，考虑陈旧性病变；④T12椎体缘许莫氏结节，L2椎体缘终板炎；⑤L1/2-L5/S1椎间盘退变；⑥L1/2-L4/5椎间盘膨出、后突出继发相应水平椎管及两侧椎间孔狭窄。

生化检查及其他检查：甲状旁腺激素（门诊）、风湿四项：血沉16.5mm/h；尿常规、便常规、血细胞分析（住院）、急症七项、肝功能全项、凝血四项、术前四项：均正常。

西医诊断：腰椎椎管狭窄症。

中医诊断：腰痹病。

中医辨证：气滞血瘀。

治疗方案：

（1）中医外治法——微波治疗

治法：温经活血止痛。

部位：右下肢。

时间：20分钟/次，2次/日。

（2）中医外治法——骨伤推拿中药敷贴治疗

治法：温经活血止痛。

部位：右下肢。

时间：20分钟/次，1次/日。

（3）中医外治法——湿敷治疗

治法：温经活血止痛。

部位：右下肢。

时间：20分钟/次，2次/日。

（4）中医外治法——针刺治疗

治法：疏通经络，以"行捻转提插泻法"为主，留针15分钟。

具体选穴（以足太阳为主穴，辅以足少阳经、足阳明经、足少阴经穴）：①足太阳经：肾俞（双）、大肠俞（双）、关元俞（双）、殷门（双）、承扶（双）、承山（双）、委中（双）。②足少阳经：悬钟（双）。③足阳明经：足三里（双）、解溪（双）。④足少阴经：太溪（双）。⑤足太阴经：三阴交（双侧）。

方义：肾脉贯脊，取肾俞可调益肾气，膀胱之脉，夹脊抵腰络肾，循经远取委中穴，合次髎以利膀胱经气，消络中瘀滞，以调通足太阳经气。夹脊穴属近部取穴法，可疏通局部经筋、脉络之气血。太溪为足少阴经之原穴，以补益肾气、培元固本为脏病取原之意。

（5）中医外治法——叶氏十步正骨手法

治法：舒筋活血，通络止痛。

治法：揉背、封腰、放通、扳按、牵抖、斜扳、搋迭、宣泄、压牵及起伏等手法。

部位：腰部及左下肢。

时间：15分钟。

手法操作：患者取俯卧位，术者用掌根从患者背部至骶直肌，两手同时顺揉，逐掌迭压而下反复推揉；随后再从臀沟顺着坐骨神经走向至足跟后部，重点按揉肾俞、腰阳关、环跳、委中、承山等穴位。缓解期可行斜扳手法，患者改为侧卧位，上腿保持屈曲状态，下肢伸直，术者站在患者前面，将一侧前臂放在患者肩前部，另一侧前臂放在患者髂前上棘前方，双臂向相反用力，操作过程中两手用劲宜平稳，不宜过猛，且操作中可闻及"咔嚓"的声音，但操作过程中不要刻意追求弹响声，以免发生关节突间关节损伤。恢复期可增加宣泄、压牵等手法，患者取仰卧位，两侧髋、膝取屈曲状态，术者分别用左手、右手夹住患者双膝，进行左侧旋摇转动各7~8次；使患者两膝屈曲尽量接近腹部，两手紧握两侧床沿，术者用双手按住其双膝，再用双手紧握患者两踝上部，向下拉伸，手法应深透、持久、有力、切忌粗暴。以患者能耐受为度。

（6）中医外治法——功能锻炼

佩戴腰部固定器下地，双下肢行"倒蹬车"锻炼，每次10组，一天3次，加强腰背肌练习。

（7）中医内治法

治法：益气温阳，通络止痛。

方药：圣愈汤合肾着汤加减。炙黄芪20g，当归10g，延胡索10g，地龙6g，牛膝

12g，黄芩 10g，防己 10g，白术 10g，川芎 10g，羌活 10g，独活 10g，白芍 10g，鸡血藤 10g，干姜 6g，炙甘草 6g。

5 剂，水煎服，日 1 剂，餐后服用。

（8）西医外治法——射频治疗

①确定责任节段：结合症状、体征、影像资料、红外热像四吻合病变节段：主要位于 L3/4、L4/5。

②拟行方案：综合患者临床情况，拟行 L4/5 椎间盘射频消融术，L3/4 椎间孔脉冲调节术、L2~4 双侧脊神经后内侧支射频联合臭氧治疗。

③射频记录：患者取俯卧位，胸髂部垫枕约 10cm，常规消毒、铺巾，DSA 机下透视确定病变 L4/5 椎间盘间隙并做标记，以 L4/5 中线右旁开约 12cm 为穿刺点，局部麻醉，麻醉满意后，穿刺针平 L4/5 间隙并与背部成约 40° 角，以安全三角入路进入 L4/5 间盘，DSA 机下正侧位证实穿刺针头在 L4/5 间盘突出靶点处，拔出穿刺针芯，连接电极及机器，监测抗阻确认为间盘组织，分别进行感觉及运动刺激，确认射频范围内无运动及感觉神经，对病变椎间盘进行射频热凝治疗，分别行 60℃、65℃、70℃、75℃各 60 秒为一周期热凝治疗，治疗满意后行 40μg/ml 浓度 3ml 臭氧和疼痛液神经阻滞，拔出电极连同穿刺套管针无菌敷料覆盖伤口。DSA 机下透视确定病变 L3/4 椎间盘间隙并做标记，以 L3/4 中线右旁开约 12cm 为穿刺点，局部麻醉，麻醉满意后，穿刺针平 L3/4 间隙并与背部成约 40° 角，以安全三角入路进入 L3/4 椎间孔外侧，DSA 机下正侧位证实穿刺针头在 L3/4 右侧椎间孔外侧，监测阻抗，分别进行感觉及运动刺激，确认射频范围内无运动及感觉神经，行 3 个周期（42℃、120s、2Hz，脉宽 20ms 为 1 周期）脉冲射频调节治疗，治疗满意后，回抽无回血及脑脊液，注射混合液 2ml 及 40μg/ml 浓度 5ml 臭氧，拔出电极连同穿刺套管针。DSA 机下再次透视确定病变 L2~4 双侧脊神经后内侧支，定位及穿刺满意后同法进行射频治疗，后行疼痛液及臭氧治疗，满意后，拔出电极连同穿刺套管针无菌敷料覆盖伤口。

疗效评价：① VAS 评分由 8 分降为 3 分。②腰椎 JOA 评分由 13 分增加到 23 分。③无痛行走距离由术前 100 米增加到 800 米。④热平衡检查：双下肢、足底红外热像图显示绝对温差值均较治疗前减低。

出院医嘱：①举屈蹬腿锻炼。②加强腰背肌及踝泵功能练习。③避免长期坐位。④避风寒及劳累、慎起居。⑤变化随诊，定期骨伤科门诊复查。

执笔者：张君涛

整理者：赵健